IMUNO BIOLOGIA

DE JANEWAY

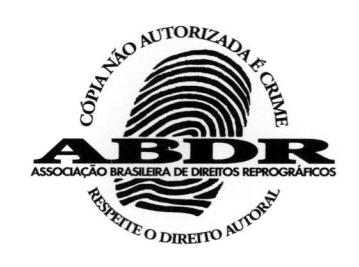

M978i	Murphy, Kenneth.
	Imunobiologia de Janeway / Kenneth Murphy ; tradução: Denise C. Machado, Gaby Renard, Lucien Peroni Gualdi ; revisão técnica: Denise C. Machado. – 8. ed. – Porto Alegre : Artmed, 2014.
	xx, 868 p. : il.: color. ; 28 cm.
	ISBN 978-85-8271-039-5
	1. Ciências biológicas. 2. Imunologia. 3. Imunobiologia. I. Título.
	CDU 577.27

Catalogação na publicação: Ana Paula M. Magnus – CRB 10/2052

KENNETH MURPHY

Washington University School of Medicine, St. Louis

Agradecimentos a:

Charles A. Janeway Jr.

Paul Travers
MRC Centre for Regenerative Medicine, Edinburgh

Mark Walport
The Wellcome Trust, London

Com contribuições de:

Allan Mowat
University of Glasgow

Casey T. Weaver
University of Alabama at Birmingham

IMUNO BIOLOGIA
DE JANEWAY

8ª EDIÇÃO

Equipe de tradução

Denise C. Machado
Gaby Renard
Lucien Peroni Gualdi

Revisão técnica desta edição

Denise C. Machado
Bióloga.
Professora da Faculdade de Medicina e pesquisadora do Instituto de Pesquisas Biomédicas
da Pontifícia Universidade Católica do Rio Grande do Sul (PUCRS).
Mestre em Genética pela Universidade Federal do Rio Grande do Sul (UFRGS).
Doutora em Imunologia pela University of Sheffield, Inglaterra.

Reimpressão 2015

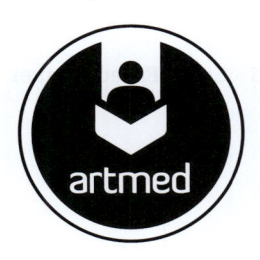

artmed

2014

Obra originalmente publicada sob o título *Janeway's immunobiology*, 8th edition

ISBN 9780815342434

Original edition copyright © 2012 by Garland Science, Taylor & Francis Group, LLC
All rights reserved. Authorized translation from English language edition published by Garland Science, part of Taylor & Francis Group, LLC.

Gerente editorial: *Letícia Bispo de Lima*

Colaboraram nesta edição:

Editora: *Simone de Fraga*

Capa: *Márcio Monticelli*

Preparação de originais: *Caroline Castilhos Melo*

Leitura final: *Ana Rachel Salgado*

Editoração: *Techbooks*

Nota

A medicina é uma ciência em constante evolução. À medida que novas pesquisas e a própria experiência clínica ampliam o nosso conhecimento, são necessárias modificações na terapêutica, onde também se insere o uso de medicamentos. Os autores desta obra consultaram as fontes consideradas confiáveis, num esforço para oferecer informações completas e, geralmente, de acordo com os padrões aceitos à época da publicação. Entretanto, tendo em vista a possibilidade de falha humana ou de alterações nas ciências médicas, os leitores devem confirmar estas informações com outras fontes. Por exemplo, e em particular, os leitores são aconselhados a conferir a bula completa de qualquer medicamento que pretendam administrar, para se certificar de que a informação contida neste livro está correta e de que não houve alteração na dose recomendada nem nas precauções e contraindicações para o seu uso. Essa recomendação é particularmente importante em relação a medicamentos introduzidos recentemente no mercado farmacêutico ou raramente utilizados.

Reservados todos os direitos de publicação, em língua portuguesa, à
ARTMED EDITORA LTDA., uma empresa do GRUPO A EDUCAÇÃO S.A.
Av. Jerônimo de Ornelas, 670 – Santana
90040-340 – Porto Alegre – RS
Fone: (51) 3027-7000   Fax: (51) 3027-7070

É proibida a duplicação ou reprodução deste volume, no todo ou em parte, sob quaisquer formas ou por quaisquer meios (eletrônico, mecânico, gravação, fotocópia, distribuição na Web e outros), sem permissão expressa da Editora.

Unidade São Paulo
Av. Embaixador Macedo Soares, 10.735 – Pavilhão 5 – Cond. Espace Center
Vila Anastácio – 05095-035 – São Paulo – SP
Fone: (11) 3665-1100   Fax: (11) 3667-1333

SAC 0800 703-3444 – www.grupoa.com.br

IMPRESSO NO BRASIL
PRINTED IN BRAZIL

Agradecimentos

Agradecemos aos seguintes especialistas, que leram partes ou todos os capítulos da 7ª edição, contribuindo com sugestões valiosas para o desenvolvimento desta nova edição.

Capítulo 1: Hans Acha-Orbea, Université de Lausanne; Elizabeth Godrick, Boston University; Michael Gold, University of British Columbia; Derek McKay, University of Calgary.

Capítulo 2: Shizuo Akira, Osaka University; Lewis Lanier, University of California, San Francisco; Gabriel Nunez, University of Michigan Medical School; Philip Rosenstiel, University of Kiel, Germany; Hung Bing Shu, Wuhan University, China; Caetano Reis e Sousa, Cancer Research UK; Tada Taniguchi, University of Tokyo; Andrea Tenner, University of California, Irvine; Eric Vivier, Université de la Méditerranée Campus de Luminy.

Capítulo 3: Bernard Malissen, Centre d'Immunologie Marseille-Luminy; Ellis Reinherz, Harvard Medical School; Robyn Stanfield, The Scripps Research Institute; Ian Wilson, The Scripps Research Institute.

Capítulo 4: Michael Lieber, University of Southern California; Michael Neuberger, University of Cambridge; David Schatz, Yale University School of Medicine; Barry Sleckman, Washington University School of Medicine, St. Louis; Philip Tucker, University of Texas, Austin.

Capítulo 5: Siamak Bahram, Centre de Recherche d'Immunologie et d'Hematologie; Peter Cresswell, Yale University School of Medicine; Mitchell Kronenberg, La Jolla Institute for Allergy & Immunology; Philippa Marrack, Howard Hughes Medical Institute; Hans-Georg Rammensee, University of Tubingen, Germany.

Capítulo 6: Oreste Acuto, University of Oxford; Leslie Berg, University of Massachusetts Medical Center; Doreen Cantrell, University of Dundee, UK; Andy Chan, Genentech, Inc.; Vigo Heissmeyer, Helmholtz Center Munich; Steve Jameson, University of Minnesota; Gabriel Nunez, University of Michigan Medical School; Takashi Saito, RIKEN; Larry Samelson, National Cancer Institute, NIH; Pamela Schwartzberg, National Human Genome Research Institute, NIH; Art Weiss, University of California, San Francisco.

Capítulo 7: Michael Cancro, University of Pennsylvania School of Medicine; Robert Carter, University of Alabama; Richard Hardy, Fox Chase Cancer Center; Kris Hogquist, University of Minnesota; John Monroe, Genentech, Inc.; Nancy Ruddle, Yale University School of Medicine; Marc Veldhoen, National Institute for Medical Research, London.

Capítulo 8: Michael Bevan, University of Washington; Frank Carbone, University of Melbourne, Victoria; Gillian Griffiths, University of Oxford; Bill Heath, University of Melbourne, Victoria; Anne O'Garra, The National Institute for Medical Research, London; Steve Reiner, University of Pennsylvania School of Medicine; Brigitta Stockinger, National Institute for Medical Research, London.

Capítulo 9: Katherine Calame, Columbia University; Michael Cancro, University of Pennsylvania School of Medicine; Robert H. Carter, The University of Alabama, Birmingham; Jason Cyster, University of California, San Francisco; John Kearney, The University of Alabama, Birmingham; Garnett Kelsoe, Duke University; Michael Neuberger, University of Cambridge.

Capítulo 10: Michael Bevan, University of Washington; Marc K. Jenkins, University of Minnesota; Robert Modlin, University of California, Los Angeles; Michael Oldstone, The Scripps Research Insitute; Michael Russell, University at Buffalo; Federica Sallusto, Institute for Research in Biomedicine, Switzerland.

Capítulo 11: Chuck Elson, University of Alabama; Michael Lamm, Case Western Reserve University; Thomas MacDonald, Barts and The London School of Medicine and Dentistry; Kevin Maloy, University of Oxford; Maria Rescigno, University of Milan; Michael Russell, University at Buffalo.

Capítulo 12: Jean-Laurent Cassanova, Groupe Hospitalier Necker-Enfants-Malades, Paris; Mary Collins, University College London; Alain Fischer, Groupe Hospitalier Necker-Enfants-Malades, Paris; Raif Geha, Harvard Medical School; Paul Klenerman, Oxford University; Luigi Notarangelo, Harvard Medical School; Sarah Rowland-Jones, Oxford University; Adrian Thrasher, London Institute of Child Health.

Capítulo 13: Cezmi A. Akdis, Swiss Institute of Allergy and Asthma Research; Barry Kay, National Heart and Lung Institute; Raif Geha, Harvard Medical School; Gabriel Nunez, University of Michigan Medical School; Albert Sheffer, Harvard Medical School.

Capítulo 14: Anne Davidson, Albert Einstein College of Medicine; Robert Fairchild, Cleveland Clinic; Fadi Lakkis, University of Pittsburgh; Wayne Hancock, University of Pennsylvania School of Medicine; Rikard Holmdahl, Lund University; Laurence A. Turka, University of Pennsylvania School of Medicine.

Capítulo 15: Benny Chain, University College London; James Crowe, Vanderbilt University; Glen Dranoff, Dana Farber Cancer Institute; Giuseppe Pantaleo, Université de Lausanne; Richard O. Williams, Imperial College of London.

Capítulo 16: Jim Kaufman, University of Cambridge; Gary W. Litman, University of South Florida; Martin Flajnik, University of Maryland, Baltimore; Robert Schreiber, Washington University School of Medicine, St. Louis; Casey Weaver, University of Alabama at Birmingham.

Prefácio

Imunobiologia de Janeway é um livro direcionado para os cursos de graduação e pós-graduação em imunologia, bem como para estudantes de medicina. Esta obra pode ser utilizada como introdução à imunologia, mas seu alcance é suficientemente abrangente e profundo para que seja útil para estudantes mais avançados e imunologistas. Esta obra apresenta o campo da imunologia a partir de um ponto de vista consistente, como o das interações do hospedeiro com o ambiente que contém muitas espécies de microrganismos e mostra que a perda de qualquer componente desse sistema aumenta a suscetibilidade do hospedeiro a uma ou mais infecções específicas.

Esta 8ª edição mantém a organização geral da edição anterior, e os capítulos cujo tema tenha evoluído rapidamente com novas descobertas foram extensamente revisados. A discussão sobre a imunidade inata foi substancialmente ampliada, e seus mecanismos são discutidos em dois capítulos separados, apresentados na ordem na qual os patógenos encontram as defesas inatas na tentativa de estabelecer uma infecção. As defesas imediatas e solúveis são apresentadas no Capítulo 2. O sistema do complemento é introduzido no contexto da imunidade inata, com a via da lectina apresentada antes da via clássica de ativação. As defesas induzidas da imunidade inata – incluindo uma atualização completa da detecção inata – são apresentadas no Capítulo 3, no qual várias subpopulações celulares inatas e seus receptores também estão descritos. As vias de sinalização agora estão apresentadas à medida que são encontradas, e não limitadas a um único capítulo. As vias de sinalização dos receptores semelhantes ao Toll e outros sensores inatos estão descritos no Capítulo 3, enquanto as vias de sinalização dos receptores de antígenos e as citocinas e vias apoptóticas foram mantidas no Capítulo 7. O Capítulo 10 foi revisado com vistas a dar maior ênfase ao tráfego das células B nos órgãos linfoides periféricos e nos locais onde elas encontram os antígenos. A imunologia das mucosas (Capítulo 12) foi expandida para incluir uma maior discussão a respeito das respostas da microbiota comensal e da função de células dendríticas especializadas e células T reguladoras na manutenção da tolerância aos antígenos alimentares e às bactérias comensais. Os quatro últimos capítulos – clínicos (Capítulos 13 a 16) – reforçam os conceitos básicos discutidos anteriormente com os novos conhecimentos das causas das doenças, seja por imunodeficiências hereditárias ou adquiridas ou pelas falhas nos mecanismos imunes. O Capítulo 16 descreve como a resposta imune pode ser manipulada na tentativa de combater doenças infecciosas, rejeição de transplantes e câncer. Ele também inclui uma atualização completa nas seções sobre imunoterapia e vacinas. Os aspectos evolutivos que, na edição anterior, estavam restritos ao último capítulo, agora são apresentados ao longo de todo o texto, sempre que houver tópicos relevantes.

Esta 8ª edição foi novamente favorecida pelas contribuições de Allan Mowat, que revisou e atualizou cuidadosamente o Capítulo 12. Agradeço a Casey Weaver pelas novas contribuições para os Capítulos 13 e 15, e a Robert Schreiber e Joost Oppenheim pelas revisões dos apêndices sobre citocinas e quimiocinas. Agradeço a Barry Kay por suas sugestões na revisão do Capítulo 14 e, agradeço, principalmente, a Charles A. Janeway Jr., Paul Travers e Mark Walport por seu trabalho pioneiro nas edições anteriores deste livro.

Os editores, ilustradores e organizadores contribuíram de várias maneiras. As habilidades editoriais de Eleanor Lawrence proporcionaram ao livro seu estilo consistente e asseguraram uma apresentação ordenada e didática dos conceitos. Matt McClements transformou os esboços desajeitados do autor em diagramas artísticos e informativos que definem o texto de Janeway. Janete Scobie, Bruce Goatly, Sally Huish, Georgina Lucas e Ioana Moldovan conferiram destreza e dedicação à edição, à revisão e à composição desta edição. Monica Toledo e Michael Morales foram fundamentais na atualização e na produção das novas animações. Agradeço a Adam Sendroff e Lucy Brodie, que colaboraram na transmissão da informação deste livro aos imunologistas de todo o mundo e, acima de tudo, agradeço à editora Denise Schanck por sua incrível paciência e apoio.

Agradeço de modo especial a todas as pessoas que leram partes ou todos os capítulos da 7ª edição e que sugeriram as revisões para esta edição, bem como aos professores e estudantes que dedicaram parte de seu tempo para enviar suas sugestões para o aprimoramento deste livro. Espero ter feito jus a tais sugestões nesta edição. Todos os esforços foram destinados à produção de um livro sem erros; no entanto, é possível que o leitor possa encontrar algum, e eu ficaria muito grato de ser comunicado a respeito disso.

Kenneth Murphy

Recursos para estudantes e professores (em inglês)

Ícones ao longo do livro direcionam para vídeos complementares, que podem ser acessados em www.garlandscience.com. São 40 animações e vídeos que ilustram, de modo dinâmico, os conceitos importantes do livro, e facilitam a compreensão de tópicos mais complexos.

Vídeo

1.1	Reconhecimento inato dos patógenos
2.1	Sistema do complemento
3.1	Fagocitose
3.2	Sinalização por quimiocinas
3.3	Receptores de reconhecimento dos patógenos
3.4	Inflamassomo
3.5	Quimiotaxia
3.6	Alojamento de linfócitos
3.7	Rolamento de leucócitos
3.8	Rolamento e adesão
3.9	Extravasamento
5.1	Recombinação V(D)J
5.2	Troca de isotipo
6.1	Processamento do MHC de classe I
6.2	Evasinas virais
6.3	Processamento do MHC de classe II
7.1	Sinalização por meio do TCR
7.2	Via de sinalização da quinase MAP
7.3	CD28 e coestimulação
7.4	Sinalização por citocinas
7.5	Indução da apoptose
7.6	Apoptose
8.1	Desenvolvimento de células T
8.2	Desenvolvimento de linfonodos
9.1	Tráfego de linfonodos
9.2	Migração de células dendríticas
9.3	Visualização da ativação das células T
9.4	Interações TCR-APC
9.5	Morte das células T
9.6	Sinapse imune
9.7	Liberação dos grânulos de células T
10.1	Reação nos centros germinativos
11.1	Resposta imune
13.1	Deriva antigênica
13.2	Mudança antigênica
13.3	Infecção por *Listeria*
13.4	Infecção por HIV
14.1	Resposta de hipersensibilidade tardia
15.1	Doença de Crohn
16.1	Ativação do NFAT e ciclosporina

Sumário

PARTE V O Sistema Imune na Saúde e na Doença

Capítulo 13 Falhas nos Mecanismos de Defesa do Hospedeiro 509

Evasão e subversão das defesas imunológicas 509

Doenças de imunodeficiências 519

Síndrome da imunodeficiência adquirida 543

PARTE I

Introdução à Imunobiologia e à Imunidade Inata

Conceitos Básicos em Imunologia

1

Imunologia é o estudo das defesas do organismo contra infecção. Os seres humanos vivem cercados de microrganismos e muitos deles causam doenças. No entanto, apesar dessa exposição contínua, apenas em raras ocasiões os humanos ficam doentes. Como o corpo se defende? Quando a infecção ocorre, como o corpo elimina o invasor e se recupera? E por que os humanos desenvolvem imunidade duradoura a muitas doenças infecciosas encontradas uma vez e a superam? Essas são questões direcionadas à imunologia, a qual é estudada para que seja possível entender as defesas corporais contra infecções em níveis celular e molecular.

A imunologia é uma ciência relativamente nova. Sua origem costuma ser atribuída a **Edward Jenner** (Fig. 1.1), que observou, no fim do século XVIII, que a doença da varíola bovina, ou vaccínia, relativamente branda, parecia conferir proteção contra a doença da varíola humana, em geral fatal. Em 1796, ele demonstrou que a inoculação com varíola bovina poderia proteger contra a varíola humana. Jenner deu a esse procedimento o nome de **vacinação**, termo que ainda hoje é usado para descrever a inoculação de amostras enfraquecidas ou atenuadas de agentes patológicos em indivíduos sadios, a fim de obter proteção contra doenças. Embora o audacioso experimento de Jenner tenha tido sucesso, passaram-se quase dois séculos até que a vacinação contra a varíola se tornasse universal. Esse progresso permitiu que a Organização Mundial da Saúde (OMS) anunciasse a erradicação da varíola em 1979 (Fig. 1.2), possivelmente o maior triunfo da medicina moderna.

Quando introduziu a vacinação, Jenner nada sabia a respeito dos agentes infecciosos que causam doenças. Foi apenas no final do século XIX que **Robert Koch** provou que as doenças infecciosas eram causadas por microrganismos patogênicos, cada um responsável por uma determinada enfermidade ou patologia. Atualmente, são reconhecidas quatro grandes categorias de microrganismos causadores de doença, ou **patógenos**: vírus, bactérias, fungos patogênicos e outros organismos eucarióticos unicelulares e multicelulares, relativamente grandes e complexos, coletivamente chamados de parasitos.

As descobertas de Koch e de outros grandes microbiologistas do século XIX estimularam a expansão da estratégia de vacinação de Jenner para outras doenças. Nos anos 1880, **Louis Pasteur** projetou uma vacina contra o cólera aviário, e desenvolveu uma vacina antirrábica que obteve sucesso espetacular em sua primeira aplicação em um rapaz mordido por um cão raivoso. Tantos triunfos práticos levaram à busca dos mecanismos de proteção imunológica e ao desenvolvimento da ciência da imunologia. No início da década de 1890, **Emil von Behring** e **Shibasaburo Kitasato** descobriram que o soro de animais imunes à difteria ou ao tétano continha uma "atividade antitóxica" específica que poderia conferir proteção em curto prazo contra os efeitos das toxinas de difteria ou tétano em pessoas. Essa atividade era devida ao que agora se chama de **anticorpos**, que se ligam especificamente a toxinas e neutralizam suas atividades.

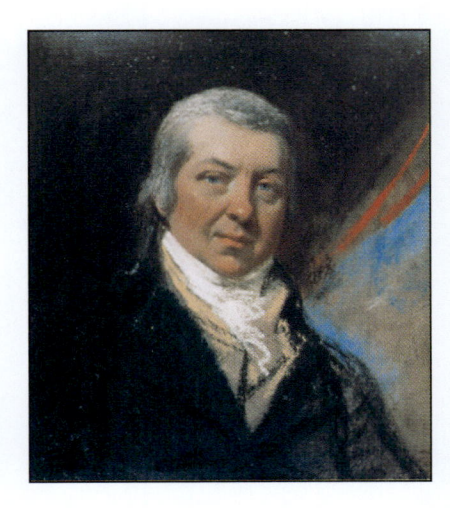

Figura 1.1 Edward Jenner. Retrato por John Raphael Smith. Reprodução cortesia da Yale University, Harvey Cushing/John Hay Whitney Medical Library.

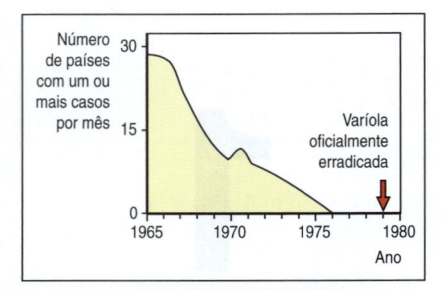

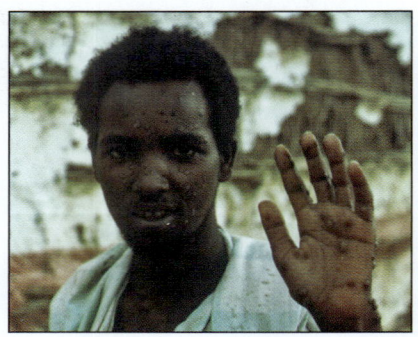

Figura 1.2 A erradicação da varíola pela vacinação. Após um período de três anos em que nenhum caso de varíola foi registrado, a Organização Mundial da Saúde pôde anunciar, em 1979, que a varíola havia sido erradicada, e a vacinação foi interrompida (figura superior). Alguns estoques foram mantidos por laboratórios; contudo, há o receio de que esses estoques sejam a fonte a partir da qual o vírus possa ressurgir. Ali Maow Maalin (figura inferior) contraiu e sobreviveu ao último caso de varíola na Somália em 1978. (Fotografia cortesia do Dr. Jason Weisfeld.)

As respostas desenvolvidas contra infecções por patógenos potenciais são conhecidas como **respostas imunes**. Uma resposta imune específica, como a produção de anticorpos contra um patógeno em particular ou seus produtos, é conhecida como **resposta imune adaptativa**, porque é desenvolvida durante a vida de um indivíduo como uma adaptação à infecção pelo patógeno. Em muitos casos, uma resposta imune adaptativa também resulta em um fenômeno conhecido como memória imune, o que confere uma **imunidade protetora** por toda a vida contra reinfecções pelo mesmo patógeno. Essa é apenas uma das características que diferenciam uma resposta imune adaptativa de uma **resposta imune inata**, ou imunidade inata, que está sempre imediatamente disponível para combater uma grande gama de patógenos, mas não conduz a uma imunidade duradoura e não é específica para nenhum patógeno individual. Quando von Behring estava desenvolvendo a soroterapia para difteria, a imunidade inata era conhecida principalmente pelos trabalhos do grande imunologista russo **Elie Metchnikoff**, que descobriu que muitos microrganismos poderiam ser engolfados e digeridos por células fagocíticas, as quais ele chamou de "macrófagos". Essas células estão sempre presentes e prontas para atuar, e são componentes da linha de frente da resposta imune inata. Em contrapartida, uma resposta imune adaptativa leva tempo para se desenvolver e é altamente específica; anticorpos contra o influenzavírus, por exemplo, não protegerão contra o poliovírus.

Rapidamente tornou-se claro que os anticorpos poderiam ser induzidos contra um grande número de substâncias. Essas substâncias foram chamadas de **antígenos**, porque podiam estimular a produção de anticorpos (em inglês *anti*body *gene*ration). Muito depois, descobriu-se que a produção de anticorpos não é a única função da resposta imune adaptativa, e o termo antígeno agora é utilizado para descrever qualquer substância que pode ser reconhecida e combatida pelo sistema imune adaptativo. Proteínas, glicoproteínas e polissacarídeos de patógenos são os antígenos aos quais o sistema imune normalmente responde, mas é possível reconhecer e desenvolver resposta para um número muito maior de estruturas químicas, daí sua capacidade de produzir resposta imune alérgica contra metais como níquel, fármacos como a penicilina e compostos orgânicos das folhas da hera venenosa. Juntas, as respostas imunes adaptativa e inata proporcionam um sistema de defesa extraordinariamente eficaz. Muitas infecções são controladas com sucesso pela imunidade inata e não causam nenhuma doença; para as que não podem ser solucionadas, as atividades do sistema imune inato desencadeiam uma resposta imune adaptativa e, se a doença for superada, essa resposta em geral é seguida por uma memória imune duradoura, o que impede o desenvolvimento da doença caso ocorra reinfecção.

Este livro descreve os diversos mecanismos das imunidades inata e adaptativa e ilustra como elas são integradas em um sistema geral eficaz de defesa contra invasão por patógenos. Embora os leucócitos conhecidos como **linfócitos** possuam poderosa capacidade de reconhecer e atacar os microrganismos patogênicos, eles necessitam da participação do sistema imune inato para iniciar e desenvolver sua defesa. Na verdade, a resposta imune adaptativa e a imunidade inata utilizam muitos mecanismos destrutivos comuns para, finalmente, destruir os microrganismos invasores.

Neste capítulo, serão introduzidos primeiramente os princípios das imunidades inata e adaptativa, as células do sistema imune, os tecidos onde elas se desenvolvem e os tecidos por onde circulam. Em seguida, serão salientadas as funções especializadas de diferentes tipos de células e os mecanismos pelos quais elas eliminam a infecção.

Princípios das imunidades inata e adaptativa

O corpo é protegido de agentes infecciosos e dos danos que eles causam, e de outras substâncias nocivas, como as toxinas de insetos, por uma variedade de células efetoras e moléculas, que juntas constituem o **sistema imune**. Nesta parte do capítulo, serão discutidos os princípios fundamentais da resposta imune e serão introduzidas as células e os tecidos do sistema imune, dos quais a resposta imune depende.

1.1 O sistema imune reconhece a infecção e induz respostas protetoras

Para proteger o indivíduo de maneira eficaz contra uma doença, o sistema imune deve realizar quatro principais tarefas. A primeira é o **reconhecimento imune**: a presença de uma infecção deve ser detectada. Essa tarefa é realizada pelos leucócitos do sistema imune inato, os quais proporcionam uma resposta imediata, e pelos linfócitos do sistema imune adaptativo. A segunda tarefa é conter a infecção e, se possível, eliminá-la por completo, o que traz à ativa as **funções imunes efetoras**, como o sistema do complemento de proteínas sanguíneas, os anticorpos produzidos por alguns linfócitos e a capacidade destrutiva dos linfócitos e outros leucócitos. Ao mesmo tempo, a resposta imune deve ser mantida sob controle para que não cause nenhum prejuízo ao próprio organismo. A **regulação imune**, ou capacidade que o sistema imune tem para autorregulação, é, portanto, um aspecto importante nas respostas imunes, e a falha de tal regulação contribui para o desenvolvimento de determinadas condições, como alergias e doenças autoimunes. A quarta tarefa é proteger o indivíduo contra a recorrência de uma doença devida a um mesmo patógeno. Uma característica particular do sistema imune adaptativo é a capacidade de produzir **memória imune**, de modo que, tendo sido exposta uma vez a um agente infeccioso, uma pessoa produzirá uma resposta forte e imediata contra qualquer exposição subsequente ao mesmo patógeno, isto é, ela terá imunidade protetora contra ele. Buscar maneiras de produzir imunidade de longa duração contra patógenos que não provocam essa imunidade naturalmente é um dos maiores desafios dos imunologistas hoje.

Quando um indivíduo encontra um agente infeccioso pela primeira vez, as defesas iniciais contra a infecção são barreiras físicas e químicas, como proteínas antimicrobianas secretadas na superfície das mucosas, que impedem a entrada de microrganismos no corpo. Quando essas barreiras são superadas ou evadidas, outros componentes do sistema imune iniciam sua ação. O sistema do complemento pode reconhecer e destruir imediatamente os organismos estranhos, e os leucócitos fagocíticos, como macrófagos e neutrófilos do sistema imune inato, podem ingerir e matar os micróbios pela produção de químicos tóxicos e poderosas enzimas de degradação. O sistema imune inato é de origem antiga, e algumas formas de defesa inata contra doenças são encontradas em animais e plantas. Os macrófagos de humanos e de outros vertebrados, por exemplo, são provavelmente os descendentes diretos, na evolução, de células fagocíticas presentes em animais mais simples, como os que Metchnikoff observou em invertebrados como estrelas-do-mar.

A resposta imune inata ocorre rapidamente no momento de exposição a um organismo infeccioso. Em contrapartida, as respostas pelo sistema imune adaptativo levam dias em vez de horas para se desenvolver (resumido na Fig. 1.34). Entretanto, o sistema imune adaptativo é capaz de eliminar as infecções de maneira mais eficiente devido às funções de reconhecimento únicas dos linfócitos. Essas células podem reconhecer e responder a antígenos individuais por meio de **receptores de antígenos** altamente especializados na superfície dos linfócitos. Os bilhões de linfócitos presentes coletivamente no corpo têm um grande repertório de receptores antigênicos, o que permite que o sistema imune reconheça e responda praticamente a qualquer antígeno ao qual a pessoa possa estar exposta. Dessa maneira, a imunidade adaptativa pode focalizar seus recursos de maneira mais efetiva para dominar os patógenos que evadiram e superaram a imunidade inata. Os anticorpos e os linfócitos ativados produzidos pela resposta imune adaptativa também podem persistir após a infecção original ter sido eliminada. Eles auxiliam a prevenir uma reinfecção imediata e também proporcionam imunidade duradoura, permitindo uma resposta mais rápida e intensa a uma segunda exposição, mesmo que esta ocorra muitos anos depois.

1.2 As células do sistema imune derivam de precursores da medula óssea

Ambas as respostas imunes, inata e adaptativa, dependem de atividades das células sanguíneas brancas, ou **leucócitos**. Todas essas células são originárias da **medula óssea**, e muitas delas também se desenvolvem e maturam nesse ambiente. Quando maduras, elas migram para cuidar dos tecidos periféricos: algumas delas residem dentro dos tecidos, enquanto outras circulam na corrente sanguínea e em um sistema especializado de vasos chamado de **sistema linfático**, que drena líquidos extracelulares e células livres dos tecidos, transportando-os pelo corpo como **linfa** e, finalmente, as devolvendo ao sistema sanguíneo.

Todos os elementos celulares do sangue, incluindo as hemácias que transportam oxigênio, as plaquetas que deflagram a coagulação sanguínea em tecidos lesados e os leucócitos do sistema imune, derivam de **células-tronco hematopoiéticas** (**HSCs**, do inglês *hematopoietic stem cells*) da medula óssea. Como essas células podem dar origem a todos os diferentes tipos de células sanguíneas, elas são em geral conhecidas como HSCs pluripotentes. Elas dão origem a células de potencial de desenvolvimento mais limitado, as quais são progenitoras imediatas de hemácias, plaquetas, e às duas principais categorias de leucócitos, as linhagens **linfoide** e **mieloide**. Os diferentes tipos de células sanguíneas e suas linhagens estão resumidos na Figura 1.3.

1.3 A linhagem mieloide inclui a maioria das células do sistema imune inato

O **progenitor mieloide comum** é o precursor de macrófagos, granulócitos, mastócitos e células dendríticas do sistema imune inato, e também de megacariócitos e hemácias, que não serão tratados aqui. As células da linhagem mieloide são apresentadas na Figura 1.4.

Os **macrófagos** residem na maioria dos tecidos corporais e são a forma madura dos **monócitos**, que circulam no sangue e migram continuamente para os tecidos, onde se diferenciam. Juntos, os monócitos e os macrófagos compõem um dos três tipos de fagócitos no sistema imune: os outros são os granulócitos (termo coletivo para os leucócitos chamados neutrófilos, eosinófilos e basófilos) e as células dendríticas. Os macrófagos são células de vida relativamente longa e realizam muitas funções diferentes por meio da resposta imune inata e da resposta imune adaptativa subsequente. Uma de suas funções é a de engolfar e matar microrganismos invasores. Nessa função fagocítica, eles são uma importante defesa de primeira linha na imunidade inata e também descartam os patógenos e as células infectadas que são alvo da resposta imune adaptativa. Os monócitos e os macrófagos são fagocíticos, mas a maioria das infecções ocorre nos tecidos, de modo que são os macrófagos que primeiramente realizam essa importante função de proteção. Outra função importante e crucial dos macrófagos é coordenar as respostas imunes. Eles auxiliam a induzir a inflamação, a qual, como será visto, é pré-requisito para a resposta imune bem-sucedida e eles também secretam proteínas de sinalização que ativam outras células do sistema imune e as recrutam para a resposta imune. Além de sua função especializada no sistema imune, os macrófagos atuam como células limpadoras do organismo, eliminando células mortas e restos celulares.

Os **granulócitos** são assim chamados porque têm grânulos densamente corados em seu citoplasma; são também chamados de **leucócitos polimorfonucleados** devido

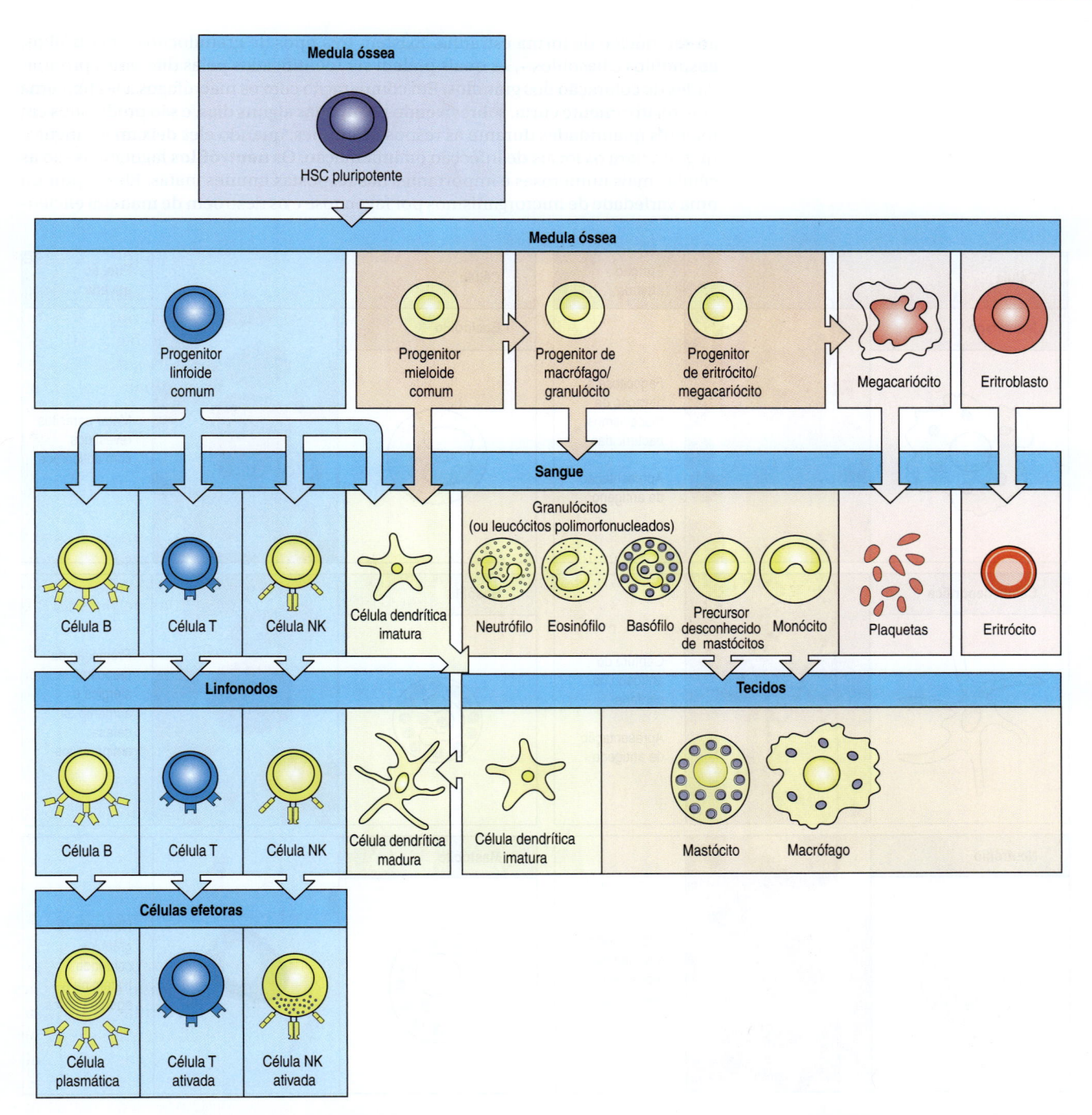

Figura 1.3   Todos os elementos celulares do sangue, incluindo as células do sistema imune, derivam das células-tronco hematopoiéticas (HSCs) pluripotentes da medula óssea. Estas HSCs pluripotentes dividem-se para produzir dois tipos de células-tronco. Um progenitor linfoide comum dá origem à linhagem linfoide (fundo azul) de células sanguíneas brancas ou leucócitos – as células *natural killer* (NK) e os linfócitos B e T. Um progenitor mieloide comum dá origem à linhagem mieloide (fundos vermelho e amarelo), que compreende o restante dos leucócitos, os eritrócitos (hemácias) e os megacariócitos que produzem as plaquetas, as quais são importantes para a coagulação sanguínea. Os linfócitos T e B distinguem-se dos outros leucócitos pela presença de receptores antigênicos, além do local no qual se diferenciam – timo e medula óssea, respectivamente. Após encontrar o antígeno, as células B diferenciam-se em células plasmáticas secretoras de anticorpos, enquanto as células T se diferenciam em células T efetoras com funções variadas. Ao contrário das células T e B, as células NK não têm especificidade de antígenos. Os leucócitos remanescentes são monócitos, células dendríticas, neutrófilos, eosinófilos e basófilos. Os três últimos circulam no sangue e são chamados de granulócitos, devido aos grânulos citoplasmáticos cuja coloração característica confere uma aparência distinta em esfregaços sanguíneos, ou de leucócitos polimorfonucleados, devido à forma irregular de seus núcleos. As células dendríticas imaturas (fundo amarelo) são células fagocíticas que entram nos tecidos; elas maturam após encontrar um patógeno potencial. O progenitor linfoide comum também dá origem a uma subpopulação menor de células dendríticas, mas para manter a clareza, essa via de desenvolvimento não será ilustrada. Contudo, como existem mais células mieloides progenitoras comuns do que progenitores linfoides comuns, a maioria das células dendríticas do organismo se desenvolve a partir de progenitores mieloides comuns. Os monócitos entram nos tecidos, onde se diferenciam em macrófagos fagocíticos. A célula precursora que dá origem aos mastócitos ainda é desconhecida. Os mastócitos também entram nos tecidos, onde completam sua maturação.

ao seu núcleo de forma estranha. Existem três tipos de granulócitos – neutrófilos, eosinófilos e basófilos –, os quais podem ser identificados pelas diferentes propriedades de coloração dos grânulos. Em comparação com os macrófagos, eles têm uma vida relativamente curta, sobrevivendo por apenas alguns dias, e são produzidos em maiores quantidades durante as respostas imunes, quando eles deixam o sangue e migram para os locais de infecção ou inflamação. Os **neutrófilos** fagocíticos são as células mais numerosas e importantes nas respostas imunes inatas. Eles capturam uma variedade de microrganismos por fagocitose e os destroem de maneira eficien-

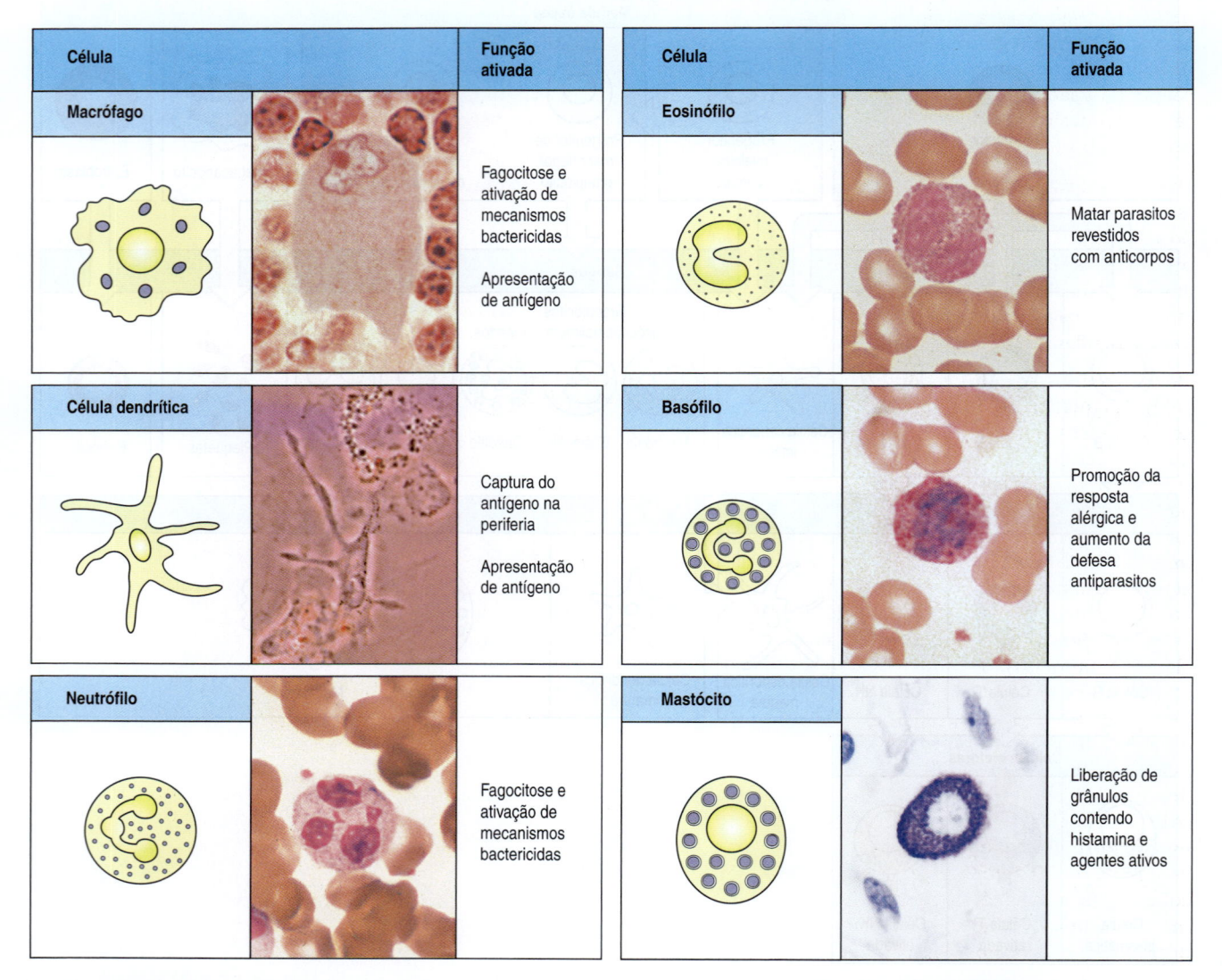

Figura 1.4 Células mieloides das imunidades inata e adaptativa. As células da linhagem mieloide desempenham diversas funções importantes na resposta imune. Essas células estarão representadas de forma esquemática à esquerda ao longo deste livro. Nas figuras centrais, estão as fotomicrografias de cada tipo celular. Macrófagos e neutrófilos são primariamente células fagocíticas que engolfam patógenos e os destroem dentro das vesículas intracelulares, função que essas células desempenham tanto na resposta imune inata quanto na adaptativa. As células dendríticas são fagocíticas quando imaturas e podem aprisionar patógenos; após a maturação, elas atuam como células apresentadoras de antígenos para as células T, iniciando a resposta imune adaptativa. Os macrófagos também podem apresentar antígenos às células T, ativando-as. As outras células mieloides são principalmente células secretoras, que liberam o conteúdo dos grânulos citoplasmáticos quando ativadas por anticorpos durante a resposta imune adaptativa. Acredita-se que os eosinófilos estejam envolvidos no ataque a grandes parasitos recobertos por anticorpos, como os vermes, e que os basófilos estejam envolvidos na imunidade antiparasitos. Os mastócitos são células dos tecidos que desencadeiam resposta inflamatória local contra antígeno pela liberação de substâncias que atuam nos vasos sanguíneos locais. Mastócitos, eosinófilos e basófilos também são importantes nas respostas alérgicas. (Fotografias cortesias de N. Rooney, R. Steinman e D. Friend.)

te em vesículas intracelulares usando enzimas de degradação e outras substâncias antimicrobianas armazenadas em seus grânulos citoplasmáticos. Sua função será discutida de maneira mais detalhada no Capítulo 3. Deficiências hereditárias na função dos neutrófilos levam a uma infecção bacteriana devastadora, que será fatal se não for tratada.

Os **eosinófilos** e os **basófilos** são menos abundantes do que os neutrófilos, mas como estes, eles têm grânulos contendo uma variedade de enzimas e proteínas tóxicas, que são liberadas quando as células são ativadas. Acredita-se que os eosinófilos e os basófilos sejam importantes principalmente na defesa contra parasitos, os quais são muito grandes para serem ingeridos por macrófagos ou neutrófilos. Eles também podem contribuir para as reações inflamatórias alérgicas, em que seus efeitos são mais prejudiciais do que protetores. As funções dessas células serão discutidas no Capítulo 10, e sua função na inflamação alérgica será discutida no Capítulo 14.

Os **mastócitos**, cujo precursor sanguíneo ainda não está bem definido, diferenciam-se nos tecidos. Embora sejam mais conhecidos por seu papel em coordenar as respostas alérgicas, o qual será discutido no Capítulo 14, acredita-se que eles atuem na proteção das superfícies internas do organismo contra os patógenos, e que estejam envolvidos na resposta contra vermes parasíticos. Eles têm grandes grânulos em seu citoplasma, os quais são liberados quando os mastócitos são ativados; isso ajuda a induzir a inflamação.

Há vários tipos de **células dendríticas**, as quais compõem a terceira classe das células fagocíticas do sistema imune. A maioria das células dendríticas tem longos processos semelhantes a dedos, como os dendritos das células nervosas, o que dá a elas o seu nome. As células dendríticas imaturas migram da medula óssea para a corrente sanguínea para entrar nos tecidos. Elas capturam substâncias particuladas por fagocitose e também ingerem continuamente grandes quantidades de líquido extracelular e seu conteúdo, por um processo conhecido como **macropinocitose**. Como os macrófagos e os neutrófilos, elas degradam os patógenos que capturaram, mas sua principal função no sistema imune não é a eliminação de microrganismos. Em vez disso, o encontro com os patógenos estimula as células dendríticas a maturar em células que podem ativar uma determinada classe de linfócitos, os linfócitos T, descritos na Seção 1.4. As células dendríticas maduras ativam os linfócitos T pela apresentação dos antígenos derivados de patógenos em sua superfície, ativando os receptores de antígeno dos linfócitos T. Elas também fornecem outros sinais necessários para ativar os linfócitos T que encontraram seus antígenos pela primeira vez, e, por essa razão, as células dendríticas são também denominadas **células apresentadoras de antígenos** (**APCs**, do inglês *antigen-presenting cells*). Assim, as células dendríticas formam uma ligação crucial entre a resposta imune inata e a resposta imune adaptativa (Fig. 1.5). Em determinadas situações, os macrófagos também podem atuar como APCs, mas as células dendríticas são as células especializadas em iniciar as respostas imunes adaptativas. Os tipos e as funções das células dendríticas serão descritos nos Capítulos 6, 9, 11 e 12.

1.4 Os linfócitos do sistema imune adaptativo e as células *natural killer* da imunidade inata pertencem à linhagem linfoide

O **progenitor linfoide comum** da medula óssea dá origem aos linfócitos antígeno-específicos do sistema imune adaptativo e também a um tipo de linfócito que responde à presença de infecção, mas não é específico para antígeno e, portanto, é considerado parte do sistema imune inato. Este último é uma grande célula com citoplasma granular distinto e é chamado de **célula *natural killer*** (**célula NK**) (Fig. 1.6). Essas células podem reconhecer e matar algumas células anormais, como

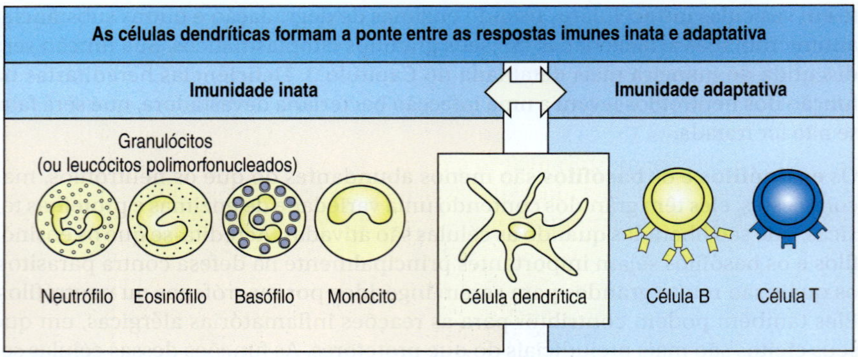

Figura 1.5 As células dendríticas fazem a ligação entre o sistema imune inato e o sistema imune adaptativo. Como as outras células da imunidade inata, as células dendríticas reconhecem os patógenos por meio de seus receptores de superfície celular invariáveis para as moléculas patogênicas, e são ativadas por esses estímulos logo no início de uma infecção. As células dendríticas dos tecidos são fagocíticas e especializadas na ingestão de uma ampla variedade de patógenos e na apresentação de seus antígenos na superfície celular, de modo que possam ser reconhecidos pelas células T. Como descrito mais adiante neste capítulo, as células dendríticas ativadas também produzem moléculas que permitem que as células T sejam ativadas pelo antígeno.

As células dendríticas formam a ponte entre as respostas imunes inata e adaptativa

Imunidade inata					Imunidade adaptativa	

Granulócitos (ou leucócitos polimorfonucleados)

Neutrófilo Eosinófilo Basófilo Monócito Célula dendrítica Célula B Célula T

algumas células tumorais e células infectadas com herpes-vírus, e acredita-se que antes do início da resposta imune adaptativa elas sejam importantes para manter as infecções virais sob controle. Suas funções na imunidade inata serão descritas no Capítulo 3.

Chegou-se, finalmente, aos componentes-chave da imunidade adaptativa, os linfócitos antígeno-específicos. A partir daqui, o termo linfócito será utilizado para se referir somente aos linfócitos antígeno-específicos, a menos que seja especificado de outra forma. O sistema imune deve ser capaz de produzir uma resposta imune contra qualquer tipo de patógeno dentre uma ampla variedade que uma pessoa possa encontrar ao longo da vida. Os linfócitos tornam isso possível coletivamente por meio de receptores de antígenos altamente variáveis presentes em sua superfície, pelos quais eles reconhecem e ligam os antígenos. Cada linfócito maduro tem uma variante única de um protótipo de receptor de antígeno, de modo que a população de linfócitos expressa um grande repertório de receptores altamente diversos em relação aos seus sítios de ligação do antígeno. Entre os bilhões de linfócitos circulantes no organismo, em um dado momento sempre haverá algum que possa reconhecer um antígeno estranho.

Na ausência de uma infecção, a maioria dos linfócitos que circulam no organismo consiste em pequenas células sem sinais distintos, com poucas organelas citoplasmáticas e grande parte da cromatina nuclear inativa, como mostra seu estado condensado (Fig. 1.7). Essa aparência é característica de células inativas. É bastante surpreendente que até os anos 1960 os livros descreviam essas células – que são agora o foco central da imunologia – como não tendo nenhuma função conhecida. Sem dúvida, esses pequenos linfócitos não têm atividade funcional até que encontrem seu antígeno específico. Os linfócitos que ainda não foram ativados pelo antígeno são conhecidos como **linfócitos virgens**. Os linfócitos que já encontraram seu antígeno, tornaram-se ativados, e diferenciaram-se em linfócitos totalmente funcionais são conhecidos como **linfócitos efetores**.

Existem dois tipos de linfócitos: **linfócitos B (células B)** e **linfócitos T (células T)**, cada um com diferentes funções no sistema imune e tipos distintos de receptores antigênicos. Após o antígeno se ligar a um **receptor de antígeno de células B**, ou **receptor de células B** (**BCR**, do inglês *B-cell receptor*), na superfície da célula B, o linfócito irá proliferar e diferenciar-se em **células plasmáticas**. Essa é a forma efetora dos linfócitos B e seus anticorpos produzidos, os quais são a forma secretada do BCR e têm especificidade antigênica idêntica. Dessa forma, o antígeno que ativa uma determinada célula B torna-se o alvo dos anticorpos produzidos pela progênie dessa célula. As moléculas de anticorpos como classe são conhecidas como **imunoglobulinas (Igs)**, e os receptores de antígeno dos linfócitos B são, também, conhecidos como **imunoglobulina de membrana** (**mIg**, do inglês *membrane immunoglobulin*) ou **imunoglobulina de superfície** (**sIg**, do inglês *surface immunoglobulin*).

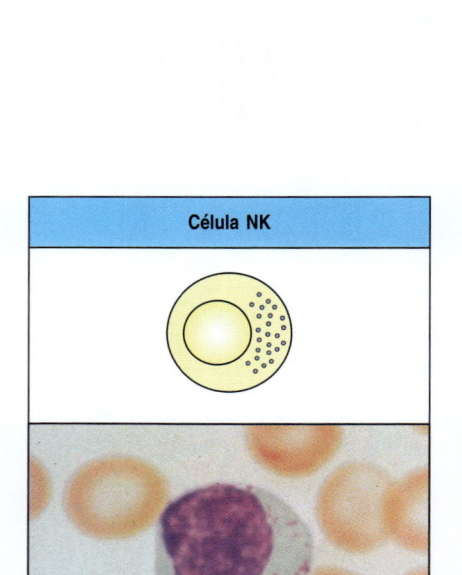

Célula NK

Libera grânulos líticos que matam algumas células infectadas por vírus

Figura 1.6 Células *natural killer* (NK). Essas células são grandes, granulares e semelhantes aos linfócitos, com importantes funções na imunidade inata, principalmente contra infecções intracelulares, e são capazes de matar outras células. Diferentemente dos linfócitos, elas não têm receptores antígeno-específicos. (Fotografia cortesia de B. Smith.)

O **receptor de antígeno de células T**, ou **receptor de células T** (**TCR**, do inglês *T-cell receptor*), é relacionado à Ig, mas é distinto em sua estrutura e propriedades de reconhecimento. Após a ativação de uma célula T depois de seu primeiro contato com o antígeno, ela prolifera e diferencia-se em um dos diferentes tipos funcionais de **linfócitos T efetores**. As funções das células T efetoras são divididas em três grandes classes: morte, ativação e regulação. As **células T citotóxicas** matam as células que estão infectadas com vírus ou outro tipo de patógeno intracelular. As **células T auxiliares** produzem sinais adicionais essenciais que influenciam o comportamento e a atividade de outras células. As células T auxiliares fornecem os sinais para as células B estimuladas por antígenos que influenciam sua produção de anticorpos, e para os macrófagos, permitindo que se tornem mais eficientes para matar os patógenos capturados. As funções das células T citotóxicas e das células T auxiliares serão retomadas mais adiante neste capítulo, e suas ações serão descritas em detalhes nos Capítulos 9 e 11. As **células T reguladoras** suprimem a atividade de outros linfócitos e auxiliam a controlar as respostas imunes. Elas serão discutidas nos Capítulos 9, 11, 12 e 15.

Durante o desenvolvimento de uma resposta imune, algumas células B e T são ativadas pelo antígeno, diferenciando-se em **células de memória**, que são os linfócitos responsáveis pela imunidade de longa duração, que podem ser produzidas após doença ou vacinação. As células de memória irão, prontamente, diferenciar-se em células efetoras em uma segunda exposição a seu antígeno específico. A memória imune está descrita no Capítulo 11.

1.5   Os linfócitos amadurecem na medula óssea ou no timo e então se reúnem nos tecidos linfoides ao longo de todo o organismo

Os linfócitos circulam pelo sangue e pela linfa, e também são encontrados em grande número nos **tecidos linfoides** ou **órgãos linfoides**, que são organizados em agregados de linfócitos em uma rede de células não linfoides. Os órgãos linfoides podem ser grosseiramente divididos em **órgãos linfoides primários** ou **centrais**, onde os linfócitos são produzidos, e em **órgãos linfoides periféricos** ou **secundários**, onde os linfócitos virgens maduros são mantidos e as respostas imunes adaptativas são iniciadas. Os órgãos linfoides centrais são a medula óssea e o **timo**, um órgão localizado no tórax superior. Os órgãos linfoides periféricos compreendem os **linfonodos**, o **baço** e os **tecidos linfoides da mucosa** do intestino, dos tratos respiratório e nasal, do trato urogenital e de outras mucosas. A localização dos principais tecidos linfoides é mostrada esquematicamente na Figura 1.8, e os órgãos linfoides periféricos individuais serão descritos de maneira mais detalhada adiante neste capítulo. Os linfonodos são interconectados por um sistema de vasos linfáticos, que drenam líquido extracelular dos tecidos para os linfonodos e retornam ao sangue.

Os linfócitos B e T originam-se na medula óssea, mas apenas os linfócitos B amadurecem na medula. Os linfócitos T precursores migram para o timo, do qual receberam o nome, e lá amadurecem. O "B" dos linfócitos B originou-se da **bursa de Fabricius**, um órgão linfoide de galinhas jovens, onde os linfócitos amadurecem, e pode ser igualmente empregado para os linfócitos derivados da medula óssea. Uma vez atingido o amadurecimento completo, os dois tipos de linfócitos entram na corrente sanguínea como linfócitos maduros virgens. Eles circulam pelos tecidos linfoides periféricos, onde uma resposta imune adaptativa é iniciada se um linfócito encontrar seu antígeno correspondente. Contudo, antes disso, uma resposta imune inata contra a infecção geralmente já ocorreu, e agora será visto como isso alerta o restante do sistema imune para a presença de um patógeno.

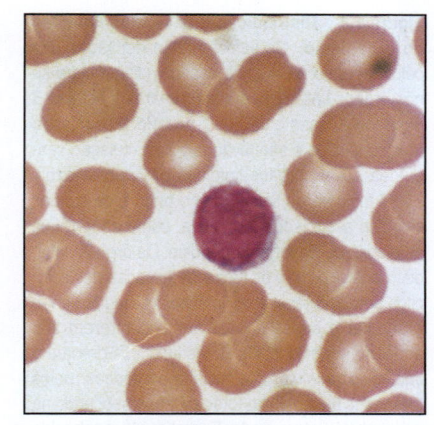

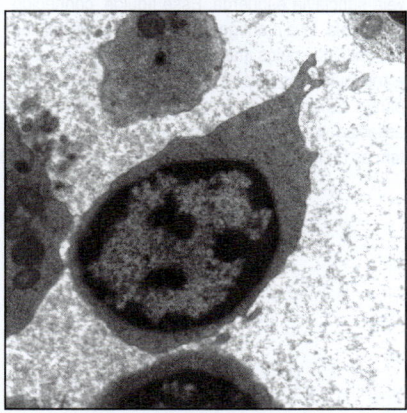

Figura 1.7   Os linfócitos são, em sua maioria, células pequenas e inativas. A figura superior mostra uma fotomicrografia de um pequeno linfócito, em que o núcleo foi corado de roxo com hematoxilina e eosina, cercado por hemácias (as quais não têm núcleo). Pode-se observar a mancha mais escura de cromatina condensada do núcleo do linfócito, indicando pouca atividade transcricional, a ausência relativa de citoplasma e o pequeno tamanho. A figura inferior mostra uma microscopia eletrônica de transmissão de um pequeno linfócito. Novamente é possível observar a evidência de inatividade funcional: cromatina condensada, citoplasma escasso e ausência de retículo endoplasmático rugoso. (Fotografias cortesias de N. Rooney.)

Figura 1.8   Distribuição dos tecidos linfoides no organismo. Os linfócitos são derivados das células-tronco da medula óssea e diferenciam-se nos órgãos linfoides centrais (amarelo): células B na medula óssea e células T no timo. Eles migram desses tecidos e são levados pela circulação sanguínea até os órgãos linfoides periféricos (azul). Estes incluem os linfonodos, o baço e os tecidos linfoides associados à mucosa, como as tonsilas, as placas de Peyer e o apêndice. Os órgãos linfoides periféricos são os locais de ativação dos linfócitos pelo antígeno, e os linfócitos recirculam entre o sangue e esses órgãos até encontrarem seu antígeno específico. Os vasos linfáticos drenam o líquido extracelular dos tecidos periféricos, pelos linfonodos para o ducto torácico, desembocando na veia subclávia esquerda. Esse líquido, conhecido como linfa, leva o antígeno capturado pelas células dendríticas e pelos macrófagos para os linfonodos, e recirculam os linfócitos dos linfonodos de volta para o sangue. Os tecidos linfoides também estão associados a outras mucosas, como as que revestem os brônquios (não mostradas).

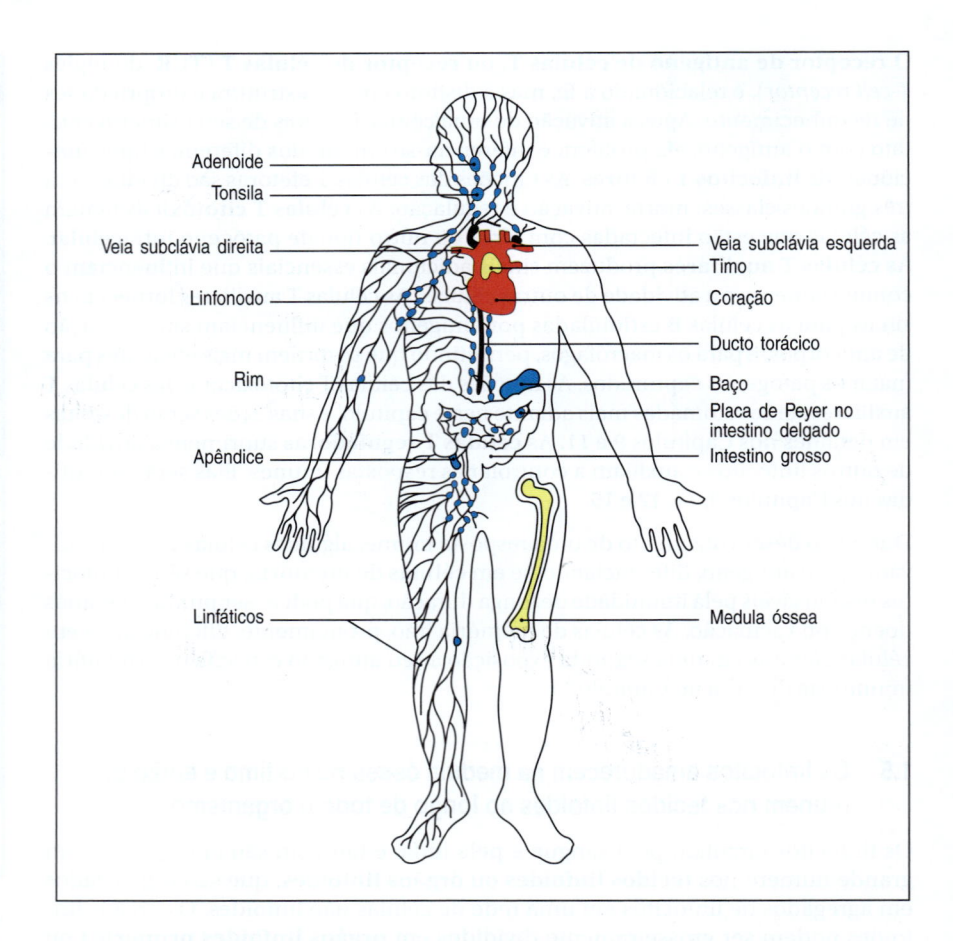

1.6   A maioria dos agentes infecciosos ativa o sistema imune inato e induz uma resposta inflamatória

A pele e a mucosa epitelial que revestem as vias aéreas e o intestino são as primeiras defesas contra os patógenos invasores, formando uma barreira química e física contra a infecção. Os microrganismos que rompem essas defesas encontram células e moléculas que imediatamente desenvolvem uma resposta imune inata. Os macrófagos que residem nos tecidos, por exemplo, podem reconhecer as bactérias por meio de receptores que se ligam aos constituintes comuns de muitas superfícies bacterianas. O comprometimento desses receptores ativa o macrófago a engolfar a bactéria e degradá-la internamente, e a secretar proteínas chamadas de citocinas e quimiocinas, que transmitem importantes sinais para outras células imunes. Respostas similares ocorrem contra vírus, fungos e parasitos. **Citocina** é o nome geral dado a qualquer proteína que é secretada por células e que afeta o comportamento das células vizinhas portadoras de receptores adequados. As **quimiocinas** são proteínas secretadas que atuam como quimioatraentes (daí o nome "quimiocina"), atraindo as células portadoras de receptores de quimiocinas, como neutrófilos e monócitos, da corrente sanguínea para o tecido infectado (Fig. 1.9). As citocinas e as quimiocinas liberadas pelos macrófagos ativados iniciam o processo conhecido como **inflamação**. A inflamação é benéfica para combater a infecção, recrutando células e proteínas do sangue para os tecidos infectados que auxiliam diretamente na destruição dos patógenos. Além disso, a inflamação aumenta o fluxo de linfa carregando microrganismos e APCs dos tecidos infectados aos tecidos linfoides vizinhos, onde ativam os linfócitos e iniciam a resposta imune adaptativa. Uma vez que a imunidade adaptativa foi ativada, a inflamação também recruta os componentes efetores do sistema imune adaptativo – as moléculas de anticorpo e as células T efetoras – para o local de infecção.

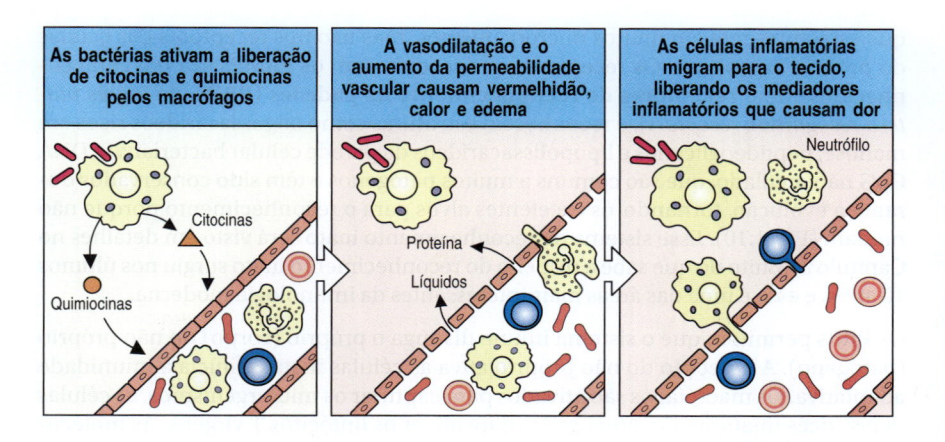

As bactérias ativam a liberação de citocinas e quimiocinas pelos macrófagos

Citocinas

Quimiocinas

A vasodilatação e o aumento da permeabilidade vascular causam vermelhidão, calor e edema

Proteína

Líquidos

As células inflamatórias migram para o tecido, liberando os mediadores inflamatórios que causam dor

Neutrófilo

Figura 1.9   A infecção ativa uma resposta inflamatória. Os macrófagos que encontram bactérias ou outros patógenos nos tecidos são ativados para liberar citocinas que aumentam a permeabilidade dos vasos sanguíneos, permitindo que líquidos e proteínas passem para os tecidos. Essas células também produzem quimiocinas que direcionam a migração dos neutrófilos para o local de infecção. A adesão das células endoteliais dos vasos sanguíneos também é alterada, de modo que as células aderem à parede e são capazes de passar por ela. Primeiro os neutrófilos e depois os monócitos estão representados na figura passando do sangue para os tecidos. O acúmulo de líquidos e de células no local de infecção causa vermelhidão, inchaço, aquecimento e dor, coletivamente denominados inflamação. Os neutrófilos e os macrófagos são as principais células inflamatórias. Mais tarde, durante a resposta imune, os linfócitos também podem contribuir para a inflamação.

A inflamação local e a fagocitose das bactérias invasoras também podem ser desencadeadas como resultado da ativação de um grupo de proteínas plasmáticas conhecidas coletivamente como **complemento**. A ativação do sistema do complemento pela superfície bacteriana leva a uma cascata de reações proteolíticas que recobre os microrganismos, mas não as células do próprio corpo, com fragmentos do complemento. Os micróbios revestidos pelo complemento são reconhecidos e ligam os **receptores do complemento** específicos nos macrófagos, levando à fagocitose e à sua destruição.

A inflamação é descrita clinicamente por quatro palavras do latim: *calor, dolor, rubor* e *tumor,* que significam calor, dor, rubor e inchaço. Cada uma dessas características reflete os efeitos das citocinas ou de outros mediadores inflamatórios nos vasos sanguíneos locais. O calor, o rubor e o inchaço são resultados da dilatação e do aumento da permeabilidade dos vasos sanguíneos durante a inflamação, levando a um aumento do fluxo sanguíneo local e ao extravasamento de líquido e proteínas do sangue para os tecidos. As citocinas e os fragmentos do complemento têm efeitos importantes no **endotélio** que reveste os vasos sanguíneos. As próprias **células endoteliais** também produzem citocinas em resposta à infecção. As citocinas pró-inflamatórias produzem mudanças nas propriedades de adesão das células endoteliais, fazendo a adesão dos leucócitos circulantes nas células endoteliais e sua migração entre elas para o local da infecção, para onde são atraídos por quimiocinas. A migração das células para dentro dos tecidos e suas ações locais causam a dor.

Os principais tipos de células presentes na fase inicial de uma resposta inflamatória são os macrófagos e os neutrófilos, sendo que estes últimos são recrutados para o tecido inflamado e infectado em grande número. Os macrófagos e os neutrófilos são também conhecidos como **células inflamatórias**. Como os macrófagos, os neutrófilos têm receptores de superfície para constituintes bacterianos comuns e para o complemento, e são as principais células que capturam e destroem os microrganismos invasores. O influxo de neutrófilos é logo seguido por aumento da entrada de monócitos, que rapidamente se diferenciam em macrófagos, reforçando e mantendo a resposta imune inata. Mais tarde, se a inflamação continuar, os eosinófilos também migram para o tecido inflamado e contribuem para a destruição do microrganismo invasor.

1.7   Os receptores de reconhecimento de padrões do sistema imune inato permitem uma discriminação inicial entre o próprio e o não próprio

Os sistemas de defesa da imunidade inata são efetivos no combate a muitos patógenos, mas dependem de um número limitado de receptores invariáveis que reconhecem os microrganismos. Os receptores de reconhecimento de patógenos de macrófagos, neutrófilos e células dendríticas reconhecem moléculas simples e padrões regulares de estruturas moleculares conhecidas como **padrões moleculares associados aos patógenos** (**PAMPs**, do inglês *pathogen-associated molecular patterns*),

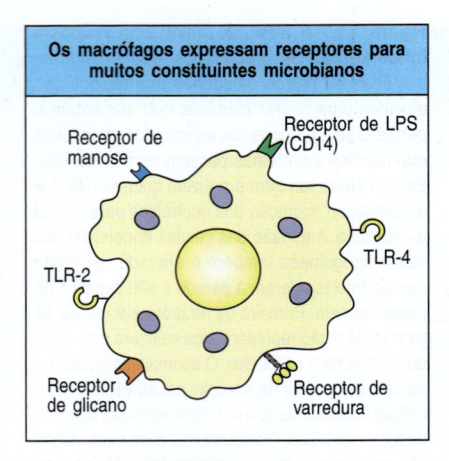

Os macrófagos expressam receptores para muitos constituintes microbianos

Receptor de manose

Receptor de LPS (CD14)

TLR-2

TLR-4

Receptor de glicano

Receptor de varredura

Figura 1.10 Os macrófagos expressam vários receptores que os permitem reconhecer diferentes patógenos. Os macrófagos expressam uma variedade de receptores, e cada um deles é capaz de reconhecer componentes específicos dos microrganismos. Alguns, como os receptores de manose e de glicano e os receptores de varredura, ligam-se a carboidratos da parede celular das bactérias, das leveduras e dos fungos. Os receptores semelhantes ao Toll (TLRs) são uma importante família de receptores de reconhecimento de padrões presentes nos macrófagos e em outras células imunes, e são capazes de ligar diferentes tipos de microrganismo; por exemplo, TLR-2 liga-se aos componentes da parede celular das bactérias gram-negativas, enquanto TLR-4 se liga aos componentes da parede celular das bactérias gram-positivas. LPS, lipopolissacarídeo.

que estão presente em muitos microrganismos, mas não nos receptores das células do próprio organismo. Os receptores que reconhecem os PAMPs são em geral conhecidos como **receptores de reconhecimento de padrões** (**PRRs**, do inglês *pattern recognition receptors*), e reconhecem estruturas como oligossacarídeos ricos em manose, peptideoglicanos e lipopolissacarídeos da parede celular bacteriana, e DNA CpG não metilado, que são comuns a muitos patógenos e têm sido conservados durante a evolução, tornando-os excelentes alvos para o reconhecimento porque não mudam (Fig. 1.10). Esse sistema de reconhecimento inato será visto em detalhes no Capítulo 3. Muito do que sabe a respeito do reconhecimento inato surgiu nos últimos 10 anos, e essa é uma das áreas mais interessantes da imunologia moderna.

Os PRRs permitem que o sistema imune distinga o próprio (corpo) do não próprio (patógeno). A detecção do não próprio ativa as células inatas e inicia a imunidade adaptativa. Os macrófagos são ativados para capturar os microrganismos, as células dendríticas imaturas são provocadas para ativar os linfócitos T virgens. As moléculas reconhecidas pelos PRRs são muito distintas dos antígenos específicos de patógenos individuais que são reconhecidos por linfócitos. O fato de os constituintes microbianos serem necessários para estimular respostas imunes contra proteínas purificadas destaca a exigência de uma resposta inata preceder uma resposta imune adaptativa (ver Apêndice I, Seções A.1 a A.4). Esse requerimento foi reconhecido muito antes da descoberta das células dendríticas e seu modo de ativação. Sabe-se que antígenos purificados, como proteínas, em geral não evocavam uma resposta imune em imunização experimental – isto é, eles não eram **imunogênicos**. Para obter uma resposta imune adaptativa contra antígenos purificados, bactérias mortas ou extratos bacterianos deviam ser misturados com o antígeno. Esse material adicional foi denominado como **adjuvante**, porque auxilia na resposta ao antígeno imunizante (*adjuvare* é o equivalente em latim para "ajudar"). Hoje se sabe que os adjuvantes são necessários, pelo menos em parte, para ativar as células dendríticas para preencher os requisitos do *status* de APC na ausência de infecção. Encontrar adjuvantes adequados ainda é uma área importante na preparação de vacinas, como será discutido no Capítulo 16.

1.8 As respostas imunes adaptativas são iniciadas pelos antígenos e pelas APCs nos tecidos linfoides secundários

As respostas imunes adaptativas são iniciadas quando os antígenos ou as APCs, principalmente as células dendríticas portadoras de antígenos capturados nos locais de infecção, atingem os órgãos linfoides secundários. Como os neutrófilos e os macrófagos descritos anteriormente, as células dendríticas têm PRRs que reconhecem os padrões moleculares comuns aos microrganismos, como lipopolissacarídeos bacterianos. Os componentes microbianos ligam-se a esses receptores e estimulam as células dendríticas imaturas a capturar os patógenos e degradá-los intracelularmente. As células dendríticas imaturas também capturam material extracelular, incluindo partículas virais e bactérias, por meio de macropinocitose independente de receptor, e assim internalizam e degradam os patógenos que seus receptores de superfície celular não detectaram. Além de apresentar os antígenos que ativam os receptores de antígenos dos linfócitos, as células dendríticas maduras também expressam proteínas de superfície celular denominadas **moléculas coestimuladoras**, as quais fornecem os sinais que atuam juntamente com o antígeno para estimular a proliferação e a diferenciação dos linfócitos T em sua forma final plenamente funcional (Fig. 1.11). Os antígenos livres também podem estimular os receptores de antígenos das células B, mas a maioria das células B necessita do "auxílio" das células T auxiliares para uma resposta de anticorpos ideal. Portanto, a ativação dos linfócitos T virgens é o primeiro estágio essencial de quase todas as respostas imunes adaptativas.

Filme 1.1

1.9 Os linfócitos ativados pelo antígeno originam clones de células efetoras antígeno-específicas que medeiam a imunidade adaptativa

As células do sistema imune inato expressam vários PRRs diferentes, e cada um reconhece uma característica compartilhada por vários patógenos. Em contrapartida,

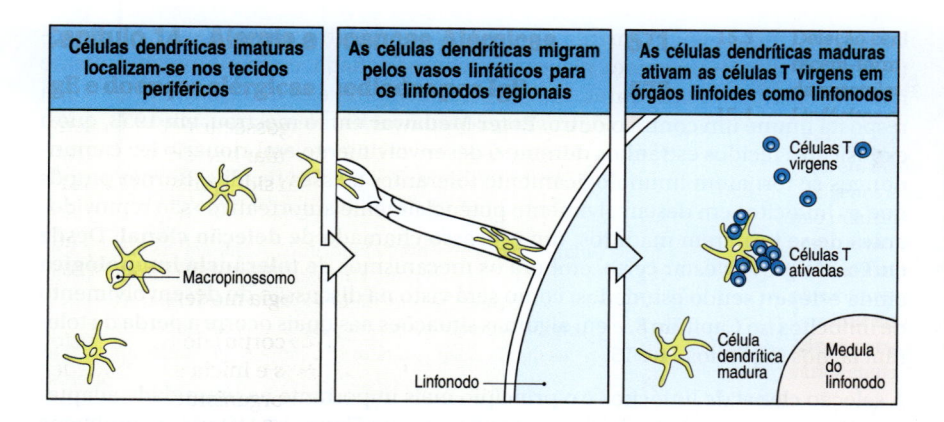

Figura 1.11 As células dendríticas iniciam as respostas imunes adaptativas. As células dendríticas imaturas residentes nos tecidos capturam os patógenos e seus antígenos por macropinocitose e por endocitose mediada por receptor. Elas são estimuladas pelo reconhecimento da presença dos patógenos a migrar, pelos vasos linfáticos, para os linfonodos regionais, onde chegam como células dendríticas não fagocíticas completamente maduras que expressam o antígeno e as moléculas co-estimuladoras necessárias para ativar os linfócitos T virgens que reconhecem o antígeno, estimulando a proliferação e a diferenciação dos linfócitos.

a expressão do receptor de antígenos dos linfócitos é "clonal" – em outras palavras, cada linfócito maduro que emerge dos órgãos linfoides centrais difere dos outros quanto à especificidade desse receptor de antígeno. Quando esse linfócito prolifera, ele forma um **clone** de células idênticas portadoras de receptores de antígenos idênticos. A diversidade dos receptores de antígenos é gerada por um mecanismo genético único que atua durante o desenvolvimento do linfócito na medula óssea e no timo para produzir milhões de variantes diferentes dos genes que codificam as moléculas dos receptores. Isso assegura que os linfócitos no organismo tenham, coletivamente, milhões de diferentes especificidades de receptores do antígeno – o **repertório de receptores linfoides** do indivíduo.

Os linfócitos estão continuamente passando por um processo parecido com a seleção natural; apenas os linfócitos que encontram um antígeno ao qual seu receptor se liga serão ativados para proliferar e diferenciar-se em células efetoras.

Esse mecanismo seletivo foi proposto pela primeira vez na década de 1950 por **Macfarlane Burnet** para explicar por que uma pessoa produz anticorpos apenas contra os antígenos aos quais foi exposta. Burnet postulou a preexistência, no organismo, de muitas células produtoras de anticorpos potencialmente diferentes, com cada uma delas tendo a habilidade de produzir anticorpo de especificidade diferente e de exibir, em sua superfície, uma versão de anticorpo ligada à membrana, que atua como um receptor para o antígeno. Quando o antígeno se liga, a célula é ativada para dividir e produzir muitas progênies com antígenos idênticos, processo chamado de **expansão clonal**. Esse clone de células idênticas pode agora secretar anticorpos **clonotípicos** com especificidade idêntica à do receptor de superfície que primeiramente desencadeou a ativação e a expansão clonal (Fig. 1.12). Burnet chamou isso de **teoria da seleção clonal** da produção de anticorpos.

1.10 A seleção clonal de linfócitos é o princípio central da imunidade adaptativa

É importante considerar que, no momento em que Burnet formulou sua teoria, nada se conhecia a respeito dos receptores de antígenos dos linfócitos. Sem dúvida, a função dos próprios linfócitos continuava obscura. Os linfócitos não tinham assumido um papel central até o início dos anos 1960, quando **James Gowans** descobriu que a remoção de pequenos linfócitos de ratos resultava na perda de todas as respostas imunes adaptativas conhecidas. Essas respostas imunes eram restauradas quando os pequenos linfócitos eram reinfundidos. Isso levou à conclusão de que os linfócitos deveriam ser as unidades da seleção clonal, e sua biologia tornou-se o foco de um novo campo na **imunologia celular**.

A seleção clonal dos linfócitos com receptores diversos explica elegantemente a imunidade adaptativa, mas traz um problema conceitual significativo. Se os receptores antigênicos dos linfócitos são gerados aleatoriamente durante a vida de um indivíduo, como os linfócitos podem prevenir-se de reconhecer e atacar os antígenos dos tecidos do organismo? **Ray Owen** tinha mostrado, no final dos anos 1940, que

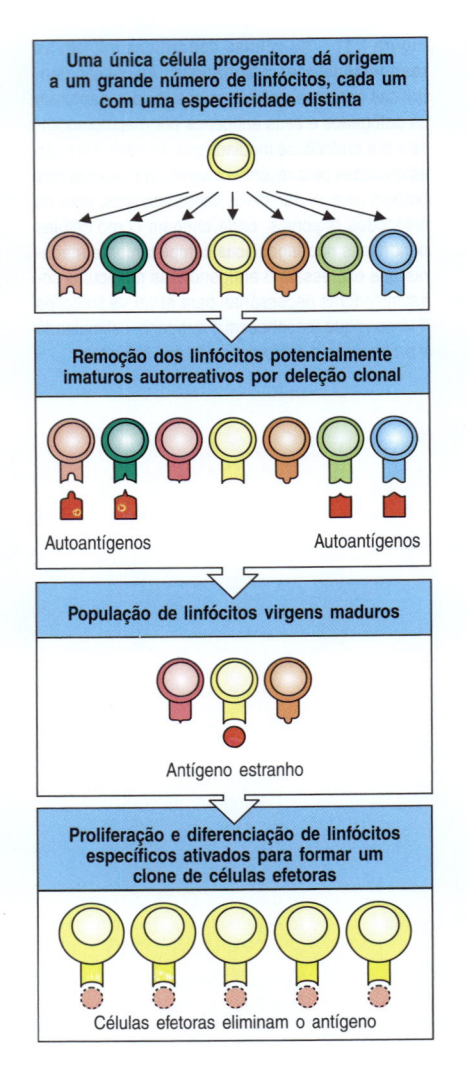

Figura 1.12 Seleção clonal. Cada progenitor linfoide dá origem a um grande número de linfócitos, e cada um deles porta um receptor antigênico distinto. Os linfócitos com receptores que ligam autoantígenos ubíquos são eliminados antes de se tornarem totalmente maduros, assegurando a tolerância para o autoantígeno. Quando um antígeno estranho interage com um receptor em um linfócito virgem maduro, a célula é ativada e começa a dividir-se. Isso dá origem a um clone de progênie idêntica, cujos receptores se ligam ao mesmo antígeno. A especificidade antigênica é então mantida pela proliferação e pela diferenciação da progênie em células efetoras. Uma vez que o antígeno é eliminado por essas células efetoras, a resposta imune cessa, embora alguns linfócitos sejam mantidos para mediar a memória imune.

bezerros gêmeos geneticamente diferentes com uma mesma placenta, e, portanto, com circulação sanguínea placentária compartilhada, eram imunologicamente não responsivos, ou **tolerantes**, um ao tecido do outro: eles não desenvolviam uma resposta imune um contra o outro. **Peter Medawar** então mostrou, em 1953, que a exposição a tecidos estranhos durante o desenvolvimento embrionário fez camundongos se tornarem imunologicamente tolerantes a esses tecidos. Burnet propôs que os linfócitos em desenvolvimento potencialmente autorreativos são removidos antes de se tornarem maduros, um processo chamado de **deleção clonal**. Desde então, ele provou estar certo, embora os mecanismos de **tolerância imunológica** ainda estejam sendo estudados, como será visto na discussão do desenvolvimento de linfócitos no Capítulo 8, e em algumas situações nas quais ocorre a perda da tolerância, nos Capítulos 14 e 15.

A seleção clonal de linfócitos é o princípio mais importante na imunidade adaptativa. Os quatro postulados básicos estão listados na Figura 1.13. O último problema apresentado pela teoria de seleção clonal – como é produzida a diversidade de receptores de antígenos dos linfócitos – foi resolvido nos anos 1970, quando os avanços da biologia molecular tornaram possível clonar os genes que codificam as moléculas de anticorpos.

1.11 A estrutura da molécula de anticorpo ilustra o problema central da imunidade adaptativa

Como discutido anteriormente, anticorpos são as formas secretadas dos receptores de antígenos das células B. Por serem produzidos em grande quantidade em resposta ao antígeno, os anticorpos podem ser estudados por meio de técnicas bioquímicas tradicionais; de fato, sua estrutura foi entendida muito antes da tecnologia do DNA recombinante, o que tornou possível estudar os receptores de antígenos ligados à membrana das células B. A característica impressionante que emergiu de estudos bioquímicos pontua que as moléculas de anticorpos são compostas por duas regiões distintas. Uma é a **região constante** que apresenta apenas uma de quatro ou cinco formas bioquimicamente distinguidas, e a outra é a **região variável** que pode ser composta por uma variedade aparentemente infinita de diferentes sequências de aminoácidos, formando estruturas um pouco diferentes que permitem que os anticorpos se liguem de maneira específica a uma ampla variedade de antígenos. Essa divisão está ilustrada na Figura 1.14, em que o anticorpo é representado como uma molécula em forma de Y. A região variável determina a especificidade do anticorpo de ligação ao antígeno. Existem duas regiões variáveis idênticas na molécula de anticorpo, e esta, portanto, tem dois idênticos **sítios de ligação ao antígeno**. A região constante determina a função efetora do anticorpo: como o anticorpo interagirá com as várias células do sistema imune para se livrar do antígeno após a sua ligação.

Cada molécula de anticorpo tem dois eixos de simetria e é composta por duas **cadeias pesadas** idênticas e duas **cadeias leves** idênticas (ver Fig. 1.14). Cada cadeia leve e pesada tem regiões variáveis e constantes. As regiões variáveis de uma cadeia pesada e de uma cadeia leve combinam-se para formar um sítio de ligação ao antígeno; então, ambas as cadeias contribuem para a especificidade de ligação do antígeno da molécula de anticorpo. As propriedades funcionais dos anticorpos proporcionadas por suas regiões constantes serão consideradas nos Capítulos 5 e 10.

O TCR para o antígeno mostra muitas similaridades com o receptor antigênico de célula B, e as duas moléculas são, claramente, relacionadas entre si de forma evolutiva. Existem, contudo, diferenças importantes entre as duas, como será visto, relacionadas aos seus diferentes papéis no sistema imune. O TCR, como mostrado na Figura 1.14, é composto por duas cadeias de tamanhos aproximadamente iguais, denominadas cadeias α e β do TCR, sendo que cada uma cruza a membrana da célula T. Cada cadeia tem uma região variável e uma região constante, e a combinação das regiões variáveis das cadeias α e β criam um único sítio para a ligação do antígeno. A estrutura de ambos os anticorpos e dos TCRs será descrita em detalhes no

Postulados da hipótese da seleção clonal
Cada linfócito tem um único tipo de receptor com uma única especificidade
A interação entre uma molécula estranha e um receptor de linfócito capaz de se ligar a essa molécula com grande afinidade leva à ativação do linfócito
As células efetoras diferenciadas derivadas de um linfócito ativado portarão receptores de especificidade idêntica à da célula parental da qual o linfócito foi derivado
Linfócitos portadores de receptores específicos para moléculas ubíquas próprias são eliminados nos estágios iniciais do desenvolvimento da célula linfoide e, portanto, estão ausentes no repertório de linfócitos maduros

Figura 1.13   Os quatro princípios básicos da seleção clonal.

Capítulo 4, e como a diversidade do repertório do receptor de antígeno é produzida será detalhada no Capítulo 5.

Existe, entretanto, uma diferença crucial na maneira pela qual os BCRs e os TCRs ligam os antígenos. O TCR não liga as moléculas de antígenos diretamente; em vez disso, ele reconhece fragmentos de antígenos ligados na superfície de outras células. A natureza exata dos antígenos reconhecidos por células T e como os antígenos são fragmentados e levados para a superfície celular são assuntos do Capítulo 6. Outra diferença da molécula de anticorpo é a inexistência de forma secretada de TCR; a função do receptor é apenas sinalizar para a célula T que ocorreu uma ligação com o antígeno, e os efeitos imunológicos subsequentes dependem das ações das próprias células T, como será descrito no Capítulo 9.

1.12   Cada linfócito em desenvolvimento produz um único receptor de antígeno por meio de rearranjos dos segmentos gênicos de seus receptores

Como os receptores antigênicos com uma infinidade de especificidades são codificados por um número finito de genes? Essa questão foi respondida em 1976, quando **Susumu Tonegawa** descobriu que os genes para regiões variáveis de Igs são herdados como grupos de **segmentos gênicos**, cada um codificando uma parte da região variável de uma das cadeias polipeptídicas de Ig. Durante o desenvolvimento das células B na medula óssea, esses segmentos gênicos são irreversivelmente ligados por uma recombinação do DNA para formar um segmento de DNA que codifica uma região variável completa. Como os receptores de antígenos completos são reunidos a partir de segmentos gênicos incompletos será o tópico do Capítulo 5.

Nesse momento, somente serão mencionadas duas características desses mecanismos. Primeiro, é a reunião combinatória de um grande número de diferentes seg-

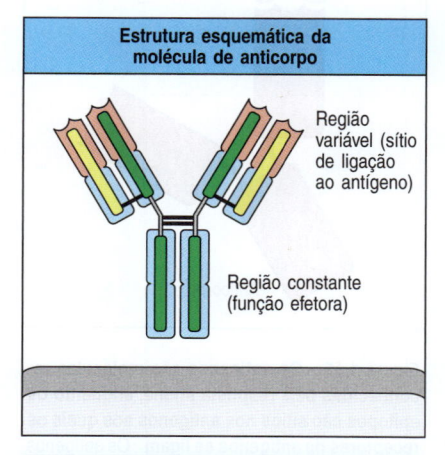

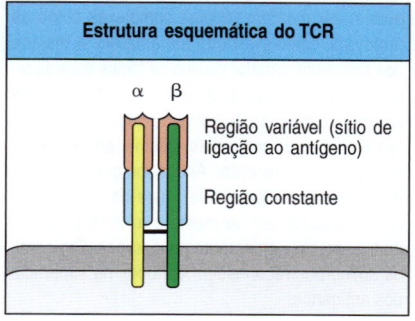

Figura 1.14   Estrutura esquemática dos receptores de antígeno. Figura superior: molécula de anticorpo, que é secretada por células B ativadas como molécula efetora ligadora de antígeno. A versão dessa molécula ligada à membrana atua como receptor de antígeno de célula B (não mostrado). Um anticorpo é composto de duas cadeias pesadas idênticas (verde) e duas cadeias leves idênticas (amarelo). Cada cadeia tem uma região constante (sombreado azul) e uma região variável (sombreado vermelho). Cada braço da molécula de anticorpo é formado por uma cadeia leve e uma cadeia pesada, de modo que as regiões variáveis das duas cadeias se aproximam, criando uma região variável que contém o sítio de ligação ao antígeno. A haste é formada de regiões constantes das cadeias pesadas e tem um número limitado de formas. Essa região constante está envolvida na eliminação do antígeno ligado. Figura inferior: receptor de antígeno de célula T. Ele também é composto por duas cadeias, uma cadeia α (amarela) e uma cadeia β (verde), e cada uma delas tem uma porção variável e uma porção constante. Assim como a molécula de anticorpo, as porções variáveis das duas cadeias criam uma região variável, a qual forma o sítio de ligação ao antígeno. O receptor de célula T (TCR) não é produzido na forma secretada.

mentos gênicos que torna possível o amplo repertório de receptores de antígeno. Isso significa que um número finito de segmentos gênicos pode gerar um grande número de proteínas diferentes. Segundo, o processo de reunião é regulado de modo a assegurar que cada linfócito expresse somente uma especificidade no receptor. Terceiro, devido ao fato de o rearranjo dos segmentos gênicos envolver uma mudança irreversível no DNA celular, toda a progênie dessa célula herdará genes que codificam a mesma especificidade do receptor. Esse esquema geral foi confirmado mais tarde para os genes que codificam os receptores antigênicos das células T.

A diversidade potencial dos receptores de linfócitos gerados dessa maneira é enorme. Apenas poucas centenas de segmentos gênicos diferentes podem combinar-se de diferentes maneiras para gerar milhares de cadeias receptoras diferentes. A diversidade dos receptores de linfócitos é posteriormente ampliada por uma diversidade juncional, criada por adição ou subtração de nucleotídeos no processo de união de segmentos gênicos, e pelo fato de cada receptor ser produzido pelo pareamento de duas cadeias variáveis diferentes, cada uma codificada por grupos distintos de segmentos gênicos. Milhares de cadeias diferentes de cada tipo podem produzir 10^6 receptores antigênicos distintos por meio dessa diversidade de combinações. Dessa maneira, uma pequena quantidade de material genético pode codificar uma diversidade verdadeiramente surpreendente de receptores. Apenas uma parte dessas especificidades de receptores, produzida de forma aleatória, sobrevive ao processo seletivo que forma o repertório de linfócitos periféricos. No entanto, existem linfócitos de pelo menos 10^8 especificidades diferentes em um indivíduo em um dado momento. Isso fornece o material básico no qual a seleção clonal atuará.

1.13 As Igs ligam uma ampla variedade de estruturas químicas, enquanto os TCRs são especializados no reconhecimento de antígenos estranhos como fragmentos peptídicos ligados às proteínas do complexo principal de histocompatibilidade

Em princípio, quase todas as estruturas químicas podem ser reconhecidas pelo sistema imune adaptativo como um antígeno, mas os antígenos em geral encontrados em uma infecção são proteínas, glicoproteínas e polissacarídeos de patógenos. Um receptor antigênico individual ou um anticorpo reconhece uma pequena parte da estrutura molecular da molécula antigênica, que é conhecida como **determinante antigênico** ou **epítopo** (Fig. 1.15). Antígenos macromoleculares, como proteínas e glicoproteínas, em geral têm diferentes epítopos que podem ser reconhecidos por diferentes receptores antigênicos.

Os receptores de antígenos das células B e das células T reconhecem antígenos de duas maneiras fundamentalmente diferentes. As células B reconhecem diretamente os antígenos nativos que são secretados pelos patógenos ou que são expressos em sua superfície (ver Fig. 1.15). Eventualmente, as células B se diferenciam em células plasmáticas efetoras que secretam anticorpos que se ligarão e neutralizarão esses antígenos e patógenos. Em contrapartida, os TCRs não reconhecem diretamente os antígenos nativos. Em vez disso, eles reconhecem antígenos que foram processados, parcialmente degradados e apresentados como peptídeos ligados a proteínas na superfície das APCs (Fig. 1.16). A principal fonte de antígenos reconhecidos pelas células T são as células infectadas por patógenos, normalmente vírus. Nesse caso, o antígeno que é reconhecido pelas células T efetoras deriva do interior das células infectadas. É importante notar que os TCRs somente reconhecerão peptídeos derivados de antígenos quando estes estiverem ligados a determinadas glicoproteínas de superfície celular, denominadas **moléculas do MHC**, as quais são codificadas em um grupo de genes chamado de **complexo principal de histocompatibilidade** (**MHC**, do inglês *major histocompatibility complex*). O reconhecimento do antígeno pelos TCRs é, dessa forma, um complexo de um antígeno peptídico estranho e uma molécula do MHC (ver Fig. 1.16). Será visto como esses antígenos compostos são reconhecidos pelos TCRs e como são gerados nos Capítulos 4 e 6, respectivamente.

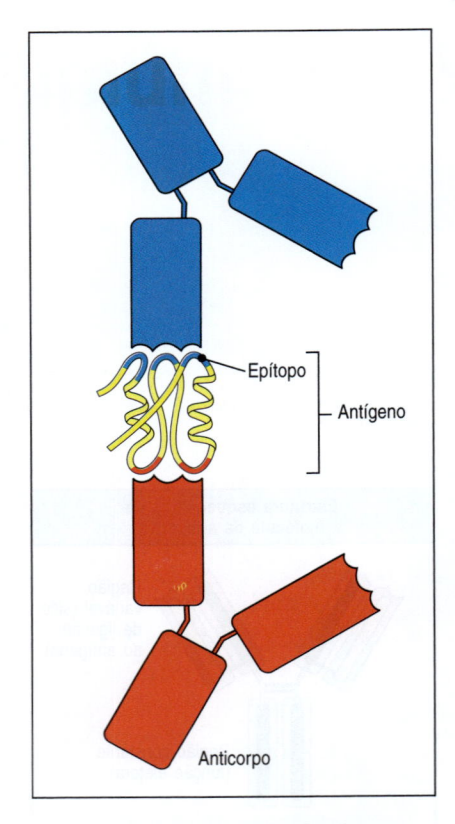

Epítopo

Antígeno

Anticorpo

Figura 1.15 Os antígenos são moléculas reconhecidas pela resposta imune, enquanto os epítopos são sítios nos antígenos aos quais os receptores de antígenos se ligam. Os antígenos podem ser macromoléculas complexas como as proteínas, como mostrado em amarelo. A maioria dos antígenos é maior do que os locais do anticorpo ou do que o receptor de antígeno aos quais eles se ligam, e a região do antígeno que realmente se liga é conhecida como determinante antigênico ou epítopo, para o receptor. Antígenos grandes como as proteínas podem conter mais de um epítopo (como indicado em vermelho e azul) e, portanto, podem se ligar a diferentes anticorpos. Em geral, os anticorpos reconhecem epítopos na superfície dos antígenos.

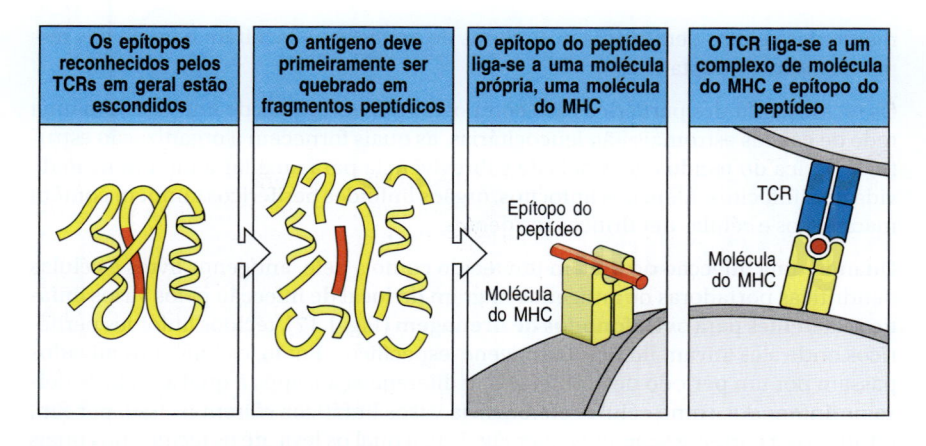

| Os epítopos reconhecidos pelos TCRs em geral estão escondidos | O antígeno deve primeiramente ser quebrado em fragmentos peptídicos | O epítopo do peptídeo liga-se a uma molécula própria, uma molécula do MHC | O TCR liga-se a um complexo de molécula do MHC e epítopo do peptídeo |

Figura 1.16   Os receptores de células T (TCRs) ligam-se ao complexo de um fragmento antigênico e a uma molécula própria. Diferentemente da maioria dos anticorpos, os TCRs podem reconhecer epítopos que estão escondidos no antígeno (primeira figura). Esses antígenos devem primeiro ser degradados por proteinases (segunda figura), e os epítopos do peptídeo devem ser entregues a uma molécula própria, chamada de molécula do complexo principal de histocompatibilidade (MHC) (terceira figura). É nessa forma, como complexo de peptídeo e molécula do MHC, que os antígenos são reconhecidos pelos TCRs (quarta figura).

1.14   O desenvolvimento e a sobrevivência dos linfócitos são determinados por sinais recebidos por seus receptores antigênicos

A produção contínua de linfócitos por toda a vida cria o problema de manter relativamente constante o número total de linfócitos periféricos. Além disso, com tantos receptores de antígenos diferentes sendo produzidos durante o desenvolvimento dos linfócitos, é inevitável que receptores potencialmente perigosos que podem reagir contra os antígenos próprios, os **autoantígenos**, sejam produzidos. Esses dois problemas podem ser resolvidos fazendo a sobrevivência dos linfócitos depender de sinais recebidos por seu receptor de antígeno. Os linfócitos que reagem intensamente aos antígenos próprios durante o desenvolvimento são removidos por deleção clonal, como previsto pela teoria de deleção clonal de Burnet, antes que eles maturem a um estágio no qual possam causar prejuízos. A completa ausência de sinais do receptor antigênico durante o desenvolvimento também pode levar à morte celular. Os linfócitos que recebem muitos ou poucos sinais durante seu desenvolvimento são eliminados por uma forma de suicídio celular denominada **apoptose** ou **morte celular programada**.

A palavra apoptose – a qual é derivada do grego e significa "queda das folhas de árvores" – é uma maneira de regular o número de células no organismo. A apoptose é responsável, por exemplo, pela morte e pela renovação das células epiteliais intestinais e da pele, além da regeneração das células do fígado. A cada dia a medula óssea produz milhões de novos neutrófilos, monócitos, hemácias e linfócitos, e essa produção deve ser balanceada por uma perda igual. A maioria dos leucócitos tem período de vida relativamente curto e morre por apoptose. As células mortas são fagocitadas e degradadas por macrófagos especializados no fígado e no baço.

Finalmente, se um receptor de linfócito não for utilizado por um período de tempo relativamente curto após sua entrada no repertório da periferia, as células portadoras desse receptor morrem, dando lugar a outros linfócitos com diferentes receptores. Dessa forma, os receptores autorreativos são eliminados, e os receptores são testados para assegurar que sejam potencialmente funcionais. Os mecanismos que formam e mantêm o repertório de receptores de linfócitos serão considerados no Capítulo 8.

1.15   Os linfócitos encontram e respondem ao antígeno nos órgãos linfoides periféricos

Os antígenos e os linfócitos eventualmente se encontram nos órgãos linfoides periféricos – nos linfonodos, no baço e nos tecidos linfoides das mucosas (ver Fig. 1.8). Os linfócitos virgens maduros estão continuamente recirculando por esses tecidos, para onde os antígenos patogênicos são levados do local da infecção, sobretudo por células dendríticas. Os órgãos linfoides periféricos são especializados no aprisionamento das células dendríticas portadoras de antígenos e facilitam o início das respostas imunes adaptativas.

Os tecidos linfoides periféricos são compostos por agregados de linfócitos em uma rede de células estromais não leucocitárias, as quais fornecem a organização estrutural básica do tecido e os sinais de sobrevivência para auxiliar a manutenção da vida dos linfócitos. Além dos linfócitos, órgãos linfoides periféricos também contêm macrófagos e células dendríticas residentes.

Quando uma infecção ocorre em um tecido como a pele, antígenos livres e células dendríticas portadoras de antígenos migram do local de infecção pelos vasos linfáticos aferentes para os **linfonodos de drenagem** (Fig. 1.17), tecidos linfoides periféricos onde eles ativam linfócitos antígeno-específicos. Então, os linfócitos ativados passam por um período de proliferação e diferenciação, após o qual a maioria deixa os linfonodos como células efetoras via vasos linfáticos eferentes. Isso, por fim, retorna-os à corrente sanguínea (ver Fig. 1.8), a qual os leva até os tecidos nos quais atuarão. Todo esse processo leva em torno de quatro a seis dias do momento em que o antígeno é reconhecido, o que significa que uma resposta imune adaptativa contra um antígeno que não tenha sido encontrado anteriormente não se torna efetiva até cerca de uma semana após a infecção (ver Fig. 1.34). Os linfócitos virgens que não reconhecem seu antígeno também saem pelos vasos linfáticos eferentes e retornam ao sangue, onde continuam a recircular pelos tecidos linfoides até que reconheçam seu antígeno ou morram.

Os **linfonodos** são órgãos linfoides altamente organizados, localizados nos pontos de convergência de vasos do sistema linfático, o sistema mais extenso que coleta líquido extracelular dos tecidos e retorna-o ao sangue (ver Fig. 1.8). Esse líquido extracelular é produzido continuamente pela filtração do sangue e é chamado de linfa. A linfa sai dos tecidos periféricos devido à pressão exercida pela sua produção contínua, e é conduzida por vasos linfáticos, ou **linfáticos**. As válvulas unidirecionais dos vasos linfáticos impedem um fluxo reverso, e os movimentos de uma parte do corpo em relação à outra são importantes no direcionamento da linfa.

Os **vasos linfáticos aferentes** drenam os líquidos dos tecidos e levam os patógenos e células portadoras de antígenos dos tecidos infectados para os linfonodos (Fig. 1.18). Os antígenos livres simplesmente se difundem pelo líquido extracelular para o linfonodo, enquanto as células dendríticas migram ativamente para os linfonodos, atraídas por quimiocinas. As mesmas quimiocinas também atraem os linfócitos do sangue, os quais entram nos linfonodos passando pelas paredes de vasos sanguíneos especializados chamados **vênulas endoteliais altas** (**HEVs**, do inglês *high endothelial venules*). Nos linfonodos, os linfócitos B são localizados nos **folículos**, os quais formam o **córtex** externo do linfonodo, com células T distribuídas de maneira mais difusa nas **áreas paracorticais** circundantes, também chamadas de córtex medular ou **zonas de células T** (ver Fig. 1.18). Os linfócitos que migram do sangue para os linfonodos entram inicialmente nas áreas paracorticais, e as células dendríticas apresentadoras de antígeno e os macrófagos, como são atraídos pela mesma quimiocina, também migram para esse local. Os antígenos livres difusos nos linfonodo podem ser aprisionados nessas células dendríticas e nesses macrófagos. Essa justaposição de antígeno, APCs e células T virgens na zona de células T cria um ambiente ideal no qual as células T virgens podem ligar seu antígeno específico e, dessa maneira, tornar-se ativadas.

Como dito anteriormente, a ativação de células B em geral requer não apenas um antígeno, que se liga ao BCR, mas também a cooperação de células T auxiliares ativadas, um tipo de célula T efetora (ver Seção 1.4). A localização das células B e T nos linfonodos é regulada de forma dinâmica pelo seu estado de ativação. Quando elas tornam-se ativadas, as células B e T movem-se para a borda do folículo e para a zona de células T, onde as células T podem fornecer sua função auxiliar às células B. Alguns folículos de células B incluem os **centros germinativos**, onde as células B são submetidas a uma intensa proliferação e diferenciação em células plasmáticas. Esses mecanismos serão descritos detalhadamente no Capítulo 10.

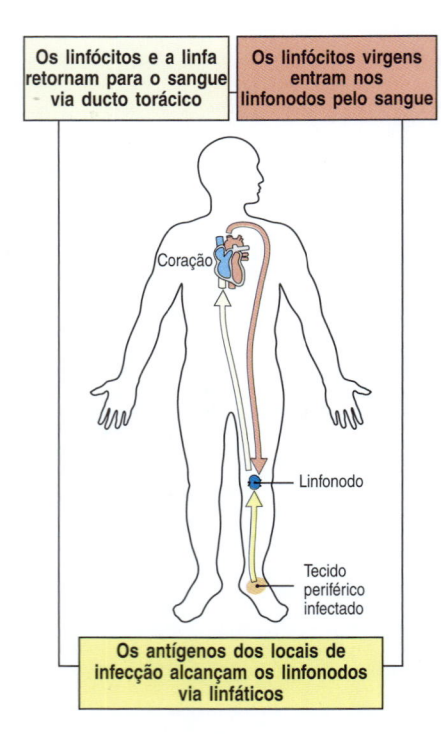

Figura 1.17   Os linfócitos circulantes encontram o antígeno nos órgãos linfoides periféricos. Os linfócitos virgens recirculam constantemente pelos tecidos linfoides periféricos, aqui ilustrados como um linfonodo poplíteo – linfonodo localizado atrás do joelho. No caso de uma infecção no pé, esse será o linfonodo que fará a drenagem, onde os linfócitos poderão encontrar seus antígenos específicos e tornar-se ativados. Os linfócitos ativados e não ativados retornam à corrente sanguínea via sistema linfático.

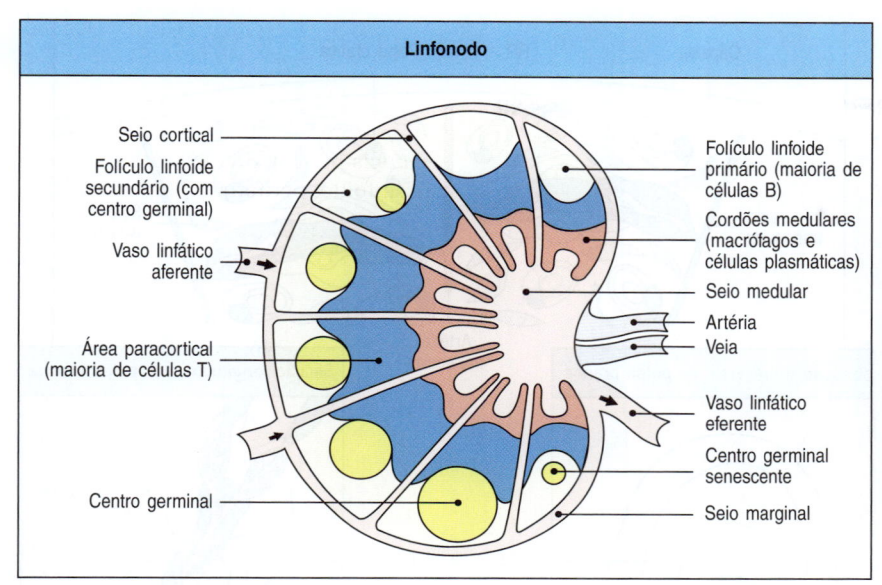

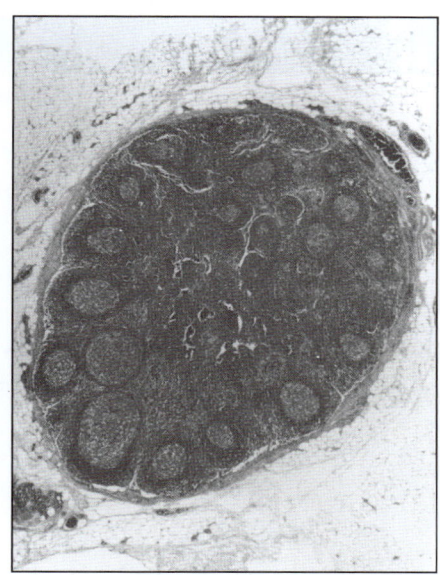

Figura 1.18 Organização de um linfonodo. Como mostrado na figura da esquerda, que mostra um linfonodo em corte longitudinal, o linfonodo é composto por um córtex mais externo e uma medula interna. O córtex é composto por uma camada externa de células B organizadas em folículos linfoides, e áreas profundas, ou paracorticais, compostas principalmente por células T e células dendríticas. Quando uma resposta imune está em ação, alguns folículos contêm áreas centrais de intensa proliferação de células B, chamadas de centros germinais e conhecidas como folículos linfoides secundários. Estas reações são muito drásticas, mas eventualmente desaparecem como centros germinais senescentes. A linfa drenada dos espaços extracelulares do organismo leva antígenos nas células dendríticas fagocíticas e nos macrófagos fagocíticos dos tecidos para o linfonodo via vasos linfáticos aferentes. Os antígenos e os macrófagos migram diretamente dos seios venosos para regiões celulares do nodo. A linfa sai pelos vasos linfáticos eferentes na medula. A medula consiste em cordões de macrófagos e células plasmáticas secretoras de anticorpos, conhecidas como cordões medulares. Os linfócitos virgens entram nos nodos pela corrente sanguínea por meio de vênulas pós-capilares especializadas (não mostrado) e saem com a linfa pelos linfáticos eferentes. A fotomicrografia óptica mostra um corte transversal do linfonodo, com folículos proeminentes contendo os centros germinais. (Aumento de 7 ×; fotografia cortesia de N. Rooney.)

Em seres humanos, o **baço** é o primeiro órgão em tamanho situado logo atrás do estômago (ver Fig. 1.8). Esse órgão não tem ligação direta com o sistema linfático; ao contrário, ele coleta antígenos do sangue e está envolvido nas respostas imunes contra os patógenos sanguíneos. Os linfócitos entram e saem do baço via vasos sanguíneos. O baço ainda coleta e descarta as hemácias senescentes. Sua organização é apresentada esquematicamente na Figura 1.19. Grande parte do baço é composta por **polpa vermelha**, o local de descarte das hemácias. Os linfócitos circundam as arteríolas que correm pelo baço, formando áreas isoladas de **polpa branca**. A camada de linfócitos ao redor de uma arteríola é chamada de **bainha linfoide periarteriolar** (**PALS**, do inglês *periarteriolar lymphoid sheath*), e contém principalmente células T. Os folículos linfoides são localizados nos intervalos, e contêm principalmente células B. A chamada zona marginal circunda o folículo; ela tem poucas células T, é rica em macrófagos e tem uma população residente de células B não circulantes conhecidas como **zona marginal de células B**, sobre a qual pouco se sabe; ela será discutida no Capítulo 8. Os microorganismos circulantes, os antígenos solúveis e os complexos antígeno:anticorpo são filtrados a partir do sangue por macrófagos e por células dendríticas imaturas na zona marginal. Como a migração das células dendríticas imaturas dos tecidos periféricos para as áreas de células T dos linfonodos, as células dendríticas das zonas marginais do baço migram para as áreas de células T após capturarem os antígenos e tornarem-se ativadas; nesse local, elas são capazes de apresentar os antígenos para as células T.

A maioria dos patógenos entra no organismo pelas superfícies das mucosas, e também é exposta a uma grande quantidade de outros antígenos potenciais do ar, dos alimentos e da flora microbiana natural do corpo. As superfícies das mucosas são protegidas por um extenso sistema de tecidos linfoides conhecidos em geral como **sistema imune de mucosa** ou **tecidos linfoides associados às mucosas** (**MALTs**, do inglês *mucosa-associated lymphoid tissues*). Coletivamente, o sistema imune de mucosa parece conter a mesma quantidade de linfócitos existentes em qualquer outra parte do corpo, e eles formam um grupo de células especializadas que obedecem, de certa forma, regras diferentes de recirculação das regras dos outros órgãos linfoides periféricos. Os **tecidos linfoides associados ao intestino** (**GALTs**, do inglês *gut-associated lymphoid tissues*) incluem as **tonsilas**, os **adenoides** e o **apêndice**, e as estruturas especializadas do intestino delgado denominadas **placas de Peyer**, e coletam os antígenos das superfícies epiteliais do trato gastrintestinal. Nas placas de Peyer, que são, dentre esses, os tecidos mais importantes e altamente or-

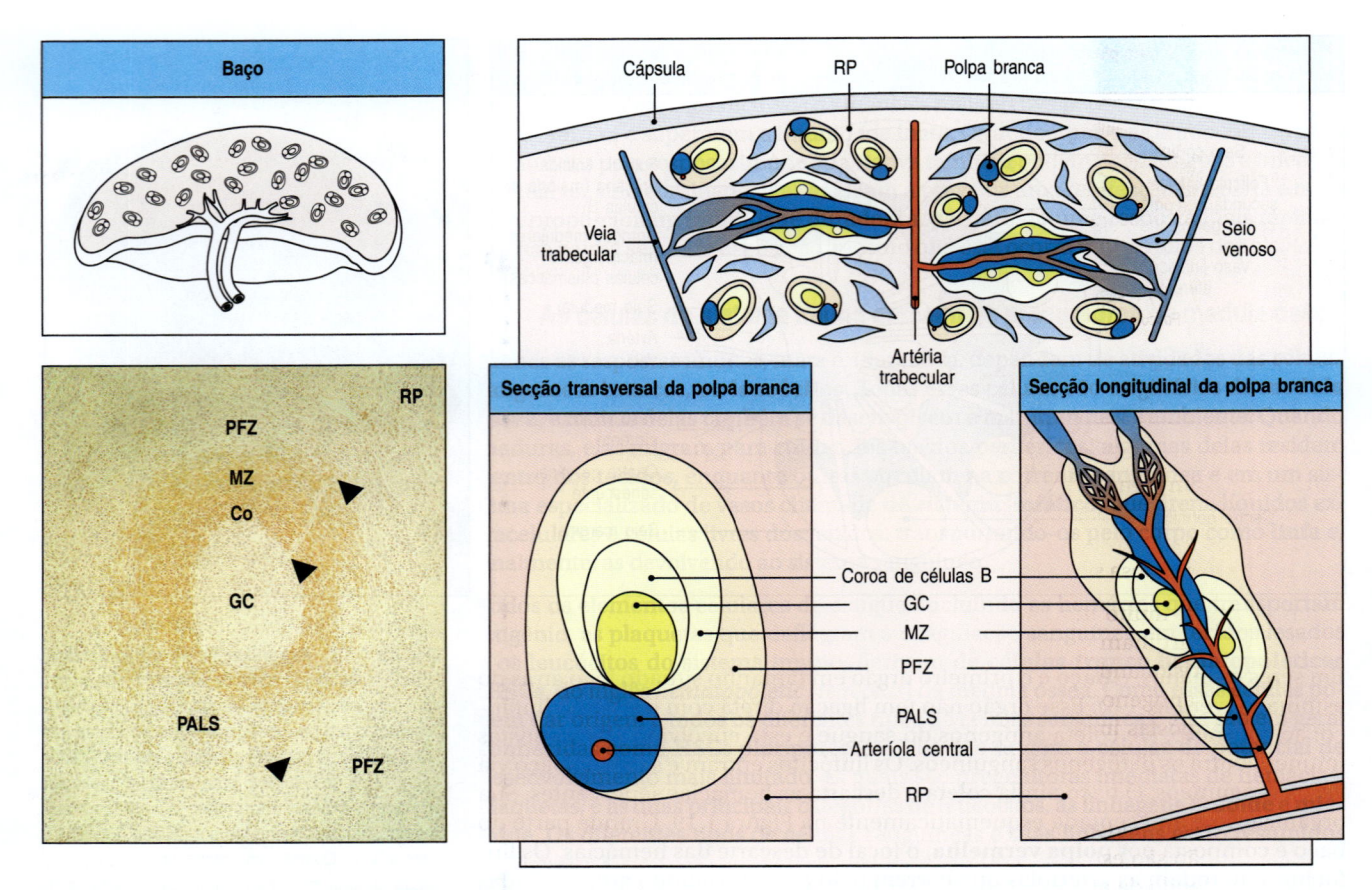

Figura 1.19 Organização dos tecidos linfoides do baço. O esquema no topo à esquerda mostra que o baço consiste em uma polpa vermelha (áreas cor-de-rosa), que é o local de destruição das hemácias, entremeada com a polpa branca linfoide. A figura superior à direita exibe uma ampliação de uma pequena secção do baço humano, mostrando o arranjo de discretas zonas de polpa branca (amarelo e azul) ao redor de arteríolas centrais. A maior parte da polpa branca pode ser vista na secção transversal, com duas porções ilustradas em secção longitudinal. Os dois diagramas esquemáticos inferiores mostram uma ampliação de um corte transversal (figura inferior, no centro) e de um corte longitudinal (figura inferior, à direita) da polpa branca. Circundando a arteríola central, encontra-se a bainha linfoide periarteriolar (PALS), composta por células T. Nesse local, os linfócitos e as células dendríticas carregadas de antígenos se encontram. Os folículos consistem principalmente de células B; em um folículo secundário, um centro germinal é circundado por uma coroa de células B. Os folículos são circundados pela chamada zona marginal de linfócitos. Em cada área de polpa branca, o sangue, carregando linfócitos e antígenos, flui de uma artéria trabecular para uma arteríola central. A partir dessa arteríola, vasos sanguíneos menores se espalham, para terminar em uma zona especializada do baço humano, chamada de zona perifolicular (PFZ), que circunda cada zona marginal. As células e os antígenos passam então pela polpa branca pelos espaços cheios de sangue na PFZ. A fotomicrografia óptica de uma imuno-histoquímica (figura inferior, à esquerda) mostra uma secção transversal da polpa branca de um baço humano corado para células B maduras. Os folículos e as PALS são circundados pela PFZ. A arteríola folicular emerge nas PALS (ponta de seta na parte inferior), cruza os folículos e passa pela zona marginal, caindo na PFZ (pontas de seta na parte superior). Co, coroa de células B foliculares; GC, centro germinal; MZ, zona marginal; RP, polpa vermelha; pontas de seta, arteríola central. (Fotografia cortesia de N.M. Milicevic.)

ganizados, o antígeno é capturado por células epiteliais especializadas chamadas de células **microfenestradas** ou **células M** (Fig. 1.20). Os linfócitos formam um folículo constituído por uma grande região central de linfócitos B circundados por uma menor quantidade de linfócitos T. As células dendríticas residentes nas placas de Peyer apresentam o antígeno aos linfócitos T. Os linfócitos entram nas placas de Peyer pela circulação sanguínea e saem por vasos linfáticos eferentes. Os linfócitos efetores produzidos nas placas de Peyer circulam pelo sistema linfático e para a corrente sanguínea, de onde são novamente levados aos tecidos das mucosas para que realizem suas ações efetoras.

No trato respiratório e em outras mucosas eles são similares, mas são agregados mais difusos de linfócitos: o **tecido linfoide associado à região nasal** (**NALT**, do inglês *nasal-associated lymphoid tissue*) e **tecido linfoide associado aos brônquios** (**BALT**, do inglês *bronchus-associated lymphoid tissue*) estão presentes no trato res-

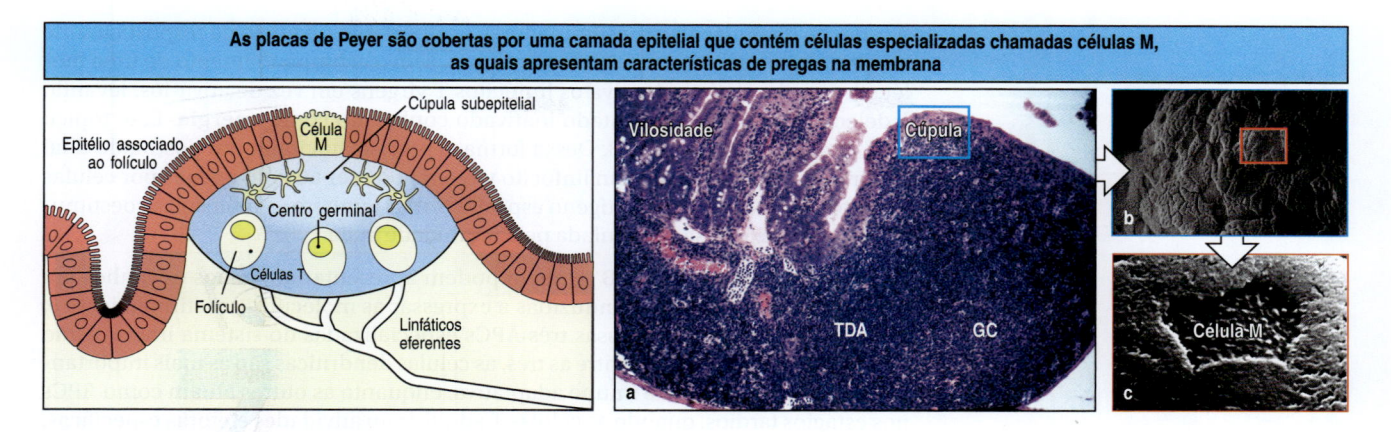

As placas de Peyer são cobertas por uma camada epitelial que contém células especializadas chamadas células M, as quais apresentam características de pregas na membrana

piratório. Assim como as placas de Peyer, esses tecidos linfoides de mucosa também são revestidos por células M, por onde podem passar os microrganismos inalados e os antígenos que são aprisionados no muco que reveste o trato respiratório. O sistema imune de mucosa será discutido no Capítulo 12.

Embora sejam muito diferentes quanto à aparência, os linfonodos, o baço e os MALTs compartilham a mesma arquitetura básica. Todos operam sob o mesmo princípio, aprisionando antígenos e APCs dos locais de infecções e capacitando-os a apresentar antígenos para os pequenos linfócitos migratórios, induzindo, dessa forma, as respostas imunes adaptativas. Os tecidos linfoides periféricos também fornecem sinais de sustentação para os linfócitos que não encontram seu antígeno específico imediatamente, de modo que sobrevivam e continuem a recircular.

Por estarem envolvidos na resposta imune adaptativa inicial, os tecidos linfoides periféricos não são estruturas estáticas, mas variam de maneira bastante acentuada, dependendo da existência ou não de infecção. Um tecido linfoide de mucosa difuso pode aparecer em resposta a uma infecção e então desaparecer, enquanto a arquitetura dos tecidos organizados muda de modo mais definido durante uma infecção. Por exemplo, os folículos de células B dos linfonodos se expandem com a proliferação dos linfócitos B para formar os centros germinais (ver Fig. 1.18), e todo o linfonodo aumenta, um fenômeno comumente conhecido como glândulas inchadas, ou íngua.

Finalmente, populações especializadas de linfócitos podem ser encontradas distribuídas ao longo de todos os locais específicos do corpo em vez de serem encontradas em tecidos linfoides organizados. Tais locais incluem o fígado e a lâmina própria do intestino, bem como a base do epitélio que reveste o intestino, o epitélio reprodutivo e, em camundongos, mas não no homem, a epiderme. Essas populações linfocitárias parecem ter um papel importante na proteção desses tecidos contra infecções, e serão descritas mais adiante nos Capítulos 8 e 12.

1.16 A ativação dos linfócitos requer sinais adicionais além dos sinais baseados na ligação do antígeno ao receptor de antígeno

Os tecidos linfoides periféricos promovem a interação entre as APCs portadoras de antígeno e os linfócitos, mas somente o antígeno não é suficiente para iniciar uma resposta imune adaptativa.

Os linfócitos requerem outros sinais para tornar-se ativados e adquirir funções efetoras. Esses sinais são emitidos para os linfócitos por outra célula por meio de suas moléculas de superfície celular, conhecidas em geral como moléculas coestimuladoras (ver Seção 1.8). Para as células T virgens, uma célula dendrítica ativada normalmente emite esses sinais, mas para as células B virgens o segundo sinal é emitido por uma célula T auxiliar ativada (Fig. 1.21). A natureza desses sinais será discutida detalhadamente no Capítulo 7.

Figura 1.20 Organização da placa de Peyer na mucosa intestinal. Como mostra a figura à esquerda, a placa de Peyer contém numerosos folículos de células B com centros germinais. As células T ocupam as áreas entre os folículos e as áreas dependentes de células T. A camada entre a superfície epitelial e os folículos é conhecida como cúpula subepitelial, e é rica em células dendríticas, células T e células B. As placas de Peyer não têm linfáticos aferentes e os antígenos entram diretamente do intestino através de um epitélio especializado constituído nas chamadas células microfenestradas (células M). Embora esse tecido pareça bastante diferente dos outros órgãos linfoides, as divisões básicas estão mantidas. Como nos linfonodos, os linfócitos vindos do sangue entram nas placas de Peyer através das paredes das vênulas endoteliais altas (não mostrado), e saem via vasos linfáticos eferentes. Na Figura **a**, a fotomicrografia óptica mostra um corte da placa de Peyer na parede intestinal de um camundongo. A placa de Peyer pode ser vista abaixo dos tecidos epiteliais. GC, centro germinal; TDA, área dependente de célula T. A Figura **b** é uma fotomicrografia eletrônica de varredura de um epitélio associado ao folículo mostrado na Figura **a**, mostrando as células M com ausência de microvilosidades e camada de muco presente nas células epiteliais normais. Cada célula M aparece como uma depressão na superfície epitelial. A Figura **c** é uma vista de maior magnitude da área da Figura **b**, mostrando a superfície pregueada, característica de uma célula M. As células M são a porta de entrada para muitos patógenos e outras partículas. (**a**) Corante de hematoxilina e eosina, aumento de 100 ×; (**b**) Aumento de 5.000 ×; (**c**) Aumento de 23.000 ×. (Fonte: Mowat, A., Viney, J.: *Immunol. Rev.* 1997, **156**: 145–166.)

A indução de moléculas coestimuladoras é importante no início da resposta imune adaptativa porque o contato com o antígeno, sem o acompanhamento de uma molécula coestimuladora, inativa os linfócitos T virgens em vez de ativá-los, levando à deleção clonal ou a um estado inativado conhecido como **anergia**. Esse tópico será retomado no Capítulo 8. Dessa forma, é preciso adicionar um postulado final à teoria de seleção clonal. Um linfócito virgem pode ser ativado apenas por células que portam não apenas o antígeno específico, mas também as moléculas coestimuladoras, cuja expressão é regulada pela imunidade inata.

Os macrófagos e as células B também podem apresentar antígenos estranhos em sua superfície e podem ser induzidas a expressar as moléculas coestimuladoras e, assim, ativar as células T. Essas três APCs especializadas do sistema imune estão ilustradas na Figura 1.22. Dentre as três, as células dendríticas são as mais importantes para iniciar a resposta imune adaptativa, enquanto as outras atuam como APCs nos estágios tardios, quando as células T adquiriram atividades efetoras específicas. Essas circunstâncias serão discutidas nos Capítulos 9 e 10.

1.17 Os linfócitos ativados por antígenos proliferam nos órgãos linfoides periféricos, gerando células efetoras e memória imune

A grande diversidade de receptores de linfócitos significa que, normalmente, haverá pelo menos alguns que poderão se ligar a um determinado antígeno estranho. Contudo, esse número será bem pequeno, certamente não o suficiente para produzir uma resposta contra o patógeno. Para gerar linfócitos efetores antígeno-específicos em número suficiente para combater uma infecção, um linfócito com um receptor de especificidade adequada é primeiro ativado para proliferar. Somente quando um grande clone de células idênticas for produzido é que eles finalmente se diferenciarão em células efetoras. Quando os linfócitos virgens reconhecem seu antígeno específico em uma APC ativada, eles param de migrar, o volume do núcleo e do citoplasma aumenta, e novos mRNAs e novas proteínas são sintetizados. Em poucas horas, a célula está totalmente diferente e é conhecida como **linfoblasto**.

Os linfoblastos em divisão são capazes de se duplicar de duas a quatro vezes a cada 24 horas por três a cinco dias, de modo que um único linfócito virgem pode produzir um clone de cerca de 1.000 células-filhas de idêntica especificidade. Estas então se diferenciam em células efetoras. No caso das células B, as células efetoras diferenciadas são as **células plasmáticas**, que secretam anticorpo. No caso de células T, as células efetoras são as **células T citotóxicas** capazes de destruir as células infectadas, ou as **células T auxiliares** que ativam outras células do sistema imune. Os linfócitos efetores não recirculam como os linfócitos virgens. Algumas células T efetoras detectam os locais de infecção e migram do sangue para esse local; outras

Figura 1.21 São necessários dois sinais para a ativação dos linfócitos. Além de receber um sinal de seu receptor de antígeno (sinal 1), os linfócitos virgens maduros também devem receber um segundo sinal (sinal 2), para se tornarem ativados. Para as células T (figura à esquerda), esse segundo sinal é emitido por uma célula apresentadora de antígeno como a célula dendrítica aqui representada. Para as células B (figura à direita), o segundo sinal é em geral emitido por uma célula T ativada, a qual reconhece os peptídeos antigênicos capturados, processados e apresentados pela célula B em sua superfície.

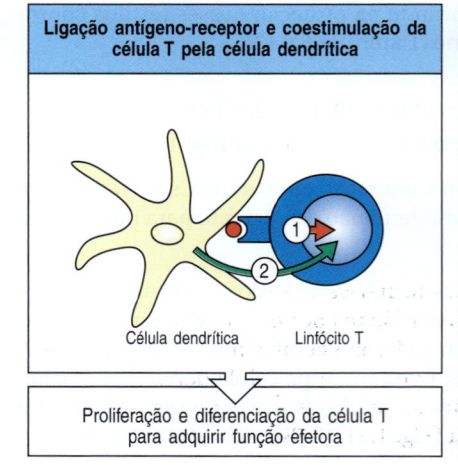

Ligação antígeno-receptor e coestimulação da célula T pela célula dendrítica

Célula dendrítica — Linfócito T

Proliferação e diferenciação da célula T para adquirir função efetora

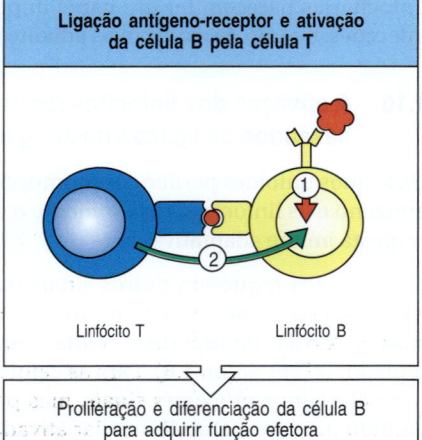

Ligação antígeno-receptor e ativação da célula B pela célula T

Linfócito T — Linfócito B

Proliferação e diferenciação da célula B para adquirir função efetora

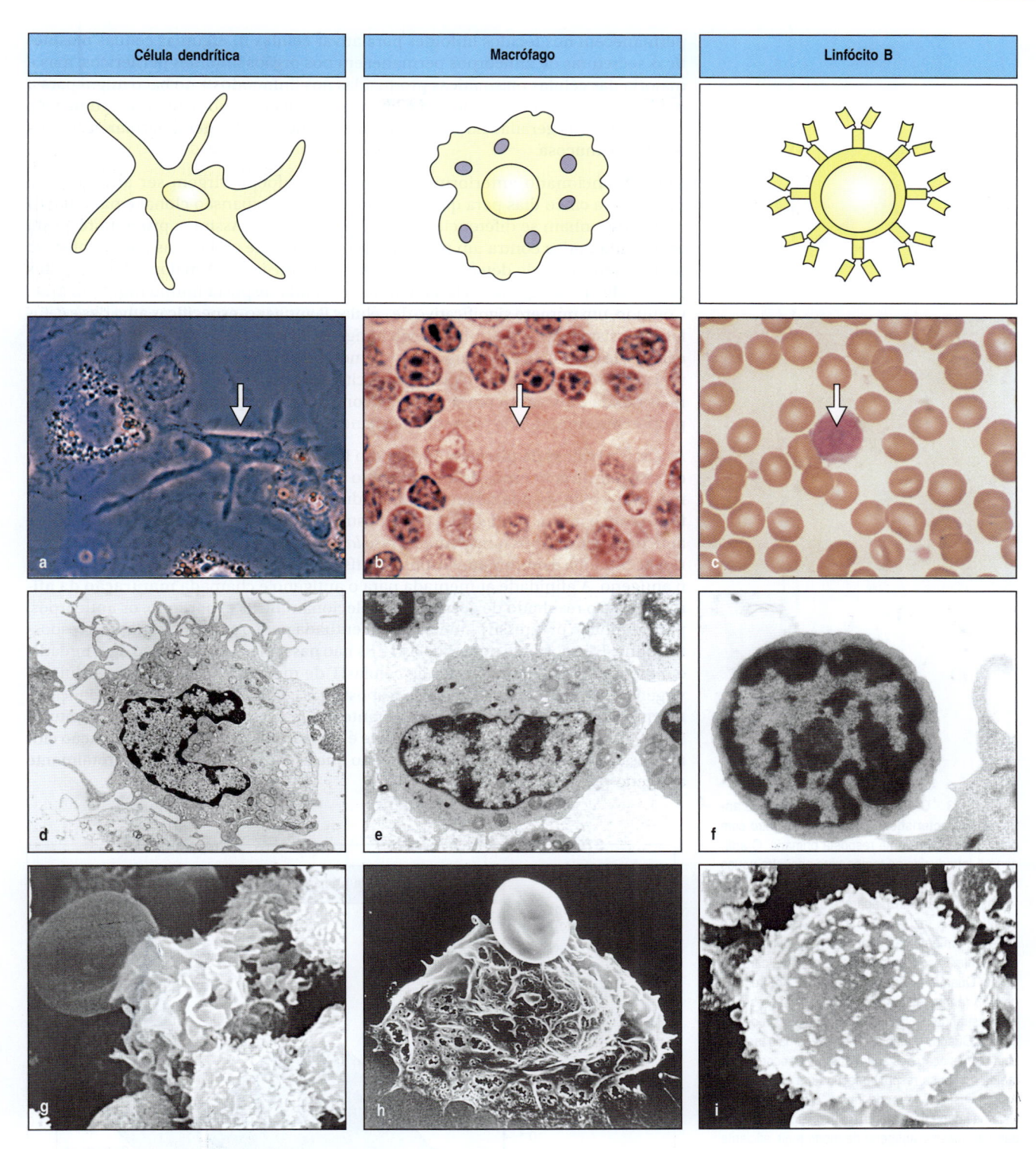

Figura 1.22   Células apresentadoras de antígenos (APCs). Os três tipos de APCs são mostrados da maneira que são apresentados ao longo deste livro (primeira linha), como aparecem na micrografia óptica (segunda linha; as células relevantes estão indicadas por uma seta), por sua visualização na microscopia eletrônica de transmissão (terceira linha) e por microscopia eletrônica de varredura (linha inferior). As células dendríticas maduras são encontradas nos tecidos linfoides e são derivadas das células dendríticas imaturas dos tecidos que intera- gem com muitos tipos distintos de patógenos. Os macrófagos são especializados na internalização dos patógenos extracelulares, especialmente após eles serem recobertos por anticorpos e terem apresentado seus antígenos. As células B têm receptores antígeno-específicos que permitem que elas internalizem, processem e apresentem grandes quantidades de antígeno específicos. (Fotografias cortesias de R.M. Steinman [a], N. Rooney [b, c, e, f], S. Knight [d, g] e P.F. Heap [h, i].)

permanecem nos tecidos linfoides para ativar células B. Algumas células plasmáticas secretoras de anticorpos permanecem nos órgãos linfoides periféricos, mas a maioria das células plasmáticas produzidas nos linfonodos e no baço migra para a medula óssea, fixando residência e liberando anticorpos no sistema sanguíneo. As células efetoras geradas no sistema imune de mucosa em geral permanecem nos tecidos de mucosa.

Como mencionado anteriormente, após um linfócito virgem ser ativado, leva de quatro a cinco dias para que ele complete a sua expansão clonal e para que os linfócitos tenham se diferenciado em células efetoras. Assim, a primeira resposta imune adaptativa contra um patógeno ocorre somente vários dias após a infecção ter iniciado e ter sido detectada pelo sistema imune inato. A maioria dos linfócitos produzidos pela expansão clonal em determinada resposta imune morre ao final. Contudo, um número significativo de células B antígeno-específicas ativadas e células T persistem após a eliminação do antígeno. Essas células são conhecidas como **células de memória** e formam a base da memória imune. Elas podem ser reativadas muito mais rapidamente do que os linfócitos virgens, o que assegura uma resposta mais rápida e eficaz em um segundo encontro com um patógeno e, por meio disso, proporciona imunidade protetora permanente.

As características da memória imune são facilmente observadas pela comparação da resposta de anticorpos de um indivíduo a uma **primeira imunização** com a mesma resposta produzida no mesmo indivíduo por uma **segunda imunização** ou **reforço** com o mesmo antígeno. Como mostra a Figura 1.23, a resposta secundária de anticorpo ocorre após uma pequena fase *lag* (refratária), alcançando um nível superior acentuado, e produz anticorpos de altíssima afinidade, ou força de ligação, para o antígeno. A afinidade aumentada para o antígeno é chamada **maturação da afinidade** e é o resultado de eventos que selecionam BCRs e, portanto, os anticorpos, para afinidade progressivamente mais acentuada para o antígeno durante a resposta imune. É importante notar que os TCRs não passam pela maturação da afinidade, e o menor limiar para ativação de células T de memória comparado às células T virgens resulta de uma mudança na resposta das células, e não de uma mudança no receptor. Os mecanismos dessa importante mudança serão descritos nos Capítulos 5 e 10. A base celular da memória imune é a expansão clonal e a diferenciação clonal das células específicas para o antígeno que as induziu, e é, portanto, totalmente antígeno-específica.

Figura 1.23   O curso de uma resposta de anticorpo característica. O primeiro encontro com o antígeno produz uma resposta primária. O antígeno A introduzido no tempo zero encontra pouco anticorpo específico no soro. Depois da fase *lag* (refratária) (azul-claro), aparece o anticorpo contra o antígeno A (azul-escuro), e sua concentração sobe até um patamar, quando, então, diminui gradualmente. Essa é uma resposta primária característica. Quando o soro é testado contra outro antígeno, B (amarelo), pouco anticorpo está presente, demonstrando a especificidade da resposta de anticorpo. Quando o animal for exposto, mais tarde, a uma combinação dos antígenos A e B, ocorre uma rápida e intensa resposta secundária ao antígeno A. Isso ilustra a memória imune, a capacidade do sistema imune para produzir uma resposta secundária ao mesmo antígeno de modo mais eficiente e efetivo, o que proporciona ao hospedeiro uma defesa específica contra a infecção. Essa é a principal razão para a vacinação de reforço após uma vacinação inicial. É possível notar que a resposta ao antígeno B assemelha-se à resposta inicial ou primária ao antígeno A, pois esse é o primeiro encontro do hospedeiro com o antígeno B.

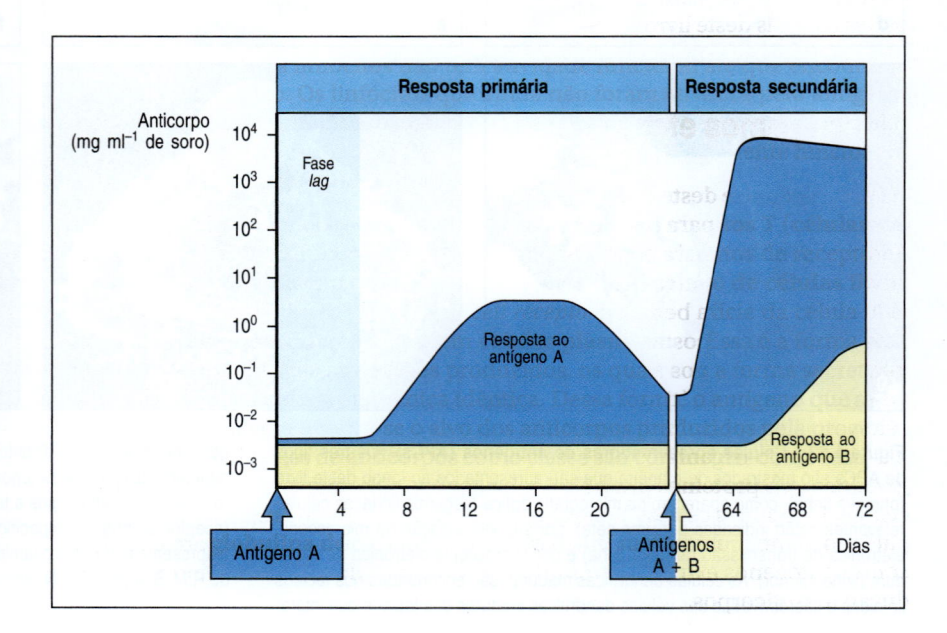

É a memória imune que permite o sucesso das vacinações e previne as reinfecções com patógenos que já foram repelidos com sucesso por uma resposta imune adaptativa. A memória imune é a consequência biológica mais importante da imunidade adaptativa, e sua base celular e molecular é uma das áreas de pesquisa mais ativa. As propriedades das células de memória serão descritas de maneira detalhada no Capítulo 11.

Resumo

Os sistemas inatos iniciais de defesa dependem de PRRs invariáveis que detectam características comuns dos patógenos. As defesas inatas são crucialmente importantes, mas podem ser superadas por muitos patógenos e não produzem memória imune. O reconhecimento de um determinado patógeno e a produção de uma proteção aumentada contra reinfecção são únicos da imunidade adaptativa. Uma resposta imune adaptativa envolve a seleção e a amplificação de clones de linfócitos portadores de receptores que reconhecem antígenos estranhos. Essa seleção clonal fornece teoricamente a base para que seja possível entender todas as características fundamentais da resposta imune adaptativa. Existem dois tipos principais de linfócitos: linfócitos B, que maturam na medula óssea e são a fonte de anticorpos circulantes, e linfócitos T, que maturam no timo e reconhecem os peptídeos dos patógenos apresentados pelas moléculas do MHC nas células infectadas ou nas APCs. Cada linfócito tem receptores de superfície celular específicos para um único antígeno. Esses receptores são produzidos pela recombinação aleatória de segmentos gênicos de receptores variáveis e pelo pareamento de distintas cadeias variáveis de proteínas: as cadeias leves e as cadeias pesadas de Igs, ou as duas cadeias de TCRs. O grande repertório de receptores de antígenos dos linfócitos pode reconhecer praticamente qualquer antígeno.

A imunidade adaptativa é iniciada quando uma resposta imune inata falha ao eliminar uma nova infecção, e as APCs ativadas portadoras de antígenos patogênicos são levadas aos tecidos linfoides de drenagem. Quando um linfócito recirculante encontra seu antígeno correspondente nos tecidos linfoides periféricos, ele é induzido a proliferar e sua progênie se diferencia em linfócitos efetores B e T que podem eliminar o agente infeccioso. Uma subpopulação desses linfócitos em proliferação diferencia-se em células de memória, prontas para responder rapidamente ao mesmo patógeno em um novo encontro. Os detalhes desses processos de reconhecimento, desenvolvimento e diferenciação constituem o assunto principal das três partes centrais deste livro.

Mecanismos efetores da imunidade adaptativa

Na primeira parte deste capítulo, foi visto como os linfócitos virgens são selecionados pelo antígeno para se diferenciarem em clones de linfócitos efetores ativados. Agora expande-se para os mecanismos, por meio dos quais os linfócitos efetores ativados têm como alvo diferentes patógenos para a destruição em uma resposta imune adaptativa bem-sucedida. Os distintos tipos de vida dos patógenos (Fig. 1.24) requerem respostas diferentes para seu reconhecimento e destruição. As células B reconhecem os antígenos nativos do ambiente extracelular e diferenciam-se em células plasmáticas efetoras que secretam anticorpos naquele ambiente. As células T são especializadas para detectar peptídeos que tenham sido produzidos nas células do organismo, seja de antígenos extracelulares que tenham sido ingeridos ou de proteínas produzidas *in situ*, e isso se reflete nas ações efetoras das células T. Algumas células T efetoras matam diretamente as células infectadas com patógenos intracelulares como os vírus, enquanto outras participam da resposta contra patógenos extracelulares interagindo com células B, auxiliando-as na produção de anticorpos.

Figura 1.24 Principais tipos de patógenos encontrados pelo sistema imune e algumas doenças causadas por eles.

O sistema imune protege contra quatro classes de patógenos		
Tipo de patógeno	Exemplos	Doenças
Bactérias extracelulares, parasitos, fungos	*Streptococcus pneumoniae* *Clostridium tetani* *Trypanosoma brucei* *Pneumocystis jirovecii*	Pneumonia Tétano Doença do sono Pneumonia por *Pneumocystis*
Bactérias intracelulares, parasitos	*Mycobacterium leprae* *Leishmania donovani* *Plasmodium falciparum*	Hanseníase Leishmaniose Malária
Vírus (intracelulares)	Vírus da varíola Influenzavírus Vírus da varicela	Varíola Gripe Catapora
Vermes parasitos (extracelulares)	*Ascaris* *Schistosoma*	Ascaríase Esquistossomose

A maioria dos outros mecanismos efetores empregados pela resposta imune adaptativa para eliminar os patógenos é essencialmente idêntica aos mecanismos da imunidade inata e envolve células como macrófagos e neutrófilos, e proteínas como as do complemento. De fato, parece que a resposta imune adaptativa dos vertebrados evoluiu por meio da adição tardia do reconhecimento específico pelos receptores distribuídos clonalmente nos mecanismos de defesa inata já existentes nos invertebrados. Primeiramente, serão salientadas as ações efetoras dos anticorpos, que dependem quase totalmente do recrutamento de células e moléculas do sistema imune inato.

1.18 Os anticorpos protegem contra patógenos extracelulares e seus produtos tóxicos

Os anticorpos são encontrados no líquido componente do sangue, ou plasma, e em líquidos extracelulares. Em função de os líquidos corporais serem conhecidos como humores, a imunidade mediada por anticorpos é conhecida como **imunidade humoral**.

Como visto na Figura 1.14, os anticorpos são moléculas em forma de Y cujos braços formam dois sítios idênticos de ligação antigênica. Estes são altamente variáveis de uma molécula para outra, fornecendo a diversidade necessária ao reconhecimento do antígeno específico. A haste do Y é muito menos variável. Existem apenas cinco formas principais dessa região constante de um anticorpo, e são conhecidas como **classes** ou **isotipos** de anticorpos. A região constante determina as propriedades funcionais de um anticorpo – como ele participará dos mecanismos efetores que eliminam os antígenos quando que ele seja reconhecido –, e cada classe desempenha sua função particular, participando de um grupo distinto de mecanismos efetores. As classes de anticorpos e suas ações serão descritas nos Capítulos 5 e 10.

A primeira e mais direta maneira pela qual os anticorpos podem proteger contra os patógenos ou seus produtos é ligando-se a eles e bloqueando seus acessos às células que eles poderiam infectar ou destruir (Fig. 1.25, figuras à esquerda). Esse processo é conhecido como **neutralização** e é importante para a proteção contra vírus, os quais são então impedidos de entrar nas células e replicar, e contra toxinas bacterianas.

No entanto, a ligação pelos anticorpos não é suficiente para impedir a replicação de bactérias. Nesse caso, a função dos anticorpos é permitir que uma célula fagocítica, como um macrófago ou um neutrófilo, ingira e destrua a bactéria. Muitas bactérias escapam do sistema imune inato porque têm uma membrana externa que não é reconhecida pelos PRRs dos fagócitos. Contudo, os antígenos da membrana podem ser reconhecidos pelos anticorpos, e os fagócitos têm receptores que se ligam às

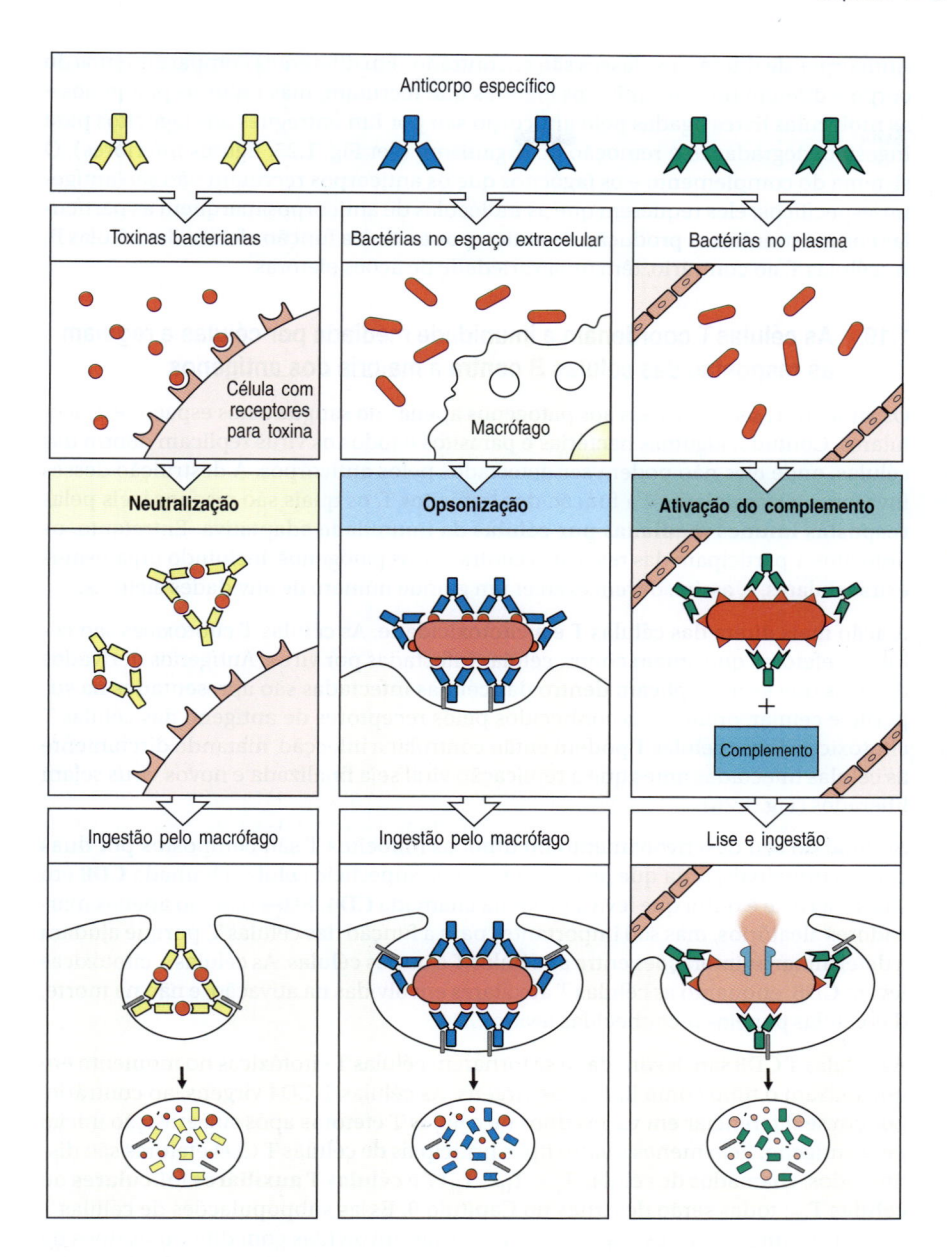

Anticorpo específico

Toxinas bacterianas | Bactérias no espaço extracelular | Bactérias no plasma

Célula com receptores para toxina | Macrófago

Neutralização | **Opsonização** | **Ativação do complemento**

+

Complemento

Ingestão pelo macrófago | Ingestão pelo macrófago | Lise e ingestão

Figura 1.25   Os anticorpos podem participar na defesa do hospedeiro de três maneiras. As figuras à esquerda mostram os anticorpos ligando e neutralizando toxinas bacterianas, impedindo sua interação com as células do hospedeiro e causando doença. A toxina não ligada pode reagir com os receptores das células do hospedeiro, enquanto o complexo toxina:anticorpo não. Os anticorpos também neutralizam partículas virais completas e células bacterianas ligando-se a elas e inativando-as. O complexo antígeno:anticorpo é, por fim, eliminado e degradado pelos macrófagos. Os anticorpos que recobrem os antígenos os tornam reconhecíveis como estranhos pelos fagócitos (macrófagos e neutrófilos), que os ingerem e os destroem; esse processo é denominado opsonização. As figuras centrais mostram a opsonização e a fagocitose de uma célula bacteriana. As figuras à direita mostram a ativação do sistema do complemento pelos anticorpos que recobrem a célula bacteriana. Os anticorpos ligados formam um receptor para a primeira proteína do sistema do complemento, o qual forma um complexo proteico na superfície da célula bacteriana que, em alguns casos, pode matar a bactéria diretamente. Em geral, o recobrimento pelo complemento favorece a ingestão e a destruição da bactéria pelos fagócitos. Assim, os anticorpos sinalizam os patógenos e seus produtos tóxicos para eliminação pelos fagócitos.

hastes dos anticorpos que recobrem a bactéria, levando à fagocitose (ver Fig. 1.25, figuras centrais). O revestimento dos patógenos e de partículas estranhas, dessa maneira, é conhecido como **opsonização**.

A terceira função dos anticorpos é a **ativação do complemento**. O complemento, que será discutido em detalhes no Capítulo 2, é inicialmente ativado na imunidade inata por superfícies microbianas, sem o auxílio de anticorpos. Contudo, quando um anticorpo se liga à superfície bacteriana, suas regiões constantes fornecem a plataforma para ativar a primeira proteína do sistema do complemento. Assim, quando os anticorpos são produzidos, a ativação complementar contra um patógeno pode ser substancialmente aumentada. Os componentes do complemento que são depositados na superfície bacteriana podem destruir diretamente certas bactérias, e isso é importante em algumas infecções bacterianas (ver Fig. 1.25, figuras à direita). A principal função do complemento, como a dos anticorpos, é revestir a superfície do patógeno e permitir que os fagócitos engolfem e destruam a bactéria que, de outra maneira, eles não reconheceriam. O complemento também intensifica as ações bactericidas dos fagócitos e, na verdade, é assim denominado pois "complementa" as atividades dos anticorpos.

Anticorpos de diferentes classes são encontrados em diferentes compartimentos do corpo e diferem nos mecanismos efetores que recrutam, mas todos os patógenos e as moléculas livres ligadas pelo anticorpo são por fim entregues aos fagócitos para ingestão, degradação e remoção do organismo (ver Fig. 1.25, figuras inferiores). O sistema do complemento e os fagócitos que os anticorpos recrutam não são antígeno-específicos; eles requerem que as moléculas de anticorpos marquem as partículas como estranhas. A produção de anticorpos é a única função efetora das células B. As células T, ao contrário, têm uma variedade de ações efetoras.

1.19 As células T coordenam a imunidade mediada por células e regulam as respostas das células B contra a maioria dos antígenos

Os anticorpos são acessíveis aos patógenos apenas no sangue e nos espaços extracelulares. Contudo, algumas bactérias e parasitos e todos os vírus replicam dentro das células, onde eles não podem ser detectados pelos anticorpos. A destruição desses invasores intracelulares é a função dos linfócitos T, os quais são responsáveis pelas **respostas imunes mediadas por células** da imunidade adaptativa. Entretanto, os linfócitos T participam das respostas contra vários patógenos, incluindo organismos extracelulares, e, assim, devem exercer um grande número de atividades efetoras.

A ação mais direta das células T é a citotoxicidade. As células T citotóxicas são células T efetoras que atuam contra células infectadas por vírus. Antígenos derivados de vírus que se multiplicam dentro das células infectadas são apresentados na superfície celular, onde são reconhecidos pelos receptores de antígeno das células T citotóxicas. Essas células T podem então controlar a infecção, matando diretamente as células infectadas antes que a replicação viral seja finalizada e novos vírus sejam liberados (Fig. 1.26).

Ao final do seu desenvolvimento no timo, os linfócitos T são compostos por duas classes principais, uma que leva a proteína de superfície celular chamada **CD8** em sua superfície e outra que leva a proteína chamada **CD4**. Estes não são apenas marcadores aleatórios, mas são importantes para a função das células T, porque ajudam a determinar as interações entre as células T e outras células. As células T citotóxicas levam CD8, enquanto as células T auxiliares envolvidas na ativação, e não na morte, das células por elas reconhecidas levam CD4.

As células T CD8 são destinadas a se tornarem células T citotóxicas no momento em que deixam o timo como linfócitos virgens. As células T CD4 virgens, ao contrário, podem se diferenciar em vários tipos de células T efetoras após sua ativação inicial pelo antígeno. Pelo menos quatro tipos principais de células T CD4 efetoras são distinguidos, chamados de células T_H1, T_H2, T_H17 e **células T auxiliares foliculares** ou **células T_{FH}**; todas serão descritas no Capítulo 9. Essas subpopulações de células T efetoras promovem tipos distintos de respostas envolvidas com diferentes tipos de infecções. Por exemplo, as células T_H1 auxiliam a controlar determinadas bactérias que se estabelecem dentro dos macrófagos em vesículas circundadas por membranas; as células T_H1 ativam os macrófagos para aumentarem seu poder de matar e destruir essas bactérias. Importantes infecções controladas, pelo menos em alguma extensão, por essa função das células T_H1 são a tuberculose e a hanseníase, as quais são causadas pelas bactérias *Mycobacterium tuberculosis* e *M. leprae*, respectivamente. As micobactérias sobrevivem intracelularmente, pois impedem a fusão das vesículas onde se encontram com os lisossomas, as quais contêm uma variedade de enzimas e substâncias antimicrobianas degradantes (Fig. 1.27). Entretanto, os macrófagos infectados apresentam os antígenos derivados das micobactérias em sua superfície, os quais podem ser reconhecidos pelas células T_H1 antígeno-específicas ativadas, as quais, por sua vez, secretam determinadas citocinas que induzem os macrófagos a superar o bloqueio da fusão das vesículas (ver Fig. 1.27).

As células T_H2 são especializadas em promover as respostas nas superfícies das mucosas, principalmente contra infecções parasitárias e, novamente, esse fato é resultado do grupo distinto de citocinas produzidas pelas células T_H2. Os mecanismos efetores envolvidos são compartilhados com o que é normalmente conhecido como

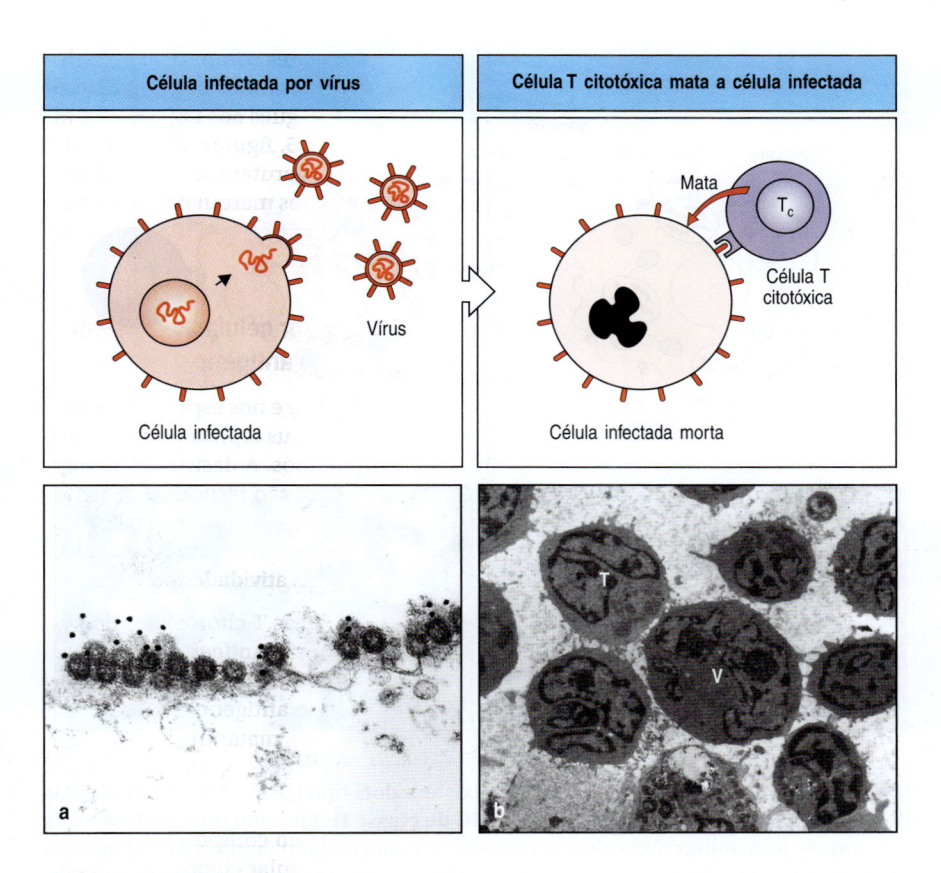

Figura 1.26   Mecanismo de defesa do hospedeiro contra infecção intracelular por vírus. As células infectadas por vírus são reconhecidas por células T especializadas denominadas células T citotóxicas, as quais matam diretamente as células infectadas. O mecanismo de lise envolve a ativação de enzimas conhecidas como caspases, as quais contêm cisteínas nos seus sítios ativos e clivam após um ácido aspártico. Estas, por sua vez, ativam nucleases citosólicas na célula infectada, que clivam o DNA viral e o DNA da célula hospedeira. A Figura a é uma fotomicrografia eletrônica de transmissão que mostra a membrana plasmática de uma célula CHO em cultura (linhagem celular de ovário de *hamster* chinês) infectada pelo influenza-vírus. Muitas partículas virais podem ser visualizadas brotando da superfície celular. Alguns desses vírus foram marcados com anticorpo monoclonal específico para a proteína viral, ligado a partículas de ouro, as quais aparecem como pontos pretos na fotomicrografia. A Figura b é uma fotomicrografia eletrônica de transmissão de uma célula infectada por vírus (V) circundada por linfócitos T citotóxicos. Pode-se observar a proximidade das membranas da célula infectada por vírus e da célula T (T) no canto superior esquerdo da fotomicrografia, e o grupamento de organelas citoplasmáticas na célula T entre o núcleo e o ponto de contato com a célula infectada. (Figura a cortesia de M. Bui e A. Helenius; Figura b cortesia de N. Rooney.)

respostas "alérgicas", e são caracterizados pelo aumento da produção de barreira protetora de muco na superfície das mucosas, pelo recrutamento de eosinófilos e pela produção de uma determinada classe de anticorpos, a IgE. Embora as alergias sejam normalmente consideradas uma resposta adversa a um antígeno, esse tipo de resposta imune desempenha um importante papel protetor contra muitos tipos de patógenos. Finalmente, as células T_H17 produzem distintas citocinas que auxiliam a promover as respostas ricas no recrutamento de neutrófilos e que efetivamente combatem bactérias e fungos extracelulares.

O termo "célula T auxiliar" foi definido muito antes de as várias subpopulações de células T serem conhecidas, especificamente para descrever as células T que "auxiliam" as células B a produzir anticorpos. Atualmente, esse termo é mais utilizado quando relacionado com as funções descritas anteriormente, em vez de ser restrito às células T que auxiliam as células B. Como será visto nos Capítulos 11 e 12, uma subpopulação de células T CD4 recentemente descoberta, denominada células T_{FH}, as quais são distintas das células T_H1, T_H2 e T_H17, parece fornecer grande parte do auxílio às células B. Elas localizam-se nos folículos linfoides e fornecem sinais únicos aos linfócitos B que são necessários para muitos aspectos da produção de anticorpos (discutido nos Caps. 9 e 10).

1.20   As células T CD4 e CD8 reconhecem os peptídeos ligados a duas classes diferentes de moléculas do MHC

Os diferentes tipos de células T efetoras devem ser direcionados para atuar contra as células-alvo adequadas. O reconhecimento antigênico é obviamente crucial, mas o reconhecimento do alvo correto também é assegurado por interações adicionais entre as moléculas CD8 e CD4 nas células T e nas moléculas do MHC na célula-alvo.

Como foi visto na Seção 1.13, as células T detectam os peptídeos derivados de antígenos estranhos após os antígenos serem degradados dentro das células, seus fragmentos peptídicos serem capturados por moléculas do MHC e esse complexo ser apresen-

Figura 1.27 Mecanismo de defesa do hospedeiro contra infecções intracelulares por micobactérias. As micobactérias são engolfadas pelos macrófagos, mas resistem à destruição, impedindo a fusão com os lisossomas contendo agentes bactericidas das vesículas intracelulares em que residem, protegendo-se da destruição. Nos macrófagos em repouso, as micobactérias persistem e replicam-se nessas vesículas. Entretanto, quando os fagócitos são reconhecidos e ativados por células T$_H$1, ocorre a fusão das vesículas fagocíticas com os lisossomas, e as bactérias podem ser mortas. A ativação dos macrófagos é controlada pelas células T$_H$1, tanto para evitar o dano aos tecidos quanto para poupar energia. As fotomicrografias ópticas (linha inferior) mostram uma célula em repouso (à esquerda) e macrófagos ativados (à direita) infectados com micobactérias. Essas células foram coradas pelo método do álcool-acidorresistente para identificar as micobactérias, que aparecem como bastonetes vermelhos proeminentes nos macrófagos em repouso, mas foram eliminadas nos macrófagos ativados. (Fotografias cortesias de G. Kaplan.)

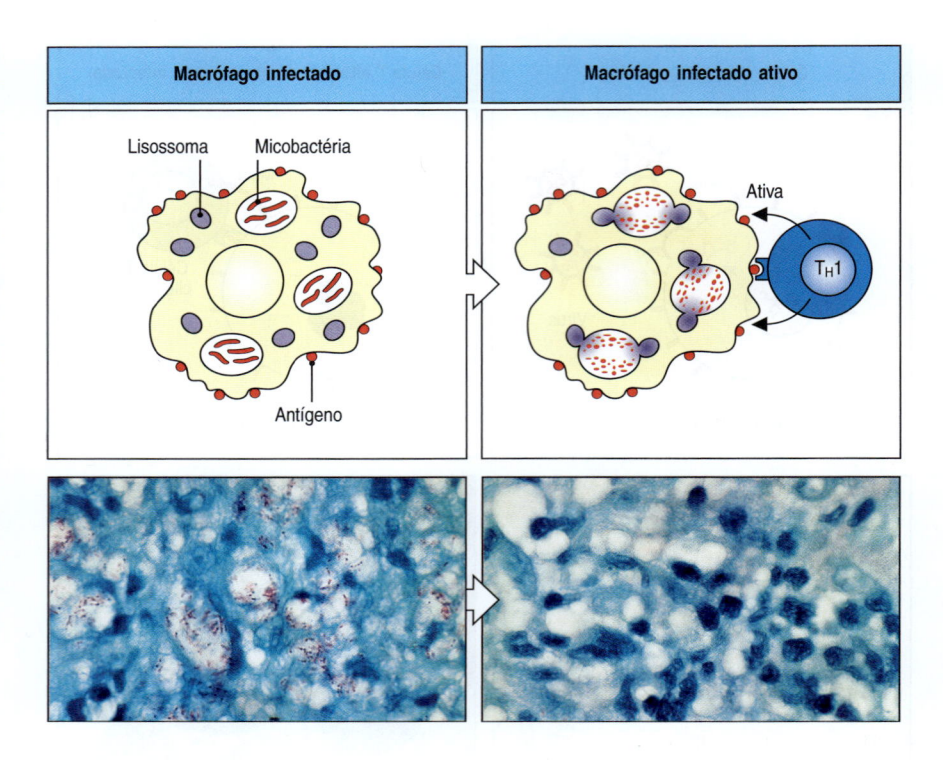

tado na superfície celular (ver Fig. 1.16). Existem dois tipos principais de moléculas do MHC, chamadas **MHC de classe I** e **MHC de classe II**. Eles têm poucas diferenças estruturais, mas ambas têm sulcos na superfície extracelular da molécula, em que um único peptídeo é aprisionado durante a síntese e a montagem da molécula do MHC no interior da célula. A molécula do MHC que tem essa carga peptídica é transportada para a superfície celular, onde apresenta seu peptídeo para as células T (Fig. 1.28).

Há algumas importantes diferenças funcionais entre as duas classes de moléculas do MHC. Primeiro, como mencionado anteriormente, as moléculas CD8 e CD4 que distinguem as diferentes subpopulações de células T não são apenas marcadores casuais. Essas duas proteínas têm a capacidade de reconhecer partes das moléculas do MHC de classe I e de classe II, respectivamente. Portanto, as células T CD8 reconhecem seletivamente peptídeos que são ligados às moléculas do MHC de classe I, e as células T CD4 reconhecem os peptídeos ligados às moléculas do MHC de classe II. CD4 e CD8 são conhecidas como **correceptores**, porque estão envolvidas na sinalização das células T quando o receptor ligou o antígeno correto. Há também diferenças na fonte dos peptídeos que são processados e eventualmente ligados aos dois tipos de proteínas do MHC. Na maioria das células, as **moléculas do MHC de classe I** coletam os peptídeos derivados das proteínas sintetizadas no citosol e são então capazes de apresentar os fragmentos de proteínas virais na superfície celular (Fig. 1.29). Como as moléculas do MHC de classe I são expressas na maioria das células do organismo, elas atuam como um importante mecanismo de defesa contra infecções virais. As moléculas do MHC de classe I que contêm peptídeos virais são reconhecidas pelas células T citotóxicas portadoras do receptor CD8, que então matam as células infectadas (Fig. 30). Em contrapartida, as **moléculas do MHC de classe II** são expressas predominantemente por APCs (células dendríticas, macró-

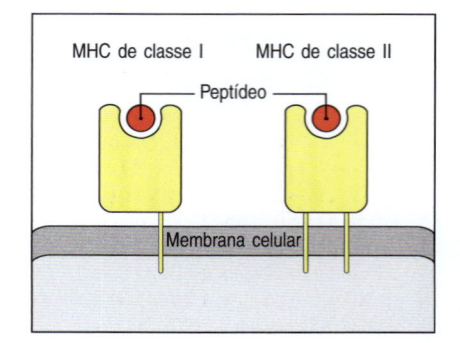

Figura 1.28 As moléculas do complexo principal de histocompatibilidade (MHC) da superfície celular exibem fragmentos peptídicos dos antígenos. As moléculas do MHC são proteínas de membrana cujos domínios extracelulares externos formam fendas nas quais o fragmento de peptídeo se liga. Esses fragmentos são derivados de proteínas degradadas dentro da célula, incluindo os antígenos de proteínas próprias e os antígenos de proteínas estranhas. Os peptídeos são ligados pela molécula do MHC recém-sintetizada antes de alcançar a superfície celular. Existem dois tipos de moléculas do MHC: MHC de classe I e MHC de classe II, com estruturas e funções distintas, mas relacionadas. Embora não apresentado aqui, as moléculas do MHC de classe I e de classe II são trímeros constituídos por duas cadeias proteicas e pelos peptídeos próprios e não próprios.

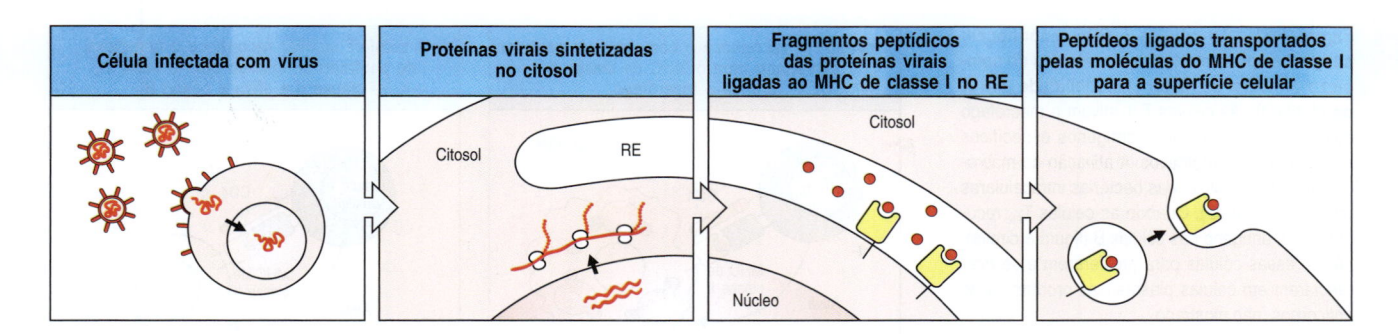

| Célula infectada com vírus | Proteínas virais sintetizadas no citosol | Fragmentos peptídicos das proteínas virais ligadas ao MHC de classe I no RE | Peptídeos ligados transportados pelas moléculas do MHC de classe I para a superfície celular |

fagos e células B) e ligam peptídeos derivados, principalmente, das proteínas nas vesículas intracelulares. Estas incluem proteínas capturadas por fagocitose, proteínas derivadas de patógenos residentes nas vesículas dos macrófagos ou proteínas internalizadas por células B por endocitose. Esse grupo de células deve ativar ou ser ativada pelas células T CD4 (Fig. 1.31). No Capítulo 6, será visto exatamente como os peptídeos dessas diferentes fontes tornam-se disponíveis para os dois tipos de moléculas do MHC.

Pelo fato de os TCRs serem específicos para uma combinação de peptídeos e molécula do MHC, qualquer TCR reconhecerá uma molécula do MHC de classe I ou uma molécula do MHC de classe II. Para serem úteis, os linfócitos T portadores de receptores de antígenos que reconhecem moléculas do MHC de classe I devem também expressar os correceptores CD8, enquanto os linfócitos T portadores de receptores específicos para moléculas do MHC de classe II devem expressar o correceptor CD4. A combinação de um TCR com um correceptor adequado ocorre durante o processo de seleção no desenvolvimento dos linfócitos, e as células T virgens emergem dos órgãos linfoides centrais, portando uma combinação correta de receptores e correceptores. No Capítulo 8, serão descritos como esse processo seletivo trabalha exatamente e como a utilização do repertório de células T é maximizada.

Como mencionado anteriormente, quando os vários tipos de células T efetoras são estimulados pelo antígeno, elas liberam diferentes grupos de moléculas efetoras que afetam as células-alvo ou recrutam outras células efetoras de maneiras como as que serão discutidas no Capítulo 9. Essas moléculas efetoras incluem muitas citocinas, que podem influenciar na expansão clonal dos linfócitos, na resposta imune inata e nas ações efetoras da maioria das células do sistema imune. Como as citocinas são fundamentais para o entendimento da resposta imune, neste livro cada citocina será apresentada individualmente à medida que suas atividades forem encontradas em cada aspecto das imunidades inata e adaptativa, em vez de apresentá-las arbitrariamente juntas em um capítulo específico. Por conveniência, as ações das citocinas estão resumidas no Apêndice III.

1.21 Defeitos herdados e adquiridos no sistema imune resultam no aumento de suscetibilidade à infecção

Tende-se a considerar como certa a capacidade que o sistema imune tem para proteger o corpo contra infecções e prevenir sua recorrência. Em algumas pessoas, contudo, parte desse sistema imune falha. Nas mais grave dessas **doenças de imunodeficiência**, a imunidade adaptativa está completamente ausente e a morte ocorre na infância por uma infecção devastadora, a menos que medidas heroicas sejam tomadas. Outra falha, menos catastrófica, leva a infecções recorrentes por determinados tipos de patógenos, dependendo da deficiência em particular. Muito se tem aprendido sobre as funções dos diferentes componentes do sistema imune humano por meio do estudo dessas imunodeficiências, muitas delas causadas por defeitos genéticos hereditários. Como a compreensão das características das imunodeficiências requer conhecimento detalhado dos mecanismos imunes normais, a discussão da maioria dessas doenças será adiada para o Capítulo 13, no qual elas serão consideradas em conjunto.

Figura 1.29 As moléculas do complexo principal de histocompatibilidade (MHC) de classe I apresentam antígenos derivados de proteínas do citosol. Em células infectadas por vírus, as proteínas virais são sintetizadas no citosol. Os fragmentos peptídicos das proteínas virais são transportados para o retículo endoplasmático (RE), onde são ligados pelas moléculas do MHC de classe I, as quais levam os peptídeos para a superfície celular.

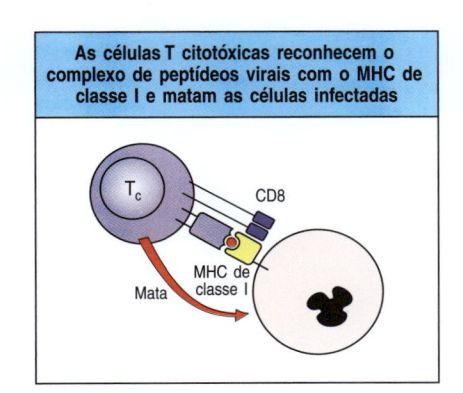

As células T citotóxicas reconhecem o complexo de peptídeos virais com o MHC de classe I e matam as células infectadas

Figura 1.30 As células T CD8 citotóxicas reconhecem os antígenos apresentados pelas moléculas do complexo principal de histocompatibilidade (MHC) de classe I e matam a célula infectada. O complexo peptídeo:MHC de classe I nas células infectadas por vírus é detectado por células T citotóxicas antígeno-específicas. As células T citotóxicas são pré-programadas para matar as células que reconhecem.

Figura 1.31 As células T CD4 reconhecem antígenos apresentados por moléculas do complexo principal de histocompatibilidade (MHC) de classe II. As células T$_H$1 ativam o macrófago quando reconhecem seus antígenos específicos nos macrófagos infectados. A ativação do macrófago leva à destruição das bactérias intracelulares (figura à esquerda). Quando as células T$_{FH}$ reconhecem o antígeno nas células B (figura à direita), ativam essas células para proliferarem e se diferenciarem em células plasmáticas produtoras de anticorpos (não mostrado).

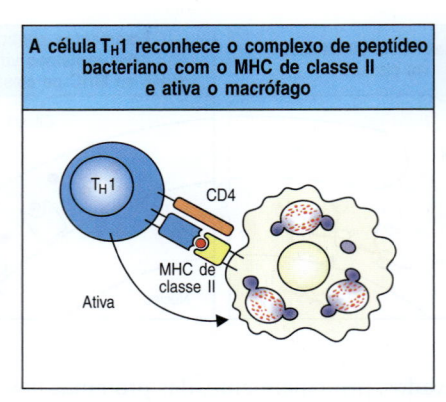

A célula T$_H$1 reconhece o complexo de peptídeo bacteriano com o MHC de classe II e ativa o macrófago

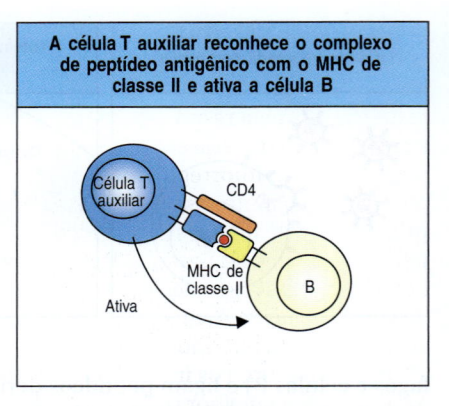

A célula T auxiliar reconhece o complexo de peptídeo antigênico com o MHC de classe II e ativa a célula B

Há mais de 30 anos, surgiu uma devastadora forma de imunodeficiência, a **síndrome da imunodeficiência adquirida** (**Aids**, do inglês *acquired immune deficiency syndrome*), causada por um agente infeccioso, o vírus da imunodeficiência humana (HIV, do inglês *human immunodeficiency virus*), HIV-1 e HIV-2. Essa doença destrói as células T, as células dendríticas e os macrófagos portadores de CD4, levando a infecções causadas por bactérias intracelulares e outros patógenos normalmente controlados por tais células. Essas infecções constituem a principal causa de morte decorrente dessa doença de imunodeficiência de prevalência cada vez maior, que será amplamente discutida no Capítulo 13, juntamente com outras imunodeficiências hereditárias.

1.22 Entender a resposta imune adaptativa é importante para o controle das alergias, das doenças autoimunes e na rejeição de órgãos transplantados

A principal função do sistema imune é proteger o hospedeiro humano de agentes infecciosos. Contudo, muitas doenças importantes, do ponto de vista médico, estão associadas a uma resposta imune normal direcionada contra um antígeno inadequado, em geral na ausência de doenças infecciosas. As respostas imunes direcionadas a antígenos não infecciosos ocorrem nas **alergias**, nas quais o antígeno é uma substância estranha inofensiva, em **doenças autoimunes**, em que a resposta é contra um autoantígeno, e na **rejeição de transplantes**, em que o antígeno é originado de uma célula estranha transplantada (ambos discutidos no Cap. 15). Os principais antígenos que provocam a rejeição de transplante são, de fato, as moléculas do MHC, já que cada uma delas está presente em muitas versões diferentes na população humana. Elas são altamente **polimórficas**, e a maioria das pessoas não relacionadas difere com relação ao conjunto de moléculas do MHC que expressam, uma propriedade comumente conhecida como "tipo de tecido". O MHC foi originalmente reconhecido em camundongos como um *locus* gênico, o *locus* **H2**, que controla a aceitação ou a rejeição de tecidos transplantados, enquanto as moléculas do MHC humanas foram primeiramente descobertas após a tentativa de usar enxertos de pele de doadores para reparar os pilotos gravemente queimados e as vítimas de bombas durante a Segunda Guerra Mundial. Os pacientes rejeitavam os enxertos, os quais eram reconhecidos pelo sistema imune como "corpos estranhos". O que se chama de resposta imune bem-sucedida ou falha, e se a resposta é considerada prejudicial ou benéfica ao hospedeiro, não depende da resposta em si, mas sim da natureza do antígeno e das circunstâncias nas quais a resposta ocorre (Fig. 1.32).

Doenças alérgicas, incluindo a asma, constituem uma causa comum crescente de deficiência nos países desenvolvidos. A autoimunidade agora também é reconhecida como causa de muitas doenças importantes. Uma resposta autoimune direcionada contra as células β pancreáticas é a principal causa de diabetes em pessoas jovens. Em doenças alérgicas e autoimunes, os poderosos mecanismos de proteção da resposta imune adaptativa causam sérios danos ao paciente.

As respostas imunes contra antígenos inofensivos, aos tecidos do organismo ou contra órgãos transplantados são, como todas as outras respostas imunes, altamente específicas. No momento, a maneira comum para tratar essas respostas ocorre por meio de fármacos imunossupressores, que inibem todas as respostas imunes, desejáveis ou não. Se fosse possível suprimir apenas os clones de linfócitos responsáveis pela resposta não desejada, a doença poderia ser curada ou o órgão transplantado poderia estar protegido sem impedir a resposta imune protetora. No momento, a imunorregulação antígeno-específica está fora do alcance do tratamento clínico. Entretanto, como será visto no Capítulo 16, muitos fármacos novos, principalmente terapias com anticorpos monoclonais, foram desenvolvidos recentemente e oferecem uma supressão imune mais seletiva para controlar a autoimunidade e outras respostas imunes indesejáveis. Do Capítulo 14 ao Capítulo 16, será discutida a presente situação a respeito do entendimento das alergias, das doenças autoimunes, da rejeição de órgãos e de fármacos imunossupressores, e no Capítulo 15, será visto como os mecanismos de regulação imune estão começando a surgir a partir de uma melhor compreensão das subpopulações funcionais de linfócitos e citocinas que os controlam.

1.23 A vacinação é o meio mais eficaz de controlar as doenças infecciosas

A estimulação deliberada de uma resposta imune por imunização, ou vacinação, alcançou muitos resultados satisfatórios nos últimos dois séculos, desde que Jenner realizou o experimento pioneiro.

Programas de imunização em massa têm conduzido a erradicação efetiva de várias doenças que costumavam estar associadas à morbidade (enfermidade) e à mortalidade significativas (Fig. 1.33). A imunização é considerada tão segura e importante que a maioria dos estados dos Estados Unidos exige que as crianças sejam imunizadas contra até sete doenças comuns na infância. Tão impressionante quanto essas realizações é o fato de existirem muitas doenças para as quais ainda não há uma vacina efetiva. Mesmo em lugares nos quais as vacinas para doenças como sarampo podem ser utilizadas efetivamente em países desenvolvidos, problemas técnicos e econômicos podem impedir seu amplo uso em países em desenvolvimento, onde a mortalidade decorrente dessas doenças ainda é alta.

As ferramentas da imunologia moderna e da biologia molecular estão sendo aplicadas para desenvolver novas vacinas e melhorar as vacinas já existentes, e esses avanços serão discutidos no Capítulo 16. A perspectiva de controlar essas doenças importantes é extremamente animadora. A garantia de boa saúde é um passo muito importante no controle populacional e no desenvolvimento econômico. Com um custo de centavos por pessoa, grandes dificuldades e sofrimentos podem ser aliviados.

Muitos patógenos importantes têm resistido aos esforços do desenvolvimento de vacinas contra eles, frequentemente porque podem escapar ou destruir os mecanismos protetores da resposta imune adaptativa. No Capítulo 13, serão abordadas algu-

Antígeno	Efeito da resposta ao antígeno	
	Resposta normal	Resposta deficiente
Agente infeccioso	Imunidade protetora	Infecção recorrente
Substância inócua	Alergia	Ausência de resposta
Órgão transplantado	Rejeição	Aceitação
Órgão próprio	Autoimunidade	Autotolerância
Tumor	Imunidade tumoral	Câncer

Figura 1.32 As respostas imunes podem ser benéficas ou prejudiciais, dependendo da natureza do antígeno. As respostas benéficas estão mostradas em branco, e as prejudiciais, em vermelho. Quando a resposta é benéfica, sua ausência torna-se prejudicial.

Figura 1.33 Campanhas de vacinação bem-sucedidas. Difteria, poliomielite e sarampo e suas consequências foram praticamente eliminadas nos Estados Unidos, como mostram estes três gráficos. A panencefalite esclerosante subaguda (SSPE) é uma doença cerebral, consequência tardia da infecção pelo vírus do sarampo em alguns pacientes. Depois que o sarampo foi eliminado, a SSPE desapareceu 15 a 20 anos mais tarde. Entretanto, como essas doenças não foram erradicadas mundialmente, a imunização deve ser mantida em uma alta porcentagem da população para evitar seu reaparecimento.

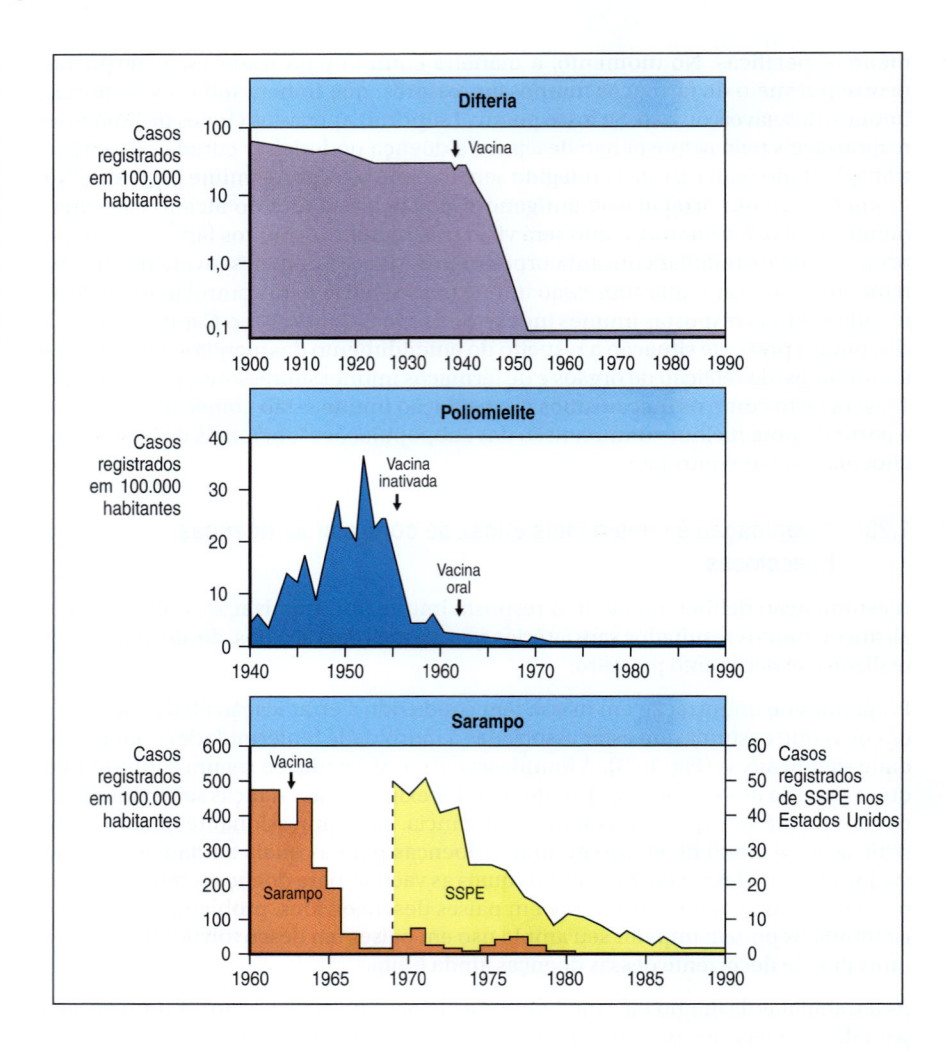

mas estratégias evasivas usadas por patógenos bem-sucedidos. A solução de muitas das principais doenças mundiais, incluindo malária e diarreia (as doenças que mais matam na infância), bem como as ameaças mais recentes como a Aids, depende de uma melhor compreensão a respeito dos patógenos que causam essas doenças e sua interação com as células do sistema imune.

Resumo

Os linfócitos têm dois sistemas distintos de reconhecimento especializados para a detecção de patógenos intracelulares e extracelulares. As células B têm moléculas de Ig na superfície celular como receptores para antígenos, e, quando ativadas, secretam a Ig como anticorpos solúveis que fornecem a defesa contra patógenos dos espaços extracelulares do organismo. As células T têm receptores que reconhecem fragmentos peptídicos de patógenos intracelulares transportados para a superfície celular pelas glicoproteínas do MHC. Duas classes de moléculas do MHC transportam os peptídeos dos diferentes compartimentos intracelulares para a superfície celular, a fim de apresentá-los a tipos distintos de células T efetoras: as células T CD8 citotóxicas que matam células-alvo infectadas e vários tipos de células T CD4 diferenciadas que podem ativar macrófagos, promover respostas alérgicas, mobilizar neutrófilos ou oferecer auxílio às células B para a produção de anticorpos. Dessa forma, as células T são crucialmente importantes tanto para a resposta humoral quanto para a resposta mediada por células da imunidade adaptativa. A resposta imune adaptativa parece ter adquirido o reconhecimento do antígeno específico pela alta diversidade de receptores dos sistemas de defesa inato, que têm papel central nas ações efetoras dos linfócitos B e T. O papel vital da imunidade adaptativa na luta contra a infecção é ilustrado pelas doenças de imunodeficiências e pelos problemas causados pelos patógenos que escapam ou subvertem uma resposta imune adaptativa. A supressão antígeno-específica da resposta imune adaptativa é o objetivo do tratamento para importantes doenças humanas que envolvem ativação inadequada dos linfócitos, enquanto a estimulação específica de uma resposta imune adaptativa é a base para a vacinação bem-sucedida.

Resumo do Capítulo 1

O sistema imune defende o hospedeiro contra a infecção. A imunidade inata atua como primeira linha de defesa, mas não tem a habilidade de reconhecer determinados patógenos e de fornecer a imunidade protetora específica que impede uma reinfecção. A imunidade adaptativa é baseada na seleção clonal de um repertório de linfócitos portadores de alta diversidade de receptores antígeno-específicos que permitem que o sistema imune reconheça qualquer antígeno estranho. Na resposta imune adaptativa, os linfócitos antígeno-específicos proliferam e diferenciam-se em clones de linfócitos efetores que eliminam o patógeno. A Figura 1.34 apresenta um resumo das fases da resposta imune e seus períodos aproximados. A defesa do hospedeiro requer diferentes sistemas de reconhecimento e muitos mecanismos efetores para procurar e destruir a vasta variedade de patógenos em seus diferentes hábitats dentro do organismo e em suas superfícies interna e externa. A resposta imune adaptativa pode não só eliminar um patógeno, mas também, durante esse processo, produzir um número ainda maior de linfócitos de memória diferenciados por meio

Figura 1.34 Fases da resposta imune.

Fases da resposta imune		Tempo de início da resposta após a infecção	Duração da resposta
Resposta imune inata	Inflamação, ativação do complemento, fagócitos e destruição do patógeno	Minutos	Dias
Resposta imune adaptativa	Interação entre células dendríticas apresentadoras de antígenos e células T antígeno-específicas: reconhecimento do antígeno, adesão, coestimulação, proliferação e diferenciação de células T	Horas	Dias
	Ativação de células B antígeno-específicas	Horas	Dias
	Formação de células T efetoras e de memória	Dias	Semanas
	Interação entre células T e células B, formação dos centros germinais; formação de células B efetoras (células plasmáticas) e células B de memória; produção de anticorpos	Dias	Semanas
	Saída dos linfócitos efetores dos órgãos linfoides periféricos	Poucos dias	Semanas
	Eliminação dos patógenos por células efetoras e anticorpos	Poucos dias	Semanas
Memória imune	Manutenção das células B e T de memória e de altos níveis de anticorpos séricos e de mucosa; proteção contra reinfecção	Dias a semanas	Pode perdurar por toda a vida

da seleção clonal, e isso permite uma resposta mais rápida e eficaz na reinfecção. A regulação das respostas imunes, seja para sua supressão, quando não desejada, ou para sua estimulação na prevenção de doenças infecciosas, é o principal objetivo clínico da pesquisa em imunologia.

Referências gerais

Conhecimento histórico

Burnet, F.M.: *The Clonal Selection Theory of Acquired Immunity*. London, Cambridge University Press, 1959.

Gowans, J.L.: **The lymphocyte—a disgraceful gap in medical knowledge.** *Immunol. Today* 1996, **17**:288–291.

Landsteiner, K.: *The Specificity of Serological Reactions*, 3rd ed. Boston, Harvard University Press, 1964.

Metchnikoff, E.: *Immunity in the Infectious Diseases*, 1st ed. New York, Macmillan Press, 1905.

Silverstein, A.M.: *History of Immunology*, 1st ed. London, Academic Press, 1989.

Conhecimento biológico

Alberts, B., Johnson, A., Lewis, J., Raff, M., Roberts, K. and Walter, P.: *Molecular Biology of the Cell*, 5th ed. New York, Garland Publishing, 2007.

Berg, J.M., Stryer, L. and Tymoczko, J.L.: *Biochemistry*, 5th ed. New York, W.H. Freeman, 2002.

Geha, R.S. and Notarangelo, L.D.: *Case Studies in Immunology: A Clinical Companion*, 6th ed. New York, Garland Science, 2012.

Harper, D.R.: *Viruses: Biology, Applications, Control*. New York, Garland Science, 2012.

Kaufmann, S.E., Sher, A. and Ahmed, R. (Eds): *Immunology of Infectious Diseases*. Washington, DC: ASM Press, 2001.

Lodish, H., Berk, A., Kaiser, C.A., Krieger, M., Scott, M.P., Bretscher, A., Ploegh, H., Matsudaira, P.: *Molecular Cell Biology*, 6th ed. New York, W.H. Freeman, 2008.

Lydyard, P., Cole, M., Holton, J., Irving, W., Porakishvili, N., Venkatesan, P., and Ward, K.: *Case Studies in Infectious Disease*. New York, Garland Science, 2009.

Mims, C., Nash, A. and Stephen, J.: *Mims' Pathogenesis of Infectious Disease*, 5th ed. London, Academic Press, 2001.

Ryan, K.J. (ed): *Medical Microbiology*, 3rd ed. East Norwalk, CT, Appleton-Lange, 1994.

Principais periódicos dedicados única ou principalmente à imunologia

Autoimmunity
Clinical and Experimental Immunology
Comparative and Developmental Immunology
European Journal of Immunology
Immunity
Immunogenetics
Immunology
Infection and Immunity
International Immunology
International Journal of Immunogenetics
Journal of Autoimmunity
Journal of Experimental Medicine
Journal of Immunology
Nature Immunology
Regional Immunology
Thymus

Principais periódicos com publicações frequentes de artigos em imunologia

Cell
Current Biology
EMBO Journal
Journal of Biological Chemistry
Journal of Cell Biology
Journal of Clinical Investigation
Molecular Cell Biology
Nature
Nature Cell Biology
Nature Medicine
Proceedings of the National Academy of Sciences, USA
Science

Periódicos com artigos de revisão em imunologia

Advances in Immunology
Annual Reviews in Immunology
Contemporary Topics in Microbiology and Immunology
Current Opinion in Immunology
Immunogenetics Reviews
Immunological Reviews
Immunology Today
Nature Reviews Immunology
Research in Immunology
Seminars in Immunology
The Immunologist

Livros, compêndios avançados em imunologia, etc.

Lachmann, P.J., Peters, D.K., Rosen, F.S., and Walport, M.J. (eds): *Clinical Aspects of Immunology*, 5th ed. Oxford, Blackwell Scientific Publications, 1993.

Mak, T.W., and Saunders, M.E.: *The Immune Response. Basic and Clinical Principles*. Elsevier/Academic Press, 2006.

Mak, T.W. and Simard, J.J.L.: *Handbook of Immune Response Genes*. New York, Plenum Press, 1998.

Paul, W.E. (ed): *Fundamental Immunology*, 5th ed. New York, Lippincott Williams & Wilkins, 2003.

Roitt, I.M. and Delves, P.J. (eds): *Encyclopedia of Immunology*, 2nd ed (4 vols). London/San Diego, Academic Press, 1998.

Imunidade Inata: Primeira Linha de Defesa

2

Os microrganismos que são encontrados diariamente na vida de um indivíduo saudável causam doença apenas ocasionalmente. Em sua maioria, os microrganismos são detectados e destruídos em questão de minutos ou horas por mecanismos de defesa que não se baseiam na expansão clonal de linfócitos antígeno-específicos (ver Seção 1.9). Esses são os mecanismos da **imunidade inata**. Para reconhecer os patógenos, os sistemas imunes inato e adaptativo podem distinguir entre o próprio e o não próprio, mas eles diferem na maneira como fazem esse reconhecimento. A imunidade inata baseia-se em um número limitado de receptores e proteínas secretadas que são codificadas na linhagem germinativa e que reconhecem características comuns a muitos patógenos (ver Seção 1.8). Em contraste, a imunidade adaptativa utiliza um processo de rearranjo gênico nas células somáticas para produzir um enorme repertório de receptores de antígenos que são capazes de distinguir perfeitamente entre moléculas muito relacionadas (Seção 1.12). Entretanto, o sistema imune inato discrimina de maneira eficiente as células hospedeiras dos patógenos, fornecendo as defesas iniciais e contribuindo para a indução da resposta imune adaptativa. A importância da imunidade inata é ilustrada pelo fato de os defeitos em seus componentes, que são muito raros, poderem levar a um aumento da suscetibilidade a infecções, mesmo na presença de um sistema imune adaptativo intacto.

A resposta ao encontro com um novo patógeno ocorre em três fases, resumidas na Figura 2.1. Quando um patógeno é bem-sucedido na quebra da barreira anatômica do hospedeiro, alguns mecanismos de imunidade inata começam a agir imediatamente. Estas primeiras defesas incluem várias classes de moléculas solúveis pré-formadas presentes no sangue, nos líquidos extracelulares e nas secreções epiteliais que podem matar o patógeno ou enfraquecer seu efeito. **Enzimas antimicrobianas**, como a lisozima, iniciam a digestão da parede celular bacteriana; **peptídeos antimicrobianos**, como as defensinas, lisam diretamente a membrana da célula bacteriana; e um sistema de proteínas plasmáticas, conhecidas como **sistema do complemento**, direcionam-se aos patógenos para lise e para fagocitose por células do sistema imune inato, como os macrófagos. Na segunda fase da resposta, essas células da imunidade inata detectam a presença dos patógenos por meio do reconhecimento de moléculas típicas dos microrganismos, que não são compartilhadas pelas células hospedeiras – os padrões moleculares associados aos patógenos (PAMPs) –, e tornam-se ativadas, iniciando uma sequência de diferentes mecanismos efetores para eliminar a infecção. Por si só, nem os componentes solúveis nem os componentes celulares da imunida-

Figura 2.1 A resposta a uma infecção inicial ocorre em três fases. Estas são: inata, resposta imune induzida precocemente e resposta imune adaptativa. As primeiras duas fases confiam no reconhecimento do patógeno e baseiam-se neste reconhecimento por receptores codificados na linhagem germinal do sistema imune inato, ao passo que a imunidade adaptativa utiliza receptores variáveis para receptores antígeno-específicos que são produzidos como resultado do rearranjo de segmentos gênicos. A imunidade adaptativa ocorre posteriormente, porque as poucas células B e células T sofrem expansão clonal antes de se diferenciarem em células efetoras que eliminam a infecção. Os mecanismos efetores que eliminam os agentes infecciosos são similares ou idênticos em todas as fases.

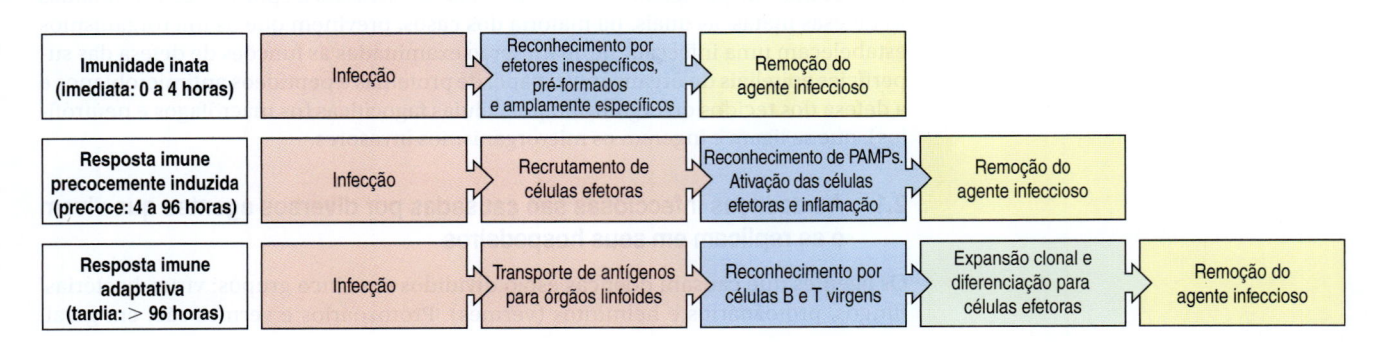

de inata podem fornecer memória imune protetora de longo tempo. Os mecanismos serão comprometidos com a indução da resposta imune adaptativa – a terceira fase de resposta a um patógeno – somente se o organismo infeccioso romper essas duas linhas de defesa. Isso leva à expansão de linfócitos antigeno-específicos que têm como alvo os patógenos específicos e a formação de células de memória, que proporcionam uma imunidade específica persistente.

Neste capítulo, será considerada a primeira fase da resposta imune: a **resposta imune inata**. Na primeira parte do capítulo, serão descritas as barreiras anatômicas que protegem o hospedeiro contra infecções e examinadas as defesas inatas imediatas fornecidas por várias proteínas solúveis secretadas. As barreiras anatômicas são defesas fixas contra infecções e incluem o epitélio que reveste as superfícies internas e externas do corpo e os fagócitos, localizados abaixo da superfície epitelial, que podem englobar e digerir os microrganismos invasores. O epitélio também é protegido por muitos tipos de defesas químicas, incluindo enzimas e peptídeos antimicrobianos. Os fagócitos localizados abaixo do epitélio atuam na morte direta dos microrganismos e na próxima fase da resposta imune inata – a indução da resposta inflamatória, que recruta novas células fagocíticas e moléculas efetoras que circulam para o local da infecção. A última parte deste capítulo é dedicada ao sistema do complemento. Esse importante elemento da imunidade inata interage com os microrganismos para promover sua remoção pelas células fagocíticas. O sistema do complemento, e outras proteínas de defesa solúveis circulantes, são algumas vezes referidas como imunidade inata **humoral**, da palavra antiga "humor" que se refere aos líquidos do organismo. No Capítulo 3, serão examinados os componentes celulares da imunidade inata e o sistema de receptores de reconhecimento de padrões que regulam as respostas celulares quando estas são ativadas por patógenos.

A primeira linha de defesa

Os microrganismos que causam doenças no homem e em animais entram no organismo por diferentes locais e produzem sintomas de doenças por uma variedade de mecanismos. Muitos agentes infecciosos distintos podem causar doença e danos aos tecidos, ou patologia, e são chamados de **microrganismos patogênicos** ou **patógenos**. As invasões por microrganismos são inicialmente contidas, em todos os vertebrados, por mecanismos de defesa inata que preexistem em todos os indivíduos e agem minutos após o encontro com o agente infeccioso. Uma resposta imune adaptativa só é necessária quando as defesas inatas do hospedeiro são contornadas, evadidas ou dominadas. A imunidade inata é suficiente para prevenir que o organismo seja dominado pelo grande número de microrganismos que vivem dentro e fora dele. Os patógenos são microrganismos que desenvolveram maneiras de burlar as defesas inatas do organismo de modo mais eficaz do que outros microrganismos. Uma vez que os patógenos tenham dominado o organismo, eles requerem um esforço conjunto das respostas imune inata e adaptativa para eliminá-los do organismo. Mesmo nesses casos, o sistema imune inato cumpre sua função com um precioso retardo, mantendo alguns patógenos sob controle, enquanto o sistema imune adaptativo acelera sua ação. Na primeira parte deste capítulo, serão descritos brevemente os diferentes tipos de patógenos e suas estratégias de invasão. Depois, serão examinadas as defesas inatas, as quais, na maioria dos casos, previnem que os microrganismos estabeleçam uma infecção. Também serão examinadas as funções de defesa das superfícies epiteliais do organismo, o papel de proteínas e peptídeos antimicrobianos e a defesa dos tecidos do organismo por células fagocíticas (os macrófagos e neutrófilos), que se ligam e ingerem os microrganismos invasores.

2.1 As doenças infecciosas são causadas por diversos agentes que vivem e se replicam em seus hospedeiros

Os agentes que causam doenças estão divididos em cinco grupos: vírus, bactérias, fungos, protozoários e helmintos (vermes). Protozoários e vermes são, em geral, agrupados como parasitos e são o conteúdo da disciplina de parasitologia, ao passo que vírus, bactérias e fungos são conteúdos da disciplina de microbiologia. Na Figura 2.2, estão listados alguns representantes das diferentes classes de microrganismos e parasitos e as doenças por eles causadas, os aspectos característicos de cada patógeno, o modo de transmissão, o mecanismo de replicação, o mecanismo de **patogêne-**

Figura 2.2 Vários microrganismos podem causar doenças. Os organismos patogênicos compreendem cinco tipos principais: vírus, bactérias, fungos, protozoários e vermes. Alguns são patógenos bastante conhecidos.

Vias de infecção pelos patógenos				
Rota de entrada	**Modo de transmissão**	**Patógeno**	**Doença**	**Tipo de patógeno**
Superfície das mucosas				
Boca e trato respiratório	Inalação ou ingestão de material infectante (p. ex., gotículas de saliva)	Vírus do sarampo	Sarampo	Paramixovírus
		Vírus influenza	Gripe	Orthomixovírus
		Varicela-zóster	Catapora	Herpes-vírus
		Vírus de Epstein-Barr	Mononucleose	Herpes-vírus
		Streptococcus pyogenes	Tonsilite	Bactéria gram-positiva
		Haemophilus influenzae	Pneumonia, meningite	Bactéria gram-negativa
		Neisseria meningitidis	Meningite menigocócica	Bactéria gram-negativa
	Esporos	*Bacillus anthracis*	Antraz por inalação	Bactéria gram-positiva
Trato gastrintestinal	Alimentos ou água contaminada	Rotavírus	Diarreia	Rotavírus
		Hepatite A	Icterícia	Picornavírus
		Salmonella enteritidis, S. typhimurium	Intoxicação alimentar	Bactéria gram-negativa
		Vibrio cholerae	Cólera	Bactéria gram-negativa
		Salmonella typhi	Febre tifoide	Bactéria gram-negativa
Trato reprodutivo ou outras vias	Transmissão sexual/ sangue infectado	Vírus da hepatite B	Hepatite B	Hepadnavírus
		Vírus da imunodeficiência humana (HIV, do inglês *human immunodeficiency virus*)	Síndrome da imunodeficiência adquirida (Aids, do inglês *acquired immunodeficiency syndrome*)	Retrovírus
	Transmissão sexual	*Neisseria gonorrhoeae*	Gonorreia	Bactéria gram-negativa
		Treponema pallidum	Sífilis	Bactéria (espiroqueta)
Patógenos oportunistas				
	Microbiota residente	*Candida albicans*	Afta ou sapinho	Fungo
	Microbiota residente nos pulmões	*Pneumocystis jirovecii*	Pneumonia	Fungo
Epitélio externo				
Superfícies externas	Contato físico	*Trichophyton*	Pé de atleta	Fungo
Cortes e abrasões	Pequenas abrasões na pele	*Bacillus anthracis*	Antraz cutâneo	Bactéria gram-positiva
	Lesões perfurantes	*Clostridium tetani*	Tétano	Bactéria gram-positiva
	Manipulação de animais infectados	*Francisella tularensis*	Tularemia	Bactéria gram-negativa
Picada de insetos	Picadas de mosquitos (*Aedes aegypti*)	Flavivírus	Febre amarela	Vírus
	Mordida de carrapato	*Borrelia burgdorferi*	Doença de Lyme	Bactéria (espiroqueta)
	Picada de mosquito (*Anopheles*)	*Plasmodium* spp.	Malária	Protozoário

se – maneira pelo qual cada um causa a doença – e a resposta que ele causa no hospedeiro. Os distintos hábitats e os diferentes ciclos de vida dos patógenos requerem uma gama de mecanismos imunes inatos e adaptativos distintos para destruí-los.

Agentes infecciosos podem crescer em todos os compartimentos do corpo, como mostrado esquematicamente na Figura 2.3. No Capítulo 1, foi visto que podem ser divididos em dois compartimentos – extracelular e intracelular. Tanto a resposta imune inata como a adaptativa têm diferentes maneiras de lidar com os patógenos encontrados nesses dois compartimentos. Muitos patógenos bacterianos vivem e se replicam no espaço extracelular, dentro dos tecidos ou na superfície do epitélio que delimitam as cavidades corporais. Em geral, as bactérias extracelulares são suscetíveis à destruição por fagócitos, um ramo importante do sistema imune inato; no entanto, alguns patógenos, como as espécies *Staphylococcus* e *Streptococcus,* são protegidos por cápsulas de polissacarídeos que resistem ao aprisionamento. Isso pode ser superado até certo ponto pelo auxílio de outro componente da imunidade inata – o complemento –, que torna a bactéria mais suscetível à fagocitose. Na resposta imune adaptativa, as bactérias se tornam mais suscetíveis à fagocitose pela combinação da ação dos anticorpos e do complemento.

As doenças infecciosas diferem em seus sintomas e desfecho, dependendo do local do organismo onde ocorre a replicação do patógeno causador e a extensão do dano que ele causa nos tecidos (Fig. 2.4). Os patógenos podem viver no compartimento intracelular ou no extracelular. Os patógenos que vivem no compartimento intracelular frequentemente causam doenças, danificando ou matando as células por eles infectadas. Patógenos intracelulares obrigatórios, como os vírus, necessitam invadir a célula hospedeira para a replicação. Os patógenos intracelulares facultativos, como as micobactérias, podem replicar-se tanto dentro como fora da célula. Duas estratégias da imunidade inata defendem o organismo contra patógenos intracelulares. Uma destrói o patógeno antes que infectem as células. Para isso, a imunidade inata inclui as defesas solúveis, como os peptídeos antimicrobianos, bem como as células fagocíticas, que podem engolfar e destruir os patógenos antes que eles se tornem intracelulares. Como alternativa, o sistema imune inato pode reconhecer e matar as células infectadas por alguns patógenos. Essa é a função das células *natural killer* (células NK), que são úteis para manter determinadas infecções virais sob controle até que as células T citotóxicas do sistema imune adaptativo possam assumir essa função. Posteriormente, os patógenos intracelulares podem ser ainda subdivididos naqueles que replicam livremente nas células, como vírus e certas

Figura 2.3 Os patógenos podem ser encontrados em vários compartimentos do corpo, onde devem ser combatidos por diferentes mecanismos de defesa do hospedeiro. Quase todos os patógenos têm uma fase extracelular na qual são vulneráveis às moléculas circulantes, às células da imunidade inata e aos anticorpos da resposta imune adaptativa. Todos eles eliminam o microrganismo primariamente pela realização de sua fagocitose pelos fagócitos do sistema imune. A fase intracelular dos patógenos, como os vírus, não está acessível a este mecanismo; em vez disso, a célula infectada é atacada pelas células NK da imunidade inata ou pelas células T citotóxicas da imunidade adaptativa. A ativação dos macrófagos como resultado da ativação das células NK ou das células T podem induzir os macrófagos a matar patógenos que estão vivendo dentro de vesículas macrofágicas. NK, *natural killer*.

	Extracelular		Intracelular	
	Espaço intersticial, sangue, linfa	Superfícies epiteliais	Citoplasmática	Vesicular
Local da infecção				
Organismos	Vírus Bactérias Fungos Protozoários Vermes	*Neisseria gonorrhoeae Streptococcus pneumoniae Vibrio cholerae Helicobacter pylori Candida albicans* Vermes	Vírus *Chlamydia* spp. *Rickettsia* spp. Protozoários	*Mycobacterium* spp. *Yersinia pestis Legionella pneumophila Cryptococcus neoformans Leishmania* spp.
Imunidade protetora	Complemento Fagócitos Anticorpos	Peptídeos antimicrobianos Anticorpos, especialmente IgA	Células NK Células T citotóxicas	Células T e células NK dependentes da ativação pelo macrófago

	Mecanismos diretos de lesão no tecido pelos patógenos			Mecanismos indiretos de lesão no tecido pelos patógenos		
	Produção de exotoxinas	Endotoxinas	Efeito citopático direto	Complexos imunes	Anticorpos contra o hospedeiro	Imunidade mediada por células
Mecanismo patogênico	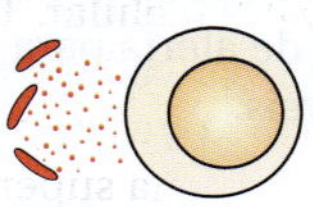	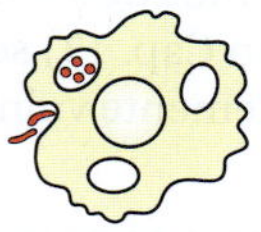	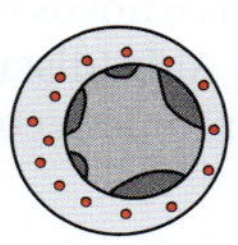	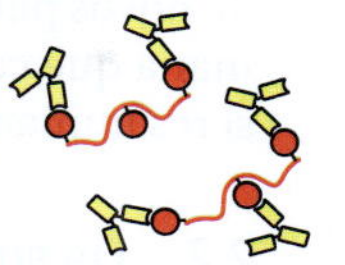	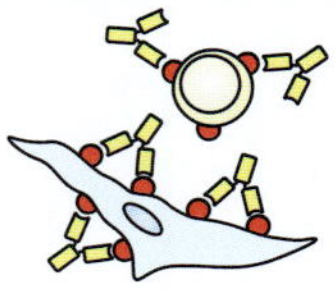	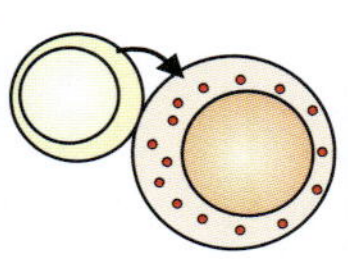
Agentes infecciosos	*Streptococcus pyogenes* *Staphylococcus aureus* *Corynebacterium diphtheriae* *Clostridium tetani* *Vibrio cholerae*	*Escherichia coli* *Haemophilus influenzae* *Salmonella typhi* *Shigella* *Pseudomonas aeruginosa* *Yersinia pestis*	Varíola Varicela-zóster Vírus da hepatite B Vírus do pólio Vírus do sarampo Vírus influenza Vírus herpes simples Vírus herpes humano 8 (HHV8, do inglês *human herpes virus 8*)	Vírus da hepatite B Malária *Streptococcus pyogenes* *Treponema pallidum* A maioria das infecções agudas	*Streptococcus pyogenes* *Mycoplasma pneumoniae*	Vírus da coriomeningite linfocítica Vírus herpes simples *Mycobacterium tuberculosis* *Mycobacterium leprae* *Borrelia burgdorferi* *Schistosoma mansoni*
Doenças	Tonsilite, febre escarlatina Furúnculos, síndrome do choque tóxico, intoxicação alimentar Difteria Tétano Cólera	Sepse gram-negativa Meningite, pneumonia Febre tifoide Disenteria bacilar Feridas infecciosas Peste	Varíola Catapora, herpes-zóster Hepatite Poliomielite Sarampo, panencefalite subaguda esclerosante Influenza Feridas herpéticas Sarcoma de Kaposi	Doença renal Depósito vascular Glomerulonefrite Lesão renal secundária da sífilis Depósito renal transitório	Febre reumática Anemia hemolítica	Meningite asséptica Herpes estromal queratinisante Tuberculose Hanseníase tuberculoide Artrite de Lyme Esquistossomíase

bactérias (p. ex., *Chlamydia*, *Rickettsia* e *Listeria*), e naqueles que replicam dentro de vesículas intracelulares, como a micobactéria. Patógenos que vivem dentro das vesículas nos macrófagos podem tornar-se mais suscetíveis à morte após a ativação dos macrófagos, como resultado da ação das células NK e células T (ver Fig. 2.3).

Muitos dos patógenos bacterianos extracelulares mais perigosos causam doença, liberando proteínas tóxicas denominadas **exotoxinas**. O sistema imune inato tem pouca defesa contra essas toxinas, e os anticorpos com alta especificidade, produzidos pelo sistema imune adaptativo, são necessários para neutralizar a ação dessas toxinas (ver Fig. 1.26). O dano causado por um determinado agente infeccioso depende do local no qual ele cresce; por exemplo, o *Streptococcus pneumoniae* no pulmão causa pneumonia, ao passo que, no sangue, causa uma doença sistêmica potencialmente fatal, a sepse pneumocócica. Por outro lado, os constituintes estruturais bacterianos não secretados, que ativam os fagócitos para liberarem citocinas com efeitos sistêmicos e locais, são denominados **endotoxinas**. Uma das endotoxinas mais importantes na clínica médica é o lipopolissacarídeo da membrana celular externa das bactérias gram-negativas.

Grande parte dos microrganismos patogênicos pode superar a resposta imune inata e continuar seu crescimento, tornando os indivíduos doentes. A resposta imune adaptativa é necessária para eliminá-los e para prevenir reinfecções. Determinados patógenos nunca são eliminados por completo pelo sistema imune, permanecendo no corpo por anos. Porém, a maioria dos patógenos não é letal para todos. Esses que têm vivido por milhões de anos na população humana são altamente evoluídos para explorar seus hospedeiros humanos. Esses patógenos não poderiam modificar sua patogenicidade sem alterar o comprometimento que eles têm com o sistema imune humano. Em longo prazo, a morte rápida dos hospedeiros não é vantajosa para a sobrevivência do patógeno: é melhor que ele seja eliminado pela resposta imune; assim, o mesmo terá tempo de infectar outros indivíduos. Em resumo, os seres humanos se adaptam a viver com seus inimigos, e estes, com os seres humanos. Apesar disso, recentes conceitos sobre cepas altamente patogênicas da gripe aviária

Figura 2.4   Os patógenos podem lesar os tecidos de várias maneiras diferentes. Os mecanismos de dano, os agentes infecciosos representativos e os nomes comuns das doenças associadas a cada tipo são apresentados. As exotoxinas são liberadas por microrganismos e atuam na superfície das células hospedeiras, por exemplo, pela ligação aos receptores. As endotoxinas, as quais são componentes intrínsecos da estrutura microbiana, ativam fagócitos para liberação de citocinas, que produzem sintomas locais ou sistêmicos. Muitos patógenos são citopáticos, danificando diretamente as células que infectam. Por fim, uma resposta imune adaptativa contra o patógeno pode gerar complexos antígeno:anticorpo que ativam os neutrófilos e os macrófagos, anticorpos que podem ter uma reação cruzada com o tecido do hospedeiro, ou células T que matam as células infectadas. Todas têm potencial para lesar o tecido do hospedeiro. Além disso, os neutrófilos, as células mais abundantes em uma infecção recente, liberam várias proteínas e pequenas moléculas mediadoras da inflamação que controlam a infecção e causam dano ao tecido.

e o episódio de síndrome respiratória aguda severa (SARS, do inglês *severe acute respiratory syndrome*) em 2002 e 2003, causados pelo coronavírus de morcegos que causam pneumonia severa em humanos, lembram de que novas e mortais infecções podem ser transferidas para humanos a partir de reservatórios animais. Elas são conhecidas como infecções **zoonóticas**. Deve-se estar alerta para o surgimento de novos patógenos e novos tratamentos de saúde. O vírus da imunodeficiência humana que causa a Aids (discutida no Cap. 13) serve de alerta para o fato de que os seres humanos continuam constantemente vulneráveis.

2.2 Os agentes infecciosos devem superar as defesas inatas do hospedeiro para estabelecer um foco de infecção

O organismo de seres humanos está constantemente exposto a microrganismos presentes no ambiente, incluindo agentes infecciosos que foram disseminados por indivíduos infectados. O contato com esses microrganismos pode ocorrer por meio das superfícies epiteliais internas e externas. Para que um microrganismo possa invadir o corpo, primeiro ele deve se ligar a ou atravessar um epitélio. O epitélio que reveste o trato respiratório fornece uma via de entrada dos microrganismos transportados pelo ar para os tecidos, e o revestimento do trato gastrintestinal tem a mesma função com relação aos microrganismos ingeridos nos alimentos e na água. Os patógenos intestinais como a *Salmonella typhi*, que causa a febre tifoide, e a *Vibrio cholerae*, que causa a cólera, estão presentes, respectivamente, nos alimentos e na água contaminados por fezes. As picadas de insetos e as feridas permitem a entrada dos microrganismos através da pele, e o contato direto entre indivíduos oferece oportunidade para as infecções cutânea, intestinal e da mucosa do trato reprodutivo (ver Fig. 2.2). Os microrganismos que normalmente habitam o intestino saudável, a **microbiota comensal**, são a primeira linha de defesa contra os microrganismos invasores do intestino, pois competem com os patógenos por nutrientes e sítios de ligação ao epitélio. Os microrganismos comensais também provocam respostas que auxiliam a intensificar a função de barreira do epitélio. As respostas imunes que ocorrem no sistema imune especializado das mucosas, como as do intestino, serão descritas detalhadamente no Capítulo 12.

Apesar dessas exposições, felizmente, as doenças infecciosas são bastante raras. As superfícies epiteliais do organismo atuam como uma barreira efetiva contra a maioria dos microrganismos e são logo reparadas se houver algum dano. Além disso, a maioria dos microrganismos que consegue atravessar as superfícies epiteliais é, de maneira eficiente, removida pelos mecanismos de imunidade inata que atuam nos tecidos. Dessa maneira, na maioria dos casos, essas defesas impedem que a infecção seja estabelecida. É difícil saber quantas infecções são repelidas dessa forma, já que, por não causarem sintomas, passam despercebidas. Contudo, os microrganismos que um ser humano normal inala, ingere ou que penetram por pequenas feridas são, na maioria das vezes, contidos ou eliminados, visto que raramente causam doenças.

As doenças ocorrem quando o microrganismo é capaz de escapar ou de dominar a defesa inata do hospedeiro com sucesso para estabelecer uma infecção localizada e, então, replicar, permitindo sua posterior transmissão dentro do organismo. Em geral, os microrganismos patogênicos diferenciam-se da massa de microrganismos ambientais por possuírem adaptações especiais que os auxiliam no domínio das defesas ao hospedeiro (algumas das maneiras pelas quais os patógenos escapam do sistema imune estão descritas no Cap. 13). Em alguns casos, como na doença fúngica pé de atleta, a infecção inicial permanece localizada e não causa uma patologia significativa. Em outros, o agente infeccioso causa danos e patologia séria, pois se espalha pelos vasos linfáticos ou pela corrente sanguínea, invadindo e destruindo tecidos ou rompendo o funcionamento do corpo com suas toxinas, como no caso da bactéria do tétano (*Clostridium tetani*), que secreta uma potente neurotoxina.

Na segunda fase induzida da resposta imune inata, a disseminação do patógeno é, com frequência, controlada pela **resposta inflamatória**, que recruta mais moléculas e células efetoras do sistema imune inato, provenientes do sangue para os

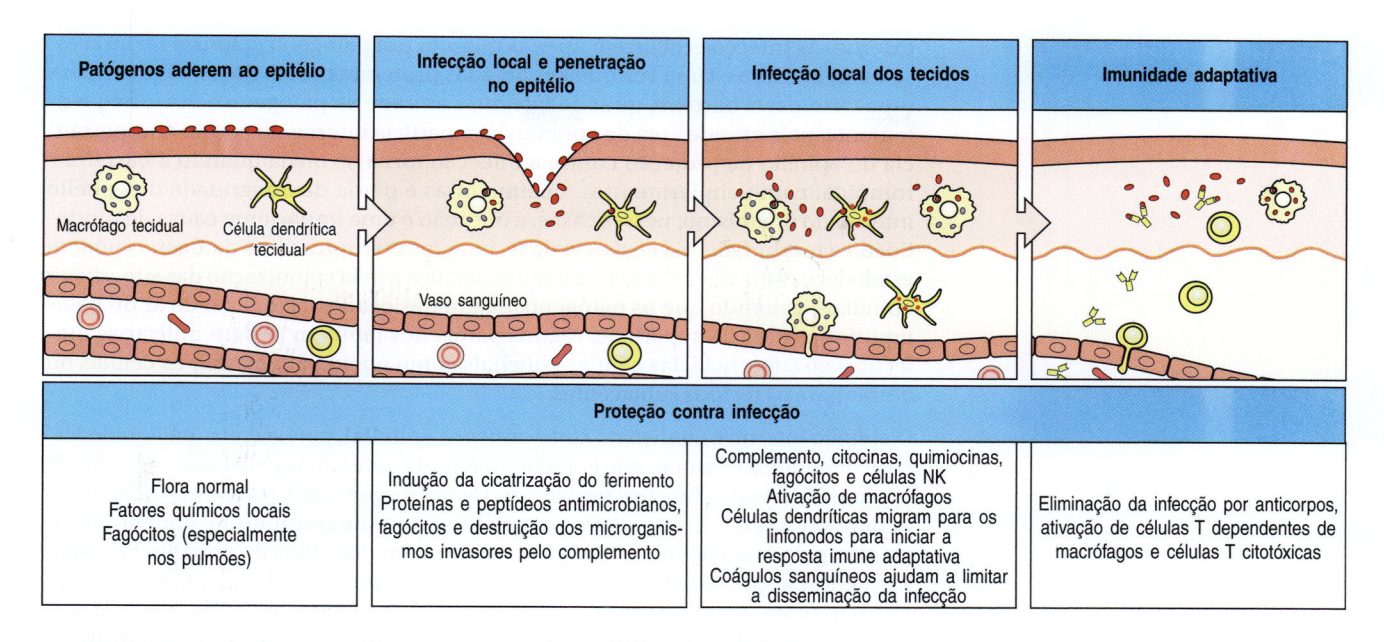

Proteção contra infecção

Patógenos aderem ao epitélio	Infecção local e penetração no epitélio	Infecção local dos tecidos	Imunidade adaptativa
Flora normal Fatores químicos locais Fagócitos (especialmente nos pulmões)	Indução da cicatrização do ferimento Proteínas e peptídeos antimicrobianos, fagócitos e destruição dos microrganismos invasores pelo complemento	Complemento, citocinas, quimiocinas, fagócitos e células NK Ativação de macrófagos Células dendríticas migram para os linfonodos para iniciar a resposta imune adaptativa Coágulos sanguíneos ajudam a limitar a disseminação da infecção	Eliminação da infecção por anticorpos, ativação de células T dependentes de macrófagos e células T citotóxicas

tecidos (Fig. 2.5), ao mesmo tempo em que induz a cascata de coagulação nos pequenos vasos sanguíneos para impedir que haja a disseminação do patógeno pelo sangue. A resposta imune inata induzida atua por vários dias. Durante esse tempo, a resposta imune adaptativa inicia sua ação em resposta à apresentação de antígenos do patógeno nos tecidos linfoides locais pelas células dendríticas (ver Seção 1.15). A resposta imune adaptativa difere da resposta inata por sua capacidade de se direcionar contra características específicas do patógeno, e normalmente eliminará a infecção e protegerá o hospedeiro contra reinfecções pelo mesmo patógeno pela produção de células efetoras, anticorpos e pelo estabelecimento de uma memória imune contra o patógeno.

Figura 2.5   Uma infecção e as respostas contra ela podem ser divididas em vários estágios. Esses estágios estão aqui ilustrados para um microrganismo infeccioso que penetra na pele por um ferimento. O agente infeccioso deve aderir às células epiteliais e, então, cruzar o epitélio. Uma resposta imune local pode prevenir o estabelecimento da infecção. Se não, auxiliará na contenção da infecção e também levará o agente infeccioso pelas células dendríticas e pela linfa aos linfonodos locais. Isso inicia a resposta imune adaptativa e a eventual eliminação da infecção. NK, *natural killer*.

2.3   As superfícies epiteliais do organismo fornecem a primeira linha de defesa contra infecções

As superfícies corporais são protegidas por epitélios, que impõem uma barreira física entre o meio interno e o mundo externo, que contém patógenos (Fig. 2.6). Esses epitélios incluem a pele e os revestimentos das estruturas tubulares do corpo: tratos gastrintestinal, respiratório e geniturinário. As células epiteliais são unidas por junções ocludentes, que formam um bloqueio efetivo contra o ambiente

	Pele	Intestino	Pulmões	Olhos/nariz/cavidade oral
Mecânica	Células epiteliais unidas pelas junções ocludentes			
	Fluxo longitudinal de ar ou líquidos		Movimento de muco pelos cílios	Lágrimas Cílios nasais
Química	Ácidos graxos	Baixo pH	Surfactante pulmonar	Enzimas nas lágrimas e na saliva (lisozima)
		Enzimas (pepsina)		
	β-defensinas Corpos lamelares Catelicidinas	α-defensinas (criptidinas) RegIII (lecticidinas) Catelicidinas	α-defensinas Catelicidinas	Histatinas β-defensinas
Microbiológica	Microbiota normal			

Figura 2.6   Muitas barreiras impedem que os patógenos cruzem os epitélios e colonizem os tecidos. A superfície epitelial proporciona barreiras mecânica, química e microbiológica contra a infecção.

externo. As infecções ocorrem apenas quando um patógeno coloniza ou atravessa essas barreiras. Uma vez que as camadas protetoras secas da pele apresentam uma formidável barreira, quando íntegra, a entrada do patógeno ocorre, frequentemente, pela grande área de epitélio da superfície interna do corpo. A importância do epitélio na proteção contra a infecção torna-se óbvia quando a barreira é rompida, como em ferimentos, queimaduras e perda da integridade do epitélio interno do organismo; nesses casos, a infecção é uma importante causa de mortalidade e morbidade. Na ausência de ferimentos ou rupturas, os patógenos podem estabelecer uma infecção pela adesão específica e pela colonização das superfícies epiteliais, evitando que os patógenos sejam deslocados pelo fluxo de ar ou pelos líquidos através da superfície. Alguns patógenos também podem utilizar as moléculas de superfície das células epiteliais como apoio para invadir as células ou entrar para os tecidos subjacentes.

O epitélio interno é conhecido como **mucosa epitelial**, pois secreta um líquido viscoso denominado **muco**, que contém muitas glicoproteínas chamadas **mucinas**. O muco possui várias funções protetoras. Os microrganismos recobertos pelo muco podem ser impedidos de aderir ao epitélio e, no trato respiratório, podem ser expelidos pelo fluxo de muco devido ao movimento dos cílios do epitélio da mucosa. A eficácia do fluxo do muco em eliminar infecções é ilustrada por pessoas com muco anormalmente espesso ou com inibição do movimento ciliar, como ocorre na doença hereditária fibrose cística. Tais indivíduos com frequência desenvolvem infecções pulmonares causadas pela colonização das superfícies epiteliais por bactérias que, no entanto, não são capazes de atravessar essa barreira. No intestino, o peristaltismo é um importante mecanismo para manter tanto a comida quanto os agentes infecciosos em movimento. A falha no peristaltismo é geralmente acompanhada pelo supercrescimento de bactérias no lúmen intestinal.

Grande parte da superfície epitelial também está associada a uma grande população de bactérias, normalmente não patogênicas, conhecidas como bactérias comensais ou microbiota, que competem com os microrganismos patogênicos pelos nutrientes e pelo sítio de adesão nas células epiteliais. Essa microbiota também produz substâncias antimicrobianas, como o ácido láctico produzido pelos lactobacilos vaginais, e algumas linhagens também podem produzir peptídeos antibacterianos (bactericinas). As bactérias comensais também auxiliam a fortalecer as funções das barreiras epiteliais estimulando as células epiteliais a produzirem peptídeos antimicrobianos. Quando os microrganismos comensais são mortos pelos tratamentos com antibióticos, os patógenos com frequência os substituem e causam doença (ver Fig. 12.23). Sob algumas circunstâncias, os próprios microrganismos comensais podem causar doenças se seu crescimento não for controlado ou se o sistema imune estiver comprometido. A sobrevivência dos microrganismos comensais nas superfícies do corpo humano é regulada pelo balanço entre crescimento bacteriano e sua eliminação pelos mecanismos da imunidade inata e adaptativa (discutido no Cap. 12). Falhas nessa regulação, como aquela causada pela deficiência hereditária de proteínas de imunidade inata, discutida no Capítulo 15, podem permitir que bactérias em geral não patogênicas cresçam extensivamente e causem doença.

2.4 As células epiteliais e os fagócitos produzem vários tipos de proteínas antimicrobianas

A superfície epitelial é mais do que uma mera barreira física contra infecções. Ela também produz várias substâncias químicas que são microbicidas ou que inibem o crescimento microbiano. Por exemplo, o pH ácido do estômago e as enzimas digestivas, os sais biliares, os ácidos graxos e os lisolipídeos presentes no trato gastrintestinal superior criam uma importante barreira química contra infecção. Um importante grupo de proteínas antimicrobianas inclui as enzimas que atacam as características químicas específicas da parede celular bacteriana. Tais enzimas antibacterianas incluem a **lisozima** e a **fosfolipase A$_2$ secretora**, que são secretadas nas lágrimas e na saliva e pelos fagócitos. A lisozima é uma glicosidase que quebra uma ponte química presente no componente **peptideoglicano** da parede celular bacteriana. O peptideoglicano é um polímero com ácidos *N*-acetilglucosamina (GlcNAc) e *N*-acetil neurâmico (MurNAc) alternados, fortalecidos por pontes peptídicas de ligação cruzada (Fig. 2.7). A lisozima cliva seletivamente a ligação β(1,4) entre esses dois açúcares e é mais eficaz contra bactérias gram-positivas, nas quais a parede celular de peptideoglicano está exposta, do que nas bactérias gram-negativas, que possuem uma camada externa de lipopolissacarídeos (LPS) recobrindo o peptideoglicano (ver Fig. 2.7). A lisozima também é produzida pelas **células de Paneth**, células epiteliais especializadas localizadas na base das criptas do intestino delgado, que secretam muitas proteínas no intestino. As células de Paneth também produzem a fosfolipase A_2 secretora, uma enzima extremamente básica que pode penetrar na parede celular bacteriana para ter acesso e hidrolisar os fosfolipídeos da membrana celular, matando a bactéria.

O segundo grupo de agentes microbianos secretados pelas células epiteliais e pelos fagócitos inclui os **peptídeos antimicrobianos**. Estes representam uma das formas mais antigas de defesa contra infecções. As células epiteliais secretam esses peptídeos nos líquidos que banham a superfície das mucosas, e os fagócitos os secretam nos tecidos. Três importantes classes de peptídeos antimicrobianos dos mamíferos são as **defensinas**, as **catelicidinas** e as **histatinas**.

As defensinas são uma classe ancestral evolutivamente conservada de peptídeos antimicrobianos produzidos por muitos organismos eucariotos, incluindo os mamíferos, os insetos e as plantas. São pequenos peptídeos catiônicos com cerca de 30 a 40 aminoácidos que, em geral, possuem três pontes de dissulfeto estabilizando uma estrutura comum **anfipática**, uma região positivamente carregada, separada de uma região hidrofóbica. As defensinas atuam dentro de minutos, rompendo a membrana celular de bactérias, fungos e a membrana do envelope de alguns vírus. Acredita-se que o mecanismo envolve a inserção da região hidrofóbica na bicamada da membrana e a formação de um poro que produz um vazamento na membrana (Fig. 2.8). Grande parte dos organismos multicelulares produz diferentes tipos de defensinas. A planta *Arabidopsis thaliana* produz 13 tipos e a mosca-das-frutas, *Drosophila melanogaster*, produz pelo menos 15 tipos diferentes. As células de

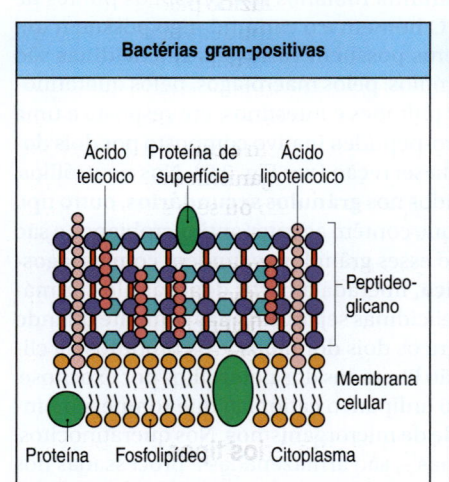
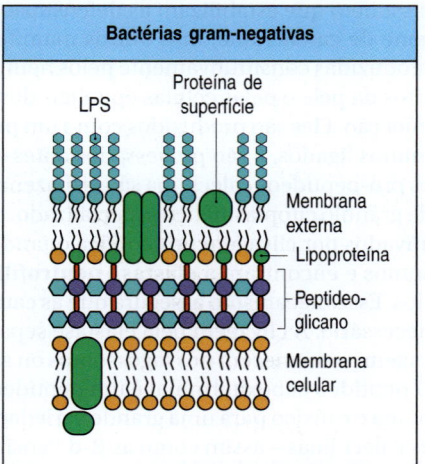
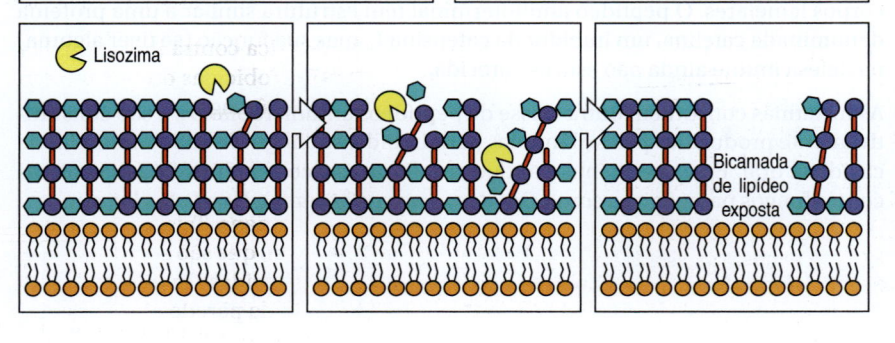

Figura 2.7   A lisozima digere a parede celular das bactérias gram-positivas e gram-negativas. Figuras superiores: o peptideoglicano da parede celular bacteriana é um polímero de resíduos alternados de *N*-acetilglicosamina (GlcNac) (grandes hexágonos azuis) ligado a β-(1,4) com o ácido *N*-acetilmurâmico (MurNAc) (círculos roxos) que são ligados de maneira cruzada por pontes peptídicas (barras vermelhas) em uma densa rede tridimensional. O peptideoglicano forma a camada externa das bactérias gram-positivas (figura superior à esquerda), onde outras moléculas estão embebidas, como o ácido teicoico e os ácidos lipoteicoicos, que ligam a camada de peptideoglicano à própria membrana celular bacteriana. Nas bactérias gram-negativas (figura superior à direita), uma fina parede interna de peptideoglicano é recoberta por uma membrana externa lipídica que contém proteínas e lipopolissacarídeos (LPS). O lipopolissacarídeo é composto de um lipídeo, o lipídeo A (círculos azuis), ao qual se liga um polissacarídeo central (pequenos hexágonos azuis). A lisozima (figuras inferiores) cliva a ligação β-(1,4) entre o GlcNac e o MurNAc, criando um defeito na camada de peptideoglicano e expondo a membrana celular subjacente a outros agentes antimicrobianos. A lisozima é mais eficaz contra bactérias gram-positivas devido à maior acessibilidade do peptideoglicano.

β₁-defensina humana

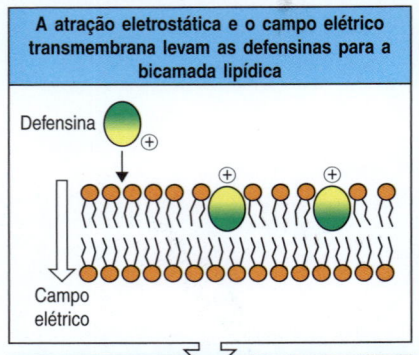

A atração eletrostática e o campo elétrico transmembrana levam as defensinas para a bicamada lipídica

Defensina

Campo elétrico

Os peptídeos defensinas formam poros

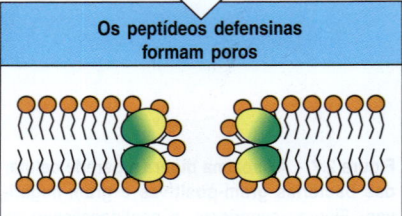

Figura 2.8 As defensinas são peptídeos anfipáticos que rompem a membrana celular dos microrganismos. A estrutura da β₁-defensina humana é apresentada na figura superior. Ela é composta por um pequeno segmento de hélice α (amarelo) apoiado sobre três fitas de folhas β antiparalelas (verde), gerando um peptídeo anfipático com regiões separadas de resíduos carregados ou hidrofóbicos. Essa característica geral é compartilhada pelas defensinas de plantas e insetos e permite que elas interajam com a superfície carregada da membrana celular e se insiram na bicamada lipídica (figura central). Embora os detalhes ainda não estejam claros, a transição no arranjo das defensinas na membrana leva à formação de poros e a uma perda da integridade da membrana (figura inferior).

Paneth humanas produzem até 21 defensinas diferentes, muitas das quais são codificadas em um grupamento de genes localizado no cromossomo 8.

Três subfamílias de defensinas, as defensinas α, β e θ, são distinguidas com base em suas sequências de aminoácidos, e cada família possui membros com atividades distintas, sendo algumas ativas contra bactérias gram-positivas, algumas contra bactérias gram-negativas e outras específicas contra fungos patogênicos. Todos os peptídeos antimicrobianos, incluindo as defensinas, são produzidos pelo processamento proteolítico de **pró-peptídeos** inativos (Fig. 2.9). No homem, os neutrófilos em desenvolvimento produzem **α-defensinas** pelo processamento de um pró-peptídeo inicial com cerca de 90 aminoácidos por proteases celulares para remover um pró-segmento aniônico, gerando uma defensina catiônica madura que é armazenada nos **grânulos primários**. Os grânulos primários dos neutrófilos são vesículas especializadas circundadas por membrana, similares aos lisossomas, que contêm diversos agentes antimicrobianos, bem como defensinas. Como será visto no Capítulo 3, no qual será discutida em mais detalhes a função dos neutrófilos, os grânulos se fundem com as vesículas fagocíticas (fagossomos) após o neutrófilo engolfar um patógeno, auxiliando na morte do microrganismo. As células de Paneth do intestino produzem, constitutivamente, α-defensinas denominadas **criptidinas**, que são processadas por proteases como a metaloprotease matrilisin, em camundongos, ou a tripsina, no homem, antes de ser secretada para o lúmen do intestino. As **β-defensinas** não possuem o longo pró-segmento das α-defensinas e, em geral, são produzidas especificamente em resposta à presença de produtos microbianos. As β-defensinas (e algumas α-defensinas) são produzidas pelo epitélio fora do intestino, principalmente nos tratos respiratório e geniturinário, na pele e na língua. As β-defensinas produzidas pelos queratinócitos da epiderme e pelos pneumócitos tipo II dos pulmões são agrupadas em **corpos lamelares**, organelas secretoras ricas em lipídeos que liberam seu conteúdo para o espaço extracelular, formando uma camada lipídica resistente à água na epiderme e o surfactante pulmonar nos pulmões. As θ-defensinas surgiram nos primatas, mas um único gene humano de θ-defensina foi inativado por mutação.

A família das catelicidinas de peptídeos antimicrobianos não possui as pontes de dissulfeto que estabilizam as defensinas. O homem e o camundongo possuem um gene de catelicidina, mas outros mamíferos possuem vários. As catelicidinas são produzidas constitutivamente pelos neutrófilos, pelos macrófagos, pelos queratinócitos da pele e pelas células epiteliais dos pulmões e intestinos, em resposta a uma infecção. Eles são produzidos como um pró-peptídeo inativo composto por dois domínios ligados, e são processados antes da secreção (ver Fig. 2.9). Nos neutrófilos, os pró-peptídeos calecidina são armazenados nos **grânulos secundários**, outro tipo de grânulo citoplasmático especializado, que contêm agentes antimicrobianos e são ativados por clivagem proteolítica quando esses grânulos se fundem com os fagossomos e encontram a **elastase neutrofílica**, liberada a partir dos grânulos primários. Esse mecanismo assegura que as catelicidinas sejam ativadas somente quando necessário. A clivagem pela elastase separa os dois domínios, e os produtos da clivagem permanecem nos fagossomos ou são liberados dos neutrófilos por exocitose. O peptídeo caboxiterminal é um peptídeo anfipático catiônico que rompe a membrana e é tóxico para uma grande variedade de microrganismos. Nos queratinócitos, as calecidinas – assim como as β-defensinas –, são armazenadas e processadas nos corpos lamelares. O peptídeo aminoterminal tem estrutura similar a uma proteína denominada catelina, um inibidor da catepsina L, mas sua função (se tiver alguma) na defesa imune ainda não está esclarecida.

As histatinas constituem outra classe de peptídeos antimicrobianos, e são constitutivamente produzidas pelas glândulas paratireoide, sublingual e submandibular da cavidade oral. Esses pequenos peptídeos catiônicos ricos em histidinas são ativos contra fungos patogênicos como *Cryptococcus neoformans* e *Candida albicans*.

Outra atividade da imunidade inata é proporcionada por proteínas bactericidas que são proteínas ligadoras de carboidratos, ou **lectinas**. As **lectinas tipo C** requerem o cálcio para o desempenho de sua atividade de ligação e possuem como característica um domínio de reconhecimento de carboidrato (CRD), estabilizado por duas pontes dissulfeto, que fornecem uma interface altamente variável para a ligação das estruturas de carboidratos. Em camundongos, a lecitina tipo C **RegIIIγ** é produzida pelas células de Paneth e secretada no intestino, onde se liga aos peptideoglicanos da parece celular bacteriana, exercendo diretamente sua atividade bactericida. A RegIIIγ preferencialmente mata bactérias gram-positivas, nas quais o peptideoglicano está exposto nas superfícies externas e, portanto, mais acessível (ver Fig. 2.7). O mecanismo preciso de morte ainda não está bem-estabelecido, mas envolve o dano direto à membrana da célula bacteriana de modo similar à ação das defensinas. A RegIIIγ é produzida na forma inativa, mas é clivada pela protease tripsina, que remove um pequeno fragmento aminoterminal para ativar o potencial bactericida do RegIIIγ no lúmen do intestino (ver Fig. 2.9). A proteína relacionada, REG3 (também denominada proteína associada ao hepatocarcinoma de intestino-pâncreas/pancreatite [**HIH/PAP**, do inglês *hepatocarcinoma-intestine-pancreas/pancreatitis--associated protein*]) e outros membros da família Reg de lecitinas tipo C secretadas também são expressas no intestino, sugerindo que pode haver uma família de "lecticidina" de proteínas antimicrobianas. É importante salientar que essa é uma estratégia comum para que as proteínas sejam produzidas como pró-peptídeos que necessitam de clivagem por proteases para completar a sua ativação. Essa forma de ativação também é uma característica central do próximo componente da imunidade inata que será vista: o sistema do complemento. A Figura 2.10 apresenta um resumo das estratégias da imunidade inata, que envolve barreiras epiteliais, enzimas e peptídeos antimicrobianos pré-formados.

Resumo

Para que um patógeno cause doença, primeiro ele deve fazer contato com o hospedeiro e então estabelecer um foco de infecção. O organismo dos mamíferos é suscetível a infecções por muitos patógenos, os quais residem e replicam em diferentes localizações anatômicas. Os patógenos diferem bastante em seu modo de vida, na estrutura de suas superfícies e em seus mecanismos de patogênese, exigindo uma resposta igualmente diversa de defesa do sistema imune do hospedeiro. A resposta imune dos mamíferos contra organismos invasores ocorre em três etapas, desde a defesa inata imediata, às defesas inatas induzidas e, finalmente, à imunidade adaptativa. A primeira fase da defesa do hospedeiro consiste nos mecanismos que estão presentes e prontos para atacar um invasor a qualquer momento. As superfícies epiteliais fornecem uma barreira física contra a entrada dos patógenos, mas também possuem estratégias especializadas. As superfícies das mucosas possuem uma barreira protetora de muco. O epitélio especializado protege contra a colonização, os vírus e as bactérias por meio de interações especializadas com a superfície celular. Os mecanismos de defesa do epitélio incluem a prevenção da adesão de patógenos e a secreção de enzimas e peptídeos antimicrobianos. Os peptídeos antimicrobianos normalmente são produzidos como uma pró-proteína que requer uma etapa proteolítica para completar sua ativação, frequentemente pela geração de um peptídeo catiônico que adquire uma estrutura anfipática capaz de romper a membrana celular dos microrganismos. As lecitinas antimicrobianas, que reconhecem os glicanos específicos de muitos patógenos e rompem a parede celular microbiana, também requerem clivagem proteolítica para sua atividade. As ações das enzimas e dos peptídeos descritos nesta seção, com frequência envolvem a ligação a estruturas de glicano/carboidrato características dos microrganismos. Assim, essas defesas moleculares solúveis são, ao mesmo tempo, tanto moléculas efetoras quanto receptoras de reconhecimento de padrões, representando a forma mais simples da imunidade inata.

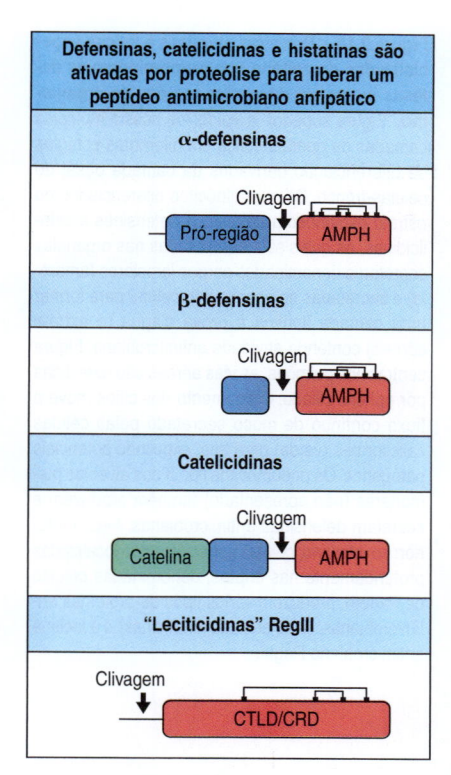

Figura 2.9 As defensinas, as catelicidinas e as proteínas RegIII são ativadas por proteólise. Quando α e β-defensinas são sintetizadas, elas possuem um peptídeo sinal (não apresentado), uma pró-região (azul), que é menor nas β-defensinas, e um domínio anfipático (AMPH [do inglês *amphipathic*], vermelho). A pró-região suprime a propriedade de inserção na membrana do domínio anfipático. Após a liberação das defensinas pelas células para os fagossomos, elas sofrem clivagem por proteases, que liberam o domínio anfipático na forma ativa. As catelicidinas recém-sintetizadas contêm um peptídeo sinal, um domínio catelina, uma pequena pró-região e um domínio anfipático. Elas também são ativadas por clivagem proteolítica. A RegIII contém um domínio de lecitina tipo C (CTDL, do inglês *C-type lectin domain*), também conhecido como domínio de reconhecimento de carboidratos (CRD). Após a liberação do peptídeo sinal, uma clivagem proteolítica adicional da RegIII também regula sua atividade antimicrobiana.

Figura 2.10   Barreiras químicas e físicas especializadas do epitélio que proporcionam as defesas inatas em diferentes regiões do organismo. Figura superior: a epiderme possui múltiplas camadas de queratinócitos em diferentes estágios de diferenciação derivados da camada basal de células-tronco. Os queratinócitos diferenciados do estrato espinhoso produzem β-defensinas e catelicidinas, as quais são incorporadas nas organelas secretoras denominadas corpos lamelares (amarelo) e secretadas no espaço intercelular para formar uma camada lipídica à prova d'água (o extrato córneo) contendo atividade antimicrobiana. Figura central: nos pulmões, as vias aéreas são revestidas por epitélio ciliado. O batimento dos cílios move o fluxo contínuo de muco secretado pelas células caliciformes (verde) para fora, expelindo potenciais patógenos. Os pneumócitos tipo II dos alvéolos pulmonares (não apresentado) também produzem e secretam defensinas antimicrobianas. Figura inferior: no intestino, células especializadas localizadas profundamente nas criptas, denominadas células de Paneth, produzem vários tipos de proteínas antimicrobianas: α-defensinas (criptidinas) e a lecitina antimicrobiana RegIII.

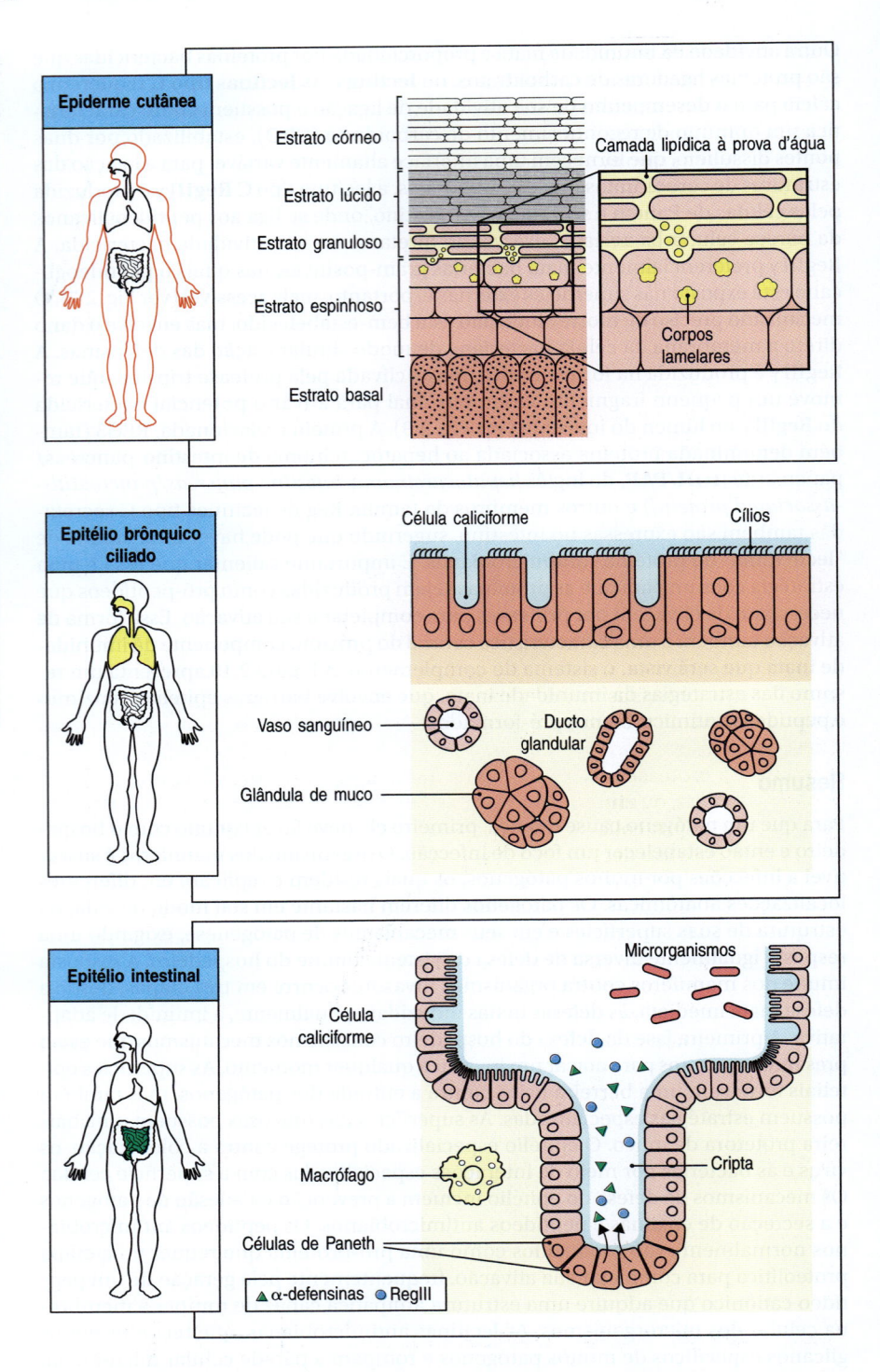

O sistema do complemento e a imunidade inata

Quando um patógeno rompe a barreira epitelial e as primeiras defesas antimicrobianas do hospedeiro, ele encontra o principal componente da imunidade inata, conhecido como sistema do complemento, ou **complemento**. O complemento é um conjunto de proteínas solúveis presentes no sangue e em outros líquidos corporais. Ele foi descoberto na década de 1890 por **Jules Bordet**, como um componente termolábil do plasma normal que aumenta a opsonização e a morte de bactérias pelos anticorpos e, assim, essa atividade "complementa" as ações dos anticorpos. A **opsonização** refere-se ao revestimento do patógeno por anticorpos e/ou proteínas do complemento, de modo que ele se torne mais facilmente capturado e destruído pelas células fagocíticas. Embora o complemento tenha sido descoberto primeiramente como um ramo efetor da resposta de anticorpos, hoje se sabe que ele evoluiu originalmente como uma parte do sistema imune inato, e que fornece proteção inicial nas infecções ainda na ausência dos anticorpos, por meio das mais antigas vias de ativação do complemento.

O sistema do complemento é composto por mais de 30 diferentes proteínas plasmáticas, as quais são produzidas principalmente pelo fígado. Na ausência de infecção, essas proteínas circulam na forma inativa. Na presença de patógenos ou de anticorpos ligados a patógenos, o sistema do complemento torna-se "ativado". Determinadas **proteínas do complemento** interagem umas com as outras para formar várias vias diferentes de ativação do complemento, sendo que todas terão o mesmo final – a morte do patógeno –, seja de maneira direta ou facilitando a fagocitose e induzindo respostas inflamatórias que auxiliam no combate à infecção. Há três vias de **ativação do complemento**. Como a via de ativação do complemento desencadeada por anticorpos foi a primeira a ser descoberta, ela se tornou conhecida como a via clássica de ativação do complemento. A seguinte a ser descoberta foi denominada via alternativa, a qual pode ser ativada somente pela presença do patógeno, e a mais recentemente descoberta é a via da lecitina, ativada por proteínas semelhantes a lecitinas que reconhecem e se ligam aos carboidratos da superfície dos patógenos.

Nas seções anteriores, viu-se que a proteólise pode ser utilizada como uma maneira de ativar proteínas antimicrobianas. No sistema do complemento, a ativação por proteólise é usada por uma razão ainda mais importante, já que muitas proteínas do complemento são proteases que clivam e ativam sucessivamente umas às outras. As proteases do sistema do complemento são sintetizadas como pró--enzimas inativas, ou **zimogênios**, que somente se tornam enzimaticamente ativas após a clivagem proteolítica, em geral por outra proteína do complemento. As vias do complemento são desencadeadas por proteínas que atuam como receptores de reconhecimento de padrões para detectar a presença de patógenos. A detecção do patógeno ativa um zimógeno inicial, desencadeando uma cascata de proteólise na qual os zimógenos do complemento são ativados em sequência, tornando-se, cada um, uma protease ativa que cliva e ativa várias moléculas do próximo zimógeno da via. Essa cascata proteolítica por fim produz os componentes efetores do complemento que auxiliam na remoção do patógeno. Desse modo, mesmo a detecção de uma pequena quantidade de patógenos produz uma resposta rápida, que em geral é amplificada a cada etapa.

A nomenclatura pode ser um obstáculo para que os estudantes compreendam as proteínas do complemento, de modo que agora serão explicados seus nomes. A primeira proteína descoberta pertence à via clássica e são identificadas pela letra C seguida de um número. As proteínas nativas do complemento, como os zimógenos inativos, têm uma designação numérica simples, por exemplo, C1 e C2. Infelizmente os componentes foram numerados de acordo com a ordem de sua descoberta, em vez de sua sequência da reação. A sequência da reação na via clássica, por exemplo, é C1, C4, C2, C3, C5, C6, C7, C8 e C9 (pode-se observar que nem todas são proteases). Os produtos da reação de clivagem são designados por letras minúsculas adicionais que têm função de sufixo. Por exemplo, a clivagem do C3 produz um pequeno fragmento de proteína denominada C3a e um fragmento maior, C3b. O fragmento maior é sempre designado pelo sufixo b, com uma exceção. Para o C2, o fragmento maior foi, no início, nomeado **C2a**, porque é o fragmento enzimaticamente ativo, e este nome continuou sendo utilizado. Outra exceção à regra geral é a nomenclatura do C1q, C1r e C1s. Estes não são produtos de clivagem do C1, mas são proteínas distintas que juntas formam o C1. As proteínas da via alternativa foram descobertas mais tarde e são designadas por diferentes letras maiúsculas, por exemplo, fator B e fator D. Seus produtos de clivagem também são designados pela adição das letras minúsculas a e b; assim, o fragmento maior de B é chamado de Bb, e o menor fragmento, de Ba. Os componentes ativados do complemento são com

Classes funcionais das proteínas no sistema do complemento	
Ligação ao complexo antígeno:anticorpo e superfícies do patógeno	C1q
Ligação a estruturas de carboidrato, como manose ou GlcNAc, nas superfícies microbianas	MBL Ficolinas C1q Properdina (fator P)
Enzimas ativadoras	C1r C1s C2a Bb D MASP-2
Proteínas ligadoras de membrana e opsoninas	C4b C3b
Peptídeos mediadores da inflamação	C5a C3a C4a
Proteínas de ataque à membrana	C5b C6 C7 C8 C9
Receptores do complemento	CR1 CR2 CR3 CR4 CRIg
Proteínas reguladoras do complemento	C1INH C4BP CR1 MCP DAF H I P CD59

Figura 2.11 Classes funcionais de proteínas no sistema do complemento.

frequência designados por uma linha horizontal, por exemplo, $\overline{C2a}$; contudo, não será utilizada essa convenção. Todos os componentes do sistema do complemento estão descritos na Figura 2.11.

Além de atuar na imunidade inata, o complemento também influencia na imunidade adaptativa. A opsonização dos patógenos pelo complemento facilita sua captura por células apresentadoras de antígenos fagocíticos que expressam os receptores do complemento. Isso aumenta a apresentação dos antígenos patogênicos às células T, assunto que será discutido em mais detalhes no Capítulo 6. As células B expressam receptores para as proteínas do complemento, que intensificam suas respostas aos antígenos revestidos pelo complemento, como será descrito no Capítulo 10. Além disso, vários fragmentos do complemento podem atuar para influenciar a produção de citocinas por células apresentadoras de antígenos, influenciando, assim, a direção e a extensão da resposta imune adaptativa subsequente, como será descrito no Capítulo 11.

2.5 O sistema do complemento reconhece as características das superfícies microbianas, marcando-as para destruição por meio da deposição de C3b

A Figura 2.12 apresenta uma previsão simplificada dos mecanismos desencadeantes e o resultado da ativação do complemento. As três vias de ativação do complemento são iniciadas de maneiras distintas. A **via da lectina** é iniciada por proteínas solúveis que se ligam a carboidratos, pela lectina ligadora de manose e pelas ficolinas, que se ligam a determinadas estruturas de carboidratos nas superfícies microbianas. Então, as proteases associadas a essas proteínas de reconhecimento ativam a clivagem das proteínas do complemento e ativam a via. A **via clássica** é iniciada quando o componente do complemento, o C1, que é constituído por uma proteína de reconhecimento (C1q) associada a proteases (C1r e C1s), que reconhece diretamente a superfície microbiana ou se liga a anticorpos já ligados ao patógeno. Por fim, a **via alternativa** pode ser iniciada pela hidrólise espontânea e pela ativação do componente do complemento C3, que pode, então, ligar-se diretamente às superfícies microbianas.

Essas três vias convergem para a etapa central e mais importante da ativação do complemento. Quando qualquer via interage com a superfície de um patógeno, é produzida uma atividade enzimática denominada **convertase C3**. Há vários tipos de convertases C3, dependendo da via do complemento que é ativada, mas cada uma é uma multi-subunidade proteica com atividade de protease que cliva o **componente 3 do complemento** (**C3**). A convertase C3 liga-se covalentemente à superfície do patógeno, onde cliva o C3 para produzir grandes quantidades de **C3b**, a principal molécula efetora do sistema do complemento, e **C3a**, um peptídeo que auxilia a induzir inflamações. A clivagem do C3 é uma etapa crítica na ativação do complemento e leva, de forma direta ou indireta, a todas as atividades efetoras do sistema do complemento (ver Fig. 2.12). O C3b liga-se covalentemente à superfície microbiana e atua como uma opsonina, permitindo que os fagócitos que possuem receptores para o complemento capturem e destruam o microrganismo revestido com C3b. Mais adiante neste capítulo, serão descritos os diferentes receptores do complemento envolvidos com esta função do sistema do complemento. O C3b também pode se ligar à convertase C3 formada pelas vias clássica e da lecitina, formando outra enzima com multi-subunidades, a **convertase C5** (não apresentada na Fig. 2.12). Esta cliva a C5, liberando o peptídeo altamente inflamatório **C5a** e produzindo o **C5b**. O C5b inicia os eventos "tardios" da ativação do complemento, no qual outro conjunto de proteínas do complemento interage com o C5b para formar o **complexo de ataque à membrana** na superfície do patógeno, criando um poro na membrana celular que leva à lise.

A característica fundamental do C3b é sua habilidade de formar ligações covalentes com a superfície microbiana, o que permite que o reconhecimento inato dos microrganismos seja traduzido em respostas efetoras. A formação da ligação covalente

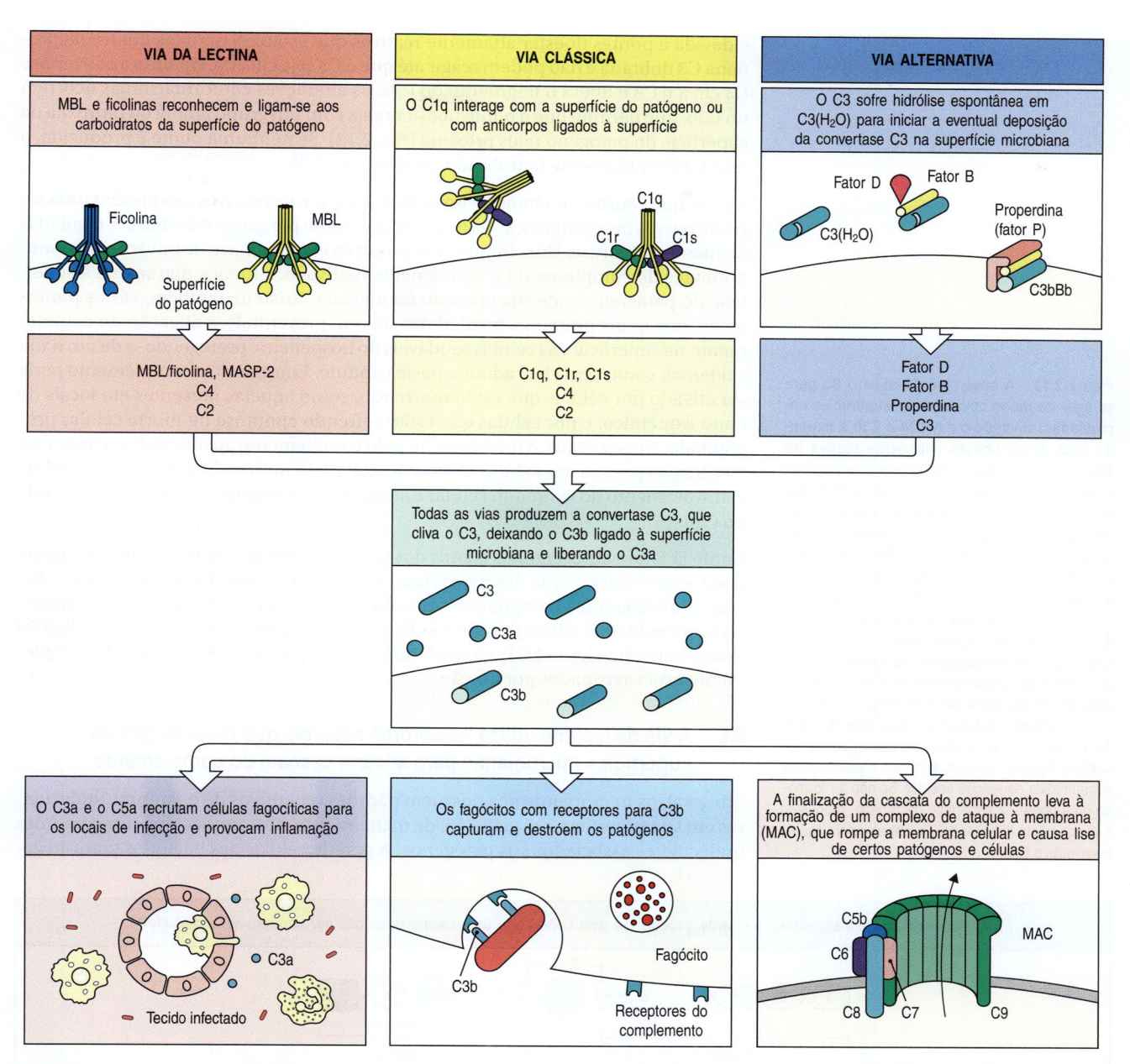

Figura 2.12   O complemento é um sistema de receptores de reconhecimento de padrões e moléculas efetoras solúveis que detectam e destroem os microrganismos. Os mecanismos de reconhecimento de patógenos das três vias de ativação do complemento estão apresentados no topo da figura, juntamente com os componentes do complemento utilizados na cascata proteolítica, que leva à formação de uma convertase C3. A atividade dessa enzima cliva o componente C3 do complemento em uma pequena proteína solúvel C3a e um componente maior, o C3b, que se liga covalentemente à superfície do patógeno. Os componentes estão descritos, de acordo com sua função bioquímica, na Figura 2.11, e estão descritos em detalhes nas próximas figuras. A via da lecitina de ativação do complemento (figura superior à esquerda) é ativada pela ligação da lecitina ligadora de manose (MBL) ou ficolinas aos resíduos de carboidratos da parede celular e das cápsulas bacterianas. A via clássica (figura superior central) é ativada pela ligação do C1q à superfície do patógeno ou ao anticorpo ligado ao patógeno. Na via alternativa (figu-

ra superior à direita), o C3 solúvel sofre hidrólise espontânea na fase fluida, gerando C3(H₂O), que aumenta ainda mais pela ação dos fatores B, D e P (properdina). Assim, todas as vias convergem para a formação do C3b ligado a um patógeno e conduzem todas as atividades efetoras do complemento que estão apresentadas na parte inferior da figura. O C3b ligado a um patógeno atua como uma opsonina, permitindo que os fagócitos que expressam os receptores para o C3b capturem mais facilmente as bactérias revestidas pelo complemento (figura inferior à esquerda). O C3b também pode ligar-se a convertase C3 para produzir outra atividade, a convertase C5 (detalhe não apresentado), que cliva a C5 em C5a e C5b. O C5b ativa os eventos finais da via do complemento, no qual os componentes terminais do complemento, C6 a C9, reúnem-se em um complexo de ataque à membrana que pode danificar a membrana de certos patógenos (figura inferior central). O C3a e o C5a atuam como quimioatraentes que recrutam as células do sistema imune para o local de infecção, causando inflamação (figura inferior à direita).

é devida a pontes tioéster altamente reativas que estão escondidas dentro da proteína C3 dobrada e não podem reagir até que o C3 seja clivado. Quando a convertase C3 cliva o C3 e libera o fragmento do C3a, as alterações conformacionais ocorrem no C3b, que permite que a ponte tioéster reaja com um grupo amina ou hidroxila na superfície do patógeno mais próxima (Fig. 2.13). Se nenhuma ponte é produzida, o tioéster é rapidamente hidrolisado, inativando o C3b.

As vias que causam potentes efeitos inflamatórios e destrutivos – e que têm uma série de passos de amplificação – são potencialmente perigosas e devem ser reguladas de maneira rigorosa. Uma importante proteção é que a chave de ativação dos componentes do complemento é rapidamente inativada, a menos que se una à superfície do patógeno, onde sua ativação foi iniciada. Existem, também, vários pontos na via nos quais proteínas reguladoras atuam, prevenindo a ativação do complemento na superfície das células saudáveis do hospedeiro, protegendo-o de um dano acidental, como será visto adiante neste capítulo. Entretanto, o complemento pode ser ativado por células que estão morrendo, como aquelas presentes em locais de dano isquêmico, e por células que estão sofrendo apoptose ou morte celular programada. Nesses casos, o revestimento pelo complemento auxilia na fagocitose e na eliminação precisa das células mortas ou que estão morrendo, limitando o risco de extravasamento do conteúdo celular e ativando uma resposta autoimune (discutida no Cap. 15).

Como já foram apresentados alguns dos principais componentes do complemento, pode-se proceder a uma descrição mais detalhada das três vias. Para auxiliar a distinguir os diferentes componentes do complemento de acordo com suas funções, será utilizado um código de cores nas figuras nesta parte do capítulo. Este código foi apresentado na Figura 2.11, na qual todos os componentes do sistema do complemento estão agrupados por função.

2.6 A via da lecitina utiliza receptores solúveis que reconhecem as superfícies microbianas para ativar a cascata do complemento

Em geral, os microrganismos possuem padrões repetitivos de estruturas moleculares em sua superfície, os quais são, de maneira genérica, conhecidos como padrões moleculares associados aos patógenos. A parede celular das bactérias gram-nega-

Figura 2.13 A covertase C3 ativa o C3 para se ligar de modo covalente às superfícies microbianas, clivando-o em C3a e C3b e expondo uma ponte tioéster altamente reativa no C3b. Figura superior: o C3 no plasma sanguíneo consiste em uma cadeia α e uma cadeia β (formadas pelo processamento proteolítico do polipeptídeo C3 nativo), unidas por uma ponte de dissulfeto. Os domínios contendo tioéster (TEDs) da cadeia α contêm uma ponte tioéster altamente reativa (ponto vermelho). Figuras inferiores à esquerda: clivagem pela convertase C3 (a convertase C4b2a da via da lecitina é apresentada) e liberação de C3a da porção aminoterminal da cadeia α causa uma alteração conformacional no C3b, que expõe a ponte tioéster. Agora ele pode reagir com grupos amino ou hidroxil das moléculas da superfície dos patógenos, ligando covalentemente o C3b na superfície. Figuras inferiores à direita: representação esquemática da reação tioéster. Se não for formada uma ponte na superfície bacteriana, o tioéster é rapidamente hidrolisado (i.e., clivado pela água), inativando o C3b.

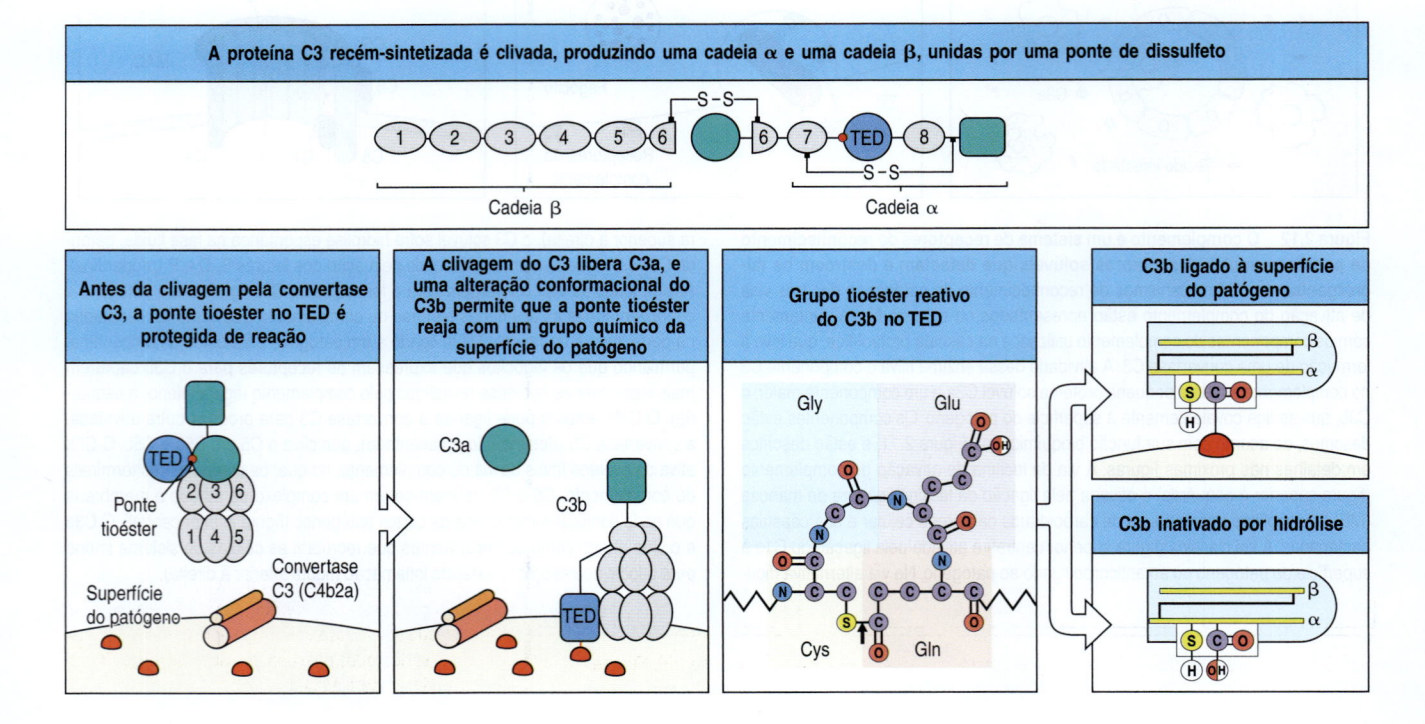

tivas e gram-positivas, por exemplo, são compostas por uma matriz de proteínas, carboidratos e lipídeos organizados de modo repetitivo (ver Fig. 2.7). Os ácidos lipoteicoicos da parede celular das bactérias gram-positivas e os lipopolissacarídeos da membrana externa das bactérias gram-negativas não estão presentes nas células animais e são importantes para o reconhecimento da bactéria pelo sistema imune inato. Igualmente, os glicanos das proteínas da superfície dos fungos, na maioria das vezes terminam com resíduos de manose em vez de ácido siálico (ácido *N*-acetilneuramínico), que terminam os glicanos das células de vertebrados (Fig. 2.14). A via da lecitina utiliza estas características das superfícies microbianas para detectar e responder aos patógenos.

A via da lectina pode ser ativada por qualquer um dos quatro diferentes receptores de reconhecimento de padrões circulantes no sangue e nos líquidos celulares que reconhecem os carboidratos nas superfícies microbianas. O primeiro a ser descoberto foi a **lecitina ligadora de manose** (**MBL**), que está apresentada na Figura 2.15 e é sintetizada no fígado. A MBL é uma proteína oligomérica, formada por um monômero, que contém um domínio aminoterminal e um domínio carboxiterminal de lecitina tipo C. As proteínas desse tipo são denominadas **colectinas**. Os monômeros de MBL reúnem-se em trímeros por meio da formação de uma tripla-hélice com seus domínios semelhantes ao colágeno. Os trímeros então se organizam em oligômeros por pontes de dissulfeto entre os domínios de colágeno ricos em cisteína. A MBL presente no sangue é composta por dois a seis trímeros. Um único domínio de reconhecimento de carboidratos da MBL possui baixa afinidade pela manose, pela fucose e por resíduos de *N*-acetilglicosamina (GlcNAc), que são comuns nos glicanos microbianos, mas não se liga aos resíduos de ácido siálico que terminam os glicanos dos vertebrados. Assim, a MBL multimérica possui uma alta força de ligação total, ou **avidez**, para estruturas de carboidratos repetitivas de uma ampla variedade de superfícies microbianas, incluindo as bactérias gram-positivas e gram-negativas, as micobactérias, as leveduras, alguns vírus e parasitos, quando não estão interagindo com as células do hospedeiro. A MBL é produzida pelo fígado e está presente em baixas concentrações no plasma da maioria dos indivíduos, mas na presença de infecção sua produção é aumentada durante a resposta de fase aguda. Esta é parte da etapa da fase induzida da resposta imune inata e será discutida no Capítulo 3.

As outras três moléculas de reconhecimento de patógenos utilizadas pela via da lecitina são conhecidas como **ficolinas**. Embora relacionadas em forma e função com a MBL, elas possuem um domínio semelhante ao fibrinogênio, no lugar do domínio de lecitina, ligado a uma haste semelhante ao colágeno (ver Fig. 2.15). O domí-

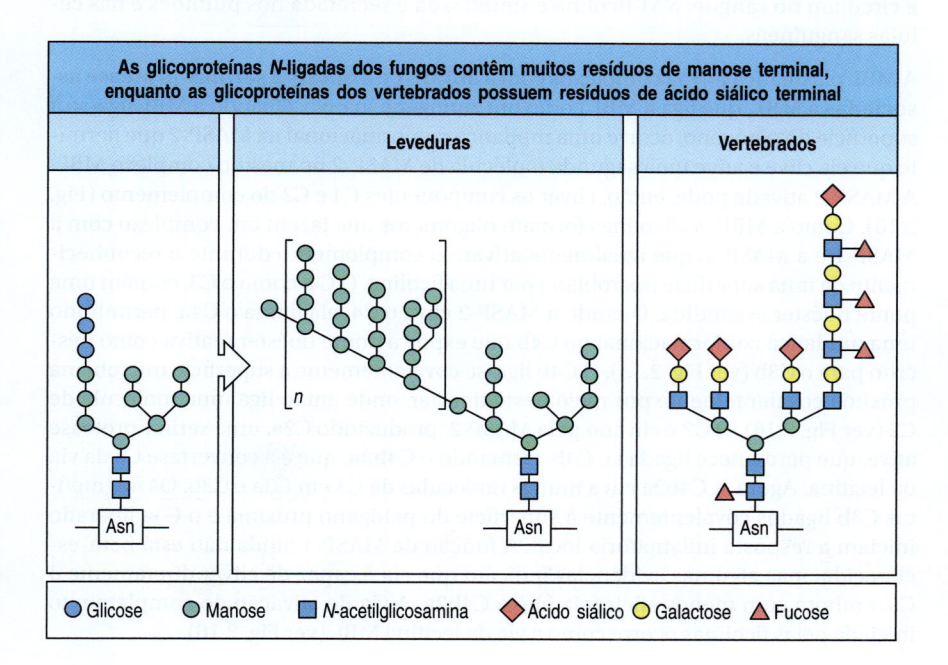

As glicoproteínas *N*-ligadas dos fungos contêm muitos resíduos de manose terminal, enquanto as glicoproteínas dos vertebrados possuem resíduos de ácido siálico terminal

Leveduras | Vertebrados

● Glicose ● Manose ■ *N*-acetilglicosamina ◆ Ácido siálico ○ Galactose ▲ Fucose

Figura 2.14 As cadeias laterais de carboidratos das glicoproteínas de leveduras e vertebrados são terminadas com padrões de açúcares distintos. A glicosilação *N*-ligada dos fungos e dos animais é iniciada pela adição do mesmo oligossacarídeo precursor, Glc_3-Man_9-$GlcNAc_2$ (figura à esquerda) em um resíduo de asparagina. Em muitas leveduras, esse resíduo é processado em glicanos com elevada manose (figura central). Em contraste, nos vertebrados o glicano inicial é clivado e processado e as glicoproteínas *N*-ligadas dos vertebrados possuem resíduos de ácido siálico terminal (figura à direita).

Figura 2.15 **A lectina ligadora de manose e as ficolinas formam complexos com as serinas-protease e reconhecem determinados carboidratos nas superfícies microbianas.** A lecitina ligadora de manose (MBL) (figuras à esquerda) são proteínas oligoméricas com dois a seis grupamentos de cabeças de carboidratos, ligada a uma haste central formada por caudas semelhantes ao colágeno dos monômeros de MBL. Um monômero de MBL é composto por uma região de colágeno (vermelho), uma região intermediária de hélice α (azul) e um domínio de reconhecimento de carboidratos (amarelo). Três monômeros de MBL associam-se para formar um trímero, e entre dois a seis trímeros reúnem-se formando uma molécula de MBL madura (figura inferior à esquerda). Associadas a uma molécula de MBL estão duas serinas-protease, a serina-protease associada à MBL 1 (MASP-1) e a serina-protease associada à MBL 2 (MASP-2). A MBL liga-se à superfície bacteriana que apresenta um determinado arranjo espacial de resíduos de manose ou fucose. As ficolinas (figuras à direita), que se assemelham à MBL em sua estrutura geral, estão associadas a MASP-1 e MASP-2 e podem ativar C4 e C2 após se ligarem às moléculas de carboidratos presentes nas superfícies microbianas. Os domínios de ligação de carboidratos das ficolinas são domínios semelhantes ao fibrinogênio e não semelhantes aos domínios de lecitinas de MBL.

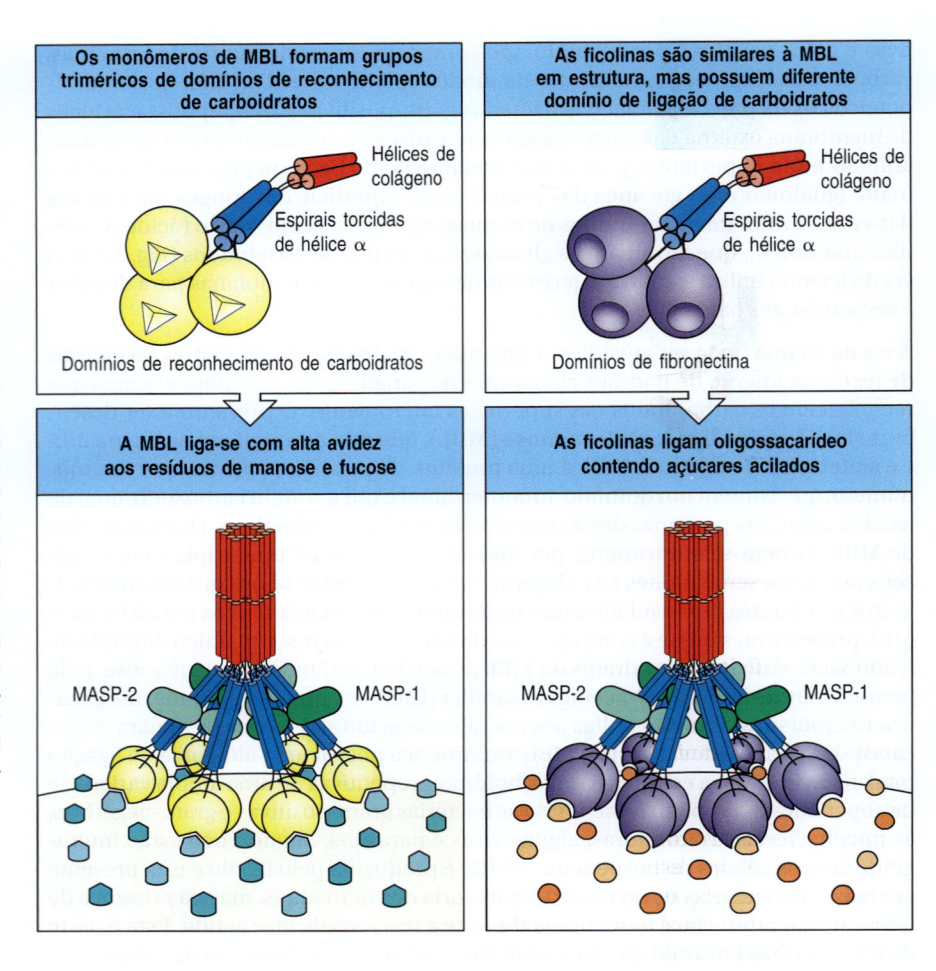

nio semelhante ao fibrinogênio confere às ficolinas uma especificidade geral para oligossacarídeos contendo açúcares acetilados, mas não liga carboidratos contendo manose. O ser humano possui três ficolinas: a L-ficolina (ficolina-2), a M-ficolina (ficolina-1) e a H-ficolina (ficolina-3). A L e a H-ficolina são sintetizadas pelo fígado e circulam no sangue; a M-ficolina é sintetizada e secretada nos pulmões e nas células sanguíneas.

A MBL plasmática forma complexos com a **MASP-1** e a **MASP-2 serinas-protease associadas à MBL**, que liga a MBL como um zimógeno inativo. Quando a MBL liga-se à superfície do patógeno, ocorre uma mudança conformacional na MASP-2 que permite que ela clive e ative uma segunda molécula de MASP-2 no mesmo complexo MBL. A MASP-2 ativada pode, então, clivar os componentes C4 e C2 do complemento (Fig. 2.16). Como a MBL, as ficolinas formam oligômeros que fazem um complexo com a MASP-1 e a MASP-2, que igualmente ativam o complemento durante o reconhecimento da uma superfície microbiana por uma ficolina. O C4, como o C3, contém uma ponte tioéster escondida. Quando a MASP-2 cliva o C4, ela libera o C4a, permitindo uma mudança conformacional no C4b que expõe a ponte tioéster reativa como descrito para o C3b (ver Fig. 2.13). O C4b liga-se covalentemente à superfície microbiana próxima covalentemente por meio deste tioéster, onde então liga uma molécula de C2 (ver Fig. 2.16). O C2 é clivado pela MASP-2, produzindo C2a, uma serina-protease ativa, que permanece ligada ao C4b, formando o **C4b2a**, que é a convertase C3 da via da lecitina. Agora, a C4b2a cliva muitas moléculas de C3 em C3a e C3b. Os fragmentos C3b ligados covalentemente à superfície do patógeno próxima e o C3a liberado iniciam a resposta inflamatória local. A função da MASP-1 ainda não está bem-esclarecida, mas algumas evidências indicam que ela é capaz de clivar diretamente o C3, embora com menos eficácia que o C4b2a. A via de ativação do complemento iniciada pelas ficolinas ocorre como a via da lecitina MBL (ver Fig. 2.16).

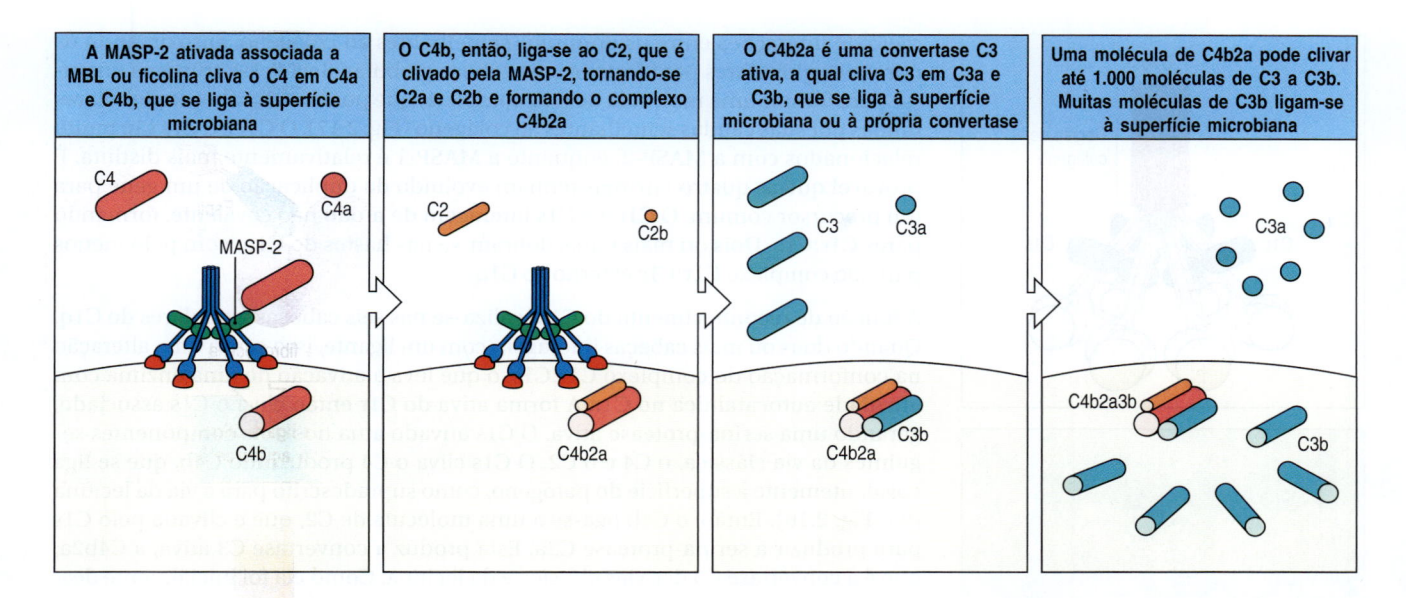

| A MASP-2 ativada associada a MBL ou ficolina cliva o C4 em C4a e C4b, que se liga à superfície microbiana | O C4b, então, liga-se ao C2, que é clivado pela MASP-2, tornando-se C2a e C2b e formando o complexo C4b2a | O C4b2a é uma convertase C3 ativa, a qual cliva C3 em C3a e C3b, que se liga à superfície microbiana ou à própria convertase | Uma molécula de C4b2a pode clivar até 1.000 moléculas de C3 a C3b. Muitas moléculas de C3b ligam-se à superfície microbiana |

Figura 2.16   As ações da convertase C3 resultam na ligação de um grande número de moléculas de C3b na superfície dos patógenos. A ligação da lecitina ligadora de manose ou ficolina aos seus ligantes carboidratos nas superfícies microbianas ativa a serina-protease MASP-2. Isso leva à clivagem de C4 pela MASP-2, que expõe um grupo reativo em C4b, ligando-se covalentemente à superfície do patógeno. O C4b, então, liga-se ao C2, tornando-o suscetível à clivagem pela MASP-2. O fragmento maior, C2a, é a protease ativa da convertase C3. Ela cliva muitas moléculas de C3 para produzir C3b, que se liga à superfície do patógeno, e C3a, um mediador inflamatório. A ligação covalente de C3b e C4b à superfície do patógeno é importante, restringindo a subsequente atividade do complemento às superfícies dos patógenos.

Indivíduos deficientes em MBL ou MASP-2 sofrem mais infecções respiratórias por bactérias extracelulares comuns durante a infância, indicando a importância da via da lecitina para a defesa do hospedeiro. Essa suscetibilidade ilustra a importância particular dos mecanismos de defesa inata no início da infância, quando a resposta imune adaptativa ainda não está completamente desenvolvida, mas os anticorpos maternos transferidos por meio da placenta e presentes no leite materno já se esgotaram. Outros membros da família das colectinas são as **proteínas surfactantes A** e **D (SP-A** e **SP-D)**, que estão presentes nos líquidos que banham a superfície epitelial dos pulmões. Ali, elas revestem a superfície dos patógenos, tornando-os mais suscetíveis à fagocitose pelos macrófagos que deixaram os tecidos subepiteliais para entrar nos alvéolos. Como a SP-A e a SP-D não se associam às MASPs, elas não ativam o complemento.

Aqui a MBL foi utilizada como protótipo ativador da via da lecitina, mas as ficolinas são mais abundantes no plasma do que a MBL e, portanto, na prática, podem ser mais importantes. A L-ficolina reconhece açúcares acetilados como o GlcNac e a *N*-acetilgalactosamina (GalNAc) e, particularmente, reconhece o ácido lipoteicoico, um componente da parede celular de bactérias gram-positivas que contém GalNAc. Ela também pode ativar o complemento após se ligar a várias bactérias encapsuladas. A M-ficolina também reconhece resíduos de açúcares acetilados. A H-ficolina apresenta uma especificidade de ligação mais restrita, para a D-fucose e a galactose, e teve sua atividade associada somente contra a bactéria gram-positiva *Aerococcus viridans*, causadora da endocardite bacteriana.

2.7   A via clássica é iniciada pela ativação do complexo C1 e seus homólogos à via da lecitina

O esquema geral da via clássica é similar ao da via da lecitina, exceto pelo fato de que esta utiliza um sensor de patógeno conhecido como **complexo C1**, ou **C1**. Como o C1 interage diretamente com alguns patógenos, mas também pode interagir com anticorpos, ele permite que a via clássica atue tanto na imunidade inata, que será descrita a seguir, quanto na imunidade adaptativa, que será vista em mais detalhes no Capítulo 10.

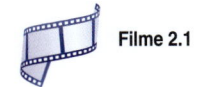   **Filme 2.1**

Como o complexo MBL-MASP, o complexo C1 é composto por uma grande subunidade (**C1q**), que atua como sensor do patógeno, e duas serinas-protease (**C1r** e **C1s**), inicialmente em sua forma inativa. O C1q é um hexâmero de trímeros, composto por monômeros que contém, cada um deles, um domínio globular aminoterminal e um domínio carboxiterminal semelhante ao colágeno. Os trímeros unem-se por

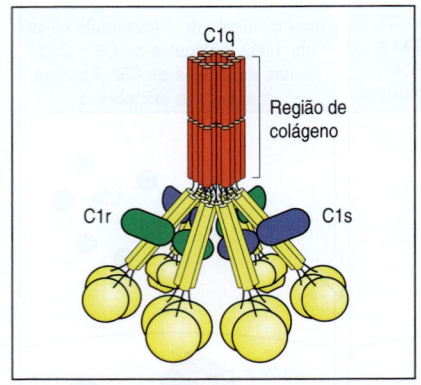

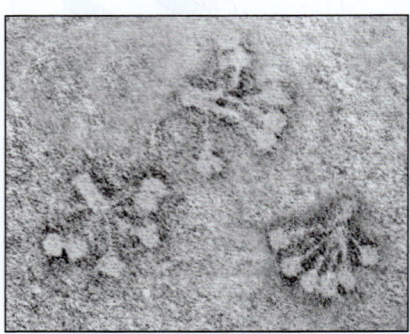

Figura 2.17 A primeira proteína na via clássica de ativação do complemento é C1, que é um complexo de C1q, C1r e C1s. Como mostra a micrografia, a C1q é composta de seis subunidades idênticas com cabeças globulares e longas caudas semelhantes ao colágeno, e tem sido descrita como um "buquê de tulipas". As caudas ligam-se em duas moléculas, de C1r e C1s, para formar o complexo C1 C1q:C1r$_2$:C1s$_2$. As cabeças ligam-se à região constante das moléculas de imunoglobulina ou diretamente na superfície do patógeno, causando mudanças conformacionais em C1r, o qual cliva e ativa o zimógeno C1s. O complexo C1 é similar, em sua estrutura geral, ao complexo MBL-MASP e possui função idêntica, clivando o C4 e o C2 para formar a convertase C3 C4b2a (ver Fig. 2.16). (Fotografia [× 500.000] cortesia de K.B.M. Reid.)

meio de interações entre os domínios semelhantes ao colágeno, aproximando os domínios globulares para formar uma cabeça globular. Seis desse trímeros unem-se para formar uma molécula de C1q completa, que possui seis cabeças globulares unidas por suas caudas semelhantes ao colágeno (Fig. 2.17). O C1r e o C1s são muito relacionados com a MASP-2, enquanto a MASP-1 é relativamente mais distinta. É provável que as quatro enzimas tenham evoluído da duplicação de um gene para um precursor comum. O C1r e o C1s interagem de modo não covalente, formando pares C1r:C1s. Dois ou mais pares dobram-se nas hastes do C1q, com pelo menos parte do complexo C1r:C1s externo ao C1q.

A função de reconhecimento do C1 localiza-se nas seis cabeças globulares do C1q. Quando duas ou mais cabeças interagem com um ligante, isso causa uma alteração na conformação do complexo C1r:C1s, o que leva à ativação de uma enzima com atividade autocatalítica no C1r. A forma ativa do C1r então cliva o C1s associado, gerando uma serina-protease ativa. O C1s ativado atua nos dois componentes seguintes da via clássica, o C4 e o C2. O C1s cliva o C4 produzindo C4b, que se liga covalentemente à superfície do patógeno, como supradescrito para a via da lecitina (ver Fig. 2.16). Então, o C4b liga-se a uma molécula de C2, que é clivada pelo C1s para produzir a serina-protease C2a. Esta produz a convertase C3 ativa, a C4b2a, que é a convertase C3 das vias clássica e da lecitina. Como ela foi inicialmente descoberta como parte da via clássica, é frequentemente conhecida como **convertase C3 clássica**. As proteínas envolvidas na via clássica e suas formas ativas estão apresentadas na Figura 2.18.

O C1q pode se ligar à superfície dos patógenos de várias maneiras diferentes. Uma delas é ligando-se diretamente aos componentes da superfície de algumas bactérias, incluindo determinadas proteínas da parede celular bacteriana e a estruturas polianiônicas como o ácido lipoteicoico das bactérias gram-positivas. Outra maneira é por meio da ligação à proteína C-reativa, uma proteína de fase aguda do plasma humano que se liga aos resíduos de fosfocolinas das moléculas da superfície bacteriana, como o polissacarídeo C pneumocócico, daí o nome proteína C-reativa. As proteínas de fase aguda serão discutidas em mais detalhes no Capítulo 3. Entretanto, a principal função do C1q na resposta imune é de se ligar às regiões constantes dos anticorpos (as regiões Fc) que se ligaram aos patógenos por meio de seu sítio de ligação ao antígeno (ver Seção 1.18). Assim, o C1q associa as funções efetoras do complemento ao reconhecimento proporcionado pela imunidade adaptativa. Isso parece limitar a utilidade do C1q no combate durante as primeiras etapas de uma infecção, antes que a resposta imune adaptativa tenha produzido anticorpos específicos para o patógeno. Entretanto, **anticorpos naturais** estarão presentes, que são anticorpos produzidos pelo sistema imune na ausência aparente de qualquer infecção. Esses anticorpos possuem baixa afinidade para muitos patógenos microbianos e apresentam grande reação cruzada, reconhecendo constituintes comuns de membrana como a fosfocolina e reconhecendo, inclusive, alguns antígenos próprios, componentes das células do próprio organismo. Não se sabe se os anticorpos naturais são produzidos em resposta à microbiota comensal ou em resposta aos antígenos próprios, mas não parece ser consequência de uma resposta imune adaptativa contra uma infecção. Grande parte dos anticorpos naturais são da classe IgM, e representam uma quantidade considerável da IgM total circulante no ser humano. A IgM é a classe de anticorpos mais eficaz na ligação do C1q, fazendo os anticorpos naturais serem um meio eficaz de ativação do complemento das superfície microbianas imediatamente após uma infecção, levando à eliminação de bactérias como *Streptococcus pneumoniae* (o pneumococo) antes que elas se tornem uma ameaça.

2.8 A ativação do complemento está, em grande parte, confinada à superfície na qual é iniciada

Viu-se que tanto a via clássica quanto a via da lecitina de ativação do complemento são iniciadas por proteínas que se ligam à superfície dos patógenos. Durante a cascata de enzimas induzidas que se segue, é importante que os eventos de ativação estejam confinados ao mesmo local, de forma que a ativação do C3 também ocorra

Proteínas da via clássica de ativação do complemento		
Componente nativo	Forma ativa	Função da forma ativa
C1 (C1q: $C1r_2$:$C1s_2$)	C1q	Liga-se diretamente às superfícies do patógeno ou indiretamente ao anticorpo ligado aos patógenos, permitindo, assim, a autoativação de C1r
	C1r	Cliva C1s em uma protease ativa
	C1s	Cliva C4 e C2
C4	C4b	Liga-se covalentemente ao patógeno e o opsoniza. Liga-se a C2 para clivagem por C1s
	C4a	Peptídeo mediador da inflamação (atividade fraca)
C2	C2a	Enzima ativa da via clássica convertase C3/C5: cliva C3 e C5
	C2b	Precursor da quinina C2 vasoativa
C3	C3b	Muitas moléculas de C3b ligam-se à superfície do patógeno e atuam como opsoninas. Inicia a amplificação pela via alternativa. Liga-se a C5 para clivagem por C2a
	C3a	Peptídeo mediador da inflamação (atividade intermediária)

Figura 2.18 As proteínas da via clássica de ativação do complemento.

na superfície do patógeno, e não no plasma ou nas superfícies das células do hospedeiro. Isso é obtido sobretudo pela ligação covalente do C4b à superfície do patógeno. Na imunidade inata, a clivagem de C4 é catalisada por C1 ou pelo complexo MBL ligado à superfície do patógeno e, assim, o C4b pode ligar proteínas adjacentes ou carboidratos na superfície do patógeno. Se o C4b não formar essa ligação rapidamente, a ligação tioéster é clivada pela reação com água, e o C4b é inativado de maneira irreversível. Isso ajuda a evitar a difusão de C4b do local de ativação na superfície microbiana, ligando-se às células saudáveis do hospedeiro.

O C2 torna-se suscetível à clivagem por C1s somente quando ligado pelo C4b e, assim, a serina-protease C2a ativada também está confinada à superfície do patógeno, onde permanece associada ao C4b, formando a convertase C3, C4b2a. A clivagem do C3 em C3a e C3b está, portanto, confinada à superfície do patógeno. Como o C4b, o C3b é inativado por hidrólise, a menos que seu tioéster faça rapidamente uma ponte covalente (ver Fig. 2.13) e, portanto, somente opsoniza a superfície na qual ocorreu a ativação do complemento. A opsonização pelo C3b é mais eficaz quando anticorpos também estão ligados à superfície do patógeno, mesmo que os fagócitos tenham receptores tanto para o complemento como para os anticorpos (isso será descrito no Cap. 10). Como as formas reativas de C3b e C4b são capazes de formar ligações covalentes com qualquer proteína ou carboidrato adjacente, quando o complemento é ativado por um anticorpo ligado, uma proporção de C3b e C4b reativos irá ligar-se às moléculas de anticorpos por si. Essa combinação de ligações químicas cruzadas do anticorpo com o complemento é, provavelmente, o mais eficiente ativador da fagocitose.

2.9 A via alternativa do complemento é uma alça de amplificação para a formação do C3b, acelerada pelo reconhecimento do patógeno pela properdina

Embora seja provavelmente a mais antiga via do complemento, a via alternativa é assim chamada porque foi descoberta como uma segunda via (ou "alternativa") para

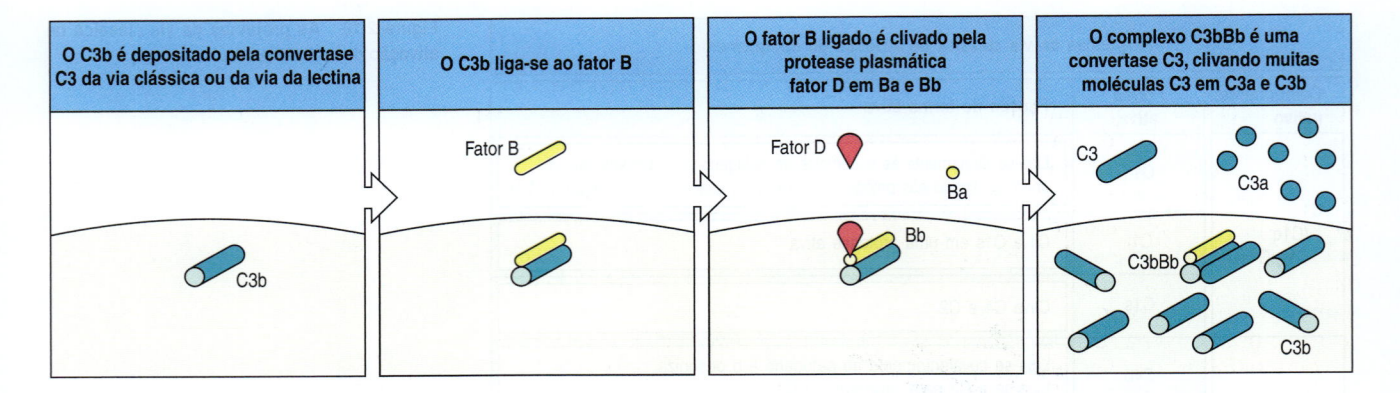

| O C3b é depositado pela convertase C3 da via clássica ou da via da lectina | O C3b liga-se ao fator B | O fator B ligado é clivado pela protease plasmática fator D em Ba e Bb | O complexo C3bBb é uma convertase C3, clivando muitas moléculas C3 em C3a e C3b |

Figura 2.19 A via alternativa da ativação do complemento pode amplificar a via clássica ou a via da lecitina, formando uma convertase C3 alternativa e depositando mais moléculas C3b na superfície do patógeno. O C3b depositado pela via clássica ou pela via da lectina pode ligar-se ao fator B, tornando-o suscetível à clivagem pelo fator D. O complexo C3bBb é uma convertase C3 da via alternativa de ativação do complemento, e sua ação, assim como a do C4b2a, resulta na deposição de muitas moléculas de C3b na superfície do patógeno.

a ativação do complemento após a via clássica ter sido definida. Suas características mais importantes são sua capacidade de ser espontaneamente ativada e sua convertase C3 única, a **convertase C3 da via alternativa**. Esta não é a convertase C4b2a das vias clássica ou da lecitina, mas é composta pelo próprio C3b ligado ao Bb, que é o fragmento da clivagem da proteína plasmática **fator B**. Esta convertase C3, designada **C3bBb**, desempenha uma função especial na ativação do complemento porque, ao produzir o C3b, ela pode produzir mais de si. Isso significa que quando algum C3b tenha sido produzido, independentemente da via, a via alternativa pode atuar como uma alça amplificadora para aumentar rapidamente a produção de C3b.

A via alternativa pode ser ativada de duas maneiras distintas. Primeiro, pela ação da via clássica ou da via da lecitina. O C3b produzido por uma dessas vias e covalentemente ligado à superfície microbiana pode ligar o fator B (Fig. 2.19). Isso altera a conformação do fator B, permitindo que uma protease plasmática denominada **fator D** clive o fator B em Ba e Bb. O Bb permanece estavelmente associado ao C3b, formando a convertase C3 C3bBb. A segunda maneira de ativação da via alternativa envolve a hidrólise espontânea (conhecida como *tickover*) da ponte tioéster do C3 para formar $C3(H_2O)$, como apresentado na Figura 2.20. O C3 é abundante no plasma, e o *tickover* causa uma produção constante em baixos níveis de $C3(H_2O)$. Este $C3(H_2O)$ pode ligar-se ao fator B, que é, então, clivado pelo fator D, produzindo uma **convertase C3 em fase fluida** de vida curta, a $C3(H_2O)Bb$. Embora formado em pequenas quantidades pelo *tickover* do C3, a $C3(H_2O)Bb$ de fase fluida pode clivar várias moléculas de C3 em C3a e C3b. A maioria das moléculas de C3b é inativada por hidrólise, porém, algumas se unem covalentemente, por meio de sua ligação tioéster, à superfície de qualquer microrganismo presente. O C3b assim formado não difere do C3b produzido pela via da lecitina ou pela via clássica e liga-se ao fator B, levando à formação da convertase C3 e aumentando a produção de C3b (ver Fig. 2.19).

Se isolada, a convertase C3 da via alternativa tem vida muito curta. Entretanto, ela é estabilizada pela ligação à proteína plasmática **properdina** (**fator P**), que se liga ao C3b ou $C3(H_2O)$ (Fig. 2.21). A properdina é produzida pelos neutrófilos, armaze-

Figura 2.20 A via alternativa pode ser ativada pela ativação espontânea de C3. O componente C3 do complemento é clivado de forma espontânea no plasma, originando $C3(H_2O)$, o qual se liga ao fator B e permite que este seja clivado pelo fator D (primeira figura). A convertase C3 solúvel resultante cliva o C3, produzindo C3a e C3b, que podem se unir às células do hospedeiro ou à superfície do patógeno (segunda figura). Ela se liga covalentemente ao fator B, que, por sua vez, é rapidamente clivado pelo fator D em Bb, que permanece unido ao C3b para formar uma convertase C3 (C3bBb), e Ba, que é liberado (terceira figura). Esta convertase é o equivalente funcional do C4b2a das vias clássica e da lecitina (ver Fig. 2.16).

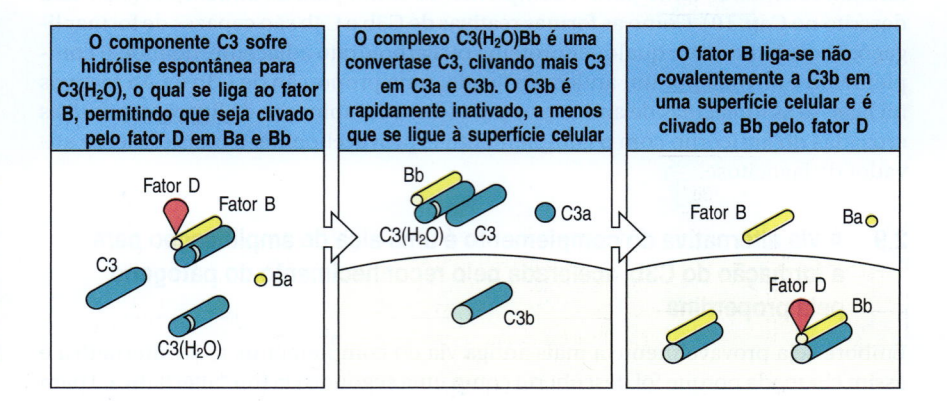

| O componente C3 sofre hidrólise espontânea para $C3(H_2O)$, o qual se liga ao fator B, permitindo que seja clivado pelo fator D em Ba e Bb | O complexo $C3(H_2O)Bb$ é uma convertase C3, clivando mais C3 em C3a e C3b. O C3b é rapidamente inativado, a menos que se ligue à superfície celular | O fator B liga-se não covalentemente a C3b em uma superfície celular e é clivado a Bb pelo fator D |

nada em altas concentrações nos seus grânulos secundários e liberada quando os neutrófilos são ativados pela presença de patógenos. Assim como sua função estabilizadora, na via alternativa, a properdina pode apresentar algumas propriedades de um receptor de reconhecimento de padrões, promovendo a ligação às superfícies microbianas. Entretanto, seu modo preciso de reconhecimento não é conhecido. Pacientes com deficiência de properdina são particularmente suscetíveis a infecções com *Neisseria meningitidis*, principal agente da meningite bacteriana. Sabe-se também que a properdina é associada à *N. gonorrhoeae*. Por sua capacidade de se ligar tanto às superfícies bacterianas quanto ao C3b ou ao C3(H₂O), a properdina, portanto, pode direcionar a atividade da via alternativa do complemento para a superfície do patógeno. Tais interações colocam a via alternativa no mesmo nível das outras duas vias do complemento, as quais dependem da ligação inicial de uma "proteína de reconhecimento" à superfície do patógeno. A properdina também pode se ligar às células de mamíferos que estão sofrendo apoptose ou que tenham sido modificadas por isquemia, infecção viral ou ligação de anticorpo, levando à deposição do C3b nessas células e facilitando sua remoção por fagocitose. Os distintos componentes da via alternativa estão relacionados na Figura 2.22.

2.10   Membranas e proteínas plasmáticas que regulam a formação e a estabilidade da convertase C3 determinam a intensidade da ativação do complemento sob diferentes circunstâncias

Vários mecanismos asseguram que a ativação do complemento ocorrerá somente na superfície de um patógeno ou em células do hospedeiro danificadas e não em células normais ou tecidos do hospedeiro. Após a ativação inicial do complemento por qualquer via, a intensidade da amplificação por meio da via alternativa é criticamente dependente da estabilidade da convertase C3, a C3bBb. Essa estabilidade é controlada por proteínas reguladoras positivas e negativas. O modo de ação da properdina como uma proteína reguladora positiva nas superfícies estranhas, como das bactérias ou das células danificadas do hospedeiro, por meio da estabilização do C3bBb, já foi descrito.

Várias proteínas reguladoras negativas, presentes no plasma e na membrana das células do hospedeiro, protegem células saudáveis do hospedeiro de efeitos danosos de uma ativação inapropriada do complemento. Essas **proteínas reguladoras do complemento** interagem com C3b e impedem a formação da convertase ou promovem sua rápida dissociação (Fig. 2.23). Por exemplo, a proteína de ataque à membrana, conhecida como **fator de aceleração do decaimento** (**DAF** [do inglês *decay-accelerating factor*] ou **CD55**) compete com o fator B pela ligação ao C3b da superfície celular, e pode deslocar o Bb de uma convertase que acabou de se for-

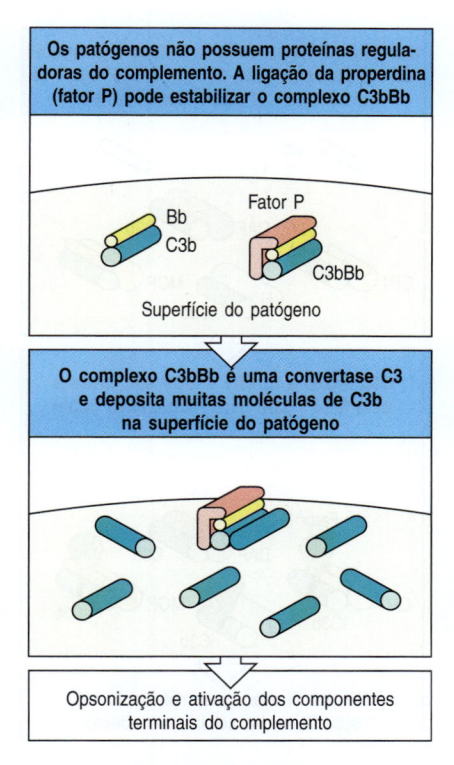

Figura 2.21   A properdina estabiliza a convertase C3 da via alternativa na superfície do patógeno. As superfícies bacterianas não expressam proteínas reguladoras do complemento e favorecem a ligação da properdina (fator P), que estabiliza a atividade da convertase C3bBb. Esta convertase é equivalente à C4b2a da via clássica. A C3bBb então cliva muitas moléculas de C3, revestindo a superfície do patógeno com C3b.

Figura 2.22   As proteínas da via alternativa de ativação do complemento.

Proteínas da via alternativa de ativação do complemento		
Componente nativo	**Fragmentos ativos**	**Função**
C3	C3b	Liga-se à superfície do patógeno, liga B para clivagem por D, C3bBb é a convertase C3 e C3b2Bb é a convertase C5
Fator B (B)	Ba	Fragmento pequeno de B, função desconhecida
	Bb	Bb é a enzima ativa da convertase C3 de C3bBb e da convertase C5 de C3b₂Bb
Fator D (D)	D	A serina-protease plasmática cliva B quando está ligado ao C3b em Ba e Bb
Properdina (P)	P	Proteína plasmática que se liga à superfície bacteriana e estabiliza a convertase C3bBb

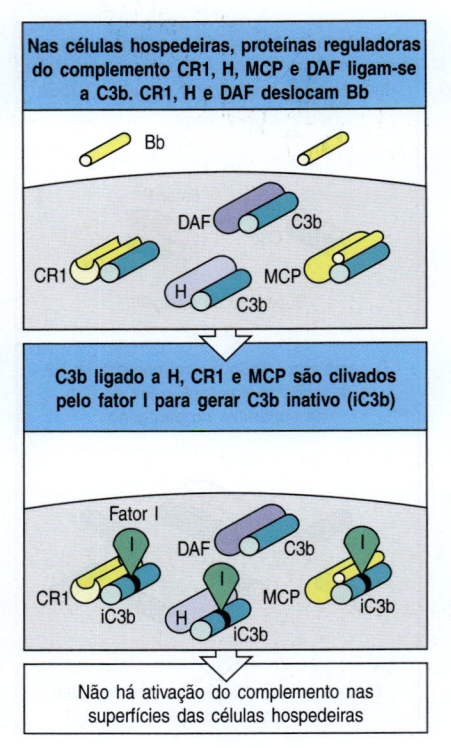

Nas células hospedeiras, proteínas reguladoras do complemento CR1, H, MCP e DAF ligam-se a C3b. CR1, H e DAF deslocam Bb

C3b ligado a H, CR1 e MCP são clivados pelo fator I para gerar C3b inativo (iC3b)

Não há ativação do complemento nas superfícies das células hospedeiras

Figura 2.23 A ativação do complemento poupa as células do hospedeiro, que são protegidas pelas proteínas reguladoras do complemento. Se o C3bBb se formar na superfície da célula hospedeira, será rapidamente inativado por proteínas reguladoras do complemento, expressas pelas células do hospedeiro: receptor de complemento 1 (CR1), fator de aceleração do decaimento (DAF) e cofator de proteólise da membrana (MCP). As células do hospedeiro também favorecem a ligação do fator H do plasma. CR1, DAF e fator H deslocam o Bb do C3b, enquanto CR1, MCP e fator H catalisam a clivagem de C3b ligado pela protease plasmática fator I, a fim de produzir C3b inativo (conhecido como iC3b).

mar. A formação da convertase também pode ser impedida pela clivagem do C3b em um derivado inativo **iC3b**. Isso é obtido por uma protease plasmática, o **fator I**, juntamente com as proteínas ligadoras de C3b que podem atuar como cofatores, como o **cofator de proteólise da membrana** (**MCP** [do inglês *membrane cofactor of proteolysis*] ou **CD46**), outra proteína da membrana da célula do hospedeiro (ver Fig. 2.23). O receptor de superfície celular do complemento tipo 1 (**CR1**, também conhecido como CD35) tem atividade semelhante ao DAF e ao MCP na inibição da formação da convertase C3 e na promoção do catabolismo de C3b para inativar produtos, porém, tem uma distribuição tecidual mais limitada. O **fator H** é outra proteína plasmática reguladora do complemento que liga o C3b e, como o CR1, é capaz de competir com o fator B para deslocar o Bb da convertase, além de atuar como um cofator para o fator I. O fator H liga-se preferencialmente ao C3b ligado às células dos vertebrados, já que tem uma afinidade pelos resíduos de ácido siálico presentes na superfície celular (ver Fig. 2.14). Assim, a alça de amplificação da via alternativa pode prosseguir na superfície de um patógeno ou nas células danificadas do hospedeiro, mas não em células ou tecidos normais do hospedeiro que expressam essas proteínas reguladoras negativas.

A convertase C3 das vias clássica e da lecitina (C4b2a) são molecularmente distintas da convertase da via alternativa. Entretanto, uma compreensão do sistema do complemento é simplificada, até certo grau, pelo reconhecimento de relações evolutivas próximas entre diferentes proteínas do complemento (Fig. 2.24). Portanto, os zimógenos do complemento, os fatores B e C2, são proteínas muito relacionadas, codificadas por genes homólogos localizados em sequência dentro do complexo de histocompatibilidade principal (MHC, do inglês *major histocompatibility complex*) no cromossomo 6 humano. Além disso, seus respectivos parceiros de ligação, o C3 e o C4, contêm as ligações tioéster que proporcionam uma forma de ligação covalente às convertases C3 na superfície do patógeno. Somente um componente da via alternativa parece não estar relacionado aos seus equivalentes funcionais da via clássica

Figura 2.24 Há uma íntima relação evolutiva entre os fatores da via alternativa, da via da lecitina e da via clássica de ativação do complemento. Muitos dos fatores são idênticos ou são produtos homólogos de genes que se duplicaram e, então, divergiram em sequência. As proteínas C4 e C3 são homólogas e contêm a ponte instável tioéster, pela qual seus fragmentos grandes, C4b e C3b, ligam-se covalentemente à membrana. Os genes que codificam as proteínas C2 e o fator B são adjacentes à região do MHC no genoma e surgiram por duplicação gênica. As proteínas reguladoras, fator H, CR1 e C4BP compartilham uma sequência repetida, comum a muitas proteínas reguladoras do complemento. A maior divergência entre as vias de ativação reside em seu início: na via clássica, o complexo C1 liga-se a determinados patógenos ou aos anticorpos a eles ligados e serve para converter a ligação com o anticorpo em atividade enzimática sobre uma superfície específica; na via da lecitina, a lecitina ligadora de manose (MBL) associa-se a uma serina-protease, ativando a serina-protease associada à MBL (MASP), servindo para a mesma função do C1r:C1s; na via alternativa, essa atividade enzimática é fornecida pelo fator D.

Etapa na via de ativação	Proteína agente da função na via de ativação			Relação
	Alternativa	**Lecitina**	**Clássica**	
Iniciador da serina-protease	D	MASP	C1s	Homóloga (C1s e MASP)
Ligação covalente à superfície celular	C3b	C4b		Homóloga
Convertase C3/C5	Bb	C2a		Homóloga
Controle de ativação	CR1 H	CR1 C4BP		Idêntica Homóloga
Opsonização	C3b			Idêntica
Iniciação da via efetora	C5b			Idêntica
Inflamação local	C5a, C3a			Idêntica
Estabilização	P	Nenhuma		Única

e da via da lectina: a serina-protease iniciadora, o fator D. O fator D é a única protease de ativação do sistema do complemento que circula como uma enzima ativa, e não como um zimógeno. Isso é necessário tanto para o início da via alternativa (por meio da clivagem do fator B ligado espontaneamente ao C3), quanto para a segurança do hospedeiro, já que o fator D não tem outro substrato além do fator B ligado ao C3b. Isso significa que o fator D somente encontra seu substrato na superfície dos patógenos e em baixos níveis no plasma, onde é permitida a continuidade da via alternativa de ativação do complemento.

2.11   O complemento desenvolveu-se precocemente durante a evolução dos organismos multicelulares

O sistema do complemento, no início conhecido somente em vertebrados, mas homólogos ao C3 e ao fator B e a existência de um protótipo da "via alternativa" foram descobertos em invertebrados não cordados. O C3, clivado e ativado por serinas-protease, é relacionado evolutivamente ao inibidor da serina-protease α_2-macroglobulina. A alça de amplificação da via alternativa dos vertebrados, baseada na convertase C3 e no fator B, está presente nos equinodermos (ouriços-do-mar e estrelas-do-mar). A versão do C3 e o fator B dos equinodermos são expressos pelos celomócitos ameboides, células fagocíticas do líquido celômico, e a expressão do C3 está aumentada na presença de bactérias. Este sistema simples parece atuar na opsonização de células bacterianas e outras partículas estranhas e facilitam sua captura pelos coelomócitos. Os homólogos ao C3 em invertebrados estão evidentemente relacionados uns com os outros, e todos possuem uma inconfundível ligação tioéster característica dessa família de proteínas (as proteínas tioéster, ou TEPs [do inglês *thioester proteins*]). No mosquito *Anopheles*, a proteína TEP1 é induzida em resposta à infecção. Há também evidências diretas da ligação da TEP1 de *Anopheles* às superfícies bacterianas e de seu envolvimento na fagocitose de bactérias gram-negativas. Algumas formas do C3 podem ter atuado antes da evolução do Bilateria, animais com simetria bilateral, porque evidências genômicas do C3, do fator B e de alguns componentes de atuação mais tardia do complemento foram encontrados nos Antozoários (corais e anêmonas-do-mar).

Após o surgimento inicial, o sistema do complemento parece ter evoluído por meio da aquisição de novas vias de ativação, permitindo que superfícies microbianas se tornassem um alvo específico. É provável que o primeiro desses novos sistemas de ativação do complemento a ter surgido tenha sido a via da ficolina, presente tanto nos vertebrados como em invertebrados muito relacionados, como os urocordados. Evolutivamente, as ficolinas podem ter precedido as colectinas, que também foram observadas pela primeira vez nos urocordados. Homólogos ao componente C1q da via clássica e da via da MBL de ativação do complemento, outra colectina, foram identificados no genoma do urocordado ascídia *Ciona*. Isso sugere que a evolução da via clássica do complemento mediada por anticorpo, uma molécula de imunoglobulina ancestral, que levou algum tempo até ser observada na evolução, tomou vantagem de uma família já diversificada de colectinas, em vez de direcionar a diversificação do C1q de um ancestral semelhante à MBL.

Dois homólogos de invertebrados distintos das MASPs de mamíferos foram identificados nas mesmas espécies de ascídias nas quais as ficolinas foram identificadas. A especificidade das MASPs dos invertebrados ainda não foi determinada, mas é provável que sejam capazes de clivar e ativar o C3. Este sistema do complemento de ficolinas de invertebrados é funcionalmente idêntico às vias mediadas pela ficolina e pela MBL encontrada nos mamíferos. Assim, o sistema do complemento mínimo dos equinodermos foi suplementado nos urocordados pelo recrutamento de um sistema de ativação específico que pode direcionar a deposição do C3 nas superfícies microbianas. Após a evolução das moléculas de reconhecimento antígeno-específicas do sistema imune adaptativo, a ativação do sistema do complemento evoluiu adicionalmente por meio da diversificação de uma colectina semelhante ao C1q e suas MASPs associadas para tornarem-se os componentes iniciais da via clássica do complemento, denominadas C1q, C1r e C1s.

2.12 A convertase C3 ligada à superfície deposita uma grande quantidade de fragmentos de C3b na superfície dos patógenos e gera a atividade da convertase C5

Agora, o assunto é novamente o sistema do complemento atual. A formação da convertase C3 é o ponto para o qual as três vias da ativação do complemento convergem. A convertase das vias clássica e da lecitina, a C4b2a, e a convertase da via alternativa, a C3bBb, iniciam os mesmos eventos subsequentes. Elas clivam o C3 em C3b e C3a. O C3b liga-se covalentemente por meio de sua ligação tioéster às moléculas adjacentes na superfície do patógeno; caso contrário, ele é inativado por hidrólise. O C3 é o componente do complemento mais abundante no plasma, em uma concentração de 1,2 mg/mL, e até 1.000 moléculas de C3b podem ligar-se nas vizinhanças de uma única convertase C3 ativa (ver Fig. 2.19). Assim, o principal efeito da ativação do complemento é depositar grandes quantidades de C3b na superfície do patógeno infectante, onde ele forma uma cobertura covalentemente ligada que, como será visto, pode sinalizar a destruição final do patógeno pelos fagócitos.

O próximo passo na cascata do complemento é a produção da convertase C5. A convertase C5 é um membro da mesma família de proteínas como C3, C4 e α_2-macroglobulina, e as TEPs dos invertebrados. O C5 não forma uma ponte tioéster ativa durante sua síntese, mas como o C3 e o C4, é clivada por proteases específicas em fragmentos C5a e C5b, sendo que cada um deles exerce ações específicas a jusante, que são importantes na propagação da cascata do complemento. Nas vias clássica e da lecitina, a convertase C5 é formada pela ligação de C3b a C4b2a, produzindo C4b2a3b. A convertase C5 da via alternativa é formada pela união do C3b à convertase C3bBb para formar C3b$_2$Bb. A C5 é capturada por esses complexos de convertases C5 por meio de ligação ao sítio aceptor do C3b, e logo fica suscetível à clivagem pela atividade da serina-protease C2a ou Bb. Essa reação, que gera C5b e C5a, é mais limitada que a clivagem do C3, já que o C5 só pode ser clivado quando se liga ao C3b que, por sua vez, se liga ao C4b2a ou C3bBb, para formar o complexo convertase C5 ativo. Portanto, a ativação do complemento pelas três vias leva à ligação de um grande número de moléculas de C3b na superfície do patógeno, à geração de um número mais limitado de moléculas C5b e à liberação de C3a e uma pequena quantidade de C5a (Fig. 2.25).

2.13 A ingestão de patógenos marcados com proteínas do complemento pelos fagócitos é mediada por receptores ligados às proteínas do complemento

A ação mais importante do complemento é facilitar a captação e a destruição dos patógenos pelas células fagocíticas. Isso ocorre pelo reconhecimento específico dos componentes do complemento ligados pelos **receptores do complemento** (**CRs**, do inglês *complement receptors*) nos fagócitos. Os CRs se ligam aos patógenos opsonizados com os componentes do complemento. A opsonização dos patógenos é a principal função do C3b e de seus derivados proteolíticos. O C4b também atua como uma opsonina, mas tem um papel relativamente menos importante, sobretudo porque é produzido muito mais C3b do que C4b.

Os sete tipos conhecidos de receptor para os componentes do complemento ligados, com suas funções e distribuições, estão listados na Figura 2.26. O receptor do complemento mais bem caracterizado é o receptor de C3b, o CR1, que já foi descrito por seu papel regulador negativo da ativação do complemento (ver Fig. 2.23). O CR1 é expresso em muitos tipos de células imunes, incluindo os macrófagos e os neutrófilos. A ligação do C3b ao CR1 em si não pode estimular a fagocitose, mas pode induzir a fagocitose na presença de outros mediadores imunes que ativam os macrófagos. Por exemplo, o pequeno fragmento do complemento C5a pode ativar os macrófagos para ingerir bactérias ligadas a seus receptores CR1 (Fig. 2.27). O C5a une-se a outro receptor expresso nos macrófagos, o **receptor C5a**, que possui sete domínios transmembrana. Receptores desse tipo transduzem seus sinais por meio

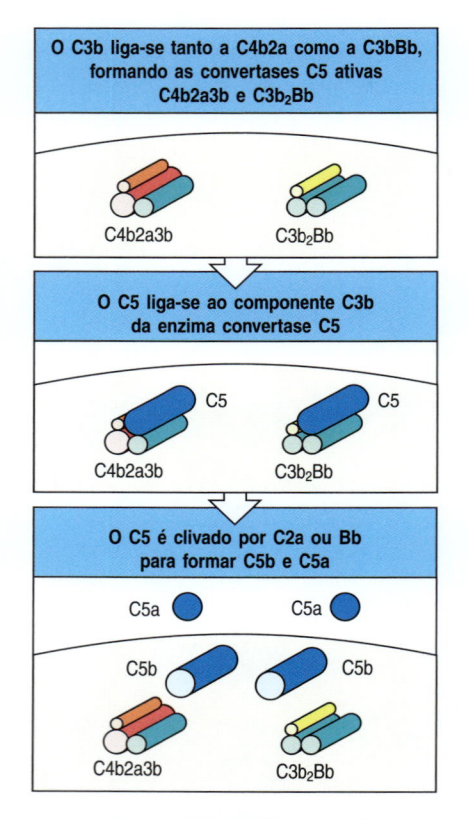

Figura 2.25 O componente do complemento C5 é clivado quando capturado por uma molécula de C3b, que é parte do complexo da convertase C5. Como apresentado na figura superior, as convertases C5 são formadas quando o C3b liga-se à convertase C3 C4b2a da via clássica ou da via da lecitina, para formar C4b2a3b, ou à convertase C3 C3bBb da via alternativa, para formar C3b$_2$Bb. Na figura central, a C5 liga-se ao C3b nesses complexos. Na figura inferior, o C5 é clivado pela enzima ativa C2a ou Bb, para formar C5b e o mediador inflamatório C5a. Diferentemente de C3b e C4b, o C5b não está ligado covalentemente à superfície celular. A produção de C5b inicia a montagem dos componentes terminais do complemento.

Receptor	Especificidade	Funções	Tipos celulares
CR1 (CD35)	C3b, C4bi	Promove o decaimento de C3b e C4b Estimula a fagocitose (requer C5a) Transporte eritrocitário dos complexos imunes	Eritrócitos, macrófagos, monócitos, leucócitos polimorfonucleados, células B, FDC
CR2 (CD21)	C3d, iC3b, C3dg, vírus Epstein-Barr	Parte do correceptor de células B Receptor do vírus de Epstein-Barr	Células B, FDC
CR3 (Mac-1) (CD11b/CD18)	iC3b	Estimula a fagocitose	Macrófagos, monócitos, leucócitos polimorfonucleados, FDC
CR4 (gp150, 95) (CD11c/CD18)	iC3b	Estimula a fagocitose	Macrófagos, monócitos, leucócitos polimorfonucleados, células dendríticas
CRIg	C3b, iC3b	Fagocitose de patógenos circulantes	Macrófagos residentes nos tecidos Macrófagos dos sinusoides hepáticos
Receptor C5a	C5a	A ligação do C5a ativa a proteína G	Células endoteliais, mastócitos, fagócitos
Receptor C3a	C3a	A ligação do C3a ativa a proteína G	Células endoteliais, mastócitos, fagócitos

Figura 2.26   Distribuição e função dos receptores de superfície celular das proteínas do complemento. Vários receptores do complemento são específicos para o C3b ligado e seus produtos de clivagem posterior (iC3b e C3dg). O CR1 e o CR3 são especialmente importantes para induzir a fagocitose de bactérias com componentes do complemento em suas superfícies. O CR2 é encontrado principalmente nas células B, onde também faz parte do complexo correceptor de células B e do receptor pelo qual o vírus de Epstein-Barr infecta seletivamente as células B, causando mononucleose infecciosa. O CR1 e o CR2 compartilham características estruturais com as proteínas reguladoras do complemento que ligam C3b e C4b. O CR3 e o CR4 são integrinas; o CR3 é importante para adesão e migração dos leucócitos, como será visto no Capítulo 3, e o CR4 é conhecido apenas por sua função na resposta dos fagócitos. Os receptores C5a e C3a são receptores acoplados à proteína G com sete alças. FDC, células dendríticas foliculares (estas não estão envolvidas na imunidade inata e serão descritas nos próximos capítulos).

de proteínas ligadoras de nucleotídeos guanina intracelulares, denominadas proteínas G, e são conhecidas, geralmente, como receptores associados à proteina G (GPCRs) (ver Seção 3.2). As proteínas associadas à matriz extracelular, como a fibronectina, também podem contribuir para a ativação dos fagócitos. Elas são encontradas quando os fagócitos são recrutados para o tecido conectivo e ali ativados.

Quatro outros receptores do complemento – **CR2** (também conhecido como **CD21**), **CR3 (CD11b:CD18)**, **CR4 (CD11c:CD18)** e **CRIg** (receptor do complemento da família das imunoglobulinas) – ligam-se a formas inativadas de C3b que permanecem fixas à superfície do patógeno. Como vários outros componentes-chave do complemento, o C3b está sujeito à ação de mecanismos reguladores que o cliva em derivados, como o iC3b, que não pode formar uma convertase ativa. O C3b ligado à superfície microbiana pode ser clivado pelo fator I e o MCP para remover o C3f, deixando a forma iC3b inativa ligada à superfície (Fig. 2.28). O iC3b é reconhecido

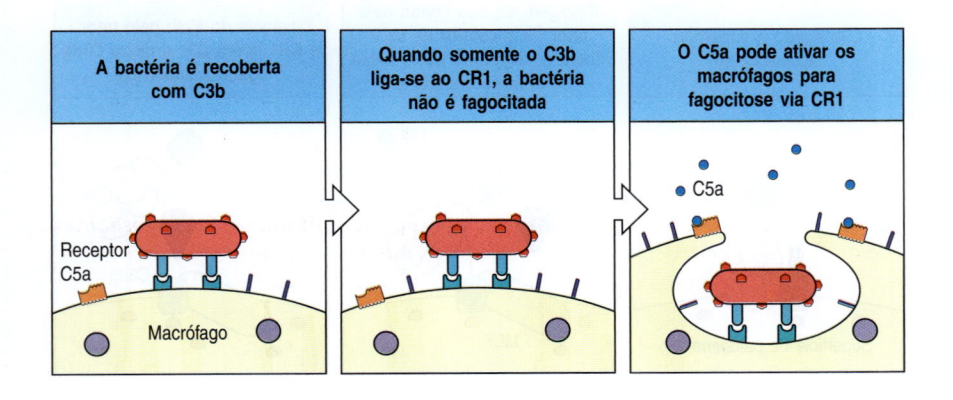

Figura 2.27   A anafilotoxina C5a pode aumentar a fagocitose de microrganismos opsonizados na resposta imune inata. A ativação do complemento leva à deposição do C3b na superfície dos microrganismos (figura à esquerda). O C3b pode ser ligado pelo receptor do complemento CR1 da superfície dos fagócitos, mas isso não é suficiente para induzir a fagocitose (figura central). Os fagócitos também expressam receptores para anafilotoxina C5a, e a ligação do C5a agora ativará a célula para fagocitar os microrganismos ligados pelo CR1 (figura à direita).

por vários receptores do complemento – CR2, CR3, CR4 e CRIg. Diferentemente da ligação de iC3b ao CR1, a ligação de iC3b ao receptor CR3 é suficiente para estimular a fagocitose. O fator I e o CR1 clivam o iC3b liberando C3c, deixando o C3dg ligado. O C3dg é reconhecido somente pelo CR2. O CR2 é encontrado nas células B como parte do complexo correceptor que pode aumentar o sinal recebido por meio do receptor de imunoglobulinas antígeno-específico. Portanto, a célula B, cujo receptor de antígeno é específico para um determinado patógeno, receberá um forte sinal quando se ligar ao patógeno, se ele também estiver recoberto com C3dg. Portanto, a ativação do complemento pode contribuir para a produção de uma forte resposta de anticorpos, fornecendo um exemplo da função interligada das respostas imunes inata e adaptativa, como será discutido com mais detalhes no Capítulo 10.

A importância da opsonização pelo C3b e seus fragmentos inativos na destruição dos patógenos extracelulares pode ser vista nos efeitos de várias deficiências do complemento. Por exemplo, os indivíduos deficientes em C3 ou em moléculas que catalisam a deposição de C3b apresentam uma maior suscetibilidade a infecções por uma grande variedade de bactérias extracelulares. Os efeitos de vários defeitos no complemento serão descritos no Capítulo 12.

2.14 Os pequenos fragmentos de algumas proteínas do complemento iniciam uma resposta inflamatória local

Os pequenos fragmentos do complemento C3a e C5a atuam em receptores específicos nas células endoteliais e nos mastócitos (ver Fig. 2.26) para produzir respostas inflamatórias locais. Como o C5a, o C3a também sinaliza por meio de receptores ligados à proteína G (assunto discutido com mais detalhes no Cap. 3). Quando produzidos em grandes quantidades ou injetados de forma sistêmica, eles induzem um colapso circulatório generalizado, produzindo uma síndrome similar à do choque observada em uma reação alérgica envolvendo anticorpos da classe IgE (a qual é discutido no Cap. 14). Tal reação é denominada **choque anafilático**, e esses pequenos fragmentos do complemento são, portanto, frequentemente referidos como **anafilatoxinas**. Dos três, o C5a é o que possui a maior atividade biológica específica. Os três induzem a contração do músculo liso e aumentam a permeabilidade vascular, mas o C5a e o C3a também atuam nas células endoteliais que revestem os vasos sanguíneos, induzindo a síntese de moléculas de adesão. Além disso, C3a e C5a podem ativar os mastócitos residentes na submucosa para liberar moléculas inflamatórias, como histamina e citocina fator de necrose tumoral (TNF [do inglês *tumor necrosis factor*])-α, que causam efeitos similares. Essas alterações induzidas por C5a e C3a recrutam anticorpos, complemento e células fagocíticas para o local da infecção (Fig. 2.29), e o aumento de líquido nos tecidos acelera a movimentação das células apresentadoras de antígeno, contendo o patógeno, para os linfonodos locais, contribuindo para o início imediato da resposta imune adaptativa.

Figura 2.28 Os produtos da clivagem do C3b são reconhecidos por diferentes receptores do complemento. Após a deposição do C3b na superfície dos patógenos, ele pode sofrer várias mudanças conformacionais que alteram sua interação com os receptores do complemento. O fator I e o MCP podem clivar o fragmento C3f do C3b, produzindo iC3b, que é o ligante para os receptores do complemento CR2, CR3 e CR4, mas não para o CR1. O fator I e o CR1 clivam o iC3b para liberar C3c, deixando o C3dg ligado, que é reconhecido pelo CR2.

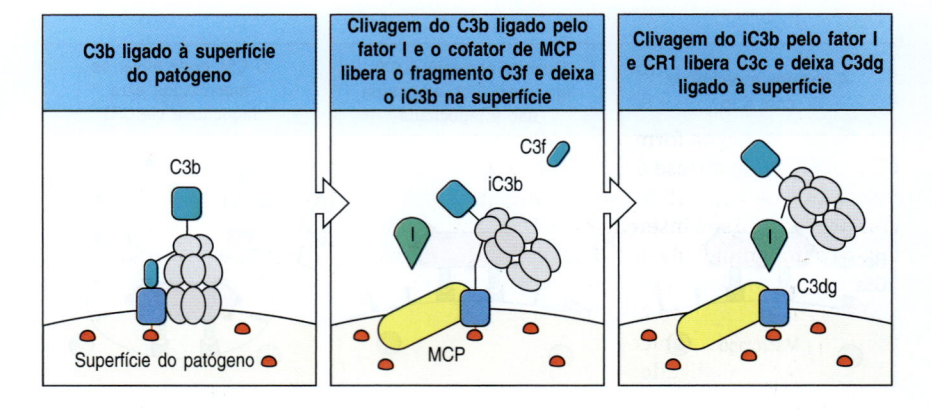

| C3b ligado à superfície do patógeno | Clivagem do C3b ligado pelo fator I e o cofator de MCP libera o fragmento C3f e deixa o iC3b na superfície | Clivagem do iC3b pelo fator I e CR1 libera C3c e deixa C3dg ligado à superfície |

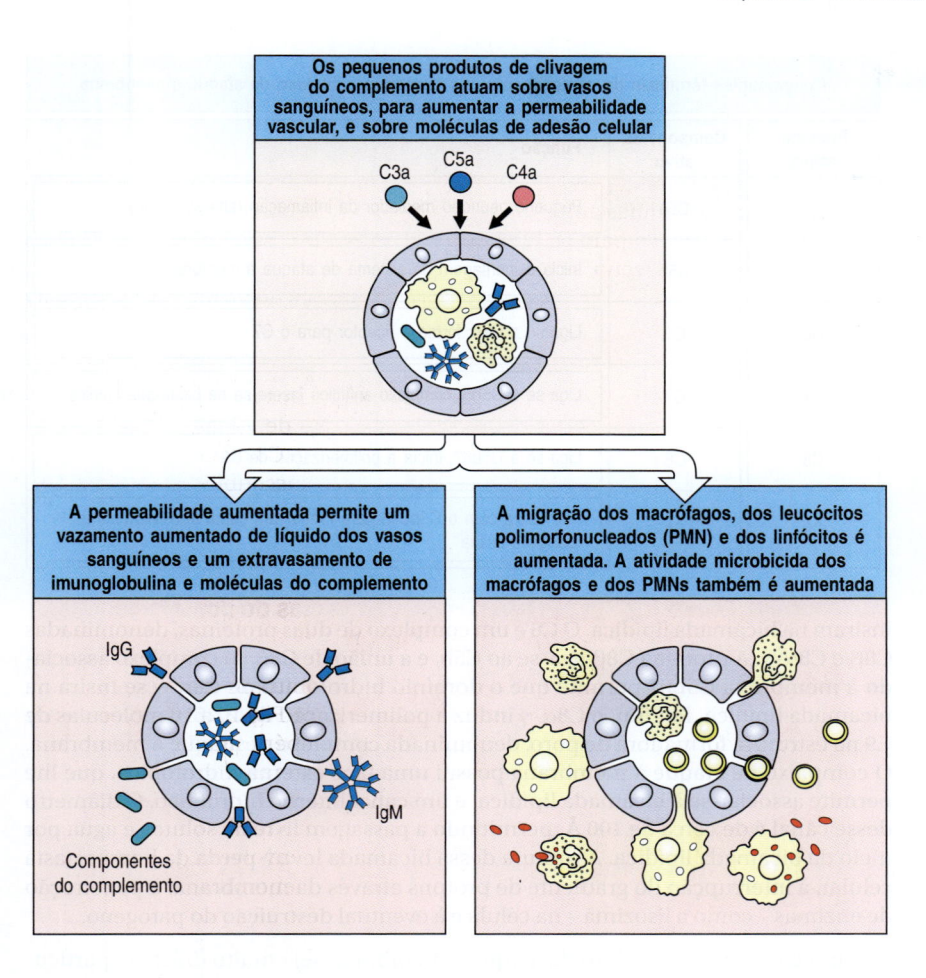

Os pequenos produtos de clivagem do complemento atuam sobre vasos sanguíneos, para aumentar a permeabilidade vascular, e sobre moléculas de adesão celular

C3a   C5a   C4a

A permeabilidade aumentada permite um vazamento aumentado de líquido dos vasos sanguíneos e um extravasamento de imunoglobulina e moléculas do complemento

IgG

IgM

Componentes do complemento

A migração dos macrófagos, dos leucócitos polimorfonucleados (PMN) e dos linfócitos é aumentada. A atividade microbicida dos macrófagos e dos PMNs também é aumentada

Figura 2.29   Respostas inflamatórias locais podem ser induzidas por fragmentos pequenos do complemento, sobretudo pelo C5a. Os fragmentos pequenos do complemento são diferentemente ativos: o C5a é mais ativo que o C3a, que é mais ativo que o C4a. Eles causam respostas inflamatórias locais, agindo diretamente sobre os vasos sanguíneos, estimulando o aumento do fluxo sanguíneo, da permeabilidade vascular e da ligação dos fagócitos às células endoteliais. O C5a também ativa os mastócitos (não mostrado) para liberar mediadores, como histamina e TNF-α, que contribuem para a resposta inflamatória. O aumento do diâmetro e da permeabilidade dos vasos leva ao acúmulo de líquidos e proteínas. O acúmulo de líquido aumenta a drenagem linfática, trazendo patógenos e seus antígenos aos linfonodos que estão próximos. Os anticorpos, o complemento e as células dessa maneira recrutados participam na eliminação do patógeno, aumentando a fagocitose. Os fragmentos pequenos do complemento também aumentam diretamente a atividade dos fagócitos.

O C5a também age diretamente sobre neutrófilos e monócitos, a fim de aumentar sua aderência às paredes dos vasos, sua migração em direção aos sítios de deposição de antígeno e sua capacidade de ingerir partículas. O C5a também aumenta a expressão de CR1 e CR3 na superfície dessas células. Assim, o C5a e, em menor extensão, o C3a e o C4a, atuam em conjunto com outros componentes do complemento para acelerar a destruição dos patógenos por fagócitos.

2.15   As proteínas terminais do complemento polimerizam para formar poros nas membranas, que podem matar certos patógenos

Um dos efeitos mais importantes da ativação do complemento é a reunião de seus componentes terminais (Fig. 2.30) para formar o complexo de ataque à membrana. As reações que levam à formação desse complexo são mostradas esquemática e microscopicamente na Figura 2.31. O resultado final é um poro na membrana de bicamada lipídica, que destrói a integridade da membrana. Acredita-se que isso mata o patógeno, destruindo o gradiente de prótons através da sua membrana celular.

O primeiro passo na formação do complexo de ataque à membrana é a clivagem do C5 por uma convertase C5 para liberar C5b (ver Fig. 2.25). Nos estágios seguintes, mostrados na Figura 2.31, o C5b inicia a montagem dos últimos componentes do complemento e sua inserção na membrana celular. Primeiro, uma molécula de C5b liga-se a uma molécula de **C6**, e o complexo C5b6, então, liga-se a uma molécula de **C7**. Essa reação leva a uma alteração conformacional nos constituintes das moléculas, com a exposição de um sítio hidrofóbico em C7, que se insere na bicamada lipídica. Sítios hidrofóbicos similares são expostos nos componentes posteriores **C8** e **C9** quando estão ligados ao complexo, permitindo que essas proteínas também se

Figura 2.30 Os componentes terminais do complemento.

Componentes terminais do complemento que formam o complexo de ataque à membrana		
Proteína nativa	**Componente ativo**	**Função**
C5	C5a	Pequeno peptídeo mediador da inflamação (alta atividade)
	C5b	Inicia a montagem do sistema de ataque à membrana
C6	C6	Liga-se a C5b; forma o aceptor para o C7
C7	C7	Liga-se a C5b6; complexo anfifílico insere-se na bicamada lipídica
C8	C8	Liga-se a C5b67; inicia a polimerização de C9
C9	C9$_n$	Polimeriza com o C5b678 para formar um canal transmembrana, lisando a célula

insiram na bicamada lipídica. O C8 é um complexo de duas proteínas, denominadas C8β e C8α-γ. A proteína C8β liga-se ao C5b, e a união de C8β ao complexo associado à membrana C5b67 permite que o domínio hidrofóbico de C8α-γ se insira na bicamada lipídica. Por fim, o C8α-γ induz a polimerização de 10 a 16 moléculas de C9 na estrutura formadora de poro, denominada complexo de ataque à membrana. O complexo de ataque à membrana possui uma face externa hidrofóbica, que lhe permite associar-se à bicamada lipídica, e um canal interno hidrofílico. O diâmetro desse canal é de cerca de 100 Å, permitindo a passagem livre de solutos e água por meio da bicamada lipídica. A ruptura dessa bicamada leva à perda da homeostasia celular, à interrupção do gradiente de prótons através da membrana, à penetração de enzimas – como a lisozima – na célula e à eventual destruição do patógeno.

Embora o efeito do complexo de ataque à membrana seja muito drástico, particularmente em demonstrações experimentais em que anticorpos contra a membrana celular de hemácias são utilizados para ativar a cascata do complemento, o significado desses componentes na defesa do hospedeiro parece ser muito limitado. Até agora, deficiências nos componentes do complemento C5-C9 têm sido associadas somente à suscetibilidade a espécies de *Neisseria*, a bactéria que causa a gonorreia – uma doença sexualmente transmissível –, e a uma forma comum de meningite bacteriana. Assim, as ações opsonizantes e inflamatórias dos componentes iniciais da cascata do complemento claramente são mais importantes para a defesa do hospedeiro contra a infecção. A formação do complexo de ataque à membrana parece ser importante apenas para a morte de poucos patógenos, embora, como será visto no Capítulo 15, possa ter um papel mais importante na imunopatologia.

2.16 As proteínas de controle do complemento regulam as três vias de ativação do complemento e protegem o hospedeiro de seus efeitos destrutivos

Dados os efeitos destrutivos do complemento e a maneira pela qual sua ativação é rapidamente amplificada por meio da indução da cascata enzimática, não surpreende o fato de existirem vários mecanismos para evitar sua ativação descontrolada. Como foi visto, as moléculas efetoras do complemento são geradas por meio da ativação sequencial de zimógenos, presentes no plasma na forma inativa. A ativação desses zimógenos geralmente ocorre na superfície do patógeno, e os fragmentos do complemento ativados, produzidos nas sucessivas reações das cascatas de reação, em geral se ligam ali ou são rapidamente inativados por hidrólise. Essas duas características da ativação do complemento atuam como uma proteção contra a ativação descontrolada. Porém, todos os componentes do complemento são ativados de ma-

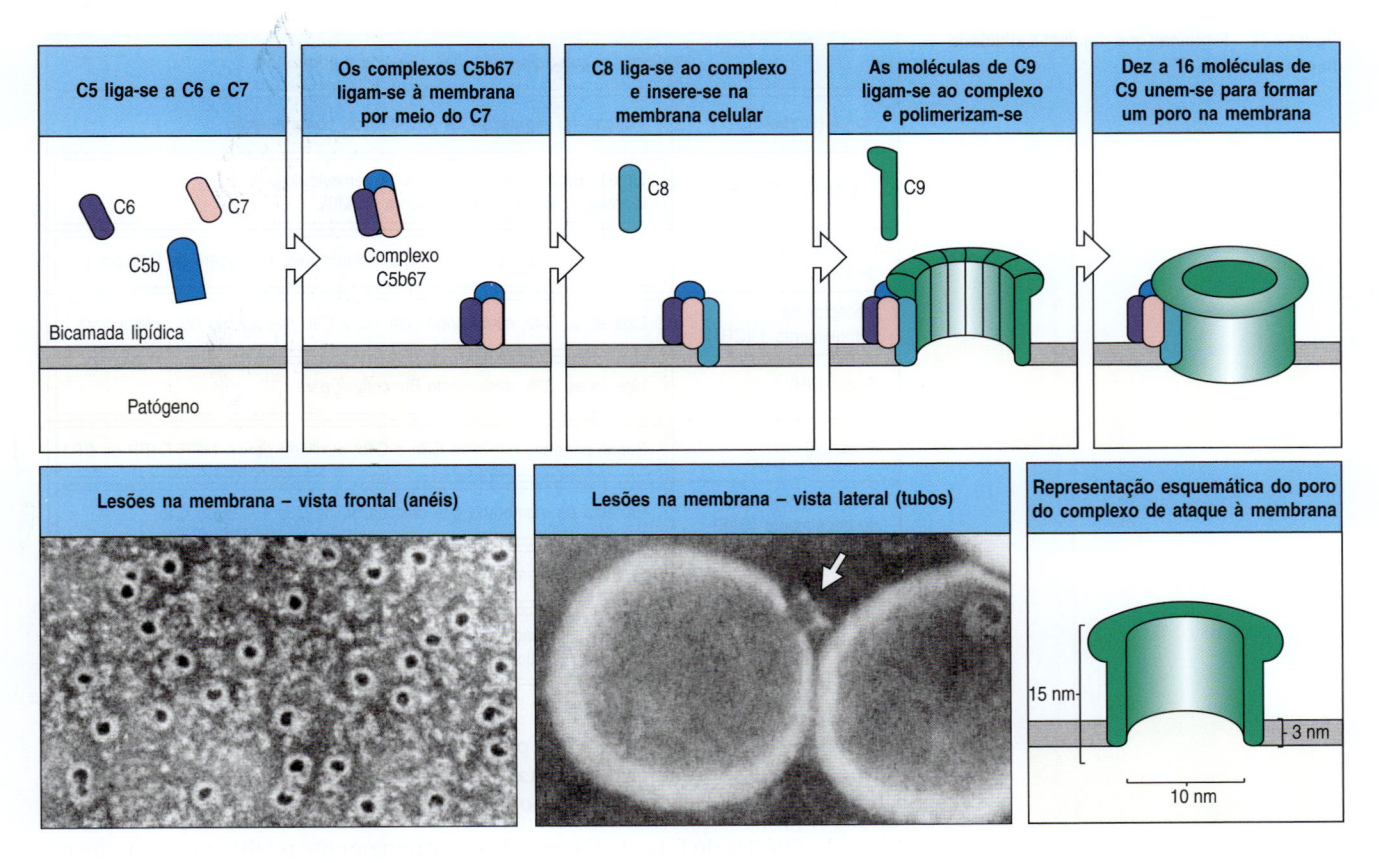

neira espontânea a uma baixa velocidade no plasma, e os componentes ativados do complemento algumas vezes vão ligar-se a proteínas nas células do hospedeiro. As possíveis consequências desse dano são evitadas por uma série de proteínas de controle do complemento, resumidas na Figura 2.32, que regulam a cascata do complemento em pontos diferentes. Como foi visto na discussão da ativação da via alternativa do complemento (ver Seção 2.9), muitas dessas proteínas de controle protegem especificamente as células do hospedeiro, enquanto permitem que a ativação do complemento prossiga na superfície dos patógenos. As proteínas de controle do complemento permitem ao hospedeiro, portanto, distinguir entre o próprio e o não próprio.

As reações que regulam a cascata do complemento são mostradas na Figura 2.33. As duas figuras superiores mostram como a ativação de C1 é controlada pelo inibidor C1 (**C1INH**), uma proteína plasmática inibidora de serina-protease ou serpina. O C1INH liga-se à enzima ativa C1r:C1s, e faz ela se dissociar de C1q, o qual permanece ligado ao patógeno. Desse modo, o C1INH limita o tempo durante o qual o C1s ativo é capaz de clivar C4 e C2. Da mesma forma, o C1INH limita a ativação espontânea de C1 no plasma. Sua importância pode ser observada na doença de deficiência de C1INH, o **angiedema hereditário** (**HAE**), na qual a ativação espontânea crônica do complemento leva à produção de um excesso de fragmentos clivados de C4 e C2. O fragmento pequeno de C2, C2b, é clivado subsequentemente em um peptídeo, a cinina C2, que causa edema extenso – o mais perigoso é o edema local na laringe, que pode levar ao sufocamento. A bradicinina, que possui ações similares à cinina C2, também é produzida de modo descontrolado nessa doença, como resultado da falta de inibição de outra protease plasmática, a calicreína, componente do sistema da cinina que será discutido na Seção 3.3, a qual é ativada pelo dano tecidual e também é regulada pelo C1INH. Essa doença é completamente corrigida pela reposição do C1INH. Os fragmentos grandes ativados de C4 e C2, que em geral se combinam para formar a convertase C3, não lesam as células do hospedeiro nesses pacientes,

Figura 2.31   O complexo de ataque à membrana une-se para produzir um poro na bicamada lipídica da membrana. A sequência de etapas e seu aspecto aproximado são aqui mostrados em representação esquemática. C5b ativa a montagem de um complexo de uma molécula de C6, C7 e C8, nessa ordem. C7 e C8 sofrem alterações conformacionais que expõem os domínios hidrofóbicos que se inserem na membrana. Esse complexo, por si, causa uma lesão moderada na membrana e também serve para induzir a polimerização de C9, novamente com a exposição de um sítio hidrofóbico. Até 16 moléculas de C9 são, então, adicionadas à montagem para formar um canal de 100 Å de diâmetro na membrana. Esse canal rompe a membrana celular bacteriana, matando a bactéria. As micrografias eletrônicas mostram membranas de eritrócitos com complexos de ataque à membrana em duas orientações – transversal e lateral. (Fotografias cortesia de S. Bhakdi e J. Tranum-Jensen.)

Figura 2.32 Proteínas que regulam a atividade do complemento.

Proteínas reguladoras das vias clássica e alternativa	
Nome (símbolo)	**Função na regulação da ativação do complemento**
Inibidor C1 (C1INH)	Liga-se para ativar o C1r e o C1s, removendo-o de C1q e ativando MASP-2, removendo-a da MBL
Proteína ligadora de C4 (C4BP)	Liga-se ao C4b, deslocando C2a; cofator para a clivagem de C4b por I
Receptor do complemento 1 (CR1)	Liga-se ao C4b, deslocando C2a, ou a C3b deslocando Bb; cofator para I
Fator H (H)	Liga-se ao C3b, deslocando Bb; cofator para I
Fator I (I)	Serina-protease que cliva C3b e C4b; auxiliado por H, MCP, C4BP ou CR1
Fator de aceleração do decaimento (DAF)	Proteína de membrana que desloca Bb de C3b e C2a de C4b
Proteína cofator de membrana (MCP)	Proteína de membrana que promove a inativação de C3b e C4b por I
CD59 (protectina)	Previne a formação do complexo de ataque à membrana em células autólogas ou alogênicas. Amplamente expresso em membranas

pois o C4b é rapidamente inativado pela hidrólise no plasma, e a convertase não se forma. Além disso, qualquer convertase que se forme de maneira acidental em uma célula do hospedeiro é inativada pelos mecanismos descritos a seguir.

A ligação tioéster do C3 e do C4 ativados é extremamente reativa e não tem mecanismo para distinguir entre um grupo aceptor hidroxila ou amina em uma célula hospedeira e um grupo similar na superfície de um patógeno. Diversos mecanismos protetores, mediados por outras proteínas, evoluíram para garantir que a ligação de um pequeno número de moléculas C3 ou C4 na membrana celular do hospedeiro resultasse na formação mínima da convertase C3 e na pequena amplificação da ativação do complemento. A maioria desses mecanismos no controle da via alternativa já foi vista (ver Fig. 2.23), mas eles serão considerados novamente devido à sua importância como convertases reguladoras da via clássica (ver Fig. 2.33, segunda e terceira linhas). Os mecanismos podem ser divididos em três categorias. As proteínas do primeiro grupo catalisam a clivagem de qualquer C3b ou C4b que se una às células do hospedeiro em produtos inativos. A enzima reguladora do complemento responsável é a serina-protease do plasma fator I, que circula na forma ativa, porém, só pode clivar C3b e C4b quando unidos a uma proteína cofator de membrana. Nessas circunstâncias, o fator I cliva primeiro C3b em iC3b e, logo em seguida, em C3dg, inativando-o permanentemente. O C4b é inativado de forma similar pela clivagem em C4c e C4d. Duas proteínas de membrana celular – CR1 e MCP – ligam C3b e C4b e possuem atividade de cofator para o fator I (ver Seção 2.10). As paredes celulares microbianas não apresentam essas proteínas protetoras e não podem promover a clivagem de C3b e C4b. Em seu lugar, atuam como sítios de ligação para o fator B e o C2, promovendo a ativação do complemento. A importância do fator I pode ser observada em indivíduos com **deficiência no fator I** geneticamente determinada. Devido à ativação descontrolada do complemento, as proteínas do complemento são rapidamente depletadas, e essas pessoas sofrem repetidas infecções bacterianas, sobretudo por bactérias ubíquas piogênicas.

Também existem proteínas plasmáticas com atividade de cofator para o fator I. O C4b é ligado por um cofator, denominado **proteína ligadora do C4b** (**C4BP**), que atua principalmente como regulador da via clássica na fase fluida. C3b está ligado à membrana celular por proteínas cofatores, como DAF e MCP. Essas moléculas re-

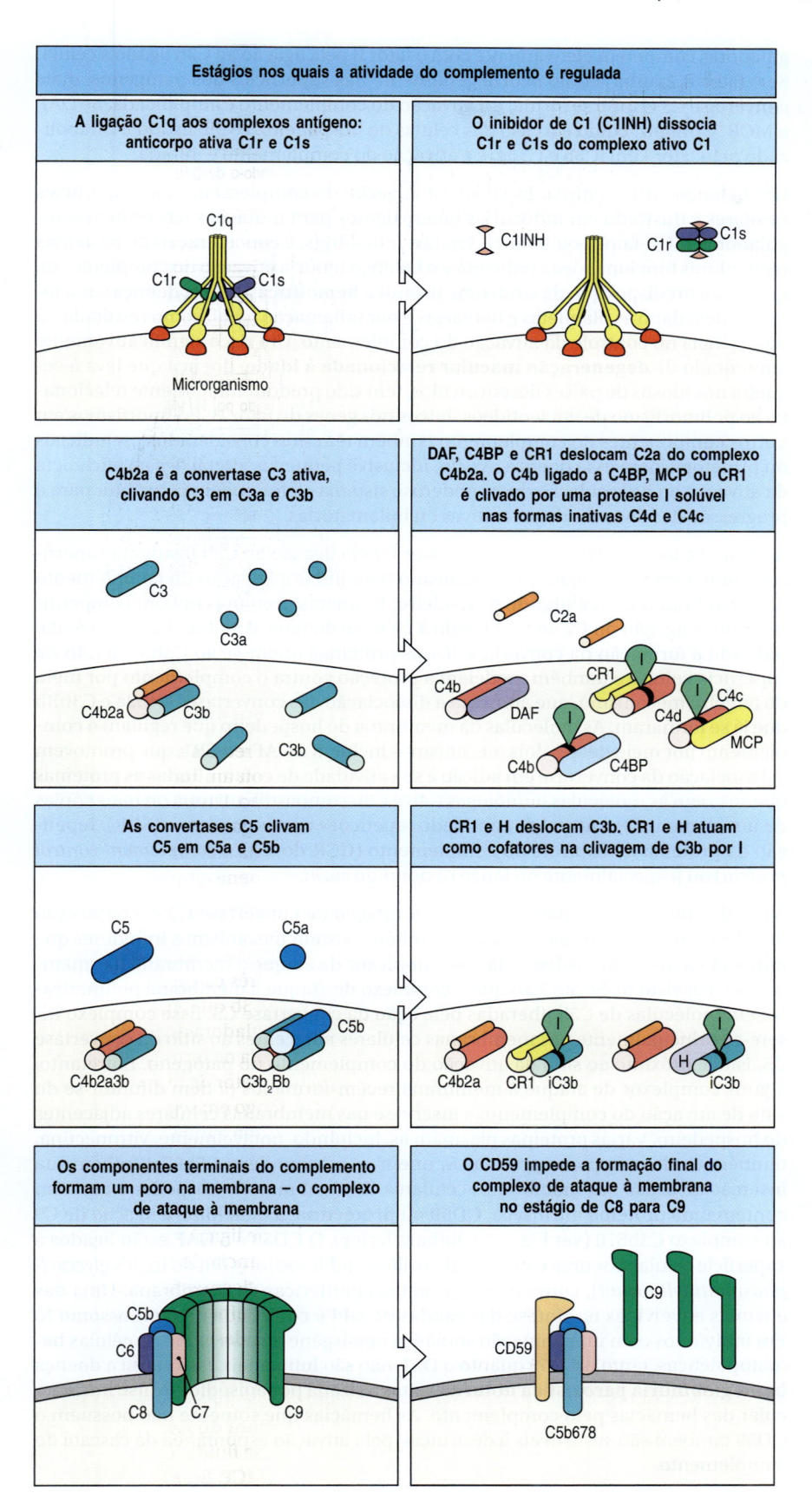

Estágios nos quais a atividade do complemento é regulada

A ligação C1q aos complexos antígeno: anticorpo ativa C1r e C1s

C1q
C1r   C1s
Microrganismo

O inibidor de C1 (C1INH) dissocia C1r e C1s do complexo ativo C1

C1INH   C1r   C1s

C4b2a é a convertase C3 ativa, clivando C3 em C3a e C3b

C3
C3a
C4b2a   C3b
C3b

DAF, C4BP e CR1 deslocam C2a do complexo C4b2a. O C4b ligado a C4BP, MCP ou CR1 é clivado por uma protease I solúvel nas formas inativas C4d e C4c

C2a
CR1
C4b   C4c
DAF   C4d
MCP
C4b   C4BP

As convertases C5 clivam C5 em C5a e C5b

C5   C5a
C5b
C4b2a3b   C3b₂Bb

CR1 e H deslocam C3b. CR1 e H atuam como cofatores na clivagem de C3b por I

C4b2a   CR1   iC3b
H   iC3b

Os componentes terminais do complemento formam um poro na membrana – o complexo de ataque à membrana

C5b
C6
C8   C7   C9

O CD59 impede a formação final do complexo de ataque à membrana no estágio de C8 para C9

C9
CD59
C5b678

Figura 2.33   A ativação do complemento é regulada por uma série de proteínas que atuam para proteger as células do hospedeiro de lesão acidental. Elas atuam em diferentes estágios da cascata do complemento, dissociando os complexos ou catalisando a degradação enzimática das proteínas do complemento ligadas covalentemente. Os estágios na cascata do complemento são mostrados esquematicamente à esquerda, com as reações de controle à direita. A via alternativa da convertase C3 é regulada de forma similar por DAF, CR1, MCP e fator H.

guladoras competem efetivamente com o fator B pela ligação ao C3b ligado à célula. Se o fator B "ganha", como ocorre geralmente nas superfícies dos patógenos, mais convertase C3 C3bBb se forma, e a ativação do complemento é amplificada. Se DAF e MCP "ganham", como é o caso das células do hospedeiro, o C3b ligado é catabolizado pelo fator I em iC3b e C3dg, e a ativação do complemento é inibida.

Um balanço crítico entre a inibição e a ativação do complemento nas superfícies celulares é ilustrado em indivíduos heterozigotos para mutações nas proteínas reguladoras MCP, fator I ou fator H. Em tais indivíduos, a concentração de proteínas reguladoras funcionais está reduzida e o balanço tende à ativação do complemento, que leva à predisposição da **síndrome urêmica hemolítica atípica**, doença caracterizada pelo dano às plaquetas e hemácias e por inflamação renal, como resultado da ineficiência no controle da ativação do complemento. Um risco significativamente aumentado de **degeneração macular relacionada à idade**, doença que leva à cegueira nos idosos de países desenvolvidos, tem sido predominantemente relacionada ao polimorfismo de nucleotídeos únicos nos genes do fator H. Polimorfismos em outros componentes do complemento também têm sido considerados prejudiciais ou protetores para essa doença. Assim, inclusive pequenas alterações na eficiência da ativação ou na regulação desse poderoso sistema efetor podem contribuir para a progressão das doenças degenerativas ou inflamatórias.

A competição entre DAF ou MCP e o fator B pela ligação ao C3b ligado na superfície é um exemplo do segundo mecanismo para inibir a ativação do complemento nas membranas das células do hospedeiro. Inúmeras proteínas inibem competitivamente a ligação do C2 ao C4b ligado à célula e do fator B ao C3b ligado à célula, inibindo a formação da convertase. Essas proteínas unem-se ao C3b e ao C4b na superfície celular e também medeiam a proteção contra o complemento por meio do terceiro mecanismo, que aumenta a dissociação das convertases C4b2a e C3bBb que já se formaram. As moléculas da membrana do hospedeiro que regulam o complemento por meio desses dois mecanismos incluem a DAF e o CR1, que promovem a dissociação da convertase em adição à sua atividade de cofator. Todas as proteínas que se unem às moléculas homólogas C4b e C3b compartilham uma ou mais cópias de um elemento estrutural denominado repetições curtas consenso (SCR), repetição da proteína de controle do complemento (CCP, do inglês *complement control protein*) ou (especialmente no Japão) o domínio *sushi*.

Além dos mecanismos para prevenir a formação da convertase C3 e a deposição de C4 e C3 nas membranas celulares, também existem mecanismos inibidores que impedem a inserção inadequada dos complexos de ataque à membrana nas membranas. Foi visto na Seção 2.15 que o complexo de ataque à membrana polimeriza-se em moléculas de C5b liberadas pela ação da convertase C5. Esse complexo insere-se principalmente nas membranas celulares adjacentes ao sítio da convertase C5, isto é, próximo ao sítio da ativação do complemento no patógeno. Entretanto, alguns complexos de ataque à membrana recém-formados podem difundir-se do sítio de ativação do complemento e inserir-se nas membranas celulares adjacentes do hospedeiro. Várias proteínas plasmáticas, incluindo, notavelmente, vitronectina, também conhecida como proteína S, unem-se ao complexo C5b67 e inibem sua inserção ao acaso nas membranas celulares. A membrana do hospedeiro também contém uma proteína intrínseca, **CD59** ou **protectina**, a qual inibe a ligação de C9 ao complexo C5b678 (ver Fig. 2.33, linha inferior). O CD59 e o DAF estão ligados à superfície celular por uma cauda de glicosilfosfatidilinositol (GPI, do inglês *glycosylphosphatidylinositol*), como outras proteínas periféricas de membrana. Uma das enzimas envolvidas na síntese das caudas do GPI é codificada no cromossomo X. Em indivíduos com uma mutação somática nesse gene em um clone de células hematopoiéticas, tanto o CD59 quanto o DAF não são funcionais. Isso causa a doença **hemoglobinúria paroxística noturna**, caracterizada por episódios de lise intravascular das hemácias pelo complemento. As hemácias que somente não possuem o CD59 também são suscetíveis à destruição pela ativação espontânea da cascata do complemento.

Resumo

O sistema do complemento é um dos principais mecanismos pelo qual o reconhecimento do antígeno é convertido em uma defesa efetiva contra uma infecção inicial. O complemento é um sistema de proteínas plasmáticas que pode ser ativado diretamente, pelos patógenos, ou indiretamente, por anticorpos unidos aos patógenos, levando a uma cascata de reações que ocorrem na superfície dos patógenos e que gera componentes ativos com várias funções efetoras. Existem três vias de ativação do complemento: a via da lecitina, ativada pelos receptores de reconhecimento de padrões MBL e pelas ficolinas; a via clássica, ativada diretamente por patógenos ou indiretamente por anticorpos ligados à superfície dos patógenos; e a via alternativa, que fornece uma opção de amplificação para as outras duas vias, e é aumentada pela properdina, que também desempenha atividade de reconhecimento inato. As três vias podem ser iniciadas independentemente de anticorpos, como parte da imunidade inata. Os eventos iniciais em todas as vias consistem em uma sequência de reações de clivagem, na qual o maior produto da clivagem liga-se covalentemente à superfície do patógeno e contribui para a ativação do próximo componente. As vias convergem com a formação de uma enzima convertase C3, que cliva o C3 para produzir o componente ativo do complemento, o C3b. A ligação de um grande número de moléculas de C3b ao patógeno é o evento central na ativação do complemento. Os componentes do complemento ligado, sobretudo o C3b ligado e seus fragmentos inativos, são reconhecidos por receptores de complemento específicos das células fagocíticas, que englobam os patógenos opsonizados pelo C3b e seus fragmentos inativos. Os fragmentos pequenos de clivagem do C3, C4 e, especialmente, C5 recrutam fagócitos aos sítios de infecção e os ativam pela ligação a receptores específicos triméricos acoplados à proteína G. Essas atividades promovem a captação e a destruição dos patógenos pelos fagócitos. As moléculas de C3b que se ligam à convertase C3 iniciam os eventos tardios, com a ligação ao C5, tornando-o suscetível à clivagem por C2a ou Bb. O fragmento maior, C5b, desencadeia a reunião de um complexo de ataque à membrana, que pode resultar na lise de certos patógenos. A atividade dos componentes do complemento é modulada por um sistema de proteínas reguladoras que impede a lesão tecidual, como resultado da ligação inadvertida de componentes ativados do complemento às células do hospedeiro ou da ativação espontânea dos componentes do complemento no plasma.

Questões

2.1   *Quais características especializadas da pele, dos pulmões e do intestino são úteis para manter os microrganismos afastados?*

2.2   *Quais características estruturais dos peptídeos antimicrobianos impedem que eles sejam inadequadamente ativados nas células do hospedeiro que os produz? Como os neutrófilos e as células de Paneth controlam a ativação desses peptídeos antimicrobianos?*

2.3   *As proteínas do sistema do complemento estão presentes no plasma das pessoas saudáveis. Por que o complemento torna-se ativado somente na presença de infecção?*

2.4   *O reconhecimento das bactérias pela lecitina ligadora de manose pode levar à sua destruição por meio do mesmo mecanismo de reconhecimento dos anticorpos. Explique como isso ocorre e descreva características comuns adicionais entre essas vias de reconhecimento do patógeno.*

2.5   *A hidrólise espontânea da ponte tioéster no C3 ocorre continuamente em baixas taxas na ausência de infecção. Descreva as reações que podem ocorrer em pessoas saudáveis e as que ocorrem durante uma infecção.*

2.6 Qual é a principal característica da alça de amplificação da via alternativa? Quais são os mecanismos que impedem que esse processo de amplificação atinja os tecidos do hospedeiro? Quais os defeitos que podem ocorrer nesses mecanismos reguladores? Descreva algumas consequências.

2.7 Pessoas com deficiência no fator I são suscetíveis a infecções bacterianas recorrentes. Por que isso acontece?

Referências por seção

2.1 As doenças infecciosas são causadas por diversos agentes que vivem e se replicam em seus hospedeiros

Kauffmann, S.H.E., Sher, A., and Ahmed, R.: *Immunology of Infectious Diseases.* Washington, DC, ASM Press, 2002.

Mandell, G.L., Bennett, J.E., and Dolin, R. (eds): *Principles and Practice of Infectious Diseases*, 4th ed. New York, Churchill Livingstone, 1995.

Salyers, A.A., and Whitt, D.D.: *Bacterial Pathogenesis: A Molecular Approach.* Washington, DC, ASM Press, 1994.

2.2 Os agentes infecciosos devem superar as defesas inatas do hospedeiro para estabelecer um foco de infecção

Gorbach, S.L., Bartlett, J.G., and Blacklow, N.R. (eds): *Infectious Diseases*, 3rd ed. Philadelphia, Lippincott Williams & Wilkins, 2003.

Hornef, M.W., Wick, M.J., Rhen, M., and Normark, S.: **Bacterial strategies for overcoming host innate and adaptive immune responses.** *Nat. Immunol.* 2002, **3**:1033–1040.

2.3 As superfícies epiteliais do organismo fornecem a primeira linha de defesa contra infecções

Aderem, A., and Underhill, D.M.: **Mechanisms of phagocytosis in macrophages.** *Annu. Rev. Immunol.* 1999, **17**:593–623.

2.4 As células epiteliais e os fagócitos produzem vários tipos de proteínas antimicrobianas

Cash, H.L., Whitham, C.V., Behrendt, C.L., and Hooper, L.H.: **Symbiotic bacteria direct expression of an intestinal bactericidal lectin.** *Science* 2006, **313**:1126–1130.

De Smet, K., and Contreras, R.: **Human antimicrobial peptides: defensins, cathelicidins and histatins.** *Biotechnol. Lett.* 2005, **27**:1337–1347.

Ganz, T.: **Defensins: antimicrobial peptides of innate immunity.** *Nat. Rev. Immunol.* 2003, **3**:710–720.

Zanetti, M.: **The role of cathelicidins in the innate host defense of mammals.** *Curr. Issues Mol. Biol.* 2005, **7**:179–196.

2.5 O sistema do complemento reconhece as características das superfícies microbianas, marcando-as para destruição por meio da deposição de C3b

Gros, P., Milder, F.J., and Janssen, B.J.: **Complement driven by conformational changes.** *Nat. Rev. Immunol.* 2008, **8**:48–58.

Janssen, B.J., Huizinga, E.G., Raaijmakers, H.C., Roos, A., Daha, M.R., Nilsson-Ekdahl, K., Nilsson, B., and Gros, P.: **Structures of complement component C3 provide insights into the function and evolution of immunity.** *Nature* 2005, **437**:505–511.

Janssen, B.J., Christodoulidou, A., McCarthy, A., Lambris, J.D., and Gros, P.: **Structure of C3b reveals conformational changes that underlie complement activity.** *Nature* 2006, **444**:213–216.

2.6 A via da lecitina utiliza receptores solúveis que reconhecem as superfícies microbianas para ativar a cascata do complemento

Bohlson, S.S., Fraser, D.A., and Tenner, A.J.: **Complement proteins C1q and MBL are pattern recognition molecules that signal immediate and long-term protective immune functions.** *Mol. Immunol.* 2007, **44**:33–43.

Gál, P., Harmat, V., Kocsis, A., Bián, T., Barna, L., Ambrus, G., Végh, B., Balczer, J., Sim, R.B., Náray-Szabó, G., *et al*: **A true autoactivating enzyme. Structural insight into mannose-binding lectin-associated serine protease-2 activations.** *J. Biol. Chem.* 2005, **280**:33435–33444.

Wright, J.R.: **Immunoregulatory functions of surfactant proteins.** *Nat. Rev. Immunol.* 2005, **5**:58–68.

2.7 A via clássica é iniciada pela ativação do complexo C1 e seus homólogos à via da lecitina

McGrath, F.D., Brouwer, M.C., Arlaud, G.J., Daha, M.R., Hack, C.E., and Roos, A.: **Evidence that complement protein C1q interacts with C-reactive protein through its globular head region.** *J. Immunol.* 2006, **176**:2950–2957.

2.8 A ativação do complemento está, em grande parte, confinada à superfície na qual é iniciada

Cicardi, M., Bergamaschini, L., Cugno, M., Beretta, A., Zingale, L.C., Colombo, M., and Agostoni, A.: **Pathogenetic and clinical aspects of C1 inhibitor deficiency.** *Immunobiology* 1998, **199**:366–376.

2.9 A via alternativa do complemento é uma alça de amplificação para a formação do C3b, acelerada pelo reconhecimento do patógeno pela properdina

Fijen, C.A., van den Bogaard, R., Schipper, M., Mannens, M., Schlesinger, M., Nordin, F.G., Dankert, J., Daha, M.R., Sjoholm, A.G., Truedsson, L., *et al.*: **Properdin deficiency: molecular basis and disease association.** *Mol. Immunol.* 1999, **36**:863–867.

Kemper, C., and Hourcade, D.E.: **Properdin: new roles in pattern recognition and target clearance.** *Mol. Immunol.* 2008, **45**:4048–4056.

Spitzer, D., Mitchell, L.M., Atkinson, J.P., and Hourcade, D.E.: **Properdin can initiate complement activation by binding specific target surfaces and providing a platform for de novo convertase assembly.** *J. Immunol.* 2007, **179**:2600–2608.

Xu, Y., Narayana, S.V., and Volanakis, J.E.: **Structural biology of the alternative pathway convertase.** *Immunol. Rev.* 2001, **180**:123–135.

2.10 Membranas e proteínas plasmáticas que regulam a formação e a estabilidade da convertase C3 determinam a intensidade da ativação do complemento sob diferentes circunstâncias

Golay, J., Zaffaroni, L., Vaccari, T., Lazzari, M., Borleri, G.M., Bernasconi, S., Tedesco, F., Rambaldi, A., and Introna, M.: **Biologic response of B lymphoma cells to anti-CD20 monoclonal antibody rituximab *in vitro*: CD55 and CD59 regulate complement-mediated cell lysis.** *Blood* 2000, **95**:3900–3908.

Spiller, O.B., Criado-Garcia, O., Rodriguez De Cordoba, S., and Morgan, B.P.: **Cytokine-mediated up-regulation of CD55 and CD59 protects human hepatoma cells from complement attack.** *Clin. Exp. Immunol.* 2000, **121**:234–241.

Varsano, S., Frolkis, I., Rashkovsky, L., Ophir, D., and Fishelson, Z.: **Protection of human nasal respiratory epithelium from complement-mediated lysis by cell-membrane regulators of complement activation.** *Am. J. Respir. Cell Mol. Biol.* 1996, **15**:731–737.

2.11   O complemento desenvolveu-se precocemente durante a evolução dos organismos multicelulares

Fujita, T.: **Evolution of the lectin-complement pathway and its role in innate immunity.** *Nat. Rev. Immunol.* 2002, **2**:346–353.

Zhang, H., Song, L., Li, C., Zhao, J., Wang, H., Gao, Q., and Xu, W.: **Molecular cloning and characterization of a thioester-containing protein from Zhikong scallop *Chlamys farreri*.** *Mol. Immunol.* 2007, **44**:3492–3500.

2.12   A convertase C3 ligada à superfície deposita uma grande quantidade de fragmentos de C3b na superfície dos patógenos e gera a atividade da convertase C5

Rawal, N., and Pangburn, M.K.: **Structure/function of C5 convertases of complement.** *Int. Immunopharmacol.* 2001, **1**:415–422.

2.13   A ingestão de patógenos marcados com proteínas do complemento pelos fagócitos é mediada por receptores ligados às proteínas do complemento

Gasque, P.: **Complement: a unique innate immune sensor for danger signals.** *Mol. Immunol.* 2004, **41**:1089–1098.

Helmy, K.Y., Katschke, K.J., Jr, Gorgani, N.N., Kljavin, N.M., Elliott, J.M., Diehl, L., Scales, S.J., Ghilardi, N., and van Lookeren Campagne M.: **CRIg: a macrophage complement receptor required for phagocytosis of circulating pathogens.** *Cell* 2006, **124**:915–927.

2.14   Os pequenos fragmentos de algumas proteínas do complemento iniciam uma resposta inflamatória local

Kohl, J.: **Anaphylatoxins and infectious and noninfectious inflammatory diseases.** *Mol. Immunol.* 2001, **38**:175–187.

Schraufstatter, I.U., Trieu, K., Sikora, L., Sriramarao, P., and DiScipio, R.: **Complement C3a and C5a induce different signal transduction cascades in endothelial cells.** *J. Immunol.* 2002, **169**:2102–2110.

2.15   As proteínas terminais do complemento polimerizam para formar poros nas membranas, que podem matar certos patógenos

Hadders, M.A., Beringer, D.X., and Gros, P.: **Structure of C8α-MACPF reveals mechanism of membrane attack in complement immune defense.** *Science* 2007, **317**:1552–1554.

Parker, C.L., and Sodetz, J.M.: **Role of the human C8 subunits in complement-mediated bacterial killing: evidence that C8 γ is not essential.** *Mol. Immunol.* 2002, **39**:453–458.

Scibek, J.J., Plumb, M.E., and Sodetz, J.M.: **Binding of human complement C8 to C9: role of the N-terminal modules in the C8α subunit.** *Biochemistry* 2002, **41**:14546–14551.

2.16   As proteínas de controle do complemento regulam as três vias de ativação do complemento e protegem o hospedeiro de seus efeitos destrutivos

Atkinson, J.P., and Goodship, T.H.: **Complement factor H and the hemolytic uremic syndrome.** *J. Exp. Med.* 2007, **204**:1245–1248.

Blom, A.M., Rytkonen, A., Vasquez, P., Lindahl, G., Dahlback, B., and Jonsson, A.B.: **A novel interaction between type IV pili of *Neisseria gonorrhoeae* and the human complement regulator C4B-binding protein.** *J. Immunol.* 2001, **166**:6764–6770.

Hageman, G.S., *et al.*: **A common haplotype in the complement regulatory gene factor H (HF1/CFH) predisposes individuals to age-related macular degeneration.** *Proc. Natl Acad. Sci. USA* 2005, **102**:7227–7232.

Jiang, H., Wagner, E., Zhang, H., and Frank, M.M.: **Complement 1 inhibitor is a regulator of the alternative complement pathway.** *J. Exp. Med.* 2001, **194**:1609–1616.

Miwa, T., Zhou, L., Hilliard, B., Molina, H., and Song, W.C.: **Crry, but not CD59 and DAF, is indispensable for murine erythrocyte protection in vivo from spontaneous complement attack.** *Blood* 2002, **99**:3707–3716.

Singhrao, S.K., Neal, J.W., Rushmere, N.K., Morgan, B.P., and Gasque, P.: **Spontaneous classical pathway activation and deficiency of membrane regulators render human neurons susceptible to complement lysis.** *Am. J. Pathol.* 2000, **157**:905–918.

Smith, G.P., and Smith, R.A.: **Membrane-targeted complement inhibitors.** *Mol. Immunol.* 2001, **38**:249–255.

Spencer, K.L., Hauser, M.A., Olson, L.M., Schmidt, S., Scott, W.K., Gallins, P., Agarwal, A., Postel, E.A., Pericak-Vance, M.A., and Haines, J.L.: **Protective effect of complement factor B and complement component 2 variants in age-related macular degeneration.** *Hum. Mol. Genet.* 2007, **16**:1986–1992.

Spencer, K.L., Olson, L.M., Anderson, B.M., Schnetz-Boutaud, N., Scott, W.K., Gallins, P., Agarwal, A., Postel, E.A., Pericak-Vance, M.A., and Haines, J.L.: **C3 R102G polymorphism increases risk of age-related macular degeneration.** *Hum. Mol. Genet.* 2008, **17**:1821–1824.

Respostas Induzidas da Imunidade Inata

3

No Capítulo 2, foram consideradas as defesas inatas – como barreiras epiteliais, proteínas antimicrobianas secretadas e sistema do complemento –, que agem imediatamente após se encontrarem com micróbios, com o objetivo de proteger o organismo contra uma infecção. Também há a introdução às células fagocíticas que se encontram sob as barreiras epiteliais, prontas para engolfar e digerir os microrganismos invasores que foram sinalizados para destruição pelo complemento. Além de fagocitar esses microrganismos diretamente, esses fagócitos iniciam, ainda, a próxima fase da resposta imune inata, induzindo uma resposta inflamatória que recruta novas células fagocíticas e moléculas efetoras circulantes para o local da infecção.

Neste capítulo, será visto atentamente o sistema antigo do receptor de reconhecimento do padrão utilizado pelas células fagocíticas do sistema imune inato para identificar patógenos e distingui-los de autoantígenos. Será visto como, além de direcionar a destruição imediata dos patógenos, o estímulo de alguns desses receptores em macrófagos e células dendríticas leva às suas células próprias que podem efetivamente apresentar o antígeno para linfócitos T, iniciando, dessa forma, uma resposta imune adaptativa. Na última parte do capítulo, será descrito como as citocinas e as quimiocinas produzidas por fagócitos ativados e células dendríticas induzem os estágios tardios da resposta imune inata, como a resposta de fase aguda. Será descrito, ainda, outro tipo celular do sistema imune inato, as células *natural killer* (NK), que contribuem para as respostas de defesa do hospedeiro contra vírus e outros patógenos intracelulares. Nos estágios tardios da resposta imune inata, ocorrem as primeiras etapas em direção ao início da resposta imune adaptativa; então, se a infecção não for eliminada pela imunidade inata, acontecerá uma resposta imune completa.

Reconhecimento do padrão pelas células do sistema imune inato

Embora o sistema imune inato não possua a especificidade fina da imunidade adaptativa, que é necessária para produzir a memória imune, ele consegue distinguir o próprio do não próprio. Já foi visto um exemplo disso no reconhecimento de superfícies microbianas pelo complemento (ver Cap. 2). Nesta parte do capítulo, serão vistos, de maneira mais detalhada, os receptores celulares que reconhecem patógenos e sinalizam para uma resposta celular imune inata. Padrões regulares de estrutura molecular estão presentes em diversos microrganismos, mas não ocorrem nas células do próprio organismo. Proteínas que reconhecem essas características surgem como receptores em macrófagos, neutrófilos e células dendríticas e como moléculas secretadas, como a lectina ligadora de manose (MBL, do inglês *mannose-binding lectin*) descrita no Capítulo 2. As características gerais desses **receptores de reconhecimento do padrão** contrastam com os receptores antígeno-específicos da imunidade adaptativa na Figura 3.1.

Os receptores de reconhecimento do padrão podem ser classificados em quatro grupos principais com base em sua localização celular e sua função: receptores

Figura 3.1 Comparação das características das moléculas de reconhecimento dos sistemas imunes inato e adaptativo. O sistema imune inato usa receptores codificados por genes completos herdados da linhagem germinal. Em contrapartida, o sistema imune adaptativo usa receptores de antígenos codificados em segmentos gênicos que são reunidos em genes completos de receptores de células T e B durante o desenvolvimento dos linfócitos, processo que leva à expressão de um receptor com especificidade única em cada célula individual. Os receptores do sistema imune inato não são distribuídos de forma clonal (i.e., em todas as células de um mesmo tipo), ao passo que os receptores de antígeno do sistema imune adaptativo estão distribuídos de forma clonal em todos os linfócitos de um mesmo tipo.

Característica do receptor	Imunidade inata	Imunidade adaptativa
Especificidade herdada no genoma	Sim	Não
É expresso por todas as células de um determinado tipo (p. ex., macrófagos)	Sim	Não
Ativa resposta imediata	Sim	Não
Reconhece uma ampla gama de patógenos	Sim	Não
Interage com uma gama de estruturas moleculares de um determinado tipo	Sim	Não
É codificado por múltiplos segmentos gênicos	Não	Sim
Requer rearranjo gênico	Não	Sim
Distribuição clonal	Não	Sim
É capaz de reconhecer ampla variedade de estruturas moleculares	Não	Sim

livres no soro (como MBL), os quais foram discutidos no Capítulo 2; receptores fagocíticos ligados à membrana; receptores de sinalização ligados à membrana; e receptores de sinalização citoplasmáticos. Os receptores fagocíticos primeiramente estimulam a ingestão dos patógenos que eles reconhecem. Os receptores de sinalização constituem um grupo diversificado que inclui receptores quimiotáticos, os quais guiam as células aos locais de infecção, e receptores que induzem a produção de moléculas efetoras que contribuem para as respostas da imunidade inata induzidas tardiamente. Nesta parte do capítulo, serão vistas, em primeiro lugar, as propriedades de reconhecimento dos receptores fagocíticos e dos receptores de sinalização que ativam mecanismos de morte de micróbios fagocíticos. Em seguida, será descrito um sistema de reconhecimento e sinalização de patógeno antigo evolutivo, que envolve receptores denominados receptores semelhantes ao Toll (TLRs, do inglês *Toll-like receptors*), os quais possuem papel-chave na defesa contra infecção em vertebrados e muitos invertebrados. Por fim, será vista uma classe recentemente descoberta de receptores de sinalização citoplasmáticos, sendo que alguns possuem efeitos similares aos TLRs, enquanto outros estão relacionados com defesas antivirais.

3.1 Após entrar no tecido, muitos patógenos são reconhecidos, ingeridos e mortos pelos fagócitos

Se um microrganismo cruzar uma barreira epitelial e replicar-se nos tecidos do hospedeiro, ele será imediatamente reconhecido pelas células fagocíticas residentes, na maioria dos casos. Existem três classes principais de células fagocíticas no sistema imune inato: macrófagos e monócitos, granulócitos e células dendríticas. Os **macrófagos** amadurecem continuamente a partir dos **monócitos**, que saem da circulação para migrar para os tecidos do organismo, e eles são a principal população de fagócitos residentes no tecido normal. Os macrófagos eram denominados de forma diferente dependendo do tecido no qual se encontravam; por exemplo, células microgliais no tecido neural e **células de Kupffer** no fígado. Essas células são denominadas, de maneira genérica, **fagócitos mononucleares**. Os macrófagos são encontrados, sobretudo, em grande quantidade no tecido conectivo: por exemplo, na camada submucosa do trato gastrintestinal; na camada submucosa dos brônquios e no interstício pulmonar – tecidos e espaços intercelulares ao redor dos sacos

Filme 3.1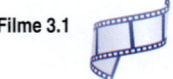

de ar (alvéolos) –, e nos próprios alvéolos; ao longo de alguns vasos sanguíneos no fígado; e por todo o baço, onde removem células sanguíneas senescentes.

A segunda maior família de fagócitos compreende os granulócitos, os quais incluem **neutrófilos, eosinófilos** e **basófilos**. Entre eles, os neutrófilos são os que possuem maior atividade fagocítica e são os mais envolvidos imediatamente na imunidade inata contra agentes infecciosos. Ainda denominados leucócitos neutrofílicos polimorfonucleares (PMNs, do inglês *polymorphonuclear neutrophilic leukocytes*, ou polis), eles são células de vida curta que estão abundantes no sangue, mas não estão presentes no tecido saudável. Os macrófagos e os granulócitos possuem papel importante na imunidade inata pois podem reconhecer, ingerir e destruir muitos patógenos sem auxílio da resposta imune adaptativa. As células fagocíticas que varrem os patógenos que entraram representam um mecanismo antigo da imunidade inata, já que são encontradas nos invertebrados e nos vertebrados.

A terceira classe de fagócitos no sistema imune são as **células dendríticas** imaturas residentes nos tecidos. As células dendríticas crescem a partir de progenitores mieloides e linfoides no interior da medula óssea e migram por via sanguínea para os tecidos de todo o organismo e para os órgãos linfoides periféricos. As células dendríticas ingerem e destroem os micróbios, porém, ao contrário de macrófagos e neutrófilos, seu papel principal na defesa imune não é a linha de frente de morte direta em grande escala de micróbios. Existem dois tipos funcionais principais de células dendríticas: **células dendríticas convencionais** (**cDCs**, do inglês *conventional dendritic cells*) e **células dendríticas plasmocitoides** (**pDCs**, do inglês *plasmacytoid dendritic cells*). O principal papel das cDCs é processar os micróbios ingeridos para gerar antígenos peptídicos que podem ativar células T e induzir uma resposta imune adaptativa, e produzir citocinas em resposta ao reconhecimento microbiano. As cDCs são, dessa forma, consideradas a ligação entre as respostas imunes inata e adaptativa. As pDCs são as principais produtoras de interferon (IFN) antiviral e são consideradas parte da imunidade inata. Elas serão discutidas de maneira mais detalhada adiante, neste capítulo.

Em função de a maioria dos microrganismos entrarem no organismo através da mucosa do intestino ou do trato respiratório, os macrófagos nos tecidos de submucosa são as primeiras células a encontrar a maioria dos patógenos, porém, eles são logo auxiliados pelo recrutamento de um grande número de neutrófilos para os locais de infecção. Macrófagos e neutrófilos reconhecem os patógenos por meio dos receptores de superfície celular que podem discriminar entre as moléculas de superfície dos patógenos e as moléculas do hospedeiro. Embora ambos sejam fagocíticos, os macrófagos e os neutrófilos possuem propriedades e funções distintas na imunidade inata.

Todas as células fagocíticas internalizam os patógenos pelo mesmo processo de **fagocitose**, o qual é iniciado quando certos receptores na superfície do patógeno se ligam a componentes de uma superfície microbiana. O patógeno ligado é primeiramente circundado pela membrana plasmática fagocitada e, então, internalizado em uma ampla membrana anexa à vesícula endocítica conhecida como **fagossomo**. O fagossomo então se torna acidificado, o que mata a maioria dos patógenos. O fagossomo funde-se com um ou mais lisossomas para gerar um **fagolisossoma**, na qual os conteúdos lisossômicos são liberados para destruir o patógeno (Fig. 3.2). Os neutrófilos, que são altamente especializados na morte intracelular de micróbios, contêm ainda grânulos citoplasmáticos denominados grânulos primários e secundários, os quais se fundem com o fagossomo e contêm enzimas e peptídeos antimicrobianos adicionais que atacam o micróbio (ver Seção 2.4). Outra via pela qual o material extracelular, incluindo material microbiano, pode ser capturado para o interior do compartimento endossômico das células e degradado é pela **endocitose mediada por receptor**, a qual não é restrita aos fagócitos. As células dendríticas e os outros fagócitos podem ainda capturar patógenos por um processo não específico denominado **macropinocitose**, no qual grandes quantidades de líquido extracelular e seus conteúdos são ingeridos.

Macrófagos e neutrófilos constitutivamente expressam um número de receptores de superfície celular que estimula a fagocitose e a morte intracelular de micróbios

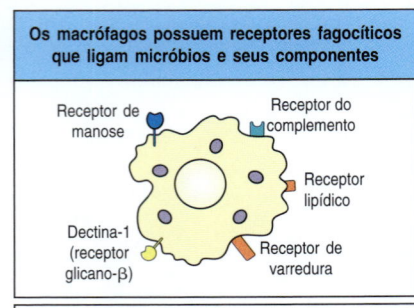

Os macrófagos possuem receptores fagocíticos que ligam micróbios e seus componentes

Receptor de manose
Receptor do complemento
Receptor lipídico
Dectina-1 (receptor glicano-β)
Receptor de varredura

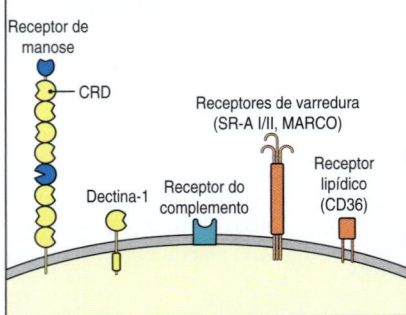

Receptor de manose
CRD
Receptores de varredura (SR-A I/II, MARCO)
Receptor lipídico (CD36)
Dectina-1
Receptor do complemento

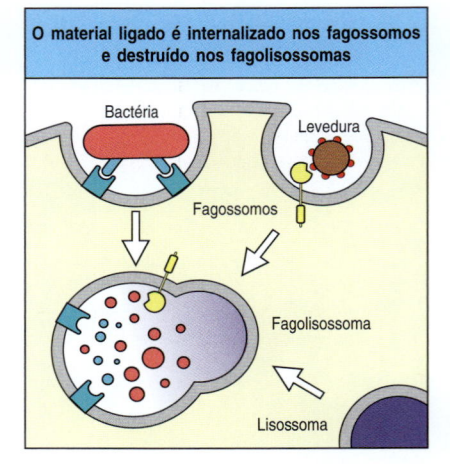

O material ligado é internalizado nos fagossomos e destruído nos fagolisossomas

Bactéria
Levedura
Fagossomos
Fagolisossoma
Lisossoma

Figura 3.2 Os macrófagos expressam receptores capazes de prender micróbios por fagocitose. Primeira figura: macrófagos residentes nos tecidos do organismo estão entre as primeiras células a encontrar e responder aos patógenos. Eles carregam receptores de superfície celular que se ligam aos patógenos e seus componentes e induzem fagocitose do material ligado. Segunda figura: macrófagos expressam diversos tipos de receptores que interagem diretamente com os componentes microbianos, em particular, carboidratos e lipídeos. A dectina-1 é uma lectina tipo C formada ao redor de um domínio de reconhecimento de carboidrato (CRD) simples. O receptor de manose do macrófago contém muitos CRDs, com um domínio semelhante à fibronectina e uma região rica em cisteína em sua porção aminoterminal. Os receptores de varredura de classe A são formados a partir de domínios semelhantes a colágeno e foram trímeros. O receptor de proteína CD36 é um receptor de varredura de classe B que reconhece e internaliza lipídeos. Os macrófagos também expressam receptores do complemento, os quais internalizam a bactéria coberta pelo complemento. Terceira figura: a ligação de micróbios ou componentes microbianos a qualquer um desses receptores estimula a fagocitose e a captura para os fagossomos intracelulares. Os fagossomos fundem-se com os lisossomas, formando um fagolisossoma acidificado no qual o material ingerido é destruído por hidrolase lisossômica.

ligados a eles, embora alguns ainda sinalizem por outras vias para desencadear respostas como a produção de citocinas. Esses receptores fagocíticos incluem diversos membros da família semelhante à lectina tipo C (ver Fig. 3.2). **Dectina-1** é fortemente expressa por macrófagos e neutrófilos e reconhece β-1,3-glicanos ligados (polímeros de glicose), que são componentes comuns da parede celular fúngica em particular. As células dendríticas expressam, ainda, Dectina-1, bem como diversos outros receptores fagocíticos semelhantes à lectina tipo C, os quais serão discutidos em relação à captura de patógeno para processamento e apresentação antigênica no Capítulo 9. Outra lectina tipo C, o **receptor de manose** (**MR**, do inglês *mannose receptor*) expresso por macrófagos e células dendríticas, reconhece diversos ligantes manosilados, incluindo alguns presentes em fungos, bactérias e vírus. Esse receptor já foi suspeito de possuir papel importante na resistência a micróbios. Contudo, experimentos com camundongos que não possuem esse receptor não dão suporte a essa ideia. Acredita-se, hoje, que o MR do macrófago funcione principalmente como receptor de eliminação para glicoproteínas do hospedeiro, como β-glicuronidase e hidrolases lisossômicas, que possuem cadeias laterais de carboidrato contendo manose e cujas concentrações extracelulares estão aumentadas durante a inflamação.

Um segundo grupo de receptores fagocíticos nos macrófagos, denominados **receptores de varredura**, reconhece diversos polímeros aniônicos e lipoproteínas acetiladas de baixa densidade. Esses receptores são estruturalmente heterogênicos, e são compostos por pelo menos seis famílias moleculares diferentes. Os receptores de varredura de classe A são proteínas de membrana compostas por trímeros de domínios de colágeno (ver Fig. 3.2). Eles incluem **SR-A I**, **SR-A II** e **MARCO** (do inglês *macrophage receptor with a collagenous structure* [receptor de macrófago com estrutura de colágeno]), os quais se ligam a diversos componentes da parede celular bacteriana e auxiliam a internalizar a bactéria, embora a base de sua especificidade seja pouco entendida. Os receptores de varredura de classe B ligam-se a lipoproteínas de alta densidade e internalizam lipídeos. Um desses receptores é CD36, o qual liga muitos ligantes, incluindo ácidos graxos de cadeia longa.

Um terceiro grupo de receptores de importância crucial na fagocitose de macrófagos e neutrófilos são os receptores do complemento discutidos no Capítulo 2, que ligam os micróbios revestidos pelo complemento. O receptor do complemento CR3 reconhece e fagocita diretamente micróbios transportando β-glicanos. Todos esses receptores atuam em conjunto na imunidade inata para facilitar a fagocitose de uma ampla variedade de microrganismos patogênicos.

3.2 Receptores acoplados à proteína G nos fagócitos ligam o reconhecimento microbiano com a eficiência aumentada de morte intracelular

A fagocitose de micróbios por macrófagos e neutrófilos é geralmente seguida pela morte do micróbio no interior do fagócito. Assim como os receptores fagocíticos, os macrófagos e os neutrófilos possuem outros receptores que sinalizam para estimular a morte antimicrobiana. Esses receptores pertencem a uma família evolutivamente antiga de **receptores acoplados à proteína G** (**GPCRs**, do inglês *G-protein-coupled receptors*), que são caracterizados por sete segmentos membrana-abrangentes. Membros dessa família são cruciais para a função do sistema imune, pois também direcionam respostas a anafilatoxinas, como o fragmento do complemento C5a (ver Seção 2.14), e para diversas quimiocinas (peptídeos quimioatraentes e proteínas), recrutando fagócitos para os locais de infecção e promovendo a inflamação.

O **receptor fMet-Leu-Phe** (**fMLP**) é um receptor acoplado à proteína G que sente a presença da bactéria pelo reconhecimento de uma única característica dos polipeptídeos bacterianos. A síntese de proteína na bactéria é, em geral, iniciada com um resíduo *N*-formilmetionina (fMet), um aminoácido presente em procariontes, mas não em eucariontes. O receptor fMLP é nomeado com base em um tripeptídeo pelo qual possui alta afinidade, embora ainda se ligue a outros motivos peptídicos. Os polipeptídeos bacterianos que se ligam a esse receptor ativam vias de sinalização intracelular que direcionam a célula a se mover para a fonte mais concentrada de ligantes. A sinalização por meio do receptor fMLP ainda induz a produção de espécies reativas de oxigênio (ROSs, do inglês *reactive oxygen species*) microbicidas no fagolisossoma. O receptor C5a reconhece o fragmento pequeno de C5 gerado quando as vias clássica ou de lectina são ativadas, geralmente pela presença de micróbios (ver Seção 2.14), e desencadeia respostas similares às do receptor fMLP. Dessa forma, o estímulo desses receptores guia monócitos e neutrófilos para o local de infecção e desencadeia o aumento da atividade antimicrobiana, e essas respostas celulares podem ser ativadas diretamente pela sensação direta de produtos bacterianos únicos ou por mensageiros como C5a que indicam o reconhecimento prévio de um micróbio.

Os receptores acoplados à proteína G são assim denominados pois a ligação de seus ligantes ativa um membro de uma classe de proteínas intracelulares GTP-ligadas denominadas **proteínas G**, algumas vezes denominadas **proteínas G heterotriméricas** para distingui-las da família de GTPases "pequenas" simbolizadas por Ras. As proteínas G heterotriméricas são compostas por três subunidades: Gα, Gβ e Gγ, das quais a subunidade α é similar às GTPases pequenas (Fig. 3.3). No estado de repouso, a proteína G está inativa, não associada ao receptor, e uma molécula de GDP é ligada à subunidade α. A ligação do ligante induz mudanças conformacionais no receptor que permitem a sua ligação à proteína G, o que resulta no deslocamento de GDP da proteína G e sua substituição com GTP. A proteína G ativa dissocia-se em dois componentes, a subunidade α e um complexo de subunidades β e γ. Cada um desses componentes pode interagir com outras moléculas de sinalização intrace-

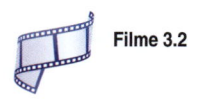

Filme 3.2

Figura 3.3   Os receptores acoplados à proteína G sinalizam por acoplamento com proteínas G heterotriméricas intracelulares. Os receptores acoplados à proteína G (GPCRs), como o receptor fMet-Leu-Phe (fMLP) e receptores de quimiocinas, sinalizam por meio de proteínas ligadas a GTP conhecidas como proteínas G heterotriméricas. Em um estado inativo, a subunidade α da proteína G que liga GDP é associada com as subunidades β e γ (primeira figura). A ligação do ligante ao receptor induz uma mudança conformacional que permite que o receptor interaja com a proteína G, o que resulta no deslocamento de GDP e ligação de GTP pela subunidade α (segunda figura). A ligação de GTP ativa a dissociação da proteína G na subunidade α e na subunidade βγ, e ambas podem ativar outras proteínas na face interna da membrana celular (terceira figura). No caso da sinalização fMLP nos macrófagos e nos neutrófilos, a subunidade α da proteína G ativada ativa indiretamente as GTPases Rac e Rho, enquanto a subunidade βγ ativa indiretamente a GTPase Cdc42. As ações dessas proteínas resultam na montagem da NADPH oxidase. A sinalização por quimiocina atua por uma via similar e ativa a quimiotaxia. A resposta ativada cessa quando a atividade intrínseca da GTPase da subunidade α hidrolisa GTP a GDP, e as subunidades α e βγ reassociam-se (quarta figura). O nível intrínseco de hidrólise de GTP por subunidades α é relativamente lento e a sinalização é regulada por proteínas ativadoras de GTPase adicionais (não mostrado), as quais aceleram o nível de hidrólise de GTP.

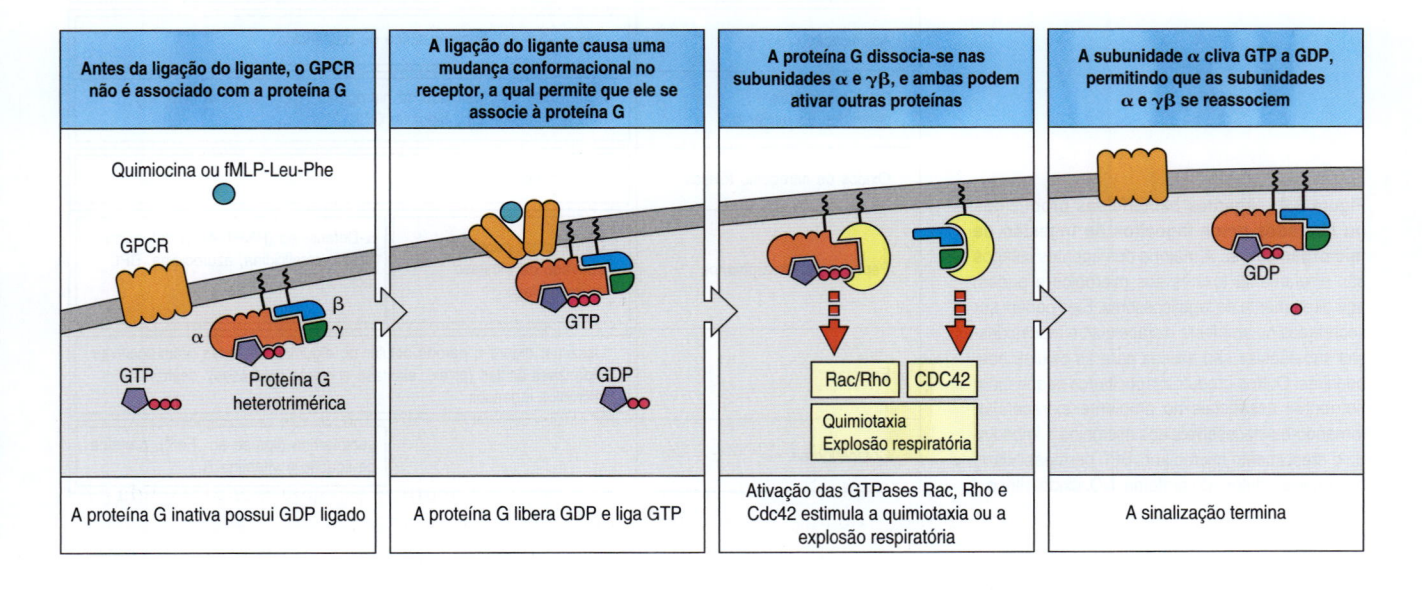

Antes da ligação do ligante, o GPCR não é associado com a proteína G	A ligação do ligante causa uma mudança conformacional no receptor, a qual permite que ele se associe à proteína G	A proteína G dissocia-se nas subunidades α e γβ, e ambas podem ativar outras proteínas	A subunidade α cliva GTP a GDP, permitindo que as subunidades α e γβ se reassociem
A proteína G inativa possui GDP ligado	A proteína G libera GDP e liga GTP	Ativação das GTPases Rac, Rho e Cdc42 estimula a quimiotaxia ou a explosão respiratória	A sinalização termina

lular para transmitir e amplificar o sinal. As proteínas G podem ativar uma ampla variedade de alvos enzimáticos a jusante, como adenilato ciclase (que produz o segundo mensageiro cíclico AMP), fosfolipase C (cuja ativação origina o segundo mensageiro inositol 1,3,5-trifosfato [IP_3] e a liberação de Ca^{2+} livre) e reguladores das GTPases da família Ras, que, por sua vez, pode afetar o metabolismo celular, a motilidade, a expressão gênica e a divisão celular.

No caso de sinalização de fMLP e C5a, a subunidade α da proteína G ativada ativa indiretamente as GTPases pequenas Rac e Rho, enquanto a subunidade βγ ativa indiretamente a GTPase pequena Cdc42. As ações dessas proteínas auxiliam no aumento da capacidade microbicida de macrófagos e neutrófilos que ingeriram os patógenos. Na fagocitose, macrófagos e neutrófilos produzem uma variedade de produtos tóxicos que auxiliam a matar os microrganismos engolfados (Fig. 3.4). O mais importante são os peptídeos antimicrobianos descritos na Seção 2.4, espécies reativas ao nitrogênio, como o óxido nítrico (NO), e as **espécies reativas ao oxigênio (ROS)**, como o ânion superóxido (O_2^-) e o peróxido de hidrogênio (H_2O_2). O óxido nítrico é produzido por uma forma de alto rendimento de sintase de óxido nítrico, NOS2 induzível (iNOS2, do inglês *inducible NOS2*), cuja expressão é induzida por uma variedade de estímulos, incluindo fMLP. A ativação de receptores de fMLP e C5a está ainda diretamente envolvida na geração de ROSs.

O superóxido é gerado por um multicomponente, **NADPH oxidase** associado à membrana, também denominado **fagócito oxidase**. Em fagócitos não estimulados, essa enzima está inativa pois não está totalmente agregada. Um grupo de subunidades, o complexo citocromo b_{558}, está localizado nas membranas de grânulos neutrofílicos secundários e lisossomas dos macrófagos; os outros componentes estão no citosol. A ativação de fagócitos induz a adição de subunidades citosólicas ao citocromo b_{558} associado à membrana para formar um NADPH oxidase funcional completo na membrana do fagolisossoma (Fig. 3.5). Os receptores fMLP e C5a participam do processo, ativando as GTPases da família Ras, como Rac2, que são necessárias para a junção do NADPH oxidase ativo.

A reação de NADP oxidase resulta em aumento transiente do consumo de oxigênio pela célula, que é conhecido como **erupção respiratória**. Ela gera ânion superóxido dentro do lúmen do fagolisossoma, que é convertido pela enzima superóxido

Figura 3.4 **Agentes bactericidas produzidos ou liberados pelos fagócitos na ingestão de microrganismos.** A maioria dos agentes listados são diretamente tóxicos aos micróbios e podem agir diretamente no fagolisossoma. Eles podem ser secretados no ambiente extracelular, e muitas dessas substâncias são tóxicas para as células hospedeiras. Outros produtos fagocitados sequestram nutrientes essenciais no ambiente extracelular, tornando-os inacessíveis aos micróbios e impedindo o crescimento microbiano. BPI, permeabilidade bacteriana indutora de proteína; NO, óxido nítrico.

Mecanismos antimicrobianos dos fagócitos		
Classe de mecanismo	**Produtos de macrófagos**	**Produtos de neutrófilos**
Acidificação	pH = ~3,5-4,0, bacteriostático ou bactericida	
Produtos tóxicos derivados do oxigênio	Superóxido O_2^-, peróxido de hidrogênio H_2O_2, oxigênio livre $^1O_2^{\cdot}$, radical hidroxila $^{\cdot}OH$, hipoalito OCl^-	
Óxidos de nitrogênio tóxicos	Óxido nítrico (NO)	
Peptídeos antimicrobianos	Catelicidina, peptídeo derivado de elastase do macrófago	α-Defensinas (HNP1–4), β-defensina HBD4, catelicidina, azurocidina, BPI, lactoferricina
Enzimas	Lisozima: digere a parede celular de algumas bactérias gram-positivas Hidrolases ácidas (p. ex., elastase e outras proteases): destrói micróbios ingeridos	
Competidores		Lactoferrina (liga-se ao Fe^{2+}), proteína de ligação à vitamina B_{12}

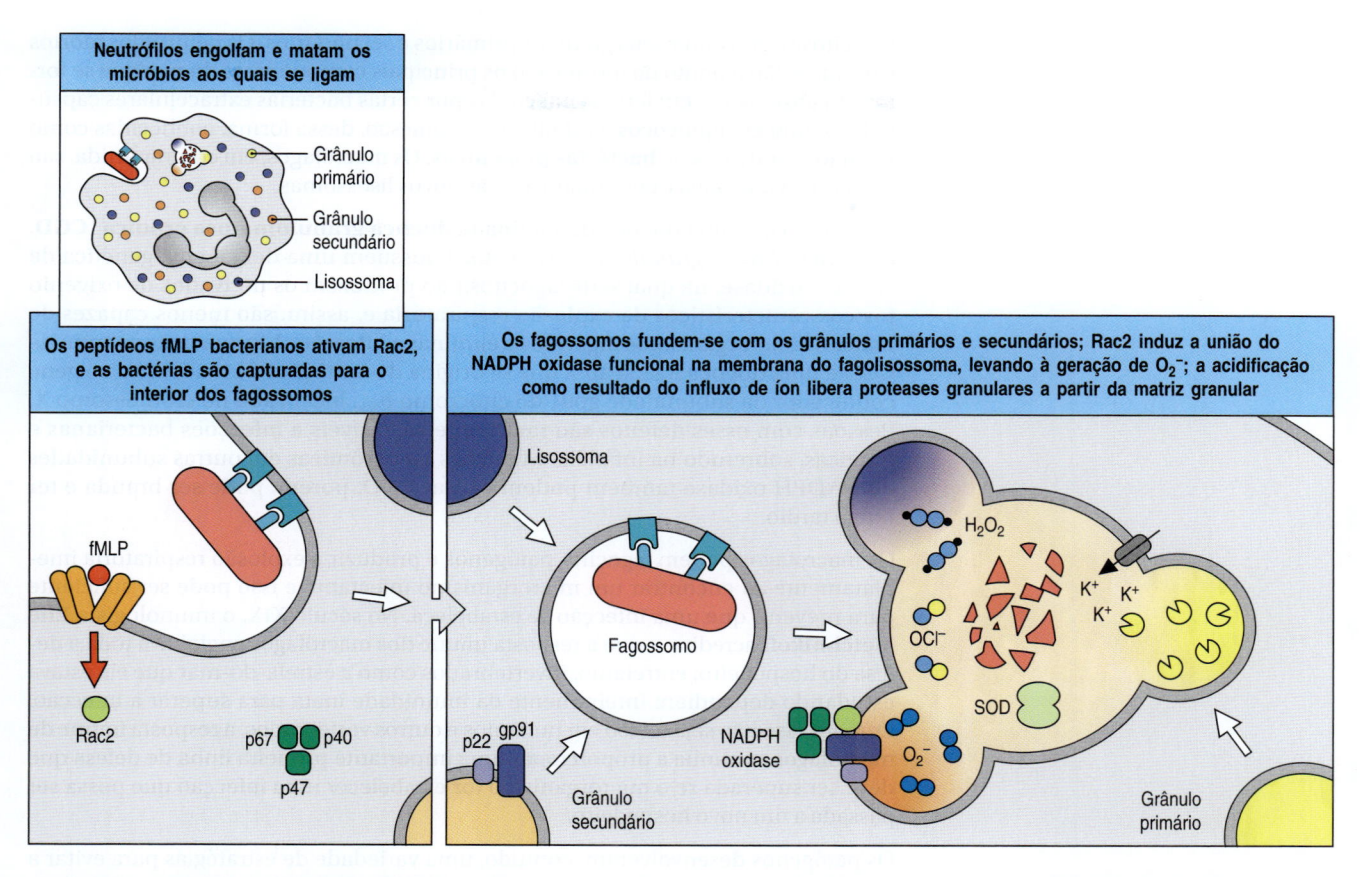

Figura 3.5   A explosão respiratória microbicida nos fagócitos é induzida pela união induzida por ativação do NADPH oxidase do fagócito. Os neutrófilos são altamente especializados na captura e morte de patógenos e contêm diversos tipos de grânulos citoplasmáticos diferentes, como os grânulos primários e secundários mostrados na primeira figura. Esses grânulos contêm peptídeos antimicrobianos e enzimas. Nos neutrófilos em repouso, as subunidades do citocromo b_{558} (gp91 e gp22) do NADPH oxidase estão localizadas nas membranas dos grânulos secundários. Os outros componentes da oxidase (p40, p47 e p67) estão localizados no citosol (segunda figura). Em conjunto com as ações dos receptores fagocíticos, a sinalização por receptores fMet-Leu-Phe (fMLP) ou C5a ativa Rac2. Isso induz a união das subunidades citosólicas com o citocromo b_{558} para formar NADPH oxidase ativo na membrana do fagolisossoma, o qual foi formado pela fusão do fagossomo com lisossomas e grânulos primários e secundários (terceira figura). O NADPH oxidase ativo transfere um elétron de seu cofator FAD para o oxigênio molecular formando o íon O_2^- superóxido (azul) e outros radicais livres de oxigênio no lúmen do fagolisossoma (terceira figura). Íons de potássio e hidrogênio são, então, colocados no fagolisossoma para neutralizar o íon de superóxido carregado, aumentando a acidificação da vesícula. A acidificação dissocia enzimas granulares como catepsina G e elastase (amarelo) a partir de sua matriz de proteoglicano, levando à clivagem e à ativação pelas proteases lisossômicas. O_2^- é convertido pelo superóxido dismutase (SOD) para peróxido de hidrogênio (H_2O_2), que pode matar microrganismos e é ainda convertido por outras enzimas e por reações químicas com íons de ferro (Fe^{2+}) para hipoclorito (OCl^-) microbicida e radical hidroxila ($^\bullet OH$).

dismutase em H_2O_2. Além disso, reações químicas e enzimáticas produzem uma variedade de químicos tóxicos a partir de H_2O_2, incluindo radical hidroxila ($^\bullet OH$), hipoclorito (OCl^-) e hipobromo (OBr^-). Dessa maneira, o reconhecimento direto de polipeptídeos derivados de bactérias ou o reconhecimento de patógenos prévios pelo sistema do complemento ativa um mecanismo potente de morte no interior de macrófagos e neutrófilos que ingeriram micróbios via receptores fagocíticos. Devido ao fato de as enzimas hidrolíticas, os peptídeos de rompimento de membrana e as ROSs poderem ser liberadas para o ambiente extracelular e serem tóxicas às células hospedeiras, a ativação fagocítica pode causar extenso dano tecidual.

Os neutrófilos não são células residentes dos tecidos e precisam ser recrutados para o local da infecção a partir da corrente sanguínea. Sua função exclusiva é ingerir e matar microrganismos. Embora os neutrófilos estejam eventualmente presentes em quantidade muito maior que a quantidade de macrófagos em alguns tipos de infecções agudas, eles possuem vida curta e morrem logo após completar um ciclo de fagocitose e consumir seus grânulos primários e secundários. Os neutrófilos mortos e os que estão a ponto de morrer são os principais componentes do **pus** que se forma em abscessos e em feridas infectadas por certas bactérias extracelulares capsuladas, como estreptococos e estafilococos, que são, dessa forma, conhecidas como **formadoras de pus** ou **bactérias piogênicas**. Os macrófagos, em contrapartida, são células de vida longa e continuam a gerar novos lisossomas.

Pacientes com uma doença denominada **doença granulomatosa crônica** (**CGD**, do inglês *chronic granulomatous disease*) possuem uma deficiência genética de NADPH oxidase, na qual seus fagócitos não produzem os derivados de oxigênio tóxicos característicos da explosão respiratória e, assim, são menos capazes de matar os microrganismos ingeridos e eliminar a infecção. A forma mais comum de CGD é uma doença ligada ao X que se origina de mutações de inativação no gene codificador da subunidade gp91 do citocromo b_{558}, localizado no cromossomo X. Pessoas com esses defeitos são raramente suscetíveis a infecções bacterianas e fúngicas, sobretudo na infância. Mutações autossômicas em outras subunidades do NADPH oxidase também podem causar CGD, porém, pode ser branda e ter início tardio.

Os macrófagos podem fagocitar patógenos e produzir a explosão respiratória imediatamente ao encontrar um microrganismo infectante e isso pode ser suficiente para prevenir que uma infecção se estabeleça. No século XIX, o imunologista **Elie Metchnikoff** acreditava que a resposta imune dos macrófagos englobava toda a defesa do hospedeiro; entretanto, invertebrados como a estrela-do-mar que ele estava estudando dependiam inteiramente da imunidade inata para superar a infecção. Embora esse não seja o caso em humanos e outros vertebrados, a resposta imune de macrófagos continua a proporcionar uma importante primeira linha de defesa que deve ser superada se o microrganismo for estabelecer uma infecção que possa ser passada a um novo hospedeiro.

Os patógenos desenvolveram, contudo, uma variedade de estratégias para evitar a destruição imediata por macrófagos e neutrófilos. Muitas bactérias extracelulares patogênicas revestem-se com uma espessa cápsula de polissacarídeo que não é reconhecida por nenhum receptor fagocítico. Nesses casos, no entanto, o sistema do complemento pode reconhecer superfícies microbianas, revesti-las com C3b e então sinalizá-las para fagocitose via receptores do complemento, como descrito no Capítulo 2. Outros patógenos (p. ex., as micobactérias) desenvolveram maneiras de crescer dentro dos fagossomos dos macrófagos pela inibição de sua acidificação e fusão com os lisossomas. Sem tais artifícios, o microrganismo precisa entrar no organismo em quantidade suficiente para simplesmente sobrecarregar as defesas inatas imediatas do hospedeiro e para estabelecer o foco da infecção.

3.3 O reconhecimento do patógeno e o dano tecidual iniciam uma resposta inflamatória

Um efeito importante da interação entre patógenos e macrófagos dos tecidos é a ativação de macrófagos e outras células imunes para liberar pequenas proteínas denominadas **citocinas** e **quimiocinas** (citocinas quimioatraentes) e outros mediadores químicos que estabelecem estado de **inflamação** no tecido, atrair monócitos e neutrófilos para o local da infecção e permitir que proteínas plasmáticas entrem no tecido pelo sangue. Uma resposta inflamatória é geralmente iniciada dentro de horas após a infecção ou ferimento. Os macrófagos são estimulados a secretar citocinas e quimiocinas **pró-inflamatórias** por meio de interações entre micróbios e produtos microbianos e receptores específicos expressos pelos macrófagos. Antes de examinar tais interações de maneira detalhada, serão descritos alguns aspectos gerais da inflamação e como ela contribui para a defesa do hospedeiro.

A inflamação possui três papéis essenciais para combater a infecção. O primeiro é levar moléculas efetoras adicionais e células do sangue para o local da infecção e, assim, aumentar a destruição de microrganismos invasores. O segundo é induzir a coagulação sanguínea local, que promove uma barreira física à propagação da infecção na corrente sanguínea. O terceiro é promover o reparo do tecido danificado.

As respostas inflamatórias são caracterizadas por dor, vermelhidão, calor e edema no local da infecção, refletindo quatro tipos de mudança nos vasos sanguíneos locais, como mostrado na Figura 3.6. A primeira mudança é um aumento no diâmetro vascular, levando a fluxo sanguíneo local aumentado – daí o calor e a vermelhidão – e redução na velocidade do fluxo sanguíneo, sobretudo ao longo das paredes internas dos pequenos vasos sanguíneos. A segunda mudança consiste na ativação das células endoteliais que revestem os vasos sanguíneos para expressar **moléculas de adesão celular** que promovem a ligação de leucócitos circulantes. A combinação entre fluxo sanguíneo retardado e moléculas de adesão permite que os leucócitos se fixem ao endotélio e migrem para dentro dos tecidos, processo denominado **extravasamento**. Todas essas mudanças são iniciadas por citocinas e quimiocinas pró--inflamatórias produzidas por macrófagos ativados.

Após o início da inflamação, os primeiros leucócitos atraídos para o local da infecção são os neutrófilos. Estes são seguidos por monócitos, que se diferenciam em macrófagos no tecido (Fig. 3.7). Os monócitos também são capazes de originar células dendríticas nos tecidos, dependendo dos sinais precisos que recebem de seu ambiente: por exemplo, o fator estimulante de colônias granulocíticas e macrofágicas (GM-CSF, do inglês *granulocyte-macrophage colony-stimulating factor*), junto com a interleucina (IL)-4, induzirá os monócitos a se diferenciarem em células dendríticas, enquanto o fator estimulante de colônias macrofágicas (M-CSF, do inglês *macrophage colony-stimulating factor*) induz a diferenciação em macrófagos. Nos estágios tardios da inflamação, outros leucócitos, como eosinófilos e linfócitos (ver Seção 1.3), também entram no local infectado.

A terceira maior mudança nos vasos sanguíneos locais é o aumento da permeabilidade vascular. Assim, em vez de estarem juntas, as células endoteliais que revestem as paredes dos vasos sanguíneos separam-se, levando à saída de líquido e proteínas a partir do sangue e seus locais de acumulação no tecido. Isso explica o inchaço, ou **edema**, e dor – bem como a acumulação nos tecidos de proteínas plasmáticas, como complemento e MBL, que auxiliam na defesa do hospedeiro. As mudanças que ocorrem no endotélio como resultado da inflamação são geralmente conhecidas como **ativação endotelial**. A quarta mudança, a coagulação em microvasos no local da infecção, previne o espalhamento do patógeno via sangue.

Essas mudanças são induzidas por uma variedade de mediadores inflamatórios liberados como consequência do reconhecimento de patógenos pelos macrófagos e, mais adiante, por neutrófilos e outros leucócitos. Macrófagos e neutrófilos secretam mediadores lipídicos de inflamação – **prostaglandinas**, **leucotrienos** e **fator ativador de plaquetas** (**PAF**, do inglês *platelet-activating factor*) –, os quais são rapidamente produzidos por vias enzimáticas que degradam membranas fosfolipídicas. Suas ações são seguidas pelas ações de quimiocinas e citocinas que são sintetizadas e secretadas pelos macrófagos em resposta aos patógenos. A citocina **fator de**

Figura 3.6   A infecção estimula os macrófagos a liberar citocinas e quimiocinas que iniciam a resposta inflamatória. As citocinas produzidas nos locais de infecção pelos macrófagos dos tecidos causam dilatação dos pequenos vasos sanguíneos locais e alterações na parede das células endoteliais. Essas mudanças fazem os leucócitos, como monócitos e neutrófilos, passarem do interior dos vasos sanguíneos (extravasamento) para o tecido infectado, guiados pelas quimiocinas produzidas pelos macrófagos ativados. Os vasos sanguíneos também se tornam mais permeáveis, permitindo que as proteínas plasmáticas e os líquidos vazem para os tecidos. Juntas, essas mudanças causam os sinais característicos da inflamação, como calor, dor, vermelhidão e edema no local da infecção.

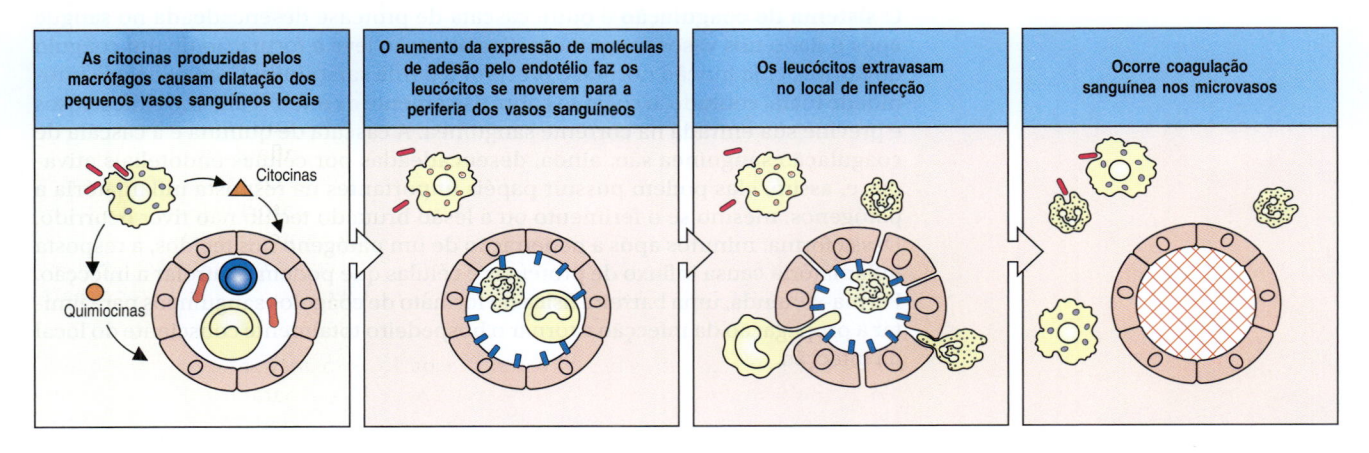

| As citocinas produzidas pelos macrófagos causam dilatação dos pequenos vasos sanguíneos locais | O aumento da expressão de moléculas de adesão pelo endotélio faz os leucócitos se moverem para a periferia dos vasos sanguíneos | Os leucócitos extravasam no local de infecção | Ocorre coagulação sanguínea nos microvasos |

Figura 3.7 Os monócitos circulantes no sangue migram para os tecidos infectados e inflamados. As interações iniciais são mediadas por moléculas de adesão que capturam os monócitos da circulação e causam a aderência destes no endotélio vascular. As quimiocinas ligadas ao endotélio vascular sinalizam para que os monócitos migrem através do endotélio para o tecido subjacente. Os monócitos, agora diferenciados em macrófagos, continuam sua migração para o local da infecção sob a influência das quimiocinas liberadas durante a resposta inflamatória. Os monócitos que saem do sangue são, ainda, capazes de diferenciar-se em células dendríticas (não mostrado) dependendo dos sinais que recebem do ambiente.

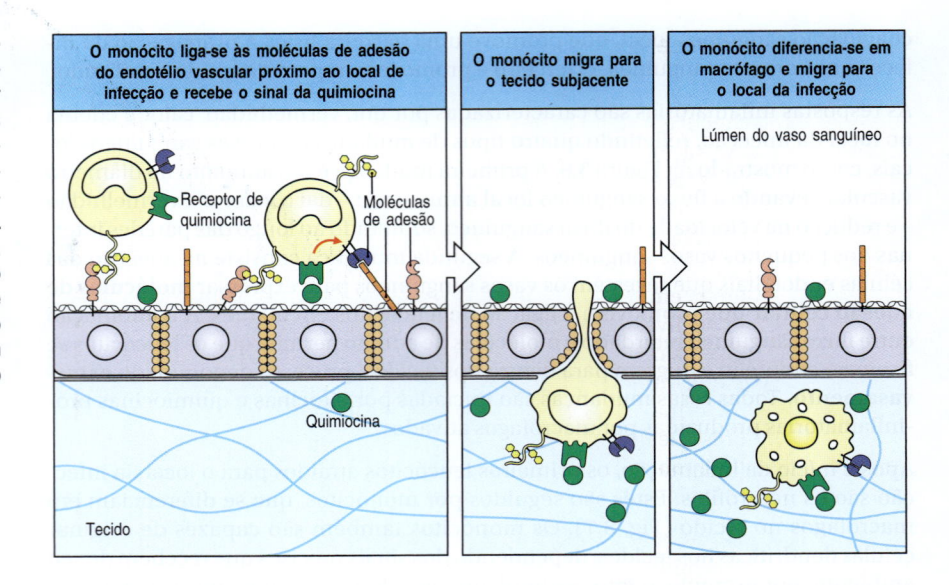

necrose tumoral-α (**TNF-α**, também conhecido simplesmente por **TNF** [do inglês *tumor necrosis factor*]), por exemplo, é um potente ativador de células endoteliais. O TNF-α e as citocinas relacionadas serão descritos de maneira mais detalhada na Seção 3.17.

Além de estimular a explosão respiratória nos fagócitos e agir como quimioatraente para neutrófilos e monócitos (ver Seção 3.2), C5a também promove inflamação pelo aumento da permeabilidade vascular e indução da expressão de certas moléculas de adesão no endotélio. C5a ativa, ainda, **mastócitos** locais (ver Seção 1.3), que são estimulados a liberar seus grânulos contendo a pequena molécula inflamatória histamina e o TNF-α, bem como catelicidinas.

Se tiver ocorrido um ferimento, os vasos sanguíneos danificados desencadeiam imediatamente duas cascatas enzimáticas protetoras. Uma é o **sistema de quinina** das proteases plasmáticas, que é desencadeado pelo dano tecidual e é uma cascata de protease similar ao sistema do complemento, no qual as enzimas estão inicialmente em forma inativa ou zimógena. O dano tecidual desencadeia uma cascata enzimática na qual uma protease ativada cliva e ativa a próxima protease, resultando na produção de diversos mediadores inflamatórios, incluindo o peptídeo vasoativo **bradiquinina**. A bradiquinina causa aumento na permeabilidade vascular que promove o influxo de proteínas plasmáticas para o local da lesão tecidual. Ela ainda causa dor, que, embora seja desagradável para a vítima, chama a atenção para o problema e leva à imobilização da parte afetada do corpo, o que ajuda a limitar a propagação da infecção.

O **sistema de coagulação** é outra cascata de protease desencadeada no sangue após o dano nos vasos sanguíneos. Sua ativação leva à formação de um coágulo de fibrina, cuja função normal é prevenir a perda sanguínea. Com relação à imunidade inata, contudo, o coágulo cobre fisicamente os microrganismos infecciosos e previne sua entrada na corrente sanguínea. A cascata de quinina e a cascata de coagulação sanguínea são, ainda, desencadeadas por células endoteliais ativadas e, assim, elas podem possuir papéis importantes na resposta inflamatória a patógenos, mesmo se o ferimento ou a lesão bruta do tecido não tiver ocorrido. Dessa forma, minutos após a penetração de um patógeno nos tecidos, a resposta inflamatória causa influxo de proteínas e células que podem controlar a infecção. Forma-se, ainda, uma barreira física no formato de coágulos sanguíneos para limitar a propagação da infecção e tornar o hospedeiro totalmente consciente do local da infecção.

3.4 Os TLRs representam um sistema antigo de reconhecimento de patógeno

A produção de citocinas e quimiocinas pelos macrófagos é resultado do estímulo de receptores de sinalização nessas células por uma ampla variedade de componentes do patógeno. Desses receptores, os **receptores semelhantes ao Toll** (**TLRs**, do inglês *Toll-like receptors*) representam um sistema de defesa do hospedeiro evolutivamente antigo. O receptor de proteína **Toll** foi primeiramente identificado como um gene que controlava o padrão embrionário dorsoventral correto da mosca-da-fruta *Drosophila melanogaster*. Porém, em 1996, descobriu-se que, no inseto adulto, a sinalização Toll induz a expressão de diversos mecanismos de defesa do hospedeiro, incluindo peptídeos antimicrobianos como drosomicina (ver Fig. 2.9), e que é fundamental para a defesa contra bactérias gram-positivas e patógenos fúngicos. Peptídeos antimicrobianos parecem ser a forma mais precoce de defesa contra infecção (ver Seção 2.4), e, assim, os receptores que reconhecem os patógenos e enviam sinais para a produção de peptídeos antimicrobianos possuem uma boa reivindicação em ser os receptores mais precoces dedicados à defesa contra a infecção em organismos multicelulares.

Descobriu-se que mutações no Toll de *Drosophila* ou em proteínas de sinalização ativadas pelo Toll diminuíam a produção de peptídeos antimicrobianos e levavam à suscetibilidade de um inseto adulto a infecções fúngicas (Fig. 3.8). Subsequentemente, homólogos do Toll, denominados receptores semelhantes ao Toll, foram encontrados em outros animais, incluindo mamíferos, nos quais estão associados à resistência a infecções virais, bacterianas ou fúngicas. Em plantas, proteínas com domínios semelhantes às regiões de ligação ao ligante de proteínas TLR estão envolvidas na produção de peptídeos antimicrobianos, indicando a antiga associação desses domínios com esse meio de defesa do hospedeiro.

3.5 Os TLRs dos mamíferos são ativados por diferentes padrões moleculares associados aos patógenos

Existem 10 genes *TLR* expressos em humanos (13 em camundongos), e cada um é dedicado a reconhecer um grupo distinto de padrões moleculares que não são encontrados em células de vertebrados saudáveis. Esses padrões são característicos de componentes de microrganismos patogênicos em um ou outro estágio da infecção e são geralmente denominados **padrões moleculares associados aos patógenos** (**PAMPs**, do inglês *pathogen-associated molecular patterns*). Entre eles, os TLRs dos mamíferos reconhecem os padrões moleculares característicos de bactérias gram-positivas e gram-negativas, fungos e vírus. As paredes e membranas celulares bacterianas são compostas por arranjos repetidos de proteínas, carboidratos e lipídeos, e muitos deles não são encontrados em células animais. Entre eles, os **ácidos lipoteicoicos** das paredes celulares de bactérias gram-positivas e o **lipopolissacarídeo** (**LPS**) da membrana externa da bactéria gram-negativa (ver Fig. 2.7) são particularmente importantes no reconhecimento de bactérias pelo sistema imune inato, e são reconhecidos por TLRs. Outros componentes microbianos possuem estrutura repetitiva. Os flagelos bacterianos são formados por um subgrupo de proteínas repetidas e o DNA bacteriano possui abundantes repetições não metiladas de CpG dinucleotídico (que é geralmente metilado no DNA de mamíferos). Os vírus produzem, quase invariavelmente, RNA de fita dupla como parte de seus ciclos de vida, um tipo de RNA não característico de células de mamíferos saudáveis. Todos são reconhecidos por TLRs.

Os TLRs dos mamíferos e os ligantes microbianos conhecidos que eles reconhecem estão listados na Figura 3.9. Devido à existência de relativamente poucos genes *TLR*, os TLRs possuem especificidade limitada quando comparados com os receptores de antígenos do sistema imune adaptativo. Contudo, eles podem reconhecer elementos da maioria dos micróbios patogênicos e são expressos por diversos tipos celulares, incluindo macrófagos fagocíticos e células dendríticas, células B e certos tipos de células epiteliais, permitindo o início das respostas antimicrobianas em diversos tecidos.

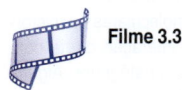 Filme 3.3

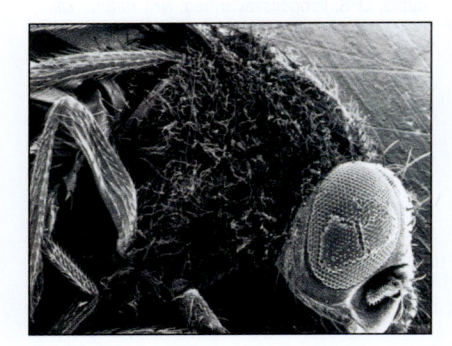

Figura 3.8 O Toll é necessário para as respostas antifúngicas na *Drosophila melanogaster*. Insetos que possuem deficiência no receptor Toll estão drasticamente mais suscetíveis a infecções fúngicas quando comparados a insetos do tipo selvagem. Isso é ilustrado aqui pelo crescimento descontrolado das hifas do patógeno normalmente fraco *Aspergillus fumigatus* em um inseto com deficiência de Toll. (Foto cortesia de J.A. Hoffmann.)

Reconhecimento imune inato pelos TLRs de mamíferos		
Receptor TCR	**Ligante**	**Distribuição celular**
Heterodímero TLR-1:TLR-2 Heterodímero TLR-2:TLR-6	Lipomananos (micobactérias) Lipoproteínas (lipopeptídeos diacil; lipopeptídeos triacil) Ácidos lipoteicoicos (bactérias gram-positivas) β-glicanos de parede celular (bactérias e fungos) Zimosano (fungos)	Monócitos, células dendríticas, mastócitos, eosinófilos, basófilos
TLR-3	dsRNA (vírus)	Células NK
TLR-4 (mais MD-2 e CD14)	LPSs (bactérias gram-negativas) Ácidos lipoteicoicos (bactérias gram-positivas)	Macrófagos, células dendríticas, mastócitos, eosinófilos
TLR-5	Flagelina (bactérias)	Epitélio intestinal
TLR-7	ssRNA (vírus)	pDCs, células NK, eosinófilos, células B
TLR-8	ssRNA (vírus)	Células NK
TLR-9	DNA com CpG não metilado (bactérias e herpes-vírus)	pDCs, eosinófilos, células B, basófilos
TLR-10	Desconhecido	pDCs, eosinófilos, células B, basófilos
TLR-11 (somente em camundongos)	Profilina e proteínas semelhantes à profilina (*Toxoplasma gondii*, bactérias uropatogênicas)	Macrófagos, células dendríticas, células epiteliais do fígado, dos rins e da bexiga

Figura 3.9 Reconhecimento imune inato pelos receptores semelhantes ao Toll (TLRs). Cada um dos TLRs com especificidade conhecida reconhece um ou mais padrões moleculares de microrganismos, geralmente pela interação direta com as moléculas da superfície dos patógenos. Alguns TLRs de proteínas formam heterodímeros (p. ex., TLR-1:TLR-2 e TLR-6:TLR-2). dsRNA, RNA de fita dupla; LPS, lipopolissacarídeo; NK, *natural killer*; pDCs, células dendríticas plasmocitoides; ssRNA, RNA de fita simples.

Os TLRs são sensores para a presença de micróbios nos espaços extracelulares. Alguns TLRs de mamíferos são receptores de superfície celular similares ao Toll de *Drosophila*, porém, outros são localizados intracelularmente nas membranas dos endossomas, onde detectam patógenos ou seus componentes que foram levados para o interior da célula por fagocitose, endocitose mediada por receptor ou macropinocitose (Fig. 3.10). Eles são proteínas transmembrana de passagem única com região extracelular composta por 18 a 25 cópias de **repetição rica em leucina** (**LRR**, do inglês *leucine-rich repeat*). Essas múltiplas LRRs criam uma proteína *scaffold* em forma de ferradura que é adaptável para a ligação do ligante e o reconhecimento de superfícies externas (convexas) e internas (côncavas). Os TLRs dos mamíferos são ativados quando a ligação de um ligante os induz a formar dímeros ou oligômeros. Todas as proteínas dos TLRs dos mamíferos possuem um **domínio TIR** (do inglês *Toll-IL-1 receptor* [**receptor do Toll de IL-1**]) na sua cauda citoplasmática, o qual interage com outros domínios do tipo TIR, geralmente em outras moléculas de sinalização. Seu nome é originário do fato de o receptor para a citocina **interleucina 1β** (**IL-1β**) possuir um domínio TIR em sua cauda citoplasmática e sinalizar pela mesma via ativada por alguns TLRs, embora as regiões extracelulares dos receptores de IL-1 sejam compostas por domínios semelhantes a imunoglobulinas e não por LRRs. Anos após a descoberta dos TLRs de mamíferos, não se sabia se eles faziam contato direto com produtos microbianos ou se sentiam a presença de micróbios por alguma forma indireta. O Toll de *Drosophila*, por exemplo, não é um receptor de reconhecimento do padrão clássico. Ele não reconhece produtos patogênicos diretamente; em vez disso, ele é ativado quando se liga à versão clivada de uma proteína própria, Spätzle. *Drosophila* possui outras moléculas diretas de reconhecimento do patógeno e elas desencadeiam a cascata proteolítica que acaba na clivagem de Spätzle. Contudo, recentes estruturas de cristais de raio X de três TLRs diméricos de mamíferos ligados a seus ligantes mostram que pelo menos alguns TLRs de mamíferos fazem contato direto com os ligantes microbianos.

TLR-1, **TLR-2** e **TLR-6** de mamíferos são receptores de superfície celular que são ativados por diversos ligantes, incluindo o ácido lipoteicoico e as **lipoproteínas diacil**

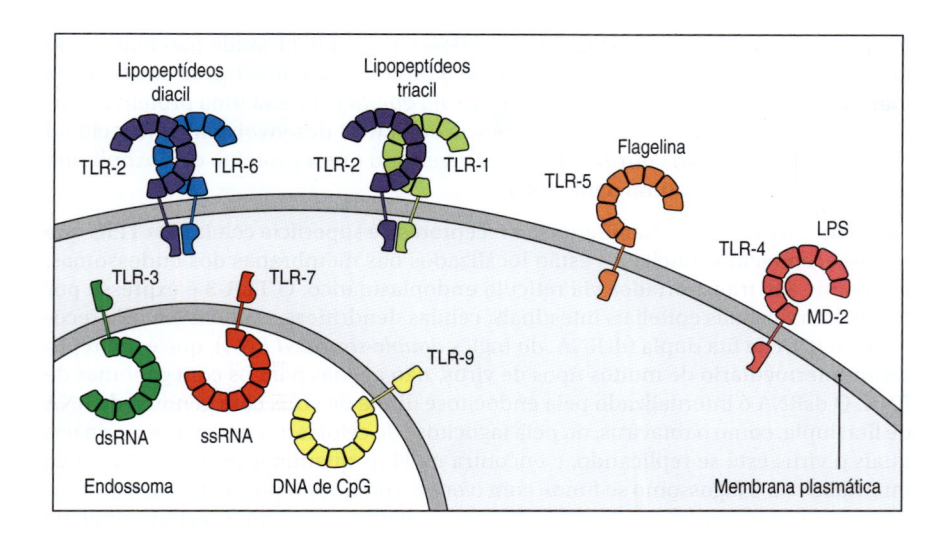

Figura 3.10 Localizações celulares dos receptores semelhantes ao Toll (TLRs) de mamíferos. Alguns TLRs estão localizados na superfície celular de células dendríticas, macrófagos e outras células, onde são capazes de detectar moléculas extracelulares dos patógenos. Acredita-se que os TLRs atuem como dímeros; somente os que atuam como heterodímeros são mostrados aqui na forma dimérica. Os outros atuam como homodímeros. Os TLRs localizados intracelularmente, na parede do endossoma, podem reconhecer componentes microbianos, como DNA, que são acessíveis somente depois que o micróbio tiver sido destruído. Os lipopeptídeos diacil e triacil reconhecidos pelos receptores heterodiméricos TLR-6:TLR-2 e TLR-1:TLR-2, respectivamente, são derivados do ácido lipoteicoico da parede celular de bactérias gram-positivas e de lipoproteínas da superfície de bactérias gram-negativas. dsRNA, RNA de fita dupla; ssRNA, RNA de fita simples.

e **triacil** de bactérias gram-negativas. Eles são encontrados em macrófagos, células dendríticas, eosinófilos, basófilos e mastócitos. A ligação do ligante induz a formação de heterodímeros de TLR-2 e TLR-1 ou de TLR-2 e TLR-6.

A estrutura de cristais de raios X de um ligante lipopeptídeo triacil sintético ligado a TLR-1 e TLR-2 mostra exatamente como ele induz a dimerização (Fig. 3.11). Duas das três cadeias lipídicas ligam-se à superfície convexa de TLR-2, enquanto a terceira se liga à superfície convexa de TLR-1. A dimerização aproxima os domínios TIR citoplasmáticos das cadeias de TLR para iniciar a sinalização. Presume-se que interações similares ocorram com ligantes lipopeptídicos diacil que induzem a dimerização de TLR-2 e TLR-6. O reconhecimento de alguns ligantes pelo heterodímero TLR-2:TLR-6, como ácidos graxos de cadeia longa e β-glicanos de parede celular, necessita de um correceptor associado. O receptor de varredura CD36, que liga ácidos graxos de cadeia longa, e a Dectina-1, que liga os β-glicanos (ver Seção 3.1), cooperam com TLR-2 no reconhecimento do ligante.

O **TLR-5** é expresso na superfície celular de macrófagos, células dendríticas e células epiteliais intestinais. Ele reconhece a flagelina, a subunidade da proteína do flagelo bacteriano. O TLR-5 reconhece um sítio altamente conservado na flagelina que é ocultado e inacessível no filamento flagelar agregado. Isso significa que o receptor só é ativado por flagelina monomérica, a qual é produzida pela quebra enzimática de bactérias flageladas no espaço extracelular. Camundongos, mas não humanos, expressam **TLR-11**, o qual divide com TLR-5 a habilidade de reconhecer uma proteína intacta. O TLR-11 é expresso por macrófagos e células dendríticas e, ainda, por células epiteliais do fígado, dos rins e da bexiga. Camundongos deficientes de TLR-11 desenvolvem infecções urinárias causadas por cepas uropatogênicas de

Figura 3.11 Reconhecimento direto dos padrões moleculares associados aos patógenos por receptor semelhante ao Toll (TLR)-1 e TLR-2. TLR-1 e TLR-2 estão localizados nas superfícies celulares (figura à esquerda), onde podem reconhecer diretamente lipoproteínas triacil bacterianas (figura central). As superfícies convexas de seus domínios extracelulares possuem sítios de ligação para cadeias lipídicas laterais de lipopeptídeos triacil. Na estrutura cristal (figura à direita), o ligante é um lipídeo sintético que pode ativar dímeros TLR-1:TLR-2. Ele possui três cadeias de ácidos graxos ligados a um polipeptídeo principal. Duas cadeias de ácidos graxos ligam-se a um bolso na superfície convexa do ectodomínio TLR-2, e a terceira cadeia se associa a um canal hidrofóbico na superfície convexa de ligação de TLR-1, induzindo a dimerização de duas subunidades de TLR e aproximando seus domínios TIR citoplasmáticos para iniciar a sinalização. (Estrutura cortesia de Jie-Oh Lee.)

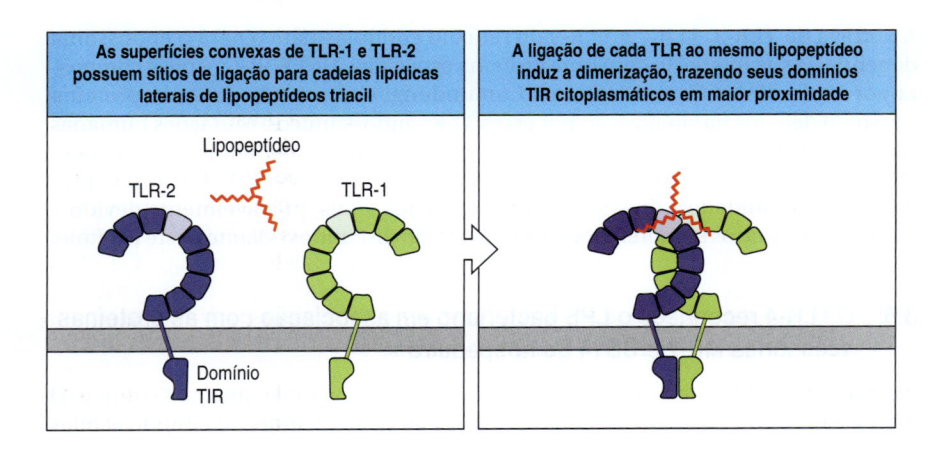

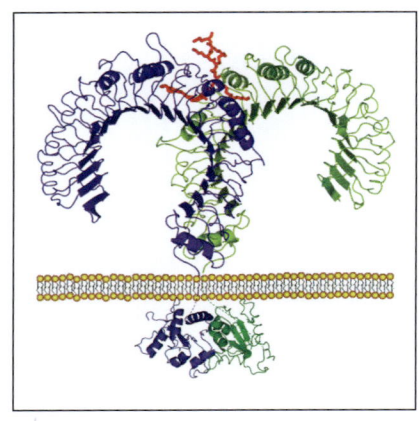

Escherichia coli, embora um ligante bacteriano para TLR-11 ainda não tenha sido identificado. O TLR-11 pode ser ativado pela proteína profilina ligada à actina dos mamíferos. O parasito protozoário *Toxoplasma gondii* expressa uma proteína similar à profilina, e camundongos com ausência de TLR-11 desenvolvem dano tecidual mais grave na infecção com *Toxoplasma*, sugerindo que a proteína do *Toxoplasma* pode ser um ligante natural para TLR-11.

Nem todos os TLRs dos mamíferos são receptores de superfície celular. Os TLRs que reconhecem ácidos nucleicos estão localizados nas membranas dos endossomas, para onde são transportados via retículo endoplasmático. O **TLR-3** é expresso por macrófagos, células epiteliais intestinais, células dendríticas e células NK. Ele reconhece o RNA de fita dupla (dsRNA, do inglês *double-stranded RNA*), que é um replicador intermediário de muitos tipos de vírus, não apenas para os com genomas de RNA. O dsRNA é internalizado pela endocitose direta de vírus com genoma de RNA de fita dupla, como o rotavírus, ou pela fagocitose de células que estão morrendo nas quais o vírus está se replicando, e encontra os TLRs quando a vesícula endocítica internaliza ou o fagossomo se funde com o endossoma contendo TLR. Análises cristalográficas mostram que o TLR-3 se liga diretamente ao dsRNA. O ectodomínio de TLR-3 (o domínio de ligação do ligante) possui dois sítios de contato para dsRNA: um na porção aminoterminal e outro próximo da porção carboxiterminal da membrana proximal. A simetria dupla do dsRNA permite que ele se ligue simultaneamente a dois ectodomínios de TLR-3, induzindo a dimerização que junta seus domínios TIR e ativa a sinalização intracelular. Mutações no ecotdomínio do TLR-3 humano, o qual produz perda de função que age dominantemente no receptor mutado, têm sido associadas à encefalite causada por falha no controle do herpes-vírus simples.

TLR-7 e **TLR-9**, assim como TLR-3, são sensores nucleotídicos endossômicos envolvidos no reconhecimento dos vírus. Eles são encontrados em pDCs, células NK, células B e eosinófilos. O TLR-7 é ativado por RNA de fita simples (ssRNA, do inglês *single-stranded RNA*). O ssRNA é um componente das células de mamíferos saudáveis, mas está normalmente confinado ao núcleo e ao citoplasma e não está presente nos endossomas. Muitos genomas de vírus, por exemplo, os do flavivírus (como o vírus do oeste do Nilo) e da raiva, são ssRNA. Quando partículas extracelulares desses vírus sofrem endocitose por macrófagos ou células dendríticas, eles são descobertos no ambiente ácido de endossomas e lisossomas, expondo o genoma do ssRNA para reconhecimento pelo TLR-7. Em situações anormais, o TLR-7 pode ser ativado por ssRNA autoderivado. Normalmente, as RNases extracelulares degradam o ssRNA liberado das células apoptóticas durante a lesão tecidual. Porém, em um modelo de camundongos de lúpus nefrótico, uma condição inflamatória dos rins, observou-se que o reconhecimento TLR-7 do auto-ssRNA contribui para a doença. Contudo, ainda não está claro se autoimunidade similar nos humanos é causada por essa via.

O TLR-9 reconhece dinucleotídeos CpG não metilados. Nos genomas de mamíferos, os dinucleotídeos CpG no DNA genômico são altamente metilados na citosina pelas metiltransferases de DNA. Porém, nos genomas de bactérias e vários vírus, os dinucleotídeos CpG permanecem não metilados e representam outro PAMP.

A entrega de TLR-3, TLR-7 e TLR-9 do retículo endoplasmático para o endossoma depende de sua interação com uma proteína específica, UNC93B1, a qual é composta por 12 domínios transmembrana. Camundongos com ausência dessa proteína possuem defeitos na sinalização por esses TLRs endossômicos. Mutações humanas raras em UNC93B1 foram identificadas como causa da suscetibilidade para encefalite por herpes simples, de maneira similar à deficiência de TLR-3, mas não prejudicam a imunidade a diversos outros patógenos virais, provavelmente devido à existência de outros sensores virais, os quais serão discutidos adiante neste capítulo.

3.6 O TLR-4 reconhece o LPS bacteriano em associação com as proteínas acessórias MD-2 e CD14 do hospedeiro

Nem todos os TLRs dos mamíferos ligam-se a seus ligantes de maneira tão direta. O **TLR-4** é expresso por diversos tipos de células do sistema imune, incluindo células dendríticas e macrófagos. Ele é importante para sentir e responder a diversas infecções bacterianas. O TLR-4 reconhece o LPS bacteriano por um mecanismo que é parcialmente direto e parcialmente indireto. O LPS é um componente da parede de células de bactérias gram-negativas, como *Salmonella*, que há muito se sabe que induz reação no hospedeiro infectado. A injeção sistêmica de LPS causa colapso dos sistemas circulatório e respiratório, condição conhecida como **choque**. Esses efeitos drásticos do LPS são conhecidos nos humanos como **choque séptico**, o qual resulta de uma infecção bacteriana sistêmica descontrolada, ou **sepse**. Nesse caso, o LPS induz supersecreção de citocinas, principalmente TNF-α (ver Seção 3.16). Camundongos mutantes com ausência da função de TLR-4 são resistentes ao choque séptico induzido por LPS, mas são altamente sensíveis a patógenos transportando LPS, como *Salmonella typhimurium*, um patógeno natural de camundongos. Na verdade, TLR-4 foi identificado como o receptor para LPS por clonagem posicional de seu gene de uma cepa de camundongo C3H/HeJ resistente ao LPS, o qual abriga uma mutação naturalmente ocorrida na cauda citoplasmática de TLR-4 que interfere na habilidade de o receptor sinalizar. Quando o choque séptico for discutido de maneira mais detalhada adiante neste capítulo, será possível ver que essa é uma consequência indesejada das mesmas ações efetoras de TNF-α que são importantes na contenção de infecções locais.

O LPS varia em composição entre diferentes bactérias, mas é composto essencialmente por núcleo polissacarídico anexado a um lipídeo anfipático, lipídeo A, com número variável de cadeias de ácidos graxos por molécula (ver Fig. 2.7). Para reconhecer o LPS, o ectodomínio de TLR-4 utiliza uma proteína acessória, **MD-2**. A MD-2 inicialmente se liga ao TLR-4 dentro da célula e é necessária para o tráfego correto de TLR-4 para a superfície celular e para o reconhecimento do LPS. MD-2 associa-se à parte central do ectodomínio curvado de TLR-4, deslocando-se para um dos lados como mostrado na Figura 3.12. Quando o complexo TLR-4-MD-2 encontra o LPS, cinco cadeias lipídicas de LPS ligam-se a uma bolsa profunda hidrofóbica de MD-2, mas não diretamente ao TLR-4, enquanto uma sexta cadeia continua exposta na superfície de MD-2. Essa cadeia lipídica e partes da espinha dorsal do LPS polissacarídeo ligam-se diretamente a uma região na superfície convexa do ectodomínio de uma segunda molécula de TLR-4. Assim, a dimerização de TLR-4 necessária para ativar a sinalização intracelular depende de interações diretas e indiretas com o LPS.

A ativação de TLR-4 pelo LPS envolve duas outras proteínas acessórias além de MD-2. O LPS é um componente integral da membrana externa de bactérias gram-negativas, porém, durante uma infecção, pode se separar da membrana e ser capturado pela **proteína ligadora de LPS** presente no sangue e no líquido extracelular dos tecidos. O LPS é transferido da proteína ligadora de LPS para uma segunda proteína, **CD14**, a qual está presente na superfície de macrófagos, neutrófilos e células dendríticas. CD14, por si só, pode atuar como receptor fagocítico, mas em macrófagos e células dendríticas pode atuar, ainda, como proteína acessória para TLR-4.

3.7 Os TLRs ativam os fatores de transcrição NFκB, AP-1 e IRF para induzir a expressão de citocinas inflamatórias e IFNs tipo I

A sinalização pelos TLRs de mamíferos em vários tipos celulares induz uma gama diversa de respostas intracelulares que, juntas, resultam na produção de citocinas inflamatórias, fatores quimiotáticos, peptídeos antimicrobianos e citocinas antivirais **interferon (IFN)-α** e **IFN-β**, que são **IFNs tipo I**. Essa produção é possível pois a sinalização de TLR é capaz de ativar diversas vias de sinalização diferentes em que cada uma ativa diferentes fatores de transcrição. Uma via ativa os fatores de transcrição **NFκB** (Fig. 3.13), os quais estão relacionados ao DIF, o fator ativado pelo Toll de *Drosophila*. Os TLRs de mamíferos ainda ativam diversos membros da família do fator de transcrição **fator regulador de interferon** (**IRF**, do inglês *interferon regulatory factor*) por uma segunda via, e ativam membros da família da proteína ativadora 1 (**AP-1**, do inglês *activator protein 1*), como c-Jun, por outra via de sinalização envolvendo **proteínas quinases ativadas por mitógenos** (**MAPKs**, do inglês

Figura 3.12 O receptor semelhante ao Toll (TLR)-4 reconhece o lipopolissacarídeo (LPS) juntamente com a proteína acessória MD-2. Figura **a**: vista lateral do complexo simétrico de TLR-4, MD-2 e LPS. As espinhas dorsais de polipeptídeos de TLR-4 são mostradas em verde e azul-escuro. A estrutura contém toda a região extracelular de TLR-4, composta pela região de repetição rica em leucina (LRR) (mostrado em verde e azul-escuro), mas não possui o domínio de sinalização intracelular. A proteína MD-2 é mostrada em azul-claro. Cinco das cadeias acil de LPS (mostrado em vermelho) estão inseridas em um bolso hidrofóbico dentro de MD-2. O restante do glicano de LPS e uma cadeia lipídica (em laranja) fazem contato com a superfície convexa de um TLR-4. Figura **b**: a vista superior da estrutura mostra que uma molécula de LPS faz contato com uma subunidade de TLR-4 em sua superfície convexa (externa), enquanto se liga a uma molécula de MD-2 que está anexa a outra subunidade TLR-4. A proteína MD-2 desloca-se para um lado da região de LRR de TLR-4. (Estrutura cortesia de Jie-Oh Lee.)

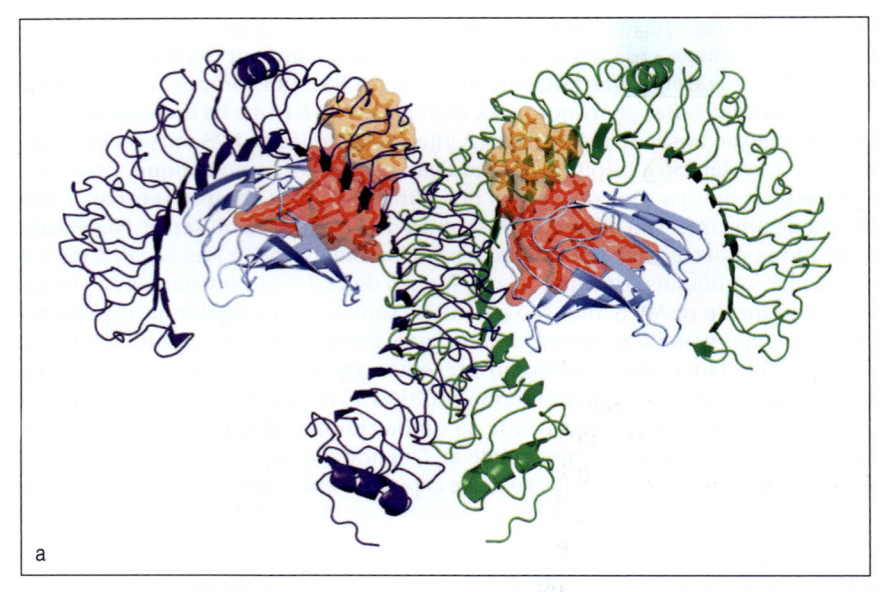

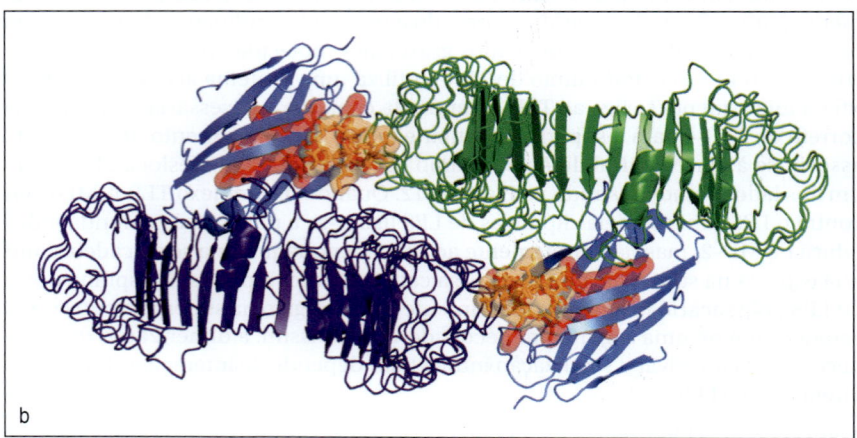

mitogen-activated protein kinases). NFκB e AP-1 atuam primariamente na indução da expressão de citocinas pró-inflamatórias e fatores quimiotáticos, enquanto os fatores IRF são particularmente importantes para a indução de IFNs antivirais tipo I. Descreve-se aqui como a sinalização de TLR induz a produção de citocinas e IFNs; adiante, neste capítulo, será discutido como essas proteínas exercem seus efeitos.

A sinalização de TLR é ativada pela dimerização induzida pelo ligante de dois ectodomínios de TLR, os quais aproximam seus domínios TIR citoplasmáticos, permitindo que eles interajam com os domínios TIR das moléculas adaptadoras citoplasmáticas que iniciam a sinalização intracelular. Existem quatro adaptadores utilizados pelos TLRs de mamíferos: MyD88 (do inglês *myeloid differentiation factor 88* [fator de diferenciação mieloide 88]), MAL (do inglês *MyD88 adaptor-like* [adaptador semelhante a MyD88]), TRIF (do inglês *TIR domain-containing adaptor-inducing IFN-β* [domínio TIR contendo IFN-β induzido por adaptador]) e TRAM (do inglês *TRIF-related adaptor molecule* [molécula adaptadora relacionada a TRIF]). É significativo o fato de diferentes TLRs interagirem com diferentes combinações desses adaptadores. TLR-5, TLR-7 e TLR-9 interagem apenas com MyD88, o qual é necessário para a sinalização. TLR-3 interage apenas com TRIF, o qual é também necessário para a sinalização. Outros TLRs utilizam MyD88 pareado com MAL ou utilizam TRIF pareado com TRAM. A sinalização pelos heterodímeros de TLR-2 (TLR-2/1 e TLR-2/6) requer MyD88/MAL. A sinalização de TLR-4 utiliza os pares de adaptadores MyD88/MAL e TRIF/TRAM. É importante notar que a escolha do adaptador influencia quais sinais serão ativados pelo TLR. Primeiramente, será considerada a via de sinalização desencadeada pelos

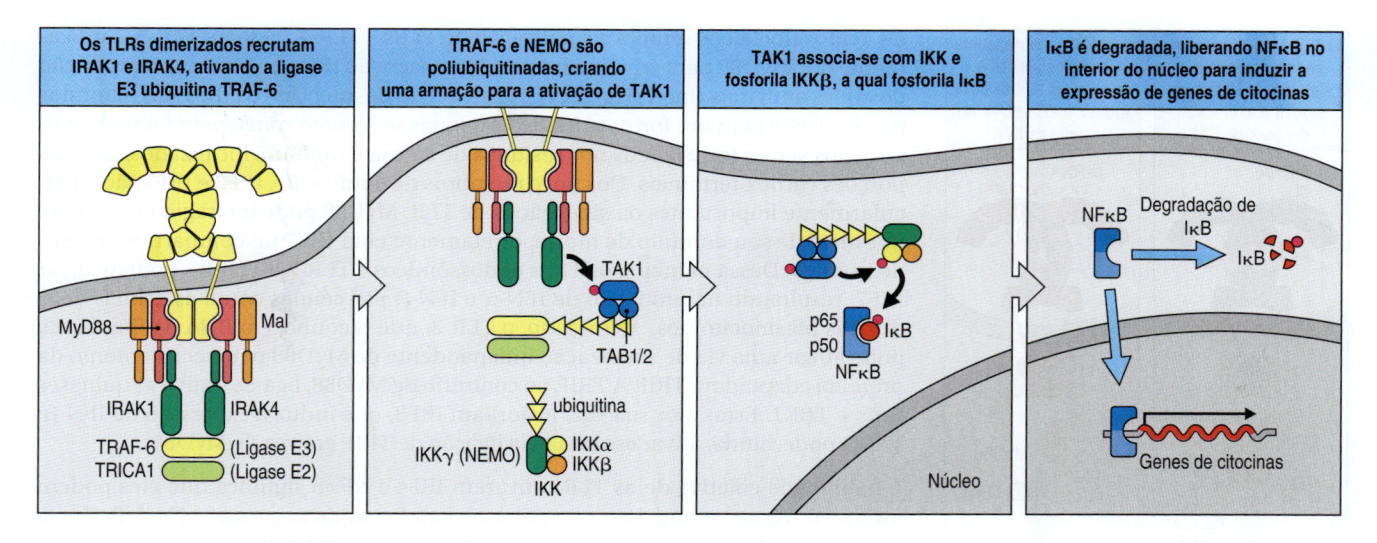

| Os TLRs dimerizados recrutam IRAK1 e IRAK4, ativando a ligase E3 ubiquitina TRAF-6 | TRAF-6 e NEMO são poliubiquitinadas, criando uma armação para a ativação de TAK1 | TAK1 associa-se com IKK e fosforila IKKβ, a qual fosforila IκB | IκB é degradada, liberando NFκB no interior do núcleo para induzir a expressão de genes de citocinas |

TLRs que utiliza MyD88 e, então, a via de sinalização estimulada pelos ácidos nucleicos virais que levam à produção de IFN.

Dois domínios de proteínas de MyD88 são responsáveis por sua função como adaptador: um domínio TIR na porção carboxiterminal e um **domínio de morte** na porção aminoterminal. Os domínios de morte formam heterodímeros com domínios de morte similares em outras proteínas de sinalização intracelular, e será possível encontrá-los adiante em outras vias de sinalização. Eles são assim denominados pois foram primeiramente identificados em proteínas de sinalização envolvidas na apoptose ou morte celular programada. O domínio TIR e o domínio de morte são essenciais para a função de MyD88, como demonstrado por raras mutações no MyD88 em humanos. Mutações em qualquer um dos domínios estão associadas com imunodeficiência caracterizada por infecções bacterianas recorrentes. O domínio TIR MyD88 interage com o domínio TIR do TLR, enquanto o domínio de morte recruta e ativa duas proteínas quinases serinas treoninas – **IRAK4** (do inglês *IL1-receptor associated kinase 4* [receptor de IL-1 associado à quinase 4]) e **IRAK1** – via seus domínios de morte. O complexo IRAK recruta TRAF-6, uma ubiquitina ligase E3. A ligase E2 TRICA1, agindo em cooperação com TRAF-6, gera então uma varredura de cadeias de poliubiquitina em TRAF-6 e na proteína NEMO que recruta e ativa a quinase serina treonina TAK1.

A TAK1 possui duas funções importantes. Ela ativa certas MAPKs, como a quinase terminal c-Jun (JNK) e MAPK14 (p38 MAPK), as quais ativam os fatores de transcrição da família AP-1. TAK1 também fosforila e ativa o complexo de **quinase IκB** (**IKK**, do inglês *IκB kinase*), o qual é composto por três proteínas: IKKα, IKKβ e IKKγ (conhecido ainda como proteína **NEMO**, do inglês *NFκB essential modifier* [modificador essencial NFκB]). O IKK ativado fosforila IκB, que então libera NFκB. Este move-se para o interior do núcleo, onde induz a transcrição dos genes para citocinas pró-inflamatórias, como TNF-α, IL-1β e **IL-6**. As ações dessas citocinas na resposta imune inata estão descritas na segunda metade deste capítulo. O desfecho da ativação de TLR depende, ainda, do tipo celular. A ativação de TLR-4 via MyD88 em células epiteliais especializadas, como as células de Paneth do intestino (ver Seção 2.4), resulta na produção de peptídeos antimicrobianos, um exemplo mamífero da antiga função das proteínas semelhantes ao Toll.

A habilidade de os TLRs ativarem NFκB é crucial para o papel de alertar o sistema imune para a presença de patógenos bacterianos. Raros exemplos de mutações inativas na IRAK4 nos humanos causam uma imunodeficiência, a **deficiência IRAK4**, que se assemelha à deficiência MyD88 que é caracterizada por infecções bacterianas recorrentes. Mutações na NEMO de humanos produzem uma síndrome conhecida como **displasia ectodérmica hipo-hidrótica ligada ao X com imunodeficiência** ou **deficiência NEMO**, a qual é caracterizada por imunodeficiência e defeitos de desenvolvimento.

Figura 3.13   A sinalização do receptor semelhante ao Toll (TLR) pode ativar o fator de transcrição NFB, o qual induz a expressão de citocinas pró-inflamatórias. Primeira figura: os TLRs sinalizam via domínios TIR citoplasmáticos, os quais são aproximados pela dimerização de seus ectodomínios pelo ligante. Alguns TLRs que utilizam a proteína adaptadora MyD88 utilizam o par MyD88/MAL. O domínio de morte MyD88 recruta as quinases serinas treoninas IRAK1 e IRAK4, em associação com a ligase E3 ubiquitina TRAF-6. IRAK sofre autoativação e fosforila TRAF-6, ativando sua atividade da ligase E3. Segunda figura: TRAF-6 coopera com uma ligase E2, TRICA1, para ubiquitinar a própria TRAF-6 e NEMO, um componente do complexo IKK, criando armações de poliubiquitinas nessas proteínas. Essas armações de poliubiquitinas são construídas pela ligação de ubiquitina pela sua lisina 63 (K63) e não sinalizam para a degradação de proteína no proteossoma (ver Seção 7.5). Proteínas adaptadoras TAB-1 e TAB-2, que formam um complexo com TAK1, ligam-se à armação de ubiquitina na TRAF-6, permitindo que TAK1 seja fosforilada por IRAK. Terceira figura: TAK1 pode, então, associar-se com a armação de ubiquitina em NEMO, permitindo que TAK1 fosforile IKKβ, que é ativada e fosforila IκB. Quarta figura: IB fosforilado é marcado pela ubiquitinação (não mostrado) para sofrer degradação, liberando NFκB, o qual é composto por duas subunidades, p50 e p65. NFκB entra no núcleo e ativa a transcrição de muitos genes, incluindo os que codificam citocinas inflamatórias. TAK1 também estimula a ativação das proteínas quinases ativadas por mitógeno (MAPKs) JNK e p38, que fosforilam e ativam os fatores de transcrição AP-1 (não mostrado).

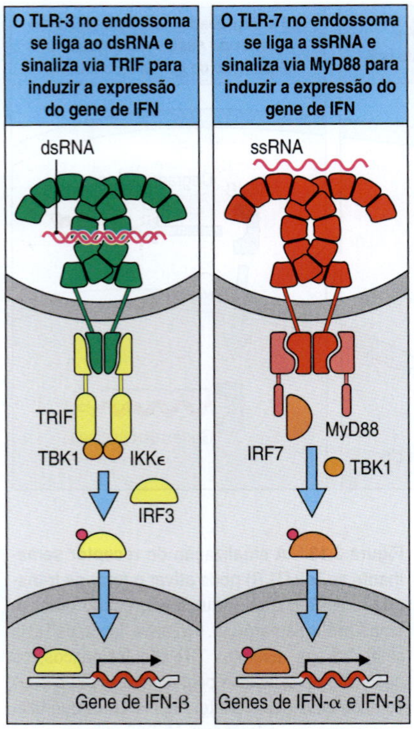

Figura 3.14 A expressão de interferon (IFN) antiviral em resposta a ácidos nucleicos virais pode ser estimulada por duas vias distintas de diferentes receptores semelhantes ao Toll (TLRs). Figura à esquerda: TLR-3 sente os vírus de RNA de fita dupla (dsRNA) e sinaliza pela via independente de MyD88 que utiliza a proteína adaptadora estruturalmente semelhante TRIF. Via seu domínio de morte, TRIF ativa as quinases serinas treoninas IκKε (IKKε) e TBK1. Pelo envolvimento de TRAF3 e TRAF6 (não mostrado), ocorre a fosforilação do fator de transcrição IRF3, o qual entra no núcleo e induz a expressão do gene de IFN-β. Figura à direita: TLR-7 detecta RNA de fita simples (ssRNA) e sinaliza via MyD88 para fosforilar e ativar o fator de transcrição IRF7. Este entra no núcleo e liga a expressão de genes de IFN-β e IFN-α.

Os ácidos nucleicos sentem a sinalização de TLRs – TLR-7, TLR-8 e TLR-9 –, unicamente por MyD88 para ativar os fatores de transcrição IRF que induzem a produção dos IFNs antivirais tipo I (Fig. 3.14). Na ausência de infecção, os IRFs são mantidos no citoplasma em um formato inativo e apenas se tornam transcricionalmente ativos após serem fosforilados nos resíduos de serina e treonina localizados em suas porções carboxiterminais. Dos nove membros da família IRF, IRF3 e IRF7 são particularmente importantes na sinalização de TLR. MyD88 pode interagir, novamente por meio de seu domínio de morte, diretamente com IRF7 no compartimento endossômico. Dessa maneira, os TLRs endossômicos – TLR-7 e TLR-9 – podem ativar IRF7, resultando na produção de IFN-α e IFN-β por células como as células dendríticas plasmocitoides. Além disso, o TLR-3, que reconhece o RNA de fita dupla, pode ativar uma via de sinalização independente de MyD88 pelo recrutamento da proteína adaptadora TRIF. A TRIF, ao contrário de MyD88, liga-se e ativa as quinases IκKε e TBK1. Estas, por sua vez, fosforilam IRF3, que induz a expressão de IFN-β. TLR-4 pode, ainda, ativar essa via pela ligação de TRIF em vez de MyD88.

A habilidade coletiva de os TLRs ativarem IRFs e NFκB significa que eles podem estimular respostas antivirais ou antibacterianas quando necessário. Na deficiência de IRAK4 em humanos, por exemplo, nenhuma suscetibilidade extra para infecções virais foi observada. Isso poderia sugerir que a ativação de IRF não está prejudicada e a produção de IFNs antivirais não está afetada. Os TLRs são expressos por diferentes tipos celulares envolvidos na imunidade inata e por algumas células epiteliais, e a resposta gerada por eles se diferenciará em alguns aspectos, dependendo do tipo celular que está sendo ativado.

3.8 Os receptores semelhantes ao NOD atuam como sensores intracelulares de infecção bacteriana

Todos os TLRs estão localizados nas superfícies celulares ou nas vesículas intracelulares das membranas, e sentem a presença de patógenos extracelulares. Outra grande família de receptores que utiliza os domínios de varredura LRR para detectar produtos patogênicos está localizada no citoplasma. Eles são os **receptores semelhantes ao NOD** (**NLRs**, do inglês *NOD-like receptors*), os quais contêm um domínio de oligomerização de nucleotídeo-ligante (NOD, do inglês *nucleotide-binding oligomerization domain*) centralmente localizado e um domínio LRR próximo à porção carboxiterminal. Os NLRs são sensores intracelulares para produtos microbianos e ativam NFκB para iniciar as mesmas respostas inflamatórias que os TLRs. Os NLRs são considerados uma família muito antiga de receptores da imunidade inata pois as proteínas de resistência (R) que fazem parte das defesas de plantas contra patógenos são homólogos NLR.

Subfamílias de NLRs podem ser distinguidas na base dos domínios de proteínas encontrados próximos às porções aminoterminais. A subfamília NOD possui uma porção aminoterminal **domínio de recrutamento de caspases** (**CARD**, do inglês *caspase recruitment domain*) (Fig. 3.15), inicialmente reconhecida por seu papel em mediar interações com a família de proteases denominadas **caspases** (proteases ácidas cisteína-aspártica), as quais são importantes em diversas vias intracelulares, incluindo as que levam à morte celular por apoptose. CARD está relacionado ao domínio de morte em MyD88 e pode dimerizar com os domínios CARD em outras proteínas. As proteínas NOD reconhecem fragmentos dos peptideoglicanos da parede celular bacteriana, embora não se saiba se isso ocorre por ligação direta ou por proteínas acessórias. **NOD1** sente o **ácido diaminopimélico γ-glutamil** (iE-DAP), um produto de separação de peptideoglicanos de bactérias gram-negativas como *Salmonella* e *Listeria*, as quais entram no citoplasma celular, enquanto **NOD2** reconhece o **dipeptídeo muramil**, o qual está presente nos peptideoglicanos da maioria das bactérias.

Quando NOD1 ou NOD2 reconhecem seus ligantes, eles recrutam a quinase serina treonina contendo CARD **RIPK2** (conhecida ainda como RICK e RIP2). RIPK2 ativa a quinase TAK1, a qual ativa NFκB via ativação de IKK, como mostrado na Figura 3.13. NFκB induz, então, a expressão de genes para citocinas inflamatórias. Mantendo seu papel como sensores para componentes bacterianos, as proteínas NOD são expressas em

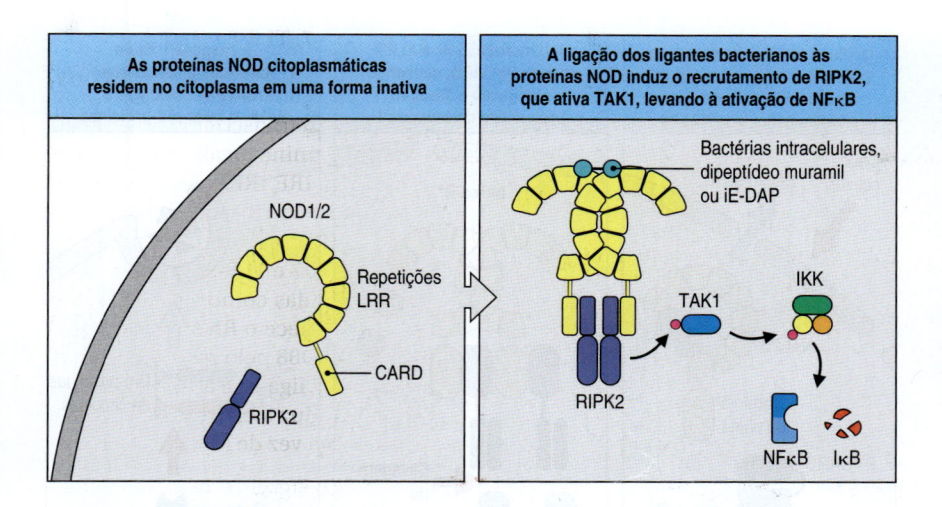

Figura 3.15 Proteínas NOD intracelulares sentem a presença de bactérias, reconhecendo peptideoglicanos bacterianos e ativando NFκB a induzir a expressão de genes pró-inflamatórios. A degradação dos peptideoglicanos da parede celular bacteriana produz dipeptídeo muramil, que é reconhecido por NOD2, que atua como sensor intracelular geral da presença bacteriana. NOD1 reconhece o ácido diaminopimélico γ-glutamil (iE-DAP), um produto de destruição das paredes celulares de bactérias gram-negativas. A presença desses ligantes induz o recrutamento e a ativação da quinase serina treonina RIPK2, a qual fosforila a quinase TAK1. Isso leva à ativação de NFκB pela via mostrada na Figura 3.13.

células que são expostas, rotineiramente, a bactérias. Essas células incluem células epiteliais que formam a barreira que a bactéria deve cruzar para estabelecer uma infecção no organismo, e macrófagos e células dendríticas que ingerem bactérias que cruzaram a barreira. Os macrófagos e as células dendríticas expressam TLRs, bem como NOD1 e NOD2, e são ativados por ambas as vias. Nas células epiteliais, contudo, os TLRs são expressos fracamente ou não são expressos, e NOD1 é um ativador importante da resposta imune inata nessas células. NOD2 parece possuir um papel mais especializado, sendo fortemente expresso nas células de Paneth do intestino, onde regula a expressão de peptídeos antimicrobianos potentes, como as α e β-defensinas (ver Cap. 2).

Consistente com isso, a perda de função por mutações em NOD2 em humanos está associada a uma condição inflamatória do intestino denominada **doença de Crohn** (discutida no Cap. 15). Alguns pacientes com essa condição carregam mutações no domínio LRR de NOD2 que prejudicam sua habilidade de sentir o dipeptídeo muramil e ativar NFκB. Acredita-se que isso diminua a produção de defensinas e outros peptídeos antimicrobianos, enfraquecendo, assim, a função natural da barreira do epitélio intestinal e levando à inflamação característica dessa doença. Mutações com ganho de função em NOD2 humano produzem uma desordem inflamatória chamada de **síndrome de Blau**, a qual é caracterizada pela inflamação espontânea nas articulações, nos olhos e na pele. A ativação de mutações nos domínios NOD parece promover a cascata de sinalização na ausência de ligante, levando a uma resposta inflamatória inapropriada na ausência de patógenos.

Outra grande subfamília de proteínas NLR possui um domínio de **pirina** na sua porção aminoterminal e é conhecida como família NLRP (Fig. 3.16). Os domínios de pirina estão estruturalmente relacionados a CARD e a domínios de morte, e interagem com outros domínios de pirina. Os humanos possuem 14 proteínas NLR que contêm domínios de pirina. A melhor caracterizada é a **NALP3** (ainda denominada **NLRP3** ou **criopirina**), a qual é um importante sensor de dano ou estresse celular. Em células estressadas, como as expostas à infecção, ela associa-se a uma proteína adaptadora e à caspase 1 protease para formar um complexo denominado **inflamassoma**. A caspase 1 é necessária para o processo proteolítico de algumas citocinas pró-inflamatórias, o qual é necessário antes que possam ser expressas. Em células saudáveis, o domínio LRR de NALP3 está ligado a proteínas acessórias que mantêm NALP3 em estado monomérico inativo. Uma ampla variedade de estímulos celulares ativa NALP3, e acredita-se que o estimulador comum seja o efluxo de íons K^+ citoplasmáticos que ocorre em células estressadas. A consequente baixa concentração de K^+ intracelular causa a dissociação das proteínas acessórias de NALP3. O inflamassoma fornece um quadro estrutural no qual a caspase 1 se torna enzimaticamente ativa após a clivagem autocatalítica dependente de ATP da pró-caspase. As proteínas NALP1 e NALP2 relacionadas formam inflamassomas similarmente.

Outro membro da família de domínio de pirina, **AIM2** (ausente no melanoma 2) substituiu o domínio LRR de NALP3 com um domínio **HIN** (inversão H), nomeado

Filme 3.4

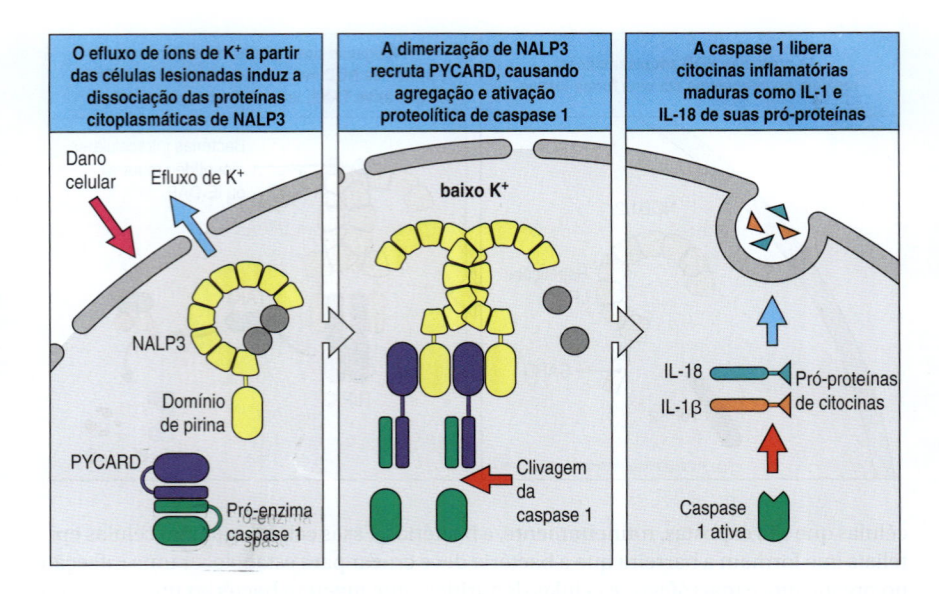

Figura 3.16 As proteínas NALP sentem a lesão celular e ativam o processamento de citocinas pró-inflamatórias. Sob condições fisiológicas normais, o domínio LRR de NALP3 associa-se a proteínas citoplasmáticas, as quais se presume que previnam a dimerização de NALP3 via região LRR. Quando as células são lesadas ou colocadas sob estresse, acredita-se que o efluxo característico de íons de K⁺ desencadeie a dissociação dessas proteínas de NALP3, permitindo sua dimerização (segunda figura). Os domínios de pirina de NALP3 recrutam complexos da proteína adaptadora PYCARD associada à pró-enzima caspase 1 por meio de seus domínios CARD (C). A agregação das pró-enzimas leva estas a passarem por autoativação via clivagem proteolítica para formar caspases ativas. A caspase 1 ativa cliva as formas de pró-proteínas de citocinas pró-inflamatórias para liberar as citocinas maduras, que podem ser, então, secretadas.

para a recombinase HIN de DNA da *Salmonella* que medeia a inversão de DNA entre os antígenos H flagelares. Em AIM2, o domínio HIN reconhece o genoma de DNA de fita dupla e engatilha a ativação de caspase 1 por meio do domínio de pirina AIM2. O AIM2 é importante para as respostas celulares *in vitro* para o vírus da vaccínia e seu papel *in vivo* tem sido demonstrado pela suscetibilidade aumentada de camundongos deficientes de AIM2 para a infecção por *Francisella tularensis*, o agente causador de tularemia.

Ainda não está claro se NALP3 ou outros NLRPs funcionam como receptores para produtos microbianos específicos. O inflamassoma, contudo, tem sido envolvido em ações de diversos químicos indutores de inflamação e em algumas doenças inflamatórias. Por exemplo, os efeitos estimuladores do adjuvante imunológico (ver Seção 3.10) hidróxido de alumínio (alum) depende de NALP3 e da via do inflamassoma. Sabe-se, há muitos anos, que a doença da **gota** é causada por cristais de urato monossódico depositados nos tecidos cartilaginosos das articulações, causando a inflamação. Porém, como os cristais de urato causam a inflamação era um mistério. Embora o mecanismo preciso ainda não esteja claro, hoje se sabe que os cristais de urato ativam o inflamassoma NALP3 e que isso induz as citocinas inflamatórias que causam os sintomas da gota. Mutações no domínio NOD de NALP2 e NALP3 podem ativar inflamassomas inapropriadamente e constituem a causa de algumas **doenças autoinflamatórias** hereditárias, nas quais a inflamação ocorre na ausência de infecção. Mutações em NALP3 em humanos estão associadas às síndromes de febre periódica hereditárias **síndrome autoinflamatória familiar fria** e **síndrome de Muckle-Wells** (discutidas em mais detalhes no Cap. 13). Os macrófagos de pacientes com essas condições mostram produção espontânea de citocinas inflamatórias como IL-1β como resultado da ativação da via NFκB.

3.9 As helicases semelhantes a RIG-I detectam RNAs virais citoplasmáticos e estimulam a produção de IFN

TLR-3, TLR-7 e TLR-9 podem detectar RNAs e DNAs virais, porém, eles interagem principalmente com o material extracelular entrando na via endocítica em vez de interagir com os ácidos nucleicos presentes no citoplasma das células infectadas por vírus como resultado da replicação viral. Os RNAs virais citoplasmáticos são percebidos por proteínas denominadas **helicases semelhantes a RIG-I** (**RLHs**, do inglês *RIG-1-like helicases*), as quais possuem um domínio de RNA semelhante à helicase que se liga aos RNAs virais, e dois domínios aminoterminais CARD que interagem com proteínas adaptadoras e ativam a sinalização quando os RNAs virais são ligados. O primeiro desses sensores a ser descoberto foi **RIG-I** (do inglês *retinoic* *acid-inducible gene I* [**gene I induzido por ácido retinoico**]). RIG-I é amplamente expresso através de tecidos e tipos celulares e serve como sensor intracelular para diversos tipos de infecções. Camundongos deficientes de RIG-I são altamente suscetíveis a infecção por diversos tipos de vírus de ssRNA, incluindo paramixovírus, ortomixovírus e flavivírus, mas não picornavírus.

Inicialmente, acreditava-se que RIG-I reconhecesse dsRNA longo, porém, mais tarde, estudos mostraram que ele reconhece diferenças específicas entre transcrições de ssRNA virais e eucarióticas, embora pareça ainda capaz de perceber a presença de dsRNAs de finais curtos. Quando o RNA eucariótico é primeiramente transcrito no núcleo, ele contém um grupo 5'-trifosfato em seu nucleotídeo inicial que sofre modificação enzimática. Por exemplo, mRNAs sofrem tamponamento pela adição de uma 7-metilguanosina ao 5'-trifosfato. A maioria dos vírus de RNA, contudo, não se replicam no núcleo e seus transcritos não passam por essa modificação. Estudos bioquímicos determinaram que RIG-I percebe o final do ssRNA 5'-trifosfato não modificado. Os transcritos de RNA do flavivírus possuem o 5'-trifosfato não modificado, assim como os transcritos de vários outros vírus de ssRNA, o que explica por que eles são detectados por RIG-I. Em contrapartida, os picornavírus, que incluem poliovírus e hepatite A, replicam-se por um mecanismo que envolve o anexo covalente de uma proteína viral para a extremidade 5' do RNA viral, de modo que o 5'-trifosfato está ausente, o que explica por que RIG-I não está envolvido em percebê-los.

O MDA-5 (do inglês *melanoma differentiation-associated 5* [melanoma associado à diferenciação 5]), ainda denominado *helicard*, é similar ao RIG-I em estrutura, porém, ele percebe dsRNA. Ao contrário de camundongos deficientes de RIG-I, camundongos deficientes de MDA-5 estão suscetíveis aos picornavírus, indicando que esses dois sensores de RNAs virais possuem papéis essenciais, porém, distintos, na defesa do hospedeiro. Mutações que inativam os alelos de RIG-I ou MDA-5 em humanos têm sido relatadas, porém, essas mutações não estão associadas à imunodeficiência. Estudos de associação do genoma associaram, contudo, mutações previstas a inativar o MDA-5 humano com diminuição do risco de desenvolvimento do diabetes tipo I, doença causada pela destruição imune das células β produtoras de insulina do pâncreas. A razão para essa associação ainda permanece incerta.

A percepção dos RNAs virais por RIG-I e MDA-5 induz a produção de IFNs tipo I, apropriados para a defesa contra infecção viral. Quando RIG-I ou MDA-5 detectam um ligante de RNA viral no citosol, seu domínio CARD interage com a proteína adaptadora contendo CARD denominada MAVS que é anexada à membrana mitocondrial externa (Fig. 3.17). A associação de RIG-I ou MDA-5 com MAVS ativa uma via de sinalização que envolve TRAF6 e que ativa TBK1 (ver Fig. 3.14). Isso leva à ativação de IRF3 e induz a produção de IFN-β e IFN-α. A ativação de RIG-I e MDA-5

Figura 3.17   RIG-I e MDA-5 são sensores citoplasmáticos de RNA viral. Primeira figura: antes de detectar RNA viral, RIG-I e MDA-5 são citoplasmáticos, e a proteína adaptadora MAVS é anexada à membrana mitocondrial externa. Segunda figura: a detecção de RNA 5'-trifosfato descoberto por RIG-I ou dsRNA viral por MDA-5 leva seus domínios CARD a interagirem com o domínio CARD aminoterminal de MAVS, o que induz a dimerização de MAVS. Terceira figura: uma região rica em prolina de MAVS é envolvida em interações com TRAFs, enquanto a região mais carboxiterminal de MAVS interage com um complexo de TRADD e FADD (proteínas adaptadoras contendo domínios de morte). A via TRAF6 ativa IRF3 e IRF7 (não mostrado) induzindo a transcrição de um número de genes, principalmente os que codificam IFN-α e IFN-β. FADD leva à ativação de IKK e NFκB como mostrado na Figura 3.13, levando à expressão de citocinas pró-inflamatórias.

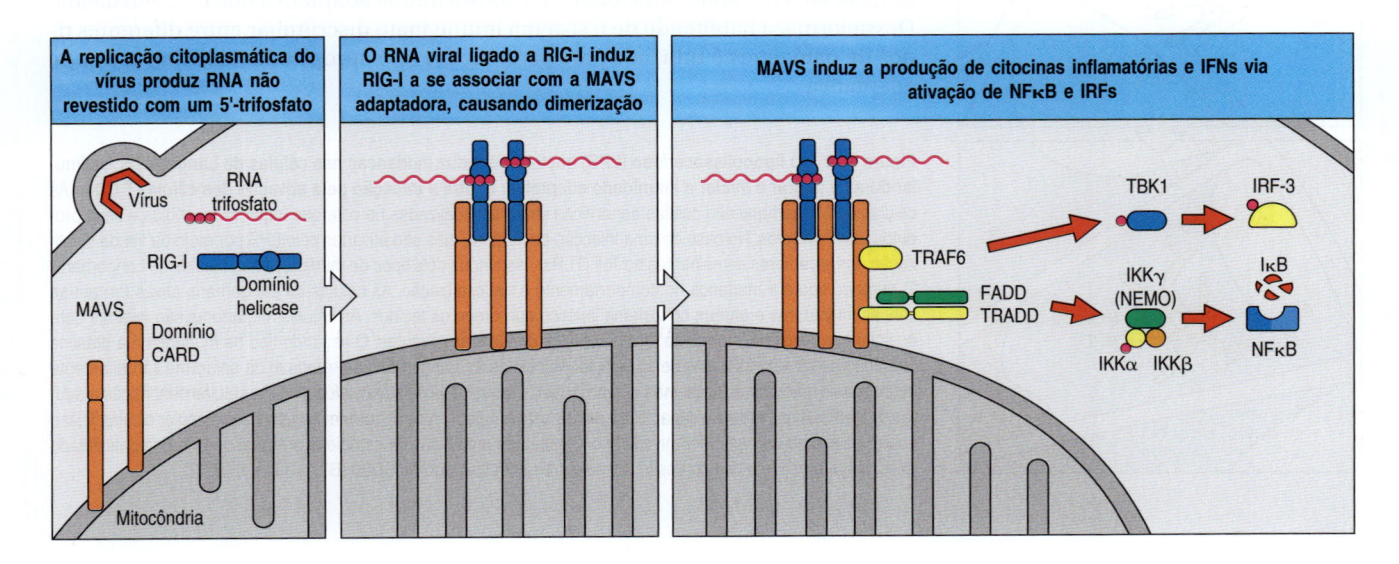

pode, ainda, induzir a produção de citocinas por uma via de sinalização que envolve a proteína adaptadora FADD, a qual também contém um domínio de morte. Nesse caso, um complexo de FADD e outras proteínas ativam as caspases 8 e 10, o que leva à ativação de IKK e NFκB, induzindo a produção de citocinas pró-inflamatórias (ver Fig. 3.17).

3.10 A ativação de TLRs e NLRs inicia mudanças na expressão gênica em macrófagos e células dendríticas que possuem grandes efeitos na resposta imune

As citocinas e quimiocinas produzidas por macrófagos e células dendríticas como resultado da ativação de NFκB pelas vias de TLR e NOD incluem não apenas mediadores importantes da imunidade inata, mas alguns, como **IL-12**, que influenciam a resposta imune adaptativa subsequente, como será visto adiante neste capítulo. Outro resultado da via de NFκB importante para a imunidade adaptativa é o aparecimento de **moléculas coestimuladoras** em células dendríticas teciduais e macrófagos. Essas proteínas de superfície celular, denominadas **B7.1** (**CD80**) e **B7.2** (**CD86**), são expressas por macrófagos e células dendríticas teciduais em resposta à ativação por sensores de patógenos como os TLRs (Fig. 3.18) e são essenciais para a indução de respostas imunes adaptativas. As moléculas coestimuladoras, junto com peptídeos microbianos antigênicos exibidos pelas moléculas do complexo principal de histocompatibilidade (MHC, do inglês *major histocompatibility complex*) na superfície de células dendríticas, ativam células T CD4 virgens, as quais auxiliam a iniciar a maioria das respostas imunes adaptativas (ver Seção 1.19). A citocina TNF-α, também produzida como resultado da sinalização de TLR-4, possui diversas funções na imunidade inata, mas, além disso, ela estimula as células dendríticas apresentadoras de antígeno a migrarem para o sistema linfático e entrarem próximo aos linfonodos, por meio dos quais as células T CD4 virgens circulantes se deslocam. Assim, a ativação da imunidade adaptativa depende de moléculas induzidas como consequência do reconhecimento imune inato dos patógenos.

Substâncias, como LPS, que induzem atividade coestimuladora têm sido utilizadas por anos em misturas que são coinjetadas com antígenos proteicos para aumentar a imunogenicidade. Essas substâncias são conhecidas como **adjuvantes** (ver Apêndice I, Seção A.4), e descobriu-se empiricamente que os melhores adjuvantes continham componentes microbianos. Uma variedade de componentes microbianos (ver Fig. 3.9) pode induzir os macrófagos e as células dendríticas dos tecidos a expressarem moléculas coestimuladoras e citocinas. O repertório exato de citocinas produzidas por macrófagos ou células dendríticas varia de acordo com os receptores estimulados e, como será visto nos Capítulos 9 e 11, as citocinas secretadas influenciarão o caráter funcional da resposta imune adaptativa que é desenvolvida. Dessa forma, a habilidade de o sistema imune inato discriminar entre diferentes tipos de patógenos é utilizada para garantir um tipo apropriado de resposta imune adaptativa.

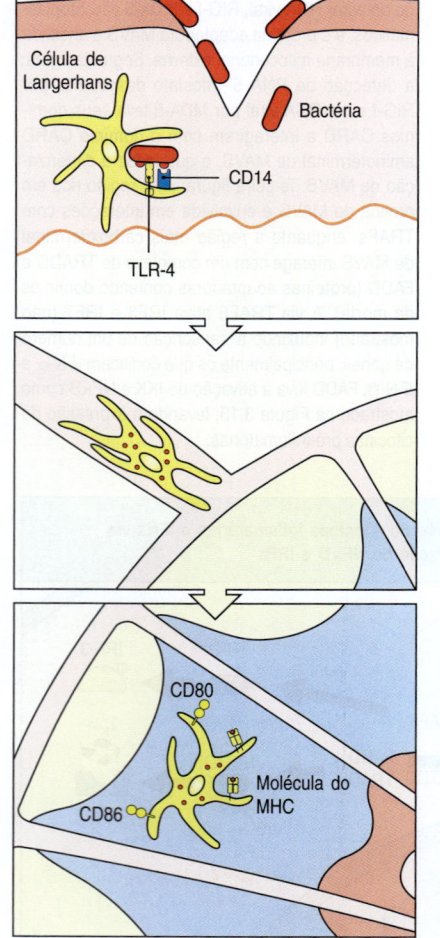

Figura 3.18   O lipopolissacarídeo (LPS) bacteriano induz mudanças nas células de Langerhans, estimulando-as a migrar e iniciar a imunidade adaptativa contra a infecção pela ativação das células T CD4. As células de Langerhans são células dendríticas imaturas localizadas na pele que ingerem micróbios e seus produtos, destruindo-os. No caso de uma infecção bacteriana, elas são ativadas pelo LPS por meio da via de sinalização dos receptores semelhantes ao Toll (TLRs). Isso induz dois tipos de mudanças nas células de Langerhans. O primeiro tipo é a mudança no comportamento e na localização. As células de Langerhans ativas tornam-se células migradoras e entram no sistema linfático que drena os tecidos. As células migradoras são levadas para os linfonodos regionais, onde se tornam células dendríticas maduras. O segundo tipo de mudança é a drástica alteração nas suas moléculas de superfície. As células de Langerhans em repouso da epiderme são altamente fagocíticas e macropinocíticas, mas não possuem a capacidade de ativar linfócitos T. As células dendríticas maduras dos linfonodos perdem a capacidade de capturar antígeno, mas se tornam capazes de estimular células T. Isso ocorre devido ao aumento dos níveis da expressão de moléculas do complexo principal de histocompatibilidade (MHC) na superfície e da expressão de moléculas coestimuladoras CD80 (B7.1) e CD86 (B7.2).

3.11   A sinalização de TLR compartilha muitos componentes com a sinalização de Toll na *Drosophila*

Antes de finalizar o tópico sobre reconhecimento de patógenos pelo sistema imune inato, deve-se ver rapidamente como o Toll, os TLRs e os NODs são utilizados na imunidade inata dos invertebrados. Embora seja central para a defesa contra patógenos bacterianos e fúngicos na *Drosophila*, o Toll, por si só, não é um receptor de reconhecimento do padrão. Ao contrário, ele depende de diversas famílias de proteínas detectoras de patógenos para a ativação. Uma delas compreende as **proteínas de reconhecimento de peptideoglicanos** (**PGRPs**, do inglês *peptidoglycan--recognition proteins*). A *Drosophila* possui 13 genes de PGRP, codificando proteínas que ligam os componentes de peptideoglicanos das paredes celulares bacterianas (ver Fig. 2.7). Outra família de sensores patogênicos compreendem as **proteínas de ligação gram-negativas** (**GNBPs**, do inglês *Gram-negative binding proteins*), as quais reconhecem β-1-3-glicanos e estão envolvidas no reconhecimento de fungos e, o que é um tanto inesperado, bactérias gram-positivas. Os membros da família GNBP1 e PGRP-SA cooperam no reconhecimento de peptideoglicanos de bactéria gram-positiva. Eles interagem com uma serina protease denominada Grass, a qual inicia uma cascata proteolítica que termina na clivagem da proteína Spätzle. Um dos fragmentos clivados forma um homodímero, o qual induz a dimerização e a ativação do Toll para induzir a resposta antimicrobiana (Fig. 3.19). Uma proteína de reconhecimento fungo-específica, GNBP3, ativa, ainda, a cascata proteolítica, causando a clivagem de Spätzle e a ativação do Toll.

Na *Drosophila*, as células de gordura do organismo e os hemócitos são células fagocíticas que atuam como parte do sistema imune das moscas. Quando o Toll dessas células se liga ao dímero Spätzle, as células respondem sintetizando e secretando peptídeos antimicrobianos. A via de sinalização do Toll é muito similar à via de NFκB nos vertebrados (ver Fig. 3.14). Isso resulta na ativação de um fator de transcrição denominado DIF, o qual é relacionado ao NFκB dos mamíferos. DIF entra no núcleo e induz a transcrição de genes para peptídeos antimicrobianos como a drosomicina.

O DIF e o NFκB dos mamíferos são membros da família Rel dos fatores de transcrição, chamados assim devido ao fator de transcrição Relish da *Drosophila*. O Relish, por si só, induz a produção de peptídeos antimicrobianos em resposta a uma via de sinalização diferente, a **via de Imd** (**imunodeficiência**). Essa via é utilizada pela *Drosophila* no reconhecimento de bactérias gram-negativas, e é engatilhada por PGRPs particulares. O Relish induz a expressão dos peptídeos antimicrobianos diptericina, atacina e cecropina, que são distintos dos peptídeos induzidos pela sinalização do Toll. Assim, as vias de Toll e Imd ativam mecanismos efetores para eliminar a infecção por diferentes tipos de patógenos. Quatro homólogos de PGRP de mamíferos foram identificados, mas eles não possuem a mesma função que na *Drosophila*, embora possuam função na imunidade inata. Um deles, o PGLYRP-2, é secretado e atua como amidase para hidrolisar os peptideoglicanos bacterianos. Os outros homólogos estão presentes nos grânulos de neutrófilos e exercem ação bacteriostática por meio de interações com o peptideoglicano da parede celular bacteriana.

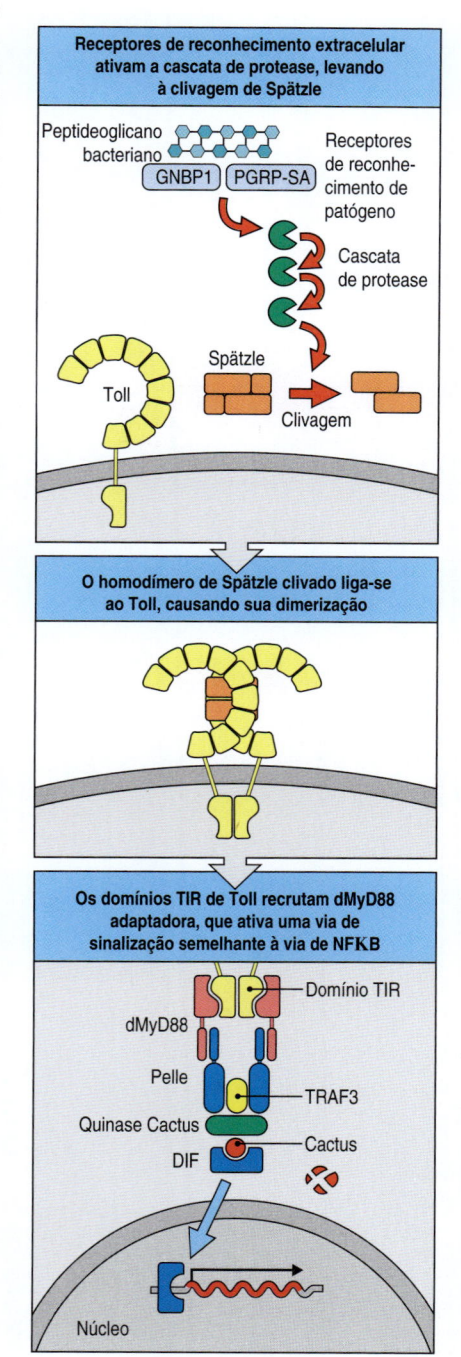

Figura 3.19   O Toll da *Drosophila* é ativado como resultado de uma cascata proteolítica iniciada pelo reconhecimento do patógeno. A proteína de reconhecimento do peptideoglicano PGRP-SA e a bactéria gram-negativa ligada à proteína GNBP1 cooperam no reconhecimento dos patógenos bacterianos, ativando a primeira protease em uma cascata de protease que leva à clivagem da proteína de *Drosophila* Spätzle (primeira figura). A clivagem altera a conformação de Spätzle, permitindo que esta se ligue ao Toll e induza a dimerização de Toll (segunda figura). Os domínios TIR citoplasmáticos de Toll recrutam a proteína adaptadora dMyD88 (terceira figura), que inicia uma via de sinalização muito similar à que leva à liberação de NFκB de seu inibidor citoplasmático em mamíferos. A versão para *Drosophila* do NFκB é o fator de transcrição DIF, que entra, então, no núcleo e ativa a transcrição de genes que codificam peptídeos antimicrobianos. O reconhecimento fúngico também leva à clivagem de Spätzle e à produção de peptídeos antimicrobianos por essa via, embora as proteínas de reconhecimento para fungos ainda não estejam identificadas.

3.12 Os genes de TLR e NOD passam por extensa diversificação nos invertebrados e em alguns cordados primitivos

Os TLRs dos mamíferos são uma família de cerca de 12 receptores que interagem diretamente com os ligantes derivados de patógenos. Alguns organismos, contudo, diversificaram seu repertório de receptores de reconhecimento inatos, sobretudo os que contêm domínios LRR, para um nível muito maior. O ouriço-do-mar *Strongylocentrotus purpuratus* possui 222 genes *TLR* sem precedentes, mais de 200 genes do receptor semelhante ao NOD e mais de 200 genes de receptores de varredura em seu genoma. O ouriço-do-mar possui, ainda, um número aumentado de proteínas que estão, provavelmente, envolvidas na sinalização a partir desses receptores, com quatro genes similares ao *MyD88* dos mamíferos. Apesar dessa diversificação de receptores inatos, não existe aumento aparente no número de alvos a jusante, como a família dos fatores de transcrição NFκB, sugerindo que o resultado final da sinalização de TLR no ouriço-do-mar será muito similar ao resultado em outros organismos. Os genes de TLR do ouriço-do-mar dividem-se em duas grandes categorias: um pequeno grupo de 11 genes divergentes e uma ampla família de 211 genes, os quais apresentam alto grau de variação sequencial dentro de regiões de TRR particulares. Juntamente com o grande número de pseudogenes nesta família, isso implica rápida volta evolutiva, sugerindo especificidades de receptores rapidamente mutáveis, o que contrasta com os poucos TLRs de mamíferos estáveis. Embora a especificidade do patógeno dos TLRs do ouriço-do-mar seja desconhecida, a hipervariabilidade nos domínios LRR poderia ser utilizada para gerar um sistema de reconhecimento do patógeno altamente diversificado baseado nos TLRs.

Uma expansão similar dos receptores inatos ocorreu em alguns cordados, o filo ao qual pertencem os vertebrados. O anfioxo (o lancelote) é um cordado invertebrado com ausência de sistema imune adaptativo. O genoma do anfioxo contém 71 TLRs, mais de 100 receptores semelhantes ao NOD e mais de 200 receptores de varredura. E como será visto adiante, uma linhagem primitiva de vertebrados – peixe agnatha, com ausência de imunidade adaptativa baseada em imunoglobulina e célula T – utiliza um rearranjo gênico somático de proteínas contendo LRR para fornecer uma versão de imunidade adaptativa (ver Seção 5.21).

Resumo

Células do sistema imune inato expressam diversos sistemas de receptores para o reconhecimento de micróbios, os quais induzem defesas rápidas e respostas celulares mais tardias. Neutrófilos, macrófagos e células dendríticas podem rapidamente eliminar os micróbios por fagocitose pelo uso de diversos receptores semelhantes à lectina e receptores de varredura. Receptores de sinalização, como o receptor acoplado à proteína G para C5a (que envolve a habilidade de reconhecimento do patógeno do sistema do complemento) e para o peptídeo bacteriano fMLP, sinergizam com receptores fagocíticos, ativando NADPH oxidase nos fagossomos para gerar oxigênio reativo antimicrobiano intermediário. Outros receptores que detectam patógenos induzem vias de sinalização que desencadeiam resposta inflamatória geral, induzindo inflamação local, recrutando novas células efetoras, contendo infecção local e, finalmente, desencadeando resposta imune adaptativa. Os receptores semelhantes ao Toll (TLRs) têm sido altamente conservados ao longo da evolução e ativam as defesas do hospedeiro por meio de diversas vias de sinalização. A via NFκB desses receptores opera na maioria dos organismos multicelulares e induz a expressão de citocinas pró-inflamatórias, incluindo TNF-α, IL-1β e IL-6. Uma via de sinalização alternativa de alguns TLRs ativa os fatores de transcrição IRF que induzem a expressão de citocinas antivirais. Os TLRs na superfície celular e nas membranas dos endossomas percebem a presença de patógenos no exterior da célula, porém, muitas células possuem ainda receptores intracelulares que detectam patógenos no citosol. As proteínas NOD detectam produtos bacterianos no interior do citosol, ativando NFκB e a produção de citocinas pró-inflamatórias. As proteínas NALP fazem parte do inflamassoma, o qual está envolvido na detecção de estresse e dano celular geral. O inflamassoma ativa caspases, permitindo o processamento e secreção de citocinas pró-inflamatórias. As proteínas citosólicas RIG-I e MDA-5 detectam a infecção viral por perceber a presença de RNAs virais, levando à indução de interferons antivirais tipo I. As vias de sinalização ativadas por esses sensores primários dos patógenos induzem uma variedade de genes, incluindo os genes para citocinas, quimiocinas e moléculas coestimuladoras, que possuem papéis essenciais na defesa imediata e no direcionamento do curso da resposta imune adaptativa mais tardia na infecção.

Respostas inatas induzidas para infecção

Nesta parte do capítulo, serão vistas as respostas de macrófagos e células dendríticas ao estímulo via receptores sensíveis ao patógeno como os TLRs, e as consequências para a resposta imune inata. Um resultado imediato e importante de tal estímulo é a produção e secreção de citocinas e quimiocinas por macrófagos e células dendríticas que auxiliam a induzir e manter a inflamação. As quimiocinas constituem uma grande família de proteínas quimioatraentes com papel central na migração de leucócitos, e as quimiocinas secretadas pelos macrófagos ativados atraem neutrófilos e outras células do sistema imune para o local da infecção. Moléculas de adesão em leucócitos e células endoteliais dos vasos sanguíneos possuem papel igualmente importante na movimentação celular para fora do sangue e para o tecido infectado. Serão considerados brevemente os diferentes tipos de moléculas de adesão envolvidos. Então, será considerado de maneira mais detalhada como as quimiocinas e citocinas derivadas de macrófagos promovem a destruição contínua dos micróbios infectantes. Isso é alcançado pela indução de outra fase da resposta imune inata, a resposta de fase aguda, na qual o fígado produz proteínas que atuam como moléculas opsonizantes, auxiliando no aumento das ações do complemento. Serão vistos, ainda, o mecanismo de ação dos IFNs antivirais e uma classe de células linfoides conhecidas como células NK, que são ativadas pelo IFN para contribuir com a defesa imune inata contra vírus e outros patógenos intracelulares. Também serão considerados os linfócitos semelhantes ao inato (ILLs, do inglês *innate-like lymphocytes*), os quais contribuem para a resposta rápida à infecção por agir precocemente, mas utilizam um grupo limitado de segmentos gênicos receptores de antígeno (ver Seção 1.12) para produzir imunoglobulinas e receptores de célula T (TCRs, do inglês *T-cell receptors*) de diversidade limitada.

A resposta imune induzida pode obter sucesso na eliminação da infecção ou irá contê-la enquanto uma resposta adaptativa se desenvolve. Se a infecção não for eliminada, a resposta adaptativa aproveitará muitos dos mesmos mecanismos efetores utilizados pelo sistema imune inato, como a fagocitose mediada pelo complemento, porém irá mirá-los com muito mais precisão. As células T antígeno-específicas ativam as propriedades microbicidas e secretoras de citocinas dos macrófagos, enquanto os anticorpos ativam o complemento, atuam como opsoninas diretas para fagócitos e estimulam células NK a matar células infectadas. Portanto, os mecanismos efetores aqui descritos servem como manual para o foco na imunidade adaptativa no restante do livro.

3.13 Macrófagos e células dendríticas ativados pelos patógenos secretam uma variedade de citocinas que possuem diversos efeitos locais e distantes

Citocinas (ver Apêndice III) são pequenas proteínas (cerca de 25 kDa) que são liberadas por diversas células no organismo, geralmente em resposta a um estímulo ativador, e que induzem respostas por ligação a receptores específicos. Elas podem atuar de forma **autócrina**, afetando o comportamento da célula que libera a citocina, de forma **parácrina**, afetando o comportamento de células adjacentes, e algumas citocinas são estáveis o suficiente para atuar de forma **endócrina**, afetando o comportamento de células distantes, embora isso dependa de sua habilidade de entrar na circulação e de sua meia-vida no sangue. A ativação de receptores sensíveis ao patógeno – expressos por macrófagos e células dendríticas –induz a produção de citocinas específicas que ativam o braço celular do sistema imune inato.

Ao menos duas amplas classes de células dendríticas são reconhecidas, como visto previamente neste capítulo: as células dendríticas convencionais (cDCs), as quais parecem participar de maneira mais direta na apresentação de antígeno e na ativação de células T virgens, e as células dendríticas plasmocitoides (pDCs). As pDCs constituem uma linhagem celular distinta que produz grandes quantidades de IFN, sobretudo em resposta a infecções virais, porém, podem não ser tão importantes para a ativação de células T virgens. As células dendríticas imaturas nos tecidos são fagocíticas, mas podem ser distinguidas dos macrófagos pela sua expressão de moléculas de superfície diferentes.

As citocinas secretadas por células dendríticas e macrófagos em resposta à ativação dos receptores de reconhecimento do padrão incluem um grupo de proteínas estruturalmente diversificado que inclui IL-1β, IL-6, IL-12, TNF-α e a quimiocina CXCL8 (antigamente conhecida como IL-8). O nome **interleucina** (**IL**) seguido de um número (p. ex., IL-1 ou IL-2) foi criado como tentativa de desenvolver uma nomenclatura padronizada para moléculas secretadas pelos, e ativadas nos, leucócitos. Contudo, isso tornou-se confuso quando um número crescente de citocinas com origens, estruturas e efeitos diversos foi descoberto, e, embora a designação IL continue sendo utilizada, espera-se que uma nomenclatura com base na estrutura da citocina seja desenvolvida. As citocinas estão listadas em ordem alfabética, junto com seus receptores, no Apêndice III.

As citocinas podem ser agrupadas pela estrutura em diferentes famílias, e seus receptores podem, da mesma forma, ser agrupados (Fig. 3.20). Aqui, o enfoque será dado à família de IL-1, as hematopoietinas, na família de TNF e nos IFNs tipo I, pois elas incluem as citocinas ativas na imunidade inata. A família de IL-1 contém 11 membros, notadamente IL-1α, IL-1β e IL-18. A maioria dos membros dessa família é produzida como pró-proteínas inativas que são clivadas (removendo um peptídeo aminoterminal) para produzir as citocinas maduras. IL-1β e IL-18, que são produzidas pelos macrófagos em resposta à sinalização do TLR, são clivadas pela caspase 1 (um componente do inflamassoma; ver Fig. 3.16). Os receptores da família de IL-1 contêm domínios TIR em suas caudas citoplasmáticas e sinalizam pela via NFκB descrita anteriormente para TLRs (ver Fig. 3.13).

A ampla **superfamília da hematopoietina** inclui fatores de crescimento e diferenciação, não relacionados ao sistema imune, como a eritropoietina (que estimula o desenvolvimento das hemácias) e o hormônio do crescimento, bem como as citocinas com funções nas imunidades inata e adaptativa. IL-6 é um membro dessa superfamília, como também é a citocina GM-CSF, que estimula a produção de novos monócitos e granulócitos na medula óssea. As citocinas da família da hematopoietina atuam por meio de receptores diméricos que se enquadram em diversas subfamílias estruturais caracterizadas por similaridades funcionais e ligação genética. As outras citocinas da família da hematopoietina e seus receptores serão discutidos adiante, em relação à sua produção por células T e seus efeitos na resposta imune adaptativa. Os **receptores de IFN** compreendem uma pequena família de receptores heterodiméricos que reconhecem IFNs tipo I, bem como outras citocinas, como IL-4, que são produzidas pelas células T. Os receptores de hematopoietina e IFN sinalizam por meio da via de JAK-STAT (descrita na Fig. 7.29) e ativam diferentes combinações de STATs com diferentes efeitos.

A **família de TNF**, na qual o TNF-α é o protótipo, contém mais de 17 citocinas com importantes funções nas imunidades inata e adaptativa. Ao contrário da maioria das outras citocinas imunologicamente importantes, muitos membros da família de TNF são proteínas transmembrana, o que dá a elas propriedades

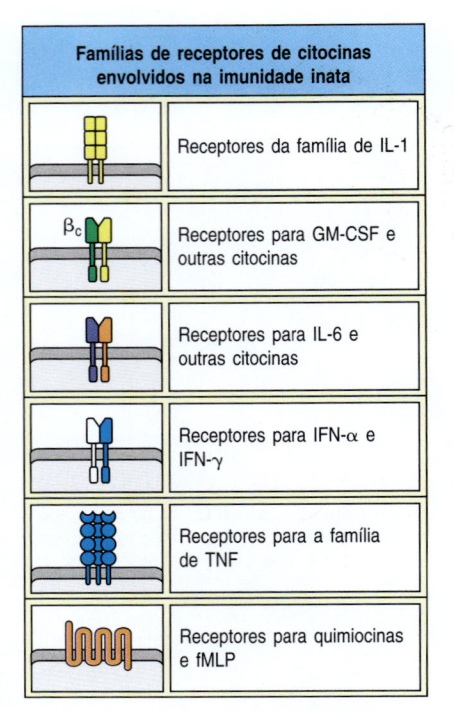

Famílias de receptores de citocinas envolvidos na imunidade inata

	Receptores da família de IL-1
βc	Receptores para GM-CSF e outras citocinas
	Receptores para IL-6 e outras citocinas
	Receptores para IFN-α e IFN-γ
	Receptores para a família de TNF
	Receptores para quimiocinas e fMLP

Figura 3.20 Receptores de citocinas importantes na imunidade inata. Membros da família do receptor de interleucina (IL)-1 possuem regiões extracelulares compostas por domínios semelhantes a imunoglobulinas, e sinalizam como dímeros por meio de domínios TIR em suas caudas citoplasmáticas. A superfamília do receptor de hematopoietina é subdividida em várias famílias com base na sequência de proteína e na estrutura da subunidade, e nem todas as famílias são mostradas aqui. Nos receptores de fator estimulante de colônias granulocíticas e macrofágicas (GM-CSF) e IL-6, uma cadeia define a especificidade do ligante do receptor (p. ex., cadeia β comum, βc, no receptor de GM-CSF), enquanto a outra confere a função de sinalização intracelular. Esses receptores sinalizam por meio da via JAK-STAT (descrita na Seção 7.20). Receptores para interferon (IFN) e citocinas semelhantes ao IFN também são receptores heterodiméricos que sinalizam por meio da via JAK-STAT, mas não possuem uma cadeia comum. Os membros da família de fator de necrose tumoral (TNF) agem como trímeros e são geralmente associados a membranas celulares, embora alguns possam ser secretados. A ligação do ligante induz a trimerização dos receptores de TNF, os quais contêm domínios de morte em suas caudas citoplasmáticas e sinalizam via adaptadores contendo domínios de morte, como TRADD e FADD.

distintas e limita o alcance de suas ações, embora algumas possam ser liberadas da membrana em algumas circunstâncias. Elas são geralmente encontradas como homotrímeros de uma subunidade ligada à membrana, embora ocorram alguns heterotrímeros entre diferentes subunidades. O TNF-α (chamado muitas vezes apenas de TNF) é expresso inicialmente como uma citocina trimérica ligada à membrana, mas pode ser liberada a partir da membrana. Os efeitos do TNF-α são mediados por dois **receptores de TNF**. O receptor TNF I (**TNFR-I**) é expresso em uma ampla variedade de células, incluindo células endoteliais e macrófagos, enquanto **TNFR-II** é expresso amplamente nos linfócitos. As vias de sinalização estimuladas por membros imunologicamente importantes da família de TNF estão descritas no Capítulo 7.

Em geral, as relações estruturais, funcionais e genéticas entre as citocinas e seus receptores sugerem que eles possam ter se diversificado em paralelo durante a evolução de funções efetoras cada vez mais especializadas. Esses efeitos funcionais específicos dependem de eventos da sinalização intracelular que são engatilhados pelas citocinas ligadas a seus receptores específicos. Todas as citocinas produzidas pelos macrófagos nas respostas imunes inatas possuem efeitos locais e sistêmicos importantes que contribuem para as imunidades inata e adaptativa, e estes estão resumidos na Figura 3.21. O reconhecimento de diferentes classes de patógenos por fagócitos e células dendríticas pode envolver a sinalização por diferentes receptores, como os vários TLRs, e pode resultar em alguma variação nas citocinas expressas por macrófagos e células dendríticas estimulados. Essa é uma maneira pela qual as respostas imunes apropriadas podem ser seletivamente ativadas, já que as citocinas liberadas comandam a próxima fase da defesa do hospedeiro.

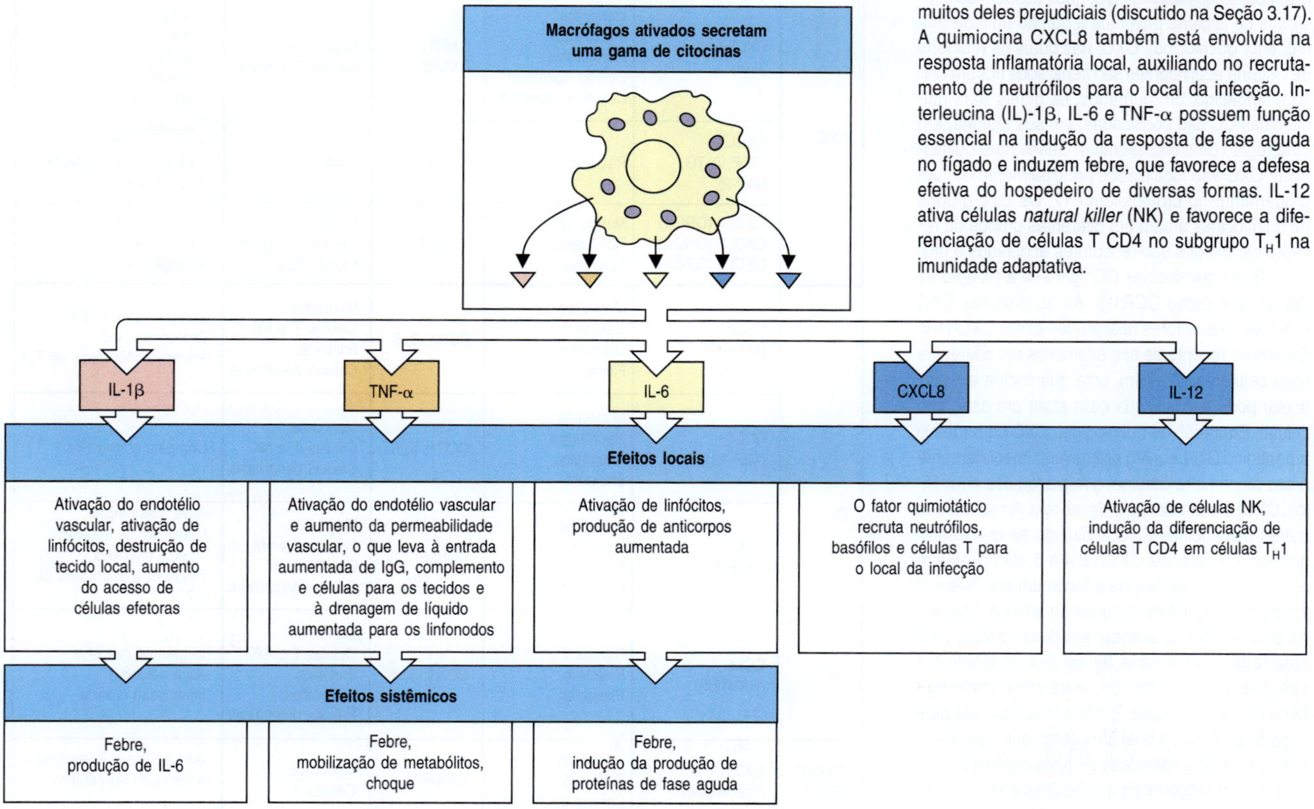

Figura 3.21 Citocinas e quimiocinas importantes secretadas por células dendríticas e macrófagos em resposta a produtos bacterianos incluem IL-1β, IL-6, CXCL8, IL-12 e TNF-α. O fator de necrose tumoral (TNF)-α é um indutor de resposta inflamatória local que auxilia a conter infecções. Ele também possui efeitos sistêmicos, muitos deles prejudiciais (discutido na Seção 3.17). A quimiocina CXCL8 também está envolvida na resposta inflamatória local, auxiliando no recrutamento de neutrófilos para o local da infecção. Interleucina (IL)-1β, IL-6 e TNF-α possuem função essencial na indução da resposta de fase aguda no fígado e induzem febre, que favorece a defesa efetiva do hospedeiro de diversas formas. IL-12 ativa células *natural killer* (NK) e favorece a diferenciação de células T CD4 no subgrupo T$_H$1 na imunidade adaptativa.

Macrófagos ativados secretam uma gama de citocinas

| IL-1β | TNF-α | IL-6 | CXCL8 | IL-12 |

Efeitos locais

| Ativação do endotélio vascular, ativação de linfócitos, destruição de tecido local, aumento do acesso de células efetoras | Ativação do endotélio vascular e aumento da permeabilidade vascular, o que leva à entrada aumentada de IgG, complemento e células para os tecidos e à drenagem de líquido aumentada para os linfonodos | Ativação de linfócitos, produção de anticorpos aumentada | O fator quimiotático recruta neutrófilos, basófilos e células T para o local da infecção | Ativação de células NK, indução da diferenciação de células T CD4 em células T$_H$1 |

Efeitos sistêmicos

| Febre, produção de IL-6 | Febre, mobilização de metabólitos, choque | Febre, indução da produção de proteínas de fase aguda | | |

3.14 As quimiocinas liberadas por macrófagos e células dendríticas recrutam células efetoras para os locais de infecção

Filme 3.5

Entre as citocinas liberadas pelos tecidos na fase mais precoce da infecção estão membros de uma família de citocinas quimioatraentes conhecidas como quimiocinas. Essas pequenas proteínas induzem **quimiotaxia** direcionada a células responsivas próximas, resultando no movimento celular em direção à fonte de quimiocina. Devido às quimiocinas terem sido primeiramente detectadas em ensaios funcionais, elas receberam inicialmente uma variedade de nomes, os quais estão listados junto com sua nomenclatura padronizada no Apêndice IV. Todas as quimiocinas estão relacionadas na sequência de aminoácidos, e seus receptores são receptores acoplados à proteína G (ver Seção 3.2). A via de sinalização estimulada pelas quimiocinas causa mudanças na adesão celular e mudanças no citoesqueleto celular que leva à migração direcionada. As quimiocinas podem ser produzidas e liberadas por diversos tipos celulares, não apenas os do sistema imune. No sistema imune, elas funcionam principalmente como quimioatraentes para leucócitos, recrutando monócitos, neutrófilos e outras células efetoras da imunidade inata do sangue para o local da infecção. Elas ainda guiam os linfócitos na imunidade adaptativa, como mostrado nos Capítulos 9 a 11. Algumas quimiocinas também funcionam no desenvolvimento e na migração de linfócitos e na angiogênese (crescimento de novos vasos sanguíneos). Existem mais de 50 quimiocinas conhecidas, e essa multiplicidade surpreendente pode refletir sua importância na entrega de células em suas localizações corretas, o que parece ser sua principal função no caso dos linfócitos. Algumas das quimiocinas que são produzidas por ou que afetam células imunes inatas estão listadas na Figura 3.22, juntamente com suas propriedades.

Figura 3.22 Propriedades de quimiocinas selecionadas. As quimiocinas classificam-se basicamente em dois grupos relacionados, porém, distintos: as quimiocinas CC, que possuem dois resíduos de cisteína próximos à porção aminoterminal, e as quimiocinas CXC, nas quais os resíduos de cisteína equivalentes são separados por um único aminoácido. Em humanos, os genes para quimiocinas CC são codificadas, em sua maioria, em uma região do cromossomo 4. Genes para quimiocinas CXC são localizados principalmente em um grupamento no cromossomo 17. Os dois grupos de quimiocinas atuam em diferentes grupos de receptores, e todos são receptores acoplados à proteína G. As quimiocinas CC ligam-se a receptores designados como CCR1-9. As quimiocinas CXC ligam-se a receptores designados como CXCR1-6. Diferentes receptores são expressos em diferentes tipos celulares, e, assim, uma quimiocina em particular pode ser utilizada para atrair um dado tipo celular. Em geral, as quimiocinas CXC com motivo tripeptídico Glu-Leu-Arg promovem, imediatamente antes da primeira cisteína, a migração dos neutrófilos. CXCL8 é um exemplo desse tipo. A maioria das outras quimiocinas CXC, incluindo as que interagem com receptores CXCR3, 4 e 5, não possuem esse motivo. A fractalcina é incomum em diversos aspectos: possui três resíduos de aminoácidos entre duas cisteínas, e existe em duas formas, uma amarrada à membrana de células endoteliais e epiteliais que a expressam, onde serve como proteína de adesão, e uma forma solúvel liberada pela superfície celular, a qual atua como quimioatraente para uma ampla variedade de tipos celulares. Uma lista mais abrangente de quimiocinas e seus receptores é apresentada no Apêndice IV.

Classe	Quimiocina	Produzida por	Receptores	Células atraídas	Principais efeitos
CXC	CXCL8 (IL-8)	Monócitos Macrófagos Fibroblastos Células epiteliais Células endoteliais	CXCR1 CXCR2	Neutrófilos Células T virgens	Mobiliza, ativa e degranula os neutrófilos Angiogênese
	CXCL7 (PBP, β-TG, NAP-2)	Plaquetas	CXCR2	Neutrófilos	Ativa neutrófilos Reabsorção de coágulos Angiogênese
	CXCL1 (GROα) CXCL2 (GROβ) CXCL3 (GROγ)	Monócitos Fibroblastos Endotélio	CXCR2	Neutrófilos Células T virgens Fibroblastos	Ativa neutrófilos Fibroplasia Angiogênese
CC	CCL3 (MIP-1α)	Monócitos Células T Mastócitos Fibroblastos	CCR1, 3, 5	Monócitos Células T e NK Basófilos Células dendríticas	Compete com HIV-1 Defesa antiviral Promove imunidade de T_H1
	CCL4 (MIP-1β)	Monócitos Macrófagos Neutrófilos Endotélio	CCR1, 3, 5	Monócitos Células T e NK Células dendríticas	Compete com o HIV-1
	CCL2 (MCP-1)	Monócitos Macrófagos Fibroblastos Queratinócitos	CCR2B	Monócitos Células T e NK Basófilos Células dendríticas	Ativa macrófagos Liberação de histamina pelos basófilos Promove a imunidade de T_H2
	CCL5 (RANTES)	Células T Endotélio Plaquetas	CCR1, 3, 5	Monócitos Células T e NK Basófilos Eosinófilos Células dendríticas	Degranula basófilos Ativa células T Inflamação crônica
CXXXC (CX_3C)	CX3CL1 (Fractalkine)	Monócitos Endotélio Células da micróglia	CX_3CR1	Monócitos Células T	Adesão leucócito-endotélio Inflamação no cérebro

As quimiocinas enquadram-se principalmente em dois grupos relacionados, mas distintos. As **quimiocinas CC** possuem dois resíduos de cisteína adjacentes próximos à porção aminoterminal, enquanto nas **quimiocinas CXC**, os dois resíduos de cisteína correspondentes estão separados por um único aminoácido. As quimiocinas CC promovem a migração de monócitos, linfócitos e outros tipos celulares. Um exemplo relevante para a imunidade inata é **CCL2**, a qual atrai monócitos, induzindo sua migração da corrente sanguínea para tornar-se macrófagos teciduais. Em contrapartida, a migração de neutrófilos é promovida por quimiocinas CXC. **CXCL8** induz os neutrófilos a deixarem o sangue e migrarem para os tecidos adjacentes. CXCL8 e CCL2 possuem, assim, funções similares, porém, complementares na resposta imune inata, atraindo neutrófilos e monócitos, respectivamente.

O papel das quimiocinas no recrutamento celular é duplo. Primeiramente, elas atuam nos leucócitos à medida que rolam ao longo das células endoteliais nos locais de inflamação, convertendo esse rolamento em ligação estável pelo engatilhamento de uma mudança de conformação nas moléculas de adesão conhecidas como integrinas leucocíticas, o que permite que elas se liguem fortemente a seus ligantes nas células endoteliais. Isso permite, por sua vez, que o leucócito cruze a parede dos vasos sanguíneos pela compressão entre as células endoteliais, como será visto na Seção 3.16, na qual será descrito o processo de extravasamento. Em segundo lugar, a quimiocina direciona a migração dos leucócitos ao longo de um gradiente de moléculas de quimiocinas ligadas à matriz extracelular e às superfícies das células endoteliais. Esse gradiente aumenta em concentração em direção ao local da infecção.

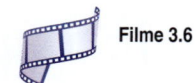 Filme 3.6

As quimiocinas são produzidas por uma ampla variedade de tipos celulares em resposta a produtos bacterianos, vírus e agentes que causam dano físico, como sílica, alum ou cristais de urato (estes ocorrem na gota). Fragmentos do complemento, como C3a e C5a, e peptídeos bacterianos fMLP também atuam como quimioatraentes para os neutrófilos. Dessa forma, a infecção ou o dano físico aos tecidos induzem a produção de gradientes de quimiocinas que podem direcionar fagócitos para os locais nos quais eles são necessários. Os neutrófilos são as primeiras células a chegarem ao local da infecção em grande número, com posterior recrutamento de monócitos e células dendríticas imaturas. O fragmento do complemento C5a e as quimiocinas CXCL8 e CCL2 ativam suas respectivas células-alvo, assim, não são apenas neutrófilos e monócitos que são trazidos para potenciais locais de infecção, mas, no processo, eles são armados para lidar com patógenos que encontram no local. Em particular, os neutrófilos expostos a C5a ou CXCL8 são ativados para produzir a explosão respiratória que gera radicais de oxigênio e óxido nítrico, e para liberar seus conteúdos granulares antimicrobianos armazenados (ver Seção 3.2).

As quimiocinas não atuam sozinhas no recrutamento celular. Elas necessitam da ação de mediadores vasoativos, que aproximam os leucócitos da parede do vaso sanguíneo (ver Seção 3.3), e citocinas, como TNF-α, para induzir as moléculas de adesão necessárias nas células endoteliais. As quimiocinas serão retomadas adiante em outros capítulos, quando serão discutidas no contexto da resposta imune adaptativa. Agora, o enfoque será dado às moléculas que permitem a aderência dos leucócitos no endotélio, e, então, será descrito, passo a passo, o processo de extravasamento pelo qual monócitos e neutrófilos entram nos locais infectados.

3.15 As moléculas de adesão celular controlam as interações entre os leucócitos e as células endoteliais durante uma resposta inflamatória

O recrutamento de fagócitos ativados para os locais de infecção é uma das funções mais importantes da imunidade inata. O recrutamento ocorre como parte da resposta inflamatória e é mediado por moléculas de adesão celular que são induzidas na superfície das células endoteliais dos vasos sanguíneos locais.

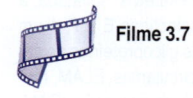 Filme 3.7

Assim como acontece com os componentes do complemento, uma barreira significativa para entender as funções das moléculas de adesão celular é sua nomenclatura. A maioria das moléculas de adesão, sobretudo as moléculas dos leucócitos, as quais são relativamente fáceis de analisar funcionalmente, foram originalmente nomeadas com base nos efeitos dos anticorpos monoclonais específicos direcionados contra elas. Seus nomes, então, não possuem nenhuma relação com sua classe estrutural. Por exemplo, os **antígenos funcionais de leucócito** LFA-1, LFA-2 e LFA-3 são, na verdade, membros de duas famílias de proteínas diferentes. Na Figura 3.23, as moléculas de adesão relevantes para a imunidade inata estão agrupadas de acordo com sua estrutura molecular, que é mostrada de forma esquemática, junto com seus diferentes nomes, locais de expressão e ligantes. Três famílias estruturais de moléculas de adesão são importantes para o recrutamento de leucócitos. As **selectinas** são glicoproteínas de membrana com domínio distal semelhante à lectina que liga grupos de carboidratos específicos. Membros dessa família são induzidos no endotélio ativado e iniciam interações endotélio-leucócito pela ligação aos ligantes oligossacarídicos fucosilados nos leucócitos de passagem (ver Fig. 3.23).

O próximo passo no recrutamento de leucócitos depende de adesões mais apertadas, o que ocorre devido à ligação das **moléculas de adesão intercelular** (**ICAMs**, do inglês *intercellular adhesion molecules*) no endotélio para proteínas heterodiméricas da família das **integrinas** nos leucócitos. As ICAMs são proteínas de membrana de passagem única que pertencem à grande superfamília das **proteínas semelhantes a imunoglobulinas**, que contêm domínios de proteínas similares aos das imunoglobulinas. As regiões extracelulares das ICAMs são compostas por diversos domínios semelhantes a imunoglobulinas. Uma molécula de integrina é composta por duas cadeias de proteínas transmembrana, α e β, das quais existem numerosos tipos diferentes. Subgrupos de integrinas possuem uma cadeia β comum associada a diferentes cadeias α. As integrinas de leucócitos importantes para o extravasamento são **LFA-1** ($\alpha_L{:}\beta_2$, conhecida ainda como **CD11a:CD18**) e **CR3** ($\alpha_M{:}\beta_2$, receptor do complemento tipo 3, conhecido também como **CD11b:CD18** ou Mac-1; na Seção 2.13, CR3 está descrito como receptor para iC3b, mas este é apenas um dos ligantes para CR3).

Figura 3.23 Moléculas de adesão envolvidas nas interações dos leucócitos. Várias famílias estruturais de moléculas de adesão atuam na migração leucocitária, no seu alojamento e nas interações célula-célula: as selectinas, as integrinas e as proteínas da superfamília de imunoglobulinas. A figura mostra representações esquemáticas de um exemplo de cada família, uma lista de outros membros da família que participam das interações leucocitárias, sua distribuição celular e seus parceiros (ligantes) nas ações de adesão. Os membros das famílias aqui apresentados se limitam aos que participam na inflamação e em outros mecanismos imunes inatos. As mesmas moléculas e outras participam na imunidade adaptativa, e serão consideradas nos Capítulos 9 e 11. A nomenclatura das diferentes moléculas dessas famílias é confusa porque frequentemente reflete a forma como elas foram primeiramente identificadas, em vez de refletir suas características estruturais. Nomes alternativos para cada uma dessas moléculas de adesão estão entre parênteses. A sialil-Lewis^x sulfatada, a qual é reconhecida pelas selectinas-E e P, é um oligossacarídeo presente nas glicoproteínas de superfície celular de linfócitos circulantes. ELAM, molécula de adesão leucocitária ao endotélio; ICAM, molécula de adesão intercelular; LFA, antígeno funcional de leucócito; NK, *natural killer*; PSGL-1, ligante-1 da glicoproteína selectina-P; VCAM, molécula de adesão vascular; VLA, antígeno de ativação muito tardia.

Família		Nome	Distribuição tecidual	Ligante
Selectinas Ligam carboidratos; iniciam interação leucócito-endotélio	Selectina-P	Selectina-P (PADGEM, CD62P)	Endotélio ativado e plaquetas	PSGL-1, sialil-Lewis^x
		Selectina-E (ELAM-1, CD62E)	Endotélio ativado	Sialil-Lewis^x
Integrinas Ligam-se a moléculas de adesão celular e à matriz extracelular; forte adesão	LFA-1	$\alpha_L{:}\beta_2$ (LFA-1, CD11a:CD18)	Monócitos, células T, macrófagos, neutrófilos, células dendríticas, células NK	ICAMs
		$\alpha_M{:}\beta_2$ (CR3, Mac-1, CD11b:CD18)	Neutrófilos, monócitos, macrófagos, células NK	ICAM-1, iC3b, fibrinogênio
		$\alpha_X{:}\beta_2$ (CR4, p150.95, CD11c:CD18)	Células dendríticas, macrófagos, neutrófilos, células NK	iC3b
		$\alpha_5{:}\beta_1$ (VLA-5, CD49d:CD29)	Monócitos, macrófagos	Fibronectina
Superfamília de imunoglobulinas Vários papéis na adesão celular; ligante para as integrinas	ICAM-1	ICAM-1 (CD54)	Endotélio ativado, leucócitos ativados	LFA-1, Mac1
		ICAM-2 (CD102)	Endotélio em repouso, células dendríticas	LFA-1
		VCAM-1 (CD106)	Endotélio ativado	VLA-4
		PECAM (CD31)	Leucócitos ativados, junções endoteliais célula-célula	CD31

LFA-1 e CR3 ligam-se à **ICAM-1** e à **ICAM-2** (Fig. 3.24). Mesmo na ausência de infecção, monócitos circulantes estão continuamente saindo do sangue e entrando nos
tecidos, onde se tornam macrófagos residentes. Para navegar fora dos vasos sanguíneos, eles devem se aderir à ICAM-2, que é expressa em baixa concentração pelo
endotélio inativado.

A forte adesão entre os leucócitos e as células endoteliais é promovida pela indução
de ICAM-1 no endotélio inflamado junto com uma mudança conformacional em
LFA-1 e CR3 que ocorre no leucócito. As integrinas podem trocar de um estado "ativo", no qual se ligam fortemente a seus ligantes, para um estado "inativo", no qual a
ligação é facilmente quebrada. Isso permite que as células formem e quebrem adesões mediadas por integrina em resposta a sinais recebidos pela célula por meio da
própria integrina ou por outros receptores. No estado ativado, uma molécula de integrina é ligada via proteína intracelular talina para o citoesqueleto actina. No caso
de leucócitos migratórios, as quimiocinas ligadas a seus receptores no leucócito geram sinais intracelulares que causam a ligação da talina às caudas citoplasmáticas
das cadeias β de LFA-1 e CD3, forçando as regiões extracelulares da integrina a assumir conformação de ligação ativa. A importância da função da integrina do leucócito no recrutamento da célula inflamatória está ilustrada pelas **deficiências de adesão de leucócito**, que podem ser causadas por defeitos nas próprias integrinas ou
nas proteínas necessárias para a modulação da adesão. Pessoas com essas doenças
sofrem de infecções bacterianas recorrentes e cicatrização de feridas prejudicada.

A ativação endotelial é direcionada pelas citocinas produzidas por macrófagos, sobretudo TNF-α, que induz uma rápida externalização de grânulos denominados
corpos de Weibel-Palade nas células endoteliais. Esses grânulos contêm **selectinas-P** pré-formadas, as quais aparecem nas superfícies das células endoteliais locais poucos minutos após os macrófagos terem respondido à presença de micróbios
pela produção de TNF-α. Pouco após a selectina-P chegar à superfície celular, o
mRNA que codifica **selectinas-E** é sintetizado, e dentro de 2 horas as células endoteliais estão expressando, principalmente, selectinas-E. Selectina-P e selectina-E, interagem com sialil-Lewis^x sulfatado que está presente na superfície dos neutrófilos.

As integrinas são, ainda, marcadores de superfícies celulares convenientes para a
distinção de diferentes tipos celulares. Células dendríticas, macrófagos e monócitos expressam diferentes cadeias α de integrinas e, assim, exibem integrinas β_2
distintas em suas superfícies. A integrina de leucócito predominante nas cDCs é a
$\alpha_x{:}\beta_2$, também conhecida como **CD11c:CD18** ou receptor do complemento 4 (CR4)
(ver Fig. 3.23). Essa integrina é um receptor para o produto de clivagem de C3, iC3b,
fibrinogênio e ICAM-1. Ao contrário das cDCs, monócitos e macrófagos expressam
baixas concentrações de CD11c e expressam predominantemente a integrina $\alpha_M{:}\beta_2$
(CR3). As pDCs expressam baixos níveis de CD11c e foram identificadas por marcadores específicos, como o antígeno sanguíneo de células dendríticas 2 (BDCA-2 [do
inglês *blood dendritic cell antigen 2*], uma lectina tipo C) nos humanos ou a lectina
H semelhante à imunoglobulina ligadora de ácido siálico (Siglec-H) em camundongos, e ambos podem apresentar função no reconhecimento de patógenos. Elas ainda expressam moléculas do MHC de classe II.

As moléculas de adesão celular possuem diversos papéis no organismo além dos
papéis no sistema imune, direcionando muito aspectos do desenvolvimento tecidual e de órgãos. Aqui serão consideradas apenas as funções que participam do recrutamento de células inflamatórias em horas a dias após o estabelecimento de uma
infecção.

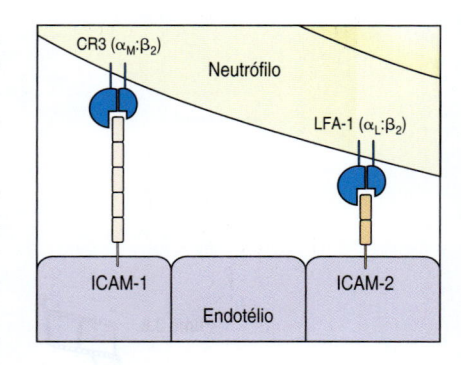

**Figura 3.24   A adesão dos fagócitos ao endo-
télio vascular é mediada pelas integrinas.** O
endotélio vascular, quando ativado por mediadores
inflamatórios, expressa duas moléculas de adesão:
ICAM-1 e ICAM-2. Elas são ligantes para as integrinas expressas pelos fagócitos – $\alpha_M{:}\beta_2$ (também
conhecido como CR3, Mac-1 ou CD11b:CD18)
e $\alpha_L{:}\beta_2$ (também conhecido como LFA-1 ou
CD11a:CD18).

3.16   Os neutrófilos compõem a primeira onda de células que cruza a parede dos vasos sanguíneos para entrar no tecido inflamado

As mudanças físicas que acompanham o início da resposta inflamatória foram descritas na Seção 3.3. Aqui serão descritos os passos pelos quais as células efetoras
são recrutadas para o tecido infectado. Sob condições normais, os leucócitos viajam
no centro dos pequenos vasos sanguíneos, onde o fluxo sanguíneo é mais rápido.

Dentro dos locais de infecção, os vasos são dilatados e o fluxo sanguíneo está mais lento, permitindo que os leucócitos interajam em grande quantidade com o endotélio vascular. Durante uma resposta inflamatória, a indução de moléculas de adesão nas células endoteliais dos vasos sanguíneos dentro do tecido infectado, bem como as mudanças induzidas nas moléculas de adesão expressas nos leucócitos, recrutam grande quantidade de leucócitos circulantes, inicialmente neutrófilos e mais tarde monócitos, para o local da infecção. A migração de leucócitos para fora dos vasos sanguíneos, processo conhecido como extravasamento, ocorre em quatro passos. Esse processo será descrito em relação a monócitos e neutrófilos (Fig. 3.25).

Filme 3.8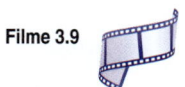

O primeiro passo envolve selectinas. A selectina-P aparece na célula endotelial dentro de poucos minutos de exposição a leucotrieno B4, C5a ou histamina, a qual é liberada dos mastócitos em resposta a C5a. O aparecimento de selectina-P pode ainda ser induzido pela exposição do endotélio a TNF-α ou LPS, e ambos possuem efeito adicional de induzir a síntese de uma segunda selectina, selectina-E, a qual aparece na superfície da célula endotelial poucas horas mais tarde. Essas selectinas reconhecem a porção sialil-Lewis^x sulfatada de certas glicoproteínas de leucócitos que são expostas nas pontas das microvilosidades dos leucócitos. A interação de selectina-P e selectina-E com essas glicoproteínas permite a aderência reversível de monócitos e neutrófilos às paredes dos vasos, assim, os leucócitos circulantes podem ser vistos "rolando" no endotélio que foi tratado com citocinas inflamatórias (ver Fig. 3.25, figura superior). Essa interação adesiva permite interações mais fortes do próximo passo na migração de leucócitos.

O segundo passo depende de interações entre as integrinas leucocíticas LFA-1 e CR3 com as moléculas de adesão no endotélio, como ICAM-1 (que pode ser induzida nas células endoteliais pelo TNF-α) e ICAM-2 (ver Fig. 3.25, figura inferior). LFA-1 e CR3 normalmente ligam seus ligantes fracamente, mas CXCL8 e outras quimiocinas ligadas a proteoglicanos na superfície das células endoteliais se ligam a receptores de quimiocinas específicos no leucócito e sinalizam a célula para desencadear mudança conformacional em LFA-1 e CR3 nos leucócitos rolantes, o que aumenta as propriedades adesivas do leucócito, como discutido na Seção 3.15. A célula anexa-se firmemente ao endotélio e seu deslocamento é impedido.

No terceiro passo, o leucócito extravasa ou cruza a parede endotelial. Esse passo também envolve LFA-1 e CR3, bem como uma interação adesiva adicional envolvendo uma molécula relacionada à imunoglobulina chamada **PECAM** ou **CD31**, a qual é expressa nos leucócitos e nas junções intercelulares das células endoteliais. Essas interações permitem que o fagócito se esprema entre as células endoteliais. Ele então penetra na membrana basal com o auxílio de enzimas que desmembram as proteínas de matriz extracelular na membrana basal. O movimento através da membrana basal é conhecido como **diapedese** e permite que o fagócito penetre nos tecidos subendoteliais.

Filme 3.9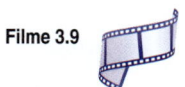

O quarto e último passo no extravasamento é a migração dos leucócitos pelos tecidos sob a influência de quimiocinas. Quimiocinas como CXCL8 e CCL2 (ver Seção 3.14) são produzidas no local da infecção e se ligam a proteoglicanos na matriz extracelular e nas superfícies da célula endotelial. Dessa forma, um gradiente de concentração associado à matriz da quimiocina é formado ao longo de uma superfície sólida na qual o leucócito pode migrar para o foco da infecção (ver Fig. 3.25). CXCL8 é liberada pelos macrófagos que primeiramente encontram os patógenos. Ela recruta neutrófilos, que entram nos tecidos infectados em grandes quantidades na fase precoce da resposta induzida. Seu influxo geralmente atinge o pico dentro das primeiras 6 horas de uma resposta inflamatória, enquanto os monócitos podem ser recrutados mais tarde, por meio da ativação de CCL2. Uma vez no tecido inflamado, os neutrófilos são capazes de eliminar muitos patógenos por fagocitose. Em uma resposta imune inata, os neutrófilos utilizam seus receptores do complemento e os receptores de reconhecimento do padrão diretos, discutidos anteriormente neste capítulo (ver Seção 3.2), para reconhecer e fagocitar patógenos ou componentes patogênicos diretamente ou após a opsonização com o complemento (ver Seção 2.13).

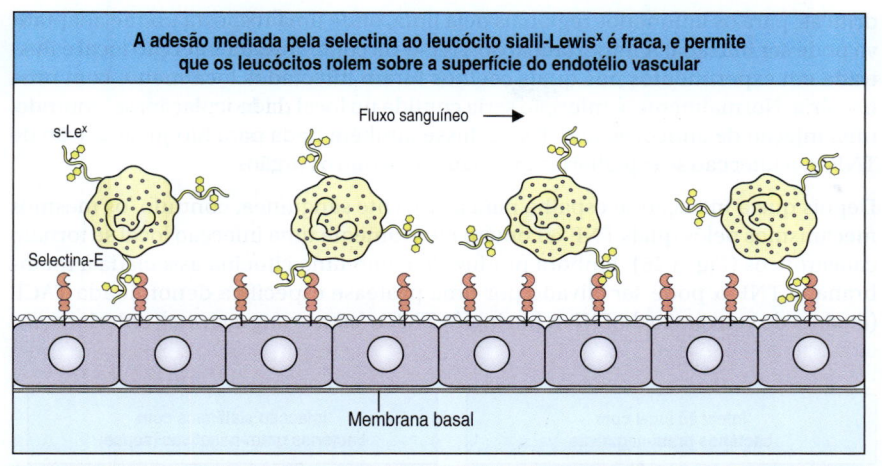

A adesão mediada pela selectina ao leucócito sialil-Lewis^x é fraca, e permite que os leucócitos rolem sobre a superfície do endotélio vascular

s-Le^x

Fluxo sanguíneo →

Selectina-E

Membrana basal

Adesão por rolamento	União forte	Diapedese	Migração

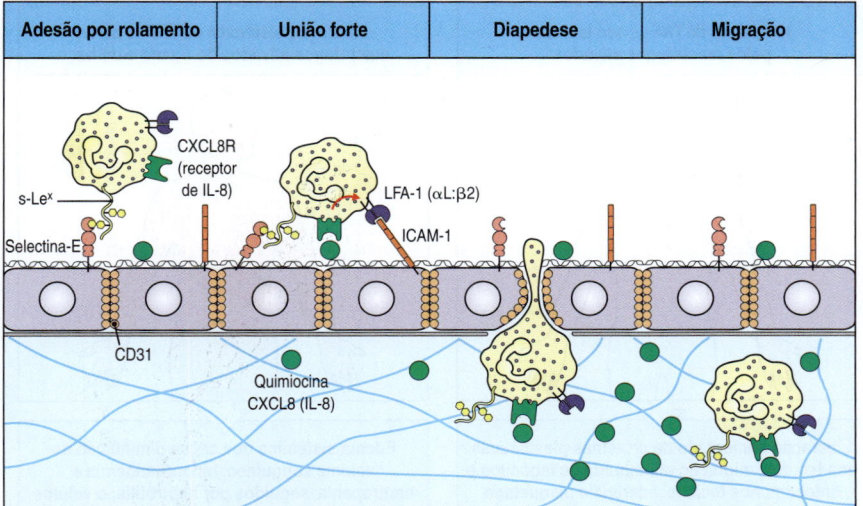

CXCL8R (receptor de IL-8)

s-Le^x

Selectina-E

LFA-1 (αL:β2)

ICAM-1

CD31

Quimiocina CXCL8 (IL-8)

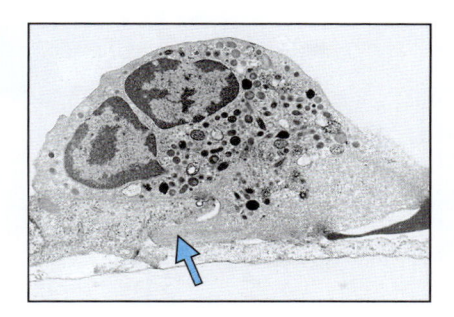

Figura 3.25 Os neutrófilos deixam o sangue e migram para os locais de infecção por um processo de várias etapas mediado por interações adesivas reguladas por citocinas e quimiocinas derivadas de macrófagos. A primeira etapa (figura superior) envolve a união reversível dos leucócitos ao endotélio vascular por intermédio de ações entre selectinas induzidas no endotélio e seus ligantes carboidratos nos leucócitos, aqui ilustrados pela selectina-E e seu ligante, a porção sialil--Lewis^x (s-Le^x). Essa ligação não consegue ancorar as células contra a força do fluxo sanguíneo, e, em vez disso, as células rolam ao longo do endotélio, fazendo e desfazendo contatos continuamente. Entretanto, a ligação permite interações mais fortes, as quais somente resultam quando há a ligação de uma quimiocina como a CXCL8 ao seu receptor específico no neutrófilo, disparando a ativação das integrinas antígeno funcional de leucócito (LFA)-1 e CR3 (Mac-1) (não mostrado). Citocinas inflamatórias, como o fator de necrose tumoral (TNF)-α, são também necessárias para induzir a expressão de moléculas de adesão como ICAM-1 e ICAM-2, os ligantes dessas integrinas, ou o endotélio vascular. A ligação ajustada entre o ICAM-1 e a integrina mantém o rolamento e permite que o neutrófilo se mantenha comprimido entre as células do endotélio, formando a parede nos vasos sanguíneos (i.e., extravasamento). As integrinas leucocitárias LFA-1 e CR3 são necessárias ao extravasamento e à migração em direção a substâncias quimioatraentes. A adesão entre moléculas de CD31, expressas tanto no leucócito como na junção das células endoteliais, também parece contribuir para o extravasamento. O neutrófilo também precisa atravessar a membrana basal; ele penetra com o auxílio de enzimas metaloproteinases de matriz expressa na superfície celular. Finalmente, o neutrófilo migra de acordo com gradiente de concentração de quimiocina (aqui ilustrada como CXCL8) secretada pelas células no local da infecção. A microfotografia eletrônica mostra um neutrófilo extravasando entre células endoteliais. A seta azul indica o pseudópodo do neutrófilo que está inserindo entre as células endoteliais. IL, leucócito. (Fotografia [× 5.500] cortesia de I. Bird e J. Spragg.)

Além disso, como será visto no Capítulo 10, os neutrófilos atuam como efetores fagocíticos na imunidade adaptativa humoral, capturando micróbios revestidos por anticorpo por meio de receptores específicos.

A importância dos neutrófilos na defesa imune é ilustrada por doenças ou tratamentos médicos que reduzem, de maneira significativa, o número de neutrófilos. Diz--se que tais pacientes tem **neutropenia** e eles são altamente suscetíveis a infecções mortais com ampla variedade de patógenos e organismos comensais. Restaurar os níveis de neutrófilos em tais pacientes por transfusão de frações sanguíneas ricas em neutrófilos ou estimular sua produção com fatores de crescimento específicos corrige amplamente esta suscetibilidade.

3.17 TNF-α é uma citocina importante que desencadeia a contenção local da infecção, porém, induz choque quando liberada sistematicamente

O TNF-α que atua nas células endoteliais estimula a expressão de moléculas de adesão que auxiliam no extravasamento de células como monócitos e neutrófilos. Outra ação importante de TNF-α é estimular células endoteliais a expressarem proteínas que desencadeiam a coagulação sanguínea nos pequenos vasos locais, ocluindo-os e cortando o fluxo sanguíneo. Isso pode ser importante na prevenção da entrada de patógenos na corrente sanguínea e no espalhamento, pelo sangue, para os órgãos em todo o organismo. Em vez disso, o líquido que vazou para o tecido nas fases mais precoces de uma infecção carrega o patógeno, geralmente anexado nas células dendríticas, para os linfonodos regionais pela linfa, onde uma resposta imune adaptativa pode ser iniciada. A importância do TNF-α na contenção da infecção local é ilustrada em experimentos nos quais coelhos foram infectados localmente com uma bactéria. Normalmente, a infecção seria contida no local da inoculação; se, contudo, uma injeção de anticorpo anti-TNF-α fosse também dada para bloquear a ação de TNF-α, a infecção se espalharia via sangue para outros órgãos.

Depois que a infecção se espalha para a corrente sanguínea, contudo, os mesmos mecanismos pelos quais TNF-α contém efetivamente uma infecção local se tornam catastróficos (Fig. 3.26). Embora produzido como uma citocina associada à membrana, o TNF-α pode ser clivado por uma protease específica denominada TACE (enzima de conversão de TNF-α [do inglês *TNF-α-converting enzyme*], anteriormen-

Figura 3.26 A liberação de TNF-α pelos macrófagos induz efeitos locais protetores, mas o TNF-α pode ter efeitos prejudiciais quando liberado sistemicamente. As figuras à esquerda mostram as causas e as consequências da liberação local de TNF-α, e as figuras à direita mostram as causas e as consequências da liberação sistêmica. Em ambos os casos, o TNF-α atua nos vasos sanguíneos, sobretudo nas vênulas, aumentando o fluxo de sangue, a permeabilidade a líquidos, proteínas e células e a adesividade endotelial de leucócitos e plaquetas (figuras centrais). A liberação local permite, assim, um influxo de líquidos, proteínas e células ao tecido infectado, onde participam na defesa do hospedeiro. Mais tarde, os pequenos vasos fecham-se (figura inferior, à esquerda), prevenindo a disseminação da infecção para o sangue, e o líquido acumulado e as células drenam para os linfonodos regionais, onde inicia a resposta imune adaptativa. Se existir uma infecção sistêmica, ou sepse, com bactérias que induzem a produção de TNF-α, o TNF-α é liberado na circulação sanguínea pelos macrófagos no fígado e no baço e atua de maneira semelhante em todos os vasos sanguíneos pequenos (figura inferior, à direita). O resultado é o choque, a coagulação intravascular disseminada com depleção dos fatores de coagulação e consequente hemorragia, falência múltipla de órgãos e, muitas vezes, morte.

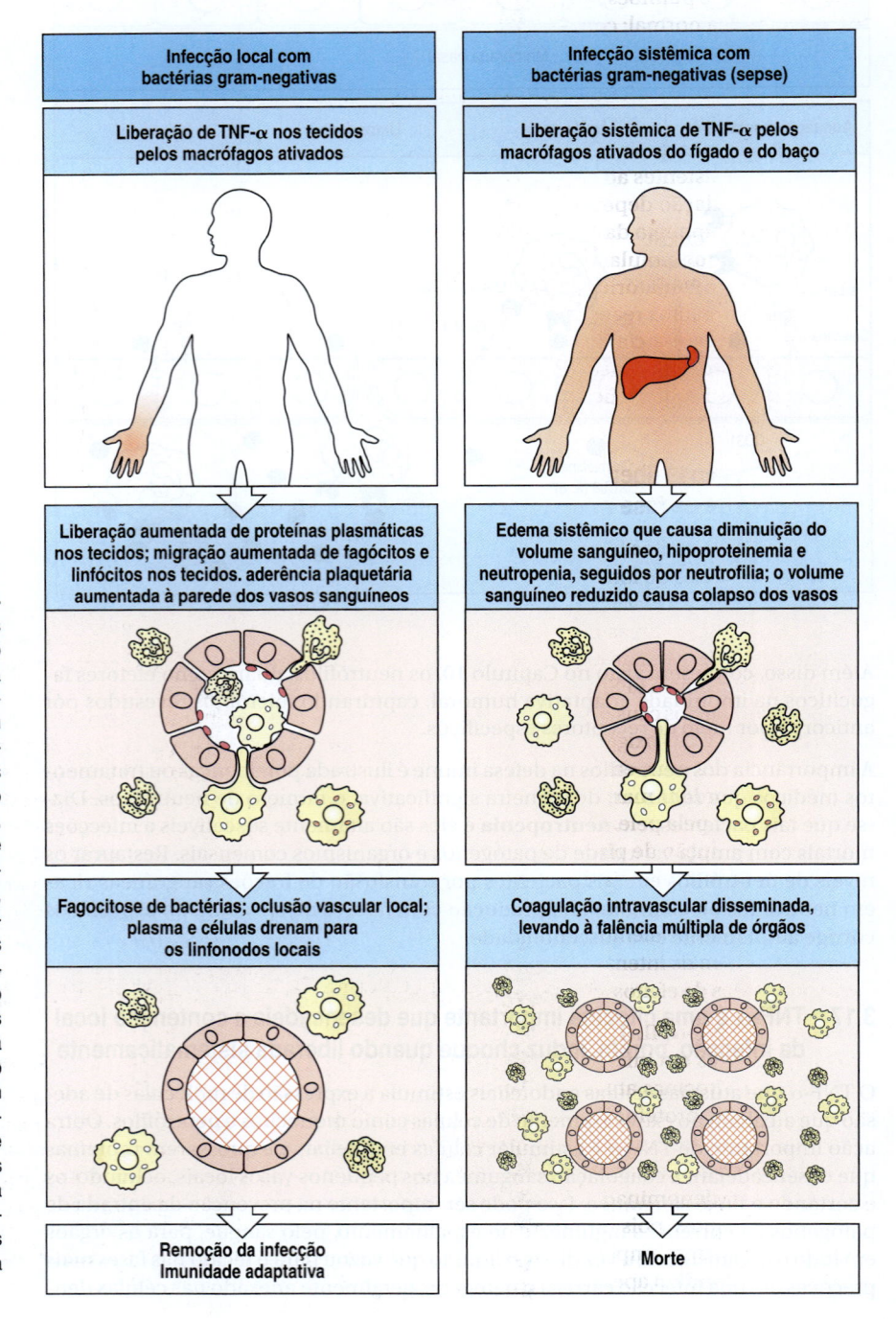

te denominada ADAM17) e liberado da membrana como uma citocina solúvel. A presença de infecção na corrente sanguínea, ou **sepse**, é acompanhada pela liberação massiva de TNF-α dos macrófagos no fígado, no baço e em outros locais de todo o organismo. A liberação sistêmica de TNF-α na corrente sanguínea causa vasodilatação, que leva à perda da pressão sanguínea e ao aumento da permeabilidade vascular, ocasionando perda de volume plasmático, por fim, choque, conhecido, nesse caso, como **choque séptico**, pois a causa subjacente é uma infecção bacteriana. A liberação de TNF-α no choque séptico desencadeia ainda a coagulação sanguínea nos pequenos vasos do organismo, evento denominado **coagulação intravascular disseminada**, a qual leva ao consumo massivo de proteínas de coagulação e, assim, o sangue do paciente não pode coagular de maneira apropriada. A coagulação intravascular disseminada frequentemente leva à falha de órgãos vitais, como rins, fígado, coração e pulmões, que são rapidamente comprometidos pela falha da perfusão sanguínea normal; como consequência, o choque séptico possui uma taxa de mortalidade muito alta.

Camundongos com defeitos ou ausência de receptores de TNF-α são resistentes ao choque séptico, porém, também são incapazes de controlar a infecção local. Camundongos nos quais a TACE foi seletivamente inativada nas células mieloides também são resistentes ao choque séptico, confirmando que a liberação de TNF-α solúvel na circulação depende da TACE e é o principal fator responsável pelo choque séptico. O bloqueio da ação de TNF-α, com anticorpos específicos ou com proteínas solúveis que simulam o receptor, é um tratamento bem-sucedido para diversas desordens inflamatórias, incluindo artrite reumatoide. Contudo, descobriu-se que esses tratamentos reativam a tuberculose em alguns pacientes aparentemente saudáveis com evidência de infecção prévia (como demonstrado pelo teste cutâneo), o que é uma demonstração direta da importância do TNF-α na manutenção da infecção local e na verificação.

3.18   As citocinas liberadas por macrófagos e células dendríticas ativam a resposta de fase aguda

Assim como seus efeitos locais importantes, as citocinas produzidas pelos macrófagos possuem efeitos de longo alcance que contribuem para a defesa do hospedeiro. Um desses efeitos é a elevação da temperatura corporal, causada principalmente por TNF-α, IL-1β e IL-6. Essas citocinas são denominadas **pirógenos endógenos** pois causam febre e derivam de uma fonte endógena em vez de derivarem de componentes bacterianos como o LPS, o qual também induz febre e é um **pirógeno exógeno**. Os pirógenos endógenos causam febre por meio da indução da síntese de prostaglandina E2 pela enzima ciclo-oxigenase-2, cuja expressão é induzida por essas citocinas. A prostaglandina E2 atua, então, no hipotálamo, resultando em aumento da produção de calor pela gordura marrom e aumento da vasoconstrição, reduzindo a perda de excesso de calor pela pele. Os pirógenos exógenos são capazes de induzir febre pela indução da produção de pirógenos endógenos e pela indução direta de ciclo-oxigenase-2 como consequência da sinalização por TLR-4, levando à produção de prostaglandina E2. A febre é geralmente benéfica para a defesa do hospedeiro. A maioria dos patógenos cresce melhor em baixas temperaturas, enquanto as respostas imunes adaptativas são mais intensas em temperaturas elevadas. As células hospedeiras são ainda protegidas de efeitos deletérios de TNF-α em temperaturas elevadas.

Os efeitos de TNF-α, IL-1β e IL-6 estão resumidos na Figura 3.27. Um dos efeitos mais importantes é o início da resposta conhecida como **resposta de fase aguda** (Fig. 3.28). As citocinas atuam nos hepatócitos do fígado, os quais respondem trocando o perfil de proteínas que eles sintetizam e secretam no sangue. Na resposta de fase aguda, os níveis sanguíneos de algumas proteínas diminuem, enquanto os níveis de outras aumentam consideravelmente. As proteínas induzidas por TNF-α, IL-1β e IL-6 são denominadas **proteínas de fase aguda**. Muitas delas são particularmente interessantes, pois imitam a ação de anticorpos, mas, ao contrário dos anticorpos, elas possuem ampla especificidade para padrões moleculares associados ao patógeno e dependem apenas da presença de citocinas para sua produção.

Figura 3.27 As citocinas fator de necrose tumoral (TNF)-α, interleucina (IL)-1β e IL-6 têm amplo espectro de atividades biológicas que auxiliam a coordenar as respostas do organismo contra a infecção. IL-1β, IL-6 e TNF-α ativam os hepatócitos para sintetizar as proteínas de fase aguda, e o endotélio da medula óssea, para liberar neutrófilos. As proteínas de fase aguda atuam como opsoninas, ao passo que a eliminação de patógenos opsonizados é aumentada pelo recrutamento reforçado dos neutrófilos da medula óssea. IL-1β, IL-6 e TNF-α também são pirógenos endógenos, e elevam a temperatura corporal; acredita-se que isso ajude a eliminar as infecções. Um importante efeito dessas citocinas é sua ação sobre o hipotálamo, alterando a regulação da temperatura corporal, e sobre as células musculares e adiposas, alterando a mobilização de energia para aumentar a temperatura corporal. Em temperaturas elevadas, as replicações bacteriana e viral são menos eficientes, e a resposta imune adaptativa atua de maneira mais eficiente. MBL, lectina ligadora de manose.

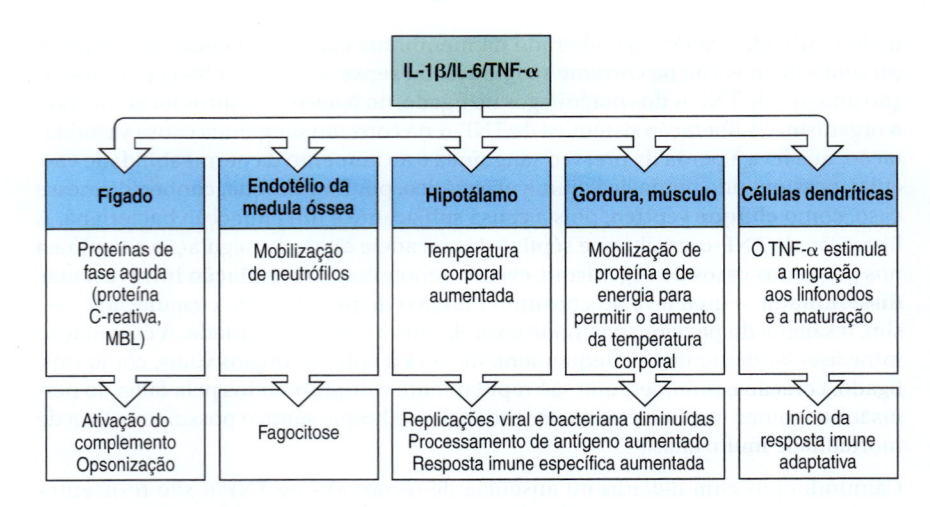

Uma proteína de fase aguda, a **proteína C-reativa**, é um membro da família de proteínas **pentraxinas**, assim denominadas pois são formadas por cinco subunidades idênticas. A proteína C-reativa é outro exemplo de uma molécula de reconhecimento de patógeno multidentada, e liga-se à porção fosfocolina dos LPSs da parede celular de certas bactérias e fungos. A fosfocolina também é encontrada nas membranas celulares fosfolipídicas dos mamíferos, mas não pode ser ligada pela proteína C-reativa. Quando a proteína C-reativa se liga a uma bactéria, ela não é apenas capaz de opsonizá-la, mas pode ainda ativar a cascata do complemento pela ligação a C1q, o primeiro componente da via clássica da ativação do complemento, como visto na Seção 2.7. A interação com C1q envolve partes de C1q semelhantes ao colágeno em vez de cabeças globulares que fazem contato com as superfícies patogênicas, mas a mesma cascata de reações é inicializada.

A segunda proteína de fase aguda de interesse é a lectina ligadora de manose (MBL), a qual já foi introduzida como molécula ligadora de patógeno (ver Fig. 2.17) e como desencadeador para a cascata do complemento (ver Seção 2.6). A MBL apresenta-se em baixos níveis no sangue de indivíduos saudáveis, porém, é produzida em quantidades aumentadas durante a resposta de fase aguda. Por meio do reconhecimento de resíduos de manose nas superfícies microbianas, ela pode agir como opsonina, que é reconhecida pelos monócitos, os quais não expressam o receptor de manose de macrófagos. Duas outras proteínas com propriedades de opsonização que também são produzidas em quantidades aumentadas durante a resposta de fase aguda são as proteínas surfactantes SP-A e SP-D. Ambas são produzidas pelo fígado e por uma variedade de epitélios. Elas são encontradas, por exemplo, junto com os macrófagos no líquido alveolar do pulmão, onde são secretadas por pneumócitos, e são importantes na promoção de fagocitose de patógenos respiratórios oportunistas, como *Pneumocystis jirovecii* (anteriormente conhecido como *P. carinii*), uma das principais causas de pneumonia em pacientes com síndrome da imunodeficiência adquirida (Aids, do inglês *acquired immune deficiency syndrome*).

Dessa forma, dentro de um ou dois dias, a resposta de fase aguda fornece diversas proteínas ao hospedeiro com as propriedades funcionais de anticorpos, mas capazes de se ligar a uma ampla variedade de patógenos. Contudo, ao contrário dos anticorpos, que serão descritos nos Capítulos 4 e 10, as proteínas de fase aguda não possuem diversidade estrutural e são produzidas em resposta a qualquer estímulo que desencadeia a liberação de TNF-α, IL-1β e IL-6. Assim, ao contrário dos anticorpos, sua síntese não é especificamente induzida e direcionada.

Um efeito final distante das citocinas produzidas pelos macrófagos é induzir a **leucocitose**, um aumento na quantidade de neutrófilos circulantes. Os neutrófilos vêm de duas fontes: da medula óssea, a partir da qual leucócitos maduros são liberados em números aumentados, e de locais nos vasos sanguíneos, onde eles estão anexados livremente às células endoteliais. Assim, os efeitos dessas citocinas contribuem para o controle da infecção enquanto a resposta imune adaptativa está sendo de-

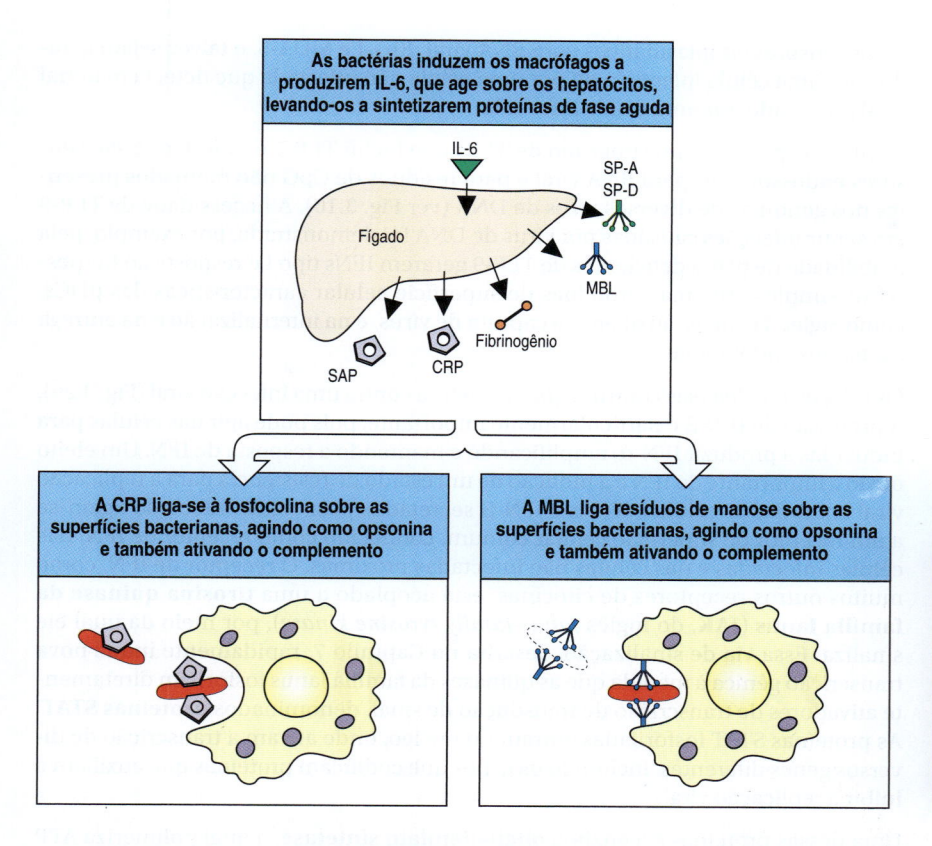

As bactérias induzem os macrófagos a produzirem IL-6, que age sobre os hepatócitos, levando-os a sintetizarem proteínas de fase aguda

IL-6 · Fígado · SP-A · SP-D · MBL · Fibrinogênio · SAP · CRP

A CRP liga-se à fosfocolina sobre as superfícies bacterianas, agindo como opsonina e também ativando o complemento

A MBL liga resíduos de manose sobre as superfícies bacterianas, agindo como opsonina e também ativando o complemento

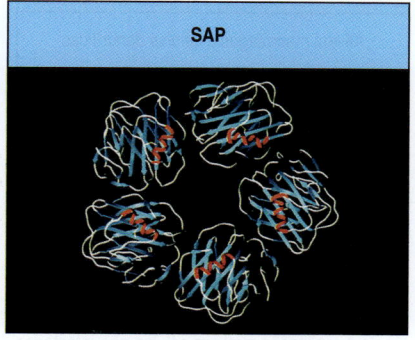

SAP

senvolvida. Como mostrado na Figura 3.27, o TNF-α possui, ainda, função no estímulo da migração de células dendríticas a partir de seus locais nos tecidos periféricos para o linfonodo e na sua maturação em células apresentadoras de antígeno não fagocíticas, mas altamente coestimuladoras.

3.19   Os IFNs induzidos por infecção viral fazem diversas contribuições para a defesa do hospedeiro

A infecção viral induz a produção de IFNs, os quais eram originalmente denominados assim devido à sua habilidade de interferir na replicação viral em cultura de células de tecidos não infectados previamente. Acredita-se que eles possuam papel similar *in vivo*, bloqueando a propagação de vírus para células não infectadas. Existem duas classes de IFNs antivirais, ou tipo I. O IFN-α, o qual é uma família de diversas proteínas intimamente relacionadas, e o IFN-β, produto de um único gene. Os IFNs tipo I são sintetizados por diversos tipos celulares após a infecção por diversos vírus.

Quase todos os tipos de células podem produzir IFN-α e IFN-β, porém, algumas células parecem ser especializadas nisso. Na Seção 3.1, foi apresentada a célula dendrítica plasmocitoide (pDC). Denominadas também como **células produtoras de interferon** (**IPCs**, do inglês *interferon-producing cells*) ou **células produtoras de interferon naturais**, as pDCs humanas foram inicialmente reconhecidas como células sanguíneas periféricas raras que se acumulam nos tecidos linfoides periféricos durante uma infecção viral e produzem IFNs tipo I (IFN-α e IFN-β) em abundância – até 1.000 vezes mais que outros tipos celulares. As pDCs expressam CXCR3, um receptor para as quimiocinas CXCL9, CXCL10 e CXCL11, que são produzidas pelas células T. Isso significa que as pDCs podem migrar do sangue para os linfonodos, nos quais existe uma resposta inflamatória em andamento a um patógeno. Sua produção abundante de IFN tipo I talvez não seja devida à maior capacidade para produção como tal, mas sim ao reconhecimento viral duplo eficiente pelos TLRs para a produção de interferon (ver Seção 3.7). Os IFNs tipo I são induzidos, ainda,

Figura 3.28   A resposta de fase aguda produz moléculas que se ligam a patógenos, mas não a células do hospedeiro. As proteínas de fase aguda são produzidas pelas células hepáticas em resposta às citocinas liberadas pelos macrófagos na presença de bactérias. Esses compostos incluem a proteína amiloide sérica (SAP) (em camundongos, mas não em humanos), a proteína C-reativa (CRP), o fibrinogênio e a lectina ligadora de manose (MBL). A SAP e a CRP são homólogas quanto à estrutura; ambas são pentraxinas, formando discos de cinco membros, como mostrado para a SAP (figura à direita). A CRP liga-se à fosfocolina em certas superfícies bacterianas e fúngicas, embora não a reconheça na forma em que é encontrada nas membranas das células do hospedeiro. Ela pode agir como opsonina, além de ativar a via clássica do complemento, ligando-se a C1q para aumentar a opsonização. A MBL é um membro da família das colectinas, que também inclui as proteínas surfactantes pulmonares SP-A e SP-D. Como a CRP, a MBL pode agir como opsonina, assim como SP-A e SP-D. (Fotografia cortesia de J. Emsley.)

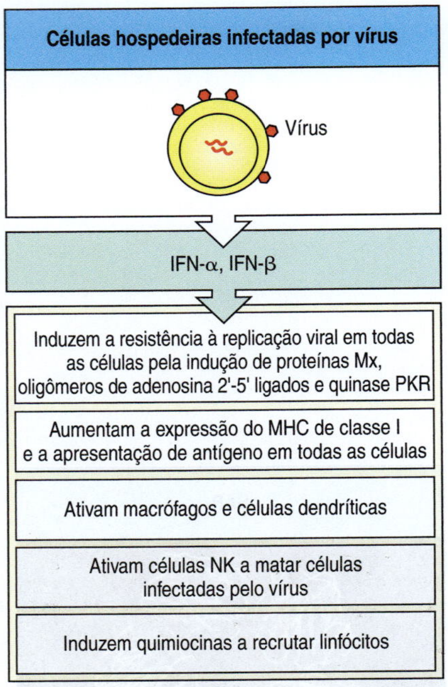

Figura 3.29 Os interferons são proteínas antivirais produzidas pelas células em resposta à infecção viral. Os interferons (IFNs) α e β têm três funções principais. Primeiro, induzem a resistência à replicação viral em células não infectadas pela ativação dos genes que destroem o RNAm e inibem a tradução de proteínas virais e de algumas proteínas do hospedeiro. Tais genes incluem as proteínas Mx, o oligoadenilato sintetase e a proteína quinase ativada por RNA (PKR). Segundo, eles podem induzir a expressão do complexo principal de histocompatibilidade (MHC) de classe I na maioria dos tipos celulares do organismo, aumentando, assim, sua resistência às células *natural killer* (NK); eles também podem induzir aumento na síntese das moléculas do MHC de classe I nas células recém-infectadas pelo vírus, tornando-as, assim, mais suscetíveis à morte pelas células T CD8 citotóxicas (ver Cap. 9). Terceiro, eles ativam as células NK, que, então, matam seletivamente as células infectadas pelo vírus.

pelos sensores citoplasmáticos para RNA viral, RIG-I e MDA-5, e talvez sejam gerados por uma célula infectada ou por uma célula não infectada que detecta material viral produzido por uma célula infectada.

As pDCs expressam um subgrupo de TLRs que inclui TLR-7 e TLR-9, que são sensores endossômicos para RNA viral e para resíduos de CpG não metilados presentes nos genomas de diversos vírus de DNA (ver Fig. 3.10). A necessidade de TLR-9 em sentir infecções causadas por vírus de DNA foi demonstrada, por exemplo, pela inabilidade de pDCs deficientes de TLR-9 gerarem IFNs tipo I e resposta ao herpes-vírus simples. Algumas proteínas de superfície celular características das pDCs, como Siglec-H, talvez auxiliem na captura de vírus, e na internalização e na entrega destes aos endossomas.

Os IFNs fazem diversas contribuições na defesa contra uma infecção viral (Fig. 3.29). A produção de IFN-β é particularmente importante, pois pode agir nas células para induzi-las a produzir IFN-α, amplificando e mantendo a resposta de IFN. Um efeito óbvio e importante do IFN é a indução de um estado de resistência para a replicação viral em todas as células. IFN-α e IFN-β secretados pela célula infectada ligam-se a um receptor de superfície celular comum, conhecido como receptor de IFN, nas células infectadas e nas células não infectadas próximas. O receptor de IFN, como muitos outros receptores de citocinas, está acoplado a uma **tirosina quinase da família Janus** (**JAK**, do inglês *Janus-family tyrosine kinase*), por meio da qual ele sinaliza. Essa via de sinalização, descrita no Capítulo 7, rapidamente induz nova transcrição gênica à medida que as quinases da família Janus fosforilam diretamente ativadores de transcrição de transdução de sinal, denominados **proteínas STAT**. As proteínas STAT fosforiladas entram no núcleo, onde ativam a transcrição de diversos genes diferentes, incluindo os genes que codificam proteínas que auxiliam a inibir a replicação viral.

Uma dessas proteínas é a enzima **oligoadenilato sintetase**, a qual polimeriza ATP em oligômeros 2'-5' ligados (enquanto os nucleotídeos nos ácidos nucleicos são normalmente 3'-5' ligados). Esses oligômeros 2'-5' ligados ativam uma endorribonuclease que, então, degrada o RNA viral. Uma segunda proteína induzida por IFN-α e IFN-β é uma proteína quinase dependente de dsRNA chamada **PKR**. Essa quinase serina treonina fosforila o fator de iniciação eIF-2 da síntese de proteína eucariótica, inibindo a tradução e contribuindo para a inibição da replicação viral. As **proteínas Mx** também são induzidas pelos IFNs tipo I. Camundongos selvagens e seres humanos possuem duas proteínas altamente similares, **Mx1** e **Mx2**, as quais são GTPases pertencentes à família de proteínas dinaminas. Elas estão presentes no núcleo nos complexos multiméricos, e acredita-se que interfiram na replicação viral de alguma maneira, mas ainda não está elucidado como o fazem. Camundongos que não possuem o gene de Mx são altamente suscetíveis à infecção pelo influenza-vírus, enquanto os camundongos que produzem Mx não são. É interessante observar que a maioria das linhagens de camundongos de laboratório comuns possuem ambos os genes de Mx inativados e, nesses camundongos, o IFN-β não pode atuar na proteção contra a infecção por *influenza*. Outra forma pela qual os IFNs atuam na imunidade inata é pela ativação de células NK, as quais podem matar as células infectadas por vírus, como será descrito na próxima seção.

Por fim, os IFNs possuem mais efeitos gerais nas respostas imunes. Alguns TLRs, principalmente TLR-4, podem induzir IFN-β em resposta ao reconhecimento de componentes da parede celular bacteriana. Essa continua sendo uma resposta útil, pois o IFN-β promove a diferenciação e a maturação de cDCs a partir dos monócitos sanguíneos e induz a expressão de moléculas coestimuladoras nos macrófagos e nas cDCs, o que permite que atuem como células apresentadoras de antígeno efetivas para células T.

Os IFNs também estimulam a produção das quimiocinas CXCL9, CXCL10 e CXCL11, as quais recrutam linfócitos para os locais de infecção e aumentam a expressão de moléculas do MHC de classe I em todos os tipos celulares. Os linfócitos T citotóxicos do sistema imune adaptativo reconhecem células infectadas por vírus pela exibição de peptídeos virais complexados para as moléculas do MHC de classe I nas superfícies celulares infectadas (ver Fig. 1.30). As células T citotóxicas são ainda induzidas a se proliferar pelos IFNs tipo I. Por todos esses efeitos, os IFNs auxiliam, indiretamente, a promover a morte das células infectadas pelo vírus pelas células T CD8 citotóxicas.

3.20   As células NK são ativadas por IFN e citocinas derivadas de macrófagos para atuar como defesa precoce contra certas infecções intracelulares

As **células *natural killer* (células NK)** desenvolvem-se na medula óssea das mesmas células progenitoras como linfócitos T e linfócitos B e circulam no sangue. Elas são maiores que as células T e B, possuem grânulos citoplasmáticos que contêm proteínas citotóxicas distintas e são funcionalmente identificadas pela sua habilidade de matar certas linhagens de células tumorais *in vitro* sem a necessidade de imunização específica. As células NK matam células pela liberação de seus grânulos citotóxicos, os quais são similares aos das células T citotóxicas e possuem os mesmos efeitos (discutido no Capítulo 9). Brevemente, os grânulos citotóxicos, que contêm as granzimas citotóxicas e a proteína formadora de poros perforina, são liberados na superfície da célula-alvo, a qual a célula NK reconheceu e à qual se ligou via receptores de superfície celular, e seus conteúdos penetram na membrana celular e induzem a morte celular programada. Contudo, ao contrário das células T, a morte pelas células NK é desencadeada por receptores germinais codificados que reconhecem moléculas na superfície das células infectadas ou malignamente transformadas. As células NK são classificadas como parte do sistema imune inato devido a seus receptores invariáveis.

As células NK podem ser ativadas em resposta a IFNs ou certas citocinas derivadas de macrófagos. Embora as células NK que podem matar alvos sensíveis possam ser isoladas a partir de indivíduos não infectados, a atividade de morte é aumentada entre 20 e 100 vezes quando as células NK estão expostas a IFN-α e IFN-β, ou a IL-12, que é uma das citocinas produzidas precocemente em muitas infecções por células dendríticas e macrófagos. As células NK ativadas servem para conter infecções virais enquanto a resposta imune adaptativa está gerando células T citotóxicas específicas para antígeno e neutralizando anticorpos que podem eliminar a infecção (Fig. 3.30). Uma pista para a função fisiológica das células NK nos humanos vem de raros pacientes com deficiência para essas células, os quais estão frequentemente suscetíveis às fases precoces da infecção pelo herpes-vírus. Um achado similar foi recentemente encontrado em camundongos infectados com o citomegalovírus de camundongos, um herpes-vírus.

A IL-12, atuando em sinergia com a citocina IL-18 produzida pelos macrófagos ativados, pode também estimular células NK a secretarem grandes quantidades da citocina **interferon (IFN)**-γ, e isso é fundamental no controle de algumas infecções antes de o IFN-γ produzido por células T CD8 citotóxicas se tornar disponível. O IFN-γ é funcionalmente distinto dos IFNs antivirais tipo I IFN-α e IFN-β e não é diretamente induzido pela infecção viral. Essa é uma citocina importante e característica produzida por alguns tipos de células T; seus efeitos serão discutidos detalhadamente no Capítulo 9. A produção de IFN-γ pelas células NK precocemente em uma resposta imune talvez influencie a resposta de células T CD4 a agentes infecciosos, induzindo as células T CD4 ativadas a se diferenciarem em células T_H1 pró-inflamatórias, as quais são capazes de ativar macrófagos.

3.21   As células NK possuem receptores para moléculas próprias que previnem sua ativação por células não infectadas

Se as células NK devem defender o organismo contra infecções virais e outros patógenos, elas devem possuir algum mecanismo para distinguir células infectadas de células não infectadas saudáveis. A maneira exata pela qual isso é alcançado não está clara, porém, acredita-se que uma célula NK seja ativada por uma combinação de reconhecimentos diretos de mudanças na composição de glicoproteínas da superfície celular, a qual é induzida por estresses metabólicos, como transformação maligna ou infecção viral ou bacteriana, junto com reconhecimento de "**autoalteração**", o qual envolve mudanças na expressão de **moléculas do MHC**. As moléculas do MHC

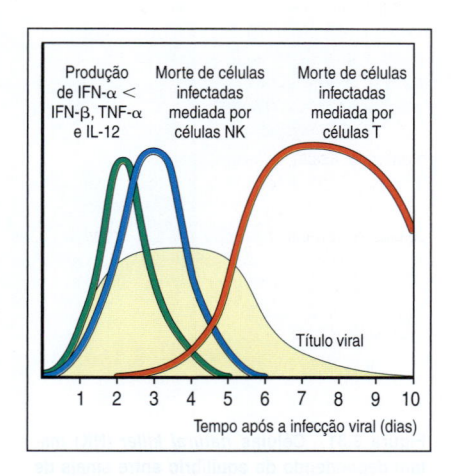

Figura 3.30   As células natural killer (NK) são um componente precoce da defesa do hospedeiro contra as infecções por vírus. Experimentos em camundongos têm mostrado que os interferons (IFNs) α e β e as citocinas fator de necrose tumoral (TNF)-α e interleucina (IL)-12 aparecem primeiramente, seguidos por uma onda de células NK, as quais, em conjunto, controlam a replicação do vírus, mas não o eliminam. A eliminação do vírus é concluída quando são produzidas células T CD8 específicas e anticorpos neutralizantes. Sem as células NK, os níveis de alguns vírus são muito mais elevados nos primeiros dias da infecção e podem ser letais se não forem tratados de maneira eficaz com fármacos antivirais.

são um grupo de glicoproteínas expressas na maioria das células do organismo que constitui o "tipo tecidual" de um indivíduo (ver Seção 1.20). Elas serão discutidas de maneira detalhada no Capítulo 5 em conexão com sua função no reconhecimento antigênico pelas células T. Resumidamente, existem duas classes principais de moléculas do MHC. As moléculas do MHC de classe I são expressas na maioria das células do organismo (exceto, curiosamente, nas hemácias), enquanto as moléculas do MHC de classe II possuem uma distribuição muito mais restrita. A expressão alterada de moléculas do MHC de classe I pode ser uma característica comum das células infectadas por patógenos intracelulares, pois muitos desses patógenos desenvolveram estratégias para interferir na habilidade das moléculas do MHC de classe I de capturar peptídeos patogênicos e exibi-los para células T (discutido no Cap. 6). Um mecanismo por meio do qual as células NK distinguem células infectadas de células não infectadas é pelo reconhecimento de alterações na expressão do MHC de classe I (Fig. 3.31).

As células NK são capazes de sentir mudanças na expressão de moléculas do MHC de classe I pela integração de sinais de dois tipos de receptores de superfície, os quais, juntos, controlam a atividade citotóxica das células NK e a produção de citocina. **Receptores ativadores** engatilham a célula NK para que esta mate seu alvo. Diversas classes de receptores ativadores são expressas pelas células NK, incluindo membros das famílias semelhante a imunoglobulinas e da lectina tipo C. O estímulo de receptores ativadores causa a liberação de citocinas como IFN-γ e a morte direta da célula estimulada por meio da liberação de grânulos citotóxicos pelas células NK. As células NK carregam, ainda, receptores para a região constante das imunoglobulinas (receptores Fc), e a ligação de anticorpos a esses receptores ativa as células NK para que estas liberem seus grânulos citotóxicos. Isso é conhecido como citotoxicidade mediada por célula dependente de anticorpo (ADCC, do inglês *antibody-dependent cellular cytotoxicity*) e está descrito no Capítulo 10.

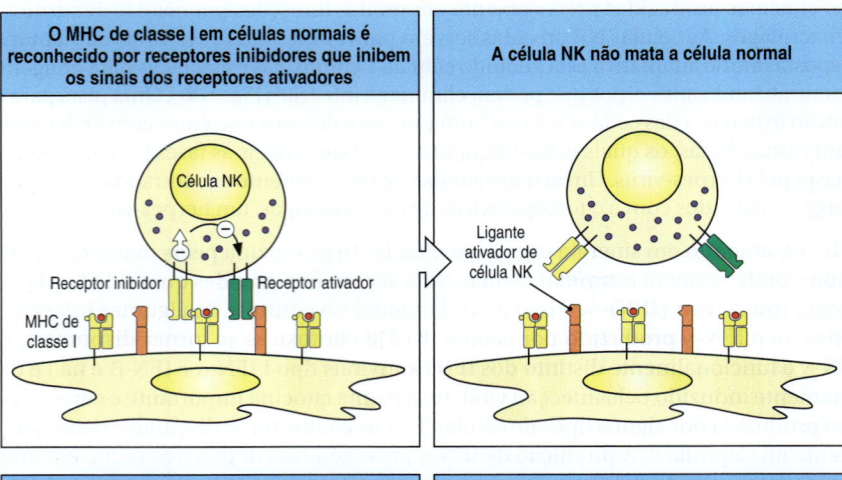

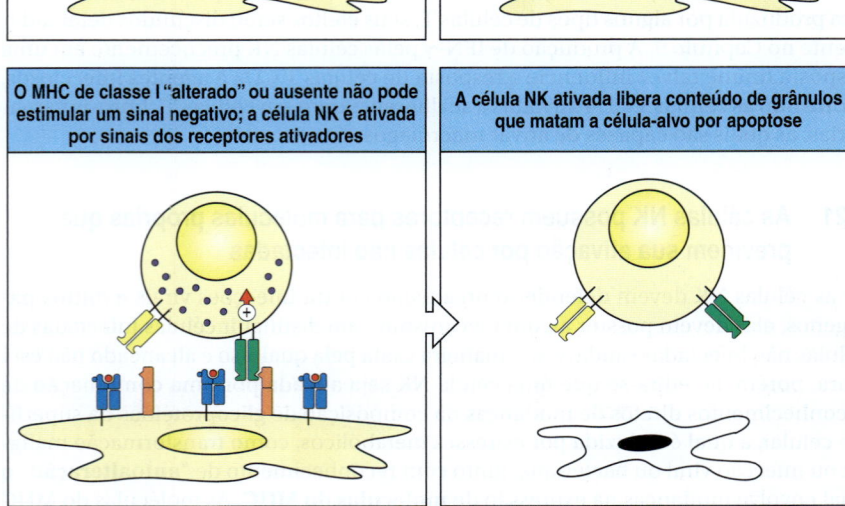

Figura 3.31 Células *natural killer* (NK) matam dependendo do equilíbrio entre sinais de ativação e de inibição. As células NK têm vários receptores ativadores diferentes que sinalizam as células NK para matar a célula ligada. Contudo, as células NK previnem o ataque por outro grupo de receptores que reconhecem moléculas do complexo principal de histocompatibilidade (MHC) de classe I (as quais estão presentes na maioria dos tipos celulares) e inibem a morte por predomínio de ação dos receptores ativadores. Esse sinal inibidor é perdido quando as células-alvo não expressam moléculas do MHC de classe I, como nas células infectadas por vírus, e muitas inibem especificamente a expressão de MHC de classe I ou alteram sua conformação para evitar o reconhecimento por células T CD8.

Um segundo grupo de receptores denominados **receptores inibidores** atua para prevenir as células NK de matar células hospedeiras normais. Alguns desses receptores inibidores são específicos para várias moléculas do MHC de classe I, o que auxilia a explicar por que as células NK matam seletivamente células que transportam baixos níveis de moléculas do MHC de classe I, mas são prevenidas de matar células com níveis normais. Quanto maior o número de moléculas do MHC de classe I na superfície celular, mais protegida a célula está contra um ataque por células NK. Esse é o motivo pelo qual os IFNs, os quais induzem a expressão de moléculas do MHC de classe I, protegem células hospedeiras não infectadas das células NK. Ao mesmo tempo, o IFN ativa a célula NK a matar as células infectadas por vírus.

Os receptores que regulam a atividade das células NK pertencem a duas grandes famílias que contêm um número de outros receptores de superfície celular além dos receptores de NK (Fig. 3.32). Uma família de receptores é caracterizada pelos domínios semelhantes a imunoglobulinas – daí o nome **receptores de morte celular semelhantes a imunoglobulinas** (**KIRs**, do inglês *killer cell immunoglobulin-like receptors*). Diferentes genes de KIR codificam proteínas com diferentes números de domínios de imunoglobulinas. Alguns, denominados KIR-2D, possuem dois domínios de imunoglobulinas, enquanto outros, denominados KIR-3D, possuem três. Os genes de KIR fazem parte de um grupo maior de genes dos receptores semelhantes a imunoglobulinas conhecidos como **complexo receptor de leucócitos** (**LRC**, do inglês *leukocyte receptor complex*). A outra grande família de receptores de células NK consiste nas proteínas semelhantes à lectina tipo C; elas são denominadas **receptores matadores semelhantes à lectina** (**KLRs**, do inglês *killer lectin-like receptors*). Os genes para KLRs são encontrados dentro de um grupo de genes denominado **complexo de receptores NK** (**NKC**, do inglês *NK receptor complex*). As células NK de camundongos expressam predominantemente receptores Ly49, os quais são membros da família KLR. Em contrapartida, os humanos não possuem genes de Ly49 funcionais. Ambos os grupos, NKC e LRC, estão presentes em camundongos e em humanos, porém, os camundongos não possuem genes de KIR e, assim, dependem dos receptores Ly49 semelhantes à lectina tipo C do NKC para controlar sua atividade de células NK.

Um fator complicador para a compreensão da ativação das células NK é que ambos os receptores, de ativação e de inibição, estão presentes dentro da mesma família estrutural, por exemplo, a família do receptor KIR. Se uma proteína KIR está ativando ou inibindo depende da presença ou ausência de motivos de sinalização específicos em seu domínio citoplasmático. Os KIRs inibidores possuem longas caudas citoplasmáticas que contêm um **motivo inibidor do imunorreceptor baseado em tirosina** (**ITIM** [do inglês *immunoreceptor tyrosine-based inhibition motif*], com consenso de sequência V/I/LxYxxL/V). Por exemplo, as caudas citoplasmáticas dos receptores inibidores KIR-2DL e KIR-3DL possuem um ITIM cada (Fig. 3.33). Quando os ligantes se associam ao KIR inibidor, a tirosina em seu ITIM se torna fosforilada e pode, então, se ligar a fosfatases intracelulares, que estão localizadas próximas à membrana celular. Essas fosfatases inibem a sinalização por outros receptores pela remoção dos fosfatos dos resíduos de tirosina em outras moléculas de sinalização intracelular.

Figura 3.32   Os genes que codificam os receptores NK são classificados em duas grandes famílias. A primeira, o complexo receptor de leucócitos (LRC), compreende um grande grupamento de genes que codificam uma família de proteínas composta por domínios semelhantes às imunoglobulinas. Estas incluem os receptores de morte semelhantes às imunoglobulinas (KIRs) expressos pelas células NK, a classe ILT (transcrito semelhante à imunoglobulina) e a família gênica de receptor associado aos leucócitos semelhantes às imunoglobulinas (LAIR). As lectinas semelhantes a imunoglobulinas ligadoras de ácido siálico (SIGLECs) e os membros da família de CD66 estão localizadas próximas. Em humanos, esse complexo está localizado no cromossomo 19. O segundo grupamento de genes é denominado complexo de receptores NK (NKC) e codifica receptores matadores semelhantes à lectina (KLRs), uma família de receptores que inclui as proteínas NKG2, bem como CD94, com o qual a molécula de NKG2 pareia para formar o receptor funcional. Esse complexo está localizado no cromossomo 12 de seres humanos. Alguns genes dos receptores NK são encontrados fora desses dois grandes grupamentos gênicos; por exemplo, os genes dos receptores de citotoxicidade natural NKp30 e NKp44 estão localizados dentro do complexo principal de histocompatibilidade (MHC) no cromossomo 6. (Figura com base nos dados cortesia de J. Trowsdale, University of Cambridge.)

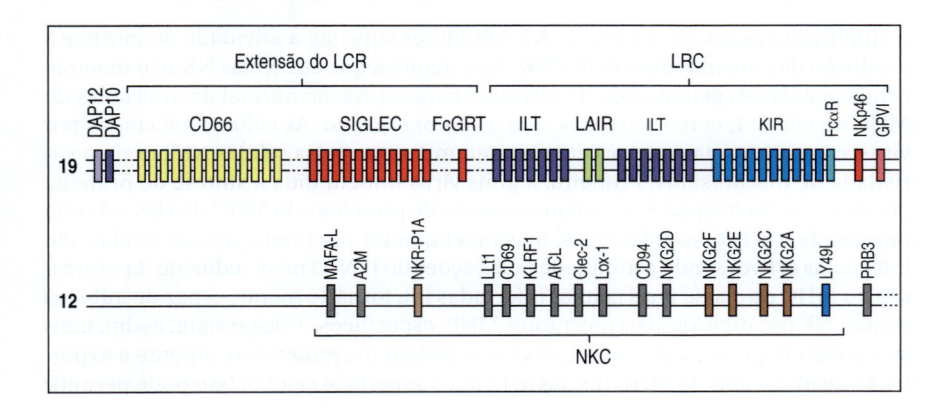

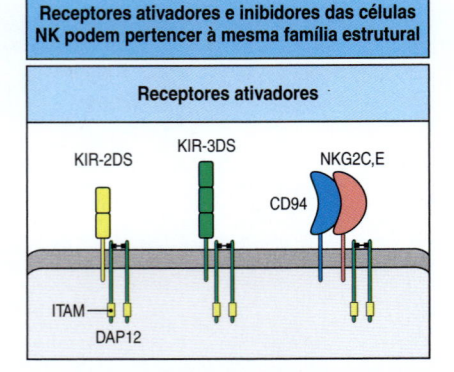

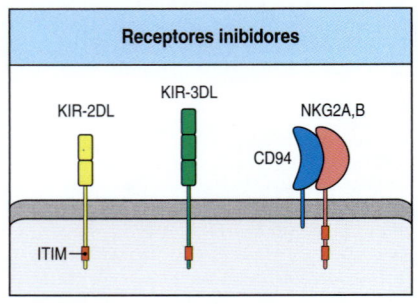

Figura 3.33 As famílias estruturais dos receptores NK codificam os receptores ativadores e inibidores. As famílias dos receptores de morte semelhantes às imunoglobulinas (KIRs) e dos receptores matadores semelhantes à lectina (KLRs) têm membros que enviam sinais de ativação para as células *natural killer* (NK) (figura superior) e alguns que enviam sinais inibidores (figura inferior). Os membros da família KIR são designados de acordo com o número de domínios semelhantes a imunoglobulinas que possuem e com o comprimento de suas caudas citoplasmáticas. Receptores KIR de ativação possuem caudas citoplasmáticas curtas e levam a designação "S" (*short*). Elas associam-se à proteína de sinalização DAP12 via resíduo de aminoácido carregado na região transmembrana. As caudas citoplasmáticas de DAP12 contêm motivos de aminoácidos denominados ITAMs, os quais estão envolvidos na sinalização. Os receptores NKG2 de ativação (membros da família KLR) são heterodímeros com outro membro da família da lectina tipo C, CD94. Os receptores KIR inibidores possuem caudas citoplasmáticas mais longas e são designados com "L"; elas não se associam constitutivamente a proteínas adaptadoras, mas contêm um motivo de sinalização denominado ITIM, que quando fosforilado é reconhecido por fosfatases inibidoras. Assim como os KLRs de ativação, os KLRs inibidores, NKG2A e NKG2B (uma variante entrelaçada de NKG2A) formam heterodímeros com CD94.

Os receptores KIR de ativação possuem caudas citoplasmáticas curtas, denominadas, por exemplo, como KIR-2DS e KIR-3DS (ver Fig. 3.33). Esses receptores não possuem ITIM e, em vez disso, possuem um resíduo carregado em suas regiões transmembrana que se associa com uma proteína de sinalização acessória denominada **DAP12**. A DAP12 é uma proteína transmembrana que contém um **motivo de ativação do imunorreceptor baseado em tirosina** (**ITAM** [do inglês *immunoreceptor tyrosine-based activation motif*], com consenso de sequência $YXX[L/I]X_{6-9}YXX[L/I]$) em sua cauda citoplasmática e formam um homodímero associado a dissulfureto na membrana. Quando um ligante se liga a um KIR de ativação, os resíduos de tirosina no ITAM tornam-se fosforilados, ligando-se às vias de sinalização intracelular que ativam as células NK e levam à liberação dos grânulos citotóxicos. Os ITAMs fosforilados ligam-se e ativam tirosinas quinases intracelulares, como Syk ou ZAP-70, levando a eventos de sinalização posteriores na célula (discutido nas Seções 7.9 e 7.16).

A família KLR também possui membros ativadores e inibidores. Em humanos e camundongos, as células NK expressam um heterodímero de duas lectinas tipo C, denominadas **CD94** e **NKG2**, o qual interage com moléculas semelhantes ao MHC de classe I não polimórficas, incluindo HLA-E em humanos e Qa-1 em camundongos, que ligam os fragmentos peptídicos a partir de outras moléculas do MHC de classe I. Isso torna CD94:NKG2 capaz de sentir a presença de diversas variantes do MHC de classe I diferentes. Em seres humanos, existem cinco proteínas da família NKG2: NKG2A, C, D, E e F. Dentre estas, por exemplo, NKG2A possui um ITIM e é inibidora, enquanto NKG2C possui um resíduo de transmembrana carregado, associa-se a DAP12 e é ativadora (ver Fig. 3.33). NKG2D também é ativadora, mas se liga a uma classe distinta de ligantes e será discutida separadamente na próxima seção. Outros receptores NK inibidores específicos para os produtos dos *loci* do MHC de classe I estão sendo rapidamente definidos, e todos são membros da família KIR semelhante à imunoglobulina ou das lectinas tipo C semelhantes a Ly49. Uma característica importante da população de células NK é que cada célula NK expressa apenas um subgrupo de receptores em seu potencial repertório e, assim, nem todas as células NK do indivíduo são idênticas. É evidente que a regulação da atividade das células NK é complexa, e o fato de cada célula NK individual ser ativada ou inibida por uma célula-alvo dependerá do equilíbrio total dos receptores ativadores e inibidores que as células NK estão expressando.

A resposta total das células NK para diferenças na expressão do MHC é mais adiante complicada pelo polimorfismo extenso dos genes de KIR. Por exemplo, para um dos genes de KIR existem dois alelos, e um deles codifica para o receptor ativador e outro para o receptor inibidor. Além disso, o grupo dos genes de KIR parece ser uma parte muito dinâmica do genoma humano, já que diferentes quantidades de genes de KIR ativadores e inibidores são encontrados em diferentes indivíduos. A vantagem que essa diversidade pode possuir ainda não está esclarecida. Alguns estudos epidemiológicos genéticos indicam associação entre certos alelos dos genes de KIR e o início precoce (embora sem frequência absoluta) de artrite reumatoide. Como observado anteriormente, o grupo dos genes de KIR não está presente em camundongos, os quais utilizam apenas proteínas KLR Ly49 para regular a atividade de células NK. Então, qualquer que seja a força para direcionamento da evolução dos genes de KIR e sua diversidade, deve ter surgido recentemente em termos evolutivos.

A sinalização pelos receptores de NK inibidores suprime a atividade de morte e a produção de citocinas das células NK. Isso significa que as células NK não matarão células saudáveis geneticamente idênticas com expressão normal de moléculas do MHC de classe I, como as outras células do organismo. As células infectadas por vírus, contudo, tornam-se suscetíveis a serem mortas pelas células NK por uma variedade de mecanismos. Primeiro, alguns vírus inibem toda a síntese de proteína em suas células hospedeiras, então, a síntese de proteínas do MHC de classe I seria bloqueada nas células infectadas, mesmo enquanto sua produção nas células não infectadas estiver sendo estimulada pelas ações do IFN. O nível reduzido da expressão do MHC de classe I nas células infectadas iria torná-lo menos capaz de inibir as células NK por meio de seus receptores MHC-específicos, e eles seriam, assim, mais suscetíveis à morte. Segundo, alguns vírus podem prevenir seletivamente a exportação de moléculas do MHC de classe I para a superfície celular. Isso pode permitir que a célula infectada escape do reconhecimento pelas células T citotóxicas, mas iria torná-las mais suscetíveis a serem mortas pelas células NK.

É certo que ainda muito deve ser aprendido sobre o mecanismo imune do ataque citotóxico e sua relevância fisiológica. O papel das moléculas do MHC de classe I na permissão para as células NK detectarem infecções intracelulares é de particular interesse, pois as mesmas proteínas comandam a resposta das células T para patógenos intracelulares. É possível que as células NK, as quais utilizam um grupo diverso de receptores não clonais para detectar o MHC alterado, representem o antepassado evolutivo das células T modernas remanescentes. Esses ancestrais hipotéticos de células T poderiam ter seguido para expandir os rearranjos gênicos que codificam um vasto repertório de receptores de células T antígeno-específicos orientados a reconhecer moléculas do MHC "alteradas" pela ligação de antígenos peptídicos.

3.22 As células NK comportam receptores que ativam sua função efetora em resposta a ligantes expressos em células infectadas ou células tumorais

Além dos receptores KIR e KLR, que possuem função em sentir o nível das proteínas do MHC de classe I presente em outras células, as células NK expressam, ainda, receptores que sentem mais diretamente a presença de infecção ou outras perturbações na célula. Receptores ativadores para o reconhecimento de células infectadas são os **receptores de citotoxicidade natural** (**NCRs**, do inglês *natural cytotoxicity receptors*) NKp30, NKp44 e NKp46, os quais são receptores semelhantes a imunoglobulinas, e o membro da família da lectina tipo C **NKGD2** (Fig. 3.34). Os ligantes reconhecidos pelos receptores citotóxicos naturais não estão bem definidos.

NKG2D parece ter papel especializado na ativação das células NK. Outros membros da família NKG2 (NKG2A, C e E) formam heterodímeros com CD94 e ligam a molécula do MHC de classe I HLA-E; NKG2D não realiza estes processos. Os ligantes para o receptor NKG2D constituem famílias de proteínas que estão distantemente relacionadas às moléculas do MHC de classe I, mas possuem função completamente diferente, sendo produzidas em resposta ao estresse. Os ligantes para NKG2D nos humanos, como mostrado na Figura 3.35, são as moléculas MIC semelhantes ao MHC de classe I, MIC-A e MIC-B, e a família de proteína RAET1, a qual é similar aos domínios α_1 e α_2 das moléculas do MHC de classe I (que serão descritos quando for discutida a estrutura da molécula do MHC no Cap. 4 e também na Seção 6.18). A família RAET1 possui 10 membros, e três deles foram inicialmente caracterizados como ligantes para a proteína UL16 do citomegalovírus e são denominadas, ainda, proteínas ligadoras de UL16 (ULBPs, do inglês *UL16-binding proteins*). Os camundongos não possuem equivalentes para as moléculas MIC; os ligantes para o camundongo NKG2D apresentam uma estrutura muito similar à das proteínas RAET1 e são, provavelmente, ortólogos delas. Na verdade, esses ligantes foram primeiramente identificados nos camundongos como a família de proteína Rae1 (ácido retinoico induzível precocemente 1 [do inglês *retinoic acid early inducible 1*] e também incluem as proteínas relacionadas H60 e Mult-1 (ver Fig. 6.23).

Os ligantes para NKG2D são expressos em resposta aos estresses celular ou metabólico e são, então, hiper-regulados nas células infectadas por bactérias intracelulares ou alguns vírus, como o citomegalovírus, bem como em células tumorais incipientes que se tornaram malignamente transformadas. Assim, o reconhecimento por NKG2D age como sinal de "perigo" generalizado para o sistema imune. NKG2D é expresso em células NK, células T γ:δ e células T CD8 citotóxicas ativadas, e o reconhecimento dos ligantes NKG2D por essas células promove um sinal coestimulador potente que aumenta suas funções efetoras.

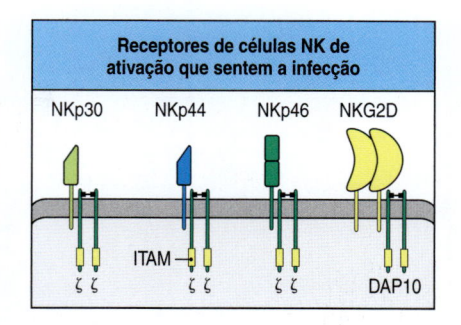

Figura 3.34 Os receptores ativadores das células *natural killer* (NK) são os receptores de citotoxicidade natural e o NKG2D. Os receptores de citotoxicidade natural são proteínas semelhantes a imunoglobulinas. NKp30 e NKp44 possuem um domínio extracelular que se assemelha a um domínio variável único da molécula de imunoglobulina. NKp30 e NKp44 ativam a célula NK por meio de sua associação a homodímeros da cadeia CD3ζ ou da cadeia γ do receptor Fc(estas são proteínas sinalizadoras que também estão associadas a outros tipos de receptores e serão descritas de maneira mais detalhada no Cap. 7). NKp46 assemelha-se às moléculas KIR-2D, tendo dois domínios que se assemelham aos domínios constantes da molécula de imunoglobulina. NKG2D é um membro da família da lectina tipo C e forma um homodímero, e associa-se a DAP10. ITAM, motivo de ativação do imunorreceptor baseado em tirosina.

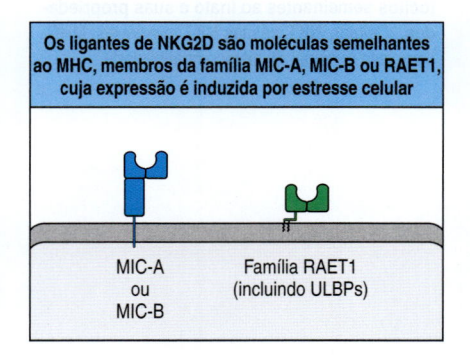

Figura 3.35 Os ligantes do receptor NK ativador NKG2D são proteínas expressas em condições de estresse celular. As proteínas MIC, MIC-A e MIC-B, são moléculas semelhantes ao complexo principal de histocompatibilidade (MHC) induzidas em células epiteliais e outras células por estresse, como choque térmico, estresse metabólico ou infecção. Os membros da família RAET1, incluindo o subgrupo designado proteínas ligadoras de UL16 (ULBPs), também se assemelham a uma parte da molécula do MHC de classe I, os domínios α_1 e α_2, e a maioria (mas não todos) é ligada à célula via ligador glicofosfatidil inositol.

3.23 O receptor NKG2D ativa uma via de sinalização diferente da via dos outros receptores NK ativadores

Assim como os ligantes que reconhece, NKG2D também difere dos outros receptores ativadores nas células NK quanto à via de sinalização que ocupa dentro da célula. Os outros receptores ativadores estão associados intracelularmente a proteínas de sinalização como a cadeia CD3ζ, a cadeia γ do receptor Fc e a DAP12, e todas contêm ITAMs. Em contrapartida, NKG2D liga-se a uma proteína adaptadora diferente, **DAP10**, que não contém uma sequência ITAM e, em vez disso, ativa a quinase lipídica intracelular denominada fosfatidil inositol 3-quinase (PI 3-quinase, do inglês *phosphatidylinositol-3-kinase*) iniciando uma série diferente de eventos de sinalização intracelular na célula NK (ver Fig. 7.5, Fig. 3). Geralmente, considera-se que o PI 3-quinase aumente a sobrevivência das células nas quais é ativado, aumentando, assim, a atividade efetora total da célula. Em camundongos, as atividades de NKG2D são ainda mais complicadas, pois a NKG2D de camundongos é produzida em dois formatos alternativamente unidos, e um deles liga-se a DAP12 e DAP10, enquanto o outro se liga a DAP10. A NKG2D dos camundongos pode, assim, ativar ambas as vias de sinalização, enquanto a NKG2D dos humanos parece sinalizar apenas por meio de DAP10 para ativar a via PI 3-quinase.

3.24 Diversas subpopulações de linfócitos atuam como linfócitos semelhantes ao inato

Os rearranjos gênicos do receptor constituem uma característica de definição dos linfócitos do sistema imune adaptativo e seguem a geração de uma infinita variedade de receptores de antígenos, cada um expresso por uma célula T ou B individual diferente (ver Seção 1.11). Existem, contudo, diversos subgrupos de linfócitos menores que produzem receptores antigênicos desse tipo, no entanto, com pouca e limitada diversidade, codificados por poucos rearranjos gênicos comuns. Devido a seus receptores serem relativamente invariáveis e por ocorrerem apenas em locais específicos dentro do organismo, esses linfócitos não precisam passar por proliferação (expansão clonal) antes de responder efetivamente aos antígenos que reconhecem. Por essa razão, eles são conhecidos como **linfócitos semelhantes ao inato (ILLs)** (Fig. 3.36). Para que haja a produção de receptores de antígenos nessas células, são necessárias as recombinases RAG-1 e RAG-2. Essas proteínas e sua função no rearranjo gênico de linfócitos estão descritas no Capítulo 4. Em função de sua expressão de RAG-1 e RAG-2 e por passarem pelo processo de rearranjo gênico do receptor antigênico, os ILLs são, por definição, células do sistema imune adaptativo. Entretanto, seu comportamento assemelha-se ao de uma parte do sistema imune inato e, então, serão discutidos aqui.

Um tipo de ILL é o subgrupo de **células T γ:δ** que reside dentro do epitélio, como a pele. As células T γ:δ constituem um subgrupo menor das células T introduzidas no Capítulo 1. Seus receptores antigênicos são compostos por uma cadeia γ e uma cadeia δ, em vez das cadeias α e β que formam os receptores antigênicos na maioria dos

Figura 3.36 As três principais classes de linfócitos semelhantes ao inato e suas propriedades. Células iNKT, células NKT invariáveis; MHC, complexo principal de histocompatibilidade.

Linfócitos semelhantes ao inato		
Células B-1	**Células epiteliais γ:δ**	**Células iNKT**
Produzem anticorpos naturais, protegem contra infecção por *Streptococcus pneumoniae*	Produzem citocinas rapidamente	Produzem citocinas rapidamente
Ligantes não associados ao MHC	Ligantes associados ao MHC de classe IB	Ligantes são lipídeos ligados ao CD1d
Não podem receber reforço	Não podem receber reforço	Não podem receber reforço

subgrupos de células T envolvidos na imunidade adaptativa. As células T γ:δ foram descobertas puramente como consequência de seus receptores relacionados a imunoglobulinas codificados por rearranjos gênicos, e sua função ainda deve ser esclarecida.

Uma das características mais impressionantes das células T γ:δ é sua divisão em dois subgrupos altamente distintos. Um deles é encontrado nos tecidos linfoides de todos os vertebrados e, como as células T α:β, possuem TCRs altamente diversificados. Em contrapartida, as células T γ:δ intraepiteliais ocorrem variavelmente em diferentes vertebrados e, comumente, apresentam receptores de diversidade muito limitada, sobretudo na pele e no trato reprodutivo de fêmeas de camundongos, onde as células T γ:δ são essencialmente idênticas em qualquer local. Na base dessa diversidade limitada e falta de recirculação, foi proposto que as células T γ:δ intraepiteliais talvez reconheçam ligantes que são derivados do epitélio, no qual eles residem, mas são expressos apenas quando a célula é infectada. Os candidatos a ligantes são as proteínas de choque térmico, as moléculas do MHC de classe Ib (descritas no Cap. 6) e os nucleotídeos não ortodoxos e fosfolipídeos. Existe evidência de reconhecimento de todos esses ligantes pelas células T γ:δ.

Ao contrário das células T α:β, as células T γ:δ geralmente não reconhecem os antígenos como peptídeos apresentados pelas moléculas do MHC; em vez disso, elas parecem reconhecer seus antígenos-alvo diretamente e, dessa forma, poderiam reconhecer e responder rapidamente a moléculas expressas por muitos tipos celulares diferentes. O reconhecimento de moléculas expressas como consequência da infecção, em vez do reconhecimento dos antígenos patógeno-específicos, poderia distinguir as células T γ:δ intraepiteliais de outros linfócitos e iria colocá-las na classe semelhante ao inato.

Outro subgrupo de linfócitos com receptores antigênicos de diversidade limitada é o subgrupo **B-1** de células B que possuem propriedades distintas das propriedades das células B convencionais que medeiam a imunidade adaptativa humoral. As células B-1 são, de muitas formas, análogas às células T γ:δ intraepiteliais: surgem precocemente no desenvolvimento embrionário, utilizam um grupo de rearranjos gênicos distinto e limitado para produzir seus receptores, renovam-se nos tecidos no exterior dos órgãos linfoides centrais e são predominantemente linfócitos de um microambiente distinto – as cavidades pleural e peritoneal. As células B-1 parecem produzir respostas de anticorpos principalmente para antígenos polissacarídicos e podem produzir anticorpos da classe IgM sem a "ajuda" de células T (Fig. 3.37). Embora essas respostas possam ser aumentadas pela cooperação das células T, elas aparecem dentro das primeiras 48 horas de exposição ao antígeno, quando as células T não podem estar envolvidas. Assim, as células B-1 não fazem parte da resposta imune adaptativa antígeno-específica. A ausência de uma interação antígeno-específica com as células T auxiliares talvez explique por que a memória imune não é gerada como resultado das respostas das células B-1: exposições repetidas ao mesmo antígeno produzem respostas similares, ou diminuídas, a cada exposição. Essas respostas, embora geradas por linfócitos com receptores rearranjados, assemelham-se às respostas imunes inatas, em vez de assemelhar-se às respostas imunes adaptativas.

Assim como com as células T γ:δ, a função precisa das células B-1 na defesa imune é incerta. Camundongos com deficiência nas células B-1 são mais suscetíveis a infecções com *Streptococcus pneumoniae*, pois eles falham na produção de um anticorpo antifosfocolina que promove a proteção contra essa bactéria. Uma fração significativa das células B-1 pode produzir anticorpos dessa especificidade e, por não requerer auxílio das células T antígeno-específicas, uma resposta potente pode ser produzida precocemente na infecção por esse patógeno. Não está claro se as células B-1 humanas possuem o mesmo papel.

Um terceiro subgrupo dos ILLs, conhecido como **células NKT invariáveis** (**células iNKT**), existe no timo e nos órgãos linfoides periféricos, incluindo o sistema imune de mucosa. Essas células expressam um TCR invariável de cadeia α, pareado com uma das três cadeias β diferentes, e são capazes de reconhecer antígenos glicolipídicos apresentados a eles pela molécula CD1 semelhante ao MHC (discutida na Seção 6.20). A principal resposta das células NKT para estímulo antigênico parece

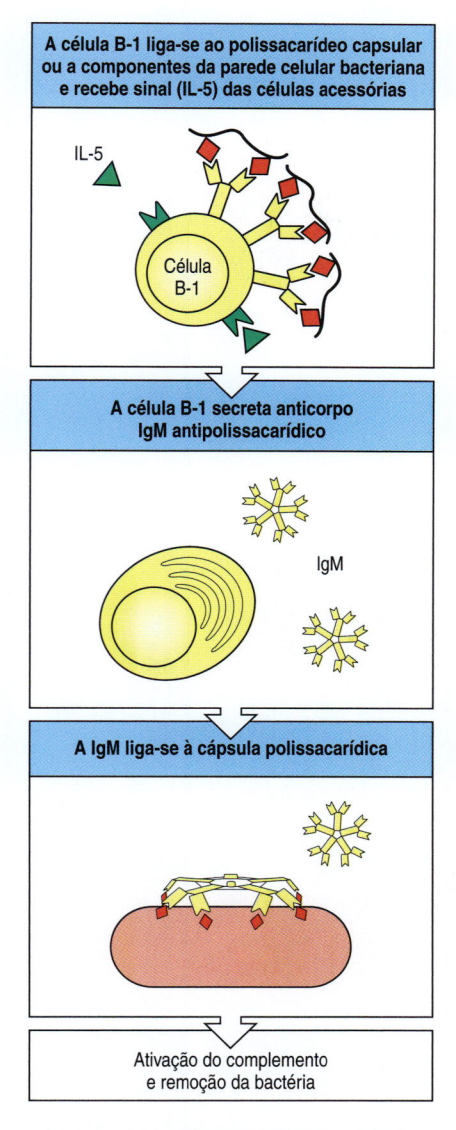

Figura 3.37   As células B-1 podem ser importantes na resposta a antígenos de carboidratos, como os polissacarídeos bacterianos. Essas respostas ocorrem rapidamente, com o surgimento do anticorpo dentro de 48 horas após a infecção, presumivelmente porque existe uma frequência elevada de precursores dos linfócitos que estão respondendo, de modo que é necessária pouca expansão clonal. Ao contrário da resposta de muitos outros antígenos, essa resposta não necessita da "ajuda" das células T. Na ausência desse auxílio, somente a IgM é produzida (por razões que serão explicadas no Cap. 9) e, em camundongos, essas resposta atuam, sobretudo, pela ativação do complemento, o qual é mais eficiente quando o anticorpo é do isotipo IgM. IL, interleucina.

ser a rápida secreção de citocinas, incluindo IL-4, IL-10 e IFN-γ, e acredita-se que essas células possam possuir função principalmente reguladora. Essas células serão vistas novamente no Capítulo 9.

A partir de uma perspectiva evolutiva, é interessante notar que as células T γ:δ parecem defender as superfícies corporais, enquanto as células B-1 defendem as cavidades corporais. Ambos os tipos celulares são relativamente limitados em seus níveis de especificidades e na eficiência de suas respostas. É possível que esses dois tipos celulares representem uma fase transicional na evolução da resposta imune adaptativa, protegendo os dois compartimentos principais dos organismos primitivos – a superfície epitelial e a cavidade corporal. Ainda não está claro se eles continuam sendo essenciais para a defesa do hospedeiro ou se eles representam uma relíquia evolutiva. Todavia, devido ao fato de cada tipo celular ser proeminente em certos locais do organismo e contribuir para respostas contra certos patógenos, eles devem ser incorporados nos pensamentos sobre a defesa do hospedeiro.

Resumo

A imunidade inata utiliza uma variedade de mecanismos efetores induzidos para eliminar a infecção ou, se isso falhar, para mantê-la em cheque até que o patógeno possa ser reconhecido pelo sistema imune adaptativo. Todos esses mecanismos efetores são regulados pelos sistemas do receptor codificado pela linhagem germinativa que são capazes de discriminar entre moléculas próprias normais em células não infectadas e ligantes infecciosos não próprios. Dessa forma, a habilidade de os fagócitos discriminarem entre auto e patógeno controla sua liberação de citocinas e quimiocinas pró-inflamatórias que atuam juntas para recrutar mais células fagocíticas para o local da infecção. Especialmente proeminente é o recrutamento precoce de neutrófilos que podem reconhecer patógenos diretamente. Além disso, as citocinas liberadas pelas células fagocíticas do tecido induzem febre e a produção de proteínas de resposta de fase aguda, incluindo lectina ligadora de manose, proteína C-reativa, fibrinogênio e proteínas surfactantes pulmonares. Essas citocinas ainda mobilizam as células apresentadoras de antígeno que induzem a resposta imune adaptativa. Patógenos virais são reconhecidos pelas células nas quais eles replicam, levando à produção de interferons que servem para inibir a replicação viral e para ativar células NK. Isso pode, por sua vez, distinguir células saudáveis das células infectadas pelo vírus ou que estão transformadas ou estressadas de alguma maneira, com base na expressão de moléculas do MHC de classe I e moléculas relacionadas ao MHC que são ligantes para alguns receptores NK. Além disso, diversas populações de linfócitos possuem comportamento semelhante ao inato, formando um tipo de "imunidade transicional". Como será visto adiante neste livro, citocinas, quimiocinas, células fagocíticas e células NK são mecanismos efetores que são também empregados na resposta imune adaptativa, a qual utiliza receptores variáveis para mirar antígenos patógeno-específicos.

Resumo do Capítulo 3

As respostas induzidas do sistema inato que defendem os humanos e outros animais contra infecções são baseadas em diversos componentes distintos. Após as barreiras iniciais – o epitélio corporal e as moléculas antimicrobianas solúveis descritas no Capítulo 2 – terem sido violadas, as defesas inatas mais importantes dependem de macrófagos teciduais, os quais promovem um duplo serviço. Eles medeiam a defesa celular rápida nas fronteiras, por meio da fagocitose e da ativação rápida dos mecanismos de morte antimicrobianos que são ajustados por mensageiros solúveis como o complemento. Além disso, essas células possuem um arranjo de superfície celular e sensores citoplasmáticos para micróbios e seus produtos – receptores semelhantes ao Toll ligados à membrana, receptores semelhantes ao NOD intracelular e helicases semelhantes ao RIG –, os quais detectam patógenos e ativam as vias de sinalização, levando à produção de citocinas pró-inflamatórias e antivirais. Isso, por sua vez, estimula as respostas inatas efetoras, enquanto auxilia a iniciar a resposta imune adaptativa. A revelação dos mecanismos de sensibilidade de patógenos descritos neste capítulo foi uma das áreas mais ativas da imunologia na década passada e continua muito ativa. Isso está proporcionando novas percepções nas condições autoinflamatórias humanas, como a doença de Crohn e a gota. De fato, a indução de mecanismos efetores potentes pelo reconhecimento imune inato com base nos receptores codificados pela linhagem germinativa claramente apresenta alguns riscos. É um processo que pode ter vantagens ou desvantagens, como mostrado pelos efeitos da citocina TNF-α, que é benéfica quando liberada localmente e um desastre quando produzida sistemicamente. Isso ilustra os dilemas evolutivos que afetam todos os mecanismos inatos da defesa do hospedeiro. O sistema imune inato pode ser visto como um sistema de defesa que frustra, principalmente, o estabelecimento do foco da infecção; contudo, mesmo quando é inadequado para essa função, ele já deu início – pelo recrutamento e ativação de células dendríticas – à resposta imune adaptativa, a qual forma uma parte essencial das defesas humanas contra infecção. Após a introdução da imunologia com consideração da função imune inata, agora a atenção será voltada para a resposta imune adaptativa, iniciando com uma explicação sobre a estrutura e a função dos receptores antigênicos expressos por linfócitos.

Questões

3.1   *O sistema imune inato utiliza duas estratégias diferentes para identificar patógenos: o reconhecimento do não próprio e o reconhecimento do próprio. (a) Dê exemplos de cada uma das estratégias e discuta como cada exemplo contribui para a habilidade de organismo se proteger da infecção. (b) Quais são as desvantagens dessas diferentes estratégias?*

3.2   *"Os receptores Toll representam as vias mais antigas da defesa do hospedeiro." Essa afirmação é justificável? Explique sua resposta.*

3.3   *A proteólise e as cascatas proteolíticas são encontradas em diversos sistemas da defesa inata. Nomeie os sistemas descritos nos Capítulos 2 e 3, nos quais as cascatas proteolíticas são utilizadas para amplificar o sinal a jusante de início de um evento. Qual é a vantagem de tal sistema? Quais são as desvantagens? Dê um exemplo em que a sintonia de tal sistema pode originar um estado de doença autoinflamatória.*

3.4   *As cascatas de sinalização que envolvem múltiplos adaptadores e várias etapas intermediárias parecem complexos desnecessários. Por que eles evoluíram dessa forma?*

3.5   *Muitas cascatas de sinalização utilizadas na imunidade inata envolvem as interações de proteínas via domínios de proteínas específicos. Nomeie os tipos de domínios de interação utilizados na sinalização de TLR. Como o reconhecimento do material derivado de patógeno regula a sinalização pelos TLRs? Como são os domínios dos intermediários utilizados para propagar esses sinais? Repita essa questão para os receptores semelhantes ao NOD e as proteínas RLH.*

3.6   *Elie Metchnikoff descobriu a função protetora dos macrófagos pela observação do que acontece em uma estrela-do-mar lesionada por espinhos de um ouriço-do-mar. Descreva a sequência de eventos que se seguiriam se você fosse espetado por espinhos de um ouriço-do-mar.*

3.7   *As hemácias não possuem MHC de classe I. Por que as células NK não matam as hemácias autólogas?*

Referências gerais

Beutler, B.: **Microbe sensing, positive feedback loops, and the pathogenesis of inflammatory diseases.** *Immunol. Rev.* 2009, **227**:248–263.

Ezekowitz, R.A.B., and Hoffman, J.: **Innate immunity.** *Curr. Opin. Immunol.* 1998, **10**:9–53.

Gallin, J.I., Goldstein, I.M., and Snyderman, R. (eds): *Inflammation—Basic Principles and Clinical Correlates*, 3rd ed. New York, Raven Press, 1999.

Janeway, C.A., Jr, and Medzhitov, R.: **Innate immune recognition.** *Annu. Rev. Immunol.* 2002, **20**:197–216.

Kawai, T., and Akira, S.: **The roles of TLRs, RLRs and NLRs in pathogen recognition.** *Int. Immunol.* 2009, **21**:317–337.

Referências por seção

3.1 Após entrar no tecido, muitos patógenos são reconhecidos, ingeridos e mortos pelos fagócitos

Aderem, A., and Underhill, D.M.: **Mechanisms of phagocytosis in macrophages.** *Annu. Rev. Immunol.* 1999, **17**:593–623.

Goodridge, H.S., Wolf, A.J., and Underhill, D.M.: **Beta-glucan recognition by the innate immune system.** *Immunol. Rev.* 2009, **230**:38–50.

Greaves, D.R., and Gordon, S.: **The macrophage scavenger receptor at 30 years of age: current knowledge and future challenges.** *J. Lipid Res.* 2009, **50**:S282–S286.

Harrison, R.E., and Grinstein, S.: **Phagocytosis and the microtubule cytoskeleton.** *Biochem. Cell Biol.* 2002, **80**:509–515.

Lee, S.J., Evers, S., Roeder, D., Parlow, A.F., Risteli, J., Risteli, L., Lee, Y.C., Feizi, T., Langen, H., and Nussenzweig, M.C.: **Mannose receptor-mediated regulation of serum glycoprotein homeostasis.** *Science* 2002, **295**:1898–1901.

Linehan, S.A., Martinez-Pomares, L., and Gordon, S.: **Macrophage lectins in host defence.** *Microbes Infect.* 2000, **2**:279–288.

McGreal, E.P., Miller, J.L., and Gordon, S.: **Ligand recognition by antigen-presenting cell C-type lectin receptors.** *Curr. Opin. Immunol.* 2005, **17**:18–24.

Peiser, L., De Winther, M.P., Makepeace, K., Hollinshead, M., Coull, P., Plested, J., Kodama, T., Moxon, E.R., and Gordon, S.: **The class A macrophage scavenger receptor is a major pattern recognition receptor for *Neisseria meningitidis* which is independent of lipopolysaccharide and not required for secretory responses.** *Infect. Immun.* 2002, **70**:5346–5354.

Podrez, E.A., Poliakov, E., Shen, Z., Zhang, R., Deng, Y., Sun, M., Finton, P.J., Shan, L., Gugiu, B., Fox, P.L., *et al.*: **Identification of a novel family of oxidized phospholipids that serve as ligands for the macrophage scavenger receptor CD36.** *J. Biol. Chem.* 2002, **277**:38503–38516.

3.2 Receptores acoplados à proteína G nos fagócitos ligam o reconhecimento microbiano com a eficiência aumentada de morte intracelular

Bogdan, C., Rollinghoff, M., and Diefenbach, A.: **Reactive oxygen and reactive nitrogen intermediates in innate and specific immunity.** *Curr. Opin. Immunol.* 2000, **12**:64–76.

Dahlgren, C., and Karlsson, A.: **Respiratory burst in human neutrophils.** *J. Immunol. Methods* 1999, **232**:3–14.

Gerber, B.O., Meng, E.C., Dotsch, V., Baranski, T.J., and Bourne, H.R.: **An activation switch in the ligand binding pocket of the C5a receptor.** *J Biol. Chem.* 2001, **276**:3394–3400.

Reeves, E.P., Lu, H., Jacobs, H.L., Messina, C.G., Bolsover, S., Gabella, G., Potma, E.O., Warley, A., Roes, J., and Segal, A.W.: **Killing activity of neutrophils is mediated through activation of proteases by K$^+$ flux.** *Nature* 2002, **416**:291–297.

Ward, P.A.: **The dark side of C5a in sepsis.** *Nat. Rev. Immunol.* 2004, **4**:133–142.

3.3 O reconhecimento do patógeno e o dano tecidual iniciam uma resposta inflamatória

Chertov, O., Yang, D., Howard, O.M., and Oppenheim, J.J.: **Leukocyte granule proteins mobilize innate host defenses and adaptive immune responses.** *Immunol. Rev.* 2000, **177**:68–78.

Kohl, J.: **Anaphylatoxins and infectious and noninfectious inflammatory diseases.** *Mol. Immunol.* 2001, **38**:175–187.

Mekori, Y.A., and Metcalfe, D.D.: **Mast cells in innate immunity.** *Immunol. Rev.* 2000, **173**:131–140.

Svanborg, C., Godaly, G., and Hedlund, M.: **Cytokine responses during mucosal infections: role in disease pathogenesis and host defence.** *Curr. Opin. Microbiol.* 1999, **2**:99–105.

Van der Poll, T.: **Coagulation and inflammation.** *J. Endotoxin Res.* 2001, **7**:301–304.

3.4 Os TLRs representam um sistema antigo de reconhecimento de patógeno

Lemaitre, B., Nicolas, E., Michaut, L., Reichhart, J.M., and Hoffmann, J.A.: **The dorsoventral regulatory gene cassette spätzle/Toll/cactus controls the potent antifungal response in Drosophila adults.** *Cell* 1996, **86**:973–983.

Lemaitre, B., Reichhart, J.M., and Hoffmann, J.A.: *Drosophila* **host defense: differential induction of antimicrobial peptide genes after infection by various classes of microorganisms.** *Proc. Natl Acad. Sci. USA* 1997, **94**:14614–14619.

3.5 Os TLRs dos mamíferos são ativados por diferentes padrões moleculares associados aos patógenos

Beutler, B., and Rietschel, E.T.: **Innate immune sensing and its roots: the story of endotoxin.** *Nat. Rev. Immunol.* 2003, **3**:169–176.

Hoebe, K., Georgel, P., Rutschmann, S., Du, X., Mudd, S., Crozat, K., Sovath, S., Shamel, L., Hartung, T., Zähringer, U., *et al.*: **CD36 is a sensor of diacylglycerides.** *Nature* 2005, **433**:523–527.

Jin, M.S., Kim, S.E., Heo, J.Y., Lee, M.E., Kim, H.M., Paik, S.G., Lee, H., and Lee, J.O.: **Crystal structure of the TLR1-TLR2 heterodimer induced by binding of a tri-acylated lipopeptide.** *Cell* 2007, **130**:1071–1082.

Liu, L., Botos, I., Wang, Y., Leonard, J.N., Shiloach, J., Segal, D.M., and Davies, D.R.: **Structural basis of toll-like receptor 3 signaling with double-stranded RNA.** *Science* 2008, **320**:379–381.

Lund, J.M., Alexopoulou, L., Sato, A., Karow, M., Adams, N.C., Gale, N.W., Iwasaki, A., and Flavell, R.A.: **Recognition of single-stranded RNA viruses by Toll-like receptor 7.** *Proc. Natl Acad. Sci. USA* 2004, **101**:5598–5603.

Lund, J., Sato, A., Akira, S., Medzhitov, R., and Iwasaki, A.: **Toll-like receptor 9-mediated recognition of herpes simplex virus-2 by plasmacytoid dendritic cells.** *J. Exp. Med.* 2003, **198**:513–520.

Salio, M., and Cerundolo, V.: **Viral immunity: cross-priming with the help of TLR3.** *Curr. Biol.* 2005, **15**:R336–R339.

Yarovinsky, F., Zhang, D., Andersen, J.F., Bannenberg, G.L., Serhan, C.N., Hayden, M.S., Hieny, S., Sutterwala, F.S., Flavell, R.A., Ghosh, S., *et al.*: **TLR11 activation of dendritic cells by a protozoan profilin-like protein.** *Science* 2005, **308**:1626–1629.

3.6 O TLR-4 reconhece o LPS bacteriano em associação com as proteínas acessórias MD-2 e CD14 do hospedeiro

Beutler, B.: **Endotoxin, Toll-like receptor 4, and the afferent limb of innate immunity.** *Curr. Opin. Microbiol.* 2000, **3**:23–28.

Beutler, B., and Rietschel, E.T.: **Innate immune sensing and its roots: the story of endotoxin.** *Nat. Rev. Immunol.* 2003, **3**:169–176.

Kim, H.M., Park, B.S., Kim, J.I., Kim, S.E., Lee, J., Oh, S.C., Enkhbayar, P., Matsushima, N., Lee, H., Yoo, O.J., *et al.*: **Crystal structure of the TLR4–MD-2 complex with bound endotoxin antagonist Eritoran.** *Cell* 2007, **130**:906–917.

Park, B.S., Song, D.H., Kim, H.M., Choi, B.S., Lee, H., and Lee, J.O.: **The structural basis of lipopolysaccharide recognition by the TLR4–MD-2 complex.** *Nature* 2009, **458**:1191–1195.

3.7 Os TLRs ativam os fatores de transcrição NFκB, AP-1 e IRF para induzir a expressão de citocinas inflamatórias e IFNs tipo I

Hiscott, J., Nguyen, T.L., Arguello, M., Nakhaei, P., and Paz, S.: **Manipulation of the nuclear factor-kappaB pathway and the innate immune response by viruses.** *Oncogene* 2006, **25**:6844–6867.

Honda, K., and Taniguchi, T.: **IRFs: master regulators of signalling by Toll-like receptors and cytosolic pattern-recognition receptors.** *Nat. Rev. Immunol.* 2006, **6**:644–658.

Puel, A., Yang, K., Ku, C.L., von Bernuth, H., Bustamante, J., Santos, O.F., Lawrence, T., Chang, H.H., Al-Mousa, H., Picard, C., *et al.*: **Heritable defects of the human TLR signalling pathways.** *J. Endotoxin Res.* 2005, **11**:220–224.

Von Bernuth, H., Picard, C., Jin, Z., Pankla, R., Xiao, H., Ku, C.L., Chrabieh, M., Mustapha, I.B., Ghandil, P., Camcioglu, Y., *et al.*: **Pyogenic bacterial infections in humans with MyD88 deficiency.** *Science* 2008, **321**:691–696.

Werts, C., Girardinm, S.E., and Philpott, D.J.: **TIR, CARD and PYRIN: three domains for an antimicrobial triad.** *Cell Death Differ.* 2006, **13**:798–815.

3.8 Os receptores semelhantes ao NOD atuam como sensores intracelulares de infecção bacteriana

Eisenbarth, S.C., Colegio, O.R., O'Connor, W., Sutterwala, F.S., and Flavell, R.A.: **Crucial role for the Nalp3 inflammasome in the immunostimulatory properties of aluminium adjuvants.** *Nature* 2008, **453**:1122–1126.

Fernandes-Alnemri, T., Yu, J.W., Juliana, C., Solorzano, L., Kang, S., Wu, J., Datta, P., McCormick, M., Huang, L., McDermott, E., *et al.*: **The AIM2 inflammasome is critical for innate immunity to *Francisella tularensis*.** *Nat. Immunol.* 2010, **11**:385–393.

Hornung, V., Ablasser, A., Charrel-Dennis, M., Bauernfeind, F., Horvath, G., Caffrey, D.R., Latz, E., and Fitzgerald, K.A.: **AIM2 recognizes cytosolic dsDNA and forms a caspase-1-activating inflammasome with ASC.** *Nature* 2009, **458**:514–518.

Inohara, N., Chamaillard, M., McDonald, C., and Nunez, G.: **NOD-LRR proteins: role in host–microbial interactions and inflammatory disease.** *Annu. Rev. Biochem.* 2005, **74**:355–383.

Martinon, F., Pétrilli, V., Mayor, A., Tardivel, A., and Tschopp, J.: **Gout-associated uric acid crystals activate the NALP3 inflammasome.** *Nature* 2006, **440**:237–241.

Shaw, M.H., Reimer, T., Kim, Y.G., and Nuñez, G.: **NOD-like receptors (NLRs): bona fide intracellular microbial sensors.** *Curr. Opin. Immunol.* 2008, **20**:377–382.

Strober, W., Murray, P.J., Kitani, A., and Watanabe, T.: **Signalling pathways and molecular interactions of NOD1 and NOD2.** *Nat. Rev. Immunol.* 2006, **6**:9–20.

Ting, J.P., Kastner, D.L., Hoffman, H.M.: **CATERPILLERs, pyrin and hereditary immunological disorders.** *Nat. Rev. Immunol.* 2006, **6**:183–195.

3.9 As helicases semelhantes a RIG-I detectam RNAs virais citoplasmáticos e estimulam a produção de IFN

Hornung, V., Ellegast, J., Kim, S., Brzózka, K., Jung, A., Kato, H., Poeck, H., Akira, S., Conzelmann, K.K., Schlee, M., *et al.*: **5′-Triphosphate RNA is the ligand for RIG-I.** *Science* 2006, **314**:994–997.

Kato, H., Takeuchi, O., Sato, S., Yoneyama, M., Yamamoto, M., Matsui, K., Uematsu, S., Jung, A., Kawai, T., Ishii, K.J., *et al*: **Differential roles of MDA5 and RIG-I helicases in the recognition of RNA viruses.** *Nature* 2006, **441**:101–105.

Konno, H., Yamamoto, T., Yamazaki, K., Gohda, J., Akiyama, T., Semba, K., Goto, H., Kato, A., Yujiri, T., Imai, T., *et al.*: **TRAF6 establishes innate immune responses by activating NF-kappaB and IRF7 upon sensing cytosolic viral RNA and DNA.** *PLoS ONE* 2009, 4:e5674.

Meylan, E., Curran, J., Hofmann, K., Moradpour, D., Binder, M., Bartenschlager, R., and Tschopp, J.: **Cardif is an adaptor protein in the RIG-I antiviral pathway and is targeted by hepatitis C virus.** *Nature* 2005, **437**:1167–1172.

Pichlmair, A., Schulz, O., Tan, C.P., Näslund, T.I., Liljeström, P., Weber, F., and Reis e Sousa, C.: **RIG-I-mediated antiviral responses to single-stranded RNA bearing 5′-phosphates.** *Science* 2006, **314**:935–936.

3.10 A ativação de TLRs e NLRs inicia mudanças na expressão gênica em macrófagos e células dendríticas que possuem grandes efeitos na resposta imune

Brightbill, H.D., Libraty, D.H., Krutzik, S.R., Yang, R.B., Belisle, J.T., Bleharski, J.R., Maitland, M., Norgard, M.V., Plevy, S.E., Smale, S.T., *et al.*: **Host defense mechanisms triggered by microbial lipoproteins through Toll-like receptors.** *Science* 1999, **285**:732–736.

Martinon, F., Mayor. A., and Tschopp, J.: **The inflammasomes: guardians of the body.** *Annu. Rev. Immunol.* 2009, **27**:229–265.

Takeda, K., Kaisho, T., and Akira, S.: **Toll-like receptors.** *Annu. Rev. Immunol.* 2003, **21**:335–376.

3.11 A sinalização de TLR compartilha muitos componentes com a sinalização de Toll na *Drosophila*

Dziarski, R., and Gupta, D.: **Mammalian PGRPs: novel antibacterial proteins.** *Cell Microbiol.* 2006, **8**:1059–1069.

Ferrandon, D., Imler, J.L., Hetru, C., and Hoffmann, J.A.: **The *Drosophila* systemic immune response: sensing and signalling during bacterial and fungal infections.** *Nat. Rev. Immunol.* 2007, **7**:862–874.

Gottar, M., Gobert, V., Matskevich, A.A., Reichhart, J.M., Wang, C., Butt, T.M., Belvin, M., Hoffmann, J.A., and Ferrandon, D.: **Dual detection of fungal infections in *Drosophila* via recognition of glucans and sensing of virulence factors.** *Cell* 2006, **127**:1425–1437.

Kambris, Z., Brun, S., Jang, I.H., Nam, H.J., Romeo, Y., Takahashi, K., Lee, W.J., Ueda, R., and Lemaitre, B.: ***Drosophila* immunity: a large-scale *in vivo* RNAi screen identifies five serine proteases required for Toll activation.** *Curr. Biol.* 2006, **16**:808–813.

Pili-Floury, S., Leulier, F., Takahashi, K., Saigo, K., Samain, E., Ueda, R., and Lemaitre, B.: ***In vivo* RNA interference analysis reveals an unexpected role for GNBP1 in the defense against Gram-positive bacterial infection in *Drosophila* adults.** *J. Biol. Chem.* 2004, **279**:12848–12853.

Royet, J., and Dziarski, R.: **Peptidoglycan recognition proteins: pleiotropic sensors and effectors of antimicrobial defences.** *Nat. Rev. Microbiol.* 2007, **5**:264–277.

3.12 Os genes de TLR e NOD passam por extensa diversificação nos invertebrados e em alguns cordados primitivos

Rast, J.P., Smith, L.C., Loza-Coll, M., Hibino, T., and Litman, G.W.: **Genomic insights into the immune system of the sea urchin.** *Science* 2006, **314**:952–956.

Samanta, M.P., Tongprasit, W., Istrail, S., Cameron, R.A., Tu, Q., Davidson, E.H., and Stolc, V.: **The transcriptome of the sea urchin embryo.** *Science* 2006, **314**:960–962.

3.13 Macrófagos e células dendríticas ativados pelos patógenos secretam uma variedade de citocinas que possuem diversos efeitos locais e distantes

Larsson, B.M., Larsson, K., Malmberg, P., and Palmberg, L.: **Gram-positive bacteria induce IL-6 and IL-8 production in human alveolar macrophages and epithelial cells.** *Inflammation* 1999, **23**:217–230.

Shortman, K., and Liu, Y.J.: **Mouse and human dendritic cell subtypes.** *Nat. Rev. Immunol.* 2002, **2**:151–161.

Svanborg, C., Godaly, G., and Hedlund, M.: **Cytokine responses during mucosal infections: role in disease pathogenesis and host defence.** *Curr. Opin. Microbiol.* 1999, **2**:99–105.

3.14 As quimiocinas liberadas por macrófagos e células dendríticas recrutam células efetoras para os locais de infecção

Luster, A.D.: **The role of chemokines in linking innate and adaptive immunity.** *Curr. Opin. Immunol.* 2002, **14**:129–135.

Matsukawa, A., Hogaboam, C.M., Lukacs, N.W., and Kunkel, S.L.: **Chemokines and innate immunity.** *Rev. Immunogenet.* 2000, **2**:339–358.

Scapini, P., Lapinet-Vera, J.A., Gasperini, S., Calzetti, F., Bazzoni, F., and Cassatella, M.A.: **The neutrophil as a cellular source of chemokines.** *Immunol. Rev.* 2000, **177**:195–203.

Yoshie, O.: **Role of chemokines in trafficking of lymphocytes and dendritic cells.** *Int. J. Hematol.* 2000, **72**:399–407.

3.15 As moléculas de adesão celular controlam as interações entre os leucócitos e as células endoteliais durante uma resposta inflamatória

Alon, R., and Feigelson, S.: **From rolling to arrest on blood vessels: leukocyte tap dancing on endothelial integrin ligands and chemokines at sub-second contacts.** *Semin. Immunol.* 2002, **14**:93–104.

Bunting, M., Harris, E.S., McIntyre, T.M., Prescott, S.M., and Zimmerman, G.A.: **Leukocyte adhesion deficiency syndromes: adhesion and tethering defects involving β 2 integrins and selectin ligands.** *Curr. Opin. Hematol.* 2002, **9**:30–35.

D'Ambrosio, D., Albanesi, C., Lang, R., Girolomoni, G., Sinigaglia, F., and Laudanna, C.: **Quantitative differences in chemokine receptor engagement generate diversity in integrin-dependent lymphocyte adhesion.** *J. Immunol.* 2002, **169**:2303–2312.

Johnston, B., and Butcher, E.C.: **Chemokines in rapid leukocyte adhesion triggering and migration.** *Semin. Immunol.* 2002, **14**:83–92.

Ley, K.: **Integration of inflammatory signals by rolling neutrophils.** *Immunol. Rev.* 2002, **186**:8–18.

Vestweber, D.: **Lymphocyte trafficking through blood and lymphatic vessels: more than just selectins, chemokines and integrins.** *Eur. J. Immunol.* 2003, **33**:1361–1364.

3.16 Os neutrófilos compõem a primeira onda de células que cruza a parede dos vasos sanguíneos para entrar no tecido inflamado

Bochenska-Marciniak, M., Kupczyk, M., Gorski, P., and Kuna, P.: **The effect of recombinant interleukin-8 on eosinophils' and neutrophils' migration *in vivo* and *in vitro*.** *Allergy* 2003, **58**:795–801.

Godaly, G., Bergsten, G., Hang, L., Fischer, H., Frendeus, B., Lundstedt, A.C., Samuelsson, M., Samuelsson, P., and Svanborg, C.: **Neutrophil recruitment, chemokine receptors, and resistance to mucosal infection.** *J. Leukoc. Biol.* 2001, **69**:899–906.

Gompertz, S., and Stockley, R.A.: **Inflammation—role of the neutrophil and the eosinophil.** *Semin. Respir. Infect.* 2000, **15**:14–23.

Lee, S.C., Brummet, M.E., Shahabuddin, S., Woodworth, T.G., Georas, S.N., Leiferman, K.M., Gilman, S.C., Stellato, C., Gladue, R.P., Schleimer, R.P., *et al.*: **Cutaneous injection of human subjects with macrophage inflammatory protein-1 α induces significant recruitment of neutrophils and monocytes.** *J. Immunol.* 2000, **164**:3392–3401.

Worthylake, R.A., and Burridge, K.: **Leukocyte transendothelial migration: orchestrating the underlying molecular machinery.** *Curr. Opin. Cell Biol.* 2001, **13**:569–577.

3.17 TNF-α é uma citocina importante que desencadeia a contenção local da infecção, porém, induz choque quando liberada sistematicamente

Croft, M.: **The role of TNF superfamily members in T-cell function and diseases.** *Nat. Rev. Immunol.* 2009, **9**:271–285.

Dellinger, R.P.: **Inflammation and coagulation: implications for the septic patient.** *Clin. Infect. Dis.* 2003, **36**:1259–1265.

Georgel, P., Naitza, S., Kappler, C., Ferrandon, D., Zachary, D., Swimmer, C., Kopczynski, C., Duyk, G., Reichhart, J.M., and Hoffmann, J.A.: ***Drosophila* immune deficiency (IMD) is a death domain protein that activates antibacterial defense and can promote apoptosis.** *Dev. Cell* 2001, **1**:503–514.

Pfeffer, K.: **Biological functions of tumor necrosis factor cytokines and their receptors.** *Cytokine Growth Factor Rev.* 2003, **14**:185–191.

Rutschmann, S., Jung, A.C., Zhou, R., Silverman, N., Hoffmann, J.A., and Ferrandon, D.: **Role of *Drosophila* IKKγ in a *toll*-independent antibacterial immune response.** *Nat. Immunol.* 2000, **1**:342–347.

3.18 As citocinas liberadas por macrófagos e células dendríticas ativam a resposta de fase aguda

Bopst, M., Haas, C., Car, B., and Eugster, H.P.: **The combined inactivation of tumor necrosis factor and interleukin-6 prevents induction of the major acute phase proteins by endotoxin.** *Eur. J. Immunol.* 1998, **28**:4130–4137.

Ceciliani, F., Giordano, A., and Spagnolo, V.: **The systemic reaction during inflammation: the acute-phase proteins.** *Protein Pept. Lett.* 2002, **9**:211–223.

He, R., Sang, H., and Ye, R.D.: **Serum amyloid A induces IL-8 secretion through a G protein-coupled receptor, FPRL1/LXA4R.** *Blood* 2003, **101**:1572–1581.

Horn, F., Henze, C., and Heidrich, K.: **Interleukin-6 signal transduction and lymphocyte function.** *Immunobiology* 2000, **202**:151–167.

Manfredi, A.A., Rovere-Querini, P., Bottazzi, B., Garlanda, C., and Mantovani, A.: **Pentraxins, humoral innate immunity and tissue injury.** *Curr. Opin. Immunol.* 2008, **20**:538–544.

Mold, C., Rodriguez, W., Rodic-Polic, B., and Du Clos, T.W.: **C-reactive protein mediates protection from lipopolysaccharide through interactions with FcγR.** *J. Immunol.* 2002, **169**:7019–7025.

3.19 Os IFNs induzidos por infecção viral fazem diversas contribuições para a defesa do hospedeiro

Honda, K., Takaoka, A., and Taniguchi, T.: **Type I interferon gene induction by the interferon regulatory factor family of transcription factors.** *Immunity* 2006, **25**:349–360.

Kawai, T., and Akira, S.: **Innate immune recognition of viral infection.** *Nat. Immunol.* 2006, **7**:131–137.

Liu, Y.J.: **IPC: professional type 1 interferon-producing cells and plasmacytoid dendritic cell precursors.** *Annu. Rev. Immunol.* 2005, **23**:275–306.

Meylan, E., and Tschopp, J.: **Toll-like receptors and RNA helicases: two parallel ways to trigger antiviral responses.** *Mol. Cell* 2006, **22**:561–569.

Pietras, E.M., Saha, S.K., and Cheng, G.: **The interferon response to bacterial and viral infections.** *J. Endotoxin Res.* 2006, **12**:246–250.

3.20 As células NK são ativadas por IFN e citocinas derivadas de macrófagos para atuar como defesa precoce contra certas infecções intracelulares

Barral, D.C., and Brenner, M.B.: **CD1 antigen presentation: how it works.** *Nat. Rev. Immunol.* 2007, **7**:929–941.

Godshall, C.J., Scott, M.J., Burch, P.T., Peyton, J.C., and Cheadle, W.G.: **Natural killer cells participate in bacterial clearance during septic peritonitis through interactions with macrophages.** *Shock* 2003, **19**:144–149.

Lanier, L.L.: **Evolutionary struggles between NK cells and viruses.** *Nat. Rev. Immunol.* 2008, **8**:259–268.

Salazar-Mather, T.P., Hamilton, T.A., and Biron, C.A.: **A chemokine-to-cytokine-to-chemokine cascade critical in antiviral defense.** *J. Clin. Invest.* 2000, **105**:985–993.

Seki, S., Habu, Y., Kawamura, T., Takeda, K., Dobashi, H., Ohkawa, T., and Hiraide, H.: **The liver as a crucial organ in the first line of host defense: the roles of Kupffer cells, natural killer (NK) cells and NK1.1 Ag⁺T cells in T helper 1 immune responses.** *Immunol. Rev.* 2000, **174**:35–46.

Yokoyama, W.M., and Plougastel, B.F.: **Immune functions encoded by the natural killer gene complex.** *Nat. Rev. Immunol.* 2003, **3**:304–316.

3.21 As células NK possuem receptores para moléculas próprias que previnem sua ativação por células não infectadas

Borrego, F., Kabat, J., Kim, D.K., Lieto, L., Maasho, K., Pena, J., Solana, R., and Coligan, J.E.: **Structure and function of major histocompatibility complex (MHC) class I specific receptors expressed on human natural killer (NK) cells.** *Mol. Immunol.* 2002, **38**:637–660.

Boyington, J.C., and Sun, P.D.: **A structural perspective on MHC class I recognition by killer cell immunoglobulin-like receptors.** *Mol. Immunol.* 2002, **38**:1007–1021.

Brown, M.G., Dokun, A.O., Heusel, J.W., Smith, H.R., Beckman, D.L., Blattenberger, E.A., Dubbelde, C.E., Stone, L.R., Scalzo, A.A., and Yokoyama, W.M.: **Vital involvement of a natural killer cell activation receptor in resistance to viral infection.** *Science* 2001, **292**:934–937.

Long, E.O.: **Negative signalling by inhibitory receptors: the NK cell paradigm.** *Immunol. Rev.* 2008, **224**:70–84.

Robbins, S.H., and Brossay, L.: **NK cell receptors: emerging roles in host defense against infectious agents.** *Microbes Infect.* 2002, **4**:1523–1530.

Trowsdale, J.: **Genetic and functional relationships between MHC and NK receptor genes.** *Immunity* 2001, **15**:363–374.

Vilches, C., and Parham, P.: **KIR: diverse, rapidly evolving receptors of innate and adaptive immunity.** *Annu. Rev. Immunol.* 2002, **20**:217–251.

3.22 As células NK comportam receptores que ativam sua função efetora em resposta a ligantes expressos em células infectadas ou células tumorais

Borrego, F., Kabat, J., Kim, D.K., Lieto, L., Maasho, K., Pena, J., Solana, R., and Coligan, J.E.: **Structure and function of major histocompatibility complex (MHC) class I specific receptors expressed on human natural killer (NK) cells.** *Mol. Immunol.* 2002, **38**:637–660.

Boyington, J.C., and Sun, P.D.: **A structural perspective on MHC class I recognition by killer cell immunoglobulin-like receptors.** *Mol. Immunol.* 2002, **38**:1007–1021.

Brown, M.G., Dokun, A.O., Heusel, J.W., Smith, H.R., Beckman, D.L., Blattenberger, E.A., Dubbelde, C.E., Stone, L.R., Scalzo, A.A., and Yokoyama, W.M.: **Vital involvement of a natural killer cell activation receptor in resistance to viral infection.** *Science* 2001, **292**:934–937.

Long, E.O.: **Negative signalling by inhibitory receptors: the NK cell paradigm.** *Immunol. Rev.* 2008, **224**:70–84.

Robbins, S.H., and Brossay, L.: **NK cell receptors: emerging roles in host defense against infectious agents.** *Microbes Infect.* 2002, **4**:1523–1530.

Trowsdale, J.: **Genetic and functional relationships between MHC and NK receptor genes.** *Immunity* 2001, **15**:363–374.

Vilches, C., and Parham, P.: **KIR: diverse, rapidly evolving receptors of innate and adaptive immunity.** *Annu. Rev. Immunol.* 2002, **20**:217–251.

3.23 O receptor NKG2D ativa uma via de sinalização diferente da via dos outros receptores NK ativadores

Gonzalez, S., Groh, V., and Spies, T.: **Immunobiology of human NKG2D and its ligands.** *Curr. Top. Microbiol. Immunol.* 2006, **298**:121–138.

Upshaw, J.L., and Leibson, P.J.: **NKG2D-mediated activation of cytotoxic lymphocytes: unique signaling pathways and distinct functional outcomes.** *Semin. Immunol.* 2006, **18**:167–175.

Vivier, E., Nunes, J.A., and Vely, F.: **Natural killer cell signaling pathways.** *Science* 2004, **306**:1517–1519.

3.24 Diversas subpopulações de linfócitos atuam como linfócitos semelhantes ao inato

Bos, N.A., Cebra, J.J., and Kroese, F.G.: **B-1 cells and the intestinal microflora.** *Curr. Top. Microbiol. Immunol.* 2000, **252**:211–220.

Chan, W.L., Pejnovic, N., Liew, T.V., Lee, C.A., Groves, R., and Hamilton, H.: **NKT cell subsets in infection and inflammation.** *Immunol. Lett.* 2003, **85**:159–163.

Chatenoud, L.: **Do NKT cells control autoimmunity?** *J. Clin. Invest.* 2002, **110**:747–748.

Feinberg, H., Uitdehaag, J.C., Davies, J.M., Wallis, R., Drickamer, K., and Weis, W.I.: **Crystal structure of the CUB1-EGF-CUB2 region of mannose-binding protein associated serine protease-2.** *EMBO J.* 2003, **22**:2348–2359.

Fraser, D.A., Arora, M., Bohlson, S.S., Lozano, E., and Tenner, A.J.: **Generation of inhibitory NF-κ B complexes and phosphorylated cAMP response element-binding protein correlates with the activity of complement protein C1q in human monocytes.** *J. Biol. Chem.* 2007, **282**:7360–7367.

Fraser, D.A., Bohlson, S.S., Jasinskiene, N., Rawal, N., Palmarini, G., Ruiz, S., Rochford, R., and Tenner, A.J.: **C1q and MBL, components of the innate immune system, influence monocyte cytokine expression.** *J. Leukoc. Biol.* 2006, **80**:107–116.

Gaboriaud, C., Juanhuix, J., Gruez, A., Lacroix, M., Darnault, C., Pignol, D., Verger, D., Fontecilla-Camps, J.C., and Arlaud, G.J.: **The crystal structure of the globular head of complement protein C1q provides a basis for its versatile recognition properties.** *J. Biol. Chem.* 2003, **278**:46974–46982.

Galli, G., Nuti, S., Tavarini, S., Galli-Stampino, L., De Lalla, C., Casorati, G., Dellabona, P., and Abrignani, S.: **CD1d-restricted help to B cells by human invariant natural killer T lymphocytes.** *J. Exp. Med.* 2003, **197**:1051–1057.

Hawlisch, H., and Kohl, J.: **Complement and Toll-like receptors: key regulators of adaptive immune responses.** *Mol. Immunol.* 2006, **43**:13–21.

Hawlisch, H., Belkaid, Y., Baelder, R., Hildeman, D., Gerard, C., and Kohl, J.C.: **5a negatively regulates toll-like receptor 4-induced immune responses.** *Immunity* 2005, **22**:415–426.

Kronenberg, M., and Gapin, L.: **The unconventional lifestyle of NKT cells.** *Nat. Rev. Immunol.* 2002, **2**:557–568.

Poon, P.H., Schumaker, V.N., Phillips, M.L., and Strang, C.J.: **Conformation and restricted segmental flexibility of C1, the first component of human complement.** *J. Mol. Biol.* 1983, **168**:563–577.

Reid, R.R., Woodcock, S., Prodeus, A.P., Austen, J., Kobzik, L., Hechtman, H., Moore, F.D., Jr, and Carroll, M.C.: **The role of complement receptors CD21/CD35 in positive selection of B-1 cells.** *Curr. Top. Microbiol. Immunol.* 2000, **252**:57–65.

Roos, A., Xu, W., Castellano, G., Nauta, A.J., Garred, P., Daha, M.R., and van Kooten, C.: **Mini-review: a pivotal role for innate immunity in the clearance of apoptotic cells.** *Eur. J. Immunol.* 2004, **34**:921–929.

Schumaker, V.N., Hanson, D.C., Kilchherr, E., Phillips, M.L., and Poon, P.H.: **A molecular mechanism for the activation of the first component of complement by immune complexes.** *Mol. Immunol.* 1986, **23**:557–565.

Sharif, S., Arreaza, G.A., Zucker, P., Mi, Q.S., and Delovitch, T.L.: **Regulation of autoimmune disease by natural killer T cells.** *J. Mol. Med.* 2002, **80**:290–300.

Stober, D., Jomantaite, I., Schirmbeck, R., and Reimann, J.: **NKT cells provide help for dendritic cell-dependent priming of MHC class I-restricted CD8⁺ T cells *in vivo*.** *J. Immunol.* 2003, **170**:2540–2548.

Van den Berg, R.H., Faber-Krol, M.C., Sim, R.B., and Daha, M.R.: **The first subcomponent of complement, C1q, triggers the production of IL-8, IL-6, and monocyte chemoattractant peptide-1 by human umbilical vein endothelial cells.** *J. Immunol.* 1998, **161**:6924–6930.

Yamada, M., Oritani, K., Kaisho, T., Ishikawa, J., Yoshida, H., Takahashi, I., Kawamoto, S., Ishida, N., Ujiie, H., Masaie, H., *et al.*: **Complement C1q regulates LPS-induced cytokine production in bone marrow-derived dendritic cells.** *Eur. J. Immunol.* 2004, **34**:221–230.

Zhang, X., Kimura, Y., Fang, C., Zhou, L., Sfyroera, G., Lambris, J.D., Wetsel, R.A., Miwa, T., and Song, W.C.: **Regulation of Toll-like receptor-mediated inflammatory response by complement in vivo.** *Blood* 2007, **110**:228–236.

Zinkernagel, R.M.: **A primitive T cell-independent mechanism of intestinal mucosal IgA responses to commensal bacteria.** *Science* 2000, **288**:2222–2226.

PARTE II

Reconhecimento do Antígeno

Reconhecimento do Antígeno pelos Receptores de Células B e Células T

4

A resposta imune inata inicialmente defende o corpo contra infecções, mas atua somente para controlar os patógenos que possuem certas características moleculares ou que induzem a liberação de interferon e outras defesas não específicas. Para combater com eficácia uma ampla gama de patógenos que um indivíduo possa encontrar, os linfócitos do sistema imune adaptativo têm de ser capazes de reconhecer uma grande variedade de diferentes **antígenos** de bactérias, de vírus e de outros organismos causadores de doenças. Um antígeno é qualquer molécula ou parte de uma molécula que é especificamente reconhecida por proteínas de reconhecimento altamente especializadas dos linfócitos. Nas células B, estas são as **imunoglobulinas** (**Ig**), produzidas pelas células B com uma ampla variedade de especificidade a antígenos, em que cada célula B produz uma imunoglobulina de especificidade única (ver Seções 1.11 e 1.12). A imunoglobulina ligada à membrana das células B atua como receptor celular para antígenos e é chamada **receptor de células B** (**BCR**, do inglês *B-cell receptor*). Uma imunoglobulina com a mesma especificidade para um antígeno é secretada como **anticorpo** por células B diferenciadas – as células plasmáticas. A secreção de anticorpos, os quais se ligam a patógenos ou seus produtos tóxicos no espaço extracelular do organismo (ver Fig. 1.26), é a principal função efetora das células B na imunidade adaptativa.

Os anticorpos foram as primeiras proteínas envolvidas no reconhecimento imune específico a serem caracterizadas, sendo ainda hoje as mais bem conhecidas. A molécula de anticorpo tem duas funções distintas: uma delas é ligar-se especificamente ao patógeno ou a seus produtos que induziram a resposta imune; a outra é recrutar outras células e moléculas, a fim de destruir o patógeno, quando o anticorpo estiver unido a ele. Por exemplo, a ligação do anticorpo leva à neutralização de vírus e marca patógenos para destruição via fagocitose e complemento, como descrito na Seção 1.18. O reconhecimento e as funções efetoras estão, de maneira estrutural, separados na molécula de anticorpo; uma parte reconhece especificamente o antígeno, ao passo que a outra envolve os mecanismos de eliminação. A região de ligação com o antígeno varia muito entre as moléculas de anticorpos, sendo conhecida como **região variável**, ou **região V**. A variabilidade das moléculas de anticorpo permite que cada uma reconheça um determinado antígeno e o repertório total de anticorpos produzidos por um único indivíduo, sendo suficientemente grande para assegurar que qualquer estrutura possa ser reconhecida. A região da molécula de anticorpo que participa das funções efetoras do sistema imune não varia do mesmo modo, sendo conhecida como **região constante** ou **região C**. São cinco formas principais e cada uma se especializa na ativação de diferentes mecanismos efetores imunes. O receptor de membrana das células B não possui essa função efetora, porque a região C restante está inserida na membrana da célula B. A função do BCR é reconhecer e ligar-se a antígenos por meio da região V, expondo-o na superfície da célula, transmitindo um sinal que ativa a célula B e levando à expansão clonal e à produção de anticorpos. O BCR está associado a uma série de proteínas de sinalização intracelular que serão descritas no Capítulo 7.

As moléculas de reconhecimento de antígeno das células T existem somente como proteínas ligadas à membrana, que estão associadas a um complexo de sinalização intracelular e atuam somente para sinalizar a ativação de células T. Esses **receptores de células T** (**TCRs**, do inglês *T-cell receptors*) são similares às imunoglobulinas tanto na sua estrutura proteica – possuindo regiões V e C – quanto nos mecanismos genéticos responsáveis pela sua grande variabilidade, assunto que será discutido no Capítulo 5. O TCR difere do BCR em um ponto importante: TCR, por si, não se liga e reconhece antígenos, mas, em vez disso, reconhece pequenos fragmentos de peptídeos provenientes do antígeno proteico, que são apresentados pelas proteínas conhecidas como **moléculas do MHC**, presentes na superfície das células hospedeiras.

As moléculas do MHC são glicoproteínas transmembrana codificadas por um grande grupo de genes conhecido como **complexo de histocompatibilidade principal** (**MHC**, do inglês *major histocompatibility complex*). A principal característica estrutural é um longo sulco formado na face extracelular da molécula, ao qual os peptídeos podem se ligar. As moléculas do MHC são altamente **polimórficas**: cada tipo de molécula do MHC ocorre em muitas versões diferentes dentro da população. A maioria das pessoas são heterozigotas para as moléculas do MHC, isto é, elas expressam duas formas de cada tipo de molécula do MHC, o que aumenta a gama de peptídeos derivados de patógenos que podem se ligar. Os TCRs reconhecem características do peptídeo antigênico e da molécula do MHC que se ligou. Isso introduz uma dimensão extra no reconhecimento do antígeno pelas células T, conhecido como **restrição ao MHC**, pois um TCR não é específico somente para uma combinação única entre um determinado peptídeo e uma determinada molécula do MHC. O polimorfismo do MHC e suas consequências para o reconhecimento do antígeno pelas células T e o desenvolvimento das células T serão discutidos nos Capítulos 6 e 8, respectivamente.

Neste capítulo, o enfoque será dado à estrutura e às propriedades de ligação ao antígeno das imunoglobulinas e dos TCRs. Embora células B e T reconheçam moléculas estranhas de maneira distinta, os receptores utilizados são muito semelhantes em estrutura. A seguir, será apresentado como essa estrutura básica pode abranger uma grande variabilidade de antígenos específicos e como permitem que imunoglobulinas e TCRs realizem suas funções como moléculas reconhecedoras de antígeno na resposta imune adaptativa.

A estrutura típica de uma molécula de anticorpo

Os anticorpos são a forma secretada do BCR. Como são solúveis e secretados no sangue em grandes quantidades, os anticorpos são facilmente obtidos e estudados. Por essa razão, a maior parte do que se sabe sobre os BCRs vem do estudo de anticorpos.

As moléculas de anticorpos possuem uma forma de "Y" e consistem em três segmentos de igual tamanho, conectados por uma porção flexível. As três formas esquemáticas da estrutura do anticorpo são mostradas na Figura 4.1. Nesta parte do capítulo, será explicado como essa estrutura é formada e como ela permite que as moléculas de anticorpo exerçam sua dupla função – por um lado, a ligação a uma grande variedade de antígenos e, por outro, a ligação a um número limitado de células e moléculas efetoras que destróem o antígeno. Cada uma destas funções é exercida por porções diferentes da molécula. As extremidades dos dois braços do Y – as regiões V – variam no detalhe de suas estruturas entre as diferentes moléculas de anticorpo. Estas estão envolvidas na ligação do antígeno. A base do Y – ou região C – é mais conservada e interage com moléculas e células efetoras.

Todos os anticorpos são construídos da mesma forma, a partir de pares de cadeias polipeptídicas pesadas e leves, e o termo genérico imunoglobulina é utilizado para todas as proteínas. Cinco diferentes **classes** de imunoglobulinas – IgM, IgD, IgG, IgA

Figura 4.1   Estrutura de uma molécula de anticorpo. A Figura **a** ilustra um diagrama de fita com base na cristalografia por raios X de um anticorpo IgG, mostrando a disposição da cadeia polipeptídica central. Três regiões globulares formam um "Y". Os dois sítios de ligação ao antígeno são as extremidades dos braços, que estão unidos ao tronco do Y por uma região da dobradiça. Na Figura **b**, está a representação esquemática da estrutura apresentada na Figura **a**, ilustrando a composição das quatro cadeias e os domínios distintos que compõem cada cadeia. A Figura **c** mostra uma representação esquemática simplificada de uma molécula de anticorpo, que será utilizada ao longo deste livro. C-terminal, carboxiterminal; N-terminal, aminoterminal. (Estrutura cortesia de R.L. Stanfield e I.A. Wilson.)

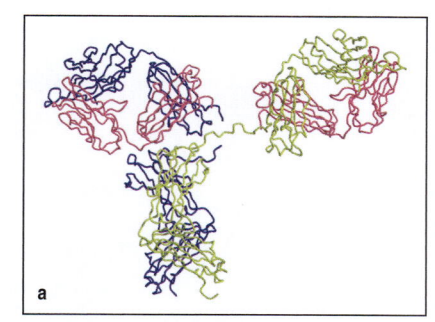

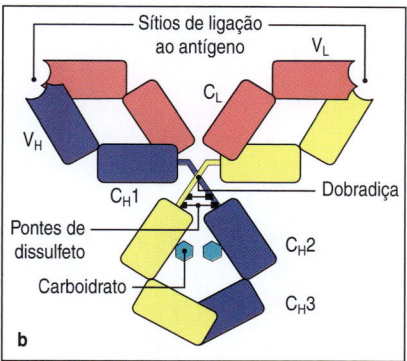

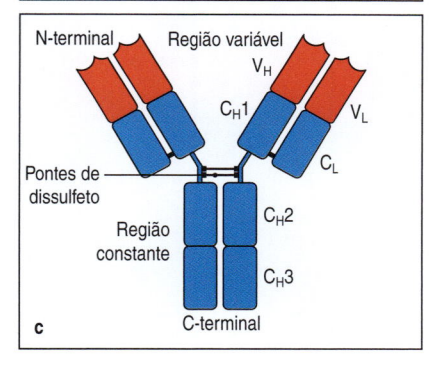

e IgE – podem ser distinguidas por suas regiões C. Diferenças mais sutis em relação à região V são responsáveis pela especificidade da ligação. Será utilizada a molécula de anticorpo de IgG como exemplo para descrever as características gerais da estrutura das imunoglobulinas.

4.1   Os anticorpos IgG consistem em quatro cadeias polipeptídicas

Os anticorpos IgG são moléculas grandes com peso molecular de aproximadamente 150 kDa e são compostas por dois diferentes tipos de cadeias polipeptídicas. Uma delas, de aproximadamente 50 kDa, que é denominada **cadeia pesada** ou **H**, e a outra, de 25 kDa, é denominada **cadeia leve** ou **L** (Fig. 4.2). Cada molécula de IgG é constituída por duas cadeias pesadas e duas cadeias leves. As duas cadeias pesadas são ligadas uma à outra por pontes de dissulfeto, e cada cadeia pesada é ligada a uma cadeia leve por uma ponte de dissulfeto. Em cada molécula de imunoglobulina, as duas cadeias pesadas e as duas cadeias leves são iguais, conferindo à molécula de anticorpo dois sítios idênticos de ligação ao antígeno (ver Fig. 4.1). Isso confere a capacidade de se ligar simultaneamente a dois antígenos idênticos na superfície e, assim, aumentar a força total da interação, que é denominada **avidez**. A força da interação entre um único sítio de ligação ao antígeno é denominada **afinidade**.

Dois tipos de cadeias leves, **lambda** (**λ**) e **capa** (**κ**), são encontrados nos anticorpos. Uma determinada imunoglobulina apresenta sempre ambas as cadeias λ e κ, nunca uma de cada. Nenhuma diferença funcional foi encontrada entre anticorpos com cadeia leves λ e κ, e ambos os tipos de cadeia leve podem ser encontradas em anticorpos de qualquer uma das cinco classes principais. A relação entre os dois tipos de cadeia leve varia de espécie para espécie. Em camundongos, a relação κ para λ é 20:1, e no homem é 2:1; já nos bovinos é de 1:20. A razão para essa variação é ainda desconhecida. Distorções nessas proporções podem ser utilizadas algumas vezes para detectar a proliferação anormal de um clone de células B. A expressão de cadeia leve sempre ocorre de forma idêntica e, portanto, o excesso de cadeia leve λ em um indivíduo pode indicar a presença de células B tumorais produtoras de cadeia λ.

A classe de um anticorpo e, consequentemente, sua função, é definida pela estrutura de sua cadeia pesada. Existem cinco principais classes de cadeias pesadas ou **isotipos**, e alguns deles têm diversos subtipos. Estes subtipos determinam a atividade funcional da molécula de anticorpo. As cinco principais classes de imunoglo-

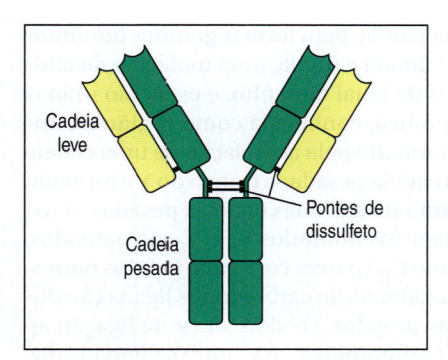

Figura 4.2   A molécula de imunoglobulina é composta por dois tipos de cadeias proteicas: cadeias leves e cadeias pesadas. Cada molécula de imunoglobulina é formada por duas cadeias pesadas (verde) e duas cadeias leves (amarelo), unidas por pontes de dissulfeto, de modo que cada cadeia pesada liga-se a uma cadeia leve, e as duas cadeias pesadas ligam-se uma à outra.

bulinas são **imunoglobulina M (IgM)**, **imunoglobulina D (IgD)**, **imunoglobulina G (IgG)**, **imunoglobulina A (IgA)** e **imunoglobulina E (IgE)**. Suas cadeias pesadas são designadas por uma letra minúscula correspondente do alfabeto grego (μ, δ, γ, α e ε, respectivamente). A IgG é a imunoglobulina mais abundante e possui diversas subclasses (IgG1, 2, 3 e 4 em seres humanos). As propriedades funcionais distintas das diferentes classes e subclasses de anticorpos são conferidas pela região caboxiterminal da cadeia pesada, onde não há associação com a cadeia leve. A estrutura e as funções dos diferentes isotipos de cadeia pesada serão descritas no Capítulo 5. As características estruturais gerais de todos os isotipos são similares, e será considerada a IgG – o isotipo mais abundante no plasma – como uma molécula de anticorpo típica.

A estrutura do BCR é idêntica à estrutura do seu anticorpo correspondente, com exceção de uma pequena porção da carboxiterminal da região C da cadeia pesada. No BCR, a carboxiterminal é um aminoácido hidrofóbico que ancora as moléculas à membrana e, no anticorpo, é uma sequência hidrofílica que permite a secreção.

4.2 Imunoglobulinas de cadeias pesadas e leves são compostas por regiões constantes e variáveis

As sequências de aminoácidos de muitas imunoglobulinas de cadeias pesadas e leves já foram determinadas e revelam duas importantes características da molécula do anticorpo. Primeiro, cada cadeia consiste em uma série de similares – embora não idênticas – sequências com cerca de 110 aminoácidos de comprimento. Cada uma dessas repetições corresponde a uma discreta região compacta dobrada na estrutura da proteína, conhecida como domínio proteico. A cadeia leve é composta por dois desses **domínios de imunoglobulina**s, e a cadeia pesada do anticorpo IgG é formada por quatro (ver Fig. 4.1a). Isso sugere que as cadeias das imunoglobulinas evoluíram por repetidas duplicações de um gene ancestral correspondente a um único domínio.

A segunda característica importante é a sequência de aminoácidos aminoterminais das cadeias pesadas e leves, que varia muito entre os diferentes anticorpos. A variabilidade é limitada aos primeiros 110 aminoácidos aproximadamente, correspondendo ao primeiro domínio, e os domínios restantes são constantes entre as cadeias de imunoglobulina com mesmo isotipo. Os **domínios variáveis** aminoterminais (**domínios V**) das cadeias pesadas e leves (V_H e V_L, respectivamente), juntos, formam a região V do anticorpo e conferem sua capacidade de ligar-se a antígenos específicos, ao passo que os **domínios constantes (domínios C)** das cadeias pesadas e leves (C_H e C_L, respectivamente) formam a região C (ver Figs. 4.1b e 4.1c). Os múltiplos domínios C de cadeia pesada são numerados a partir da porção aminoterminal em direção à carboxiterminal; por exemplo, C_H1, C_H2, e assim por diante.

4.3 A molécula de anticorpo pode ser clivada com facilidade em fragmentos funcionalmente distintos

Os domínios proteicos supradescritos associam-se para formar grandes domínios globulares. Portanto, quando totalmente dobrada e unida, uma molécula de anticorpo compreende três porções globulares de igual tamanho, e estas são unidas por uma porção flexível da cadeia polipeptídica, conhecida como **região da dobradiça** (ver Fig. 4.1b). Cada braço do Y é formado pela associação de uma cadeia leve com a metade aminoterminal de uma cadeia pesada; o tronco do Y é formado pelo pareamento das metades carboxiterminais das duas cadeias pesadas. A associação das cadeias pesadas e leves é tal que os domínios V_H e V_L são pareados, assim como os domínios C_H1 e C_L. O domínio C_H3 pareia com cada um dos outros, mas o domínio C_H2 não interage; as cadeias laterais de carboidratos ligadas ao domínio C_H2 situam-se entre as duas cadeias pesadas. Os dois sítios de ligação ao antígeno são formados pelo pareamento dos domínios V_H e V_L na extremidade dos dois braços do Y (ver Fig. 4.1b).

Enzimas proteolíticas (proteases) que clivam sequências polipeptídicas têm sido utilizadas para analisar a estrutura das moléculas de anticorpos e para determinar quais partes da molécula são responsáveis por suas várias funções. A digestão limitada com a protease papaína cliva as moléculas de anticorpo em três fragmentos (Fig. 4.3). A papaína cliva a molécula de anticorpo na porção aminoterminal da ponte de dissulfeto que liga as duas cadeias pesadas, liberando os dois braços da molécula de anticorpo como dois fragmentos idênticos que contêm a atividade de ligação com o antígeno. Esses fragmentos são denominados **fragmentos Fab** (do inglês *fragment antigen binding*). O outro fragmento não contém atividade de ligação com o antígeno, mas observou-se que cristaliza facilmente e, por essa razão, foi denominado **fragmento Fc** (do inglês *fragment crystallizable*). Esse fragmento corresponde ao pareamento dos domínios C_H2 e C_H3 e é a região da molécula de anticorpo que interage com moléculas e células efetoras. As diferenças funcionais entre os isotipos de cadeia pesada encontram-se principalmente no fragmento Fc.

Outra protease, a pepsina, cliva no lado carboxiterminal das ligações de dissulfeto (ver Fig. 4.3). Isso produz um fragmento no qual os dois braços que se ligam ao antígeno da molécula de anticorpo permanecem unidos, o **fragmento F(ab′)₂**. A pepsina cliva o restante da cadeia pesada em vários fragmentos pequenos. O fragmento F(ab′)₂ possui exatamente a mesma característica de ligação ao antígeno que o anticorpo original, mas é incapaz de interagir com qualquer molécula efetora. Assim, possui potencial para aplicações terapêuticas.

Muitas moléculas relacionadas a anticorpos podem ser construídas por meio de técnicas de engenharia genética. Uma delas é uma molécula de Fab truncada, compreendendo somente o domínio V da cadeia pesada unida por um pedaço de peptídeo sintético ao domínio V da cadeia leve, sendo chamada **Fv de cadeia única**, de fragmento variável. As moléculas Fv podem tornar-se agentes terapêuticos valiosos devido ao seu pequeno tamanho, permitindo fácil penetração tecidual. Por exemplo, moléculas Fv específicas para tumores, ligadas às toxinas proteicas, têm potencial aplicação na terapia de tumores, como discutido no Capítulo 16.

4.4 A molécula de imunoglobulina é flexível, sobretudo na região da dobradiça

A região da dobradiça que liga as porções Fc e Fab da molécula de IgG é, na realidade, uma região flexível, permitindo movimentos independentes dos dois braços Fab. Essa flexibilidade é revelada por estudos de anticorpos ligados a pequenos antígenos, conhecido como **haptenos**. Estes são moléculas pequenas de vários tipos, geralmente do tamanho de uma cadeia lateral de tirosina. Embora os haptenos sejam especificamente reconhecidos por anticorpos, eles só podem estimular a produção de anticorpos anti-hapteno quando ligados a uma proteína (ver Apêndice I, Seção A.1). Duas moléculas de hapteno idênticas, unidas por uma curta região flexível, podem ligar dois ou mais anticorpos anti-hapteno, formando dímeros, trímeros, tetrâmeros, e assim por diante, os quais podem ser observados por microscopia eletrônica (Fig. 4.4). As estruturas formadas por esses complexos demonstraram que as moléculas de anticorpos são flexíveis na região da dobradiça. Alguma flexibilidade também é encontrada na junção entre os domínios V e C, permitindo a flexão e a rotação do domínio V em relação ao domínio C. Por exemplo, na molécula de anticorpo mostrada na Figura 4.1a, não somente existem duas regiões de dobradiça claramente com dobras diferentes, como o ângulo entre os domínios V e C em cada um dos dois braços Fab é também diferente. Essa amplitude de movimento levou a

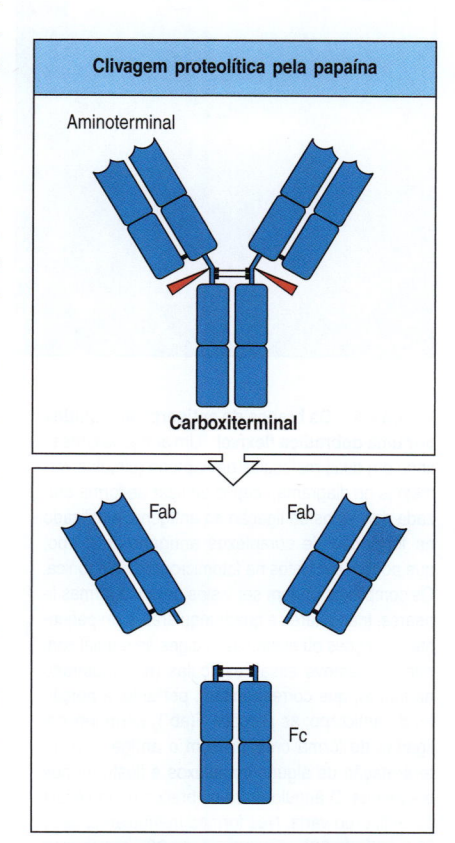

Clivagem proteolítica pela papaína

Aminoterminal

Carboxiterminal

Fab   Fab

Fc

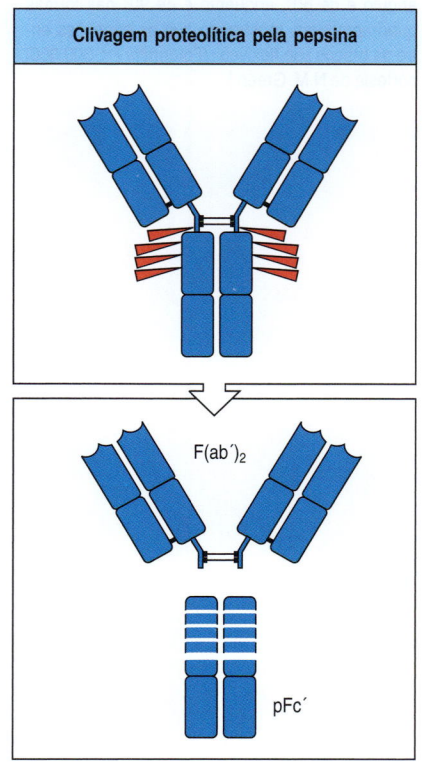

Clivagem proteolítica pela pepsina

F(ab′)₂

pFc′

Figura 4.3 A molécula de imunoglobulina em forma de Y pode ser clivada por digestão parcial com proteases. Figuras superiores: a papaína cliva a molécula de imunoglobulina em três partes, dois fragmentos Fab e um fragmento Fc. O fragmento Fab contém as regiões V e liga-se ao antígeno. O fragmento Fc é cristalizável e contém as regiões C. Figuras inferiores: a pepsina cliva a imunoglobulina, produzindo um fragmento F(ab′)₂ e muitos fragmentos Fc pequenos, sendo o maior chamado de fragmento pFc′. F(ab′)₂ é escrito com um apóstrofo porque contém alguns aminoácidos a mais que o Fab, incluindo as cisteínas que formam as pontes de dissulfeto.

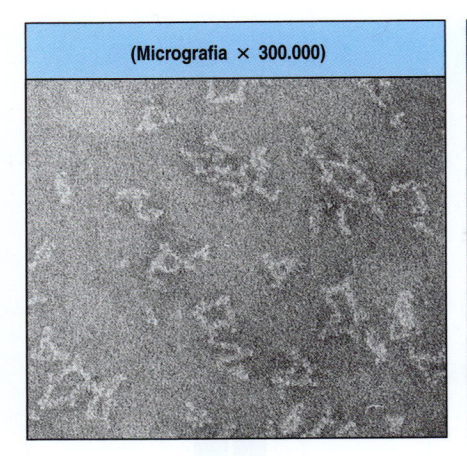

(Micrografia × 300.000)

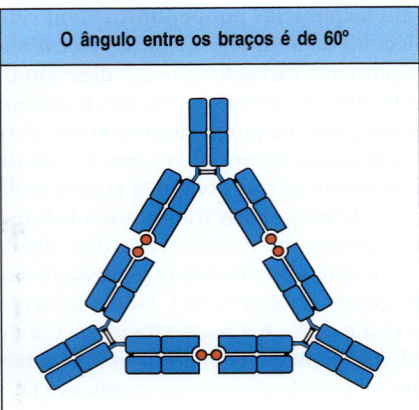

O ângulo entre os braços é de 60°

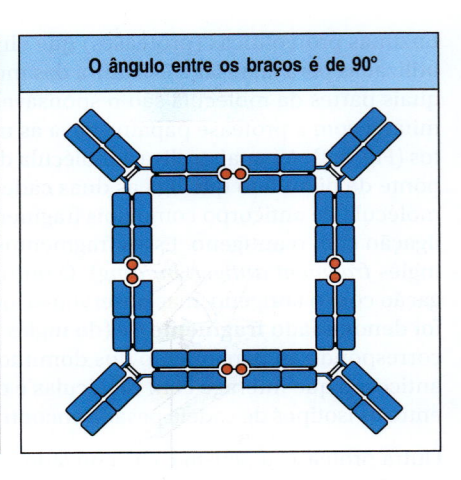

O ângulo entre os braços é de 90°

Figura 4.4 Os braços do anticorpo são unidos por uma dobradiça flexível. Um antígeno consistindo em duas moléculas de hapteno (círculos vermelhos no diagrama), capaz de ligar de forma cruzada dois sítios de ligação ao antígeno, é utilizado na formação de complexos antígeno-anticorpo, que podem ser vistos na fotomicrografia eletrônica. Os complexos podem ser vistos gerando formas lineares, triangulares e quadrangulares, com pequenas projeções ou espículas. A digestão parcial com pepsina remove essas espículas (não mostrado na figura), que correspondem, portanto, à porção Fc do anticorpo; as porções F(ab′)$_2$ permanecem ligadas de forma cruzada com o antígeno. A interpretação de alguns complexos é ilustrada nos diagramas. O ângulo entre os braços da molécula do anticorpo varia. Nas formas triangulares, esse ângulo é de 60°, enquanto é de 90° nas formas quadrangulares, mostrando que as conexões entre os braços são flexíveis. (Fotografia [× 300.000] cortesia de N.M. Green.)

junção entre os domínios V e C a ser chamada de articulação esférica molecular. A flexibilidade de ambas as dobradiças e junções V-C permite a união dos braços da molécula de anticorpo a sítios que estejam separados por grandes distâncias, como os sítios dos polissacarídeos da parede celular bacteriana. A flexibilidade da dobradiça também permite que os anticorpos interajam com as proteínas ligantes que medeiam os mecanismos efetores imunes.

4.5 Os domínios de uma molécula de imunoglobulina têm estruturas similares

Como visto na Seção 4.2, as cadeias pesadas e leves das imunoglobulinas são compostas por uma série de domínios proteicos discretos, todos com estrutura de dobra semelhante. Dentro dessa estrutura básica, existem diferenças entre os domínios V e C. As semelhanças e as diferenças estruturais podem ser vistas no diagrama de uma cadeia leve na Figura 4.5. Cada domínio é constituído por duas **folhas β**, as quais são elementos da estrutura proteica, compostos por fitas de cadeia polipeptídica (**fitas β**) empacotadas. As folhas são ligadas por uma ponte de dissulfeto que forma uma estrutura em forma de cilindro, conhecido como **cilindro β**. A característica estrutural de dobra do domínio da proteína da imunoglobulina é conhecida como **dobra de imunoglobulina**.

Tanto a semelhança essencial dos domínios V e C quanto as diferenças críticas entre eles são mais claramente observadas nas figuras inferiores da Figura 4.5, em que os domínios cilíndricos estão abertos para revelar como a cadeia polipeptídica dobra para criar cada uma das folhas β e como forma alças flexíveis quando muda de direção. A principal diferença entre os domínios V e C é que o domínio V é maior, com uma alça extra. As alças flexíveis dos domínios V formam um sítio de ligação ao antígeno da molécula de imunoglobulina.

Muitos dos aminoácidos comuns aos domínios C e V situam-se no centro da dobra da imunoglobulina e são essenciais para a estabilidade de sua estrutura. Outras proteínas que apresentam sequências similares às das imunoglobulinas também formam domínios de estrutura similar e são chamadas de **domínios semelhantes às imunoglobulinas** (**domínios semelhantes às Ig**). Esses domínios estão presentes em muitas proteínas do sistema imune, em proteínas envolvidas com o reconhecimento célula-célula e adesão no sistema nervoso e em outros tecidos. Juntamente com as imunoglobulinas e os TCRs, eles compõem a extensa **superfamília das imunoglobulinas**.

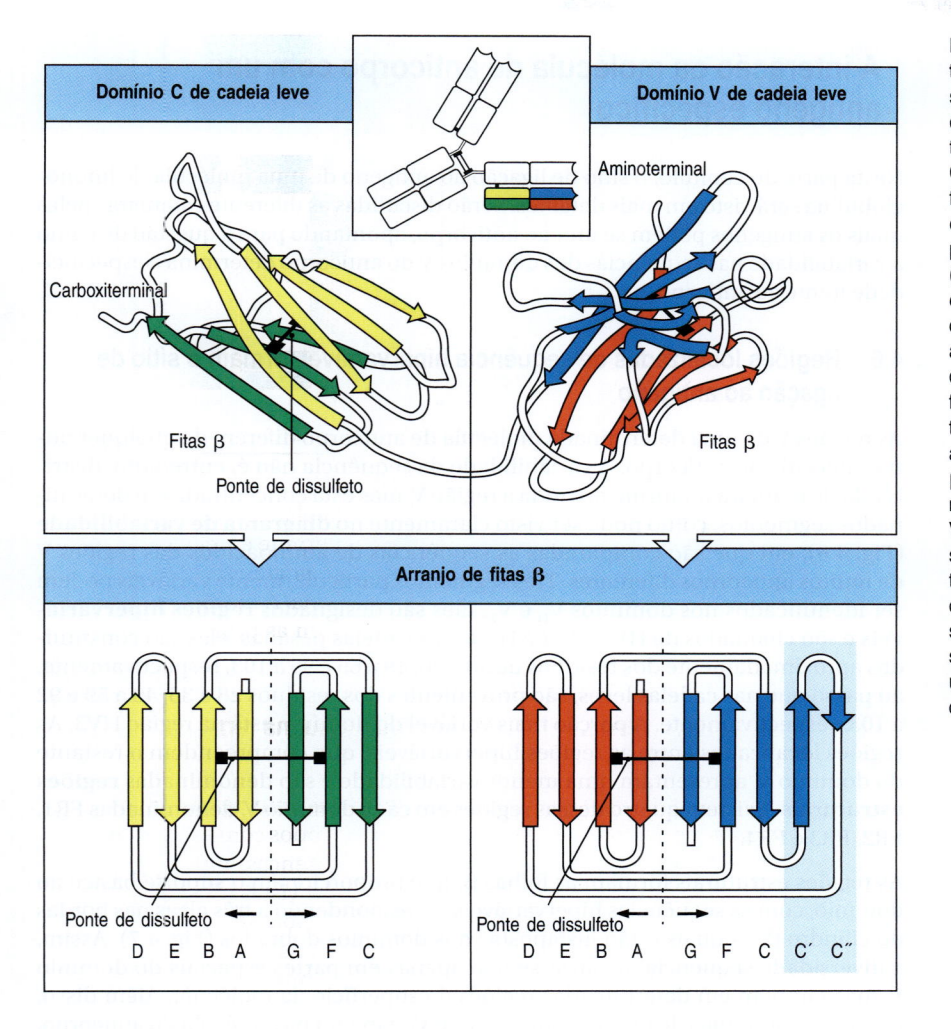

Figura 4.5 A estrutura dos domínios constantes e variáveis das imunoglobulinas. As figuras superiores mostram, esquematicamente, o padrão de dobramento dos domínios variáveis (V) e constantes (C) de uma cadeia leve de imunoglobulina. Cada domínio é uma estrutura globular, em que as fitas da cadeia polipeptídica (fitas β) orientam-se em direções opostas (antiparalelas) unidas por pontes de dissulfeto para formar duas folhas β (mostrado em amarelo e verde, para o domínio C, e em vermelho e azul, para o domínio V). A forma como a cadeia polipeptídica se dobra para formar a estrutura final pode ser vista mais claramente quando as folhas são abertas, como mostrado nas figuras inferiores. As fitas β são marcadas por letras, respeitando sua ocorrência na sequência dos aminoácidos dos domínios; a ordem em cada folha β é característica dos domínios de imunoglobulina. As folhas β C´e C˝, localizadas nos domínios V, mas não nos C, estão indicadas pelo fundo azul sombreado. Os segmentos característicos quatro fitas mais três fitas (domínio tipo região C) ou quatro fitas mais cinco fitas (domínio tipo região V) são típicos dos blocos que formam os domínios da superfamília das imunoglobulinas, encontrados em uma grande variedade de proteínas, como os anticorpos e os receptores de células T (TCRs).

Resumo

As moléculas de anticorpos IgG são formadas por quatro cadeias polipeptídicas, compreendendo duas cadeias leves idênticas e duas cadeias pesadas também idênticas. Pode-se imaginar que constituem uma estrutura flexível em forma de "Y". Cada uma das quatro cadeias tem uma região variável (V) em sua porção aminoterminal – o que contribui para a formação do sítio de ligação ao antígeno – e uma região constante (C) que determina o isotipo. O isotipo da cadeia pesada determina as propriedades funcionais do anticorpo. As cadeias leves são ligadas às cadeias pesadas por muitas interações não covalentes e por pontes de dissulfeto, e as regiões V das cadeias pesadas e leves pareiam em cada braço do Y para gerar dois sítios idênticos de ligação ao antígeno, localizados nas extremidades dos braços do Y. A existência de dois sítios de ligação ao antígeno permite que moléculas de anticorpos façam uma reação cruzada com os antígenos, ligando-se a eles de forma mais estável e com grande afinidade. O tronco do Y, ou fragmento Fc, é composto pelos domínios carboxiterminais das cadeias pesadas. Unindo os braços ao tronco do Y, existem regiões articuladas flexíveis. O fragmento Fc e as regiões da dobradiça diferem nos anticorpos de diferentes isotipos, determinando suas propriedades funcionais. Entretanto, a organização geral dos domínios é similar em todos os isotipos.

A interação da molécula de anticorpo com um antígeno específico

Nesta parte do capítulo, o sítio de ligação ao antígeno de uma molécula de imunoglobulina será visto em mais detalhes. Serão discutidas as diferentes maneiras pelas quais os antígenos podem se unir ao anticorpo, apontando para a questão de como a variabilidade nas sequências dos domínios V do anticorpo determina a especificidade frente ao antígeno.

4.6 Regiões localizadas de sequência hipervariável formam o sítio de ligação ao antígeno

As regiões V de uma determinada molécula de anticorpo diferem de qualquer outra molécula de anticorpo. A variabilidade da sequência não é, entretanto, distribuída de maneira uniforme por toda a região V, mas está concentrada em determinados segmentos, como pode ser visto claramente no **diagrama de variabilidade** (Fig. 4.6), em que são comparadas as sequências de aminoácidos das regiões V de muitos anticorpos diferentes. Três segmentos particularmente variáveis podem ser identificados nos domínios V_H e V_L. Eles são designados **regiões hipervariáveis** e são chamados de HV1, HV2 e HV3. Nas cadeias pesadas, elas são constituídas aproximadamente dos resíduos de 30 a 36, 49 a 65 e 95 a 103, respectivamente, ao passo que nas cadeias leves, são provenientes dos resíduos 28 a 35, 49 a 59 e 92 a 103, respectivamente. A porção mais variável do domínio está na região HV3. As regiões localizadas entre as regiões hipervariáveis, que compreendem o restante do domínio V, apresentam uma menor variabilidade e são denominadas **regiões estruturais**. Existem quatro dessas regiões em cada domínio V, denominadas FR1, FR2, FR3 e FR4.

As regiões estruturais formam as folhas β, que proporcionam o suporte básico ao domínio, com as sequências hipervariáveis correspondendo a três alças nas bordas do cilindro β, as quais estão justapostas nos domínios dobrados (Fig. 4.7). Assim, a diversidade sequencial localiza-se não apenas em partes especiais do domínio V, mas também em determinadas regiões da superfície da molécula. Além disso, quando os domínios de imunoglobulina V_H e V_L pareiam na molécula do anticorpo, as três alças hipervariáveis de cada domínio unem-se, criando um único sítio hipervariável na extremidade de cada braço da molécula de anticorpo. Esse é o **sítio de li-**

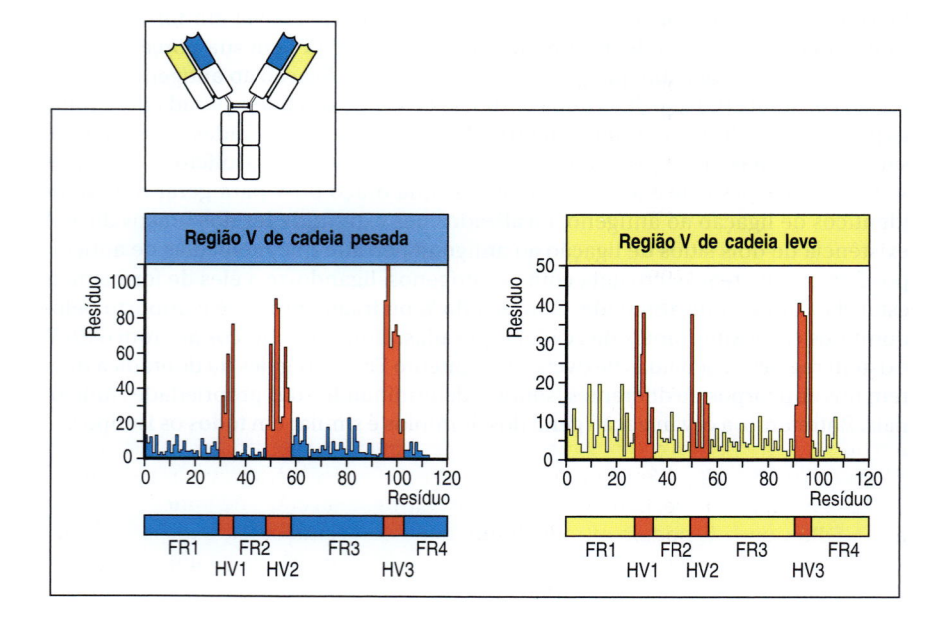

Figura 4.6 Existem regiões distintas de hipervariabilidade nos domínios V. A figura mostra a análise da comparação de sequências de várias regiões V de cadeias leve e pesada. Em cada posição do aminoácido, o grau de variabilidade é a razão do número de diferentes aminoácidos vistos em todas as sequências em relação à frequência dos aminoácidos mais comuns. Três regiões hipervariáveis (HV1, HV2 e HV3) estão indicadas em vermelho. Elas são flanqueadas por regiões estruturais menos variáveis (FR1, FR2, FR3 e FR4, mostradas em azul e amarelo).

Figura 4.7   As regiões hipervariáveis posicionam-se em alças separadas na estrutura dobrada. Quando as regiões hipervariáveis estão posicionadas na estrutura de um domínio V, pode-se observar que elas estão em alças que se aproximam na estrutura dobrada. Na molécula de anticorpo, o pareamento da cadeia pesada e da cadeia leve aproxima as alças hipervariáveis de cada cadeia, criando uma única superfície hipervariável, que forma o sítio de ligação ao antígeno na extremidade de cada braço. Como elas são complementares à superfície do antígeno, as regiões hipervariáveis são mais conhecidas como regiões determinantes de complementaridade (CDRs). C, carboxiterminal; N, aminoterminal.

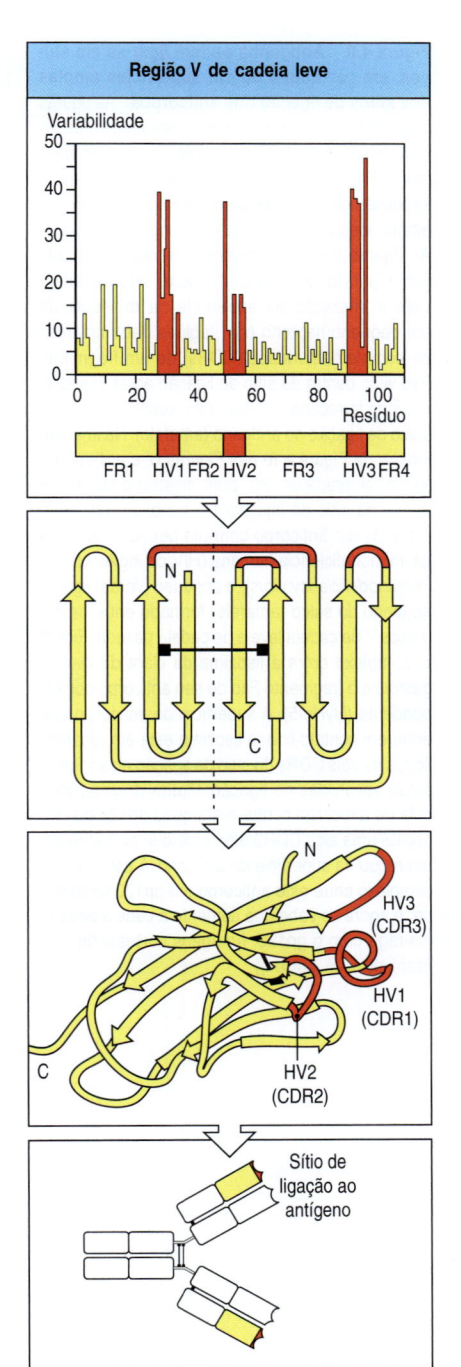

gação ao antígeno ou **sítio de combinação do anticorpo**, que determina a especificidade do anticorpo pelo antígeno. As seis alças hipervariáveis são mais comumente chamadas de **regiões determinantes de complementaridade**, ou **CDRs**, porque a superfície que elas formam é complementar ao antígeno ao qual elas se ligam. Há três CDRs para cada cadeia pesada e leve, denominadas CDR1, CDR2 e CDR3. As CDRs dos domínios V_H e V_L contribuem para o sítio de ligação ao antígeno, sendo que a combinação das cadeias pesada e leve, e nenhuma delas sozinha, determinam a especificidade antigênica final (ver Fig. 4.6). Desse modo, um meio pelo qual o sistema imune é capaz de gerar anticorpos de diferentes especificidades é gerando diferentes combinações das regiões V da cadeia pesada e da cadeia leve. Esse meio é conhecido como **diversidade combinatória**. Uma segunda forma de diversidade combinatória será vista quando for considerado, no Capítulo 5, como os genes que codificam para as regiões V de cadeias pesadas e de cadeias leves são criados a partir de segmentos menores de DNA.

4.7   Os anticorpos ligam-se aos antígenos por meio do contato com aminoácidos nas CDRs, mas os detalhes dessa ligação dependem do tamanho e da forma do antígeno

No início das investigações sobre a ligação do antígeno com o anticorpo, as únicas fontes disponíveis, em grande quantidade, de um único tipo de anticorpo, eram tumores de células secretoras de anticorpo. A especificidade antigênica dos anticorpos derivados de tumores era desconhecida, de modo que um grande número de compostos teve de ser testado para identificar os ligantes que poderiam ser utilizados para estudar a ligação com o antígeno. Em geral, as substâncias encontradas na ligação com anticorpos eram haptenos (ver Seção 4.4), como a fosfocolina e a vitamina K_1. A análise estrutural dos complexos dos anticorpos e seus haptenos ligantes forneceu a primeira evidência direta de que as regiões hipervariáveis formavam o sítio de ligação ao antígeno e estabeleceu a base estrutural da especificidade antigênica para o hapteno. Subsequentemente, com a descoberta de métodos para a produção de **anticorpos monoclonais** (ver Apêndice I, Seção A.12), foi possível fazer uma grande quantidade de anticorpos puros específicos para um dado antígeno. Isso proporcionou um panorama mais geral do modo como anticorpos interagem com seus antígenos, confirmando e ampliando a visão das interações antígeno-anticorpo derivadas do estudo dos haptenos.

A superfície da molécula de anticorpo, formada pela justaposição das CDRs de cadeias leve e pesada cria o sítio de ligação ao antígeno. As sequências dos aminoácidos das CDRs são diferentes em diferentes anticorpos, bem como as formas e propriedades das superfícies criadas por essas CDRs. Como princípio geral, anticorpos unem-se aos ligantes com superfícies complementares ao sítio de ligação ao antígeno. Um antígeno pequeno, como um hapteno ou um pequeno peptídeo, geralmente se liga em um sulco ou em uma fenda localizada entre os domínios V das cadeias leve e pesada (Figs. 4.8a e 4.8b). Alguns antígenos, como as proteínas, podem ser do mesmo tamanho, ou até maiores que os próprios anticorpos. Nesses casos, a interface entre antígeno e anticorpo é, frequentemente, uma ampla superfície que envolve todas as CDRs e, em alguns casos, pode incluir algumas regiões estruturais do anticorpo (ver Fig. 4.8c) Essa superfície não precisa ser côncava; pode ser plana, ondulada ou, inclusive, convexa. Em alguns casos, moléculas de anticorpo com a alça CDR3 alongada podem introduzir um "dedo" nas retrações da superfície do antígeno, como mostrado na Figura 4.8d, onde o anticorpo ligado ao antígeno gp120 do HIV projeta uma longa alça contra seu alvo.

Figura 4.8 Antígenos podem ligar-se em sulcos, em cavidades ou em superfícies amplas dos sítios de ligação dos anticorpos. As figuras superiores mostram representações esquemáticas de diferentes tipos de sítios de ligação no fragmento Fab de um anticorpo: primeira figura, sulco; segunda figura, cavidade; terceira figura, superfície ampla; e quarta figura, superfície que se protunde. As figuras inferiores mostram exemplos de cada tipo. Figura **a**: no topo da imagem, está representada a interação da superfície da molécula de um pequeno hapteno com regiões determinantes de complementaridade (CDRs) de um fragmento Fab visto dentro do sítio de ligação ao antígeno. O hapteno ferroceno, mostrado em verde, é ligado no sulco de ligação do antígeno (amarelo). Na imagem inferior da Figura **a** (e nas Figuras **b**, **c** e **d**), a molécula foi girada em 90° para mostrar a superfície lateral do sítio de ligação. Figura **b**: em um complexo de um anticorpo com um peptídeo do vírus da imunodeficiência humana (HIV, do inglês *human immunodeficiency virus*), o peptídeo (verde) liga-se ao longo do sulco (amarelo) formado entre os domínios V de cadeia leve e de cadeia pesada. Figura **c**: complexo entre a lisozima da clara do ovo de galinha e o fragmento Fab de seu anticorpo correspondente (HyHel5). A superfície do anticorpo que entra em contato com a lisozima está em amarelo. Todas as seis CDRs do sítio de ligação ao antígeno estão envolvidas na ligação. Figura **d**: uma molécula de anticorpo contra o antígeno gp120 do HIV possui uma alça CDR3 alongada que protunde em um recuo na superfície do antígeno. A estrutura do complexo entre este anticorpo e o gp120 foi definida, e agora se sabe que somente a cadeia pesada interage com o gp120. (Imagens cortesia de R.L. Stanfield e I.A. Wilson.)

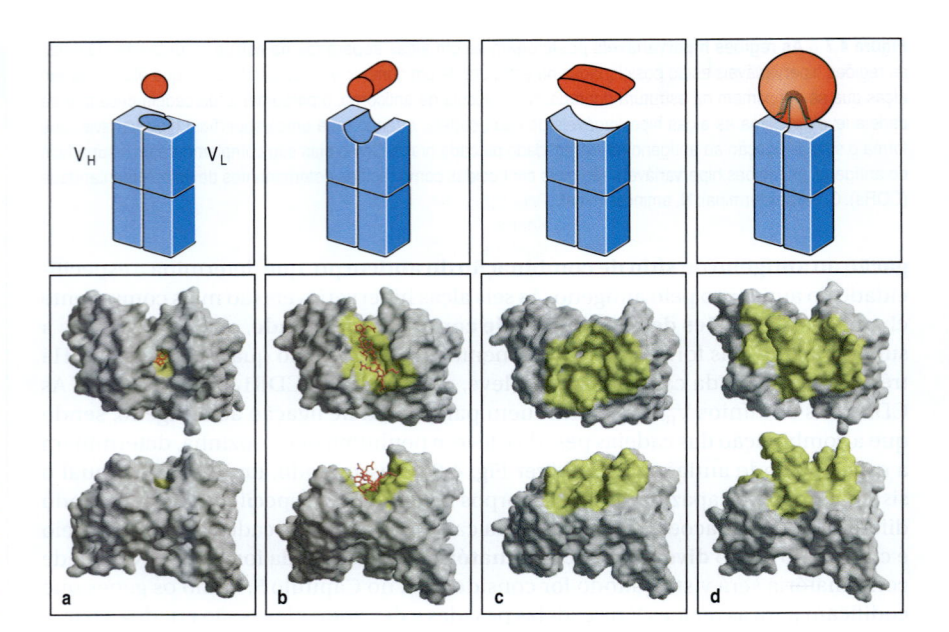

4.8 Os anticorpos ligam-se a formas conformacionais nas superfícies dos antígenos

A função biológica dos anticorpos é ligar-se aos patógenos e a seus produtos e facilitar a remoção destes do organismo. Um anticorpo geralmente reconhece apenas uma pequena região na superfície de uma molécula grande, como um polissacarídeo ou uma proteína. A estrutura reconhecida por um anticorpo é chamada de **determinante antigênico** ou **epítopo**. Alguns dos mais importantes patógenos possuem uma capa polissacarídica, e os anticorpos que reconhecem epítopos constituídos por subunidades de açúcar dessas moléculas são essenciais no fornecimento da proteção imune contra tais patógenos. Em muitos casos, entretanto, os antígenos que induzem uma resposta imune são proteínas. Por exemplo, anticorpos protetores contra vírus reconhecem proteínas de cobertura viral. Em todos esses casos, a estrutura reconhecida pelo anticorpo está localizada na superfície da proteína. Esses sítios são compostos por aminoácidos de diferentes partes da cadeia polipeptídica que foram aproximados pelo dobramento proteico. Os determinantes antigênicos dessa natureza são conhecidos como **epítopos conformacionais** ou **descontínuos**, porque a estrutura reconhecida é composta por segmentos proteicos descontinuados na sequência de aminoácidos do antígeno, mas reunidos na estrutura tridimensional. Em contraste, um epítopo composto por um único fragmento da cadeia polipeptídica é denominado **epítopo contínuo** ou **linear**. Embora a maior parte dos anticorpos gerados contra proteínas intactas completamente dobradas reconheça epítopos descontínuos, alguns estabelecerão uma ligação com os fragmentos peptídicos da proteína. Por outro lado, os anticorpos produzidos contra fragmentos peptídicos de uma proteína ou contra peptídeos sintéticos, correspondendo à parte de sua sequência, são, às vezes, encontrados ligados com a proteína nativa dobrada. Isso possibilita, em alguns casos, a utilização de peptídeos sintéticos em vacinas que visam à produção de anticorpos contra proteínas de um patógeno.

4.9 As interações antígeno-anticorpo envolvem uma variedade de forças

A interação entre um anticorpo e seu antígeno pode ser rompida por altas concentrações de sal, pH extremo, detergentes e, algumas vezes, por competição com altas concentrações do próprio epítopo puro. A ligação é, portanto, uma interação não covalente reversível. As forças, ou pontes, envolvidas nessas interações não covalentes estão esquematizadas na Figura 4.9.

Forças não covalentes	Origem	
Forças eletrostáticas	Atração entre cargas opostas	$-NH_3^{\oplus} \quad ^{\ominus}OOC-$
Pontes de hidrogênio	Hidrogênio compartilhado entre átomos eletronegativos (N, O)	$\underset{\delta^-}{>N} - \underset{\delta^+}{H} - \underset{\delta^-}{-O} = C<$
Forças de van der Waals	Flutuações nas nuvens de elétrons ao redor das moléculas polarizam, de maneira oposta, os átomos vizinhos	$\delta^+ \rightleftharpoons \delta^-$ $\delta^- \rightleftharpoons \delta^+$
Forças hidrofóbicas	Grupos hidrofóbicos interagem desfavoravelmente com a água e tendem a se agrupar para exclusão de moléculas de água. A atração também envolve forças de van der Waals	$\delta^+ \quad \delta^- \quad \delta^+$

Figura 4.9   **As forças não covalentes que mantêm unido o complexo antígeno-anticorpo.** As cargas parciais encontradas nos dipolos elétricos são mostradas como δ^+ ou δ^-. Forças eletrostáticas são inversamente proporcionais ao quadrado da distância que separa as cargas, enquanto as forças de van der Waals, mais numerosas na maioria dos contatos antígeno-anticorpo, classificam-se como a sexta força de separação e, portanto, atuam somente em curtas distâncias. Ligações covalentes raramente ocorrem entre antígenos e anticorpos produzidos de forma natural.

Interações eletrostáticas ocorrem entre as cadeias laterais dos aminoácidos carregados, bem como nas pontes de sal. Grande parte das interações antígeno-anticorpo envolve pelo menos uma interação eletrostática. Interações também ocorrem entre os dipolos elétricos, como nas pontes de hidrogênio e nas forças de van der Waals de menor alcance. Altas concentrações salinas e pH extremo rompem a ligação antígeno-anticorpo por enfraquecimento das interações eletrostáticas e/ou pontes de hidrogênio. Esse princípio é empregado na purificação de antígenos, utilizando colunas de afinidade com anticorpos imobilizados, e vice-versa, para a purificação de anticorpos (ver Apêndice I, Seção A.5). Interações hidrofóbicas ocorrem quando duas superfícies hidrofóbicas aproximam-se para excluir a água. A força de uma interação hidrofóbica é proporcional à área da superfície protegida da água e, em alguns antígenos, as interações hidrofóbicas provavelmente são responsáveis pela maior parte da energia de ligação. Em alguns casos, moléculas de água estão aprisionadas em bolsas na interface entre o antígeno e o anticorpo. Essas moléculas de água aprisionadas, sobretudo aquelas entre os resíduos de aminoácidos polares, também podem contribuir para a ligação e, por isso, para a especificidade do anticorpo.

A contribuição de cada uma dessas forças na interação total depende do anticorpo específico e do antígeno envolvido. Uma notável diferença entre as interações de anticorpos com proteínas antigênicas e a maioria das outras interações naturais entre proteína-proteína reside no fato de os anticorpos possuírem muitos aminoácidos aromáticos em seus sítios de ligação aos antígenos. Esses aminoácidos participam, principalmente, em ligações por forças de van der Waals e interações hidrofóbicas e, algumas vezes, em pontes de hidrogênio. A tirosina, por exemplo, pode participar nas pontes de hidrogênio e nas interações hidrofóbicas. Isso é particularmente adequado para proporcionar diversidade no reconhecimento do antígeno e está presente, com frequência, nos sítios de ligação ao antígeno. Em geral, as forças hidrofóbicas e de van der Waals agem sobre distâncias muito pequenas e servem para unir duas superfícies com formatos complementares: elevações de uma superfície encaixam-se em depressões de outra, para que ocorra uma boa ligação. Em contraste, as interações eletrostáticas entre cadeias laterais com carga e pontes de hidrogênio que ligam átomos de oxigênio e/ou nitrogênio acomodam características específicas ou grupos reativos, enquanto fortalecem a interação total.

Um exemplo de reação que envolve aminoácido específico no antígeno pode ser visto no complexo da lisozima da clara do ovo de galinha com o anticorpo D1.3 (Fig. 4.10), no qual se formam fortes pontes de hidrogênio entre o anticorpo e uma glu-

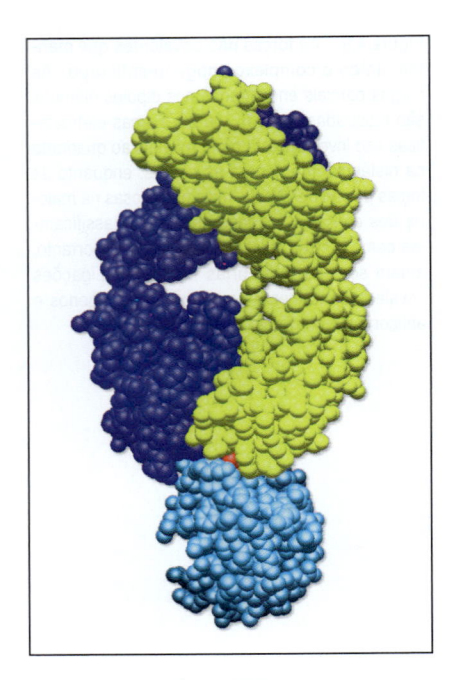

Figura 4.10   O complexo formado pela lisozima com o anticorpo D1.3. A interação dos fragmentos Fab do D1.3 com a lisozima da albumina do ovo de galinha está ilustrada com a lisozima em azul, a cadeia pesada, em roxo, e a cadeia leve, em verde. A glutamina, um resíduo da lisozima, mostrada em vermelho, emerge entre os dois domínios V do sítio de ligação ao antígeno e torna as pontes de hidrogênio importantes para a ligação antígeno-anticorpo. (Cortesia de R.J. Poljak.)

tamina específica da molécula da lisozima, que se salienta entre os domínios V_H e V_L. Lisozimas de perdiz e de peru têm outro aminoácido no lugar da glutamina e não se ligam a esse anticorpo. No complexo de alta afinidade da lisozima da clara do ovo de galinha com outro anticorpo, HyHel5 (ver Fig. 4.8c), duas pontes de sal formadas entre duas argininas básicas na superfície da lisozima interagem com dois ácidos glutâmicos, oriundos das alças CDR1 e CDR2 do V_H. Lisozimas que não possuem um dos dois resíduos de arginina apresentam uma afinidade 1.000 vezes menor com HyHel5. Embora a complementaridade global da superfície deva ter um importante papel nas interações antígeno-anticorpo, na maioria dos anticorpos que foram estudados com esse nível de detalhe, somente poucos resíduos contribuíram de forma importante para a energia de ligação e, por isso, para a especificidade final do anticorpo. Embora muitos anticorpos nativos unam-se a seus ligantes com alta afinidade (em quantidades nanomolares), a engenharia genética, por meio de mutagênese sítio-dirigida, pode moldar um anticorpo para ligar-se ainda mais fortemente ao seu epítopo.

Resumo

A análise do complexo antígeno-anticorpo por cristalografia por raios X demonstrou que as alças hipervariáveis (regiões determinantes da complementaridade, DCRs) das regiões V das imunoglobulinas determinam a especificidade dos anticorpos. O contato entre uma molécula de anticorpo e um antígeno proteico em geral ocorre sobre uma grande área da superfície do anticorpo, complementar à superfície antigênica reconhecida. Interações eletrostáticas, pontes de hidrogênio, forças de van der Waals e interações hidrofóbicas podem contribuir para a ligação. Dependendo do tamanho do antígeno, as cadeias laterais dos aminoácidos, na maioria ou em todas as CDRs, fazem contato com o antígeno e determinam a especificidade e a afinidade da interação. Outras partes da região V normalmente desempenham papel menos importante no contato direto com o antígeno, mas fornecem uma sustentação estrutural estável para as CDRs e ajudam a determinar sua posição e conformação. Os anticorpos produzidos contra proteínas nativas em geral se ligam à superfície da proteína e estabelecem contato com resíduos descontínuos da estrutura primária da molécula. Eles podem, às vezes, ligar-se a fragmentos peptídicos da proteína e ser utilizados para detectar uma molécula de proteína nativa. Os peptídeos ligam-se ao anticorpo na fenda entre as regiões V das cadeias leves e pesadas, onde fazem contato específico com algumas, mas não necessariamente com todas as CDRs. Esse é também o modo geral de ligação com antígenos de carboidratos e com moléculas pequenas, como os haptenos.

O reconhecimento do antígeno pelas células T

Ao contrário das imunoglobulinas, as quais interagem com o patógeno e seus produtos tóxicos no espaço extracelular do organismo, as células T reconhecem antígenos estranhos somente quando eles são apresentados na superfície das próprias células do organismo. Esses antígenos podem ser provenientes de patógenos, como vírus ou bactérias intracelulares, que se replicam dentro da célula, ou de patógenos ou seus produtos provenientes do líquido extracelular que foram internalizados por endocitose.

As células T podem detectar a presença de patógenos intracelulares, já que as células infectadas expõem em suas superfícies fragmentos peptídicos oriundos das proteínas dos patógenos. Esses peptídeos estranhos são liberados para a superfície da célula por glicoproteínas especializadas da célula hospedeira – as moléculas do MHC. Estas são codificadas por um grande grupo de genes, primeiramente identificados por seus poderosos efeitos na resposta imune contra tecidos transplantados. Por essa razão, o complexo gênico foi chamado de complexo de histocompatibilidade principal (MHC), e as glicoproteínas ligadoras de peptídeos são conhecidas como moléculas do MHC. O reconhecimento do antígeno como um pequeno fragmento peptídico ligado a uma molécula do MHC e exposto na superfície celular é uma das características mais distintas das células T, e será o foco desta parte do capítulo. A forma como um fragmento peptídico de um antígeno forma um complexo com moléculas do MHC será descrita no Capítulo 6.

Aqui serão descritas a estrutura e as propriedades do receptor da célula T (ou TCR). Como esperado, com base em suas funções como estruturas altamente variáveis de reconhecimento do antígeno, genes para o TCR estão fortemente relacionados às imunoglobulinas. Entretanto, existem diferenças importantes entre os TCRs e as imunoglobulinas que refletem as características especiais do reconhecimento do antígeno pelas células T.

4.10 O TCR é muito semelhante ao fragmento Fab de imunoglobulina

Os TCRs foram identificados pela primeira vez pela utilização de anticorpos monoclonais que se ligam somente a um clone de linhagem de célula T: esses anticorpos podem inibir especificamente o reconhecimento do antígeno por esses clones ou ativá-los especificamente, mimetizando o antígeno (ver Apêndice I, Seção A.19). Esses anticorpos **clonotípicos** foram utilizados para mostrar que cada célula T possui cerca de 30.000 receptores de antígenos idênticos em sua superfície, sendo que cada receptor é constituído por duas cadeias polipeptídicas diferentes, denominadas cadeias de **receptor de células T α** (**TCRα**) e cadeias β (**TCRβ**), ligadas por uma ponte de dissulfeto. Os **heterodímeros α:β** são muito semelhantes em sua estrutura ao fragmento Fab da molécula de imunoglobulina (Fig. 4.11), e são responsáveis pelo reconhecimento de antígeno pela maioria das células T. Existe, em uma minoria de células T, um tipo alternativo de receptor, estruturalmente semelhante, formado por um par de diferentes cadeias polipeptídicas, designadas como γ e δ. Os **TCRs γ:δ** possuem propriedades de reconhecimento do antígeno diferentes do **TCR α:β**, e a função das células T γ:δ na resposta imune ainda não é totalmente clara (ver Seção 3.24). No restante deste capítulo, e em outros capítulos deste livro, será utilizado o termo receptor de células T (TCR) para fazer referência ao receptor α:β, exceto quando indicado o contrário. Ambos os tipos de TCRs diferem das imunoglobulinas ligadas à membrana que funcionam como BCRs de duas maneiras principais. O TCR possui apenas um sítio de ligação ao antígeno, enquanto o BCR possui dois. Os TCRs nunca são secretados, ao passo que a imunoglobulina pode ser secretada na forma de anticorpo.

Os dados adicionais sobre a estrutura e a função do TCR α:β surgiram a partir de estudos de clones de cDNA que codificam as cadeias receptoras. A sequência de aminoácidos obtida a partir do cDNA do TCR mostrou que ambas as cadeias do TCR possuem uma região variável (V) aminoterminal com homologia ao domínio V das imunoglobulinas, uma região constante (C) homóloga à região C das imunoglobulinas e um pequeno segmento de dobradiça com um resíduo de cisteína que forma uma ponte de dissulfeto entre as cadeias (Fig. 4.12). Cada cadeia atravessa a bicamada lipídica por um domínio transmembrana hidrofóbico e termina em uma pequena cauda citoplasmática. Essas similaridades das cadeias dos TCRs às cadeias leves e pesadas das imunoglobulinas possibilitaram a primeira identificação da semelhança estrutural entre o heterodímero do TCR e o fragmento Fab das imunoglobulinas.

A estrutura tridimensional do TCR foi, desde então, determinada por cristalografia por raios X, e as duas estruturas são, de fato, semelhantes: as cadeias dos TCRs do-

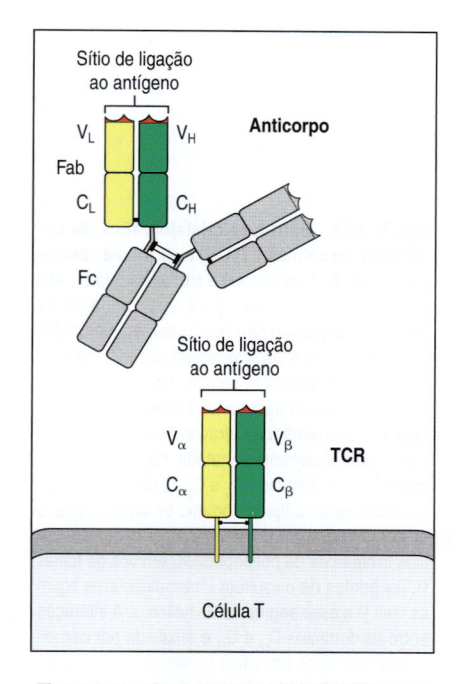

Figura 4.11   O receptor da célula T (TCR) assemelha-se a um fragmento Fab ligado à membrana. O fragmento Fab das moléculas de anticorpo é um heterodímero ligado por pontes de dissulfeto, no qual cada cadeia contém um domínio C e um domínio V de imunoglobulina. A justaposição dos domínios V forma o sítio de ligação ao antígeno (ver Seção 4.6). O TCR é, também, um heterodímero ligado por pontes de dissulfeto, no qual cada cadeia contém uma porção semelhante ao domínio C de imunoglobulina e uma porção semelhante ao domínio V de imunoglobulina. Assim como no fragmento Fab, a justaposição dos domínios V forma o sítio de reconhecimento do antígeno.

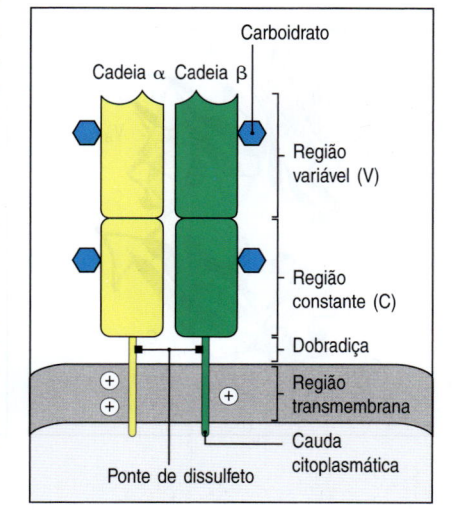

Figura 4.12   Estrutura do receptor de células T (TCR). O heterodímero do TCR é composto por duas cadeias glicoproteicas transmembrana, α e β. A porção extracelular da cadeia consiste em dois domínios que se assemelham aos domínios V e C da imunoglobulina, respectivamente. Ambas as cadeias possuem cadeias laterais de carboidratos ligadas a cada domínio. Um curto segmento, análogo à região da dobradiça das imunoglobulinas, conecta o domínio semelhante à Ig à membrana e contém um resíduo de cisteína que forma a ponte de dissulfeto intercadeia. As hélices transmembrana de ambas as cadeias são pouco comuns, pois contêm resíduos carregados positivamente (básicos) no segmento transmembrana hidrofóbico. A cadeia α possui dois desses resíduos, e a cadeia β, apenas um.

Figura 4.13 Estrutura cristalográfica de um receptor de células T (TCR) α:β a uma resolução de 2,5 Å. Nas Figuras **a** e **b**, as cadeias α são mostradas em rosa, e as cadeias β, em azul. As pontes de dissulfeto são mostradas em verde. Na Figura **a**, o TCR é visto da lateral, como se encontra na superfície celular, com as alças de CDR que formam o sítio de ligação ao antígeno (marcadas com 1, 2 e 3) alinhadas através de uma superfície superior relativamente achatada. Na Figura **b**, são mostrados os domínios C_α e C_β. O domínio C_α não se dobra como o típico domínio de uma Ig; a face do domínio distante do domínio C_β é composta por fitas irregulares de polipeptídeos, em vez de folhas β. As pontes de dissulfeto intramoleculares ligam as fitas β a esse segmento de hélice α. A interação entre os domínios C_α e C_β é auxiliada por carboidratos (coloridos em cinza e marcados na figura), com o grupamento açúcar do domínio C_α criando pontes de hidrogênio com o domínio C_β. Na Figura **c**, o TCR é mostrado alinhado aos sítios de ligação ao antígeno de três anticorpos diferentes. Essa é uma vista de cima do sítio de ligação. O domínio V_α do TCR está alinhado com o domínio V_L do sítio de ligação ao antígeno do anticorpo, e o domínio V_β, alinhado com o domínio V_H. Os CDRs do TCR e as moléculas de imunoglobulina estão coloridos, com os CDRs 1, 2 e 3 do TCR mostrados em vermelho, e a alça HV4, em laranja. No domínio V da imunoglobulina, as alças CDR1 da cadeia pesada (H1) e da cadeia leve (L1) são mostradas em azul-claro e azul-escuro, respectivamente, e as alças CDR2 (H2, L2) em roxo-claro e roxo-escuro, respectivamente. As alças CDR3 da cadeia pesada (H3) aparecem em amarelo, e as alças CDR3 da cadeia leve (L3), em verde-claro. A alça HV4 do TCR (laranja) não possui paralelo hipervariável na cadeia de imunoglobulina. (Modelos estruturais cortesia de I.A. Wilson.)

bram-se da mesma forma que o fragmento Fab (Fig. 4.13a), embora a estrutura final pareça mais curta e larga. Existem, entretanto, algumas distintas diferenças estruturais entre o TCR e o fragmento Fab. A diferença mais notável está no domínio C_α, no qual a dobra é diferente de qualquer outro domínio semelhante à Ig. A metade do domínio justaposta ao domínio C_β forma uma folha β similar à encontrada em outros domínios de Ig, mas a outra metade é formada por fitas levemente agrupadas e por um curto segmento de hélice α (Fig. 4.13b). No domínio C_α, a ponte de dissulfeto intramolecular, semelhante a um domínio de imunoglobulina, normalmente liga duas fitas β, ligando a fita β ao segmento de hélice α.

Existem também diferenças na forma pela qual os domínios interagem. A interface entre os domínios V e C de ambas as cadeias dos TCRs é mais extensa do que na maioria dos anticorpos. A interação entre os domínios C_α e C_β é distinta por fazer uso de carboidratos, com um grupamento açúcar do domínio C_α formando várias pontes de hidrogênio com o domínio C_β (ver Fig. 4.13b). Por fim, uma comparação entre os sítios de ligação variáveis mostra que, embora as alças das CDR alinhem-se bastante próximas às moléculas dos anticorpos, há alguns deslocamentos (ver Fig. 4.13c). Esse deslocamento é particularmente marcante na alça V_α CDR2, orientada em ângulos retos equivalentes à alça nos domínios V dos anticorpos, como resultado de um deslocamento na fita β que ancora um final da alça de um lado do domínio ao outro. O deslocamento da fita também causa uma mudança na orientação da alça V_β CDR2 em alguns dos domínios V_β, cujas estruturas são conhecidas. Já que poucas estruturas cristalográficas foram descritas nesse nível de resolução, resta saber até que ponto todos os TCRs compartilham essas características e se ainda existem mais diferenças a serem descobertas.

4.11 O TCR reconhece o antígeno na forma de um complexo de um peptídeo estranho ligado a uma molécula do MHC

O reconhecimento do antígeno pelos TCRs difere claramente do reconhecimento pelos BCRs e pelos anticorpos. A imunoglobulina nas células B ligam-se diretamente ao antígeno intacto, como discutido na Seção 4.8. Os anticorpos ligam-se, geralmente, à superfície das proteínas antigênicas, interagindo com aminoácidos que são descontínuos na estrutura primária, mas próximos na conformação nativa da proteína. Por outro lado, as células T respondem a pequenas sequências contínuas de aminoácidos. Essas sequências estão com frequência escondidas na estrutura da proteína nativa e podem não ser reconhecidas diretamente pelos TCRs, a menos que ocorra algum tipo de desdobramento ou processamento em fragmentos peptídicos (Fig. 4.14). A forma como isso ocorre será vista no Capítulo 6.

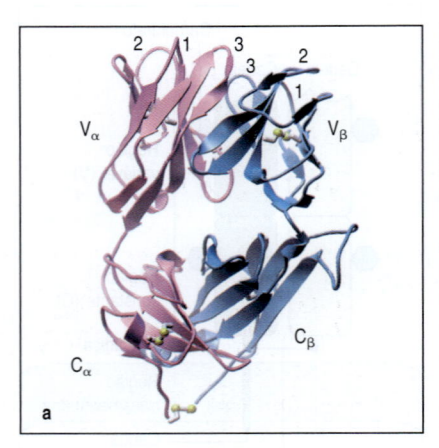

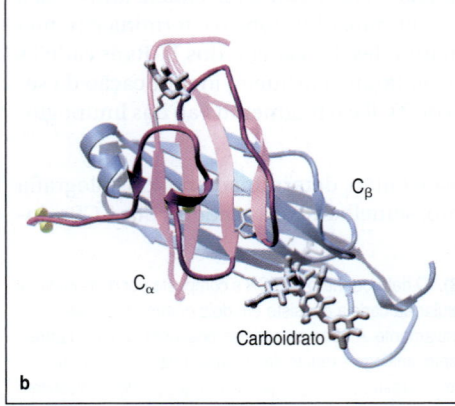

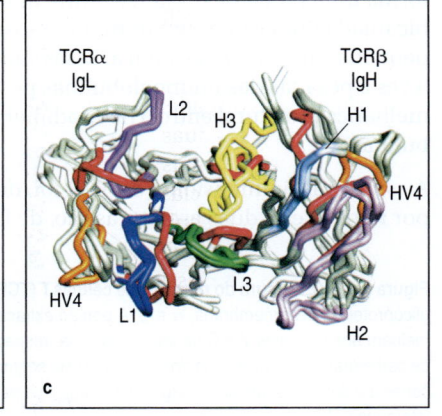

A natureza do antígeno reconhecido pelas células T tornou-se clara com a descoberta de que fragmentos peptídicos que estimulam as células T somente são reconhecidos quando ligados a uma molécula do MHC. O ligante reconhecido pela célula T é, assim, um complexo de um peptídeo com uma molécula do MHC. A evidência para o envolvimento do MHC no reconhecimento do antígeno pelas células T foi inicialmente indireta, mas esse envolvimento foi provado, de forma conclusiva, pelo estímulo das células T com o peptídeo purificado:complexos MHC. O TCR interage com o ligante fazendo contatos com ambos – a molécula do MHC e o peptídeo antigênico.

4.12   Há duas classes de moléculas do MHC com composições distintas em suas subunidades, mas com estruturas tridimensionais semelhantes

Existem duas classes de moléculas do MHC – **MHC de classe I** e **MHC de classe II** – que diferem tanto em sua estrutura quanto no padrão de expressão nos tecidos do corpo. Como visto nas Figuras 4.15 e 4.16, as moléculas do MHC de classe I e do MHC de classe II são estreitamente relacionadas em sua estrutura como um todo, mas diferem na composição das subunidades. Em ambas as classes, os dois domínios pareados de proteínas próximas à membrana – que se assemelham aos domínios das imunoglobulinas –, e os dois domínios mais distantes da membrana dobram em conjunto formando uma longa fenda, ou sulco, que é o local de ligação do peptídeo. Os complexos purificados peptídeos:MHC de classe I e peptídeos:MHC de classe II foram caracterizados estruturalmente, permitindo a descrição detalhada das próprias moléculas do MHC e da maneira pela qual elas ligam os peptídeos.

As moléculas do MHC de classe I (ver Fig. 4.15) consistem em duas cadeias polipeptídicas. Uma cadeia – a cadeia α – é codificada no MHC (no cromossomo 6 em seres humanos) e está associada de maneira não covalente a uma cadeia menor, a **β_2-microglobulina**, a qual não é polimórfica e é codificada em um cromossomo diferente – cromossomo 15 no ser humano. Somente a cadeia α de classe I atravessa a membrana. A molécula completa possui quatro domínios: três formados pela cadeia α codificada pelo MHC, e um pela β_2-microglobulina. O domínio α_3 e a β_2-microglobulina têm uma estrutura dobrada que se assemelha a um domínio de Ig. A estrutura dobrada de seus domínios α_1 e α_2 formam as paredes de uma fenda na superfície da molécula, onde se liga o peptídeo, e é conhecida como **fenda de ligação do peptídeo** ou **sulco de ligação do peptídeo**. As moléculas do MHC são altamente polimórficas, e a maior diferença entre as diferentes formas está localizada na fenda de ligação do peptídeo, influenciando os peptídeos que irão ligar-se e, portanto, a especificidade do antígeno apresentado às células T.

As moléculas do MHC de classe II consistem em um complexo não covalente de duas cadeias α e β, que atravessam a membrana (ver Fig. 4.16). A cadeia α do MHC de classe II é uma proteína diferente da cadeia α de classe I. As cadeias α e β do MHC de classe II são codificadas dentro do MHC. A estrutura cristalina da molécula do MHC de classe II mostra que ela possui uma estrutura dobrada muito semelhante à da molécula do MHC de classe I, mas a fenda de ligação do peptídeo é formada por dois domínios de cadeias diferentes – os domínios α_1 e β_1. As principais diferenças nas estruturas das duas moléculas residem nas extremidades do sulco de ligação do peptídeo, que são mais abertas nas moléculas do MHC de classe II do que nas moléculas do MHC de classe I. Como consequência, as extremidades de um peptídeo ligado a uma molécula do MHC de classe I estão substancialmente mais imersas no interior da molécula, ao passo que as extremidades dos peptídeos ligados à molécula do MHC de classe II não estão. O peptídeo ligado encontra-se entre os dois segmentos de hélice α, tanto nas moléculas do MHC de classe I quanto de classe II (Fig. 4.17). O TCR interage como ligante, fazendo contatos com ambas as moléculas do MHC e com o peptídeo antigênico. Os principais sítios polimórficos das moléculas do MHC de classe II estão localizados na fenda de ligação do peptídeo.

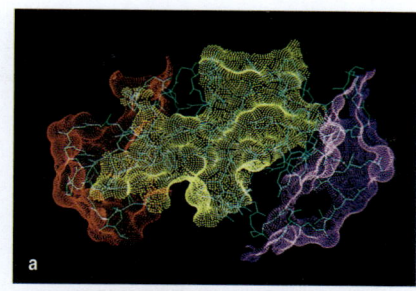

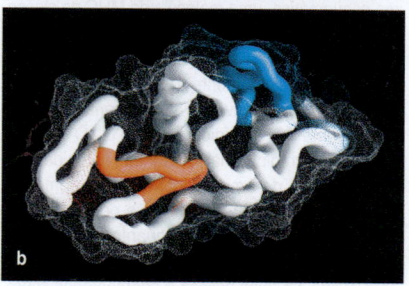

Figura 4.14   Diferenças no reconhecimento da lisozima da clara do ovo de galinha pelas imunoglobulinas e pelos receptores de células T (TCRs). Os anticorpos podem ser vistos, por cristalografia por raios X, ligando-se a epítopos na superfície de proteínas, como mostrado na Figura **a**, em que os epítopos para três anticorpos são mostrados em diferentes cores na superfície da lisozima da clara do ovo de galinha (ver também Fig. 4.10). Em contraste, os epítopos reconhecidos pelos TCRs não precisam ligar-se na superfície da molécula, pois o TCR reconhece fragmentos peptídicos da proteína, e não a proteína antigênica por si só. Os peptídeos que correspondem a dois epítopos de células T da lisozima são mostrados na Figura **b**. Um epítopo, mostrado em azul, liga-se à superfície da proteína, mas um segundo, mostrado em vermelho, liga-se principalmente no centro e está inacessível à proteína dobrada. Para que este resíduo fique acessível ao TCR, a proteína deve ser desdobrada e processada. (Figura **a** cortesia de S. Sheriff.)

Figura 4.15 Estrutura de uma molécula do complexo de histocompatibilidade principal (MHC) classe I, determinada por cristalografia por raios X. A Figura **a** mostra uma representação gráfica computadorizada de uma molécula do MHC de classe I humana, HLA-A2, que foi clivada da superfície celular pela papaína. A superfície da molécula é mostrada, e está colorida de acordo com os domínios mostrados nas Figuras **b** a **d**. As Figuras **b** e **c** mostram um diagrama em fitas dessa estrutura. Na Figura **d**, é mostrada, de forma esquemática, uma molécula do MHC de classe I, que é um heterodímero de cadeia α que atravessa a membrana (peso molecular de 43 kDa), ligado não covalentemente à β_2-microglobulina (12 kDa), a qual não atravessa a membrana. A cadeia α apresenta três domínios: α_1, α_2 e α_3. O domínio α_3 e a β_2-microglobulina apresentam semelhanças na sequência de aminoácidos com os domínios constantes das imunoglobulinas e possuem uma estrutura dobrada similar, enquanto os domínios α_1 e α_2 dobram-se juntos em uma única estrutura, consistindo em duas hélices α segmentadas sobre uma folha de oito cadeias β antiparalelas. O dobramento dos domínios α_1 e α_2 cria um sulco, onde os peptídeos antigênicos ligam-se às moléculas do MHC. A região transmembrana e o curto segmento peptídico que conecta os domínios externos à superfície celular não são vistos nas Figuras **a** e **b**, pois foram removidos pela digestão com papaína. Como pode ser visto na Figura **c**, olhando a molécula de cima, os lados do sulco são formados pelas faces internas das duas hélices α. A folha β dobrada, formada pelo pareamento dos domínios α_1 e α_2, forma a base do sulco.

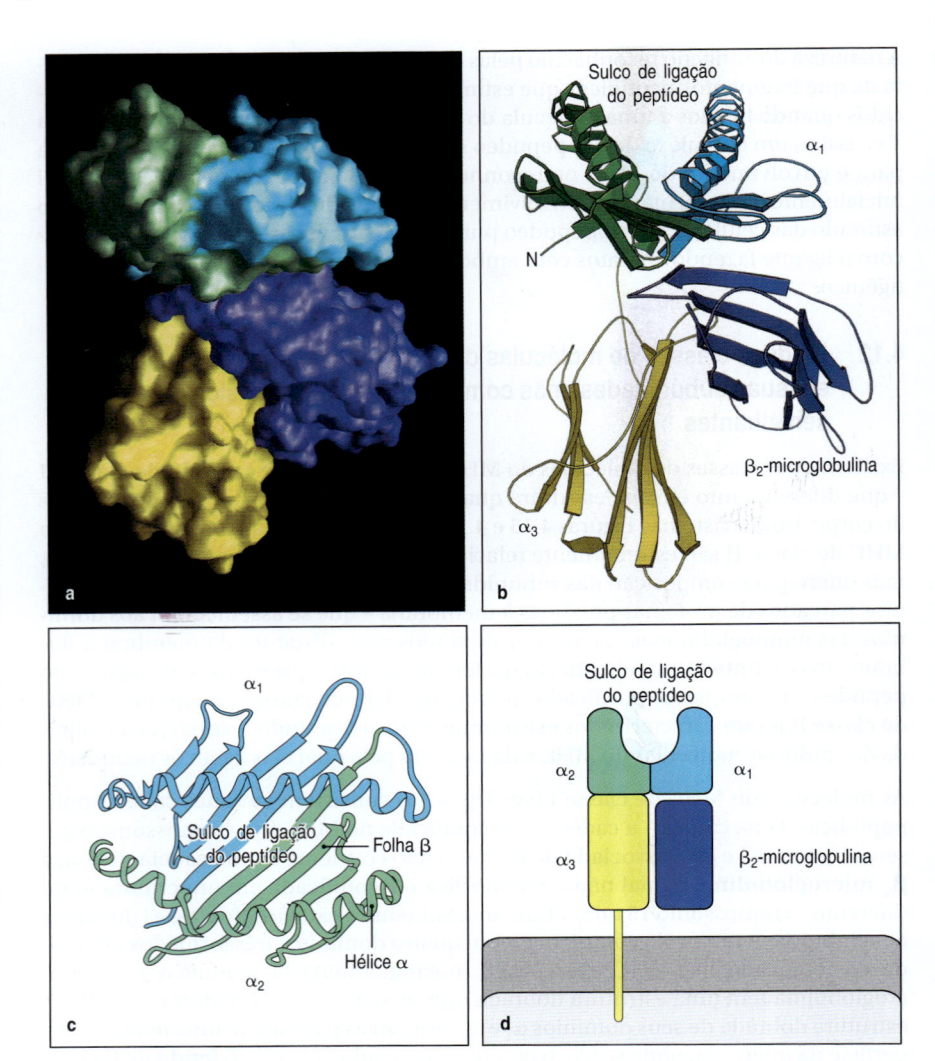

4.13 Os peptídeos são ligados estavelmente às moléculas do MHC e também servem para estabilizar a molécula do MHC na superfície celular

Um indivíduo pode estar infectado por uma ampla variedade de patógenos, cujas proteínas não apresentam necessariamente sequências peptídicas em comum. Se as células T devem ser alertadas contra todas as possíveis infecções intracelulares, as moléculas do MHC (classes I e II), em cada célula, devem ser capazes de ligar-se de maneira estável a peptídeos diferentes. Esse comportamento é completamente distinto de outros receptores peptídeo-ligante, como os hormônios peptídicos que, em geral, ligam apenas um único tipo de peptídeo. As estruturas cristalinas dos complexos peptídeos:MHC têm ajudado a mostrar como um único sítio de ligação pode ligar peptídeos com alta afinidade, enquanto retém a capacidade de associação com uma ampla variedade de diferentes peptídeos.

Uma característica importante da ligação dos peptídeos às moléculas do MHC é a de que os peptídeos ligam-se como parte integral da estrutura das moléculas do MHC, e estas podem se tornar instáveis quando não possuem um peptídeo ligado. A estabilidade conferida pelo peptídeo ligado é importante porque, de outra maneira, trocas de peptídeos na superfície celular impediriam os complexos peptídeo:MHC de serem indicadores confiáveis de infecção ou captura de um antígeno específico. Quando as moléculas do MHC são purificadas das células, seu peptídeo estavelmente ligado é copurificado com a molécula do MHC, permitindo que possam também ser analisados. Os peptídeos são liberados das moléculas do MHC por desnaturação

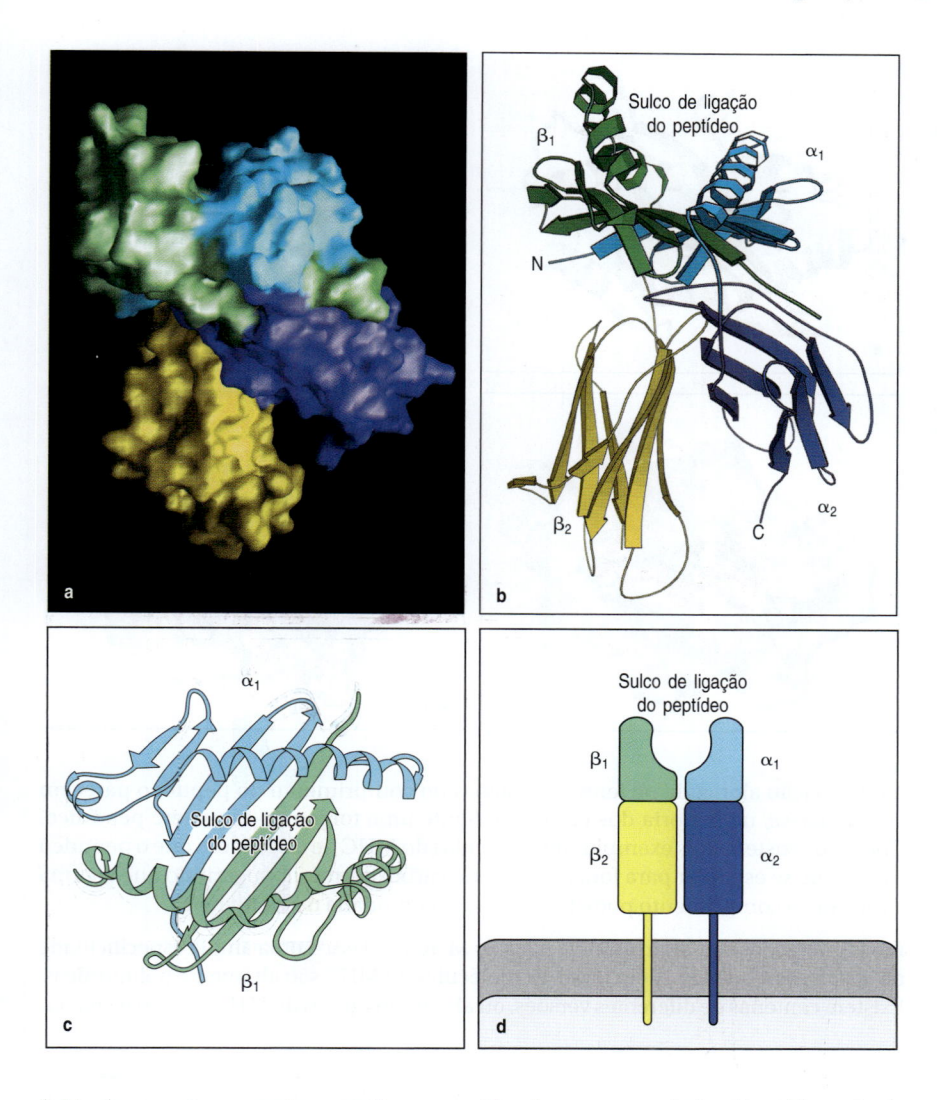

Figura 4.16   As moléculas do complexo de histocompatibilidade principal (MHC) classe II assemelham-se estruturalmente às moléculas do MHC de classe I. A molécula do MHC de classe II é composta por duas cadeias transmembrana de glicoproteínas – α 34 kDa) e β (29 kDa) –, como mostrado esquematicamente na Figura **d**. Cada cadeia possui dois domínios, e as duas cadeias juntas formam uma estrutura compacta de quatro domínios, similar à descrita para a molécula do MHC de classe I (comparar com a Fig. **d** da Fig. 4.15). A Figura **a** exibe uma representação computadorizada da superfície da molécula do MHC de classe II; nesse caso, a proteína humana HLA-DR1, e a Figura **b** ilustra o diagrama, em fitas, equivalente. Os domínios α_2 e β_2, bem como α_3 e β_2-microglobulina da molécula do MHC de classe I, têm sequência de aminoácidos e estrutura semelhante aos domínios C das imunoglobulinas. Na molécula do MHC de classe II, os domínios que formam o sulco de ligação com o peptídeo são formados por cadeias diferentes e, portanto, não se unem por uma ligação covalente (ver Figs. **c** e **d**). Outra diferença importante, não aparente nesse diagrama, reside no fato de o sulco de ligação ao peptídeo da molécula do MHC de classe II ser aberto em ambas as extremidades. N, aminoterminal; C, carboxiterminal.

ácida do complexo e podem, então, ser purificados e sequenciados. Peptídeos sintéticos puros podem ser incorporados em moléculas do MHC vazias, permitindo a determinação da estrutura do complexo e revelando detalhes sobre os contatos entre a molécula do MHC e o peptídeo. A partir de tais estudos, foi possível desenvolver uma descrição detalhada das interações dessas ligações. Serão discutidas, primeiramente, as propriedades das moléculas do MHC de classe I de ligação a peptídeos.

4.14   Moléculas do MHC de classe I ligam pequenos peptídeos de oito a 10 aminoácidos em ambas as extremidades

A ligação de um peptídeo a uma molécula do MHC de classe I é estabilizada nas duas extremidades da fenda de ligação do peptídeo pelo contato entre átomos amino e carboxiterminais livres do peptídeo e sítios invariáveis situados em cada extremidade da fenda de todas as moléculas do MHC de classe I (Fig. 4.18). Esses contatos são as principais forças estabilizadoras do complexo peptídeo:MHC de classe I, pois peptídeos sintéticos análogos que não possuem os grupos amino ou carboxiterminal não se ligam estavelmente às moléculas do MHC de classe I. Outros resíduos do peptídeo atuam como uma âncora adicional. Os peptídeos que se ligam às moléculas do MHC de classe I em geral possuem de oito a 10 aminoácidos de comprimento. Peptídeos maiores também se ligam, particularmente pela porção carboxiterminal, mas são, em seguida, clivados por exopeptidases presentes no retículo endoplasmático, onde as moléculas do MHC de classe I ligam-se ao peptídeo. O peptídeo está em uma

Figura 4.17 As moléculas do complexo de histocompatibilidade principal (MHC) ligam-se fortemente aos peptídeos do sulco. Quando as moléculas do MHC são cristalizadas com um único peptídeo antigênico sintético ligado ao seu sulco, os detalhes de ligação são revelados. Em moléculas do MHC de classe I (Figs. **a** e **c**), o peptídeo liga-se em uma conformação alongada com ambas as extremidades fortemente ligadas às extremidades do sulco. Nas moléculas do MHC de classe II (Figs. **b** e **d**), o peptídeo também se liga em uma conformação alongada, mas suas extremidades não estão fortemente ligadas, e o peptídeo estende-se até o sulco. A superfície superior do complexo peptídeo:MHC é reconhecida pelas células T, sendo composta por resíduos da molécula do MHC e do peptídeo. Nas Figuras **c** e **d**, o potencial eletrostático da superfície da molécula do MHC está representado, sendo que as áreas azuis indicam potencial positivo, e as vermelhas, potencial negativo. (Modelos estruturais cortesia de R.L. Stanfield e I.A. Wilson.)

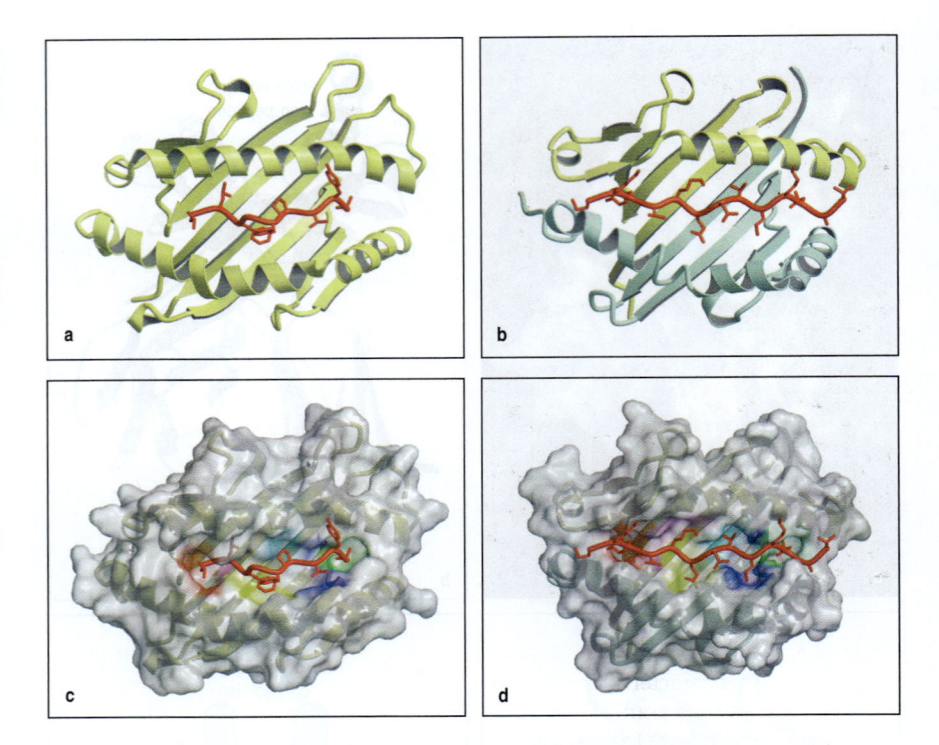

conformação alongada na fenda. Variações no comprimento do peptídeo parecem acomodar-se, na maioria dos casos, mediante uma torção no esqueleto peptídico. Contudo, existem dois exemplos de moléculas do MHC de classe I em que o peptídeo é capaz de se estender para fora da fenda no carboxiterminal, sugerindo que alguma variação de comprimento pode também ser acomodada dessa maneira.

Essas interações conferem às moléculas do MHC de classe I uma ampla especificidade de ligação a peptídeos. Além disso, as moléculas do MHC são altamente polimórficas. Existem centenas de diferentes versões, ou **alelos**, dos genes do MHC de classe I na po-

Figura 4.18 Os peptídeos unem-se às moléculas do complexo de histocompatibilidade principal (MHC) classe I pelas suas extremidades. As moléculas do MHC de classe I interagem com a estrutura principal do peptídeo (amarelo) por meio de uma série de pontes de hidrogênio e interações iônicas (linhas pontilhadas em azul) nas extremidades do peptídeo. A porção aminoterminal do peptídeo está à esquerda, e a porção carboxiterminal está à direita. Os círculos pretos representam os átomos de carbono; os vermelhos, os de oxigênio; e os azuis, os de nitrogênio. Os resíduos de aminoácidos da molécula do MHC que formam essas pontes são comuns a todas as moléculas do MHC de classe I, e suas cadeias laterais são mostradas no diagrama de fitas (cinza), no sulco da ligação. Um agrupamento de tirosinas, comuns a todas as moléculas do MHC de classe I, forma pontes de hidrogênio com a porção aminoterminal do peptídeo, enquanto um segundo grupamento forma as pontes de hidrogênio e as interações iônicas com o esqueleto do peptídeo na região carboxiterminal.

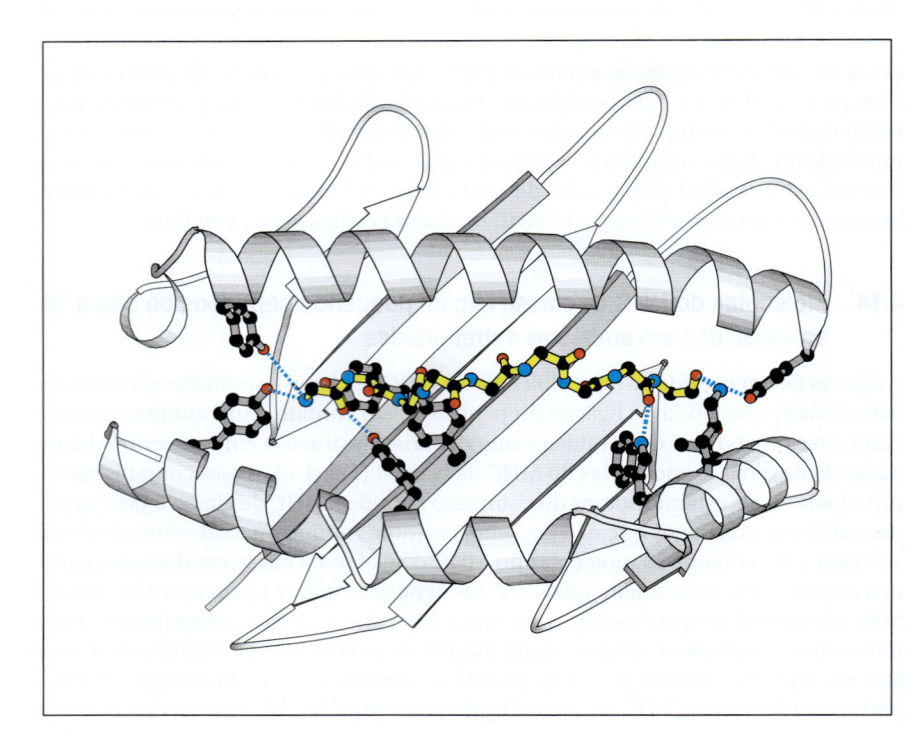

pulação humana, e cada indivíduo possui apenas uma pequena seleção. As principais diferenças entre as variantes alélicas do MHC são encontradas em certos sítios da fenda de ligação ao antígeno, resultantes da presença de diferentes aminoácidos essenciais nos locais de interação de peptídeos. Como consequência, as variantes do MHC ligam-se preferencialmente a peptídeos diferentes. Os peptídeos que se ligam a uma determinada variante de uma molécula do MHC possuem os resíduos de aminoácidos iguais ou muito semelhantes em duas ou três posições específicas ao longo da sequência peptídica. Essas cadeias laterais de aminoácidos inserem-se nas fendas das moléculas do MHC, que são revestidas por aminoácidos polimórficos. Devido a essa ligação de ancoramento do peptídeo à molécula do MHC, os resíduos de peptídeos envolvidos são denominados **resíduos de ancoramento**. A posição e a identidade desses resíduos de ancoramento podem variar, dependendo da molécula do MHC de classe I à qual o peptídeo se ligou. Entretanto, a maioria dos peptídeos que se ligam à molécula do MHC de classe I possuem um resíduo de ancoramento hidrofóbico (ou algumas vezes básico) na extremidade carboxila (Fig. 4.19). Considerando que, na maioria dos casos, a modificação no resíduo de ancoramento pode impedir que o peptídeo se ligue, nem todos os peptídeos sintéticos de tamanho adequado que contêm esses resíduos de ancoramento se ligarão à molécula do MHC de classe I apropriada e, assim, a ligação também depende da natureza dos aminoácidos preferidos em determinadas posições do peptídeo. Em alguns casos, alguns aminoácidos são preferidos em determinadas posições, ao passo que na presença de outros aminoácidos em particular, essa ligação é impedida. Essas posições adicionais dos aminoácidos são conhecidas como "âncoras secundárias". Essas características de ligação permitem que uma molécula do MHC de classe I ligue-se a uma grande variedade de diferentes peptídeos, levando variantes alélicas do MHC de classe I a se ligarem a diferentes grupos de peptídeos.

4.15   O tamanho do peptídeo ligado à molécula do MHC de classe II não é restritivo

A ligação peptídica a moléculas do MHC de classe II também foi analisada pela eluição dos peptídeos ligados e por cristalografia por raios X, e difere em vários aspectos com relação aos peptídeos ligados às moléculas do MHC de classe I. Os peptídeos naturais que se associam a moléculas do MHC de classe II têm, pelo menos, 13 aminoácidos de comprimento, podendo ser ainda mais longos. Os grupamentos de resíduos conservados nas moléculas do MHC de classe I que unem as duas extremidades de um peptídeo não são encontrados nas moléculas do MHC de classe II, e as extremidades dos peptídeos não são ligadas. Em vez disso, o peptídeo posiciona-se em uma conformação estendida ao longo do sulco de ligação do peptídeo. O peptídeo é mantido em posição por interações com as cadeias laterais que protraem em bolsas rasas e profundas formadas pelos resíduos polimórficos e por interações entre o esqueleto do peptídeo e as cadeias laterais dos aminoácidos conservados que revestem o sulco de ligação do peptídeo em todas as moléculas do MHC de classe II (Fig. 4.20). Os dados estruturais disponíveis mostram que as cadeias laterais dos aminoácidos nos resíduos 1, 4, 6 e 9 de um peptídeo ligado ao MHC de classe II podem se apoiar nesses sulcos de ligação.

Os sulcos de ligação das moléculas do MHC de classe II acomodam uma maior variedade de cadeias laterais do que os das moléculas do MHC de classe I, dificultando a definição dos resíduos de ancoramento e as previsões sobre quais peptídeos serão capazes de ligar-se a uma determinada variante da molécula do MHC de classe II (Fig. 4.21). Entretanto, comparando as sequências de peptídeos ligados conhecidos, é geralmente possível detectar padrões de aminoácidos que permitem a ligação a diferentes variantes do MHC de classe II e projetar como os aminoácidos desse motivo da sequência peptídica interagirão com os aminoácidos do sulco de ligação do peptídeo. Pelo fato de o peptídeo estar ligado pelo seu esqueleto e poder emergir nas duas extremidades do sulco de ligação, em princípio não há um limite superior para o tamanho do peptídeo que pode ligar-se a uma molécula do MHC de classe II. Entretanto, parece que longos peptídeos ligados às moléculas do MHC de classe II são clivados por peptidase em peptídeos de cerca de 13 a 17 aminoácidos, na maioria dos casos. Como as moléculas do MHC de classe I, as moléculas do MHC de classe II que não possuem um peptídeo ligado são instáveis.

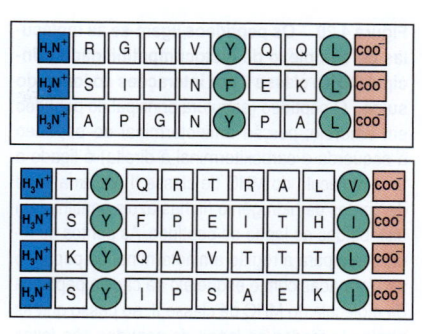

Figura 4.19   Os peptídeos ligam-se às moléculas do complexo de histocompatibilidade principal (MHC) por meio de resíduos de ancoramento estruturalmente relacionados. Peptídeos eluídos a partir de duas moléculas do MHC de classe I diferentes são mostrados nas partes superior e inferior da figura. Os resíduos de ancoramento (verde) diferem para os peptídeos que ligam diferentes alelos das moléculas do MHC de classe I, mas são similares para todos os peptídeos que ligam a mesma molécula do MHC. Os resíduos de ancoramento ligados a uma determinada molécula do MHC não precisam ser idênticos, mas são sempre relacionados (p. ex., fenilalanina [F] e tirosina [Y] são aminoácidos aromáticos, enquanto valina [V], leucina [L] e isoleucina [I] são grandes aminoácidos hidrofóbicos). Os peptídeos também se ligam às moléculas do MHC de classe I nas suas porções amino (azul) e carboxiterminais (vermelho).

Figura 4.20 Os peptídeos ligam-se às moléculas do complexo de histocompatibilidade principal (MHC) classe II por interações ao longo do sulco. O peptídeo (estrutura principal do peptídeo em amarelo; porção aminoterminal do peptídeo à esquerda e carboxiterminal à direita) é ligado a uma molécula do MHC de classe II por uma série de pontes de hidrogênio (linhas azuis pontilhadas) distribuídas ao longo do peptídeo. As pontes de hidrogênio para a região aminoterminal do peptídeo são formadas com o esqueleto da cadeia peptídica da molécula do MHC de classe II, ao passo que as pontes formadas ao longo do peptídeo são feitas com os resíduos altamente conservados da molécula do MHC de classe II. As cadeias laterais desses resíduos são mostradas em cinza no diagrama de fitas do sulco de ligação da molécula do MHC de classe II.

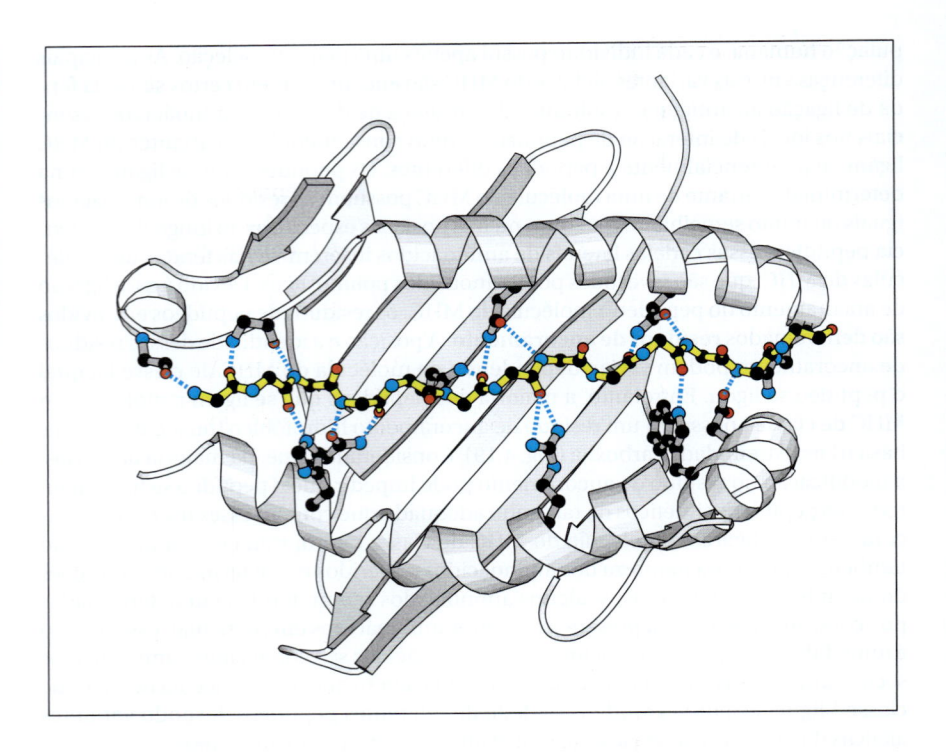

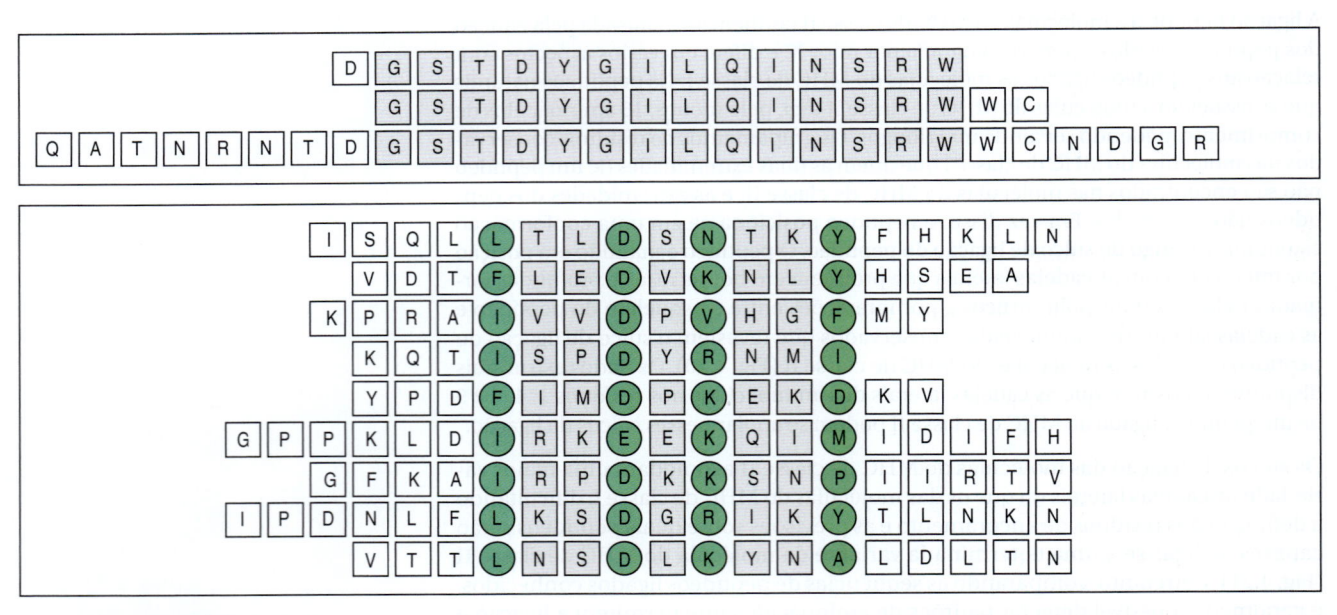

Figura 4.21 Os peptídeos que se ligam à molécula do complexo de histocompatibilidade principal (MHC) classe II são variáveis em comprimento e seus resíduos de ancoramento situam-se distantes das extremidades do peptídeo. As sequências de uma série de peptídeos que se ligam ao alelo A^k da molécula do MHC de classe II de camundongos são mostrados na figura superior. Todos contêm uma mesma sequência central (sombreado), mas diferem em comprimento. Na figura inferior, são mostrados diferentes peptídeos que se ligam ao alelo HLA-DR3 da molécula humana do MHC de classe II. Resíduos de ancoramento são mostrados nos círculos verdes. O comprimento desses peptídeos pode variar e, portanto, por convenção o primeiro resíduo de ancoramento é denominado resíduo 1. Pode-se notar que todos os peptídeos compartilham resíduos hidrofóbicos na posição 1, um resíduo negativamente carregado (ácido aspártico [D] ou ácido glutâmico [E]) na posição 4, e a tendência é ter um resíduo básico (lisina [K], arginina [R], histidina [H], glutamina [Q] ou asparagina [N]), na posição 6, e um resíduo hidrofóbico (p. ex., tirosina [Y], leucina [L], fenilalanina [F]) na posição 9.

4.16   As estruturas cristalográficas de vários complexos peptídeo:MHC:TCR mostram a mesma orientação do TCR no complexo peptídeo:MHC

Na época em que a primeira estrutura de um TCR determinada por cristalografia por raios X foi publicada, uma estrutura de um ligante peptídeo:MHC de classe I do mesmo TCR também foi produzida. Essa estrutura (Fig. 4.22), prevista por mutagênese sítio-dirigida da molécula do MHC de classe I, mostrou o TCR alinhado diagonalmente sobre o peptídeo e o sulco de ligação, com a cadeia TCRα repousanso sobre o domínio α_2 e a porção aminoterminal do peptídeo ligado, a cadeia TCRβ repousanso sobre o domínio α_1 e a extremidade carboxiterminal do peptídeo, e as alças CDR3 das cadeias TCRα e TCRβ encontrando-se nos aminoácidos centrais do peptídeo. O TCR posiciona-se em um vale entre os dois picos criados pelas hélices α que formam as paredes da fenda de ligação do peptídeo.

A análise de outros complexos, como peptídeo:MHC de classe I:TCR e peptídeo:MHC de classe II:TCR (Fig. 4.23), mostrou que ambos possuem orientação muito similar, sobretudo para o domínio V_α. Entretanto, alguma variabilidade pode ocorrer na localização e na orientação do domínio V_β. Nessa orientação, o domínio V_α faz contato principalmente com a metade aminoterminal do peptídeo ligado, enquanto o domínio V_β faz o primeiro contato com a metade carboxiterminal do peptídeo ligado. Ambas as cadeias também interagem com as hélices α da molécula do MHC de classe I (ver Fig. 4.22). Os contatos do TCR não são simetricamente distribuídos sobre a molécula do MHC: as alças CDR1 e CDR2 V_α fazem contato próximo com as hélices do complexo peptídeo:MHC na porção aminoterminal do peptídeo ligado, enquanto a cadeia β das alças CDR1 e CDR2 – as quais interagem com o complexo na porção carboxiterminal do peptídeo –, parece ter contribuição variável para a ligação.

A comparação da estrutura tridimensional de um TCR não ligado e o mesmo TCR complexado ao seu ligante peptídeo:MHC mostram que essa ligação resulta em algum grau de mudança conformacional ou "forçadamente encaixada", sobretudo na alça CDR3 V_α. Também tem sido demonstrado que diferenças sutis nos peptídeos podem ter efeitos diferentes notáveis no reconhecimento de outra forma idêntica ao seu ligante peptídeo:MHC ligante pela mesma célula T. A flexibilidade na alça CDR3 demonstrada por essas duas estruturas ajuda a explicar como o TCR pode adotar ligantes diferentes, mas relacionados.

A partir da análise dessas estruturas, é difícil predizer se a principal energia de ligação é produzida por meio do contato do TCR com a ligação ao peptídeo ou do contato do TCR com a molécula do MHC. Medidas cinéticas da ligação do TCR ao peptídeo:MHC sugerem que a interação entre o TCR e a molécula do MHC deve predominar como contato de início, levando o receptor à posição correta, quando uma segunda e mais detalhada interação com o peptídeo, assim como com a molécula do MHC, define o final da interação – ligação ou dissociação. Assim como nas interações anticorpo-antígeno, somente poucos aminoácidos na interface são capazes de promover contatos essenciais que determinam a especificidade e a força

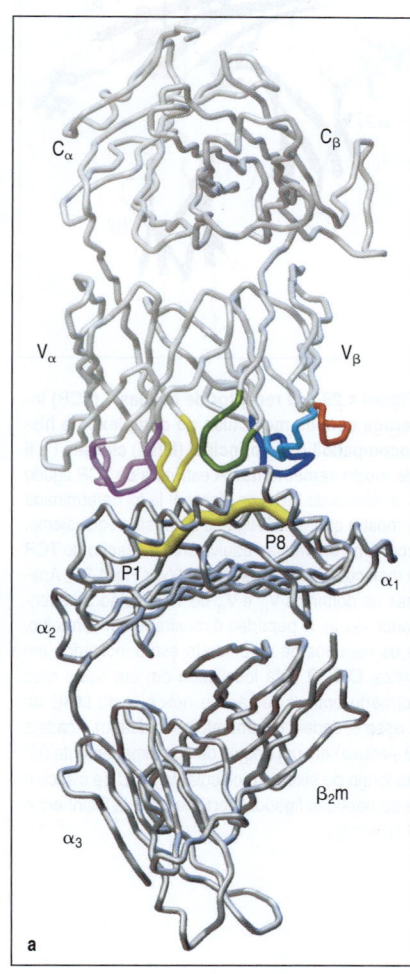

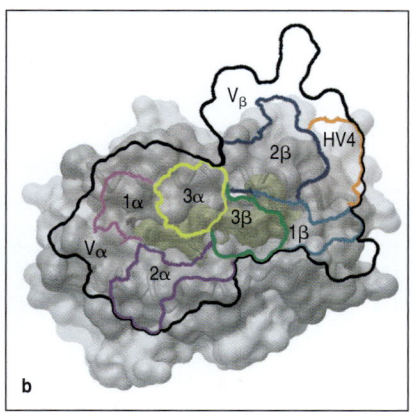

Figura 4.22   O receptor de células T (TCR) liga-se ao complexo peptídeo:MHC. Figura **a**: o TCR liga-se no topo do complexo peptídeo:MHC, ligando as duas hélices dos domínios α_1 e α_2, no caso da molécula do complexo de histocompatibilidade principal (MHC) classe I aqui mostrada. Os CDRs do TCR são mostrados em cores: as alças CDR1 e CDR2 da cadeia β em azul-claro e azul-escuro, respectivamente; e as alças CDR1 e CDR2 da cadeia α em roxo-claro e roxo-escuro, respectivamente. A alça CDR3 da cadeia α está em amarelo, e a alça CDR3 da cadeia β, em verde. A alça HV4 da cadeia β está em vermelho. A linha grossa amarela P1-P8 é o peptídeo ligado. Figura **b**: o diagrama do sítio de ligação ao antígeno do TCR (linha grossa preta) é sobreposto no topo do complexo peptídeo:MHC (o peptídeo é sombreado em amarelo-fosco). O TCR dispõe-se diagonalmente através do complexo peptídeo:MHC, com as alças CDR3 α e β do TCR (3α e 3β; amarelo e verde, respectivamente) em contato com o centro do peptídeo. As alças CDR1 e CDR2 da cadeia α (1α e 2α; roxo-claro e roxo-escuro, respectivamente) fazem contato com as hélices do MHC na porção aminoterminal do peptídeo ligado, enquanto as alças CDR1 e CDR2 da cadeia β (1β e 2β; azul-claro e azul-escuro, respectivamente) fazem contato com as hélices na região carboxiterminal do peptídeo ligado. (Cortesia de I.A. Wilson.)

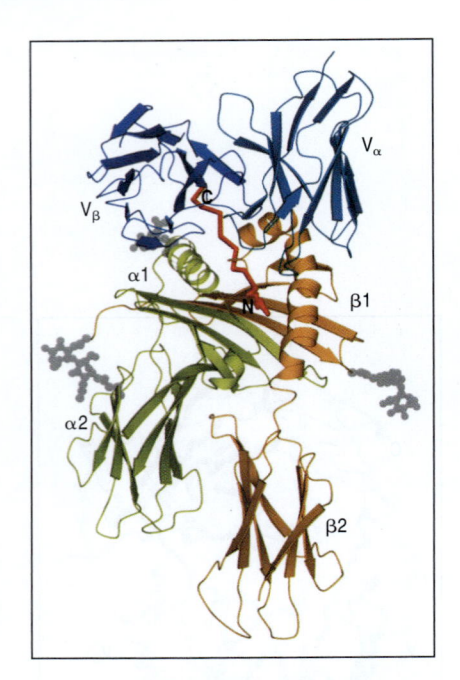

Figura 4.23 O receptor de células T (TCR) interage com as moléculas do complexo de histocompatibilidade principal (MHC) classes I e II de modo semelhante. A estrutura do TCR ligado à molécula do MHC de classe II já foi determinada e mostra que o TCR liga-se a um sítio equivalente, com uma orientação equivalente à ligação do TCR à molécula do MHC de classe I (ver Fig. 4.22). Apenas os domínios V_α e V_β do TCR estão apresentados (azul). O peptídeo é mostrado em vermelho, e os resíduos de carboidrato estão indicados em cinza. O TCR está localizado em um sulco raso formado entre a região de hélice α do MHC de classe II, cadeia α (amarelo-esverdeado) e cadeia β (laranja) em um ângulo de aproximadamente 90° ao longo do eixo da molécula do MHC de classe II e do peptídeo ligado. (Cortesia de E.L. Reinherz e J-H. Wang.)

de ligação. A simples alteração de uma leucina por uma isoleucina no peptídeo, por exemplo, é suficiente para alterar uma resposta forte da célula T para uma resposta nula. Mutações em um único resíduo na molécula do MHC possuem o mesmo efeito. Assim, a especificidade de reconhecimento da célula T envolve tanto o peptídeo quanto a molécula do MHC que o apresenta. Essa dupla especificidade justifica a restrição ao MHC das respostas de células T, um fenômeno observado bem antes de as propriedades de ligação do peptídeo à molécula do MHC serem conhecidas. A discussão sobre como a restrição ao MHC foi descoberta será retomada quando houver o retorno à questão sobre como o polimorfismo do MHC afeta o reconhecimento do antígeno pelas células T, no Capítulo 6. Outra consequência dessa especificidade dupla é a necessidade de o TCR interagir apropriadamente com a superfície do antígeno apresentado pela molécula do MHC. Parece existir uma especificidade inerente à molécula do MHC codificada nos genes do TCR, bem como uma seleção durante o desenvolvimento das células T de um repertório de receptores capaz de interagir apropriadamente com determinadas moléculas do MHC, presentes no indivíduo (esse assunto será discutido no Cap. 8).

4.17 As proteínas de superfície celular CD4 e CD8 das células T são necessárias para dar uma resposta adequada ao antígeno

Assim como as células T comprometem o peptídeo:MHC ligado ao seu receptor de antígeno, elas também realizam interações adicionais com a molécula do MHC que estabiliza as interações, que são necessárias para que as células respondam de maneira eficaz aos antígenos. As células T dividem-se em duas classes principais, com funções efetoras distintas, e são diferenciadas pela expressão de proteínas de superfície celular, **CD4** e **CD8**. CD8 é carregada por células T citotóxicas, e CD4 é carregada por células T cuja função é ativar outras células (ver Seção 1.19). CD4 e CD8 eram conhecidas como marcadores para conjuntos funcionais por algum tempo antes que se tornasse claro que a distinção era baseada na capacidade que células T têm de reconhecer as diferentes classes das moléculas do MHC: CD8 reconhece moléculas do MHC de classe I, e CD4, moléculas do MHC de classe II. Durante o reconhecimento do antígeno, as moléculas CD4 e CD8 (dependendo do tipo de célula T) associam-se, na superfície da célula T, ao TCR, e ligam-se a sítios invariáveis na porção do MHC do complexo peptídeo:MHC, longe do sítio de ligação. Essa ligação é necessária para que a célula T realize uma resposta eficaz e, assim, CD4 e CD8 são chamados **correceptores**.

O CD4 é uma proteína de cadeia única composta por quatro domínios semelhantes à Ig (Fig. 4.24). Os dois primeiros domínios (D1 e D2) são fortemente compactados para formar um bastão rígido de cerca de 60Å de comprimento, o qual é ligado por uma dobradiça móvel a um bastão similar formado pelo terceiro e pelo quarto domínios (D3 e D4). A região no CD4 onde o MHC se liga está localizada, principalmente, na face lateral do domínio D1, e o CD4 liga-se a uma fenda hidrofóbica formada na junção dos domínios α_2 e β_2 da molécula do MHC de classe II. Esse local é bem afastado do sítio de união com o TCR (Fig. 4.25a) e, assim, a molécula CD4 e o TCR podem ligar-se simultaneamente ao mesmo complexo peptídeo:MHC de classe II. A porção intracelular de CD4 interage fortemente com a tirosina quinase citoplasmática denominada Lck, aproximando-a dos outros componentes de sinalização intracelular do complexo do TCR. Isso resulta em um aumento do sinal produzido quando o TCR se liga ao ligante peptídeo:MHC de classe II, discutido no Capítulo 7. Quando o CD4 e o TCR ligam-se de maneira simultânea ao mesmo complexo MHC de classe II:peptídeo, a sensibilidade da célula T ao antígeno é cerca de 100 vezes maior do que quando o CD4 não está presente.

A estrutura do CD8 é totalmente diferente. Trata-se de um dímero ligado por uma ponte de dissulfeto de duas cadeias diferentes – denominadas α e β, cada uma contendo um único domínio semelhante à Ig, ligada à membrana por um segmento de cadeia polipeptídica estendida (ver Fig. 4.24). Esse segmento é altamente glicosilado

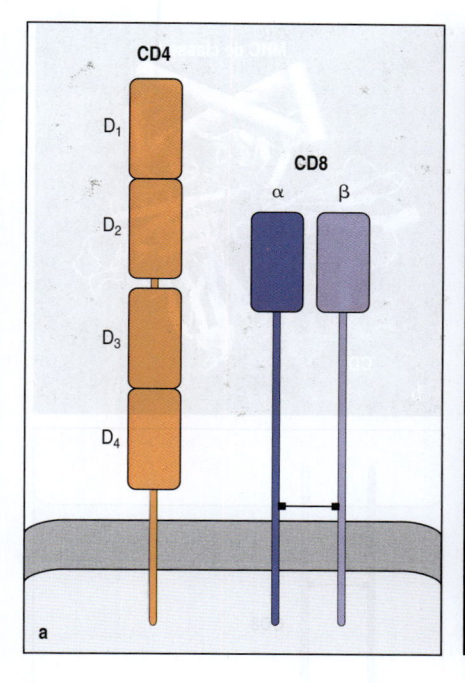

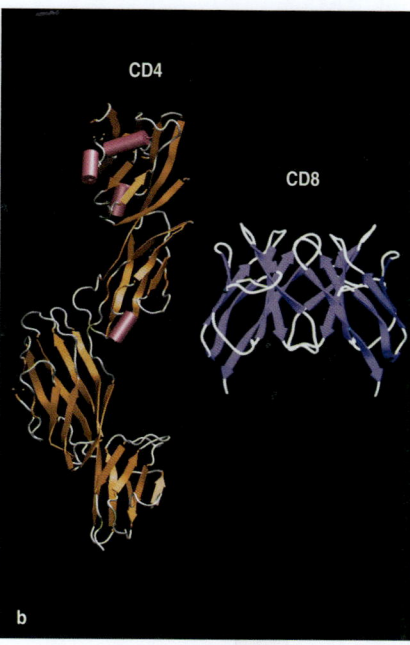

Figura 4.24 As estruturas das moléculas correceptoras CD4 e CD8. A molécula CD4 contém quatro domínios semelhantes à Ig, como mostram a representação esquemática na Figura **a** e o diagrama de fitas da estrutura cristalina na Figura **b**. O domínio aminoterminal, D_1, é estruturalmente semelhante ao domínio V da imunoglobulina. O segundo domínio, D_2, embora claramente relacionado aos domínios de imunoglobulinas, é diferente dos domínios V e C e tem sido referido como domínio C_2. Os dois primeiros domínios do CD4 formam uma estrutura rígida semelhante a um bastão, que se une aos dois domínios carboxiterminais por uma ligação flexível. O sítio de ligação para moléculas do complexo de histocompatibilidade principal (MHC) classe II envolve principalmente o domínio D_1. A molécula CD8 é um heterodímero de uma cadeia α e uma cadeia β covalentemente ligadas por uma ponte de dissulfeto; uma forma alternativa do CD8 existe como homodímero de cadeias α. O heterodímero é representado na Figura **a**, enquanto o diagrama de fitas na Figura **b** representa o homodímero. As cadeias CD8β e CD8β possuem estruturas similares, cada uma com um domínio semelhante ao domínio V da imunoglobulina e um alongamento da cadeia polipeptídica, o qual se acredita estar em uma conformação relativamente estendida, que ancora o domínio semelhante ao domínio V na membrana celular.

e parece ser importante na manutenção da conformação estendida desse segmento de polipeptídeos e na proteção de clivagem por proteases. A cadeia CD8α pode formar homodímeros, embora eles não tenham sido detectados quando as cadeias CD8β estão presentes. O homodímero CD8α pode exercer uma função específica no reconhecimento de um subtipo não clássico de moléculas do MHC de classe I, a ser descrito no Capítulo 6.

O CD8 liga-se fracamente a um sítio no domínio α_3 de uma molécula do MHC de classe I (ver Fig. 4.25b). Embora até o momento somente a interação do homodímero CD8α com o MHC de classe I seja conhecida em detalhes, isso mostra que o sítio de ligação no heterodímero CD8 α:β é formado pela interação das cadeias CD8α e β. Além disso, o CD8 interage (muito provavelmente com sua cadeia α) com resíduos na base do domínio α_2 da molécula do MHC de classe I. A força de ligação do CD8 com a molécula do MHC de classe I é influenciada pelo estado de glicosilação da molécula de CD8; o aumento do número de resíduos do ácido siálico adicionados aos carboidratos do CD8 diminui a força de interação. O padrão de sialização do CD8 muda durante a maturação e ativação de células T, e acredita-se que tenha um papel na modulação do reconhecimento do antígeno.

Por meio da ligação ao domínio proximal da membrana das moléculas do MHC classes I e II, os correceptores deixam a superfície mais alta da molécula do MHC exposta e livre para interagir com o TCR, como mostrado para o CD8 na Figura 4.26. Ambas as moléculas, CD4 e CD8, ligam a Lck – no caso do heterodímero CD8α:$\beta <$ por meio da cauda citoplasmática da cadeia α – aproximando-a do TCR. Assim como o CD4, a presença de CD8 aumenta a sensibilidade da célula T ao antígeno apresentado pelas moléculas do MHC de classe I em cerca de 100 vezes. Assim, o CD4 e o CD8 desempenham funções semelhantes e ligam-se à mesma localização das moléculas do MHC de classes I e II, embora as estruturas dos dois correceptores proteicos sejam pouco relacionadas.

4.18 As duas classes de moléculas do MHC são expressas diferencialmente nas células

As moléculas do MHC classes I e II têm uma distribuição distinta entre as células, e elas refletem as diferentes funções efetoras das células T que as reconhecem (Fig.

Figura 4.25 Os sítios de ligação para CD4 e CD8 nas moléculas do complexo de histocompatibilidade principal (MHC) classes I e II encontram-se nos domínios similares às Ig. Os sítios de ligação para CD8 e CD4 nas moléculas do MHC classes I e II localizam-se, respectivamente, nos domínios similares às Ig próximos à membrana e distantes do sulco de ligação do peptídeo. A ligação do CD4 a uma molécula do MHC de classe II é apresentada como estrutura gráfica na Figura **a** e esquematicamente na Figura **c**. A cadeia α da molécula do MHC de classe II é mostrada em rosa, a cadeia β, em branco, e o CD4, em dourado. Apenas os domínios D_1 e D_2 da molécula CD4 são mostrados na Figura **a**. O sítio de ligação do CD4 localiza-se na base do domínio β_2 da molécula do MHC de classe II, na fenda hidrofóbica entre os domínios β_2 e α_2. A ligação do CD8 à molécula do MHC de classe I é apresentada na Figura **b** e esquematicamente na Figura **d**. A cadeia pesada classe I e a β_2-microglobulina são mostradas em branco e rosa, respectivamente, e as duas cadeias do dímero CD8 são apresentadas em roxo-claro e roxo-escuro. A estrutura apresentada é a do homodímero CD8α, mas o heterodímero CD8α:β parece ligar-se da mesma forma. O sítio de ligação para CD8 na molécula do MHC de classe I encontra-se em uma posição semelhante ao do CD4 na molécula do MHC de classe II, mas também envolve a base dos domínios α_1 e α_2. Assim, a ligação do CD8 ao MHC de classe I não é completamente equivalente à ligação do MHC de classe II ao CD4.

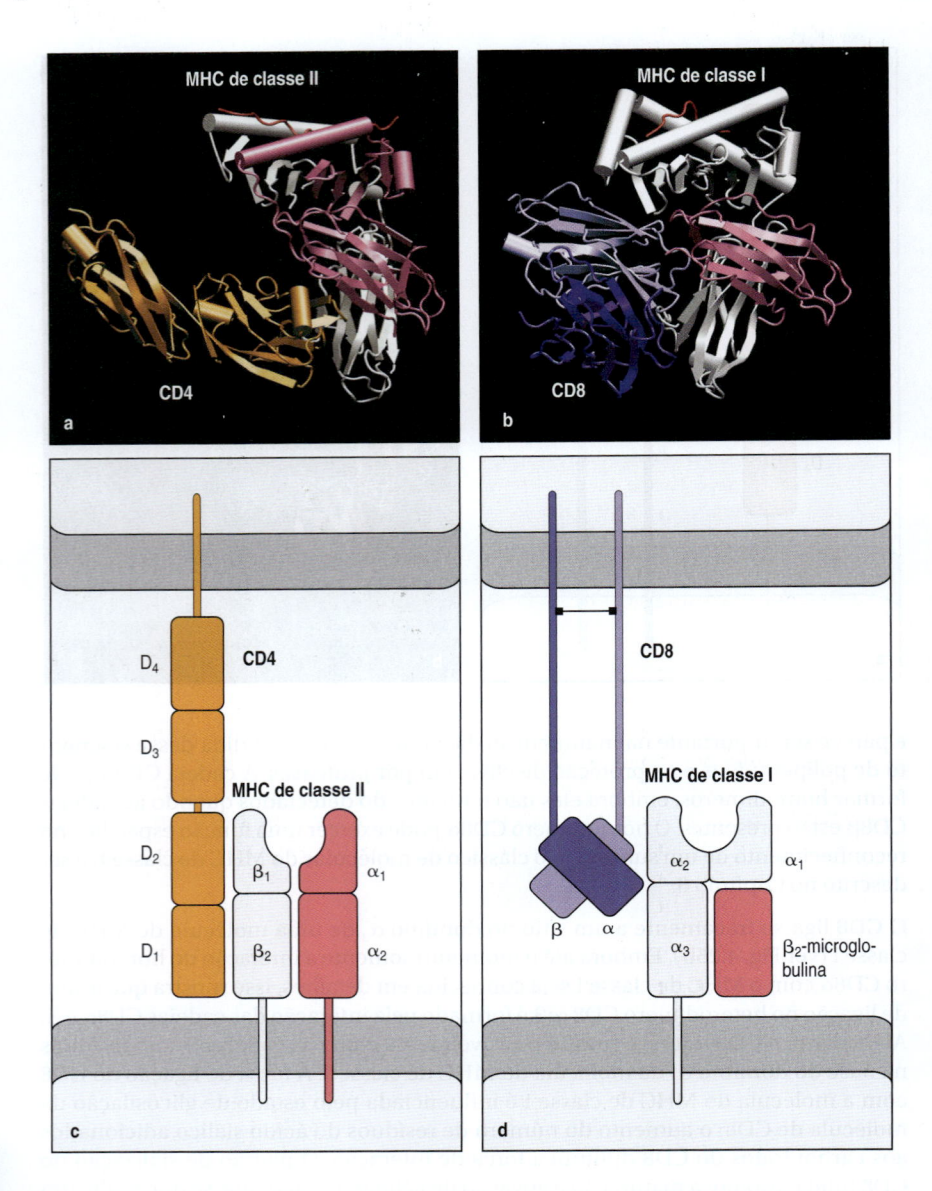

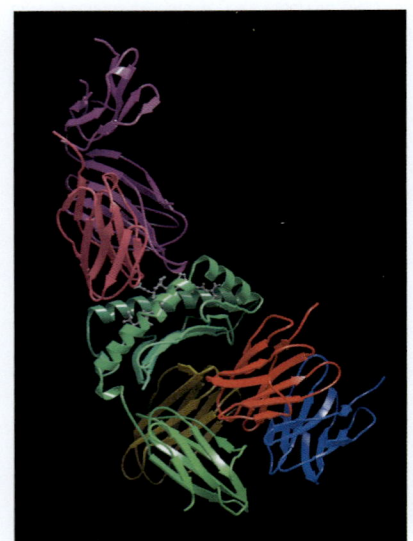

4.27). As moléculas do MHC de classe I apresentam peptídeos de patógenos, mais comumente vírus, às células T citotóxicas CD8, as quais são especializadas em matar qualquer célula que possam reconhecer especificamente. Devido ao fato de os vírus poderem infectar qualquer célula nucleada, a maioria dessas células expressa moléculas do MHC de classe I, embora o nível de expressão constitutivo varie entre os tipos celulares. Por exemplo, as células do sistema imune expressam abundantes quantidades do MHC de classe I em sua superfície, ao passo que as células hepáticas (hepatócitos) expressam níveis relativamente baixos (ver Fig. 4.27). Células não

Figura 4.26 O CD8 liga-se a um sítio na molécula do complexo de histocompatibilidade principal (MHC) classe I distante daquele ao qual se liga o receptor de células T (TCR). As posições relativas do TCR e das moléculas CD8 ligadas à mesma molécula do MHC de classe I podem ser vistas nessa reconstrução hipotética da interação de uma molécula do MHC de classe I (a cadeia α é mostrada em verde; a β_2-microglobulina [amarelo-esverdeado] pode ser vista fracamente no fundo) com um TCR e CD8. As cadeias α e β do TCR são mostradas em rosa e roxo, respectivamente. A estrutura do CD8 é a mesma do homodímero CD8α, mas está colorida para representar a suposta orientação das subunidades no heterodímero, com a subunidade CD8β em vermelho, e a subunidade CD8α, em azul. (Cortesia de G. Gao.)

nucleadas, como as hemácias dos mamíferos, expressam pouco ou nenhum MHC de classe I e, assim, o interior das hemácias é um local onde uma infecção pode seguir sem ser detectada pelas células T citotóxicas. Como as hemácias não podem suportar a replicação viral, o fato não tem grandes consequências para as viroses, mas a ausência de MHC de classe I pode permitir que espécies parasitos do gênero *Plasmodium,* causador da malária, sobrevivam nesse local privilegiado.

Em contraste, a principal função das células T CD4 que reconhecem as moléculas do MHC de classe II é ativar outras células efetoras do sistema imune. Assim, as moléculas do MHC de classe II são normalmente encontradas nos linfócitos B, nas células dendríticas e nos macrófagos – células que participam da resposta imune –, mas não em outros tipos de células teciduais (ver Fig. 4.27). Quando as células T CD4 reconhecem peptídeos ligados a moléculas do MHC de classe II nas células B, elas estimulam as células B para a produção de anticorpos. Similarmente, as células T CD4, reconhecendo peptídeos ligados a moléculas do MHC de classe II nos macrófagos, ativam essas células para a destruição dos patógenos em suas vesículas. Será visto no Capítulo 9 que as moléculas do MHC de classe II são também expressas pelas células apresentadoras de antígenos especializadas, as células dendríticas, nos tecidos linfoides, onde células T virgens encontram um antígeno e são ativadas pela primeira vez.

A expressão tanto das moléculas do MHC de classe I quanto classe II é regulada por citocinas, particularmente os interferons, liberadas durante uma resposta imune. O interferon-α (IFN-α) e o IFN-β aumentam a expressão de moléculas do MHC de classe I em todos os tipos de células, enquanto o IFN-γ aumenta a expressão de moléculas do MHC de classe I e de classe II e pode induzir a expressão de moléculas do MHC de classe II em determinados tipos celulares que em geral não as expressam. Os interferons também aumentam a função de apresentação de antígeno das moléculas do MHC de classe I pela indução da expressão de componentes-chave da maquinaria intracelular que permite que os peptídeos sejam ligados às moléculas do MHC.

4.19   Um subgrupo distinto de células T possui um receptor alternativo formado por cadeias γ e δ

Durante a pesquisa dos genes codificadores da cadeia TCRα, foi descoberto outro gene para um tipo inesperado de TCR. Esse gene foi denominado TCRγ, e sua descoberta levou à pesquisa de outros genes relacionados ao TCR. Outra cadeia de receptor foi identificada pela utilização de anticorpos contra a sequência prevista para a cadeia γ, sendo denominada cadeia δ. Recentemente, foi descoberta uma população minoritária de células T com um TCR distinto, formado pelo heterodímero γ:δ, em vez do heterodímero α:β. O desenvolvimento dessas células está descrito nas Seções 8.11 e 8.12.

A estrutura cristalográfica mostra que, como esperado, o TCR γ:δ possui forma semelhante ao TCR α:β (Fig. 4.28). O TCR γ:δ pode ser especializado em ligar-se a determinados tipos de ligante, incluindo proteínas de choque de calor e ligantes não peptídicos, como ligantes fosforilados ou antígenos lipídicos micobacterianos. Os TCRs γ:δ provavelmente não são restritos às clássicas moléculas do MHC classes I e II. Eles podem se ligar a antígenos livres, como fazem as imunoglobulinas, e/ou podem se ligar a peptídeos e outros antígenos apresentados por formas não clássicas de moléculas semelhantes ao MHC. Estas são proteínas que se assemelham às moléculas do MHC de classe I, porém são relativamente não polimórficas (estão descritas no Cap. 6). Ainda se sabe pouco sobre como o TCR γ:δ se liga ao antígeno, bem como suas funções celulares e seu papel na resposta imune. A estrutura e o rearranjo dos genes para TCRs γ:δ são apresentados nas Seções 5.11 e 8.12.

Tecido	MHC de classe I	MHC de classe II
Tecidos linfoides		
Células T	+++	+*
Células B	+++	+++
Macrófagos	+++	++
Células dendríticas	+++	+++
Células epiteliais do timo	+	+++
Outras células nucleadas		
Neutrófilos	+++	–
Hepatócitos	+	–
Células renais	+	–
Células nervosas (do cérebro)	+	–†
Células não nucleadas		
Hemácias	–	–

Figura 4.27   A expressão das moléculas do complexo de histocompatibilidade principal (MHC) difere entre os tecidos. As moléculas do MHC de classe I são expressas em todas as células nucleadas, embora sejam mais fortemente expressas em células hematopoiéticas. As moléculas de MHC de classe II são expressas apenas por um subgrupo de células hematopoiéticas e por células do estroma tímico, embora possam também ser expressas por outros tipos celulares quando ativadas pela citocina inflamatória IFN-γ.

*Em humanos, as células T ativadas expressam moléculas do MHC de classe II, ao passo que, em camundongos, todas as células T são MHC de classe II negativas.

† No cérebro, a maioria dos tipos celulares é MHC de classe II negativa, mas a micróglia, relacionada aos macrófagos, é MHC de classe II positiva.

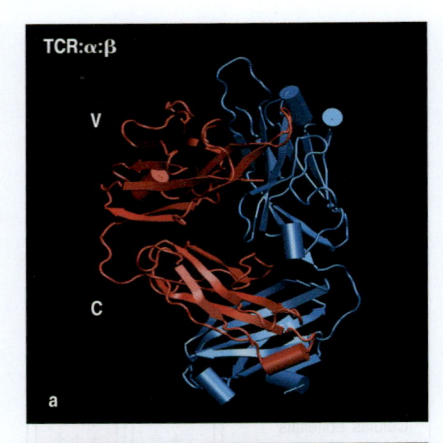

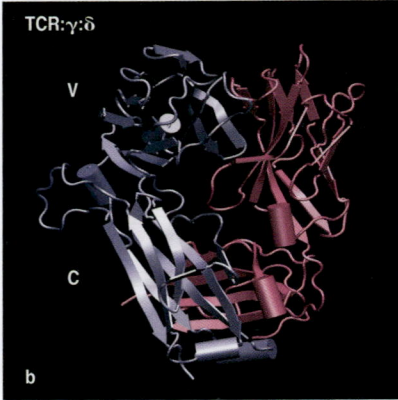

Figura 4.28 Estruturas dos receptores de células T (TCRs) α:β e γ:δ. As estruturas dos TCRs α:β e γ:δ foram determinadas por cristalografia por raios X. O TCR α:β é mostrado na Figura **a**, com a cadeia α em vermelho, e a cadeia β em azul. A Figura **b** apresenta o TCR γ:δ, com a cadeia em roxo, e a cadeia δ em rosa. Ambos os receptores possuem estrutura muito similar, lembrando, de certa forma, o fragmento Fab da molécula de imunoglobulina. O domínio C_δ é mais parecido com o domínio da imunoglobulina do que o correspondente domínio C_α dos TCRs α:β.

Resumo

O receptor para antígenos na maioria das células T – o TCR α:β – é composto por duas cadeias proteicas, TCRα e TCRβ, e assemelha-se, em muitos aspectos, ao fragmento Fab da imunoglobulina. O TCR está sempre ligado à membrana. O TCR α:β, diferentemente do receptor de imunoglobulina das células B, não reconhece antígenos em sua forma nativa, mas reconhece um ligante composto pelo peptídeo antigênico ligado a uma molécula do MHC. As moléculas do MHC são glicoproteínas altamente polimórficas codificadas por genes localizados no complexo de histocompatibilidade principal (MHC). Cada molécula do MHC liga-se a uma grande variedade de peptídeos diferentes, mas cada variante reconhece preferencialmente um grupo de peptídeos com sequência e características físicas próprias. O antígeno peptídico é geralmente intracelular e liga-se, de forma estável, na fenda de ligação peptídica na superfície da molécula do MHC. Existem duas classes de moléculas do MHC, e estas ligam-se, aos seus domínios não polimórficos, às moléculas CD4 e CD8, que distinguem duas diferentes classes funcionais de células T α:β. O CD8 liga-se à molécula do MHC de classe I e pode ligar-se simultaneamente ao mesmo complexo peptídeo:MHC de classe I que foi reconhecido pelo TCR, agindo, dessa forma, como um correceptor, e aumentando a resposta da célula T. O CD4 liga-se a moléculas do MHC de classe II e atua como um correceptor para os TCRs que reconhecem peptídeo:MHC de classe II. Um TCR interage diretamente tanto com o peptídeo antigênico quanto com características polimórficas da molécula do MHC que o apresenta. Essa dupla especificidade justifica a restrição da resposta mediada pela célula T (ao MHC). Um segundo tipo de TCR – composto pelas cadeias γ e δ – é similar estruturalmente ao TCR:β, mas parece ligar-se a diferentes ligantes, incluindo ligantes não peptídicos. Acredita-se que não seja restrito ao MHC e que seja encontrado em uma minoria da população de células T, as células T γ:δ.

Resumo do Capítulo 4

As células B e T utilizam moléculas diferentes, embora estruturalmente semelhantes, que reconhecem antígenos. As moléculas reconhecedoras de antígenos nas células B são as imunoglobulinas, produzidas como um receptor de antígeno ligado à membrana, o BCR, e como anticorpos secretados que se ligam a antígenos e desencadeiam as funções efetoras humorais. A molécula que reconhece o antígeno nas células T, por outro lado, apresenta apenas a forma de receptor de superfície celular. As imunoglobulinas e os TCRs são moléculas altamente variáveis. Essa variabilidade está concentrada na região da molécula que se liga ao antígeno, a região variável (V). As imunoglobulinas ligam-se a uma ampla variedade de antígenos quimicamente diferentes, enquanto o principal TCR α:β reconhece predominantemente fragmentos peptídicos de proteínas estranhas ligadas a moléculas do MHC que são ubíquas na superfície da célula.

A ligação ao antígeno pelas imunoglobulinas tem sido estudada principalmente pelos anticorpos. A ligação do anticorpo ao seu antígeno correspondente é bastante específica. Essa especificidade é determinada pela forma e pelas propriedades físico-químicas do sítio de ligação ao antígeno. A região do anticorpo que desempenha as funções efetoras, quando a região variável ligou-se ao antígeno, está localizada na outra extremidade final do anticorpo, e é conhecida como região constante (C). Existem cinco principais classes funcionais de anticorpos, cada uma codificada por um tipo diferente de região constante. Como será visto no Capítulo 10, essas regiões interagem com diferentes componentes do sistema imune para induzir a resposta inflamatória e a eliminação do antígeno.

Os TCRs diferem em vários aspectos das imunoglobulinas das células B. Um é a ausência de uma forma secretada do receptor. Essa característica reflete as diferenças funcionais entre as células T e B. As células B lidam com patógenos e seus produtos proteicos circulantes dentro do organismo. A secreção de uma molécula de reconhecimento de antígeno solúvel pelas células B ativadas pelo antígeno capacita essas células à produção efetiva de antígenos para os espaços extracelulares do organismo. As células T, por sua vez, são especializadas nas interações célula-célula. Elas são capazes de eliminar células infectadas por patógenos intracelulares e células que carregam peptídeos antigênicos em sua superfície, ou ainda células do sistema imune que capturaram antígenos estranhos e os apresentam em sua superfície celular. O reconhecimento das células T não requer um receptor secretado solúvel.

A segunda característica que distingue o TCR é que ele reconhece um ligante composto formado pelo peptídeo estranho ligado à molécula do MHC própria. Isso significa que as células T interagem somente com células do corpo que apresentam o antígeno e não com o patógeno ou a proteína intacta. Cada TCR é específico para uma determinada combinação de peptídeo e molécula do MHC própria.

As moléculas do MHC são codificadas por uma família de genes altamente polimórfica. Embora cada indivíduo expresse muitos desses genes, isso representa apenas uma pequena seleção de todas as variáveis possíveis. Durante o desenvolvimento da célula T, o repertório do TCR é selecionado de tal forma que as células T de cada indivíduo reconhecem apenas antígenos combinados com uma molécula do próprio MHC. A expressão de múltiplas variantes de moléculas do MHC, cada uma com um repertório diferente de ligação peptídica, auxilia a garantir que as células T de um indivíduo sejam capazes de reconhecer pelo menos alguns peptídeos gerados por cada patógeno.

Questões

4.1   A superfamília das imunoglobulinas é uma das famílias mais abundantes de proteínas estruturais com domínio. (a) Quais são as características de um domínio de imunoglobulina e como os vários subtipos dos domínios diferem? (b) Quais regiões do domínio V da imunoglobulina contribuem para as regiões determinantes de complementaridade (CDRs) e como os domínios V e C diferem em cada região?

4.2   Como os anticorpos, os quais possuem a mesma forma básica, reconhecem antígenos de uma grande variedade de formas diferentes?

4.3   Embora os receptores de antígeno das células T e B sejam relacionados estruturalmente, há importantes diferenças entre eles. (a) Descreva as semelhanças e as diferenças nas propriedades de reconhecimento de antígeno dos receptores de antígenos de células B e T. (b) Como essas diferenças influenciam quais antígenos serão reconhecidos pelas células B e pelas células T? (c) Considerando essas diferenças, qual você diria que é essencial na função de células B e de células T?

4.4   Existem dois tipos de moléculas do MHC: a classe I e a classe II. (a) Qual o papel das moléculas do MHC na ativação das células T antígeno-específicas? (b) Explique como a ligação peptídica das moléculas do MHC classes I e II pode ser tão semelhante, ainda que uma esteja codificada por um único gene, e a outra, codificada por dois genes diferentes. (c) Além das interações com os TCRs, quais interações adicionais ocorrem entre as moléculas do MHC com as células T que auxiliam a distinguir funcionalmente os antígenos apresentados pelas moléculas do MHC de classe I dos apresentados pelas moléculas do MHC de classe II?

Referências gerais

Ager, A., Callard, R., Ezine, S., Gerard, C., and Lopez-Botet, M.: **Immune receptor Supplement.** *Immunol. Today* 1996, 17.

Davies, D.R., and Chacko, S.: **Antibody structure.** *Acc. Chem. Res.* 1993, **26**:421–427.

Frazer, K., and Capra, J.D.: **Immunoglobulins: structure and function,** in Paul W.E. (ed): *Fundamental Immunology,* 4th ed. New York, Raven Press, 1998.

Germain, R.N.: **MHC-dependent antigen processing and peptide presentation: providing ligands for T lymphocyte activation.** *Cell* 1994, **76**:287–299.

Honjo, T., and Alt, F.W. (eds): *Immunoglobulin Genes,* 2nd ed. London, Academic Press, 1996.

Moller, G. (ed): **Origin of major histocompatibility complex diversity.** *Immunol. Rev.* 1995, **143**:5–292.

Poljak, R.J.: **Structure of antibodies and their complexes with antigens.** *Mol. Immunol.* 1991, **28**:1341–1345.

Rudolph, M.G., Stanfield, R.L., and Wilson, I.A: **How TCRs bind MHCs, peptides, and coreceptors.** *Annu. Rev. Immunol.* 2006, **24**:419–466.

Referências por seção

4.1 Os anticorpos IgG consistem em quatro cadeias polipeptídicas

Edelman, G.M.: **Antibody structure and molecular immunology.** *Scand. J. Immunol.* 1991, **34**:4–22.

Faber, C., Shan, L., Fan, Z., Guddat, L.W., Furebring, C., Ohlin, M., Borrebaeck, C.A.K., and Edmundson, A.B.: **Three-dimensional structure of a human Fab with high affinity for tetanus toxoid.** *Immunotechnology* 1998, **3**:253–270.

Harris, L.J., Larson, S.B., Hasel, K.W., Day, J., Greenwood, A., and McPherson, A.: **The three-dimensional structure of an intact monoclonal antibody for canine lymphoma.** *Nature* 1992, **360**:369–372.

4.2 Imunoglobulinas de cadeias pesadas e leves são compostas por regiões constantes e variáveis
e
4.3 A molécula de anticorpo pode ser clivada com facilidade em fragmentos funcionalmente distintos

Porter, R.R.: **Structural studies of immunoglobulins.** *Scand. J. Immunol.* 1991, **34**:382–389.

Yamaguchi, Y., Kim, H., Kato, K., Masuda, K., Shimada, I., and Arata, Y.: **Proteolytic fragmentation with high specificity of mouse IgG—mapping of proteolytic cleavage sites in the hinge region.** *J. Immunol. Meth.* 1995, **181**:259–267.

4.4 A molécula de imunoglobulina é flexível, sobretudo na região da dobradiça

Gerstein, M., Lesk, A.M., and Chothia, C.: **Structural mechanisms for domain movements in proteins.** *Biochemistry* 1994, **33**:6739–6749.

Jimenez, R., Salazar, G., Baldridge, K.K., and Romesberg, F.E.: **Flexibility and molecular recognition in the immune system.** *Proc. Natl Acad. Sci. USA* 2003, **100**:92–97.

Saphire, E.O., Stanfield, R.L., Crispin, M.D., Parren, P.W., Rudd, P.M., Dwek, R.A., Burton, D.R., and Wilson, I.A.: **Contrasting IgG structures reveal extreme asymmetry and flexibility.** *J. Mol. Biol.* 2002, **319**:9–18.

4.5 Os domínios de uma molécula de imunoglobulina têm estruturas similares

Barclay, A.N., Brown, M.H., Law, S.K., McKnight, A.J., Tomlinson, M.G., and van der Merwe, P.A. (eds): *The Leukocyte Antigen Factsbook,* 2nd ed. London, Academic Press, 1997.

Brummendorf, T., and Lemmon, V.: **Immunoglobulin superfamily receptors: *cis*-interactions, intracellular adapters and alternative splicing regulate adhesion.** *Curr. Opin. Cell Biol.* 2001, **13**:611–618.

Marchalonis, J.J., Jensen, I., and Schluter, S.F.: **Structural, antigenic and evolutionary analyses of immunoglobulins and T cell receptors.** *J. Mol. Recog.* 2002, **15**:260–271.

Ramsland, P.A., and Farrugia, W.: **Crystal structures of human antibodies: a detailed and unfinished tapestry of immunoglobulin gene products.** *J. Mol. Recog.* 2002, **15**:248–259.

4.6 Regiões localizadas de sequência hipervariável formam o sítio de ligação ao antígeno

Chitarra, V., Alzari, P.M., Bentley, G.A., Bhat, T.N., Eiselé, J.-L., Houdusse, A., Lescar, J., Souchon, H., and Poljak, R.J.: **Three-dimensional structure of a heteroclitic antigen-antibody cross-reaction complex.** *Proc. Natl Acad. Sci. USA* 1993, **90**:7711–7715.

Decanniere, K., Muyldermans, S., and Wyns, L.: **Canonical antigen-binding loop structures in immunoglobulins: more structures, more canonical classes?** *J. Mol. Biol.* 2000, **300**:83–91.

Gilliland, L.K., Norris, N.A., Marquardt, H., Tsu, T.T., Hayden, M.S., Neubauer, M.G., Yelton, D.E., Mittler, R.S., and Ledbetter, J.A.: **Rapid and reliable cloning of antibody variable regions and generation of recombinant single-chain antibody fragments.** *Tissue Antigens* 1996, **47**:1–20.

Johnson, G., and Wu, T.T.: **Kabat Database and its applications: 30 years after the first variability plot.** *Nucleic Acids Res.* 2000, **28**:214–218.

Wu, T.T., and Kabat, E.A.: **An analysis of the sequences of the variable regions of Bence Jones proteins and myeloma light chains and their implications for antibody complementarity.** *J. Exp. Med.* 1970, **132**:211–250.

Xu, J., Deng, Q., Chen, J., Houk, K.N., Bartek, J., Hilvert, D., and Wilson, I.A.: **Evolution of shape complementarity and catalytic efficiency from a primordial antibody template.** *Science* 1999, **286**:2345–2348.

4.7 Os anticorpos ligam-se aos antígenos por meio do contato com aminoácidos nas CDRs, mas os detalhes dessa ligação dependem do tamanho e da forma do antígeno
e
4.8 Os anticorpos ligam-se a formas conformacionais nas superfícies dos antígenos

Ban, N., Day, J., Wang, X., Ferrone, S., and McPherson, A.: **Crystal structure of an anti-anti-idiotype shows it to be self-complementary.** *J. Mol. Biol.* 1996, **255**:617–627.

Davies, D.R., and Cohen, G.H.: **Interactions of protein antigens with antibodies.** *Proc. Natl Acad. Sci. USA* 1996, **93**:7–12.

Decanniere, K., Desmyter, A., Lauwereys, M., Ghahroudi, M.A., Muyldermans, S., and Wyns, L.: **A single-domain antibody fragment in complex with RNase A: non-canonical loop structures and nanomolar affinity using two CDR loops.** *Structure Fold. Des.* 1999, **7**:361–370.

Padlan, E.A.: **Anatomy of the antibody molecule.** *Mol. Immunol.* 1994, **31**:169–217.

Saphire, E.O., Parren, P.W., Pantophlet, R., Zwick, M.B., Morris, G.M., Rudd, P.M., Dwek, R.A., Stanfield, R.L., Burton, D.R., and Wilson, I.A.: **Crystal structure of a neutralizing human IGG against HIV-1: a template for vaccine design.** *Science* 2001, **293**:1155–1159.

Stanfield, R.L., and Wilson, I.A.: **Protein–peptide interactions.** *Curr. Opin. Struct. Biol.* 1995, **5**:103–113.

Tanner, J.J., Komissarov, A.A., and Deutscher, S.L.: **Crystal structure of an antigen-binding fragment bound to single-stranded DNA.** *J. Mol. Biol.* 2001, **314**:807–822.

Wilson, I.A., and Stanfield, R.L.: **Antibody–antigen interactions: new structures and new conformational changes.** *Curr. Opin. Struct. Biol.* 1994, **4**:857–867.

4.9   As interações antígeno-anticorpo envolvem uma variedade de forças

Braden, B.C., and Poljak, R.J.: **Structural features of the reactions between antibodies and protein antigens.** *FASEB J.* 1995, **9**:9–16.

Braden, B.C., Goldman, E.R., Mariuzza, R.A., and Poljak, R.J.: **Anatomy of an antibody molecule: structure, kinetics, thermodynamics and mutational studies of the antilysozyme antibody D1.3.** *Immunol. Rev.* 1998, **163**:45–57.

Ros, R., Schwesinger, F., Anselmetti, D., Kubon, M., Schäfer, R., Plückthun, A., and Tiefenauer, L.: **Antigen binding forces of individually addressed single--chain Fv antibody molecules.** *Proc. Natl Acad. Sci. USA* 1998, **95**:7402–7405.

4.10   O TCR é muito semelhante ao fragmento Fab de imunoglobulina

Al-Lazikani, B., Lesk, A.M., and Chothia, C.: **Canonical structures for the hypervariable regions of T cell αβ receptors.** *J. Mol. Biol.* 2000, **295**:979–995.

Kjer-Nielsen, L., Clements, C.S., Brooks, A.G., Purcell, A.W., McCluskey, J., and Rossjohn, J.: **The 1.5 Å crystal structure of a highly selected antiviral T cell receptor provides evidence for a structural basis of immunodominance.** *Structure (Camb.)* 2002, **10**:1521–1532.

Machius, M., Cianga, P., Deisenhofer, J., and Ward, E.S.: **Crystal structure of a T cell receptor Vα11 (AV11S5) domain: new canonical forms for the first and second complementarity determining regions.** *J. Mol. Biol.* 2001, **310**:689–698.

4.11   O TCR reconhece o antígeno na forma de um complexo de um peptídeo estranho ligado a uma molécula do MHC

Garcia, K.C., and Adams, E.J.: **How the T cell receptor sees antigen—a structural view.** *Cell* 2005, **122**:333–336.

Hennecke, J., and Wiley, D.C.: **Structure of a complex of the human αβ T cell receptor (TCR) HA1.7, influenza hemagglutinin peptide, and major histocompatibility complex class II molecule, HLA-DR4 (DRA*0101 and DRB1*0401): insight into TCR cross-restriction and alloreactivity.** *J. Exp. Med.* 2002, **195**:571–581.

Luz, J.G., Huang, M., Garcia, K.C., Rudolph, M.G., Apostolopoulos, V., Teyton, L., and Wilson, I.A.: **Structural comparison of allogeneic and syngeneic T cell receptor–peptide–major histocompatibility complex complexes: a buried alloreactive mutation subtly alters peptide presentation substantially increasing V_β interactions.** *J. Exp. Med.* 2002, **195**:1175–1186.

Reinherz, E.L., Tan, K., Tang, L., Kern, P., Liu, J., Xiong, Y., Hussey, R.E., Smolyar, A., Hare, B., Zhang, R., *et al.* **The crystal structure of a T cell receptor in complex with peptide and MHC class II.** *Science* 1999, **286**:1913–1921.

Rudolph, M.G., Stanfield, R.L., and Wilson, I.A.: **How TCRs bind MHCs, peptides, and coreceptors.** *Annu. Rev. Immunol.* 2006, **24**:419–466.

4.12   Há duas classes de moléculas do MHC com composições distintas em suas subunidades, mas com estruturas tridimensionais semelhantes
e
4.13   Os peptídeos são ligados estavelmente às moléculas do MHC e também servem para estabilizar a molécula do MHC na superfície celular

Bouvier, M.: **Accessory proteins and the assembly of human class I MHC molecules: a molecular and structural perspective.** *Mol. Immunol.* 2003, **39**:697–706.

Dessen, A., Lawrence, C.M., Cupo, S., Zaller, D.M., and Wiley, D.C.: **X-ray crystal structure of HLA-DR4 (DRA*0101, DRB1*0401) complexed with a peptide from human collagen II.** *Immunity* 1997, **7**:473–481.

Fremont, D.H., Hendrickson, W.A., Marrack, P., and Kappler, J.: **Structures of an MHC class II molecule with covalently bound single peptides.** *Science* 1996, **272**:1001–1004.

Fremont, D.H., Matsumura, M., Stura, E.A., Peterson, P.A. and Wilson, I.A.: **Crystal structures of two viral peptides in complex with murine MHC class 1 H--2K^b.** *Science* 1992, **257**:919–927.

Fremont, D.H., Monnaie, D., Nelson, C.A., Hendrickson, W.A., and Unanue, E.R.: **Crystal structure of I-Ak in complex with a dominant epitope of lysozyme.** *Immunity* 1998, **8**:305–317.

Macdonald, W.A., Purcell, A.W., Mifsud, N.A., Ely, L.K., Williams, D.S., Chang, L., Gorman, J.J., Clements, C.S., Kjer-Nielsen, L., Koelle, D.M., *et al.*: **A naturally selected dimorphism within the HLA-B44 supertype alters class I structure, peptide repertoire, and T cell recognition.** *J. Exp. Med.* 2003, **198**:679–691.

Zhu, Y., Rudensky, A.Y., Corper, A.L., Teyton, L., and Wilson, I.A.: **Crystal structure of MHC class II I-Ab in complex with a human CLIP peptide: prediction of an I-Ab peptide-binding motif.** *J. Mol. Biol.* 2003, **326**:1157–1174.

4.14   Moléculas do MHC de classe I ligam pequenos peptídeos de oito a 10 aminoácidos em ambas as extremidades

Bouvier, M., and Wiley, D.C.: **Importance of peptide amino and carboxyl termini to the stability of MHC class I molecules.** *Science* 1994, **265**:398–402.

Govindarajan, K.R., Kangueane, P., Tan, T.W., and Ranganathan, S.: **MPID: MHC-Peptide Interaction Database for sequence–structure–function information on peptides binding to MHC molecules.** *Bioinformatics* 2003, **19**:309–310.

Saveanu, L., Fruci, D., and van Endert, P.: **Beyond the proteasome: trimming, degradation and generation of MHC class I ligands by auxiliary proteases.** *Mol. Immunol.* 2002, **39**:203–215.

Weiss, G.A., Collins, E.J., Garboczi, D.N., Wiley, D.C., and Schreiber, S.L.: **A tricyclic ring system replaces the variable regions of peptides presented by three alleles of human MHC class I molecules.** *Chem. Biol.* 1995, **2**:401–407.

4.15   O tamanho do peptídeo ligado à molécula do MHC de classe II não é restritivo

Conant, S.B., and Swanborg, R.H.: **MHC class II peptide flanking residues of exogenous antigens influence recognition by autoreactive T cells.** *Autoimmun. Rev.* 2003, **2**:8–12.

Guan, P., Doytchinova, I.A., Zygouri, C., and Flower, D.R.: **MHCPred: a server for quantitative prediction of peptide–MHC binding.** *Nucleic Acids Res.* 2003, **31**:3621–3624.

Lippolis, J.D., White, F.M., Marto, J.A., Luckey, C.J., Bullock, T.N., Shabanowitz, J., Hunt, D.F., and Engelhard, V.H.: **Analysis of MHC class II antigen processing by quantitation of peptides that constitute nested sets.** *J. Immunol.* 2002, **169**:5089–5097.

Park, J.H., Lee, Y.J., Kim, K.L., and Cho, E.W.: **Selective isolation and identification of HLA-DR-associated naturally processed and presented epitope peptides.** *Immunol. Invest.* 2003, **32**:155–169.

Rammensee, H.G.: **Chemistry of peptides associated with MHC class I and class II molecules.** *Curr. Opin. Immunol.* 1995, **7**:85–96.

Rudensky, A.Y., Preston-Hurlburt, P., Hong, S.C., Barlow, A., and Janeway, C.A., Jr: **Sequence analysis of peptides bound to MHC class II molecules.** *Nature* 1991, **353**:622–627.

Sercarz, E.E., and Maverakis, E.: **MHC-guided processing: binding of large antigen fragments.** *Nat. Rev. Immunol.* 2003, **3**:621–629.

Sinnathamby, G., and Eisenlohr, L.C.: **Presentation by recycling MHC class II molecules of an influenza hemagglutinin-derived epitope that is revealed in the early endosome by acidification.** *J. Immunol.* 2003, **170**:3504–3513.

4.16 As estruturas cristalográficas de vários complexos peptídeo:MHC:TCR mostram a mesma orientação do TCR no complexo peptídeo:MHC

Buslepp, J., Wang, H., Biddison, W.E., Appella, E., and Collins, E.J.: **A correlation between TCR Vα docking on MHC and CD8 dependence: implications for T cell selection.** *Immunity* 2003, **19**:595–606.

Ding, Y.H., Smith, K.J., Garboczi, D.N., Utz, U., Biddison, W.E., and Wiley, D.C.: **Two human T cell receptors bind in a similar diagonal mode to the HLA-A2/Tax peptide complex using different TCR amino acids.** *Immunity* 1998, **8**:403–411.

Kjer-Nielsen, L., Clements, C.S., Purcell, A.W., Brooks, A.G., Whisstock, J.C., Burrows, S.R., McCluskey, J., and Rossjohn, J.: **A structural basis for the selection of dominant αβ T cell receptors in antiviral immunity.** *Immunity* 2003, **18**:53–64.

Garcia, K.C., Degano, M., Pease, L.R., Huang, M., Peterson, P.A., Leyton, L., and Wilson, I.A.: **Structural basis of plasticity in T cell receptor recognition of a self peptide-MHC antigen.** *Science* 1998, **279**:1166–1172.

Reiser, J.B., Darnault, C., Gregoire, C., Mosser, T., Mazza, G., Kearney, A., van der Merwe, P.A., Fontecilla-Camps, J.C., Housset, D., and Malissen, B.: **CDR3 loop flexibility contributes to the degeneracy of TCR recognition.** *Nat. Immunol.* 2003, **4**:241–247.

Sant'Angelo, D.B., Waterbury, G., Preston-Hurlburt, P., Yoon, S.T., Medzhitov, R., Hong, S.C., and Janeway, C.A., Jr: **The specificity and orientation of a TCR to its peptide-MHC class II ligands.** *Immunity* 1996, **4**:367–376.

Teng, M.K., Smolyar, A., Tse, A.G.D., Liu, J.H., Liu, J., Hussey, R.E., Nathenson, S.G., Chang, H.C., Reinherz, E.L., and Wang, J.H.: **Identification of a common docking topology with substantial variation among different TCR–MHC–peptide complexes.** *Curr. Biol.* 1998, **8**:409–412.

4.17 As proteínas de superfície celular CD4 e CD8 das células T são necessárias para dar uma resposta adequada ao antígeno

Chang, H. C., Tan, K., Ouyang, J., Parisini, E., Liu, J. H., Le, Y., Wang, X., Reinherz, E. L., and Wang, J. H. **Structural and mutational analyses of CD8αβ heterodimer and comparison with the CD8αα homodimer.** *Immunity* 2005, **6**: 661–671.

Gao, G.F., Tormo, J., Gerth, U.C., Wyer, J.R., McMichael, A.J., Stuart, D.I., Bell, J.I., Jones, E.Y., and Jakobsen, B.Y.: **Crystal structure of the complex between human CD8αα and HLA-A2.** *Nature* 1997, **387**:630–634.

Gaspar, R., Jr, Bagossi, P., Bene, L., Matko, J., Szollosi, J., Tozser, J., Fesus, L., Waldmann, T.A., and Damjanovich, S.: **Clustering of class I HLA oligomers with CD8 and TCR: three-dimensional models based on fluorescence resonance energy transfer and crystallographic data.** *J. Immunol.* 2001, **166**:5078–5086.

Kim, P.W., Sun, Z.Y., Blacklow, S.C., Wagner, G., and Eck, M.J.: **A zinc clasp structure tethers Lck to T cell coreceptors CD4 and CD8.** *Science* 2003, **301**:1725–1728.

Moody, A.M., North, S.J., Reinhold, B., Van Dyken, S.J., Rogers, M.E., Panico, M., Dell, A., Morris, H.R., Marth, J.D., and Reinherz, E.L.: **Sialic acid capping of CD8β core 1-*O*-glycans controls thymocyte-major histocompatibility complex class I interaction.** *J. Biol. Chem.* 2003, **278**:7240–7260.

Wang, J.H., and Reinherz, E.L.: **Structural basis of T cell recognition of peptides bound to MHC molecules.** *Mol. Immunol.* 2002, **38**:1039–1049.

Wu, H., Kwong, P.D., and Hendrickson, W.A.: **Dimeric association and segmental variability in the structure of human CD4.** *Nature* 1997, **387**:527–530.

Zamoyska, R.: **CD4 and CD8: modulators of T cell receptor recognition of antigen and of immune responses?** *Curr. Opin. Immunol.* 1998, **10**:82–86.

4.18 As duas classes de moléculas do MHC são expressas diferencialmente nas células

Steimle, V., Siegrist, C.A., Mottet, A., Lisowska-Grospierre, B., and Mach, B.: **Regulation of MHC class II expression by interferon-γ mediated by the transactivator gene CIITA.** *Science* 1994, **265**:106–109.

4.19 Um subgrupo distinto de células T possui um receptor alternativo formado por cadeias γ e δ

Allison, T.J., and Garboczi, D.N.: **Structure of γδ T cell receptors and their recognition of non-peptide antigens.** *Mol. Immunol.* 2002, **38**:1051–1061.

Allison, T.J., Winter, C.C., Fournie, J.J., Bonneville, M., and Garboczi, D.N.: **Structure of a human γδ T-cell antigen receptor.** *Nature* 2001, **411**:820–824.

Carding, S.R., and Egan, P.J.: **γδ T cells: functional plasticity and heterogeneity.** *Nat. Rev. Immunol.* 2002, **2**:336–345.

Das, H., Wang, L., Kamath, A., and Bukowski, J.F.: **V$_\gamma$2V$_\delta$2 T-cell receptor-mediated recognition of aminobisphosphonates.** *Blood* 2001, **98**:1616–1618.

Wilson, I.A., and Stanfield, R.L.: **Unraveling the mysteries of γδ T cell recognition.** *Nat. Immunol.* 2001, **2**:579–581.

Wu, J., Groh, V., and Spies, T.: **T cell antigen receptor engagement and specificity in the recognition of stress-inducible MHC class I-related chains by human epithelial γ δ T cells.** *J. Immunol.* 2002, **169**:1236–1240.

Geração de Receptores de Antígenos dos Linfócitos

5

Os receptores de antígenos dos linfócitos são as imunoglobulinas presentes nas células B e os receptores de células T (TCRs, do inglês *T-cell receptors*) nas células T, que atuam como sensores por meio dos quais os linfócitos detectam a presença do antígeno em seu ambiente. Cada linfócito possui inúmeras cópias de um único receptor de antígeno com uma única especificidade antigênica, a qual determina a quais antígenos o linfócito vai ligar-se. Considerando que cada indivíduo possui bilhões de linfócitos, essas células coletivamente permitem que os indivíduos respondam a uma grande variedade de antígenos. A ampla gama de especificidade antigênica do repertório dos receptores de antígeno deve-se à variação na sequência de aminoácidos no sítio de ligação do antígeno, o qual é formado pelas regiões variáveis (V) das cadeias das proteínas do receptor. Em cada cadeia, a região V está ligada a uma região constante (C) invariável, a qual é responsável pelas funções efetoras ou sinalizadoras da molécula.

Devido à importância de um repertório diverso de receptores dos linfócitos nos mecanismos de defesa contra infecções, não é surpreendente que um mecanismo genético elegante e complexo tenha evoluído para produzir essa grande variabilidade de proteínas. Cada cadeia variável do receptor não pode ser codificada por completo no genoma, pois seriam necessários mais genes para receptores de antígenos do que aqueles que existem no genoma. Entretanto, será possível ver que as regiões V das cadeias do receptor são codificadas por vários fragmentos, denominados segmentos gênicos. Esses segmentos são arranjados, durante o desenvolvimento dos linfócitos por recombinação somática do DNA, para formar uma sequência completa da região V – mecanismo conhecido como **rearranjo gênico**. A montagem completa da sequência da região V compreende dois ou três tipos de segmentos gênicos, cada um presente em múltiplas cópias no genoma da linhagem germinal. A seleção de um segmento gênico de cada tipo durante o rearranjo gênico ocorre ao acaso, e o grande número de diferentes combinações possíveis explica a grande diversidade do repertório de receptores.

Na primeira e na segunda partes deste capítulo, será descrito o mecanismo de rearranjo gênico intracromossômico que gera repertório primário das regiões V das imunoglobulinas e dos genes dos TCRs. O mecanismo básico de rearranjo gênico é comum para os receptores de células B (BCRs, do inglês *B-cell receptors*) e para os TCRs, e sua evolução provavelmente foi crucial para o desenvolvimento do sistema imune adaptativo dos vertebrados. Os receptores de antígenos expressos após esse rearranjo proporcionam o repertório das diversas especificidades antigênicas das células B e T virgens.

As imunoglobulinas podem ser sintetizadas como receptores transmembrana ou como anticorpos secretados, diferentemente dos TCRs, os quais existem somente como receptores transmembrana. Na terceira parte deste capítulo, será visto como ocorre a transição da produção de imunoglobulinas transmembranas pelas células B ativadas para a produção de anticorpos secretados pelas células plasmáticas. As regiões C dos anticorpos desempenham funções efetoras na resposta imune e serão discutidos, rapidamente, os diferentes tipos de regiões C dos anticorpos e suas propriedades, um tópico que será retomado em mais detalhes no Capítulo 10.

A seguir, serão vistos os dois tipos de modificações secundárias que podem ocorrer nos genes de imunoglobulinas rearranjados das células B, mas que não ocorrem nas células T. Todas elas conferem uma maior diversidade no repertório de anticorpos, o que auxilia a produção de anticorpos com respostas mais eficazes com o passar do tempo. Um dos tipos de modificações é o processo conhecido como hipermutação somática, o qual produz mutações de ponto nas regiões V nos genes de imunoglobulinas rearranjados das células B ativadas, produzindo algumas variantes que se ligam mais fortemente ao antígeno. Isso leva ao fenômeno de maturação da afinidade, no qual a afinidade dos anticorpos para o antígeno aumenta com a progressão da resposta imune. A segunda modificação é a limitada, mas funcionalmente importante, expressão sequencial de diferentes regiões C de imunoglobulinas nas células B ativadas por um processo denominado troca de classe, o qual permite que sejam produzidos anticorpos com a mesma especificidade antigênica, porém com diferentes propriedades funcionais a serem produzidas. O capítulo será finalizado com uma breve descrição da evolução da imunidade adaptativa e das diferentes maneiras pelas quais a diversidade é obtida nas diferentes espécies.

O rearranjo gênico primário das imunoglobulinas

Praticamente qualquer substância pode ser alvo para uma resposta de anticorpos, e essa resposta, mesmo a um único epítopo, compreende muitas moléculas diferentes de anticorpo, cada uma com especificidade discretamente diferente e uma afinidade exclusiva, ou força de ligação. A coleção completa de especificidades de anticorpos disponíveis para um indivíduo é conhecida como **repertório de anticorpos** ou **repertório de imunoglobulinas**, consistindo, no homem, em pelo menos 10^{11} moléculas diferentes, provavelmente várias ordens de magnitude maior. O número de especificidades de anticorpos presentes em um dado momento é, entretanto, limitado pelo número total de células B que um indivíduo possui, bem como pelos encontros prévios com o antígeno.

Antes que fosse possível examinar diretamente os genes de imunoglobulinas, havia duas hipóteses principais para a origem dessa diversidade. De acordo com uma delas – a **teoria da linhagem germinal** – haveria um gene distinto para cada cadeia diferente de imunoglobulina, e o repertório de anticorpos seria, em grande parte, herdado. Por outro lado, as **teorias da diversificação somática** propunham que o repertório é produzido por um número limitado de sequências da região V herdadas que sofreriam alterações nas células B durante a vida de um indivíduo. A clonagem dos genes das imunoglobulinas mostrou que os elementos das duas teorias estavam corretos, e que a sequência de DNA que codifica cada região V é produzida por rearranjos de um grupo relativamente pequeno de segmentos gênicos herdados. A diversidade é depois intensificada por um processo de hipermutação somática nas células B ativadas maduras. Assim, a teoria da diversificação somática estava essencialmente correta, embora o conceito de múltiplos genes na linhagem germinal, incluídos na teoria germinal, também seja verdadeiro.

5.1 Os genes de imunoglobulinas são rearranjados nas células produtoras de anticorpos

Em células não linfoides, os segmentos gênicos que codificam a maior parte da região V de uma cadeia de imunoglobulina localizam-se a uma distância considerável da sequência que codifica a região C. Entretanto, em linfócitos B maduros, a montagem da sequência da região V localiza-se muito mais próxima da região C, como consequência do rearranjo gênico. O rearranjo dos genes das imunoglobulinas foi originalmente descoberto há cerca de 30 anos, quando, pela primeira vez, foi possível estudar a organização desses genes, tanto em células B quanto em células não linfoides, pela utilização da técnica de análise por enzimas de restrição. Tais experimentos mostraram que segmentos do DNA genômico dentro dos genes de imunoglobulinas são rearranjados em células da linhagem de linfócitos B, mas não em outras células. Esse processo de rearranjo é conhecido como **recombinação somática**, para distingui-lo da recombinação meiótica que ocorre durante a produção dos gametas.

5.2   Os genes completos que codificam uma região variável são produzidos pela recombinação somática de segmentos gênicos separados

A região V, ou o domínio V, de uma cadeia leve ou pesada de imunoglobulina é codificada por mais de um segmento gênico. Na cadeia leve, cada domínio V é codificado por dois segmentos de DNA separados. O primeiro segmento codifica os primeiros 95 a 101 aminoácidos – a maior parte do domínio –, e recebe a denominação **segmento gênico V** ou **variável**. O segundo segmento de DNA codifica o restante do domínio (até 13 aminoácidos) e é denominado **junção** ou **segmento gênico J**.

O processo de rearranjo que produz um gene de cadeia leve de uma imunoglobulina completa é mostrado na Figura 5.1 (figura central). A junção de um segmento gênico V com um segmento J cria um éxon que codifica toda a região V da cadeia

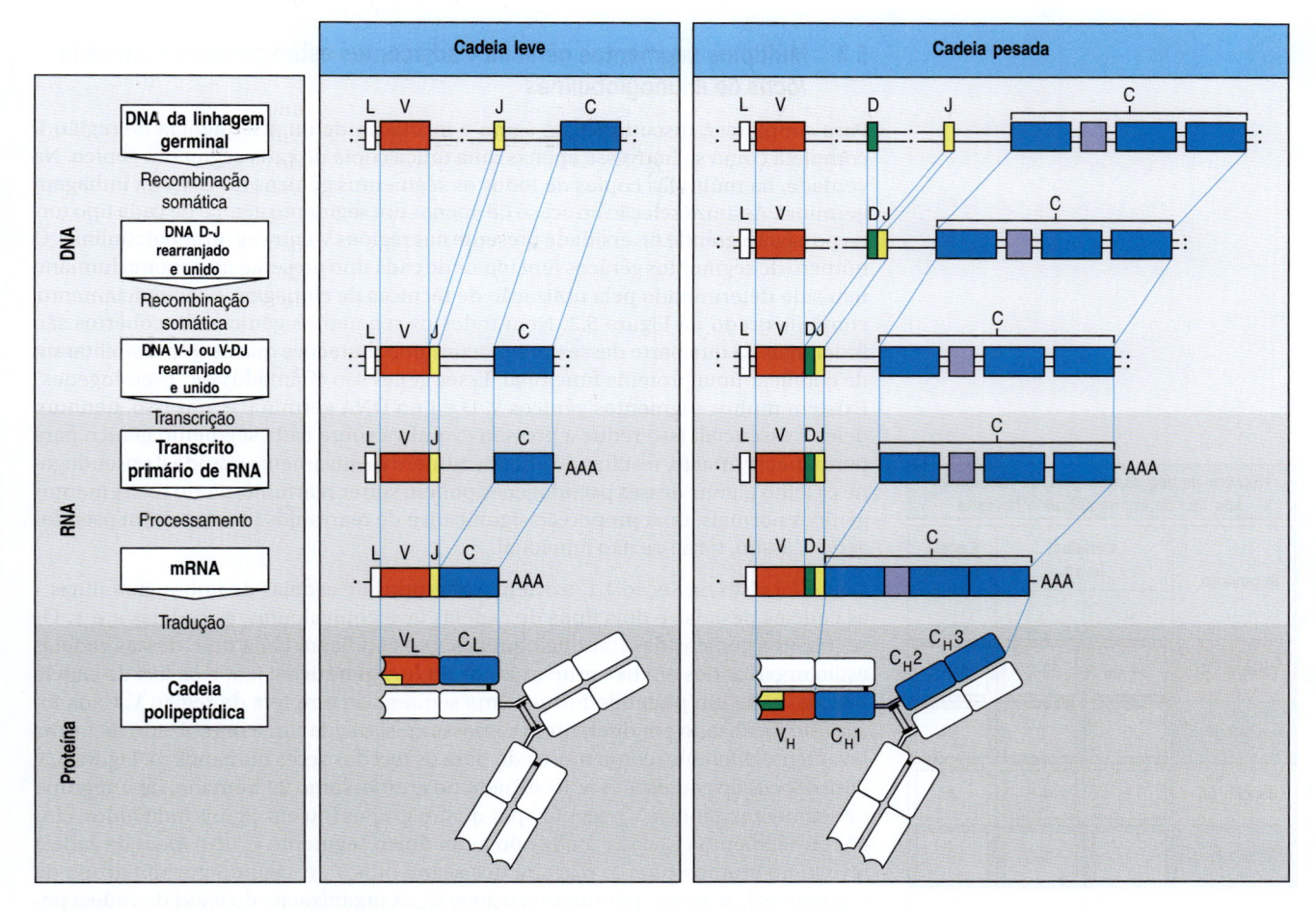

Figura 5.1   Os genes das regiões V são formados por segmentos gênicos. Os genes das regiões V de cadeia leve são formados por dois segmentos (figura central). Os segmentos gênicos variáveis (V) e de junção (J) no DNA genômico são reunidos para formar um éxon completo da região V de cadeia leve. As cadeias de imunoglobulinas são proteínas extracelulares, e o segmento V é precedido por um éxon que codifica para o peptídeo líder (L), o qual direciona a proteína para a via secretora celular e é, então, clivado. A região C de cadeia leve é codificada em um éxon separado e ligado ao éxon da região V, pelo processamento do RNA de cadeia leve, para remover os íntrons L a V e J a C. As regiões

V de cadeia pesada são formadas por três segmentos gênicos (figura à direita). Primeiro, ligam-se os genes de diversidade (D) e de junção e, então, o segmento do gene V liga-se à sequência DJ combinada, formando um éxon V_H completo. Os genes das regiões C de cadeia pesada são codificados por vários éxons. Os éxons da região C, juntamente com a sequência líder, são processados em uma sequência de domínio V durante o processamento do transcrito de RNA de cadeia pesada. A sequência líder é removida após a tradução, e são formadas as pontes dissulfídricas que ligam as cadeias polipeptídicas. A região da dobradiça é mostrada em roxo.

leve. No DNA não rearranjado, os segmentos gênicos V estão localizados relativamente distantes dos da região C. Os segmentos gênicos J estão localizados próximos aos da região C, porém a junção do segmento gênico V ao segmento gênico J faz os segmentos gênicos V ficarem próximos aos da região C. O segmento gênico J de uma região V rearranjada está separado da região C somente por um pequeno íntron. Para formar o RNA mensageiro de uma cadeia leve completa de imunoglobulina, o éxon da região V é unido ao da região C pelo processamento do RNA após a transcrição (ver Fig. 5.1).

As regiões V da cadeia pesada são codificadas por três segmentos gênicos. Além dos segmentos gênicos V e J (denominados V_H e J_H, a fim de diferenciá-los dos segmentos gênicos das cadeias leves V_L e J_L), há um terceiro segmento gênico chamado **segmento de diversidade** ou **segmento gênico D_H**, que se localiza entre os segmentos gênicos V_H e J_H. O processo de recombinação que gera uma região V de cadeia pesada completa é mostrado na Figura 5.1 (figura à direita), e ocorre em dois estágios distintos. No primeiro, o segmento gênico D_H é unido a um segmento J_H, e então o segmento gênico V_H rearranja com o DJ_H produzindo um éxon completo da região V_H. Assim como nos genes de cadeias leves, o processamento do RNA junta as sequências reunidas da região V às sequências que codificam a região C vizinha.

5.3 Múltiplos segmentos gênicos V adjacentes estão presentes em cada *locus* de imunoglobulinas

Para simplificar, discutiu-se até agora a formação de uma sequência de região V completa como se houvesse apenas uma única cópia de cada segmento gênico. Na verdade, há múltiplas cópias de todos os segmentos gênicos no DNA da linhagem germinal. Assim, a seleção ao acaso de apenas um segmento gênico de cada tipo torna possível a grande diversidade presente nas regiões V entre as imunoglobulinas. O número de segmentos gênicos funcionais de cada tipo presente no genoma humano tem sido determinado pela utilização de técnicas de clonagem e sequenciamento, como ilustrado na Figura 5.2. Nem todos os segmentos gênicos descobertos são funcionais, já que parte desses genes acumulou mutações que os impossibilitaram de codificar uma proteína funcional. Esses genes são chamados de "pseudogenes". Existem muitos segmentos gênicos V, D e J no DNA germinal e, por isso, nenhum deles é essencial. Isso reduz a pressão evolutiva sobre cada segmento gênico para permanecer intacto, resultando em um número relativamente grande de pseudogenes. Como alguns desses pseudogenes podem sofrer rearranjo, como os segmentos gênicos normais, uma proporção significativa de rearranjos incorpora um pseudogene e, assim, torna-se não funcional.

Como foi visto na Seção 4.1, existem três grupos de cadeias de imunoglobulinas – as cadeias pesadas e dois tipos de cadeias leve equivalentes, as cadeias κ e λ. Os segmentos gênicos das imunoglobulinas que codificam cada uma dessas cadeias estão organizados em três grupamentos ou ***loci* genéticos**: κ, λ e os *loci* de cadeia pesada, cada um podendo formar uma sequência completa da região V. Cada *locus* está localizado em diferentes cromossomos, e cada um é organizado de forma levemente diferente, como mostrado para os *loci* dos seres humanos na Figura 5.3. Para o *locus* de cadeia leve λ, localizado no cromossomo 22 humano, há um grupo de segmentos gênicos V_λ, seguido por quatro grupos (ou em alguns indivíduos, cinco) de segmentos J_λ, cada um ligado a um único segmento C_λ. No *locus* de cadeia leve κ, no cromossomo 2, o grupo dos segmentos V_κ é seguido por um grupo de segmentos J_κ e, então, por um único gene C_κ. A organização do *locus* da cadeia pesada, no cromossomo 14, assemelha-se à do *locus* κ, com grupamentos separados de segmentos gênicos V_H, D_H e J_H e de genes C_H. O *locus* da cadeia pesada difere em um ponto importante: em vez de possuir uma única região C, ele contém uma série de regiões C dispostas uma após a outra, sendo que cada uma corresponde a um isotipo diferente. As células B expressam inicialmente isotipos de cadeia pesada μ e δ (ver Seção 4.1), que são produzidos por processamento alternativo do mRNA, levando à expressão das imunoglobulinas IgM e IgD, como será visto na Seção 5.14. A expressão de outros isotipos, como γ (dando origem à IgG), ocorre em um estágio

Número de segmentos gênicos funcionais nos *loci* de imunoglobulina humana			
Segmento	**Cadeias leves**		**Cadeia pesada**
	κ	λ	H
Variável (V)	34–38	29–33	38–46
Diversidade (D)	0	0	23
Junção (J)	5	4–5	6
Constante (C)	1	4–5	9

Figura 5.2 Números de segmentos gênicos funcionais para a região V de cadeias leves e pesadas no DNA humano. Esses números são derivados da clonagem e do sequenciamento exaustivos do DNA de um indivíduo e excluem todos os pseudogenes (versões mutadas e não funcionais de uma sequência gênica). Devido ao polimorfismo genético, os números não serão os mesmos em todos os humanos.

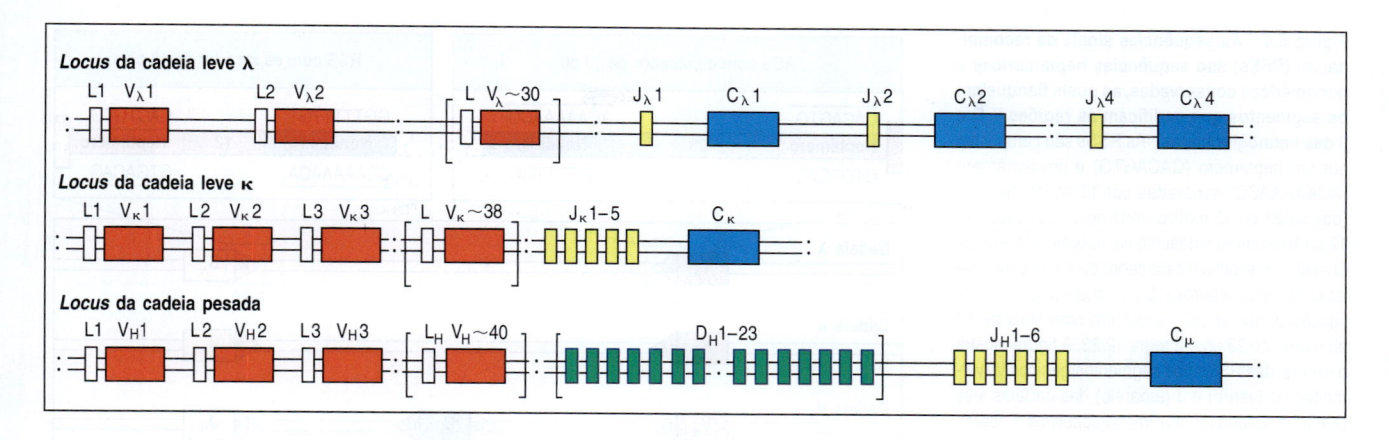

posterior pelo rearranjo subsequente do DNA, conhecido como troca de classe, que será descrito na Seção 5.19.

Os segmentos gênicos V humanos podem ser agrupados em famílias, dentro das quais cada membro compartilha pelo menos 80% de identidade na sequência de DNA com todos os outros membros da família. Tanto segmentos gênicos V de cadeia κ quanto de cadeia pesada podem ser subdivididos em sete famílias, ao passo que para os segmentos V_λ existem oito famílias. As famílias podem ser agrupadas em clãs, cujos membros são mais parecidos entre si do que com as famílias dos outros clãs. Os segmentos gênicos V_H humanos pertencem a três desses clãs. Todos os segmentos V_H identificados em anfíbios, répteis e mamíferos também estão contidos nos mesmos três clãs, sugerindo que esses clãs possuem um ancestral comum desse moderno grupo de animais. Dessa forma, os segmentos gênicos V que se pode identificar hoje são originados de uma série de duplicações gênicas e diversificações com o passar do tempo evolutivo.

5.4   O rearranjo dos segmentos gênicos V, D e J é orientado por sequências flanqueadoras no DNA

Para que uma imunoglobulina completa ou um TCR possa ser expresso, é preciso garantir que ocorram rearranjos de DNA na localização correta, relativa às regiões codificantes dos segmentos gênicos V, D e J. Além disso, as junções devem ser reguladas para que um segmento V una-se ao D ou ao J, e não a outro segmento V. Os rearranjos de DNA são guiados por sequências de DNA não codificadoras conservadas, que se encontram adjacentes aos pontos nos quais ocorre recombinação e são denominadas **sequências sinais de recombinação** (**RSSs**). Uma RSS consiste em um bloco conservado de sete nucleotídeos, o **heptâmero** 5'CACAGTG3', que é sempre contíguo à sequência codificadora e seguido por uma região não conservada, conhecida como **espaçador**, que possui 12 ou 23 pares de bases (pb) de comprimento. O espaçador é seguido por um segundo bloco conservado de nove nucleotídeos, o **nonâmero** 5'ACAAAAACC3' (Fig. 5.4). As sequências aqui apresentadas são consenso e podem variar levemente de indivíduo para indivíduo. Os espaçadores variam em sequência, mas seu comprimento é conservado e corresponde a uma volta (12 pb) ou duas voltas (23 pb) da dupla-hélice de DNA. Acredita-se que isso coloca as sequências do heptâmero e do nonâmero no mesmo lado da hélice de DNA, para permitir interações com proteínas catalisando a recombinação, mas essa suposição ainda não possui provas estruturais. A sequência motivo heptâmero-espaçador-nonâmero – a RSS – está sempre diretamente adjacente à sequência codificadora de segmentos gênicos V, D ou J. A recombinação geralmente ocorre entre segmentos gênicos localizados no mesmo cromossomo. Um segmento gênico flanqueado por um espaçador de RSS de 12 pb geralmente poderá unir-se apenas a um gene flanqueado por um espaçador RSS de 23 pb. Esse evento é conhecido como **regra 12/23**. Assim, para a cadeia pesada, o segmento D_H pode ser unido com J_H, e um segmento gênico V_H a um D_H, mas segmentos gênicos V_H não podem ligar-se di-

Figura 5.3   Organização germinativa dos *loci* **de cadeias leves e pesadas no genoma humano.** O *locus* gênico da cadeia leve λ (cromossomo 22) possui entre 29 e 33 segmentos gênicos V_λ funcionais e quatro ou cinco pares de segmentos J_λ e C_λ funcionais, dependendo da variação entre os indivíduos. O *locus* κ (cromossomo 2) é organizado de modo similar, com cerca de 38 segmentos V_κ acompanhados por um grupo de cinco segmentos J_κ, mas com um único gene C_κ. Em aproximadamente 50% dos indivíduos, o grupo inteiro de segmentos gênicos Vκ sofreu um aumento por duplicação (não mostrado, para simplificar). O *locus* da cadeia pesada (cromossomo 14) tem cerca de 40 segmentos gênicos V_H funcionais, e um grupo de aproximadamente 23 segmentos D_H localizado entre os segmentos V_H e os seis segmentos J_H. O *locus* da cadeia pesada também contém um grande grupo de genes C_H que serão descritos na Figura 5.16. Visando à maior simplicidade, todos os segmentos gênicos V estão apresentados na mesma orientação cromossômica, somente o primeiro gene C_H (para o C_μ) está descrito neste diagrama, sem ilustrar seus éxons separados, omitindo todos os pseudogenes. Este diagrama não está em escala: o comprimento total do *locus* de cadeia pesada é maior que 2 megabases (2 milhões de bases), ao passo que alguns dos segmentos D apresentam apenas seis bases de comprimento.

Figura 5.4 As sequências sinais de recombinação (RSSs) são sequências heptaméricas e nonaméricas conservadas, as quais flanqueiam os segmentos que codificam as regiões V, D e J das imunoglobulinas. As RSSs são compostas por um heptâmero (CACAGTG) e um nonâmero (ACAAAAACC) separadas por 12 pares de base (pb) ou 23 pb. O motivo nonâmero-espaçador de 12 pb-heptâmero é descrito como uma seta laranja. O motivo que inclui o espaçador de 23 pb é mostrado como uma seta roxa. Os segmentos gênicos de ligação quase sempre envolvem uma RSS de 12 pb e uma de 23 pb – a regra 12/23. A figura mostra o arranjo das RSSs nos segmentos gênicos V (vermelho), D (verde) e J (amarelo) das cadeias leve (λ e κ) e pesada (H) das imunoglobulinas. Pode-se observar que, de acordo com a regra 12/23, o arranjo das RSSs nos segmentos gênicos de cadeia pesada das imunoglobulinas impede a ligação direta dos segmentos V com J.

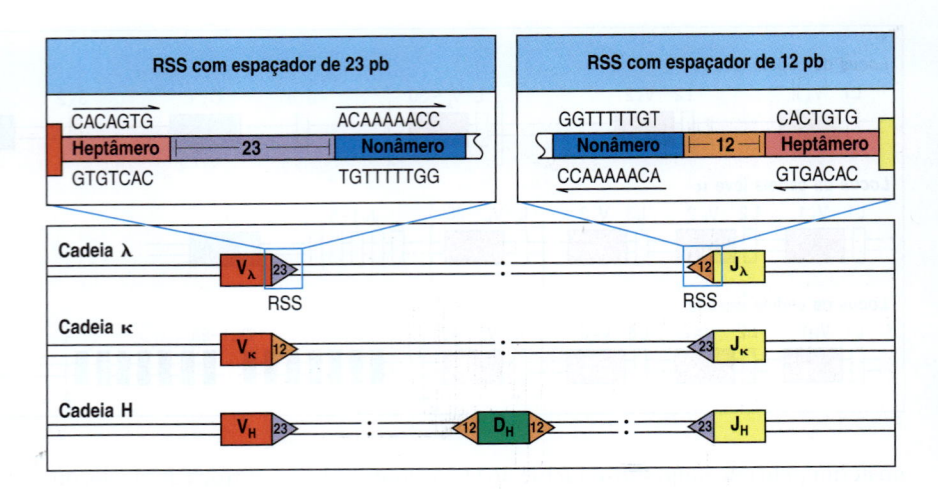

retamente a segmentos J_H, uma vez que ambos os segmentos V_H e J_H são flanqueados por espaçadores de 23 pb, e os segmentos D_H têm espaçadores de 12 pb em ambos os lados (Fig. 5.4).

Na Seção 4.6, foi visto que a região de ligação do antígeno de uma imunoglobulina é formada por três regiões hipervariáveis. As duas primeiras, regiões determinantes de complementaridade 1 e 2 (CDRs 1 e 2), são codificadas no próprio segmento gênico V. A terceira, CDR3, é codificada por uma sequência de DNA adicional criada pela ligação dos segmentos gênicos V e J para a cadeia leve, e V, D e J para a cadeia pesada. A diversidade adicional no repertório de anticorpos pode resultar da produção de regiões CDR3, que parecem resultar da ligação de um segmento gênico D a outro segmento gênico D. Embora pouco frequente, tal ligação D-D parece violar a regra 12/23, e ainda não está claro como esses rearranjos raros são produzidos. No homem, a ligação D-D é encontrada em aproximadamente 5% dos anticorpos, e é o principal mecanismo responsável pelo maior tamanho das alças CDR3 encontradas em algumas cadeias pesadas.

Filme 5.1

O mecanismo de rearranjo do DNA é semelhante para os *loci* de cadeias pesadas e leves, embora somente um evento de junção seja necessário para formar os genes de cadeia leve. Para gerar os genes de cadeia pesada são necessários dois eventos. Quando a sequência codificadora de dois segmentos gênicos encontra-se na mesma orientação transcricional no DNA, o rearranjo envolve a formação de uma alça e uma deleção do DNA localizado entre eles (Fig. 5.5, figuras à esquerda). No entanto, se o segmento gênico possuir orientações transcricionais opostas, o DNA interveniente terá outro destino (ver Fig. 5.5, figuras à direita). Nesse caso, o DNA interveniente é mantido no cromossomo com orientação invertida. Esse modo de recombinação é menos comum, mas é responsável por cerca de metade de todas as junções V a $J_κ$ nos seres humanos, visto que a orientação transcricional de metade dos segmentos gênicos $V_κ$ é oposta à dos segmentos gênicos $J_κ$.

5.5 As reações de recombinação dos segmentos gênicos V, D e J envolvem enzimas específicas de linfócitos e enzimas modificadoras de DNA presentes em todas as células

O mecanismo molecular de rearranjo das regiões V, ou **recombinação V(D)J**, está ilustrado na Figura 5.6. As duas RSSs são unidas por interações entre proteínas que reconhecem especificamente o comprimento do espaçador, cumprindo a regra 12/23 para recombinação. A molécula de DNA é, então, clivada em dois locais e religada em uma configuração diferente. As extremidades das sequências do heptâmero são unidas precisamente cabeça-cabeça, para formar uma **junção sinalizadora**; quando os segmentos juncionais estão na mesma orientação, a junção sinalizadora localiza-se em um pedaço circular de DNA extracromossômico (ver Fig. 5.5, figuras à esquerda), o qual é perdido do genoma quando a célula se divide. Os segmentos

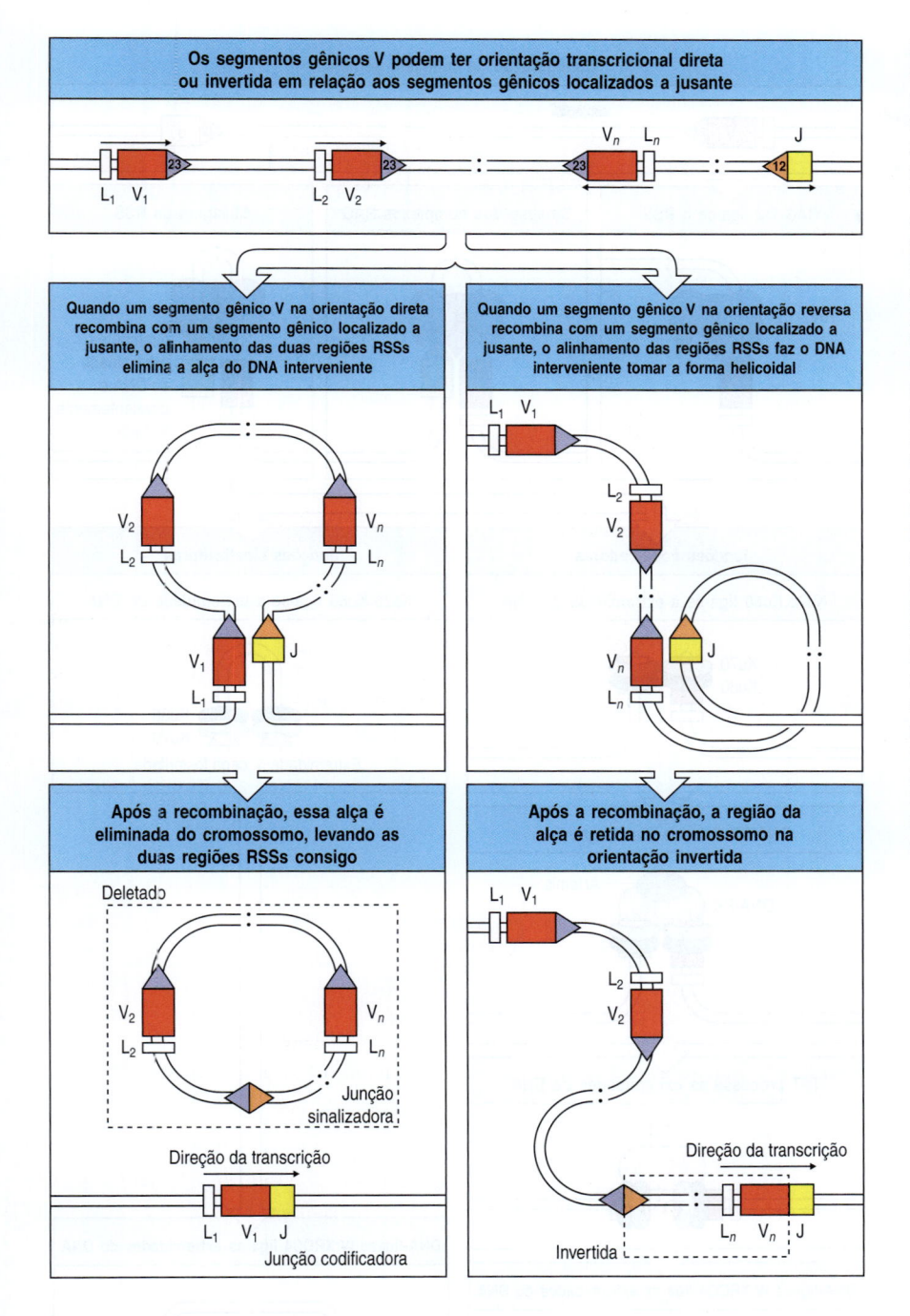

Os segmentos gênicos V podem ter orientação transcricional direta ou invertida em relação aos segmentos gênicos localizados a jusante

Quando um segmento gênico V na orientação direta recombina com um segmento gênico localizado a jusante, o alinhamento das duas regiões RSSs elimina a alça do DNA interveniente

Quando um segmento gênico V na orientação reversa recombina com um segmento gênico localizado a jusante, o alinhamento das regiões RSSs faz o DNA interveniente tomar a forma helicoidal

Após a recombinação, essa alça é eliminada do cromossomo, levando as duas regiões RSSs consigo

Após a recombinação, a região da alça é retida no cromossomo na orientação invertida

Figura 5.5 Os segmentos gênicos da região V são unidos por recombinação. Em cada evento de recombinação de região V, as sequências sinais de recombinação (RSSs) que flanqueiam os segmentos gênicos são reunidas, a fim de permitir que ocorra a recombinação. A RSS com espaçador de 12 pares de base (pb) está em laranja, e a RSS com espaçador de 23 pb, em roxo. Para maior simplicidade, ilustra-se apenas a recombinação de cadeias leves; para as cadeias pesadas, são necessários dois eventos de recombinação distintos para gerar uma região V funcional. Em muitos casos, os dois segmentos que sofrem o rearranjo (os segmentos V e J neste exemplo) estão organizados na mesma orientação transcricional no cromossomo (figuras à esquerda), e a justaposição das RSSs resulta na formação de uma alça no DNA interveniente. A recombinação ocorre nas extremidades das sequências heptaméricas, criando uma junção sinalizadora e liberando o DNA interveniente na forma de um círculo fechado. Subsequentemente, a união dos segmentos gênicos V e J cria a junção codificadora no DNA cromossômico. Em outros casos, ilustrados nas figuras à direita, os segmentos V e J estão, no início, orientados em direções transcricionais opostas. Nesse caso, o alinhamento das RSSs requer a topologia em forma de espiral, apresentada na figura, e não apenas a alça simples, de modo que a união das extremidades das duas sequências heptaméricas resulta, agora, na inversão e na integração do DNA interveniente em uma nova posição no cromossomo. Mais uma vez, a união dos segmentos V e J cria um éxon funcional de região V.

gênicos V e J, os quais permanecem no cromossomo, unem-se para formar o que se chama de **junção codificadora**. No caso de rearranjo por inversão (ver Fig. 5.5, figuras à direita), a junção sinalizadora é também mantido no cromossomo, e a região do DNA entre os segmentos gênicos V e a RSS do segmento gênico J é invertida para formar uma junção codificadora. Como será visto mais adiante, essa junção é imprecisa e, consequentemente, isso gera grande parte da variabilidade adicional na sequência da região V.

O complexo de enzimas que atua em conjunto para efetuar a recombinação somática V(D)J é denominado **recombinase V(D)J**. Os componentes linfoide-específicos da recombinase são denominados **RAG-1** e **RAG-2**, e são codificados por dois genes ativadores de recombinação (RAGs, do inglês *recombination-activating genes*), *RAG1* e *RAG2*. Esse par de genes é expresso em linfócitos em desenvolvimento so-

Figura 5.6 Etapas enzimáticas no rearranjo V(D)J dependente de RAG. A recombinação dos segmentos gênicos contendo as sequências sinais de recombinação (RSSs) (triângulos) sofre o rearranjo iniciando pela ligação de um complexo RAG-1 (azul), um complexo RAG-2 (roxo) e uma proteína de um grupo de alta mobilidade (HMG, do inglês *high-mobility group*) (não mostrado) a uma RSS flanqueando a sequência codificadora a ser unida (segunda linha). O complexo RAG então recruta a outra RSS. Na etapa de clivagem, a atividade de endonuclease da RAG faz um corte na fita simples no DNA precisamente entre cada segmento codificador e sua RSS. Em cada ponto de corte é criado um grupo 3′-OH, que então reage com a ponte fosfodiéster da fita oposta de DNA formando um grampo, deixando uma cadeia dupla de extremidade cega no final da RSS. Esses dois tipos de extremidades de DNA são dissociadss de forma diferente. Nas extremidades codificadoras (figuras à esquerda), proteínas de reparo essenciais como as Ku70:Ku80 (verde) ligam-se ao grampo. O complexo DNA-PK:Artemis (roxo) então se liga ao complexo, e sua atividade endonuclear abre o grampo de DNA em locais aleatórios, para produzir um DNA alinhado ou um DNA estendido de fita simples. Essa extremidade de DNA é, então, modificada pela transferase deoxinucleotidil terminal (TdT, do inglês *terminal deoxynucleotidyl transferase*) (rosa) e pela exonuclease, as quais, de maneira aleatória, adicionam e removem nucleotídeos, respectivamente (esse processo está apresentado em mais detalhes na Fig. 5.7). As extremidades codificadoras são, então, ligadas pela DNA-ligase IV em associação com a XRCC4 (turquesa). Nas extremidades dos sinais (figuras à direita), Ku70:Ku80 liga-se à RSS, mas as extremidades não são mais modificadas. Em vez disso, um complexo de DNA-ligase IV:XRCC4 liga as duas extremidades do sinal precisamente para formar a junção sinalizadora.

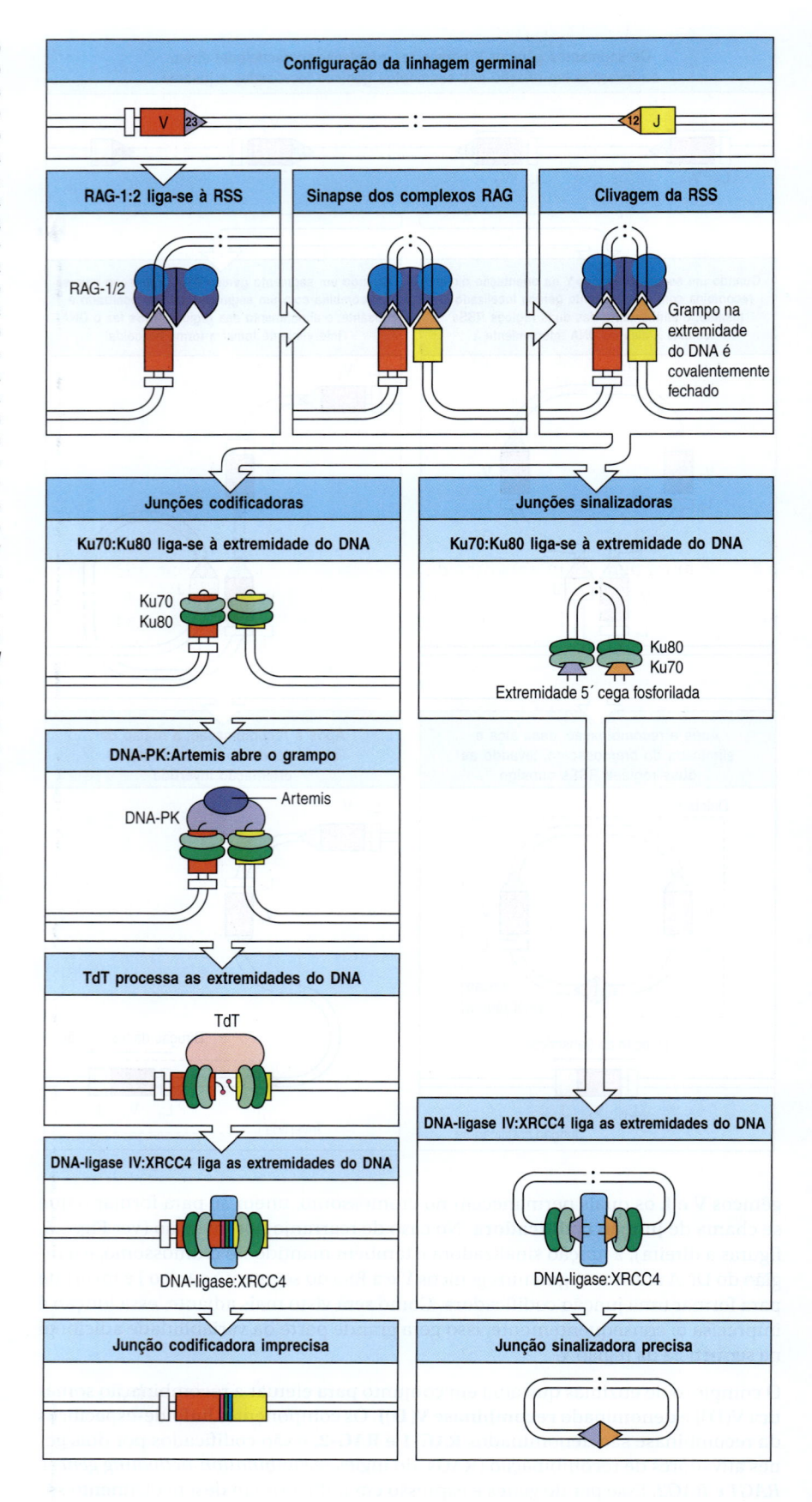

mente durante a montagem de seus receptores de antígeno, como será descrito em mais detalhes no Capítulo 8, e são essenciais para a recombinação V(D)J. De fato, os genes *RAG*, quando expressos simultaneamente, podem conferir a células não linfoides, como os fibroblastos, a capacidade de rearranjo de segmentos exógenos de DNA que contêm as RSSs apropriadas. Foi assim que RAG-1 e RAG-2 foram inicialmente descobertos.

As outras proteínas do complexo recombinase são, basicamente, modificadoras do DNA expressas em todas as células e estão envolvidas no reparo de quebras da fita dupla de DNA ou na modificação das extremidades das fitas de DNA quebradas. Uma delas é a **Ku**, a qual é um heterodímero (Ku70:Ku80) que forma um anel ao redor do DNA e associa-se firmemente à subunidade catalítica, DNA-PKcs, para formar uma **proteína quinase dependente de DNA** (**DNA-PK**, do inglês *DNA-dependent protein kinase*). Outra é a proteína **Artemis**, a qual possui atividade de nuclease. As extremidades do DNA são finalmente unidas pela enzima **DNA-ligase IV**, que forma um complexo com a proteína de reparo de DNA, XRCC4. Os DNAs polimerase μ e λ participam da síntese de preenchimento da extremidade do DNA. Além disso, a polimerase μ pode adicionar nucleotídeos de modo dependente do molde.

A recombinação V(D)J é um processo que envolve muitas etapas enzimáticas. A primeira reação é uma clivagem endonucleolítica que requer a atividade coordenada de ambas as proteínas RAG. Inicialmente, um complexo de proteínas RAG-1 e RAG-2, juntamente com um grupo de proteínas de cromatina de alta mobilidade, reconhecem e alinham as duas RSSs que são os alvos da reação de clivagem (ver Fig. 5.6). A RAG-1 reconhece especificamente o nonâmero da RSS. Nessa fase, a regra 12/23 é estabelecida por meio de mecanismos ainda pouco compreendidos. A atividade de endonuclease do complexo de proteínas RAG, o qual se acredita estar localizado em RAG-1, clivam as duas fitas simples de DNA na extremidade 5´ de cada RSS, liberando o grupo 3´-OH da extremidade de cada segmento codificador. O grupamento 3´-OH ataca a ligação fosfodiéster da outra fita, criando um "grampo" de DNA no final do segmento gênico da região codificadora, eliminando a quebra da fita dupla no final das duas sequências do heptâmero. As extremidades do DNA não ficam soltas e encontram-se firmemente associadas ao complexo até que a junção tenha sido completada. As extremidades cegas são precisamente unidas por um complexo de DNA-ligase IV e XRCC4 para formar a junção sinalizadora.

A formação da junção codificadora é mais complexa. As extremidades do DNA contendo os grampos são unidas pela Ku, a qual recruta a subunidade da DNA-PKcs. A Artemis recrutada para o complexo é ativada pela fosforilação de DNA-PK e, então, abre o grampo de DNA cortando apenas uma das fitas do DNA. Esse corte pode ocorrer em vários pontos ao longo do grampo de DNA, que gera variabilidade à sequência na junção final. As enzimas de reparo do DNA do complexo modificam os grampos abertos removendo nucleotídeos, e ao mesmo tempo a enzima linfoide-específica **TdT**, a qual também faz parte do complexo das recombinases, adiciona nucleotídeos ao acaso às extremidades de fita simples. A adição e a deleção de nucleotídeos podem ocorrer em qualquer ordem sem necessariamente um processo ter de preceder o outro. Por fim, a DNA-ligase IV liga as extremidades processadas, reconstituindo o cromossomo que possui os genes rearranjados. Esse processo de reparo cria a diversidade na junção entre os segmentos gênicos, ao passo que as extremidades RSSs são ligadas sem modificações, e um dano genético não intencional, como uma quebra cromossômica, é evitada. Apesar do uso de alguns mecanismos ubíquos de reparo do DNA, a imunidade adaptativa com base na recombinação somática para geração de receptores de antígenos mediados por RAG parece ser única de vertebrados mandibulados, e sua evolução é discutida na parte final deste capítulo.

As funções das enzimas envolvidas na recombinação V(D)J foram estabelecidas *in vitro* por meio de mutações induzidas natural e artificialmente. Camundongos que não possuem o gene que codifica a enzima TdT não são capazes de adicionar nucleotídeos extras nas junções entre os segmentos gênicos. Camundongos nocautes de um dos genes *RAG*, ou que não possuem as proteínas DNA-PKcs, Ku ou Artemis sofrem um bloqueio completo no estágio de rearranjo gênico durante o desenvolvimento dos linfócitos, ou produzem um número insignificante de células B e T. Tais camundongos sofrem de **imunodeficiência combinada severa** (**SCID**, do inglês *severe combined immune deficiency*). A mutação *scid* original foi descoberta algum tempo antes que os componentes da via de recombinação fossem identificados e foi subsequentemente identificada como uma mutação na DNA-PKcs. Em humanos, mutações em *RAG1* ou *RAG2* que resultam em uma atividade parcial da recombinase V(D)J são responsáveis por uma doença hereditária denominada **síndrome de Omenn**, a qual é caracterizada pela ausência de células B circulantes e pela infiltração cutânea de linfócitos T ativados oligoclonalmente. Camundongos deficientes nos componentes das vias de reparo ubíquo do DNA, como DNA-PKcs, Ku ou Artemis, em geral apresentam defeitos no reparo das quebras da fita dupla de DNA e são, portanto, hipersensíveis à radiação ionizante (a qual produz quebras na fita dupla). Defeitos na Artemis nos seres humanos, por exemplo, produzem uma imunodeficiência combinada de células B e T, associada ao aumento da radiossensibilidade. A SCID causada por mutações nas vias de reparo do DNA é denominada **SCID sensível à radiação** (**IR-SCID**, do inglês *irradiation-sensitive severe combined immune deficiency*), para distinguir da SCID devida a defeitos específicos nos linfócitos.

Outra condição genética na qual a radiossensibilidade está associada a certo grau de imunodeficiência é a **ataxia telangiectasia**, decorrente de mutações no gene *ATM*. Esse gene codifica uma proteína quinase (ataxia telangiectasia com mutação) da mesma família das DNA-PKcs, que tem função geral conhecida no reparo do DNA celular de quebras de fitas duplas. A ação de ATM na recombinação V(D)J ainda está sob investigação. Parece que pelo menos alguma recombinação V(D)J pode ocorrer na ausência de ATM, como as deficiências imunes observadas na ataxia telangiectasia (baixo número de linfócitos T e B e/ou deficiência de troca de classe de anticorpos), que são variáveis em gravidade e são menos severas que na SCID.

5.6 A diversidade do repertório de imunoglobulinas é gerada por quatro processos principais

O rearranjo gênico que combina os segmentos gênicos para formar um éxon da região V completa gera diversidade de dois modos. Primeiro, há múltiplas cópias diferentes de cada tipo de segmento gênico, e diferentes combinações desses segmentos podem ser utilizadas em diferentes eventos de rearranjos. Essa **diversidade combinatória** é responsável por uma parte substancial da diversidade das regiões V. Segundo, a **diversidade juncional** é introduzida nas junções entre os diferentes segmentos gênicos, como resultado de adição e deleção de nucleotídeos pelo processo de recombinação. Uma terceira fonte de diversidade é também combinatória e origina-se das inúmeras combinações possíveis no pareamento de diferentes regiões V de cadeias leves e pesadas para formar o sítio de ligação do antígeno na molécula de imunoglobulina. Somente esses dois meios de gerar diversidade combinatória poderiam produzir, em teoria, cerca de $1,9 \times 10^6$ diferentes moléculas de anticorpos (ver Seção 5.7). Assim, se forem contados também os eventos de diversidade juncional, estima-se que, pelo menos, 10^{11} diferentes receptores poderiam fazer parte do repertório das células B virgens, e a diversidade poderia ser muito maior, dependendo de como se calcula a diversidade juncional. Por fim, a **hipermutação somática**, discutida mais adiante neste capítulo, introduz mutações pontuais nos genes de regiões V rearranjados das células B ativadas e cria uma diversidade juncional ainda maior, que pode ser selecionada para aumentar a afinidade de ligação ao antígeno.

5.7 Múltiplos segmentos gênicos herdados são utilizados em diferentes combinações

Existem múltiplas cópias dos segmentos gênicos V, D e J, cada uma capaz de contribuir para uma região V de imunoglobulina. Muitas regiões V diferentes podem ser formadas pela seleção de diferentes combinações desses segmentos. Para as cadeias leves κ humanas, há aproximadamente 40 segmentos gênicos V_κ funcionais e cinco segmentos gênicos J_κ e, dessa forma, 200 regiões V diferentes podem ser formadas. Para as cadeias leves λ, existem aproximadamente 30 segmentos gênicos V_λ funcionais e quatro segmentos J_λ, produzindo 120 possíveis regiões V_λ. Assim, ao todo, 320 cadeias leves diferentes podem ser formadas como resultado da combinação de diferentes segmentos gênicos de cadeia leve. Para as cadeias pesadas humanas, há 40 segmentos gênicos V_H funcionais, cerca de 25 segmentos gênicos D_H e seis segmentos gênicos J_H e, portanto, cerca de 6.000 regiões V_H diferentes ($40 \times 25 \times 6 = 6.000$). Durante o desenvolvimento das células B, o rearranjo no *locus* dos genes de cadeia pesada para produzir uma cadeia pesada ocorre após várias etapas de divisão celular, antes que ocorra o rearranjo dos genes de cadeia leve, fazendo uma mesma cadeia pesada poder ser pareada com diferentes cadeias leves em diferentes células. Como as regiões V de cadeias pesadas e leves contribuem para a especificidade do anticorpo, cada uma das 320 cadeias leves diferentes pode combinar-se com cada uma das aproximadamente 6.000 cadeias pesadas, originando aproximadamente $1,9 \times 10^6$ diferentes especificidades de anticorpo.

Essa estimativa teórica da diversidade combinatória baseia-se no número de segmentos gênicos V da linhagem germinal que contribuem para a formação de anticorpos funcionais (ver Fig. 5.2). O número total de segmentos gênicos V é maior, mas os segmentos gênicos adicionais são pseudogenes e não parecem ser expressos em moléculas de imunoglobulinas. Na prática, a diversidade combinatória é, provavelmente, menor do que se pode esperar a partir dos cálculos descritos. Uma justificativa para isso é que nem todos os segmentos gênicos V são utilizados com a mesma frequência. Alguns são comuns em anticorpos, ao passo que outros raramente são encontrados. Além disso, nem todas as cadeias pesadas podem parear. Certas combinações de regiões V_H e V_L não formam uma molécula de imunoglobulina estável. Células nas quais as cadeias leves e pesadas não pareiam podem sofrer rearranjo posterior de cadeia leve até que seja produzida uma cadeia leve adequada, ou ela será eliminada. Entretanto, acredita-se que seja possível o pareamento entre a maioria das cadeias leves e pesadas, e que esse tipo de diversidade combinatória é o principal responsável pela formação de um repertório de imunoglobulinas com um amplo espectro de especificidade.

5.8   A adição e a deleção de um número variável de nucleotídeos nas junções entre os segmentos gênicos contribuem para a diversidade da terceira região hipervariável

Como comentado, das três alças hipervariáveis de uma cadeia de imunoglobulina, a CDR1 e a CDR2 estão codificadas dentro do segmento gênico V. Entretanto, a CDR3 localiza-se na junção entre os segmentos V e J e, na cadeia pesada, é parcialmente codificada pelo segmento gênico D. Nas cadeias leves e pesadas, a diversidade do CDR3 é significativamente aumentada pela adição e deleção de nucleotídeos em duas etapas na formação das junções entre os segmentos. Os nucleotídeos adicionados são conhecidos como nucleotídeos P e nucleotídeos N, e sua adição é ilustrada esquematicamente na Figura 5.7.

Os **nucleotídeos P** são assim chamados porque constituem sequências palindrômicas adicionadas às extremidades dos segmentos gênicos. Como descrito na Seção 5.5, as proteínas RAG formam o grampo de DNA nas extremidades codificadoras dos segmentos gênicos V, D ou J, após o qual a Artemis catalisa a clivagem em uma das fitas do DNA em um ponto aleatório dentro da sequência codificadora, mas próximo ao ponto onde o grampo de DNA foi formado. Quando essa clivagem ocorre em um ponto diferente ao da quebra inicial induzida pelo complexo RAG1/2, a cauda de fita simples é formada com poucos nucleotídeos da sequência codificadora mais os nucleotídeos complementares da outra fita de DNA (ver Fig. 5.7). Na maioria dos rearranjos dos genes de cadeia leve, as enzimas de reparo do DNA inserem nucleotídeos complementares nas caudas de fita simples, as quais deixam sequências palindrômicas curtas (os nucleotídeos P) na junção se as extremidades forem religadas sem nenhuma atividade extra de exonuclease.

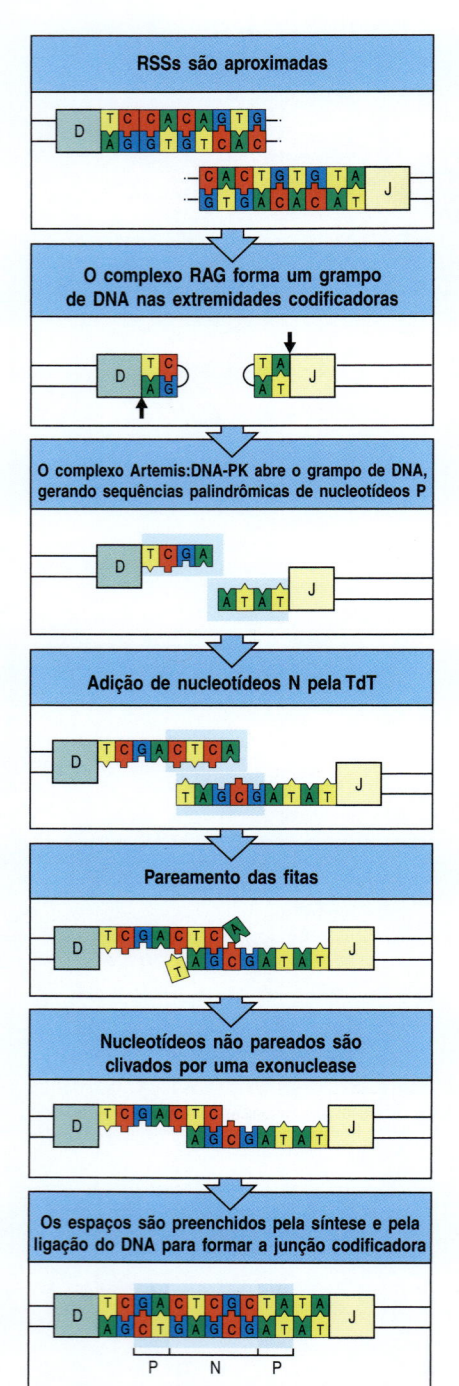

RSSs são aproximadas

O complexo RAG forma um grampo de DNA nas extremidades codificadoras

O complexo Artemis:DNA-PK abre o grampo de DNA, gerando sequências palindrômicas de nucleotídeos P

Adição de nucleotídeos N pela TdT

Pareamento das fitas

Nucleotídeos não pareados são clivados por uma exonuclease

Os espaços são preenchidos pela síntese e pela ligação do DNA para formar a junção codificadora

Figura 5.7 A introdução dos nucleotídeos N e P diversifica as junções entre os segmentos gênicos durante o rearranjo gênico das imunoglobulinas. O processo é ilustrado para o rearranjo D_H a J_H (primeira figura); entretanto, os mesmos passos ocorrem nos rearranjos V_H a D_H e V_L a J_L. Após a formação dos grampos (segunda figura), as duas sequências heptaméricas são ligadas para formar a junção sinalizadora (processo não mostrado), ao passo que as proteínas Artemis:DNA-PK clivam o grampo de DNA em sítios aleatórios (indicados pelas setas), produzindo uma extremidade de DNA de fita simples (terceira figura). Dependendo do sítio de clivagem, esse DNA de fita simples pode conter nucleotídeos complementares na fita dupla de DNA e que, portanto, formam pequenas sequências palindrômicas, como TCGA e ATAT, indicadas pelas caixas sombreadas em azul na terceira figura. Tais segmentos de nucleotídeos que se originaram das fitas complementares são conhecidos com nucleotídeos P. Por exemplo, a sequência GA no final do segmento D é complementar à sequência precedente TC. Onde a enzima transferase deoxinucleotidil terminal (TdT) estiver presente, nucleotídeos serão adicionados ao acaso nas extremidades dos segmentos de fita simples (quarta figura), processo indicado pela região sombreada que envolve esses nucleotídeos não moldes ou nucleotídeos N. As duas extremidades de fita simples então pareiam (quinta figura). A exonuclease elimina os nucleotídeos não pareados (sexta figura) e repara a junção codificadora pela síntese e pela ligação do DNA (figura inferior), deixando os nucleotídeos P e N presentes no final da junção codificadora (processo indicado pela parte sombreada em azul-claro). O fato de a inserção dos nucleotídeos P e N ocorrer ao acaso torna a região P-N quase ímpar e um valioso marcador para o acompanhamento de um clone de célula B individual durante seu desenvolvimento, por exemplo, para estudos de hipermutação somática.

Nos rearranjos dos genes de cadeia pesada e em alguns rearranjos dos genes de cadeia leve humana, entretanto, **nucleotídeos N** são adicionados por um mecanismo bastante diferente antes que as extremidades sejam religadas. Os nucleotídeos N recebem essa denominação por não serem codificados pela fita-molde. Eles são adicionados pela enzima TdT às extremidades da fita simples do DNA codificante após a clivagem do grampo. Após a adição de até 20 nucleotídeos, os dois segmentos de fita simples formam pares de bases complementares. As enzimas de reparo retiram qualquer nucleotídeo não pareado, sintetizando um DNA complementar para preencher os espaços de fita simples restantes e ligam o novo DNA à região palindrômica (ver Fig. 5.7). A enzima TdT é expressa ao máximo durante o período de desenvolvimento das células B, quando os genes de cadeia pesada estão sendo unidos e, assim, os nucleotídeos N são comuns nas junções V-D e D-J de cadeia pesada. Os nucleotídeos N são menos frequentes nos genes de cadeia leve, os quais sofrem rearranjos após o rearranjo dos genes de cadeia pesada (ver Cap. 8).

Nucleotídeos podem também ser deletados nas junções dos segmentos gênicos. Isso é executado por exonucleases e, embora ainda não tenham sido identificados, a Artemis possui atividade dupla de endonuclease e exonuclease e, desse modo, pode estar envolvida nessa etapa. Assim, o CDR3 de cadeia pesada pode ser menor do que o menor dos segmentos D. Em algumas ocasiões, é difícil, se não impossível, reconhecer um segmento D que contribuiu para a formação do CDR3 devido à excisão da maioria de seus nucleotídeos. Deleções também podem apagar os vestígios de nucleotídeos P palindrômicos introduzidos no momento da abertura do grampo. Por essa razão, muitas junções VDJ completas não mostram evidências óbvias de nucleotídeos P. Como o número total de nucleotídeos adicionados por esse processo é casual, eles frequentemente rompem a fase de leitura da sequência codificadora após a junção. Tais alterações de fase darão origem a uma proteína não funcional, sendo que os rearranjos do DNA que levam a essas mudanças são conhecidos como **rearranjos não produtivos**. Como cerca de dois em cada três rearranjos serão não produtivos, muitos progenitores de células B não são bem-sucedidos na produção de moléculas de imunoglobulinas funcionais e, portanto, nunca se tornarão células B maduras. Assim, a diversidade juncional é alcançada à custa de uma perda considerável de células. Esse assunto será discutido adiante, no Capítulo 8.

Resumo

A extraordinária diversidade do repertório de imunoglobulinas é obtida de várias maneiras. Talvez o fator mais importante que possibilita essa diversidade é que as regiões V são codificadas por segmentos gênicos separados (segmentos gênicos V, D e J), os quais são unidos por um processo de recombinação somática (recombinação V[D]J) para formar um éxon completo da região V. Muitos segmentos gênicos diferentes estão presentes no genoma de um indivíduo, proporcionando uma fonte hereditária de diversidade que esse mecanismo combinatório pode utilizar. Recombinases singulares específicas de linfócitos – as proteínas RAG – são absolutamente necessárias para catalisar o processo de rearranjo, e a evolução das proteínas RAG coincide com o surgimento do sistema imune adaptativo nos vertebrados modernos. Outra fração substancial da diversidade funcional das imunoglobulinas vem dos próprios processos de junção. A variabilidade nas junções entre os segmentos gênicos é produzida pela inserção ao acaso de nucleotídeos P e N e por deleção de um número variável de nucleotídeos nas extremidades de alguns segmentos. A associação de diferentes regiões V de cadeias leve e pesada, para formar o sítio de ligação do antígeno de uma molécula de imunoglobulina, contribui para aumentar a diversidade. A combinação de todas essas fontes de diversidade cria um vasto repertório primário de especificidades de anticorpos. Mudanças adicionais nas regiões V rearranjadas – introduzidas por hipermutação somática (que será discutida posteriormente neste capítulo) – adicionam maior diversidade a esse repertório primário.

Rearranjo gênico dos receptores de células T (TCRs)

O mecanismo pelo qual são gerados os receptores de antígenos de células B é um poderoso meio de criar diversidade. Não surpreende que os receptores de antígeno das células T possuam semelhanças estruturais com imunoglobulinas e sejam gerados por esse mesmo mecanismo. Nesta parte do capítulo, serão descritas a organização dos *loci* dos TCRs e a geração dos genes para as cadeias individuais desses receptores.

5.9 Segmentos gênicos dos TCRs estão organizados de modo similar aos segmentos gênicos das imunoglobulinas e são rearranjados pelas mesmas enzimas

Como as cadeias leve e pesada das imunoglobulinas, cada cadeia α e β dos TCRs consiste em uma região aminoterminal variável (V) e uma região constante (C) (ver Seção 4.10). A organização dos *loci* TCRα e TCRβ é mostrada na Figura 5.8. A organização dos segmentos gênicos é, em geral, homóloga à dos segmentos gênicos de imunoglobulinas (ver Seções 5.2 e 5.3). O *locus* TCRα, como o das cadeias leves de imunoglobulinas, contém segmentos gênicos V e J (V_α e J_α). O *locus* do TCRβ, como os de cadeias pesadas das imunoglobulinas, contém os segmentos gênicos D em adição aos segmentos gênicos V_β e J_β. Os segmentos gênicos dos TCRs sofrem rearranjo durante o desenvolvimento das células T para formar um éxon completo de domínio V (Fig. 5.9). O rearranjo dos genes do TCR ocorre no timo; a ordem e a re-

Figura 5.8 Organização dos *loci* α e β do receptor de células T (TCR) na linhagem germinal humana. O arranjo dos segmentos gênicos assemelha-se ao das imunoglobulinas, com segmentos gênicos separados variáveis (V), de diversidade (D), de junção (J) e constantes (C). O *locus* TCRα (cromossomo 14) consiste em 70 a 80 segmentos gênicos V_α, cada um precedido por um éxon codificando uma sequência líder (L). Não se sabe com exatidão quantos desses segmentos V_α são funcionais. Um grupamento com cerca de 61 segmentos gênicos J_α localiza-se a uma distância considerável dos segmentos gênicos V_α. Os segmentos gênicos J_α são seguidos por um único gene C, o qual contém éxons separados para os domínios constante e flexível e um único éxon codificando as regiões transmembrana e citoplasmática (não mostrado). O *locus* TCRβ (cromossomo 7) tem uma organização diferente, com um grupamento de cerca de 52 genes V_β funcionais, distante de dois grupos separados, cada um contendo um único segmento gênico D, junto com seis ou sete segmentos gênicos J e um único segmento gênico C. Cada gene C do TCRβ possui éxons separados que codificam as regiões constante, flexível, transmembrana e citoplasmática (não apresentado). O *locus* TCRα é interrompido entre os segmentos gênicos J e V por outro *locus* de TCR, o *locus* TCRδ (não apresentado aqui; ver Fig. 5.13).

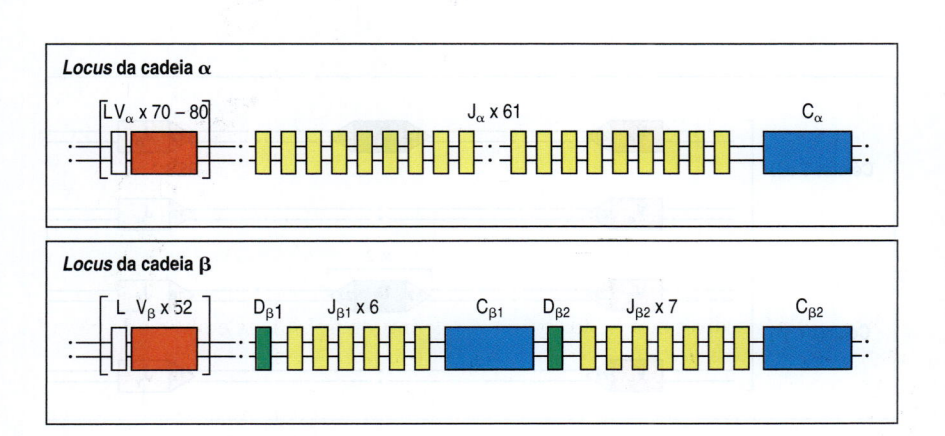

Locus da cadeia α

$LV_\alpha \times 70 - 80$ $J_\alpha \times 61$ C_α

Locus da cadeia β

$L \; V_\beta \times 52$ $D_{\beta 1}$ $J_{\beta 1} \times 6$ $C_{\beta 1}$ $D_{\beta 2}$ $J_{\beta 2} \times 7$ $C_{\beta 2}$

Figura 5.9 Rearranjo e expressão dos genes de cadeias α e β do receptor de células T (TCR). Os genes de cadeias α e β do TCR são compostos por segmentos discretos, unidos por recombinação somática durante o desenvolvimento da célula T. Os genes das cadeias α e β funcionais são produzidos do mesmo modo que são criados os genes das imunoglobulinas completas. Para a cadeia α (parte superior da figura), um segmento gênico V_α rearranja-se a um segmento J_α, a fim de criar um éxon funcional de região V. A transcrição e o processamento do éxon VJ_α ao C_α geram o mRNA, que é traduzido para formar a proteína TCR de cadeia α. Para as cadeias β (parte inferior da figura), como no caso das cadeias pesadas de imunoglobulinas, o domínio variável é codificado em três segmentos gênicos, V_β, D_β e J_β. A redistribuição desses segmentos gera um éxon funcional que é transcrito e processado para juntar VDJ_β ao C_β, e o mRNA resultante é traduzido para formar a proteína da cadeia β do TCR. As cadeias α e β formam um par logo depois de sua biossíntese, a fim de produzir o TCR heterodímero α:β. Nem todos os segmentos J e as sequências-líder que precedem cada segmento gênico V são apresentados.

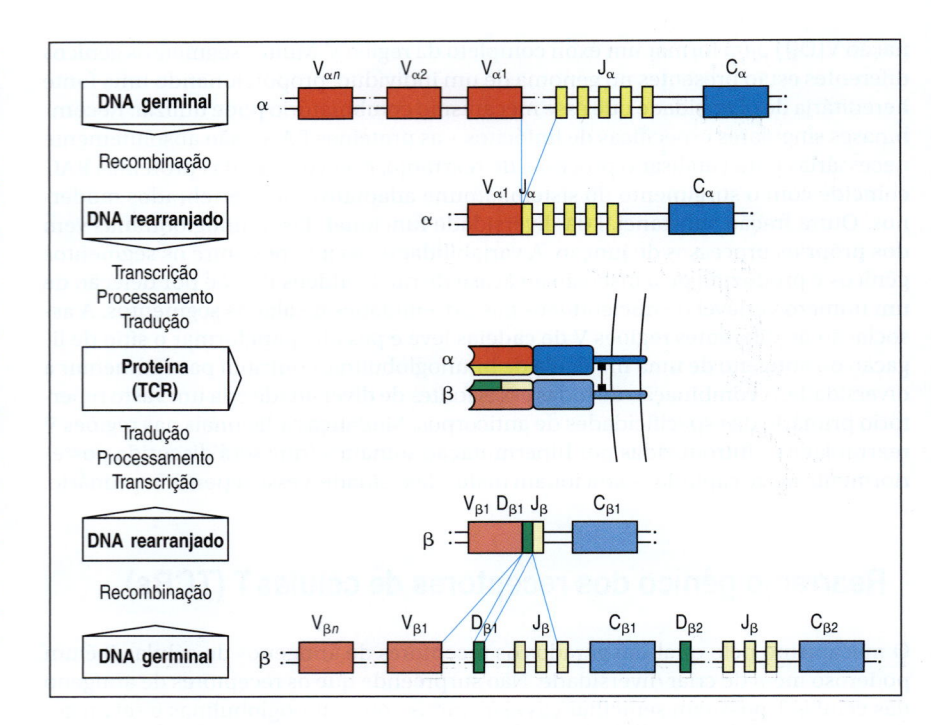

gulação dos rearranjos serão tratadas em detalhes no Capítulo 8. Essencialmente, os mecanismos de rearranjo gênico são semelhantes entre células B e T. Os segmentos gênicos dos receptores de células T são flanqueados por espaçadores de 12 pb e 23 pb dasRSSs que são homólogas àquelas que flanqueiam os segmentos gênicos das imunoglobulinas (Fig. 5.10 e ver Seção 5.4) e são reconhecidas pelas mesmas enzimas. Os DNAs circulares que surgem a partir do rearranjo gênico (ver Fig. 5.5) são conhecidos como círculos de excisão do receptor de célula T (TRECs, do inglês *T-cell receptor excision circles*) e são utilizados como marcadores de células T recentemente emigradas do timo. Todos os defeitos nos genes que controlam a recombinação V(D)J afetam igualmente as células T e B, e animais portadores desses defeitos gênicos não possuem linfócitos funcionais (ver Seção 5.5). Outra característica compartilhada entre o rearranjo gênico das imunoglobulinas e dos TCRs é a presença dos nucleotídeos P e N nas junções entre os segmentos gênicos V, D e J dos genes rearranjados do TCRβ. Nas células T, os nucleotídeos P e N são também adicionados entre os segmentos V e J de todos os genes rearranjados TCRα, ao passo que apenas cerca de metade das uniões dos segmentos V-J dos genes de cadeias leves de imunoglobulinas são modificados pela adição de nucleotídeos N, e estas, com frequência, também não recebem adição de nucleotídeos P (Fig. 5.11 e ver Seção 5.8).

Figura 5.10 Sequências sinais de recombinação (RSSs) flanqueiam os segmentos gênicos do receptor de células T (TCR). Como nos *loci* gênicos das imunoglobulinas (ver Fig. 5.4), cada segmento gênico dos *loci* TCRα e TCRβ é flanqueado por RSSs heptâmero-espaçador-nonâmero. Os motivos RSS contendo espaçadores de 12 pares de base (pb) estão aqui descritos como pontas de seta laranja, e aqueles contendo espaçadores de 23 pb, em roxo. A ligação dos segmentos gênicos quase sempre segue a regra 12/23. Devido à disposição do heptâmero e do nonâmero na RSS nos *loci* do TCRβ e TCR, a ligação direta do V_β ao J_β é, em princípio, permitida pela regra 12/23 (diferente do gene de cadeia pesada de imunoglobulina), embora isso ocorra raramente devido a outros tipos de regulação.

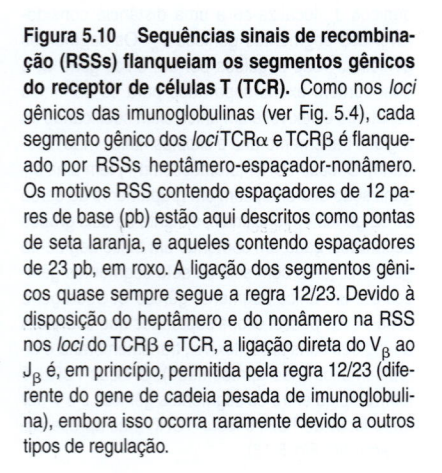

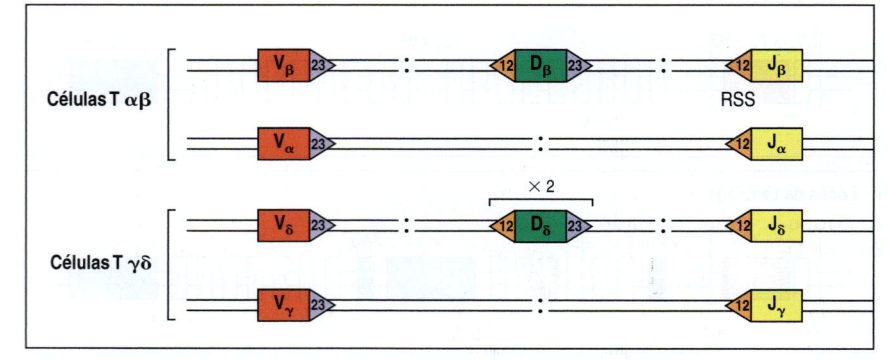

Elemento	Imunoglobulina		TCRs α:β	
	H	**κ+λ**	**β**	**α**
Segmentos variáveis (V)	~ 40	~ 70	52	~ 70
Segmentos de diversidade (D)	23	0	2	0
Segmentos D lidos em três fases	Raramente	–	Frequentemente	–
Segmentos de junção (J)	6	5(κ) 4(λ)	13	61
Junções com nucleotídeos N e P	2	50% das junções	2	1
Número de pares de genes V	$1,9 \times 10^6$		$5,8 \times 10^6$	
Diversidade juncional	$\sim 3 \times 10^7$		$\sim 2 \times 10^{11}$	
Diversidade total	$\sim 5 \times 10^{13}$		$\sim 10^{18}$	

Figura 5.11   Números de segmentos gênicos do receptor de células T (TCR) e as fontes de diversidade em comparação aos de imunoglobulinas no homem. É possível notar que somente cerca de metade das cadeias κ humanas contém nucleotídeos N. A hipermutação somática como fonte de diversidade das imunoglobulinas não está incluída nesta figura porque não ocorre nas células T.

As principais diferenças entre os genes de imunoglobulinas e aqueles que codificam os TCRs refletem o fato de que todas as funções efetoras das células B dependem dos anticorpos secretados, cujos diferentes isotipos de regiões C de cadeia pesada ativam mecanismos efetores distintos. As funções efetoras das células T, por outro lado, dependem do contato célula-célula e não são mediadas diretamente pelo TCR, que servem apenas para o reconhecimento antigênico. Assim, as regiões C dos *loci* TCRα e TCRβ são muito mais simples do que as do *locus* de cadeia pesada das imunoglobulinas. Há apenas um gene Cα e, embora existam dois genes Cβ, eles são muito semelhantes, e não se conhece a diferença funcional entre seus produtos. Os genes de região C dos TCRs codificam somente polipeptídeos transmembrana.

5.10   Os TCRs concentram sua diversidade na terceira região hipervariável

A estrutura tridimensional do sítio de reconhecimento do antígeno de um TCR é semelhante a uma molécula de anticorpo (ver Seções 4.10 e 4.7, respectivamente). Em um anticorpo, o centro do sítio de ligação do antígeno é formado pelos CDR3s das cadeias leve e pesada. O equivalente estrutural da terceira alça hipervariável (CDR3s) das cadeias α e β do TCR, para as quais contribuem os segmentos gênicos D e J, também formam o centro do sítio de ligação do antígeno de um TCR, ao passo que a periferia desse local consistirá nas alças CDR1 e CDR2, as quais são codificadas nos segmentos gênicos V da linha germinal para as cadeias α e β. A extensão e o padrão de variabilidade do TCR e de imunoglobulinas refletem a natureza distinta de seus ligantes. Enquanto o sítio de ligação do antígeno das imunoglobulinas deve estar de acordo com a superfície de uma infinidade de diferentes antígenos e, por isso, existe em grande variedade de formas e propriedades químicas, o ligante das principais classes de TCRs humanos (α:β) é sempre um peptídeo ligado a uma molécula do complexo de histocompatibilidade principal (MHC, do inglês *major histocompatibility complex*). Como um grupo, os sítios de reconhecimento do antígeno dos TCRs devem ter uma forma menos variada, com maior variabilidade focada no peptídeo antigênico ligado ocupando o centro da superfície em contato com o receptor. De fato, as alças menos variáveis do CDR1 e do CDR2 do TCR farão contato, principalmente, com regiões da molécula do MHC menos variável do ligante, enquanto as regiões CDR3, altamente variáveis, farão contato principalmente com o componente peptídico singular (Fig. 5.12).

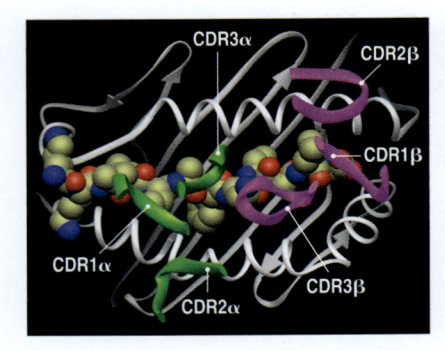

Figura 5.12 As porções mais variáveis dos receptores de células T (TCRs) interagem com o peptídeo ligado a uma molécula do complexo de histocompatibilidade principal (MHC). As posições das alças CDR de um TCR são mostradas, nesta figura, como tubos coloridos sobrepostos ao complexo peptídeo:MHC (MHC em cinza; peptídeo em amarelo-esverdeado, com átomos de O em vermelho e átomos de N em azul). As alças CDR da cadeia α são mostradas em verde, enquanto as da cadeia β são mostradas em magenta. As alças CDR3 situam-se no centro da interface entre o TCR e o complexo peptídeo:MHC e fazem contato direto com o peptídeo antigênico.

A diversidade estrutural dos TCRs é atribuída, principalmente, às diversidades combinatória e juncional produzidas durante o processo de rearranjo gênico. Pode-se observar, na Figura 5.11, que grande parte da variabilidade das cadeias dos TCRs está localizada nas regiões juncionais codificadas pelos segmentos gênicos V, D e J e modificadas pelos nucleotídeos P e N. O *locus* TCRα possui muito mais segmentos gênicos J do que qualquer um dos *loci* de cadeia leve de imunoglobulina. Nos seres humanos, 61 segmentos gênicos J_α estão distribuídos em cerca de 80 quilobases (kb) de DNA, ao passo que os *loci* de cadeias leves de imunoglobulina possuem, no máximo, apenas cinco segmentos gênicos J (ver Fig. 5.11). Devido à grande quantidade de segmentos gênicos J presentes no *locus* do TCRα, a variabilidade gerada nessa região é ainda maior nos TCRs do que nas imunoglobulinas. Assim, grande parte da diversidade encontra-se nas alças CDR3 que contêm a região juncional e formam o centro do sítio de ligação do antígeno.

5.11 TCRs γ:δ são também gerados por rearranjo gênico

Uma minoria de células T possui TCRs formados por cadeias γ e δ (ver Seção 4.19). A organização dos *loci* TCRγ e TCRδ (Fig. 5.13) lembra a dos *loci* TCRα e TCR β, embora haja algumas diferenças importantes. O grupamento de segmentos gênicos que codificam a cadeia δ encontra-se inteiramente no *locus* TCRα, entre os segmentos gênicos V_α e J_α. Os genes V_δ estão dispersos dentro dos genes V_α, mas localizados principalmente na região 3′. Devido ao fato de todos os genes V_α estarem orientados de modo que o rearranjo eliminará o DNA interveniente, qualquer rearranjo no *locus* α resulta na perda do *locus* δ (Fig. 5.14). Há muito menos segmentos gênicos V nos *loci* TCRγ e TCRδ do que nos *loci* TCRα e TCRβ do TCR ou em qualquer *loci* de imunoglobulina. O aumento da variabilidade juncional nas cadeias δ pode compensar pelo pequeno número de segmentos gênicos V e tem o efeito de concentrar quase toda a variabilidade do receptor γ:δ na região da junção. Como foi visto no caso dos TCRs α:β, os aminoácidos codificados pela região juncional localizam-se no centro do sítio de ligação do TCR.

As células T que possuem receptores γ:δ são uma linhagem distinta de células T, cujas funções ainda não estão bem claras. Os ligantes para esses receptores também são, em sua maioria, desconhecidos. Alguns desses TCRs γ:δ parecem ser capazes de reconhecer antígenos diretamente, como os anticorpos, sem a necessidade de

Figura 5.13 Organização dos *loci* de cadeias γ e δ do receptor de célula T (TCR) humano. Os *loci* TCRγ e TCRδ, como os *loci* TCRα e TCRβ, possuem discretos segmentos gênicos V, D e J, e genes C. Singularmente, o *locus* que codifica a cadeia δ localiza-se inteiramente dentro do *locus* da cadeia α. Existem três segmentos gênicos D_δ, quatro segmentos gênicos J_δ e um único gene C_δ que se localiza entre o grupamento de segmentos gênicos V_α e J_α. Há dois segmentos gênicos V_δ localizados próximos ao gene C_δ, um a montante da região D e um na orientação invertida logo a jusante do gene C (não apresentado). Além disso, há seis segmentos gênicos V_δ intercalados entre os segmentos gênicos V_α. Cinco deles são compartilhados com o V_α e podem ser utilizados por qualquer *loci*, e um é exclusivo do *locus* δ. O *locus* TCRγ humano assemelha-se ao *locus* TCRβ, com dois genes C, cada um com seus próprios segmentos J. Os genes γ de camundongo (não apresentados) têm uma organização mais complexa, e há três grupamentos funcionais de segmentos gênicos, cada um contendo segmentos gênicos V e J e um gene C. O rearranjo dos *loci* γ e δ prossegue como para os outros *loci* do TCR, com a exceção de que, durante o rearranjo da cadeia TCRδ, os dois segmentos D podem ser utilizados no mesmo gene. A utilização dos dois segmentos D aumenta muito a variabilidade da cadeia δ, sobretudo porque nucleotídeos extras da região N podem ser adicionados na junção entre os dois segmentos gênicos D, bem como nas junções V-D e D-J.

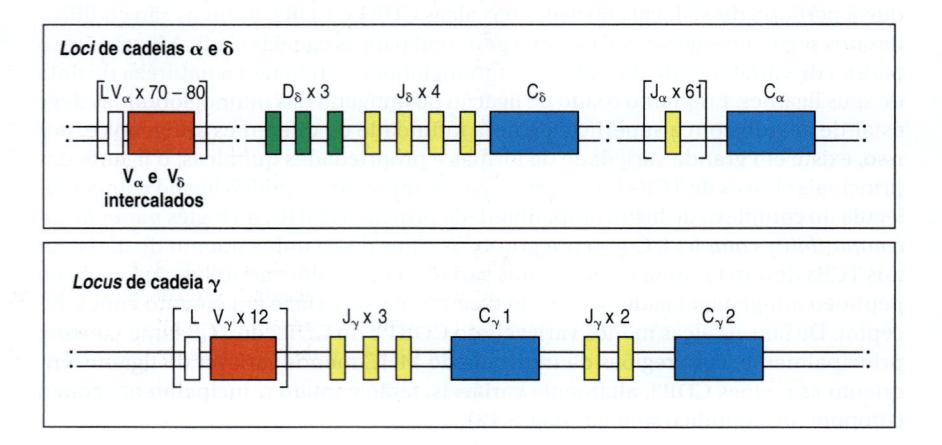

apresentação de peptídeos antigênicos pelas moléculas do MHC ou processamento do antígeno. Análises detalhadas das regiões V rearranjadas dos TCRs γ:δ mostram que elas se assemelham às regiões V das moléculas de anticorpos mais do que aos próprios TCRs α:β.

Resumo

Os TCRs são estruturalmente similares às imunoglobulinas e são codificados por genes homólogos. Os genes dos TCRs são reunidos por recombinação somática de grupos de segmentos gênicos, da mesma maneira como ocorre nos genes das imunoglobulinas. Entretanto, a diversidade é distribuída de maneira diferente nas imunoglobulinas e nos TCRs. Os *loci* dos TCRs possuem aproximadamente o mesmo número de segmentos gênicos V, mas mais segmentos J, e existe maior diversificação nas junções entre os segmentos gênicos durante o rearranjo gênico. Além disso, não há evidência de que os TCRs possam diversificar seus genes V após o rearranjo por meio de hipermutações somáticas. Isso leva a um TCR no qual a maior diversidade está localizada na parte central do receptor que, no caso dos TCRs α:β, entram em contato com o fragmento do peptídeo ligado. A maioria da diversidade entre os TCRs γ:δ está também no CDR3, mas ainda não está claro de que forma isso afeta a ligação do ligante, pois as células T γ:δ reconhecem diretamente ligantes pouco caracterizados, que em alguns casos são independentes das moléculas do MHC.

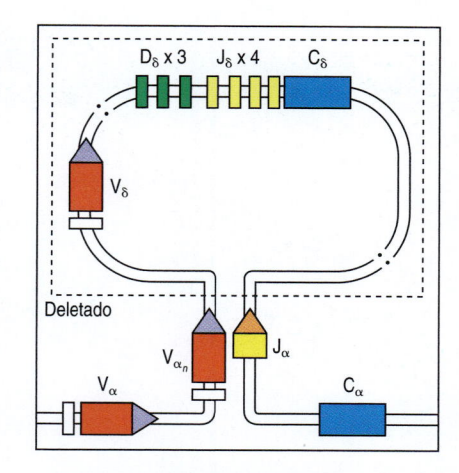

Figura 5.14   A deleção do *locus* TCRδ é induzida pelo rearranjo de um segmento gênico V_α a J_α. O *locus* do TCRδ está totalmente localizado na região cromossômica que contém o *locus* TCRα. Quando qualquer região V na região V_α/V_δ rearranja com qualquer segmento J_α, a região interveniente – e o *locus* V_δ inteiro – é deletado. Assim, o rearranjo V_α impede qualquer expressão de um gene V_δ e evita o desenvolvimento de uma linhagem da via γ:δ.

Variação estrutural nas regiões constantes das imunoglobulinas

Até o momento, neste capítulo, o enfoque tem sido dado à variação estrutural dos receptores de antígeno, resultante da reunião das regiões V. A partir de agora, o texto abordará a região C. As regiões C dos TCRs não possuem um propósito funcional, além de sustentar as regiões V e ancorar a molécula na membrana. Por outro lado, as imunoglobulinas podem ser produzidas tanto como receptores transmembrana como anticorpos secretados, e os domínios C dos anticorpos são cruciais para suas funções efetoras diversas.

As imunoglobulinas são constituídas por várias classes diferentes, as quais são diferenciadas por sua cadeia pesada. Diferentes cadeias pesadas são produzidas em um determinado clone de células B pela ligação de diferentes regiões C de cadeia pesada (C_H) ao gene V_H rearranjado. Assim, todas as classes de imunoglobulinas produzidas por um clone de células B possuem a mesma região V básica, embora, como será visto, esta será modificada por hipermutação somática. No *locus* de cadeias pesadas, as diferentes regiões C são codificadas em genes separados, localizados a jusante dos segmentos da região V. Inicialmente, as células B virgens utilizam somente os primeiros dois genes, o C_μ e o C_δ, os quais são expressos com uma sequência de região V já unida associada a eles para produzir IgM e IgD de transmembrana na superfície das células B virgens. Durante uma resposta de anticorpos, as células B ativadas podem passar a expressar um gene C_H diferente de C_μ e C_δ por um processo de recombinação somática conhecido como troca de classe. Juntamente com outros mecanismos que diversificam ainda mais as imunoglobulinas, a troca de classe será discutida na última parte deste capítulo. Diferentemente das regiões C de cadeia pesada, as regiões C de cadeia leve (C_L) não proporcionam função efetora específica – além da ligação estrutural para as regiões V –, não sofrem troca de classe e parecem não possuir diferenças funcionais entre as cadeias leves λ e κ.

Nesta parte do capítulo, serão consideradas as características estruturais que distinguem as regiões C_H dos anticorpos das cinco principais classes, e discutidas algumas de suas propriedades especiais. As funções das diferentes classes de anticorpo serão consideradas em mais detalhes no Capítulo 10. Também será explicado como o mesmo gene de anticorpo pode produzir uma imunoglobulina de membrana e uma imunoglobulina secretada pelo processamento alternativo do mRNA.

5.12   Diferentes classes de imunoglobulinas são diferenciadas pela estrutura de suas regiões constantes de cadeia pesada

As cinco principais classes de imunoglobulinas são IgM, IgD, IgG, IgE e IgA, e todas podem ocorrer como receptores de antígeno transmembrana ou como anticorpos secretados. Em seres humanos, anticorpos IgG podem ser subdivididos em quatro subclasses (IgG1, IgG2, IgG3 e IgG4), ao passo que os anticorpos IgA são classificados em duas subclasses (IgA1 e IgA2). As subclasses IgG em humanos são nomeadas na ordem de abundância no soro, sendo a IgG1 a mais abundante. As diferentes cadeias pesadas que definem essas classes são conhecidas como isotipos e são designadas pelas letras minúsculas do alfabeto grego μ, δ, γ, ε e α, como mostra a Figura 5.15, que também descreve as principais propriedades físicas e funcionais das diferentes classes de anticorpos humanos.

As funções das classes de imunoglobulinas serão discutidas brevemente aqui e em detalhes no contexto da resposta imune humoral no Capítulo 10. A IgM é a primeira classe de imunoglobulina produzida após a ativação de uma célula B, e o anticorpo IgM é secretado como um pentâmero (ver Fig. 5.19). Isso confere seu alto peso molecular e o fato de que em geral está presente na corrente sanguínea e não nos tecidos. O fato de ser um pentâmero também aumenta a avidez da IgM pelo antígeno, antes de sua afinidade ser intensificada por meio do processo de maturação da afinidade (ver Seção 5.18).

Os isotipos IgG produzidos durante uma resposta imune são encontrados na circulação sanguínea e nos espaços extracelulares dos tecidos. O isotipo IgM e grande parte dos isotipos IgG podem interagir com o componente C1 do complemento para ativar a via clássica (descrita na Seção 2.7). A IgA e a IgE não ativam o complemento. A IgA pode ser encontrada na circulação sanguínea, mas também atua na defesa

Figura 5.15   As propriedades físicas dos isotipos das imunoglobulinas humanas. A IgM é assim chamada devido ao seu tamanho: embora a IgM monomérica tenha somente 190 kDa, ela em geral forma pentâmeros, conhecidos como macroglobulinas (daí o M), de grande peso molecular (ver Fig. 5.19). A IgA dimeriza para gerar um peso molecular de cerca de 390 kDa nas secreções. O anticorpo IgE é associado à hipersensibilidade do tipo imediata. Quando fixada a mastócitos teciduais, a IgE tem uma meia-vida muito mais longa do que sua meia-vida no plasma mostrada aqui.

	Imunoglobulina								
	IgG1	IgG2	IgG3	IgG4	IgM	IgA1	IgA2	IgD	IgE
Cadeia pesada	γ_1	γ_2	γ_3	γ_4	μ	α_1	α_2	δ	ϵ
Peso molecular (kDa)	146	146	165	146	970	160	160	184	188
Nível sérico (média em adulto mg/mL)	9	3	1	0.5	1.5	3.0	0.5	0.03	5×10^{-5}
Meia-vida sérica (dias)	21	20	7	21	10	6	6	3	2
Via clássica de ativação do complemento	++	+	+++	–	++++	–	–	–	–
Via alternativa de ativação do complemento	–	–	–	–	–	+	–	–	–
Transferência placentária	+++	+	++	±	–	–	–	–	–
Ligação aos receptores Fc de macrófagos e fagócitos	+	–	+	–	–	+	+	–	+
Ligação de alta afinidade a mastócitos e basófilos	–	–	–	–	–	–	–	–	+++
Reatividade com a proteína A estafilocócica	+	+	–/+	+	–	–	–	–	–

das superfícies das mucosas. Ela é secretada no intestino e no trato respiratório, e também no leite materno. A IgE está particularmente envolvida na defesa contra parasitos multicelulares (p. ex., esquistossomos), mas também é o anticorpo envolvido nas doenças alérgicas comuns, como a asma alérgica. A IgG e IgE são sempre monômeros, mas a IgA pode ser secretada como monômero ou dímero. Diferenças nas sequências das regiões constantes das cadeias pesadas das imunoglobulinas conferem as características distintas de cada isotipo de anticorpo. Essas características incluem o número e a localização das pontes de dissulfeto intercadeias, o número de moléculas de oligossacarídeos ligadas, o número de domínios C e o tamanho da região da dobradiça (Fig. 5.16). As cadeias pesadas de IgM e IgE contêm um domínio C extra que substitui a região da dobradiça encontrada nas cadeias γ, δ e α. A ausência da região da dobradiça nas moléculas de IgM e IgE não implica falta de flexibilidade; micrografias eletrônicas de moléculas de IgM unidas a ligantes mostram que os braços Fab podem flexionar-se em relação à porção Fc. Entretanto, tal diferença na estrutura pode ter consequências funcionais ainda não caracterizadas. Diferentes isotipos e subtipos também diferem na habilidade de exercer várias funções efetoras, como será descrito mais adiante. As propriedades distintas das diferentes regiões C são codificadas por diferentes genes C_H de imunoglobulinas que estão presentes em um grupamento localizado na extremidade 3′ dos segmentos J_H. O processo de rearranjo pelo qual as regiões V tornam-se associadas a diferentes genes C_H será descrito na Seção 5.19.

5.13 As regiões constantes conferem especialização funcional ao anticorpo

Os anticorpos protegem o organismo de diversas maneiras. Em alguns casos, a ligação do anticorpo ao antígeno é suficiente. Por exemplo, ao ligar-se fortemente a uma toxina ou a um vírus, um anticorpo pode evitar que estes reconheçam seu receptor em uma célula hospedeira (ver Fig. 1.24). As regiões V dos anticorpos são suficientes para essa atividade. Entretanto, a região C é essencial para recrutar ajuda de outras células e moléculas para destruir e remover os patógenos ao qual o anticorpo ligou-se.

As regiões C (porções Fc) de um anticorpo conferem à molécula três funções efetoras principais. Primeiro, as porções Fc de determinados isotipos são reconheci-

Figura 5.16 Os isotipos de imunoglobulinas são codificados por um grupamento de genes de região C de cadeia pesada de imunoglobulinas. A estrutura geral dos principais isotipos de imunoglobulinas (figura superior) está representada, com seus domínios indicados como retângulos. Estes são codificados por genes de região C de cadeia pesada, organizados em um grupamento tanto em camundongos como nos seres humanos (figura inferior). A região constante de cada isotipo de cadeia pesada está indicada pela mesma cor do segmento gênico da região C que o codifica. Tanto IgM como IgE não possuem a região da dobradiça, mas cada uma contém um domínio extra de cadeia pesada. Pode-se observar as diferenças no número e na localização das pontes dissulfídricas (linhas pretas) unindo as cadeias. Os isotipos também diferem na distribuição dos grupos de carboidratos *N* ligados, como mostram os hexágonos. Nos seres humanos, o grupamento mostra evidência da duplicação evolutiva de uma unidade consistindo em dois genes γ, um gene ε e um gene α. Um dos genes ε tornou-se inativo e é, agora, um pseudogene (ψ); assim, somente um subtipo de IgE é expresso. Por motivos de simplificação, outros pseudogenes não são ilustrados, e os detalhes dos éxons dentro de cada gene C não são apresentados. As classes de imunoglobulinas encontradas em camundongos são chamadas de IgM, IgD, IgG1, IgG2a, IgG2b, IgG3, IgA e IgE.

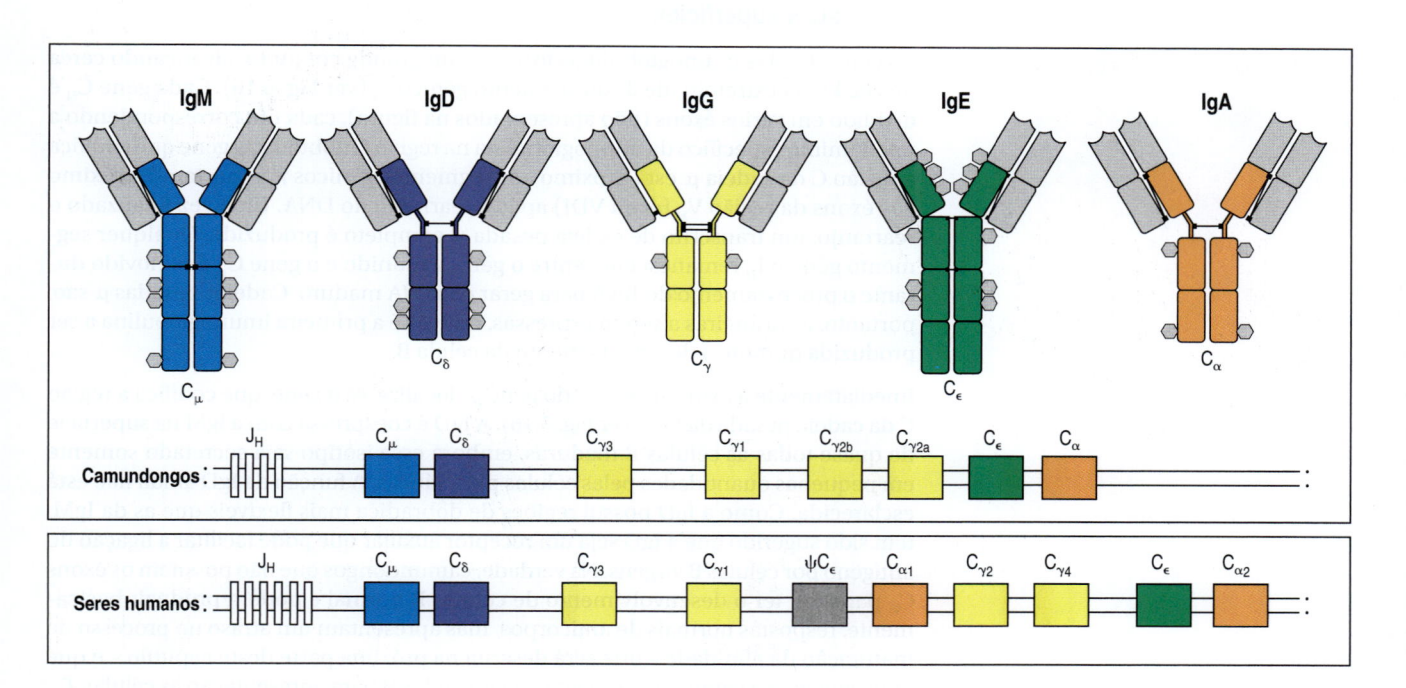

das por **receptores Fc** especializados expressos pelas células imunes efetoras. Os receptores Fcγ presentes na superfície de células fagocíticas, como macrófagos e neutrófilos, ligam-se às porções Fc dos anticorpos IgG1 e IgG3, facilitando a fagocitose de patógenos recobertos com esses anticorpos. A porção Fc da IgE liga-se ao receptor Fcε de alta afinidade dos mastócitos, dos basófilos e dos eosinófilos ativados, permitindo que essas células respondam à ligação de antígenos específicos pela liberação de mediadores inflamatórios. Segundo, as porções Fc do complexo antígeno:anticorpo podem ligar-se à proteína C1q do complemento (ver Seção 2.7) e iniciar a via clássica da cascata do complemento, que recruta e ativa os fagócitos para engolfar e destruir os patógenos. Terceiro, a porção Fc pode liberar anticorpos em locais que eles não poderiam atingir sem o transporte ativo. Estes incluem as secreções mucosas, as lágrimas e o leite (IgA) e a circulação fetal por transferência a partir da mãe grávida (IgG). Em ambos os casos, a porção Fc da IgA e da IgG liga-se a um receptor específico, o receptor Fc neonatal (FcRn), que transporta ativamente a imunoglobulina pelas células para alcançar diferentes compartimentos do organismo. Os podócitos dos glomérulos renais expressam o FcRn para auxiliar na remoção da IgG que foi filtrada do sangue e acumulada na membrana basal glomerular. O Capítulo 10 retornará aos receptores Fc.

O papel da porção Fc nessas funções efetoras pode ser demonstrado pelo estudo de imunoglobulinas que tiveram um ou outro domínio Fc clivado enzimaticamente (ver Seção 4.3) ou, mais recentemente, pela engenharia genética, que permite o mapeamento detalhado dos resíduos de aminoácidos da Fc são necessários para funções específicas. Muitos microrganismos respondem ao potencial destrutivo da porção Fc desenvolvendo proteínas que também se ligam ou clivam os anticorpos, impedindo a ação da região Fc. Exemplos disso são a Proteína A e a Proteína G, produzidas pelo *Staphylococcus*, e a Proteína D, produzida pelo *Haemophilus*. Os pesquisadores têm explorado essas proteínas para ajudar a mapear a região Fc e os reagentes imunológicos (ver Apêndice I, Seção A.10). Nem todas as classes de imunoglobulinas possuem a mesma capacidade de exercer cada uma das funções efetoras. As diferentes propriedades funcionais de cada isotipo de cadeia pesada estão resumidas na Figura 5.15. Por exemplo, a IgG1 e a IgG3 possuem maior afinidade do que a IgG2 para o tipo mais comum de receptor Fc.

5.14 Células B virgens maduras expressam tanto IgM quanto IgD em suas superfícies

Os genes C_H das imunoglobulinas formam um grande conjunto, alcançando cerca de 200 kb na extremidade 3´ do segmento gênico J_H (ver Fig. 5.16). Cada gene C_H é dividido em vários éxons (não apresentados na figura), cada um correspondendo a um domínio específico da imunoglobulina na região C dobrada. O gene que codifica a região C da cadeia μ está próximo aos segmentos gênicos J_H e, portanto, próximo aos éxons da região V_H (éxon VDJ) após o rearranjo do DNA. Uma vez finalizado o rearranjo, um transcrito de cadeia pesada μ completo é produzido. Qualquer segmento gênico J_H remanescente entre o gene V reunido e o gene $C_μ$ é removido durante o processamento do RNA para gerar o mRNA maduro. Cadeias pesadas μ são, portanto, as primeiras a serem expressas, e a IgM é a primeira imunoglobulina a ser produzida durante o desenvolvimento da célula B.

Imediatamente à extremidade 3´ do gene μ, localiza-se o gene, que codifica a região C da cadeia pesada da IgD (ver Fig. 5.16). A IgD é coexpressa com a IgM na superfície de quase todas as células B maduras, embora esse isotipo seja secretado somente em pequenas quantidades pelas células plasmáticas. A função da IgD ainda não está esclarecida. Como a IgD possui regiões de dobradiça mais flexíveis que as da IgM, tem sido sugerido que a IgD seja um receptor auxiliar que pode facilitar a ligação do antígeno por células B virgens. Na verdade, camundongos que não possuem os éxons $C_δ$ parecem ter o desenvolvimento de células B normal e podem produzir basicamente, respostas normais de anticorpos, mas apresentam um atraso no processo de maturação da afinidade – que será descrita na próxima parte deste capítulo – e que pode envolver a captura do antígeno pelas células B para apresentação às células T.

Células B expressando IgM e IgD não sofrem troca de classe, o que acarreta, necessariamente, uma mudança irreversível no DNA. Em vez disso, essas células produzem um longo transcrito primário de mRNA diferencialmente clivado e processado para produzir uma de duas moléculas de mRNA distintas. Em uma delas, o éxon VDJ é unido ao éxon C_μ para codificar uma cadeia pesada μ, enquanto na outra, o éxon VDJ é unido aos éxons C_δ para codificar uma cadeia pesada δ (Fig. 5.17). O processamento do longo transcrito de mRNA é regulado durante o desenvolvimento, com as células B imaturas fazendo, em sua maioria, transcritos μ, e as células B maduras produzindo, em sua maioria, transcritos δ com alguns transcritos μ. Quando uma célula B é ativada, ela cessa a coexpressão de IgD junto com IgM, seja porque as sequências μ e δ foram removidas como consequência da troca de classe ou, em células plasmáticas secretoras de IgM, porque a transcrição a partir do promotor V_H não é suficientemente longa até o éxon C_δ.

5.15 As formas secretadas e transmembranas das imunoglobulinas são geradas a partir de transcritos alternativos de cadeias pesadas

Imunoglobulinas de todas as classes podem ser produzidas, seja como receptores ligados à membrana ou como anticorpos secretados. Todas as células B inicialmente expressam a forma transmembrana de IgM; após o estímulo antigênico, uma parte de sua progênie diferencia-se em células plasmáticas produtoras de anticorpos IgM, ao passo que outras sofrem troca de classe para expressar imunoglobulinas transmembrana de uma classe diferente, seguido pela produção de anticorpos secretados de uma nova classe. As formas da membrana de todas as classes de imunoglobulinas são monoméricas, possuindo duas cadeias leves e duas cadeias pesadas. A IgM e a IgA polimerizam somente quando secretadas. Em sua forma ligada à membrana, a cadeia pesada de imunoglobulina possui um domínio transmembrana hidrofóbico, de cerca de 25 resíduos de aminoácidos na extremidade carboxiterminal, que a ancora à superfície do linfócito B. Esse domínio transmembrana está ausente na forma secretada, cuja região carboxiterminal é uma cauda secretora hidrofílica. As duas regiões carboxiterminais, das formas transmembrana e secretada da cadeia pesada da imunoglobulina, são codificadas por dois éxons diferentes, e a produção das duas formas é obtida pelo processamento alternativo do RNA (Fig. 5.18). Os últimos dois éxons de cada gene C_H contêm as sequências que codificam as regiões secretada e transmembrana, respectivamente. Se o transcrito primário é clivado e poliadenilado no sítio após esses éxons, a sequência codificadora da região carboxiterminal da forma secretada é removida por processamento, e a forma de superfície celular da imunoglobulina é produzida. Alternativamente, se o transcrito primário for clivado no sítio de poliadenilação, localizado antes dos dois últimos éxons, somente a molécula secretada poderá ser produzida. Esse processamento diferencial de RNA é ilustrado para o gene C_μ na Figura 5.18, mas isso ocorre da mesma maneira em todos os isotipos.

Figura 5.17 A coexpressão de IgD e IgM é regulada pelo processamento do RNA. Em células B maduras, a transcrição iniciada no promotor V_H estende-se pelos éxons C_μ e C_δ. Esse longo transcrito primário é, então, processado por clivagem, poliadenilação (AAA) e processamento. A clivagem e a poliadenilação no sítio μ (pA1) e o processamento entre os éxons C_μ geram um mRNA que codifica a cadeia pesada μ (figura à esquerda). A clivagem e a poliadenilação no sítio δ (pA2) e um padrão diferente de processamento que remove os éxons C_μ geram um mRNA que codifica a cadeia pesada δ (figura à direita). Para simplificar, não são apresentados todos os éxons individuais da região C.

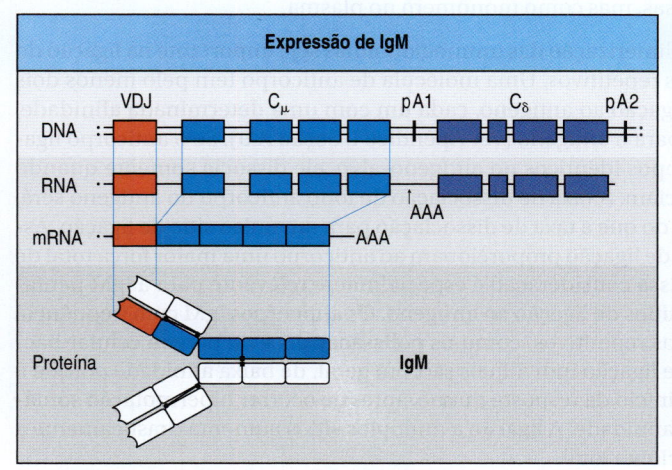

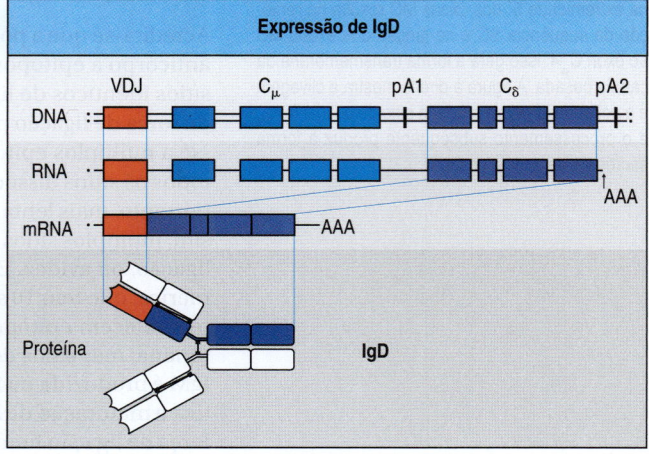

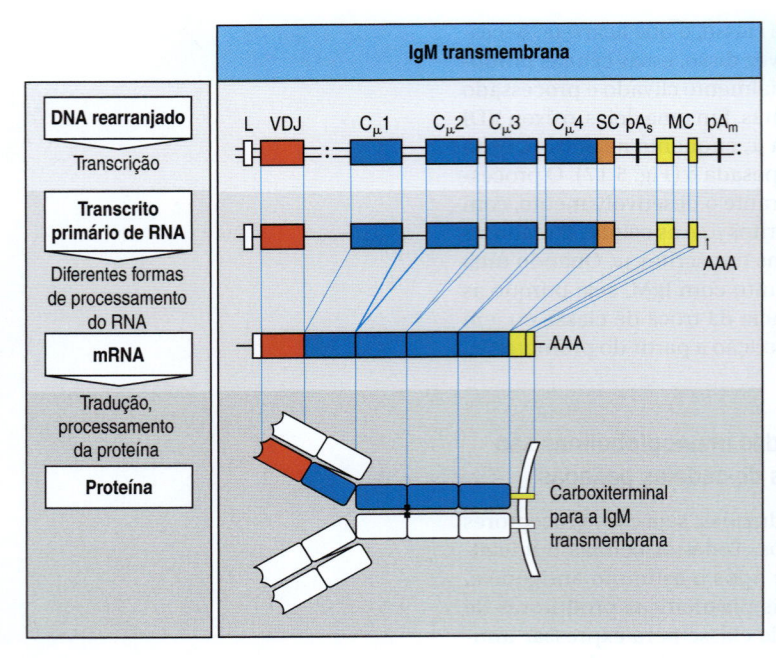
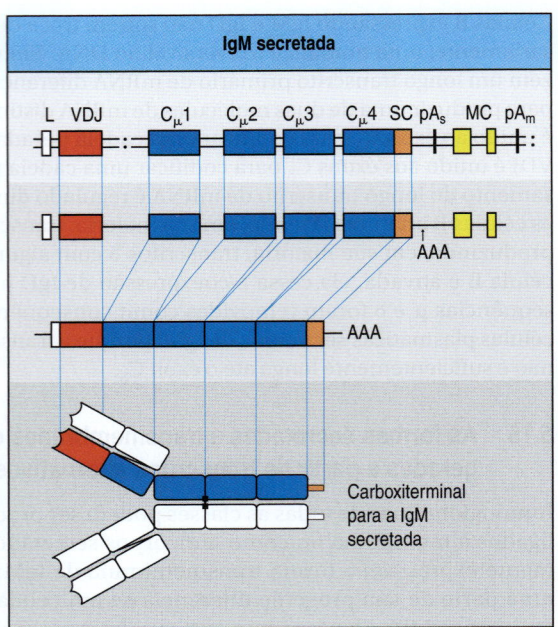

Figura 5.18 As formas transmembrana e secretada de imunoglobulinas derivam da mesma sequência de cadeia pesada por processamento alternativo do RNA. Cada gene C de cadeia pesada possui dois éxons (codificador da membrana [MC], amarelo) que codificam a região transmembrana e a cauda citoplasmática da forma transmembrana, e uma sequência codificadora de secreção (SC) (laranja) que codifica a região carboxiterminal da forma secretada. No caso da IgD, a sequência SC está presente em um éxon separado (não apresentado), mas, para outros isotipos, incluindo a IgM aqui ilustrada, a sequência SC é contígua ao último éxon do domínio C. Os eventos que determinam se um RNA de cadeia pesada resultará em uma molécula secretada ou transmembrana ocorrem durante o processamento do transcrito primário. Cada gene C de cadeia pesada tem dois sítios de poliadenilação potenciais (indicados como pA_s e pA_m). Na figura à esquerda, o transcrito é clivado e poliadenilado (AAA) no segundo sítio (pA_m). O processamento entre o sítio localizado entre o éxon $C_\mu 4$ e a sequência SC, e um segundo sítio na extremidade 5′ dos éxons MC resulta na remoção da sequência SC e na junção dos éxons MC ao éxon $C_\mu 4$. Isso gera a forma transmembrana da cadeia pesada. A figura à direita mostra a clivagem e a poliadenilação do primeiro sítio de poli(A) (pA_s), e o processamento subsequente produz a forma secretada da cadeia pesada.

Nas células B ativadas que diferenciam, tornando-se células plasmáticas secretoras de anticorpos, a maioria dos transcritos é processada para produzir a forma secretada, em vez da forma transmembrana, a qual pode ser qualquer isotipo de cadeia pesada expresso pela célula B.

5.16 A IgM e a IgA podem formar polímeros

Embora todas as moléculas de imunoglobulina consistam em uma unidade básica formada por duas cadeias pesadas e duas cadeias leves, tanto IgM quanto IgA podem formar multímeros a partir dessas unidades básicas (Fig. 5.19). As regiões C incluem um apêndice de 18 aminoácidos que contêm um resíduo de cisteína essencial à polimerização. Uma cadeia polipeptídica adicional isolada de 15 kDa – chamada de cadeia J – promove a polimerização pela sua ligação às cisteínas do apêndice, que é encontrado somente na forma secretada das cadeias μ e α. (Essa cadeia J não deve ser confundida com a região J da imunoglobulina codificada pelo segmento gênico J; ver Seção 5.2.) No caso da IgA, a polimerização é necessária ao transporte pelo epitélio, como será discutido no Capítulo 10. As moléculas de IgM são encontradas como pentâmeros e, ocasionalmente, como hexâmeros (sem a cadeia J) no plasma, ao passo que a IgA é encontrada principalmente como dímero nas secreções mucosas, mas como monômero no plasma.

Acredita-se que a polimerização das imunoglobulinas seja importante na ligação do anticorpo a epítopos repetitivos. Uma molécula de anticorpo tem pelo menos dois sítios idênticos de ligação ao antígeno, cada um com uma determinada afinidade, ou força de ligação para o antígeno (ver Apêndice I, Seção A.9). Se o anticorpo liga-se a múltiplos epítopos idênticos no antígeno-alvo, ele dissocia somente quando todos os sítios dissociam. A taxa de dissociação de todo anticorpo do antígeno será, portanto, mais lenta do que a taxa de dissociação para um único sítio de ligação. Assim, múltiplos sítios de ligação proporcionam ao anticorpo uma maior força total de ligação, ou avidez. Essa consideração é especialmente relevante para a IgM pentamérica, que tem 10 sítios de ligação ao antígeno. Os anticorpos IgM com frequência reconhecem epítopos repetitivos, como os polissacarídeos da parede celular bacteriana, mas sítios de ligação individuais são, em geral, de baixa afinidade porque a IgM é produzida no início da resposta imune, antes de ocorrer hipermutação somática e maturação de afinidade. A ligação a múltiplos sítios aumenta drasticamente a força de ligação funcional total.

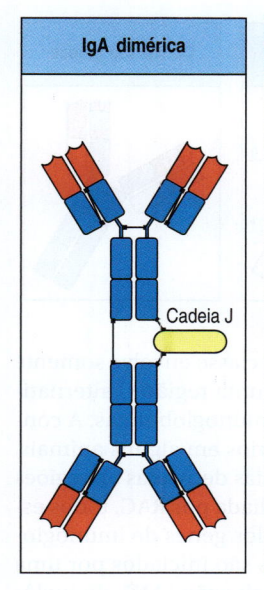

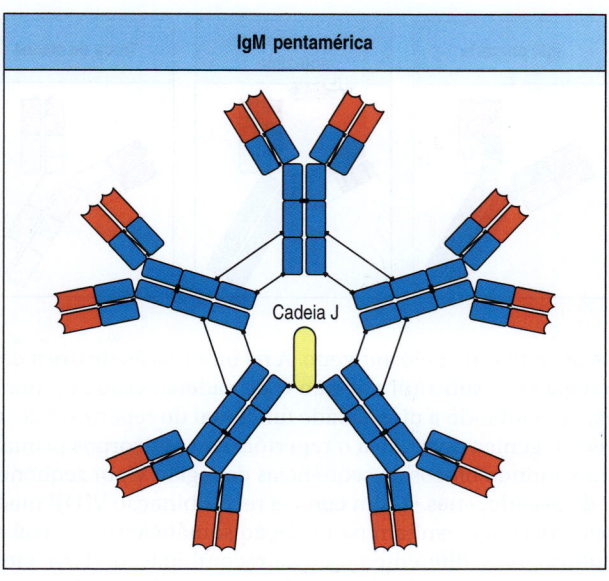

Figura 5.19 As moléculas de IgM e IgA podem formar multímeros. IgM e IgA são geralmente sintetizadas como multímeros em associação a uma cadeia polipeptídica adicional, a cadeia J. Na IgA dimérica (figura à esquerda), os monômeros têm pontes de dissulfeto com a cadeia J, bem como entre si. Na IgM pentamérica (figura à direita), os monômeros são unidos por pontes dissulfídricas de forma cruzada uns aos outros e à cadeia J. A IgM pode também formar hexâmeros que perdem a cadeia J (não apresentado).

Resumo

As classes de imunoglobulinas são definidas pelas regiões C de suas cadeias pesadas, com diferentes isotipos de cadeia pesada codificados por diferentes genes da região C. Os genes da região C de cadeia pesada localizam-se em um grupamento 3´ dos segmentos gênicos V e J. Um éxon de região V rearranjado produtivamente é, no início, expresso em associação às cadeias pesadas dos genes C_H μ e δ, os quais são coexpressos nas células B virgens pelo processamento alternativo de um transcrito de mRNA que contém os dois éxons C_H μ e δ. Além disso, as células B podem expressar qualquer classe de imunoglobulina como um receptor de antígeno ligado à membrana, ou como anticorpo secretado. Isso é obtido pelo processamento diferencial do mRNA para incluir éxons que codificam o ancoramento hidrofóbico da membrana ou a cauda secretora. O anticorpo secretado pela célula B ativada reconhece o antígeno que inicialmente ativou a célula B por meio do seu receptor de antígeno. O mesmo éxon da região V pode, de forma subsequente, ser associado a qualquer um dos outros isotipos para levar à produção de anticorpos de diferentes classes. Esse processo de troca de classe será descrito na próxima parte deste capítulo.

Diversificação secundária do repertório de anticorpos

A recombinação V(D)J mediada por RAG descrita na primeira parte deste capítulo é responsável pelo repertório inicial de anticorpos das células B desenvolvidas na medula óssea. Essas mutações somáticas, que ocorrem na forma de rearranjo dos segmentos gênicos reúnem os genes que produzem o repertório primário de imunoglobulinas, e isso ocorre sem a interação das células B com o antígeno. Embora esse repertório primário seja grande, pode ocorrer uma diversificação posterior para aumentar a capacidade da imunoglobulina de reconhecer e ligar-se aos antígenos estranhos e aumentar a capacidade efetora dos anticorpos expresso. Essa segunda fase de diversificação ocorre nas células B ativadas e é principalmente dirigida pelo antígeno. Essa diversificação é obtida por meio de três mecanismos: **hipermutação somática**, **troca de classe** ou **recombinação de troca de classe** e **conversão gênica**, que alteram a sequência da imunoglobulina secretada de formas distintas (Fig. 5.20).

A hipermutação somática afeta a região V e diversifica o repertório de anticorpos, introduzindo mutações de ponto nas regiões V das duas cadeias que altera a afinida-

Figura 5.20 O repertório primário de anticorpos é diversificado por três processos que modificam os genes de imunoglobulinas rearranjados. Primeira figura: o repertório primário de anticorpos é inicialmente composto por IgM contendo regiões variáveis (vermelho) produzidas pela recombinação V(D)J e regiões constantes do segmento gênico μ (azul). Essa ampla variação de reatividade nesse repertório primário pode ser depois modificada pela hipermutação somática, pela recombinação para troca de classe no *locus* das imunoglobulinas e, em algumas espécies, pela conversão gênica (não apresentada). Segunda figura: a hipermutação somática resulta em mutações (representadas pelas linhas azuis) introduzidas nas regiões V de cadeias leves e pesadas (vermelho), alterando a afinidade do anticorpo pelo antígeno. Terceira figura: na recombinação para troca de classe, a região C de cadeia pesada μ inicial (azul) é substituída por regiões de cadeia pesada de outro isotipo (apresentado em amarelo), modificando sua função efetora, mas não sua especificidade pelo antígeno. Quarta figura: na conversão gênica, a região V rearranjada é modificada pela introdução de sequências derivadas dos segmentos gênicos V dos pseudogenes, criando uma especificidade adicional no anticorpo.

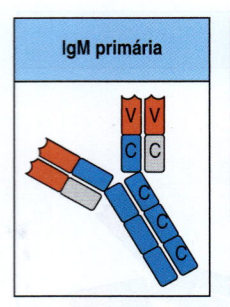 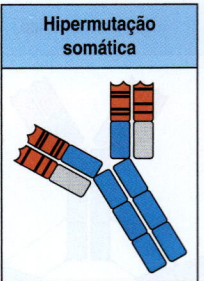 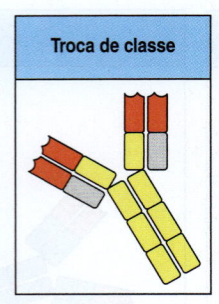 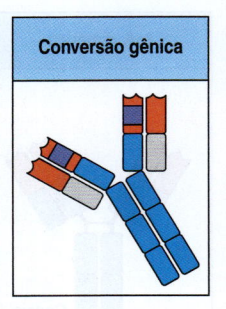

| IgM primária | Hipermutação somática | Troca de classe | Conversão gênica |

de do anticorpo pelo antígeno. A recombinação de troca de classe envolve somente a região C e substitui a região C de cadeia pesada C_μ por uma região C alternativa, aumentando a diversidade funcional do repertório de imunoglobulinas. A conversão gênica diversifica o repertório de anticorpos primários em alguns animais, substituindo blocos de sequências da região V por sequências derivadas de regiões V de pseudogenes. Assim como a recombinação V(D)J mediada por RAG, todos esses processos resultam na mutação somática irreversível dos genes de imunoglobulinas, mas, diferentemente da recombinação V(D)J, eles são iniciados por uma enzima denominada **citidina desaminase induzida por ativação** (**AID**, do inglês *activation-induced cytidine deaminase*), a qual é expressa especificamente nas células B ativadas; esses processos não ocorrem nos genes dos TCRs. O mecanismo de iniciação responsável por todos esses processos é similar e, portanto, inicialmente as enzimas envolvidas serão descritas de maneira geral.

5.17 A AID introduz mutações nos genes transcritos nas células B

A enzima AID foi inicialmente identificada como um gene expresso especificamente durante a ativação das células B. Sua importância para a diversificação de anticorpos foi revelada em camundongos nocautes para AID, que causou um defeito na hipermutação somática e de recombinação para troca de classe. Seres humanos com mutações no gene *AID* não possuem a enzima funcional e apresentam **deficiência de citidina desaminase induzida por ativação** (**deficiência de AID**). Eles não realizam hipermutação somática e troca de classe, o que leva à produção predominante de IgM e ausência de maturação da afinidade, uma síndrome conhecida como imunodeficiência de hiper-IgM tipo 2 (será discutida no Cap. 13). A sequência da AID está relacionada à proteína polipeptídeo 1 catalítico de editoração do mRNA da apolipoproteína B (APOBEC1, do inglês *apoliprotein B mRNA editing catalytic polypeptide 1*), que converte a citosina do mRNA da apolipoproteína B em uracila por desaminação. Evidências atuais sugerem que a AID atua como uma citidina desaminase no DNA, e não no RNA. Quando a AID desamina um resíduo de citidina na região V da imunoglobulina, inicia-se a hipermutação somática; quando o resíduo de citidina das regiões de troca são desaminados, inicia-se a recombinação de troca de classe.

A AID pode ligar-se e desaminar o DNA de fita simples, mas não o DNA de fita dupla. Assim, o DNA de fita dupla deve estar temporariamente desenrolado localmente, para que a AID possa atuar, explicando por que a AID parece ter como alvo somente os genes que estão sendo transcritos. Por analogia com outras citidinas desaminases, acredita-se que a AID inicie um ataque nucleofílico no anel de pirimidina da citidina exposta para produzir uridina (Fig. 5.21). A AID é expressa somente nas células B ativadas, assim, o alvo da troca de citidina para uridina nos genes de imunoglobulinas ocorre somente nessas células. Essa uridina representa uma dupla lesão no DNA: além de a uridina ser estranha ao DNA normal, agora não pode parear com o nucleosídeo guanosina na fita de DNA oposta.

A presença da uridina no DNA pode ativar vários tipos de reparo do DNA, incluindo a via de **reparo por excisão de bases** e de **reparo de nucleotídeos errados**, com posterior alteração na sequência de DNA. Os vários processos de reparo levam a

Figura 5.21   A citidina desaminase induzida por ativação (AID) é responsável pela introdução de mutações na hipermutação somática, na conversão gênica e na troca de classe. A atividade da AID, a qual é expressa somente em células B, requer o acesso à cadeia lateral da citidina de uma molécula de DNA de fita simples (primeira figura), que normalmente está impedida por uma ponte de hidrogênio da fita dupla de DNA. A AID inicia um ataque nucleofílico no anel de citosina (segunda figura), finalizado pela desaminação da citidina para formar uma uridina (terceira figura).

diferentes resultados mutacionais (Fig. 5.22). Na via do reparo de nucleotídeos errados, a presença da uridina é detectada pelas proteínas de reparo de nucleotídeos errados MSH2 e MSH6 (MSH2/6). Elas recrutam nucleases que removem por completo o nucleotídeo uridina juntamente com nucleotídeos adjacentes da fita de DNA danificada. A seguir, uma DNA-polimerase preenche o "trecho para reparo". Nas células B, essa síntese de DNA é propensa a erros e tende a introduzir mutações, incluindo mutações em pares de bases A:T próximos.

Os estágios iniciais da via de reparo por excisão de bases são apresentados na Figura 5.23. Nessa via, a enzima **uracila-DNA-glicosilase** (**UNG**) remove a base uracila da uridina para criar um sítio sem base no DNA. Se não ocorrer nenhuma modificação, isso resultará na inserção aleatória de um nucleotídeo pelo DNA-polimerase no local sem base, na próxima etapa de replicação do DNA, levando à mutação (ver Fig. 5.22). Entretanto, a ação da UNG pode ser seguida pela ação de outra enzima, **endonuclease apurínica/apirimidínica 1** (**APE1**, do inglês *apurinic/apyrimidinic*

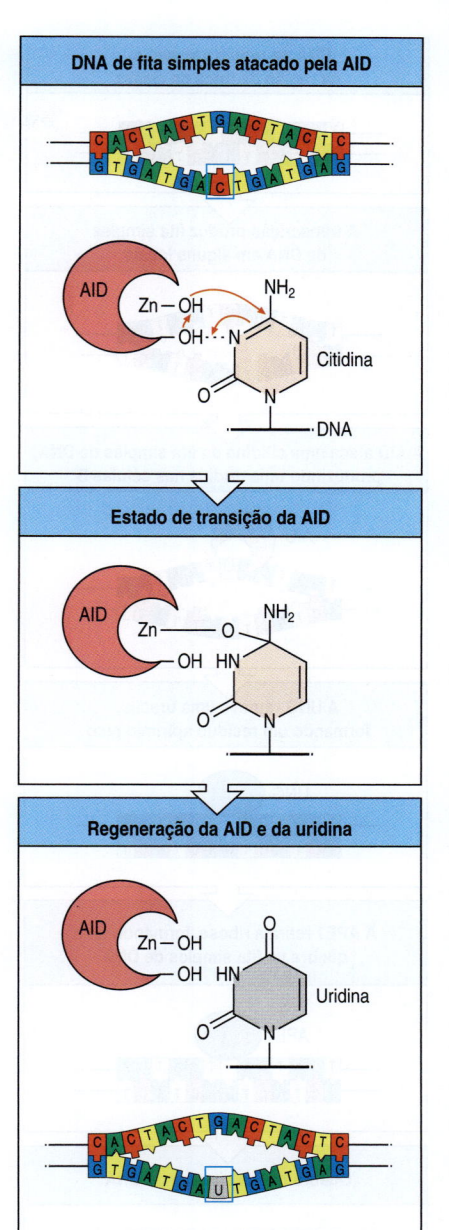

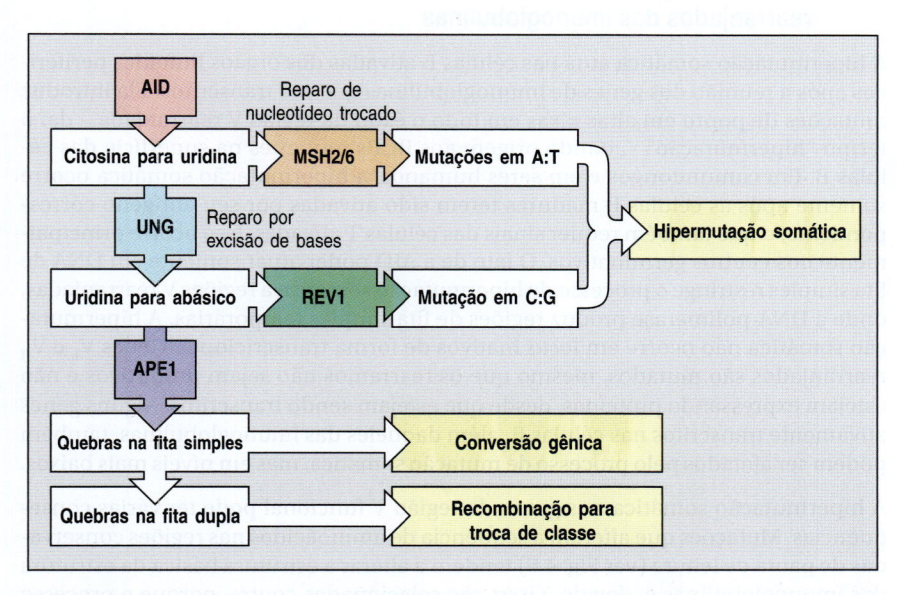

Figura 5.22   A citidina desaminase induzida por ativação (AID) inicia as lesões no DNA, cujo reparo leva à hipermutação somática, à troca de classe ou à conversão gênica. Quando a AID converte uma citidina (C) em uridina (U) no DNA de um gene de imunoglobulina, a mutação produzida dependerá de qual via de reparo será utilizada. A hipermutação somática pode resultar do reparo de nucleotídeos errados (MSH2/6) ou do reparo por excisão de bases (UNG). Juntos, eles podem produzir mutações de ponto no local ou nos arredores do par original C:G. A REV1 é uma enzima de reparo do DNA que pode sintetizar DNA em um local abásico do DNA danificado, causando inserção de nucleotídeos aleatórios nos resíduos C:G onde a AID atuou inicialmente. Tanto a troca de classe quanto a conversão gênica requer a formação da quebra de fita simples no DNA. Uma quebra de fita simples é formada quando uma endonuclease apurínica/apirimidínica 1 (APE1, do inglês *apurinic/apyrimidinic endonuclease 1*) remove um resíduo danificado do DNA como parte do processo de reparo (ver Fig. 5.22, figura inferior). Na recombinação para troca de classe, as quebras na fita simples em duas das chamadas regiões de troca que flanqueiam os genes de região C são convertidas em quebras de fita dupla. A maquinaria celular para o reparo de quebras de fita dupla, muito similar aos estágios finais da recombinação V(D)J, une novamente as extremidades do DNA de modo que cria um evento de recombinação no qual um gene de região C diferente é levado às proximidades da região V rearranjada. A conversão gênica resulta de quebras na fita simples de DNA, utilizando sequências homólogas que flanqueiam o gene de imunoglobulina como molde para a síntese do reparo do DNA, substituindo parte do gene com uma nova sequência.

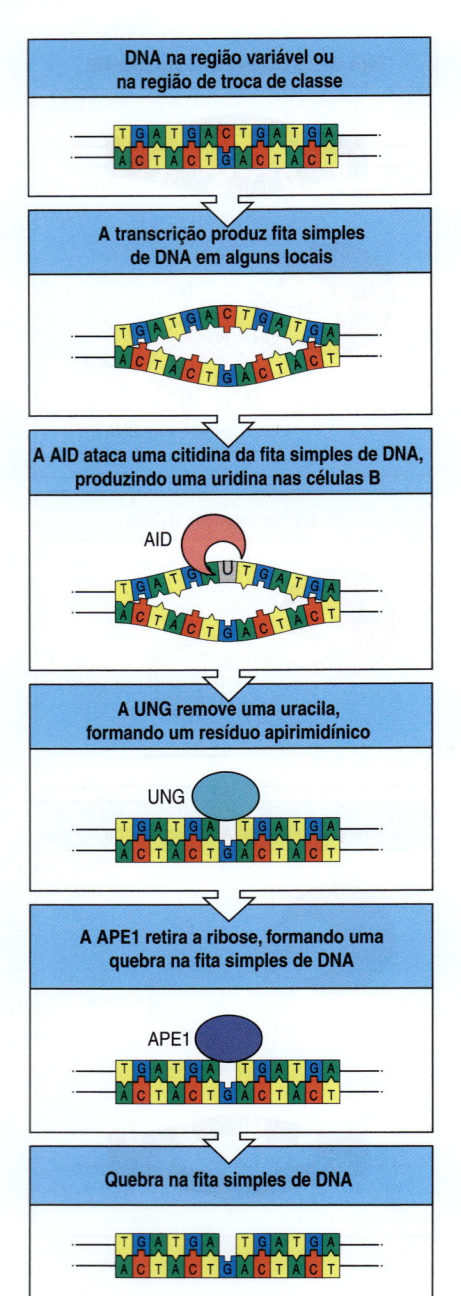

DNA na região variável ou na região de troca de classe

A transcrição produz fita simples de DNA em alguns locais

A AID ataca uma citidina da fita simples de DNA, produzindo uma uridina nas células B

AID

A UNG remove uma uracila, formando um resíduo apirimidínico

UNG

A APE1 retira a ribose, formando uma quebra na fita simples de DNA

APE1

Quebra na fita simples de DNA

Figura 5.23   A ativação do reparo por excisão de bases pode produzir quebra na fita simples do DNA por meio da ação sequencial da citidina desaminase induzida por ativação (AID), da uracila-DNA-glicosilase (UNG) e da endonuclease apurínica/apirimidínica 1 (APE1). O DNA de fita dupla (primeira figura) torna-se acessível à AID pela transcrição localizada que desenrola a hélice de DNA (segunda figura). A AID, a qual é especificamente expressa nas células B ativadas, atua convertendo resíduos de citidina em uridina (terceira figura). A enzima de reparo por excisão de bases do DNA, presente em todas as células, UNG, podem então atuar na primeira uridina para remover o anel uracila, formando um sítio abásico (quarta figura). A exonuclease de reparo APE1 pode, então, excisar o resíduo abásico da fita de DNA (quinta figura), levando à formação de uma quebra na fita simples de DNA (sexta figura).

endonuclease 1), que retira o resíduo sem base criando uma fita simples descontínua no DNA (conhecida como corte de fita simples) no local da citidina original (ver Fig. 5.23). O reparo do corte de fita simples por um processo de recombinação homóloga resulta em conversão gênica. A conversão gênica não é utilizada na diversificação dos genes de imunoglobulinas nos seres humanos e nos camundongos, mas, como será discutido mais adiante neste capítulo, é de grande importância em alguns mamíferos e pássaros. Em algumas circunstâncias, a produção de cortes de fita simples leva a quebras na fita dupla do DNA. Quando isso ocorre como quebras descoordenadas em localizações específicas nos genes das regiões C das imunoglobulinas, seu reparo leva à troca de classe.

5.18   A hipermutação somática diversifica ainda mais os genes da região V rearranjados das imunoglobulinas

A hipermutação somática atua nas células B ativadas dos órgãos linfoides periféricos após a reunião dos genes de imunoglobulinas que são transcritos. Ela introduz mutações de ponto em altas taxas em todo o éxon da região V rearranjada – daí o termo "hipermutação" –, dando origem aos BCRs mutantes na superfície das células B. Em camundongos e em seres humanos, a hipermutação somática ocorre somente após as células B maduras terem sido ativadas por seu antígeno correspondente, o que também requer sinais das células T ativadas. Isso ocorre principalmente nos centros germinativos. O fato de a AID poder atuar somente em DNA de fita simples restringe o processo de hipermutação somática a regiões V rearranjadas, onde a DNA-polimerase produz regiões de fita simples temporárias. A hipermutação somática não ocorre em *locus* inativos de forma transcricional. Genes V_L e V_H rearranjados são mutados, mesmo que os rearranjos não sejam produtivos e não estejam expressando proteínas, desde que estejam sendo transcritos. Alguns genes ativamente transcritos nas células B, além daqueles das imunoglobulinas, também podem ser afetados pelo processo de mutação somática, mas em níveis mais baixos.

A hipermutação somática nos genes da região V funcional pode ter várias consequências. Mutações que alteram a sequência de aminoácidos nas regiões conservadas de pauta de leitura (ver Fig. 4.6) tendem a alterar a estrutura básica da estrutura das imunoglobulinas e, devido a isso, são selecionadas contra, porque o processo ocorre nos centros germinais onde os clones de células B competem uns com os outros pela interação com o antígeno por meio de seus BCRs. Mutações favoráveis causam mudanças que aumentam a afinidade do BCR por seu antígeno, e os clones de células B que produzem receptores com afinidade mais alta pelo antígeno são favorecidos para sobreviver. Algumas das imunoglobulinas mutantes ligam-se melhor ao antígeno do que os receptores originais da célula B, e as células B que expressam essa imunoglobulina são preferencialmente selecionadas para maturar em células secretoras de anticorpos (Fig. 5.24). Isso dá origem ao fenômeno de **maturação da afinidade** da população de anticorpos, que será discutido em mais detalhes nos Capítulos 10 e 11. O resultado final da seleção para o aumento da ligação ao antígeno é que mudanças de nucleotídeos que alteram sequências de aminoácidos – e, portanto, a estrutura da proteína – tendem a ser agrupadas nas regiões CDR dos genes da região V das imunoglobulinas (ver Fig. 5.24), ao passo que as mutações silenciosas ou neutras, que preservam as sequências de aminoácidos e não alteram a estrutura da proteína, estão dispersas em toda a região V.

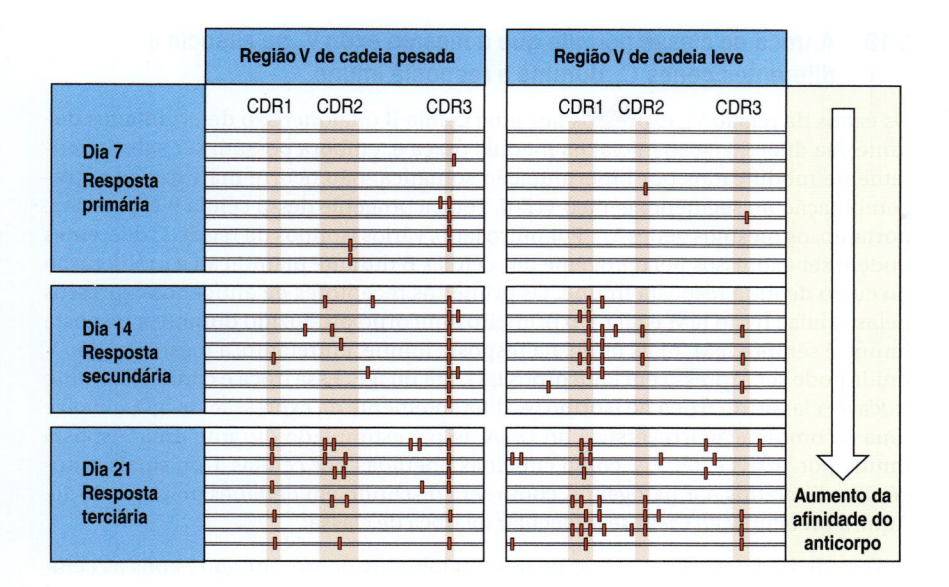

Figura 5.24 A hipermutação somática introduz mutações nas regiões variáveis (V) das imunoglobulinas rearranjadas que aprimoram a ligação do antígeno. É possível seguir o processo de hipermutação somática pelo sequenciamento das regiões V dos hibridomas (clones de células produtoras de anticorpos; ver Apêndice I, Seção A.13), estabelecido em momentos diferentes após a imunização experimental de camundongos. O resultado de um desses experimentos é mostrado nesta figura. Cada região V sequenciada está representada por uma linha horizontal, nas quais as posições das regiões determinantes de complementaridade, CDR1, CDR2 e CDR3, estão representadas por regiões sombreadas em rosa. As mutações que alteram a sequência de aminoácidos estão representadas por barras vermelhas. Poucos dias após a imunização, as regiões V de um determinado clone de célula B respondedora começam a adquirir mutações e, na semana seguinte, mais mutações são acumuladas (figuras superiores). Aquelas células B cujas regiões V adquiriram mutações deletérias e não podem mais ligar o antígeno morrem. As células B cujas regiões V adquiriram mutações que resultaram na melhora da afinidade do BCR pelo antígeno são capazes de competir com mais eficiência para a ligação ao antígeno e recebem sinais que levam à proliferação e à expansão. Os anticorpos que elas produzem também possuem melhor afinidade. Esse processo de mutação e seleção pode continuar nos centros germinais dos linfonodos por vários ciclos durante a resposta imune secundária e terciária, após imunizações posteriores com o mesmo antígeno (figuras centrais e inferiores). Dessa forma, com o passar do tempo, a eficiência de ligação ao antígeno da resposta do anticorpo é melhorada.

A hipermutação somática envolve as mutações nas citidinas originais alvos da AID e as mutações em nucleotídeos próximos não citidina. Se o mau pareamento original U:G for reconhecido pela UNG, então será formado um sítio sem base no DNA (ver Fig. 5.22). Se não ocorrer nenhuma modificação neste local, ele pode ser replicado sem instrução de pareamento de bases a partir da fita-molde por uma classe de DNA-polimerase suscetível a erros "translesão", que normalmente reparam danos grosseiros no DNA, como aqueles causados por radiação ultravioleta (UV). Essas polimerases podem incorporar qualquer nucleotídeo na nova fita de DNA oposta ao sítio sem base e, após outra etapa de replicação do DNA, isso pode resultar em mutação estável no local do par de bases C:G original.

Mutações em pares de bases A:T próximos à citidina original surgem por reparo de nucleotídeos errados. Ali, o pareamento errado U:G é reconhecido pela MSH2/6, que recruta nucleases para remover o resíduo completo de uridina, juntamente com resíduos adjacentes da mesma fita. Por razões ainda não esclarecidas, durante a hipermutação nas células B (mas não durante o reparo de nucleotídeos errados em outros tipos celulares) essa lesão no DNA é corrigida por DNA-polimerase suscetível a erros translesão, e não por polimerases mais precisas que copiam, de maneira fidedigna, a fita-molde não danificada. Indivíduos com defeito na polimerase translesão Polη têm relativamente menor número de mutações A:T que o normal, mas não nos C:G, em suas regiões V de imunoglobulinas hipermutadas, indicando que a Polη é a polimerase envolvida no reparo nessa via de hipermutação somática. Esses indivíduos também possuem uma forma de xeroderma pigmentosa, uma doença causada pela incapacidade de suas células em corrigir os danos no DNA causados por radiação UV.

Diferentemente das células B, toda a diversidade dos TCRs é produzida durante o rearranjo gênico, e a hipermutação somática das regiões V rearranjadas não ocorre nas células T. Esse meio de variabilidade das regiões CDR1 e CDR2 está limitado aos segmentos gênicos V germinais, e a maioria da diversidade está concentrada nas regiões do CDR3. Um forte argumento sobre o porquê de as células T não sofrerem hipermutação somática é que a hipermutação seria simplesmente uma especialização adaptativa das células B para a produção de anticorpos secretados de maior afinidade que desempenharão melhor suas funções efetoras. Considerando que as células T não precisam dessa capacidade, e devido ao fato de as mudanças deletérias nas especificidades de ligação do TCR maduras serem potencialmente mais prejudiciais para a resposta imune do que as das células B, a hipermutação somática nas células T nunca evoluiu.

5.19 A troca de classe permite que o mesmo éxon V_H se associe a diferentes genes C_H durante a resposta imune

Os éxons da região V_H expressos por uma célula B qualquer são determinados durante sua diferenciação inicial na medula óssea e, embora possam ser subsequentemente modificados por hipermutação somática, não ocorre mais nenhuma recombinação no segmento gênico V(D)J. Toda a progênie dessa célula B expressará, portanto, os mesmos genes V_H. Por outro lado, vários isotipos da região C diferentes podem ser expressos pela progênie das células B durante maturação e proliferação no curso de uma resposta imune. Os primeiros receptores de antígenos expressos pelas células B são IgM e IgD, e o primeiro anticorpo produzido durante a resposta imune é sempre IgM. Mais tarde, na resposta imune, entretanto, a mesma região V unida pode ser expressa em anticorpos IgG, IgA ou IgE. Essa troca é conhecida como troca de classe (ou **troca de isotipo**) e, diferentemente da expressão de IgD, envolve uma recombinação irreversível do DNA. Isso é estimulado durante uma resposta imune por sinais externos, como citocinas liberadas por células T ou sinais mitogênicos liberados por patógenos, como será discutido em detalhes no Capítulo 10. Aqui, a preocupação é a base molecular da troca de classe.

A troca de IgM para outra classe de imunoglobulina ocorre somente após as células B terem sido estimuladas pelo antígeno. Isso se dá por meio de um mecanismo de recombinação com troca de classe, o qual é um tipo de recombinação de DNA não homólogo guiado por fragmentos de DNA repetitivo, conhecidos como **regiões de troca**. As regiões de troca localizam-se em um íntron entre os segmentos gênicos J_H e o gene C_μ e em sítios equivalentes a montante dos genes que codificam cada um dos outros isotipos de cadeia pesada, com exceção do gene μ, cuja expressão não depende do rearranjo do DNA (Fig. 5.25, primeira figura). Quando uma célula B troca a coexpressão de IgM e IgD para expressar outro subtipo, ocorre recombinação do DNA entre S_μ e a região S imediatamente a montante do gene desse isotipo. Em tal evento de recombinação, a região C_δ e todo o DNA interveniente são deletados entre ela e a região S que sofreu o rearranjo. A Figura 5.25 ilustra a troca de C_μ para C_ε em camundongos. Todo o evento de recombinação produz genes que podem codificar uma proteína funcional, já que a mudança na sequência localiza-se em íntrons e, portanto, não pode causar mutações de troca de pauta de leitura.

Como observado na Seção 5.17, a AID pode atuar somente em DNA de fita simples. Sabe-se que a transcrição de regiões de troca é necessária para uma troca de classe eficiente, e essa transcrição é necessária para abrir o DNA e permitir o acesso da AID aos resíduos de citidina nas regiões de troca. As sequências nas regiões de troca possuem características que promovem o acesso da AID a um DNA desenrolado quando este está sendo transcrito. Primeiro, a fita não molde é rica em G. A região de troca S_μ consiste em cerca de 150 repetições da sequência $(GAGCT)_n(GGGGGT)$, em que n é, em geral, três, mas pode ser até sete. As sequências de outras regiões de troca (S_γ, S_α e S_ε) diferem em detalhes, mas todas contêm repetições das sequências GAGCT e GGGGGT. Acredita-se que as estruturas similares a bolhas dos produtos da transcrição, denominadas **alças R**, são formadas quando o RNA transcrito desloca a fita não molde da dupla-hélice de DNA (ver Fig. 5.25). A região de troca é agora um bom substrato para a AID, a qual inicia a formação de quebras na fita simples nos locais dos resíduos C. Além disso, determinadas sequências, como AGCT, podem ser substratos particularmente adequados para a AID, e por serem palindrômicas, podem permitir a ação da AID nos resíduos de citidina das duas fitas ao mesmo tempo, introduzindo múltiplas quebras nas duas fitas que, por fim, leva à quebra na fita dupla no DNA.

Seja qual for o mecanismo preciso, acredita-se que a transcrição nas regiões de troca parece induzir a geração de quebras na fita dupla nestas regiões. Mecanismos celulares para o reparo da quebra na fita dupla podem, então, levar à recombinação não homóloga entre as regiões de troca que resultam na troca de classe, com a aproximação das extremidades a serem ligadas pelo alinhamento das sequências repetitivas comuns para as diferentes regiões de troca. A religação das extremidades do DNA leva à excisão de todo o DNA entre as duas regiões de troca e à formação de uma região quimérica na junção.

A completa ausência da AID bloqueia a troca de classe, enquanto a deficiência da UNG, tanto nos seres humanos quanto em camundongos prejudica severamente a troca de classe, sugerindo as ações sequenciais da AID e da UNG indicadas na Seção 5.17. A ligação das extremidades do DNA é, provavelmente, mediada pela clássica

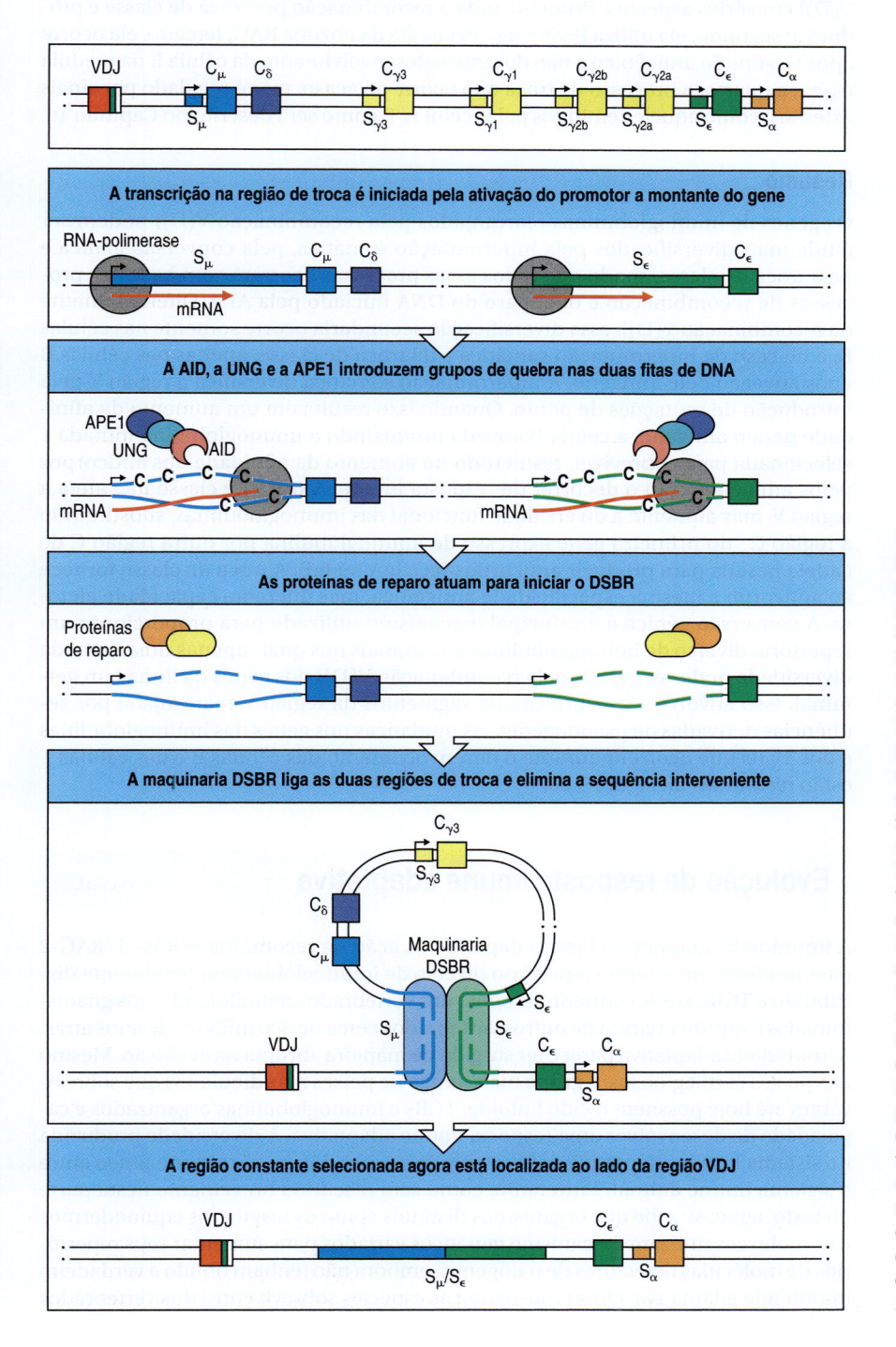

Figura 5.25   A troca de classe envolve recombinação entre sinais de troca específicos. Figura superior: organização de um *locus* de cadeia pesada de imunoglobulina antes da troca de classe. A troca entre isotipos μ e ε no *locus* da cadeia pesada de camundongos está ilustrada nesta figura. Regiões de troca (S) e sequências repetidas de DNA que orientam a troca de classe são localizadas a montante de cada gene de região C de imunoglobulina, com a exceção do gene δ. A troca é guiada pelo início da transcrição por essas três regiões de promotores (setas), localizadas a montante de cada S. Devido à natureza das sequências repetidas, a transcrição da região S produz alças R (regiões estendidas de DNA de fita simples formadas pela fita não molde), que atuam como substrato para a AID e, subsequentemente, para a UNG e a APE1. Essas atividades introduzem uma alta densidade de quebras na fita simples na fita de DNA não molde, bem como presumivelmente um menor número de quebras na fita-molde. As quebras dispersas são convertidas em quebra na fita dupla por um mecanismo ainda não compreendido. Essas quebras são, possivelmente, reconhecidas pela maquinaria celular de reparo da fita dupla, que envolve a participação das DNA-PKcs e outras proteínas de reparo. As duas regiões de troca, nesse caso, S_μ e S_ε, são aproximadas por essa maquinaria, e a troca de classe é finalizada pela excisão do DNA interveniente (incluindo C_μ e C_δ) e pela ligação das regiões S_μ e S_ε. DSBR, reparo das quebras na fita dupla (do inglês *double-strand break repair*).

união das extremidades não homólogas (como ocorre na recombinação V[D]J), bem como por uma via alternativa de união das extremidades ainda pouco compreendida. A troca de classe algumas vezes está alterada na doença ataxia telangiectasia, causada por mutações na quinase ATM da família DNA-PKcs, uma proteína de reparo do DNA. Entretanto, a função da ATM na troca de classe ainda não está bem compreendida.

Embora ambas envolvam tanto o rearranjo de DNA quanto parte da mesma maquinaria enzimática, a recombinação por troca de classe é diferente da recombinação V(D)J em vários aspectos. Primeiro, toda a recombinação por troca de classe é produtiva; segundo, ela utiliza RSSs e não necessita da enzima RAG; terceiro, ela ocorre após o estímulo antigênico e não durante o desenvolvimento da célula B na medula óssea; e quarto, o processo de troca não ocorre ao acaso, mas é regulado por sinais externos, como aqueles emitidos pelas células T, como será descrito no Capítulo 10.

Resumo

Os genes de imunoglobulinas rearranjados pela recombinação V(D)J podem ser ainda mais diversificados pela hipermutação somática, pela conversão gênica e pela troca de classe, sendo que todos esses processos ocorrem com base nos processos de recombinação e de reparo do DNA iniciado pela AID. Diferentemente da recombinação V(D)J, essa diversificação secundária ocorre somente nas células B, e no caso da hipermutação somática e da troca de classe, apenas nas células B após ativação pelo antígeno. A hipermutação somática diversifica a região V pela introdução de mutações de ponto. Quando isso resulta em um aumento da afinidade para o antígeno, a célula B ativada produzindo a imunoglobulina mutada é selecionada para sobreviver, resultando no aumento da afinidade dos anticorpos pelos antígenos com o decorrer da resposta imune. A troca de classe não afeta a região V, mas aumenta a diversidade funcional das imunoglobulinas, substituindo a região C_μ do primeiro gene expresso de imunoglobulina por outra região C de cadeia pesada para produzir anticorpos IgG, IgA ou IgE. A troca de classe fornece ao anticorpo a mesma especificidade antigênica, mas diferente capacidade efetora. A conversão gênica é o principal mecanismo utilizado para proporcionar um repertório diverso de imunoglobulinas em animais nos quais apenas uma limitada diversidade pode ser gerada pela recombinação V(D)J dos genes da linhagem germinal. Isso envolve a substituição de segmentos da região V rearranjada por sequências derivadas de pseudogenes. As mudanças nos genes das imunoglobulinas e dos TCRs que ocorrem durante o desenvolvimento das células B e das células T estão resumidas na Figura 5.26.

Evolução da resposta imune adaptativa

A imunidade adaptativa clássica depende da ação da recombinase RAG-1/RAG-2 para produzir um enorme repertório diverso de imunoglobulinas clonalmente distribuído e TCRs, e é encontrado somente nos vertebrados mandibulados (os gnatostomados), que divergiram de outros vertebrados cerca de 500 milhões de anos atrás. A imunidade adaptativa parece ter surgido de maneira abrupta na evolução. Mesmo nos peixes cartilaginosos, o grupo mais antigo de peixes mandibulados que sobreviveram até hoje possuem tecido linfoide, TCRs e imunoglobulinas organizados e capacidade de desenvolver uma resposta imune adaptativa. A diversidade produzida no sistema imune adaptativo dos vertebrados era, no início, visto como único entre o sistema imune animal. Entretanto, como será discutido brevemente nesta parte do texto, agora se sabe que organismos distintos como os insetos, os equinodermos e os moluscos utilizam mecanismo genéticos variados para aumentar seus repertórios de moléculas detectoras de patógenos, embora não tenham obtido a verdadeira imunidade adaptativa. Observou-se que as espécies sobreviventes dos vertebrados

Evento	Processo	Natureza da mudança	Processo ocorre em: Células B	Processo ocorre em: Células T
Ligação da região V	Recombinação somática do DNA	Irreversível	Sim	Sim
Diversidade juncional	Junção imprecisa, inserção da sequência N no DNA	Irreversível	Sim	Sim
Ativação transcricional	Ativação do promotor pela proximidade do ativador	Irreversível, mas regulada	Sim	Sim
Recombinação de troca	Recombinação somática do DNA	Irreversível	Sim	Não
Hipermutação somática	Mutação de ponto no DNA	Irreversível	Sim	Não
Expressão de IgM e IgD na superfície	Processamento diferencial do RNA	Reversível, regulada	Sim	Não
Formas de membrana versus secretada	Processamento diferencial do RNA	Reversível, regulada	Sim	Não

Figura 5.26 Mudanças nos genes das imunoglobulinas e dos receptores de células T (TCRs) que ocorrem durante o desenvolvimento e a diferenciação das células B e T. Aquelas mudanças que estabelecem a diversidade imunológica são todas irreversíveis porque envolvem mudanças no DNA das células B ou T. Certas mudanças na organização do DNA, ou na sua transcrição, são únicas das células B. A hipermutação somática ainda não foi detectada em receptores funcionais de células T. Os processos específicos de células B, como a recombinação para a mudança de classe, permitem que a mesma região variável ligue-se a distintas regiões C de cadeia pesada, criando uma diversidade funcional irreversível. Por outro lado, a expressão de IgM *versus* IgD e das formas secretadas *versus* de membrana de todos os tipos de imunoglobulinas pode, a princípio, ser reversivelmente regulada.

não mandibulados (agnatos), como as lampreias e os peixe-bruxa, possuem uma forma de imunidade adaptativa ou "preventiva" baseada em proteínas semelhantes a anticorpos não imunoglobulinas, o que envolve um sistema de rearranjo gênico somático muito diferente do rearranjo V(D)J dependente de RAG. Assim, o sistema imune adaptativo humano deve ser visto como uma das soluções, embora a mais poderosa, para o problema da geração de sistemas altamente diversos para o reconhecimento de patógenos.

5.20 Alguns invertebrados geram grande diversidade em um repertório de genes semelhantes às imunoglobulinas

Até recentemente, acreditava-se que a imunidade dos invertebrados era limitada a um sistema imune inato com diversidade muito restrita no reconhecimento de patógenos. Essa ideia era decorrente do conhecimento de que a imunidade inata de vertebrados era baseada em cerca de 10 receptores distintos semelhantes ao Toll e um número similar de outros receptores que também reconhecem os padrões moleculares associados aos patógenos (PAMPs), e também pela suposição de que não havia maior número em invertebrados. Entretanto, estudos recentes descobriram pelo menos dois invertebrados que são exemplos de extensa diversificação de um membro da superfamília das imunoglobulinas que pode, potencialmente, proporcionar uma extensa gama de reconhecimento de patógenos.

Em *Drosophila*, as células do corpo gorduroso (*fat body*) e os hemócitos atuam como parte do sistema imune. As células do corpo gorduroso secretam proteínas, como defensinas antimicrobianas (ver Caps. 2 e 3), na hemolinfa. Outra proteína encontrada na hemolinfa é a **molécula de adesão celular da síndrome de Down** (**Dscam**, do inglês *Down syndrome cell adhesion molecule*), um membro da superfamília das imunoglobulinas. A Dscam foi originalmente descoberta na mosca como uma proteína envolvida na especificação da conexão neuronal. Ela também é produzida pelas células do corpo gorduroso e pelos hemócitos, que podem secretá-la na hemolinfa. Acredita-se que ali ela opsonize bactérias invasoras e auxilie em sua captura pelos fagócitos.

A proteína Dscam contém múltiplos domínios semelhantes às imunoglobulinas, em geral, 10. Entretanto, o gene que codifica a Dscam evoluiu para conter um grande número de éxons alternativos para vários desses domínios (Fig. 5.27). O éxon 4 da proteína Dscam pode ser codificado por qualquer um entre 12 éxons diferentes,

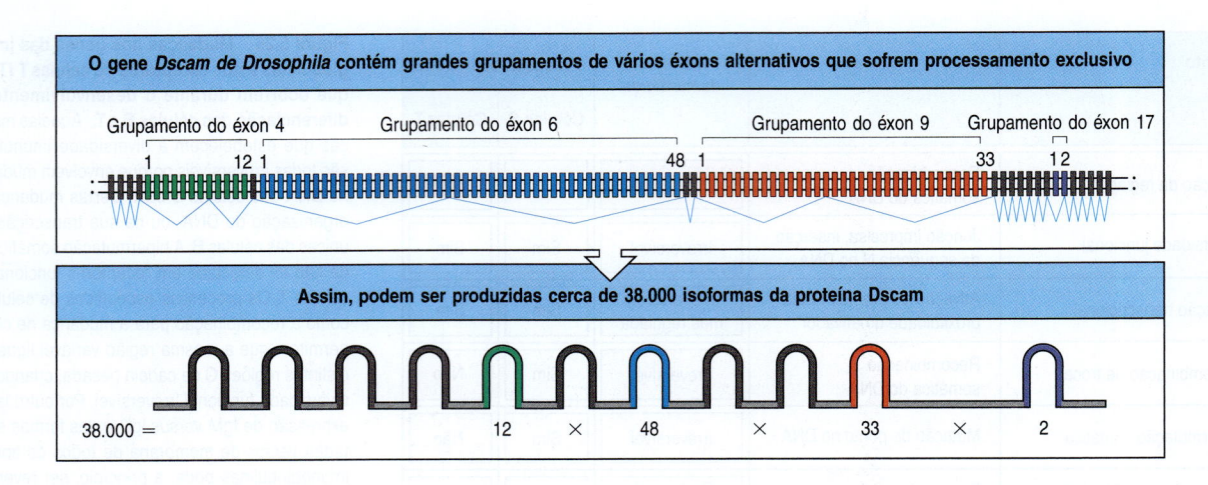

Figura 5.27 A proteína Dscam da imunidade inata de *Drosophila* contém múltiplos domínios de imunoglobulinas e é altamente diversificada por meio do processamento alternativo. O gene que codifica a Dscam em *Drosophila* contém grandes grupamentos de vários éxons alternativos. O grupamento que codifica o éxon 4 (verde), o éxon 6 (azul-claro), o éxon 9 (vermelho) e o éxon 17 (azul-escuro) contém 12, 48, 33 e 2 éxons alternativos, respectivamente. Para cada um desses grupamentos, somente um éxon alternativo é utilizado para o mRNA da Dscam completo. Há algum uso diferencial dos éxons em neurônios, células do corpo gorduroso e hemócitos. Os três tipos celulares utilizam toda a gama de éxons alternativos para os éxons 4 e 6. Para o éxon 9, há uma restrição de uso de éxons alternativos pelos hemócitos e pelas células do corpo gorduroso. O uso combinatório de éxons alternativos no gene *Dscam* torna possível produzir mais de 38.000 isoformas de proteínas. (Adaptada de Anastassiou, D.: *Genome Biol.* 2006, 7:R2.)

cada um especificando um domínio de imunoglobulinas de sequência distinta. O éxon 6 possui 48 éxons alternativos, o grupo 9, outros 33 e o grupo 17, mais dois. Estima-se que a Dscam possa codificar cerca de 38.000 isoformas de proteínas. O papel da Dscam na imunidade foi proposto quando foi observado que a fagocitose *in vitro* de *Escherichia coli* por hemócitos isolados que não possuíam Dscam eram menos eficientes que os normais. Essas observações sugeriram que pelo menos parte desse extenso repertório de éxons alternativos pode ter evoluído para diversificar a capacidade dos insetos em reconhecer os patógenos. Essa função da Dscam foi confirmada no mosquito *Anopheles gambiae*, no qual o silenciamento da homóloga à Dscam, a AgDscam, reduz a resistência normal do mosquito contra bactéria e contra o parasito da malária, o *Plasmodium*. Existem também evidências obtidas do mosquito de que alguns éxons da Dscam possuem especificidade para determinados patógenos.

Outro invertebrado, dessa vez um molusco, utiliza diferentes estratégias para diversificar uma proteína da superfamília das imunoglobulinas para uso na imunidade. O caramujo de água-doce, *Biomphalaria glabrata*, expressa uma pequena família de **proteínas relacionadas ao fibrinogênio** (**FREPs**, do inglês *fibrinogen-related proteins*), a qual supostamente tem função na imunidade. As FREPs são produzidas pelos hemócitos e secretadas na hemolinfa. Sua concentração aumenta quando o caramujo está infectado por parasitos – ele é o hospedeiro imediato do parasito da esquistossomose que causa essa doença em seres humanos. As FREPs possuem um ou dois domínios de imunoglobulinas em seu terminal carboxila. Os domínios de imunoglobulinas podem interagir com os patógenos, enquanto o domínio do fibrinogênio pode conferir às FREPs as propriedades semelhantes à lecitina que auxiliam na precipitação do complexo.

O genoma da *B. glabrata* contém muitas cópias dos genes das FREPs que podem ser divididos em cerca de 13 subfamílias. Um estudo sobre as sequências dos membros da subfamília da FREP3 revelou que as FREPs expressas em um organismo individual são extensamente diversificadas quando comparadas aos genes germinais. Há pouco menos de cinco genes na subfamília da FREP3, mas foi observado que um único caramujo pode produzir mais de 45 proteínas FREP3 distintas, todas com pequenas diferenças na sequência. A análise das sequências das proteínas sugeriu que essa diversificação era devida ao acúmulo de mutações de ponto em um dos genes da FREP3 germinativa. Embora o mecanismo preciso dessa diversificação e o tipo celular no qual ocorre ainda não sejam conhecidos, isso sugere alguma similaridade com a hipermutação somática.

Os dois exemplos, insetos e *Biomphalaria*, parecem representar um modo de diversificação de moléculas envolvidas na defesa imune, mas, embora se assemelhem de alguma maneira com a estratégia da resposta imune adaptativa, não há evidência de seleção clonal – a base da verdadeira imunidade adaptativa.

5.21 Os agnatos possuem um sistema imune adaptativo que utiliza o rearranjo gênico somático para diversificar os receptores produzidos a partir dos domínios com repetições ricas em leucina (LRR)

Sabe-se, há muitos anos, que os peixe-bruxa e as lampreias podem produzir uma forma de rejeição acelerada contra enxertos de pele transplantados e apresentam um tipo de hipersensibilidade do tipo tardia. Seu soro também parece conter uma atividade que se comporta como uma aglutinina específica, aumentando em título após imunizações secundárias, de maneira similar à resposta de anticorpo nos vertebrados superiores. Embora esse fenômeno pareça reminiscente da imunidade adaptativa, não há evidência de um timo ou de imunoglobulinas, mas esses animais possuem células que podem ser consideradas genuínos linfócitos com base em análises morfológicas e moleculares. A análise dos genes expressos pelos linfócitos na lampreia- -marinha, *Petromyzon marinus*, não encontrou relação com os genes de TCRs ou de imunoglobulinas. Entretanto, essas células expressam grandes quantidades de mRNAs de genes que codificam proteínas com múltiplos domínios LRR, o mesmo domínio de proteínas a partir do qual os receptores semelhantes ao Toll (TLRs, *Toll-like receptors*) de reconhecimento de patógenos são derivados (ver Seção 3.5).

Isso pode, simplesmente, significar que essas células são especializadas em reconhecer e reagir aos patógenos, mas as proteínas LRR expressas guardam algumas surpresas. Em vez de estarem presentes em relativamente poucas formas (como os TLRs invariáveis), elas possuem sequências de aminoácido altamente variáveis, com um grande número de unidades LRR variáveis localizadas entre unidades LRR aminoterminais e carboxiterminais menos variáveis. Essas proteínas que contêm LRR, denominadas **receptores de linfócitos variáveis** (**VLRs**), possuem uma região de haste que as conectam à membrana plasmática por uma ligação glicosilfosfatidilinositol e pode estar presa a células ou, outras vezes, como os anticorpos, podem ser secretadas no sangue.

A análise dos genes VLR de lampreias indicaram que eles são formados por um processo de rearranjo gênico somático (Fig. 5.28). Na configuração germinativa, há dois

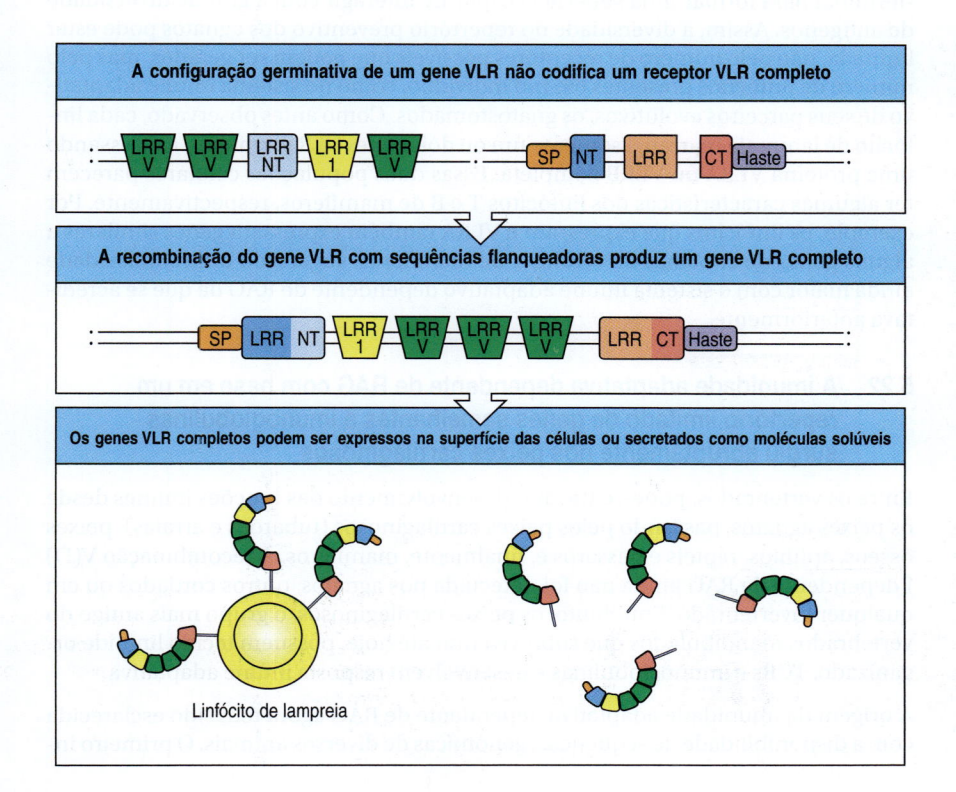

Figura 5.28 A recombinação somática de um gene VLR incompleto da linhagem germinativa produz um repertório diverso de genes VLR completos na lampreia. Figura superior: uma cópia da linhagem germinativa do gene VLR incompleto de uma lampreia contém um molde de leitura para um gene completo: peptídeo sinal (SP), parte de uma unidade LRR aminoterminal (NT, azul- -escuro) e uma unidade LRR carboxiterminal (vermelho) que é dividida em duas partes (LRR e CT) por sequências de DNA intervenientes não codificadoras. Regiões flanqueadoras próximas contêm múltiplas cópias de "cassetes" do gene VLR com uma ou duas cópias de domínios LRR variáveis (verde) e cassetes que codificam parte do domínio LRR aminoterminal (azul-claro e amarelo). Figura central: a recombinação somática faz várias unidades LRR serem copiadas para o gene VLR original. Isso cria um gene VLR completo que contém o cassete LRR aminoterminal (LRR NT), o primeiro LRR (amarelo) seguido de várias unidades LRR variáveis (verde) e a unidade LRR carboxiterminal completa. As citidinas desaminases PmCDA1 e PmCDA2 da lampreia *P. marinus* são candidatas a enzimas que podem iniciar esse rearranjo. Após o rearranjo, o receptor completo é ligado à membrana celular por uma ligação glicosilfosfatidilinositol (GPI, do inglês *glycosylphosphatidylinositol*) da região da haste (roxo). Figura inferior: um único linfócito sofre rearranjo gênico somático para produzir um único receptor VLR. Esses receptores podem se firmar na superfície do linfócito por meio de uma ligação GPI ou podem ser secretados na corrente sanguínea. Um único evento de rearranjo somático em cada linfócito em desenvolvimento produz um repertório de receptores VLR de diferentes especificidades. (Adaptada de Pancer, Z. e Cooper, M.D.: *Annu. Rev. Immunol.* 2006, 24:497-518.)

genes VRL incompletos, *VLRA* e *VLRB*. Cada um deles codifica um peptídeo sinal, uma unidade LRR parcial aminoterminal e uma unidade LRR parcial carboxiterminal. Entretanto, esses três blocos de sequências codificadoras são separados por DNA não codificador que não contém sinais típicos para o processamento do RNA nem as RSSs presentes nos genes de imunoglobulinas (ver Seção 5.4). Em vez disso, as regiões que flaqueiam os genes VLR incompletos incluem um grande número de "cassetes" de DNA que contém unidades LRR – um, dois ou três domínios LRR de cada vez. Cada linfócito maduro de lampreia expressa um gene VLR único e completo, *VLRA* ou *VLRB*, que sofreu recombinação nessas regiões flanqueadoras no gene VLR da linhagem germinativa.

Atualmente, acredita-se que a criação de um gene VLR completo ocorra durante a replicação do DNA dos linfócitos das lampreias por um mecanismo de "escolha de cópia" similar, mas não idêntico, à conversão gênica (descrita na Seção 5.23). Durante a replicação do DNA, as unidades LRR que flanqueiam o gene VLR são copiadas no gene VLR – provavelmente, quando a fita de DNA que está sendo sintetizada troca de molde e copia sequências de uma dessas unidades LRR. Embora ainda não haja prova definitiva, esse mecanismo de troca de molde pode ser ativado por enzimas da família AID-APOBEC que são expressas pelos linfócitos de lampreias, cujas atividades de citidina desaminase podem causar quebras no DNA de fita simples que podem iniciar o processo de escolha de cópia. As lampreias possuem duas dessas enzimas, uma delas é expressa nos linfócitos da linhagem *VLRA* e outra, nos linfócitos da linhagem *VLRB*. O gene VLR final contém uma subunidade de proteção aminoterminal completa, seguido pela adição de até sete domínios LRR internos, cada um com 24 aminoácidos de comprimento, e a remoção das regiões internas não codificadoras para completar a formação do domínio carboxiterminal da LRR (ver Fig. 5.28).

Estima-se que esse mecanismo de rearranjo somático possa produzir tanta diversidade nas proteínas VLR quanto é possível para as imunoglobulinas. Na verdade, a estrutura cristalina de uma proteína VLR mostra que a superfície côncava formada por uma série de repetições LRR interage com um inserto variável na LRR carboxi--terminal para formar uma superfície capaz de interagir com a grande diversidade de antígenos. Assim, a diversidade do repertório preventivo dos agnatos pode estar limitada, não pelo número de receptores possíveis que podem ser gerados, mas pelo número de linfócitos presentes em um indivíduo, como no sistema imune adaptativo de seus parceiros evolutivos, os gnatostomados. Como antes observado, cada linfócito de lampreia rearranja somente um ou dois genes VLR germinais, expressando uma proteína VLRA ou VLRB completa. Essas duas populações celulares parecem ter algumas características dos linfócitos T e B de mamíferos, respectivamente. Por exemplo, os linfócitos que expressam o VLRA também expressam genes similares a alguns genes de citocinas de células T de mamíferos, sugerindo uma similaridade ainda maior com o sistema imune adaptativo dependente de RAG da que se acreditava anteriormente.

5.22 A imunidade adaptativa dependente de RAG com base em um repertório limitado de genes semelhantes a imunoglobulinas surgiu abruptamente nos peixes cartilaginosos

Entre os vertebrados, pode-se traçar o desenvolvimento das funções imunes desde os peixes agnatos, passando pelos peixes cartilaginosos (tubarões e arraias), peixes ósseos, anfíbios, répteis e pássaros e, finalmente, mamíferos. A recombinação V(D)J dependente de RAG ainda não foi detectada nos agnatos, outros cordados ou em qualquer invertebrado. Entretanto, os peixes cartilaginosos, o grupo mais antigo do vertebrados mandibulados que sobreviveram até hoje, possuem tecido linfoide organizado, TCRs e imunoglobulinas e desenvolvem resposta imune adaptativa.

A origem da imunidade adaptativa dependente de RAG agora tem sido esclarecida com a disponibilidade de sequências genômicas de diversos animais. O primeiro indício foi que a recombinação dependente de RAG compartilha muitas característi-cas com os mecanismos de transposição dos transposons de DNA, elementos gené-ticos móveis que codificam sua própria transposase, uma atividade enzimática que permite que ele saia de um local do genoma e reintegre-se em outro. O complexo RAG de mamíferos pode atuar como uma transposase *in vitro*, e mesmo a estrutura dos genes *RAG*, os quais estão localizados próximos no cromossomo, e a ausência de íntrons, comum nos genes de mamíferos, é remanescente dos transposons.

Tudo isso provoca a especulação de que a origem da imunidade adaptativa de-pendente de RAG foi a invasão de um transposon de DNA em um gene similar ao de uma imunoglobulina ou de uma região V de um gene de TCR, evento que teria ocorrido em um ancestral dos vertebrados mandibulados (Fig. 5.29). O transposon de DNA possui sequências repetidas invertidas em suas extremidades, ligadas pela transposase para que ocorra a transposição. Essas repetições terminais são conside-radas ancestrais das RSSs dos dias de hoje dos genes de receptores de antígenos (ver Seção 5.4), ao passo que se acredita que a proteína RAG-1 tenha evoluído de uma transposase. As subsequentes duplicação, reduplicação e recombinação do gene do receptor imune e seus insertos RSSs por fim levaram à separação dos genes RAG do restante das relíquias de transposons e para os *locus* dos TCRs e de imunoglobulinas multissegmentadas dos vertebrados atuais.

Enfim, agora se acredita que a origem do cerne catalítico das RSSs e RAG-1 baseia--se na superfamília Transib de transposons de DNA, e o sequenciamento do geno-ma levou à descoberta de sequências relacionadas com o gene *RAG-1* em animais tão pouco relacionados aos vertebrados quanto a anêmona-do-mar *Nematostella*. A origem do gene *RAG-2* é mais obscura, mas um grupo de genes relacionados com os genes *RAG-1* e *RAG-2* foi descoberto recentemente no ouriço-do-mar, invertebrado evolutivamente próximo aos cordados. Os próprios ouriços-do-mar não apresen-tam evidências de imunoglobulinas, TCRs ou imunidade adaptativa, mas as proteí-nas expressas pelos genes *RAG* do ouriço-do-mar formam complexos umas com as outras e com as proteínas RAG do tubarão-touro (*Carcharias leucas*), um vertebrado mandibulado primitivo (mas não com as de mamíferos). Isso sugere que essas pro-teínas podem, na verdade, estar relacionadas com as RAGs de vertebrados e que a RAG-1 e a RAG-2 já estavam presentes em um ancestral comum de cordados e equinodermos (o grupo ao qual o ouriço-do-mar pertence), provavelmente desem-penhando outra função celular.

A origem do rearranjo gênico somático na excisão de um elemento de transposição faz sentido frente ao aparente paradoxo do rearranjo dos genes do sistema imune. O exemplo é que as RSSs são unidas com precisão no DNA excisado (ver Seção 5.5), o qual não tem mais função e cujo destino é irrelevante para a célula, ao passo que

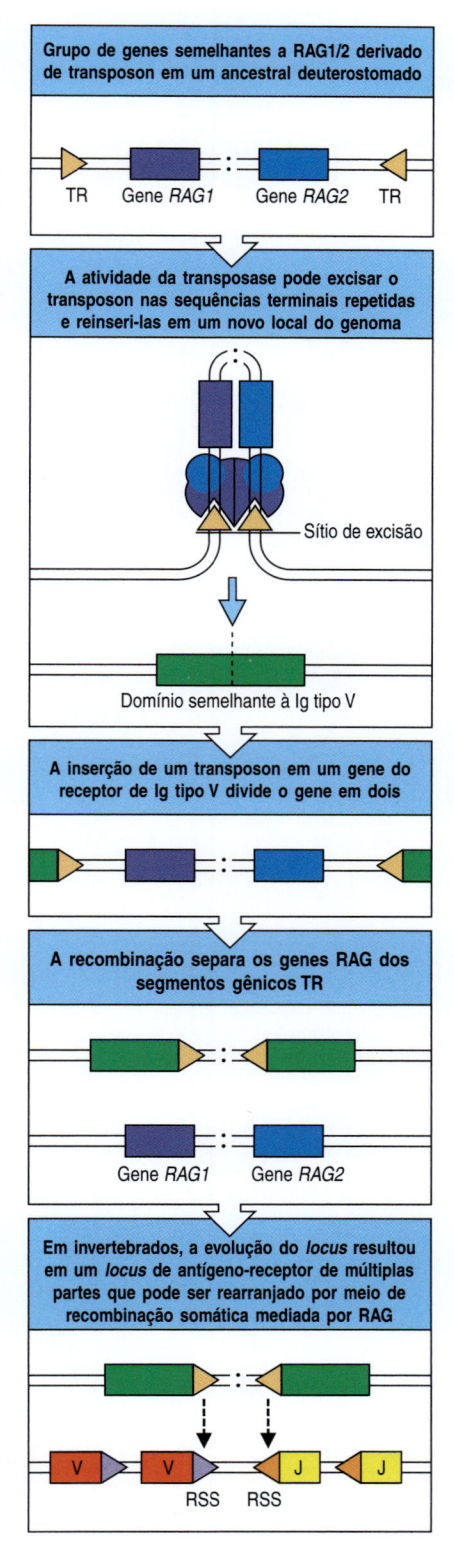

Figura 5.29   Acredita-se que a integração de um transposon em um gene de receptor de imunoglobulina tipo V deu origem a genes de imunoglobulina e receptores de células T (TCRs). Figura superior: um transpo-son de DNA em um ancestral dos deuterostomados (um grande grupo do filo ao qual pertencem os cordados) te-ria tido genes relacionados a *RAG1* e *RAG2* – os protótipos *RAG1* (roxo) e *RAG2* (azul) – que atuaram como sua transposase. Os transposons de DNA são ligados por sequências repetidas terminais (TR) invertidas. Segunda figura: para retirar um transposon do DNA, as proteínas transposases (roxo e azul) ligam-se aos TRs, unindo-as, e a atividade enzimática da transposase corta o transposon do DNA, deixando uma marca no DNA hospedeiro que se assemelha às TRs. Terceira figura: após a excisão de um sítio, o transposon reinsere-se em outro local no genoma, nesse caso, em um receptor de imunoglobulina tipo V (verde). A atividade enzimática da transposase permite que o transposon se insira no DNA em uma reação contrária à da reação de excisão. Quarta figura: a inte-gração do transposon tipo *RAG1/2* no meio de um gene para um receptor de imunoglobulina tipo V divide o éxon V em duas partes. Quinta figura: durante a evolução dos genes de imunoglobulinas e dos TCRs, o evento inicial de integração foi seguido por um rearranjo no DNA que separou os genes transposases (agora conhecidos como genes *RAG1* e *RAG2*) dos transposons TRs, que agora são denominados sequências sinais de recombinação (RSSs). O ouriço-do-mar (um invertebrado deuterostomado) possui um grupo de genes semelhantes a *RAG1/2* (não apresentado) e expressa proteínas similares às proteínas RAG-1 e RAG-2, mas não possui imunoglobulinas, TCRs ou imunidade adaptativa. Provavelmente as proteínas semelhantes à RAG possuam outras funções simila-res (ainda não conhecidas) neste animal.

as extremidades clivadas no DNA genômico, que forma parte do gene de imunoglobulina ou do TCR, são unidas por um processo suscetível a erros, o qual deve ser considerado como uma desvantagem. Entretanto, quando considerado sob o ponto de vista do transposon, isso faz sentido, pois o transposon preserva sua integridade por esse mecanismo de excisão, enquanto o destino do DNA que ele deixa para trás não tem significância para ele. Como apresentado, a união suscetível a erros dos genes de imunoglobulinas primitivos proporcionaram uma diversidade útil para as moléculas utilizadas no reconhecimento de antígenos e foi intensivamente selecionada para tal. O sistema de rearranjo com base na RAG também proporcionou algo além do fornecido pela mutação: um meio de modificar com rapidez o tamanho da região codificadora, e não apenas sua diversidade.

A questão seguinte é em que tipo de gene o transposon se inseriu. Proteínas contendo domínios semelhantes à Ig são ubíquas entre o reino das plantas, dos animais e das bactérias, tornando-a a mais abundante superfamília de proteínas. Em espécies cujos genomas foram completamente sequenciados, a superfamília de imunoglobulinas é uma das maiores famílias de domínios proteicos do genoma. As funções dos membros dessa superfamília são muito distintas e elas são um exemplo surpreendente da seleção natural tomando uma estrutura útil – a básica dobra dos domínios de imunoglobulinas – e adaptando-a para diferentes propósitos.

Os domínios da superfamília das imunoglobulinas podem ser divididos em quatro famílias, de acordo com suas diferenças em estrutura e sequência. Esses são os domínios V (assemelhando-se a um domínio variável de imunoglobulina), C1 e C2 (assemelhando-se aos domínios de região constante), e o mais diverso, o domínio I. É provável que o alvo dos elementos que contêm RSS tenha sido um gene que codifica um receptor de superfície celular contendo um domínio V semelhante à imunoglobulina, mais provavelmente um tipo similar aos domínios VJ atuais. Esses domínios são encontrados em algumas proteínas de receptores invariáveis e são assim chamados devido à sua semelhança com uma das fitas de um segmento J. É possível imaginar como o movimento dos transposons em tais genes pode produzir segmentos gênicos V e J separados (ver Fig. 5.29). De acordo com a análise filogenética, uma família de múltiplos genes encontrada nas lampreias e nos peixes-bruxas denominados APARs (receptores de Ag semelhante aos receptores pareados dos agnatos, do inglês *agnathan paired receptors resembling Ag receptors*) são, atualmente, os melhores candidatos relacionados com os ancestrais do receptor de antígeno. Suas sequências de DNA preveem uma proteína transmembrana de passagem única, com um único domínio VJ extracelular e uma região citoplasmática contendo módulos de sinalização. Os APARs são expressos nos leucócitos.

5.23 Diferentes espécies produzem uma diversidade de imunoglobulinas de maneiras distintas

Muitos dos vertebrados que são conhecidos produzem grande parte da sua diversidade de receptores de antígenos do mesmo modo que camundongos e seres humanos, unindo segmentos gênicos em diferentes combinações. Entretanto, há exceções, mesmo entre os mamíferos. Alguns animais utilizam o rearranjo gênico para unir, no início, sempre o mesmo segmento gênico V e J e então diversificar essa região V recombinada. Em pássaros, coelhos, bovinos, porcos, ovinos e equinos há pouca ou nenhuma diversidade germinativa nos segmentos gênicos V, D e J rearranjados para formar os genes para os BCRs iniciais, e as sequências da região V rearranjada são idênticas ou similares na maioria das células B imaturas. Essas células B imaturas migram para microambientes especializados: a bursa de Fabricius em frangos e outros órgãos linfoides intestinais em coelhos. Nesse local, as células B proliferam rapidamente e seus genes de imunoglobulinas, depois rearranjados, sofrem mais diversificação.

Em pássaros e coelhos, isso ocorre principalmente por conversão gênica, um processo em que pequenas sequências no gene expresso da região V rearranjada são substituídas por sequências de um segmento de pseudogene V localizado a montante da sequência. A organização germinativa do *locus* de cadeia pesada das galinhas é um grupo único de segmentos gênicos V, J, D e C rearranjados e múltiplas cópias de pseudogenes de segmento V. Nesse sistema, a diversidade é criada por conversão gênica, em que sequências de pseudogenes V_H são copiadas em um único gene V_H rearranjado (Fig. 5.30). A conversão gênica parece estar relacionada com a hipermutação somática nesse mecanismo porque foi demonstrado que a conversão gênica em uma linhagem de células B de galinhas necessita de AID. Acredita-se que as quebras de fita simples produzidas pela endonuclease APE1 após a desaminação da citosina (ver Seção 5.17) seja o sinal que inicia o processo de reparo direcionado por homologia, em que um segmento gênico V homólogo é utilizado como molde para a replicação do DNA que corrige o gene de região V.

Em ovinos e bovinos, a diversificação das imunoglobulinas é resultante de hipermutação somática, que ocorre em um órgão conhecido com placas de Peyer ilíacas. A hipermutação somática, independentemente de indução por células T ou por um determinado antígeno, também contribui para a diversificação das imunoglobulinas em pássaros, ovinos e coelhos.

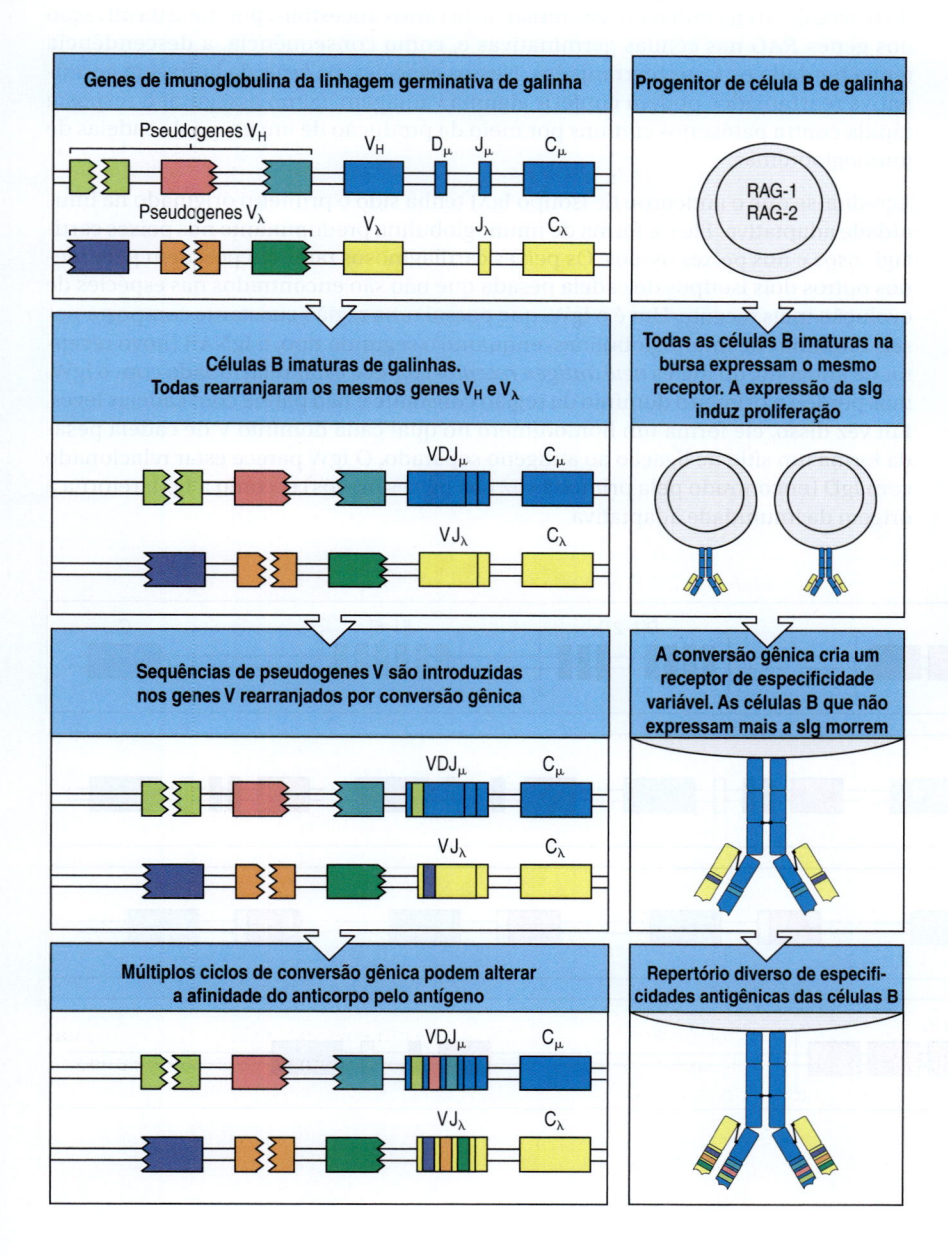

Figura 5.30   A diversificação das imunoglobulinas de galinha ocorre por meio de conversão gênica. Em galinhas, a diversidade de imunoglobulinas que pode ser criada pela recombinação V(D)J é muito limitada. Inicialmente, há somente um segmento gênico V, um segmento gênico J e 15 segmentos gênicos D ativados para os genes de cadeia pesada, e um segmento gênico V e um J ativados no *locus* de cadeia leve (figura superior à esquerda). O rearranjo gênico pode produzir somente um número limitado de especificidades de receptor (figuras da segunda fileira). Células B imaturas que expressam esse receptor migram para a bursa de Fabricius, onde a ligação cruzada da imunoglobulina de superfície (sIg) induz a proliferação celular (figuras da segunda fileira). Os eventos de conversão gênica introduzem sequências de segmentos gênicos V de pseudogenes adjacentes no gene expresso, criando diversidade nos receptores (figuras da terceira fileira). Algumas dessas conversões gênicas inativarão o gene previamente expresso (não mostrado). Se uma célula B não puder mais expressar a sIg após tal conversão gênica, ela será eliminada. Eventos repetidos de conversão gênica podem diversificar ainda mais o repertório (figuras inferiores).

A principal diferença na organização dos genes de imunoglobulinas é encontrada nos peixes cartilaginosos, os vertebrados mandibulados mais primitivos. Os tubarões possuem múltiplas cópias de cassetes discretos V_L-J_L-C_L e V_H-D_H-J_H-C_H, e ativam o rearranjo nos cassetes individualmente (Fig. 5.31). Embora isso seja, de alguma forma, distinto do tipo de rearranjo gênico combinatório dos vertebrados superiores, em muitos casos ainda há a necessidade de um evento de rearranjo gênico somático mediado por RAG. Além de rearranjar os genes, os peixes cartilaginosos possuem múltiplas regiões V_L "rearranjadas" (e algumas vezes regiões V_H rearranjadas) no genoma da linhagem germinativa (ver Fig. 5.31) e parece produzir diversidade por meio da ativação da transcrição de diferentes cópias. Mesmo assim, alguma diversidade também é conferida por combinações do subsequente pareamento de cadeias pesadas e leves.

Essa organização de "união germinativa" do *locus* da cadeia leve parece não representar um estágio evolutivo intermediário porque nesse caso, os genes de cadeia pesada e de cadeia leve deveriam ter adquirido de maneira independente a capacidade para rearranjo por evolução convergente. É mais provável que, após a divergência dos peixes cartilaginosos, alguns *locus* de imunoglobulinas tenham se tornado rearranjados na linhagem germinativa de vários ancestrais, por meio da ativação dos genes *RAG* nas células germinativas e, como consequência, a descendência tenha herdado os *locus* rearranjados. Nessas espécies, os *locus* da linhagem germinativa rearranjados podem conferir alguma vantagem, como assegurar a resposta rápida contra patógenos comuns por meio da produção de um grupo de cadeias de imunoglobulinas.

Acredita-se que o anticorpo de isotipo IgM tenha sido o primeiro originado na imunidade adaptativa. Ele é a forma de imunoglobulina predominante nos peixes cartilaginosos e nos peixes ósseos. Os peixes cartilaginosos também possuem pelo menos outros dois isotipos de cadeia pesada que não são encontrados nas espécies de evolução mais recente. Um é o IgW, que possui uma região constante composta por seis domínios de imunoglobulinas, enquanto o segundo tipo, o IgNAR (novo receptor de antígeno, do inglês *new antigen receptor*) parece estar relacionado com o IgW, mas perdeu o primeiro domínio da região constante e não pareia com cadeias leves. Em vez disso, ele forma um homodímero no qual cada domínio V de cadeia pesada forma um sítio de ligação ao antígeno separado. O IgW parece estar relacionado com IgD (encontrado pela primeira vez nos peixes ósseos) e, como a IgM, retorna à origem da imunidade adaptativa.

Figura 5.31 A organização dos genes de imunoglobulinas é diferente em diferentes espécies, mas todas podem gerar um repertório diverso de receptores. A organização dos genes de cadeia pesada de imunoglobulinas em mamíferos, os quais estão separados em grupamentos de segmentos gênicos repetidos V, D e J, não é a única solução para o problema da produção de um repertório diverso de receptores. Outros vertebrados encontraram soluções alternativas. Em um grupo "primitivo", como os tubarões, os *locus* consistem em múltiplas repetições de uma unidade básica composta de um segmento gênico V, um ou dois segmentos gênicos D, um segmento gênico J e um segmento gênico C. Uma versão mais extrema dessa organização é encontrada no *locus* de cadeia leve semelhante à κ de alguns peixes cartilaginosos, como as arraias e os tubarões, em que as unidades repetidas consistem em genes VJ-C já rearranjados, e a escolha aleatória é produzida para ser expressa. Nas galinhas, há um único grupo de segmentos gênicos para rearranjo no *locus* de cadeia pesada, mas múltiplas cópias de pseudogenes de segmento V. Nesse sistema, a diversidade é criada por conversão gênica, em que as sequências dos pseudogenes V_H são copiadas em um único gene V rearranjado.

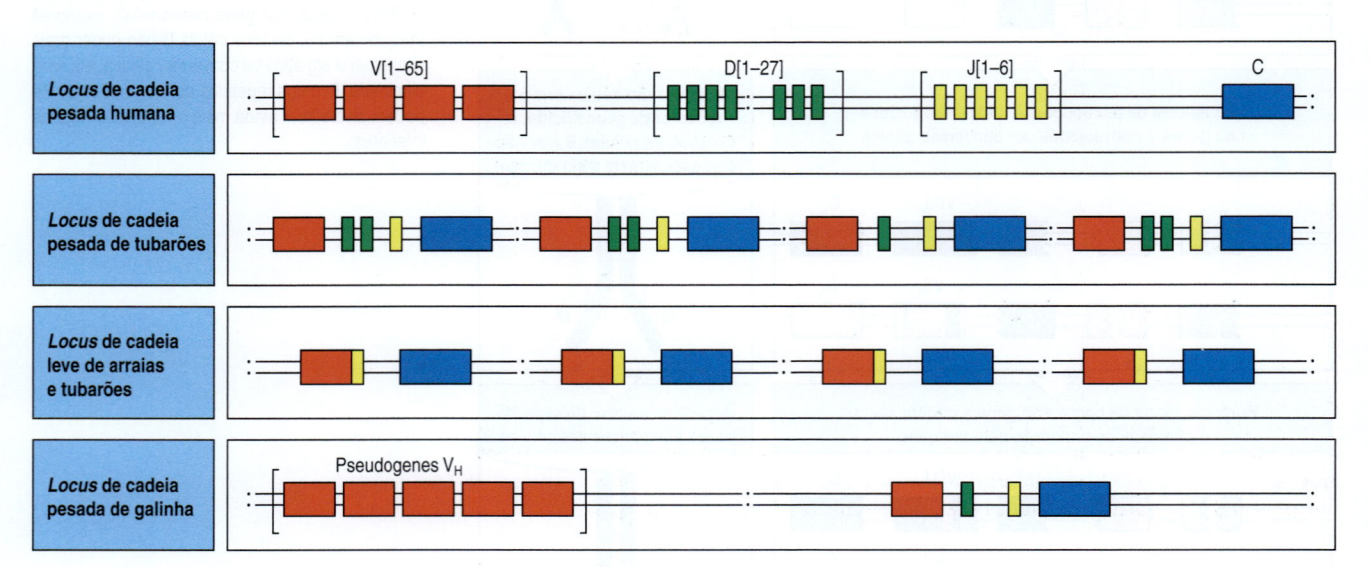

5.24   Os TCRs α:β e γ:δ estão presentes em peixes cartilaginosos

Não foram detectados TCRs nem imunoglobulinas em espécies que evoluíram antes dos peixes cartilaginosos. O que é surpreendente é que quando esses animais foram analisados pela primeira vez, eles apresentavam, essencialmente, a mesma forma observada nos mamíferos. A identificação das cadeias β e δ dos TCRs, homólogas às dos tubarões e distintas das cadeias α, β, γ e δ dos TCRs das arraias, mostrou que mesmo nos tempos mais remotos esses receptores do sistema imune adaptativo podem ser identificados – eles já haviam diversificado como resultado do rearranjo somático combinatório. Embora ainda não se compreenda completamente a função das células T γ:δ no sistema imune dos mamíferos, a divergência muito precoce das duas classes de TCRs e sua conservação durante a evolução subsequente sugere uma separação precoce de suas funções.

5.25   As moléculas do MHC de classe I e de classe II também foram encontradas pela primeira vez nos peixes cartilaginosos

Era de se esperar que os ligantes específicos dos TCRs – as moléculas do MHC – surgissem ao mesmo tempo durante a evolução. Na verdade, as moléculas do MHC estão presentes nos peixes cartilaginosos e em todos os vertebrados superiores, mas, assim como os TCRs, elas não foram encontradas em agnatos ou invertebrados. Os genes de cadeia α e de cadeia β das moléculas do MHC de classe I e classe II estão presentes nos tubarões, e seus produtos parecem atuar de modo idêntico ao das moléculas do MHC dos mamíferos. Os resíduos fundamentais da fenda de ligação do peptídeo que interage com as extremidades do peptídeo, nas moléculas do MHC de classe I, ou com a região central do peptídeo, nas moléculas do MHC de classe II, estão conservados nos tubarões.

Além disso, os genes do MHC também são polimórficos nos tubarões, com múltiplos alelos nos *locus* classe I e classe II. Até o momento, em algumas espécies, mais de 20 alelos do MHC de classe I já foram identificados. As moléculas do MHC de classe II dos tubarões possuem cadeias α e β polimórficas. Assim, as moléculas do MHC tanto evoluíram para desempenhar uma função na seleção dos peptídeos para apresentação durante a divergência dos agnatos e dos peixes cartilaginosos, como também a seleção contínua imposta pelos patógenos resultou no polimorfismo, que é uma característica do MHC.

Os genes das moléculas do MHC de classe I podem ser classificados nos genes do MHC de classe I clássicos – às vezes chamados de classe Ia – e em genes do MHC de classe I não clássicos – Ib (serão discutidos na Seção 6.18). Isso também se aplica aos peixes cartilaginosos, porque os genes classe I dos tubarões incluem alguns que se assemelham às moléculas de classe Ib dos mamíferos. Entretanto, acredita-se que os genes classe Ib dos tubarões não sejam os ancestrais diretos dos genes classe Ib dos mamíferos. Com relação aos genes classe I, parece que em cada uma das cinco principais linhagens de vertebrados estudadas (peixes cartilaginosos, peixes com nadadeiras lobadas, peixes com barbatanas raiadas, anfíbios e mamíferos), esses genes separam-se de maneira independente nos *locus* clássicos e não clássicos.

Assim, as características marcantes das moléculas do MHC já estavam presentes quando essas moléculas foram identificadas pela primeira vez, e não há formas intermediárias para auxiliar na compreensão de sua evolução. Embora se possa seguir a evolução dos componentes do sistema imune inato (ver Caps. 2 e 3), o mistério da origem do sistema imune adaptativo ainda persiste. É possível que não se tenha uma resposta convincente para a questão de quais forças seletivas levaram à elaboração da imunidade adaptativa dependente de RAG. Nunca esteve tão evidente que, como Charles Darwin salientou sobre a evolução em geral, "de um início tão simples, infinitas formas, as mais belas e mais maravilhosas, evoluíram e continuam evoluindo".

Resumo

A evolução da imunidade adaptativa dependente de RAG nos vertebrados mandibulados foi uma vez totalmente considerada como um único e inexplicável um "*big bang* imunológico". Entretanto, agora se sabe que a verdadeira imunidade também evoluiu de modo independente, pelo menos uma outra vez durante a evolução. Os primos próximos vertebrados dos seres humanos, os peixes agnatos, evoluíram um sistema imune adaptativo desenvolvido em bases completamente diferentes – a diversificação dos domínios LRR e não dos domínios de imunoglobulinas –, mas que de outra maneira parecem ter características essenciais de seleção clonal e de memória imune de um verdadeiro sistema imune adaptativo. Agora também se pode compreender que a evolução do sistema imune adaptativo dependente de RAG está provavelmente relacionada com a chance de inserção de um transposon em um membro da superfamília de genes de imunoglobulinas. Esse evento deve ter ocorrido nas células da linhagem germinativa em um ancestral dos vertebrados. Por acaso, as sequências terminais dos transposons, as precursoras das RSSs, foram colocadas em uma localização adequada dentro desse gene receptor de antígeno primordial para permitir a recombinação somática intramolecular, abrindo caminho para o desenvolvimento do rearranjo gênico somático presente atualmente nos genes dos TCRs e das imunoglobulinas. A família do MHC, que são os ligantes para os TCRs, apareceram pela primeira vez nos peixes cartilaginosos, sugerindo uma coevolução com a imunidade adaptativa dependente de RAG. O gene da transposase (o gene *RAG*) pode ter estado presente e ativo em alguma outra função no genoma desse ancestral. O gene *RAG1* parece ter origem muito ancestral, pois sequências relacionadas à RAG1 foram encontradas em uma ampla variedade de genomas animais.

Resumo do Capítulo 5

A diversidade dos receptores de linfócitos é extraordinariamente grande, e as células B e T em desenvolvimento utilizam os mesmos mecanismos básicos para obter essa diversidade. Em cada célula, os genes funcionais das cadeias de imunoglobulinas e dos TCRs são montados por meio da recombinação somática de grupos de segmentos gênicos separados, que juntos codificarão a região V. Os substratos para esse processo de junção são arranjos de segmentos gênicos V, D e J, os quais são similares entre todos os *locus* gênicos dos receptores de antígeno, embora existam algumas diferenças importantes nos detalhes de seus rearranjos. As proteínas linfoide-específicas RAG-1 e RAG-2 dirigem o processo de recombinação V(D)J tanto em células B quanto em células T. Essas proteínas atuam em conjunto com outras enzimas modificadoras de DNA presentes em todas as células e, no mínimo, com outra enzima linfoide-específica, a TdT, para completar o rearranjo gênico. Como cada tipo de segmento gênico está presente em múltiplas versões levemente diferentes, a seleção ao acaso dos segmentos gênicos de cada grupo para a montagem é a fonte da tremenda diversidade. Durante o processo de montagem, uma importante diversidade funcional é introduzida nas junções dos segmentos gênicos por meio de mecanismos imprecisos de união. Essa diversidade está concentrada na região do DNA que codifica as alças CDR3 do receptor, a qual está localizada no centro do sítio de ligação do antígeno. A associação independente de duas cadeias de imunoglobulinas ou de TCRs para formar um receptor de antígeno completo multiplica a diversidade global disponível. Além disso, as células B maduras ativadas pelo contato com o antígeno iniciam um processo de mutação somática de ponto no DNA da região V, originando uma série de variantes da região V inicialmente reunidas. Uma diferença importante entre as imunoglobulinas e os TCRs é que as imunoglobulinas existem na forma secretada (anticorpos) e na forma ligada à membrana (BCRs). A habilidade de expressar ambas as formas de uma mesma molécula é devida ao processamento diferencial do mRNA de cadeia pesada, incluindo éxons que codificam diferentes formas da região carboxiterminal. As regiões C da cadeia pesada são formadas por três ou quatro domínios de imunoglobulina, enquanto as cadeias do TCR possuem somente um. Por fim, as células B são capazes de aumentar a diversidade das imunoglobulinas por três mecanismos que envolvem a mutação somática do repertório primário dependente da AID: hipermutação somática, troca de classe e conversão gênica. A hipermutação somática e a conversão gênica aumentam a diversidade por alterar as regiões V dos genes de imunoglobulinas. A troca de classe diversifica as funções efetoras dos anticorpos fornecendo regiões C de cadeia pesada alternativas, mas com a mesma região V, produzindo assim, a mesma especificidade. Dessa forma, a progênie de uma única célula B pode expressar diferentes classes de anticorpos, maximizando as possíveis funções efetoras de um determinado anticorpo antígeno-específico. A imunidade adaptativa nos vertebrados mandibulados parece ter surgido por meio da integração de um retrotransposon que codificava um protótipo do gene *RAG1/2* em um gene semelhante à imunoglobulina tipo V, que diversificou subsequentemente para produzir os genes dos TCRs e dos BCRs.

Questões

5.1   (a) Quais são os dois tipos de rearranjos somáticos do DNA que ocorrem no locus gênico das imunoglobulinas? (b) Compare e diferencie o mecanismo que produz esses tipos de rearranjos. (c) Quais desses tipos de rearranjos também ocorrem nos loci que codificam os TCRs? (d) Qual poderia ser a consequência da atividade da AID nas células T?

5.2   O processo completo de recombinação V(D)J utiliza atividades enzimáticas que estão presentes em todos os tipos celulares, bem como enzimas linfócito-específicas (expressas em todas as células). (a) Identifique duas atividades enzimáticas ubíquas que são necessárias para a finalização da recombinação V(D)J e discuta sua função. (b) Por que essas atividades não resultam em rearranjos de DNA V(D)J inadequados em outros tipos celulares?

5.3   (a) Discuta os quatro processos principais de geração de diversidade no repertório de linfócitos. (b) Quais destes processos não são compartilhados por células B e T? (c) Como essa diferença está relacionada aos tipos de rearranjos de DNA que ocorrem nas células B e T? (d) Que outros processos ocorrem nas células B que não ocorrem nas células T e por quê?

5.4   Quais são as funções fisiológicas de troca de classe das imunoglobulinas e como esse tipo de diversificação difere daquele conferido pela hipermutação somática?

5.5   As mutações produzidas durante a maturação da afinidade são inicialmente geradas de maneira aleatória pela ação da AID, e mesmo assim, às vezes as alterações dos aminoácidos nos anticorpos ocorrem agrupados nos três CDRs nas regiões V. (a) Qual é a relação entre a localização dos CDRs e das junções V(D)J? (b) Como as mutações no DNA, produzidas aleatoriamente, conferem um enriquecimento das mutações restritas aos CDRs, após uma resposta imune?

5.6   Os receptores LRR são produzidos por rearranjos somáticos dos genes VLR incompletos em algumas espécies de agnatos. (a) Quais são as características essenciais do sistema imune adaptativo? (b) Os linfócitos das lampreias-marinhas parecem produzir duas populações de linfócitos (com diferentes genes VLR rearranjados) com diferentes propriedades. Você acha que é mais provável que o sistema imune adaptativo dos vertebrados mandibulados tenha evoluído diretamente do sistema VLR dos agnatos ou que o sistema VLR e o sistema de células T e de imunoglobulinas representam exemplo de evolução convergente? Explique sua resposta. (c) Como a presença de duas enzimas relacionadas com a citidina desaminase distintas pode ser importante na lampreia?

Referências gerais

Chaudhuri, J., Basu, U., Zarrin, A., Yan, C., Franco, S., Perlot, T., Vuong, B., Wang, J., Phan, R.T., Datta, A., et al.: **Evolution of the immunoglobulin heavy chain class switch recombination mechanism.** Adv. Immunol. 2007, **94**:157–214.

Fugmann, S.D., Lee, A.I., Shockett, P.E., Villey, I.J., and Schatz, D.G.: **The RAG proteins and V(D)J recombination: complexes, ends, and transposition.** Annu. Rev. Immunol. 2000, **18**:495–527.

Jung, D., Giallourakis, C., Mostoslavsky, R., and Alt, F.W.: **Mechanism and control of V(D)J recombination at the immunoglobulin heavy chain locus.** Annu. Rev. Immunol. 2006, **24**:541–570.

Longerich, S., Basu, U., Alt, F., and Storb, U.: **AID in somatic hypermutation and class switch recombination.** Curr. Opin. Immunol. 2006, **18**:164–174.

Odegard, V.H., and Schatz, D.G.: **Targeting of somatic hypermutation.** Nat. Rev. Immunol. 2006, **6**:573–583.

Schatz, D.G.: **Antigen receptor genes and the evolution of a recombinase.** Semin. Immunol. 2004, **16**:245–256.

Schatz, D.G.: **V(D)J recombination.** Immunol. Rev. 2004, **200**:5–11.

Referências por seção

5.1 Os genes de imunoglobulinas são rearranjados nas células produtoras de anticorpos

Hozumi, N., and Tonegawa, S.: **Evidence for somatic rearrangement of immunoglobulin genes coding for variable and constant regions.** Proc. Natl Acad. Sci. USA 1976, **73**:3628–3632.

Tonegawa, S., Brack, C., Hozumi, N., and Pirrotta, V.: **Organization of immunoglobulin genes.** Cold Spring Harbor Symp. Quant. Biol. 1978, **42**:921–931.

5.2 Os genes completos que codificam uma região variável são produzidos pela recombinação somática de segmentos gênicos separados

Early, P., Huang, H., Davis, M., Calame, K., and Hood, L.: **An immunoglobulin heavy chain variable region gene is generated from three segments of DNA: V_H, D and J_H.** Cell 1980, **19**:981–992.

Tonegawa, S., Maxam, A.M., Tizard, R., Bernard, O., and Gilbert, W.: **Sequence of a mouse germ-line gene for a variable region of an immunoglobulin light chain.** Proc. Natl Acad. Sci. USA 1978, **75**:1485–1489.

5.3 Múltiplos segmentos gênicos V adjacentes estão presentes em cada *locus* de imunoglobulinas

Maki, R., Traunecker, A., Sakano, H., Roeder, W., and Tonegawa, S.: **Exon shuffling generates an immunoglobulin heavy chain gene.** Proc. Natl Acad. Sci. USA 1980, **77**:2138–2142.

Matsuda, F., and Honjo, T.: **Organization of the human immunoglobulin heavy-chain locus.** Adv. Immunol. 1996, **62**:1–29.

Thiebe, R., Schable, K.F., Bensch, A., Brensing-Kuppers, J., Heim, V., Kirschbaum, T., Mitlohner, H., Ohnrich, M., Pourrajabi, S., Roschenthaler, F., et al.: **The variable genes and gene families of the mouse immunoglobulin kappa locus.** Eur. J. Immunol. 1999, **29**:2072–2081.

5.4 O rearranjo dos segmentos gênicos V, D e J é orientado por sequências flanqueadoras no DNA

Grawunder, U., West, R.B., and Lieber, M.R.: **Antigen receptor gene rearrangement.** Curr. Opin. Immunol. 1998, **10**:172–180.

Lieber, M. R.: **The mechanism of human nonhomologous DNA end joining.** J. Biol. Chem. 2008, **283**:1–5.

Sakano, H., Huppi, K., Heinrich, G., and Tonegawa, S.: **Sequences at the somatic recombination sites of immunoglobulin light-chain genes.** Nature 1979, **280**:288–294.

5.5 As reações de recombinação dos segmentos gênicos V, D e J envolvem enzimas específicas de linfócitos e enzimas modificadoras de DNA presentes em todas as células

Agrawal, A., and Schatz, D.G.: **RAG1 and RAG2 form a stable postcleavage synaptic complex with DNA containing signal ends in V(D)J recombination.** Cell 1997, **89**:43–53.

Ahnesorg, P., Smith, P., and Jackson, S.P.: **XLF interacts with the XRCC4-DNA--ligase IV complex to promote nonhomologous end-joining.** Cell 2006, **124**:301–313.

Blunt, T., Finnie, N.J., Taccioli, G.E., Smith, G.C.M., Demengeot, J., Gottlieb, T.M., Ma, Y., Pannicke, U., Schwarz, K., and Lieber, M.R.: **Hairpin opening and overhang processing by an Artemis:DNA-PKcs complex in V(D)J recombination and in nonhomologous end joining.** Cell 2002, **108**:781–794.

Buck, D., Malivert, L., deChasseval, R., Barraud, A., Fondaneche, M.-C., Xanal, O., Plebani, A., Stephan, J.-L., Hufnagel, M., LeDiest, F., et al.: **Cernunnos, a novel nonhomologous end-joining factor, is mutated in human immunodeficiency with microcephaly.** Cell 2006, **124**:287–299.

Jung, D., Giallourakis, C., Mostoslavsky, R., and Alt, F.W.: **Mechanism and control of V(D)J recombination at the immunoglobulin heavy chain locus.** Annu. Rev. Immunol. 2006, **24**:541–570.

Li, Z.Y., Otevrel, T., Gao, Y.J., Cheng, H.L., Seed, B., Stamato, T.D., Taccioli, G.E., and Alt, F.W.: **The XRCC4 gene encodes a novel protein involved in DNA double--strand break repair and V(D)J recombination.** Cell 1995, **83**:1079–1089.

Mizuta, R., Varghese, A.J., Alt, F.W., Jeggo, P.A., and Jackson, S.P.: **Defective DNA-dependent protein kinase activity is linked to V(D)J recombination and DNA-repair defects associated with the murine–scid mutation.** Cell 1995, **80**:813–823.

Moshous, D., Callebaut, I., de Chasseval, R., Corneo, B., Cavazzana-Calvo, M., Le Deist, F., Tezcan, I., Sanal, O., Bertrand, Y., Philippe, N., et al.: **Artemis, a novel DNA double-strand break repair/V(D)J recombination protein, is mutated in human severe combined immune deficiency.** Cell 2001, **105**:177–186.

Oettinger, M.A., Schatz, D.G., Gorka, C., and Baltimore, D.: **RAG-1 and RAG-2, adjacent genes that synergistically activate V(D)J recombination.** Science 1990, **248**:1517–1523.

Villa, A., Santagata, S., Bozzi, F., Giliani, S., Frattini, A., Imberti, L., Gatta, L.B., Ochs, H.D., Schwarz, K., Notarangelo, L.D., et al.: **Partial V(D)J recombination activity leads to Omenn syndrome.** Cell 1998, **93**:885–896.

5.6 A diversidade do repertório de imunoglobulinas é gerada por quatro processos principais

Weigert, M., Perry, R., Kelley, D., Hunkapiller, T., Schilling, J., and Hood, L.: **The joining of V and J gene segments creates antibody diversity.** Nature 1980, **283**:497–499.

5.7 Múltiplos segmentos gênicos herdados são utilizados em diferentes combinações

Lee, A., Desravines, S., and Hsu, E.: **IgH diversity in an individual with only one million B lymphocytes.** Dev. Immunol. 1993, **3**:211–222.

5.8 A adição e a deleção de um número variável de nucleotídeos nas junções entre os segmentos gênicos contribuem para a diversidade da terceira região hipervariável

Gauss, G.H., and Lieber, M.R.: **Mechanistic constraints on diversity in human V(D)J recombination.** Mol. Cell. Biol. 1996, **16**:258–269.

Gilfillan, S., Dierich, A., Lemeur, M., Benoist, C., and Mathis, D.: **Mice lacking TdT: mature animals with an immature lymphocyte repertoire.** Science 1993, **261**:1755–1759.

Komori, T., Okada, A., Stewart, V., and Alt, F.W.: **Lack of N regions in antigen receptor variable region genes of TdT-deficient lymphocytes.** *Science* 1993, **261**:1171–1175.

Weigert, M., Gatmaitan, L., Loh, E., Schilling, J., and Hood, L.: **Rearrangement of genetic information may produce immunoglobulin diversity.** *Nature* 1978, **276**:785–790.

5.9 Segmentos gênicos dos TCRs estão organizados de modo similar aos segmentos gênicos das imunoglobulinas e são rearranjados pelas mesmas enzimas

Bertocci, B., DeSmet, A., Weill, J.-C., and Reynaud, C.A. **Non-overlapping functions of polX family DNA polymerases, pol μ, pol λ, and TdT, during immunoglobulin V(D)J recombination** *in vivo*. *Immunity* 2006, **25**:31–41.

Lieber, M.R.: **The polymerases for V(D)J recombination.** *Immunity* 2006, **25**:7–9.

Rowen, L., Koop, B.F., and Hood, L.: **The complete 685-kilobase DNA sequence of the human β T cell receptor locus.** *Science* 1996, **272**:1755–1762.

Shinkai, Y., Rathbun, G., Lam, K.P., Oltz, E.M., Stewart, V., Mendelsohn, M., Charron, J., Datta, M., Young, F., Stall, A.M., *et al.*: **RAG-2 deficient mice lack mature lymphocytes owing to inability to initiate V(D)J rearrangement.** *Cell* 1992, **68**:855–867.

5.10 Os TCRs concentram sua diversidade na terceira região hipervariável

Davis, M.M., and Bjorkman, P.J.: **T-cell antigen receptor genes and T-cell recognition.** *Nature* 1988, **334**:395–402.

Garboczi, D.N., Ghosh, P., Utz, U., Fan, Q.R., Biddison, W.E., and Wiley, D.C.: **Structure of the complex between human T-cell receptor, viral peptide and HLA-A2.** *Nature* 1996, **384**:134–141.

Hennecke, J., and Wiley, D.C.: **T cell receptor–MHC interactions up close.** *Cell* 2001, **104**:1–4.

Hennecke, J., Carfi, A., and Wiley, D.C.: **Structure of a covalently stabilized complex of a human $\alpha\beta$ T-cell receptor, influenza HA peptide and MHC class II molecule, HLA-DR1.** *EMBO J.* 2000, **19**:5611–5624.

Jorgensen, J.L., Esser, U., Fazekas de St. Groth, B., Reay, P.A., and Davis, M.M.: **Mapping T-cell receptor–peptide contacts by variant peptide immunization of single-chain transgenics.** *Nature* 1992, **355**:224–230.

5.11 TCRs γ:δ são também gerados por rearranjo gênico

Chien, Y.H., Iwashima, M., Kaplan, K.B., Elliott, J.F., and Davis, M.M.: **A new T-cell receptor gene located within the alpha locus and expressed early in T-cell differentiation.** *Nature* 1987, **327**:677–682.

Lafaille, J.J., DeCloux, A., Bonneville, M., Takagaki, Y., and Tonegawa, S.: **Junctional sequences of T cell receptor gamma delta genes: implications for gamma delta T cell lineages and for a novel intermediate of V-(D)-J joining.** *Cell* 1989, **59**:859–870.

Tonegawa, S., Berns, A., Bonneville, M., Farr, A.G., Ishida, I., Ito, K., Itohara, S., Janeway, C.A., Jr, Kanagawa, O., Kubo, R., *et al.*: **Diversity, development, ligands, and probable functions of gamma delta T cells.** *Adv. Exp. Med. Biol.* 1991, **292**:53–61.

5.12 Diferentes classes de imunoglobulinas são diferenciadas pela estrutura de suas regiões constantes de cadeia pesada

Davies, D.R., and Metzger, H.: **Structural basis of antibody function.** *Annu. Rev. Immunol.* 1983, **1**:87–117.

5.13 As regiões constantes conferem especialização funcional ao anticorpo

Helm, B.A., Sayers, I., Higginbottom, A., Machado, D.C., Ling, Y., Ahmad, K., Padlan, E.A., and Wilson, A.P.M.: **Identification of the high affinity receptor binding region in human IgE.** *J. Biol. Chem.* 1996, **271**:7494–7500.

Jefferis, R., Lund, J., and Goodall, M.: **Recognition sites on human IgG for Fcγ receptors—the role of glycosylation.** *Immunol. Lett.* 1995, **44**:111–117.

Sensel, M.G., Kane, L.M., and Morrison, S.L.: **Amino acid differences in the N-terminus of C_H2 influence the relative abilities of IgG2 and IgG3 to activate complement.** *Mol. Immunol.* **34**:1019–1029.

5.14 Células B virgens maduras expressam tanto IgM quanto IgD em suas superfícies

Abney, E.R., Cooper, M.D., Kearney, J.F., Lawton, A.R., and Parkhouse, R.M.: **Sequential expression of immunoglobulin on developing mouse B lymphocytes: a systematic survey that suggests a model for the generation of immunoglobulin isotype diversity.** *J. Immunol.* 1978, **120**:2041–2049.

Blattner, F.R. and Tucker, P.W.: **The molecular biology of immunoglobulin D.** *Nature* 1984, **307**:417–422.

Goding, J.W., Scott, D.W., and Layton, J.E.: **Genetics, cellular expression and function of IgD and IgM receptors.** *Immunol. Rev.* 1977, **37**:152–186.

5.15 As formas secretadas e transmembranas das imunoglobulinas são geradas a partir de transcritos alternativos de cadeias pesadas

Early, P., Rogers, J., Davis, M., Calame, K., Bond, M., Wall, R., and Hood, L.: **Two mRNAs can be produced from a single immunoglobulin μ gene by alternative RNA processing pathways.** *Cell* 1980, **20**:313–319.

Peterson, M.L., Gimmi, E.R., and Perry, R.P.: **The developmentally regulated shift from membrane to secreted μ mRNA production is accompanied by an increase in cleavage-polyadenylation efficiency but no measurable change in splicing efficiency.** *Mol. Cell. Biol.* 1991, **11**:2324–2327.

Rogers, J., Early, P., Carter, C., Calame, K., Bond, M., Hood, L., and Wall, R.: **Two mRNAs with different 3′ ends encode membrane-bound and secreted forms of immunoglobulin μ chain.** *Cell* 1980, **20**:303–312.

5.16 A IgM e a IgA podem formar polímeros

Hendrickson, B.A., Conner, D.A., Ladd, D.J., Kendall, D., Casanova, J.E., Corthesy, B., Max, E.E., Neutra, M.R., Seidman, C.E., and Seidman, J.G.: **Altered hepatic transport of IgA in mice lacking the J chain.** *J. Exp. Med.* 1995, **182**:1905–1911.

Niles, M.J., Matsuuchi, L., and Koshland, M.E.: **Polymer IgM assembly and secretion in lymphoid and nonlymphoid cell-lines—evidence that J chain is required for pentamer IgM synthesis.** *Proc. Natl Acad. Sci. USA* 1995, **92**:2884–2888.

5.17 A AID introduz mutações nos genes transcritos nas células B

Bransteitter, R., Pham, P., Scharff, M.D., and Goodman, M.F.: **Activation-induced cytidine deaminase deaminates deoxycytidine on single-stranded DNA but requires the action of RNase.** *Proc. Natl Acad. Sci. USA* 2003, **100**:4102–4107.

Muramatsu, M., Kinoshita, K., Fagarasan, S., Yamada, S., Shinkai, Y., and Honjo, T.: **Class switch recombination and hypermutation require activation-induced cytidine deaminase (AID), a potential RNA editing enzyme.** *Cell* 2000, **102**:553–563.

Petersen-Mahrt, S.K., Harris, R.S., and Neuberger, M.S.: **AID mutates *E. coli* suggesting a DNA deamination mechanism for antibody diversification.** *Nature* 2002, **418**:99–103.

Pham, P., Bransteitter, R., Petruska, J., and Goodman, M.F.: **Processive AID-catalyzed cytosine deamination on single-stranded DNA stimulates somatic hypermutation.** *Nature* 2003, **424**:103–107.

Yu, K., Huang, F.T., and Lieber, M.R.: **DNA substrate length and surrounding sequence affect the activation-induced deaminase activity at cytidine.** *J. Biol. Chem.* 2004, **279**:6496–6500.

5.18 A hipermutação somática diversifica ainda mais os genes da região V rearranjados das imunoglobulinas

Basu, U., Chaudhuri, J., Alpert, C., Dutt, S., Ranganath, S., Li, G., Schrum, J.P., Manis, J.P., and Alt, F.W.: **The AID antibody diversification enzyme is regulated by protein kinase A phosphorylation.** *Nature* 2005, **438**:508–511.

Betz, A.G., Rada, C., Pannell, R., Milstein, C., and Neuberger, M.S.: **Passenger transgenes reveal intrinsic specificity of the antibody hypermutation mechanism: clustering, polarity, and specific hot spots.** *Proc. Natl Acad. Sci. USA* 1993, **90**:2385–2388.

Chaudhuri, J., Khuong, C., and Alt, F.W.: **Replication protein A interacts with AID to promote deamination of somatic hypermutation targets.** *Nature* 2004, **430**:992–998.

Di Noia, J. and Neuberger, M.S.: **Altering the pathway of immunoglobulin hypermutation by inhibiting uracil-DNA glycosylase.** *Nature* 2002, **419**:43–48.

McKean, D., Huppi, K., Bell, M., Straudt, L., Gerhard, W., and Weigert, M.: **Generation of antibody diversity in the immune response of BALB/c mice to influenza virus hemagglutinin.** *Proc. Natl Acad. Sci. USA* 1984, **81**:3180–3184.

Weigert, M.G., Cesari, I.M., Yonkovich, S.J., and Cohn, M.: **Variability in the lambda light chain sequences of mouse antibody.** *Nature* 1970, **228**:1045–1047.

5.19 A troca de classe permite que o mesmo éxon V_H se associe a diferentes genes C_H durante a resposta imune

Chaudhuri, J., and Alt, F.W.: **Class-switch recombination: interplay of transcription, DNA deamination and DNA repair.** *Nat. Rev. Immunol.* 2004, **4**:541–552.

Jung, S., Rajewsky, K., and Radbruch, A.: **Shutdown of class switch recombination by deletion of a switch region control element.** *Science* 1993, **259**:984.

Revy, P., Muto, T., Levy, Y., Geissmann, F., Plebani, A., Sanal, O., Catalan, N., Forveille, M., Dufourcq-Lagelouse, R., Gennery, A., *et al.*: **Activation-induced cytidine deaminase (AID) deficiency causes the autosomal recessive form of the hyper-IgM syndrome (HIGM2).** *Cell* 2000, **102**:565–575.

Sakano, H., Maki, R., Kurosawa, Y., Roeder, W., and Tonegawa, S.: **Two types of somatic recombination are necessary for the generation of complete immunoglobulin heavy-chain genes.** *Nature* 1980, **286**:676–683.

Shinkura, R., Tian, M., Smith, M., Chua, K., Fujiwara, Y., and Alt, F.W.: **The influence of transcriptional orientation on endogenous switch region function.** *Nat. Immunol.* 2003, **4**:435–441.

Yu, K., Chedin, F., Hsieh, C.-L., Wilson, T.E., and Lieber, M.R.: **R-loops at immunoglobulin class switch regions in the chromosomes of stimulated B cells.** *Nat. Immunol.* 2003, **4**:442–451.

5.20 Alguns invertebrados geram grande diversidade em um repertório de genes semelhantes às imunoglobulinas

Dong, Y., Taylor, H.E., and Dimopoulos, G.: **AgDscam, a hypervariable immunoglobulin domain-containing receptor of the *Anopheles gambiae* innate immune system.** *PLoS Biol.* 2006, **4**:e229.

Loker, E.S., Adema, C.M., Zhang, S.M., and Kepler, T.B.: **Invertebrate immune systems—not homogeneous, not simple, not well understood.** *Immunol. Rev.* 2004, **198**:10–24.

Watson, F.L., Puttmann-Holgado, R., Thomas, F., Lamar, D.L., Hughes, M., Kondo, M., Rebel, V.I., and Schmucker, D.: **Extensive diversity of Ig-superfamily proteins in the immune system of insects.** *Science* 2005, **309**:1826–1827.

Zhang, S.M., Adema, C.M., Kepler, T.B., and Loker, E.S.: **Diversification of Ig superfamily genes in an invertebrate.** *Science* 2004, **305**:251–254.

5.21 Os agnatos possuem um sistema imune adaptativo que utiliza o rearranjo gênico somático para diversificar os receptores produzidos a partir dos domínios com repetições ricas em leucina (LRR)

Cooper, M.D., and Alder, M.N.: **The evolution of adaptive immune systems.** *Cell* 2006, **124**:815–822.

Guo, P., Hirano, M., Herrin, B.R., Li, J., Yu, C., Sadlonova, A., and Cooper, M.D.: **Dual nature of the adaptive immune system in lampreys.** *Nature* 2009, **459**:796–801. [Erratum: *Nature* 2009, **460**:1044.]

Han, B.W., Herrin, B.R., Cooper, M.D., and Wilson, I.A.: **Antigen recognition by variable lymphocyte receptors.** *Science* 2008, **321**:1834–1837.

Litman, G.W., Finstad, F.J., Howell, J., Pollara, B.W., and Good, R.A.: **The evolution of the immune response. 3. Structural studies of the lamprey immunoglobulin.** *J. Immunol.* 1970, **105**:1278–1285.

Nagawa, F., Kishishita, N., Shimizu, K., Hirose, S., Miyoshi, M., Nezu, J., Nishimura, T., Nishizumi, H., Takahashi, Y., Hashimoto, S., *et al.*: **Antigen-receptor genes of the agnathan lamprey are assembled by a process involving copy choice.** *Nat. Immunol.* 2007, **8**:206–213.

Rogozin, I.B., Iyer, L.M., Liang, L., Glazko, G.V., Liston, V.G., Pavlov, Y.I., Aravind, L., and Pancer, Z.: **Evolution and diversification of lamprey antigen receptors: evidence for involvement of an AID-APOBEC family cytosine deaminase.** *Nat. Immunol.* 2007, **8**:647–656.

5.22 A imunidade adaptativa dependente de RAG com base em um repertório limitado de genes semelhantes a imunoglobulinas surgiu abruptamente nos peixes cartilaginosos

Fugmann, S.D., Messier, C., Novack, L.A., Cameron, R.A., and Rast, J.P.: **An ancient evolutionary origin of the *Rag1/2* gene locus.** *Proc. Natl Acad. Sci. USA* 2006, **103**:3728–3733.

Kapitonov, V.V., and Jurka J.: **RAG1 core and V(D)J recombination signal sequences were derived from Transib transposons.** *PLoS Biol.* 2005, **3**:e181.

Suzuki, T., Shin-I, T., Fujiyama, A., Kohara, Y., and Kasahara, M.: **Hagfish leukocytes express a paired receptor family with a variable domain resembling those of antigen receptors.** *J. Immunol.* 2005, **174**:2885–2891.

van den Berg, T.K., Yoder, J.A., and Litman, G.W.: **On the origins of adaptive immunity: innate immune receptors join the tale.** *Trends Immunol.* 2004, **25**:11–16.

5.23 Diferentes espécies produzem uma diversidade de imunoglobulinas de maneiras distintas

Knight, K.L., and Crane, M.A.: **Generating the antibody repertoire in rabbit.** *Adv. Immunol.* 1994, **56**:179–218.

Reynaud, C.A., Bertocci, B., Dahan, A., and Weill, J.C.: **Formation of the chicken B-cell repertoire—ontogeny, regulation of Ig gene rearrangement, and diversification by gene conversion.** *Adv. Immunol.* 1994, **57**:353–378.

Reynaud, C.A., Garcia, C., Hein, W.R., and Weill, J.C.: **Hypermutation generating the sheep immunoglobulin repertoire is an antigen independent process.** *Cell* 1995, **80**:115–125.

Vajdy, M., Sethupathi, P., and Knight, K.L.: **Dependence of antibody somatic diversification on gut-associated lymphoid tissue in rabbits.** *J. Immunol.* 1998, **160**:2725–2729.

5.24 Os TCRs α:β e γ:δ estão presentes em peixes cartilaginosos

Rast, J.P., and Litman, G.W.: **T-cell receptor gene homologs are present in the most primitive jawed vertebrates.** *Proc. Natl Acad. Sci. USA* 1994, **91**:9248–9252.

Rast, J.P., Anderson, M.K., Strong, S.J., Luer, C., Litman, R.T., and Litman, G.W.: **α, β, γ, and δ T-cell antigen receptor genes arose early in vertebrate phylogeny.** *Immunity* 1997, **6**:1–11.

5.25 As moléculas do MHC de classe I e classe II também foram encontradas pela primeira vez nos peixes cartilaginosos

Hashimoto, K., Okamura, K., Yamaguchi, H., Ototake, M., Nakanishi, T., and Kurosawa, Y.: **Conservation and diversification of MHC class I and its related molecules in vertebrates.** *Immunol. Rev.* 1999, **167**:81–100.

Kurosawa, Y., and Hashimoto, K.: **How did the primordial T cell receptor and MHC molecules function initially?** *Immunol. Cell Biol.* 1997, **75**:193–196.

Ohta, Y., Okamura, K., McKinney, E.C., Bartl, S., Hashimoto, K., and Flajnik, M.F.: **Primitive synteny of vertebrate major histocompatibility complex class I and class II genes.** *Proc. Natl Acad. Sci. USA* 2000, **97**:4712–4717.

Okamura, K., Ototake, M., Nakanishi, T., Kurosawa, Y., and Hashimoto, K.: **The most primitive vertebrates with jaws possess highly polymorphic MHC class I genes comparable to those of humans.** *Immunity* 1997, **7**:777–790.

Apresentação de Antígenos para os Linfócitos T

Na resposta imune adaptativa, o antígeno é reconhecido por dois grupos distintos de receptores moleculares altamente variáveis – as imunoglobulinas, que servem como receptores de antígeno nas células B, e os receptores antígeno-específicos das células T. Conforme foi visto no Capítulo 4, as células T somente reconhecem antígenos que são apresentados nas superfícies celulares. Esses antígenos são derivados de patógenos que se replicam no interior das células, como vírus ou bactérias intracelulares, ou patógenos ou seus produtos capturados do líquido extracelular. Em qualquer um dos casos, as células expõem em suas superfícies fragmentos peptídicos oriundos das proteínas dos patógenos, podendo, assim, ser detectadas por células T. Esses peptídeos derivados dos patógenos são apresentados na superfície celular por glicoproteínas especializadas – as **moléculas do MHC** – cuja estrutura e função foram também apresentadas no Capítulo 4. As moléculas do MHC são codificadas em um grande grupo de genes, primeiramente identificados por seus fortes efeitos na resposta imune contra tecidos transplantados. Por esse motivo, o complexo gênico é chamado **complexo de histocompatibilidade principal** (**MHC**, do inglês *major histocompatibility complex*).

No início, serão discutidos os mecanismos por meio dos quais os antígenos proteicos são degradados em peptídeos no interior das células, e estes são carregados para a superfície, estavelmente ligados às moléculas do MHC. O leitor verá que há duas classes diferentes de moléculas do MHC, conhecidas como MHC de classe I e MHC de classe II, sendo que cada uma obtém peptídeos de compartimentos celulares diferentes. Peptídeos derivados do citosol são transportados no retículo endoplasmático, onde são associados às moléculas do MHC de classe I recém-sintetizadas. Quando são transportados para a superfície celular, esses complexos peptídeo:MHC são reconhecidos por células T CD8. Os peptídeos gerados pela degradação das proteínas nas vesículas endossomais intracelulares são ligados às moléculas do MHC de classe II e reconhecidos por células T CD4. As células T CD4 e CD8 possuem atividades bem distintas, eficazes contra diferentes tipos de patógenos. A classe da molécula do MHC que apresenta um peptídeo derivado de um patógeno é, portanto, crucial para assegurar o reconhecimento por uma célula T cujas ações serão capazes de eliminar este patógeno.

Independentemente da presença de uma infecção, as moléculas do MHC rotineiramente ligam peptídeos das próprias proteínas, as quais estão, de forma contínua, sendo degradadas nas células, e os apresentam na superfície celular. Os mecanismos de tolerância que impedem que o sistema imune reaja contra os próprios tecidos em geral previnem que esses peptídeos próprios iniciem uma resposta imune. Entretanto, se a tolerância é interrompida, os peptídeos próprios apresentados na superfície celular podem desencadear respostas autoimunes, como será discutido no Capítulo 15.

O foco da segunda parte deste capítulo são os genes de MHC de classes I e II e sua notável variabilidade. Existem várias moléculas diferentes de MHC em cada classe e cada um dos seus genes é altamente polimórfico, com muitas variantes presentes na população. O polimorfismo do MHC tem um profundo efeito sobre o reconhecimento do antígeno pelas células T, e a combinação de múltiplos genes e de seu polimorfismo aumenta muito a gama de peptídeos que podem ser apresentados às células T por cada indivíduo e por populações como um todo, permitindo que respondam à ampla variação de patógenos potenciais que encontrarão. O MHC também contém outros genes além daqueles que codificam as moléculas do MHC, e os produtos de muitos desses genes estão envolvidos na geração de complexos peptídeo:MHC. Será considerado também um grupo de proteínas, codificadas tanto dentro como fora do MHC, similares às moléculas do MHC de classe I, mas que possuem polimorfismo limitado. Elas possuem várias funções, como a ativação de células T e células *natural killer* (NK) por meio da ligação da NKG2D (ver Seção 3.22) e a apresentação de antígenos lipídicos microbianos para um subgrupo de células T α:, conhecidas como células iNKT, que expressam um repertório restrito de receptores de células T (TCR, do inglês *T-cell receptors*).

A produção dos ligantes de receptores de células T (TCRs)

A função protetora das células T depende de sua habilidade em reconhecer células que contêm agentes patogênicos ou que internalizaram tais patógenos ou seus produtos. Como foi visto no Capítulo 4, o ligante reconhecido por uma célula T é um peptídeo ligado a uma molécula do MHC e apresentado na superfície celular. A produção de peptídeos de proteínas nativas é comumente chamada de **processamento do antígeno**, ao passo que a apresentação do peptídeo na superfície celular pelas moléculas do MHC é denominada **apresentação do antígeno**. Já foi descrita a estrutura das moléculas do MHC e já foi visto como elas ligam os antígenos peptídicos em uma fenda na sua superfície externa (ver Seções 4.13 a 4.16). Neste capítulo, será visto como os peptídeos são gerados, a partir das proteínas dos patógenos presentes em dois compartimentos intracelulares distintos: o citosol e os compartimentos vesiculares (Fig. 6.1) – e como eles são carregados para as moléculas do MHC de classes I e II, respectivamente.

6.1 As moléculas do MHC de classes I e II carregam peptídeos para a superfície celular a partir de dois compartimentos intracelulares distintos

Os antígenos dos agentes infecciosos entram em um dos dois compartimentos citosólicos ou vesiculares das células por várias vias. Os vírus e algumas bactérias multiplicam-se no citosol ou nos espaços contíguos ao núcleo (Fig. 6.2, primeira figura). Os antígenos microbianos entram no compartimento vesicular por dois caminhos. Algumas bactérias patogênicas e parasitos protozoários sobrevivem à ingestão pelos macrófagos e multiplicam-se no interior das vesículas intracelulares do sistema lissomo-endossoma (Fig. 6.2, segunda figura). Outras bactérias patogênicas proliferam fora das células, onde causam dano aos tecidos por meio da secreção de toxinas e outras proteínas. Essas bactérias e seus produtos tóxicos podem ser internalizados por fagocitose, endocitose mediada por receptor ou macropinocitose para os endossomas e lisossomas, onde são degradadas por enzimas digestivas, aqui ilustradas no caso da endocitose mediada pelo receptor nas células B, as quais são muito eficientes na captura e na internalização de antígenos extracelulares por meio de seus receptores de células B (BCRs, do inglês *B-cell receptors*) antígeno-específicos (Fig. 6.2, terceira figura). Partículas virais e antígenos de parasitos dos líquidos extracelulares também podem ser capturados e degradados, e seus peptídeos, apresentados às células T.

Os peptídeos originados dos diversos compartimentos são apresentados na superfície celular por diferentes classes de moléculas do MHC. As moléculas do MHC de classe I apresentam peptídeos originados no citosol, ao passo que as moléculas do MHC de classe II apresentam peptídeos provenientes do sistema vesicular. O sistema imune possui diferentes estratégias para eliminar os patógenos que replicam no

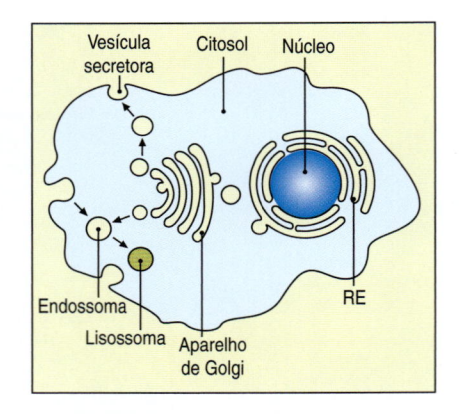

Figura 6.1 Existem dois principais compartimentos intracelulares separados por membranas. Um deles é o citosol, que também se comunica com o núcleo por meio dos poros nucleares na membrana nuclear. O outro é o sistema vesicular, que compreende o retículo endoplasmático (RE), o aparelho de Golgi, os endossomas, os lisossomas e outras vesículas intracelulares. O sistema vesicular pode ser visto em continuidade com o líquido extracelular. As vesículas secretoras brotam do RE e transportam, via fusão com as membranas do Golgi, seus conteúdos para fora da célula, enquanto o material extracelular é incorporado por endocitose ou fagocitose para dentro dos endossomas ou dos fagossomos, respectivamente. As vias de entrada e saída podem ser ligadas pela fusão de vesículas que chegam e que saem, as quais são importantes tanto para a destruição dos patógenos nas células especializadas, como os neutrófilos, quanto para a apresentação de antígeno, como será visto neste capítulo.

Patógenos citosólicos	Patógenos intravesiculares	Patógenos e toxinas extracelulares
Qualquer célula	Macrófago	Célula B

	Patógenos citosólicos	Patógenos intravesiculares	Patógenos e toxinas extracelulares
Degradado no	Citosol	Vesículas endocíticas (baixo pH)	Vesículas endocíticas (baixo pH)
Peptídeos ligam-se a	MHC de classe I	MHC de classe II	MHC de classe II
Apresentado a	Células T CD8 efetoras	Células T CD4 efetoras	Células T CD4 efetoras
Efeito sobre a célula apresentadora	Morte celular	Ativação para destruir bactérias e parasitos intravesiculares	Ativação de células B a fim de secretar Ig para eliminação de bactérias e toxinas extracelulares

Figura 6.2 Os patógenos e seus produtos podem ser encontrados no compartimento citosólico ou no compartimento vesicular das células. Primeira figura: todos os vírus e algumas bactérias replicam-se no compartimento citosólico. Seus antígenos são apresentados por moléculas do complexo de histocompatibilidade principal (MHC) de classe I às células T CD8. Segunda figura: outras bactérias e alguns parasitos são capturados para dentro dos endossomas, normalmente por células fagocíticas especializadas, como os macrófagos. Ali, eles são mortos e degradados ou, em alguns casos, sobrevivem e proliferam dentro das vesículas. Seus antígenos são apresentados por moléculas do MHC de classe II para células T CD4. Terceira figura: proteínas derivadas de patógenos extracelulares podem entrar no sistema vesicular das células ao se ligarem aos receptores de superfície celular e, a seguir, serem endocitadas. Esse processo está ilustrado por antígenos ligados pela imunoglobulina de superfície (BCR) das células B (para simplificar, o retículo endoplasmático e o aparelho de Golgi foram omitidos). As células B apresentam esses antígenos às células T CD4, que podem, então, estimular as células B a produzir anticorpos. Outros tipos de células que possuem receptores para as regiões Fc das moléculas de anticorpo podem também internalizar antígenos dessa forma e são capazes de ativar as células T.

citosol ou no sistema endossômico, e as moléculas do MHC asseguram que a estratégia adequada será ativada. As células infectadas com vírus ou bactérias citosólicas são detectadas e eliminadas pelas **células T citotóxicas**. Essas células T efetoras são diferenciadas por sua molécula correceptora CD8, que se liga às moléculas do MHC de classe I (ver Seção 4.17). A função das células T CD8 é matar as células que elas reconhecem. Essa é uma maneira importante de eliminar a fonte de novas partículas virais e bactérias que devem viver no citosol, libertando o hospedeiro da infecção.

Os patógenos e seus produtos nos compartimentos vesiculares são detectados por diferentes classes de células T, distinguidas pela molécula do correceptor CD4, que se liga às moléculas do MHC de classe II (ver Seção 4.17). As **células T CD4 efetoras** compreendem vários subgrupos distintos, sendo que cada um possui uma atividade que auxilia na eliminação dos patógenos-alvo. Os patógenos intravesiculares são adaptados para resistir à morte intracelular, e os macrófagos nos quais vivem necessitam de um reforço extra de ativação para matar o patógeno. Essa é uma das funções do subgrupo de células T CD4, o T_H1. Outro subgrupo de células T CD4 tem como função a regulação de outros aspectos da resposta imune e algumas células T CD4 possuem atividade citotóxica. As diferentes atividades das células T CD4 e CD8 podem ser basicamente vistas como adaptadas para lidar com patógenos encontrados em diferentes compartimentos celulares, mas, como será visto, existe uma comunicação significativa entre esses dois caminhos.

As moléculas do MHC de classes I e II apresentam distribuição distinta nas células do organismo e isso reflete as diferentes funções efetoras das células T que as reconhecem. As moléculas do MHC de classe I são expressas em quase todas as células do organismo (exceto nas hemácias), enquanto a expressão das moléculas do MHC de classe II são praticamente restritas às células do sistema imune: células dendríticas, macrófagos, células B e células T (as últimas, em humanos, mas não em camundongos) e células epiteliais do córtex tímico, como descrito na Seção 4.18 e na Figura 4.27. As células ilustradas na Figura 6.2 são alvo para as células T efetoras já ativadas. Entretanto, para iniciar uma resposta imune adaptativa, o antígeno deve ser apresentado às células T virgens por meio de células apresentadoras de antígenos especializadas, no início, as células dendríticas convencionais (ver Seção 3.12). As células dendríticas são altamente especializadas para essa função e ativam as células T CD4 e CD8 virgens. Os macrófagos e as células B também podem atuar como células apresentadoras de antígenos, embora de maneira mais limitada. Os macrófagos capturam material particulado por fagocitose e, então, apresentam os peptídeos derivados dos patógenos nas moléculas do MHC de classe II, ativando as células CD4 necessárias para responder aos macrófagos, induzindo-os a eliminar os patógenos localizados em suas vesículas. Por meio de uma eficaz endocitose de antígenos específicos via imunoglobulinas de superfície e apresentação dos peptídeos derivados de antígenos nas moléculas do MHC de classe II, as células B podem ativar as células T CD4 que atuarão, por sua vez, como células T auxiliares para a produção de anticorpos contra esses antígenos.

6.2 Os peptídeos que se ligam às moléculas do MHC de classe I são transportados ativamente do citosol para o RE

As cadeias polipeptídicas de proteínas destinadas à superfície celular, incluindo as cadeias de moléculas do MHC, são translocadas durante a síntese para o lúmen do RE. Ali, as duas cadeias de cada molécula do MHC dobram-se corretamente e ligam-se uma à outra. Isso significa que o sítio de ligação do peptídeo da molécula do MHC de classe I é formado no lúmen do RE e nunca é exposto ao citosol. Os fragmentos antigênicos que se ligam às moléculas do MHC de classe I, contudo, são derivados geralmente de proteínas degradadas no citosol. Isso levantou a questão: como esses peptídeos são capazes de se ligar às moléculas do MHC de classe I e de serem apresentados na superfície celular?

A resposta é que esses peptídeos estão continuamente sendo transportados do citosol para o RE. As primeiras pistas para esse mecanismo de transporte provêm de células mutantes, portadoras de um defeito na apresentação dos antígenos pelas moléculas do MHC de classe I. Embora as duas cadeias das moléculas do MHC de classe I sejam normalmente sintetizadas nessas células, existem muito menos proteínas do MHC de classe I do que o normal na superfície celular. O defeito pode ser corrigido pela adição de peptídeos sintéticos ao meio de cultura das células, sugerindo que foi o suprimento de peptídeos para as moléculas do MHC de classe I que estava sendo afetado. Essa alteração também foi a primeira indicação de que as moléculas do MHC são instáveis na ausência de um peptídeo ligado e que a ligação do peptídeo é necessária ao aparecimento e à manutenção das moléculas do MHC de classe I na superfície celular. A análise do DNA das células mutantes mostrou que os genes afetados codificavam membros da família de proteínas do cassete de ligação de ATP (ABC, do inglês *ATP-binding cassette*) e que essas proteínas eram ausentes ou não funcionais nessas células mutantes. As proteínas ABC fazem o transporte dependente de ATP de íons, açúcares, aminoácidos e peptídeos através da membrana. As duas proteínas ABC ausentes nas células mutantes estão em geral associadas à membrana do RE e são denominadas **transportadoras associadas ao processamento do antígeno 1** e **2** (**TAP1** e **TAP2**, do inglês *transporters associated with antigens processing 1 and 2*). A transfecção das células mutantes com os genes ausentes restaura a capacidade de apresentação de peptídeos das moléculas do MHC de classe I. Essas duas proteínas TAP formam um heterodímero na membrana (Fig. 6.3), e mutações em qualquer um dos genes TAP impedem a apresentação de antígenos pelas moléculas do MHC de classe I. Os genes *TAP1* e *TAP2* mapeiam dentro do próprio MHC (ver Seção 6.11) e são induzidos por interferons, os quais são produzidos em resposta à infecção viral. Na verdade, a infecção viral aumenta a entrega de peptídeos citosólicos para o RE.

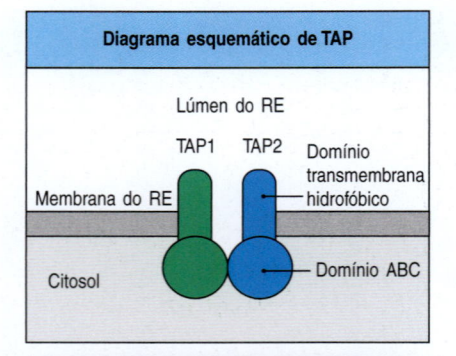

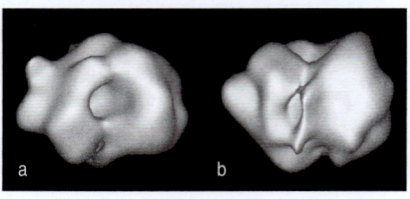

Figura 6.3 TAP1 e TAP2 formam um transportador de peptídeos na membrana do retículo endoplasmático (RE). Figura superior: TAP1 e TAP2 são cadeias polipeptídicas individuais, cada uma com um domínio de ligação de ATP e um domínio hidrofóbico. As duas cadeias juntam-se para formar um heterodímero, formando um transportador típico de quatro domínios da família de cassetes de ligação de ATP (ABC). Os domínios hidrofóbicos transmembrana têm múltiplas regiões transmembrana (não mostradas aqui). O domínio de ligação do ATP localiza-se no citosol, enquanto os domínios hidrofóbicos projetam-se por meio da membrana para dentro do lúmen do RE, formando um canal através do qual os peptídeos podem passar. Figura inferior: reconstrução por microscopia eletrônica da estrutura do heterodímero TAP1:TAP2. Em **a**, pode-se ver a superfície do transportador TAP do lúmen do RE, olhando de baixo para cima do domínio transmembrana, enquanto em **b**, vê-se a parte lateral da TAP no plano da membrana. Os domínios de ligação ao ATP formam dois lobos abaixo dos domínios transmembrana; a porção basal desses lobos somente é observada na porção posterior da visão lateral. (Estruturas TAP cortesias de G. Velarde.)

Em testes *in vitro* que utilizam frações de células não mutantes, as vesículas microssômicas que mimetizam o RE internalizam peptídeos, que se ligam a moléculas do MHC de classe I, presentes no lúmen do microssomo. Vesículas provenientes de células deficientes de TAP1 ou TAP2 não capturam peptídeos. O transporte do peptídeo para os microssomos normais requer a hidrólise do ATP, confirmando que o complexo TAP1:TAP2 é um transportador de peptídeos dependente de ATP. Experimentos semelhantes com células humanas mostram que o complexo TAP possui alguma especificidade para os peptídeos que transportará. Ele prefere peptídeos entre oito e 16 aminoácidos de extensão, portadores de resíduos hidrofóbicos ou básicos no terminal carboxila – características precisas dos peptídeos que se ligam a moléculas do MHC de classe I (ver Seção 4.14) – e tem uma tendência para resíduos prolina nos primeiros três aminoácidos aminoterminais. A descoberta da TAP explicou como os peptídeos virais de proteínas sintetizadas no citosol ganham acesso ao lúmen do RE e ligam-se a moléculas do MHC de classe I, mas permanece a questão que põe em dúvida como esses peptídeos são gerados.

6.3   Os peptídeos para transporte dentro do RE são gerados no citosol

As proteínas celulares são continuamente degradadas e substituídas por outras proteínas recentemente sintetizadas. Grande parte da degradação proteica citoplasmática é realizada por um grande complexo de proteases multicatalíticas, chamado de **proteossoma** (Fig. 6.4). Um proteossoma típico é composto por um centro catalítico 20S e dois reguladores 19S em cada extremidade, sendo que ambos são complexos de multissubunidade de proteínas. O centro 20S é um grande complexo cilíndrico de 28 subunidades, arranjadas em quatro anéis empilhados, cada um com sete subunidades. Ele possui um centro vazio circundado pelos sítios ativos das subunidades proteolíticas. As proteínas são frequentemente marcadas para degradação pela ligação de moléculas da proteína ubiquitina. Essa modificação as tornam alvo para a subunidade reguladora de 19S, que reconhece e desdobra a proteína, de modo que

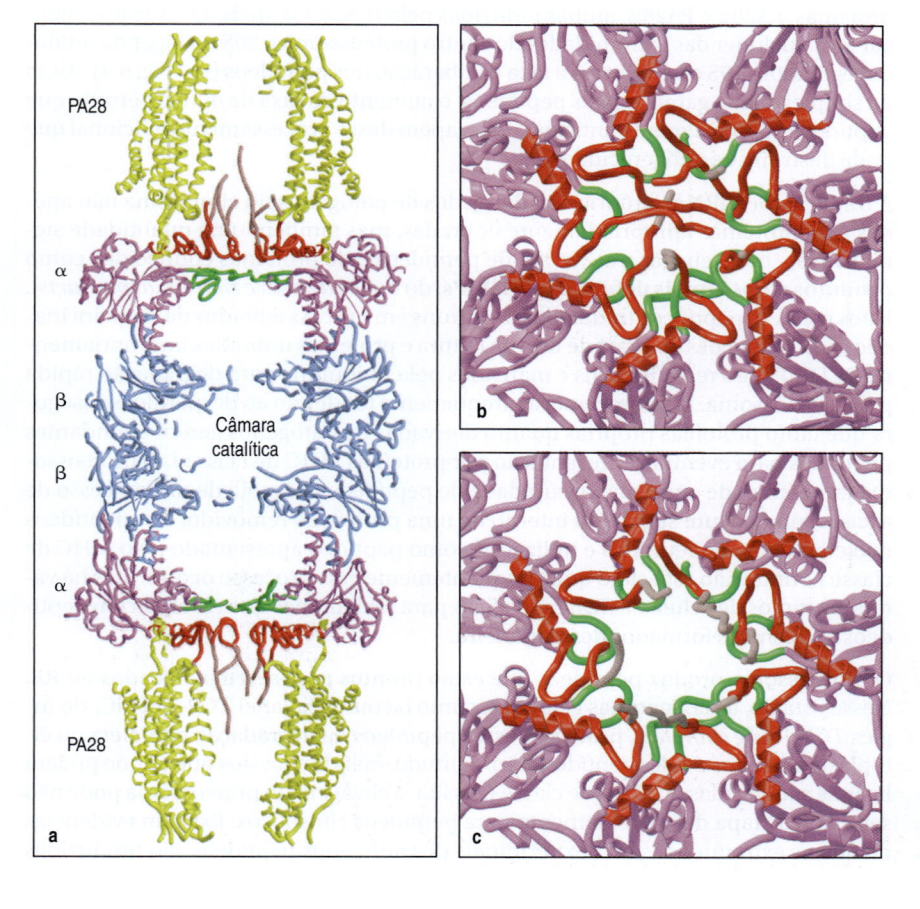

Figura 6.4   O ativador PA28 do proteossoma liga-se a ambas as terminações do proteossoma. Figura **a**: os anéis heptaméricos do ativador de proteossoma PA28 (amarelo) interage com as subunidades α (rosa) em ambas as terminações do proteossoma central (as subunidades β que formam o domínio catalítico do cerne estão em azul). Dentro dessa região, está o *anel* α (verde), uma estreita abertura anelar, que está normalmente bloqueada por outras unidades α (mostradas em vermelho). Figura **b**: vista de perto do *anel* α. Figura **c**: ligação do PA28 (não mostrado) ao proteossoma muda a conformação das subunidades α, movendo as partes da molécula que bloqueiam o anel e abrindo, assim, o final do cilindro. (Estruturas cortesia de F. Whitby.)

esta possa ser introduzida no centro catalítico do proteossoma. Ali, a cadeia proteica é degradada em dois pequenos peptídeos, subsequentemente liberados no citosol.

Diversas linhas de evidência sugerem que o proteossoma esteja envolvido na produção de peptídeos ligantes para moléculas do MHC de classe I. Experimentalmente, a marcação de proteínas com ubiquitina também resulta em uma apresentação mais eficiente de seus peptídeos pelas moléculas do MHC de classe I, e os inibidores da atividade proteolítica do proteossoma inibem a apresentação de antígenos pelas moléculas do MHC de classe I. Não se sabe se o proteossoma é a única protease citoplasmática capaz de executar essa tarefa.

Os dois anéis internos do centro 20S do proteossoma são compostos por subunidades proteolíticas constitutivamente expressas chamadas β1, β2 e β5, que formam a câmara catalítica (ver Fig. 6.4). As subunidades constitutivas são algumas vezes deslocadas por três subunidades catalíticas alternativas, denominadas LMP2 (PSMB9) e LMP7 (PSMB8), codificadas no MHC, próximo aos genes *TAP1* e *TAP2*, e MECL-1, que não é codificado no MHC. Da mesma maneira que as moléculas do MHC de classe I e TAP, LMP2, LMP7 e MECL-1 são induzidas por interferons. O proteossoma, portanto, pode existir em duas formas – o proteossoma constitutivo, encontrado em todas as células, e o **imunoproteossoma**, presente nas células estimuladas com interferons. A substituição das subunidades β por suas contrapartidas induzíveis pelo interferon altera a especificidade enzimática do proteossoma, de modo a aumentar a clivagem de polipeptídeos após os resíduos hidrofóbicos e reduzir a clivagem após os resíduos ácidos. Isso produz peptídeos com resíduos carboxiterminais, que são os resíduos de ancoramento preferidos para a ligação peptídica pela maioria das moléculas do MHC de classe I (ver Cap. 4), sendo também as estruturas preferidas para o transporte pelo TAP.

A produção de peptídeos antigênicos pelo proteossoma é aumentada por uma modificação posterior no proteossoma induzida pelo interferon-γ (IFN-γ). Essa é a ligação do proteossoma a um complexo proteico chamado de complexo ativador do proteossoma PA28. O PA28 é um anel de seis ou sete membros composto por duas proteínas, PA28α e PA28β, ambas induzidas pelo IFN-γ. Os anéis da PA28 podem ligar-se a qualquer das extremidades do centro proteossômico 20S no lugar da unidade reguladora 19S e aumentam a taxa de liberação dos peptídeos (ver Fig. 6.4). Além de simplesmente garantir mais peptídeos, o aumento da taxa de efluxo permite que peptídeos potencialmente antigênicos escapem desse processamento adicional que pode destruir sua antigenicidade.

A tradução de mRNAs próprios ou derivados de patógenos no citoplasma não apenas gera proteínas apropriadamente dobradas, mas também uma quantidade significativa – pode chegar a até 30% – de peptídeos e de proteínas conhecidos como **produtos ribossomais defeituosos** (**DRiPs**, do inglês *defective ribosomal products*). Estes incluem peptídeos traduzidos de íntrons em mRNAs editados de maneira inadequada, traduções de troca de fase de leitura e proteínas dobradas impropriamente. Os DRiPs são reconhecidos e marcados pela ubiquitina para degradação rápida pelo proteossoma. Esse processo, aparentemente tendendo ao desperdício, assegura que tanto proteínas próprias quanto derivadas de patógenos gerem abundantes peptídeos para eventual apresentação por proteínas MHC de classe I. O proteossoma também pode aumentar a variedade de peptídeos por meio de um processo de excisão, no qual um segmento interno de uma proteína é removido, e os peptídeos não contíguos são reunidos e utilizados como peptídeo apresentado pelo MHC de classe I. Ainda não está claro quão frequentemente esse processo ocorre, mas há vários exemplos de células T CD8 específicas para melanomas que reconhecem peptídeos antigênicos formados dessa maneira.

O proteossoma produz peptídeos que estão prontos para serem colocados no RE. Nesse estágio, as chaperonas celulares, como o complexo anel TCP-1 (TRiC, do inglês *TCP-1 ring complex*), protegem esses peptídeos da degradação completa no citoplasma. Muitos desses peptídeos são, contudo, mais longos dos que os que podem ligar-se a moléculas do MHC de classe I. Assim, a clivagem no proteossoma pode não ser a única etapa de processamento para peptídeos citosólicos. Existem evidências de que as extremidades carboxiterminais dos antígenos peptídeos são produzidas por clivagem nos proteossomas, mas a extremidade amino pode ser produzida por outro mecanismo. Os peptídeos longos demais para ligar-se a moléculas do MHC de classe I podem ainda ser transportados para o RE, onde suas extremidades amino podem ser aparadas por uma aminopeptidase chamada **aminopeptidase associada a processamento antigênico no RE** (**ERAAP**, do inglês *endoplasmic reticulum aminopeptidase associated with antigen processing*). Como outros componentes do caminho de apresentação de antígeno, a ERAAP tem sua produção aumentada por IFN-γ. Camundongos deficientes em ERAAP possuem repertório alterado de peptídeos carregados nas moléculas do MHC de classe I. Embora o carregamento dos peptídeos não seja afetado pela ausência da ERAAP, outros peptídeos não podem ser carregados normalmente e muitos peptídeos instáveis e imunogênicos que, em geral, não estão presentes, são encontrados em complexos com as moléculas do MHC na superfície celular. Isso faz as células de camundongos deficientes em ERAAP serem imunogênicas para as células T de camundongos normais, demonstrando que a ERAAP é uma editora essencial do repertório normal de peptídeo:MHC.

6.4 Moléculas do MHC de classe I recém-sintetizadas são retidas no RE até que se liguem a peptídeos

A ligação do peptídeo é um passo importante na aquisição de um estado estável pelas moléculas do MHC de classe I. Quando o suprimento de peptídeos para o RE é interrompido, como nas células *TAP* mutantes, moléculas do MHC de classe I recém-sintetizadas são mantidas no RE em um estado parcialmente pregueado. Isso explica por que as células mutantes em *TAP1* e *TAP2* não expressam moléculas do MHC de classe I em sua superfície. O dobramento e a montagem de uma molécula completa do MHC de classe I (ver Fig. 4.17) dependem da associação da cadeia α do MHC de classe I com a β2-microglobulina, e depois com o peptídeo. Esse processo envolve inúmeras proteínas acessórias com função de chaperonas. Somente quando um peptídeo liga-se à molécula do MHC de classe I esta pode ser liberada do RE e migrar para a superfície celular. Isso explica por que raros pacientes que foram identificados com imunodeficiência devido a defeitos na *TAP-1* e na *TAP-2* possuem poucas moléculas do MHC de classe I na superfície de suas células, uma doença conhecida como **deficiência do MHC de classe I**.

Figura 6.5 Moléculas do complexo de histocompatibilidade principal (MHC) de classe I não deixam o retículo endoplasmático (RE), a não ser que estejam ligadas a peptídeos. As cadeias α do MHC de classe I recém-sintetizadas são organizadas no RE com uma proteína que se liga à membrana, a calnexina. Quando esse complexo liga-se à β2-microglobulina (β2m), o dímero de cadeia α:β2m do MHC de classe I dissocia-se da calnexina, e a molécula do MHC de classe I parcialmente dobrada liga-se ao transportador de peptídeos TAP, interagindo com uma molécula de proteína associada à TAP, a tapasina. As moléculas chaperonas ERp57, que formam um heterodímero com a tapasina e a calreticulina, também se ligam para formar o complexo de carregamento do peptídeo da molécula do MHC de classe I. A molécula do MHC de classe I é retida dentro do RE até ser liberada pela ligação a um peptídeo, o que completa a organização da molécula do MHC. Mesmo na ausência de infecção, existe um fluxo contínuo de peptídeos do citosol para dentro do RE. Produtos ribossomais defeituosos (DRiPs) e proteínas velhas marcadas para destruição são degradadas no citoplasma pelo proteossoma para gerar peptídeos que são transportados para o lúmen do RE pela TAP. Alguns desses peptídeos se ligarão às moléculas do MHC de classe I. A aminopeptidase associada a processamento antigênico no RE (ERAAP) cliva o peptídeo na porção aminoterminal, permitindo que peptídeos muito longos possam se ligar, aumentando o repertório de potenciais peptídeos para ligação. Depois que o peptídeo liga-se à molécula do MHC, o complexo peptídeo:MHC deixa o RE e é transportado pelo aparelho de Golgi para a superfície celular.

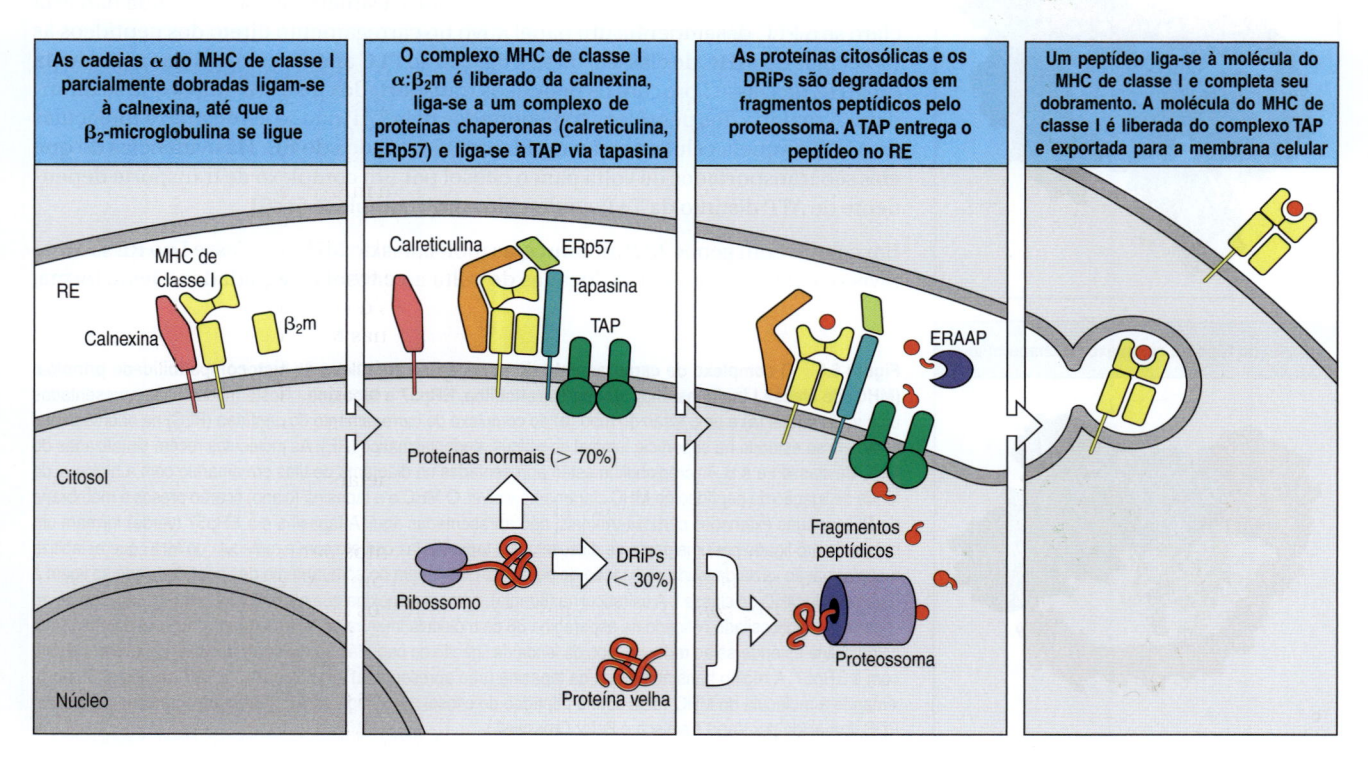

| As cadeias α do MHC de classe I parcialmente dobradas ligam-se à calnexina, até que a β2-microglobulina se ligue | O complexo MHC de classe I α:β2m é liberado da calnexina, liga-se a um complexo de proteínas chaperonas (calreticulina, ERp57) e liga-se à TAP via tapasina | As proteínas citosólicas e os DRiPs são degradados em fragmentos peptídicos pelo proteossoma. A TAP entrega o peptídeo no RE | Um peptídeo liga-se à molécula do MHC de classe I e completa seu dobramento. A molécula do MHC de classe I é liberada do complexo TAP e exportada para a membrana celular |

As cadeias α do MHC de classe I recém-sintetizadas que entram no RE ligam-se a uma chaperona chamada **calnexina**, capaz de reter a molécula do MHC de classe I em um estado parcialmente pregueado (Fig. 6.5). A calnexina também se associa a TCRs, imunoglobulinas e moléculas do MHC de classe II parcialmente dobrados, possuindo, assim, um papel central na montagem de muitas moléculas imunológicas. Quando a β_2-microglobulina liga-se à cadeia α, o heterodímero da α:β_2-microglobulina do MHC de classe I parcialmente pregueado dissocia-se da calnexina e liga-se a um conjunto de proteínas chamado **complexo de carregamento do peptídeo** (**PLC**, do inglês *peptide-loading complex*) do MHC de classe I. Um componente do PLC – a **calreticulina** – é similar à calnexina e provavelmente possui função similar de chaperona. Um segundo componente do complexo é a **tapasina**, que é associada à proteína TAP, codificada por um gene dentro do MHC. A tapasina forma uma ponte entre a molécula do MHC de classe I e a TAP, permitindo que o heterodímero parcialmente pregueado da α:β_2-microglobulina espere o transporte do peptídeo adequado do citosol. Um terceiro componente desse complexo é a chaperona **ERp57**, uma tiol-oxirredutase que tem a função de quebrar e corrigir pontes de dissulfeto no domínio α_2 do MHC de classe I durante a ligação com o peptídeo (Fig. 6.6). A ERp57 forma um heterodímero ligado por uma ponte de dissulfeto com a tapasina. A calnexina, a ERp57 e a calreticulina ligam-se a várias glicoproteínas durante sua montagem no RE e talvez façam parte de um mecanismo geral da maquinaria de controle de qualidade celular.

O componente final do PLC é a própria molécula TAP transportadora de peptídeo. Os outros componentes parecem ser essenciais, tanto para manter a molécula do MHC de classe I em um estado receptivo para um peptídeo quanto permitir a substituição de peptídeos com baixa afinidade ligados à molécula do MHC por peptídeos com afinidade mais elevada, processo denominado **editoramento do peptídeo**. Estudos sobre a ligação *in vitro* sugerem que o heterodímero ERp57:tapasina atuam no editoramento dos peptídeos ligados ao MHC de classe I. Células deficientes em tapasina ou em calreticulina mostram defeitos na montagem de moléculas do MHC de classe I e essas moléculas que chegam à superfície celular são ligadas a peptídeos de baixa afinidade e em quantidade abaixo do ideal. A ligação de um peptídeo a uma molécula do MHC de classe I parcialmente dobrada por fim o libera do complexo de carregamento. A molécula do MHC completamente dobrada e o peptídeo a ela complexado podem agora deixar o RE e serem transportados à superfície celular. Ainda não está claro se o PLC desempenha um papel ativo no carregamento direto dos peptídeos às moléculas do MHC de classe I, ou se a ligação ao PLC apenas permite que a molécula do MHC de classe I procure os peptídeos transportados pela TAP antes que se difundam. A maioria dos peptídeos transportados pela TAP não se associarão a moléculas do MHC naquela célula e serão rapidamente retirados do RE. Há evidências de que eles são transportados de volta para o citosol por um complexo de transporte dependente de ATP distinto da TAP, conhecido como complexo Sec61.

Em células com genes *TAP* mutantes, as moléculas do MHC de classe I no RE são instáveis e eventualmente translocadas de volta ao citosol e degradadas. Dessa forma,

Filme 6.1

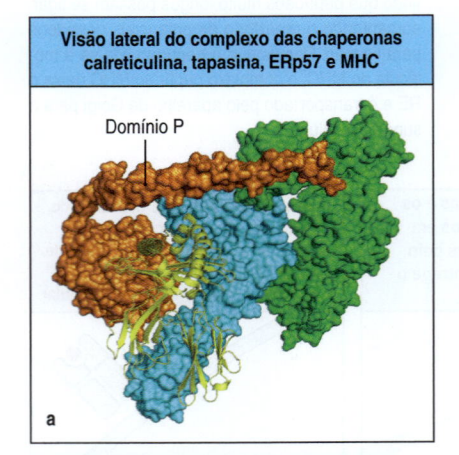

Visão lateral do complexo das chaperonas calreticulina, tapasina, ERp57 e MHC

Domínio P

a

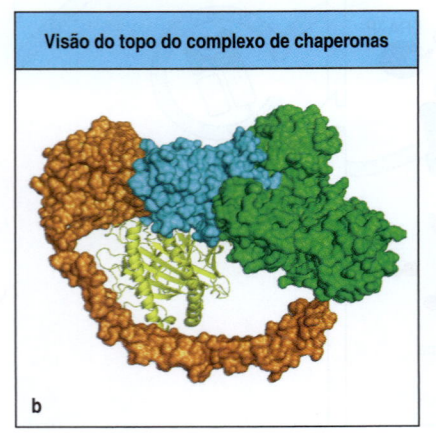

Visão do topo do complexo de chaperonas

b

Figura 6.6 O complexo de carregamento do peptídeo ao complexo de histocompatibilidade principal (MHC) de classe I inclui as chaperonas calreticulina, ERp57 e tapasina. Neste modelo, são apresentadas uma visão lateral (**a**) e uma visão do topo (**b**) do complexo de carregamento do peptídeo (PLC) na orientação tal como ele se estende na superfície luminal do retículo endoplasmático (RE). As moléculas recém-sintetizadas do MHC de classe I e a β_2-microglobulina estão apresentadas no diagrama de fitas em amarelo com a hélice α da fenda de ligação do peptídeo no MHC claramente visível. O MHC e a tapasina (ciano) ficarão presos à membrana do RE por suas extensões carboxiterminais, não apresentadas aqui. A tapasina e a ERp57 (verde) formam um heterodímero ligado por uma ponte de dissulfeto, e a tapasina faz contato com a molécula do MHC que estabiliza a conformação vazia da fenda de ligação do peptídeo. Elas atuam no editoramento dos peptídeos que se ligam à molécula do MHC de classe I. A calreticulina (laranja), como a calnexina que ela substitui (ver Fig. 6.5), liga-se ao glicano monoglicosilado *N*-ligado na asparagina 86 da molécula imatura do MHC. O longo e flexível domínio P da calreticulina estende-se ao redor do topo da fenda de ligação do peptídeo na molécula do MHC para fazer contato com a ERp57. A região transmembrana da tapasina (não apresentada) associa a PLC à TAP (ver Fig. 6.5), aproximando a molécula do MHC vazia com o peptídeo do citosol que chega ao RE. (Estrutura com base no arquivo PDB, fornecido por Karin Reinisch e Peter Cresswell.)

a molécula do MHC de classe I deve se ligar no peptídeo para completar o pregueamento e ser transportada a seguir. Em células não infectadas, os peptídeos derivados de proteínas próprias encaixam-se no sulco de ligação peptídica de moléculas maduras do MHC de classe I e são levados para a superfície celular. Em células normais, as moléculas do MHC de classe I são retidas no RE por algum tempo, sugerindo que um excesso de peptídeos está sendo apresentado a elas. Isso é importante para as moléculas do MHC de classe I, que devem estar imediatamente disponíveis para o transporte de peptídeos virais para a superfície celular se a célula for infectada.

6.5 Muitos vírus produzem imunoevasinas que interferem na apresentação de antígeno por moléculas do MHC de classe I

A apresentação de peptídeos virais por moléculas do MHC de classe I sinaliza para as células T CD8 para que matem as células infectadas. Alguns vírus escapam do reconhecimento imune por meio da produção de proteínas, chamadas **imunoevasinas**, que impedem o aparecimento de complexos peptídeo:MHC de classe I na superfície da célula infectada (Fig. 6.7). Algumas imunoevasinas bloqueiam a entrada de peptídeos no RE, tendo como alvo a transportadora TAP (Fig. 6.8, figura superior). O herpes-vírus simples produz a proteína ICP47, que se liga à superfície citosólica da TAP impedindo que peptídeos entrem no transportador, ao passo que a proteína US6 do citomegalovírus humano (HCMV, do inglês *human cytomegalovirus*) liga-se à face luminal da TAP e impede que peptídeos sejam transportados ao inibir a atividade ATPásica da TAP. A proteína UL49.5 do herpes-vírus bovino inibe o transporte de peptídeos pela TAP por meio do bloqueio de mudanças conformacionais na TAP que são necessárias para a translocação do peptídeo e, também, pela marcação de proteínas TAP para degradação no proteossoma.

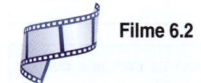 Filme 6.2

As proteínas virais também podem evitar que complexos peptídeo:MHC cheguem à superfície celular ao reter moléculas do MHC de classe I no RE (Fig. 6.8, figura central). A proteína E19 do adenovírus interage com certas proteínas do MHC de classe I e contém um motivo que retém o complexo proteico no RE. A E19 também evita a interação TAP-tapasina requerida para a colocação de peptídeos na molécula

Vírus	Proteína	Categoria	Mecanismo
Herpes-vírus simples 1	ICP47	Bloqueia entrada do peptídeo ao retículo endoplasmático (RE)	Bloqueia a ligação do peptídeo na TAP
Citomegalovírus humano (HCMV)	US6		Inibe a atividade ATPásica da TAP e bloqueia a liberação do peptídeo no RE
Herpes-vírus bovino	UL49.5		Inibe o transporte de peptídeo pela TAP
Adenovírus	E19	Retenção do MHC de classe I no RE	Inibidor competitivo da tapasina
HCMV	US3		Bloqueia a função da tapasina
Citomegalovírus murino (CMV)	M152		Desconhecido
HCMV	US2	Degradação do MHC de classe I (deslocamento)	Transporta algumas moléculas do MHC de classe I recém-sintetizadas para o citosol
Herpes-vírus gama murino 68	mK3		Atividade de ligase da E3-ubiquitina
CMV murino	m4	Liga-se ao MHC de classe I na superfície celular	Interfere no reconhecimento por linfócitos citotóxicos por um mecanismo desconhecido

Figura 6.7 As imunoevasinas produzidas por vírus interferem no processamento do antígeno que se liga às moléculas do complexo de histocompatibilidade principal (MHC) de classe I.

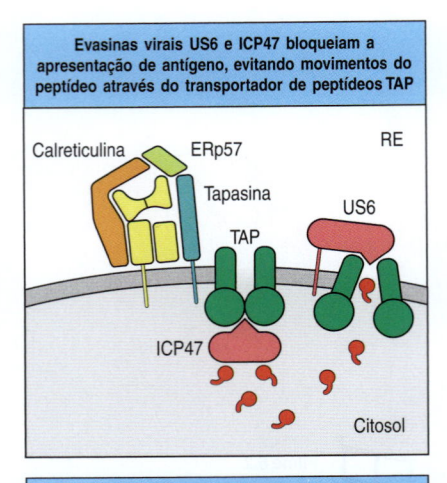

Evasinas virais US6 e ICP47 bloqueiam a apresentação de antígeno, evitando movimentos do peptídeo através do transportador de peptídeos TAP

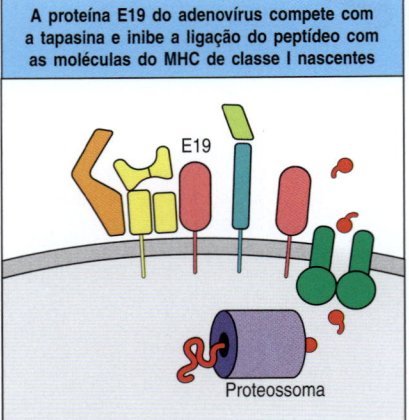

A proteína E19 do adenovírus compete com a tapasina e inibe a ligação do peptídeo com as moléculas do MHC de classe I nascentes

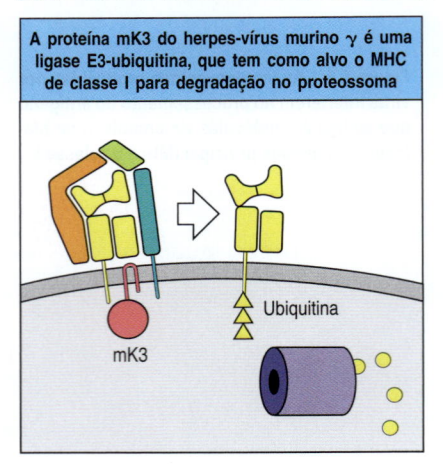

A proteína mK3 do herpes-vírus murino γ é uma ligase E3-ubiquitina, que tem como alvo o MHC de classe I para degradação no proteossoma

Figura 6.8 O complexo de carregamento de peptídeos no retículo endoplasmático (RE) é alvo das imunoevasinas virais. A figura superior mostra o bloqueio de entrada no RE. A proteína citosólica ICP47 do vírus HSV-1 (ver Fig. 6.7) evita que os peptídeos liguem-se à TAP no citosol, enquanto a proteína US6 do citomegalovírus humano (HCMV) interfere com a transferência dependente de ATP dos peptídeos por meio da TAP. A figura central mostra a retenção das moléculas do complexo de histocompatibilidade principal (MHC) de classe I no RE pela proteína do adenovírus E19. Esta se liga a certas moléculas do MHC e as retém no RE por uma sequência motivo de retenção no RE, competindo ao mesmo tempo com a tapasina, para evitar a associação à TAP, e com a ligação ao peptídeo. A figura inferior mostra como a proteína mK3 do herpes-vírus murino, uma ligase E3-ubiquitina, tem como alvo as moléculas do MHC de classe I recém-sintetizadas. A mK3 associa-se ao complexo tapasina:TAP e direciona a adição de subunidades de ubiquitina com ligações K48 (ver Seção 7.5) à cauda citoplasmática da molécula do MHC de classe I (processo não mostrado). A poliubiquitinação da cauda citoplasmática do MHC inicia o processo de degradação da molécula do MHC pela via do proteossoma.

do MHC de classe I. Várias proteínas virais catalisam a degradação de moléculas do MHC de classe I recém-sintetizadas por um processo conhecido como **deslocamento**, que inicia a rota normalmente utilizada para degradar proteínas maldobradas do RE, direcionando-as de volta ao citosol. Por exemplo, a proteína US11 do HCMV liga-se a moléculas do MHC de classe I nascentes e em conjunto com a derlina, uma proteína ubíqua da membrana do RE, entrega-as ao citosol, onde são degradadas. A proteína mK3 do herpes-vírus gama murino 68 tem duas regiões transmembrana que direcionam a associação ao complexo tapasina:TAP (Fig. 6.8, figura inferior). Sua atividade de ligase E3-ubiquitina adiciona uma cadeia de ubiquitina à cauda da molécula do MHC de classe I, levando à degradação do MHC pelo proteossoma. A maioria das imunoevasinas é encontrada no DNA dos vírus, como os herpes-vírus, que possuem genomas extensos e podem persistir na forma latente ou na forma quiescente no hospedeiro.

6.6 Os peptídeos apresentados pelas moléculas do MHC de classe II são produzidos em vesículas endocíticas acidificadas

Vários tipos de patógenos, incluindo o protozoário *Leishmania* e as micobactérias que causam a hanseníase e a tuberculose, replicam-se em vesículas intracelulares em macrófagos. Como residem em vesículas circundadas por membranas, as proteínas desses patógenos não são normalmente acessíveis aos proteossomas no citosol. Em vez disso, após a ativação do macrófago, os patógenos são degradados por proteases intravesiculares ativadas em fragmentos peptídicos que podem se ligar às moléculas do MHC de classe II, que passam por esse compartimento quando levadas do RE para a superfície celular. Como todas as proteínas de membrana, as moléculas do MHC de classe II são, inicialmente, levadas à membrana do RE e adiante como parte das vesículas circundadas por membranas que brotam do RE. Complexos de peptídeo e moléculas do MHC de classe II são então entregues na superfície celular, onde podem ser reconhecidas pelas células T CD4. Os patógenos extracelulares e as proteínas que são internalizadas nas vesículas endocíticas são também processadas e apresentadas por esta rota (Fig. 6.9).

A maior parte do que se sabe sobre o processamento de proteínas nas vesículas provém de experimentos nos quais proteínas simples são fornecidas a macrófagos, que as capturam por endocitose; assim, o processamento do antígeno adicionado pode ser quantificado. As proteínas que se ligam a imunoglobulinas de superfície nas células B e que são internalizadas por endocitose mediada pelo receptor são processadas pela mesma via. As proteínas que entram nas células por endocitose são apresentadas aos endossomas, os quais se tornam progressivamente ácidos à medida que avançam no interior da célula, finalmente se fusionando com lisossomas. Os endossomas e os lisossomas contêm proteases, conhecidas como proteases ácidas, que são ativadas em pH baixo e finalmente degradam os antígenos proteicos localizados nas vesículas. Partículas de maior tamanho, como células intactas, internalizadas por fagocitose ou micropinocitose, também passam por essa via de processamento de antígeno (ver Cap. 3).

Fármacos como a cloroquina, que eleva o pH dos endossomas, tornando-os menos ácidos, inibem a apresentação de antígenos intravesiculares, sugerindo que as pro-

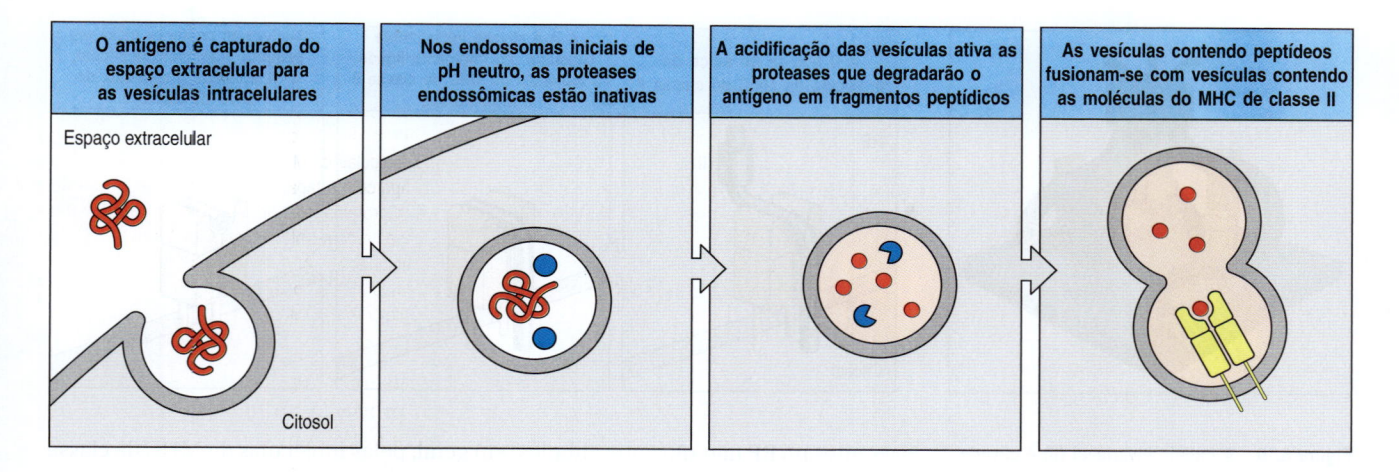

| O antígeno é capturado do espaço extracelular para as vesículas intracelulares | Nos endossomas iniciais de pH neutro, as proteases endossômicas estão inativas | A acidificação das vesículas ativa as proteases que degradarão o antígeno em fragmentos peptídicos | As vesículas contendo peptídeos fusionam-se com vesículas contendo as moléculas do MHC de classe II |

Espaço extracelular

Citosol

teases ácidas são responsáveis pelo processamento do antígeno internalizado. Essas proteases incluem as cisteínas proteases, conhecidas como catepsinas B, D, S e L, sendo esta última a mais ativa. O processamento de antígenos pode ser mimetizado, de certa forma, pela digestão de proteínas com essas enzimas *in vitro*, em pH ácido. As catepsinas S e L podem ser as proteases predominantes no processamento de antígenos vesiculares; camundongos que não expressam as catepsinas B ou D processam antígeno normalmente, enquanto camundongos com mutações na catepsina S apresentam algumas deficiências. É provável que o repertório geral de peptídeos produzidos dentro da via vesicular reflita a atividade das diversas proteases presentes nos endossomas e nos lisossomas.

As pontes de dissulfeto, sobretudo as intramoleculares, podem exigir redução antes que as proteínas que as contêm possam ser digeridas nos endossomas. Uma tiol redutase induzida por IFN-γ nos endossomas, a tiol redutase lisossômica induzida por IFN-γ (GILT, do inglês *gamma-interferon-inducible lysosomal thiol reductase*), desempenha essa função na via de processamento de antígenos.

6.7   A cadeia invariável direciona as moléculas do MHC de classe II recém-sintetizadas para as vesículas intracelulares acidificadas

A função imunológica das moléculas do MHC de classe II é ligar os peptídeos produzidos nas vesículas intracelulares de macrófagos, de células dendríticas imaturas, de células B e de outras células apresentadoras de antígenos e apresentá-los às células T CD4. A via biossintética para as moléculas do MHC de classe II, como a de outras glicoproteínas de superfície celular, começa com a sua translocação para o RE. Por isso, elas devem ser impedidas de se ligar prematuramente aos peptídeos transportados para o lúmen do RE ou para os próprios polipeptídeos recém-sintetizados pela célula. O RE é cheio de cadeias polipeptídicas não dobradas ou parcialmente dobradas; portanto, é necessário um mecanismo geral para impedir que elas se associem ao sulco aberto de ligação dos peptídeos da molécula do MHC de classe II.

A ligação é impedida pela reunião de moléculas do MHC de classe II recém-sintetizadas com uma proteína de membrana especializada, conhecida como **cadeia invariável** (**Ii**, CD74) associada ao MHC de classe II. A Ii forma trímeros, com cada subunidade Ii ligando-se de modo não covalente a um heterodímero α:β do MHC de classe II (Fig. 6.10). Uma subunidade Ii liga-se a uma molécula do MHC de classe II, com parte da cadeia repousando dentro do sulco de ligação do peptídeo, bloqueando o sulco e impedindo a ligação de outros peptídeos ou proteínas parcialmente dobradas. Enquanto esse complexo está sendo montado no RE, seus componentes estão associados à calnexina. Apenas quando um complexo de nove cadeias é formado, este complexo será liberado da calnexina para o transporte para fora do RE. Como parte do complexo de nove cadeias, as moléculas do MHC de classe II não podem ligar peptídeos ou proteínas não dobradas, de modo que os peptídeos

Figura 6.9   Os peptídeos que se ligam a moléculas do complexo de histocompatibilidade principal (MHC) de classe II são degradados em endossomas acidificados. No caso aqui ilustrado, os antígenos estranhos extracelulares, como bactérias ou antígenos bacterianos, foram capturados por células apresentadoras de antígenos, como macrófagos ou células dendríticas imaturas. Em outros casos, a origem do peptídeo antigênico pode ser bactérias ou parasitos que invadiram a célula para replicar-se em vesículas intracelulares. Em ambos os casos, a via de processamento de antígenos é a mesma. O pH das vesículas endossômicas que contêm os germes ingeridos diminui progressivamente, ativando proteases que residem no endossoma, degradando, assim, o material internalizado. Em algum ponto de seu trajeto para a superfície celular, novas moléculas do MHC de classe II passam por esses endossomas acidificados e ligam fragmentos peptídicos do microrganismo, transportando os peptídeos para a superfície celular.

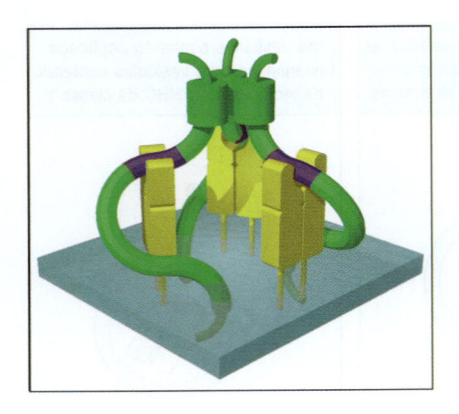

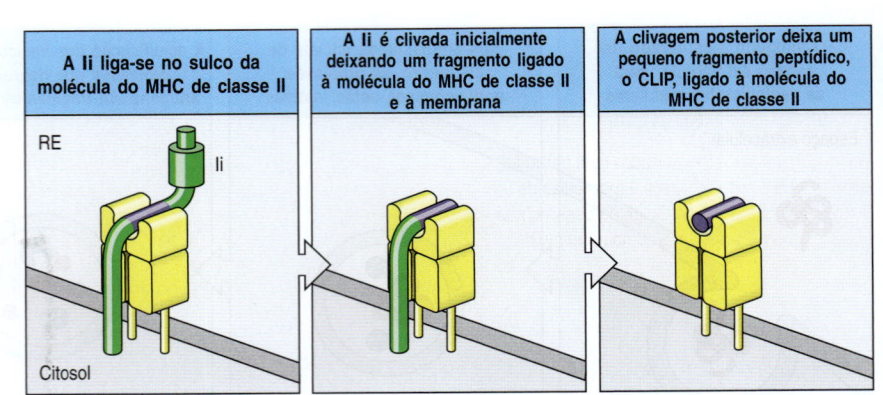

A Ii liga-se no sulco da molécula do MHC de classe II

A Ii é clivada inicialmente deixando um fragmento ligado à molécula do MHC de classe II e à membrana

A clivagem posterior deixa um pequeno fragmento peptídico, o CLIP, ligado à molécula do MHC de classe II

Figura 6.10 A cadeia invariável (Ii) é clivada para deixar um fragmento peptídico, o CLIP, ligado à molécula do complexo de histocompatibilidade principal (MHC) de classe II. Um modelo de Ii trimérica ligada aos heterodímeros do MHC de classe II α:β é mostrado na figura à esquerda. A porção CLIP é apresentada em roxo, o restante da Ii, em verde, e as moléculas do MHC de classe II, em amarelo. No retículo endoplasmático, a Ii liga-se à molécula do MHC de classe II com uma porção de sua cadeia peptídica no sulco de ligação do peptídeo (figura à esquerda e segunda figura). Após o transporte para as vesículas acidificadas, a Ii é clivada, primeiro, somente em um dos lados da molécula do MHC de classe II (terceira). O restante da Ii (conhecida como fragmento LIP ou peptídeo induzido por leupeptina) retém os segmentos citoplasmáticos e transmembrana, sinalizando o complexo Ii:MHC de classe II para o alvo – a via endossômica. A clivagem subsequente do LIP (figura à direita) deixa um pequeno peptídeo ainda ligado à molécula do MHC de classe II; esse peptídeo é o fragmento CLIP. (Modelo estrutural cortesia de P. Cresswell.)

Filme 6.3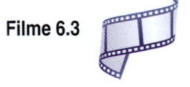

presentes no RE não são apresentados, em geral, pelas moléculas do MHC de classe II. Existem evidências de que, na ausência de Ii, muitas moléculas do MHC de classe II são retidas no RE, como complexos com proteínas malpregueadas.

A Ii possui uma segunda função, que é a de marcar a liberação de moléculas do MHC de classe II para um compartimento endossômico de baixo pH onde possa ocorrer o carregamento do peptídeo. O complexo de heterodímeros α:β do MHC de classe II com trímeros Ii é retido por duas a quatro horas nesse compartimento. Durante esse período, cada molécula Ii é clivada por proteases ácidas, como a catepsina S, em várias etapas, como mostrado na Figura 6.10. As clivagens iniciais geram uma forma truncada da Ii, que permanece ligada à molécula do MHC de classe II, retida no interior do compartimento proteolítico. Uma clivagem subsequente libera a molécula do MHC de classe II da Ii, associada à membrana, deixando um curto fragmento Ii, chamado **peptídeo associado à cadeia invariável de classe II** (**CLIP**, do inglês *class II-associated invariant-chain peptide*), ligado à molécula do MHC. As moléculas do MHC de classe II associadas ao CLIP não podem ligar outros peptídeos. O CLIP deve ser dissociado ou deslocado para permitir que a molécula do MHC de classe II una-se ao peptídeo processado, permitindo que o complexo seja levado à superfície celular. Na maioria das células que expressam o MHC de classe II, incluindo as células apresentadoras de antígenos, a catepsina S cliva a Ii. A exceção são as células epiteliais corticais do timo, que parecem utilizar a catepsina L.

O compartimento endossômico no qual a Ii é clivada e as moléculas do MHC de classe II encontram os peptídeos não está claramente definido. As moléculas do MHC de classe II recém-sintetizadas são trazidas à superfície celular em vesículas, muitas das quais, em algum ponto, fusionam com os endossomas. Todavia, parece que alguns complexos MHC de classe II:Ii são primeiro transportados para a superfície celular e, então, reinternalizados nos endossomas. De qualquer maneira, os complexos MHC de classe II:Ii entram na via endossômica, onde se ligam em peptídeos derivados de proteínas dos patógenos internalizadas ou próprias. Estudos de microscopia imunoeletrônica utilizando anticorpos marcados com partículas de ouro para localizar Ii e moléculas do MHC de classe II no interior da célula, sugerem que a Ii pode ser clivada, e os peptídeos ligam-se às moléculas do MHC de classe II em um compartimento endossômico especializado, chamado **compartimento do MHC de classe II** (**MIIC**, do inglês *MHC class II compartment*), tardiamente na via endossômica (Fig. 6.11).

As moléculas do MHC de classe II que não ligam peptídeos depois da dissociação da Ii são instáveis em pH ácido após a fusão com os lisossomas e são rapidamente degradadas.

6.8 Uma molécula especializada, semelhante à molécula do MHC de classe II, catalisa o carregamento dos peptídeos para as moléculas do MHC de classe II

Outro componente da via de processamento vesicular do antígeno foi revelado por observações em linhagens de células B humanas mutantes com deficiência na apre-

Figura 6.11 As moléculas do complexo de histocompatibilidade principal (MHC) de classe II são carregadas com peptídeos em um compartimento intracelular especializado. As moléculas do MHC de classe II são transportadas do aparelho de Golgi (marcado em G na micrografia eletrônica de uma secção ultrafina de uma célula B) até a superfície celular via vesículas intracelulares especializadas, chamadas de compartimento do MHC de classe II (MIIC). Estas possuem uma morfologia complexa, mostrando vesículas internas e camadas de membrana. Anticorpos marcados com partículas de ouro de diferentes tamanhos identificam a presença tanto de moléculas do MHC de classe II (partículas de ouro pequenas) quanto de cadeia invariável (Ii) (partículas de ouro grandes) no aparelho de Golgi, ao passo que apenas moléculas do MHC de classe II são detectáveis no MIIC. Acredita-se que este seja o compartimento no qual a Ii é clivada e o peptídeo é colocado na molécula. (Fotografia [× 135.000] cortesia de H.J. Geuze.)

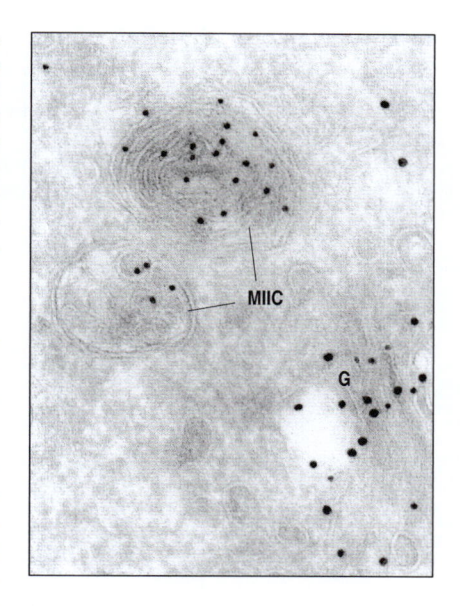

sentação de antígenos. As moléculas do MHC de classe II, nessas linhagens celulares mutantes, associam-se corretamente à Ii e parecem seguir a via vesicular normal. Entretanto, elas falham em ligar-se a peptídeos derivados de proteínas internalizadas e, com frequência, atingem a superfície celular com o CLIP ainda ligado.

O defeito nessas células localiza-se em uma molécula semelhante à molécula do MHC de classe II, chamada **HLA-DM** em humanos (H-2M, em camundongos). Os genes do HLA-DM estão próximos aos genes TAP e LMP (agora também conhecidos como PSMB) na região do MHC de classe II (ver Fig. 6.13). Eles codificam uma cadeia α e uma cadeia β, que se assemelham a outras moléculas do MHC de classe II. A molécula HLA-DM não está presente na superfície celular, sendo encontrada predominantemente no MIIC. A HLA-DM liga-se e estabiliza as moléculas do MHC de classe II, as quais, de outra forma, iriam agregar-se. Além disso, ela catalisa tanto a liberação do fragmento CLIP do complexo MHC de classe II:CLIP quanto a ligação de outros peptídeos às moléculas do MHC de classe II vazias (Fig. 6.12). A molécula HLA-DM não se liga a peptídeos, e o sulco aberto encontrado nas outras moléculas do MHC de classe II é fechado na estrutura da HLA-DM.

A HLA-DM também catalisa a liberação de peptídeos instáveis ligados às moléculas do MHC de classe II. Na presença de uma mistura de peptídeos capazes de se ligarem às moléculas do MHC de classe II, como ocorre com o MIIC, a HLA-DM vai ligar e religar os complexos peptídeos:MHC de classe II continuamente, removendo

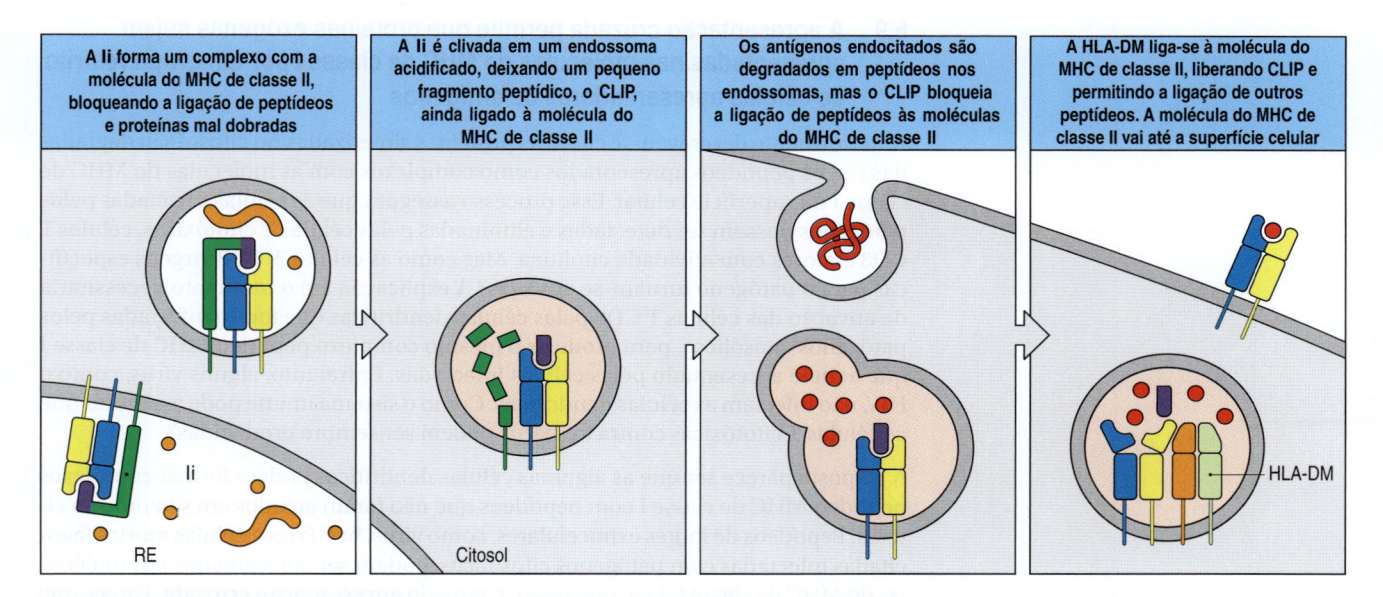

A Ii forma um complexo com a molécula do MHC de classe II, bloqueando a ligação de peptídeos e proteínas mal dobradas

A Ii é clivada em um endossoma acidificado, deixando um pequeno fragmento peptídico, o CLIP, ainda ligado à molécula do MHC de classe II

Os antígenos endocitados são degradados em peptídeos nos endossomas, mas o CLIP bloqueia a ligação de peptídeos às moléculas do MHC de classe II

A HLA-DM liga-se à molécula do MHC de classe II, liberando CLIP e permitindo a ligação de outros peptídeos. A molécula do MHC de classe II vai até a superfície celular

Figura 6.12 A HLA-DM facilita a colocação de peptídeos antigênicos nas moléculas do complexo de histocompatibilidade principal (MHC) de classe II. A cadeia invariável (Ii) (apresentada em diagrama esquemático) liga-se a moléculas do MHC de classe II e bloqueia a ligação de peptídeos e proteínas não dobradas no retículo endoplasmático (RE) durante o transporte da molécula do MHC de classe II nas vesículas endocíticas acidificadas (primeira figura). Nessas vesículas, as proteases clivam a Ii, deixando o peptídeo associado à cadeia in-

variável classe II (CLIP) ligado à molécula do MHC de classe II (segunda figura). Patógenos e suas proteínas são quebrados em peptídeos dentro dos endossomas acidificados. Contudo, esses peptídeos não podem ligar-se às moléculas do MHC de classe II que estão ocupadas pelo CLIP (terceira figura). A molécula semelhante à de classe II, HLA-DM, liga-se aos complexos MHC de classe II:CLIP, catalisando a liberação do CLIP e a ligação de peptídeos antigênicos (quarta figura).

peptídeos ligados de maneira instável e permitindo a sua substituição por outros peptídeos. Os antígenos apresentados por moléculas do MHC de classe II podem persistir na superfície das células apresentadoras de antígenos por alguns dias antes de encontrarem as células T capazes de reconhecê-los. A capacidade de a HLA-DM remover os peptídeos instavelmente ligados, às vezes chamada editoração do peptídeo, assegura que o complexo peptídeo:MHC de classe II, exposto na superfície da célula apresentadora de antígeno (APC), sobreviva por tempo suficiente para permitir que ocorra a estimulação da célula CD4 adequada.

Um segundo tipo de molécula do MHC de classe II atípica, denominada **HLA-DO** (em camundongos, H-2O) é produzida nas células epiteliais do timo, nas células B e nas células dendríticas. Essa molécula é um heterodímero das cadeias HLA-DOα e HLA-DOβ (ver Fig. 6.13). A HLA-DO não está presente na superfície celular, sendo apenas encontrada nas vesículas intracelulares, e parece não ligar peptídeos. Em vez disso, a HLA-DO atua como um regulador negativo da HLA-DM, ligando-se a ela e inibindo tanto a liberação do CLIP, catalisado pela HLA-DM, quanto a ligação de outros peptídeos a moléculas do MHC de classe II. A expressão da HLA-DOβ não é aumentada pelo IFN-γ, mas a da cadeia HLA-DM, sim. Assim, durante uma resposta inflamatória, em que IFN-γ é produzido pelas células T e NK, a expressão aumentada da HLA-DM é capaz de sobrepor-se ao efeito inibidor da HLA-DO. Não se sabe por que a capacidade de apresentação de antígeno pelas células epiteliais do timo e pelas células B é regulada dessa maneira. Nas células epiteliais tímicas, a função deve ser selecionar as células T CD4 em desenvolvimento por meio de um repertório de peptídeos próprios diferente daquele que será exposto pelas células T maduras, como será discutido no Capítulo 8. O papel da molécula HLA-DM – facilitar a ligação de peptídeos às moléculas do MHC de classe II – assemelha-se ao da TAP na facilitação da ligação do peptídeo às moléculas do MHC de classe I. Assim, parece provável que os mecanismos especializados de colocação de peptídeos tenham coevoluído com as próprias moléculas do MHC. É também provável que patógenos tenham desenvolvido estratégias para inibir esse processo de carregamento do peptídeo para as moléculas do MHC de classe II, da mesma maneira que os vírus desenvolveram estratégias para subverter o processamento e a apresentação de antígenos pelas moléculas do MHC de classe I.

6.9 A apresentação cruzada permite que proteínas exógenas sejam apresentadas nas moléculas do MHC de classe I por um grupo restrito de células apresentadoras de antígenos

Anteriormente descreveu-se como as proteínas sintetizadas no citosol são degradadas e seus peptídeos apresentados como complexos com as moléculas do MHC de classe I na superfície celular. Esse processo assegura que as células infectadas pelos patógenos possam ser detectadas e eliminadas pelas células T citotóxicas, células T CD8 efetoras com atividade citolítica. Mas como as células T CD8 virgens específicas para o patógeno tornam-se ativadas? A explicação até o momento necessitaria da ativação das células T CD8 pelas células dendríticas que foram infectadas pelos patógenos citosólicos, para produzir o mesmo complexo peptídeo:MHC de classe I que aquele apresentado pelas células infectadas. Entretanto, alguns vírus, como o HIV, não infectam as células dendríticas. Como o sistema imune pode assegurar que as células T citotóxicas contra tais vírus podem ser sempre produzidas?

A resposta parece ser que as algumas células dendríticas podem formar complexos peptídeo:MHC de classe I com peptídeos que não foram gerados em seu próprio citosol. Peptídeos de fontes extracelulares, como vírus, bactérias e células mortas fagocitadas infectadas com patógenos citosólicos, podem ser apresentados nas moléculas do MHC de classe I. Esse processo é chamado **apresentação cruzada**. Parece que a capacidade para a apresentação cruzada não é distribuída igualmente entre todas as células apresentadoras de antígenos, mas é mais eficiente em um subgrupo de células dendríticas presente em camundongos e no homem. As propriedades dessas células dendríticas serão descritas em mais detalhes na Seção 9.5. Os mecanismos bioquímicos que permitem a apresentação cruzada ainda não estão bem esclarecidos e podem haver várias vias distintas. O que se sabe ao certo é que o material capturado pelos receptores e levado aos endossomas pode ser parcial, mas não completamente, degradado, e eventualmente permitido entrar na via para o carregamento do antígeno nas moléculas do MHC de classe I (Fig. 6.13, figura superior).

A apresentação cruzada foi identificada pela primeira vez em meados dos anos 1970 a partir dos estudos sobre os antígenos de histocompatibilidade menores. Estes são antígenos proteicos que desencadeiam respostas entre camundongos de diferentes bases genéticas (como B10 e BALB), mas não são codificados por genes do MHC. Quando os esplenócitos de camundongos B10 com MHC tipo H-2^b são injetados em camundongos BALB com MHC tipo H-2$^{b \times d}$ (que expressam os dois tipos de MHC – b e d), os camundongos BALB produzem células T citotóxicas reativas contra os antígenos menores dos camundongos B10. Algumas dessas células T citotóxicas reconhecem os antígenos menores apresentados pelas células B10 H-2^b utilizados para imunização, como se espera da ativação direta das células T pelas células apresentadoras de antígenos B10. Entretanto, outras reconhecem os antígenos menores B10 que são em geral apresentados somente por células de base genérica B10, mas surpreendentemente, somente quando são apresentados por células do tipo H-2^d. Isso significa que a ativação *in vivo* das células T CD8 virgens H-2$^{b \times d}$ de BALB estava envolvida na apresentação dos antígenos menores B10 por meio das moléculas H-2^d BALB hospedeiras, e não somente o reconhecimento direto dos antígenos apresentados pelas células B10 H-2^b. Assim, os antígenos de histocompatibilidade menores devem ter sido transferidos das células B10 originais utilizadas para imunização para as células dendríticas hospedeiras BALB e processados para apresentação pelas moléculas do MHC de classe I. Agora se sabe que a apresentação cruzada ocorre nas moléculas do MHC de classe I, não somente para antígenos em tecidos ou células enxertadas, como no experimento original supradescrito, mas também para antígenos virais e bacterianos.

Outra exceção para a via normal de apresentação de antígeno é o carregamento de peptídeos derivados no citosol para as moléculas do MHC de classe I. Uma quantidade significativa de peptídeos próprios ligados às moléculas do MHC de classe II é derivada de proteínas comuns de localização citosólica, como a actina e a ubiquitina. O modo mais provável por meio do qual as proteínas são processadas para apresentação pelas moléculas do MHC de classe II é o processo natural de renovação das proteínas, conhecido como **autofagia**, no qual organelas danificadas e proteínas citosólicas são levadas aos lisossomas para degradação. Ali, seus peptídeos podem encontrar as moléculas do MHC de classe II presentes nas membranas lisossômicas, e o complexo resultante peptídeo:MHC de classe II pode ser transportado para a superfície celular por meio dos túbulos lisossomais (Fig. 6.13, figura inferior). A autofagia é constitutiva, mas aumenta com estresses celulares, como falta de nutrientes, quando a célula cataboliza proteínas intracelulares para obter energia. Na **microautofagia**, o citosol é continuamente internalizado para o sistema vesicular por invaginações lisossomais, enquanto na **macroautofagia**, induzida pela falta de nutrientes, um autofagossomo de membrana dupla engolfa o citosol, fusionando-o com os lisossomas. Uma terceira via autofágica utiliza a proteína de choque térmico cognata 70 (Hsc70, do inglês *heat-shock cognate protein 70*) e a proteína de membrana associada ao lisossoma-2 (LAMP-2, do inglês *lysosome-associated membrane protein-2*) para transportar as proteínas citosólicas para os lisossomas. Tem sido demonstrado que a autofagia está envolvida no processamento do antígeno nuclear do vírus de Epstein-Barr 1 (EBNA-1, do inglês *Epstein-Barr virus nuclear antigen 1*) para apresentação nas moléculas do MHC de classe II. Esse tipo de apresentação permite que as células T CD4 citotóxicas reconheçam e matem as células B infectadas pelo vírus de Epstein-Barr.

6.10 A ligação peptídica estável pelas moléculas do MHC permite uma apresentação de antígeno eficaz na superfície celular

Para que as moléculas do MHC desempenhem sua função essencial de sinalizar infecções intracelulares, o complexo peptídeo:MHC precisa estar estável na superfície celular. Se o complexo dissocia-se facilmente, o patógeno na célula infectada pode escapar à detecção. Além disso, moléculas do MHC em células não infectadas poderiam captar peptídeos liberados pelas moléculas do MHC de células infectadas, e

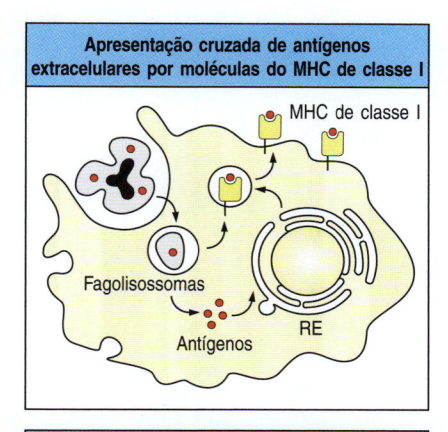

Apresentação cruzada de antígenos extracelulares por moléculas do MHC de classe I

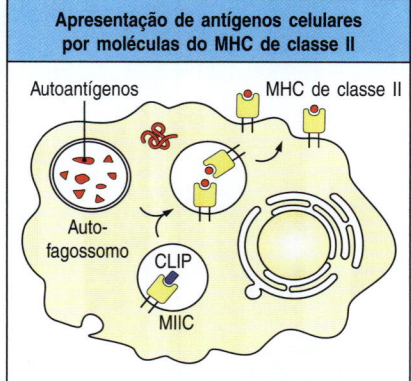

Apresentação de antígenos celulares por moléculas do MHC de classe II

Figura 6.13 Apresentação cruzada e autofagia de antígenos. Figura superior: apresentação cruzada de antígenos extracelulares por moléculas do complexo de histocompatibilidade principal (MHC) de classe I. A via molecular de apresentação cruzada ainda não está bem esclarecida. Uma via possível pode envolver a translocação de proteínas ingeridas das fagolisossomas para o citosol, onde podem sofrer degradação pelo proteossoma e entrar no retículo endoplasmático (RE) por meio da TAP, onde são carregadas para as moléculas do MHC de classe I do modo comum. Outra via possível pode envolver o transporte de antígenos diretamente das fagolisossomas para os compartimentos vesiculares, sem passar pelo citosol, onde os peptídeos se ligariam a moléculas do MHC de classe I maduras. Figura inferior: a autofagia de autoantígenos citosólicos permite sua apresentação por meio de moléculas do MHC de classe II. A autofagia é um fenômeno por meio do qual o próprio citoplasma celular é engolfado pelas vesículas especializadas, os autofagossomos, em um processo que requer uma cascata de interações entre proteínas. Os autofagossomos fusionam com os lisossomas e seu conteúdo é catabolizado, de onde alguns peptídeos resultantes podem se ligar e ser apresentados por moléculas do MHC de classe II na superfície celular.

sinalizar falsamente às células T citotóxicas que uma célula saudável está infectada, resultando em sua destruição indesejada. A firme ligação do peptídeo às moléculas do MHC torna improváveis essas duas consequências indesejadas.

A persistência na célula de um complexo peptídeo:MHC pode ser mensurada pela capacidade de estimular as células T, ao passo que o destino das moléculas do MHC pode ser determinado por coloração específica. Tais experimentos mostraram que o complexo peptídeo:MHC expresso na superfície das células vivas é perdido da superfície celular e reinternalizado como parte da renovação natural de proteínas em proporção similar à das próprias moléculas do MHC, sugerindo que muitos complexos de peptídeos possuem vida longa. Essa estabilidade de ligação permite que peptídeos raros sejam transportados de maneira eficaz para a superfície celular pelas moléculas do MHC para uma exibição prolongada desses complexos na superfície da célula infectada. É importante que a dissociação de um peptídeo de uma molécula do MHC da superfície celular não permita que peptídeos extracelulares liguem-se ao sítio vazio de ligação do peptídeo, sobretudo para as moléculas do MHC de classe I, que apresentam peptídeos derivados de proteínas citosólicas. Na verdade, foi demonstrado que a remoção do peptídeo do sulco de ligação da molécula do MHC de classe I purificada requer a desnaturação da proteína. Quando o peptídeo dissocia-se da molécula do MHC de classe I na superfície celular, a molécula modifica sua conformação, a porção β_2-microglobulina dissocia-se, e a cadeia α é internalizada e rapidamente degradada. Como consequência, a maioria das moléculas do MHC de classe I vazias é rapidamente perdida da superfície celular. Dessa maneira, previne-se que as moléculas do MHC de classe I adquiram peptídeos do líquido extracelular circundante, assegurando que as células T atuem seletivamente nas células infectadas, poupando as células saudáveis das vizinhanças.

Em pH neutro, as moléculas do MHC de classe II vazias são mais estáveis do que as moléculas do MHC de classe I, mas também podem ser removidas da superfície celular. Elas se agregam prontamente, e a internalização desses complexos pode explicar sua remoção. Além disso, a perda de peptídeos das moléculas do MHC de classe II é mais provável quando essas moléculas transitam nos endossomas acidificados como parte do processo normal de reciclagem da membrana celular. Em pH ácido, as moléculas do MHC de classe II são capazes de ligar peptídeos presentes nas vesículas, mas aquelas que não se ligam são logo degradadas.

Entretanto, podem ocorrer algumas ligações de peptídeos extracelulares às moléculas do MHC na superfície celular, como a adição de peptídeos a células quimicamente fixadas pode produzir complexos peptídeo:MHC que são reconhecidos pelas células T específicas para esses peptídeos. Isso é demonstrado facilmente com muitos peptídeos que se ligam às moléculas do MHC de classe II. Entretanto, ainda não está claro se este fenômeno ocorre devido à presença de proteínas classe II vazias ou para troca de peptídeos. Contudo, isso ocorre e pode ter alguma importância biológica no reconhecimento de pequenas toxinas bacterianas, ou porções de toxinas bacterianas que estão relativamente desestruturadas.

Resumo

A característica mais distinta do reconhecimento de antígenos pelas células T é a forma como o ligante é reconhecido pelo TCR. Isso envolve um peptídeo derivado da degradação de patógenos ou antígenos próprios unidos a uma molécula do MHC. Moléculas do MHC são glicoproteínas de superfície celular com um sulco de ligação de peptídeo que pode ligar uma grande variedade de fragmentos peptídicos. A molécula do MHC liga o peptídeo em uma localização intracelular e leva-o para a superfície celular, onde a combinação pode ser reconhecida por uma célula T. Existem duas classes de moléculas do MHC, MHC de classe I e MHC de classe II, as quais adquirem peptídeos em diferentes locais intracelulares e ativam células T CD8 e CD4, respectivamente. As células que apresentam peptídeos derivados da replicação viral no citosol podem ser reconhecidas pelas células T citotóxicas CD8, especializadas em matar qualquer célula que apresente antígeno estranho. As moléculas do MHC de classe I são sintetizadas no RE e adquirem seus peptídeos nesse local. Os peptídeos colocados no MHC de classe I são derivados de proteínas degradadas no citosol por uma protease multicatalítica, o proteossoma. Os peptídeos produzidos pelos proteossomas são transportados para o RE por uma proteína heterodimérica ligadora de ATP, chamada TAP. Elas são processadas pela aminopeptidase ERAAP e, então, tornam-se disponíveis para a ligação com moléculas do MHC de classe I parcialmente dobradas. A ligação ao peptídeo é parte integral do acabamento da molécula do MHC de classe I e precisa ocorrer antes que a molécula complete seu dobramento e deixe o RE em direção à superfície celular. Algumas células dendríticas são capazes de obter antígenos exógenos de células infectadas por patógenos e carregar esses peptídeos derivados desses antígenos para as moléculas do MHC de classe I, um processo denominado apresentação cruzada, importante para a geração de respostas imunes eficazes.

Ao contrário da colocação de peptídeos nas moléculas do MHC de classe I, as moléculas do MHC de classe II não adquirem peptídeos no RE, porque se associam precocemente à Ii, a qual se liga e bloqueia o sulco de ligação do peptídeo. Elas são direcionadas, pela Ii, para um compartimento endossômico acidificado onde, na presença de proteases ativas, principalmente as catepsinas S, e com o auxílio da HLA-DM, uma molécula especializada semelhante à molécula MHC de classe II que catalisa o carregamento do peptídeo, a Ii é liberada e outros peptídeos se ligam. Dessa forma, as moléculas do MHC de classe II ligam peptídeos derivados de proteínas degradadas nos endossomas. Ali elas capturam peptídeos de patógenos que entraram no sistema vesicular de macrófagos ou peptídeos de antígenos específicos internalizados por células dendríticas imaturas ou por receptores de imunoglobulinas de células B. O processo de autofagia pode direcionar peptídeos citosólicos para o sistema vesicular para apresentação pelo MHC de classe II. As células T CD4 que reconhecem o complexo peptídeo:MHC de classe II possuem uma variedade de funções efetoras especializadas. Algumas subpopulações ativam os macrófagos para matar os patógenos intravesiculares que eles abrigam, ajudam as células B para secretar imunoglobulinas contra moléculas estranhas, e regulam respostas imunes.

O complexo de histocompatibilidade principal (MHC) e sua função

A função das moléculas do MHC é ligar fragmentos peptídicos derivados de patógenos, exibindo tais fragmentos na superfície celular, para reconhecimento pelas células T adequadas. As consequências dessa apresentação são quase sempre deletérias ao patógeno – as células infectadas por vírus são mortas, os macrófagos são ativados para destruir bactérias que vivem nas vesículas intracelulares e as células B são ativadas para produzir moléculas de anticorpos capazes de eliminar ou neutralizar patógenos extracelulares. Assim, há uma forte pressão seletiva em favor de qualquer patógeno que tenha mutado de modo a escapar da apresentação por uma molécula do MHC.

Duas propriedades distintas do MHC dificultam a evasão do sistema imune pelos patógenos. Primeiro, o MHC é **poligênico** – existem vários genes diferentes de MHC de classes I e II, de modo que cada indivíduo possui um grupo de moléculas do MHC com diferentes variações de especificidades. Segundo, o MHC é altamente **polimórfico**, isto é, há múltiplas variantes alélicas de cada gene na população como um todo. Os genes do MHC são, de fato, os mais polimórficos entre os genes conhecidos. Nesta seção, será descrita a organização dos genes do MHC e discutido como surge a variação nas suas moléculas. Será visto também de que modo o efeito dessa poligenia e desse polimorfismo sobre a gama de peptídeos contribui para a capacidade do sistema imune em responder a uma grande diversidade de agentes patogênicos de rápida evolução.

6.11 Muitas proteínas envolvidas no processamento e na apresentação de antígenos são codificadas por genes localizados no MHC

O MHC localiza-se no cromossomo 6, em humanos, e no cromossomo 17, nos camundongos, estendendo-se ao longo de 4 milhões de pares de bases (pb). Nos seres humanos, contém mais de 200 genes. À medida que trabalhos seguem definindo os genes dentro e ao redor do MHC, torna-se difícil estabelecer limites precisos para esse *locus*, que agora, estender-se-ia por, pelo menos, 7 milhões de pb. Os genes que codificam as cadeias α das moléculas do MHC de classe I e as cadeias α e β das moléculas do MHC de classe II situam-se dentro do complexo. Os genes para a β_2-microglobulina e a Ii encontram-se em diferentes cromossomos (cromossomos 15 e 5, em humanos, e cromossomos 2 e 18, em camundongos, respectivamente). A Figura 6.14 mostra a organização geral dos genes do MHC de classes I e II em humanos e em camundongos. Em humanos, esses genes são chamados **antígenos leucocitários humanos**, ou genes **HLA** (do inglês *human leukocyte antigen*), pois sua descoberta ocorreu primeiramente por meio de diferenças entre leucócitos de diferentes indivíduos. Em camundongos, eles são conhecidos como genes **H-2**. Os genes do MHC de classe II de camundongos foram de fato primeiramente identificados como os genes que controlavam se uma resposta imune era produzida contra um dado antígeno e foram originalmente chamados de genes **Ir** (do inglês *immune response* [resposta imune]). Devido a isso, os genes do MHC de classe II *A* e *E* de camundongos eram frequentemente referidos como *I-A* e *I-E*. No entanto, essa terminologia poderia ser confundida com os genes do MHC de classe I, e hoje não é mais utilizada.

Em seres humanos, há três genes de cadeia α classe I, chamados *HLA-A*, *HLA-B* e *HLA-C*. Existem também três pares de genes de cadeias α e β do MHC de classe II, chamados *HLA-DR*, *HLA-DP* e *HLA-DQ*. Em muitas pessoas, no entanto, o conjunto HLA-DR contém um gene extra de cadeia β, cujo produto pode parear com a cadeia DRα. Isso significa que os três grupos de genes dão origem a quatro tipos de moléculas do MHC de classe II. Todas as moléculas do MHC de classes I e II são capazes de apresentar antígenos aos linfócitos T, mas cada proteína liga-se a uma gama de diferentes peptídeos (ver Seções 4.14 e 4.15). Assim, a presença de vários genes diferentes de cada classe do MHC significa que o indivíduo está equipado para apresentar uma gama muito maior de diferentes peptídeos do que se apenas uma molécula do MHC de cada classe fosse expressa na superfície celular.

A Figura 6.15 mostra um mapa mais detalhado da região do MHC humano. Uma inspeção desse mapa mostra que muitos genes dentro desse *locus* participam no processamento de antígenos, ou possuem outras funções relacionadas às respostas imunes inata ou adaptativa. Os dois genes *TAP* estão localizados na região do MHC de classe II, em estreita associação aos genes *LMP*, enquanto o gene para a tapasina (*TAPBP*), uma proteína que se liga à TAP e a uma molécula MHC de classe I vazia, situa-se em uma região mais externa ao MHC, próxima ao centrômero. A ligação

Figura 6.14 A organização gênica do complexo de histocompatibilidade principal (MHC) em humanos e camundongos. A organização dos principais genes do MHC é mostrada em humanos (nos quais o MHC é chamado de HLA e está localizado no cromossomo 6) e em camundongos (em que o MHC é chamado H-2 e está localizado no cromossomo 17). A organização dos genes do MHC é similar nas duas espécies. Existem grupamentos separados de genes do MHC de classe I (vermelho) e MHC de classe II (amarelo), apesar de que, no camundongo, os genes do MHC de classe I (*H-2K*) parecem ter-se translocado em comparação aos do MHC humano, de modo que a região classe I nos camundongos é dividida em duas regiões. Em ambas as espécies, existem três principais genes do MHC de classe I, chamados de *HLA-A*, *HLA-B* e *HLA-C*, em humanos, e *H-2K*, *H-2D* e *H-2L*, em camundongos. Cada um deles codifica a cadeia α da respectiva proteína do MHC de classe I (HLA-A, HLA-B, etc.). A outra subunidade de uma molécula do MHC de classe I, a β_2-microglobulina, é codificada por um gene localizado em outro cromossomo, o cromossomo 15 em humanos, e o 2 em camundongos. A região classe II inclui os genes para cadeias α e β (designados *A* e *B*, respectivamente, no nome dos genes) das moléculas do MHC de classe II HLA-DR, HLA-DP e HLA-DQ (H-2A e H-2E no camundongo). Além disso, os genes para o transportador de peptídeos TAP1:TAP2, os genes *LMP* que codificam as subunidades do proteossoma, os genes que codificam as cadeias DMα e DMβ (*DMA* e *DMB*), os genes que codificam as cadeias α e β da molécula DO (*DOA* e *DOB*, respectivamente) e o gene codificador da tapasina (*TAPBP*) também se encontram na região do MHC de classe II. Os genes conhecidos como MHC classe III codificam várias outras proteínas com função na imunidade (ver Fig. 6.15).

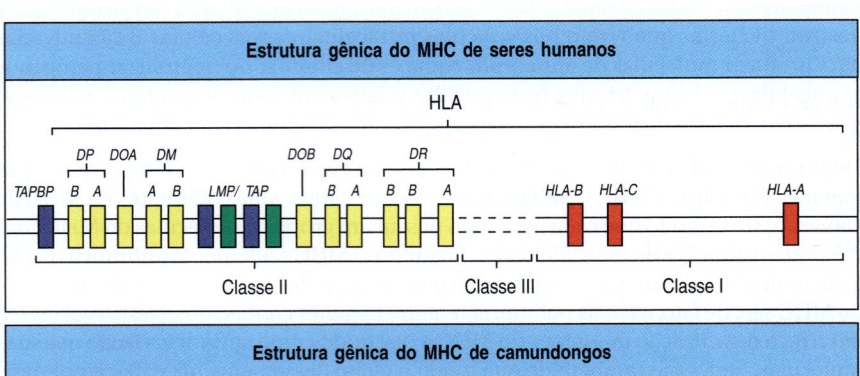

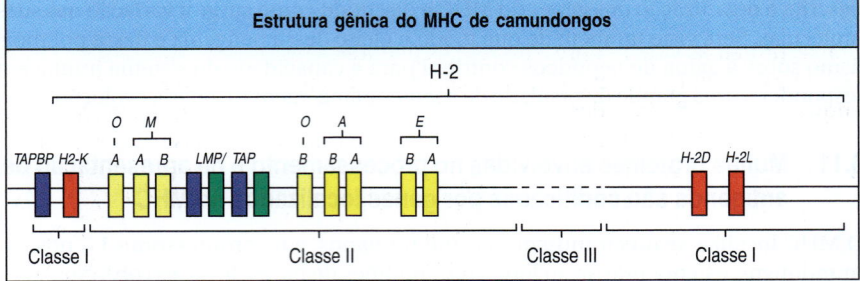

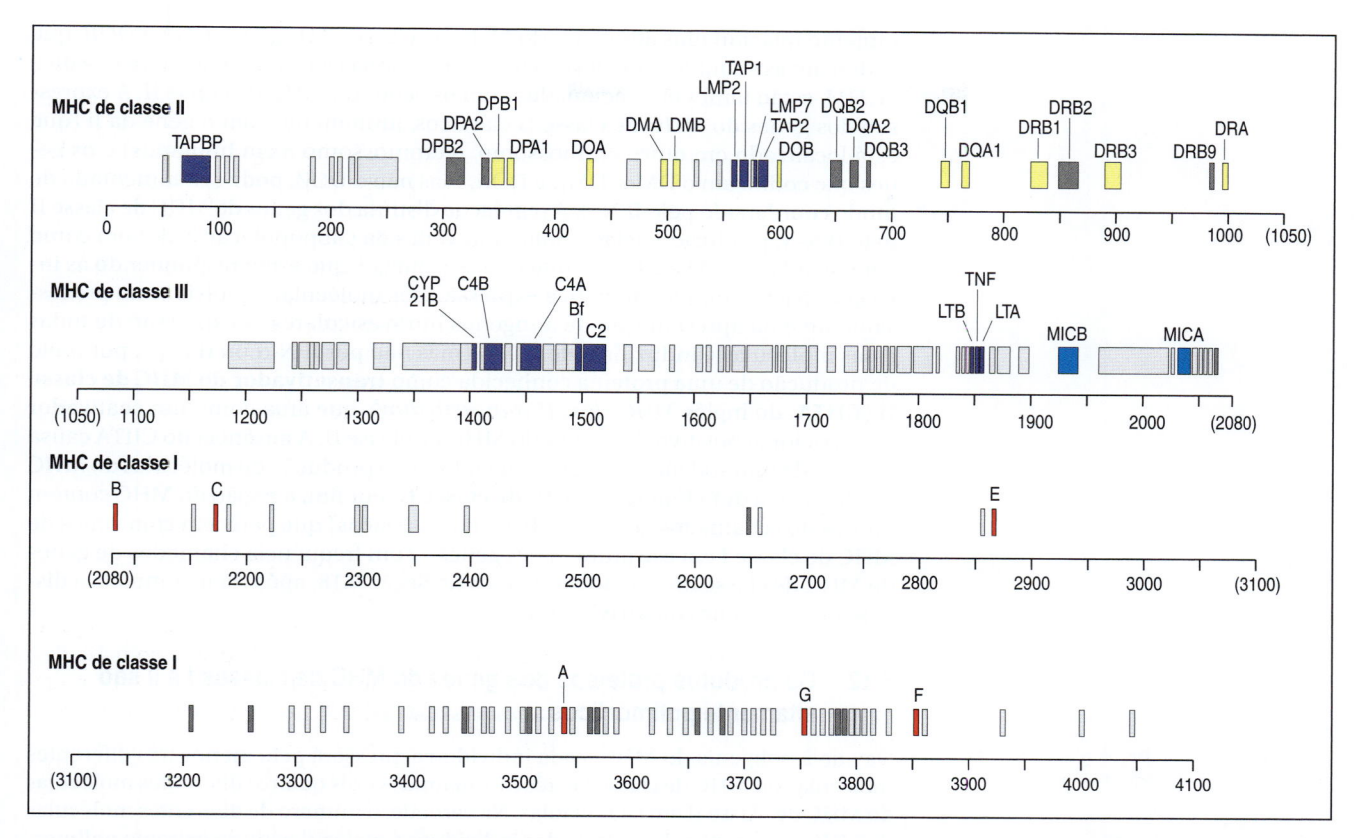

Figura 6.15   Mapa detalhado do complexo de histocompatibilidade principal (MHC) humano. A organização das regiões classes I, II e III do MHC humano, com as distâncias expressas em milhares de pares de bases. A maioria das regiões classes I e II é mencionada no texto. As regiões gênicas adicionais indicadas na região classe I (p. ex., E, F e G) são genes semelhantes aos de classe I, codificando as moléculas de classe Ib; os demais genes classe II são pseudogenes. Os genes mostrados na região classe II codificam proteínas de complemento C4 (dois genes, mostrados como C4A e C4B), C2 e fator B (mostrado como Bf), bem como os genes que codificam as citocinas fator de necrose tumoral α (TNF-) e linfotoxina (LTA, LTB). Perto dos genes C4 está a enzima 21-hidroxilase (mostrada como CYP 21B), envolvida na biossíntese de esteroides. Os genes que codificam proteínas com função imunológica importante e que estão mencionados no texto estão apresentados em código de cores, com os genes do MHC de classe I em vermelho, exceto os genes MIC, que estão apresentados em azul; estes são distintos de outros genes semelhantes aos do MHC de classe I e estão sob controles transcricionais diferentes. Os genes do MHC de classe II estão mostrados em amarelo. Os genes da região do MHC que possuem funções imunes, mas não são relacionados aos genes de classes I e II, estão mostrados em roxo. Os genes em cinza-escuro são pseudogenes relacionados com os genes de funções imunes. Genes não identificados pelo nome e que não estão relacionados com as funções imunes são apresentados em cinza-claro.

gênica dos genes do MHC de classe I (cujos produtos liberam peptídeos citosólicos para a superfície celular) com os genes *TAP*, da tapasina, e do proteossoma (*LMP*) (os quais codificam as moléculas geradoras desses peptídeos no citosol e as transportam para o RE) sugere que todo o MHC foi selecionado durante a evolução, visando ao processamento e à apresentação do antígeno.

Quando as células são tratadas com interferons α, β ou γ, há um aumento marcante da transcrição de cadeias α do MHC de classe I e da β₂-microglobulina, e do proteossoma, da tapasina e dos genes *TAP*. Os interferons são precocemente produzidos nas infecções virais, como parte da resposta imune inata, como descrito em detalhes no Capítulo 3, e esse efeito aumenta a capacidade de todas as células de processarem as proteínas virais e apresentarem os peptídeos resultantes na superfície celular (todas as células, exceto as hemácias, expressam moléculas do MHC de classe I, enquanto a distribuição das moléculas do MHC de classe II é mais restrita; ver Fig. 4.27). Isso auxilia na ativação das células T e na iniciação da resposta imune adaptativa ao vírus. A regulação coordenada dos genes que codificam esses componentes pode ser facilitada pela ligação de muitos deles no MHC.

Os genes *HLA-DM*, que codificam as moléculas DM e cuja função é catalisar a união de peptídeos às moléculas do MHC de classe II (ver Seção 6.8), estão claramente relacionados aos genes do MHC de classe II. Os genes *DOA* e *DOB*, que codificam as subunidades DOα e DOβ da molécula DO, uma reguladora negativa de DM, estão também relacionados com os genes do MHC de classe II. A expressão dos genes do MHC de classe II clássicos, juntamente com o gene da Ii (que está localizado em outro cromossomo, o cromossomo 5 em humanos) e os genes que codificam o DMα, DMβ e DOα, mas não o DOβ, pode ser aumentada de modo coordenado pelo IFN-γ. A regulação distinta dos genes do MHC de classe II pelo IFN-γ, produzido pelas células T ativadas da subpopulação T_H1, bem como pelas células T CD8 e NK, permite que as células T que estão respondendo às infecções bacterianas aumentem a expressão das moléculas envolvidas no processamento e na apresentação de antígenos intravesiculares. A expressão de todas essas moléculas é induzida pelo IFN-γ (mas não por IFN-α ou IFN-β), por meio da produção de uma proteína conhecida como **transativador do MHC de classe II** (**CIITA**, do inglês *MHC class II transactivator*), que atua como um coativador transcricional positivo dos genes do MHC de classe II. A ausência do CIITA causa um tipo de imunodeficiência grave, devido à não produção de moléculas do MHC de classe II, a **deficiência do MHC de classe II**. Por fim, a região do MHC contém muitos dos chamados genes de MHC "não clássicos", que parecem com genes de MHC de classe I em estrutura. Esses genes – com frequência chamados de genes do MHC de classe Ib –, serão retomados na Seção 6.18, após estar completa a discussão sobre genes do MHC clássicos.

6.12 Os produtos proteicos dos genes do MHC de classes I e II são altamente polimórficos

Devido à poligenia do MHC, cada indivíduo expressará pelo menos três diferentes moléculas do MHC de classe I e três (ou algumas vezes quatro) diferentes moléculas do MHC de classe II em suas células. Na verdade, o número de diferentes moléculas do MHC expressas pela maioria dos indivíduos é maior, devido ao extremo polimorfismo do MHC (Fig. 6.16).

O termo **polimorfismo** vem do grego *poly,* que significa "muitos", e *morphe,* que significa "forma" ou "estrutura". Como está sendo utilizado aqui, significa variação em um único *locus* gênico e em seu produto proteico em uma espécie. As variantes gênicas que ocupam um *locus* são chamadas **alelos**. Há mais de 800 alelos em alguns genes do MHC de classes I e II na população humana, muito mais que o número de alelos para outros genes localizados na região do MHC. Cada alelo do MHC de classes I e II é relativamente frequente na população, de modo que há somente uma pequena chance de um mesmo *locus* gênico do MHC correspondente em ambos os cromossomos de um indivíduo codificar o mesmo alelo. A maioria dos indivíduos será **heterozigota** para os genes que codificam as moléculas do MHC de classes I e II. Uma determinada combinação de alelos do MHC em um único cromossomo é

Figura 6.16 Os genes do complexo de histocompatibilidade principal (MHC) humano são altamente polimórficos. Com a notável exceção do *locus* DRα, que é monomórfico, cada *locus* gênico tem muitos alelos. O número de proteínas funcionais codificadas é menor que o número total de alelos. Os diferentes alelos do HLA são apresentados nesta figura pela altura das barras. Os números representam a quantidade de alelos registrada pelo Comitê de Nomenclatura dos Fatores do Sistema HLA da Organização Mundial de Saúde em janeiro de 2010.

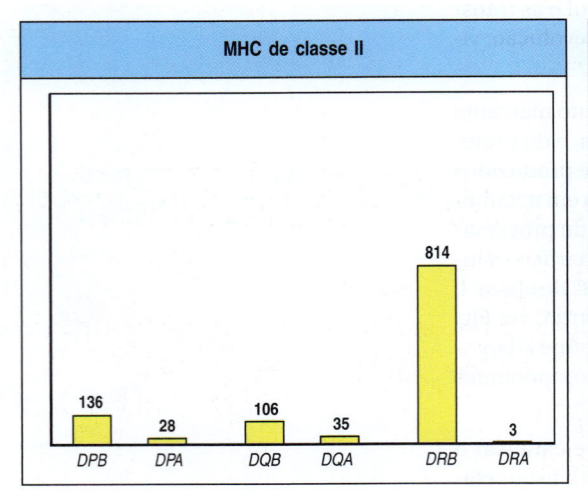
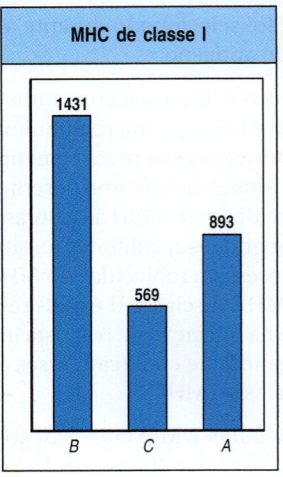
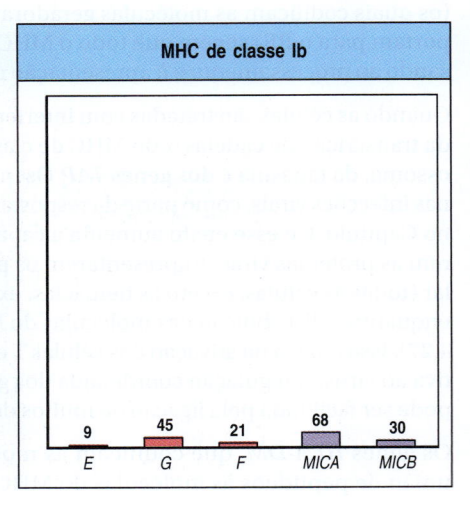

conhecida como **haplótipo do MHC**. A expressão dos alelos do MHC é **codominante**, significando que os produtos proteicos de ambos os alelos em um *locus* são expressos igualmente na mesma célula, e os dois produtos gênicos podem apresentar antígenos às células T. O número de alelos do MHC descobertos que não codificam uma proteína funcional é surpreendentemente pequeno. O extenso polimorfismo em cada *locus* tem o potencial de dobrar o número de diferentes moléculas do MHC expressas por um indivíduo, aumentando, assim, a diversidade já disponível pela poligenia (Fig. 6.17).

Para os genes do MHC de classe II, o número de diferentes produtos pode aumentar ainda mais pela combinação das cadeias α e β codificadas por diferentes cromossomos (p. ex., duas cadeias α e duas cadeias β podem dar origem a quatro proteínas diferentes). Em camundongos, foi demonstrado que nem todas as combinações de cadeias α e β podem formar dímeros estáveis e, portanto, na prática, o número exato de diferentes moléculas do MHC de classe II expressas dependerá dos alelos presentes em cada cromossomo.

Como a maioria dos indivíduos é heterozigota, grande parte dos cruzamentos produzirá descendentes que recebem uma de quatro combinações possíveis de haplótipos do MHC parentais. Assim, irmãos, provavelmente, também diferirão nos alelos do MHC que expressarão, tendo uma chance em quatro de um indivíduo compartilhar o mesmo haplótipo que seu irmão. Uma consequência disso é a dificuldade para encontrar doadores compatíveis para o transplante de tecidos, mesmo entre irmãos.

Todas as proteínas do MHC de classes I e II são polimórficas, em maior ou menor grau, com exceção da cadeia DRα e de seu homólogo no camundongo, Eα. Essas cadeias não variam quanto a sua sequência entre diferentes indivíduos e são chamadas **monomórficas**. O fato pode indicar uma restrição funcional que previne variações nas proteínas DRα e Eα, embora essa função especial não tenha sido encontrada. Muitos camundongos, tanto domésticos como selvagens, apresentam uma mutação no gene E que impede a síntese da proteína Eα e, como resultado, não expressam as moléculas H-2E na superfície celular. Assim, se as moléculas H-2E têm uma função especial, é pouco provável que essa função seja essencial.

Os polimorfismos de genes do MHC individuais parecem ter sido fortemente selecionados por pressões evolutivas. Vários mecanismos genéticos contribuem para a geração de novos alelos. Alguns desses novos alelos surgem por mutações de ponto, e outros, por conversão gênica, processo no qual uma sequência em um gene é substituída, em parte, por sequências de um gene diferente (Fig. 6.18).

Os efeitos da pressão seletiva em favor do polimorfismo podem ser vistos claramente no padrão de mutações de ponto nos genes do MHC. Mutações de ponto podem ser classificadas como alterações de substituição, que modificam um aminoácido, ou alterações silenciosas, que simplesmente mudam o códon, mas não alteram o aminoácido. Alterações de substituição ocorrem dentro do MHC em uma frequência mais alta em relação às substituições silenciosas do que seria esperado, fornecendo evidência de que o polimorfismo foi selecionado ativamente para a evolução do MHC.

Figura 6.17 O polimorfismo e a poligenia contribuem para a diversidade das moléculas do complexo de histocompatibilidade principal (MHC) expressas por um indivíduo. O elevado polimorfismo dos *loci* do MHC assegura uma diversidade na expressão dos genes do MHC na população como um todo. Contudo, não importa quão polimorfos sejam os genes, nenhum indivíduo pode expressar mais do que dois alelos do mesmo gene. A poligenia, ou seja, a presença de vários genes relacionados com funções semelhantes, assegura que cada indivíduo produzirá um número diferente de moléculas do MHC. O polimorfismo e a poligenia são combinados para produzir a diversidade de moléculas do MHC observadas tanto nos indivíduos como na população em geral.

Polimorfismo	Poligenia	Polimorfismo e poligenia
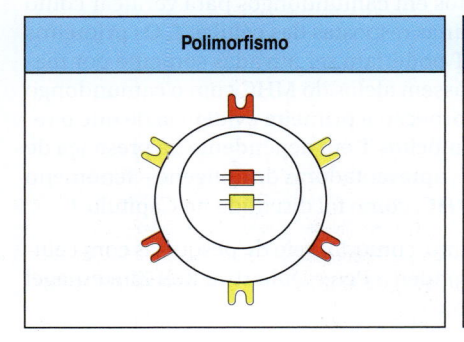	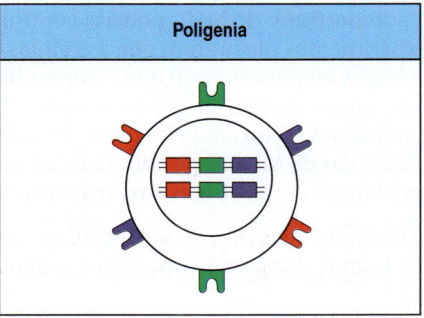	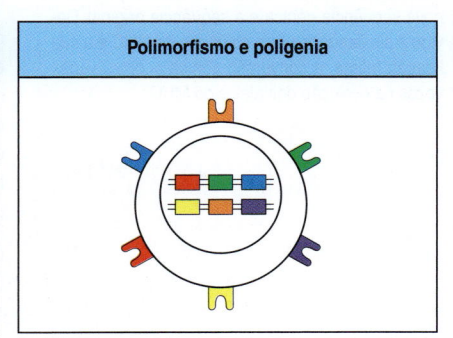

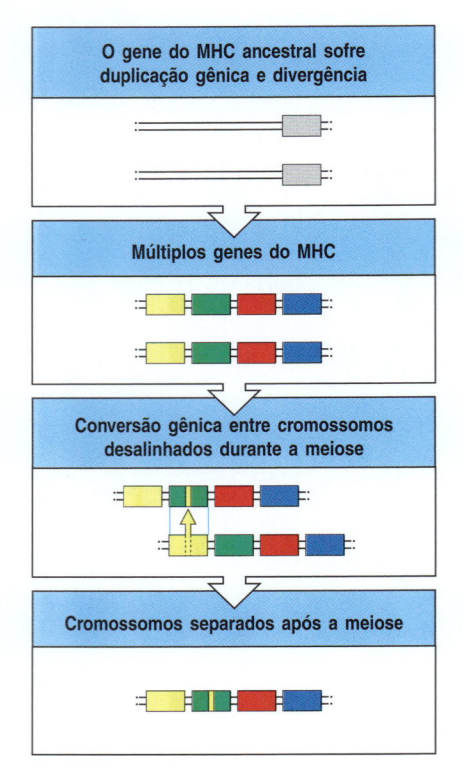

Figura 6.18 A conversão gênica pode criar alelos novos ao copiar sequências de um gene do complexo de histocompatibilidade principal (MHC) para outro. Múltiplos genes do MHC de estrutura geral similar foram derivados durante a evolução, por duplicação de um gene do MHC ancestral desconhecido (cinza), seguido por divergência genética. Adicionalmente pode ocorrer permuta entre esses genes, por um processo conhecido como conversão gênica, no qual as sequências podem ser transferidas de parte de um gene para um gene similar. Para que isso aconteça, os dois genes devem estar próximos durante a meiose. Isso pode ocorrer como consequência do desalinhamento de dois cromossomos homólogos pareados quando há muitas cópias de genes similares arranjadas em *tandem* (algo parecido com abotoar na casa errada). Durante o processo de *crossing-over* e recombinação do DNA, uma sequência de DNA de um cromossomo é, às vezes, copiada para o outro, substituindo a sequência original. Dessa forma, várias mudanças nucleotídicas podem ser inseridas de uma só vez em um gene, causando mudanças simultâneas de aminoácidos entre a nova sequência gênica e a sequência original. Devido à similaridade entre os genes do MHC e a sua ligação íntima, a conversão gênica ocorreu várias vezes na evolução dos alelos do MHC.

6.13 O polimorfismo do MHC afeta o reconhecimento do antígeno pelas células T, influenciando a ligação peptídica e os contatos entre o TCR e a molécula do MHC

Nas próximas seções, será descrito como o polimorfismo do MHC beneficia a resposta imune e como a seleção direcionada pelo patógeno pode ser responsável pelo grande número de alelos do MHC. Os produtos dos alelos do MHC individuais, frequentemente conhecidos como **isoformas**, podem diferir uns dos outros em até 20 aminoácidos, tornando cada variante proteica completamente distinta. A maioria dessas diferenças está localizada nas superfícies expostas do domínio extracelular mais distante da membrana e na fenda de ligação peptídica em particular (Fig. 6.19). Foi visto que os peptídeos ligam-se às moléculas do MHC de classes I e II por resíduos de ancoramento específicos (ver Seções 4.14 e 4.15). Muitos dos polimorfismos nas moléculas do MHC alteram os aminoácidos que revestem essas bolsas e, consequentemente, mudam a especificidade da ligação. Isso, por sua vez, altera os resíduos de ancoramento dos peptídeos que podem se ligar a cada isoforma do MHC. O conjunto de resíduos de ancoramento que permite a ligação a uma isoforma da molécula do MHC de classes I ou II recebe a denominação **sequência motivo**, e isso pode ser utilizado para prever a sequência de peptídeos dentro de uma proteína que potencialmente é capaz de ligar-se à variante (Fig. 6.20). Essas previsões podem ser muito importantes no projeto de novas vacinas.

Em casos raros, o processamento de uma proteína não produzirá peptídeos com motivos adequados para ligar-se a qualquer molécula do MHC expressa nas células de um indivíduo. Esse organismo falha em responder ao antígeno. Tais falhas de resposta a antígenos simples foram relatadas inicialmente em animais endocruzados, nos quais foram chamadas de defeitos no **gene de resposta imune** (**Ir**, do inglês *immune response*). Esses defeitos foram identificados e mapeados em genes dentro do MHC muito antes de se compreender a função das moléculas do MHC, e foram a primeira indicação para a função de apresentação de antígeno das moléculas do MHC. Sabe-se agora que defeitos do gene Ir são comuns em linhagens endocruzadas de camundongos, porque esses animais são homozigotos para todos os seus genes do MHC, o que limita a variabilidade de peptídeos que podem ser apresentadas às células T. Em geral, o polimorfismo das moléculas do MHC garante um número suficiente de moléculas do MHC diferentes em um único indivíduo, capaz de tornar improvável esse tipo de falta de respostas, mesmo contra antígenos simples, como pequenas toxinas. Isso tem importância óbvia para a defesa do hospedeiro.

Inicialmente, a única evidência ligando o defeito dos genes Ir ao MHC era de natureza genética – camundongos de um genótipo MHC podiam produzir anticorpos em resposta a um determinado antígeno, ao passo que animais de um genótipo MHC diferente, embora idênticos sob outros aspectos genéticos, não. O genótipo MHC estava, de alguma maneira, controlando a habilidade do sistema imune em detectar ou responder a antígenos específicos, embora não fosse claro, naquela época, o envolvimento das moléculas do MHC no reconhecimento direto do antígeno.

Experimentos posteriores mostraram que a especificidade ao antígeno pelo reconhecimento das células T era controlada pelas moléculas do MHC. Era conhecido o fato de as respostas imunes afetadas pelos genes Ir serem dependentes das células T, o que levou a uma série de experimentos em camundongos para verificar como o polimorfismo do MHC poderia controlar as respostas das células T. Os primeiros experimentos mostraram que as células T poderiam ser ativadas somente por macrófagos ou por células B que compartilhassem alelos do MHC com o camundongo do qual as células T originavam-se. Isso forneceu a primeira evidência de que o reconhecimento do antígeno direto pelos linfócitos T era dependente da presença de moléculas do MHC específicas nas células apresentadoras de antígeno – fenômeno que hoje se conhece como **restrição ao MHC**, como foi discutido no Capítulo 4.

O exemplo mais claro desse reconhecimento, contudo, veio de pesquisas com células T citotóxicas vírus-específicas, o que rendeu a Peter Doherty e Rolf Zinkernagel

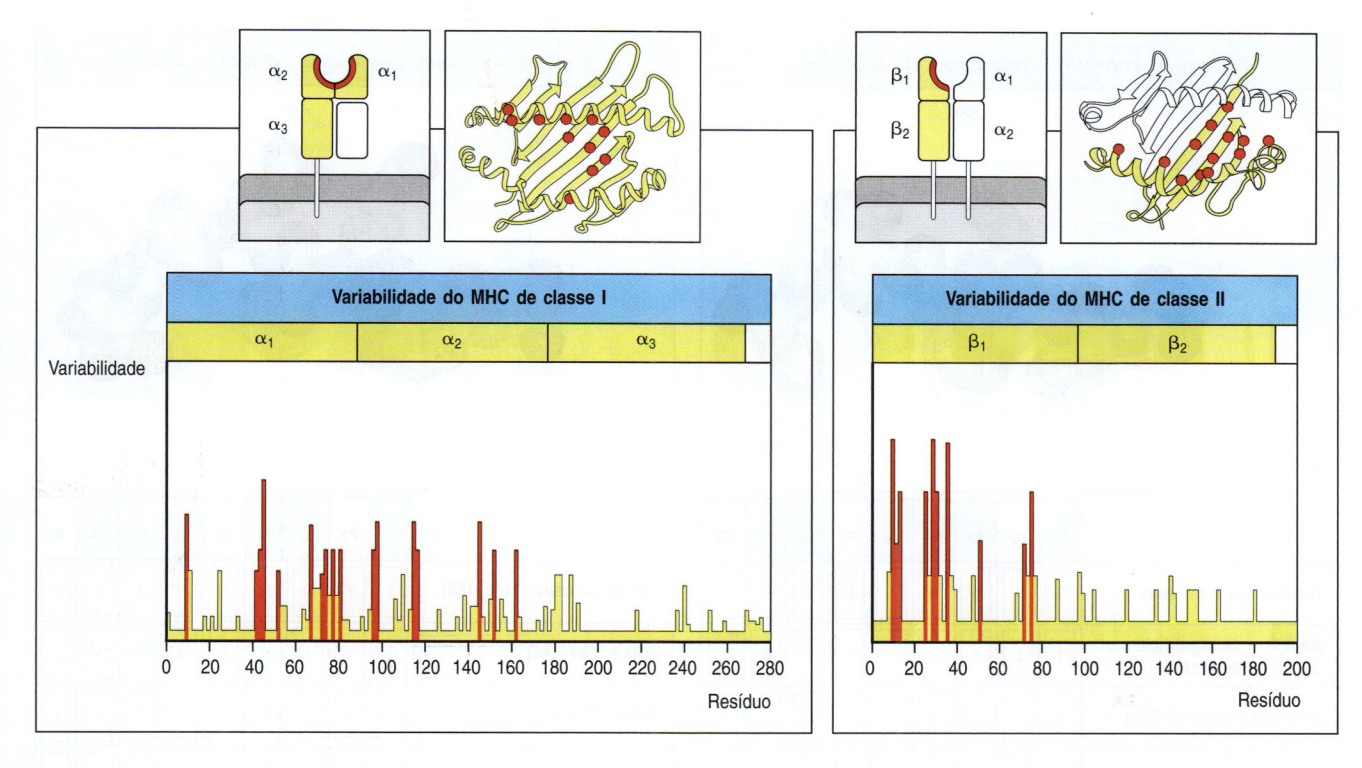

o Prêmio Nobel em 1996. Quando os camundongos são infectados com um vírus, eles produzem células T citotóxicas que matam as células infectadas com o vírus, poupando as não infectadas ou infectadas com um vírus diferente. As células T citotóxicas são, pois, vírus-específicas. Uma decorrência especialmente importante dessas experiências, contudo, foi o fato de a especificidade das células T citotóxicas ser também afetada pelo polimorfismo nas moléculas do MHC. As células T citotóxicas induzidas pela infecção viral em camundongos de genótipo do MHC a (MHC[a]) causavam a morte de qualquer célula do genótipo MHC[a], mas não de células de MHC de genótipo b ou c, e assim por diante, mesmo que fossem infectadas pelo mesmo vírus. Em outras palavras, a célula T citotóxica mata células infectadas por vírus apenas se essas células expressarem MHC próprio. Já que o genótipo do MHC "restringe" a especificidade de antígeno das células T, esse fenômeno foi chamado de restrição ao MHC. Juntamente com os estudos anteriores sobre células B e macrófagos, isso demonstrou que a restrição ao MHC é uma característica crucial do reconhecimento de antígenos por todas as classes funcionais de células T.

Sabe-se agora que a restrição ao MHC deve-se ao fato de a especificidade de ligação de um dado TCR não ser exclusivamente contra um peptídeo sozinho, mas para o complexo entre o peptídeo e a molécula do MHC (ver Cap. 4). A restrição ao MHC é explicada, em parte, pelo fato de diferentes moléculas do MHC se ligarem a diferentes peptídeos. Além disso, alguns dos aminoácidos polimórficos nas moléculas do MHC estão localizados nas hélices α que flanqueiam o sulco de ligação do peptídeo, de modo que eles estão expostos sobre a face mais externa do complexo peptídeo:MHC e podem estar em contato direto com o TCR (ver Figs. 6.19 e 4.22). Não surpreende, portanto, que quando células T são testadas por sua habilidade em reconhecer o mesmo peptídeo ligado a diferentes moléculas do MHC, elas facilmente diferenciem entre o peptídeo ligado ao MHC[a] e o mesmo peptídeo ligado ao MHC[b]. Esse reconhecimento restrito pode, algumas vezes, ser causado por diferenças na conformação do peptídeo ligado, imposta pelas diferentes moléculas do MHC, em vez do reconhecimento direto dos aminoácidos polimórficos na própria molécula do MHC. Assim, a especificidade de um TCR é definida tanto pelo peptídeo que ele reconhece como pela molécula do MHC ligada a ele (Fig. 6.21).

Figura 6.19   A variação alélica ocorre em sítios específicos nas moléculas do complexo de histocompatibilidade principal (MHC). Gráficos da variabilidade das sequências de aminoácidos das moléculas do MHC mostram que a variação decorrente do polimorfismo genético está restrita aos aminoácidos aminoterminais (domínios α_1 e α_2 das moléculas do MHC de classe I, e os domínios α_1 e α_+ das moléculas do MHC de classe II). Estes são os domínios que formam o sulco que acomoda o peptídeo. Além disso, a variabilidade concentra-se em sítios específicos dentro dos domínios aminoterminais, em posições que ladeiam o sulco de ligação do peptídeo, seja na base do sulco ou nas paredes, apontando para o interior do sulco. Aqui é mostrada a variabilidade dos alelos de HLA-DR da molécula do MHC de classe II. Para HLA-DR, e seus homólogos em outras espécies, a cadeia α é essencialmente invariável, e apenas a cadeia β mostra um polimorfismo significativo.

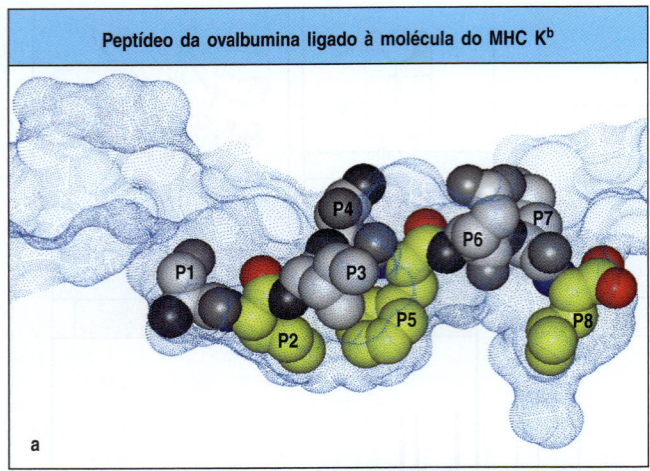

Peptídeo da ovalbumina ligado à molécula do MHC K^b

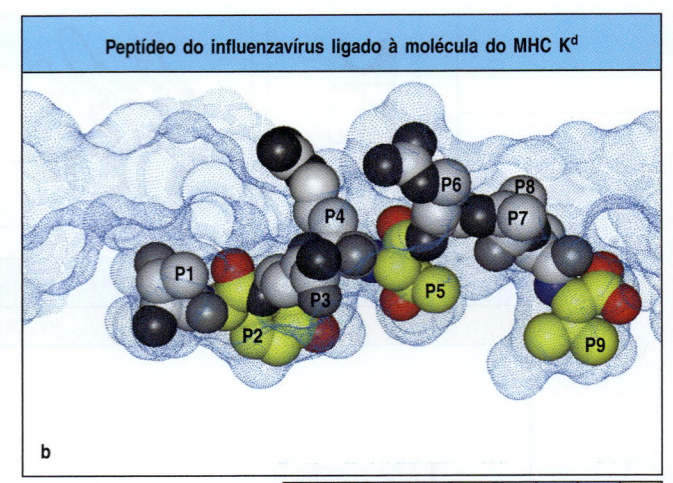

Peptídeo do influenzavírus ligado à molécula do MHC K^d

	P1	P2	P3	P4	—	P5	P6	P7	P8
Ovalbumina (257–264)	S	I	I	N		F	E	K	L
Antígeno de superfície do HBV (208–215)	I	L	S	P		F	L	P	L
Influenza NS2 (114–121)	R	T	F	S		F	Q	L	I
NP do LCMV (205–212)	Y	T	V	K		Y	P	N	L
NP do VSV (52–59)	R	G	Y	V		Y	Q	G	L
NP do vírus Sendai (324–332)	F	A	P	G	N	Y	P	A	L

	P1	P2	P3	P4	P5	P6	P7	P8	P9
NP de influenza (147–155)	T	Y	Q	R	T	R	A	L	V
ERK4 (136–144)	Q	Y	I	H	S	A	N	V	L
P198 (14–22)	K	Y	Q	A	V	T	T	T	L
CSP do *P. yoelii* (280–288)	S	Y	V	P	S	A	E	Q	I
CSP do *P. berghei* (25)	G	Y	I	P	S	A	E	K	I
JAK1 (367–375)	S	Y	F	P	E	I	T	H	I

Figura 6.20 Diferentes variantes alélicas de uma molécula do complexo de histocompatibilidade principal (MHC) de classe I ligam-se a diferentes peptídeos. Visões internas de (**a**) um peptídeo de ovalbumina ligado à molécula do MHC de classe I H-2K^b e (**b**) um peptídeo de nucleoproteína (NP) de influenzavírus ligado a uma molécula do MHC de classe I H-2K^d, respectivamente. A superfície acessível ao solvente da molécula do MHC é mostrada como uma superfície pontilhada em azul. As moléculas do MHC de classe I possuem geralmente seis bolsos no sulco de ligação do peptídeo, convencionalmente chamados de A-F. Os peptídeos ligados, mostrados como modelos em 3D, encaixam no sulco de ligação do peptídeo, com as cadeias laterais dos resíduos de ancoramento estendendo-se para preencher os bolsos. H-2K^b está ligando SIINFEKL (código de aminoácidos de única letra), um peptídeo de oito resíduos (P1-8) da ovalbumina, e H-2K^d está ligando TYQRTRALV, um peptídeo de 9 resíduos (P1-9) da nucleoproteína (NP) do influenzavírus. Os resíduos de ancoramento (apresentados em amarelo) podem ser primários ou secundários em sua influência na ligação do peptídeo. Para H-

2K^b, a sequência motivo é determinada por dois ancoramentos primários, P5 e P8; o bolso C liga-se à cadeia lateral P5 do peptídeo (uma tirosina [Y] ou uma fenilalanina [F]), e o bolso F liga-se ao resíduo P8 (uma cadeia lateral não aromática hidrofóbica de leucina [L], isoleucina [I], metionina [M] ou valina [V]). O bolso B liga o P2, um resíduo de ancoramento secundário em H-2K^b. Para H-2K^d, a sequência motivo é primariamente determinada pelos dois ancoramentos primários, P2 e P9. O bolso B acomoda uma cadeia lateral de tirosina. No bolso F, liga-se leucina, isoleucina ou valina. Abaixo das estruturas, são mostradas sequências motivo dos peptídeos que são conhecidas por se ligarem à molécula do MHC. CSP, antígeno do circum-esporozoíto; ERK4, quinase relacionada ao sinal extracelular 4; HBV, vírus da hepatite B; JAK1, quinase associada ao Janus 1; LCMV, vírus da coriomeningite linfocítica; NS2, proteína NS2; P198, antígeno de célula tumoral modificado; *P. berghei*, *Plasmodium berghei*; *P. yoelii*, *Plasmodium yoelii*; VSV, vírus da estomatite vesicular. (Uma extensa coleção de motivos pode ser encontrada em http://www.syfpeithi.de. Estruturas cortesia de V.E. Mitaksov e D. Fremont.)

6.14 As células T alorreativas que reconhecem moléculas do MHC não próprias são muito abundantes

A descoberta da restrição ao MHC revelou a função fisiológica dessas moléculas e também auxiliou no esclarecimento do intrigante fenômeno do MHC estranho na rejeição de órgãos e tecidos transplantados entre membros de uma mesma espécie. Os órgãos transplantados de doadores portadores de moléculas do MHC que diferem daquelas do receptor – mesmo que por apenas um aminoácido – são invariavelmente rejeitados devido à presença, em qualquer indivíduo, de um grande número de células T especificamente reativas às moléculas do MHC estranhas ou **alogênicas**. Os primeiros estudos sobre a resposta das células T às moléculas do MHC alogênicas utilizaram a **reação de linfócitos mistos**, na qual as células T de

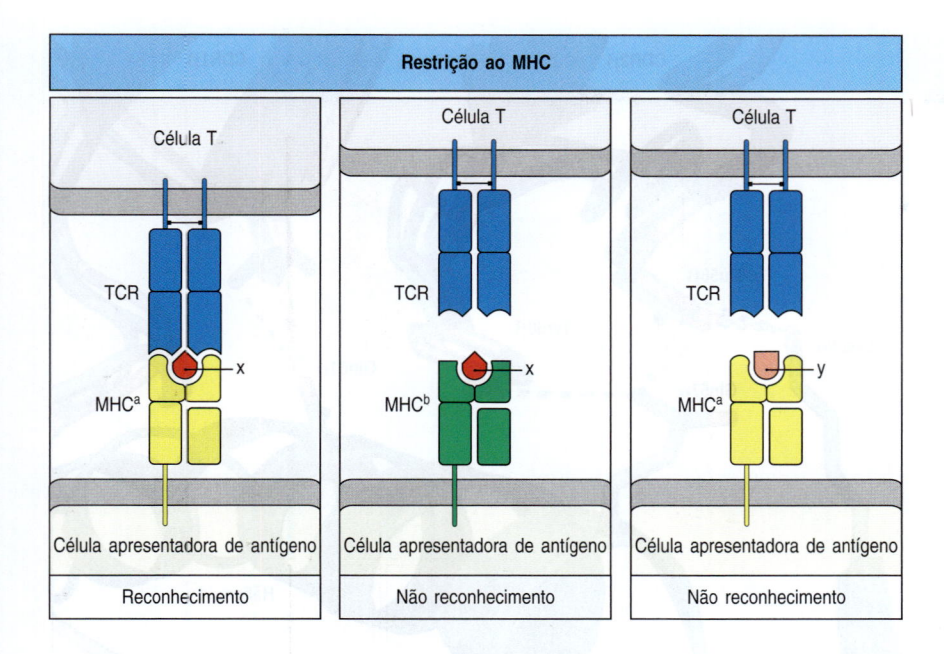

Figura 6.21 O reconhecimento de antígenos pelas células T é restrito ao complexo de histocompatibilidade principal (MHC). O receptor de células T (TCR) antígeno-específico reconhece um complexo formado pelo peptídeo antigênico e uma molécula do MHC própria. A consequência disso é que uma célula T específica para um peptídeo x e um alelo particular do MHC, MHC^a (figura à esquerda), não reconhecerão o complexo do peptídeo x com um alelo diferente do MHC, MHC^b (figura central), ou o complexo do peptídeo y com o MHC^a (figura à direita). O correconhecimento de um peptídeo estranho e de uma molécula do MHC é conhecido como restrição ao MHC, porque se diz que a molécula do MHC restringe a habilidade da célula T de reconhecer o antígeno. A restrição pode resultar do contato direto entre a molécula do MHC e o TCR ou ser um efeito indireto do polimorfismo do MHC nos peptídeos que se ligam ou de sua conformação quando ligada ao peptídeo.

um indivíduo são misturadas com linfócitos de um segundo indivíduo. Se as células T desse indivíduo reconhecerem as moléculas do MHC do outro indivíduo como "estranhas", as células T irão dividir-se e proliferar. (Os linfócitos do segundo indivíduo são normalmente preparados para não se dividirem por irradiação ou tratamento com o fármaco citostático mitomicina C.) Esses estudos demonstraram que 1 a 10% de todas as células T em um organismo responderão ao estímulo por células de qualquer indivíduo não relacionado, membro da mesma espécie. Esse tipo de resposta de célula T é chamado de **alorreação** ou **alorreatividade**, porque representa o reconhecimento do polimorfismo alélico em moléculas do MHC alogênicas. O fenômeno de alorreatividade, no contexto do transplante de órgãos, será discutido em mais detalhes no Capítulo 15.

Antes que o papel das moléculas do MHC na apresentação de antígenos fosse compreendido, não havia explicação sobre o porquê de tantas células T deverem reconhecer moléculas do MHC estranhas, já que não havia razão para que o sistema imune desenvolvesse uma defesa contra os transplantes de tecidos. Quando se entendeu que os TCRs evoluíram para reconhecer peptídeos estranhos em combinação com moléculas do MHC polimórficas, explicar a alorreatividade tornou-se fácil. Sabe-se de pelo menos dois processos que podem contribuir para a alta frequência de células T alorreativas. As células T em desenvolvimento no timo passam por um processo de seleção positiva que favorece a sobrevivência das células cujos receptores interagem fracamente com as moléculas próprias de MHC expressas no timo (isso será discutido em mais detalhes no Cap. 8). Acredita-se que selecionar TCRs para sua interação com um tipo de molécula MHC aumente a chance de ele fazer reação cruzada com outras variantes (não próprias) de MHC.

Parece que a alorreatividade também é promovida por uma capacidade inerente dos genes dos TCRs de reconhecer moléculas do MHC. Isso foi demonstrado em experimentos que observaram que células T artificialmente levadas a amadurecer em animais deficientes em moléculas do MHC de classes I e II, nos quais a seleção positiva no timo não pode ocorrer, ainda apresentam uma alorreatividade frequente. De acordo com essa ideia, resíduos de aminoácidos específicos dentro da região codificada pela linhagem germinativa de determinados genes de TCRβ promovem o reconhecimento geral das moléculas do MHC (Fig. 6.22). Considerando o grande número de sequências de regiões variáveis nos TCRs, pode ser que cada TCR tenha seu próprio modo peculiar de ligar as moléculas do MHC.

Em princípio, a alorreatividade das células T pode depender do reconhecimento de antígeno peptídico estranho ou moléculas do MHC não própria aos quais são liga-

Figura 6.22 Os resíduos codificados na linhagem germinativa dos CDRs dos genes Vβ e Vα conferem a afinidade do receptor de célula T (TCR) pelas moléculas do complexo de histocompatibilidade principal (MHC). A estrutura para vários receptores ligados à molécula do MHC de classe II está apresentada na figura. Os resíduos conservados (Lys39, Gln57 e Gln61) dentro da hélice 1 do MHC (verde) fazem uma rede de pontes de hidrogênio com os resíduos codificados na linhagem germinativa e não polimórficos (Glu56, Tyr50 e Asn31) que estão localizados nas regiões dos CDR1 e CDR2 do gene Vβ 8.2. (Cortesia de Cris Garcia.)

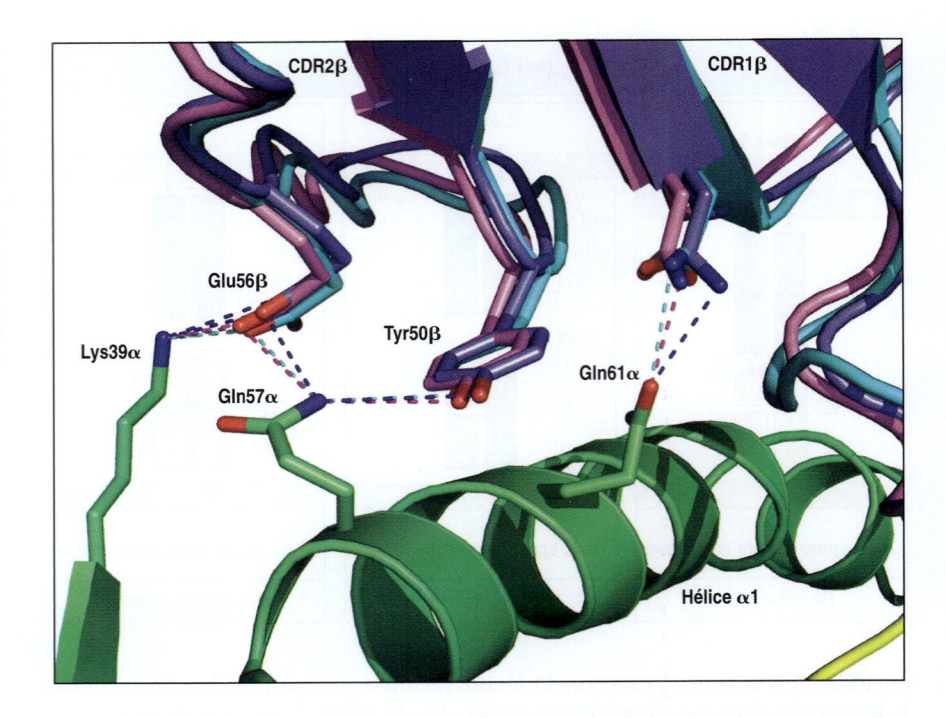

dos, para sua reatividade contra MHC não próprias. Essas opções têm sido chamadas de alorreconhecimento dependente do peptídeo e alorreconhecimento independente do peptídeo. Entretanto, como o número de clones de células T alorreativas aumenta, parece que grande parte das células T alorreativas, na verdade, reconhecem ambos, isto é, a maioria dos clones de células T alorreativos respondem a moléculas do MHC estranhas somente quando um determinado peptídeo estiver ligado a ela. Nesse sentido, a base estrutural do alorreconhecimento pode ser muito similar ao reconhecimento normal do peptídeo restrito ao MHC, sendo dependente do contato com as duas moléculas – o peptídeo e o MHC (ver Fig. 6.21, figura à esquerda) –, mas nesse caso, uma molécula do MHC estranha. Na prática, respostas alorreativas contra um órgão transplantado provavelmente representam a atividade combinada de muitas células T alorreativas, e não é possível determinar quais peptídeos do doador podem estar envolvidos no reconhecimento pelas células T alorreativas.

6.15 Muitas células T respondem aos superantígenos

Os superantígenos são um grupo distinto de antígenos que estimulam uma resposta primária mediada por células T da mesma magnitude que a resposta contra um MHC alogênico. Essa resposta foi primeiramente descoberta em uma reação mista de linfócitos, utilizando linfócitos de linhagens de camundongos idênticas em relação ao MHC, mas geneticamente distintas. Os antígenos que induziram essa reação foram originalmente descritos como **antígenos menores de estimulação linfocitária** (Mls, do inglês *minor lymphocyte stimulating antigen*), e parecia razoável supor que eles eram funcionalmente semelhantes às próprias moléculas do MHC. Entretanto, sabe-se agora que isso não é verdade. Os antígenos Mls encontrados nessas linhagens de camundongos são codificados por retrovírus, assim como os vírus de tumores mamários murinos, que se tornaram integrados estavelmente em vários locais dos cromossomos murinos. Os superantígenos são produzidos por muitos patógenos diferentes, incluindo as bactérias, os micoplasmas e os vírus, e as respostas que eles provocam são mais úteis aos patógenos do que ao hospedeiro. As proteínas MIs atuam como superantígenos porque possuem um modo único de ligar-se às moléculas do MHC e ao TCR, permitindo que estimulem um grande número de células T.

Os superantígenos são diferentes dos demais antígenos proteicos, no sentido de que são reconhecidos por células T sem serem processados em peptídeos capturados por moléculas do MHC. De fato, a fragmentação de um superantígeno destrói sua atividade biológica, a qual depende de sua ligação com uma proteína intacta à superfície externa de uma molécula do MHC de classe II, a qual já possui um peptídeo ligado. Além da ligação às moléculas do MHC de classe II, os superantígenos são capazes de se ligarem à região V_β de muitos TCRs (Fig. 6.23). Os superantígenos bacterianos ligam-se principalmente à alça CDR2 V_β e, com menor intensidade, à alça CDR1 V_β e a uma alça adicional chamada alça hipervariável 4 ou HV4. A alça HV4 é o local de ligação predominante para os superantígenos virais, pelo menos para os antígenos Mls codificados pelos vírus endógenos do tumor mamário de camundongos. Assim, a região V da cadeia α e a cadeia β do CDR3 do TCR têm pouco efeito sobre o reconhecimento do superantígeno, determinado principalmente pelo segmento gênico V, o qual codifica a cadeia V. Cada superantígeno pode ligar-se a um ou poucos produtos diferentes dos genes V_β, dos quais existem 20 a 50, em camundongos e nos seres humanos, possibilitando que um superantígeno possa estimular de 2 a 20% de todas as células T.

Essa forma de estímulo não ativa uma resposta imune específica para o patógeno. Em vez disso, causa uma produção maciça de citocinas pelas células T CD4, a população responsiva predominante. Essas citocinas têm dois efeitos sobre o hospedeiro: a toxicidade sistêmica e a supressão da resposta imune adaptativa. Ambos contribuem para a patogenicidade microbiana. Entre os superantígenos bacterianos, estão as **enterotoxinas estafilocócicas** (**SEs**, do inglês *staphylococcal enterotoxins*), agentes que causam a intoxicação alimentar comum, e a **toxina da síndrome do choque tóxico-1** (**TSST-1**, do *inglês toxic shock syndrome toxin-1*) de *Staphylococcus aureus*, o principal agente etiológico da síndrome do choque tóxico, que pode ser causado por uma infecção localizada por cepas bacterianas produtoras da toxina. O papel dos superantígenos virais nas doenças humanas ainda não está bem esclarecido.

6.16   O polimorfismo do MHC aumenta a gama de antígenos contra os quais o sistema imune pode responder

A maioria dos genes polimórficos codifica proteínas que variam em apenas um ou poucos aminoácidos, ao passo que as variantes alélicas das proteínas do MHC diferem umas das outras em até 20 aminoácidos. O extenso polimorfismo das proteínas do MHC certamente evoluiu para proteger o organismo contra as estratégias evasivas dos patógenos. A exigência de que os antígenos patogênicos devam ser apresentados por moléculas do MHC proporciona dois possíveis mecanismos por meio dos quais os patógenos podem evoluir para a evasão do processo de detecção. Um deles é por meio de mutações que eliminam das proteínas do patógeno todos os peptídeos capazes de se ligarem às moléculas do MHC. Um exemplo desse tipo de estratégia é o vírus de Epstein-Barr. Há pequenas populações isoladas na região sudeste da China e na Papua-Nova Guiné, nas quais cerca de 60% dos indivíduos possuem o alelo HLA-A11. Muitos isolados do vírus de Epstein-Barr obtidos nessa população possuem mutações em um epítopo dominante apresentado pelo HLA-A11, de modo que os peptídeos mutantes não podem mais ligar-se ao HLA-A11 e não podem ser reconhecidos pelas células T restritas ao HLA-A11. Claramente, essa estratégia é muito menos bem-sucedida se houver muitas moléculas diferentes do MHC, e a poligenia do MHC pode ter evoluído como resposta.

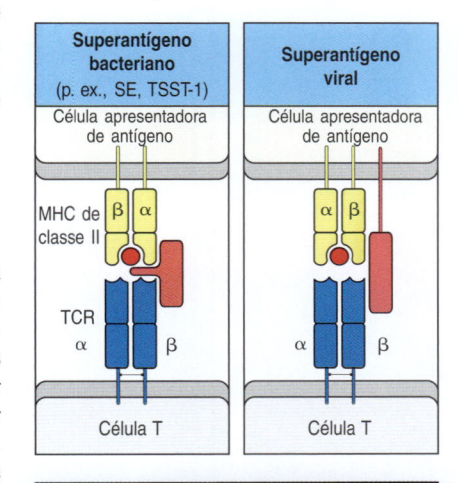

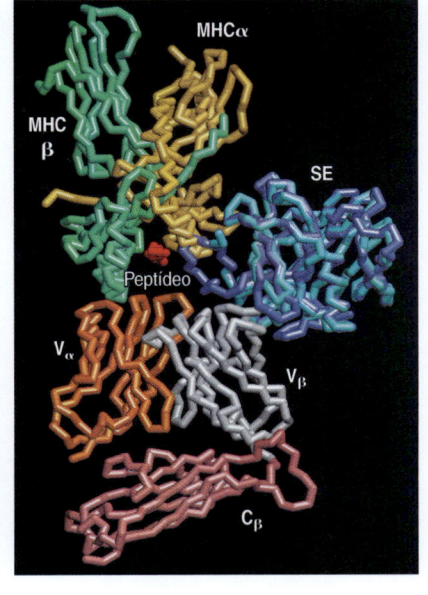

Figura 6.23   Os superantígenos ligam-se diretamente aos receptores de células T (TCRs) e às moléculas do complexo de histocompatibilidade principal (MHC). Os superantígenos podem ligar-se independentemente às moléculas do MHC de classe II e aos TCRs, ligando-se ao domínio V_β do TCR, longe das regiões determinantes de complementaridade e nas faces externas da molécula do MHC de classe II, fora do sítio de ligação do peptídeo (figuras superiores). A figura inferior mostra uma reconstrução da interação entre um TCR, uma molécula do MHC de classe II e um superantígeno da enterotoxina estafilocócica (SE), produzida pela superposição das estruturas separadas de um complexo enterotoxina:MHC de classe II sobre um complexo enterotoxina:TCR. As duas moléculas de enterotoxina (na verdade, SEC3 e SEB) são mostradas em turquesa e azul, ligando-se à cadeia α da molécula do MHC de classe II (amarelo) e à cadeia β do TCR (colorido em cinza para o domínio V_β e em rosa para o domínio C_β). (Modelo molecular cortesia de H.M. Li, B.A. Fields e R.A. Mariuzza.)

Além disso, em grandes populações de cruzamentos aleatórios, o polimorfismo em cada *locus* pode dobrar potencialmente o número de moléculas diferentes do MHC expressas por um indivíduo, pois a maioria dos indivíduos será heterozigota. O polimorfismo tem a vantagem adicional de que indivíduos de uma população diferirão quanto às combinações das moléculas do MHC por eles expressas e, portanto, apresentarão diferentes conjuntos de peptídeos de cada patógeno. Isso torna pouco provável que todos os indivíduos de uma população possam ser igualmente suscetíveis a um determinado patógeno, cuja disseminação será, portanto, limitada. O fato de a exposição a determinados patógenos ao longo da evolução poder selecionar determinados alelos do MHC é fortemente indicado pela grande associação do alelo HLA-B53 à recuperação de uma forma potencialmente letal de malária. Esse alelo é muito comum em indivíduos da África Ocidental, onde a malária é endêmica, e rara em outros lugares, onde a malária letal é incomum.

Argumentos similares aplicam-se a uma segunda possibilidade de evasão ao reconhecimento. Patógenos que podem bloquear a apresentação de seus peptídeos pelas moléculas do MHC podem evitar a resposta imune adaptativa. Os adenovírus codificam uma proteína que se liga a moléculas do MHC de classe I no RE e impede seu transporte para a superfície celular, evitando o reconhecimento dos peptídeos virais pelas células T CD8 citotóxicas. Essa proteína ligadora do MHC interage com uma região polimórfica da molécula do MHC de classe I, porque algumas variantes alélicas são retidas no RE pelas proteínas do adenovírus, e outras, não. O aumento da variedade de moléculas do MHC expressas reduz a probabilidade de um patógeno bloquear a apresentação por todas elas e, assim, poder escapar completamente de uma resposta imune.

Tais argumentos levantam uma questão: se ter três *loci* do MHC de classe I é melhor do que ter apenas um, por que não existem muitos mais? A provável explicação é que sempre que uma molécula do MHC diferente é acrescentada ao repertório do MHC, todas as células T que podem responder contra peptídeos próprios ligados a essa molécula devem ser removidas para manter a autotolerância. O número de genes do MHC presente nos seres humanos e nos camundongos parece ser mais ou menos ótimo para equilibrar as vantagens da apresentação de uma gama aumentada de peptídeos estranhos com as desvantagens de um aumento da perda de células T do repertório.

6.17 Diversos genes com funções especializadas na imunidade também são codificados no MHC

Além dos genes que codificam as moléculas do MHC de classes I e II clássicas, altamente polimórficos, existem diversos genes de MHC "não clássicos" na região do MHC que codificam moléculas semelhantes às do MHC de classe I que mostram comparativamente pouco polimorfismo. A maioria desses genes ainda não tem função conhecida. Eles estão ligados à região classe I do MHC, e seu número exato varia muito entre as espécies e mesmo entre os membros de uma mesma espécie. Esses genes foram denominados genes do **MHC de classe Ib**; como os genes do MHC de classe I, muitos, mas não todos, associam-se à β_2-microglobulina quando expressos na superfície celular. Sua expressão nas células é variável, tanto com relação à quantidade expressa na superfície celular quanto com relação à sua distribuição nos tecidos. As características de vários genes de MHC de classe Ib são mostradas na Figura 6.24.

Uma dessas moléculas do MHC de classe Ib de camundongos – a H2-M3 – pode apresentar peptídeos *N*-formilados na porção aminoterminal, o que é interessante, pois as células procarióticas iniciam a síntese proteica com uma *N*-formilmetionina. Células infectadas por bactérias citoplasmáticas podem ser mortas pelas células T CD8 que reconhecem peptídeos bacterianos *N*-formilados ligados à molécula H2-M3. Não se conhece um equivalente à molécula do MHC de classe Ib em humanos.

Molécula de classe Ib						Receptores ou proteínas com que interagem			
Ser humano	Camun-dongo	Padrão de expressão	Associa-se à β_2m	Poli-morfismo	Ligante	TCR	Receptor NK	Outro	Função biológica
HLA-C (classe Ia)		Ubíquo	Sim	Alto	Peptídeo	TCR	KIRs		Ativa células T Inibe células NK
	H2-M3	Limitado	Sim	Baixo	Peptídeo fMet	TCR			Ativa os CTLs com peptídeos bacterianos
	T22 T10	Esplenócitos	Sim	Baixo	Nenhum	TCR γ:δ			Regulação de esplenócitos ativados
HLA-E	Qa-1	Ubíquo	Sim	Baixo	Peptídeos líderes do MHC (Qdm)		NKG2A NKG2C		Inibição de células NK
HLA-F		Amplamente expresso	Sim	Baixo	Peptídeo?		LILRB1 LILRB2		Desconhecida
HLA-G		Interface materno/fetal	Sim	Baixo	Peptídeo	TCR	LILRB1		Modula interação materno-fetal
MIC-A MIC-B		Trato GI, amplamente expresso	Não	Moderado	Nenhum		NKG2D		Ativação induzida pelo estresse de células NK e CD8
	TL	Epitélio do intestino delgado	Sim	Baixo	Nenhum	CD8α:α			Modulação potencial de ativação de células T
	M10	Neurônios vomeronasais	Sim	Baixo	Desconhecido			Receptor V2R vomeronasal	Detecção de ferormônios
ULBPs	MULT1 H60, Rae1	Limitado	Não	Baixo	Nenhum		NKG2D		Ligante ativador de células NK induzidas
MR1	MR1	Ubíquo	Sim	Nenhum	Desconhecido		LILRB2		Controle da resposta inflamatória
CD1a–CD1e	CD1d	Limitado	Sim	Nenhum	Lipídeos e glicolipídeos	TCR α:β			Ativa células T contra lipídeos bacterianos
	Mill1 Mill2	Ubíquo	Sim?	Baixo	Desconhecido	Desconhecido			Desconhecido
HFE	HFE	Fígado e intestino	Sim	Baixo	Nenhum			Receptor de transferrina	Homeostase do ferro
FcRn	FcRn	Interface materno/fetal	Sim	Baixo	Nenhum			Fc (IgG)	Leva IgG materna para o feto (imunidade passiva)
ZAG	ZAG	Líquidos corporais	Não	Nenhum	Ácido graxo				Homeostase de lipídeos

Grupos de linhas (coluna à esquerda): **Codificada pelo MHC** (HLA-C até M10); **Não codificada pelo MHC** (ULBPs até ZAG).

Figura 6.24   Proteínas do complexo de histocompatibilidade principal (MHC) classe Ib de seres humanos e de camundongos e suas funções. As proteínas de MHC de classe Ib são codificadas tanto dentro do *locus* do MHC como em outros cromossomos. As funções de algumas proteínas do MHC de classe Ib não estão relacionadas com a resposta imune adaptativa, mas muitas possuem um papel na imunidade inata ao interagir com receptores em células *natural killer* (NK) (ver o texto e a Seção 3.21). O HLA-C, que é uma molécula do MHC clássica (classe Ia) esta incluída aqui porque, além de sua função na apresentação de peptídeos aos receptores de células T (TCRs) na imunidade adaptativa, todas as isoformas do HLA-C interagem com a classe KIR de receptores de células NK para regular a função das células NK na resposta imune inata. CTL, linfócito T citotóxico; GI, gastrintestinal.

Dois outros genes de camundongos altamente relacionados ao MHC de classe Ib murinos – *T22* e *T10* – são expressos por linfócitos ativados e reconhecidos por um subgrupo de células T γ:δ. A função exata das proteínas T22 e T10 não está clara, mas foi proposto que essa interação permita a regulação de linfócitos ativados por células T γ:δ.

Os outros genes que mapeiam dentro do MHC codificam produtos, como os componentes do complemento (p. ex., C2, C4 e fator B) e as citocinas (p. ex., TNF-α e linfotoxina), todos com importante função na imunidade. Esses genes ficam na chamada região "MHC de classe III" (ver Fig. 6.15).

Muitos estudos estabeleceram associações entre a suscetibilidade a certas doenças e determinados alelos dos genes do MHC (ver Cap. 15), e agora já se tem consideráveis informações a respeito de como os polimorfismos dos genes clássicos do MHC de classes I e II podem afetar a resistência ou a suscetibilidade. Sabe-se ou suspeita-se que a maioria das doenças influenciadas pelo MHC tem uma etiologia imune, mas isso não é verdade para todas elas; muitos genes na região do MHC não possuem funções imunes conhecidas ou suspeitas. Por exemplo, o gene de classe Ib, *M10*, codifica uma proteína reconhecida por receptores de feromônio no órgão vomeronasal. *M10* poderia influenciar a preferência no acasalamento – um traço que já foi ligado à região do MHC em roedores.

O gene para HLA-H, que foi renomeado *HFE* (ver Fig. 6.15) está a cerca de 3 milhões de pb do HLA-A. Seu produto proteico é expresso em células do trato gastrintestinal e tem função no metabolismo do ferro, regulando a absorção do ferro da dieta para o corpo, mais provavelmente por meio de interações com o receptor da transferrina, que reduz sua afinidade por transferrina ligada ao ferro. Indivíduos com defeitos nesse gene possuem uma doença de acúmulo de ferro, a hemocromatose hereditária, em que um nível anormalmente alto de ferro é retido no fígado e em outros órgãos. Camundongos deficientes para β_2-microglobulina e, portanto, deficientes na expressão de todas as moléculas classe I, possuem uma sobrecarga semelhante. Outro gene de MHC com função não imune é o da enzima 21-hidroxilase, que, quando deficiente, causa hiperplasia suprarrenal congênita e síndrome da depleção salina, nos casos graves. Mesmo quando um gene relacionado com uma doença é homólogo a genes do sistema imune, como no caso do *HFE*, o mecanismo da doença pode não ter relação imune. Associações de doenças relacionadas ao MHC devem ser, portanto, interpretadas com cautela e com base em um entendimento detalhado de sua estrutura genética e das funções dos genes individuais. Muito ainda deve ser aprendido sobre o significado de toda a variabilidade dos genes localizados no MHC. Por exemplo, em humanos, o componente do complemento C4 vem em duas versões, C4A e C4B, e diferentes indivíduos possuem números variáveis do gene para cada tipo em seus genomas, mas a significância adaptativa dessa variabilidade ainda não é bem compreendida.

6.18 Moléculas do MHC de classe I especializadas atuam como ligantes para ativação e inibição das células NK

Alguns genes do MHC de classe Ib, por exemplo, os membros da família gênica **MIC**, são regulados por mecanismos diferentes daqueles dos genes do MHC de classe I e são induzidos em resposta ao estresse celular (como o choque térmico). Existem sete genes MIC, mas somente dois – *MICA* e *MICB* – são expressos e produzem proteínas (ver Fig. 6.24). Eles são expressos por fibroblastos e células epiteliais, em particular pelas células epiteliais intestinais, e possuem uma função na imunidade inata ou na indução das respostas imunes quando os interferons são produzidos. As proteínas MICA e MICB são reconhecidas pelo receptor NKG2D expresso por células NK, células T γ:δ e em algumas células T CD8 e podem ativar essas células para matar os alvos que expressam MIC. NKG2D é um membro "ativador" da família NKG2 de receptores das células NK. Seu domínio citoplasmático não possui a sequência motivo inibidora encontrada em outros membros dessa família, a qual atua como receptores inibitórios (ver Seções 3.21 e 3.22). O NKG2D é acoplado à proteína adaptadora DAP10, que transmite um sinal para o interior da célula pela ativação e pela interação com a fosfatidil-inositol 3 quinase.

Ainda menos relacionada aos genes do MHC de classe I, há uma pequena família de proteínas conhecidas nos seres humanos, como as proteínas ligantes de UL16 (ULBPs, do inglês *UL16-binding proteins*) ou as proteínas RAET1 (ver Fig. 6.24); as proteínas homólogas em camundongos são conhecidas como Rae1 (do inglês *retinoic acid early inducible 1* [induzidas precocemente pelo ácido retinoico 1]). Essas proteínas também se ligam ao NKG2D, como descrito na Seção 3.21. Elas parecem ser expressas sob condições de estresse celular, como quando as células estão infectadas com patógenos (a UL16 é uma proteína do HCMV) ou quando sofreram transformação em células tumorais. Expressando ULBPs, as células infectadas ou estressadas podem ativar NK2GD em células NK, células T γ:δ e células T α:β citotóxicas CD8 e, assim, podem ser reconhecidas e eliminadas.

A molécula do MHC de classe Ib humana HLA-E e sua contraparte murina Qa-1 (ver Fig. 6.24) têm uma função especializada no reconhecimento das células NK. HLA-E e Qa-1 ligam-se a um grupo restrito de peptídeos não polimórficos chamados determinantes modificadores Qa-1 (Qdm, do inglês *Qa-1 determinant modifiers*), derivados de peptídeos líderes de outras moléculas do MHC de classe I. Esses complexos peptídeo:HLA-E ligam-se no receptor NKG2A, presente nas células NK, formando um complexo com a proteína de superfície CD94 (ver Seção 3.21). O NKG2A é um membro inibidor da família NKG2 e, quando estimulado, inibe a atividade citotóxica da célula NK. Dessa maneira, uma célula que expressa HLA-E ou Qa-1 não é morta pelas células NK.

As moléculas do MHC de classe Ia clássicas HLA-A, HLA-B e HLA-C que apresentam um repertório diverso de peptídeos para as células T CD8 também são reconhecidas por membros dos receptores semelhantes às imunoglobulinas de células assassinas (KIRs, do inglês *killer cell immunoglobulin-like receptors*) expressos pelas células NK (ver Seção 3.21). Os KIRs interagem com a mesma face da molécula do MHC de classe I que os TCRs, mas os KIRS ligam-se a apenas uma extremidade e não sobre toda a área reconhecida pelos TCRs. Assim como as moléculas do MHC, os próprios KIRs são altamente polimórficos e sofreram uma rápida evolução nos humanos. Somente poucos alelos do HLA-A e HLA-B ligam-se aos KIRs, mas todos os alelos do HLA-C ligam-se aos KIRs, indicando uma especialização do HLA-C na regulação das células NK em humanos.

Duas outras moléculas do MHC de classe Ib – HLA-F e HLA-G (ver Fig. 6.24) – podem também inibir a morte celular mediada por células NK. HLA-G é expressa nas células da placenta derivadas do feto, que migram para a parede uterina. Essas células não expressam moléculas clássicas do MHC de classe I e não podem ser reconhecidas pelas células T CD8, mas, diferentemente das células que não expressam as moléculas clássicas do MHC de classe I, elas não são mortas pelas células NK. Isso ocorre porque a molécula HLA-G é reconhecida por um receptor inibidor nas células NK, o membro da subfamília B de receptores de leucócitos do tipo imunoglobulina 1 (LILRB1, do inglês *leukocyte immunoglobulin-like receptor subfamily B member 1*), também chamado de ILT-2 ou LIR-1, que impede que a célula NK mate as células da placenta. HLA-F é expresso em vários tecidos, por exemplo, em algumas linhagens de monócitos ou em células linfoides transformadas por vírus. Acredita-se também que HLA-F interaja com LILRB1.

6.19   A família CD1 das moléculas tipo MHC de classe I é codificada fora do MHC e apresenta lipídeos microbianos para células T restritas a CD1

Alguns genes semelhantes ao MHC de classe I mapeiam fora da região do MHC. Uma família desses genes, chamada **CD1**, é expressa em células dendríticas e monócitos, bem como em alguns timócitos. Os humanos possuem cinco genes CD1, CD1a até CD1e, ao passo que os camundongos expressam apenas duas versões altamente homólogas de CD1d, designadas CD1d1 e CD1d2. As proteínas CD1 podem apresentar antígenos às células T, mas possuem duas diferenças que as distinguem das moléculas clássicas do MHC de classe I. A primeira é que CD1, embora similar às moléculas do MHC de classe I na organização de suas subunidades e na associação à β_2-microglobulina, comporta-se como uma molécula do MHC de classe II. Ela não é retida no RE pela associação ao complexo TAP, mas é direcionada às vesículas endocíticas, onde se liga ao seu ligante. A segunda característica incomum é que, ao contrário das moléculas do MHC de classe I, as moléculas CD1 possuem um canal hidrofóbico especializado na ligação a cadeias hidrocarbono alquil. Isso confere às moléculas CD1 uma capacidade de apresentar vários glicolipídeos e ligar-se a eles.

As moléculas CD1 são classificadas em grupo 1, incluindo CD1a, CD1b e CD1c, e grupo 2, contendo apenas CD1d; CD1e é considerado intermediário. As moléculas do grupo 1 podem ligar e apresentar antígenos glicolipídicos, fosfolipídicos e lipopeptídicos microbianos, em particular componentes da membrana de micobactérias do ácido micólico, o monomicolato de glicose, os manosídeos de fosfoinositol e a lipoarabinomanano. Acredita-se que as moléculas grupo 2 de CD1 ligam-se principalmente a antígenos lipídicos próprios, como esfingolipídeos e diacilgliceróis. Estudos estruturais mostram que a molécula CD1 tem um sulco de ligação profundo, ao qual os antígenos glicolipídicos se ligam (Fig. 6.25). Diferentemente da ligação do peptídeo ao MHC, em que o peptídeo tem uma conformação linear estendida, as moléculas CD1 grupo 1 ligam seus antígenos ancorando as cadeias alquil no sulco hidrofóbico, que orienta as cadeias variáveis de carboidratos e outras partes hidrofílicas dessas moléculas direcionando-se para fora do final do sulco, permitindo o reconhecimento pelos TCRs nas células T restritas ao CD1.

Enquanto as células T que reconhecem antígenos apresentados por moléculas do MHC de classes I e II expressam CD8 e CD4, respectivamente, as células T que reconhecem lipídeos apresentados por moléculas CD1 não expressam CD4 nem CD8. A maioria das células T que reconhecem peptídeos apresentados por moléculas CD1 grupo 1 possuem um repertório diverso de receptores a:b e responde a esses lipídeos apresentados pelo CD1a, pelo CD1b e pelo CD1c. Ao contrário, as células T restritas ao CD1d são menos diversificadas, utilizando a mesma cadeia TCRα (V$_\alpha$24-J$_\alpha$18 em humanos), mas também expressam receptores de células NK. Essa população de células restritas ao CD1d tem sido denominada **células NKT invariáveis** (**iNKT**).

Um ligante reconhecido para as moléculas CD1d é a α-galactoceramida (α-GalCer), que foi isolada de um extrato de esponja-do-mar. Quando a α-galactoceramida se liga ao CD1d, ela forma uma estrutura reconhecida por muitas células iNKT. As células iNKT parecem ter um papel importante na ligação entre as imunidades inata e adaptativa. Sua capacidade de reconhecer diferentes constituintes glicolipídicos dos microrganismos apresentados pelas moléculas CD1d as coloca na categoria "inata"; o fato de possuir um TCR completamente rearranjado, apesar de seu repertório limitado, as torna "adaptativa".

Parece que os genes CD1 evoluíram como uma linhagem separada de moléculas apresentadoras de antígeno capazes de apresentar lipídeos e glicolipídeos microbianos às células T. Assim como peptídeos são colocados nas proteínas MHC clássicas em várias localizações celulares, as várias proteínas CD1 são transportadas diferentemente por meio do RE e dos compartimentos endocíticos, o que fornece acesso a diferentes antígenos lipídicos. O transporte é regulado por uma sequência de aminoácidos no término do domínio citoplasmático da proteína CD1, que controla a interação com os complexos proteína adaptadora (AP, do inglês *adaptor-protein*). CD1a não possui essa sequência motivo de ligação e se move para a superfície da célula, onde é transportado apenas por meio do compartimento endocítico. CD1c e CD1d têm sequências motivo que interagem com a adaptadora AP-2 e são transportados pelo endossomas precoces e tardios; CD1d também é direcionado aos lisossomas. O CD1b e o CD1d murino ligam-se a AP-2 e AP-3 e podem ser transportados por endossomas tardios, lisossomas e MIIC. As proteínas CD1 podem, assim, ligar-se a lipídeos entregues e processados na rota endocítica, bem como pela internalização de micobactérias ou pela ingestão de lipoarabinomananos micobacterianos mediados pelos receptores de manose.

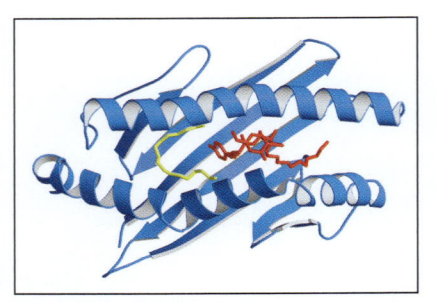
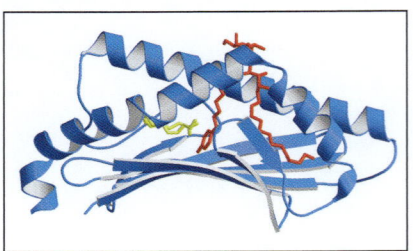

Figura 6.25 Estrutura do CD1 ligado a um antígeno lipídico. Vista de cima e da lateral da estrutura do CD1d ligado ao C8PhF, um lipídeo sintético análogo ao α-GalCer. As cadeias laterais da hélice do CD1d (azul) formam um bolso de ligação geralmente similar em forma com as moléculas do complexo de histocompatibilidade principal (MHC) de classes I e II. Entretanto, o ligante C8PhF (vermelho) liga-se à molécula do CD1 em uma conformação diferente daquela dos peptídeos. As duas longas cadeias laterais alquil estendem-se profundamente dentro do sulco de ligação, onde fazem contato com os resíduos hidrofóbicos. Essa orientação da cadeia lateral do alquil coloca o componente carboidrato do α-GalCer na superfície externa do CD1, onde pode ser reconhecida pelo receptor de células T (TCR). Além disso, a molécula CD1 contém uma molécula de lipídeo endógena (amarelo), derivada de fontes intracelulares, que se liga a uma região distinta dentro do sulco e impede o colapso de um grande bolso adjacente à região de ligação do α-GalCer. A capacidade de incorporar ligantes adicionais no sulco de ligação pode fornecer flexibilidade ao CD1 para acomodar vários glicoesfingolipídeos de microrganismos. (Cortesia de I.A. Wilson.)

Do ponto de vista evolutivo, é interessante notar que alguns genes classe Ib, principalmente o CD1 e alguns com funções distintas da apresentação do antígeno, parecem ter evoluído precocemente, antes da divergência dos peixes cartilaginosos da linha dos vertebrados, e provavelmente possuem homólogos em todos os vertebrados. Parece que os outros genes classe I evoluíram independentemente em *locus* clássicos e não clássicos na linhagem dos vertebrados que já foram estudados (p. ex., peixes cartilaginosos, peixes com nadadeiras lobadas, peixes com barbatanas raiadas, anfíbios e mamíferos).

Resumo

O MHC de genes consiste em um conjunto de *loci* gênicos ligados, codificando muitas das proteínas envolvidas na apresentação de antígenos às células T, mais notadamente as glicoproteínas do MHC de classes I e II (as moléculas do MHC) que apresentam peptídeos ao TCR. A característica mais notável dos genes do MHC é seu extenso polimorfismo. Esse polimorfismo é de importância crítica no reconhecimento de antígenos pelas células T. Uma célula T que reconhece o antígeno como um peptídeo ligado por uma variante alélica particular de uma molécula do MHC não reconhecerá o mesmo peptídeo quando ligado a outras moléculas do MHC. Esse comportamento dos linfócitos T é chamado de restrição ao MHC. A maioria dos alelos do MHC difere por substituições múltiplas de aminoácidos, e essas diferenças estão localizadas no sítio de ligação do peptídeo e em regiões adjacentes que fazem contato direto com o TCR. Ao menos três propriedades das moléculas do MHC são afetadas pelo polimorfismo do MHC: a gama de peptídeos ligados, a conformação desses peptídeos e a interação direta da molécula do MHC com o TCR. Assim, a natureza altamente polimórfica do MHC tem consequências funcionais, e a seleção evolutiva para esses polimorfismos sugere que o polimorfismo é crucial para a função das moléculas do MHC na resposta imune. Poderosos mecanismos genéticos geram essa variabilidade observada entre os alelos do MHC, podendo-se argumentar que a pressão seletiva, necessária à manutenção de uma grande variedade de moléculas do MHC na população, provém dos agentes infecciosos. Como consequência, o sistema imune é altamente individualizado, e cada indivíduo responde de modo diferente a um determinado antígeno.

Dentro da região do MHC há ainda um grande número de genes cujas estruturas são fortemente relacionadas às moléculas do MHC de classe I – as chamadas moléculas do MHC não clássicas, ou classe Ib. Apesar de alguns desses genes servirem a propósitos não relacionados ao sistema imune, muitos estão envolvidos no reconhecimento por ativação e inibição de receptores expressos por células NK, células T γ:δ e células T α:β. As proteínas do MHC de classe Ib, chamadas moléculas CD1, são codificadas fora da região do MHC e ligam-se a lipídeos e antígenos glicolipídeos para apresentação às células T.

Resumo do Capítulo 6

Os receptores de antígenos das células T reconhecem os antígenos na forma de um peptídeo ligado a uma molécula do MHC. Durante uma infecção, os peptídeos derivados dos patógenos ligam-se às moléculas do MHC e são apresentados na superfície celular, onde podem ser reconhecidas pelas células T específicas para aquela combinação. Na ausência de infecção, as moléculas do MHC são ocupadas por peptídeos próprios, mas que normalmente não provocam uma resposta de células T porque o sistema imune é tolerante aos antígenos do próprio organismo. Há duas classes de moléculas do MHC: moléculas do MHC de classe I, que se ligam estavelmente a peptídeos derivados de proteínas sintetizadas e degradadas no citosol; e moléculas do MHC de classe II, que se ligam estavelmente a peptídeos derivados de proteínas degradadas em vesículas endocíticas. Além de se ligarem ao TCR, as duas classes de moléculas do MHC são diferencialmente reconhecidas por duas moléculas correceptoras – CD4 e CD8 – que caracterizam as duas principais subpopulações de células T. As células T CD8 reconhecem o complexo peptídeo:MHC de classe I e são ativadas para matar as células que expõem peptídeos derivados de patógenos citosólicos, como os vírus. Antígenos exógenos, como aqueles obtidos durante a fagocitose de antígenos virais por células dendríticas, podem ser encaminhados do sistema vesicular para o citosol, um processo conhecido como apresentação cruzada, para colocação e apresentação por moléculas do MHC de classe I. Essa rota é importante para a ativação inicial de células T CD8 por células dendríticas. Células T CD4 reconhecem o complexo peptídeo:MHC de classe II e são especialistas em ativar outras células efetoras do sistema imune, por exemplo, as células B e os macrófagos, para atuarem contra antígenos estranhos ou patógenos que tenham fagocitado. Assim, as duas classes de moléculas do MHC apresentam peptídeos de diferentes compartimentos celulares na superfície celular, onde são reconhecidas por diferentes tipos de células T que desempenham a função efetora apropriada.

Existem vários genes para cada classe de molécula do MHC, arranjados em um grupamento dentro de uma grande região conhecida como complexo de histocompatibilidade principal (MHC). Dentro do MHC, os genes para as moléculas do MHC estão ligados aos genes envolvidos na degradação de proteínas em peptídeos, na formação do complexo de peptídeo e molécula do MHC e no transporte desses complexos para a superfície celular. Pelo fato de os diversos genes para moléculas do MHC de classes I e II serem altamente polimórficos e expressos de forma codominante, cada indivíduo expressa diversas moléculas diferentes do MHC de classes I e II. Cada molécula do MHC diferente pode ligar-se estavelmente a uma gama de peptídeos diferentes e, dessa forma, o repertório do MHC de cada indivíduo pode reconhecer e ligar-se a muitos antígenos peptídicos diferentes. Devido ao fato de o TCR ligar-se ao complexo peptídeo:MHC, as células T apresentam uma restrição ao MHC para o reconhecimento do antígeno, de forma que uma determinada célula T é específica para um peptídeo específico ligado a uma molécula do MHC específica.

Questões

6.1 Embora as moléculas do MHC de classes I e II sejam estrutural e funcionalmente homólogas, elas possuem diferentes vias de organização estrutural e apresentação na superfície celular. (a) Descreva como esses processos relacionam-se com as diferentes funções das moléculas classes I e II. (b) Como essas funções relacionam-se com a fonte da qual as moléculas do MHC de classes I e II recebem peptídeos? (c) Dado que os processos de autofagia e apresentação cruzada podem redirecionar os antígenos de várias fontes para rotas alternativas, como esses processos alteram sua resposta em (b)?

6.2 Os patógenos virais adquiriram diversos mecanismos para evadir a resposta imune. (a) Descreva os passos pelos quais os vírus podem evitar o reconhecimento de antígenos virais por células T CD8 e forneça um exemplo específico para isso. (b) Dos exemplos de evasão viral apresentados neste capítulo, a maioria era relacionada a antígenos apresentados por MHC de classe I. Por que deveria haver mais exemplos da inibição viral da apresentação de antígenos por moléculas do MHC de classe I do que classe II? (c) Sugira uma razão pela qual os vírus de DNA extensos podem utilizar esses mecanismos mais do que os pequenos vírus de RNA.

6.3 Muitas das proteínas codificadas dentro do MHC existem na população em múltiplas formas. (a) Que eventos genéticos deram origem a essa variação e quais são as consequências funcionais? (b) Em alguns casos, certas combinações de alelos dos diferentes genes do MHC estão presentes em frequências mais altas do que seriam previstas se as combinações fossem apenas ao acaso. Quais são os possíveis mecanismos que podem explicar esse fenômeno?

6.4 Muitos genes fora da região do MHC codificam proteínas que são estrutural e funcionalmente relacionadas às proteínas do MHC de classe I. (a) Discuta os diferentes tipos celulares que reconhecem várias moléculas do MHC não clássicas e quais as suas funções. (b) Discuta os tipos de ligante(s), se existirem, que são apresentados por vários membros dessas proteínas.

Referências gerais

Bodmer, J.G., Marsh, S.G.E., Albert, E.D., Bodmer, W.F., DuPont, B., Erlich, H.A., Mach, B., Mayr, W.R., Parham, P., Saszuki, T., *et al.*: **Nomenclature for factors of the HLA system, 1991.** *Tissue Antigens* 2000, **56**:289–290.

Germain, R.N.: **MHC-dependent antigen processing and peptide presentation: providing ligands for T lymphocyte activation.** *Cell* 1994, **76**:287–299.

Klein, J.: *Natural History of the Major Histocompatibility Complex.* New York, J. Wiley & Sons, 1986.

Moller, G. (ed.): **Origin of major histocompatibility complex diversity.** *Immunol. Rev.* 1995, **143**:5–292.

Referências por seção

6.1   As moléculas do MHC de classes I e II carregam peptídeos para a superfície celular a partir de dois compartimentos intracelulares distintos

Brocke, P., Garbi, N., Momburg, F., and Hammerling, G.J.: **HLA-DM, HLA-DO and tapasin: functional similarities and differences.** *Curr. Opin. Immunol.* 2002, **14**:22–29.

Gromme, M., and Neefjes, J.: **Antigen degradation or presentation by MHC class I molecules via classical and non-classical pathways.** *Mol. Immunol.* 2002, **39**:181–202.

Villadangos, J.A.: **Presentation of antigens by MHC class II molecules: getting the most out of them.** *Mol. Immunol.* 2001, **38**:329–346.

Williams, A., Peh, C.A., and Elliott, T.: **The cell biology of MHC class I antigen presentation.** *Tissue Antigens* 2002, **59**:3–17.

6.2   Os peptídeos que se ligam às moléculas do MHC de classe I são transportados ativamente do citosol para o RE

Gorbulev, S., Abele, R., and Tampe, R.: **Allosteric crosstalk between peptide--binding, transport, and ATP hydrolysis of the ABC transporter TAP.** *Proc. Natl Acad. Sci. USA* 2001, **98**:3732–3737.

Lankat-Buttgereit, B., and Tampe, R.: **The transporter associated with antigen processing: function and implications in human diseases.** *Physiol. Rev.* 2002, **82**:187–204.

Townsend, A., Ohlen, C., Foster, L., Bastin, J., Lunggren, H.G., and Karre, K.: **A mutant cell in which association of class I heavy and light chains is induced by viral peptides.** *Cold Spring Harbor Symp. Quant. Biol.* 1989, **54**:299–308.

Uebel, S., and Tampe, R.: **Specificity of the proteasome and the TAP transporter.** *Curr. Opin. Immunol.* 1999, **11**:203–208.

6.3   Os peptídeos para transporte dentro do RE são gerados no citosol

Cascio, P., Call, M., Petre, B.M., Walz, T., and Goldberg, A.L.: **Properties of the hybrid form of the 26S proteasome containing both 19S and PA28 complexes.** *EMBO J.* 2002, **21**:2636–2645.

Goldberg, A.L., Cascio, P., Saric, T., and Rock, K.L.: **The importance of the proteasome and subsequent proteolytic steps in the generation of antigenic peptides.** *Mol. Immunol.* 2002, **39**:147–164.

Hammer, G.E., Gonzalez, F., Champsaur, M., Cado, D., and Shastri, N.: **The aminopeptidase ERAAP shapes the peptide repertoire displayed by major histocompatibility complex class I molecules.** *Nat. Immunol.* 2006, **7**:103–112.

Hammer, G.E., Gonzalez, F., James, E., Nolla, H., and Shastri, N.: **In the absence of aminopeptidase ERAAP, MHC class I molecules present many unstable and highly immunogenic peptides.** *Nat. Immunol.* 2007, **8**:101–108.

Schubert, U., Anton, L.C., Gibbs, J., Norbury, C.C., Yewdell, J.W., and Bennink, J.R.: **Rapid degradation of a large fraction of newly synthesized proteins by proteasomes.** *Nature* 2000, **404**:770–774.

Serwold, T., Gonzalez, F., Kim, J., Jacob, R., and Shastri, N.: **ERAAP customizes peptides for MHC class I molecules in the endoplasmic reticulum.** *Nature* 2002, **419**:480–483.

Shastri, N., Schwab, S., and Serwold, T.: **Producing nature's gene-chips: the generation of peptides for display by MHC class I molecules.** *Annu. Rev. Immunol.* 2002, **20**:463–493.

Sijts, A., Sun, Y., Janek, K., Kral, S., Paschen, A., Schadendorf, D., and Kloetzel, P.M.: **The role of the proteasome activator PA28 in MHC class I antigen processing.** *Mol. Immunol.* 2002, **39**:165–169.

Vigneron, N., Stroobant, V., Chapiro, J., Ooms, A., Degiovanni, G., Morel, S., van der Bruggen, P., Boon, T., and Van den Eynde, B.J.: **An antigenic peptide produced by peptide splicing in the proteasome.** *Science* 2004, **304**:587–590.

6.4   Moléculas do MHC de classe I recém-sintetizadas são retidas no RE até que se liguem a peptídeos

Bouvier, M.: **Accessory proteins and the assembly of human class I MHC molecules: a molecular and structural perspective.** *Mol. Immunol.* 2003, **39**:697–706.

Gao, B., Adhikari, R., Howarth, M., Nakamura, K., Gold, M.C., Hill, A.B., Knee, R., Michalak, M., and Elliott, T.: **Assembly and antigen-presenting function of MHC class I molecules in cells lacking the ER chaperone calreticulin.** *Immunity* 2002, **16**:99–109.

Grandea, A.G. III, and Van Kaer, L.: **Tapasin: an ER chaperone that controls MHC class I assembly with peptide.** *Trends Immunol.* 2001, **22**:194–199.

Van Kaer, L.: **Accessory proteins that control the assembly of MHC molecules with peptides.** *Immunol. Res.* 2001, **23**:205–214.

Williams, A., Peh, C.A., and Elliott, T.: **The cell biology of MHC class I antigen presentation.** *Tissue Antigens* 2002, **59**:3–17.

Williams, A.P., Peh, C.A., Purcell, A.W., McCluskey, J., and Elliott, T.: **Optimization of the MHC class I peptide cargo is dependent on tapasin.** *Immunity* 2002, **16**:509–520.

6.5   Muitos vírus produzem imunoevasinas que interferem na apresentação de antígeno por moléculas do MHC de classe I

Lilley, B.N., and Ploegh, H.L.: **A membrane protein required for dislocation of misfolded proteins from the ER.** *Nature* 2004, **429**:834–840.

Lilley, B.N., and Ploegh, H.L.: **Viral modulation of antigen presentation: manipulation of cellular targets in the ER and beyond.** *Immunol. Rev.* 2005, **207**:126–144.

Lybarger, L., Wang, X., Harris, M., and Hansen, T.H.: **Viral immune evasion molecules attack the ER peptide-loading complex and exploit ER-associated degradation pathways.** *Curr. Opin. Immunol.* 2005, **17**:79–87.

Verweij, M.C., Koppers-Lalic, D., Loch, S., Klauschies, F., de la Salle, H., Quinten, E., Lehner, P.J., Mulder, A., Knittler, M.R., Tampé, R., *et al.*: **The varicellovirus UL49.5 protein blocks the transporter associated with antigen processing (TAP) by inhibiting essential conformational transitions in the 6+6 transmembrane TAP core complex.** *J. Immunol.* 2008, **181**:4894–4907.

6.6   Os peptídeos apresentados pelas moléculas do MHC de classe II são produzidos em vesículas endocíticas acidificadas

Godkin, A.J., Smith, K.J., Willis, A., Tejada-Simon, M.V., Zhang, J., Elliott, T., and Hill, A.V.: **Naturally processed HLA class II peptides reveal highly conserved immunogenic flanking region sequence preferences that reflect antigen processing rather than peptide–MHC interactions.** *J. Immunol.* 2001, **166**:6720–6727.

Hiltbold, E.M., and Roche, P.A.: **Trafficking of MHC class II molecules in the late secretory pathway.** *Curr. Opin. Immunol.* 2002, **14**:30–35.

Hsieh, C.S., deRoos, P., Honey, K., Beers, C., and Rudensky, A.Y.: **A role for cathepsin L and cathepsin S in peptide generation for MHC class II presentation.** *J. Immunol.* 2002, **168**:2618–2625.

Lennon-Duménil, A.M., Bakker, A.H., Wolf-Bryant, P., Ploegh, H.L., and Lagaudriè-re-Gesbert, C.: **A closer look at proteolysis and MHC-class-II-restricted antigen presentation.** *Curr. Opin. Immunol.* 2002, **14**:15–21.

Maric, M., Arunachalam, B., Phan, U.T., Dong, C., Garrett, W.S., Cannon, K.S., Alfonso, C., Karlsson, L., Flavell, R.A., and Cresswell, P.: **Defective antigen processing in GILT-free mice.** *Science* 2001, **294**:1361–1365.

Pluger, E.B., Boes, M., Alfonso, C., Schroter, C.J., Kalbacher, H., Ploegh, H.L., and Driessen, C.: **Specific role for cathepsin S in the generation of antigenic peptides in vivo.** *Eur. J. Immunol.* 2002, **32**:467–476.

6.7 A cadeia invariável direciona as moléculas do MHC de classe II recém-sintetizadas para as vesículas intracelulares acidificadas

Gregers, T.F., Nordeng, T.W., Birkeland, H.C., Sandlie, I., and Bakke, O.: **The cytoplasmic tail of invariant chain modulates antigen processing and presentation.** *Eur. J. Immunol.* 2003, **33**:277–286.

Hiltbold, E.M., and Roche, P.A.: **Trafficking of MHC class II molecules in the late secretory pathway.** *Curr. Opin. Immunol.* 2002, **14**:30–35.

Kleijmeer, M., Ramm, G., Schuurhuis, D., Griffith, J., Rescigno, M., Ricciardi-Castagnoli, P., Rudensky, A.Y., Ossendorp, F., Melief, C.J., Stoorvogel, W., *et al.*: **Reorganization of multivesicular bodies regulates MHC class II antigen presentation by dendritic cells.** *J. Cell Biol.* 2001, **155**:53–63.

van Lith, M., van Ham, M., Griekspoor, A., Tjin, E., Verwoerd, D., Calafat, J., Janssen, H., Reits, E., Pastoors, L., and Neefjes, J.: **Regulation of MHC class II antigen presentation by sorting of recycling HLA-DM/DO and class II within the multivesicular body.** *J. Immunol.* 2001, **167**:884–892.

6.8 Uma molécula especializada, semelhante à molécula do MHC de classe II, catalisa o carregamento dos peptídeos para as moléculas do MHC de classe II

Pathak, S.S., Lich, J.D., and Blum, J.S.: **Cutting edge: editing of recycling class II:peptide complexes by HLA-DM.** *J. Immunol.* 2001, **167**:632–635.

Qi, L., and Ostrand-Rosenberg, S.: **H2-O inhibits presentation of bacterial superantigens, but not endogenous self antigens.** *J. Immunol.* 2001, **167**:1371–1378.

Zarutskie, J.A., Busch, R., Zavala-Ruiz, Z., Rushe, M., Mellins, E.D., and Stern, L.J.: **The kinetic basis of peptide exchange catalysis by HLA-DM.** *Proc. Natl Acad. Sci. USA* 2001, **98**:12450–12455.

6.9 A apresentação cruzada permite que proteínas exógenas sejam apresentadas nas moléculas do MHC de classe I por um grupo restrito de células apresentadoras de antígenos

Ackerman, A.L., and Cresswell, P.: **Cellular mechanisms governing cross-presentation of exogenous antigens.** *Nat. Immunol.* 2004, **5**:678–684.

Bevan, M.J.: **Minor H antigens introduced on H-2 different stimulating cells cross-react at the cytotoxic T cell level during in vivo priming.** *J. Immunol.* 1976, **117**:2233–2238.

Bevan, M.J.: **Helping the CD8⁺ T cell response.** *Nat. Rev. Immunol.* 2004, **4**:595–602.

Li, P., Gregg, J.L., Wang, N., Zhou, D., O'Donnell, P., Blum, J.S., and Crotzer, V.L.: **Compartmentalization of class II antigen presentation: contribution of cytoplasmic and endosomal processing.** *Immunol. Rev.* 2005, **207**:206–217.

6.10 A ligação peptídica estável pelas moléculas do MHC permite uma apresentação de antígeno eficaz na superfície celular

Apostolopoulos, V., McKenzie, I.F., and Wilson, I.A.: **Getting into the groove: unusual features of peptide binding to MHC class I molecules and implications in vaccine design.** *Front. Biosci.* 2001, **6**:D1311–D1320.

Buslepp, J., Zhao, R., Donnini, D., Loftus, D., Saad, M., Appella, E., and Collins, E.J.: **T cell activity correlates with oligomeric peptide-major histocompatibility complex binding on T cell surface.** *J. Biol. Chem.* 2001, **276**:47320–47328.

Hill, J.A., Wang, D., Jevnikar, A.M., Cairns, E., and Bell, D.A.: **The relationship between predicted peptide-MHC class II affinity and T-cell activation in a HLA-DRβ1*0401 transgenic mouse model.** *Arthritis Res. Ther.* 2003, **5**:R40–R48.

Su, R.C., and Miller, R.G.: **Stability of surface H-2Kᵇ, H-2Dᵇ, and peptide-receptive H-2Kᵇ on splenocytes.** *J. Immunol.* 2001, **167**:4869–4877.

6.11 Muitas proteínas envolvidas no processamento e na apresentação de antígenos são codificadas por genes localizados no MHC

Aguado, B., Bahram, S., Beck, S., Campbell, R.D., Forbes, S.A., Geraghty, D., Guillaudeux, T., Hood, L., Horton, R., Inoko, H., *et al.* (The MHC Sequencing Consortium): **Complete sequence and gene map of a human major histocompatibility complex.** *Nature* 1999, **401**:921–923.

Chang, C.H., Gourley, T.S., and Sisk, T.J.: **Function and regulation of class II transactivator in the immune system.** *Immunol. Res.* 2002, **25**:131–142.

Kumnovics, A., Takada, T., and Lindahl, K.F.: **Genomic organization of the mammalian MHC.** *Annu. Rev. Immunol.* 2003, **21**:629–657.

Lefranc, M.P.: **IMGT, the international ImMunoGeneTics database.** *Nucleic Acids Res.* 2003, **31**:307–310.

6.12 Os produtos proteicos dos genes do MHC de classes I e II são altamente polimórficos

Gaur, L.K., and Nepom, G.T.: **Ancestral major histocompatibility complex DRB genes beget conserved patterns of localized polymorphisms.** *Proc. Natl Acad. Sci. USA* 1996, **93**:5380–5383.

Marsh, S.G.: **Nomenclature for factors of the HLA system, update December 2002.** *Eur. J. Immunogenet.* 2003, **30**:167–169.

Robinson, J., and Marsh, S.G.: **HLA informatics. Accessing HLA sequences from sequence databases.** *Methods Mol. Biol.* 2003, **210**:3–21.

6.13 O polimorfismo do MHC afeta o reconhecimento do antígeno pelas células T, influenciando a ligação peptídica e os contatos entre o TCR e a molécula do MHC

Falk, K., Rotzschke, O., Stevanovic, S., Jung, G., and Rammensee, H.G.: **Allele-specific motifs revealed by sequencing of self-peptides eluted from MHC molecules.** *Nature* 1991, **351**:290–296.

Garcia, K.C., Degano, M., Speir, J.A., and Wilson, I.A.: **Emerging principles for T cell receptor recognition of antigen in cellular immunity.** *Rev. Immunogenet.* 1999, **1**:75–90.

Katz, D.H., Hamaoka, T., Dorf, M.E., Maurer, P.H., and Benacerraf, B.: **Cell interactions between histoincompatible T and B lymphocytes. IV. Involvement of immune response (Ir) gene control of lymphocyte interaction controlled by the gene.** *J. Exp. Med.* 1973, **138**:734–739.

Kjer-Nielsen, L., Clements, C.S., Brooks, A.G., Purcell, A.W., Fontes, M.R., McCluskey, J., and Rossjohn, J.: **The structure of HLA-B8 complexed to an immunodominant viral determinant: peptide-induced conformational changes and a mode of MHC class I dimerization.** *J. Immunol.* 2002, **169**:5153–5160.

Wang, J.H., and Reinherz, E.L.: **Structural basis of T cell recognition of peptides bound to MHC molecules.** *Mol. Immunol.* 2002, **38**:1039–1049.

Zinkernagel, R.M., and Doherty, P.C.: **Restriction of in vivo T-cell mediated cytotoxicity in lymphocytic choriomeningitis within a syngeneic or semiallogeneic system.** *Nature* 1974, **248**:701–702.

6.14 As células T alorreativas que reconhecem moléculas do MHC não próprias são muito abundantes

Felix, N.J., and Allen, P.M.: **Specificity of T-cell alloreactivity.** *Nat. Rev. Immunol.* 2007, **7**:942–953.

Feng, D., Bond, C.J., Ely, L.K., Maynard, J., and Garcia, K.C.: **Structural evidence for a germline-encoded T cell receptor–major histocompatibility complex interaction 'codon.'** *Nat. Immunol.* 2007, **8**:975–993.

Hennecke, J., and Wiley, D.C.: **Structure of a complex of the human α/β T cell receptor (TCR) HA1.7, influenza hemagglutinin peptide, and major histocompatibility complex class II molecule, HLA-DR4 (DRA*0101 and DRB1*0401): insight into TCR cross-restriction and alloreactivity.** *J. Exp. Med.* 2002, **195**:571–581.

Jankovic, V., Remus, K., Molano, A., and Nikolich-Zugich, J.: **T cell recognition of an engineered MHC class I molecule: implications for peptide-independent alloreactivity.** *J. Immunol.* 2002, **169**:1887–1892.

Nesic, D., Maric, M., Santori, F.R., and Vukmanovic, S.: **Factors influencing the patterns of T lymphocyte allorecognition.** *Transplantation* 2002, **73**:797–803.

Reiser, J.B., Darnault, C., Guimezanes, A., Gregoire, C., Mosser, T., Schmitt-Verhulst, A.M., Fontecilla-Camps, J.C., Malissen, B., Housset, D., and Mazza, G.: **Crystal structure of a T cell receptor bound to an allogeneic MHC molecule.** *Nat. Immunol.* 2000, **1**:291–297.

Speir, J.A., Garcia, K.C., Brunmark, A., Degano, M., Peterson, P.A., Teyton, L., and Wilson, I.A.: **Structural basis of 2C TCR allorecognition of H-2Ld peptide complexes.** *Immunity* 1998, **8**:553–562.

6.15   Muitas células T respondem aos superantígenos

Acha-Orbea, H., Finke, D., Attinger, A., Schmid, S., Wehrli, N., Vacheron, S., Xenarios, I., Scarpellino, L., Toellner, K.M., MacLennan, I.C., *et al.*: **Interplays between mouse mammary tumor virus and the cellular and humoral immune response.** *Immunol. Rev.* 1999, **168**:287–303.

Kappler, J.W., Staerz, U., White, J., and Marrack, P.: **T cell receptor Vb elements which recognize Mls-modified products of the major histocompatibility complex.** *Nature* 1988, **332**:35–40.

Rammensee, H.G., Kroschewski, R., and Frangoulis, B.: **Clonal anergy induced in mature Vβ6+ T lymphocytes on immunizing Mls-1b mice with Mls-1a expressing cells.** *Nature* 1989, **339**:541–544.

Sundberg, E.J., Li, H., Llera, A.S., McCormick, J.K., Tormo, J., Schlievert, P.M., Karjalainen, K., and Mariuzza, R.A.: **Structures of two streptococcal superantigens bound to TCR β chains reveal diversity in the architecture of T cell signaling complexes.** *Structure* 2002, **10**:687–699.

Torres, B.A., Perrin, G.Q., Mujtaba, M.G., Subramaniam, P.S., Anderson, A.K., and Johnson, H.M.: **Superantigen enhancement of specific immunity: antibody production and signaling pathways.** *J. Immunol.* 2002, **169**:2907–2914.

White, J., Herman, A., Pullen, A.M., Kubo, R., Kappler, J.W., and Marrack, P.: **The Vβ-specific super antigen staphylococcal enterotoxin B: stimulation of mature T cells and clonal deletion in neonatal mice.** *Cell* 1989, **56**:27–35.

6.16   O polimorfismo do MHC aumenta a gama de antígenos contra os quais o sistema imune pode responder

Hill, A.V., Elvin, J., Willis, A.C., Aidoo, M., Allsopp, C.E.M., Gotch, F.M., Gao, X.M., Takiguchi, M., Greenwood, B.M., Townsend, A.R.M., *et al.*: **Molecular analysis of the association of B53 and resistance to severe malaria.** *Nature* 1992, **360**:435–440.

Martin, M.P., and Carrington, M.: **Immunogenetics of viral infections.** *Curr. Opin. Immunol.* 2005, **17**:510–516.

Messaoudi, I., Guevara Patino, J.A., Dyall, R., LeMaoult, J., and Nikolich-Zugich, J.: **Direct link between *mhc* polymorphism, T cell avidity, and diversity in immune defense.** *Science* 2002, **298**:1797–1800.

Potts, W.K., and Slev, P.R.: **Pathogen-based models favouring MHC genetic diversity.** *Immunol. Rev.* 1995, **143**:181–197.

6.17   Diversos genes com funções especializadas na imunidade também são codificados no MHC

Alfonso, C., and Karlsson, L.: **Nonclassical MHC class II molecules.** *Annu. Rev. Immunol.* 2000, **18**:113–142.

Allan, D.S., Lepin, E.J., Braud, V.M., O'Callaghan, C.A., and McMichael, A.J.: **Tetrameric complexes of HLA-E, HLA-F, and HLA-G.** *J. Immunol. Methods* 2002, **268**:43–50.

Gao, G.F., Willcox, B.E., Wyer, J.R., Boulter, J.M., O'Callaghan, C.A., Maenaka, K., Stuart, D.I., Jones, E.Y., Van Der Merwe, P.A., Bell, J.I., *et al.*: **Classical and nonclassical class I major histocompatibility complex molecules exhibit subtle conformational differences that affect binding to CD8αα.** *J. Biol. Chem.* 2000, **275**:15232–15238.

Powell, L.W., Subramaniam, V.N., and Yapp, T.R.: **Haemochromatosis in the new millennium.** *J. Hepatol.* 2000, **32**:48–62.

6.18   Moléculas do MHC de classe I especializadas atuam como ligantes para ativação e inibição das células NK

Borrego, F., Kabat, J., Kim, D.K., Lieto, L., Maasho, K., Pena, J., Solana, R., and Coligan, J.E.: **Structure and function of major histocompatibility complex (MHC) class I specific receptors expressed on human natural killer (NK) cells.** *Mol. Immunol.* 2002, **38**:637–660.

Boyington, J.C., Riaz, A.N., Patamawenu, A., Coligan, J.E., Brooks, A.G., and Sun, P.D.: **Structure of CD94 reveals a novel C-type lectin fold: implications for the NK cell-associated CD94/NKG2 receptors.** *Immunity* 1999, **10**:75–82.

Braud, V.M., and McMichael, A.J.: **Regulation of NK cell functions through interaction of the CD94/NKG2 receptors with the nonclassical class I molecule HLA-E.** *Curr. Top. Microbiol. Immunol.* 1999, **244**:85–95.

Lanier, L.L.: **NK cell recognition.** *Annu. Rev. Immunol.* 2005, **23**:225–274.

Lopez-Botet, M., and Bellon, T.: **Natural killer cell activation and inhibition by receptors for MHC class I.** *Curr. Opin. Immunol.* 1999, **11**:301–307.

Lopez-Botet, M., Bellon, T., Llano, M., Navarro, F., Garcia, P., and de Miguel, M.: **Paired inhibitory and triggering NK cell receptors for HLA class I molecules.** *Hum. Immunol.* 2000, **61**:7–17.

Lopez-Botet, M., Llano, M., Navarro, F., and Bellon, T.: **NK cell recognition of non-classical HLA class I molecules.** *Semin. Immunol.* 2000, 12:109–119.

Rodgers, J.R., and Cook, R.G.: **MHC class Ib molecules bridge innate and acquired immunity.** *Nat. Rev. Immunol.* 2005, **5**:459–471.

6.19   A família CD1 das moléculas tipo MHC de classe I é codificada fora do MHC e apresenta lipídeos microbianos para células T restritas a CD1

Gadola, S.D., Zaccai, N.R., Harlos, K., Shepherd, D., Castro-Palomino, J.C., Ritter, G., Schmidt, R.R., Jones, E.Y., and Cerundolo, V.: **Structure of human CD1b with bound ligands at 2.3 Å, a maze for alkyl chains.** *Nat. Immunol.* 2002, **3**:721–726.

Gendzekhadze, K., Norman, P.J., Abi-Rached, L., Graef, T., Moesta, A.K., Layrisse, Z., and Parham, P.: **Co-evolution of KIR2DL3 with HLA-C in a human population retaining minimal essential diversity of KIR and HLA class I ligands.** *Proc. Natl Acad. Sci. USA* 2009, **106**:18692–18697.

Godfrey, D.I., Stankovic, S., and Baxter, A.G.: **Raising the NKT cell family.** *Nat. Immunol.* 2010, **11**:197–206.

Hava, D.L., Brigl, M., van den Elzen, P., Zajonc, D.M., Wilson, I.A., and Brenner, M.B.: **CD1 assembly and the formation of CD1-antigen complexes.** *Curr. Opin. Immunol.* 2005, **17**:88–94.

Jayawardena-Wolf, J., and Bendelac, A.: **CD1 and lipid antigens: intracellular pathways for antigen presentation.** *Curr. Opin. Immunol.* 2001, **13**:109–113.

Moody, D.B., and Besra, G.S.: **Glycolipid targets of CD1-mediated T-cell responses.** *Immunology* 2001, **104**:243–251.

Moody, D.B., and Porcelli, S.A.: **CD1 trafficking: invariant chain gives a new twist to the tale.** *Immunity* 2001, **15**:861–865.

Moody, D.B., and Porcelli, S.A.: **Intracellular pathways of CD1 antigen presentation.** *Nat. Rev. Immunol.* 2003, **3**:11–22.

Schiefner, A., Fujio, M., Wu, D., Wong, C.H., and Wilson, I.A.: **Structural evaluation of potent NKT cell agonists: implications for design of novel stimulatory ligands.** *J. Mol. Biol.* 2009, **394**:71–82.

PARTE III

Desenvolvimento dos Repertórios do Receptor do Linfócito Maduro

Sinalização por Meio de Receptores do Sistema Imune

7

As células do sistema imune usam uma variedade de receptores de superfície celular para perceber seu ambiente e se comunicar com outras células. Entre eles, os receptores de antígenos dos linfócitos têm sido, historicamente, os mais estudados, e eles serão o foco deste capítulo. O funcionamento de muitos outros receptores dos linfócitos e de outras células imunes são agora bem compreendidos, e alguns desses receptores estão incluídos aqui. No Capítulo 3, foram descritas as vias de sinalização usadas pelos receptores associados à proteína G e pelos receptores semelhantes ao Toll (TLRs, do inglês *Toll-like receptors*) envolvidos na imunidade inata. Os receptores de superfície celular transmitem a informação recebida do ambiente extracelular através da membrana plasmática para produzir eventos bioquímicos intracelulares, os quais são transmitidos na **via de sinalização intracelular** composta por proteínas que interagem entre si de várias maneiras. Os sinais são convertidos em diferentes formas bioquímicas – processo conhecido como **transdução de sinais** – distribuídas para diferentes locais da célula, e mantidas e reguladas à medida que seguem seu destino.

O destino final da maioria das vias de transdução de sinais que serão discutidas neste capítulo é o núcleo e o citoesqueleto. Os sinais que chegam ao núcleo alteram a expressão gênica, levando à síntese de novas proteínas como citocinas, quimiocinas e moléculas de adesão celular. Os sinais que chegam ao núcleo também podem induzir a divisão e a diferenciação celular, expandindo a população de linfócitos durante uma resposta imune, ou podem induzir morte celular após a ocorrência da resposta imune. Outros sinais podem afetar o citoesqueleto e alterar a morfologia celular, o tamanho e a mobilidade. Essas alterações podem ocorrer sem a síntese de novas proteínas e permitem atividades efetoras imediatas nas células diferenciadas.

Inicia-se este capítulo pela discussão de alguns princípios gerais da sinalização intracelular e, então, pelo resumo das vias que são ativadas quando um linfócito virgem encontra seu antígeno específico. A seguir, serão discutidos brevemente os sinais coestimuladores necessários para ativar as células T virgens e, em muitos casos, as células B virgens. Na parte final deste capítulo, serão abordadas outras vias de sinalização usadas pelas células do sistema imune, incluindo as vias provenientes de alguns receptores de citocinas e dos "receptores de morte" que estimulam a apoptose.

Princípios gerais de transdução e propagação de sinais

Nesta parte do capítulo, serão brevemente revisados alguns princípios gerais da ação de receptores e transdução de sinal que são comuns em muitas vias discutidas aqui. Inicia-se com o receptor de superfície celular, por meio do qual as células recebem os sinais extracelulares.

7.1 Receptores transmembrana convertem sinais extracelulares em eventos bioquímicos intracelulares

Todos os receptores de superfície celular que têm função sinalizadora são proteínas transmembrana ou formam parte de um complexo de proteínas que conectam o exterior com o interior das células. Diferentes classes de receptores transduzem os sinais extracelulares de várias maneiras: um assunto comum entre os receptores, incluído neste capítulo, é que a ligação do ligante resulta na ativação de uma atividade enzimática intracelular. As enzimas mais comumente associadas à ativação do receptor são as **proteínas quinases**. Esse grande grupo de enzimas catalisa a ligação covalente de um grupo fosfato a uma proteína em um processo reversível conhecido como **fosforilação de proteínas**. Nos receptores que usam as proteínas quinases, a ligação do ligante à porção extracelular do receptor permite que as proteínas quinases associadas ao receptor tornem-se "ativadas" (i.e., fosforiladas no seu substrato intracelular) e, assim, propaguem o sinal. Como será visto, as quinases associadas aos receptores podem tornar-se ativadas de várias maneiras, como por meio de modificações na própria quinase que altera sua eficiência catalítica intrínseca, ou por meio de mudanças na localização subcelular que aumenta o acesso a seus substratos bioquímicos.

Em animais, as proteínas quinases fosforilam proteínas em três aminoácidos: tirosina, serina ou treonina. A maioria dos receptores ligados à enzima que será discutida em detalhes neste capítulo são **proteínas tirosinas quinases**. As tirosinas quinases são específicas para resíduos de tirosina, enquanto as serinas/treoninas quinases fosforilam resíduos de serina e treonina. Em biologia celular geral, a fosforilação da proteína tirosina é uma modificação mais rara do que a fosforilação de serina/treonina, e é encontrada em muitas vias de sinalização.

Um grande grupo de receptores, os chamados **receptores tirosinas quinases**, têm atividade de quinase na região citoplasmática do próprio receptor (Fig. 7.1, figura superior). Esse grupo contém receptores para muitos fatores de crescimento; receptores de linfócitos desse tipo incluem Kit e FLT3, os quais são expressos durante o desenvolvimento dos linfócitos, e serão discutidos no Capítulo 8. O receptor para o fator de transformação do crescimento (TGF)-β, uma importante citocina reguladora produzida por muitas células, é um **receptor serina/treonina quinase**.

Os receptores que não têm atividade enzimática intrínseca própria, mas que são associados a tirosinas quinases intracelulares, são ainda mais importantes para a função de maturação dos linfócitos. Os receptores de antígeno dos linfócitos B e T são desse tipo, pois eles são receptores para alguns tipos de citocinas. A ligação do ligante ao domínio extracelular desses receptores faz determinados resíduos de aminoácidos em seu domínio citoplasmático serem fosforilados pelas tirosinas quinases citoplasmáticas específicas (Fig. 7.1, figura inferior). Essas **quinases não receptoras** podem se associar constitutivamente aos domínios citoplasmáticos dos receptores, como muitos receptores de citocinas, ou podem se associar ao receptor quando este se liga ao ligante, como é o caso dos receptores de antígenos.

Em muito receptores de citocinas, a ligação do ligante causa dimerização ou agregação das moléculas receptoras individuais, aproximando, desse modo, as quinases associadas e permitindo que elas fosforilem a cauda dos receptores adjacentes, iniciando a sinalização intracelular. No caso dos receptores de antígenos dos linfócitos, a associação com a tirosina quinase citoplasmática ocorre após a ligação do ligante, mas é pouco provável que seja devida ao simples mecanismo de agregação. Em vez disso, são necessárias as ações dos correceptores. Eles aproximam as quinases citoplasmáticas das regiões citoplasmáticas do receptor de antígeno, um processo complexo que será descrito mais adiante.

Normalmente, a sinalização não é um simples interruptor de "liga ou desliga", mas com frequência envolve aspectos quantitativos de limiar, amplitude e regulação que são influenciados pela afinidade e pela abundância espacial e temporal do ligante. Essas características são frequentemente referidas pelo termo simples de "intensi-

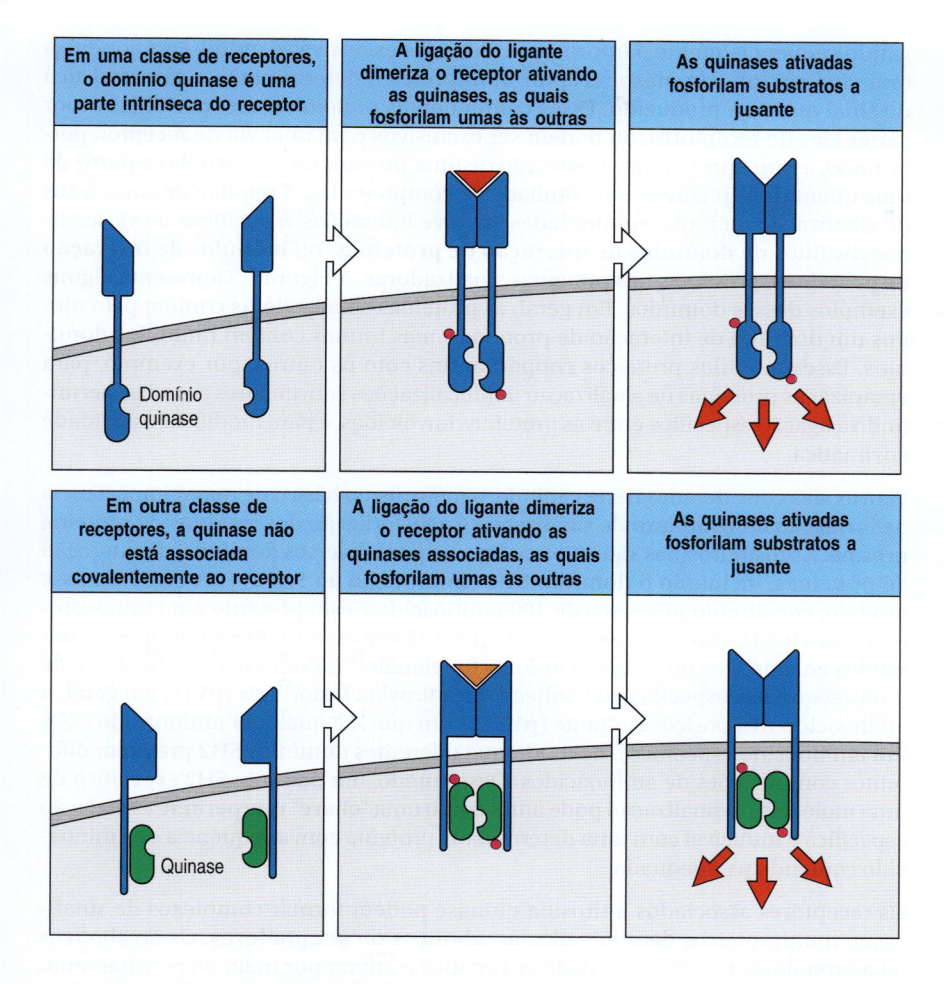

Figura 7.1 Os receptores do sistema imune associados a enzimas podem usar proteínas quinases intrínsecas ou associadas para a sinalização. Esse receptores transmitem a informação de que um ligante se associou à sua porção extracelular pela ativação de uma proteína quinase na região citoplasmática da membrana. Os receptores tirosinas quinases (figuras superiores) contêm atividade quinase como parte do próprio receptor. A ligação do ligante resulta na agregação do receptor, na ativação da atividade catalítica e, consequentemente, na fosforilação da cauda do receptor e de outros substratos, transmitindo o sinal adiante. Os receptores que não têm a atividade de quinase intrínseca associam-se com uma quinase não receptora (figuras inferiores). A dimerização ou a agregação do receptor após a ligação do ligante ativa as enzimas associadas. Em todos os receptores desse tipo encontrados neste capítulo, a enzima é uma tirosina quinase.

dade do sinal", mas é importante ter em mente quando considerar o impacto da sinalização do receptor na expressão gênica e na função celular.

O papel das proteínas quinases na sinalização celular não está limitado à ativação do receptor, e elas atuam nos diferentes estágios da via de sinalização intracelular. As proteínas quinases basicamente atuam na sinalização celular porque a fosforilação e a **desfosforilação** – remoção de um grupo fosfato – são os meios de regulação da atividade de muitas enzimas, fatores de transcrição e outras proteínas. Igualmente importante para as atividades das vias de sinalização é o fato de a fosforilação produzir sítios nas proteínas aos quais outras proteínas sinalizadoras podem se ligar.

Os grupos fosfatos são removidos das proteínas por uma grande classe de enzimas denominadas **proteínas fosfatases**. Diferentes classes de proteínas fosfatases removem os grupos fosfatos da fosfotirosina ou da fosfoserina/fosfotreonina. A desfosforilação específica pela fosfatases é um importante meio de regular a via de sinalização pela recomposição da proteína ao seu estado original, e consequente desativação da sinalização. A desfosforilação nem sempre inibe a atividade das proteínas. Em muitos casos, a remoção de um determinado grupo fosfato por uma fosfatase específica é necessária para ativar uma enzima. Em outros casos, o nível de fosforilação em uma enzima determina sua atividade e representa um balanço entre a atividade das quinases e das fosfatases.

7.2 A propagação do sinal intracelular é mediada por grandes complexos sinalizadores multiproteicos

Como foi visto no Capítulo 3, a ligação de um ligante ao seu receptor pode iniciar uma cascata de eventos envolvendo proteínas intracelulares que sinalizam, propagando sequencialmente a informação. Enzimas exclusivas e outros componentes reunidos em um complexo receptor multiproteico determinarão a característica do sinal que será produzido. Esses componentes podem ser compartilhados por várias vias de receptores, ou podem ser exclusivos para uma via de receptor, permitindo, assim, que vias de sinalização distinta possam ser construídas a partir de uma quantidade relativamente limitada de componentes. A reunião de complexos de sinalização de multissubunidades envolve interações específicas de vários tipos distintos de **domínios de interação de proteínas**, ou **módulos de interação de proteínas**, presentes nas proteínas sinalizadoras. A Figura 7.2 apresenta alguns exemplos desses domínios. Em geral, as proteínas sinalizadoras contêm pelo menos um domínio de interação de proteínas, mas muitas contêm múltiplos domínios. Esses módulos proteicos cooperam uns com os outros, por exemplo, para organizar as proteínas de sinalização nas localizações subcelulares corretas, permitindo a ligação específica entre as proteínas envolvidas, e para modificar a atividade enzimática.

Para as vias consideradas neste capítulo, o mecanismo básico de maior importância na formação do complexo de sinalização é a fosforilação dos resíduos da proteína tirosina. As fosfotirosinas são sítios de ligação para diversos domínios de interação de proteínas, incluindo o **domínio SH2** (**homologia ao Src 2**) (ver Fig. 7.2). Esse módulo, constituído por cerca de 100 aminoácidos, está presente em muitas proteínas de sinalização intracelulares, em que está associado a diferentes tipos de domínios enzimáticos ou outros domínios funcionais. Os domínios SH2 ligam-se de modo sequência específica, reconhecendo a tirosina fosforilada (pY) e, em geral, o aminoácido três posições adiante (pYXXZ, em que X é qualquer aminoácido e Z é um aminoácido específico), de modo que diferentes domínios SH2 preferem diferentes combinações de aminoácidos. Desse modo, um domínio SH2 específico de uma molécula de sinalização pode atuar como uma "chave" que permite associação específica e induzível com uma determinada proteína com a sequência de aminoácido contendo pY adequada.

Os receptores associados à tirosina quinase podem formar complexos de sinalização multiproteicos denominados **arcabouços** ou **adaptadores**. Os arcabouços ou adaptadores não têm atividade enzimática e atuam por meio do recrutamento de outras proteínas para o complexo de sinalização, de modo que essas proteínas possam interagir umas com as outras. Os arcabouços são proteínas relativamente grandes que podem, por exemplo, fosforilar a tirosina em muitos sítios, podendo, dessa maneira, recrutar diversas proteínas distintas (Fig. 7.3, figura superior). Pela

Figura 7.2 As proteínas sinalizadoras interagem umas com as outras e com moléculas de sinalização de lipídeo via domínio da proteína modular. Alguns dos domínios mais comuns das proteínas usadas pelas proteínas de sinalização do sistema imune estão listados, juntamente com algumas proteínas contendo os domínios que são mencionados neste capítulo ou em outra parte deste livro, e a classe geral de ligante aos quais eles se ligam por meio da interação com o domínio. A coluna da direita descreve os exemplos específicos de um motivo de ligação de proteína (com o código de aminoácido de única letra) ou, para os domínios de ligação do fosfoinositídeo, o fosfoinositídeo específico aos quais eles se ligam. Todos esses domínios também são usados em muitas vias de sinalização não imune. C terminais, carboxiterminais.

Domínio proteico	Encontrado em	Classe de ligante	Exemplo de ligante
SH2	Lck, ZAP-70, Fyn, Src, Grb2, PLC-γ, STAT, Cbl, Btk, Itk, SHIP, Vav, SAP, PI3K	Fosfotirosina	pYXXZ
SH3	Lck, Fyn, Src, Grb2, Btk, Itk, Tec, Fyb, Nck, GADS	Prolina	PXXP
PH	Tec, PLC-γ, Akt, Btk, Itk, SOS	Fosfoinositídeos	PIP_3
PX	P40^{phox}, P47^{phox}, PLD	Fosfoinositídeos	PIP_2
PDZ	CARMA1	Proteínas C terminais	IESDV, VETDV
C1	RasGRP, PKC-θ	Lipídeo de membrana	Diacilglicerol (DAG) e forbol éster
NZF	TAB2	Poliubiquitina (K63-ligada)	Poliubiquitina RIP, TRAF-6 ou NEMO

especificação de quais proteínas serão recrutadas, os arcabouços podem definir o caráter de uma determinada resposta sinalizadora. Essa função de fosforilação da tirosina na geração de sítios de ligações pode explicar por que ela é utilizada com tanta frequência nas vias de sinalização.

Os adaptadores são proteínas menores que, em geral, não têm mais do que dois ou três módulos de sinalização que atuam para conectar duas outras proteínas. As proteínas adaptadoras Grb2 e Gads, por exemplo, contêm um domínio SH2 e duas cópias de outro módulo denominado domínio SH3 (ver Fig. 7.2). Essa organização dos módulos pode ser usada para unir a fosforilação da tirosina de um receptor às moléculas que atuarão na próxima etapa da sinalização. Por exemplo, o domínio SH2 da Grb2 liga-se a um resíduo de fosfotirosina em um receptor (ou outro esqueleto), enquanto seus dois domínios SH3 se ligam aos motivos ricos em prolina nas outras proteínas sinalizadoras (Fig. 7.3, figura inferior), como a Sos, que será discutida a seguir.

7.3   As proteínas G pequenas atuam como interruptores moleculares em diferentes vias de sinalização

As proteínas monoméricas de ligação da GTP conhecidas como **proteínas G pequenas** ou **GTPases pequenas** são importantes nas vias de sinalização coordenadas por muitos receptores associados às tirosinas quinases. As GTPases pequenas são distintas das proteínas G heterotriméricas maiores associadas aos receptores acoplados à proteína G como os receptores de quimiocinas discutidos no Capítulo 3. A superfamília das GTPases pequenas é constituída por mais de 100 proteínas diferentes, e muitas são importantes na sinalização dos linfócitos. Uma delas, a **Ras**, está envolvida em diferentes vias que levam à proliferação celular. Outras GTPases pequenas incluem Rac, Rho e Cdc42, que controlam as mudanças causadas no citoesqueleto de actina das células T efetoras pelos sinais recebidos

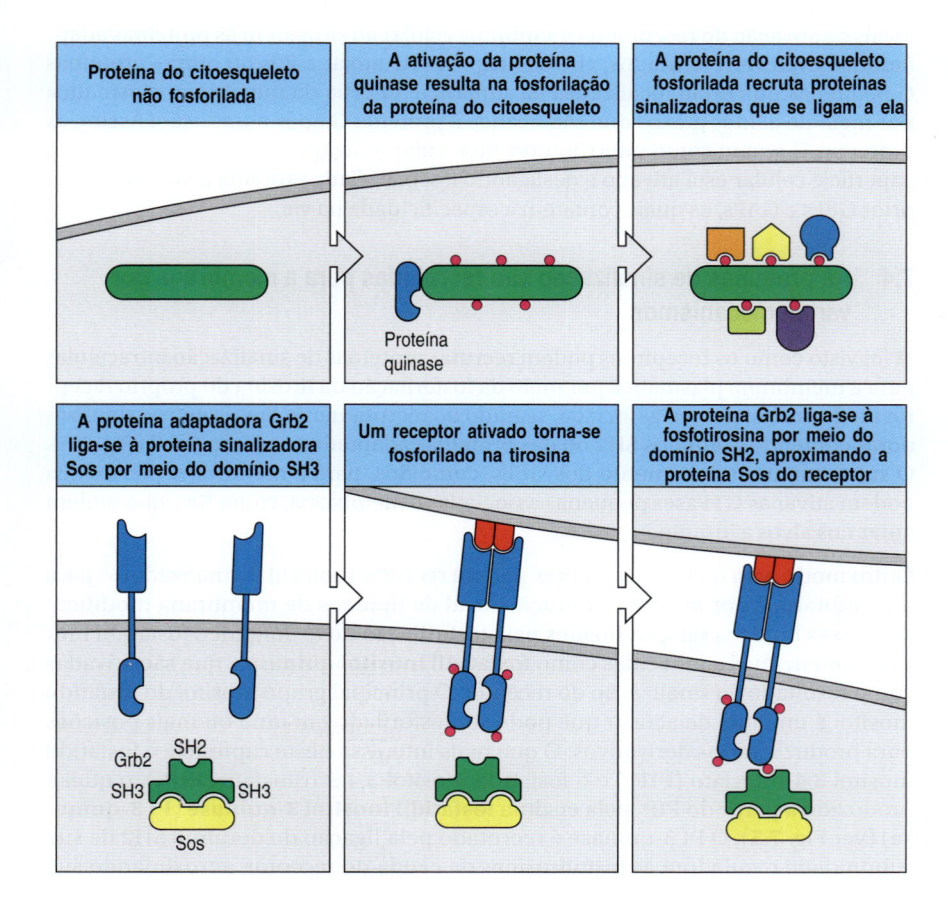

Figura 7.3   A reunião dos complexos de sinalização é mediada por proteínas adaptadoras e do citoesqueleto. A reunião dos complexos de sinalização é um aspecto importante na transdução de sinais e ocorre por meio de proteínas adaptadoras e do citoesqueleto. As proteínas do citoesqueleto atuam para reunir diferentes proteínas de sinalização (figura superior). Em geral, elas têm vários sítios potenciais de fosforilação de tirosina, os quais, após a fosforilação, podem recrutar diversas proteínas que contêm, por exemplo, domínios SH2. Essas proteínas determinarão o caráter da resposta sinalizadora. Uma proteína adaptadora atua para reunir duas proteínas diferentes (figura inferior). A proteína adaptadora (verde) aqui representada contém dois domínios SH3 e um domínio SH2. Com os domínios SH3, ela pode ligar sítios ricos em prolina da molécula sinalizadora intracelular (laranja). A ativação e a fosforilação da tirosina do receptor gera sítios de ligação para o domínio SH2 da proteína adaptadora, resultando no recrutamento da molécula sinalizadora para o receptor ativado.

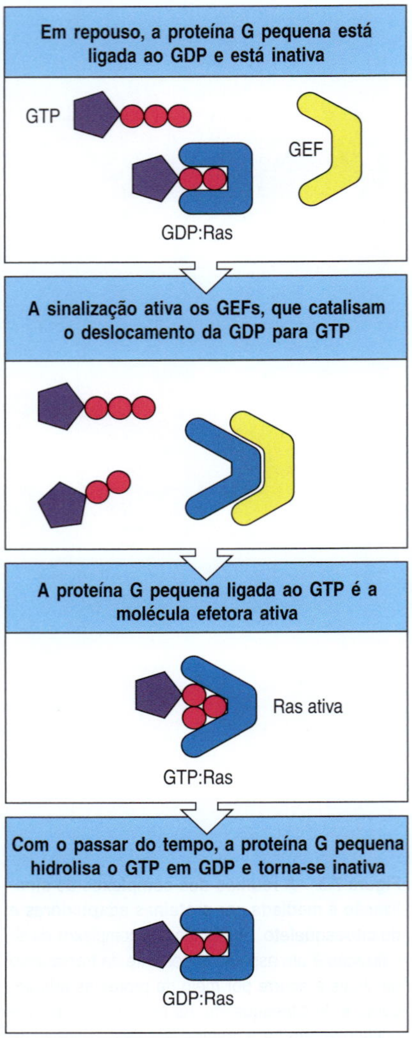

Em repouso, a proteína G pequena está ligada ao GDP e está inativa

GTP

GEF

GDP:Ras

A sinalização ativa os GEFs, que catalisam o deslocamento da GDP para GTP

A proteína G pequena ligada ao GTP é a molécula efetora ativa

Ras ativa

GTP:Ras

Com o passar do tempo, a proteína G pequena hidrolisa o GTP em GDP e torna-se inativa

GDP:Ras

Figura 7.4 As proteínas G pequenas passam do estado inativo para o ativo por meio de fatores de troca de nucleotídeos guanina (GEFs) e por meio da ligação do GTP. A Ras é uma proteína pequena ligadora de GTP com atividade GTPase intrínseca. Em seu estado de repouso, a Ras está ligada ao GDP. A sinalização do receptor ativa fatores de troca de nucleotídeos guanina (GEFs), os quais podem ligar-se às proteínas G pequenas, como a Ras, e deslocar GDP, permitindo que o GTP ligue-se em seu lugar (figuras centrais). A forma da Ras ligada ao GTP pode então ligar-se a uma grande quantidade de efetores, recrutando-os para a membrana. Com o passar do tempo, a atividade GTPase intrínseca da Ras resultará na hidrólise do GTP em GDP. As proteínas ativadoras de GTPase (GAPs) podem acelerar a hidrólise do GTP em GDP, concluindo a sinalização mais rapidamente.

por meio do receptor de célula T (TCR, do inglês *T-cell receptor*). Suas ações serão discutidas no Capítulo 9, no qual também as funções das células T efetoras serão examinadas.

As GTPases pequenas ocorrem em duas formas, dependendo de se elas estão ligadas à GTP ou à GDP. A forma ligada à GDP é inativa, mas é convertida na forma ativa pela troca da GDP pela GTP. Essa reação é mediada por proteínas conhecidas como **fatores de troca de nucleotídeos guanina**, ou **GEFs** (do inglês *guanine-nucleotide exchange factors*), que fazem a GTPase liberar a GDP e se ligar à GTP mais abundante (Fig. 7.4). A Sos, que é recrutada para as vias de sinalização pela adaptadora Grb2 (ver Seção 7.2), é um dos GEFs para a Ras. A ligação da GTP induz uma mudança conformacional na GTPase pequena que permite que ela se ligue e induza a atividade efetora em várias proteínas-alvo. Assim, a ligação da GTP atua como interruptor "liga/desliga" para as GTPases pequenas.

Essa forma da GTP ligada não fica permanentemente ativa, mas é convertida eventualmente em uma forma de GDP ligada inativa pela atividade intrínseca de GTPase na proteína G, que remove um grupo fosfato da GTP ligada. Cofatores reguladores conhecidos como **proteínas ativadoras da GTPase** (**GAPs**, do inglês *GTPase-activating proteins*) aceleram a conversão da GTP em GDP, e logo regulam negativamente a atividade das GTPases pequenas. Devido à atividade da GAP, as GTPases pequenas normalmente estão presentes na forma ligada à GDP inativa e são ativadas somente temporariamente em resposta a um sinal de um receptor ativado. Mutações são normalmente encontradas no *RAS* de células cancerosas, e acredita-se que a proteína Ras mutada tenha contribuição importante no estado maligno. A importância das GAPs na regulação da sinalização é indicada pelo fato de algumas mutações na Ras encontradas no câncer atuarem impedindo a capacidade de a GAP mediar a troca de nucleotídeos e, consequentemente, bloqueando a Ras no estado ativo ligado à GTP.

Os GEFs são fundamentais para a ativação da proteína G e são recrutados para os locais de ativação do receptor na membrana celular ao se ligarem às proteínas adaptadoras. Uma vez recrutados, eles são capazes de ativar a Ras ou outras proteínas G pequenas que estão localizadas na superfície interna da membrana plasmática por meio de ácidos graxos que são ligados à proteína G após a tradução. Assim, as proteínas G atuam como interruptores moleculares, ligando quando o receptor de superfície celular está ativado e desligando a seguir. Cada proteína G tem seus próprios GEFs e GAPs, os quais conferem a especificidade na via.

7.4 As proteínas de sinalização são recrutadas para a membrana por vários mecanismos

Já foi visto como os receptores podem recrutar proteínas de sinalização intracelular para a membrana plasmática por meio da fosforilação da tirosina do próprio receptor ou de um arcabouço associado, seguido do recrutamento das proteínas sinalizadoras contendo domínios SH2 ou das proteínas adaptadoras, como Grb2 (Fig. 7.5). O subsequente recrutamento dos GEFs, como Sos, para a membrana plasmática podem ativar as GTPases pequenas associadas à membrana, como Ras, que podem atuar nos alvos a jusante.

Outro modo pelo qual os receptores podem recrutar moléculas sinalizadoras para a membrana é por meio da produção local de lipídeos de membrana modificados. Esses lipídeos são produzidos pela fosforilação do fosfolipídeo fosfatidil inositol por enzimas conhecidas como **fosfatidil inositol quinases**, que são ativadas como resultado da sinalização do receptor. O principal grupo inositol do fosfatidil inositol é um anel de açúcar que pode ser fosforilado em uma ou mais posições para produzir vários derivativos. O que mais interessa neste capítulo é o fosfatidil inositol 3,4-bifosfato (**PIP$_2$**) e o fosfatidil inositol 3,4,5-trifosfato (**PIP$_3$**), o qual é produzido a partir do PIP$_2$ pela enzima **fosfatidil inositol 3-quinase** (**PI 3-quinase**) (ver Fig. 7.5). O PI 3-quinase é recrutado pela ligação do domínio SH2 de sua subunidade reguladora às fosfotirosinas da cauda do receptor, aproximando sua

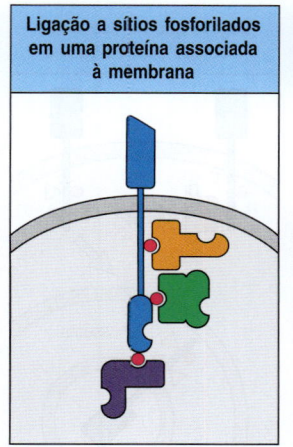

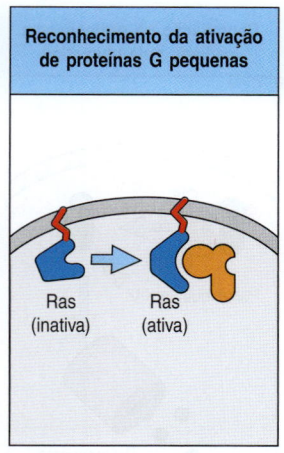

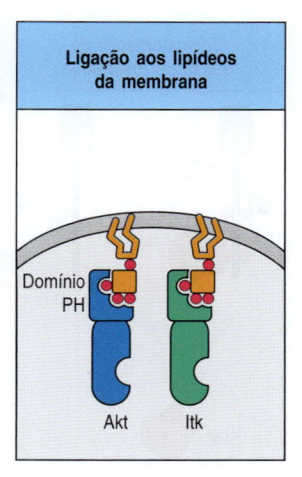

Figura 7.5   As proteínas sinalizadoras podem ser recrutadas para a membrana de várias maneiras. Como o receptor ativado normalmente está localizado na membrana plasmática, um aspecto importante da sinalização intracelular é o recrutamento de proteínas sinalizadoras para a membrana. Figura à esquerda: a fosforilação da tirosina das proteínas associadas à membrana, como do próprio receptor, recruta proteínas ligadoras de fosfotirosina. Isso também pode proteger a cauda do receptor da desfosforilação pelas tirosinas fosfatases, as quais inibem a sinalização. Figura central: as proteínas G pequenas, como a Ras, podem se associar às membranas por meio de modificações de seus lipídeos (mostrado em vermelho). Quando ativadas, podem se ligar a várias proteínas sinalizadoras. Figura à direita: as modificações na própria membrana devidas à ativação do receptor podem recrutar proteínas de sinalização. No exemplo desta figura, o lipídeo de membrana PIP_3 foi produzido na membrana por meio da fosforilação do PIP_2 pelo PI 3-quinase (não mostrado). O PIP_3 é reconhecido pelos domínios PH das proteínas sinalizadoras, como as quinases Akt ou Itk.

subunidade catalítica ao substrato inositol na membrana. Desse modo, os fosfoinositídeos de membrana, como PIP_3, são rapidamente produzidos após a ativação do receptor e têm vida curta, o que faz deles moléculas sinalizadoras ideais. O PIP_3 é reconhecido especificamente por proteínas que contêm domínio de homologia a plecstrina (PH) ou domínio PX (ver Fig. 7.2), e uma de suas funções é recrutar tais proteínas para a membrana e, em alguns casos, contribuir para a ativação da atividade enzimática.

7.5   A conjugação da ubiquitina às proteínas pode ativar e inibir respostas de sinalização

Um mecanismo geral da terminação da sinalização é a degradação da proteína, na maioria das vezes iniciada pela ligação covalente de uma ou mais moléculas de uma pequena proteína denominada **ubiquitina**. A ubiquitina é ligada por sua glicina carboxiterminal aos resíduos de lisina das proteínas-alvo por uma enzima conhecida como **ligase de ubiquitina**. Essas enzimas podem contribuir na adição de moléculas de ubiquitina para formar a poliubiquitina. Diferentes ligases de ubiquitinas adicionam a porção carboxiterminal de uma molécula de ubiquitina a diferentes resíduos de lisina da ubiquitina conjugada, em geral na lisina 48 (K48) ou na lisina 63 (K63). Essas diferentes formas de poliubiquitina produzem resultados divergentes para as vias de sinalização.

Quando as cadeias de ubiquitinas são formadas usando ligações K48, o resultado é a degradação da proteína pelo proteossoma. Uma importante ligase de ubiquitina desse tipo nos linfócitos é a Cbl, que seleciona seu alvo por meio de seu domínio SH2. A Cbl pode então se ligar a alvos específicos fosforilados na tirosina, fazendo eles se tornarem ubiquitinados por meio da ligação K48. As proteínas que reconhecem essa forma de poliubiquitina direcionam as proteínas ubiquitinadas para as vias de degradação no proteossoma. As proteínas de membrana como os receptores podem ser alvos de uma única molécula de ubiquitina ou por uma biubiquitina. Estas são reconhecidas não pelo proteossoma, mas por proteínas específicas de ligação da ubiquitina, e são direcionadas para degradação nos lisossomas (Fig. 7.6). Assim, a ubiquitinação das proteínas pode inibir a sinalização, de modo semelhante às fosfatases, exceto pelo fato de a inibição pela ubiquitina ser mais permanente, enquanto a desfosforilação pelas fosfatases é reversível.

A ubiquitinação também pode ser utilizada para ativar vias de sinalização. Esse aspecto já foi discutido na Seção 3.7 juntamente com a via de sinalização NFκB a partir de TLRs. A ligase de ubiquitina TRAF-6 produz cadeias de poliubiquitina ligadas a K63 em TRAF e em NEMO. Essa forma de poliubiquitina é reconhecida por domínios específicos em proteínas de sinalização que recrutam moléculas de sinalização adicionais para a via (ver Fig. 3.13).

Figura 7.6 A sinalização deve ser ativada e desativada. A incapacidade de desativar uma via de sinalização pode resultar em doenças graves, como autoimunidade ou câncer. Assim, uma proporção significativa de eventos de sinalização depende da fosforilação de proteínas, de proteínas fosfatases, como a SHP, desempenhando um importante papel na desativação da via de sinalização (figura à esquerda). Outro mecanismo comum para a desativação da sinalização é a regulação da degradação de proteínas (figura central e figura à direita). As proteínas fosforiladas recrutam a ligase de ubiquitina, como a Cbl, que adiciona uma pequena proteína ubiquitina às proteínas, e, desse modo, as sinaliza para degradação. As proteínas citoplasmáticas são sinalizadas para serem destruídas nos proteossomas pela adição de cadeias de poliubiquitina, ligadas pela lisina 48 (K48) da ubiquitina (figura central). Os receptores de membrana que se tornam ubiquitinados são internalizados e transportados para os lisossomas para serem destruídos (figura à direita).

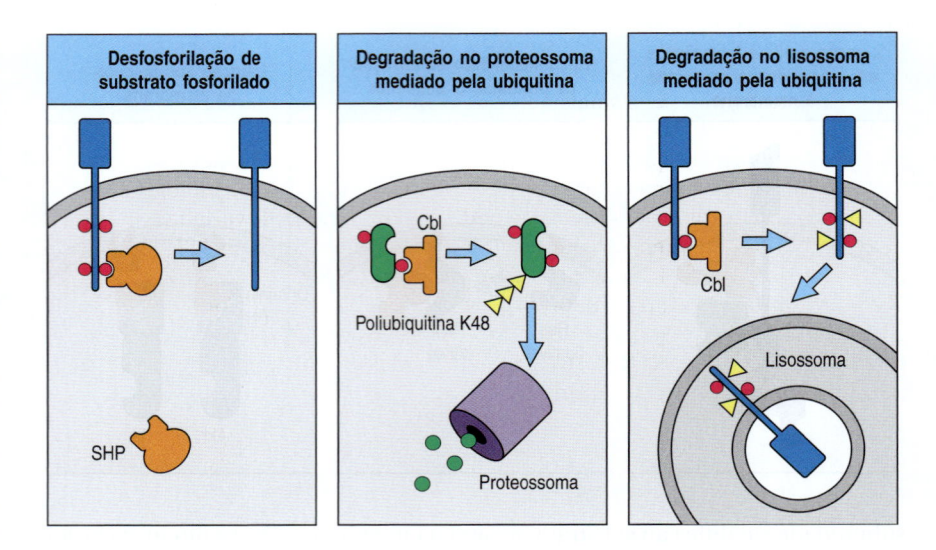

Figura 7.7 As vias de sinalização amplificam o sinal inicial. A amplificação do sinal inicial é um elemento importante na maioria das vias de transdução de sinais. Um dos meios de amplificação é a cascata de quinase (figura à esquerda), na qual as proteínas quinases fosforilam e se ativam sucessivamente. Neste exemplo, assumindo uma cascata de quinase comumente usada (ver Fig. 7.17), a ativação da quinase Raf resulta na fosforilação e na ativação de uma segunda quinase, a Mek, que fosforila outra quinase, a Erk. Como cada quinase pode fosforilar muitas moléculas diferentes, o sinal é amplificado a cada etapa, resultando em uma enorme amplificação do sinal inicial. Outro meio de amplificação do sinal é a produção de segundos mensageiros (figura central e figura à direita). No exemplo aqui ilustrado, a sinalização resulta na liberação do segundo mensageiro cálcio (Ca^{2+}) das organelas de armazenamento intracelular para o citosol ou do seu influxo do meio extracelular. Nesta figura está representada a liberação do Ca^{2+} do retículo endoplasmático (RE). O grande número de íons Ca^{2+} pode potencialmente ativar muitas moléculas sinalizadoras a jusante, como a proteína ligadora de cálcio calmodulina. A ligação do cálcio induz mudança conformacional na calmodulina, permitindo que ela se ligue e regule várias proteínas efetoras.

7.6 A ativação de alguns receptores gera segundos mensageiros de moléculas pequenas

Depois que um sinal intracelular inicial foi gerado, a informação é então transmitida a alvos intracelulares, que executarão a resposta celular apropriada. Em muitos casos, a via de sinalização envolve a ativação de enzimas que produzem mediadores bioquímicos de moléculas pequenas denominados **segundos mensageiros** (Fig. 7.7). Esses mediadores podem difundir-se em toda a célula, permitindo que o sinal ative uma variedade de proteínas-alvo. A produção enzimática dos segundos mensageiros também serve para atingir as concentrações suficientes para ativar a próxima etapa da via. Os segundos mensageiros gerados pelos receptores que sinalizam a via tirosina quinase incluem íons de cálcio (Ca^{2+}) e uma variedade de lipídeos de membrana e seus derivados solúveis. Embora alguns desses mensageiros lipídicos estejam confinados às membranas, eles podem se mover dentro delas. Um segundo mensageiro ligado à sua proteína-alvo induz uma mudança conformacional que permite que a proteína seja ativada.

Resumo

Os receptores de superfície celular atuam como interface para interações das células com o seu ambiente, percebendo eventos extracelulares e convertendo-os em sinais bioquímicos no interior das células. Como a maioria dos receptores estão localizados sobre a membrana plasmática, um passo decisivo na transdução de sinais extracelulares para o interior das células é o recrutamento de proteínas

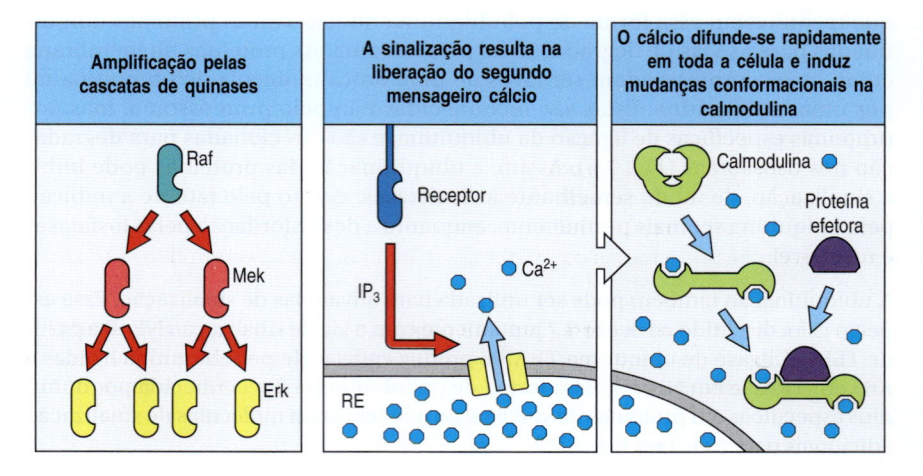

intracelulares para a membrana e a mudança na composição da membrana que circunda o receptor. Muitos receptores imunes atuam ativando as tirosinas quinases para transmitir seus sinais adiante, frequentemente usando arcabouços ou adaptadores para formar grandes complexos de sinalização multiproteicos. As alterações qualitativas e quantitativas que ocorrem na composição desses complexos de sinalização determinam o caráter da resposta e os desfechos biológicos. A formação de complexos de sinalização é mediada por uma ampla variedade de domínios, o módulos, de interação de proteínas, incluindo os domínios SH2, SH3 e PH encontrados nas proteínas. Em muitos casos, o aumento de pequenas moléculas intermediárias de sinalização, produzidas enzimaticamente e denominadas segundo mensageiros, regulam e amplificam a cascata de sinalização. A terminação da sinalização envolve a desfosforilação de proteínas bem como a degradação de proteínas mediada pela ubiquitina.

Sinalização do receptor de antígeno e ativação do linfócito

A habilidade que as células B e as células T têm para reconhecer e responder ao seu antígeno específico é fundamental para a resposta imune adaptativa. Como descrito nos Capítulos 4 e 5, o receptor da célula B (BCR, do inglês *B-cell receptor*) de antígeno e o receptor da célula T (TCR, do inglês *T-cell receptor*) antígeno da são constituídos por cadeias ligadoras de antígeno – as cadeias pesadas e leves de imunoglobulina (Ig) dos BCRs, e as cadeias TCRα e TCRβ dos TCRs. Essas cadeias variáveis ligadoras de antígenos têm especificidade extraordinária para o antígeno, porém não têm capacidade intrínseca de sinalização. O complexo do receptor de antígeno completamente funcional está associado a proteínas acessórias invariáveis que iniciam a sinalização quando o receptor se liga ao antígeno. A reunião com essas proteínas acessórias é também essencial ao transporte do receptor para a superfície da célula. Nesta parte do capítulo, será descrita a estrutura do complexo do receptor de antígeno das células B e das células T e as vias de sinalização que eles ativam. Além disso, já que a sinalização do receptor de antígeno não é suficiente para ativar um linfócito virgem, será abordada a sinalização dos correceptores e dos receptores coestimuladores que auxiliam na ativação completa dos linfócitos.

 Filme 7.1

7.7 Os receptores de antígenos consistem em cadeias variáveis ligadoras de antígenos associadas às cadeias invariáveis que efetuam a função de sinalização do receptor

Nas células T, o heterodímero altamente variável TCRα:β (ver Cap. 5) não é suficiente para formar um receptor de antígeno de superfície celular. Quando células são transfectadas com cDNA codificando as cadeias do TCRα e do TCRβ, os heterodímeros formados são degradados e não aparecem na superfície celular. Isso implica que outras moléculas são necessárias para que o TCR seja expresso na superfície celular. No TCR, as outras moléculas necessárias são as cadeias **CD3γ**, **CD3δ** e **CD3ε**, que juntas formam o **complexo CD3**, e a **cadeia ζ**, que está presente como homodímero ligado por uma ponte de dissulfeto. As proteínas CD3 têm um domínio semelhante à Ig extracelular, enquanto a cadeia ζ é distinta, pois tem somente um pequeno domínio extracelular. No restante do capítulo, será usado o termo TCR para fazer referência a todo o complexo do TCR, incluindo as subunidades sinalizadoras associadas.

Embora a estoiquiometria correta do TCR completo ainda não esteja bem estabelecida, acredita-se que a cadeia α do receptor interaja com um dímero CD3δ:CD3ε e um dímero ζ, enquanto a cadeia β do receptor interage com um dímero CD3γ:CD3ε (Fig. 7.8). Essas interações são mediadas por interações de cargas recíprocas entre aminoácidos intramembrana ácidos e básicos das subunidades do receptor. Há

Complexo do TCR

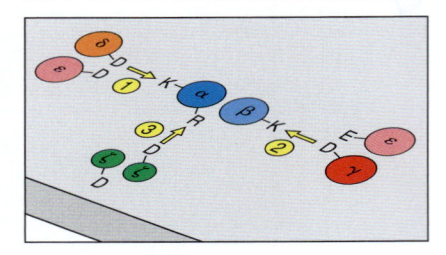

Figura 7.8 O complexo do receptor da célula T é composto por proteínas que reconhecem o antígeno variável e proteínas sinalizadoras invariáveis. Figura superior: o complexo do receptor de célula T (TCR) funcional é composto por um heterodímero TCRα:β ligado ao antígeno associado a quatro cadeias sinalizadoras (duas ε, uma δ e uma γ) coletivamente denominadas CD3, necessárias para a expressão, na superfície celular, das cadeias de ligação do antígeno e de sinalização. O complexo receptor da superfície celular está também associado a um homodímero de cadeias ζ. Cada cadeia do CD3 tem um motivo de ativação do imunorreceptor baseado em tirosina (ITAM) (apresentado como um segmento em amarelo), ao passo que cada cadeia ζ tem três. As regiões transmembrana de cada cadeia têm carga positiva ou negativa, como mostrado. Figura inferior: as regiões transmembrana de várias subunidades do TCR estão representadas como um corte transversal. Acredita-se que uma das cargas positivas de uma lisina (K) da cadeia α possa interagir com as duas cargas negativas do ácido aspártico (D) do dímero CD3δ:ε, ao passo que a outra carga positiva da arginina (R) interage com os ácidos aspárticos do homodímero ζ. A carga positiva da arginina (K) da cadeia β interage com as cargas negativas do ácido aspártico e do ácido glutâmico (E) no dímero CD3γ:ε.

duas cargas positivas na região transmembrana do TCRα e uma no domínio transmembrana do TCRβ. As cargas negativas no CD3 e os domínios transmembrana ζ interagem com as cargas positivas em α e β. A reunião do CD3 com o heterodímero α:β estabiliza o dímero durante sua produção no retículo endoplasmático (RE) e permite que o complexo seja transportado para a membrana plasmática. Essas associações asseguram que todos os TCRs presentes na membrana plasmática sejam adequadamente formados. Evidências recentes sugerem que a composição da cadeia de sinalização do TCR seja dinâmica e possa mudar após a estimulação do receptor pelo seu ligante.

A sinalização do TCR é iniciada pela fosforilação da tirosina dentro da região citoplasmática das cadeias ε, γ, δ e ζ do CD3 denominada **motivo de ativação do imunorreceptor baseado em tirosina** (**ITAMs**, do inglês *immunoreceptor tyrosine-based activation motif*). Cada CD3γ, δ e ε contém um ITAM e cada cadeia ζ contém três ITAMs, completando um total de 10 ITAMs. Esse motivo também está presente nas cadeias sinalizadoras do BCR e nos receptores das células *natural killer* (NK) descritos no Capítulo 3, bem como nos receptores para a região constante das Igs (receptores Fc) que estão presentes nos mastócitos, macrófagos, monócitos, neutrófilos e células NK.

Cada ITAM contém dois resíduos de tirosina que se tornam fosforilados por proteínas tirosinas quinases específicas quando o receptor liga-se ao seu ligante, fornecendo os sítios de recrutamento dos domínios SH2 das proteínas sinalizadoras como descrito anteriormente neste capítulo. Dois motivos YXXL/I são separados por cerca de seis a nove aminoácidos dentro de cada ITAM, de modo que a sequência canônica ITAM seja...YXX[L/I]X$_{6-9}$YXX[L/I]..., na qual o Y é uma tirosina, o L é uma leucina, o I é uma isoleucina e o X representa qualquer aminoácido. As duas tirosinas do ITAM o tornam particularmente eficiente no recrutamento de proteínas sinalizadoras que contêm dois domínios SH2 em *tandem* (Fig. 7.9).

Como no TCR, a porção ligadora de antígeno do BCR não tem função sinalizadora. Na superfície da célula, a Ig ligadora de antígeno está associada a cadeias de proteínas invariáveis, chamadas de **Igα** e **Igβ**, que são necessárias para o seu transporte à superfície e para a função sinalizadora do BCR (Fig. 7.10). A Igα e a Igβ são proteínas de cadeia única composta por um domínio semelhante à Ig extracelular conectado por um domínio transmembrana a uma cauda citoplasmática. Eles formam um heterodímero com ligação dissulfeto que se associa às cadeias pesadas de Ig e permite seu transporte para a superfície celular, assegurando que somente os BCRs perfeitamente formados estejam presentes na célula. O dímero Igα:Igβ associa-se ao BCR

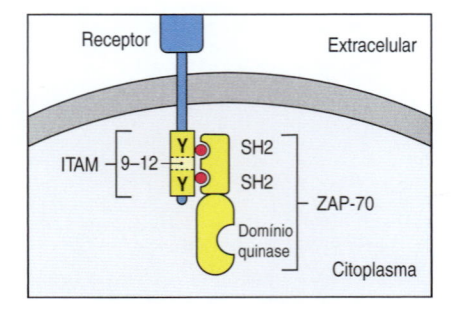

Figura 7.9 Os motivos de ativação do imunorreceptor baseado em tirosina (ITAMs) recrutam proteínas de sinalização que têm domínios SH2 em *tandem*. Os ITAMs do receptor de célula T (TCR) e do receptor de célula B (BCR) contêm resíduos de tirosina contidos nos motivos...YXX[L/I]X$_{6-9}$YXX[L/I]... O espaçamento entre as tirosinas é importante na ligação em *tandem* das proteínas contendo SH2 como a Syk e a ZAP-70. Após a fosforilação das duas tirosinas dentro de um ITAM, uma proteína sinalizadora contendo domínios SH2 corretamente orientados em *tandem* pode acoplar cooperativamente com as duas fosfotirosinas, como mostrado aqui para a ZAP-70. A ZAP-70 pode ser fosforilada após ser recrutada para o complexo de sinalização ativo, de modo que ela torna-se uma quinase ativa que pode fosforilar seus substratos.

por meio de interações hidrofílicas, interações sem carga, entre suas regiões transmembrana. O BCR completo é considerado um complexo de seis cadeias – duas cadeias leves idênticas, duas cadeias pesadas idênticas e um heterodímero Igα e Igβ associado. Como o CD3 e as cadeias ζ do TCR, cada cadeia Igα e Igβ tem um ITAM, e eles são essenciais para que o BCR sinalize.

7.8   O reconhecimento do antígeno pelo TCR e seus correceptores causa a fosforilação dos ITAMs pelas quinases da família Src

Para produzir uma resposta imune efetiva, as células T e as células B devem ser capazes de responder ao seu antígeno específico mesmo quando ele estiver presente em níveis extremamente baixos. Isso é muito importante para as células T, já que a célula apresentadora de antígeno (APC, do inglês *antigen-presenting cell*) apresentará muitos peptídeos diferentes, tanto dos antígenos próprios quanto de proteínas estranhas em sua superfície. Assim, a quantidade de complexos peptídeo:complexo principal de histocompatibilidade (MHC, do inglês *major histocompatibility complex*) específicos para um determinado TCR é, possivelmente, muito baixa. Algumas estimativas sugerem que uma célula T CD4 virgem pode ser ativada por menos de 50 complexos peptídeo antigênico:MHC apresentados por uma APC, e que as células T CD8 citotóxicas efetoras podem ser ainda mais sensíveis. As células B tornam-se ativadas quando cerca de 20 BCRs estão comprometidos. Essas estimativas baseiam-se em estudos *in vitro* e podem não ser precisas para células *in vivo*, entretanto, é evidente que os receptores de antígenos nas células T e B conferem sensibilidade extraordinária ao antígeno.

Para que um complexo peptídeo:MHC ative uma célula T ele deve ligar-se diretamente ao TCR (Fig. 7.11, figura superior; ver também a Fig. 4.22). Entretanto, ainda não está bem definido como esse evento de reconhecimento extracelular é transmitido por meio da membrana da célula T para iniciar a sinalização. Essencialmente, não se conhece a estoiquiometria e a organização dos TCRs ligados aos complexos peptídeo:MHC que iniciam a cascata de sinalização. Essa área de intensa pesquisa será discutida rapidamente antes que se passe para a explicação dos eventos intracelulares bem-conhecidos que ocorrem após o reconhecimento do antígeno. Não se pode esquecer que a dimerização do receptor induzida pelo ligante explica a sinalização pelos TLRs e por muitos receptores de citocinas devido à ativação recíproca das tirosinas quinases associadas ao receptor. Entretanto, a sinalização pelo TCR parece ser mais complexa. Por um lado, ela envolve os correceptores CD4 ou CD8 que reconhecem sítios não polimórficos na molécula do MHC (ver Seção 4.17), cujo envolvimento será discutido adiante e de maneira mais detalhada.

Uma sugestão é que a sinalização seja iniciada pela dimerização do TCR por meio da formação dos **complexos peptídeo "pseudodimérico":MHC** contendo um peptídeo antigênico:molécula do MHC e um peptídeo próprio:molécula do MHC na superfície da APC. Esse modelo baseia-se em uma interação fraca entre o TCR e complexos peptídeo próprio:MHC, mas explica somente a sinalização induzida por baixas densidades de peptídeos antigênicos.

O envolvimento da oligomerização, ou agregação, do receptor na sinalização também tem sido sugerido, pois anticorpos que se associam e fazem a ligação cruzada dos TCRs podem ativar as células T. Entretanto, o número de peptídeos antigênicos é muito menor que o de outros peptídeos apresentados na superfície da célula ligadora do antígeno, e é pouco provável que quantidades fisiológicas de antígeno induzam a oligomerização convencional como observado nos anticorpos. Entretanto, associações de pequenas quantidades de TCRs denominadas **microgrupamentos** têm sido observadas na zona de contato entre a célula T e a APC. Atualmente, a composição molecular dos microgrupamentos e sua função na sinalização não está bem definida. Finalmente, tem sido sugerido que o complexo peptídeo antigênico:MHC induz uma mudança conformacional no TCR, ou uma alteração na sua composição, que de alguma maneira produz o sinal. Entretanto, nenhuma evidência estrutural direta tem apoiado esse modelo.

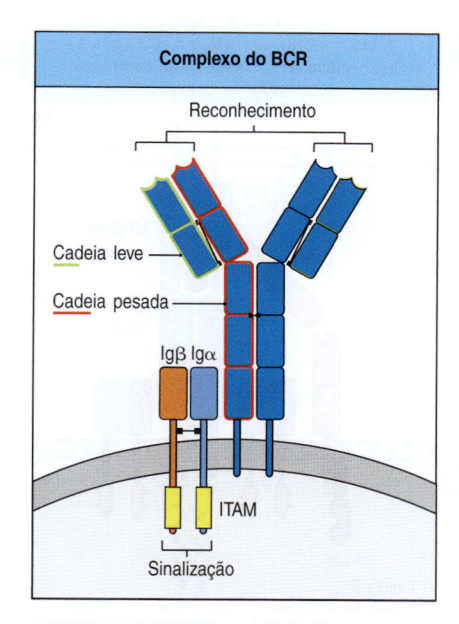

Figura 7.10   O complexo do receptor da célula B (BCR) é composto por uma imunoglobulina (Ig) de superfície celular com uma de cada cadeia de proteína invariável Igα e Igβ. A Ig reconhece e liga-se ao antígeno, mas não consegue sinalizar sozinha. Ela está associada a moléculas sinalizadoras inespecíficas ao antígeno – Igα e Igβ. Cada uma dessas moléculas tem um único motivo de ativação do imunorreceptor baseado em tirosina (ITAM) (segmento em amarelo) em suas caudas citoplasmáticas, o qual permite que elas sinalizem quando o BCR se liga ao antígeno. As moléculas Igα e Igβ formam um heterodímero ligado por pontes dissulfeto que estão associadas às cadeias pesadas; no entanto, não se sabe qual molécula se liga à cadeia pesada.

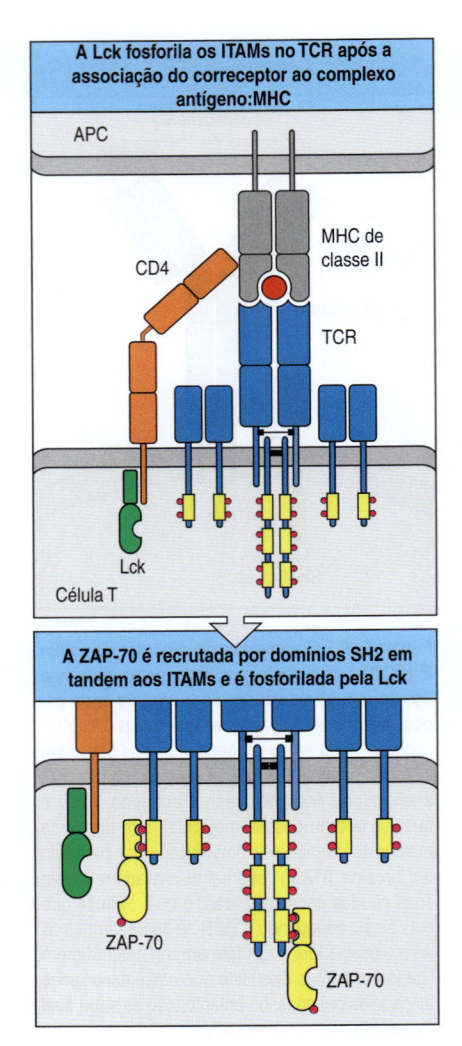

A Lck fosforila os ITAMs no TCR após a associação do correceptor ao complexo antígeno:MHC

A ZAP-70 é recrutada por domínios SH2 em tandem aos ITAMs e é fosforilada pela Lck

Figura 7.11 A associação dos correceptores com o receptor de célula T (TCR) intensifica a fosforilação dos motivos de ativação do imunorreceptor baseado em tirosina (ITAMs). Figura superior: para simplificação, é apresentado o comprometimento do correceptor CD4 com a mesma molécula do complexo principal de histocompatibilidade (MHC) que a do TCR, embora a sinalização dentro dos minigrupamentos do receptor possam diferir dessa ordem. Quando os TCRs e os correceptores são aproximados por meio da ligação aos complexos peptídeo:MHC na superfície de uma célula apresentadora de antígeno (APC), o recrutamento da quinase Lck associada ao correceptor causa a fosforilação dos ITAMs no CD3γ, δ e ε e na cadeia ζ. Figura inferior: a tirosina quinase ZAP-70 liga-se aos ITAMs fosforilados por meio de seus domínios SH2, permitindo que a ZAP-70 seja fosforilada e ativada pela Lck. Então, a ZAP-70 fosforila outras moléculas sinalizadoras intracelulares.

O primeiro sinal intracelular produzido após a detecção do antígeno específico pela célula T é a fosforilação das duas tirosinas nos ITAMs do TCR. São os correceptores CD4 e CD8, os quais se ligam às moléculas do MHC de classe II e de classe I, respectivamente (ver Seção 4.17), que auxiliam a iniciar a sinalização do TCR por meio de sua associação com quinases não receptoras. A quinase da família Src, a **Lck**, está associada constitutivamente aos domínios citoplasmáticos do CD4 e do CD8, e acredita-se que a quinase seja a principal responsável pela fosforilação dos ITAMs do TCR (ver Fig. 7.11). Acredita-se que a ligação do correceptor ao complexo peptídeo:MHC que liga o TCR permita que a Lck fosforile os ITAMs no TCR. Com relação ao CD4, tem sido proposto um comprometimento com um pseudodímero, como mencionado anteriormente, de modo que o CD4 possa se associar a moléculas do MHC diferentes das ligadas pelo TCR. Entretanto, independentemente de como a Lck se associa ao receptor de antígeno, a importância desse evento é demonstrada pela profunda redução no desenvolvimento das células T em camundongos deficientes em Lck. Isso mostra o papel essencial da Lck na sinalização por meio do TCR durante a seleção das células T em desenvolvimento no timo (discutido no Cap. 8). A Lck é importante para a sinalização do TCR nas células T virgens e nas células T efetoras, mas é menos importante para a ativação ou manutenção das células T CD8 de memória por seu antígeno específico. Uma tirosina quinase relacionada, a **Fyn**, é fracamente associada aos ITAMs do TCR, e pode ter alguma função na sinalização. Camundongos que não expressam Fyn desenvolvem células T CD4 e CD8 normais que respondem de modo praticamente adequado ao antígeno, mas camundongos que não têm Lck e Fyn apresentam perda mais completa no desenvolvimento das células T do que camundongos que não têm somente a Lck.

Outra função dos correceptores na sinalização do TCR pode ser a de estabilizar as interações entre o receptor e o complexo peptídeo:MHC. A afinidade dos receptores individuais para seus complexos específicos peptídeo:MHC estão em nível micromolar – isto é, os complexos TCR:peptídeo:MHC têm meia-vida de menos de um segundo e se dissociam rapidamente. Acredita-se que a ligação adicional de um correceptor à molécula do MHC estabilize a interação pelo aumento de sua duração, permitindo o tempo necessário para a produção da sinalização intracelular.

A Lck ligada à cauda citoplasmática de CD4 ou CD8 é aproximada ao seu substrato ITAM no TCR quando o correceptor se liga ao complexo receptor:peptídeo:MHC (ver Fig. 7.11, figura inferior). A atividade da Lck também é regulada de modo alostérico pela fosforilação de uma tirosina na sua porção carboxiterminal pela **quinase Src C-terminal** (**Csk**, do inglês *C-terminal Src kinase*). A fosfotirosina resultante interage com o domínio SH2 da Lck e causa uma mudança conformacional que mantém a Lck no estado cataliticamente inativo (Fig. 7.12). A ausência da Csk durante o desenvolvimento das células T faz as células T maturarem de modo autônomo no timo sem a necessidade da ligação peptídeo:MHC, provavelmente como resultado da ativação anormal da sinalização do TCR nos timócitos deficientes em Csk. Isso sugere que, normalmente, a Csk atua reduzindo a atividade da Lck e atenua a sinalização do TCR. A desfosforilação da tirosina ou o comprometimento dos domínios SH2 ou SH3 por seus ligantes libera a Lck da sua conformação inativa. A ativação completa também requer a fosforilação de uma tirosina no domínio catalítico da Lck. Nos linfócitos, a **tirosina fosfatase CD45**, que pode desfosforilar os dois sítios de fosforilação da tirosina, tem uma importante função na manutenção das quinases da família Src, como a Lck, em um estado desfosforilado parcialmente ativo.

7.9 Os ITAMs fosforilados recrutam e ativam a tirosina quinase ZAP-70, a qual fosforila as proteínas de sustentação que recrutam a fosfolipase PLC-γ

O espaçamento preciso de dois motivos YXXL/I em um ITAM sugere que o ITAM é um sítio de ligação para uma proteína de sinalização com dois domínios SH2. No caso do TCR, essa proteína é a tirosina quinase **ZAP-70** (**proteína associada à**

Figura 7.12   A atividade da Lck é regulada por fosforilação e desfosforilação da tirosina. As quinases Src, como a Lck, contêm domínios SH3 (azul) e SH2 (laranja) antes do domínio da quinase (verde). A Lck também contém um motivo aminoterminal único (amarelo) com dois resíduos de cisteína que ligam um íon Zn que também é ligado a um motivo similar no domínio citoplasmático do CD4 ou do CD8. Figura superior: na Lck inativa, os dois lobos do domínio de quinase são forçados por interações com os domínios SH2 e SH3. Os domínios SH2 interagem com uma tirosina fosforilada (vermelho) na extremidade carboxiterminal do domínio de quinase. O domínio SH3 interage com uma sequência rica em prolina na ligação entre o domínio SH2 e o domínio de quinase. Figura inferior: a desfosforilação da tirosina carboxiterminal pela fosfatase CD45 (não mostrado) libera o domínio SH2 e causa a ativação da quinase. A ligação de outros ligentes à região SH3 pode facilitar a liberação da região de ligação (não mostrado). Então, a Lck ativa pode fosforilar os motivos de ativação do imunorreceptor baseado em tirosina (ITAMs) na cadeia de sinalização do receptor de célula T (TCR) próximo. A refosforilação da tirosina carboxiterminal pela quinase Src C-terminal (Csk) ou a perda do ligante SH3 retorna a Lck ao seu estado inativo.

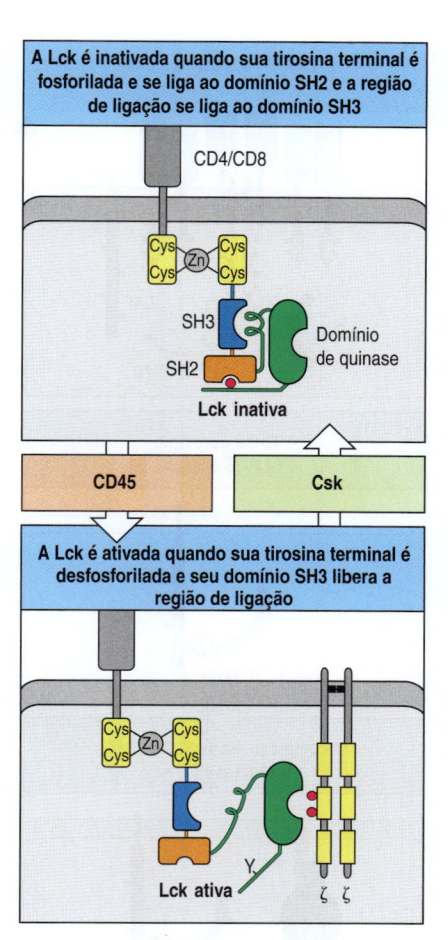

cadeia ζ), a qual transmite o sinal adiante. A ZAP-70 tem dois domínios SH2 em *tandem* que podem ser simultaneamente comprometidos pelas duas tirosinas fosforiladas no ITAM (ver Fig. 7.9). A afinidade da sequência YXXL fosforilada para um único domínio SH2 é baixa. A ligação dos dois domínios SH2 ao ITAM é significativamente mais forte e confere especificidade quando ocorre a ligação da ZAP-70. Assim, quando a Lck fosforila um ITAM no TCR de modo adequado, a ZAP-70 liga-se a ele, o que permite que a ZAP-70 seja fosforilada e ativada pela Lck. A ZAP-70 também pode ser ativada por autofosforilação.

Quando a ZAP-70 é recrutada para o complexo receptor e é ativada, sua proximidade com a membrana celular permite que ela fosforile a proteína de sustentação **LAT** (do inglês *linker of activated T cells* [**ligadora de células T ativadas**]), uma proteína transmembrana com grande domínio citoplasmático (Fig. 7.13). A ZAP-70 também fosforila outra proteína adaptadora, a **SLP-76**. A LAT e a SLP-76 podem ser ligadas pela proteína adaptadora Gads. Essa ligação parece ser importante para sua função, porque camundongos que não têm Gads apresentam defeitos na ativação das células T. A etapa seguinte na via é a ativação da proteína sinalizadora fundamental, a **fosfolipase C-γ** (**PLC-γ**, do inglês *phospholipase C-γ*) para a membrana. Primeiro, a PLC-γ é levada para a face interna da membrana plasmática por meio da ligação de seu domínio PH para o PIP_3 que foi formado pela fosforilação do PIP_2 pelo PI 3-quinase. Então, PLC-γ se liga a LAT e SLP-76 fosforiladas, e pode ser ativada pela tirosina quinase Itk associada à membrana (ver próxima seção).

As ações da PLC-γ produzem três segundos mensageiros distintos que ativam três caminhos terminais diferentes na via de sinalização do TCR. Portanto, a PLC-γ é a sentinela das etapas finais da ativação das células T e, de acordo com esse papel fundamental, sua própria ativação é controlada em vários níveis. Essas vias serão discutidas na próxima seção.

7.10   A ativação da PLC-γ requer um sinal coestimulador

A PLC-γ ainda não está ativada quando é recrutada para a membrana, e sua ativação requer a fosforilação por uma Itk, um membro da família Tec das tirosinas quinases citoplasmáticas, como descrito anteriormente. Esse requisito proporciona um controle adicional na ativação da PLC-γ. As quinases Tec contêm domínios PH, SH2 e SH3 e são recrutadas para a membrana plasmática por seu domínio PH, o qual interage com o PIP_3 na face interna da membrana (ver Fig. 7.13). O PIP_3 é produzido pela ação da PI 3-quinase (ver Seção 7.4). Entretanto, ainda não está bem definido se a sinalização por meio do TCR ativa diretamente a PI 3-quinase. Um sinal estimulador adicional necessário para ativar a PI 3-quinase e, portanto, a PLC-γ, é emitido por meio do receptor de superfície celular CD28. Esse processo é denominado **coestimulação** (ver Seções 1.7 e 1.16). As células T virgens necessitam de sinais coestimuladores, bem como de sinais emitidos por meio do receptor de antígeno para se tornarem completamente ativadas e se diferenciarem em células T efetoras.

Entre as quatro quinases Tec expressas pelas células linfoides, a **Itk** é a mais importante expressa nos linfócitos T. Quando o comprometimento do CD28 ativa a PI 3-quinase para produzir PIP_3, a Itk é recrutada para a membrana por seu domínio

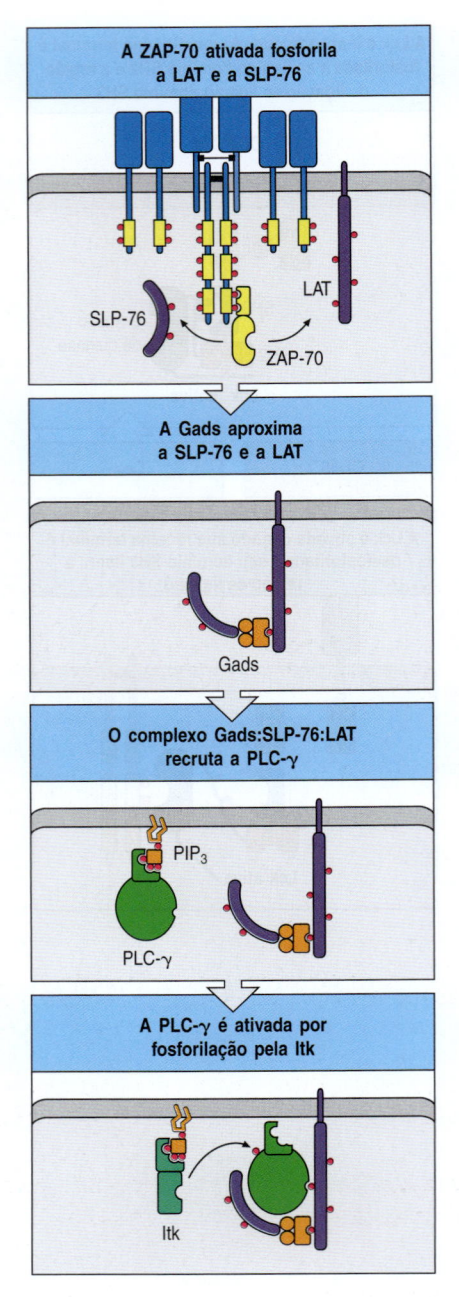

A ZAP-70 ativada fosforila a LAT e a SLP-76

SLP-76   LAT

ZAP-70

A Gads aproxima a SLP-76 e a LAT

Gads

O complexo Gads:SLP-76:LAT recruta a PLC-γ

PIP₃

PLC-γ

A PLC-γ é ativada por fosforilação pela Itk

Itk

Figura 7.13   O recrutamento da fosfolipase C-γ por LAT e SLP-76, e sua fosforilação e ativação pela proteína quinase Itk, são etapas fundamentais para a ativação das células T. A ZAP-70 fosforila e recruta as proteínas do citoesqueleto LAT e SLP-76 para o complexo do receptor de célula T (TCR) ativado. Uma proteína adaptadora, a Gads, mantém unidas as tirosinas fosforiladas LAT e SLP-76. A fosfolipase C-γ (PLC-γ) é recrutada para a membrana por meio de seu domínio PH ligado ao PIP3 (formado pela fosforilação do PIP2 pela PI 3-quinase), e então se liga aos sítios fosforilados da LAT e da SLP-76. A ativação da PLC-γ requer a fosforilação por uma quinase da família Tec, a Itk. A Itk é recrutada para a membrana pela interação do seu domínio PH com o PIP3 e pelas interações com a SLP-76 fosforilada. Uma vez fosforilada pela Itk, a PLC-γ torna-se ativa.

PH e é fosforilada pela Lck. A Itk ativada é, então, recrutada para os arcabouços LAT/SLP-76 fosforilados por seus domínios SH2 e SH3, e pode, então, fosforilar e ativar a PLC-γ (ver Fig. 7.13). Portanto, a completa ativação da PLC-γ requer sinais emitidos tanto do TCR quanto do CD28. A produção do sinal coestimulador do CD28 será discutida, de maneira mais detalhada, adiante neste capítulo.

7.11   A PLC-γ ativada produz os segundos mensageiros diacilglicerol e inositol trifosfato

Uma vez que a PLC-γ tenha sido recrutada e ativada na face interna da membrana plasmática, ela pode catalisar a quebra do lipídeo de membrana PIP₂ (ver Seção 7.4) para produzir dois produtos: o lipídeo de membrana **diacilglicerol** (**DAG**) e o segundo mensageiro dispersível **inositol 1,4,5-trifosfato** (**IP₃**) (este não deve ser confundido com o lipídeo de membrana PIP₃) (Fig. 7.14). O DAG fica confinado à membrana, mas difunde-se no plano da membrana e serve como alvo molecular que recruta outras moléculas sinalizadoras para a membrana. O IP₃ difunde-se para o citosol e liga-se aos receptores do IP₃ na membrana do RE. Esses receptores são canais de Ca^{2+}, que se abrem e liberam todo o cálcio armazenado no RE para o citosol. Os baixos níveis de cálcio no RE fazem a proteína transmembrana **STIM1** se agregar na membrana do RE. Por meio de um mecanismo não conhecido, a agregação do STIM1 ativa a abertura dos canais de cálcio na membrana plasmática celular. Eles são conhecidos como **canais CRAC** (do inglês *calcium release-activated calcium channels* [**canais de cálcio ativados-liberados por cálcio**]), e permitem que o cálcio extracelular entre para a célula para ativar ainda mais as vias de sinalização e para reabastecer os níveis de cálcio armazenados no RE. Os canais CRAC são formados, pelo menos parcialmente, pelo produto do gene **ORAI1**, que se encontra mutado em alguns casos de **imunodeficiência combinada severa** (**SCID**, do inglês *severe combined immunodeficiency*).

A ativação da PLC-γ marca uma etapa importante na ativação da célula T, porque, após esse ponto, a via de sinalização do antígeno divide-se em três caminhos distintos: a estimulação da entrada do Ca^{2+} e a ativação da Ras e da **proteína quinase C-θ** (**PKC-θ**) – sendo que cada uma destas ativa um fator de transcrição distinto. As vias de sinalização por meio do TCR estão resumidas na Figura 7.15. Essas vias de sinalização não são exclusivas dos linfócitos, mas são versões das vias usadas em muitos tipos celulares diferentes. Sua importância na ativação das células T é demonstrada pela observação de que o tratamento das células T com forbol miristato acetato (um análogo do DAG) e ionomicina (um fármaco formador de poro que permite a entrada do cálcio para o interior da célula) pode reconstituir os efeitos da ativação das células T.

7.12   A entrada de Ca^{2+} ativa o fator de transcrição NFAT

Um resultado importante do aumento do Ca^{2+} no citosol resultante da sinalização por meio do TCR é a ativação de uma família de fatores de transcrição denominada **NFAT** (do inglês *nuclear factor of activated T cells* [**fator nuclear de células T ativadas**]). O NFAT é um tipo de misnômero, porque os cinco membros dessa família são expressos em diferentes tipos de tecidos. O NFAT está presente no citosol das células T em repouso, e na ausência de sinais de ativação ele é mantido no citosol pela fosforilação das quinases serinas/treoninas, incluindo a quinase sintase de glicogênio-3 (GSK3, do inglês *glycogen synthase kinase 3*) e a caseína quinase-2 (CK2,

Figura 7.14 A fosfolipase C-γ cliva os fosfolipídeos inositol para gerar duas moléculas sinalizadoras importantes. Figura superior: o fosfatidil inositol 3,4-bifosfato (PIP2) é um componente da camada interna da membrana plasmática. Quando a fosfolipase C-γ (PLC-γ) é ativada por fosforilação, ela cliva o PIP2 em duas partes: o inositol 1,4,5-trifosfato (IP3), que se difunde da membrana em direção ao citosol, e o diacilglicerol (DAG), que permanece na membrana. Ambas as moléculas são importantes na sinalização. Figura central: há duas fases na liberação do cálcio. Primeiramente, o IP3 liga-se a um receptor da membrana do retículo endoplasmático (RE), abrindo os canais de cálcio (amarelo) e permitindo que os íons cálcio (Ca2+) em fase inicial passem do RE para o citosol. A redução do Ca2+ armazenado no RE estimula a agregação de um sensor do RE, o STIM1. Figura inferior: o STIM1 agregado estimula a segunda fase da entrada de cálcio, abrindo os canais de cálcio, chamados de canais CRAC, na membrana plasmática. Isso aumenta ainda mais os níveis de cálcio citosólico e restaura o Ca2+ armazenado no RE. O DAG liga-se e recruta proteínas sinalizadoras para a membrana, e entre as mais importantes está a Ras-GEF, chamada de RasGRP, e uma quinase serina/treonina chamada de proteína quinase C-θ (PKC-θ). O recrutamento da RasGRP para a membrana plasmática ativa a Ras, e a ativação da PKC-θ resulta na ativação do fator de transcrição NFκB.

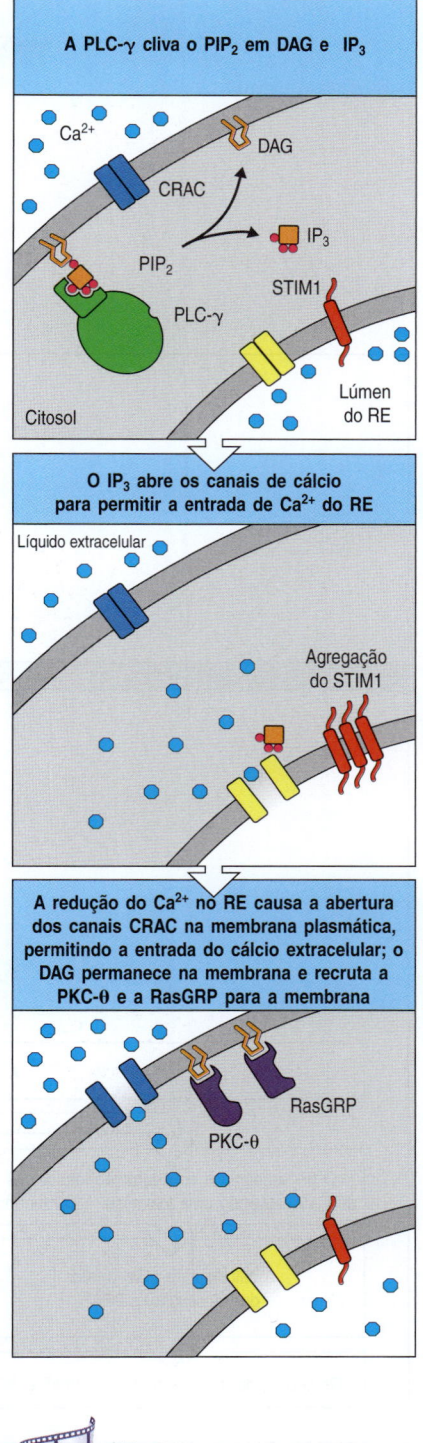

do inglês *casein kinase 2*). Essa fosforilação bloqueia a entrada do NFAT para o núcleo, prevenindo que sua sequência de localização nuclear seja reconhecida pelos transportadores nucleares (Fig. 7.16).

O Ca^{2+} citoplasmático resultante da sinalização do TCR liga-se à proteína chamada **calmodulina** e induz uma alteração conformacional nessa proteína que permite que ela se ligue e ative uma ampla variedade de enzimas-alvo distintas. Nas células T, um alvo importante da calmodulina é a **calcineurina**, uma proteína fosfatase que atua no NFAT. A desfosforilação do NFAT pela calcineurina permite que a sequência de localização nuclear seja reconhecida por transportadores nucleares e que o NFAT entre no núcleo (ver Fig. 7.16). Ali ele atua ativando muitos genes essenciais para a ativação das células T, como os genes da citocina interleucina-2 (IL-2).

A importância do NFAT na ativação das células T é ilustrada pelos efeitos dos inibidores seletivos da calcineurina, denominados **ciclosporina A (CsA)** e **tacrolimo** (também conhecido como FK506). A CsA forma um complexo com a proteína ciclofilina A, e esse complexo inibe a calcineurina. O tacrolimo liga-se a uma proteína diferente, a proteína ligadora de FK (FKBP, do inglês *FK-binding protein*), formando um complexo que inibe a calcineurina de modo similar. Esses fármacos impedem a formação do NFAT ativo ao inibir a calcineurina. As células T expressam baixos níveis de calcineurina, de modo que elas são mais sensíveis à inibição dessa via do que muitos outros tipos celulares. Portanto, a ciclosporina A e o tacrolimo atuam como imunossupressores eficazes com efeitos limitados, e são amplamente usados para impedir a rejeição de órgãos transplantados (discutido no Cap. 16).

7.13 A ativação da Ras estimula a substituição da proteína quinase ativada por mitógeno e induz a expressão do fator de transcrição AP-1

A próxima etapa nessa via é a ativação da pequena GTPase Ras. Isso pode ocorrer de várias maneiras. O DAG produzido pela PLC-γ difunde-se na membrana plasmática e ativa várias proteínas. Uma delas é a proteína RasGRP, que é um fator de troca de nucleotídeos guanina que ativa especificamente a Ras. A RasGRP contém um módulo de interação com proteínas denominado domínio C1 que liga o DAG. Essa interação recruta a RasGRP para a membrana próxima aos complexos de sinalização ativados (ver Fig. 7.14), onde ativa a Ras ao promover a troca de GDP por GTP. A Ras é também ativada na via de sinalização do TCR pelo fator de troca de nucleotídeos guanina, o Sos, que é recrutado pela proteína adaptadora Grb2 (ver Seções 7.2 e 7.3), que é recrutada ao se ligar ao LAT/SLP-76 fosforilado (ver Fig. 7.13).

A Ras ativada então desencadeia a substituição da tríade de quinase que culmina na ativação de uma quinase serina/treonina conhecida como **proteína quinase ativada por mitógeno** ou **quinase MAP (MAPK)** (Fig. 7.17). No caso da sinalização do receptor de antígeno, o primeiro membro a ser substituído é uma quinase MAPK (MAP3K) denominada **Raf**. A Raf é uma quinase serina/treonina que fosforila o pró-

 **Filme 7.2**

ximo membro da série, a quinase MAPK (MAP2K) denominada **MEK1**. A MEK1 é uma proteína quinase com dupla especificidade que fosforila um resíduo de tirosina e de treonina no próximo substituto da série, uma MAPK que nas células T e B é a **Erk** (do inglês *extracellular signal-related kinase* [**quinase relacionada com a sinalização extracelular**]).

A sinalização por meio das cascatas MAPK é facilitada por proteínas estruturais especializadas que se ligam às três quinases em uma determinada substituição da MAPK, acelerando suas interações. A proteína estrutural **quinase supressora de Ras** (**KSR**, do inglês *kinase suppressor of Ras*) atua na via Raf/MEK1/Erk. Durante a sinalização do TCR, a KSR associa-se com Raf, MEK1 e Erk e dirige-se,

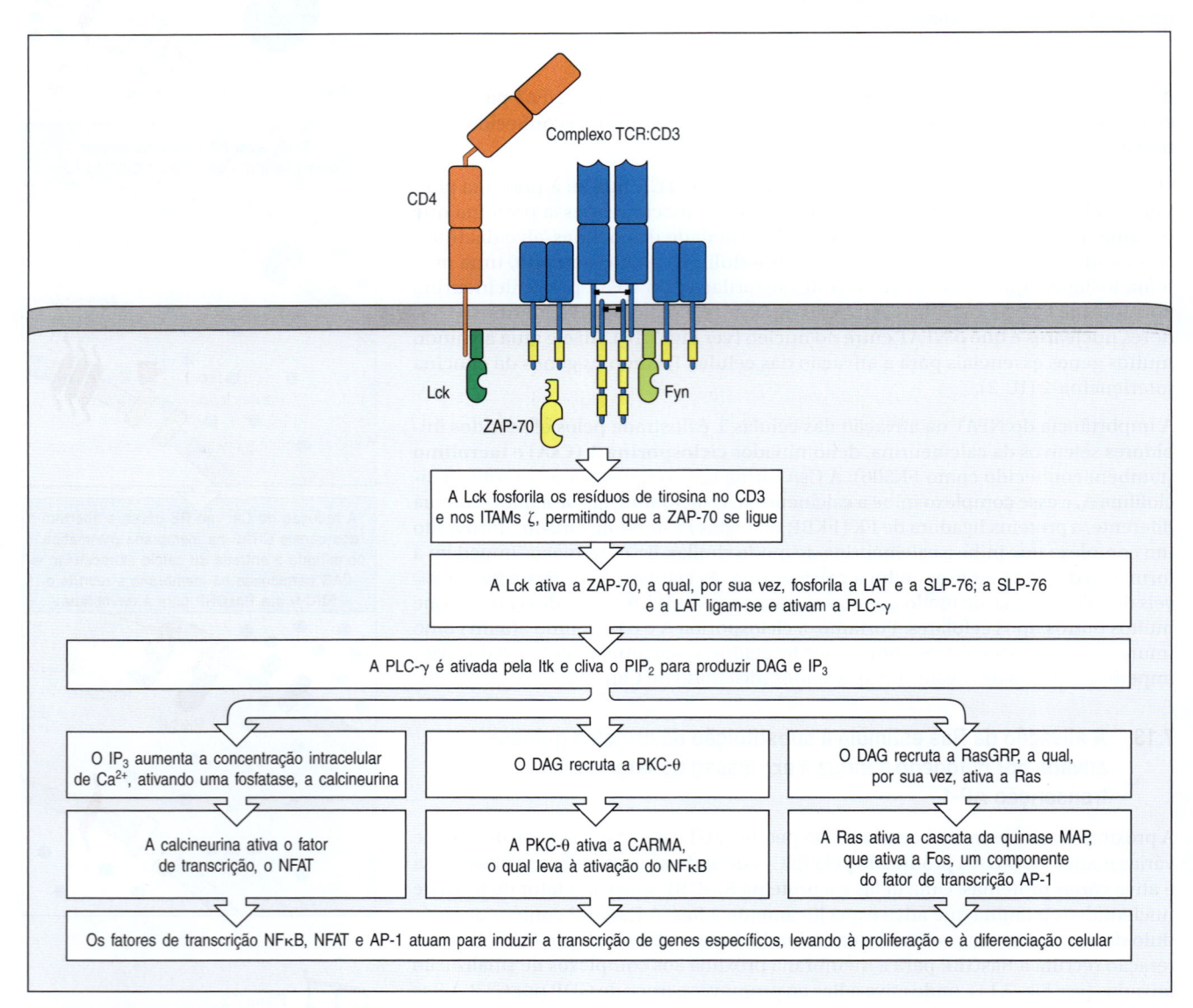

Figura 7.15 Resumo simplificado das vias da sinalização intracelular iniciada pelo receptor de células T e pelo seu correceptor. O receptor de célula T (TCR) e seu correceptor (neste exemplo, uma molécula CD4) estão associados às proteínas quinases da família Src – a Fyn e a Lck, respectivamente. Acredita-se que a ligação de um ligante peptídeo:MHC ao TCR e correceptor aproxime a Lck dos motivos de ativação do imunorreceptor baseado em tirosina (ITAMs) no receptor. A fosforilação dos ITAMs nos CD3ε, γ e δ e da cadeia ζ permite que eles se liguem à tirosina quinase citosólica ZAP-70. A ZAP-70 recrutada para o complexo do TCR é fosforilada e ativada pela Lck. A ZAP-70 ativada fosforila as proteínas adaptadoras LAT e SLP-76, as quais, por sua vez, levam ao recrutamento da fosfolipase C-γ (PLC-γ) para a membrana e às suas fosforilação e ativação pela quinases Tec. A PLC-γ ativada inicia três importantes vias de sinalização que culminam na ativação de fatores de transcrição no núcleo. Juntas, NFκB, NFAT e AP-1 atuam no núcleo para iniciar a transcrição gênica que resulta em diferenciação, proliferação e ações efetoras das células T. Este diagrama é uma versão altamente simplificada das vias, mostrando somente os principais eventos. DAG, diacilglicerol; IP3, inositol 1,4,5-trifosfato; NFAT, fator nuclear de células T ativadas; PIP2, fosfatidil inositol 3,4-bifosfato; PKC-θ, proteína quinase C-θ.

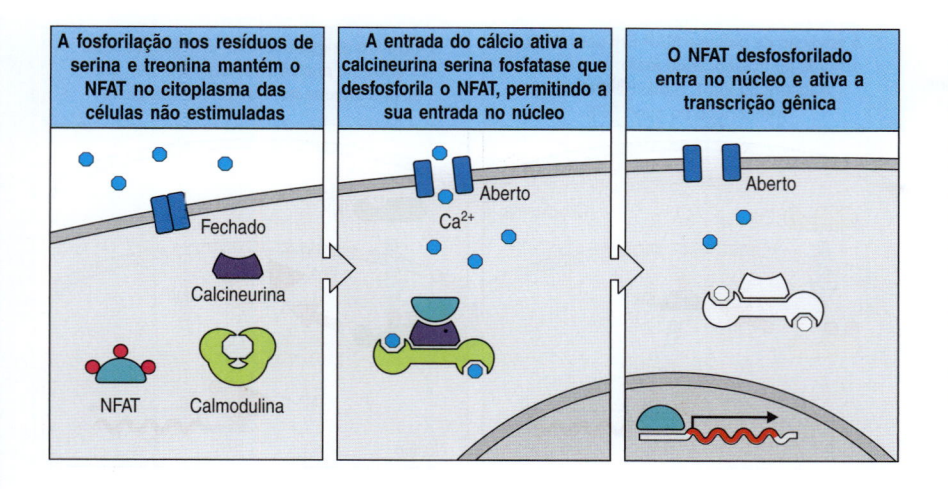

Figura 7.16   O fator de transcrição NFAT é regulado pela sinalização do cálcio. Figura à esquerda: o NFAT é mantido no citoplasma pela fosforilação dos resíduos de serina e treonina. Figura central: após a estimulação pelo receptor de antígeno, o cálcio entra no citosol, primeiramente a partir do retículo endoplasmático (não mostrado), como descrito na Figura 7.14, e depois do espaço extracelular (aqui mostrado). Após a entrada no citosol, o cálcio liga-se à calmodulina, e o complexo Ca^{2+}:calmodulina liga-se à calcineurina serina/treonina fosfatase, ativando-a para desfosforilar a NFAT. Figura à direita: o NFAT desfosforilado transloca-se para o núcleo, onde se liga aos elementos promotores e ativa a transcrição de vários genes.

juntamente com seu carregamento, para a membrana. Nesse local, a Ras ativada pode se associar com a Raf ligada ao KSR e ativar a substituição da quinase (ver Fig. 7.17).

Uma importante função das MAPKs é fosforilar e ativar os fatores de transcrição que podem induzir uma nova expressão gênica. A Erk atua indiretamente produzindo o fator de transcrição **AP-1**, que é um heterodímero composto de um monômero de cada família de fatores de transcrição Jun e Fos (Fig. 7.18). A Erk ativa fosforila o fator de transcrição Elk-1, que coopera com o fator de transcrição denominado fator de resposta sérica para iniciar a transcrição do gene *FOS*. Então, a proteína Fos associa-se a Jun para formar o heterodímero AP-1, mas permanece transcricionalmente inativa até que outra MAPK, denominada **quinase Jun** (**JNK**) fosforile a Jun.

7.14   A proteína quinase C ativa a transcrição dos fatores NFκB e AP-1

A terceira via de sinalização coordenada pela PLC-γ leva à ativação da **PKC-θ**, uma isoforma da proteína quinase C que é restrita às células T e às células musculares. Camundongos que não têm a PKC-θ desenvolvem suas células T no timo, mas suas células T maduras têm um defeito na ativação de dois fatores de transcrição essenciais, NFκB e AP-1, em resposta à sinalização por TCR e CD28. Isso torna a PKC-θ um importante componente na ativação das células T.

A PKC-θ tem um domínio C1 e é recrutada para a membrana quando o DAG é produzido pela PLC-γ ativada (ver Fig. 7.14). Nesse local, a atividade quinase da PKC-θ inicia uma série de etapas que resulta na ativação do NFκB (Fig. 7.19). A PKC-θ fosforila a grande proteína estrutural localizada na membrana denominada CARMA1,

Figura 7.17   As cascatas da MAPK ativam fatores de transcrição. Todas as cascatas da MAPK são iniciadas pela ativação de uma proteína G pequena, como a Ras neste exemplo. A Ras passa de um estado inativo (primeira figura) para um estado ativo (segunda figura) por um fator de troca de nucleotídeo guanina (GEF), o RasGRP, que é recrutado para a membrana pelo diacilglicerol (DAG). A Ras ativa a primeira enzima da cascata, uma proteína quinase chamada Raf, uma MAPK quinase (MAP3K) (terceira figura). A Raf fosforila a Mek, uma MAP2K, que, por sua vez, fosforila e ativa a Erk, uma MAPK. A proteína de citoesqueleto KSR associa-se a Raf, Mek e Erk para facilitar suas interações eficientes. A fosforilação e a ativação da Erk libera esta do complexo, e, então, pode difundir-se na célula e entrar no núcleo (quarta figura). A fosforilação dos fatores de transcrição pela Erk resulta em uma nova transcrição gênica. TCR, receptor de célula T.

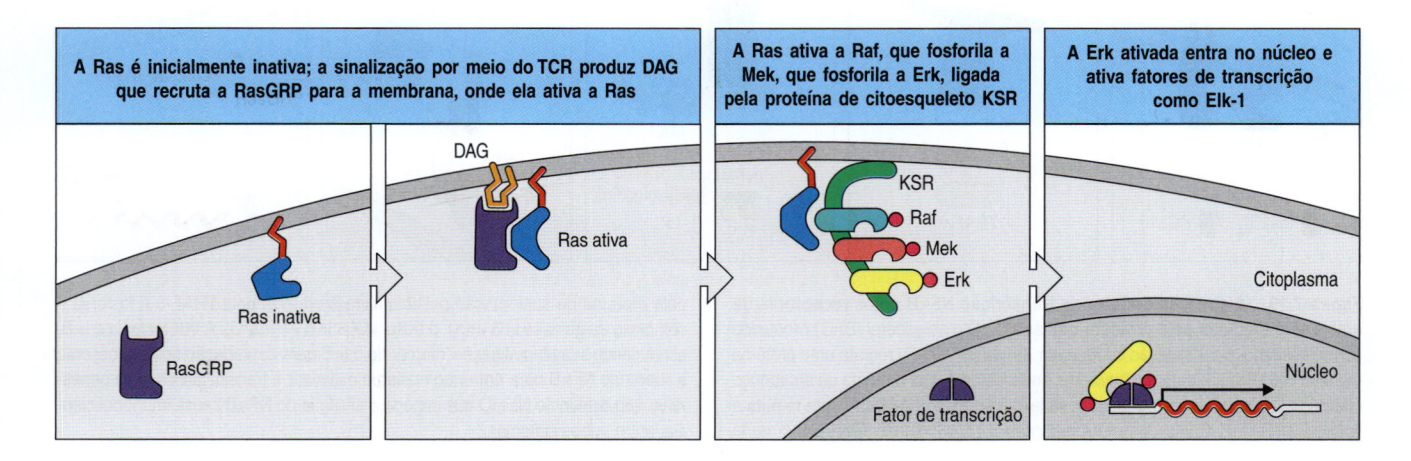

Figura 7.18 O fator de transcrição AP-1 é formado como resultado da via de sinalização da quinase Ras/MAPK. Figura à esquerda: a fosforilação da MAPK Erk ativada, resultante da cascata da quinase Ras-MAPK, permite que a Erk entre no núcleo, onde irá fosforilar o fator de transcrição Elk-1, que, com o fator de resposta do soro (SRF) se liga ao elemento de resposta do soro (SRE) no promotor do gene (FOS) do fator de transcrição c-Fos, estimulando sua transcrição. Figura à direita: a proteína quinase PKC-θ pode induzir a fosforilação de outra MAPK denominada quinase Jun (JNK), que permite que ela entre no núcleo e fosforile o fator de transcrição c-Jun, que forma um dímero com o c-Fos. O dímero c-Jun/Fos fosforilado é um fator de transcrição AP-1 ativo.

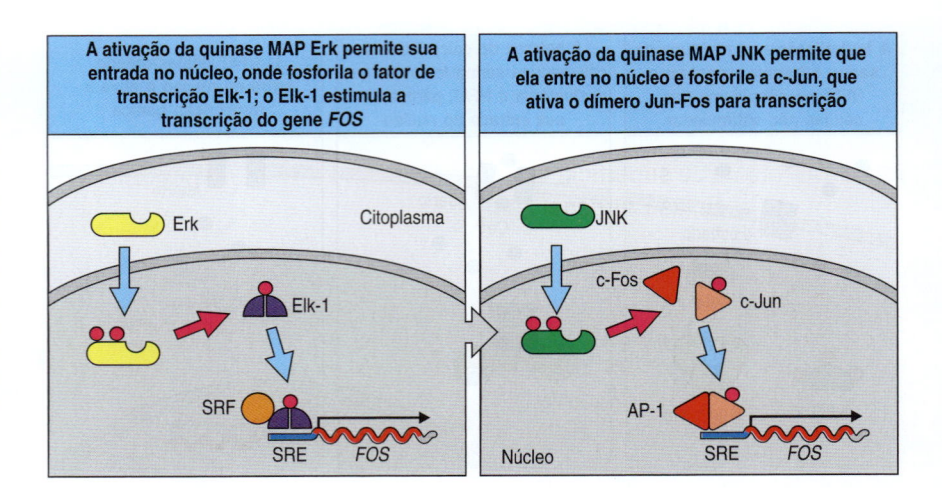

fazendo que ela se oligomerize e forme um complexo composto por multissubunidades com outras proteínas. Esse complexo recruta e ativa a TRAF-6, a mesma proteína que se viu no Capítulo 3 por sua atuação na ativação do NFκB na via de sinalização do TLR (ver Fig. 3.13).

NFκB é um nome geral para um membro de uma família de fatores de transcrição homodiméricos e heterodiméricos da família de proteínas Rel. A forma ativada mais comum do NFκB em linfócitos é o heterodímero p50:p65Rel. O dímero é mantido no estado inativo no citoplasma pela ligação de uma proteína inibidora chamada inibidor de κB (IκB). Como descrito na sinalização do TLR (ver Fig. 3.13), a TRAF-6 estimula a degradação do IκB ativando, inicialmente, a quinase TAK1, que ativa um complexo de serinas quinases, a quinase IκB (IKK). A IKK fosforila o IκB, causando sua ubiquitinação e subsequente degradação, com a consequente liberação e entrada do NFκB ativado para o núcleo. A deficiência hereditária da subunidade IKKγ (também denominada **NEMO**) causa a síndrome conhecida como **displasia ectodérmica hipo-hidrótica ligada ao X com imunodeficiência**, caracterizada por defeitos no desenvolvimento das estruturas ectodérmicas como pele e dentes, bem como por imunodeficiência.

A PKC-θ também pode ativar JNK, e pode ser capaz de ativar o fator de transcrição AP-1 por essa via. Entretanto, as células T que não têm a PKC-θ apresentam defeito

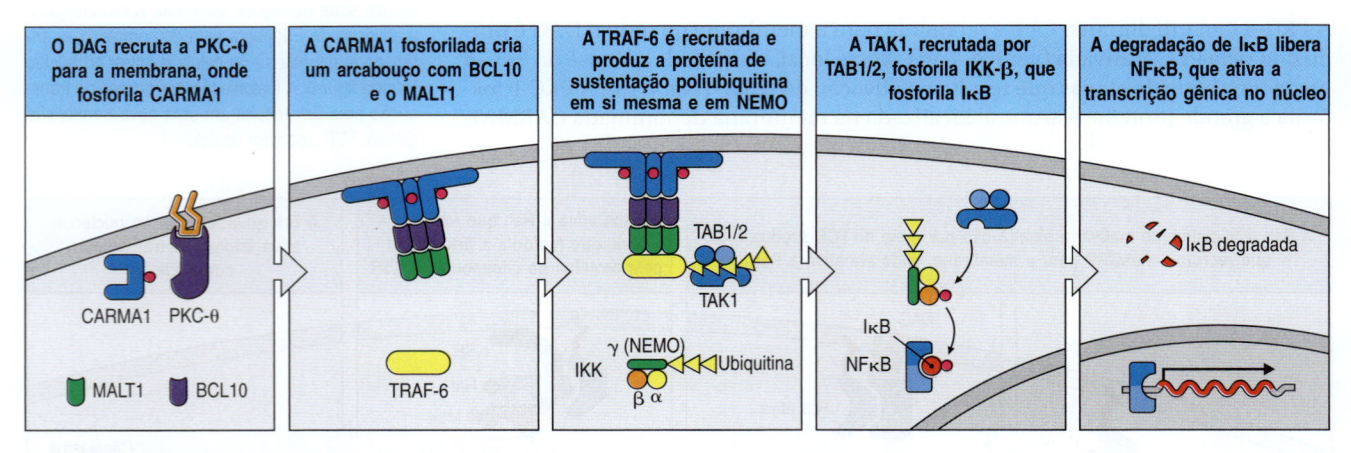

Figura 7.19 A ativação do fator de transcrição NFκB pelos receptores de antígeno é mediada pela proteína quinase C. O diacilglicerol (DAG) produzido como resultado da sinalização do receptor de célula T (TCR) recruta uma proteína quinase C-θ (PKC-θ) para a membrana, onde fosforila uma proteína de arcabouço chamada CARMA1. Isso forma um complexo com BCL10 e MALT1 que recruta a ligase E3 TRAF-6. Como desccrito na Figura 3.13, a quinase TAK1 é recrutada pela proteína de sustentação poliubiquitina produzida pela TRAF-6 e fosforila o complexo da quinase IκB (IKK), o IKKα:IKKβ:IKKγ (NEMO). A IKK fosforila a IκB, estimulando sua ubiquitinação, marcando o IκB para degradação no proteossoma e liberando NFκB para entrar no núcleo e estimular a transcrição de seus genes-alvo. Um defeito no NEMO que impede a ativação do NFκB causa imunodeficiência, entre outros sintomas.

na ativação da AP-1, além da deficiência na ativação de NFκB, mas não têm alteração na ativação de JNK, indicando que essa via ainda não é completamente compreendida.

7.15 A proteína de superfície celular CD28 é um receptor coestimulador para as células T virgens

A sinalização por meio do complexo do TCR descrito nas seções anteriores não é suficiente para ativar a célula T virgem. Como observado no Capítulo 1, as APCs que podem ativar as células T virgens têm proteínas de superfície conhecidas como **moléculas coestimuladoras** ou ligantes coestimuladores. Eles interagem com os receptores de superfície celular, conhecidos como **receptores coestimuladores**, nas células T virgens para transmitir os sinais necessários, juntamente com a estimulação pelo antígeno, para a ativação das células T. Esses sinais, algumas vezes, são denominados "sinais 2". No Capítulo 9, serão discutidas detalhadamente as consequências imunológicas dessas exigências para coestimulação. Entre os receptores coestimuladores, o mais conhecido e estudado é a proteína de superfície celular **CD28**.

O CD28 está presente na superfície de todas as células T virgens e liga-se aos ligantes coestimuladores **B7.1 (CD80)** e **B7.2 (CD86)**, os quais são expressos, principalmente, em APCs especializadas como as células dendríticas (Fig. 7.20). Para se tornar ativado, o linfócito virgem deve ligar o antígeno e o ligante coestimulador na mesma APC. Assim, a exigência da sinalização por meio do CD28 significa que as células T virgens podem ser ativadas somente por APCs dedicadas que expressam essa molécula e não por outras células da vizinhança que podem apresentar o antígeno em sua superfície. Como os ligantes coestimuladores são induzidos nas APCs por infecções (ver Cap. 3), isso também ajuda a garantir que as células T sejam ativadas somente em resposta à infecção. Acredita-se que a sinalização por meio do CD28 auxilie a ativação das células T dependentes de antígeno, principalmente por promover a proliferação das células T, a produção de citocinas e a sobrevivência celular. Todos esses efeitos são mediados por motivos de sinalização presentes no domínio citoplasmático do CD28.

Após a ligação com as moléculas B7, a tirosina do CD28 é fosforilada pela Lck em seu domínio citoplasmático nos resíduos de tirosina em um motivo YXN que pode recrutar a proteína adaptadora Grb2, e em um motivo não ITAM YMNM. A cauda citoplasmática do CD28 também contém um motivo rico em prolina (PXXP) que liga o domínio SH3 de Lck e Itk. Embora os detalhes ainda não sejam bem conhecidos, o efeito da fosforilação do CD28 é ativar a PI 3-quinase para produzir o PIP$_3$, que recruta a Itk para a membrana, onde é fosforilada pela Lck. Então, a Itk pode fosfo-

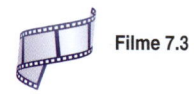

Filme 7.3

Figura 7.20 A proteína coestimuladora CD28 transduz vários sinais diferentes. Os ligantes para o CD28, denominados B7.1 e B7.2, são expressos somente nas células apresentadoras de antígeno (APCs) especializadas, como as células dendríticas (primeira figura). O comprometimento do CD28 induz a fosforilação de sua tirosina, que ativa o PI 3-quinase (PI3K), com a subsequente produção de fosfatidil inositol 3,4,5-trifosfato (PIP$_3$) que recruta várias enzimas por meio de seu domínio PH, aproximando-as de seus substratos na membrana. A proteína quinase Akt, que se torna fosforilada pela proteína quinase dependente de fosfoinositídeo-1 (PDK-1), é ativada e intensifica a sobrevivência celular e regula o metabolismo positivamente. O recrutamento da quinase Itk para a membrana é fundamental para a ativação completa da fosfolipase C-γ (PLC-γ) (ver Fig. 7.13). MHC, complexo principal de histocompatibilidade; PIP$_2$, fosfatidil inositol 3,4-bifosfato.

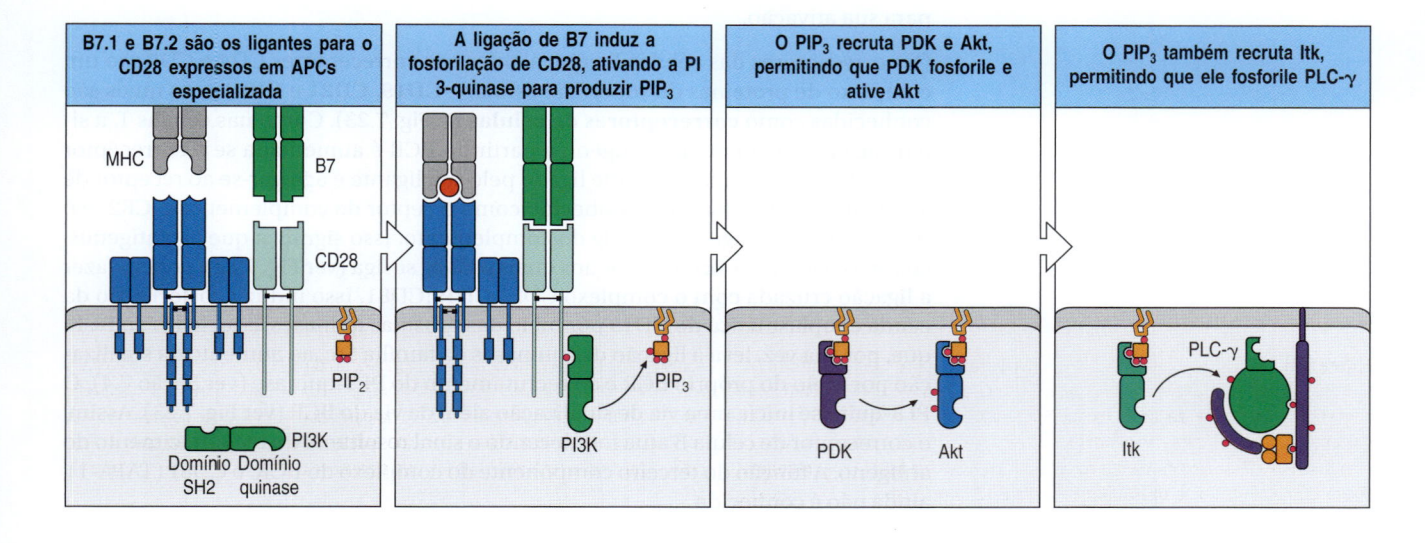

| B7.1 e B7.2 são os ligantes para o CD28 expressos em APCs especializada | A ligação de B7 induz a fosforilação de CD28, ativando a PI 3-quinase para produzir PIP$_3$ | O PIP$_3$ recruta PDK e Akt, permitindo que PDK fosforile e ative Akt | O PIP$_3$ também recruta Itk, permitindo que ele fosforile PLC-γ |

rilar e ativar a PLCγ (ver Fig. 7.13). Assim, a sinalização por meio do TCR e do CD28 contribui para a ativação da PLC-γ.

Outro efeito do PIP_3 é recrutar a quinase serina/treonina Akt (também conhecida como proteína quinase B) para a membrana por meio do domínio PH da Akt (ver Fig. 7.20). Nesse local, a Akt torna-se ativada e então pode fosforilar várias proteínas a jusante na via. Um desses efeitos é o de promover a sobrevivência celular ao inibir a via de morte celular que será discutida mais adiante neste capítulo. Outro efeito é o de estimular o metabolismo celular pelo aumento da utilização da glicose.

Nas células T, uma das principais funções de NFAT, AP-1 e NFκB é a de atuar em conjunto no estímulo da expressão do gene da citocina IL-2, a qual é essencial para promover a proliferação e a diferenciação das células T em células efetoras. O promotor do gene *IL-2* contém vários elementos reguladores que devem ser ligados por fatores de transcrição para iniciar a expressão do *IL-2*. Alguns locais de controle já estão ligados por fatores de transcrição, como Oct1, que são produzidos constitutivamente nos linfócitos, mas não são suficientes para ativar o *IL-2*. O gene é expresso somente quando AP-1, NFAT e NFκB estão ativados e ligados aos seus locais de controle no promotor do gene *IL-2*. NFAT e AP-1 ligam-se ao promotor de maneira cooperativa e com alta afinidade pela formação de um heterotrímero de NFAT, Jun e Fos. Assim, o promotor do gene *IL-2* integra os sinais de diferentes vias de sinalização para garantir que a IL-2 seja produzida somente em circunstâncias adequadas (Fig. 7.21).

7.16 A lógica da sinalização do BCR é similar à lógica da sinalização do TCR, mas alguns componentes da sinalização são específicos para células B

Existem muitas semelhanças entre a sinalização dos TCRs e a sinalização dos BCRs. Como ocorre com o TCR, o BCR é composto por cadeias antígeno-específicas associadas às cadeias de sinalização que contêm ITAM – nesse caso, Igα e Igβ (ver Fig. 7.10). Nas células B, acredita-se que três proteínas tirosinas quinases da família Src – Fyn, Blk e Lyn – sejam responsáveis pela fosforilação dos ITAMs (Fig. 7.22). Essas quinases associam-se aos receptores em repouso por meio de interações de baixa afinidade com ITAMs não fosforilados em Igα e Igβ. Após a ligação dos receptores a um antígeno multivalente, o qual forma uma ligação cruzada, as quinases associadas ao receptor são ativadas e fosforilam os resíduos de tirosina nos ITAMs. As células B não expressam ZAP-70; em vez disso, uma tirosina quinase muito semelhante, a **Syk**, que contém dois domínios SH2, é recrutada para o ITAM fosforilado. A Syk é ativada simplesmente por sua ligação ao sítio de fosforilação, diferentemente da ZAP-70, que requer a fosforilação adicional do Lck para sua ativação.

Os correceptores das células B equivalentes aos correceptores CD4 e CD8 são um complexo de proteínas de superfície celular – **CD19, CD21** e **CD81** –, as quais são conhecidas como **correceptores de células B** (Fig. 7.23). Como nas células T, a sinalização dependente de antígeno a partir do BCR é aumentada se o correceptor de célula B for simultaneamente ligado pelo seu ligante e agregar-se ao receptor de antígeno. O CD21 (também conhecido como receptor do complemento 2, CR2) é o receptor para o fragmento C3dg do complemento. Isso significa que os antígenos, como os patógenos bacterianos aos quais o C3dg se liga (ver Fig. 7.23), podem fazer a ligação cruzada com o complexo CD21:CD19:CD81. Isso induz a fosforilação da cauda citoplasmática do CD19 por meio das tirosinas quinases associadas ao BCR, que, por sua vez, leva à ligação das quinases da família Src, ao aumento da sinalização por meio do próprio BCR e ao recrutamento do PI 3-quinase (ver Seção 7.4). O PI 3-quinase inicia uma via de sinalização além da via do BCR (ver Fig. 7.23). Assim, o correceptor de célula B atua fortalecendo o sinal resultante do reconhecimento do antígeno. A função do terceiro componente do complexo do BCR, o CD81 (TAPA-1), ainda não é conhecida.

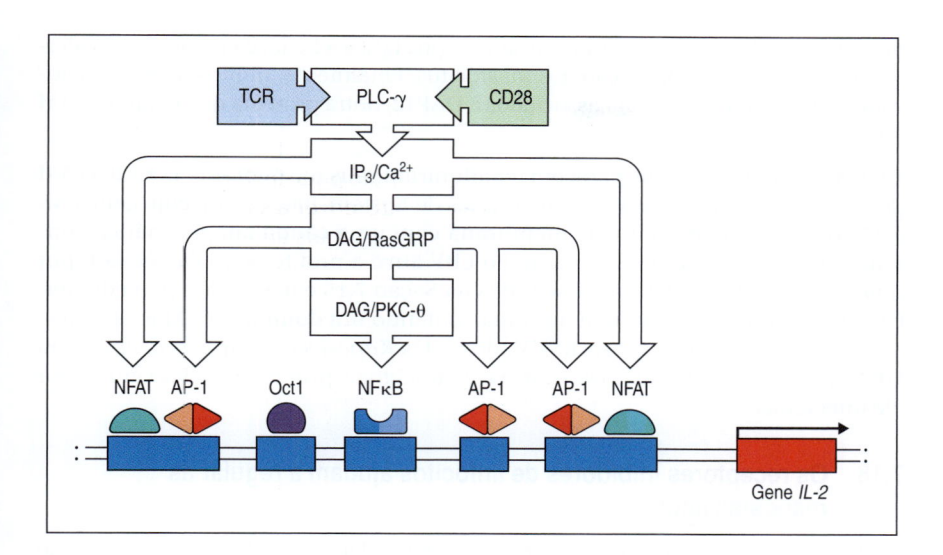

Figura 7.21   Múltiplas vias de sinalização convergem para o promotor do gene *IL-2*. AP-1, NFAT e NFκB ligados ao promotor do gene IL-2 integram múltiplas vias de sinalização com um único fim: a produção da citocina interleucina (IL)-2. A via da MAPK ativa AP-1; o cálcio ativa NFAT; a proteína quinase C ativa NFκB. Essas três vias são necessárias para estimular a transcrição do gene IL-2. A ativação do gene requer a ligação de NFAT e AP-1 para um elemento promotor específico e a ligação adicional do próprio AP-1 em outro sítio. Oct1 é um fator de transcrição necessário à transcrição do gene IL-2. Diferentemente de outros fatores de transcrição, ele está constitutivamente ligado ao promotor e, portanto, não é regulado pela sinalização do receptor de célula T (TCR). DAG, diacilglicerol; IP$_3$, inositol 1,4,5-trifosfato; PLC-γ, fosfolipase C-γ.

Uma vez ativada, a Syk fosforila uma proteína de arcabouço **BLNK** (também conhecida como SLP-65). Semelhante à LAT nas células T, a BLNK tem múltiplos sítios para a fosforilação das tirosinas e recruta uma variedade de proteínas contendo o domínio SH2, incluindo enzimas e proteínas adaptadoras, para formar vários complexos de sinalização de multiproteínas distintas que atuarão em conjunto. Como nas células T, a proteína-chave dessa sinalização é a PLC-γ, a qual é ativada com o auxílio de uma quinase Tec específica de célula B, a **tirosina quinase de Bruton** (**Btk**, do inglês *Bruton's tyrosine kinase*), e hidrolisa o PIP$_2$ para formar DAG e IP$_3$. Como descrito para o TCR, a sinalização por cálcio e DAG leva à ativação de fatores de transcrição a jusante. A via de sinalização do BCR está resumida na Figura 7.24. Uma deficiência na Btk (que é codificada por um gene no cromossomo X) impede o desenvolvimento e o funcionamento das células B, resultando na doença **agamaglobulinemia ligada ao X**, caracterizada pela ausência de anticorpos. Além da Btk, mutações em outras moléculas sinalizadoras nas células B, incluindo as cadeias do receptor e a BLNK, tem sido relacionadas com imunodeficiências de células B.

7.17   Os ITAMs também são encontrados em outros receptores de leucócitos que sinalizam para a ativação celular

Outros receptores do sistema imune também usam as cadeias acessórias que contêm ITAM para ativar a transdução de sinal (Fig. 7.25). Um exemplo é o **FcγRIII** (CD16); ele é um receptor para a IgG que provoca citotoxicidade mediada por célula dependente de anticorpo (ADCC, do inglês *antibody-dependent cell-mediated cytotoxicity*) pelas células NK, as quais serão discutidas no Capítulo 11. O CD16 também é encontrado em macrófagos e neutrófilos, onde facilita a captura e a destruição do patógeno ligado ao anticorpo. Para a sinalização, o FcγRIII deve associar-se à cadeia ζ encontrada também no TCR, ou a outro membro da mesma família de proteína conhecido como cadeia Fcγ. A cadeia Fcγ é também um componente de sinalização de outro receptor Fc: o receptor Fcε I (FcεRI) dos mastócitos. Como será discutido

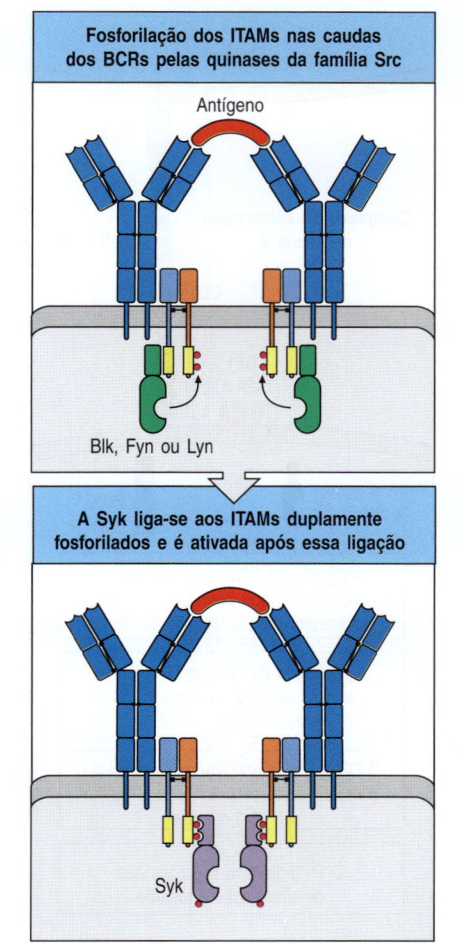

Fosforilação dos ITAMs nas caudas dos BCRs pelas quinases da família Src

Antígeno

Blk, Fyn ou Lyn

A Syk liga-se aos ITAMs duplamente fosforilados e é ativada após essa ligação

Syk

Figura 7.22   As quinases da família Src estão associadas aos receptores de células B e fosforilam as tirosinas nos motivos de ativação do imunorreceptor baseado em tirosina, criando sítios de ligação para Syk e ativação da Syk via transfosforilação. As quinases da família Src ligadas por membrana Fyn, Blk e Lyn associam-se ao receptor de célula B (BCR) de antígeno pela ligação aos motivos de ativação do imunorreceptor baseado em tirosina (ITAMs), pelos seus domínios aminoterminais ou pela ligação a uma única tirosina fosforilada em seu domínio SH2 (ambos mostrados na figura). Após a ligação do ligante e a agregação do receptor, as quinases associadas fosforilam as tirosinas nos ITAMs nas caudas citoplasmáticas de Igα e Igβ. Posteriormente, a Syk liga-se aos ITAMs fosforilados da cadeia Igβ. Devido ao fato de haver pelo menos dois complexos de receptores em cada grupamento, as moléculas Syk aproximam-se, sendo que uma pode ativar a outra por transfosforilação, iniciando, assim, mais sinalização.

no Capítulo 14, esse receptor liga os anticorpos IgE, e a ligação cruzada pelos alérgenos provoca a degranulação dos mastócitos. Finalmente, muitos receptores ativadores das células NK estão associados à DAP12, outra proteína que contém ITAM (ver Seção 3.21).

Diversos patógenos virais parecem ter adquirido seus receptores contendo ITAM de seus hospedeiros. Estes incluem o vírus de Epstein-Barr (EBV), cujo gene *LMP2A* codifica uma proteína de membrana com uma cauda citoplasmática contendo um ITAM. Isso possibilita que o EBV ative a proliferação da célula B por meio das vias de sinalização discutidas na Seção 7.15 e nas seções precedentes. Outro vírus que expressa uma proteína contendo um domínio ITAM é o herpes-vírus do sarcoma de Kaposi (KSHV [do inglês *Kaposi sarcoma herpes virus*], ou HHV8), que também causa transformação maligna e proliferação das células por ele infectadas.

7.18 Os receptores inibidores de linfócitos ajudam a regular as respostas imunes

O CD28 é um receptor da família estruturalmente relacionada de receptores que são expressos pelos linfócitos e que se ligam aos ligantes da família B7. Alguns, como os receptores ICOS, que serão discutidos no Capítulo 9, atuam como receptores de ativação, porém, outros inibem a sinalização pelos receptores de antígeno, podem estimular a apoptose e são importantes na regulação da resposta imune. Os receptores inibidores relacionados ao CD28 e expressos pelas células T incluem **CTLA-4** (CD152) e **PD-1** (do inglês *programmed death-1* [**morte programada-1**]), ao passo que o **atenuador de linfócitos B e T** (**BTLA**, do inglês *B and T lymphocyte attenuator*) é expresso tanto pelas células T quanto pelas células B. Entre eles, o CTLA-4 parece ser o mais importante: camundongos deficientes em CTLA-4 morrem ainda jovens devido à proliferação descontrolada das células T em múltiplos órgãos, enquanto a perda de PD-1 ou BTLA causa alterações mais amenas, de natureza quantitativa e não qualitativa.

O CTLA-4 é induzido durante a ativação das células T e liga-se aos mesmos ligantes coestimuladores (B7.1 e B7.2) que o CD28, mas o comprometimento do CTLA-4 inibe a ativação das células T, em vez de estimulá-la. A função do CTLA-4 é principalmente controlada pela regulação de sua expressão na superfície. Inicialmente, o CTLA-4 localiza-se nas membranas intracelulares, mas dirige-se para a superfície celular após a sinalização do TCR. A expressão do CTLA-4 na superfície é controlada pela fosforilação do motivo baseado em tirisona GVYVKM em sua cauda citoplasmática. Quando esse motivo não é fosforilado, ele é capaz de se ligar à molécula adaptadora clatrina AP-2, que remove a CTLA-4 da superfície. Quando ela é fosforilada, esse motivo não pode ligar AP-2, e CTLA-4 permanece na membrana, onde pode ligar as moléculas B7 das APCs.

A CTLA-4 tem maior afinidade por seus ligantes B7 do que o CD28, e aparentemente relacionado com sua função inibidora é o fato de ela se ligar às moléculas B7 em uma orientação distinta do CD28. CD28, CTLA-4 e B7.1 são expressos como homodímeros. Um dímero do CD28 liga um dímero do B7.1 em uma correspondência direta um a um, mas o dímero CTLA-4 liga dois dímeros B7 diferentes em uma configuração que permite inúmeras ligações cruzadas que conferem maior avidez na interação (Fig. 7.26). Antigamente, acreditava-se que o CTLA-4 atuava por meio do

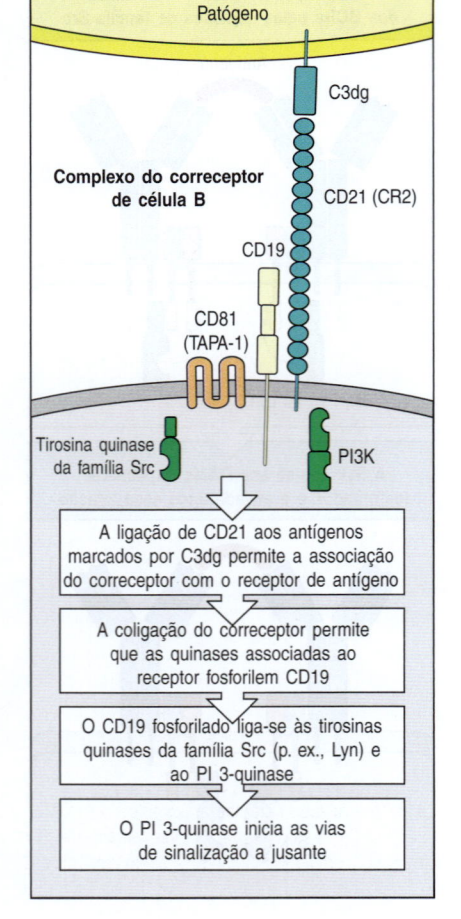

Patógeno

C3dg

Complexo do correceptor de célula B

CD21 (CR2)

CD19

CD81 (TAPA-1)

Tirosina quinase da família Src

PI3K

A ligação de CD21 aos antígenos marcados por C3dg permite a associação do correceptor com o receptor de antígeno

A coligação do correceptor permite que as quinases associadas ao receptor fosforilem CD19

O CD19 fosforilado liga-se às tirosinas quinases da família Src (p. ex., Lyn) e ao PI 3-quinase

O PI 3-quinase inicia as vias de sinalização a jusante

Figura 7.23 A sinalização do receptor de antígenos da célula B é modulada pelo complexo de correceptores de pelo menos três moléculas de superfície celular, CD19, CD21 e CD81. A clivagem do componente do complemento ligado ao antígeno C3 em C3dg (ver Fig. 2.28) permite que o antígeno marcado se ligue ao receptor de célula B (BCR) e à proteína de superfície celular CD21 (receptor do complemento 2, CR2), um componente do complexo do correceptor de célula B. A ligação cruzada e a agregação do correceptor com o receptor de antígeno resulta na fosforilação de resíduos de tirosina no domínio citoplasmático do CD19 pelas proteínas quinases associadas ao BCR. Outras quinases da família Src podem ligar-se ao CD19 fosforilado e, então, aumentar a sinalização por meio do BCR. O CD19 fosforilado também pode ligar-se ao fosfatidil inositol 3-quinase (PI 3-quinase).

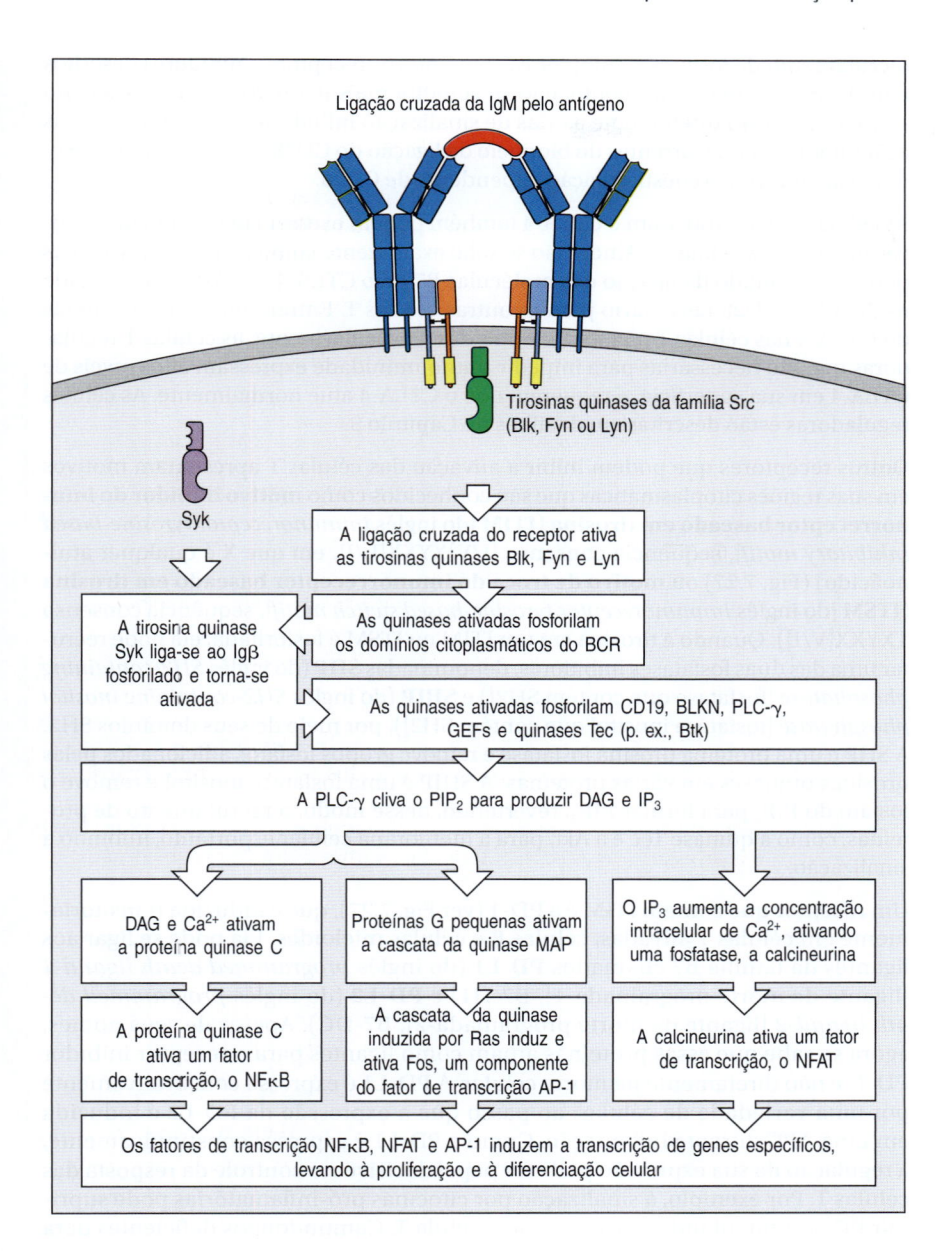

Ligação cruzada da IgM pelo antígeno

Tirosinas quinases da família Src (Blk, Fyn ou Lyn)

Syk

A ligação cruzada do receptor ativa as tirosinas quinases Blk, Fyn e Lyn

A tirosina quinase Syk liga-se ao Igβ fosforilado e torna-se ativada

As quinases ativadas fosforilam os domínios citoplasmáticos do BCR

As quinases ativadas fosforilam CD19, BLKN, PLC-γ, GEFs e quinases Tec (p. ex., Btk)

A PLC-γ cliva o PIP$_2$ para produzir DAG e IP$_3$

DAG e Ca^{2+} ativam a proteína quinase C

Proteínas G pequenas ativam a cascata da quinase MAP

O IP$_3$ aumenta a concentração intracelular de Ca^{2+}, ativando uma fosfatase, a calcineurina

A proteína quinase C ativa um fator de transcrição, o NFκB

A cascata da quinase induzida por Ras induz e ativa Fos, um componente do fator de transcrição AP-1

A calcineurina ativa um fator de transcrição, o NFAT

Os fatores de transcrição NFκB, NFAT e AP-1 induzem a transcrição de genes específicos, levando à proliferação e à diferenciação celular

Figura 7.24   Esquema simplificado das vias de sinalização intracelulares iniciadas pela ligação cruzada dos receptores de células B (BCRs) pelo antígeno. A ligação cruzada das moléculas de imunoglobulina de superfície ativa as proteínas tirosinas quinases Blk, Fyn e Lyn da família Src associadas ao receptor. As quinases associadas ao receptor fosforilam os motivos de ativação do imunorreceptor baseado em tirosina (ITAMs) no complexo do receptor, o qual se liga e ativa a proteína quinase citosólica Syk, cuja ativação foi descrita na Figura 7.22. A Syk, então, fosforila outros alvos, incluindo a proteína adaptadora BLNK, a qual auxilia no recrutamento de quinases Tec, as quais, por sua vez, fosforilam e ativam a enzima fosfolipase C-γ ⩽PLC-γ⩾. A PLC-γ cliva o fosfolipídeo de membrana fosfatidil inositol 3,4-bifosfato (PIP$_2$) em inositol 1,4,5-trifosfato (IP$_3$) e diacilglicerol (DAG), iniciando, assim, duas das três principais vias de sinalização até o núcleo. O IP$_3$ libera o Ca^{2+} das fontes intracelulares e extracelulares, ativando as enzimas dependentes de Ca^{2+}, ao passo que o DAG ativa a proteína quinase C com o auxílio de Ca^{2+}. A terceira principal via de sinalização é iniciada por fatores de troca de nucleotídeos guanina (GEFs) que se tornam associados ao receptor e ativam pequenas proteínas de ligação a GTP, como Ras. Estas, então, ativam cascatas de proteínas quinases (cascatas das quinases MAP) que levam à ativação das quinases MAP, que se movem para o núcleo e fosforilam proteínas que regulam a transcrição gênica. Este esquema é uma simplificação dos eventos que de fato ocorrem durante a sinalização, mostrando somente os eventos e as vias principais. NFAT, fator nuclear de células T ativadas.

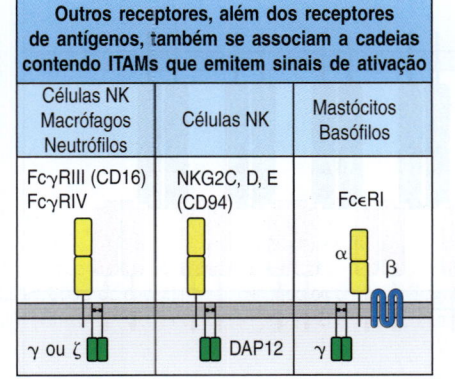

Outros receptores, além dos receptores de antígenos, também se associam a cadeias contendo ITAMs que emitem sinais de ativação		
Células NK Macrófagos Neutrófilos	Células NK	Mastócitos Basófilos
FcγRIII (CD16) FcγRIV	NKG2C, D, E (CD94)	FcεRI
γ ou ζ	DAP12	γ

Figura 7.25   Outros receptores que formam pares com as cadeias que contêm motivo de ativação do imunorreceptor baseado em tirosina podem emitir sinais de ativação. Outras células além das células B e T têm receptores que formam pares com cadeias acessórias que contêm motivos de ativação do imunorreceptor baseado em tirosina (ITAMs), fosforiladas quando ocorre a ligação cruzada do receptor. Esses receptores emitem sinais ativadores. O receptor Fcγ III (FcγPIII, ou CD16) é encontrado em células *natural killer* (NK), macrófagos e neutrófilos. A ligação da IgG a esses receptores ativa a função de morte da célula NK, levando ao processo conhecido como citotoxicidade mediada por célula dependente de anticorpo (ADCC). Os receptores ativados das células NK, como NKG2C, NKG2D e NKG2E, também se associam à cadeia sinalizadora que contém ITAM. O receptor Fcε I (FcεRI) é encontrado em mastócitos e basófilos. A subunidade α liga-se aos anticorpos IgE com alta afinidade. A subunidade β é uma proteína que cruza a membrana quatro vezes. Quando, posteriormente, o antígeno liga-se à IgE, o mastócito é ativado para liberar grânulos que contêm mediadores inflamatórios. A cadeia γ< associada aos receptores Fc, e a cadeia DAP12, que se associa com os receptores ativadores de morte das células NK, também contêm um ITAM por cadeia e estão presentes na forma de homodímeros.

recrutamento de fosfatases inibidoras, como outros receptores inibidores descritos anteriormente, mas atualmente, não se acredita mais nisso. Ainda não está claro se o CTLA-4 ativa diretamente as vias de sinalização inibidoras. Em vez disso, suas ações podem ser decorrentes do bloqueio da ligação do CD28 ao B7, e, como consequência, reduzem a coestimulação dependente de CD28.

As células T que expressam o CTLA-4 também podem exercer efeito inibidor na ativação de outras células T. Ainda não se sabe exatamente como elas fazem isso, mas pode ser resultado da ligação das moléculas B7 pelo CTLA-4 nas APCs, na verdade roubando o CD28 necessário para as outras células T. Entretanto, as ações diretas do CTLA-4 nas células T não foram excluídas. Particularmente, as células T reguladoras que são necessárias para impedir a autoimunidade expressam altos níveis de CTLA-4 em sua superfície, e requerem que o CTLA-4 atue normalmente. As células reguladoras estão descritas em detalhes no Capítulo 9.

Outros receptores que podem inibir a ativação das células T apresentam motivos em suas regiões citoplasmáticas que são conhecidos como **motivo inibidor do imunorreceptor baseado em tirosina** (**ITIM** [do inglês *immunoreceptor tyrosine-based inhibitory motif*], sequência consenso [I/V]XYXX[L/I], em que X é qualquer aminoácido) (Fig. 7.27) ou **motivo de troca do imunorreceptor baseado em tirosina** (**ITSM** [do inglês *immunoreceptor tyrosine-based switch motif*], sequência consenso TXYXX[V/I]). Quando a tirosina em um ITIM ou ITSM é fosforilada, ela pode recrutar uma das duas fosfatases inibidoras, denominadas **SHP** (do inglês *SH2-containing phosphatase* [fosfatase que contém SH2]) e **SHIP** (do inglês *SH2-containing inositol phosphatase* [fosfatase inositol que contém SH2]), por meio de seus domínios SH2. A SHP é uma proteína tirosina fosfatase e remove grupos fosfatos adicionados pelas tirosinas quinases em várias proteínas. A SHIP é uma fosfatase inositol e remove o fosfato do PIP_3 para formar PIP_2, revertendo, desse modo, o recrutamento de proteínas, como a quinase Tec e a Akt, para a membrana celular e, portanto, inibindo a sinalização.

Um receptor que contém ITIM é a PD-1 (ver Fig. 7.27), que é induzida transitoriamente em células T ativadas, células B e células mieloides. Ela pode se ligar aos ligantes da família B7 chamados **PD-L1** (do inglês *programmed death ligand-1* [ligante de morte programada-1], B7-H1) e **PD-L2** (do inglês *programmed death ligand-2* [ligante de morte programada-2], B7-DC). Apesar de seus nomes, agora se sabe que essas proteínas atuam como ligantes para o receptor inibidor PD-1, e não diretamente na morte celular. A PD-L1 é expressa constitutivamente por uma variedade de células, ao passo que a expressão da PD-L2 é induzida em uma APC durante inflamação. Como a PD-L1 é expressa constitutivamente, a regulação da sua expressão pode ter papel decisivo no controle da resposta das células T. Por exemplo, a sinalização por citocinas pró-inflamatórias pode suprimir PD-1, aumentando a resposta pela célula T. Camundongos deficientes para

Figura 7.26 O CTLA-4 tem maior afinidade pelo B7 do que o CD28 e associa-se a ele em orientação multivalente. O CD28 e o CTLA-4 são expressos como dímeros na superfície celular e ambos ligam-se ao ligante B7.1, que é um dímero, e ao ligante B7.2, que não é dímero. Entretanto, a orientação da ligação do B7 com o CD28 e com o CTLA-4 difere de modo a contribuir para a ação inibidora do CTLA-4. Um dímero do CD28 associa-se somente com um dímero do B7.1, mas um dímero do CTLA-4 se associa de tal modo que dois dímeros diferentes do B7.1 ficam comprometidos ao mesmo tempo, permitindo que essas moléculas se agrupem em complexos de alta avidez. Isso e a alta afinidade do CTLA-4 para as moléculas B7 podem constituir vantagens na competição por moléculas B7 disponíveis na APC, fornecendo um mecanismo pelo qual a coestimulação das células T pode ser bloqueada.

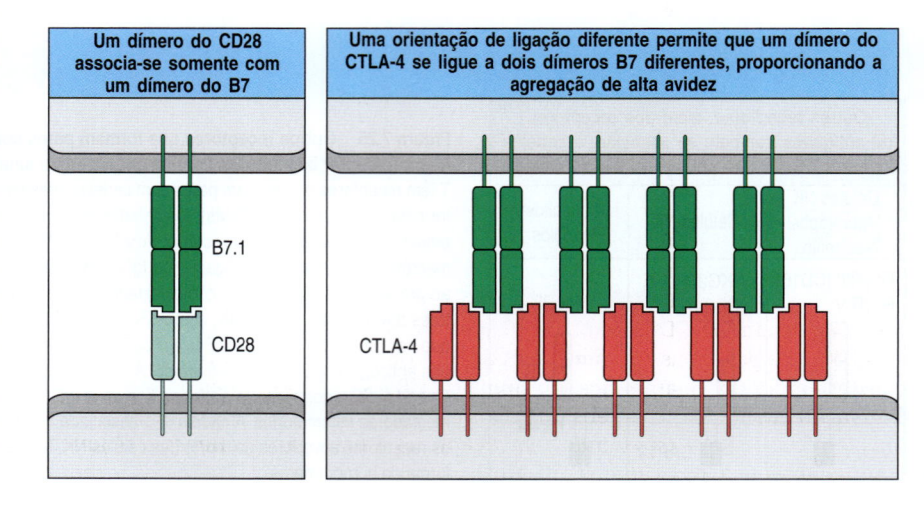

a PD-1 desenvolvem autoimunidade de maneira gradual, provavelmente devido à incapacidade de regular a ativação das células T. Em infecções crônicas, a expressão difundida da PD-1 reduz a atividade efetora das células T. Isso auxilia a limitar o dano potencial das células que se encontram próximas, à custa da eliminação do patógeno.

A BTLA contém um ITIM e um ITSM e é expressa nas células T e B ativadas, bem como em algumas células do sistema imune inato. Ao contrário de outros membros da família CD28, a BTLA não interage com o ligante B7, porém, liga-se a um membro da família do receptor do fator de necrose tumoral (TNF, do inglês *tumor necrosis factor*) chamado **molécula de entrada do herpes-vírus** (**HVEM**, do inglês *herpes virus entry molecule*), que é altamente expresso nas células T em repouso e nas células dendríticas imaturas.

Outros tipos estruturais de receptores das células B e T também contêm ITIMs e podem inibir a ativação celular quando ligados juntamente com os receptores de antígeno. Um exemplo é o receptor **FcγRIIB-1** das células B, o qual liga a região Fc dos anticorpos IgG. Há muito tempo se sabe que a ativação de células B virgens em resposta ao antígeno pode ser inibida por anticorpos IgG solúveis que reconhecem o mesmo antígeno e, portanto, o coligante do BCR com esse receptor Fc. O ITIM no FcγRIIB-1 recruta o SHIP para um complexo com o BCR para bloquear as ações do PI 3-quinase. Outro receptor inibidor das células B é a proteína transmembrana **CD22**, que contém um ITIM que interage com o SHP, o qual pode desfosforilar adaptadores como o BLNK que se associa com o CD22, inibindo, portanto, a sinalização do BCR.

O ITIM também é um importante motivo na sinalização pelos receptores das células NK que inibem a atividade matadora dessas células (ver Seção 3.21). Esses receptores inibidores reconhecem a molécula do MHC de classe I e transmitem sinais que inibem a liberação de grânulos citotóxicos das células NK quando estas reconhecem uma célula saudável não infectada.

Resumo

Os receptores de antígenos na superfície dos linfócitos são complexos multiproteicos nos quais as cadeias de ligação ao antígeno interagem com proteínas adicionais que são responsáveis pela sinalização a partir do receptor. Essas cadeias proteicas têm motivos de sinalização que contêm tirosina conhecidos como ITAMs. A ativação dos receptores pelo antígeno resulta na fosforilação dos ITAMs pelas quinases da família Src. Então, o ITAM fosforilado recruta outra tirosina quinase, conhecida como ZAP-70, nas células T, e como Syk, nas células B. A ativação da ZAP-70 ou da Syk resulta na fosforilação dos arcabouços chamados LAT e SLP-76, nas células T, e BLNK, nas células B. A proteína de sinalização mais importante, recrutada e ativada por esses arcabouços fosforilados, é a PLC-γ que, quando ativada, produz o IP$_3$ e o DAG. O IP$_3$ tem importante papel na indução de mudanças nas concentrações de cálcio intracelular, e o DAG está envolvido na ativação da PKC-θ e da proteína G pequena Ras. A partir das contribuições da sinalização do CD28, em última instância, essas vias resultam na ativação de três fatores de transcrição, denominados AP-1, NFAT e NFκB, que juntos induzem a transcrição da citocina IL-2, a qual é essencial para a proliferação e a posterior diferenciação do linfócito ativado. A sinalização por receptores de antígeno é facilitada por correceptores que se associam como resultado da ligação antígeno-receptor. Esses correceptores são as proteínas transmembrana CD4 e CD8 que se ligam ao MHC, nas células T, e o complexo do correceptor de célula B que se liga ao complemento, nas células B. Um importante sistema de sinalização secundário nas células T virgens é fornecido pela família CD28 de proteínas coestimuladoras, que liga os membros da família B7 de proteínas. Os membros ativados da família CD28 fornecem os sinais coestimuladores que amplificam o sinal do TCR e são importantes para assegurar a ativação das células T virgens por alvos celulares apropriados. Os membros inibidores dessa e de outras famílias de receptores atuam para atenuar ou bloquear completamente a ativação dos receptores. A regulação da expressão dos recepto-

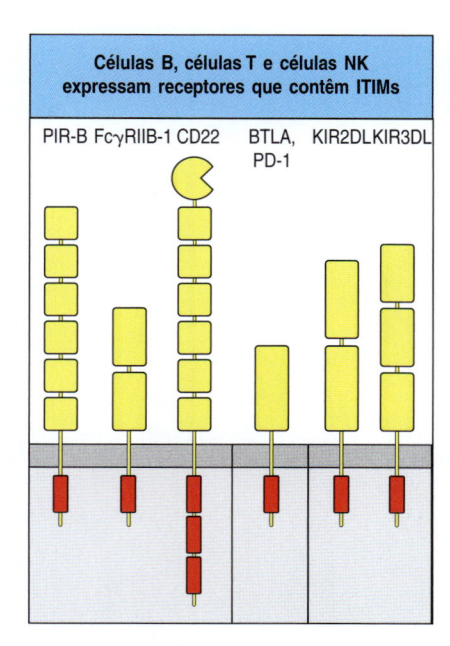

Figura 7.27   Alguns receptores de superfície celular de linfócitos contêm motivos envolvidos na inibição da ativação. Diversos receptores que transduzem sinais que inibem a ativação de linfócitos ou células *natural killer* (NK) contêm um ou mais motivos chamados ITIMs (motivos inibidores do imunorreceptor baseado em tirosina) em suas caudas citoplasmáticas. Os ITIMs ligam-se a várias fosfatases que, quando ativadas, inibem os sinais derivados dos receptores que contêm ITAM (motivo de ativação do imunorreceptor baseado em tirosina).

res inibidores e de ativação e de seus ligantes proporciona um nível sofisticado de controle da resposta imune que está apenas começando a ser compreendido.

Outros receptores e vias de sinalização

Os linfócitos são normalmente estudados em termos de sua resposta ao antígeno. Entretanto, eles e outras células do sistema imune têm muitos outros receptores que os deixam cientes de acontecimentos que ocorrem na sua vizinhança imediata e em locais distantes do organismo. Nesta parte do capítulo, o foco é o mecanismo de transdução de sinal por meio de três classes de receptores: receptores da família de citocinas da hematopoietina, receptores para a família de citocinas do TNF e "receptores de morte" que sinalizam para a apoptose. O receptor para a citocina IL-1 sinaliza por meio de uma via quase indêntica à via do TLR-4 (ver Cap. 3).

7.19 As citocinas e seus receptores pertencem a famílias distintas de proteínas relacionadas estruturalmente

Uma das principais vias nas quais as células do sistema imune se comunicam entre si e com outras células do organismo consiste em uma classe de pequenas proteínas secretadas conhecidas como citocinas; algumas delas foram apresentadas no Capítulo 3. Em geral, as citocinas são secretadas em resposta a um estímulo extracelular e podem agir nas células que as produzem, em outras células da vizinhança ou em células distantes após serem transportadas no sangue ou nos líquidos dos tecidos. Elas podem influenciar o crescimento, o desenvolvimento, a diferenciação funcional e a ativação dos linfócitos e de outros leucócitos. As citocinas produzem respostas imediatas nas células por elas afetadas, e as propriedades de sinalização dos receptores de citocinas refletem esse fato, causando rápidas alterações na expressão gênica no núcleo.

As citocinas podem ser agrupadas em famílias, conforme sua estrutura – a família das **hematopoietinas**, dos **interferons (IFNs)** e do **TNF** –, e, da mesma maneira, seus receptores podem ser agrupados (Fig. 7.28). Os membros de todas essas famílias já foram mencionados no Capítulo 3. Uma grande classe estruturalmente relacionada de receptores de citocinas, a família de receptores de hematopoietina, consiste em receptores associados à tirosina quinase que formam dímeros quando o ligante de sua citocina se associa. A dimerização inicia uma sinalização intracelular a partir da tirosina quinase associada ao domínio citoplasmático do receptor. Alguns tipos de receptores de citocinas são compostos por duas subunidades idênticas, mas outros têm duas subunidades diferentes. Uma característica importante na sinalização da citocina é a ocorrência de uma grande diversidade de combinações de diferentes subunidades de receptores.

Muitas citocinas solúveis produzidas pelas células T ativadas são membros da família das hematopoietinas. Essas citocinas e seus receptores podem ser posteriormente divididos em subfamílias caracterizadas por similaridades funcionais e ligação gênica. Por exemplo, IL-3, IL-4, IL-5, IL-13 e GM-CSF são estruturalmente relacionados, seus genes localizam-se próximos no genoma e frequentemente são produzidas pelos mesmos tipos celulares. Além disso, eles ligam-se a receptores relacionados, que pertencem à família dos receptores de citocinas de classe I. Os receptores de IL-3, IL-5 e GM-CSF formam um subgrupo que compartilha uma cadeia β comum. Outro subgrupo dos receptores de citocinas de classe I é definido pelo uso da cadeia γ do receptor de IL-2. Essa cadeia é compartilhada pelos receptores das citocinas IL-2, IL-4, IL-7, IL-9 e IL-15. Ela é denominada **cadeia γ comum (γ_c)** e é codificada por um gene localizado no cromossomo X. Mutações que inativam a γ_c causam a **imunodeficiência combinada severa ligada ao X** (**SCID ligada ao X**) devido à inativação das vias de sinalização de muitas citocinas – IL-7, IL-15 e IL-2 – que são necessárias para o desenvolvimento normal dos linfócitos. O receptor do IFN-γ, com relacionamento mais distante, é um membro de uma pequena família de receptores heterodiméricos de citocinas com algumas similaridades com a família dos

Receptores homodiméricos		Receptores para eritropoietina e hormônio do crescimento
Receptores heterodiméricos com uma cadeia comum	β_c	Receptores para IL-3, IL-5 e GM-CSF; compartilham uma cadeia comum, CD131 ou β_c (cadeia β comum)
	γ_c	Receptores para IL-2, IL-4, IL-7, IL-9 e IL15; compartilham uma cadeia comum, CD132 ou γ_c (cadeia γ comum); o receptor da IL-2 também tem uma terceira cadeia, uma subunidade de alta afinidade IL-2Rα (CD25)
Receptores heterodiméricos (sem cadeia comum)		Receptores para IL-13, IFN-α, IFN-β, IFN-γ e IL-10
Família do TNFR		TNFRs I e II, CD40, Fas (Apo1, CD95), CD30, CD27, receptor do fator de crescimento de nervo
Família do receptor de quimiocina		CCR1-10, CXCR1-5, XCR1, CX3CR1

Figura 7.28   Os receptores de citocinas pertencem às famílias de proteínas receptoras, cada uma com estrutura distinta. Muitas citocinas sinalizam por meio de receptores da superfamília dos receptores das hematopoietinas, assim denominada devido ao seu primeiro membro, o receptor de eritropoietina. A superfamília do receptor de hematopoietina inclui receptores homodiméricos e heterodiméricos, que são subdivididos em famílias de acordo com a sequência e a estrutura de suas proteínas. Nas três primeiras linhas, são dados exemplos destes receptores. A cadeia α frequentemente define a especificidade do ligante do receptor, enquanto a cadeia β ou a cadeia γ confere a função de sinalização intracelular. Uma pequena quantidade de receptores é classificada na superfamília dos receptores de citocinas de classe II, como os receptores de interferons (IFNs) ou as citocinas semelhantes aos IFNs (quarta linha). Outras superfamílias de receptores de citocinas são a família do receptor do fator de necrose tumoral (TNFR) e a família do receptor de quimiocina, sendo que este último pertence a uma grande família de receptores associados à proteína G. Para a família TNFR, os ligantes atuam como trímeros e podem se associar à membrana celular em vez de serem secretados. GM-CSF, fator estimulante de colônias granulocíticas e macrofágicas; IFN, interferon; IL, interleucina.

receptores de hematopoietina. Essa família denominada receptores de citocinas de classe II inclui o receptor para IFN-α e IFN-β e o receptor da IL-10.

A segunda classe de receptores de citocinas inclui os receptores de citocinas da família TNF. Eles são estruturalmente não relacionados aos receptores descritos anteriormente, mas também precisam sofrer agregação para serem ativados. As citocinas da família TNF, como o TNF-α e a linfotoxina, são produzidas como trímeros, e a ligação a essas citocinas induz a agregação de três subunidades idênticas do receptor. Muitas citocinas dessa família são proteínas transmembrana ou proteínas que permanecem associadas à superfície celular. Ainda assim, elas compartilham algumas propriedades importantes com as citocinas solúveis de células T, porque elas também são sintetizadas *de novo* pelas células T após o reconhecimento do antígeno e afetam o comportamento da células-alvo.

Em geral, as relações gênicas, estruturais e funcionais entre as citocinas e seus receptores sugerem que eles possam ter se diversificado paralelamente durante a evolução das funções efetoras cada vez mais especializadas. As funções especializadas dependem de distintos eventos de sinalização intracelular que são ativados por citocinas que se ligam a receptores específicos.

7.20   Os receptores de citocinas da família da hematopoietina estão associados à família JAK das tirosinas quinases, e ativam os fatores de transcrição STAT

As cadeias de sinalização da família da hematopoietina de receptores de citocinas não estão associadas covalentemente às proteínas tirosinas quinases da **família quinase Janus (JAK)** – assim chamadas por terem dois domínios em *tandem* semelhantes às quinases, assemelhando-se à figura de duas cabeças da mitologia romana, o deus Janus. Há quatro membros da família JAK: Jak1, Jak2, Jak3 e Tyk2. Como camundongos deficientes para membros da família JAK apresentam diferentes fenótipos, cada quinase deve ter uma função distinta. Por exemplo, a Jak3 é usada pela γ_c para sinalização por muitas das citocinas descritas anteriormente. Mutações que inativam a Jak3 causam uma forma de **SCID** que não é ligada ao X. É provável que o uso de diferentes combinações de JAKs por diferentes receptores de citocina possibilite várias respostas sinalizadoras.

A dimerização ou o grupamento das cadeias sinalizadoras permite que as JAKs fosforilem cruzadamente uma à outra na tirosina, estimulando sua atividade quinase.

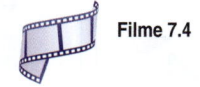 Filme 7.4

Então, as JAKs ativadas fosforilam seus receptores associados nos resíduos específicos de tirosina para gerar os sítios de ligação para as proteínas com os domínios SH2 (Fig. 7.29). Alguns dos sítios de tirosina fosforilados recrutam os fatores de transcrição que contêm SH2 conhecidos como **transdutores de sinais e ativadores de transcrição** (**STATs**, do inglês *signal transducers and activators of transcription*), que se localizam no citoplasma na forma inativa até serem ativados pelos receptores de citocinas.

Existem sete STATs (1-4, 5a, 5b e 6). A especificidade de uma determinada STAT para um receptor específico é determinada pelo reconhecimento da sequência distinta de fosfotirosina no receptor ativado pelo domínio SH2 do STAT. O recrutamento de um STAT ao receptor ativado leva o STAT para as proximidades de uma JAK ativada, que então o fosforila em uma tirosina conservada em sua porção carboxiterminal. Isso leva a uma mudança conformacional: dois STATs formam um dímero no qual a fosfotirosina em cada proteína STAT se liga ao domínio SH2 da outra. Os STATs podem, predominantemente, formar homodímeros, com uma citocina ativando um tipo de STAT. Por exemplo, o IFN-γ ativa STAT1 e produz homodímeros STAT1, ao passo que a IL-4 ativa STAT6, produzindo homodímeros STAT6. Outros receptores de citocinas podem ativar vários STATs, e alguns heterodímeros STATs podem ser formados. O dímero fosforilado do STAT entra no núcleo, onde atua como fator de transcrição para iniciar a expressão de genes selecionados. Os genes regulados por STATs incluem os que contribuem para o crescimento e a diferenciação de determinadas subpopulações de linfócitos. Um exemplo da especificidade de transcrição mediada pelo STAT é o fato de STAT1 e STAT4 serem essenciais para o desenvolvimento da célula T_H1, enquanto o STAT6 é necessário para o desenvolvimento da célula T_H2.

A transcrição mediada pelo STAT não é a única via que pode ser iniciada pelos receptores de citocinas. Os receptores de citocinas podem, por exemplo, ativar a via da quinase Ras-MAP e a via do fosfatidil inositídeo. Conhece-se relativamente pouco sobre como os receptores de citocina ativam essas vias, mas é possível que a habilidade de citocinas relacionadas para induzir respostas por meio de vias biológicas distintas possa resultar da ativação seletiva de diferentes combinações de múltiplas vias de sinalização possíveis.

7.21 A sinalização da citocina é finalizada por um mecanismo retroativo negativo

Visto que as citocinas têm tantos efeitos poderosos, a ativação da via de sinalização da citocina deve ser rigidamente controlada; a perda do controle pode levar a efei-

Figura 7.29 Muitos receptores de citocinas sinalizam usando uma via rápida denominada via JAK-STAT. Muitas citocinas atuam via receptores que estão associados a quinases Janus (JAKs) citoplasmáticas. O receptor consiste em pelo menos duas cadeias, cada uma associada a uma JAK específica (primeira figura). A ligação de ligantes diméricos causa a dimerização das cadeias do receptor, aproximando as JAKs, as quais podem fosforilar e ativar umas às outras. Então, a JAK ativada fosforila as tirosinas nas caudas do receptor (segunda figura). Os membros da família STAT (transdutores de sinais e ativadores de transcrição) (que contêm domínios SH2) ligam-se aos receptores de tirosina fosforilados e são eles próprios fosforilados pelas JAKs (terceira figura). Após a fosforilação, as proteínas STAT formam dímeros por meio da ligação dos seus domínios SH2 aos resíduos de fosfotirosinas na outra STAT e translocam para o núcleo (última figura), onde elas se ligam e ativam a transcrição de vários genes importantes para a imunidade adaptativa.

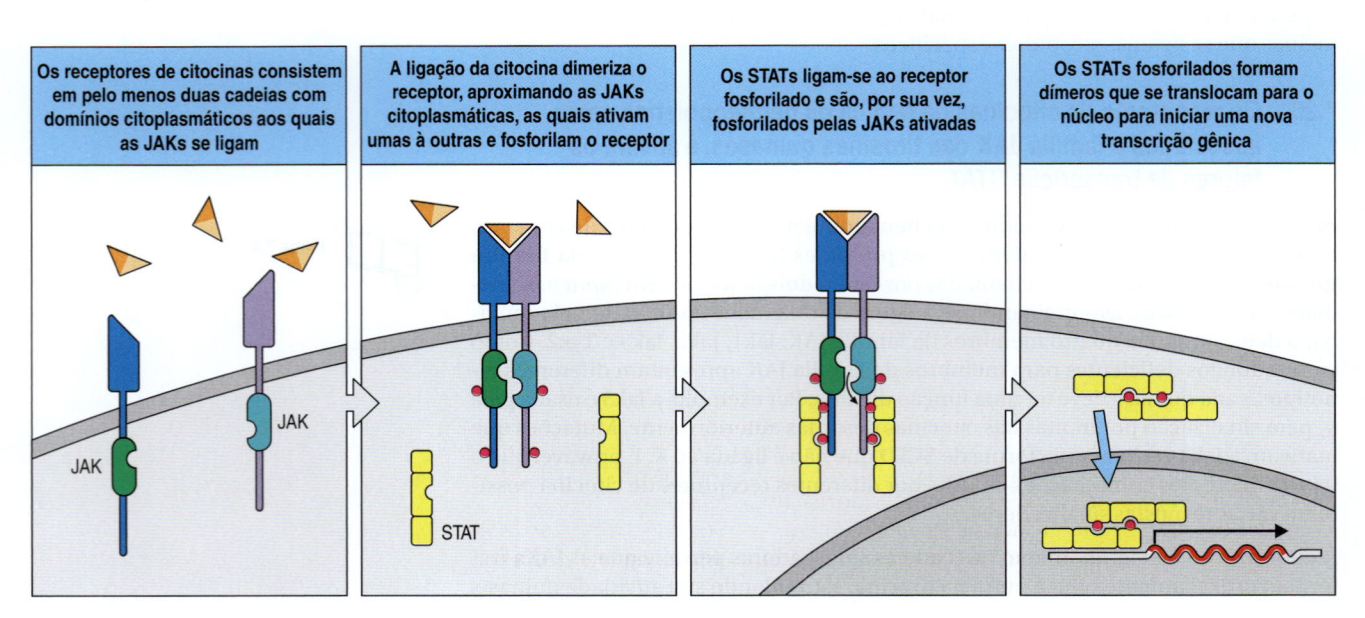

| Os receptores de citocinas consistem em pelo menos duas cadeias com domínios citoplasmáticos aos quais as JAKs se ligam | A ligação da citocina dimeriza o receptor, aproximando as JAKs citoplasmáticas, as quais ativam umas à outras e fosforilam o receptor | Os STATs ligam-se ao receptor fosforilado e são, por sua vez, fosforilados pelas JAKs ativadas | Os STATs fosforilados formam dímeros que se translocam para o núcleo para iniciar uma nova transcrição gênica |

tos patológicos significativos. Vários mecanismos inibidores específicos de citocinas asseguram que a via de sinalização de citocina pode ser finalizada de maneira eficiente. Como a sinalização dos receptores de citocinas depende da fosforilação da tirosina, a desfosforilação do complexo do receptor por tirosinas fosfatases é um importante meio para a finalização. Várias tirosinas fosfatases têm sido envolvidas na desfosforilação de receptores de citocinas, JAKs e STATs; estes incluem o SHP, o CD45 e a fosfatase de célula T (TCPTP).

A sinalização da citocina também pode ser finalizada por um processo retroativo negativo que envolve inibidores específicos que são induzidos pela ativação da citocina. As proteínas supressoras da sinalização de citocina (SOCS) consistem em uma classe de inibidores que finalizam a sinalização de muitos receptores de citocinas e de hormônios. As proteínas SOCS são induzidas pela ativação do STAT e, assim, inibem a sinalização do receptor após a citocina ter exercido seu efeito. As proteínas SOCS contêm um domínio SH2 que pode recrutá-las para a quinase JAK fosforilada ou para o receptor, e pode inibir as quinases JAK diretamente, competir com o receptor e direcionar a ubiquitinação e a subsequente degradação de JAKs e STATs. Sua importância pode ser observada em camundongos deficientes de SOCS1, que desenvolvem um infiltrado inflamatório em múltiplos órgãos causado pelo aumento da sinalização dos receptores de IFN, dos receptores que contêm γ_c e dos TLRs. Outra classe de proteínas inibidoras consiste em inibidores proteicos das proteínas STAT ativadas (PIAS), que também parecem estar envolvidas na promoção da degradação dos receptores e dos componentes da via.

7.22 Os receptores que induzem a apoptose ativam proteases intracelulares especializadas chamadas caspases

Morte celular programada ou **apoptose** (ver Seção 1.14) é um processo normal determinante para o próprio desenvolvimento e funcionamento do sistema imune. Em particular, desempenha papel importante na finalização das respostas imunes por livrar-se das células que não são mais necessárias após a eliminação de uma infecção. Também tem papel fundamental no desenvolvimento do linfócito na remoção dos linfócitos em desenvolvimento que falham na geração de receptores de antígenos funcionais (ver Cap. 5) ou que possam potencialmente produzir receptores autorreativos, como discutido no Capítulo 8. A apoptose é um processo regulado induzido por sinais extracelulares específicos (ou, em alguns casos, pela ausência de sinais necessários para a sobrevivência) e avança por uma série de eventos celulares que incluem formação de vesículas na membrana plasmática, mudanças na distribuição dos lipídeos de membrana e fragmentação enzimática do DNA cromossômico.

Duas vias gerais estão envolvidas na sinalização de morte celular. Uma delas – denominada **via extrínseca da apoptose** – é mediada pela ativação dos chamados **receptores de morte** pelos ligantes extracelulares. O grupamento do ligante estimula a apoptose na célula portadora de receptor. A outra via é conhecida como **intrínseca** ou **via mitocondrial da apoptose** e medeia a apoptose em resposta a estímulos nocivos, incluindo irradiação ultravioleta, substâncias quimioterapêuticas, inanição ou falta de fatores de crescimento requeridos para a sobrevivência. A ativação de proteases especializadas chamadas cisteínas proteases específicas para acido aspártico, ou **caspases**, é comum em ambas as vias. O estudo das caspases foi iniciado no Capítulo 3 devido à sua função no processamento das citocinas IL-1 e IL-18 em suas formas maduras.

Semelhante a muitas outras proteases, as caspases são sintetizadas como pró-caspases inativas, nas quais o domínio catalítico é inibido por um pró-domínio adjacente. As pró-caspases são ativadas por outras caspases que clivam a proteína para liberar o pró-domínio inibidor. Existem duas classes de caspases envolvidas na via apoptótica: **caspases iniciadoras**, que promovem a apoptose pela clivagem e ativação de outras caspases, e **caspases efetoras**, que são as únicas que iniciam as mudanças celulares associadas à apoptose. A via extrínseca usa duas caspases iniciadoras relacionadas, a caspase 8 e a caspase 10, enquanto a via intrínseca usa a caspase 9. Ambas as vias usam as caspases 3, 6 e 7 como caspases efetoras. As caspases efetoras clivam uma variedade de proteínas que são determinantes para a integridade celular e também ativam enzimas que promovem a morte da célula. Por exemplo, elas clivam e degradam proteínas nucleares, como laminina B, que é requerida para a integridade estrutural do núcleo, e ativam as endonucleases que fragmentam o DNA cromossômico.

Filme 7.5

Considera-se primeiramente a via apoptótica conduzida a partir dos receptores de morte, visto que eles estão envolvidos em muitas funções do sistema imune. A ativação da caspase 8 é um passo essencial na via da apoptose e inicia com o recrutamento desse iniciador pró-caspase ao receptor de morte ativado.

Os receptores de morte são membros da grande família de receptores TNF, porém, são diferenciados de outros receptores dessa família por terem um **domínio de morte** (**DD**, do inglês *death domain*) citoplasmático, que foi introduzido na Seção 3.7 devido ao seu papel na sinalização dos TLRs dependente de MyD88. Dos receptores de morte expressos nas células do sistema imune, o **Fas** (CD95) e o **TNFR-I**, receptor para a citocina TNF-α, são os mais compreendidos. O TNFR-II, um segundo receptor para o TNF expresso principalmente nas células T, não tem o DD e ativa a via do NFκB, promovendo a sobrevivência celular e não a morte celular. O Fas e seu ligante Fas (FasL) estão amplamente expressos, não apenas no sistema imune. A célula de morte mediada por Fas ocorre em vários contextos, incluindo a proteção de sítios imunologicamente privilegiados (ver Cap. 13) e a regulação e finalização das respostas imunes (ver Cap. 9). As mutações com perda de função no Fas causam o aumento da sobrevivência dos linfócitos e constituem uma das causas da doença conhecida como **síndrome linfoproliferativa autoimune** (**ALPS**, do inglês *autoimmune lymphoproliferative syndrome*). Essa doença também pode ser devida a mutações no FasL e na caspase 10, uma enzima envolvida na apoptose mediada por Fas. A via de sinalização que resulta a partir do estímulo do Fas pelo FasL é mostrada na Figura 7.30.

O primeiro passo na apoptose mediada por Fas é a ligação do FasL trimérico, que causa a trimerização de Fas. Isso faz os DDs do Fas se ligarem aos DDs da proteína adaptadora FADD (do inglês *Fas-associated via death domain* [via de domínio de morte associada ao Fas]), a qual já foi discutida na Seção 3.9 devido à sua função na sinalização do RLH. A FADD contém um DD e um domínio adicional denominado domínio efetor de morte (DED, do inglês *death effector domain*) que pode se ligar aos DEDs presentes em outras proteínas. Quando a FADD é recrutada para a Fas, o DED da FADD recruta as **caspases iniciadoras** – pró-caspase 8 e pró-caspase 10 – por meio de interação com um DED nas pró-caspases. A alta concentração local dessas caspases ao redor dos receptores permite que as caspases se clivem, resultando na sua ativação. Uma vez ativadas, as caspases 8 e 10 são liberadas do complexo do receptor e podem ativar as caspases efetoras a jusante.

Uma via um pouco distinta é usada pelo TNFR-I quando estimulado pelo seu ligante TNF-α. Em algumas células, a sinalização TNFR-I provoca apoptose; em outras, a sinalização TNFR-I provoca a indução de genes de resposta pró-inflamatória. Ainda não se sabe o que determina a ativação da apoptose ou de um novo gene transcrito. A hipótese atual sugere que as duas diferentes respostas são reguladas por dois complexos de sinalização diferentes que podem ser reunidos pelo TNFR-I. Em ambos os casos, o DD no domínio citoplasmático do receptor recruta uma proteína adaptadora que contém DD chamada TRADD, e, em seguida, as vias divergem. Quando TRADD se liga à FADD, a via procede do mesmo modo que a via da Fas, levando à ativação da pró-caspase e à apoptose (Fig. 7.31). Em outras condições, entretanto, a TRADD recruta uma proteína adaptadora denominada TRAF-2 (do inglês *TNF receptor associated factor-2* [fator 2 associado ao receptor do TNF]) e uma quinase serina/treonina chamada RIP (do inglês *receptor-interacting protein* [proteína de interação com receptores]). A TRAF-2, como a TRAF-6, é uma ligase de ubiquitina E3 e adiciona a poliubiquitina ligada a K63 à RIP (ver Seção 7.5). A estrutura da poliubiquitina K63 atrai o complexo TAB1:TAB2:TAK1 (ver Seção 3.7), permitindo que a RIP fosforile a TAK1, que, como já foi visto, ativa a IKK após a ativação de NFκB (ver Fig. 3.13). Há várias vias de sinalização diferentes para a ativação de

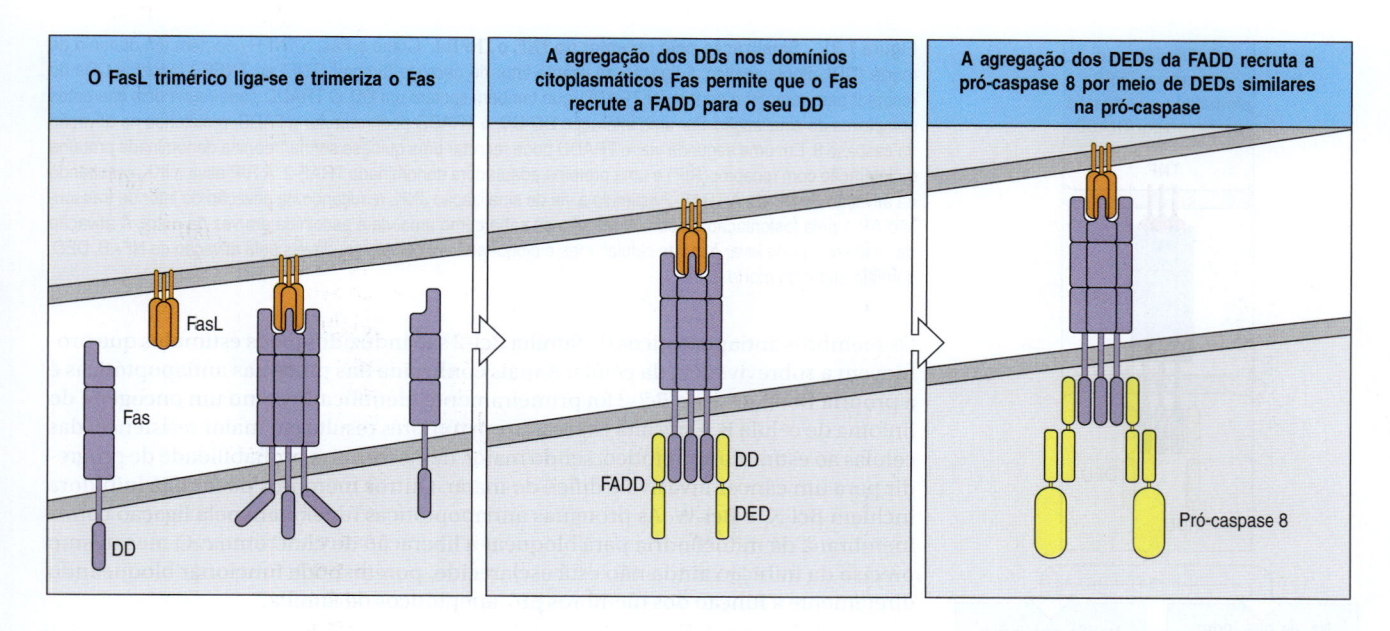

| O FasL trimérico liga-se e trimeriza o Fas | A agregação dos DDs nos domínios citoplasmáticos Fas permite que o Fas recrute a FADD para o seu DD | A agregação dos DEDs da FADD recruta a pró-caspase 8 por meio de DEDs similares na pró-caspase |

NFκB. Embora as células T que não têm PKC-θ (ver Seção 7.14) apresentem defeito na ativação da estimulação de NFκB por meio do receptor de antígeno, elas ativam NFκB normalmente por meio da via supradescrita em resposta à sinalização do TLR e de citocinas inflamatórias como o TNF-α. A TRAF-2 também estimula a via de sinalização da MAPK que resulta na ativação de JNK, que fosforila Jun e, portanto, ativa AP-1. Essa via também ativa a MAPK **p38**, a qual é importante para a produção de muitos mediadores inflamatórios.

A proteína Imd de *Drosophila*, que é parte do sistema de reconhecimento de patógenos da mosca, recruta um homólogo da FADD de *Drosophila* e ativa uma via muito similar à via de sinalização do TNF. A FADD de *Drosophila* ativa a DREDD, um homólogo à caspase 8 de mamíferos. A dTAK1 de *Drosophila* pode ser homólogo à TAK1 de mamíferos, que ativa a via do NFκB em mamíferos (ver Seção 3.7). Em *Drosophila*, ela ativa a IKK, causando a ativação da Relish (a versão do NFκB de *Drosophila*), mais um exemplo de evolução encontrando diferentes funções para diferentes proteínas com a mesma amplitude de função biológica.

7.23   A via intrínseca da apoptose é mediada pela liberação do citocromo *c* da mitocôndria

A apoptose pela via intrínseca é provocada quando a célula é estressada pela exposição de estímulos nocivos, ou não recebe os sinais extracelulares requeridos para a sobrevivência da célula. A etapa determinante é a liberação do citocromo *c* a partir da mitocôndria, o que provoca a ativação das caspases. Uma vez no citoplasma, o citocromo *c* liga-se a uma proteína chamada Apaf-1 (do inglês *apoptotic protease activating factor-1* [fator de ativação da protease apoptótica 1]), estimulando sua oligomerização. O oligômero do Apaf-1 em seguida recruta uma caspase iniciadora, a pró-caspase 9. A agregação da caspase 9 permite sua autoclivagem, e a libera para estimular a ativação das caspases efetoras como nas vias do receptor de morte (Fig. 7.32).

A liberação do citocromo *c* é controlada pelas interações entre membros da família Bcl-2 de proteínas. A **família Bcl-2** de proteínas é definida pela presença de um ou mais domínios homólogos Bcl-2 (BH) e pode ser dividida em dois grupos gerais: membros que promovem a apoptose e membros que inibem a apoptose (Fig. 7.33). Alguns membros pró-apoptóticos da família Bcl-2, como Bax, Bak e Bok (referidos como executores), ligam-se na membrana da mitocôndria e podem causar a liberação direta do citocromo *c*. Ainda não se sabe como eles fazem isso, mas se sabe que podem formar poros na membrana.

Figura 7.30   A ligação do ligante Fas ao Fas inicia a via extrínseca de apoptose. O receptor de superfície celular Fas contém um domínio chamado domínio de morte (DD) em sua cauda citoplasmática. Quando o ligante Fas (FasL) se liga ao Fas, este trimeriza o receptor (figura à esquerda). A proteína adaptadora FADD (também conhecida como MORT-1) também contém um DD e pode se ligar aos DDs Fas agregados (figura central). A FADD também contém um domínio chamado de domínio efetor de morte (DED) que permite que ele recrute uma pró-caspase 8 (a qual também contém um DED) (figura à direita). A pró-caspase 8 agregada sofre autoativação, liberando uma caspase ativa para o citoplasma (não mostrado).

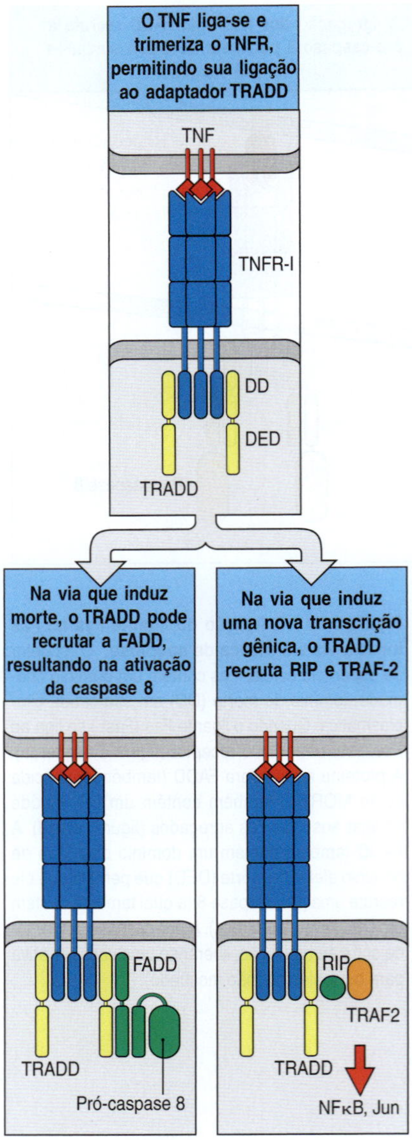

Figura 7.31 Sinalização pelo receptor do TNF, o TNFR-I. Como o Fas, o TNFR-I contém um domínio de morte (DD) citoplasmático. A ligação do ligante fator de necrose tumoral (TNF) ao TNFR-I induz os DDs do receptor para recrutar o adaptador TRADD, que também contém um DD. O TRADD pode reunir dois diferentes complexos de sinalização. Por uma interação DD-DD, o TRADD pode recrutar a FADD, resultando na ativação da caspase 8. Em uma segunda via, o TRADD pode recrutar uma quinase serina/treonina denominada proteína de interação com receptor (RIP) e uma proteína adaptadora denominada TRAF-2. A RIP ativa a IKK, resultando na ativação de NFκB. A TRAF-2 estimula a via de sinalização JNK, resultando na ativação do fator de transcrição AP-1 pela fosforilação de Jun. Ainda não se sabe como uma via é escolhida em vez da outra. A ativação da caspase 8 pode levar à morte celular, mas é bloqueada em células saudáveis pela ativação de NFκB. DED, domínio efetor de morte.

Os membros antiapoptóticos da família Bcl-2 são induzidos pelos estímulos que promovem a sobrevivência da célula. A mais conhecida das proteínas antiapoptóticas é a própria Bcl-2. O gene *Bcl-2* foi primeiramente identificado como um oncogene do linfoma de célula B, e sua alta expressão em tumores resulta em maior resistência das células ao estímulo apoptótico, sendo maior, dessa forma, a probabilidade de progredir para um câncer invasivo e difícil de matar. Outros membros da família inibidora incluem Bcl-X$_L$ e Bcl-W. As proteínas antiapoptóticas funcionam pela ligação com a membrana da mitocôndria para bloquear a liberação do citocromo *c*. O mecanismo preciso da inibição ainda não está esclarecido, porém, pode funcionar bloqueando diretamente a função dos membros pró-apoptóticos da família.

Uma segunda família dos membros pró-apoptóticos da família Blc-2 são sentinelas e são ativados pelos estímulos apoptóticos. Uma vez ativadas, essas proteínas, que incluem Bad, Bid e PUMA, podem também agir para bloquear a atividade da proteína antiapoptótica ou agir diretamente para estimular a atividade de proteínas pró-apoptóticas executoras.

Resumo

Muitos sinais diferentes determinam o comportamento dos linfócitos, mas apenas alguns deles são emitidos por meio dos receptores de antígenos. O desenvolvimento, a ativação e a longevidade dos linfócitos são claramente influenciados pelo receptor de antígeno, mas esses processos também são regulados por outros sinais extracelulares. Outros sinais são emitidos por meio de outras vias. A maioria das citocinas sinalizam por meio de uma via expressa que liga as quinases JAK associadas ao receptor às proteínas de transcrição pré-formadas STAT, as quais, após fosforilação, dimerizam por meio de seus domínios SH2 e seguem para o núcleo. Os linfócitos ativados são programados para morrer quando o receptor Fas que eles expressam se ligar ao FasL. Este transmite o sinal de morte, que ativa a cascata de proteases que ativa a apoptose. A apoptose nos linfócitos é inibida por alguns membros da família Bcl-2 intracelular e promovida por outros. Elaborar o quadro completo dos sinais processados pelos linfócitos, como desenvolvimento, circulação, resposta a antígeno e morte, é uma possibilidade imensamente animadora.

Resumo do Capítulo 7

A sinalização por meio dos receptores de superfície celular de vários tipos é fundamental para que o sistema imune seja capaz de responder adequadamente a patógenos estranhos. A importância dessas vias de sinalização é demonstrada por muitas doenças devidas à sinalização errônea, as quais incluem as doenças de imunodeficiência e as doenças autoimunes. Características comuns a muitas vias sinalizadoras são a produção de segundos mensageiros, como o cálcio e os fosfoinositídeos, e a ativação das tirosinas quinases e da serina/treonina. Um conceito importante na iniciação das vias de sinalização pró-proteínas receptoras é o recrutamento das proteínas de sinalização para a membrana plasmática e a reunião de complexos de sinalização multiproteicos. Em muitos casos, a transdução de sinais leva, direta ou indiretamente, à proliferação, à diferenciação e à função efetora dos linfócitos ativados. Outra função da transdução de sinais é a de mediar mudanças no citoesqueleto, importantes para as funções celulares, como migração e alteração da forma.

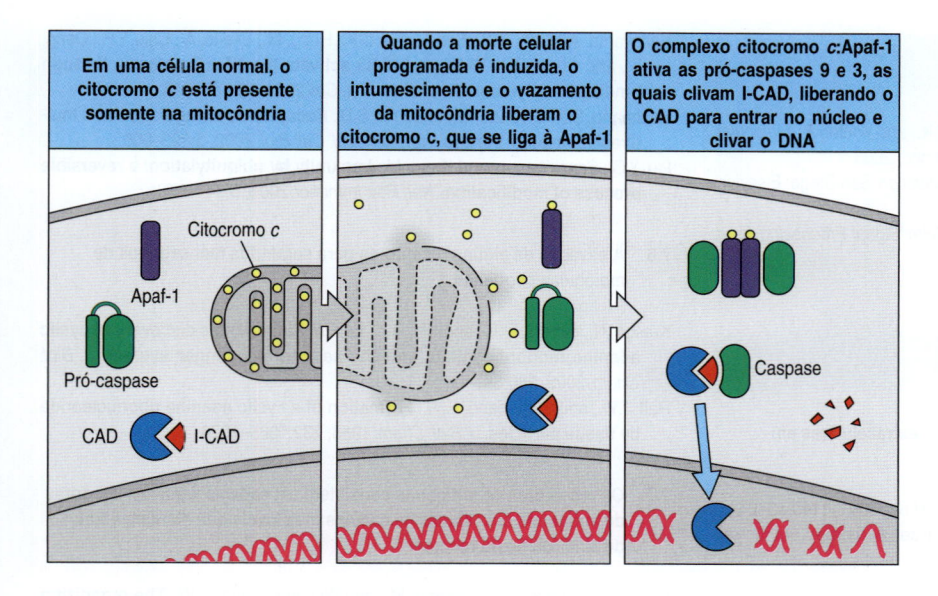

| Em uma célula normal, o citocromo *c* está presente somente na mitocôndria | Quando a morte celular programada é induzida, o intumescimento e o vazamento da mitocôndria liberam o citocromo c, que se liga à Apaf-1 | O complexo citocromo *c*:Apaf-1 ativa as pró-caspases 9 e 3, as quais clivam I-CAD, liberando o CAD para entrar no núcleo e clivar o DNA |

Figura 7.32   Na via intrínseca, a liberação do citocromo c a partir da mitocôndria induz a morte celular programada. Em células normais, o citocromo *c* está confinado à mitocôndria (primeira figura). No entanto, durante a estimulação da via intrínseca, o vazamento da mitocôndria permite que o citocromo *c* se disperse no citosol (segunda figura). No citosol, ele interage com a proteína Apaf-1, formando um complexo citocromo *c*:Apaf-1 que recruta a pró-caspase 9. A agregação da pró--caspase 9 provoca sua ativação, clivando as caspases a jusante, como a caspase 3, resultando na ativação de enzimas como a I-CAD, a qual pode clivar o DNA (terceira figura).

Assim, mesmo que se esteja apenas começando a entender o circuito básico das vias de transdução de sinal, é importante ter em mente que ainda não se entende completamente por que essas vias são tão complexas. A complexidade das vias de sinalização pode desempenhar funções em propriedades como amplificação, vigor, diversidade e eficiência das respostas de sinalização. Um objetivo importante para o futuro será o entendimento de como o delineamento de cada via de sinalização contribui para qualidade e sensibilidade determinadas, necessárias para respostas de sinalização específicas.

Questões

7.1   *Compare e diferencie as funções da fosforilação da tirosina induzível e da ubiquitinação de proteínas na transdução de sinais.*

7.2   *Descreva os diferentes mecanismos usados (1) para recrutar moléculas sinalizadoras para a membrana plasmática e (2) para finalizar a atividade dessas moléculas.*

7.3   *Quais são as vantagens do uso de complexos de muitas proteínas sinalizadoras para a transdução de sinais? Sugira algumas razões pelas quais as vias de sinalização são tão complicadas.*

7.4   *Como as proteínas G pequenas, como a Ras, são reguladas? Como elas exercem sua função?*

7.5   *Descreva como a PLC-γ é ativada por meio da sinalização do TCR. Onde a via do CD28 cruza com a via do TCR para controlar essa importante etapa na ativação das células T?*

7.6   *Descreva três vias diferentes usadas pelas células do sistema imune para ativar NFκB.*

7.7   *Cite ao menos três diferenças entre a sinalização por meio do TCR e do BCR.*

7.8   *Discuta por que os membros da família CD28 inclui tanto reguladores positivos quanto reguladores negativos da ativação das células T.*

7.9   *Compare e diferencie as vias intrínseca e extrínseca da apoptose.*

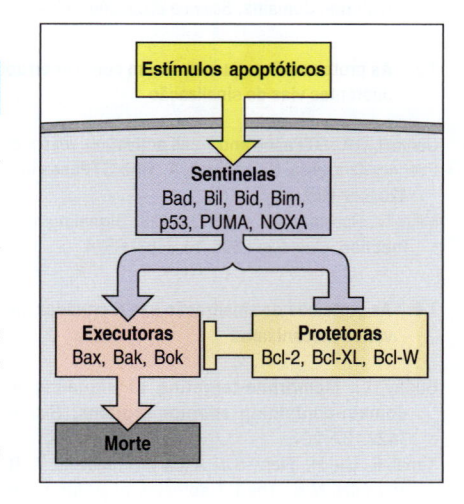

Figura 7.33   Esquema geral da regulação da via intrínseca pelas proteínas da família Bcl-2. Estímulos apoptóticos extracelulares ativam um grupo de proteínas pró-apoptóticas (sentinelas). As proteínas-sentinelas podem atuar bloqueando a proteção fornecida por proteínas protetoras de sobrevivência ou ativando diretamente a proteína executora pró-apoptótica. Nas células de mamíferos, a apoptose é mediada pelas proteínas executoras Bax, Bak e Bok. Em células normais, essas proteínas são impedidas de atuar pela presença de proteínas protetoras (Bcl-2, Bcl-X$_L$ e Bcl--W). A liberação das proteínas executoras ativadas causa a liberação do citocromo *c* e a morte celular subsequente, como mostrado na Figura 7.32.

Referências gerais

Alberts, B., Johnson, A., Lewis, J., Raff, M., Roberts, K., and Walter, P.: *Molecular Biology of the Cell*, 5th ed. New York: Garland Science, 2008.

Gomperts, B., Kramer, I., and Tatham, P.: *Signal Transduction*. San Diego: Elsevier, 2002.

Marks, F., Klingmüller, U., and Müller-Decker, K.: Cellular *Signal Processing*, New York: Garland Science, 2009.

Referências por seção

7.1 Receptores transmembrana convertem sinais extracelulares em eventos bioquímicos intracelulares

Lin, J., and Weiss, A.: **T cell receptor signalling.** *J. Cell Sci.* 2001, **114**:243–244.

Smith-Garvin, J.E., Koretzky, G.A., and Jordan, M.S.: **T cell activation**. *Annu. Rev. Immunol.* 2009, **27**:591–619.

7.2 A propagação do sinal intracelular é mediada por grandes complexos sinalizadores multiproteicos

Jordan, M.S., Singer, A.L., and Koretzky, G.A.: **Adaptors as central mediators of signal transduction in immune cells.** *Nat. Immunol.* 2003, **4**:110–116.

Pawson, T.: **Specificity in signal transduction: from phosphotyrosine-SH2 domain interactions to complex cellular systems.** *Cell* 2004, **116**:191–203.

Pawson, T., and Nash, P.: **Assembly of cell regulatory systems through protein interaction domains.** *Science* 2003, **300**:445–452.

7.3 As proteínas G pequenas atuam como interruptores moleculares em diferentes vias de sinalização

Cantrell, D.A.: **GTPases and T-cell activation.** *Immunol. Rev.* 2003, **192**:122–130.

Etienne-Manneville, S., and Hall, A.: **Rho GTPases in cell biology.** *Nature* 2002, **420**:629–635.

Mitin, N., Rossman, K.L., and Der, C.J.: **Signaling interplay in Ras superfamily function.** *Curr. Biol.* 2005, **15**:R563–R574.

7.4 As proteínas de sinalização são recrutadas para a membrana por vários mecanismos

Buday, L.: **Membrane-targeting of signaling molecules by SH2/SH3 domain-containing adaptor proteins.** *Biochim. Biophys. Acta* 1999, **1422**:187–204.

Kanai, F., Liu, H., Field, S.J., Akbary, H., Matsuo, T., Brown, G.E., Cantley, L.C., and Yaffe, M.B.: **The PX domains of p47phox and p40phox bind to lipid products of PI(3)K.** *Nat. Cell Biol.* 2001, **3**:675–678.

Kholodenko, B.N., Hoek, J.B., and Westerhoff, H.V.: **Why cytoplasmic signaling proteins should be recruited to cell membranes.** *Trends Cell Biol.* 2000, **10**:173–178.

Lemmon, M.A.: **Phosphoinositide recognition domains.** *Traffic* 2003, **4**:201–213.

7.5 A conjugação da ubiquitina às proteínas pode ativar e inibir respostas de sinalização

Ciechanover, A.: **Proteolysis: from the lysosome to ubiquitin and the proteasome.** *Nat. Rev. Mol. Cell Biol.* 2005, **6**:79–87.

Hurley, J.H., Lee, S., and Prag, G.: **Ubiquitin-binding domains.** *Biochem. J.* 2006, **399**:361–372.

Kanayama, A., Seth, R.B., Sun, L., Ea, C.K., Hong, M., Shaito, A., Chiu, Y.H., Deng, L., and Chen, Z.J.: **TAB2 and TAB3 activate the NF-κB pathway through binding to polyubiquitin chains.** *Mol. Cell* 2004, **15**:535–548.

Katzmann, D.J., Odorizzi, G., and Emr, S.D.: **Receptor downregulation and multivesicular-body sorting.** *Nat. Rev. Mol. Cell Biol.* 2002, **3**:893–905.

Liu, Y.C., Penninger, J., and Karin, M.: **Immunity by ubiquitylation: a reversible process of modification.** *Nat. Rev. Immunol.* 2005, **5**:941–952.

7.6 A ativação de alguns receptores gera segundos mensageiros de moléculas pequenas

Kresge, N., Simoni, R.D., and Hill, R.L.: **Earl W. Sutherland's discovery of cyclic adenine monophosphate and the second messenger system.** *J. Biol. Chem.* 2005, **280**:39–40.

Rall, T.W., and Sutherland, E.W.: **Formation of a cyclic adenine ribonucleotide by tissue particles.** *J. Biol. Chem.* 1958, **232**:1065–1076.

7.7 Os receptores de antígenos consistem em cadeias variáveis ligadoras de antígenos associadas às cadeias invariáveis que efetuam a função de sinalização do receptor

Call, M.E., Pyrdol, J., Wiedmann, M., and Wucherpfennig, K.W.: **The organizing principle in the formation of the T cell receptor-CD3 complex.** *Cell* 2002, **111**:967–979.

Exley, M., Terhorst, C., and Wileman, T.: **Structure, assembly and intracellular transport of the T cell receptor for antigen.** *Semin. Immunol.* 1991, **3**:283–297.

7.8 O reconhecimento do antígeno pelo TCR e seus correceptores causa a fosforilação dos ITAMs pelas quinases da família Src

Irving, B.A., and Weiss, A.: **The cytoplasmic domain of the T cell receptor ζ chain is sufficient to couple to receptor-associated signal transduction pathways.** *Cell* 1991, **64**:891–901.

Letourneur, F., and Klausner, R.D.: **Activation of T cells by a tyrosine kinase activation domain in the cytoplasmic tail of CD3 epsilon.** *Science* 1992, **255**:79–82.

Li, Q.J., Dinner, A.R., Qi, S., Irvine, D.J., Huppa, J.B., Davis, M.M., and Chakraborty, A.K.: **CD4 enhances T cell sensitivity to antigen by coordinating Lck accumulation at the immunological synapse.** *Nat. Immunol.* 2004, **5**:791–799.

7.9 Os ITAMs fosforilados recrutam e ativam a tirosina quinase ZAP-70, a qual fosforila as proteínas de sustentação que recrutam a fosfolipase PLC-γ

Chan, A.C., Dalton, M., Johnson, R., Kong, G.H., Wang, T., Thoma, R., and Kurosaki, T.: **Activation of ZAP-70 kinase activity by phosphorylation of tyrosine 493 is required for lymphocyte antigen receptor function.** *EMBO J.* 1995, **14**:2499–2508.

Chan, A.C., Iwashima, M., Turck, C.W., and Weiss, A.: **ZAP-70: a 70 kd protein-tyrosine kinase that associates with the TCR ζ chain.** *Cell* 1992, **71**:649–662.

Iwashima, M., Irving, B.A., van Oers, N.S., Chan, A.C., and Weiss, A.: **Sequential interactions of the TCR with two distinct cytoplasmic tyrosine kinases.** *Science* 1994, **263**:1136–1139.

Samelson, L.E.: **Signal transduction mediated by the T cell antigen receptor: the role of adapter proteins.** *Annu. Rev. Immunol.* 2002, **20**:371–394.

7.10 A ativação da PLC-γ requer um sinal coestimulador
e
7.11 A PLC–γ ativada produz os segundos mensageiros diacilglicerol e inositol trifosfato

Berg, L.J., Finkelstein, L.D., Lucas, J.A., and Schwartzberg, P.L.: **Tec family kinases in T lymphocyte development and function.** *Annu. Rev. Immunol.* 2005, **23**:549–600.

Lewis, C.M., Broussard, C., Czar, M.J., and Schwartzberg, P.L.: **Tec kinases: modulators of lymphocyte signaling and development.** Curr. Opin. Immunol. 2001, **13**:317–325.

7.12 A entrada de Ca^{2+} ativa o fator de transcrição NFAT

Hogan, P.G., Chen, L., Nardone, J., and Rao, A.: **Transcriptional regulation by calcium, calcineurin, and NFAT.** Genes Dev. 2003, **17**:2205–2232.

Macian, F., Lopez-Rodriguez, C., and Rao, A.: **Partners in transcription: NFAT and AP-1.** Oncogene 2001, **20**:2476–2489.

Picard, C., McCarl, C.A., Papolos, A., Khalil, S., Lüthy, K., Hivroz, C., LeDeist, F., Rieux-Laucat, F., Rechavi, G., Rao, A., et al.: **STIM1 mutation associated with a syndrome of immunodeficiency and autoimmunity.** N. Engl. J. Med. 2009, **360**:1971–1980.

Prakriya, M., Feske, S., Gwack, Y., Srikanth, S., Rao, A., and Hogan, P.G.: **Orai1 is an essential pore subunit of the CRAC channel.** Nature 2006, **443**:230–233.

7.13 A ativação da Ras estimula a substituição da proteína quinase ativada por mitógeno e induz a expressão do fator de transcrição AP-1

Downward, J., Graves, J.D., Warne, P.H., Rayter, S., and Cantrell, D.A.: **Stimulation of p21ras upon T-cell activation.** Nature 1990, **346**:719–723.

Leevers, S.J., and Marshall, C.J.: **Activation of extracellular signal-regulated kinase, ERK2, by p21ras oncoprotein.** EMBO J. 1992, **11**:569–574.

Shaw, A.S., and Filbert, E.L.: **Scaffold proteins and immune-cell signalling.** Nat. Rev. Immunol. 2009, **9**:47–56.

7.14 A proteína quinase C ativa a transcrição dos fatores NFκB e AP-1

Matsumoto, R., Wang, D., Blonska, M., Li, H., Kobayashi, M., Pappu, B., Chen, Y., Wang, D., and Lin, X.: **Phosphorylation of CARMA1 plays a critical role in T cell receptor-mediated NF-κB activation.** Immunity 2005, **23**:575–585.

Rueda, D., and Thome, M.: **Phosphorylation of CARMA1: the link(er) to NF-κB activation.** Immunity 2005, **23**:551–553.

Sommer, K., Guo, B., Pomerantz, J.L., Bandaranayake, A.D., Moreno-Garcia, M.E., Ovechkina, Y.L., and Rawlings, D.J.: **Phosphorylation of the CARMA1 linker controls NF-κB activation.** Immunity 2005, **23**:561–574.

7.15 A proteína de superfície celular CD28 é um receptor coestimulador para as células T virgens

Acuto, O., and Michel, F.: **CD28-mediated co-stimulation: a quantitative support for TCR signaling.** Nat. Rev. Immunol. 2003, **3**:939–951.

Frauwirth, K.A., Riley, J.L., Harris, M.H., Parry, R.V., Rathmell, J.C., Plas, D.R., Elstrom, R.L., June, C.H., and Thompson, C.B.: **The CD28 signaling pathway regulates glucose metabolism.** Immunity 2002, **16**:769–777.

7.16 A lógica da sinalização do BCR é similar à lógica da sinalização do TCR, mas alguns componentes da sinalização são específicos para células B

Cambier, J.C., Pleiman, C.M., and Clark, M.R.: **Signal transduction by the B cell antigen receptor and its coreceptors.** Annu. Rev. Immunol. 1994, **12**:457–486.

DeFranco, A.L., Richards, J.D., Blum, J.H., Stevens, T.L., Law, D.A., Chan, V.W., Datta, S.K., Foy, S.P., Hourihane, S.L., Gold, M.R., et al.: **Signal transduction by the B-cell antigen receptor.** Ann. NY Acad. Sci. 1995, **766**:195–201.

Kurosaki, T.: **Functional dissection of BCR signaling pathways.** Curr. Opin. Immunol. 2000, **12**:276–281.

7.17 Os ITAMs também são encontrados em outros receptores de leucócitos que sinalizam para a ativação celular

Daeron, M.: **Fc receptor biology.** Annu. Rev. Immunol. 1997, **15**:203–234.

Lanier, L.L., and Bakker, A.B.: **The ITAM-bearing transmembrane adaptor DAP12 in lymphoid and myeloid cell function.** Immunol. Today 2000, **21**:611–614.

7.18 Os receptores inibidores de linfócitos ajudam a regular as respostas imunes

Chen, L.: **Co-inhibitory molecules of the B7-CD28 family in the control of T-cell immunity.** Nat. Rev. Immunol. 2004, **4**:336–347.

Rudd, C.E., and Schneider, H.: **Unifying concepts in CD28, ICOS and CTLA4 co-receptor signalling.** Nat. Rev. Immunol. 2003, **3**:544–556.

Rudd, C.E., Taylor, A., and Schneider, H.: **CD28 and CTLA-4 coreceptor expression and signal transduction.** Immunol. Rev. 2009, **229**:12–26.

Sharpe, A.H., and Freeman, G.J.: **The B7-CD28 superfamily.** Nat. Rev. Immunol. 2002, **2**:116–126.

7.19 As citocinas e seus receptores pertencem a famílias distintas de proteínas relacionadas estruturalmente

Basler, C.F., and Garcia-Sastre, A.: **Viruses and the type I interferon antiviral system: induction and evasion.** Int. Rev. Immunol. 2002, **21**:305–337.

Boulay, J.L., O'Shea, J.J., and Paul, W.E.: **Molecular phylogeny within type I cytokines and their cognate receptors.** Immunity 2003, **19**:159–163.

Collette, Y., Gilles, A., Pontarotti, P., and Olive, D.: **A co-evolution perspective of the TNFSF and TNFRSF families in the immune system.** Trends Immunol. 2003, **24**:387–394.

Ihle, J.N.: **Cytokine receptor signalling.** Nature 1995, **377**:591–594.

Proudfoot, A.E.: **Chemokine receptors: multifaceted therapeutic targets.** Nat. Rev. Immunol. 2002, **2**:106–115.

Taniguchi, T., and Takaoka, A.: **The interferon-α/β system in antiviral responses: a multimodal machinery of gene regulation by the IRF family of transcription factors.** Curr. Opin. Immunol. 2002, **14**:111–116.

7.20 Os receptores de citocinas da família da hematopoietina estão associados à família JAK das tirosinas quinases, e ativam os fatores de transcrição STAT

Fu, X.Y.: **A transcription factor with SH2 and SH3 domains is directly activated by an interferon α-induced cytoplasmic protein tyrosine kinase(s).** Cell 1992, **70**:323–335.

Leonard, W.J., and O'Shea, J.J.: **Jaks and STATs: biological implications.** Annu. Rev. Immunol. 1998, **16**:293–322.

Levy, D.E., and Darnell, J.E., Jr: **Stats: transcriptional control and biological impact.** Nat. Rev. Mol. Cell Biol. 2002, **3**:651–662.

Pesu, M., Candotti, F., Husa, M., Hofmann, S.R., Notarangelo, L.D., and O'Shea, J.J.: **Jak3, severe combined immunodeficiency, and a new class of immunosuppressive drugs.** Immunol Rev. 2005, **203**:127–142.

Schindler, C., Shuai, K., Prezioso, V.R., and Darnell, J.E., Jr: **Interferon-dependent tyrosine phosphorylation of a latent cytoplasmic transcription factor.** Science 1992, **257**:809–813.

7.21 A sinalização da citocina é finalizada por um mecanismo retroativo negativo

Krebs, D.L., and Hilton, D.J.: **SOCS proteins: negative regulators of cytokine signaling.** Stem Cells 2001, **19**:378–387.

Rytinki, M.M., Kaikkonen, S., Pehkonen, P., Jääskeläinen, T., and Palvimo, J.J.: **PIAS proteins: pleiotropic interactors associated with SUMO.** Cell. Mol. Life Sci. 2009, **66**:3029–3041.

Shuai, K., and Liu, B.: **Regulation of JAK-STAT signalling in the immune system.** Nat. Rev. Immunol. 2003, **3**:900–911.

Yasukawa, H., Sasaki, A., and Yoshimura, A.: **Negative regulation of cytokine signaling pathways.** Annu. Rev. Immunol. 2000, **18**:143–164.

7.22 Os receptores que induzem a apoptose ativam proteases intracelulares especializadas chamadas caspases

Aggarwal, B.B.: **Signalling pathways of the TNF superfamily: a double-edged sword.** *Nat. Rev. Immunol.* 2003, **3**:745–756.

Bishop, G.A.: **The multifaceted roles of TRAFs in the regulation of B-cell function.** *Nat. Rev. Immunol.* 2004, **4**:775–786.

Siegel, R.M.: **Caspases at the crossroads of immune-cell life and death.** *Nat. Rev. Immunol.* 2006, **6**:308–317.

7.23 A via intrínseca da apoptose é mediada pela liberação do citocromo *c* da mitocôndria

Borner, C.: **The Bcl-2 protein family: sensors and checkpoints for life-or-death decisions.** *Mol. Immunol.* 2003, **39**:615–647.

Hildeman, D.A., Zhu, Y., Mitchell, T.C., Kappler, J., and Marrack, P.: **Molecular mechanisms of activated T cell death *in vivo*.** *Curr. Opin. Immunol.* 2002, **14**:354–359.

Strasser, A.: **The role of BH3-only proteins in the immune system.** *Nat. Rev. Immunol.* 2005, **5**:189–200.

Desenvolvimento e Sobrevivência dos Linfócitos

8

Os receptores de antígenos dos linfócitos B e T são muito variáveis com relação a sua especificidade antigênica, permitindo que cada indivíduo desenvolva respostas imunes contra uma ampla gama de patógenos que encontra durante a vida. Esse repertório diverso de receptores de células B (BCRs, do inglês *B-cell receptors*) e receptores de células T (TCRs, do inglês *T-cell receptors*) é produzido durante o desenvolvimento das células B e das células T a partir de seus precursores não comprometidos. A produção de novos linfócitos, ou **linfopoiese**, ocorre nos tecidos linfoides especializados, os **tecidos linfoides centrais**, os quais são a medula óssea para a maioria das células B e o timo para a maioria das células T. Os precursores dos linfócitos são originados na medula óssea, mas enquanto as células B completam grande parte de seu desenvolvimento nesse tecido, os precursores da maioria das células T migram para o timo, onde se desenvolvem em células T maduras. As células B também se originam e se desenvolvem no fígado fetal e no baço neonatal. Algumas células T que formam populações especializadas no epitélio do intestino podem migrar como precursores imaturos da medula óssea para se desenvolver em locais denominados "placas das criptas", logo abaixo do epitélio intestinal. Aqui, o enfoque será dado ao desenvolvimento das células B derivadas da medula óssea e das células T derivadas do timo.

No feto e na infância, os tecidos linfoides centrais são a fonte de um grande número de novos linfócitos, os quais migram para habitar os **tecidos linfoides periféricos**, como os linfonodos, o baço e o tecido linfoide das mucosas (esses tecidos também são conhecidos como tecidos linfoides secundários). No indivíduo adulto, o desenvolvimento de novas células T no timo fica mais lento e o número de células T é mantido por células T específicas de longa vida, juntamente com a divisão de células T maduras fora dos órgãos linfoides centrais. Em contrapartida, novas células B são produzidas a partir da medula óssea, mesmo no indivíduo adulto.

A estrutura dos genes dos receptores de antígenos expressos pelas células B e T e os mecanismos pelos quais um receptor de antígeno completo é formado foram descritos nos Capítulos 4 e 5. Com base nisso, será explicado, neste capítulo, como os linfócitos B e T se desenvolvem a partir de um progenitor comum por meio de uma série de etapas e como cada uma dessas etapas avalia a reunião adequada dos receptores de antígenos.

Uma vez formado o receptor de antígeno, testes rigorosos são necessários para selecionar os linfócitos que possuem receptores de antígenos úteis – isto é, receptores de antígenos que podem reconhecer patógenos e que não podem reagir contra as células do próprio indivíduo. Considerando a incrível diversidade de receptores que podem ser produzidos pelo processo de rearranjo, é importante que os linfócitos que maturam sejam úteis no reconhecimento e nas respostas contra antígenos estranhos, principalmente porque um indivíduo pode expressar somente uma pequena fração de todo o repertório que pode ser expresso em toda sua vida. Será descrito como a especificidade e a afinidade do receptor para os ligantes próprios são avaliados, a fim de determinar se o linfócito imaturo sobreviverá para formar o repertório maduro ou se morrerá. Em geral, parece que os linfócitos em desenvolvimento, cujos receptores interagem fracamente com os autoantígenos, ou que ligam aos autoantígenos de maneira particular, recebem um sinal que permite a sua sobrevivência. Esse tipo de seleção é denominado **seleção positiva**. A seleção positiva é particularmente crítica no desenvolvimento das células T α:β, as quais reconhecem antígenos compostos formados por peptídeos ligados à molécula do complexo principal de histocompatibilidade (MHC, do inglês *major histocompatibility complex*), porque assegura que uma determinada célula T seja capaz de responder a peptídeos ligados às suas moléculas do MHC.

Por outro lado, linfócitos com receptores fortemente autorreativos devem ser eliminados a fim de impedir reações autoimunes. Esse processo de **seleção negativa** é uma das maneiras pela qual o sistema imune torna-se autotolerante. O destino normal dos linfócitos em desenvolvimento, na ausência de qualquer sinal recebido por meio do receptor é a morte, e, como será visto, a grande maioria dos linfócitos em desenvolvimento morre antes de sair dos órgãos linfoides centrais, ou antes de completar a maturação nos órgãos linfoides periféricos.

Neste capítulo, serão descritos os diferentes estágios do desenvolvimento das células B e T em camundongos e em seres humanos, desde as células-tronco não comprometidas até o linfócito maduro funcionalmente especializado com seu receptor de antígeno específico pronto para responder a um antígeno estranho. Os estágios finais da vida do linfócito maduro, nos quais o encontro com o antígeno o ativa, tornando-o um linfócito efetor ou de memória, serão discutidos nos Capítulos 9, 10 e 11. Este capítulo está dividido em quatro partes. As duas primeiras descrevem o desenvolvimento das células B e T, respectivamente. Então, serão vistas as seleções positiva e negativa das células T no timo. A seguir, será descrito o destino dos linfócitos recém-gerados quando eles deixam os órgãos linfoides centrais e migram para os tecidos linfoides periféricos, onde ocorre posterior maturação. Os linfócitos maduros recirculam continuamente entre o sangue e os tecidos linfoides periféricos (ver Cap. 1) e, na ausência de infecção, seu número permanece relativamente constante, apesar da produção contínua de novos linfócitos. Por fim, serão visto os fatores que governam a sobrevivência dos linfócitos virgens nos órgãos linfoides periféricos e a manutenção da **homeostasia** dos linfócitos – a regulação da quantidade de linfócitos e sua renovação.

Desenvolvimento dos linfócitos B

As principais fases da vida de um linfócito B são mostradas na Figura 8.1. Os estágios do desenvolvimento das células B e das células T são definidos principalmente por etapas sucessivas na reunião e na expressão de genes de receptores de antígenos funcionais. A cada etapa do desenvolvimento dos linfócitos, o progresso de rearranjo gênico é monitorado, e a questão crucial é que o rearranjo gênico bem-sucedido leva à produção de uma cadeia de proteína que atua como sinalizadora para a progressão para o próximo estágio. Será visto que uma célula B em desenvolvimento tem oportunidades de múltiplos rearranjos que aumentam a probabilidade de expressar um receptor de antígeno funcional, mas também há pontos de verificação que reforçam a necessidade de cada célula B expressar somente um receptor de especificidade. O início do estudo atentará para os seguintes tópicos: como as primeiras células reconhecidas da linhagem de células B se desenvolvem a partir de células-tronco hematopoiéticas multipotentes da medula óssea e em que ponto as linhagens de células B e T divergem.

8.1 Os linfócitos derivam das células-tronco hematopoiéticas da medula óssea

As células da linhagem linfoide – células B, células T e células *natural killer* (NK) – são derivadas das células progenitoras linfoides comuns, as quais são derivadas das **células-tronco hematopoiéticas** (**HSCs,** do inglês *hematopoietic stem cells*) multipotentes que dão origem a todas as células sanguíneas (ver Fig. 1.3). O desenvol-

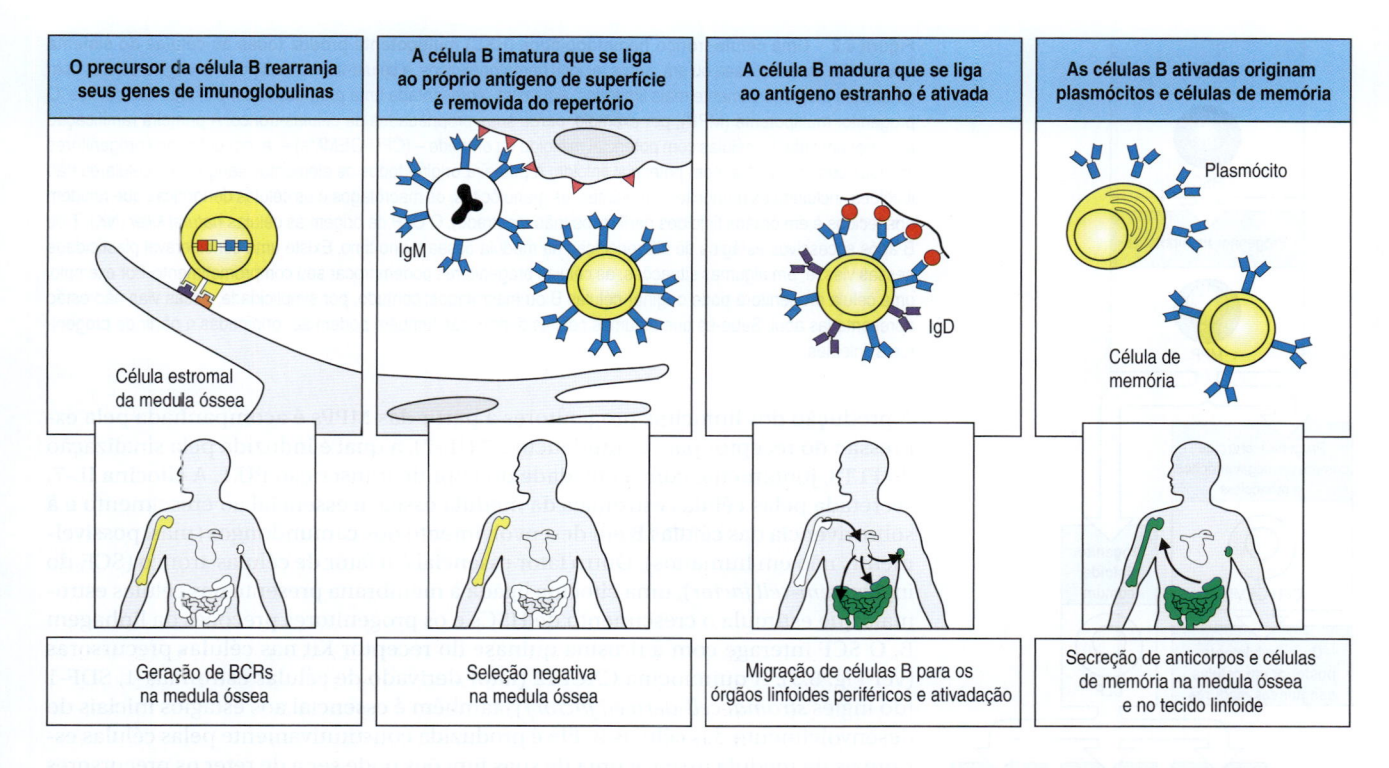

| O precursor da célula B rearranja seus genes de imunoglobulinas | A célula B imatura que se liga ao próprio antígeno de superfície é removida do repertório | A célula B madura que se liga ao antígeno estranho é ativada | As células B ativadas originam plasmócitos e células de memória |

Célula estromal da medula óssea

IgM

IgD

Plasmócito

Célula de memória

| Geração de BCRs na medula óssea | Seleção negativa na medula óssea | Migração de células B para os órgãos linfoides periféricos e ativadação | Secreção de anticorpos e células de memória na medula óssea e no tecido linfoide |

Figura 8.1 As células B se desenvolvem na medula óssea e migram para os órgãos linfoides periféricos, onde podem ser ativadas pelo antígeno. Na primeira fase do desenvolvimento, as células B progenitoras rearranjam seus genes de imunoglobulinas na medula óssea. Essa fase é independente de antígenos, mas dependente de interações com células estromais da medula óssea (primeiras figuras). Ela termina em uma célula B imatura que carreia um receptor para antígeno na forma de IgM de superfície e agora pode interagir com antígenos em seu ambiente. Células B imaturas que são fortemente estimuladas pelo antígeno nesse estágio morrem ou são inativadas em um processo de seleção negativa, removendo, então, muitas células B autorreativas do repertório (segundas figuras). Na terceira fase do desenvolvimento, as células B imaturas sobreviventes emergem da periferia e maturam para expressar IgD e IgM. Nesse momento, elas podem ser ativadas pelo encontro com um antígeno estranho em um órgão linfoide periférico (terceiras figuras). As células B ativadas proliferam e podem diferenciar-se em células plasmáticas secretoras de anticorpos e em células B de memória de vida longa (quartas figuras). BCRs, receptores de células B.

vimento a partir do precursor de células-tronco em células comprometidas em se tornarem células B ou células T segue os princípios básicos de diferenciação celular. As propriedades essenciais à função da célula madura são gradualmente adquiridas à medida que ocorre a perda de propriedades mais características de células imaturas. No caso do desenvolvimento dos linfócitos, as células comprometem-se primeiramente com a linhagem linfoide, ao contrário da mieloide, e, então, com a linhagem das células B ou das células T (Fig. 8.2).

O microambiente especializado da medula óssea fornece sinais tanto para o desenvolvimento dos progenitores linfoides das HSCs quanto para a subsequente diferenciação das células B. Esses sinais atuam no desenvolvimento dos linfócitos ativando genes-chave que direcionam o programa de desenvolvimento e são produzidos por uma rede de **células estromais** especializadas do tecido conectivo não linfoide que estão em contato íntimo com os linfócitos em desenvolvimento (Fig. 8.3). A contribuição das células estromais é dupla. Primeiro, elas formam contatos adesivos específicos com os linfócitos em desenvolvimento por interações entre moléculas de adesão celular e seus ligantes. Segundo, elas fornecem citocinas e quimiocinas solúveis e ligadas à membrana, as quais controlam a diferenciação e a proliferação.

Primeiro, as HSCs diferenciam-se em **células progenitoras multipotentes** (**MPPs**, do inglês *multipotent progenitor cells*), as quais podem produzir tanto células mieloides quanto células linfoides, mas não são mais células-tronco de autorrenovação. Os progenitores multipotentes expressam um receptor de superfície celular de tirosina quinase conhecido como FLT3 (originalmente denominado quinase de célula-tronco 1 [STK-1, do inglês *stem-cell kinase 1*] em seres humanos e Flt3/Flk2 em camundongos) que se liga ao ligante FLT3 ligado à membrana nas células estromais. A sinalização por meio do FLT3 é necessária à diferenciação para o próximo estágio, o estágio do **progenitor linfoide comum** (**CLP**, do inglês *commom lymphoid progenitor*). Essas células dão origem à célula comprometida com a linhagem B mais precoce, a **célula pró-B** (ver Fig. 8.3). O progenitor linfoide comum é assim chamado porque originalmente acreditava-se que ele dava origem às linhagens de células B e T. Embora ele possa dar origem às linhagens de células B e T em cultura, não está claro se o progenitor linfoide comum realiza esse processo *in vivo*.

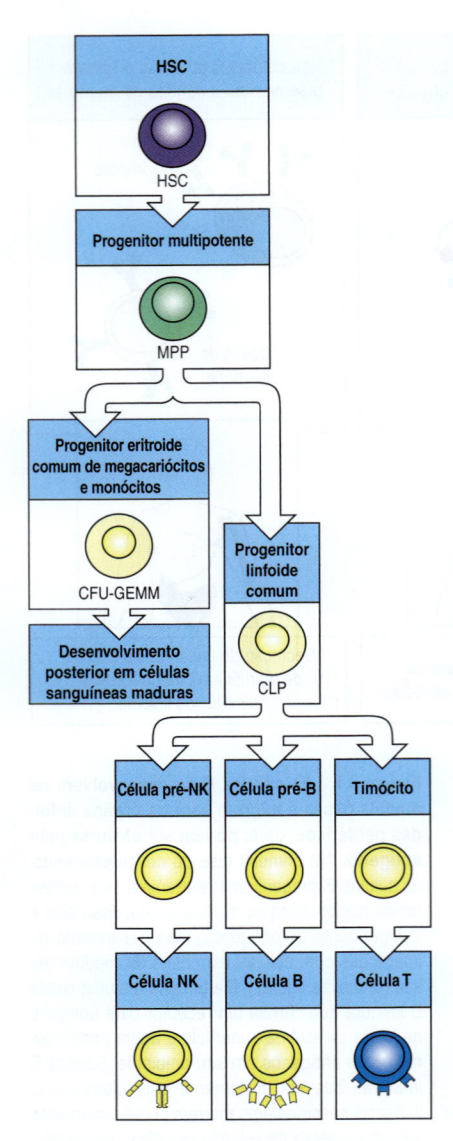

Figura 8.2 Uma célula-tronco hematopoiética (HSC) multipotente produz todas as células do sistema imune. Na medula óssea ou em outros tecidos hematopoiéticos, a célula-tronco multipotente origina células com potenciais progressivamente mais limitados. Aqui está representada uma progressão simplificada das células. O progenitor multipotente (MPP), por exemplo, perde suas propriedades de células-tronco. A primeira ramificação leva, por um lado, às células com potencial mieloide ou eritroide – (CFU-GEMMs) –, e, por outro, aos progenitores linfoides comuns (CLPs) com potencial linfoide. A primeira origina todos os elementos sanguíneos celulares não linfoides, incluindo os monócitos circulantes, os granulócitos, os macrófagos e as células dendríticas que residem nos tecidos e em órgãos linfoides periféricos (não mostrado). O CLP dá origem às células *natural killer* (NK), T ou B após sucessivos estágios de diferenciação na medula óssea ou no timo. Existe uma considerável plasticidade nessas vias, e, em algumas situações, as células progenitoras podem trocar seu comprometimento. Por exemplo, uma célula progenitora pode originar células B ou macrófagos; contudo, por simplicidade, essas vias não estão apresentadas aqui. Sabe-se que algumas células dendríticas também podem ser originadas a partir de progenitores linfoides.

A produção dos linfócitos progenitores a partir das MPPs é acompanhada pela expressão do receptor para a interleucina-7 (IL-7), a qual é induzida pela sinalização do FLT3, juntamente com a atividade do fator de transcrição PU.1. A citocina IL-7, secretada pelas células estromais da medula óssea, é essencial ao crescimento e à sobrevivência das células B em desenvolvimento nos camundongos (mas, possivelmente, não em humanos). Outro fator essencial é o fator de células-tronco (SCF, do inglês *stem-cell factor*), uma citocina ligada à membrana presente nas células estromais que estimula o crescimento de HSCs e os progenitores precoces da linhagem B. O SCF interage com a tirosina quinase do receptor Kit nas células precursoras (ver Fig. 8.3). A quimiocina CXCL12 (fator derivado de células estromais-1, SDF-1 [do inglês *stromal cell-derived factor1*]) também é essencial aos estágios iniciais do desenvolvimento das células B. Ela é produzida constitutivamente pelas células estromais da medula óssea, e uma de suas funções pode ser a de reter os precursores de células B em desenvolvimento no microambiente da medula. A linfopoietina derivada do estroma do timo (**TSLP**, do inglês *thymic stroma-derived lymphopoietin*) assemelha-se à IL-7 e se liga ao receptor, compartilhando a cadeia γ comum do receptor da IL-7. Apesar de seu nome, a TSLP pode promover o desenvolvimento de células B no fígado embriônico, pelo menos no período perinatal, na medula óssea de camundongos.

O destino definitivo das células B, as células pró-B, é especificado pela indução do fator de transcrição específico da linhagem B E2A, que está presente como duas formas alternativas de processamento, denominadas E12 e E47, e o fator de células B precoce (EBF, do inglês *early B-cell factor*). Não está claro o que inicia a expressão do E2A em alguns progenitores, mas sabe-se que a transcrição dos fatores PU.1 e Ikaros é necessária para a expressão do E2A. O E2A então induz a expressão de EBF. A sinalização por meio da IL-7 promove a sobrevivência desses progenitores comprometidos, ao passo que o E2A e o EBF atuam coordenando a expressão das proteínas que determinam o estado de célula pró-B.

Com a maturação das células da linhagem B, elas migram dentro da medula óssea, permanecendo em contato com as células estromais. As células-tronco mais precoces localizam-se em uma região denominada **endósteo**, que reveste a cavidade interna dos ossos longos. As células da linhagem B em desenvolvimento fazem contato com as células estromais reticulares nos espaços trabeculares, e, com a maturação, movem-se em direção ao seio central da cavidade da medula. Os estágios finais do desenvolvimento das **células B imaturas** em **células B maduras** ocorrem em órgãos linfoides periféricos como o baço, processo que está descrito na quarta parte deste capítulo.

8.2 O desenvolvimento das células B inicia com o rearranjo do *locus* de cadeia pesada

Os estágios de desenvolvimento das células B, em ordem de ocorrência, são: **célula pró-B precoce**, **célula pró-B tardia**, **célula pré-B grande**, **célula pré-B pequena** e **célula B madura** (Fig. 8.4). Somente um *locus* gênico é rearranjado a cada etapa em uma sequência fixa. O primeiro rearranjo que ocorre envolve o *locus* que contém os

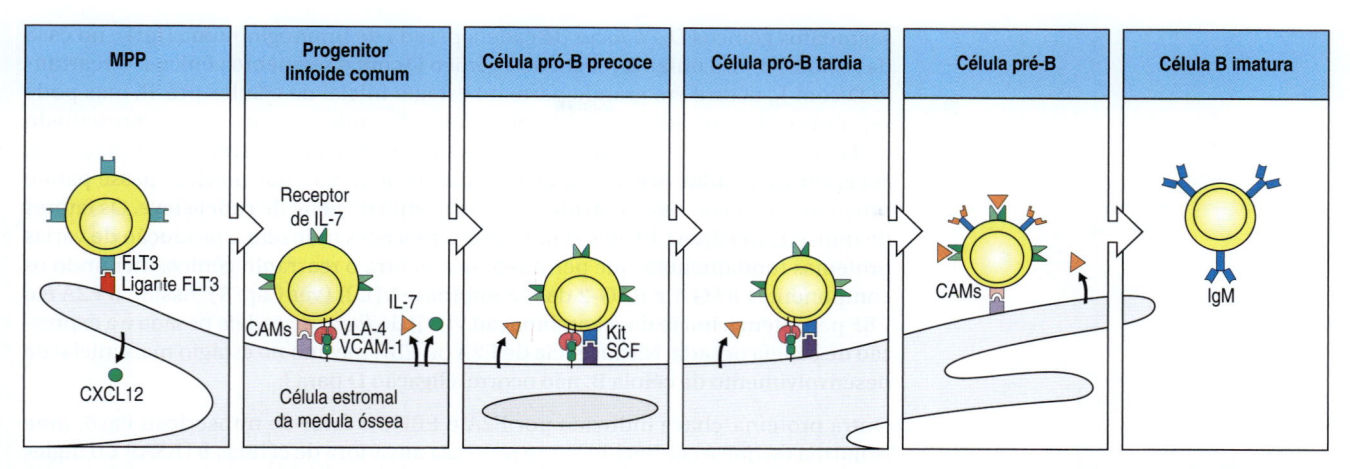

Figura 8.3 Os estágios iniciais do desenvolvimento da célula B são dependentes das células estromais da medula óssea. As interações entre os progenitores das células B e as células estromais da medula óssea são necessárias ao estágio de desenvolvimento da célula B imatura. Os termos célula pró-B e célula pré-B referem-se às fases definidas do desenvolvimento da célula B, conforme descrito na Figura 8.4. As células progenitoras multipotentes (MPPs) expressam o receptor de tirosina quinase FLT3, o qual se liga ao seu ligante nas células estromais. A sinalização por meio do FLT3 é necessária à diferenciação para o próximo estágio, o progenitor linfoide comum. A quimiocina CXCL12 (SDF-1) atua retendo as células-tronco e os progenitores linfoides nas células estromais adequadas na medula óssea. O receptor de interleucina-7 (IL-7) está presente nesse estágio, e a IL-7 produzida pelas células estromais é necessária ao desenvolvimento das células da linhagem B. As células progenitoras ligam-se à molécula de adesão VCAM-1 nas células estromais por meio da integrina VLA-4, e também interagem com outras moléculas de adesão celular (CAMs). Essas interações de adesão promovem a ligação do receptor de tirosina quinase Kit (CD117) da superfície da célula pró-B ao fator de células-tronco (SCF) da superfície da célula estromal, que ativa a quinase e induz a proliferação dos progenitores de células B.

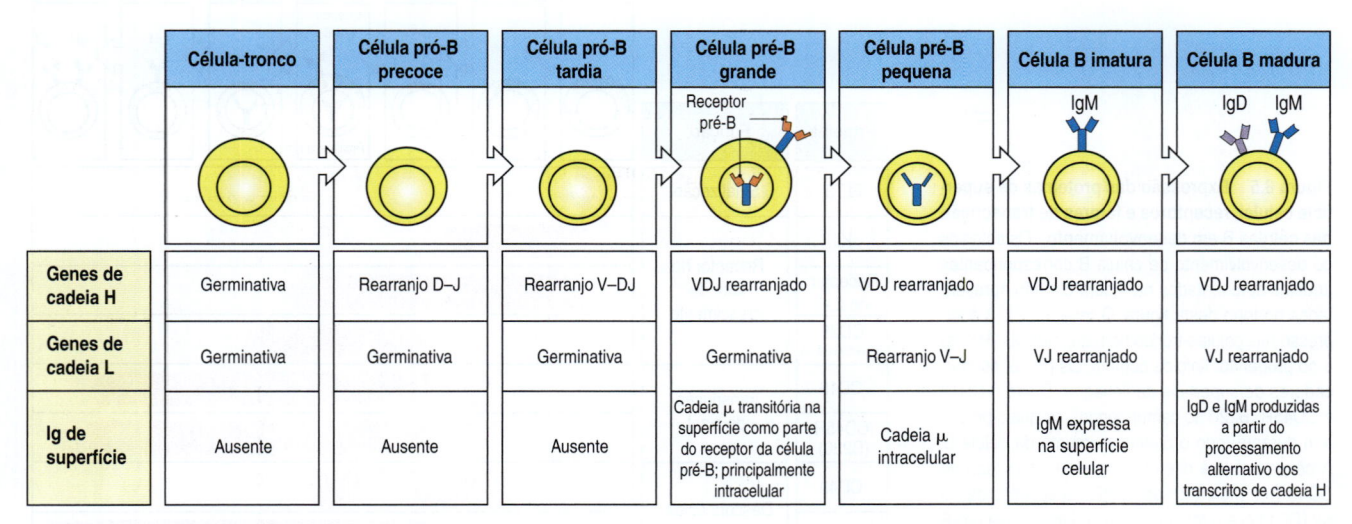

	Célula-tronco	Célula pró-B precoce	Célula pró-B tardia	Célula pré-B grande	Célula pré-B pequena	Célula B imatura	Célula B madura
Genes de cadeia H	Germinativa	Rearranjo D–J	Rearranjo V–DJ	VDJ rearranjado	VDJ rearranjado	VDJ rearranjado	VDJ rearranjado
Genes de cadeia L	Germinativa	Germinativa	Germinativa	Germinativa	Rearranjo V–J	VJ rearranjado	VJ rearranjado
Ig de superfície	Ausente	Ausente	Ausente	Cadeia μ transitória na superfície como parte do receptor da célula pré-B; principalmente intracelular	Cadeia μ intracelular	IgM expressa na superfície celular	IgD e IgM produzidas a partir do processamento alternativo dos transcritos de cadeia H

Figura 8.4 O desenvolvimento da célula da linhagem B procede por meio de vários estágios marcados por rearranjo e expressão de genes das imunoglobulinas. A célula-tronco ainda não começou a rearranjar seus segmentos gênicos de imunoglobulinas (Ig); eles estão na configuração germinativa, como encontrada em todas as células não linfoides. O *locus* de cadeia pesada (cadeia H) rearranja primeiro. O rearranjo de um segmento gênico D ao segmento gênico J_H inicia no progenitor linfoide comum e ocorre nas células pró-B precoces, produzindo as células pró-B tardias, nas quais ocorre o rearranjo V_H para DJ_H. Um rearranjo VDJ_H bem-sucedido leva à expressão de uma cadeia pesada completa de imunoglobulina como parte do receptor da célula pré-B, que é encontrado principalmente no citoplasma e, em certa quantidade, na superfície da célula. Uma vez que isso ocorre, a célula é estimulada a se tornar uma célula pré-B grande, que se divide ativamente. As células pré-B grandes, então, param de se dividir e se tornam células pré-B pequenas em repouso; nesse ponto, elas param a expressão das cadeias leves substitutas e expressam somente a cadeia pesada μ no citoplasma. As células pré-B pequenas reexpressam as proteínas RAG e começam a rearranjar os genes de cadeia leve (cadeia L). Após a reunião bem-sucedida dos genes de cadeia leve, a célula torna-se uma célula B imatura que expressa uma molécula de IgM completa na superfície. As células B maduras produzem uma cadeia pesada δ, bem como uma cadeia pesada μ, por meio de um mecanismo de processamento alternativo do mRNA (ver Fig. 5.17), e são marcadas para a apresentação adicional de cadeia IgD na superfície da célula.

segmentos gênicos D – o *locus* de cadeia pesada de imunoglobulina (IgH), no caso das células B – e a união do segmento gênico D com o segmento gênico J. O rearranjo D com J_H ocorre em grande parte no estágio inicial de células pró-B, mas pode ser observado tão cedo quanto no progenitor linfoide comum. Como apresentado na Figura 8.4, a expressão de uma cadeia pesada funcional permite a formação do **receptor de células pré-B**, o qual constitui o sinal para que a célula passe para o próximo estágio de desenvolvimento, o rearranjo do gene de cadeia leve. Os fatores de transcrição E2A e EBF nas células pró-B precoces induzem a produção de várias proteínas fundamentais que permitem que ocorra o rearranjo gênico, incluindo os componentes RAG-1 e RAG-2 da recombinase V(D)J (ver Cap. 5). Assim, o E2A e o EBF permitem o início da recombinação V(D)J do *locus* de cadeia pesada e a expressão de cadeia pesada. Na ausência de E2A ou EBF, mesmo no estágio mais inicial de desenvolvimento da célula B, não ocorre a ligação D para J_H.

Outra proteína-chave induzida por E2A e EBF é o fator de transcrição Pax5, uma isoforma do que é conhecido como proteína ativadora de células B (BSAP, do inglês *B-cell activator protein*). Entre os alvos do Pax5 estão os genes para o componente CD19 do correceptor de célula B e o gene para a Igα, um componente da sinalização dos receptores de célula pré-B e de célula B (ver Seção 7.7). Na ausência do Pax5, o desenvolvimento das células pró-B é interrompido, mas pode ser induzido a dar origem a células T e células mieloides, indicando que o Pax5 é necessário ao comprometimento da célula pró-B com a linhagem de célula B. O Pax5 também induz a expressão da proteína ligadora de célula B (BLNK, do inglês *B-cell linker protein*), uma proteína de sustentação contendo SH2 necessária ao posterior desenvolvimento da célula pró-B e à sinalização do receptor de antígeno de célula B madura (ver Seção 7.16). A expressão temporal de algumas proteínas de superfície, receptores e fatores de transcrição necessários ao desenvolvimento das células B estão descritos na Figura 8.5.

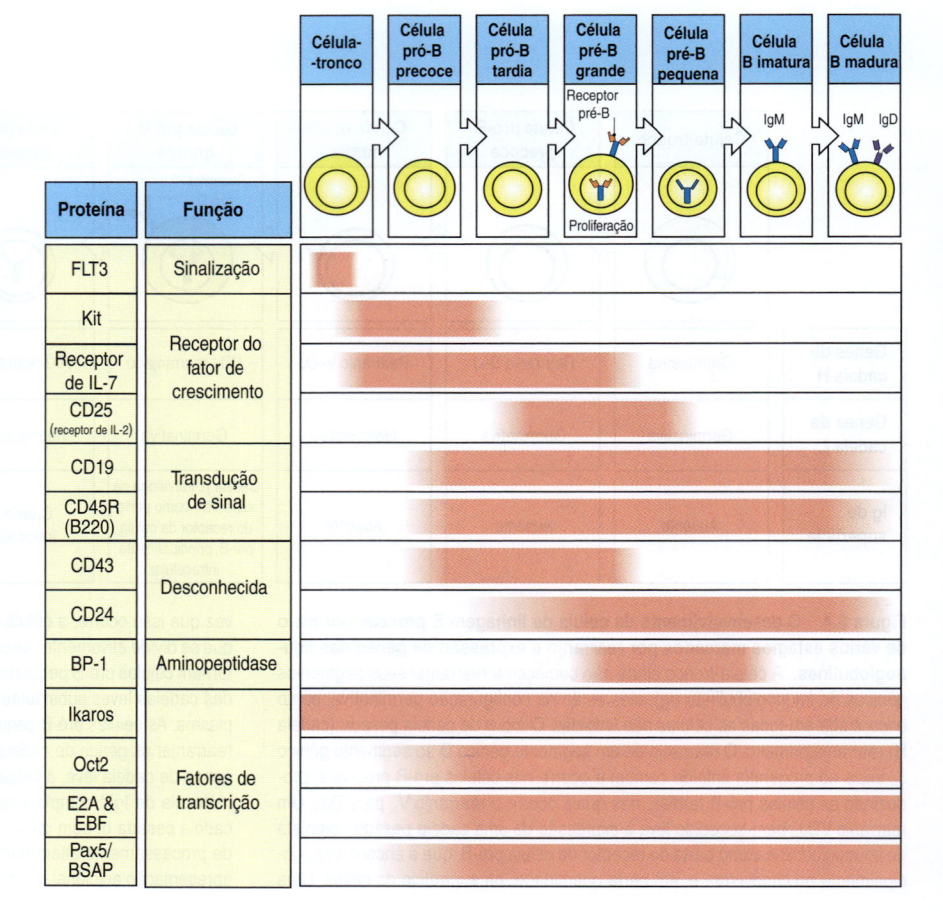

Figura 8.5 Expressão das proteínas de superfície celular, receptores e fatores de transcrição nas células B em desenvolvimento. Os estágios do desenvolvimento da célula B correspondentes àqueles apresentados na Figura 8.4 são apresentados no topo desta figura. O receptor FLT3 é expresso nas células-tronco hematopoiéticas (HSCs) e no progenitor linfoide comum. Os primeiros marcadores de superfície da linhagem B são o CD19 e CD45R (B220 no camundongo), os quais persistem durante todo o desenvolvimento da célula B. A célula pró-B é diferenciada pela expressão de CD43 (um marcador de função desconhecida), o Kit (CD117) e o receptor da IL-7. Uma célula pró-B tardia começa a expressar o CD24 (um marcador de função desconhecida) e a cadeia α do receptor de IL-2, o CD25. A célula pré-B é fenotipicamente diferenciada pela expressão da enzima BP-1, ao passo que o Kit e o receptor de IL-7 não são mais expressos. As funções dos fatores de transcrição envolvidos no desenvolvimento das células B apresentados na figura são discutidas no texto, com exceção do fator de transcrição octamérico, o Oct2, que se liga ao octâmero ATGCAAAT encontrado no promotor de cadeia pesada e em outros locais.

Embora o sistema da recombinase V(D)J atue tanto na linhagem de célula B quanto na linhagem de célula T e utilize a mesma enzima central, os rearranjos dos genes dos TCRs não ocorrem nas células da linhagem B, e não há ocorrência de um rearranjo completo dos genes de imunoglobulinas nas células T. Os eventos de rearranjos ordenados estão associados ao baixo nível de transcrição linhagem-específica dos segmentos gênicos a serem ligados.

Os rearranjos iniciais D para J_H no *locus* de cadeia pesada das imunoglobulinas (Fig. 8.6) ocorre em geral nos dois alelos, no momento em que a célula torna-se célula pró-B. A maioria das uniões D para J_H em seres humanos é potencialmente útil, já que a maioria dos segmentos gênicos D humanos podem ser traduzidos nas três fases de leitura sem encontrar um códon de terminação. Assim, não há necessidade de um mecanismo especial para distinguir uniões bem-sucedidas D para J_H e, nesse estágio inicial, também não há a necessidade de assegurar que somente um alelo sofra rearranjo. Na verdade, considerando a provável taxa de erro nos estágios finais, iniciar com dois rearranjos bem-sucedidos das sequências D-J_H é uma vantagem.

Para produzir uma cadeia pesada de imunoglobulina completa, a célula pró-B tardia prossegue com o rearranjo da sequência do segmento gênico V_H para DJ_H. Ao contrário do rearranjo D para J_H, o rearranjo V_H para DJ_H ocorre primeiro em somente

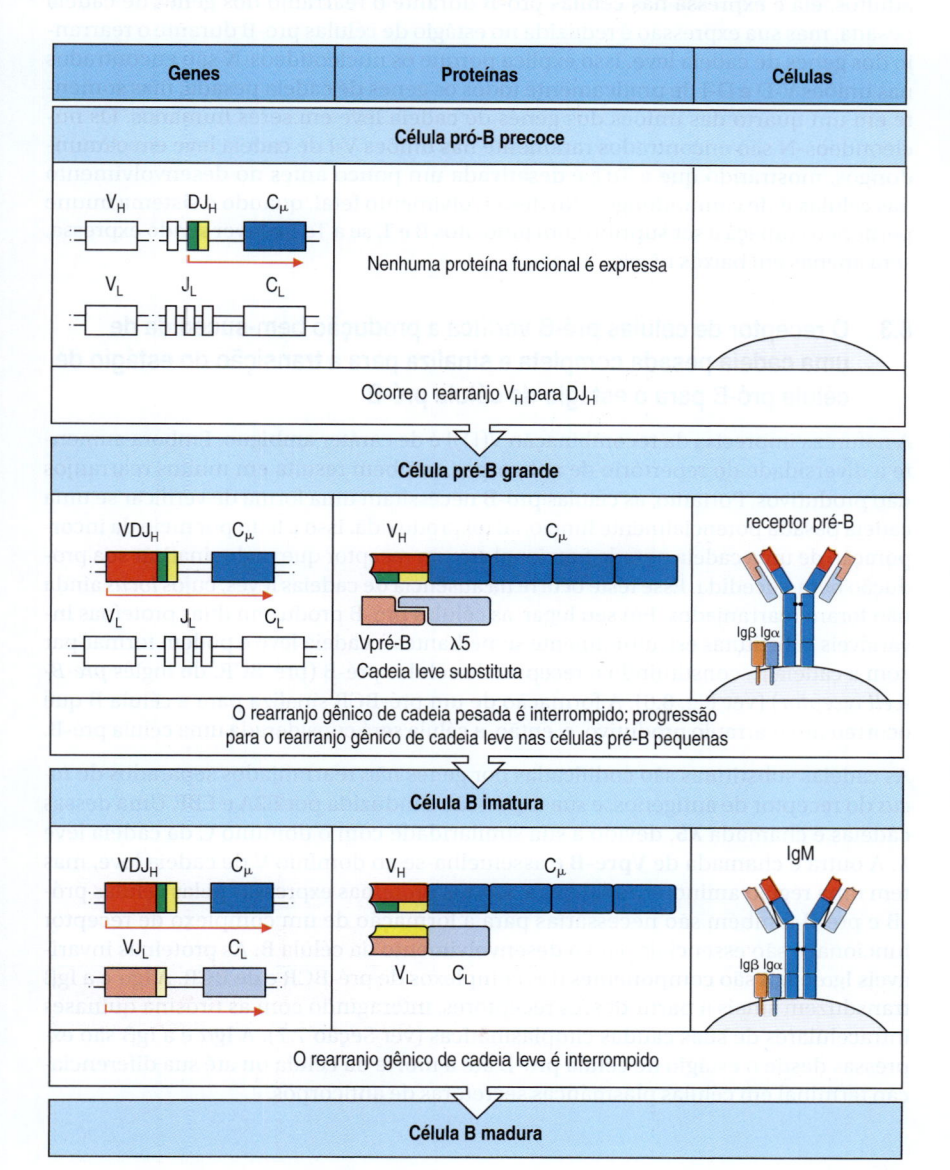

Figura 8.6 Um gene de imunoglobulina rearranjado produtivamente é expresso imediatamente como proteína pela célula B em desenvolvimento. Nas células pró-B precoces, o rearranjo gênico de cadeia pesada ainda não está finalizado, e nenhuma proteína funcional μ é expressa, embora ocorra transcrição (seta vermelha), conforme mostrado na figura superior. Logo após o rearranjo gênico produtivo de cadeia pesada, as cadeias μ são expressas pela célula em um complexo com outras duas cadeias, λ5 e Vpré-B, que juntas formam a cadeia leve substituta. Esse complexo é conhecido como receptor da célula pré-B (figura central). Ele está associado a outras duas cadeias proteicas, Igα e Igβ, que sinalizam para a célula B parar o rearranjo dos genes de cadeia pesada e direcionam para a transição ao estágio de célula pré-B grande por meio da indução da proliferação. A progênie das células pré-B grandes param a divisão e se tornam células pré--B pequenas, nas quais os rearranjos gênicos de cadeia leve se iniciam. Os rearranjos gênicos bem--sucedidos de cadeia leve resultam na produção de uma cadeia leve que se liga à cadeia μ para formar uma molécula completa de IgM, a qual é expressa juntamente com Igα e Igβ na superfície celular, como mostrado na figura inferior. Acredita-se que a sinalização por meio dessas moléculas IgM de superfície ocasiona o término do rearranjo gênico de cadeia leve. pré-BCR, receptor de célula pré-B.

um cromossomo. O rearranjo bem-sucedido leva à produção de uma cadeia pesada μ intacta, e, após a formação dessa cadeia, o rearranjo V_H para DJ_H é interrompido e a célula torna-se uma célula pré-B. As células pró-B que não produzem uma cadeia μ são eliminadas e pelo menos 45% das células pró-B são perdidas nessa etapa. Em pelo menos dois em cada três casos, entretanto, o primeiro rearranjo não é produtivo, e o rearranjo V_H com DJ_H continua no outro cromossomo, novamente com duas chances em três de não ser produtivo. Existe uma chance de gerar uma célula pré-B de 55% $(1/3 + (2/3 \times 1/3) = 0,55)$. A frequência real é relativamente menor porque o repertório dos genes V contém pseudogenes que podem rearranjar-se, mas possuem importantes defeitos que impedem a expressão de uma proteína funcional. Não é necessário que a falha imediata de um rearranjo inicial não produtivo seja sinalizada no desenvolvimento da célula pró-B, visto que é possível que a maioria dos *loci* sofra rearranjos sucessivos no mesmo cromossomo e, quando este falha, ocorre rearranjo no *locus* do outro cromossomo.

A diversidade do repertório do receptor de antígeno da célula B é aumentada nesse estágio pela enzima transferase deoxinucleotidil terminal (TdT). A TdT é expressa pela célula pró-B e adiciona nucleotídeos-Não moldes (nucleotídeos-N) nas junções entre os segmentos gênicos rearranjados (ver Seção 5.8). Em seres humanos adultos, ela é expressa nas células pró-B durante o rearranjo dos genes de cadeia pesada, mas sua expressão é reduzida no estágio de células pré-B durante o rearranjo dos genes de cadeia leve. Isso explica porque os nucleotídeos-N são encontrados nas uniões V-D e D-J de praticamente todos os genes de cadeia pesada, mas somente em um quarto das uniões dos genes de cadeia leve em seres humanos. Os nucleotídeos-N são encontrados raramente nas uniões V-J de cadeia leve em camundongos, mostrando que a TdT é desativada um pouco antes no desenvolvimento das células B de camundongos. No desenvolvimento fetal, quando o sistema imune periférico começa a ser suprido com linfócitos B e T, se a TdT estiver sendo expressa, será apenas em baixos níveis.

8.3 O receptor de células pré-B verifica a produção bem-sucedida de uma cadeia pesada completa e sinaliza para a transição do estágio de célula pró-B para o estágio de célula pré-B

A natureza imprecisa da recombinação V(D)J é de caráter ambíguo. Embora aumente a diversidade do repertório de anticorpos, também resulta em muitos rearranjos não produtivos. Portanto, as células pró-B necessitam uma forma de verificar se uma cadeia pesada potencialmente funcional foi produzida. Isso é feito por meio da incorporação de uma cadeia pesada funcional em um receptor que pode sinalizar sua produção bem-sucedida. Esse teste ocorre na ausência de cadeias leves, cujos *locus* ainda não foram rearranjados. Em seu lugar, as células pró-B produzem duas proteínas invariáveis substitutas estruturalmente semelhantes à cadeia leve e podem formar par com a cadeia μ, constituindo o receptor de células pré-B (pré-BCR, do inglês *pre-B-cell receptor*) (ver Fig. 8.6). A formação de um pré-BCR sinaliza para a célula B que ocorreu um rearranjo produtivo, e, então, a célula será considerada uma célula pré-B.

As cadeias substitutas são codificadas por genes não rearranjados separados do *locus* do receptor de antígenos, e sua expressão é induzida por E2A e EBF. Uma dessas cadeias é chamada **λ5**, devido a sua similaridade com o domínio C da cadeia leve λ. A outra é chamada de **Vpré-B** e assemelha-se ao domínio V de cadeia leve, mas tem uma região aminoterminal extra. Outras proteínas expressas pelas células pró-B e pré-B também são necessárias para a formação de um complexo de receptor funcional e são essenciais para o desenvolvimento da célula B. As proteínas invariáveis Igα e Igβ são componentes dos complexos de pré-BCR e de BCR. A Igα e a Igβ transduzem sinais a partir desses receptores, interagindo com as tirosina quinases intracelulares de suas caudas citoplasmáticas (ver Seção 7.7). A Igα e a Igβ são expressas desde o estágio de célula pró-B até a morte da célula ou até sua diferenciação terminal em células plasmáticas secretoras de anticorpos.

A formação do pré-BCR é um importante ponto de controle que medeia a transição entre células pró-B e células pré-B. Camundongos deficientes de λ5 ou que possuem genes mutantes para cadeia pesada são incapazes de produzir domínios transmembrana, o pré-BCR não pode ser formado, e o desenvolvimento da célula B é bloqueado após o rearranjo do segmento gênico para a cadeia pesada. No desenvolvimento normal da célula B, o complexo do pré-BCR é expresso transitoriamente, talvez porque a produção do mRNA de λ5 é interrompida logo após o início da formação dos pré-BCRs. Embora presente somente em baixos níveis na superfície celular, o pré-BCR produz sinais necessários para a transição de célula pró-B para célula pré-B. Nenhum antígeno ou outro ligante parece estar envolvido na sinalização pelo receptor. Em vez disso, acredita-se que os pré-BCRs interajam uns com os outros, formando dímeros ou oligômeros que produzem os sinais descritos na Seção 7.16. A dimerização envolve regiões únicas nos aminoácidos terminais das proteínas λ5 e Vpré-B que não estão presentes em outros domínios semelhantes às imunoglobulinas e que medeiam a ligação cruzada de pré-BCRs adjacentes na superfície celular (Fig. 8.7). A sinalização produzida pela agregação dos receptores impede outros rearranjos no *locus* de cadeia pesada e permite que a células pré-B se tornem sensíveis à IL-7. Isso induz a proliferação celular, iniciando a transição para a célula pré-B grande. A sinalização do pré-BCR requer a proteína de sustentação BLNK e a tirosina quinase de Bruton (Btk, do inglês *Bruton's tyrosine kinase*) uma tirosina quinase intracelular da família Tec (ver Seção 7.16). Em seres humanos e em camundongos, a deficiência de BLNK leva a um bloqueio do desenvolvimento da célula B no estágio de célula pró-B. Em seres humanos, mutações no gene *BTK* causam uma profunda deficiência imune específica da linhagem B, a agamaglobulinemia de Bruton ligada ao X (XLA, do inglês *Bruton's X-linked agammaglobulinemia*), na qual não há produção de células B maduras. O bloqueio causado por mutações no *BTK* é quase total, interrompendo a transição de célula pré-B para célula B imatura. Um defeito similar, mas menos severo, denominado **imunodeficiência ligada ao X**, ou xid, origina-se a partir de mutações no gene *Btk* em camundongos.

8.4 A sinalização por meio do pré-BCR inibe novos rearranjos no *locus* de cadeia pesada e reforça a exclusão alélica

O rearranjo bem-sucedido nos dois alelos de cadeia pesada pode resultar na produção, na célula B, de dois receptores com diferentes especificidades antigênicas. Para

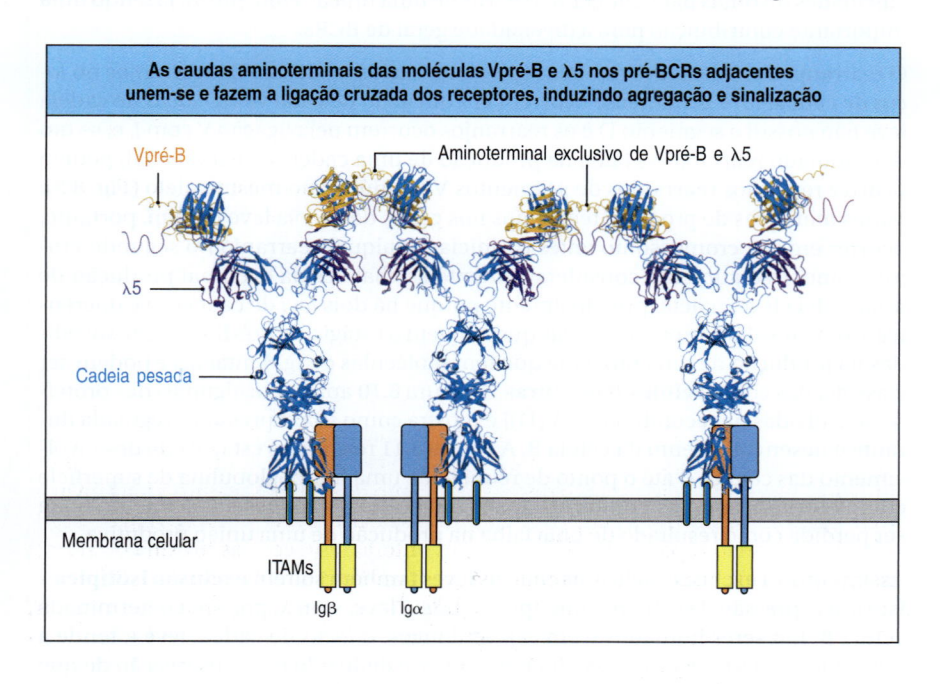

As caudas aminoterminais das moléculas Vpré-B e λ5 nos pré-BCRs adjacentes unem-se e fazem a ligação cruzada dos receptores, induzindo agregação e sinalização

Vpré-B
Aminoterminal exclusivo de Vpré-B e λ5
λ5
Cadeia pesaca
Membrana celular
ITAMs
Igβ   Igα

Figura 8.7 O receptor de célula pré-B (pré-BCR) inicia a sinalização por meio da dimerização espontânea induzida por uma única região de Vpré-B e λ5. Duas cadeias proteicas substitutas, a Vpré-B (laranja) e λ5 (roxo), substitui uma cadeia leve e se liga à cadeia pesada, permitindo sua expressão na superfície. A Vpré-B substitui a região V de cadeia leve durante sua interação e a λ5 faz parte da região constante de cadeia leve. As duas cadeias Vpré-B e λ5 contêm regiões aminoterminais únicas que não estão presentes em outros domínios semelhantes às imunoglobulinas, aqui representados como caudas desestruturadas que se estendem para fora dos domínios globulares. Essas regiões aminoterminais associadas a um pré-BCR podem interagir com as regiões correspondentes no pré-BCR adjacente, promovendo a formação espontânea de dímeros de pré-BCRs na superfície celular. A dimerização produz uma sinalização a partir do pré-BCR que é dependente das cadeias sinalizadoras Igα e Igβ contendo ITAMs. Os sinais causam a inibição da expressão das proteínas RAG-1 e RAG-2 e a proliferação das células pré-B grandes. (Cortesia de Chris Garcia.)

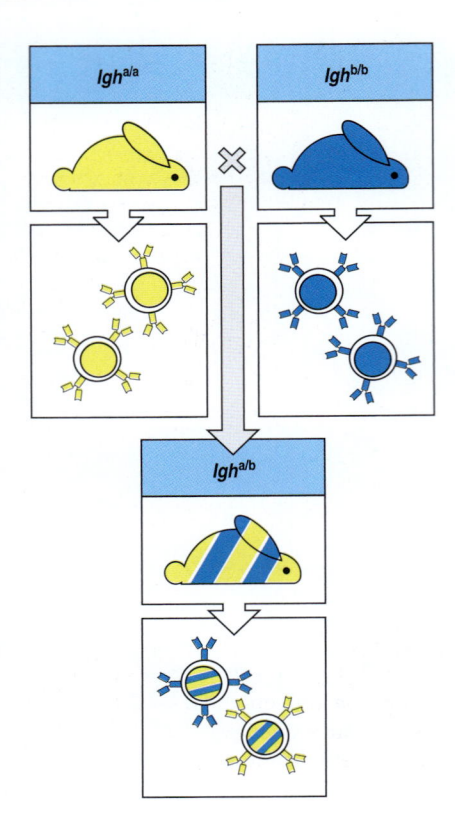

Figura 8.8 Exclusão alélica em células B individuais. A maioria das espécies possuem polimorfismos genéticos nas regiões constantes de seus genes de cadeias leve e pesada e imunoglobulinas, os quais são conhecidos como alótipos (ver Apêndice I, Seção A.10). Em coelhos, por exemplo, todas as células B em um indivíduo homozigoto para o alelo *a* do *locus* de cadeia pesada de imunoglobulina (*Igh*^(a/a)) expressarão o alótipo a, enquanto em indivíduos homozigotos para o alelo *b* (*Igh*^(b/b)) todas as células B produzirão a imunoglobulina do alótipo b. Em animais heterozigotos (*Igh*^(a/b)) que possuem o alelo *a* em um dos *loci* Igh e um alelo *b* no outro, as células B individuais expressarão uma imunoglobulina de superfície com o alótipo a ou o alótipo b, mas não ambos. Essa exclusão alélica reflete o rearranjo produtivo de somente um dos dois alelos Igh na célula B, porque a produção de um rearranjo bem-sucedido de cadeia pesada de imunoglobulina forma um receptor de célula pré-B (pré-BCR), o qual sinaliza a interrupção dos rearranjos posteriores nos genes de cadeia pesada.

evitar isso, a sinalização por meio do pré-BCR sofre o efeito da **exclusão alélica**, um estado no qual somente um dos dois alelos de um determinado gene é expresso em uma célula diploide. A exclusão alélica, que ocorre em *loci* de cadeia pesada e de cadeia leve, foi descoberto há mais de 30 anos e forneceu uma das peças originais de apoio experimental para a teoria de que cada linfócito expressa somente um tipo de receptor de antígeno (Fig. 8.8).

A sinalização por meio do pré-BCR promove a exclusão alélica de três maneiras. Primeiro, ela reduz a atividade da recombinase V(D)J, reduzindo diretamente a expressão dos genes *RAG-1* e *RAG-2*. Segundo, reduz os níveis de RAG-2 indiretamente, sinalizando essa proteína para a degradação, que ocorre quando a RAG-2 é fosforilada em resposta à entrada da célula pró-B na fase S (fase de síntese de DNA) do ciclo celular. Por fim, a sinalização por meio do receptor de célula pró-B reduz o ascesso da maquinaria da recombinase ao *locus* de cadeia pesada embora não se conheça os detalhes precisos desse mecanismo. Nos estágios finais do desenvolvimento das células B, as proteínas RAG serão novamente expressas para rearranjar o *locus* de cadeias leves, mas, nesse ponto, o *locus* de cadeia pesada não sofre mais rearranjos. Na ausência de sinalização do pré-BCR, não ocorre exclusão alélica do *locus* de cadeia pesada. Por exemplo, os camundongos nocautes para λ5, nos quais o pré-BCR não é formado e o sinal normal necessário para impedir o rearranjo V_H com DJ_H não é produzido, os rearranjos nos genes de cadeia pesada ocorrem em ambos os cromossomos de todos os precursores de células B, de modo que cerca de 10% das células têm dois rearranjos VDJ_H produtivos.

8.5 As células pré-B rearranjam o *locus* de cadeia leve e expressam a imunoglobulina de superfície celular

A transição do estágio de células pró-B para o estágio de células pré-B grandes envolve vários ciclos de divisão celular, expandindo a população de células com ligações em fase de leitura bem-sucedidas por cerca de 30 a 60 vezes antes que elas se tornem células pré-B pequenas em repouso. Uma célula pré-B com um determinado rearranjo de gene de cadeia pesada origina várias células pré-B pequenas. As proteínas RAG são novamente produzidas nas células pré-B pequenas e inicia-se o rearranjo no *locus* de cadeia leve. Cada uma dessas células pode produzir um rearranjo distinto no gene de cadeia leve e assim dar origem a várias células com especificidades distintas para antígenos a partir de uma única célula pré-B, fazendo uma importante contribuição para a diversidade geral de BCRs.

O rearranjo de cadeia leve também apresenta exclusão alélica. Os rearranjos no *locus* de cadeia leve geralmente ocorrem em um alelo de cada vez. O *locus* de cadeia leve não possui o segmento D e os rearranjos ocorrem pela ligação V com J, e, se um determinado rearranjo VJ falha na produção de uma cadeia leve funcional, podem ocorrer repetidos rearranjos de segmentos V e J inúteis no mesmo alelo (Fig. 8.9). Várias tentativas de produzir rearranjos nos genes de cadeia leve podem, portanto, ocorrer em um cromossomo antes de iniciar qualquer rearranjo no segundo cromossomo. Isso aumenta consideravelmente as chances da eventual produção de uma cadeia leve intacta, principalmente porque há dois *loci* de cadeia leve diferentes. Como resultado, muitas células que atingem o estágio de pré-B são bem-sucedidas na produção de uma progênie que tem moléculas de IgM intactas e podem ser classificadas como **células B imaturas**. A Figura 8.10 apresenta algumas das proteínas envolvidas na recombinação V(D)J e mostra como sua expressão é regulada durante o desenvolvimento da célula B. A Figura 8.11 resume os estágios do desenvolvimento das células B até o ponto de reunião de uma imunoglobulina de superfície completa, indicando os pontos nos quais uma célula B em desenvolvimento pode ser perdida como resultado de uma falha na produção de uma união produtiva.

Assim como a exclusão alélica, as cadeias leves também sofrem **exclusão isotípica** – isto é, a expressão de somente um tipo de cadeia leve, κ ou λ, por uma determinada célula B. Em seres humanos e em camundongos, o *locus* de cadeia leve κ tende a rearranjar antes do *locus* λ. Isso foi inicialmente deduzido pela observação de que células de mieloma secretoras de cadeias leves λ geralmente possuem os genes de

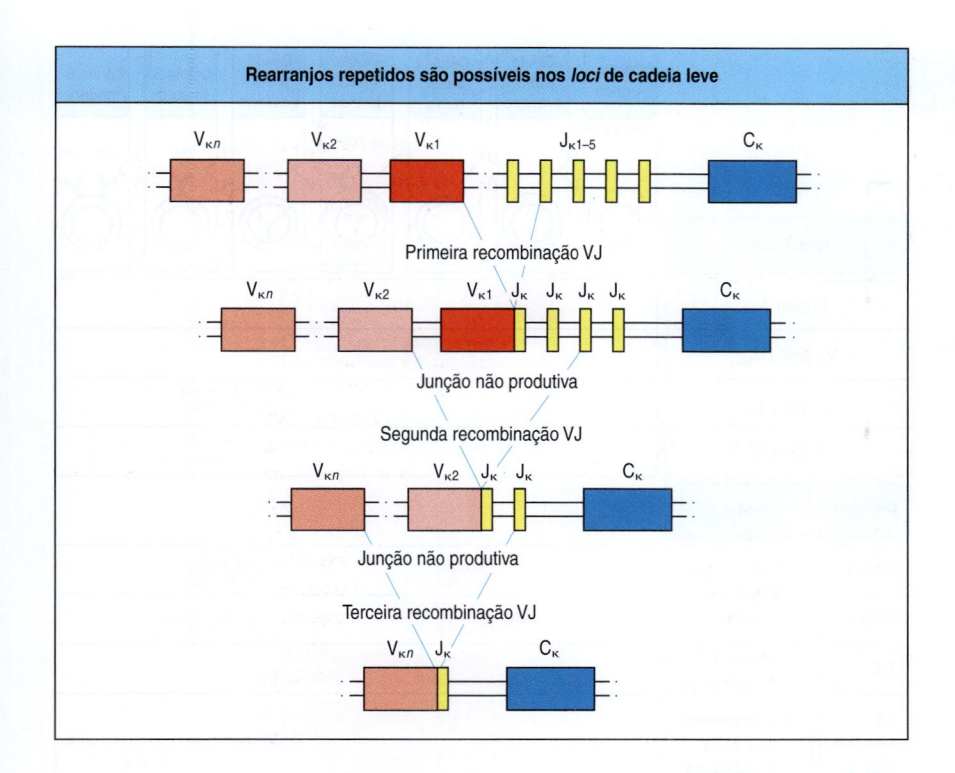

Rearranjos repetidos são possíveis nos *loci* de cadeia leve

Primeira recombinação VJ

Junção não produtiva

Segunda recombinação VJ

Junção não produtiva

Terceira recombinação VJ

Figura 8.9 O rearranjo gênico não produtivo de cadeia leve pode ser resgatado por outro rearranjo gênico. A organização dos *loci* de cadeia leve nos camundongos e em seres humanos oferece muitas oportunidades para o resgate das células pré-B que fazem inicialmente um rearranjo fora da fase de leitura. O resgate de cadeia leve é ilustrado para o *locus* humano κ. Se o primeiro rearranjo não é produtivo, um segmento gênico 5′V$_κ$ pode recombinar com um segmento gênico 3′J$_κ$ para remover a junção fora da fase de leitura localizada entre eles e trocar por outro rearranjo. Em princípio, isso pode acontecer até cinco vezes em cada cromossomo, porque existem cinco segmentos gênicos juncionais J$_κ$ nos seres humanos. Se todos os rearranjos dos genes de cadeia κ falham na produção de uma junção produtiva de cadeia leve, pode ocorrer um rearranjo gênico da cadeia λ (não mostrado; ver Fig. 8.11).

cadeia leve κ e λ rearranjados, ao passo que os mielomas que secretam cadeias κ, em geral, têm somente os genes de cadeia leve κ rearranjados. Essa ordem é ocasionalmente invertida, embora o rearranjo do gene λ absolutamente não exija um rearranjo anterior dos genes κ. A proporção entre a expressão de κ e a expressão de λ em células B maduras varia de um extremo ao outro em diferentes espécies. Em camundongos e em ratos, é de 95% para κ e 5% para λ. Em seres humanos, é geralmente 65%:35%, e em gatos é 5%:95%, o oposto do que ocorre em camundongos. Essas proporções correlacionam-se fortemente com o número de segmentos gênicos V e V$_λ$ funcionais no genoma de cada espécie. Além disso, refletem a cinética e a eficiência dos rearranjos nos segmentos gênicos. A proporção κ:λ em populações de linfócitos maduros é utilizada em diagnósticos clínicos, pois uma proporção κ:λ aberrante indica a dominância de um clone e a presença de uma doença linfoproliferativa que pode ser maligna.

8.6 As células B imaturas são avaliadas para autorreatividade antes de deixarem a medula óssea

Após o pareamento de uma cadeia leve rearranjada com uma cadeia μ, a IgM pode ser expressa na superfície celular (sIgM) e a célula pré-B torna-se uma **célula B imatura**. Nesse estágio, o receptor de antígeno é inicialmente avaliado para a reatividade aos autoantígenos, ou autorreatividade. A eliminação ou inativação das células B autorreativas assegura que a população de células B como um todo serão tolerantes a tais autoantígenos. A **tolerância** produzida nesse estágio de desenvolvimento das células B é conhecida como **tolerância central**, porque ocorre em um órgão linfoide central, a medula óssea. Como será visto posteriormente neste capítulo e no Capítulo 15, as células B autorreativas que escapam desse teste e prosseguem sua maturação ainda podem ser removidas do repertório após terem deixado a medula óssea, um processo que produz **tolerância periférica**.

A sIgM associa-se à Igα e à Igβ para formar o complexo do BCR funcional, e o destino de uma célula B imatura na medula óssea depende dos sinais emitidos por esse complexo de receptor durante a interação com seu ligante no ambiente. A sinalização da Igα é particularmente importante para coordenar a emigração das células B da medula óssea e/ou sua sobrevivência na periferia. Camundongos que expressam

Figura 8.10 Expressão das proteínas envolvidas no rearranjo gênico e na produção dos receptores de células pré-B (pré-BCRs) e dos receptores de células B (BCRs). As proteínas aqui apresentadas foram incluídas devido a sua importância comprovada na sequência de desenvolvimento, sobretudo com base em dados obtidos em estudos com camundongos. A sequência temporal de rearranjos gênicos também está incluída. A contribuição de cada uma no desenvolvimento das células B é discutida no texto. As proteínas de sinalização e os fatores de transcrição envolvidos no desenvolvimento das células da linhagem B precoce estão descritas na Figura 8.5.

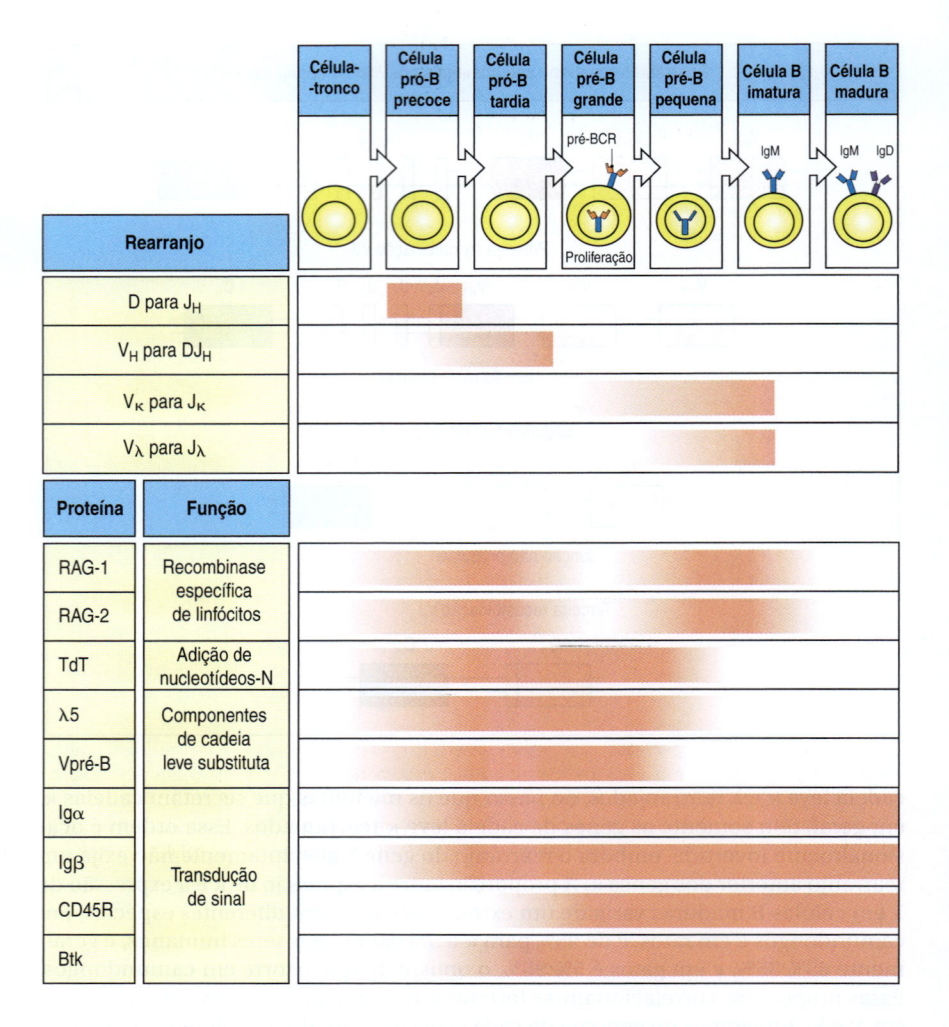

Igα com um domínio citoplasmático truncado que não pode sinalizar apresentam uma redução quatro vezes menor no número de células B imaturas na medula óssea e um número 100 vezes menor de células B periféricas.

As células B imaturas que não apresentam forte reatividade aos autoantígenos podem maturar (Fig. 8.12, primeira figura). Elas deixam a medula óssea pelos sinusoides, entram no seio central e são levadas pelo sangue venoso até o baço. Entretanto, se o receptor recém-expresso encontra na medula óssea um antígeno que faz uma forte ligação cruzada – isto é, se a célula B é fortemente autorreativa –, o desenvolvimento é interrompido e a célula não maturará. Esse fato foi inicialmente demonstrado por experimentos nos quais os receptores de antígeno das células B imaturas eram estimulados experimentalmente *in vivo*, por meio da utilização de anticorpos anticadeia μ (ver Apêndice I, Seção A.10). O resultado era a eliminação das células B imaturas.

Experimentos mais recentes utilizando camundongos que expressam transgenes que reforçam a expressão de BCRs autorreativos confirmaram essas observações iniciais, mas também mostraram que a eliminação imediata não é o único resultado possível na ligação a um antígeno próprio. Há quatro destinos possíveis para as células B imaturas autorreativas, dependendo da natureza do ligante que elas reconhecem (Fig. 8.12, três últimas figuras). Esses destinos são: morte celular por apoptose ou deleção clonal, produção de um novo receptor por um processo conhecido como editoramento do receptor, indução de um estado permanente de irresponsividade – ou anergia – ao antígeno, e um estado de ignorância imunológica.

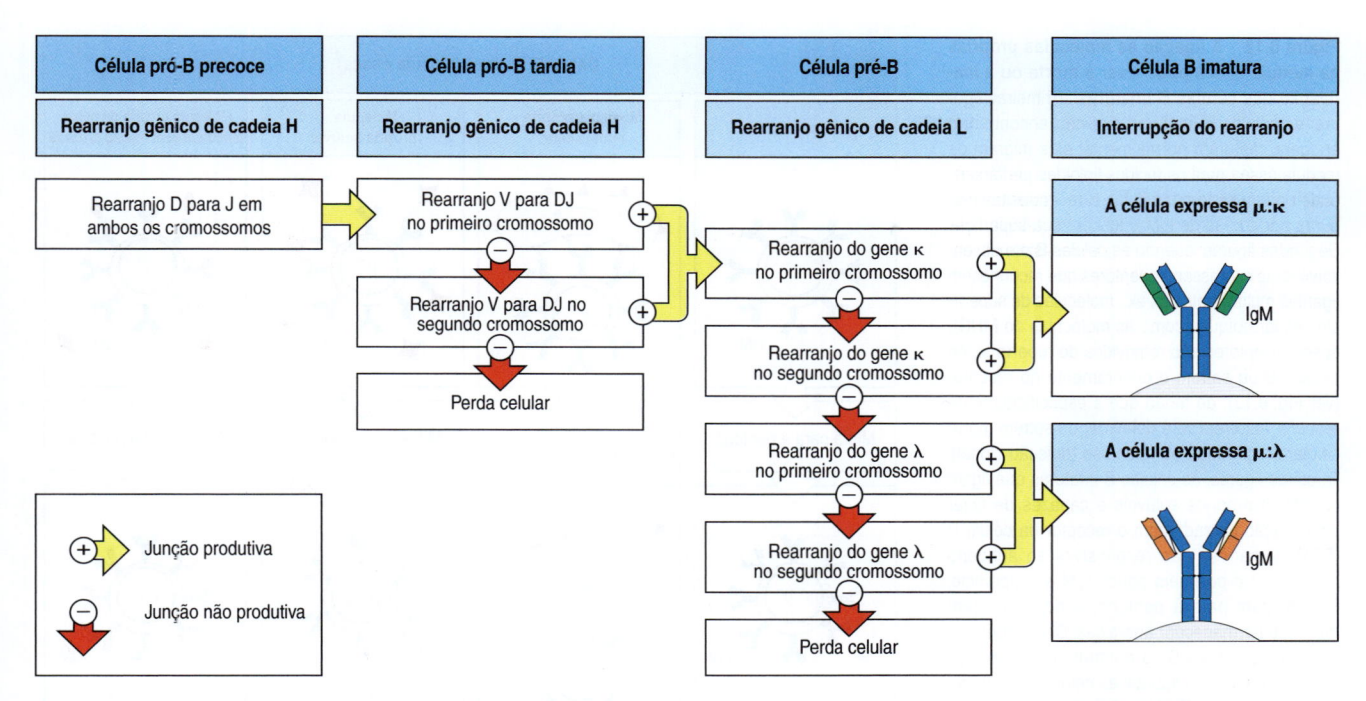

Figura 8.11 Os estágios nos rearranjos gênicos da imunoglobulina, nos quais células B podem ser perdidas. O programa de desenvolvimento rearranja primeiro o *locus* de cadeia pesada (cadeia H) e depois os *loci* de cadeia leve (cadeia L). As células são autorizadas a progredir para o próximo estágio quando um rearranjo produtivo acontece. Cada rearranjo possui uma chance em três de ser bem-sucedido, mas, se na primeira tentativa for não produtivo, o desenvolvimento é suspenso e existe uma nova chance para uma ou mais tentativas. Então, por matemática simples, quatro em nove rearranjos dão origem a uma cadeia pesada. A extensão para repetidos rearranjos é maior para os *loci* de cadeia leve (ver Fig. 8.9). Dessa forma, menos células são perdidas na transição entre os estágios de célula pré-B para célula B imatura do que durante a transição entre os estágios de célula pró-B para célula pré-B.

A **deleção clonal**, ou a remoção das células de uma determinada especificidade de antígeno do repertório, parece predominar quando o autoantígeno que interage é multivalente. O resultado do encontro com um antígeno multivalente foi testado em camundongos transgênicos para a cadeia de imunoglobulina específica para H-2K^b e para as moléculas do MHC de classe I. Em tais camundongos, quase todas as células B que se desenvolvem têm uma imunoglobulina anti-MHC, como sIgM. Se o camundongo transgênico não expressar o H-2K^b, um número normal de células B irá se desenvolver, todas portando os receptores codificados pelo transgene anti--H-2K^b. No entanto, em camundongos que expressam o H-2K^b e a imunoglobulina do transgene, o desenvolvimento da célula B é interrompido. Um número normal de células pré-B e células B imaturas é encontrado, mas as células B que expressam a imunoglobulina anti-H-2K^b como sIgM nunca matura para popular o baço e os linfonodos; em vez disso, a maioria dessas células B imaturas morrem por apoptose na medula óssea.

Nem todos os linfócitos com receptores fortemente autorreativos sofrem deleção clonal. Há um intervalo antes da morte celular, durante o qual as células B autorreativas podem ser recuperadas por rearranjos gênicos posteriores que substituem os receptores autorreativos por um novo receptor que não seja autorreativo. Esse mecanismo é denominado **editoramento do receptor** (Fig. 8.13). Quando uma célula B imatura expressa pela primeira vez uma cadeia leve, produzindo uma sIgM, a proteína RAG ainda pode ser produzida. Se o receptor não for autorreativo e não existir uma forte reatividade cruzada da sIgM, o rearranjo gênico é interrompido e a célula B continua seu desenvolvimento, com o eventual desaparecimento das proteínas RAG. Contudo, quando um receptor autorreativo encontra com o autoantígeno ocorre uma forte reatividade cruzada com a sIgM, a expressão da RAG continua, e o rearranjo dos genes de cadeia leve também podem continuar, como descrito na Figura 8.9. Esses rearranjos secundários podem resgatar as células B imaturas au-

Figura 8.12 A ligação às moléculas próprias na medula óssea pode levar à morte ou à inativação das células B imaturas. Primeiras figuras: as células B imaturas que não encontram o antígeno maturam normalmente; elas migram da medula óssea para os tecidos linfoides periféricos, onde podem se tornar células B recirculantes maduras portadoras de IgM e IgD em sua superfície. Segundas figuras: quando as células B em desenvolvimento expressam receptores que reconhecem ligantes multivalentes (p. ex., moléculas de superfície celular ubíquas como as moléculas do MHC), esses receptores são removidos do repertório. As células B ou sofrem o editoramento do receptor (ver Fig. 8.13), de modo que a especificidade do receptor autorreativo é deletada, ou sofrem morte celular programada ou apoptose (deleção clonal). Terceiras figuras: as células B imaturas que ligam antígenos próprios solúveis e capazes de fazer uma reação cruzada com o receptor da célula B (BCR) tornam-se não responsivas ao antígeno (anérgicas) e possuem pouca IgM de superfície. Elas migram para a periferia, onde expressam IgD, mas permanecem anérgicas. Se competirem com outras células B na periferia, elas são logo removidas. Quartas figuras: as células B imaturas cujos antígenos estão inacessíveis a elas, ou que se ligam aos antígenos monovalentes ou antígenos próprios solúveis com baixa afinidade, não recebem nenhum sinal e maturam normalmente. Essas células são potencialmente autorreativas e são consideradas clonalmente ignorantes, pois seus ligantes estão presentes, mas são incapazes de ativá-las.

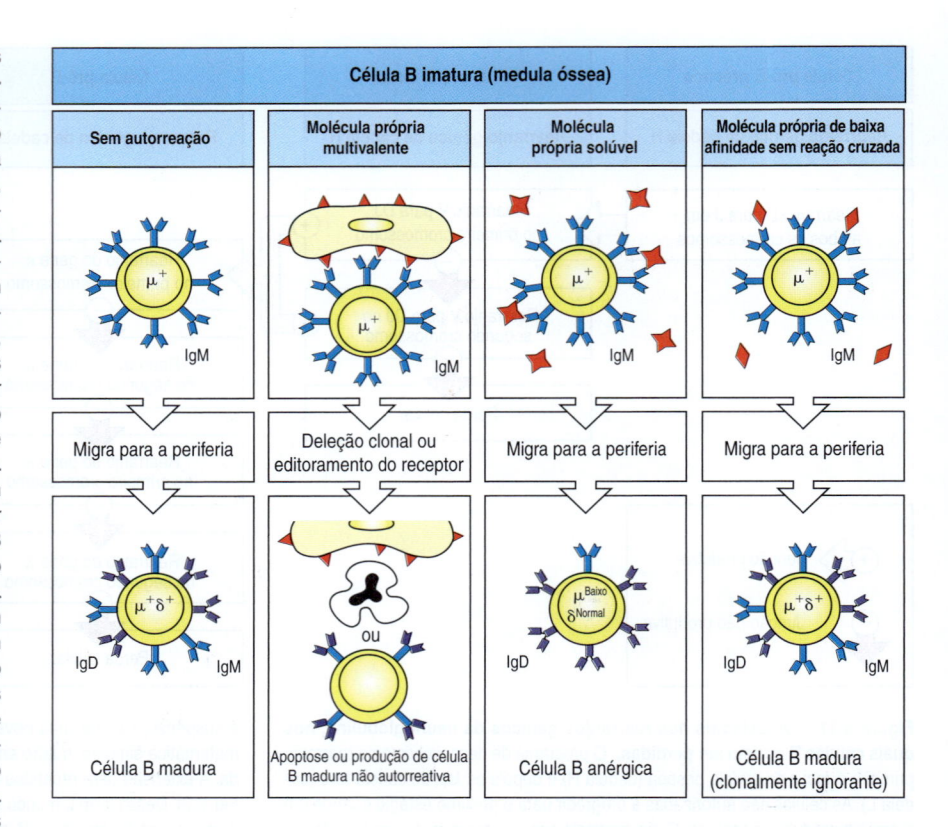

torreativas por deleção do gene de cadeia leve autorreativo e pela substituição por outra sequência. Se a nova cadeia leve não for autorreativa, a célula B continua seu desenvolvimento normalmente. Se o receptor permanecer autorreativo, o rearranjo continua até que um receptor não autorreativo seja produzido ou até que haja segmentos gênicos V e J de cadeia leve ainda não utilizados. As células que permanecem autorreativas sofrem apoptose.

O editoramento do receptor foi, definitivamente, demonstrada em camundongos portadores de transgenes para autoanticorpos contra cadeias pesadas ou leves que foram colocados nos *loci* das imunoglobulinas pelo método de recombinação homóloga (ver Apêndice I, Seção A.46). O transgene imita o rearranjo gênico primário e está circundado por segmentos gênicos endógenos que não foram utilizados. Em camundongos que expressam o antígeno reconhecido pelo receptor codificado pelo transgene, as células B maduras que emergem na periferia utilizam os segmentos gênicos vizinhos para os rearranjos posteriores que substituem o transgene de cadeia leve autorreativa por um gene rearranjado que não seja autorreativo.

Não está claro se a edição de receptor ocorre nos genes de cadeia pesada. Não existem segmentos gênicos D no *locus* de cadeia pesada rearranjado, de modo que novos rearranjos não podem ocorrer pelos mecanismos normais e, ao mesmo tempo, remover os preexistentes. Em vez disso, um processo de substituição da região V_H pode utilizar sequências sinalizadoras de recombinação em um evento de recombinação que troca o segmento do gene V do rearranjo autorreativo por um novo segmento gênico V. Isso foi observado em alguns tumores de células B, mas não se sabe se isso ocorre durante o desenvolvimento de células B normais em resposta aos sinais de BCRs autorreativos.

Acreditava-se que a produção bem-sucedida de uma cadeia pesada e de uma cadeia leve causava a parada, quase instantânea, de rearranjos posteriores no *locus* de cadeia leve e que isso assegurava os processos de exclusão alélica e de exclusão isotípica. A capacidade inesperada das células B autorreativas de prosseguir os rearranjos de seus genes de cadeia leve, mesmo após terem produzido um rearranjo produtivo, levantou questões a respeito desse suposto mecanismo de exclusão alélica.

Figura 8.13 A troca das cadeias leves por editoramento do receptor pode resgatar algumas células B autorreativas pela mudança de sua especificidade antigênica. Quando uma célula B em desenvolvimento expressa receptores antigênicos ligados fortemente por ligações cruzadas a antígenos próprios multivalentes, como as moléculas do complexo principal de histocompatibilidade (MHC) na superfície celular (figura superior), seu desenvolvimento é interrompido. A célula reduz a expressão de IgM de superfície e não desliga a expressão dos genes *RAG* (segunda figura). A síntese contínua das proteínas RAG permite que a célula continue o rearranjo gênico de cadeia leve. Isso geralmente leva a um novo rearranjo produtivo e à expressão de uma nova cadeia leve, que combina com a cadeia pesada prévia para formar um novo receptor (edição de receptor; terceira figura). Se esse novo receptor é não autorreativo, a célula é "resgatada" e continua o desenvolvimento normal, tal como uma célula que nunca reagiu com o próprio (figura inferior à direita). Se a célula permanecer autorreativa, ela pode ser resgatada por outro ciclo de rearranjo, mas se continuar a reagir fortemente com o próprio, sofrerá morte celular programada ou apoptose e será deletada do repertório (deleção clonal; figura inferior à esquerda).

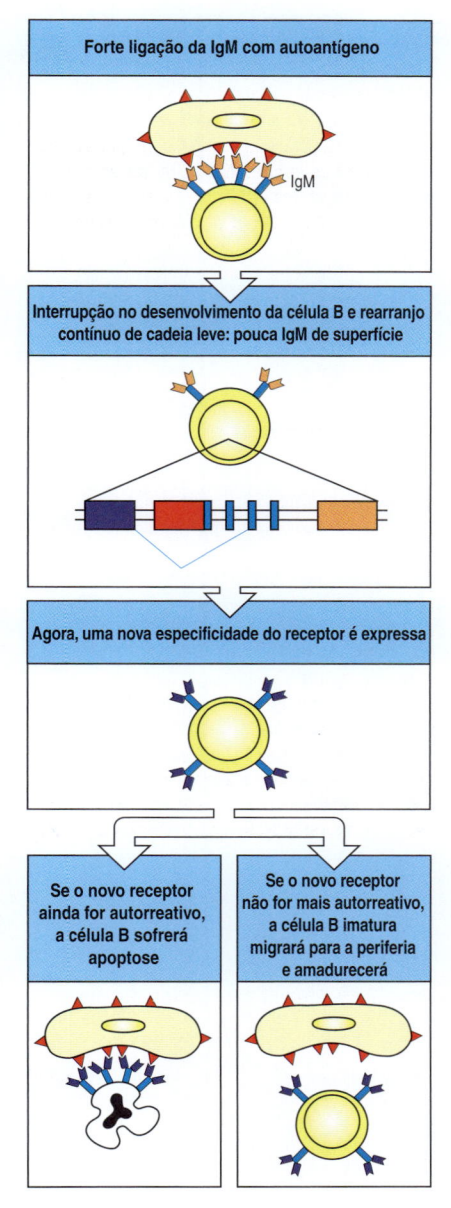

Isso sugere que o declínio nos níveis da proteína RAG que ocorre após um rearranjo bem-sucedido não autorreativo pode ser o mecanismo principal, mas não necessariamente o único, além da exclusão alélica do *locus* de cadeia leve. A exclusão alélica parece não ser absoluta, já que ocorrem raras células B que expressam as duas cadeias leves diferentes.

Até agora, foi discutido o destino das células B recém-formadas que sofrem ligação cruzada multivalente nas suas sIgM. As células B imaturas que ligam fracamente antígenos de reação cruzada de baixa valência, como pequenas proteínas solúveis, respondem de forma distinta. Nesse caso, as células B autorreativas tendem a ser inativadas e entram em um estado de permanente irresponsividade, ou **anergia**, mas não morrem imediatamente (ver Fig. 8.12). As células B anérgicas não podem ser ativadas pelos seus antígenos específicos, mesmo com auxílio de células T antígeno-específicas. Esse fenômeno foi novamente elucidado pela utilização de camundongos transgênicos. Quando a lisozima do ovo de galinha (HEL, do inglês *hen egg-white lysozyme*) é expressa na forma solúvel por um transgene em camundongos que são também transgênicos para anticorpos anti-HEL de alta afinidade, as células B HEL-específicas amadurecem, mas são incapazes de responder ao antígeno. As células anérgicas retêm suas IgM e transportam uma pequena quantidade para a superfície. Além disso, elas desenvolvem um bloqueio parcial na transdução de sinais, de modo que, apesar dos níveis normais de sIgD de superfície ligados à HEL, as células não podem ser estimuladas pela reação cruzada desse receptor. Um defeito na sinalização pode envolver a ação de duas ligases de ubiquitina (ver Seção 7.5), a Cbl e a Cbl-b. Essas proteínas parecem ter como alvo de degradação a Igα e a Syk, reduzindo a expressão da sIgM e a fosforilação da BLNK (ver Seção 7.16). Em camundongos que não possuem essas proteínas, as células B que normalmente se tornariam anérgicas prosseguem seu desenvolvimento em células B maduras com expressão normal de IgM de superfície.

A migração das células B anérgicas nos órgãos linfoides periféricos também está alterada, e seu tempo de vida e sua habilidade para competir com células B imunocompetentes está comprometida. Em circunstâncias normais, quando as células B anérgicas que se ligam aos autoantígenos solúveis são minoria, as células B anérgicas autorreativas são retidas nas áreas de células T dos tecidos linfoides periféricos e são excluídas dos folículos linfoides. As células B anérgicas não podem ser ativadas por células T, já que todas as células T são tolerantes aos antígenos solúveis. Em vez disso, elas morrem relativamente rápido, talvez devido à falha de sinais de sobrevivência das células T, o que garante que as populações de células B periféricas de vida longa estejam livres das células B potencialmente autorreativas.

O quarto destino potencial das células B imaturas autorreativas é nada acontecer a elas. Elas permanecem em um estado de **ignorância imunológica** para os seus autoantígenos (ver Fig. 8.12). Células imunologicamente ignorantes possuem afinidade para autoantígenos, mas por várias razões elas não detectam e respondem a eles. O antígeno pode não estar acessível às células B em desenvolvimento na medula óssea ou no baço, ou podem estar em baixas concentrações, ou podem se ligar fracamente ao receptor que não produz um sinal de ativação. Como algumas células ignorantes podem ser (e de fato são) ativadas sob certas condições, como a inflamação ou quando o autoantígeno torna-se disponível ou atinge altas concentrações, elas não devem ser consideradas inertes e são fundamentalmente diferentes das células com receptores não autorreativos que nunca poderão ser ativadas por autoantígenos.

O fato de que a tolerância central não é perfeita e algumas células B autorreativas podem maturar reflete o equilíbrio que o sistema imune realiza por meio da remoção de toda a autorreatividade, mantendo a capacidade de resposta aos patógenos. Se a eliminação das células autorreativas fosse muito eficiente, o repertório de receptores poderia tornar-se muito limitado e, dessa forma, incapaz de reconhecer uma grande variedade de patógenos. Algumas doenças autoimunes são a consequência desse equilíbrio. No Capítulo 15, será visto que os linfócitos autorreativos ignorantes podem ser ativados e causar doença sob certas circunstâncias. Normalmente, contudo, as células B ignorantes permanecem inativas pela ausência do auxílio da célula T, pela contínua inacessibilidade ao antígeno ou pela tolerância que pode ser induzida em células B maduras, como será discutido mais adiante neste capítulo.

Resumo

Até o momento, o desenvolvimento das células B foi seguido desde o progenitor mais precoce na medula óssea até o estágio de célula B imatura, quando está pronta para se dirigir aos tecidos linfoides periféricos. Primeiramente, ocorre o rearranjo no *locus* de cadeia pesada e, se este for bem-sucedido, uma cadeia pesada μ é produzida para se combinar a uma cadeia leve substituta, a fim de formar o pré-BCR. Esse é o primeiro ponto de verificação no desenvolvimento da célula B. A produção de um pré-BCR sinaliza o rearranjo bem-sucedido do gene de cadeia pesada, interrompendo esse rearranjo e reforçando a exclusão alélica. Isso também inicia a proliferação das células pré-B, produzindo uma progênie numerosa na qual podem ocorrer rearranjos de cadeia leve subsequentes. Se o rearranjo de cadeia leve inicial for produtivo, forma-se uma imunoglobulina completa com o BCR e, novamente, o rearranjo é interrompido e a célula B continua seu desenvolvimento. Se o primeiro rearranjo de cadeia leve não for bem-sucedido, o rearranjo continua até que seja produzido um rearranjo produtivo ou que todas as regiões J disponíveis sejam utilizadas. Se nenhum rearranjo gênico produzido for bem-sucedido, a célula B em desenvolvimento morre. Na próxima parte deste capítulo, será visto o desenvolvimento das células T.

Desenvolvimento dos linfócitos T no timo

Como as células B, os linfócitos T são derivados das HSCs multipotentes da medula óssea. Entretanto, suas células progenitoras migram da medula óssea pela corrente sanguínea para o timo, onde maturam (Fig. 8.14). Por essa razão, elas são chamadas linfócitos timo-dependentes (T) ou células T. O desenvolvimento das células T é semelhante ao das células B em vários aspectos, incluindo as etapas ordenadas de rearranjos dos genes dos receptores de antígenos, a verificação sequencial do rearranjo gênico bem-sucedido e a eventual formação de um receptor de antígeno heterodimérico. Além disso, o desenvolvimento do linfócito T no timo tem algumas características que não ocorrem durante o desenvolvimento das células B, como a produção de duas linhagens distintas de células T, a linhagem :δ e a linhagem α:β, as quais expressam genes de receptores de antígenos distintos. As células T em desenvolvimento, conhecidas como **timócitos**, também passam por uma rigorosa seleção que depende das interações com as células tímicas e que moldam o repertório de células T maduras, garantindo a restrição ao MHC próprio bem como a autotolerância. Inicia-se com uma visão geral sobre os estágios do desenvolvimento dos timócitos e seu relacionamento com a anatomia do timo antes da análise dos rearranjos gênicos e dos mecanismos de seleção.

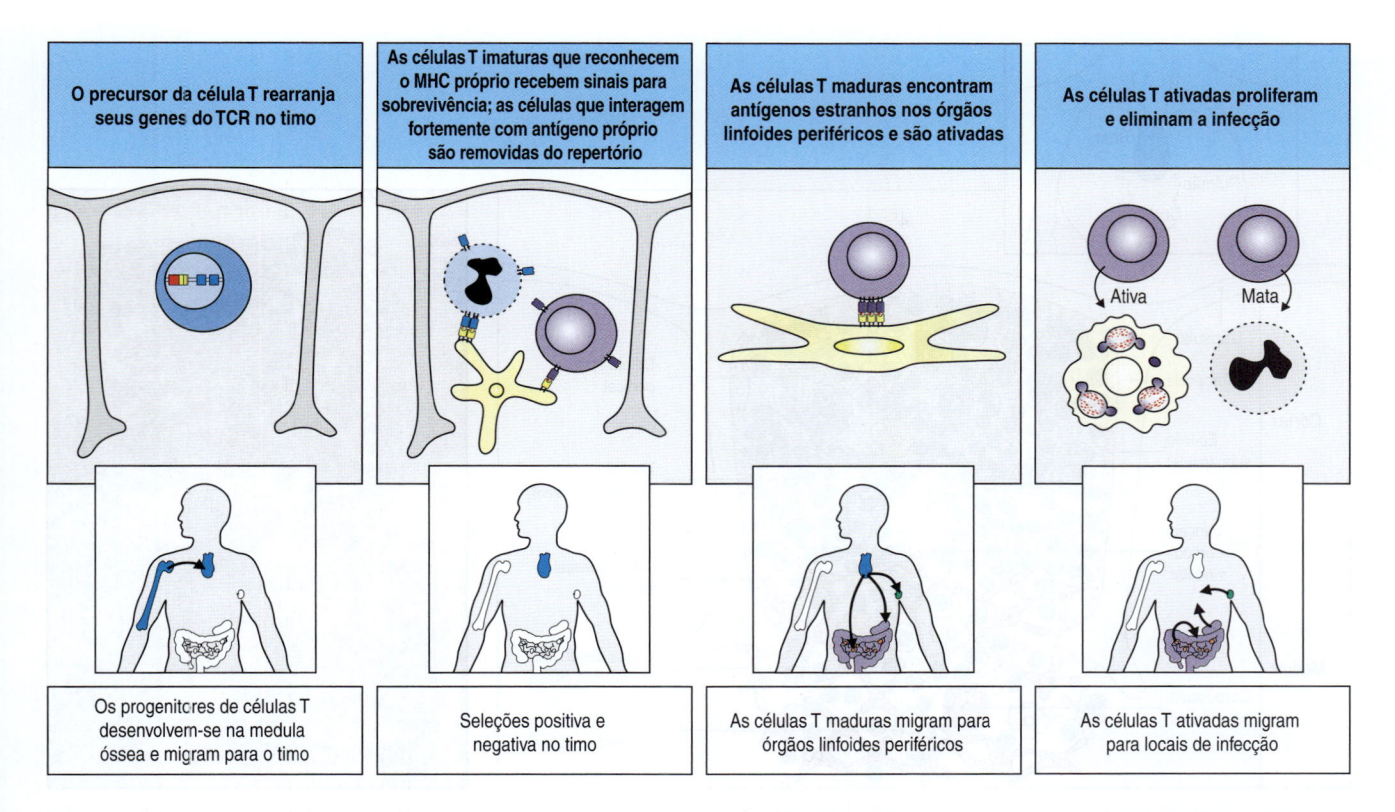

O precursor da célula T rearranja seus genes do TCR no timo	As células T imaturas que reconhecem o MHC próprio recebem sinais para sobrevivência; as células que interagem fortemente com antígeno próprio são removidas do repertório	As células T maduras encontram antígenos estranhos nos órgãos linfoides periféricos e são ativadas	As células T ativadas proliferam e eliminam a infecção
Os progenitores de células T desenvolvem-se na medula óssea e migram para o timo	Seleções positiva e negativa no timo	As células T maduras migram para órgãos linfoides periféricos	As células T ativadas migram para locais de infecção

8.7 Os progenitores de células T originam-se na medula óssea, mas todos os eventos importantes para o seu desenvolvimento ocorrem no timo

O timo está localizado no tórax anterossuperior, logo acima do coração. Ele consiste em numerosos lóbulos, cada um claramente diferenciado em uma região cortical mais externa, o **córtex do timo**, e uma **medula** mais interna (Fig. 8.15). Em indivíduos jovens, o timo contém muitos precursores de células T em desenvolvimento, embebidos em uma rede epitelial conhecida como **estroma do timo**. Isso proporciona um microambiente exclusivo para o desenvolvimento das células T, análogo àquele fornecido para as células B pelas células estromais da medula óssea.

Os linfócitos T desenvolvem-se a partir de um progenitor linfoide comum na medula óssea, que também origina as células B. Alguns desses progenitores deixam a medula óssea e migram para o timo. No timo, a célula progenitora recebe um sinal, provavelmente das células estromais, que é transduzido pelo receptor denominado Notch1 que ativa genes específicos. A sinalização via Notch é amplamente utilizada no desenvolvimento animal para especificar a diferenciação de tecidos; no desenvolvimento dos linfócitos, o sinal Notch instrui o precursor ao comprometimento com a linhagem de células T, em vez da linhagem de células B. A sinalização do Notch é necessária durante todo o desenvolvimento dos linfócitos T e acredita-se que auxilie na regulação de outros tipos de linhagens de células T, incluindo a escolha α:β *versus* γ:δ e a decisão CD4 *versus* CD8.

O epitélio do timo surge precocemente no desenvolvimento embrionário das estruturas endodérmicas conhecidas como terceira bolsa faríngea. Esses tecidos epiteliais formam um timo rudimentar, ou **esboço do timo**. O esboço do timo é colonizado por células de origem hematopoiética que originam um grande número de timócitos, os quais estão comprometidos com a linhagem de células T e com as **células dendríticas intratímicas**. Os timócitos não são simplesmente passageiros no timo. Eles influenciam a organização das células epiteliais do timo, das quais depende sua sobrevivência, induzindo a formação da uma estrutura epitelial reticular

Figura 8.14 As células T desenvolvem-se no timo e migram para os órgãos linfoides periféricos, onde serão ativadas por antígenos estranhos. Os precursores das células T migram da medula óssea para o timo, onde os genes do receptor de célula T (TCR) são rearranjados (primeiras figuras); os TCRs α:β compatíveis com moléculas do complexo de histocompatibilidade principal (MHC) próprio transmitem um sinal de sobrevivência na interação com o epitélio do timo, levando à seleção positiva das células que possuem esses receptores. Os receptores autorreativos transmitem um sinal que leva à morte celular, e são, dessa maneira, removidos do repertório em um processo de seleção negativa (segundas figuras). As células T que sobrevivem à seleção maturam e deixam o timo para circular na periferia; elas deixam o sangue repetidamente para migrar pelos órgãos linfoides periféricos, onde podem encontrar seu antígeno estranho específico e tornar-se ativadas (terceiras figuras). A ativação leva à expansão clonal e à diferenciação em células T efetoras. Estas são atraídas para locais de infecção, onde podem matar células infectadas ou ativar macrófagos (quartas figuras). Outras células são atraídas para as áreas de células B, onde auxiliam na ativação da resposta de anticorpo (não mostrado).

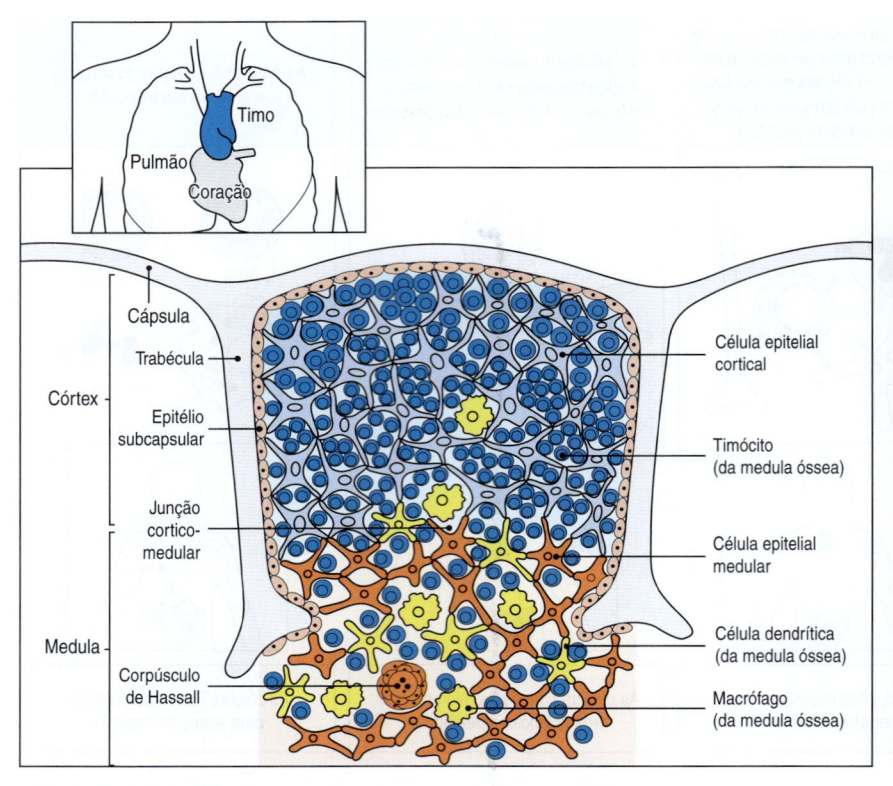

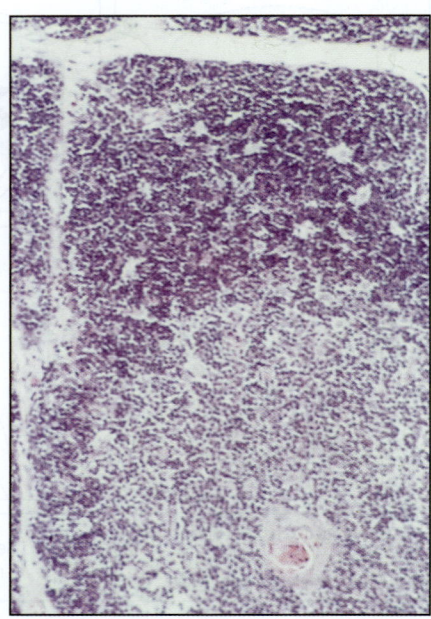

Figura 8.15 A organização celular do timo humano. O timo está localizado na cavidade torácica do corpo, acima do coração, e é composto por vários lóbulos, constituídos por discretas regiões corticais (mais externas) e medulares (centrais). Como mostrado no diagrama à esquerda, o córtex consiste em timócitos imaturos (azul-escuro), células epiteliais corticais ramificadas (azul-claro), às quais os timócitos corticais imaturos estão diretamente associados, e macrófagos espalhados (amarelo), que estão envolvidos na remoção de timócitos apoptóticos. A medula consiste em timócitos maduros (azul-escuro) e células epiteliais medulares (laranja), macrófagos (amarelo) e células dendríticas (amarelo) originadas na medula óssea. Os corpúsculos de Hassall provavelmente também são locais para destruição celular. Os timócitos na camada celular mais externa são células imaturas em proliferação, ao passo que os timócitos corticais mais internos são principalmente células T imaturas sofrendo seleção tímica. A fotografia mostra uma secção equivalente a um timo humano, corado com hematoxilina e eosina. O córtex está fortemente corado, ao passo que a medula mostra-se fracamente corada. O grande corpo na medula é um corpúsculo de Hassall. (Fotografia cortesia de C.J. Howe.)

que circunda os timócitos em desenvolvimento (Fig. 8.16). O timo é independentemente colonizado por inúmeros macrófagos, também originados da medula óssea.

A arquitetura celular do timo humano é ilustrada na Figura 8.15. As células derivadas da medula óssea são diferencialmente distribuídas entre o córtex e a medula do timo. O córtex contém somente timócitos imaturos e macrófagos dispersos, sendo que os timócitos mais maduros, juntamente com células dendríticas e macrófagos, são encontrados na medula. Essa distribuição reflete eventos diferencias do desenvolvimento que ocorre nesses dois compartimentos.

A importância do timo para a imunidade foi primeiramente descoberta em experimentos com camundongos. De fato, grande parte do conhecimento sobre o desenvolvimento das células T no timo provém de estudos em camundongos. Foi observado que a remoção cirúrgica do timo (**timectomia**) ao nascimento resulta em um camundongo imunodeficiente, focalizando o interesse nesse órgão em uma época em que as diferenças entre as células B e T de mamíferos ainda não estavam bem definidas. Desde então, muitas evidências foram acumuladas para se estabelecer a importância do timo no desenvolvimento das células T, inclusive observações de crianças imunodeficientes. Por exemplo, na **síndrome de DiGeorge**, em seres humanos, e na mutação *nude*, em camundongos, o timo não se forma, e o indivíduo

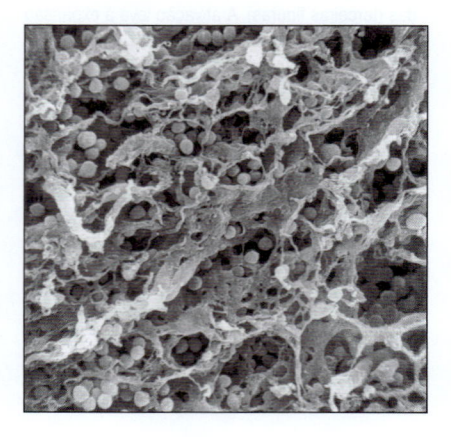

Figura 8.16 As células epiteliais do timo formam uma rede que envolve os timócitos em desenvolvimento. Nesta fotografia de microscopia de varredura do timo, os timócitos em desenvolvimento (células esféricas) ocupam os interstícios de uma extensa rede de células epiteliais. (Fotografia cortesia de W. van Ewijk.)

afetado produz linfócitos B, mas poucos linfócitos T. A síndrome de DiGeorge é uma combinação complexa de defeitos cardíacos, faciais, endócrinos e imunes associados a deleções no cromossomo 22q11. A mutação *nude* em camundongos é devida a um defeito no gene para Foxn1, um fator de transcrição necessário à diferenciação terminal epitelial; o nome *nude* é devido à ausência de pelos causada por essa mutação. Casos raros de um defeito no gene *FOXN1* humano (que está localizado no cromossomo 17) têm sido associados à imunodeficiência de células T, à ausência de timo, à alopecia congênita e à distrofia das unhas.

O papel crucial do estroma do timo na indução da diferenciação das células T progenitoras derivadas da medula óssea pode ser demonstrado pelos resultados obtidos pelo enxerto de tecido entre dois camundongos mutantes, cada um carente de células T maduras por uma razão diferente. Em camundongos *nude,* o epitélio do timo falha em se diferenciar; já nos camundongos *scid,* os linfócitos B e T não se desenvolvem devido a um defeito no rearranjo gênico do receptor de antígeno (ver Seção 5.5). Enxertos recíprocos de timo e de medula óssea entre essas linhagens imunodeficientes mostram que os precursores de medula óssea do *nude* se desenvolvem normalmente em um timo *scid* (Fig. 8.17). Assim, o defeito nos camundongos *nude* ocorre nas células estromais tímicas. O transplante de um timo *scid* para

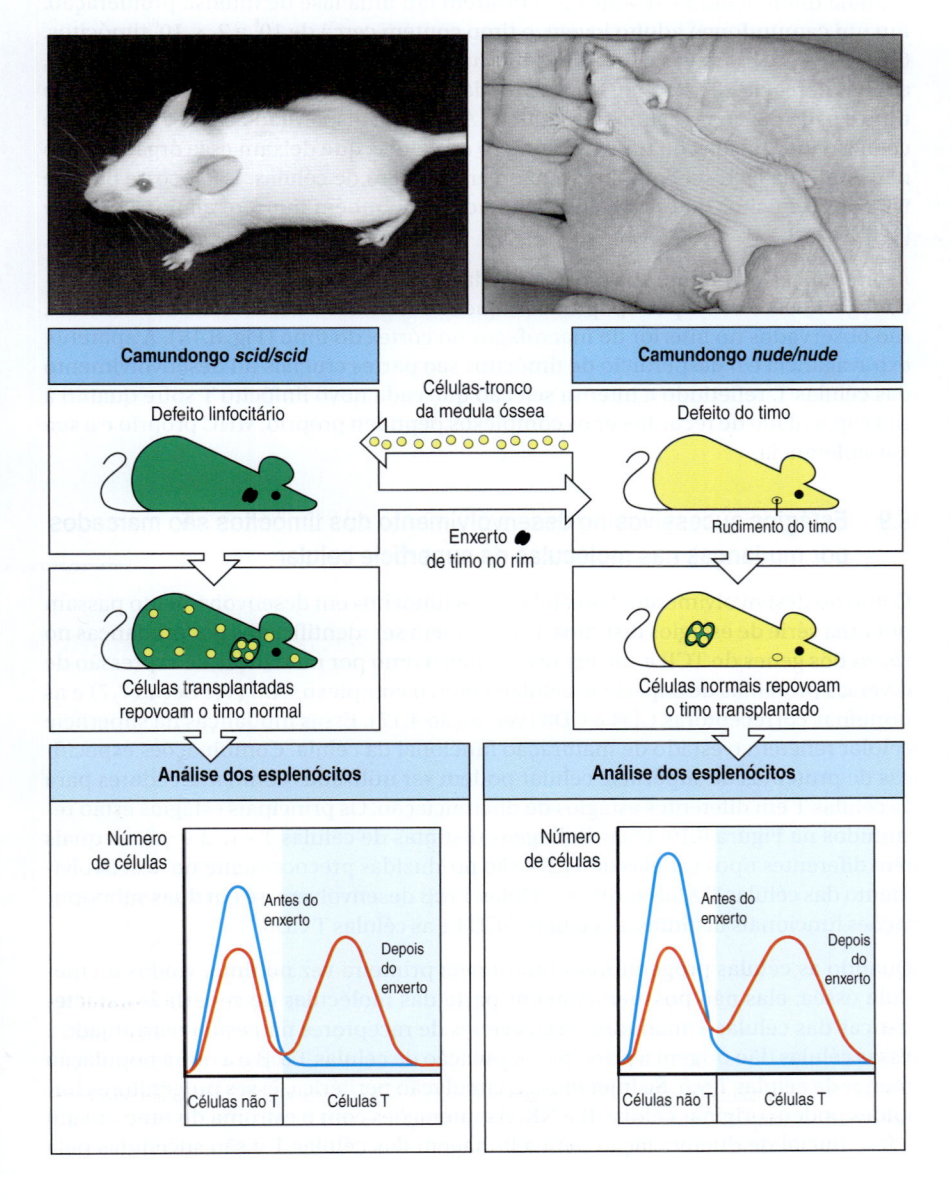

Figura 8.17 O timo é crucial para a maturação de células originadas da medula óssea em células T. Os camundongos com a mutação *scid* (fotografia à esquerda) possuem um defeito que previne a maturação do linfócito. Já os camundongos com a mutação *nude* (fotografia à direita) apresentam um defeito que afeta o desenvolvimento do epitélio cortical do timo. As células T não se desenvolvem em nenhuma dessas linhagens de camundongos: isso pode ser demonstrado pela coloração dos esplenócitos com anticorpos específicos para as células T maduras, que são, então, analisadas por citômetro de fluxo (ver Apêndice I, Seção A.22), como representado pela linha azul nos gráficos das figuras inferiores. As células da medula óssea do camundongo *nude* podem restaurar as células T do camundongo *scid* (linha vermelha no gráfico à esquerda), mostrando que, no ambiente certo, as células da medula óssea do animal *nude* são intrinsecamente normais e capazes de produzir células T. As células epiteliais do timo obtidas de um enxerto de timo de um camundongo *scid* para o fígado de um camundongo *nude* podem induzir a maturação de células T no camundongo *nude* (linha vermelha no gráfico à direita), demonstrando que o timo fornece o microambiente essencial para o desenvolvimento das células T.

um camundongo *nude* leva ao desenvolvimento de células T. Contudo, a medula óssea *scid* não consegue desenvolver células T, mesmo em um receptor normal.

No camundongo, o timo continua a se desenvolver 3 a 4 semanas após o nascimento; em seres humanos, o timo está plenamente desenvolvido no nascimento. A taxa de produção de células T pelo timo é maior antes da puberdade. Após a puberdade, o timo começa a encolher, e a produção de novas células T no adulto é mais baixa, embora continue produzindo células por toda a vida. Tanto em seres humanos quanto em camundongos, a remoção do timo após a puberdade não é acompanhada por perda notável do número ou da função de células T. Assim, parece que, uma vez estabelecido o repertório de células T, a imunidade pode ser mantida sem a produção de um número significativo de novas células T. Em contrapartida, o conjunto de células T periféricas é mantido por células T de longa duração e também pela divisão de algumas células T maduras.

8.8 Os precursores de células T proliferam extensivamente no timo, mas a maioria morre no próprio órgão

Os precursores de células T da medula óssea que chegam ao timo passam até uma semana diferenciando-se antes de entrarem em uma fase de intensa proliferação. Em um camundongo adulto jovem, o timo contém cerca de 10^8 a 2×10^8 timócitos. Cerca de 5×10^7 novas células são produzidas diariamente no timo. No entanto, apenas cerca de 10^6 a 2×10^6 (aproximadamente 2 a 4%) dessas células deixarão o timo a cada dia como células T maduras. Apesar da disparidade entre o número de células T produzidas no timo e o número de células que deixam esse órgão, o timo não continua a crescer em tamanho ou em número de células. Isso ocorre porque 98% dos timócitos que se desenvolvem no timo também morrem ali por apoptose (ver Seção 1.14).

As mudanças na membrana plasmática das células em apoptose levam a sua rápida fagocitose, e os corpos apoptóticos, que são resíduos de cromatina condensada, são observados no interior de macrófagos no córtex do timo (Fig. 8.18). A aparente extravagância e o desperdício de timócitos são partes cruciais no desenvolvimento das células T, refletindo a intensa seleção que cada novo linfócito T sofre quanto à sua capacidade de reconhecer os complexos peptídeo próprio:MHC próprio e a sua autotolerância.

8.9 Estágios sucessivos no desenvolvimento dos timócitos são marcados por mudanças nas moléculas da superfície celular

Como no desenvolvimento das células B, os timócitos em desenvolvimento passam por uma série de estágios distintos. Estes podem ser identificados por mudanças no *status* dos genes do TCR e sua expressão, bem como por mudanças de expressão de diversas proteínas de superfície celular, como o complexo CD3 (ver Seção 7.7) e as proteínas correceptoras CD4 e CD8 (ver Seção 4.17). Essas mudanças na superfície celular refletem o estado de maturação funcional da célula. Combinações específicas de proteínas de superfície celular podem ser utilizadas como marcadores para as células T em diferentes estágios de diferenciação. Os principais estágios estão resumidos na Figura 8.19. Duas linhagens distintas de células T – α:β e γ:δ, as quais têm diferentes tipos cadeias de TCR – são produzidas precocemente no desenvolvimento das células T. Mais tarde, as células T α:β desenvolvem-se em duas subpopulações funcionais distintas, as células T CD4 e as células T CD8.

Quando as células progenitoras entram pela primeira vez no timo, vindas da medula óssea, elas não possuem a maior parte das moléculas de superfície características das células T maduras, e seus genes de receptores não estão rearranjados. Essas células dão origem à principal população de células T α:β e a outra população menor de células T γ:δ. Se injetados na circulação periférica, esses progenitores linfoides podem originar células B e NK. As interações com o estroma do timo ativam a fase inicial de diferenciação para a linhagem das células T e são sucedidas pela

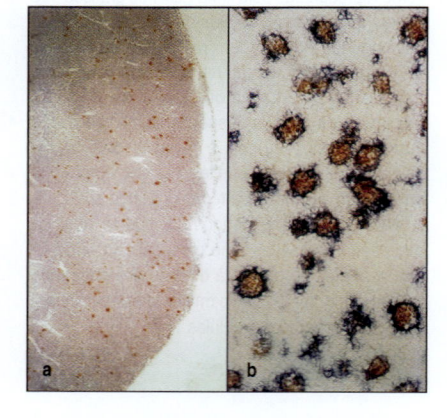

Figura 8.18 As células T em desenvolvimento que sofrem apoptose são ingeridas por macrófagos no córtex do timo. A Figura **a** mostra um corte através do córtex do timo e parte da medula que está corada para apoptose em vermelho. O córtex do timo aparece do lado direito da Figura **a**. As células apoptóticas estão dispersas pelo córtex, mas algumas são raras na medula. A Figura **b** mostra um corte do córtex do timo em um aumento maior. As células apoptóticas estão coradas em vermelho, e os macrófagos, em azul. As células apoptóticas podem ser vistas dentro de macrófagos. Aumentos: Figura **a**, × 45; Figura **b**, × 164. (Fotografias cortesia de J. Sprent e C. Surh.)

Figura 8.19 Duas linhagens distintas de timócitos são produzidas no timo. O CD4, o CD8 e o complexo do receptor de células T (TCR) (CD3 e cadeias α e β do TCR) são importantes moléculas de superfície celular para a identificação das subpopulações de timócitos. A população celular mais precoce no timo não expressa essas proteínas e por isso são denominadas timócitos "duplo-negativos", isto é, não expressam o CD4 nem o CD8. Essas células incluem os precursores que dão origem às duas linhagens de células T: a população minoritária de células T γ:δ (que não expressam CD4 ou CD8 mesmo quando maduras) e a população majoritária de células T α:β. O desenvolvimento posterior das células T α:β prossegue por estágios nos quais o CD4 e o CD8 são expressos pela mesma célula; são conhecidas como timócitos "duplo-positivos". Elas crescem e dividem. Posteriormente, tornam-se pequenas células duplo-positivas em repouso, que expressam baixos níveis do TCR. A maioria dos timócitos morre no timo após tornar-se células duplo-positivas, mas aquelas cujos receptores podem interagir com o complexo de moléculas peptídeo próprio:complexo principal de histocompatibilidade (MHC) próprio perdem a expressão do CD4 ou do CD8 e aumentam os níveis de expressão do TCR. O resultado desse processo são os timócitos de "positividade única", os quais, após a maturação, são exportados do timo como células T CD4 ou células T CD8 maduras de positividade única.

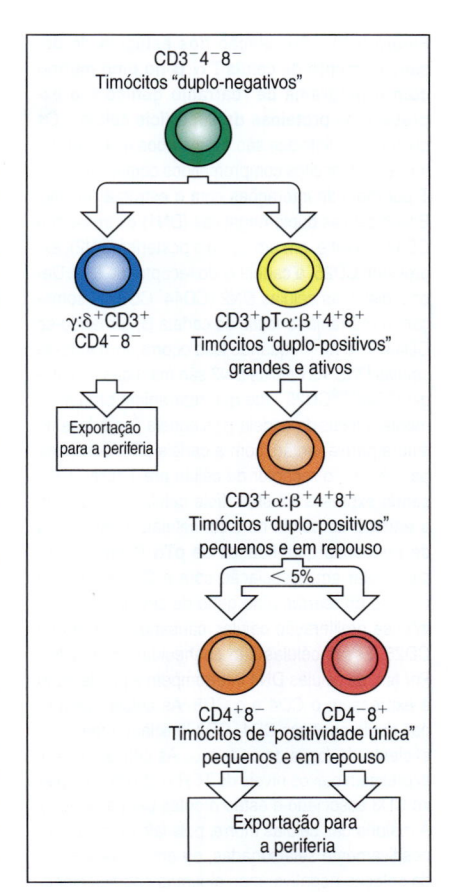

proliferação e pela expressão das primeiras moléculas específicas da superfície das células T, por exemplo, CD2 e Thy-1 (em camundongos). No final dessa fase, que pode durar uma semana, os timócitos são portadores de marcadores distintos da linhagem de células T, mas não expressam qualquer dos três marcadores de superfície celular que definem os linfócitos T maduros. Esses marcadores são o complexo CD3:TCR e os correceptores CD4 ou CD8. Devido à ausência de CD4 e CD8, tais células são denominadas **timócitos duplo-negativos** (ver Fig. 8.19).

No timo completamente desenvolvido, células T duplo-negativas imaturas correspondem a aproximadamente 60% de todos os timócitos que não expressam CD4 e CD8. Esse conjunto (cerca de 5% do total de timócitos) também inclui duas populações de células T mais maduras que pertencem às linhagens minoritárias. Uma delas, representando cerca de 20% de todas as células duplo-negativas, compreende células que já rearranjaram e estão expressando os genes que codificam o TCR γ:δ (essas células serão discutidas na Seção 8.12). A segunda, que representa 20% de todos os timócitos duplo-negativos, inclui as células que expressam TCRs α:β de diversidade muito limitada. Essas células também expressam o receptor NK1.1, frequentemente encontrado nas células NK, e são, portanto, conhecidas como **células NKT invariáveis** (**células iNKT**, do inglês *invariant NKT cells*). As células iNKT são ativadas precocemente em resposta a várias infecções, diferindo da principal linhagem de células T :β no reconhecimento de moléculas CD1 em vez de moléculas do MHC de classes I ou II (ver Seção 6.19). As células iNKT não estão apresentadas na Figura 8.19. Nesta e nas discussões subsequentes, utiliza-se o termo "timócitos duplo-negativos" para os timócitos imaturos que ainda não expressam uma molécula completa do TCR. Essas células originam as células T γ:δ e α:β (ver Fig. 8.19), embora a maioria se desenvolva na via α:β.

A via α:β é mostrada em mais detalhes na Figura 8.20. O estágio duplo-negativo pode ser subdividido com base na expressão da molécula de adesão CD44, CD25 (cadeia α do receptor de IL-2) e Kit, o receptor para SCF (ver Seção 8.1). Primeiro, os timócitos duplo-negativos expressam Kit e CD44, mas não o CD25, e são denominadas células **DN1**. Nessas células, os genes que codificam as duas cadeias do TCR estão na configuração da linhagem germinal. Os timócitos maduros começam a expressar o CD25 na superfície e são denominados células **DN2**. Mais tarde, a expressão do CD44 e de Kit é reduzida elas são denominadas células **DN3**.

O rearranjo no *locus* do gene de cadeia β do TCR inicia nas células DN2 com alguns rearranjos D_β para J_β e continua nas células DN3 com o rearranjo V_β para DJ_β. Aquelas células que não conseguem realizar um rearranjo bem-sucedido no *locus* de cadeia β permanecem no estágio DN3 ($CD44^{baixo}CD25^+$) e, em breve, morrem. Aquelas que apresentam um rearranjo bem-sucedido do gene do receptor de cadeia β e expressam a cadeia β novamente perdem a expressão do CD25 e passam para o estágio **DN4**, quando proliferam. O significado funcional da expressão transitória do CD25 não está claro. As células T desenvolvem-se normalmente em camundongos nos quais o gene da IL-2 foi removido pela técnica de nocaute (ver Apêndice I, Seção A.46). Em contrapartida, o Kit é muito importante para o desenvolvimento inicial dos timócitos duplo-negativos, e camundongos sem o Kit apresentam um número

Figura 8.20 Correlação dos estágios de desenvolvimento da célula T α:β no timo murino com o programa de rearranjo gênico e a expressão de proteínas da superfície celular. Os precursores linfoides são estimulados a proliferar e tornar-se timócitos comprometidos com a linhagem T por meio de interações com o estroma do timo. Essas células duplo-negativas (DN1) expressam o CD44 e o Kit e, em um estágio posterior (DN2), expressam CD25, a cadeia α do receptor de IL-2. Depois disso, as células DN2 (CD44⁺CD25⁺) começam a rearranjar o *locus* de cadeia β, tornando-se CD44baixo e Kitbaixo quando isso ocorre, tornando-se células DN3. As células DN3 são mantidas no estágio CD44baixoCD25⁺ até que rearranjem produtivamente o *locus* de cadeia β; a cadeia β em fase de leitura pareia, então, com a cadeia pTα substituta para formar o receptor de célula pré-T (pré-TCR), sendo expressa na superfície celular, disparando a entrada da célula no ciclo celular. A expressão de pequenas quantidades de pTα:β na superfície celular em associação com o CD3 sinaliza o término do rearranjo do gene de cadeia β e ativa intensa proliferação celular, causando a perda do CD25. Essas células são conhecidas como DN4. Por fim, as células DN4 interrompem a proliferação e expressam o CD4 e o CD8. As células pequenas duplo-positivas CD4⁺CD8⁺ iniciam o rearranjo eficiente do *locus* de cadeia α. As células, então, expressam baixos níveis do TCR α:β e do complexo CD3 associado e estão prontas para a seleção. A maioria das células morre, pois falham ao serem positivamente selecionadas, ou em consequência da seleção negativa, mas algumas são selecionadas para amadurecer em células de positividade única CD4 ou CD8 e, ao final, deixam o timo. A expressão de outras proteínas de superfície celular é apresentada de acordo com o estágio de desenvolvimento dos timócitos. A contribuição de cada uma delas para o desenvolvimento das células T está descrita no texto.

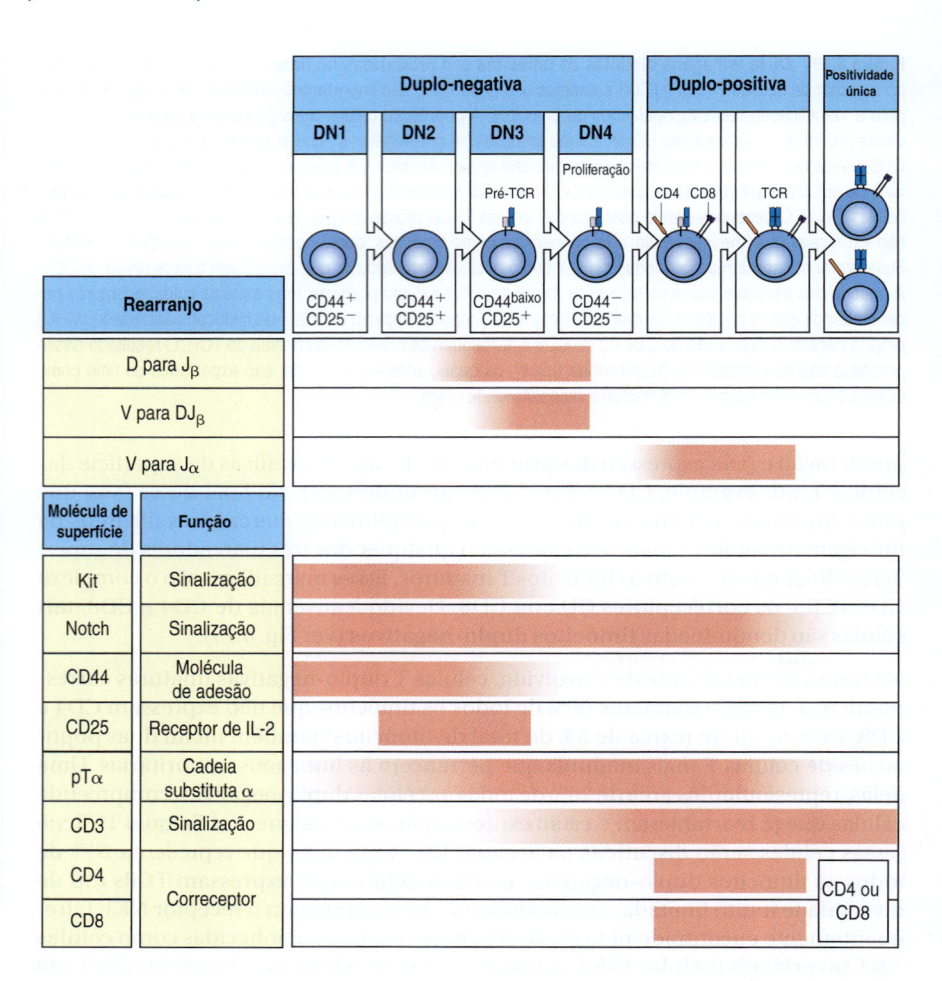

muito reduzido de células T duplo-negativas. Além disso, a IL-7 produzida pelo estroma do timo é essencial para o início do desenvolvimento das células T, porque há um bloqueio no desenvolvimento quando o receptor de IL-7 é defeituoso. Por fim, a sinalização do Notch é importante para a progressão em cada estágio do desenvolvimento das células T.

Nos timócitos DN3, as cadeias β expressas pareiam com uma cadeia α substituta de pré-TCR chamada **pTα** (célula pré-T α), permitindo a reunião com o **receptor de célula pré-T** (pré-TCR), análogo em estrutura e função ao pré-BCR. O pré-TCR é expresso na superfície celular, formando um complexo com as moléculas CD3 que fornecem os componentes de sinalização dos TCRs (ver Seção 7.7). Como ocorre com o pré-BCR, a formação do complexo CD3:pré-TCR causa a sinalização constitutiva que não requer a interação com o ligante. Evidências estruturais recentes mostraram que o pré-TCR forma dímeros de modo similar à dimerização que ocorre com o pré-BCR. O domínio pTα Ig estabelece dois contatos importantes. Ele associa-se ao domínio Ig da região constante da subunidade Vβ para formar o pré-TCR. Então, outra superfície distinta do pré-Tα liga-se a um domínio Vβ de outra molécula pré-TCR, formando uma ponte entre dois pré-TCRs distintos. A região de contato com a Vβ envolve resíduos que são altamente conservados entre muitas famílias Vβ. Desse modo, a expressão do pré-TCR induz a dimerização dependente do ligante, a qual leva à proliferação celular, à interrupção de rearranjos posteriores dos genes de cadeia β e à expressão de CD8 e CD4. Esses **timócitos duplo-positivos** constituem a grande maioria dos timócitos. Uma vez que os timócitos grandes duplo-positivos pararam de proliferar e tornaram-se células pequenas duplo-positivas, o *locus* de cadeia α começa a rearranjar. Será visto, mais tarde neste capítulo, que a estrutura do *locus* α (ver Seção 5.9) permite múltiplas tentativas sucessivas de rearranjo, de modo que um rearranjo bem-sucedido no *locus* de cadeia α é obtido pela maioria dos timócitos em desenvolvimento. Assim, a maioria das células duplo-positivas produzem um TCR α:β durante sua vida relativamente curta.

Os timócitos pequenos duplo-positivos inicialmente expressam baixos níveis do TCR. A maioria dessas células expressa receptores incapazes de reconhecer os complexos moleculares de peptídeo próprio:MHC próprio, estando destinada a fracassar na seleção positiva e morrer. Porém, aquelas células duplo-positivas que reconhecem os complexos peptídeo próprio:MHC próprio podem sofrer seleção positiva, maturar e expressar altos níveis de TCRs. Ao mesmo tempo, as células param de expressar uma ou outra das duas moléculas correceptoras, tornando-se "**timócitos unipositivos**" ou "**timócitos de positividade única**", isto é, que expressam CD4 ou CD8. Durante e após o estágio duplo-positivo, os timócitos também sofrem seleção negativa, a qual elimina as células capazes de reconhecer autoantígenos. Cerca de 2% dos timócitos duplo-positivos sobrevivem a essa dupla seleção e amadurecem como células T de positividade única, que são gradualmente exportadas do timo para formar o repertório de células T periféricas. O tempo que a célula T progenitora leva para entrar no timo até a liberação de sua progênie madura é de cerca de três semanas em camundongos.

8.10 Timócitos em diferentes estágios de desenvolvimento são encontrados em locais distintos do timo

O timo é dividido em duas principais regiões: córtex periférico e medula central (ver Fig. 8.15). Grande parte do desenvolvimento da célula T ocorre no córtex, e, na medula, são encontrados somente timócitos maduros de positividade única. Inicialmente, os progenitores da medula óssea entram na junção corticomedular e migram para o córtex externo (Fig. 8.21). Na margem mais externa do córtex, na região subcapsular do timo, os grandes timócitos imaturos duplo-negativos proliferam vigorosamente. Acredita-se que essas células representam os progenitores tímicos comprometidos e que sua progênie imediata dará origem a todas as populações subsequentes de timócitos. Mais profundamente no córtex, a maioria dos timócitos compreende células pequenas duplo-positivas. O estroma do córtex é composto por células epiteliais com longos processos de ramificação, que expressam moléculas do MHC de classes I e II em sua superfície. O córtex do timo é densamente compactado com timócitos, e os processos de ramificação das células epiteliais corticais do

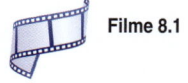

Filme 8.1

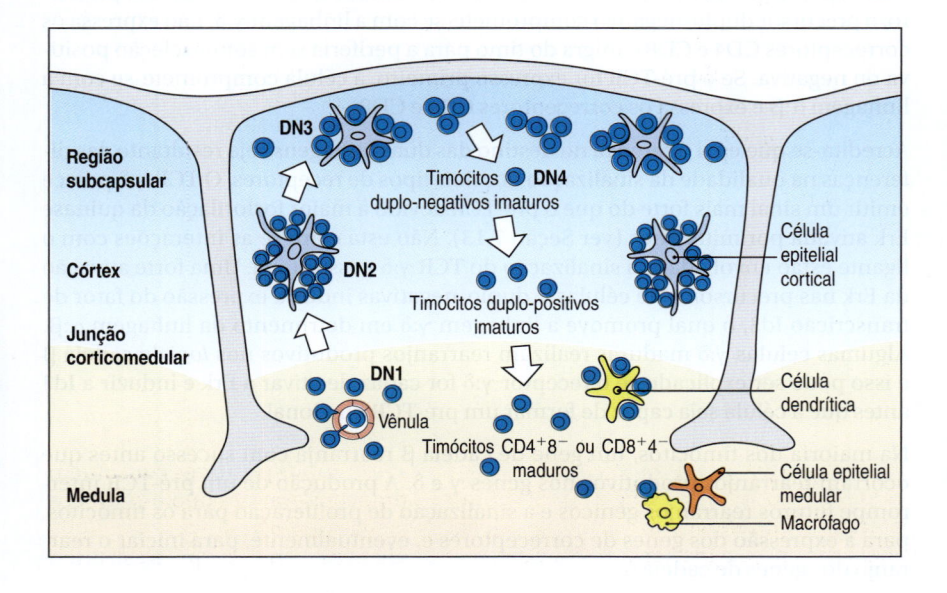

Figura 8.21 Timócitos em diferentes estágios de desenvolvimento são encontrados em partes distintas do timo. Os precursores mais precoces dos timócitos entram da circulação sanguínea no timo pelas vênulas próximas à junção corticomedular. Os ligantes que interagem com o receptor Notch1 são expressos no timo e atuam nas células migratórias, comprometendo-as com a linhagem de células T. Com a diferenciação dessas células desde o estágio precoce duplo-negativo (DN) CD4⁻CD8⁻ descrito no texto, elas migram pela junção corticomedular para a região subcapsular do córtex (externa). As células DN3 residem próximas à região subcapsular. Com a posterior maturação das progenitoras para o estágio duplo-positivo CD4⁺CD8⁺, elas migram novamente para o córtex. Finalmente, a medula contém somente células T maduras de positividade única, que ao final deixam o timo.

timo fazem contato com a maioria dos timócitos corticais (ver Fig. 8.16). O contato entre as moléculas do MHC das células epiteliais corticais do timo e os receptores dos linfócitos T em desenvolvimento desempenha um papel importante na seleção positiva, como mostrado mais adiante neste capítulo.

Após a seleção positiva, as células T em desenvolvimento migram do córtex para a medula. A medula contém um menor número de linfócitos e, aqueles que estão ali presentes, são células T de positividade única recém-maturadas que, eventualmente, deixarão o timo. A medula atua na seleção negativa. As APCs desse ambiente incluem as células dendríticas que expressam as moléculas coestimuladoras, as quais geralmente estão ausentes no córtex. Além disso, células epiteliais medulares especializadas apresentam os antígenos periféricos para a seleção negativa das células T reativas contra esses antígenos próprios.

8.11 Células T com receptores α:β ou γ:δ originam-se a partir de um progenitor comum

As células T portadoras dos receptores γ:δ diferem das células T α:β pois são encontradas principalmente nas mucosas e no epitélio e não expressam os correceptores CD4 e CD8. Quando comparadas com as células T α:β, sabe-se muito pouco a respeito dos ligantes que elas reconhecem e acredita-se que o receptor γ:δ não seja restrito ao MHC (ver Seções 3.24 e 4.19). Pode-se voltar à Seção 5.11 para lembrar que diferentes *loci* gênicos são usados para produzir esses dois tipos de receptores de células T. Os *loci* β, γ e δ começam o rearranjo quase simultaneamente durante o desenvolvimento dos timócitos e as duas linhagens celulares divergem de um precursor comum somente após determinados rearranjos terem ocorrido (Fig. 8.22). Isso pode ser deduzido a partir do padrão de rearranjo gênico encontrado nos timócitos e nas células T γ:δ e α:β maduras. Células T γ:δ maduras podem conter genes de cadeia β rearranjados, embora 80% destes não sejam produtivos. As células T α:β maduras frequentemente possuem genes de cadeia γ rearranjados, mas a maioria está fora da fase de leitura.

Acredita-se que o comprometimento de um precursor para a linhagem γ:δ ou α:β depende do tipo de receptor que é expresso primeiro no estágio duplo-negativo do desenvolvimento dos timócitos: um receptor funcional γ:δ ou um pré-TCR (β:pTα). É mais provável que ocorra primeiro a formação de um pré-TCR, pois a formação de receptores γ:δ requer rearranjos funcionais dos *loci* γ e δ, ao passo que a formação do pré-TCR requer somente um rearranjo funcional no *locus* β, para produzir uma cadeia β que pareia com pTα (ver Seção 8.9). Se um receptor γ:δ é expresso primeiro, o precursor duplo-negativo compromete-se com a linhagem γ:δ, não expressa os correceptores CD4 e CD8 e migra do timo para a periferia sem sofrer seleção positiva ou negativa. Se o pré-TCR for expresso primeiro, a célula compromete-se com a linhagem α:β e expressa os correceptores CD4 e CD8.

Acredita-se que essa diferença no destino das duas linhagens seja resultante das diferenças na qualidade da sinalização dos dois tipos de receptores. O TCR γ:δ parece emitir um sinal mais forte do que o pré-TCR devido à maior fosforilação da quinase Erk ativada por mitógenos (ver Seção 7.13). Não está claro se as interações com o ligante estão envolvidas na sinalização do TCR γ:δ nessa etapa. Uma forte ativação da Erk nas precursoras de células T duplo-negativas induz a expressão do fator de transcrição Id3, o qual promove a linhagem γ:δ em detrimento da linhagem α:β. Algumas células γ:δ maduras realizam rearranjos produtivos nos *loci* de cadeia β e isso pode ser explicado se o receptor γ:δ for capaz de ativar a Erk e induzir a Id3 antes que a célula seja capaz de formar um pré-TCR funcional.

Na maioria dos timócitos, um gene de cadeia β rearranja com sucesso antes que ocorram rearranjos produtivos nos genes γ e δ. A produção de um pré-TCR interrompe futuros rearranjos gênicos e a sinalização de proliferação para os timócitos, para a expressão dos genes de correceptores e, eventualmente, para iniciar o rearranjo dos genes de cadeia α.

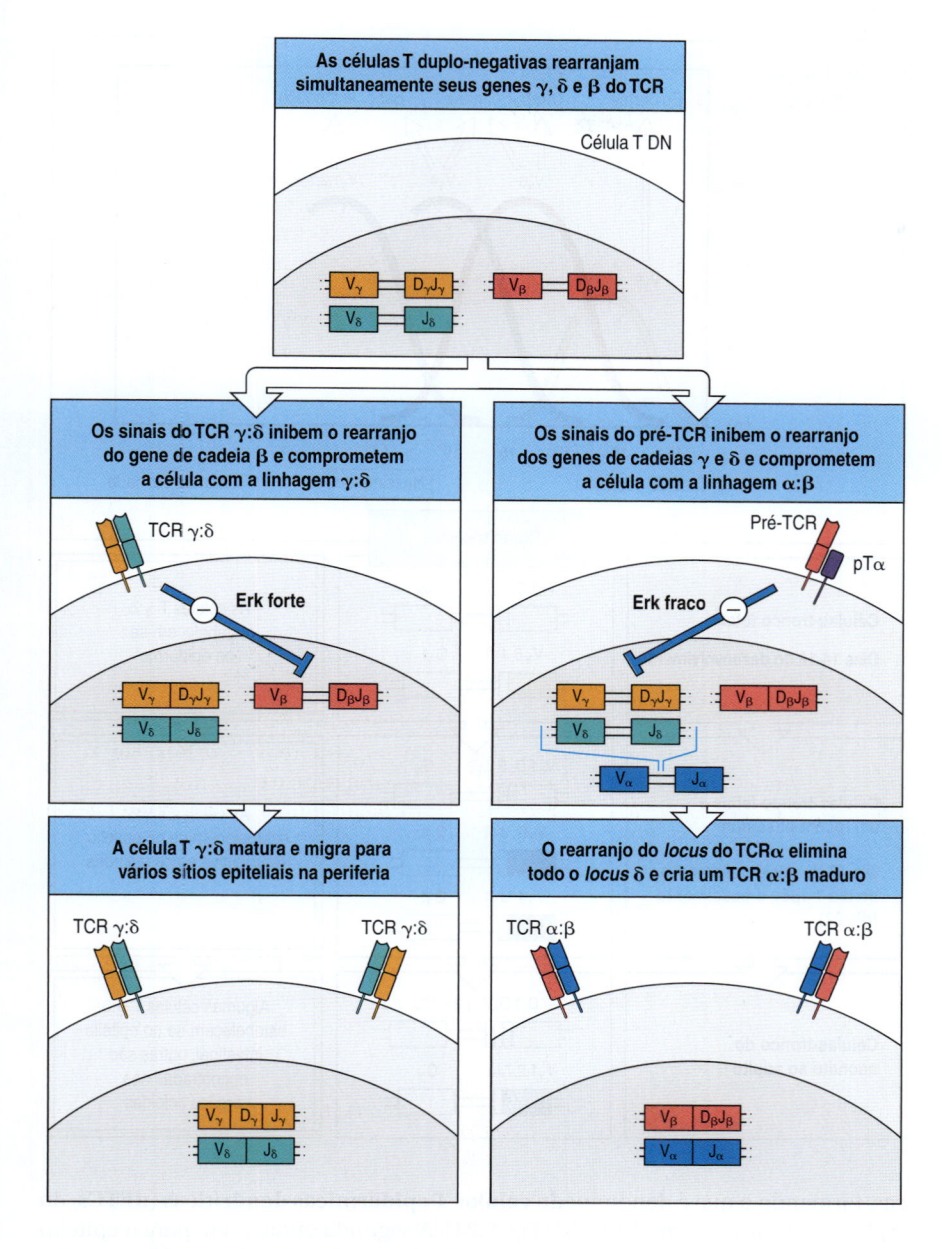

As células T duplo-negativas rearranjam simultaneamente seus genes γ, δ e β do TCR

Célula T DN

Os sinais do TCR γ:δ inibem o rearranjo do gene de cadeia β e comprometem a célula com a linhagem γ:δ

TCR γ:δ

Erk forte

Os sinais do pré-TCR inibem o rearranjo dos genes de cadeias γ e δ e comprometem a célula com a linhagem α:β

Pré-TCR

pTα

Erk fraco

A célula T γ:δ matura e migra para vários sítios epiteliais na periferia

TCR γ:δ   TCR γ:δ

O rearranjo do *locus* do TCRα elimina todo o *locus* δ e cria um TCR α:β maduro

TCR α:β   TCR α:β

Figura 8.22   Os sinais do receptor de células T (TCR) γ:δ e do receptor de células pré-T (pré--TCR) competem para determinar o destino dos timócitos. Durante o desenvolvimento das células T no timo, os timócitos duplo-negativos (DN) iniciam o rearranjo simultâneo dos *loci* γ, δ e β do TCR (figura superior). Se um TCR γ:δ completo for formado antes de um rearranjo gênico bem--sucedido de cadeia β que leve à produção de um pré-TCR (figuras à esquerda), o timócito recebe um sinal por meio do receptor γ:δ que impede o rearranjo posterior do gene de cadeia β. A sinalização pelo receptor γ:δ induz a forte ativação da Erk (ver Seção 7.13) que compromete a célula com a linhagem γ:δβ. Esta célula então matura em células T γ:δ e migra do timo para a circulação periférica (figura inferior à esquerda). Se uma cadeia β funcional for formada antes de um receptor γ:δ completo, ela pareia com a pTα para formar um pré-TCR (figuras à direita). Nesse caso, o timócito em desenvolvimento recebe um sinal do pré-TCR que interrompe os rearranjos dos *loci* γ e δ. Uma fraca ativação da Erk por meio do pré-TCR, quando comparado com o receptor γ:δ, causa o comprometimento com a linhagem α:β. O timócito passa do estágio DN3 para o estágio DN4 de proliferação e para o duplo-positivo quando o *locus* de cadeia TCRα rearranja e produz um TCR α:β maduro (figura inferior à direita). O rearranjo no *locus* de cadeia α elimina os genes δ, impedindo a produção do receptor γ:δ na mesma célula.

Quando os rearranjos do gene de cadeia α começam, os segmentos gênicos de cadeia δ localizados dentro do *locus* de cadeia α são eliminados como um círculo extracromossômico. Isso assegura que as células comprometidas com a linhagem α:β não possam produzir um receptor γ:δ completo.

8.12   Células T que expressam determinadas regiões V dos genes de cadeia γ e δ surgem em uma sequência ordenada no início da vida

Durante o desenvolvimento embrionário, a produção de vários tipos de células T, mesmo em certas regiões V das células γ:δ, é controlada pelo desenvolvimento. As primeiras células T que aparecem são portadoras de TCRs γ:δ (Fig. 8.23). Em camundongos, as células T γ:δ aparecem primeiro em discretas ondas, ou surtos, no feto, com as células T de cada onda alojando-se em diferentes locais no animal adulto.

A primeira onda de células T γ:δ aloja-se na epiderme. As células T ficam pressionadas entre os queratinócitos e adotam uma forma semelhante às células dendríti-

Figura 8.23 O rearranjo dos genes γ e δ do receptor da célula T (TCR) em camundongos procede por meio de ondas de células que expressam diferentes segmentos gênicos V$_\gamma$ e V. Com cerca de duas semanas de gestação, o *locus* C$_{\gamma 1}$ é expresso com o gene V mais próximo (V$_{\gamma 5}$). Após alguns dias, as células portadoras do V$_{\gamma 5}$ declinam (figura superior) e são substituídas por células que expressam o gene seguinte mais próximo, V$_{\gamma 6}$. Ambas as cadeias γ rearranjadas são expressas com o mesmo gene de cadeia δ rearranjado, como ilustrado nas figuras inferiores, e existe pouca diversidade juncional em cada cadeia V$_\gamma$ ou V$_\delta$. Como consequência, a maioria das células T γ:δ produzidas em cada uma dessas ondas precoces tem a mesma especificidade, embora o antígeno reconhecido em cada caso seja desconhecido. As células portadoras do V$_{\gamma 5}$ estabelecem-se seletivamente na epiderme, enquanto as células que portam V$_{\gamma 6}$ se estabelecem no epitélio do trato reprodutivo. Após o nascimento, a linhagem de células T α:β torna-se dominante, e, embora as células T γ:δ ainda sejam produzidas, existe uma população muito mais heterogênea, portando receptores com grande diversidade juncional. Pode-se observar que os segmentos do gene V são descritos pela utilização do sistema descrito por Tonegawa.

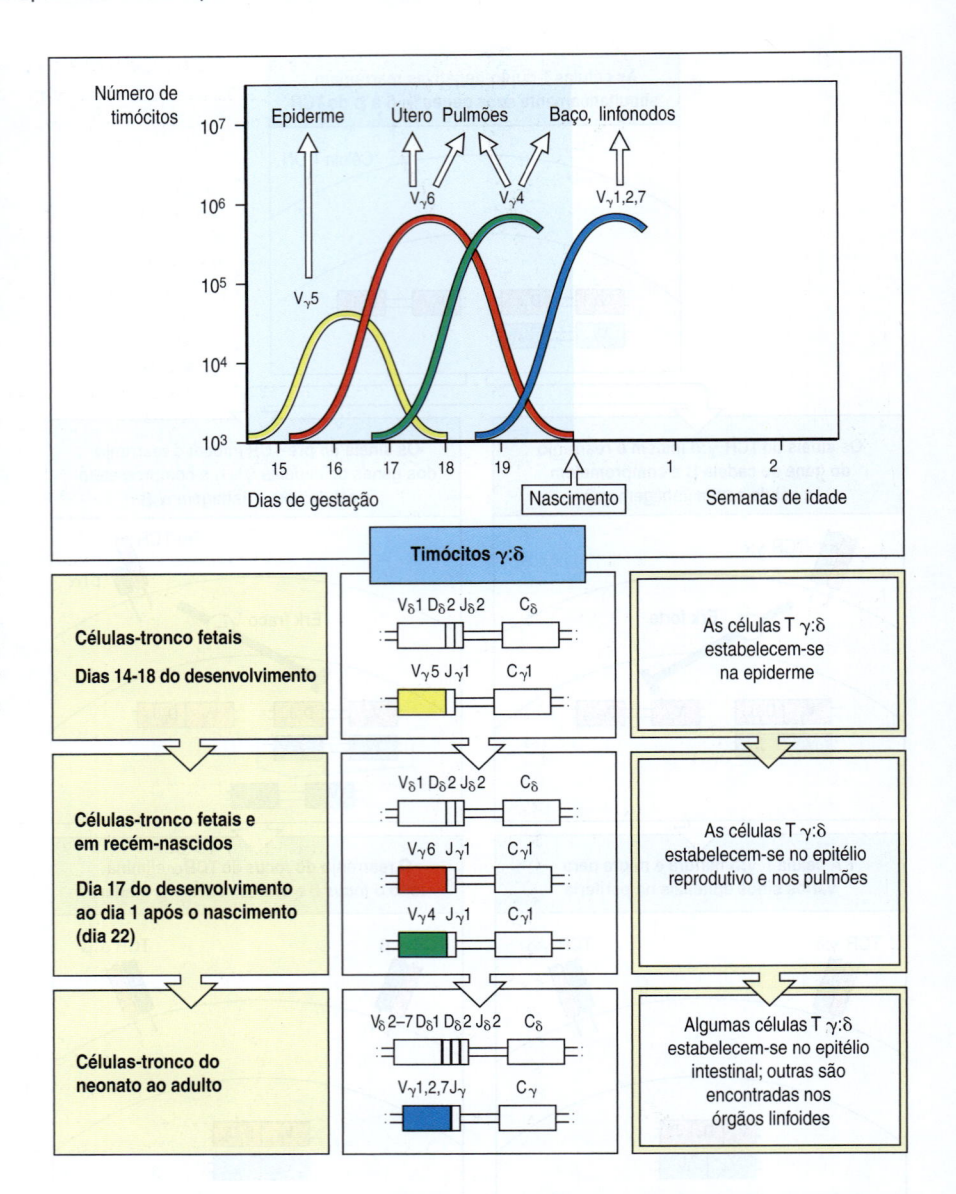

cas, formando o que é denominado **células T epidérmicas dendríticas** (**dETCs**, do inglês *dendritic epidermal T cells*) (Fig. 8.24). A segunda onda migra para o epitélio do trato reprodutivo. Extraordinariamente, devido ao elevado número de rearranjos possíveis, os receptores expressos por essas primeiras ondas de células T γ:δ são essencialmente invariáveis. Todas as células de cada onda expressam as mesmas regiões V$_\gamma$ e V$_\delta$, mas cada onda utiliza um conjunto diferente de segmentos gênicos V, D e J. O porquê de determinados segmentos gênicos V, D e J serem selecionados para rearranjar em momentos específicos durante o desenvolvimento embrionário ainda não está bem compreendido. Não existem nucleotídeos-N contribuindo para diversidade adicional nas junções entre os segmentos dos genes V, D e J, refletindo a ausência da enzima TdT nessas células T γ:δ fetais.

Após as ondas iniciais, as células T são produzidas continuamente e as células T α:β predominam, chegando a representar mais de 95% dos timócitos. As células T γ:δ produzidas nessa fase são diferentes daquelas produzidas no início. Elas apresentam receptores com repertórios muito mais diversos, contendo vários segmentos gênicos V diferentes e adições abundantes de nucleotídeos-N. A maioria dessas células T γ:δ, assim como as células T α:β, migram para os tecidos linfoides periféricos, e não para o epitélio.

As mudanças no uso do segmento gênico V e nas adições de nucleotídeos-N nas células T γ:δ murinas são paralelas às alterações nas populações de células B durante o desenvolvimento fetal, que será discutido posteriormente (ver Seção 8.28). A significância funcional não está clara, e nem todas essas mudanças no padrão de receptores expressos pelas células T γ:δ ocorrem em seres humanos. As dETCs, por exemplo, parecem não ter equivalentes exatos em seres humanos, embora ocorram células T γ:δ no epitélio que reveste os aparelhos reprodutivo e gastrintestinal humanos. As dETCs de camundongos talvez sirvam como sentinelas que são ativadas após dano tecidual local ou como células que regulam processos inflamatórios.

8.13 A síntese bem-sucedida da cadeia β rearranjada permite a produção de um pré-TCR que ativa a proliferação celular e interrompe outros rearranjos no gene de cadeia β

Agora se retorna ao desenvolvimento das células T α:β. O rearranjo dos *loci* das cadeias α e β é muito semelhante à sequência dos rearranjos que ocorrem nos *loci* de cadeias pesadas e leves das imunoglobulinas durante o desenvolvimento das células B (ver Seções 8.2 e 8.5). Como mostrado na Figura 8.25, primeiro os segmentos dos genes de cadeia β se recombinam, com os segmentos do gene D_β se recombinando com os genes J_β, seguido do rearranjo dos genes V_β com o DJ_β já recombinado. Se nenhuma cadeia β funcional puder ser sintetizada a partir desse rearranjo, a célula não será capaz de produzir um pré-TCR e morrerá, a não ser que ocorram rearranjos produtivos em ambos os *loci* γ e δ (ver Fig. 8.22). Contudo, ao contrário das células B com rearranjos gênicos improdutivos de cadeias pesadas de imunoglobulinas, os timócitos com rearranjos VDJ de cadeia β não produtivos podem ser recuperados por rearranjos subsequentes, os quais são possíveis devido à localização dos dois grupamentos de segmentos gênicos D_β e J_β a montante dos dois genes C_β (ver Fig. 5.9). A probabilidade de uma junção VDJ produtiva no *locus* β é maior do que os 55% de chance de um rearranjo produtivo do gene de cadeia pesada de imunoglobulina.

Uma vez realizado um rearranjo produtivo dos genes de cadeia β, a cadeia β é expressa junto com uma cadeia invariável pTα e com moléculas CD3 (ver Fig. 8.25) e é transportada nesse complexo para a superfície celular. O complexo β:pTα é um pré-TCR funcional, análogo ao complexo do pré-BCR μ:Vpré-B:λ5 no desenvolvimento das células B (ver Seção 8.3). A expressão do pré-TCR no estágio DN3 do desenvolvimento dos timócitos induz sinais que causam a fosforilação e a degradação da RAG-2, interrompendo o rearranjo do gene de cadeia β, garantindo a exclusão alélica no *locus* β. Esses sinais também induzem o estágio DN4, no qual ocorre uma rápida proliferação celular e, ao final, as proteínas correceptoras CD4 e CD8 são expressas. O pré-TCR sinaliza constitutivamente por meio da proteína quinase Lck citoplasmática, uma proteína quinase da família Src (ver Fig. 7.12), mas parece que não requerer um ligante no epitélio do timo. A Lck subsequentemente associa-se às proteínas correceptoras. Em camundongos geneticamente deficientes de Lck, o desenvolvimento da célula T é interrompido antes do estágio duplo-positivo CD4CD8, e nenhum rearranjo do gene de cadeia α pode ser realizado.

O papel da expressão de cadeia β em suprimir rearranjo gênico posterior do *locus* de cadeia β pode ser demonstrado em camundongos transgênicos que contêm um transgene de cadeia recombinado TCRβ. Esses animais expressam a cadeia β transgênica em quase 100% de suas células T, e o rearranjo de seus genes de cadeia β endógenos é fortemente suprimida. A importância de pTα foi demonstrada em camundongos deficientes em pTα, nos quais há redução de 100 vezes na quantidade das células T α:β e ausência de exclusão alélica no *locus* β.

Durante a proliferação das células DN4 ativadas pela expressão do pré-TCR, os genes *RAG-1* e *RAG-2* estão reprimidos. Assim, não ocorre recombinação no *locus* do gene de cadeia α até que termine a fase proliferativa, quando o *RAG-1* e *RAG-2* são novamente transcritos, e o complexo RAG-1:RAG-2 funcional se acumula. Isso as-

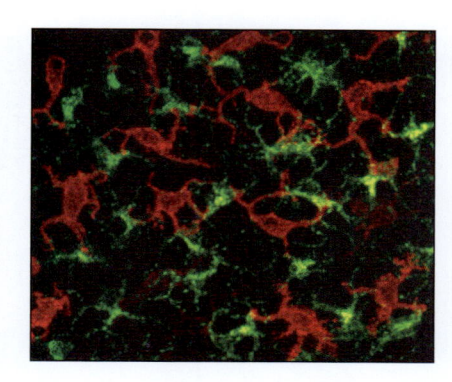

Figura 8.24 As células T epidérmicas dendríticas (dETCs) localizam-se dentro da camada epitelial, formando uma rede interdigitante com as células de Langerhans. Esta vista frontal de uma camada epidérmica murina mostra as células de Langerhans (verde) e dETCs (vermelho) formando uma rede interdigitante dentro das camadas da epiderme. As células epiteliais epidérmicas não são visíveis nesta imagem de fluorescência. As ramificações semelhantes a dendritos formadas a partir das células T γ:δ deu origem ao seu nome. Embora nem todos os ligantes dos receptores das células T (TCRs) γ:δ não sejam conhecidos, algumas células T γ:δ reconhecem as moléculas do complexo principal de histocompatibilidade (MHC) não clássicas (ver Seção 6.17), as quais podem ser induzidas no epitélio pelo estresse, como o dano causado pela radiação UV ou patógenos. Assim, as dETCs podem atuar como sentinelas desses danos, produzindo citocinas que ativam a resposta imune inata e, por sua vez, a imunidade adaptativa. (Cortesia de Adrian Hayday.)

segura que cada célula na qual ocorreu a recombinação bem-sucedida de um gene de cadeia β dê origem a muitos timócitos CD4CD8. Uma vez que as células interrompem a divisão, cada uma delas recombina independentemente seus genes de cadeia, de modo que uma única cadeia β funcional possa se associar a muitas cadeias α diferentes da progênie. Durante o período de rearranjo do gene de cadeia α, os TCRs α:β são expressos primeiro, e começa a seleção, nas células do timo, pelos complexos peptídeo próprio:MHC próprio.

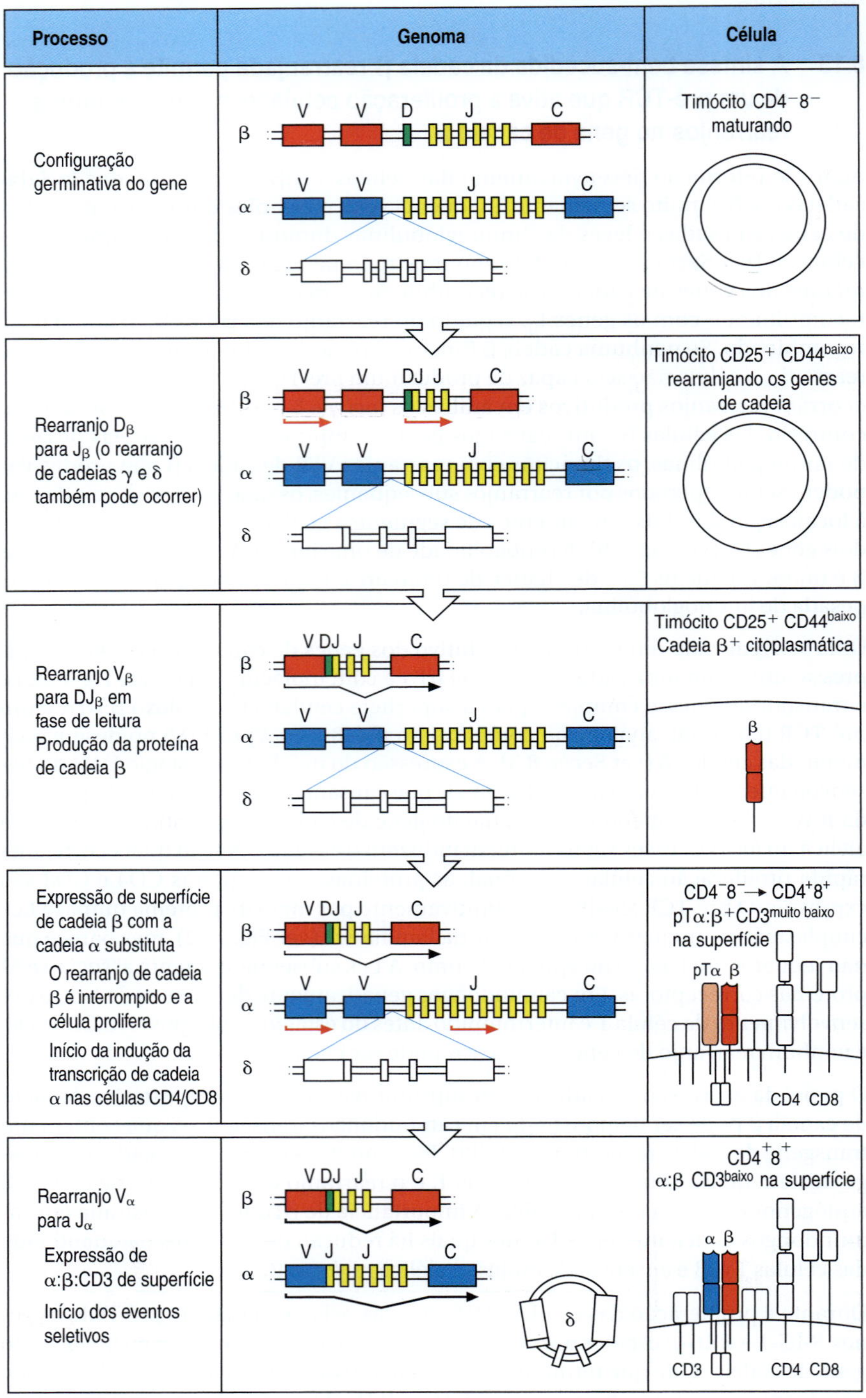

Figura 8.25 Os estágios do rearranjo gênico nas células T α:β. A sequência dos rearranjos gênicos é apresentada juntamente com uma indicação do estágio no qual os eventos acontecem e a natureza das moléculas do receptor de superfície celular em cada estágio. O *locus* da cadeia β rearranja primeiro nos timócitos duplo-negativos CD4⁻CD8⁻ que expressam CD25 e baixos níveis de CD44. Como para os genes de cadeia pesada da imunoglobulina, os segmentos gênicos D para J rearranjam antes dos segmentos gênicos V rearranjarem com o DJ (segundas e terceiras figuras). É possível fazer até quatro tentativas para produzir um rearranjo produtivo no *locus* de cadeia β, porque existem quatro segmentos gênicos D com dois conjuntos de genes J associados a cada *locus* da cadeia β do receptor de célula T (TCR) (não mostrado). O gene rearranjado produtivamente é expresso no início dentro da célula e depois em baixos níveis na superfície celular. Ele associa-se a uma pTα – uma cadeia α substituta de 33 kDa que é equivalente a λ5 no desenvolvimento das células B – e o heterodímero pTα:β forma um complexo com as cadeias CD3 (quarta figura). A expressão do receptor da célula pré-T (pré-TCR) sinaliza para os timócitos em desenvolvimento que parem o rearranjo gênico de cadeia β e sofram vários ciclos de divisão. No final dessa explosão proliferativa, as moléculas CD4 e CD8 são expressas; a célula interrompe a divisão, e a cadeia α está agora pronta para sofrer rearranjo. O primeiro rearranjo gênico de cadeia α remove todos os segmentos gênicos δ D, J e C daquele cromossomo, embora estes sejam retidos como um DNA circular – provando que essas são células que não se dividem (figura inferior). Isso inativa permanentemente o gene de cadeia δ. Os rearranjos no *locus* de cadeia α podem prosseguir em vários ciclos, devido ao grande número de segmentos gênicos Vα e Jα e, dessa forma, os rearranjos produtivos quase sempre ocorrem. Quando uma cadeia α funcional é produzida e pareia de maneira eficiente com a cadeia β, o timócito CD3^baixo CD4⁺CD8⁺ está pronto para sofrer a seleção por sua capacidade de reconhecer peptídeos próprios em associação a moléculas do complexo principal de histocompatibilidade (MHC) próprias.

A progressão dos timócitos do estágio duplo-negativo para o duplo-positivo, e, finalmente, ao estágio final de positividade única é acompanhada por um padrão distinto de expressão das proteínas envolvidas no rearranjo do DNA, sinalização e expressão dos genes específicos de células T (Fig. 8.26). A enzima responsável pela inserção de nucleotídeos-N, a TdT, é expressa durante todos os rearranjos gênicos do TCR. Os nucleotídeos-N podem ser encontrados nas junções de todos os genes rearranjados α e β. A proteína Lck e outra tirosina quinase, a ZAP-70, são expressas desde os períodos iniciais do desenvolvimento dos timócitos. A Lck tem uma função fundamental na sinalização do pré-TCR e também é importante para o desenvolvimento das células T γ:δ. Ao contrário, estudos com nocautes gênicos (ver Apêndice I, Seção A.46) mostraram que a ZAP-70, embora expressa a partir do estágio duplo-negativo, tem uma função tardia essencial na promoção do desenvolvimento de timócitos de positividade única a partir de timócitos duplo-positivos. A proteína Fyn, uma quinase da família Src semelhante à Lck, é expressa em níveis cada vez mais elevados a partir do estágio duplo-positivo, mas não é absolutamente essencial ao desenvolvimento dos timócitos α:β, desde que a Lck esteja presente, mas é necessária ao desenvolvimento das células iNKT.

Finalmente, vários fatores de transcrição que coordenam o desenvolvimento dos timócitos de um estágio para o próximo estágio já foram identificados. O Ikaros e o GATA3 são expressos nos progenitores de células T precoces, e, na ausência de um deles, o desenvolvimento das células T é interrompido. Além disso, esses fatores também participam do funcionamento normal das células T maduras. Em contraste, o Ets1, também expresso nos progenitores precoces, não é essencial ao

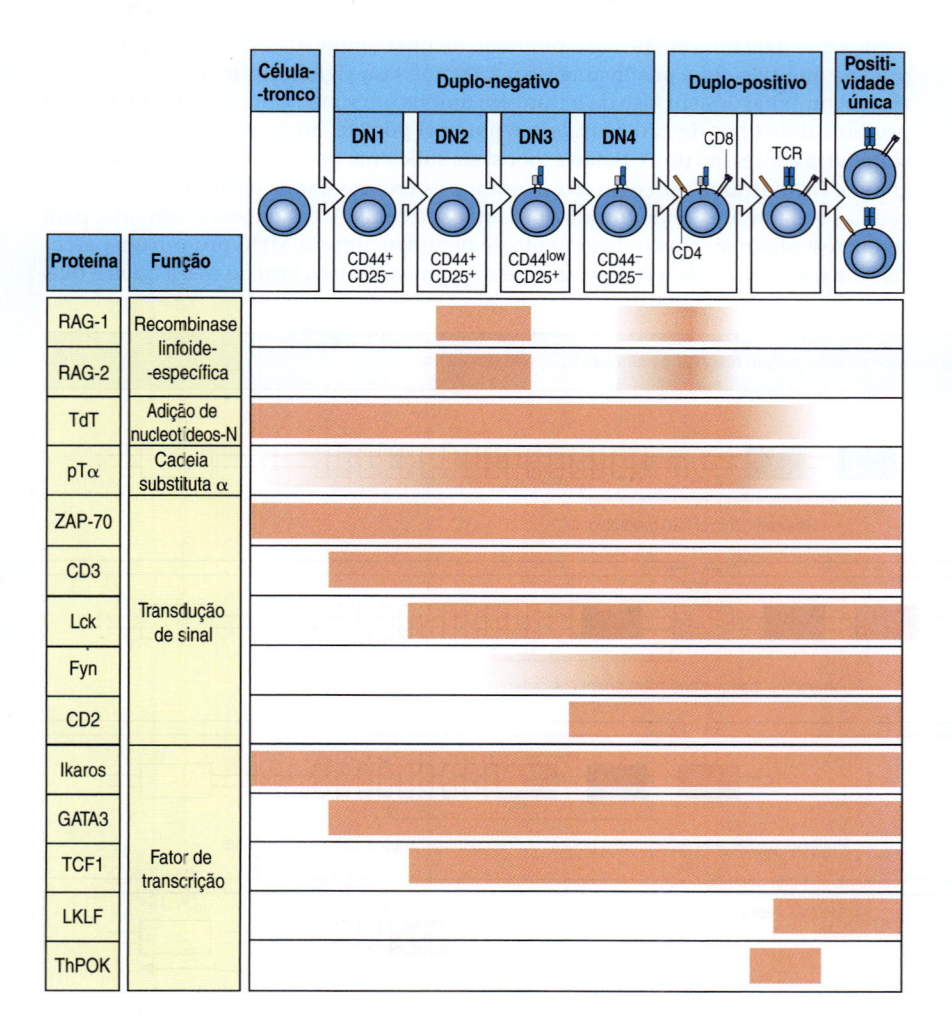

Figura 8.26   Padrão temporal de expressão de algumas proteínas celulares importantes no desenvolvimento das células T precoces. A expressão é apresentada de acordo com os estágios de desenvolvimento do timócito, como determinado pela expressão de marcadores de superfície celular. As proteínas aqui listadas são uma seleção daquelas conhecidas por estarem associadas ao desenvolvimento precoce da linhagem T e foram incluídas devido a sua importância comprovada na sequência de desenvolvimento, principalmente baseada em estudos em camundongos. Algumas dessas proteínas estão envolvidas no rearranjo gênico e na sinalização por meio de receptores, e suas contribuições individuais no desenvolvimento da célula T são discutidas no texto. Vários fatores de transcrição que coordenam o desenvolvimento dos timócitos de um estágio para outro por meio da regulação gênica foram identificados. O Ikaros e o GATA3 são expressos nos progenitores de células T precoces. Na ausência de um deles, normalmente o desenvolvimento do timócito é alterado. Essas proteínas também atuam nas células T maduras. Na ausência do fator de células T-1 (TCF1), as células T duplo-negativas que fazem um rearranjo produtivo no gene de cadeia β não proliferam em resposta ao sinal do receptor de células pré-T (pré--TCR), impedindo a produção eficiente de timócitos duplo-positivos. O fator semelhante ao Kruppel pulmonar (LKLF) é inicialmente expresso no estágio de positividade única. Se ausente, os timócitos apresentam um defeito na emigração para povoar os tecidos linfoides periféricos, em parte devido a uma falha na expressão de receptores envolvidos no tráfego, como o receptor esfingosina-1-fosfato (S1P) (ver Cap. 9). O fator de transcrição Ets1 (não mostrado) não é essencial ao desenvolvimento das células T, mas camundongos que não possuem este fator não produzem células *natural killer* (NK).

desenvolvimento das células T, embora camundongos deficientes para esse fator não produzam células NK. O fator de célula T 1 (TCF1, do inglês *T-cell factor-1*) é inicialmente expresso durante o estágio duplo-negativo. Em sua ausência, as células T duplo-negativas que fazem rearranjos gênicos de cadeia β produtivos, não proliferam, impedindo a produção eficiente de timócitos duplo-positivos. Assim, os fatores de transcrição expressos nos vários estágios do desenvolvimento controlam o desenvolvimento normal por meio do controle da expressão de genes adequados.

8.14 Os genes de cadeia α da célula T sofrem rearranjos sucessivos, até que ocorra seleção positiva ou morte celular

Os genes de cadeia α do TCR são comparáveis com os genes de cadeia leve κ e λ de imunoglobulina, pois não possuem segmentos gênicos D e somente são rearranjados depois que a outra cadeia do receptor tiver sido expressa. Como ocorre com os genes de cadeia leve, várias tentativas de rearranjo de cadeia α são possíveis, como mostra a Figura 8.27. A presença de múltiplos segmentos gênicos V_α e cerca de 60 segmentos gênicos J_α distribuídos por 80 quilobases de DNA, permite que muitos rearranjos sucessivos de V_α-J_α ocorram nos dois alelos da cadeia α. Isso significa que as células T com um rearranjo inicial não produtivo do gene α são mais prováveis de serem resgatadas por um rearranjo subsequente do que as células B quando apresentam um rearranjo gênico de cadeia leve não produtivo.

Uma diferença importante entre as células B e T é que a reunião final de uma imunoglobulina leva à interrupção do rearranjo gênico e ao início da diferenciação da célula B, enquanto os rearranjos dos segmentos gênicos V_α continua nas células T, a menos que haja uma sinalização por meio de um complexo peptídeo próprio:MHC próprio que selecione positivamente o receptor. Isso significa que muitas células T têm recombinações em fase de leitura em ambos os cromossomos, e, assim, podem produzir dois tipos de cadeia α. Isso é possível porque, ao contrário das células B, somente a expressão do TCR não é, por si só, suficiente para interromper o rearranjo gênico. Os rearranjos sucessivos em ambos os cromossomos permitem que várias cadeias α diferentes sejam produzidas em cada célula T em desenvolvimento, para serem testadas para o reconhecimento do peptídeo próprio:MHC próprio em parceria com a mesma cadeia β. Essa fase de rearranjos gênicos leva de três a quatro dias

Figura 8.27 Múltiplos eventos sucessivos de rearranjos podem resgatar os rearranjos gênicos não produtivos de cadeia α do receptor de célula T (TCR). A multiplicidade dos segmentos gênicos V e J no *locus* de cadeia α permite eventos sucessivos de rearranjos para substituir os rearranjos VJ prévios, removendo quaisquer segmentos gênicos intervenientes. A via de resgate da cadeia α assemelha-se àquela dos genes de cadeia leve κ das imunoglobulinas (ver Seção 8.5), mas o número de possíveis rearranjos sucessivos é maior. O rearranjo gênico da cadeia α continua até que um rearranjo produtivo leve à seleção positiva, ou que a célula morra.

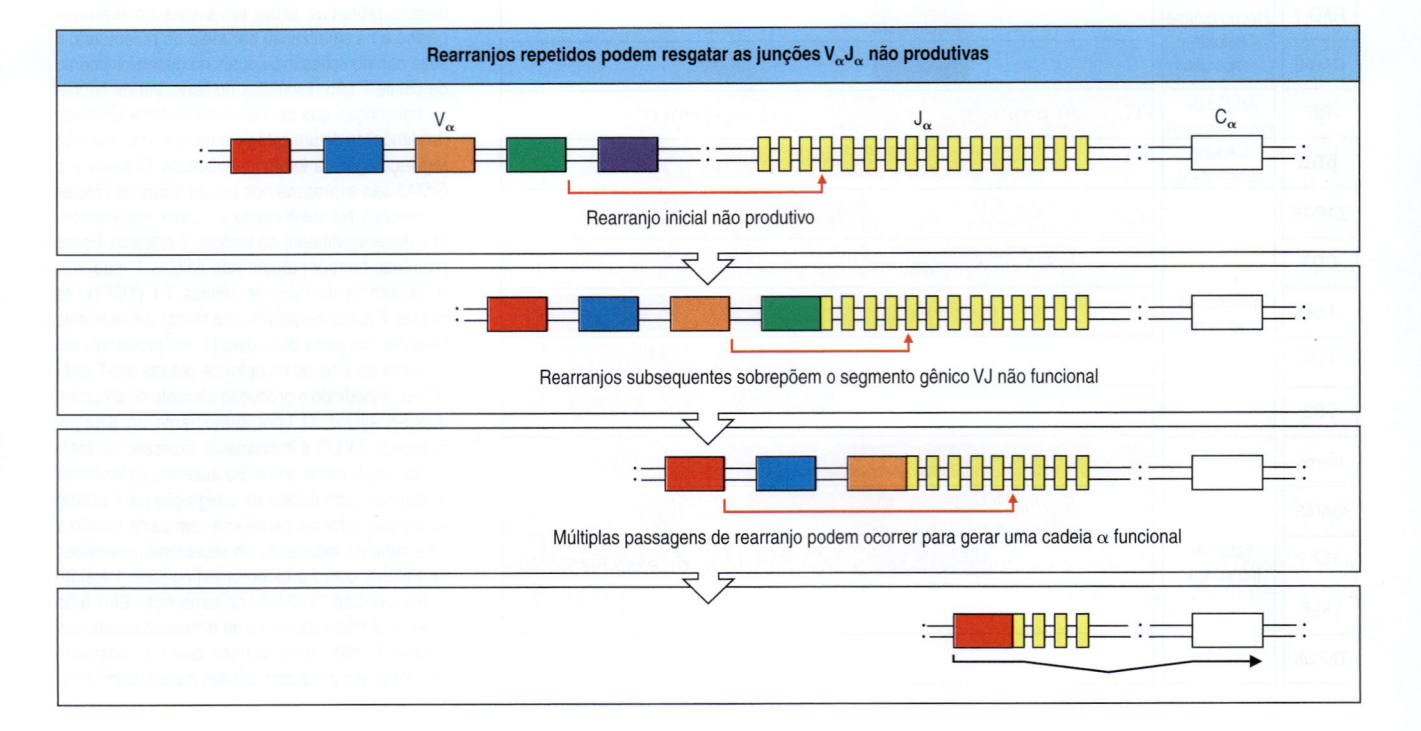

Rearranjos repetidos podem resgatar as junções $V_\alpha J_\alpha$ não produtivas

V_α J_α C_α

Rearranjo inicial não produtivo

Rearranjos subsequentes sobrepõem o segmento gênico VJ não funcional

Múltiplas passagens de rearranjo podem ocorrer para gerar uma cadeia α funcional em camundongos e somente cessa quando ocorre a seleção positiva como consequência da ligação do receptor, ou quando a célula morre. Pode-se prever que, se a seleção positiva for suficientemente baixa, praticamente uma a cada três células T maduras expressará duas cadeias α produtivas na superfície celular. Esse fato foi confirmado para as células T humanas e de camundongos. Assim, a rigor, os genes de cadeias α do TCR não estão sujeitos à exclusão alélica.

As células T com dupla especificidade podem dar origem a respostas imunes inadequadas se a célula for ativada por meio de um receptor, e, ainda, pode atuar nas células-alvo reconhecidas pelo segundo receptor. Entretanto, somente um dos dois receptores será capaz de reconhecer o peptídeo apresentado pela molécula do MHC próprio, e, assim, a célula T terá apenas uma especificidade funcional. Isso ocorre porque, uma vez que o timócito tenha sido positivamente selecionado por meio do reconhecimento do peptídeo próprio:MHC próprio, o rearranjo de cadeia α é interrompido. Assim, a existência de células com dois genes de cadeia α produtivamente rearranjados e com duas cadeias α expressas na superfície celular não necessariamente desafia a ideia de que uma única especificidade funcional seja expressa em cada célula.

Resumo

O timo proporciona um microambiente especializado e estruturalmente organizado para o desenvolvimento das células T maduras. Os precursores de células T migram da medula óssea para o timo, onde interagem com os sinais ambientais, como os ligantes para o receptor Notch, que direcionam o comprometimento com a linhagem T. Os timócitos desenvolvem-se em uma entre três linhagens de células T: células T γ:δ, células T α:β e células iNKT (que são células T com receptores α: de diversidade muito limitada).

As células T progenitoras escolhem entre a linhagens de células T γ:δ ou α:β. Logo no início do seu desenvolvimento, a produção de células T γ:δ predomina sobre a produção de células T α:β, e essas células povoam vários tecidos linfoides periféricos, inclusive a pele, o epitélio reprodutivo e o intestino. Posteriormente, mais de 90% dos timócitos expressam os TCRs α:β. Nos timócitos em desenvolvimento, os genes γ, δ e β recombinam quase simultaneamente. A sinalização por um receptor γ:δ funcional compromete o precursor com a linhagem γ:δ; essas células interrompem qualquer recombinação gênica posterior e não expressam os correceptores CD4 e CD8. A produção de um gene de cadeia β funcionalmente recombinado e a sinalização pelo pré-TCR compromete o precursor com a linhagem α:β.

As células T da linhagem convencional α:β passam por uma série de estágios que são distinguidos pelo rearranjo dos genes de cadeia a, pela produção de um TCR α:β, pela expressão diferencial de CD44 e CD25, pela presença de proteínas do complexo CD3:TCR e correceptores CD4 e CD8. Muitas etapas do desenvolvimento das células T ocorrem no córtex do timo, enquanto na medula são encontradas principalmente células T maduras.

Seleção positiva e seleção negativa das células T

Até o estágio no qual o receptor α:β é produzido, o desenvolvimento das células T é independente do antígeno. Desse momento em diante, as decisões no desenvolvimento na linhagem de células T α:β depende da interação do receptor com o ligante peptídeo:MHC que ele encontra no timo, e agora, será considerada essa fase do desenvolvimento das células T.

Os precursores de células T comprometidos com a linhagem α:β do estágio DN3 sofrem intensa proliferação na região subcapsular – o estágio DN4. Então, essas células circulam rapidamente por um estágio de positividade única de CD8 imaturas e, então, em células duplo-positivas que expressam baixos níveis de TCRs e de correceptores CD4 e CD8 migram para as regiões mais profundas do córtex do timo. Essas células duplo-positivas têm um tempo de vida de somente cerca de 3 a 4 dias, a não ser que sejam resgatadas pelo comprometimento de seu TCR. O resgate das células T duplo-positivas da morte celular programada e sua maturação em células de positividade única CD4 ou CD8 é o processo conhecido como seleção positiva. Somente cerca de 10 a 30% dos TCRs produzidos por recombinação gênica serão capazes de reconhecer os complexos peptídeo próprio:MHC próprio e, então, atuar nas respostas restritas ao MHC próprio contra os antígenos estranhos (ver Cap. 4). Aquelas que tiverem essa capacidade serão selecionadas para sobreviver no timo. As células duplo-positivas também sofrem seleção negativa. As células T cujos receptores reconhecem os complexos peptídeo próprio:MHC próprio com muita intensidade sofrem apoptose, eliminando as células potencialmente autorreativas. Nesta seção, serão examinadas as interações entre os timócitos duplo-positivos em desenvolvimento e diferentes componentes do timo e também os mecanismos pelos quais essas interações moldam o repertório de células T maduras.

8.15 O tipo de MHC do estroma do timo seleciona o repertório de células T maduras que podem reconhecer antígenos estranhos apresentados pelo mesmo tipo de MHC

A seleção positiva foi inicialmente demonstrada em experimentos nos quais serão utilizados camundongos que tiveram suas medulas ósseas completamente substituídas por medulas ósseas de camundongos geneticamente idênticos, com exceção da região do MHC. Esses camundongos são conhecidos como **quimeras de medula óssea** (ver Apêndice I, Seção A.42). O camundongo receptor é inicialmente irradiado para destruir todos os seus linfócitos e as células progenitoras da medula óssea. Após o transplante de medula óssea, todas as células derivadas da medula terão o genótipo do doador. Estas incluirão todos os linfócitos, bem como as APCs com as quais interagem. Os demais tecidos do animal, incluindo células estromais não linfoides do timo, serão do mesmo genótipo do MHC do receptor.

Nos experimentos que demonstraram a seleção positiva (Fig. 8.28), os camundongos doadores eram híbridos F_1, derivados de pais MHC^a e MHC^b, pertencendo, assim, ao genótipo $MHC^{a \times b}$. Os receptores irradiados eram de uma das linhagens parentais, MHC^a ou MHC^b. Devido à restrição ao MHC, as células T individuais reconhecem MHC^a ou MHC^b, mas nunca as duas moléculas. Em condições normais, um número aproximadamente igual de células T $MHC^{a \times b}$ de camundongos híbridos F_1 $MHC^{a \times b}$ reconhecerá antígenos apresentados por MHC^a ou MHC^b. Mas nas quimeras de medula óssea, nas quais as células T de genótipo $MHC^{a \times b}$ se desenvolvem em um timo do MHC^a, as células T imunizadas para um determinado antígeno reconhecem principalmente esse antígeno, senão exclusivamente, quando apresentado por moléculas do MHC^a, mesmo que as APCs apresentem os antígenos ligados às moléculas do MHC^a e do MHC^b. Esses experimentos demonstraram que as moléculas do MHC presentes no ambiente no qual as células T se desenvolveram determinam a restrição ao MHC do repertório de TCRs maduras.

Um experimento similar, envolvendo enxertos de tecido do timo, mostrou que o componente do timo resistente à radiação e responsável pela seleção positiva é o estroma do timo. Nesses experimentos, os animais recipientes eram camundongos atímicos *nude* ou timectomizados de genótipo $MHC^{a \times b}$, com enxertos de estroma do timo do genótipo MHC^a. Assim, todas as suas células eram portadoras de MHC^a e MHC^b, com exceção das células estromais do timo. As células $MHC^{a \times b}$ da medula óssea desses animais também maturaram em linfócitos T capazes de reconhecer antígenos apresentados pelo MHC^a, mas não os antígenos apresentados pelo MHC^b. Esse resultado mostrou que o que as células T maduras consideram como MHC próprio é determinado pelas moléculas do MHC expressas pelas células estromais do timo que elas encontram durante o desenvolvimento intratímico. Esses resultados também sugerem que o fenômeno de restrição ao MHC, observado nas quimeras de medula óssea imunizadas poderiam ter se originado no timo, provavelmente pela seleção das células T em desenvolvimento.

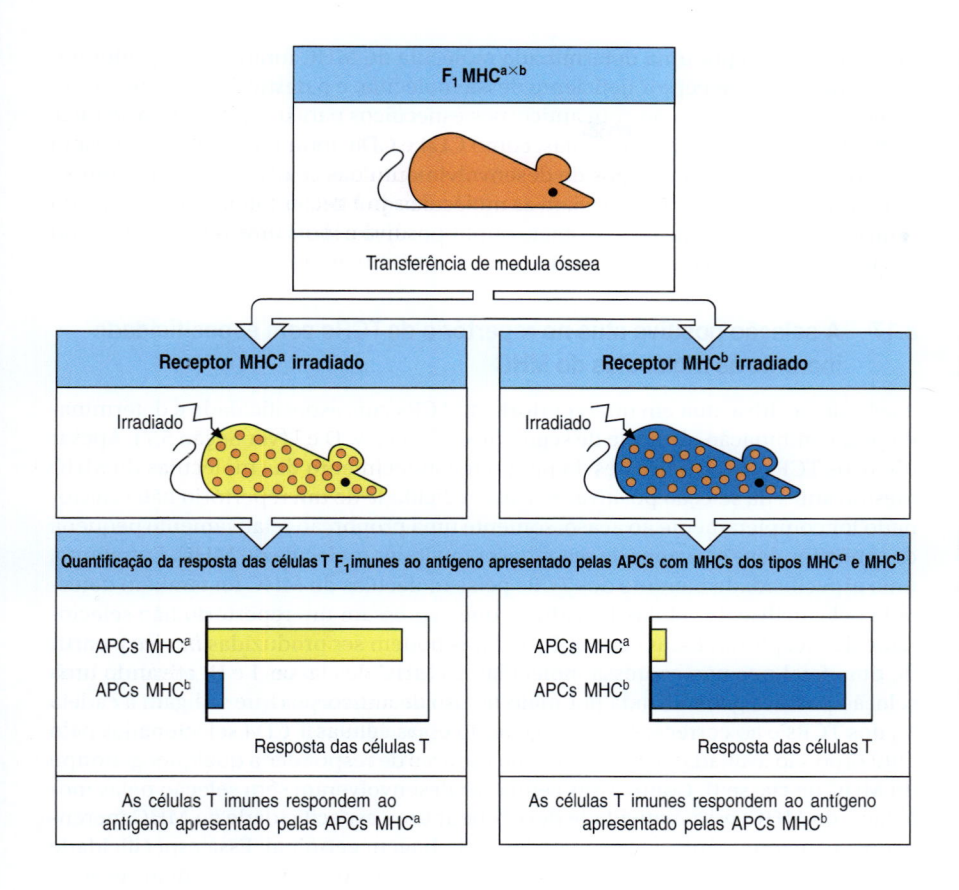

Figura 8.28   A seleção positiva pode ser demonstrada em camundongos quiméricos de medula óssea. Como apresentado nas duas figuras superiores, a medula óssea de um camundongo híbrido F_1 MHC$^{a\times b}$ é transferida para camundongos receptores irradiados letalmente dos dois tipos de MHC parentais (MHC^a ou MHC^b). Quando esses camundongos quiméricos são imunizados com antígenos, o antígeno pode ser apresentado pelas células apresentadoras de antígenos (APCs) com MHC$^{a\times b}$ derivadas da medula óssea, em associação às duas moléculas do MHC, MHC^a e MHC^b. As células T de um camundongo F_1 MHC$^{a\times b}$ incluem células que respondem ao antígeno apresentado pelas APCs do camundongo MHC^a e células que respondem às APCs do camundongo MHC^b (não mostrado). Entretanto, quando as células T imunizadas de animais quiméricos são testadas *in vitro* com APCs portadoras somente do MHC^a ou do MHC^b, elas respondem de maneira muito mais eficaz ao antígeno apresentado pelas moléculas do MHC do receptor do mesmo tipo do MHC, como é apresentado nas figuras inferiores. Isso mostra que as células T sofreram seleção positiva para restrição ao MHC no timo do receptor. MHC, complexo principal de histocompatibilidade.

8.16   Somente os timócitos cujos receptores interagem com os complexos peptídeo próprio:MHC próprio podem sobreviver e amadurecer

As quimeras de medula óssea e o enxerto do timo forneceram evidências de que as moléculas do MHC no timo influenciam o repertório de células T restritas ao MHC. Contudo, os camundongos transgênicos para os genes rearranjados do TCR forneceram a primeira evidência conclusiva de que a interação das células T com os complexos peptídeo próprio:MHC próprio é necessária à sobrevivência das células T imaturas e para a sua maturação em células T CD4 e CD8 virgens. Para esses experimentos, os genes de cadeias α e β rearranjados foram clonados a partir de uma linhagem ou clone de célula T (ver Apêndice I, Seção A.24) cuja origem, especificidade antigênica e restrição ao MHC eram bem caracterizadas. Quando tais genes são introduzidos nos genomas de camundongos, eles são expressos logo no início do desenvolvimento dos timócitos e a recombinação dos genes endógenos do TCR é inibida. Os genes de cadeia β são inibidos completamente, mas os genes de cadeia α. apenas parcialmente, de modo que a maioria das células T em desenvolvimento expressa o receptor codificado pelo transgene.

Com a introdução dos transgenes para o TCR em camundongos de genótipo MHC conhecido, o efeito das moléculas do MHC conhecidas no amadurecimento dos timócitos com receptores de especificidade conhecidos pode ser estudado diretamente, sem a necessidade de imunização e análise da função efetora. Esses estudos mostraram que os timócitos portadores de um determinado TCR podem se desenvolver para o estágio duplo-positivo no timo que expressa uma molécula do MHC diferente daquela na qual a célula portadora do TCR teve origem. Entretanto, esses timócitos transgênicos somente se desenvolvem além do estágio duplo-positivo e tornam-se maduros se o timo expressar a mesma molécula do MHC próprio da qual o clone de célula T original foi selecionado (Fig. 8.29). Esses experimentos também descobriram o destino das células T que falharam na seleção positiva. Os genes recombinados do receptor de células T maduras específico para um peptí-

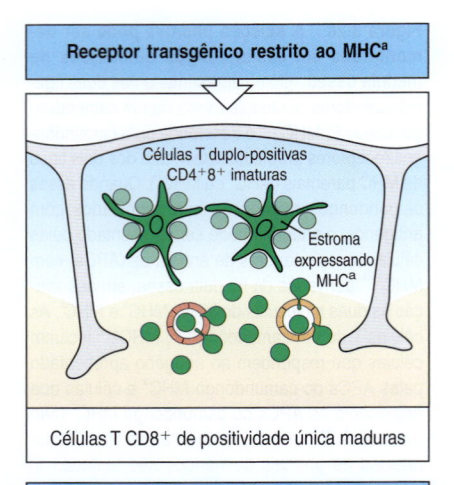

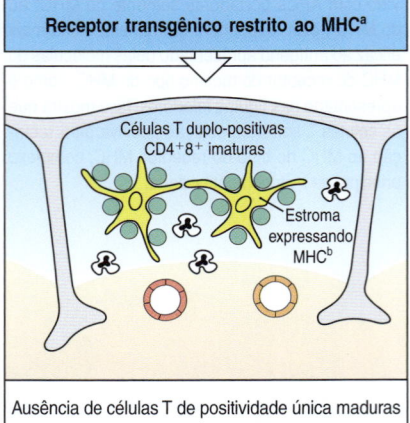

Figura 8.29 A seleção positiva é demonstrada pelo desenvolvimento de células T que expressam transgenes para o receptor de células T (TCR) rearranjado. Em camundongos transgênicos para os genes do TCR α:β, a maturação das células T depende do haplótipo do MHC expresso no timo. Se um camundongo transgênico expressa o mesmo haplótipo do MHC em suas células estromais do timo que um camundongo no qual os genes de cadeias α e β do TCR rearranjados foram clonados (os dois MHC^a, na figura superior), então as células T que expressam o TCR transgênico se desenvolverão do estágio duplo-positivo (verde-claro) em células T maduras (verde-escuro), nesse caso, em células maduras CD8$^+$ de positividade única. Se os transgênicos com TCR restrito ao MHC^a forem cruzados com um MHC diferente (MHC^b, amarelo) (figura inferior), então a célula T em desenvolvimento que expressa o receptor transgênico progredirá para o estágio duplo-positivo mas não maturará. Essa falha deve-se à ausência de interação entre o TCR transgênico com as moléculas do MHC no córtex do timo e, portanto, nenhum sinal para seleção positiva é emitido, levando à apoptose por negligência.

deo apresentado por uma determinada molécula do MHC foram introduzidos em um camundongo receptor deficiente dessa molécula, e o destino dos timócitos foi investigado pela coloração com anticorpos específicos para o receptor transgênico. Anticorpos contra outras moléculas, como CD4 e CD8, foram utilizados ao mesmo tempo para marcar os estágios de desenvolvimento das células T. Demonstrou-se que as células que não reconheciam as moléculas do MHC presentes no epitélio do timo jamais progrediam após o estágio duplo-positivo e morriam no timo em três ou quatro dias após sua última divisão.

8.17 A seleção positiva atua no repertório de TCRs com especificidade inerente às moléculas do MHC

A seleção positiva atua em um repertório de TCRs cuja especificidade é determinada pela combinação aleatória de segmentos gênicos V, D e J (ver Seção 5.7). Apesar disso, os TCRs exibem um desvio para o reconhecimento das moléculas do MHC mesmo antes da seleção positiva. Se a especificidade de um repertório não selecionado for completamente ao acaso, somente uma proporção relativamente pequena de timócitos deve ser capaz de reconhecer qualquer molécula do MHC. Entretanto, uma especificidade inerente dos TCRs pelas moléculas do MHC foi também detectada pela análise de células T maduras que expressam um repertório não selecionado de receptores. Essas células T maduras podem ser produzidas *in vivo* a partir de timo fetal que não expressa moléculas do MHC de classes I e II, ativando uma seleção positiva generalizada por meio do uso de anticorpos que se ligam à cadeia V$_β$ dos TCRs e ao correceptor CD4. Quando essas células T CD4 selecionadas pelo anticorpo são avaliadas, cerca de 5% são capazes de responder a qualquer genótipo do MHC de classe II. Como essas células se desenvolveram sem seleção pelas moléculas do MHC, essa reatividade deve refletir uma especificidade ao MHC inerente dos segmentos gênicos V codificados na linhagem germinal. Essa especificidade deve aumentar significativamente a proporção de receptores que podem ser selecionados positivamente por qualquer molécula do MHC do indivíduo.

A reatividade codificada na linhagem germinal parece ser decorrente de aminoácidos específicos nas regiões CDR1 e CDR2 do TCR nas regiões V$_β$ e V$_α$. As regiões CDR1 e CDR2 são codificadas nos segmentos gênicos V germinais e são altamente variáveis (ver Seção 5.8). Entretanto, entre essa variabilidade, determinados aminoácidos são conservados e são comuns a vários segmentos V. As análises de inúmeras estruturas cristalinas revelaram que quando o TCR se liga ao complexo peptídeo:MHC, aminoácidos específicos da região V$_β$ interagem com uma determinada região da proteína do MHC. Por exemplo, em muitas regiões V$_β$ de seres humanos e de camundongos, o CDR2 tem uma tirosina na posição 48, e ela interage com a região no centro da hélice α1 das proteínas do MHC de classes I e II (ver Fig. 6.22). Outros dois aminoácidos normalmente encontrados em outras regiões V$_β$ (tirosina na posição 46 e ácido glutâmico na posição 54) interagem com a mesma região do MHC. As células T que expressam os genes V$_β$ com mutações em qualquer uma dessas posições apresentam seleção positiva reduzida, demonstrando que a interação de tal região V com as moléculas do MHC contribui com o desenvolvimento das células T.

8.18 A seleção positiva coordena a expressão de CD4 ou CD8 com a especificidade para o TCR e as funções efetoras potenciais da célula T

Durante a seleção positiva, o timócito expressa as moléculas correceptoras CD4 e CD8. No final da seleção tímica, as células T α:β maduras prontas para exportação para a periferia pararam de expressar um desses correceptores e pertencem a uma das três categorias: células T CD4 ou CD8 convencionais ou uma subpopulação de células T reguladoras que expressam o CD4 e altos níveis de CD25. Além disso, quase todas as células T maduras que expressam o CD4 têm receptores que reconhecem peptídeos ligados às moléculas do MHC próprio de classe II e são programados para se tornar células T auxiliares secretoras de citocinas. Em contrapartida, a maioria das células que expressam CD8 tem receptores que reconhecem peptídeos ligados às moléculas do MHC próprio de classe I e é programada para se tornar células citotóxicas efetoras. Desse modo, a seleção positiva também determina o fenótipo de superfície celular e o potencial funcional da célula T madura, selecionando o correceptor apropriado para um eficaz reconhecimento do antígeno e o programa apropriado para a eventual diferenciação funcional da célula T na resposta imune.

Experimentos feitos com camundongos transgênicos para os genes do TCR rearranjados mostram claramente que é a especificidade do TCR para os complexos molécula de peptídeo próprio:MHC próprio que determina qual correceptor será expresso pela célula T madura. Se os transgenes codificam um TCR específico para os antígenos apresentados por moléculas do MHC próprio de classe I, todas as células T maduras que expressam o receptor transgênico são células T CD8. De modo semelhante, em camundongos transgênicos para um receptor que reconhece o antígeno com moléculas do MHC próprio de classe II, todas as células T maduras que expressam o receptor transgênico são células T CD4 (Fig. 8.30).

A importância das moléculas do MHC em tais processos seletivos também pode ser ilustrada pela classe de doenças de imunodeficiência humanas, conhecidas como **síndromes do linfócito nu**, causadas por mutações que levam à ausência de moléculas do MHC nos linfócitos e nas células tímicas epiteliais. Indivíduos que não possuem moléculas do MHC de classe II possuem células T CD8, mas apenas algumas poucas células T CD4, muito anormais. Resultados similares também foram obtidos com camundongos nos quais a expressão do MHC de classe II foi eliminada por ruptura gênica orientada (ver Apêndice I, Seção A.46). Camundongos e humanos que não possuem moléculas do MHC de classe I não têm células T CD8. Consequentemente, as moléculas do MHC de classe II são absolutamente necessárias ao desenvolvimento das células T CD4, ao passo que as moléculas do MHC de classe I são necessárias ao desenvolvimento das células T CD8.

Nas células T maduras, as funções do correceptor de CD8 e CD4 dependem de suas respectivas capacidades de se ligar a sítios invariáveis nas moléculas do MHC de classes I e II (ver Seção 4.17). A ligação do correceptor a uma molécula do MHC é também necessária à seleção positiva normal, como demonstrado para o CD4 no experimento que será descrito na próxima seção. Assim, a seleção positiva depende da ocupação do receptor de antígeno e do correceptor por uma molécula do MHC, e determina a sobrevivência de células de positividade única que expressam somente o correceptor apropriado. O comprometimento com a linhagem CD4 ou CD8 é coordenado pela especificidade do receptor e os timócitos em desenvolvimento parecem integrar os sinais que recebem do receptor de antígeno e do correceptor. Os sinais da molécula Lck associados ao correceptor são efetivamente transmitidos quando a molécula CD4 é ativada como correceptora, em vez da molécula CD8; esses sinais da Lck têm uma função importante na decisão de se tornar uma célula T CD4 madura. Quando a célula T recebe um sinal induzindo seleção positiva, esse sinal primeiramente diminui a expressão das moléculas CD4 e CD8, mas então reexpressa o CD4, produzindo uma célula $CD4^+CD8^{baixo}$ independentemente de o TCR estar comprometido com uma molécula do MHC de classes I ou de classe II (Fig. 8.31). A intensidade do sinal nas célula $CD4^+CD8^{baixo}$ parece determinar a escolha da linhagem. Se a célula estiver sendo selecionada pelo MHC de classe II, a reexpressão do CD4 produzirá um sinal mais forte e contínuo, mediado em parte pelo Lck, e será responsável pela diferenciação posterior na via CD4, com perda completa do CD8. Se a célula estiver sendo selecionada pelo MHC de classe I, a reexpressão

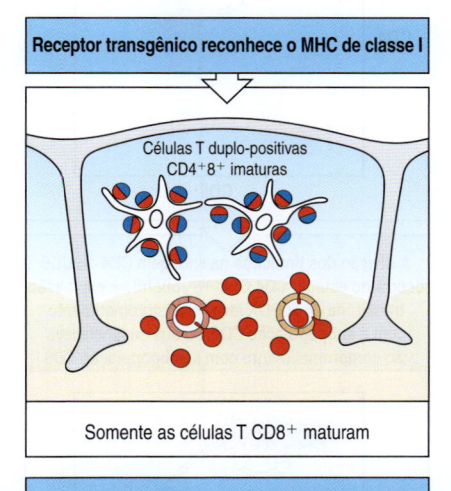

Receptor transgênico reconhece o MHC de classe I

Células T duplo-positivas $CD4^+8^+$ imaturas

Somente as células T $CD8^+$ maturam

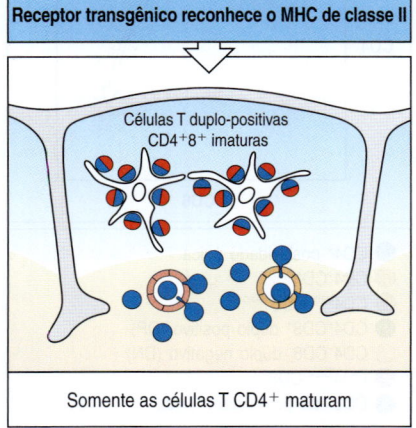

Receptor transgênico reconhece o MHC de classe II

Células T duplo-positivas $CD4^+8^+$ imaturas

Somente as células T $CD4^+$ maturam

Figura 8.30   As moléculas do MHC que induzem seleção positiva determinam a especificidade do correceptor. Em camundongos transgênicos para o receptor de células T (TCR) restrito a uma molécula do complexo principal de histocompatibilidade (MHC) de classe I (figura superior), todas as células T maduras que se desenvolvem possuem o fenótipo CD8 (vermelho). Em camundongos transgênicos para o receptor restrito a uma molécula do MHC de classe II (figura inferior), todas as células T maduras que se desenvolvem possuem o fenótipo CD4 (azul). Nos dois casos, encontra-se um número normal de timócitos imaturos duplo-positivos (metade azul, metade vermelho). A especificidade do TCR determina o resultado da via de desenvolvimento, assegurando que somente as células T maduras estejam equipadas com um correceptor capaz de ligar-se a uma mesma molécula do MHC próprio do TCR.

do CD4 não induzirá mais sinalização via Lck; esse sinal fraco do correceptor determinará, por sua vez, o comprometimento com o CD8, com perda subsequente da expressão de CD4 e a posterior reexpressãode CD8.

A sinalização por meio do TCR regula a escolha da linhagem CD4 *versus* CD8, controlando a expressão de dois fatores de transcrição, ThPOK e Runx3 (ver Fig. 8.31). O ThPOK foi identificado em uma mutação de perda de função que ocorre naturalmente em camundongos que não apresentam desenvolvimento das células T CD4. Em camundongos que não possuem o ThPOK, os timócitos restritos ao MHC de classe II são redirecionados para a linhagem CD8. O ThPOK não é expresso em timócitos duplo-positivos, mas uma forte sinalização do TCR no estágio de desenvolvimento $CD4^+CD8^{baixo}$ induz sua expressão. Por sua vez, o ThPOK impede a expressão do Runx3; juntos, a ausência de Runx3 e a expressão do ThPOK levam ao comprometimento do CD4 e à capacidade de expressar genes de citocinas típicos de células CD4. Se a sinalização das células T não for de intensidade ou duração suficientes, o ThPOK não é induzido e o Runx3 pode ser expresso. Isso causa a interrupção da expressão do CD4, reexpressão do CD8 e a capacidade de expressar genes típicos das células T CD8 que codificam as proteínas envolvidas na morte de células-alvo.

A maioria dos timócitos duplo-positivos que sofrem seleção positiva desenvolve-se em células T de positividade única para CD4 ou CD8. O timo também produz uma pequena população de células T CD4 de positividade única que representa uma linhagem distinta, conhecida como **células T reguladoras naturais (células T_{reg})**. Como as células T CD4 e CD8, as células T_{reg} surgem no estágio $CD4^+CD8^{baixo}$ de desenvolvimento. O comprometimento com a linhagem T_{reg} é determinado pela expressão de um fator de transcrição da família Forkhead, denominado **FoxP3** e parece ser causado pela sinalização do TCR, mais forte do que aquela que induz o comprometimento com a CD4 convencional, mas não é forte o suficiente para induzir deleção (discutido na Seção 8.20). As células T_{reg} expressam altos níveis das proteínas de superfície CD25 e CTLA-4 (ver Seção 7.18). Acredita-se que os TCRs expressos pelas células T_{reg} reconheçam fortemente os autoantígenos expressos no timo, os quais ativam a expressão estável do FoxP3.

8.19 As células epiteliais do córtex do timo são responsáveis pela seleção positiva de timócitos em desenvolvimento

Os estudos de transplante de timo, descritos na Seção 8.15, indicaram que as células estromais eram importantes para a seleção positiva. Essas células formam uma rede de processos celulares que fazem estreito contato com as células T duplo-positivas que estão passando por seleção positiva (ver Fig. 8.16), e os TCRs podem ser observados agregados com as moléculas do MHC nos locais de contato. A evidência direta de que as células epiteliais do córtex do timo são as mediadoras da seleção positiva provém de uma engenhosa manipulação de camundongos, cujos genes do

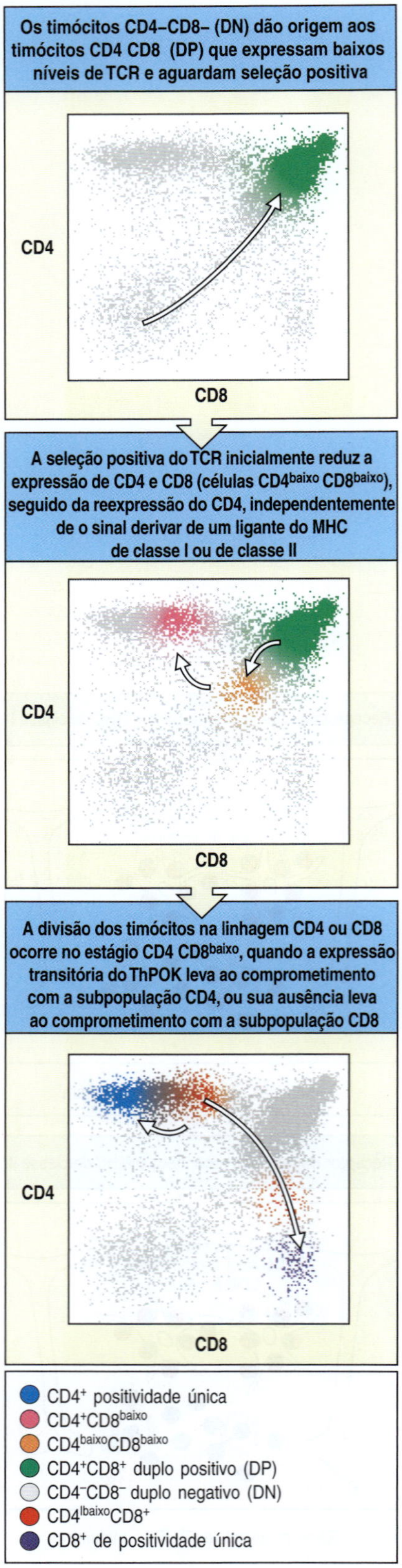

Os timócitos CD4–CD8– (DN) dão origem aos timócitos CD4 CD8 (DP) que expressam baixos níveis de TCR e aguardam seleção positiva

CD4

CD8

A seleção positiva do TCR inicialmente reduz a expressão de CD4 e CD8 (células $CD4^{baixo} CD8^{baixo}$), seguido da reexpressão do CD4, independentemente de o sinal derivar de um ligante do MHC de classe I ou de classe II

CD4

CD8

A divisão dos timócitos na linhagem CD4 ou CD8 ocorre no estágio CD4 $CD8^{baixo}$, quando a expressão transitória do ThPOK leva ao comprometimento com a subpopulação CD4, ou sua ausência leva ao comprometimento com a subpopulação CD8

CD4

CD8

- ● CD4+ positividade única
- ● $CD4^+CD8^{baixo}$
- ● $CD4^{baixo}CD8^{baixo}$
- ● CD4+CD8+ duplo positivo (DP)
- ○ CD4–CD8– duplo negativo (DN)
- ● $CD4^{lbaixo}CD8^+$
- ● CD8+ de positividade única

Figura 8.31 Estágios da seleção positiva das células T $\alpha{:}\beta$ identificadas pela análise por FACS. O diagrama representa um resumo dos resultados da análise por FACS (ver Apêndice I, Fig. A.25) dos vários estágios de desenvolvimento dos timócitos em relação às moléculas de correceptor CD4 e CD8. Cada ponto colorido representa uma célula, e sua posição no eixo representa a quantidade da expressão do CD4 e do CD8 que foi determinada no momento da análise. As células duplo-negativas (DN) estão localizadas no canto inferior esquerdo da figura. As células DN que rearranjaram o gene de cadeia β com sucesso recebem um sinal do receptor de células pré-T (pré-TCR) e proliferam, induzindo a expressão dos correceptores CD4 e CD8 para se tornarem células duplo-positivas (DP) (verde). O rearranjo do *locus* de cadeia α ocorre nestas células DP, com a expressão de um TCR na superfície, inicialmente, em baixos níveis e, posteriormente, em níveis intermediários. Nessas células, a sinalização é dependente do correceptor. Se o TCR expresso interage com sucesso com uma molécula do MHC no estroma do timo para induzir seleção positiva, a célula inicialmente reduz a expressão do CD4 e do CD8 (laranja), e depois aumenta a expressão do CD4, produzindo uma população $CD4^+CD8^{baixo}$ (vermelho). Se a seleção foi realizada por uma molécula do MHC de classe II, a sinalização na célula T $CD4^+CD8^{baixo}$ persiste por mais tempo e ocorre o comprometimento com a linhagem CD4, com a manutenção da expressão do CD4 e a perda da expressão do CD8 (azul). Se a seleção foi realizada por uma molécula do MHC de classe I, a sinalização na célula T $CD4^+CD8^{baixo}$ não persiste por muito tempo, e ocorre o comprometimento com a linhagem CD8, com a reexpressão do CD8 e a perda da expressão do CD4 (roxo).

MHC de classe II foram eliminados por ruptura gênica orientada (Fig. 8.32). Os camundongos mutantes deficientes de moléculas do MHC de classe II normalmente não produzem as células T CD4. Para testar o papel do epitélio do timo na seleção positiva, um gene do MHC de classe II foi colocado sob o controle de um promotor que restringia sua expressão gênica às células epiteliais corticais do timo. Este foi, então, introduzido como transgene nesses camundongos CD4 mutantes, restaurando o desenvolvimento das células T CD4. Uma modificação desse experimento mostrou que, para promover o desenvolvimento normal das células T CD4, as moléculas do MHC de classe II do epitélio cortical do timo devem ser capazes de interagir com o CD4. Assim, quando o transgene do MHC de classe II expresso no timo contém uma mutação que impede a ligação ao CD4, pouquíssimas células T CD4 são desenvolvidas. Estudos similares sobre a interação do CD8 com as moléculas do MHC de classe I mostraram que a ligação do correceptor é também necessária à seleção positiva normal das células CD8.

O papel crucial do epitélio do timo na seleção positiva levanta a questão de se há algo distinto na propriedade de apresentação do antígeno dessas células. As células estromais do timo podem simplesmente estar próximas aos timócitos em desenvolvimento, pois há poucos macrófagos e células dendríticas no córtex do timo. Entretanto, o epitélio do timo difere de outros tecidos em relação à expressão de proteases fundamentais que estão envolvidas no processamento do antígeno pelo MHC de classes I e II (ver Seção 6.8). As células epiteliais corticais expressam a catepsina L, diferentemente da catepsina S que é expressa mais amplamente, e camundongos deficientes em catepsina L possuem uma grave deficiência no desenvolvimento das células T CD4. As células epiteliais do timo de camundongos que não possuem catepsina L apresentam uma alta densidade de moléculas do MHC de classe II em sua superfície que retêm o peptídeo associado à cadeia invariável (CLIP, do inglês *invariant chain-associated peptide*) (ver Fig. 6.10). As células epiteliais corticais também expressam um única subunidade do proteossoma, a β5T, enquanto outras células expressam β5 ou β5i. Camundongos deficientes em β5T possuem uma grave deficiência no desenvolvimento das células T CD8. Como os camundongos que não possuem a catepsina L ou β5 ainda possuem níveis normais de moléculas do MHC na superfície das células corticais do timo, o repertório de peptídeos apresentados pelas moléculas do MHC nas células epiteliais corticais parecem ser responsáveis pela alteração no desenvolvimento das células T CD8, embora o mecanismo ainda não esteja bem esclarecido.

8.20   As células T que reagem fortemente contra antígenos próprios são eliminadas no timo

Quando o TCR de uma célula T virgem madura se liga fortemente ao complexo peptídeo:MHC de uma APC especializada nos órgãos linfoides periféricos, a célula T

Figura 8.32   As células epiteliais corticais do timo fazem a seleção positiva. No timo de camundongos normais (primeiras figuras), que expressam moléculas do MHC de classe II nas células epiteliais no córtex do timo (azul), bem como nas células epiteliais medulares (laranja) e nas células derivadas da medula óssea (amarelo), as células T CD4 (azul) e CD8 (vermelho) maturam. Os timócitos duplo-positivos são mostrados com uma metade vermelha e uma metade azul. As segundas figuras apresentam camundongos mutantes nos quais a expressão do MHC de classe II foi eliminada por meio da remoção gênica direcionada; nesses camundongos, poucas células T CD4 se desenvolvem, embora as células T CD8 se desenvolvam normalmente. Nos camundongos negativos para o MHC de classe II que contêm um transgene para o MHC de classe II expresso somente nas células epiteliais do córtex do timo (terceiras figuras), números normais de células T CD4 maturam. Em contrapartida, se a molécula do MHC de classe II com um defeito no sítio de ligação de CD4 é expressa (quarta figura) não ocorre seleção positiva das células T CD4. Isso indica que as células epiteliais corticais são cruciais no processo de seleção positiva e que as moléculas do MHC de classe II precisam ser capazes de interagir com a proteína CD4.

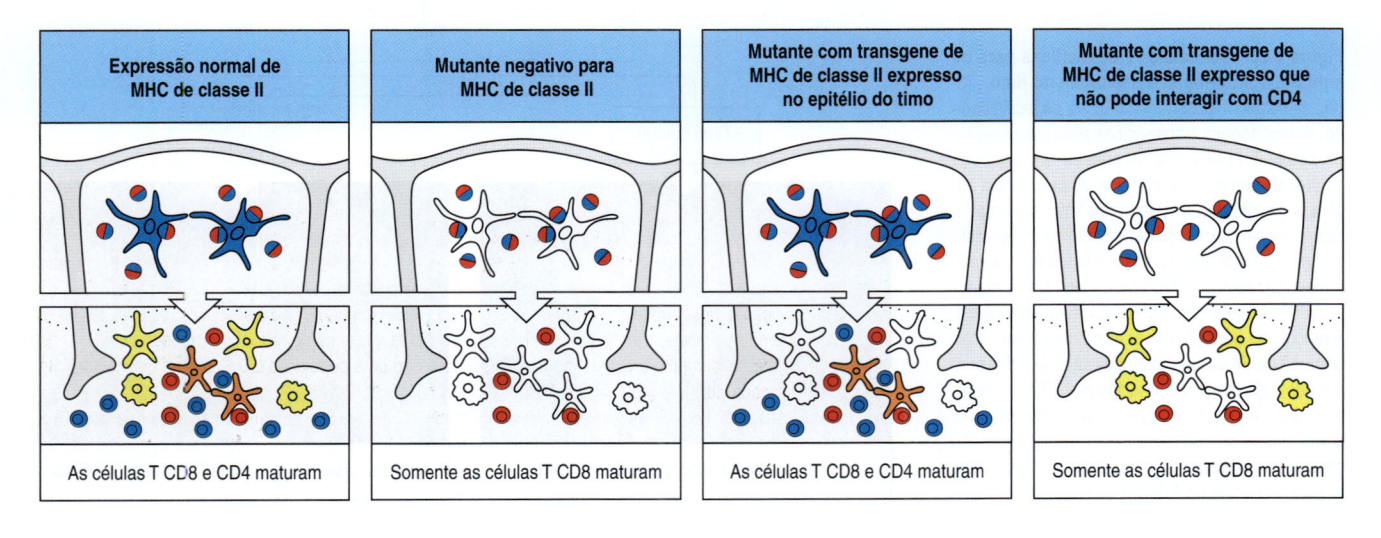

Expressão normal de MHC de classe II	Mutante negativo para MHC de classe II	Mutante com transgene de MHC de classe II expresso no epitélio do timo	Mutante com transgene de MHC de classe II expresso que não pode interagir com CD4
As células T CD8 e CD4 maturam	Somente as células T CD8 maturam	As células T CD8 e CD4 maturam	Somente as células T CD8 maturam

é estimulada a proliferar e a produzir células T efetoras. Em contrapartida, quando o TCR de um timócito em desenvolvimento liga um complexo peptídeo próprio:MHC no timo, ele morre por apoptose. A resposta das células T imaturas ao estímulo pelo antígeno é a base da seleção negativa. A eliminação dessas células T imaturas no timo evita sua posterior ativação potencialmente prejudicial caso elas encontrem os mesmos autopeptídeos quando maduras.

A seleção negativa foi demonstrada pelo uso de autopeptídeos naturais e artificiais. A seleção negativa dos timócitos reativos aos autopeptídeos artificiais foi demonstrada em experimentos com camundongos transgênicos para o TCR, nos quais a maioria dos timócitos expressava um TCR específico para um peptídeo de ovalbumina ligado a uma molécula do MHC de classe II. Quando o peptídeo de ovalbumina foi injetado nesses camundongos, a maioria dos timócitos duplo-positivos CD4CD8 do córtex do timo morreu por apoptose (Fig. 8.33). A seleção negativa por peptídeos próprios naturais foi detectada em camundongos transgênicos para o TCR que expressam TCRs específicos para peptídeos próprios normalmente expressos somente em camundongos machos. Os timócitos portadores desses receptores desaparecem da população de células T em desenvolvimento nos machos no estágio duplo-positivo do desenvolvimento e, assim, nenhuma célula de positividade única portadora do receptor transgênico pode maturar. Por outro lado, em fêmeas, as quais não possuem o peptídeo específico dos machos, as células T portadoras dos receptores transgênicos maturam normalmente. A seleção negativa contra peptídeos específicos dos machos também foi demonstrada em camundongos normais e também ocorre por deleção de células T.

Camundongos transgênicos para o TCR foram muito úteis para os experimentos clássicos descritos anteriormente, mas eles expressam um TCR funcional mais cedo durante o seu desenvolvimento quando comparados com camundongos normais e possuem uma alta frequência de células reativas a qualquer peptídeo. Um sistema mais realista para avaliação da seleção negativa envolve a expressão transgênica de apenas uma cadeia β do TCR contra um determinado peptídeo antigênico. Em tais camundongos, a cadeia β pareia com uma cadeia α endógena, mas a frequência das células T reativas ao peptídeo é suficiente para a identificação com tetrâmeros peptídeo:MHC (ver Apêndice I, Seção A.28). Esses estudos e outros com objetivos mais fisiológicos mostraram que a seleção clonal pode ocorrer tanto no estágio du-

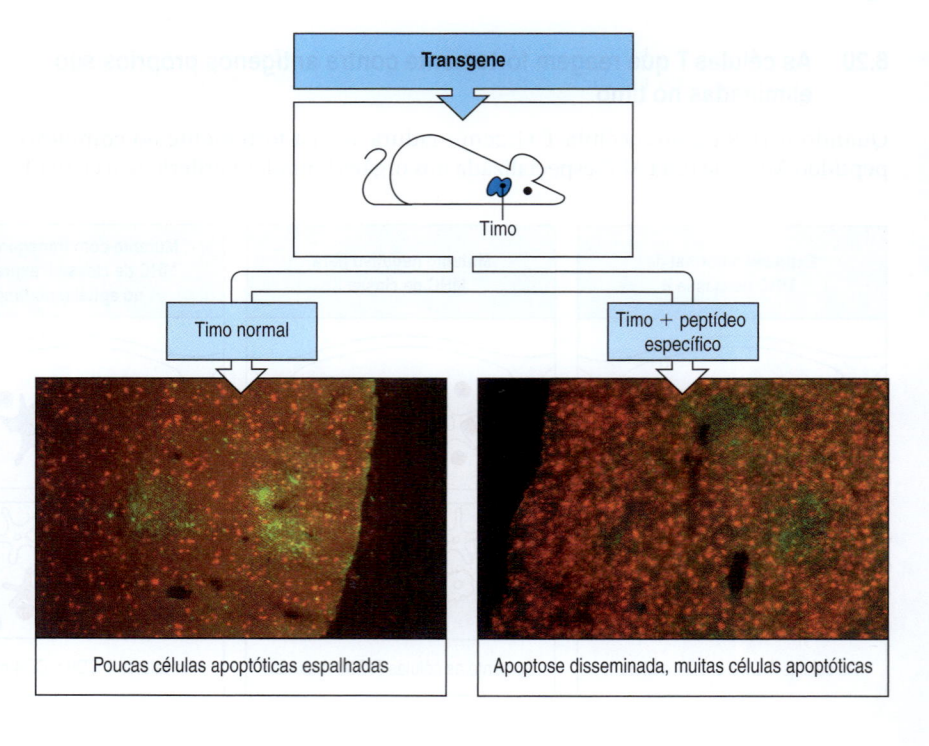

Figura 8.33 As células T específicas para os antígenos próprios são deletadas no timo. Todas as células T possuem a mesma especificidade em camundongos transgênicos para um receptor de célula T (TCR) que reconhece um peptídeo conhecido complexado como MHC próprio. Na ausência do peptídeo, a maioria dos timócitos amadurece e emigra para a periferia. Isso pode ser visto na figura inferior à esquerda, onde um timo normal é marcado com anticorpo para identificar a medula (verde) e pela técnica TUNEL (ver Apêndice I, Seção A.32) para identificar as células apoptóticas (vermelho). Se os camundongos são injetados com um peptídeo que é reconhecido pelo TCR transgênico, uma morte celular massiva ocorre no timo, como mostrado pelos números aumentados de células apoptóticas na figura inferior à direita. (Fotografias cortesia de A. Wack e D. Kioussis.)

plo-positivo quanto de positividade única, provavelmente dependendo de onde a célula T encontra o antígeno que causou a deleção.

Esses experimentos ilustram o princípio pelo qual os complexos peptídeo próprio:MHC próprio encontrados no timo eliminam, durante o desenvolvimento, o repertório de células T imaturas que têm receptores autorreativos. Um problema óbvio com esse esquema é que existem muitas proteínas tecido-específicas, como a insulina pancreática, as quais não se espera que sejam expressas no timo. Contudo, agora está claro que muitas das tais proteínas "tecido-específicas" são expressas por determinadas células estromais da medula tímica. Dessa forma, a seleção negativa intratímica aplica-se mesmo a proteínas que deveriam ser restritas a outros tecidos exteriores ao timo. A expressão de algumas, (mas não de todas) proteínas tecido--específicas na medula do timo é controlada por um gene chamado ***AIRE*** (do inglês *autoimmune regulator* – **regulador autoimune**). O *AIRE* é expresso nas células estromais medulares (Fig. 8.34), interage com muitas proteínas envolvidas na transcrição e parecem aumentar os transcritos a partir de promotores que, de outra forma, finalizariam. As mutações no AIRE originam uma doença autoimune conhecida como **síndrome poliglandular autoimune tipo I** ou **distrofia poliendocrinopática-candidíase-ectodérmica autoimune** (**APECED**, do inglês *autoimmune polyendocrinopathy–candidiasis-ectodermal dystrophy*), salientando a importante função da expressão intratímica de proteínas tecido-específicas na manutenção da tolerância ao próprio. A seleção negativa das células T em desenvolvimento envolve a interação com autopeptídeos ubíquos e autoantígenos restritos aos tecidos e pode ocorre tanto no córtex do timo quanto na medula do timo.

É pouco provável que todas as proteínas próprias possíveis sejam expressas no timo. Assim, a seleção negativa no timo pode não remover todas as células T reativas aos autoantígenos que ocorrem exclusivamente em outros tecidos ou que são expressas em diferentes estágios do desenvolvimento. Contudo, existem diversos mecanismos que atuam na periferia e impedem as células T maduras de responder para antígenos tecido-específicos. Isso será discutido no Capítulo 15, no qual é abordado o problema de respostas autoimunes e seu escape.

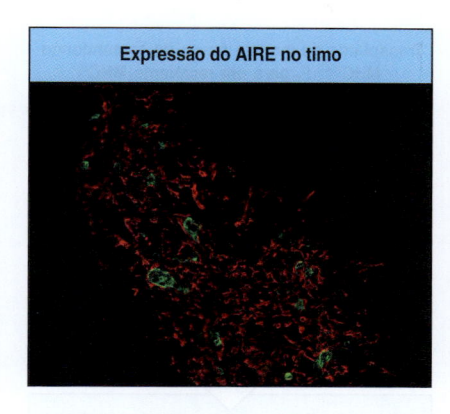

Figura 8.34 O regulador autoimune (AIRE) é expresso na medula do timo e promove a expressão das proteínas normalmente expressas em tecidos periféricos. A expressão do AIRE pelas células da medula do timo é limitada à região medular do timo, onde é expresso por um subgrupo de células semelhantes às epiteliais. A expressão do marcador epitelial da medula do timo MTS10 está apresentada em vermelho. A expressão do AIRE é apresentada em verde por imunofluorescência, e está presente somente em uma fração das células epiteliais medulares. (Fotografia cortesia de R.K. Chin e Y.-X. Fu.)

8.21 A seleção negativa é conduzida de maneira mais eficiente por APCs derivadas da medula óssea

Como discutido anteriormente, a seleção negativa ocorre durante todos os estágios de desenvolvimento dos timócitos, tanto no córtex quanto na medula do timo, e é provável que seja mediada pela apresentação de antígenos por diferentes tipos celulares. Entretanto, parece haver uma hierarquia na eficácia das células na mediação da seleção negativa. Entre as mais importantes estão os macrófagos e as células dendríticas derivadas da medula óssea. Essas são APCs que também podem ativar células T maduras nos tecidos linfoides periféricos, como será visto no Capítulo 9. Os antígenos próprios apresentados por essas células são, portanto, a fonte mais importante de respostas autoimunes potenciais, e as células T que respondem a esses peptídeos próprios devem ser eliminadas no timo.

Experiências com quimeras de medula óssea mostraram claramente o papel dos macrófagos e das células dendríticas do timo na seleção negativa (Fig. 8.35). Nesses experimentos, a medula óssea F_1 MHC$^{a×b}$ é enxertada em uma das linhagens parentais (MHC^a na Fig. 8.35). As células T MHC$^{a×b}$ em desenvolvimento nos animais receptores são expostas ao epitélio do timo MHC^a. As células dendríticas derivadas da medula óssea e os macrófagos expressarão, contudo, tanto MHC^a quanto MHC^b. As quimeras de medula óssea tolerarão enxertos de pele dos animais MHC^a e MHC^b, e a partir da aceitação de ambos os enxertos, pode-se inferir que as células T em desenvolvimento não são autorreativas para um dos antígenos do MHC. As únicas células que podem apresentar complexos peptídeo próprio:MHC^b para os timócitos, e que induzem tolerância ao MHC^b, são as células derivadas da medula óssea. Portanto, acredita-se que as células dendríticas e os macrófagos tenham um papel crucial na seleção negativa.

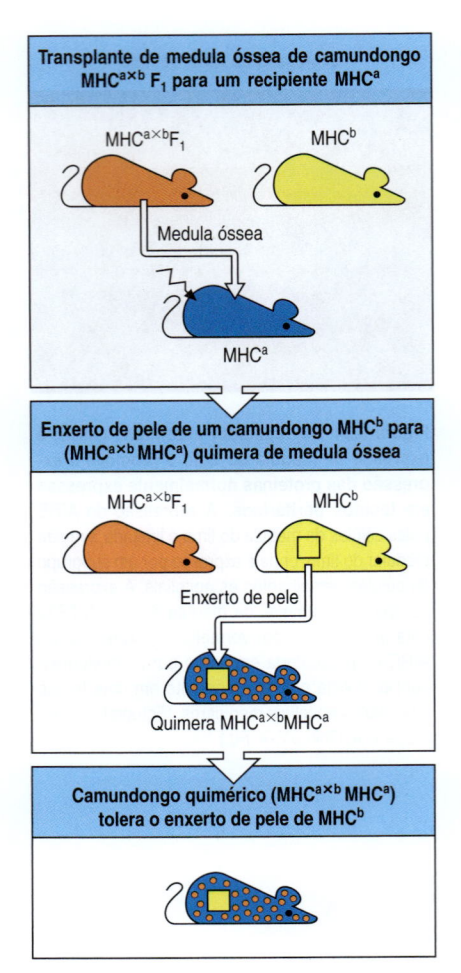

Figura 8.35 As células derivadas da medula óssea fazem a seleção negativa no timo. Quando as células de MHC$^{a\times b}$ F$_1$ da medula óssea são injetadas em um camundongo MHC^a, as células T amadurecem no epitélio do timo, expressando somente as moléculas do MHC^a. No entanto, camundongos quiméricos são tolerantes a enxertos de pele que expressam moléculas do MHC^b (desde que esses enxertos não apresentem peptídeos específicos da pele que diferem entre as linhagens a e b). Isso implica que os receptores das células T que reconhecem os antígenos próprios apresentados por MHC^b foram eliminados no timo. As células derivadas da medula óssea devem ser aptas a induzir a seleção negativa, porque as células transplantadas MHC$^{a\times b}$ F$_1$ da medula óssea são as únicas fontes de moléculas do MHC^b no timo.

Além disso, os timócitos e as células epiteliais do timo podem causar a deleção de células autorreativas. Tais reações podem ter, normalmente, pouco significado, em comparação à função dominante das células derivadas da medula óssea. Em pacientes que sofrem transplante de medula óssea de um doador não relacionado, contudo, no qual todos os macrófagos e as células dendríticas do timo são do tipo do doador, a seleção negativa mediada pelas células epiteliais do timo pode assumir uma importância especial na manutenção da tolerância aos antígenos do próprio receptor.

8.22 A especificidade e/ou a força dos sinais para a seleção positiva e para a seleção negativa devem ser diferentes

As células T são selecionadas positivamente pela restrição ao MHC próprio e negativamente pela autotolerância por complexos peptídeo próprio:MHC próprio expressos nas células estromais do timo. Uma questão ainda não resolvida é como a interação do receptor com os complexos peptídeo próprio:MHC próprio distingue entre esses dois desfechos distintos. Primeiro, as interações que levam à seleção positiva devem incluir mais especificidades de receptores do que ocorre na seleção negativa. Caso contrário, todas as células que foram selecionadas positivamente no córtex do timo seriam subsequentemente eliminadas por seleção negativa, e nenhuma célula T seria produzida (Fig. 8.36, figuras à esquerda). Segundo, as consequências das interações que levam à seleção positiva ou à seleção negativa devem diferir, de modo que as células que reconhecem complexos peptídeo próprio:MHC próprio nas células epiteliais do córtex sejam induzidas a maturar, ao passo que aquelas cujos receptores podem conferir autorreatividade forte e potencialmente destruidora, sejam negativamente selecionadas e morram.

Atualmente, acredita-se que a escolha entre seleção positiva e seleção negativa é dependente da força da ligação peptídeo próprio:MHC ao TCR, uma ideia conhecida como **hipótese da afinidade** (Fig. 8.36, figuras à direita). As interações de baixa afinidade recuperam a célula da morte por negligência, levando à seleção positiva. Interações de alta afinidade induzem apoptose e, portanto, seleção negativa. Como mais complexos são prováveis de se ligarem com força mais fraca do que forte, esse modelo explica a seleção positiva de um grande repertório de células negativamente selecionadas. Usando timócitos transgênicos para o TCR, foi demonstrado que variantes do peptídeo antigênico podem induzir seleção positiva em culturas de órgão do timo ou *in vivo*. Variantes do peptídeo que induzem seleção positiva possuem menor afinidade para o TCR do que o peptídeo antigênico. A maneira pela qual essa diferença quantitativa na afinidade do receptor é traduzida em um destino celular qualitativo ainda é uma questão de intensa investigação. Muitos dos sinais bioquímicos induzidos pelas interações de baixa afinidade são mais fracos ou de duração mais curta do que aqueles das interações de alta afinidade. Entretanto, as interações de baixa afinidade levam a um aumento da ativação da proteína quinase Erk, enquanto as interações de alta afinidade levam somente a uma ativação transitória da Erk, sugerindo que a ativação diferencial desta e de outras MAPKs pode determinar o resultado da seleção tímica.

Por fim, outras populações além das células T α:β surgem do timo. Elas são menores em número, mas funcionalmente importantes. Elas incluem as células T$_{reg}$ discutidas anteriormente (Seção 8.18), as células iNKT descritas na Seção 8.9 e na Seção 3.24, e os linfócitos intraepiteliais (IELs, do inglês *intraepithelial lymphocytes*) CD8α:α (ver Seção 12.10), cada uma delas com requerimentos específicos em seu desenvolvimento. As células T$_{reg}$ necessitam de sinais do receptor de IL-2, enquanto as outras células T não requerem esses sinais. As células iNKT precisam da interação do TCR com moléculas não clássicas do MHC expressas nos timócitos e sinalizam por meio da proteína adaptadora SAP, diferentemente das outras células T. Elas possuem um fenótipo de memória/ativado e têm sido sugerido que se desenvolvem em resposta a sinais "agonistas" – em outras palavras, em resposta às interações do TCR com peptídeos próprios que normalmente ativariam uma célula T. Sabe-se também que tais interações causam deleção clonal, e nesse ponto não estão claras quais as interações de ativação que levam à deleção clonal no timo e quais levam à seleção das células iNKT não convencionais.

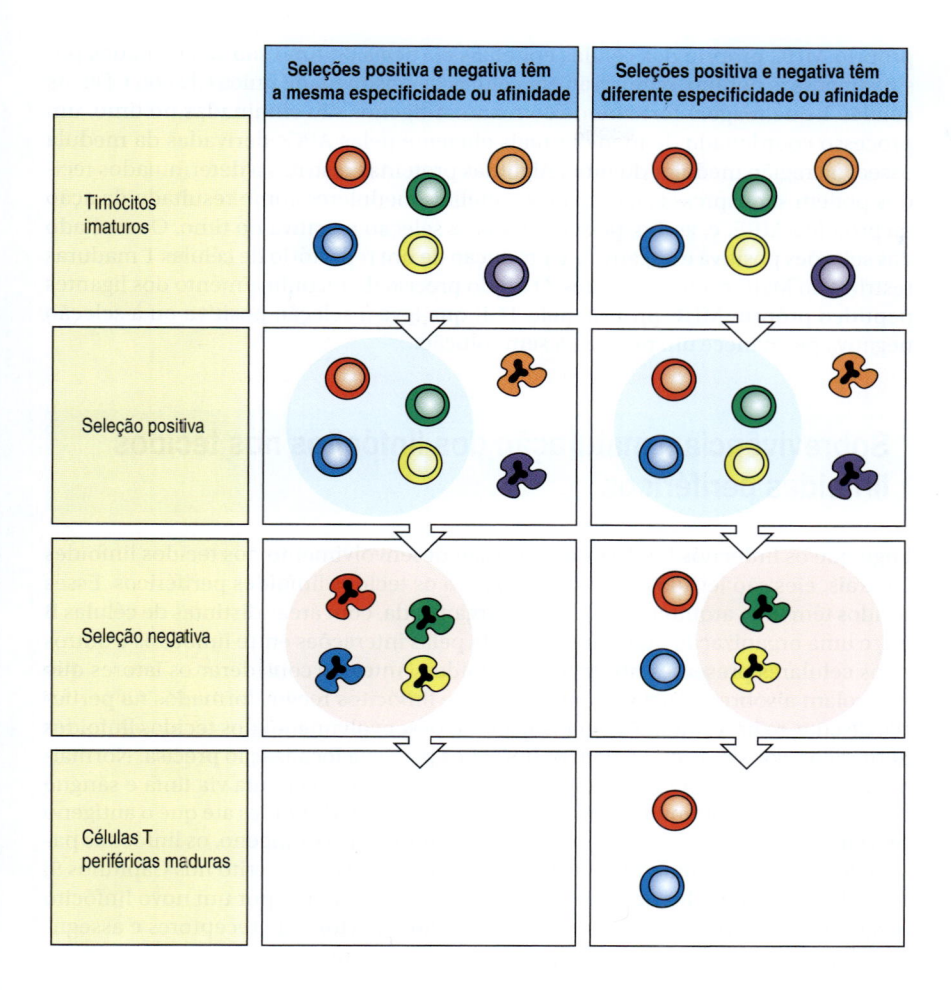

Figura 8.36 A especificidade ou a afinidade da seleção positiva devem diferir daquelas da seleção negativa. As células T imaturas são selecionadas positivamente de forma que somente amadurecem aqueles timócitos cujos receptores podem ligar os complexos peptídeo:complexo de histocompatibilidade principal (MHC) no epitélio do timo, originando uma população de timócitos restritos ao MHC próprio. A seleção negativa remove os timócitos cujos receptores podem ser ativados por peptídeos próprios ligados a moléculas do MHC próprias, originando uma população de timócitos tolerantes ao próprio. Se a especificidade e a afinidade da seleção positiva e da seleção negativa forem as mesmas (figuras à esquerda), todas as células T que sobrevivem à seleção positiva poderiam ser removidas durante a seleção negativa. Os timócitos maturam em células T somente se a especificidade e a afinidade da seleção negativa forem diferentes daquelas da seleção positiva (figuras à direita).

Após sobreviverem às seleções positiva e negativa, os timócitos completam sua maturação na medula do timo e então migram para os órgãos linfoides periféricos. Sua maturação final resulta em mudanças na maquinaria de sinalização do TCR. Enquanto um timócito imaturo duplo-positivo ou de positividade única, estimulado por meio do TCR sofrerá apoptose, um timócito maduro de positividade única responderá proliferando. A etapa final de maturação dura menos de quatro dias, e então as células T funcionalmente competentes migram do timo para a corrente sanguínea. A migração requer o reconhecimento da molécula lipídica esfingosina--fosfatase-1 (S1P, do inglês *sphingosine 1-phosphate*) pelo receptor acoplado à proteína G $S1P_1$, a qual é expressa pelos timócitos durante o final de sua maturação. A S1P está presente em altas concentrações no sangue e na linfa, e os timócitos maduros parecem ser atraídos para lá. Os timócitos maduros também expressam o CD62L (selectina-L), um receptor de alojamento para os linfonodos que facilita a localização das células T virgens maduras nos órgãos linfoides periféricos após sua saída do timo.

Resumo

Os estágios do desenvolvimento dos timócitos até a expressão do pré-TCR – incluindo a decisão entre o comprometimento com a linhagem α:β ou γ:δ – são independentes das interações com antígenos peptídeo:MHC. Com o rearranjo bem--sucedido dos genes de cadeia α e a expressão do TCR, os timócitos α:β continuam seu desenvolvimento, determinado pelas interações de seus TCRs com seu auto-peptídeo apresentado pelas moléculas do MHC no estroma do timo. Timócitos duplo-positivos CD4CD8 cujos receptores interagem com os complexos peptídeo próprio:MHC próprio das células epiteliais corticais do timo são selecionados positivamente e, por fim, maturarão em células de positividade única CD4 ou CD8. As células T que reagem fortemente com autoantígenos são eliminadas no timo, um processo coordenado de maneira mais eficiente pelas APCs derivadas da medula óssea, na região medular do timo. Algumas proteínas restritas a determinados tecidos podem ser expressas nas células epiteliais medulares como resultado da ação da proteína AIRE, e, assim, podem mediar a seleção negativa no timo. O resultado das seleções positiva e negativa é a produção de um repertório de células T maduras restritas ao MHC e autotolerantes. O modo preciso do reconhecimento dos ligantes peptídeo próprio:MHC próprio pelo TCR que leva à seleção positiva ou à seleção negativa permanece um problema sem solução.

Sobrevivência e maturação dos linfócitos nos tecidos linfoides periféricos

Logo que os linfócitos B e T completam seu desenvolvimento nos tecidos linfoides centrais, eles são levados na circulação para os tecidos linfoides periféricos. Esses tecidos têm uma arquitetura altamente organizada, com áreas distintas de células B e T, e uma organização que é determinada pelas interações entre linfócitos e outros tipos celulares presentes nos tecidos linfoides. Antes de considerar os fatores que controlam a sobrevivência e a maturação de linfócitos recém-formados na periferia, discute-se brevemente a organização e o desenvolvimento dos tecidos linfoides periféricos e os sinais que guiam os linfócitos para sua localização precisa. Normalmente, um linfócito deixa o tecido linfoide periférico e recircula via linfa e sangue (ver Seção 1.15), continuamente retornando aos tecidos linfoides até que o antígeno seja encontrado, ou o linfócito morra. No encontro com o antígeno, os linfócitos param de recircular, proliferam e se diferenciam, como será descrito nos Capítulos 9, 10 e 11. Quando um linfócito morre, seu lugar é preenchido por um novo linfócito recém-formado, permitindo uma renovação do repertório de receptores e assegurando que o número de linfócitos permaneça constante.

8.23 Diferentes populações de linfócitos são encontradas em locais específicos nos tecidos linfoides periféricos

Os vários órgãos linfoides periféricos estão organizados mais ou menos da mesma forma, como discutido no Capítulo 1, com áreas distintas de células B e T, e elas também contêm macrófagos, células dendríticas e células estromais não leucocitárias. O tecido linfoide do baço é a polpa branca, cuja arquitetura está ilustrada na Figura 1.19. Cada área de polpa branca é demarcada por um **seio marginal**, uma rede vascular que se ramifica de uma arteríola central. A **zona marginal** da polpa branca, a borda externa que é a fronteira do seio marginal, é uma região altamente organizada de células, cuja função ainda é desconhecida. Ela possui poucas células T, mas é rica em macrófagos e contém uma população de células B característica, as **células B da zona marginal**, que não recirculam. Os patógenos que entram na circulação são, de maneira eficiente, aprisionados pelos macrófagos na zona marginal e as células B da zona marginal podem ser adaptadas para fornecer as primeiras respostas a tais patógenos.

A polpa branca possui áreas separadas de células T e B. As células T estão agrupadas ao redor da arteríola central, ao passo que as áreas de células B globulares ou folículos estão localizadas em regiões mais externas. Alguns folículos podem conter os **centros germinativos**, áreas nas quais as células B envolvidas na resposta imune adaptativa estão proliferando e sofrendo hipermutação somática (ver Seção 5.18). Nos folículos com centros germinativos, as células B em repouso que não fazem parte da resposta imune são expulsas para fora, formando a **zona do manto** ao redor dos linfócitos em proliferação. A produção nos centros germinativos, induzida por antígeno, será discutida em detalhes quando forem consideradas as respostas das células B no Capítulo 10.

Outros tipos de células são também encontrados nas áreas de células B e T. A zona de células B contém uma rede de **células dendríticas foliculares** (**FDCs**, do inglês *follicular dendritic cells*), que estão concentradas principalmente na região folicular mais afastada da arteríola central. As células dendríticas foliculares têm longas projeções, por isso recebem esse nome, e estão em contato com as células B. Contudo, as FDCs diferem das outras células dendríticas encontradas previamente (ver Seção 1.3), pois não são leucócitos e não são derivadas dos precursores da medula óssea. Além disso, elas não são fagocíticas e não expressam proteínas do MHC de classe II. As FDCs parecem ser especializadas na captura de antígenos na forma de complexos imunes, os quais são complexos de antígeno, anticorpo e complemento. Os complexos imunes não são internalizados, mas permanecem intactos na superfície das FDCs, onde o antígeno pode ser reconhecido pelas células B. As FDCs são também importantes no desenvolvimento dos folículos de células B.

As zonas de células T possuem uma rede de células dendríticas derivadas da medula óssea, algumas vezes conhecidas como **células dendríticas interdigitantes**, devido às suas projeções que se entrelaçam com as células T. Existem dois subtipos dessas células dendríticas, caracterizados por proteínas de superfície celular: um tipo expressa a cadeia α do CD8, ao passo que o outro tipo não expressa o CD8, mas expressa CD11b:CD18, uma integrina que é também expressa pelos macrófagos.

Como no baço, as células B e T nos linfonodos estão organizadas em áreas discretas de células B e T (ver Fig. 1.18). Os folículos de células B têm estrutura e composição semelhantes àqueles do baço e estão localizados logo abaixo da cápsula dos linfonodos. As zonas de células T circundam os folículos nas áreas paracorticais. Diferentemente do baço, os linfonodos possuem conexões para o sistema sanguíneo e para o sistema linfático. A linfa entra no espaço subcapsular, também conhecida como seio marginal, e traz o antígeno e as células dendríticas portadoras de antígenos dos tecidos.

Os **tecidos linfoides associados às mucosas** (**MALT**, do inglês *mucosa-associated lymphoid tissues*) estão associados às superfícies epiteliais do organismo que constituem barreiras físicas contra infecções. As placas de Peyer são parte dos MALT e são estruturas semelhantes aos linfonodos, dispersas em intervalos regulares logo abaixo do epitélio do intestino. Elas consistem em folículos de células B e zonas de células T localizadas (ver Fig. 1.20), e o epitélio que as revestem tem as chamadas células M (múltiplas dobras) especializadas que são adaptadas para canalizar antígenos e patógenos do lúmen do intestino para as placas de Peyer (ver Seção 1.15 e Cap. 12). As placas de Peyer e o tecido similar presente nas tonsilas formam locais especializados, onde as células B podem se comprometer com a síntese de IgA. As células estromais do MALT secretam a citocina TGF-β, a qual induz a secreção de IgA em cultura de células B. Além disso, como discutido na Seção 8.12, durante o desenvolvimento fetal, ondas de células T $\gamma{:}\delta$, com rearranjos dos genes γ e δ específicos, deixam o timo e migram para essas barreiras epiteliais. O sistema imune de mucosa será discutido em mais detalhes no Capítulo 12.

8.24 O desenvolvimento dos tecidos linfoides periféricos é controlado pelas células indutoras do tecido linfoide e por proteínas da família do fator de necrose tumoral

Antes de discutir como os linfócitos encontram seu caminho para suas respectivas zonas nos órgãos linfoides periféricos, em primeiro lugar, será visto como esses órgãos e as zonas dentro deles se desenvolvem. Os vasos linfáticos são formados durante o desenvolvimento embrionário das células endoteliais originadas nos vasos sanguíneos. Algumas células endoteliais no início do sistema venoso começam a expressar o fator de transcrição homeobox Prox1. Essas células brotam das veias, migram e reassociam-se para formar uma rede paralela de vasos linfáticos. Camundongos que não possuem o Prox1 têm veias e artérias normais, mas não são capazes de formar um sistema linfático, mostrando que esse fator é crítico no estabelecimento da identidade do endotélio linfático. Com a formação dos vasos linfáticos, ocorre a formação de uma linhagem de células sanguíneas denominadas **células indutoras do tecido linfoide** (**LTi**, do inglês *lymphoid tissue inducer*), as quais surgem no fígado fetal e são levadas pela circulação sanguínea para os locais de futuros linfonodos e placas de Peyer. As células LTi iniciam a formação dos linfonodos e das placas de Peyer ao interagir com as células estromais e induzir a produção de citocinas e quimiocinas, que recrutam outras células linfoides para esses locais. Os membros da família do fator de necrose tumoral (TNF, do inglês *tumor necrosis factor*) e do receptor do TNF (TNFR, do inglês *TNF receptor*) estão criticamente envolvidos na interação entre as células LTi e as células estromais. A função dessa família de citocinas na formação dos órgãos linfoides periféricos tem sido demonstrada em uma série de camundongos nocautes nos quais a família do ligante TNF ou de seu receptor foi inativada (Fig. 8.37). Esses nocautes têm fenótipos complicados, parcialmente devido ao fato de ligantes da família do TNF poderem se ligar a vários receptores e, por outro lado, muitos receptores podem se ligar a mais de um ligante. Além disso, parece existir uma sobreposição na função ou na cooperação entre as proteínas da família do TNF. Entretanto, algumas conclusões gerais podem ser inferidas.

O desenvolvimento dos linfonodos é dependente da expressão de uma proteína da família do TNF, conhecida como **linfotoxina** (**LT**), e diferentes tipos de linfonodos são dependentes de sinais de diferentes LTs. A **LT-α_3**, um homotrímero solúvel de cadeia α da LT, auxilia no desenvolvimento de linfonodos mesentéricos, cervicais e, possivelmente, lombares e sacrais. Todos esses linfonodos drenam sítios da mucosa. É provável que a LT-α_3 exerça esses efeitos pela ligação ao receptor TNFR-I. O heterotrímero ligado à membrana consiste em uma LT-α e uma proteína distinta LT-β (**LT-α_2:β_1**), frequentemente conhecida como **LT-β**, que somente se liga ao receptor LT-β e auxilia no desenvolvimento de todos os outros linfonodos. As placas de Peyer também não se formam na ausência do LT-β ligado à membrana. Os efeitos dos nocautes LT não são reversíveis nos animais adultos, e, de fato, pode ser demonstrado que há certos períodos críticos no desenvolvimento, durante os quais a ausência ou a inibição dessas proteínas da família LT evitarão permanentemente o desenvolvimento dos linfonodos e das placas de Peyer.

As células LTi expressam o LT-β, que se associa aos receptores LT-β das células estromais no sítio linfoide esperado, ativando a via do NFκB (ver Seção 7.22). Isso induz as células estromais a expressarem as moléculas de adesão e as quimiocinas, como a CXCL13 (quimiocina de linfócito B, BLC [do inglês *B-lymphocyte chemokine*]), que por sua vez recrutam mais células LTi, as quais possuem receptores para essas moléculas, produzindo, por fim, grandes grupamentos de células que se tornarão linfonodos ou placas de Peyer. As quimiocinas também atraem células, como os linfócitos e outras células da linhagem hematopoiética com os receptores adequados para colonizar os órgãos linfoides em processo de formação. Os princípios, e mesmo algumas moléculas, responsáveis pelo desenvolvimento dos órgãos linfoi-

Figura 8.37 A arquitetura normal dos órgãos linfoides periféricos necessita dos membros da família do fator de necrose tumoral (TNF) e seus receptores. A função dos membros da família do TNF no desenvolvimento dos órgãos linfoides periféricos foi deduzida, principalmente a partir de estudos com camundongos nocautes, deficiente em um ou mais ligantes ou receptores membros da família do TNF. Alguns receptores ligam mais de um ligante, e alguns ligantes podem se ligar a mais de um receptor, complicando os efeitos da sua remoção. (Pode-se notar que os receptores recebem o nome conforme o primeiro ligante ao qual se ligaram.) Os defeitos são aqui organizados com respeito aos dois principais receptores, TNFR--I e LT-β e seus ligantes TNF-α e linfotoxinas (LTs). Em alguns casos, a perda de ligantes que se ligam aos mesmos receptores leva a diferentes fenótipos. Isso se deve à capacidade do ligante de se ligar a outro receptor, como indicado na figura. A cadeia proteica LT-β contribui para dois ligantes distintos, o trímero LT-α_3 e o heterodímero LT-α_2:β_1, cada qual atuando por meio de um receptor distinto. Em geral, a sinalização por meio do receptor LT-β é necessária para o desenvolvimento do linfonodo e da célula dendrítica folicular (FDC) e para a arquitetura normal esplênica, ao passo que a sinalização por meio do receptor TNFR-I é também necessária para as FDCs e para a arquitetura normal esplênica, mas não para o desenvolvimento do linfonodo.

		Efeitos observados em camundongos nocautes				
Receptor	Ligantes	Baço	Linfonodo periférico	Linfonodo mesentérico	Placa de Peyer	FDCs
TNFR-I	TNF-α LT-α_3	Arquitetura distorcida	Presente no nocaute TNF-α Ausente no nocaute LT-α devido à ausência de sinais do LT-β	Presente	Reduzida	Ausentes
Receptor LT-β	TNF-α LT-α_2/β_1	Distorcido Sem zonas marginais	Ausente	Presente no nocaute LT-β Ausente no nocaute do receptor LT-β	Ausente	Ausente

des periféricos no feto são muito similares àqueles que mantêm a organização dos órgãos linfoides no indivíduo adulto, como será visto na próxima seção.

O baço desenvolve-se em todos os camundongos deficientes de membros da família do TNF ou TNFR estudados até agora. Contudo, sua arquitetura é anormal na maioria desses animais mutantes (ver Fig. 8.37). A LT (provavelmente LT-β ligada à membrana) é necessária à segregação normal nas zonas de células T e B no baço. O TNF-α, que se liga ao TNFR-I, também contribui para a organização da polpa branca. Quando os sinais do TNF-α são removidos, as células B formam um anel ao redor das zonas de células T, em vez de formar folículos discretos. Além disso, as zonas marginais não estão bem definidas quando o TNF-α ou o seu receptor estão ausentes.

Talvez a função mais importante do TNF-α e do TNFR-I no desenvolvimento dos órgãos linfoides é o desenvolvimento das FDCs, pois camundongos nocautes de TNF-α ou de TNFR-I não possuem essas células (ver Fig. 8.37). Os camundongos nocautes possuem linfonodos e placas de Peyer, porque expressam LTs, mas estas estruturas não possuem FDCs. A LT-β também é necessária para o desenvolvimento das FDCs. Camundongos que não formam a LT-β ou que não sinalizam por meio dele não possuem FDCs normais no baço e em qualquer linfonodo residual. Diferentemente da interrupção no desenvolvimento do linfonodo, a arquitetura linfoide desorganizada no baço é reversível se os membros da família do TNF ausentes forem restaurados. Provavelmente as células B sejam a fonte de LT-β, porque as células B normais podem restaurar as FDCs e os folículos quando transferidas para receptores deficientes de RAG (que não possuem linfócitos).

8.25   O alojamento dos linfócitos para regiões específicas dos tecidos linfoides periféricos é mediado por quimiocinas

Os linfócitos recém-formados entram no baço via circulação, entrando primeiro no seio marginal, do qual eles migram para áreas apropriadas da polpa branca. Os linfócitos que sobrevivem à passagem pelo baço, deixam esse órgão provavelmente pelos seios venosos da polpa vermelha. Os linfócitos deixam a circulação e entram nos linfonodos por meio de vasos com paredes especializadas, as vênulas endoteliais altas (HEVs), que estão localizadas dentro das zonas de células T. As células B virgens migram pelas HEVs na área de células T e permanecem em repouso no folículo por um dia, a não ser que encontrem seu antígeno específico e se tornem ativadas. As células B e T saem da linfa pelo linfático eferente, depois retornando para a circulação. A localização precisa das células B, das células T, dos macrófagos e das células dendríticas nos tecidos linfoides periféricos é controlada por quimiocinas, as quais são produzidas pelas células estromais e pelas células derivadas da medula óssea (Fig. 8.38).

As células B expressam constitutivamente o receptor de quimiocina CXCR5 e são atraídas para os folículos pelo ligante desse receptor, a quimiocina CXCL13. A fonte

Figura 8.38   A organização do órgão linfoide é articulada por quimiocinas. A organização celular de um órgão linfoide é iniciada pelas células estromais e por células do endotélio vascular, que secretam a quimiocina CCL21 (primeira figura). As células dendríticas expressam um receptor para CCL21, o CCR7, e são atraídas para o local de desenvolvimento do linfonodo pela CCL21 (segunda figura). Não se sabe se, nos estágios iniciais do desenvolvimento dos linfonodos, as células dendríticas imaturas entram pela circulação ou pelos linfáticos, como elas fazem mais tarde durante a vida. Uma vez nos linfonodos, as células dendríticas expressam as quimiocinas CCL18 (também denominadas DC-CK1) e CCL19, para as quais as células T possuem receptores. Juntas, as quimiocinas secretadas pelas células estromais e pelas células dendríticas atraem as células T para o linfonodo em desenvolvimento (terceira figura). A mesma combinação de quimiocinas também atrai as células B para dentro do linfonodo em desenvolvimento (quarta figura). As células B são capazes de induzir uma diferenciação das células dendríticas foliculares (FDCs) não leucocitárias (uma linhagem distinta das células dendríticas derivadas da medula óssea) ou direcionar seu recrutamento para o linfonodo. Uma vez presentes, as FDCs secretam uma quimiocina, a CXCL13, que é quimioatrativa para as células B. A produção de CXCL13 direciona a organização das células B para discretas áreas de células B (folículos) ao redor das FDCs e contribui para o posterior recrutamento das células B da circulação para dentro do linfonodo (quinta figura). HEVs, vênulas endoteliais altas.

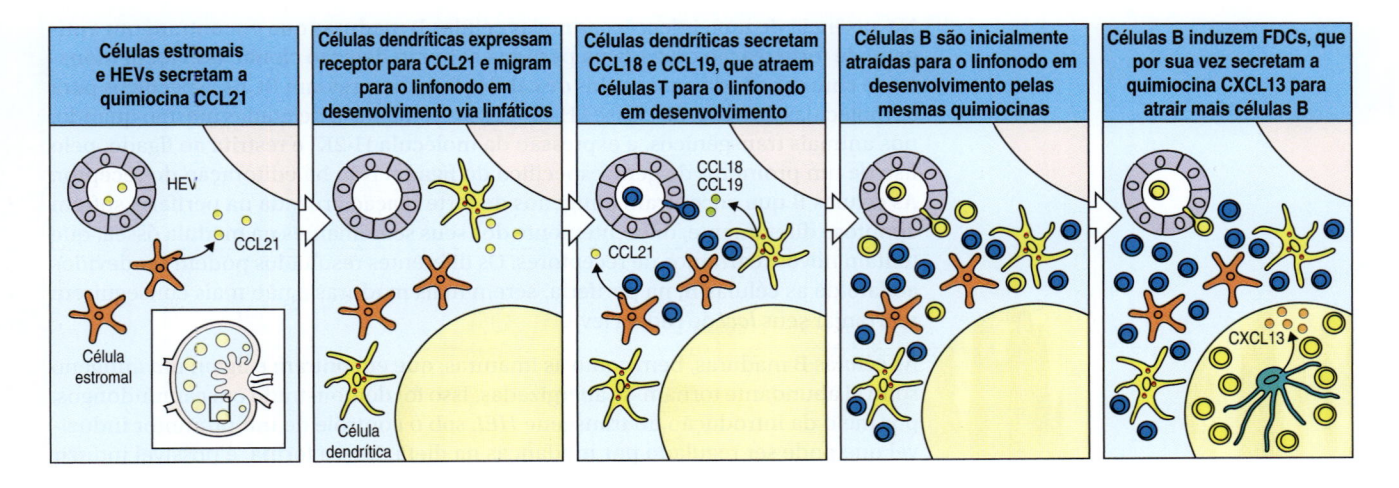

mais provável de CXCL13 é a FDC, juntamente com outras células estromais foliculares. Isso é remanescente da expressão do CXCL13 pelas células estromais durante a formação do linfonodo. As células B são, por sua vez, uma fonte de LT necessária ao desenvolvimento das FDCs, que são remanescentes das células LTi que expressam a LT necessária para ativar as células estromais. A dependência recíproca de células B e das FDCs, e das células estromais e das LTis, ilustra a complexa rede de interações que organiza os tecidos linfoides periféricos. As células T também podem expressar CXCR5, embora em nível reduzido, e isso pode explicar como as células T ativadas são capazes de entrar nos folículos de células B, o que fazem quando ativadas, participando na formação do centro germinativo.

Filme 8.2

Duas quimiocinas, a CCL19 (MIP-3β) e a CCL21 (quimiocina linfoide secundária, SLC [do inglês *secondary lymphoid chemokine*]), respondem pela localização das células T nas zonas de células T. Ambas ligam-se ao receptor CCR7, presente nas células T. Camundongos deficientes em CCR7 não formam zonas de células T normais e possuem uma importante redução nas respostas imunes primárias. O CCL21 é produzido pelas células estromais da zona de células T do baço, e pelas células endoteliais das HEVs nos linfonodos e nas placas de Peyer. Outra fonte de CCL19 e CCL21 são as células dendríticas interdigitantes, também presentes nas zonas de células T. De fato, as próprias células dendríticas expressam CCR7 e localizarão para as zonas de células T, mesmo nos animais deficientes de RAG que não possuem linfócitos. Assim, a zona de células T pode ser organizada, primeiramente, por meio da atração de células dendríticas e de células T pela produção de CCL21 por células estromais. Essa organização poderia ser reforçada, então, por CCL21 e CCL19 secretados pelas células dendríticas maduras residentes, as quais, por sua vez, atraem mais células T e células dendríticas imaturas.

8.26 Os linfócitos que encontram quantidades suficientes de autoantígenos pela primeira vez na periferia são eliminados ou inativados

Muitos linfócitos autorreativos são eliminados da população de novos linfócitos nos órgãos linfoides centrais (discutido na Seção 8.20). Entretanto, isso somente envolve linfócitos específicos para autoantígenos que são expressos ali ou que podem alcançar esses órgãos. Nem todos os autoantígenos em potencial são expressos nos órgãos linfoides centrais. Alguns, como o produto da tireoide, a tiroglobulina, são altamente tecido-específicos, ou são compartimentalizados de tal forma que não existe quase nada na circulação. Portanto, os linfócitos autorreativos que recém migraram e encontram os autoantígenos específicos pela primeira vez na periferia devem ser eliminados ou inativados. Esse mecanismo de tolerância é conhecido como tolerância periférica. Assim como os linfócitos autorreativos nos órgãos linfoides centrais, os linfócitos que encontram autoantígenos *de novo* na periferia podem ter vários destinos: deleção, anergia ou sobrevivência.

Na ausência de uma infecção, as novas células B maduras que encontram um antígeno de forte reação cruzada na periferia sofrerão deleção clonal. Isso foi demonstrado com sabedoria em estudos de células B que expressam BCRs específicos para as moléculas do MHC de classe I H-2K^b. Essas células são deletadas mesmo quando, nos animais transgênicos, a expressão da molécula H-2K^b é restrita ao fígado, pelo uso de um promotor de gene específico do fígado. Não há editoração do receptor. As células B que encontram antígenos de forte reação cruzada na periferia sofrem apoptose diretamente, diferentemente dos seus semelhantes na medula óssea, que tentam novos rearranjos de receptores. Os diferentes resultados podem ser devidos ao fato de as células B, na periferia, serem mais maduras e não mais conseguirem rearranjar seus *loci* de cadeia leve.

As células B maduras, bem como as imaturas, que encontram e ligam um antígeno solúvel abundante tornam-se anergizadas. Isso foi demonstrado em camundongos, por meio da introdução do transgene *HEL* sob o controle de um promotor induzível que pode ser regulado por mudanças na dieta. Dessa forma, é possível induzir a produção de lisozima em qualquer momento e estudar os efeitos em células B específicas para o HEL em diferentes estágios de maturação. Esses experimentos demonstraram que as células B imaturas e maduras são inativadas quando expostas cronicamente a antígenos solúveis.

A situação é semelhante para as células T. Novamente, o conhecimento dos destinos das células T autorreativas na periferia é proveniente de estudos com camundongos transgênicos para TCRs autorreativos. Em alguns casos, as células T que reagem aos autoantígenos na periferia são eliminadas. Normalmente, isso é seguido por um breve período de ativação e divisão celular, sendo, assim, conhecido como **morte celular induzida por ativação**. Em outros casos, as células autorreativas podem se tornar anérgicas. Quando estudadas *in vitro,* essas células T anérgicas provam ser refratárias aos sinais enviados pelo TCR.

A questão que surge é: se o encontro de um linfócito virgem maduro com um autoantígeno leva à morte celular ou à anergia, por que isso não acontece também com os linfócitos maduros que reconhecem um antígeno derivado de um patógeno? A resposta é que a infecção ativa a inflamação, a qual induz a expressão de moléculas coestimuladoras nas células dendríticas apresentadoras de antígenos e a produção de citocinas que promovem a ativação dos linfócitos. O resultado do encontro com o antígeno nessas condições é ativação, proliferação e diferenciação dos linfócitos em células efetoras. Na ausência de infecção ou inflamação, as células dendríticas ainda processam e apresentam autoantígenos, mas na ausência de sinais coestimuladores e de outros sinais, qualquer interação do linfócito maduro com seu antígeno específico parece resultar em um sinal indutor de tolerância (**tolerogênico**) do receptor de antígeno.

8.27 As células B imaturas que chegam ao baço se modificam rapidamente e requerem citocinas e sinais positivos por meio do BCR para maturação e sobrevivência

Quando as células B saem da medula óssea para a periferia, elas ainda são funcionalmente imaturas. As células B imaturas expressam níveis elevados de sIgM, mas pouca sIgD, enquanto as células B maduras expressam baixos níveis de IgM e altos níveis de IgD. A maioria das células B imaturas que deixam a medula óssea não sobreviverá para se tornar células B completamente maduras. A Figura 8.39 mostra os possíveis destinos das células B recém-produzidas que entram na periferia. A produção diária de novas células B a partir da medula óssea é de cerca de 5 a 10%

Figura 8.39 Dinâmica populacional proposta das células B convencionais. As células B são produzidas na medula óssea como células B imaturas positivas para receptor. As células B mais avidamente autorreativas são removidas neste estágio. As células B, então, migram para a periferia e entram nos tecidos linfoides periféricos. Estima-se que a medula óssea do camundongo produza de 10 a 20×10^6 células B por dia e que um número igual seja perdido na periferia. Parece haver duas classes de células B periféricas: células B de longa e células B de curta duração. Por definição, as células B de curta duração são as células B recém-formadas. A renovação das células B de curta duração parece resultar das células B que falham para entrar nos folículos linfoides. Em alguns casos, isso é uma consequência da condição anérgica pela ligação de autoantígeno solúvel; para as demais células B imaturas, acredita-se que a entrada nos folículos linfoides envolva alguma forma de seleção positiva. Dessa maneira, as demais células B de curta duração não participam do conjunto de longa duração porque não são positivamente selecionadas. Cerca de 90% de todas as células B periféricas são células B maduras relativamente de longa duração que parecem ter sofrido seleção positiva na periferia. Essas células B virgens maduras recirculam por meio de tecidos linfoides periféricos e possuem uma meia-vida de 6 a 8 semanas em camundongos. Acredita-se que as células B de memória, que foram previamente ativadas pelo antígeno e pelas células T, possuem uma vida mais longa.

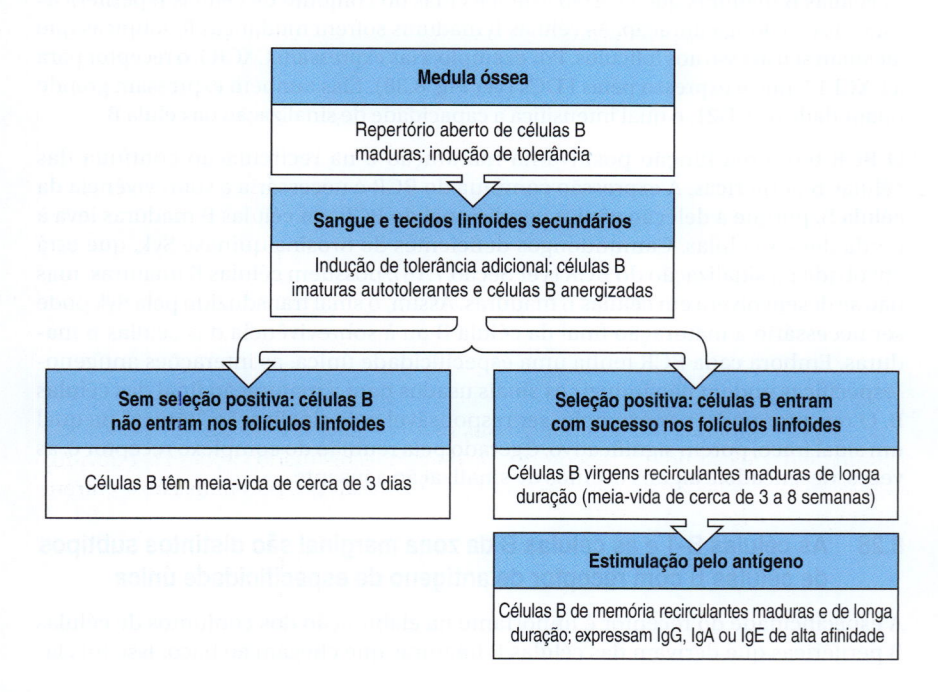

do total da população de linfócitos B periféricos em equilíbrio. Embora o tamanho dessa população não seja fácil de mensurar, ele parece permanecer constante em animais não imunizados, um processo regulador conhecido como homeostasia, e o fluxo de novas células B deve ser equilibrado pela remoção de um número igual de células B periféricas. A grande maioria das células B periféricas maduras é formada por células de vida longa,e somente 1 a 2% morrem por dia. A maioria das células B que morre pertence à população de células B periféricas imaturas de rápida modificação, das quais mais de 50% morrem a cada três dias. A falha da maioria das células B em sobreviver por mais que alguns dias na periferia pode ser devida à competição contínua entre células B periféricas para se acomodar em um número limitado de folículos nos tecidos linfoides periféricos. Se as células B imaturas recém-produzidas não entrarem em um folículo, sua passagem para a periferia será interrompida e elas morrerão. O número limitado de folículos linfoides não pode acomodar o grande número de células B virgens que são direcionadas diariamente à periferia, e, assim, existe uma competição permanente para entrada.

O folículo fornece os sinais necessários para a sobrevivência das células B. Particularmente, o membro da família do TNF, chamado **BAFF** (do inglês *B-cell activating factor belonging to the TNF family* – fator ativador de célula B pertencente à família do TNF) é produzido por vários tipos celulares, mas é produzido em abundância pelas FDCs. As células B expressam três receptores diferentes para o BAFF, denominados BAFF-R, BCMA e TACI. O BAFF-R é o mais importante para a sobrevivência das células B foliculares, pois os mutantes que não possuem o BAFF-R apresentam principalmente células B imaturas e poucas células B periféricas de vida longa. O BCMA e o TACI também se ligam a uma citocina relacionada à família do TNF, a APRIL, que não é necessária para a sobrevivência das células B imaturas, mas é importante para a produção de anticorpos IgA, como será visto no Capítulo 10. As células B imaturas passam por dois **estágios de transição** definidos no baço, denominados T1 e T2, definidos pela ausência ou presença do componente do correceptor de célula B, o CD21 (receptor do complemento 2) (ver Seção 2.13). Em camundongos que não possuem BAFF, as células B imaturas passam para o estágio T1 no baço, mas não expressam o CD21, e, portanto, os camundongos não têm células B maduras.

As células B periféricas também incluem as células B de memória, as quais são produzidas, além das células plasmáticas produtoras de anticorpos, a partir de células B maduras após o primeiro contato com o antígeno. O assunto células B de memória será abordado novamente no Capítulo 11. A competição para a entrada folicular favorece as células B maduras que já estão estabelecidas no conjunto de células B periféricas estáveis e de longa duração. As células B maduras sofrem mudanças fenotípicas que facilitam seu acesso aos folículos. Por exemplo, elas expressam CXCR5, o receptor para a CXCL13, que é expresso pelas FDCs (ver Fig. 8.38). Elas também expressam grande quantidade de CD21, o qual intensifica a capacidade de sinalização da célula B.

O BCR tem uma função positiva na maturação e na recirculação contínua das células B periféricas. A expressão contínua do BCR é necessária à sobrevivência da célula B, porque a deleção gênica condicional do BCR em células B maduras leva à perda dessas células. Camundongos deficientes de tirosina quinase Syk, que está envolvida na sinalização do BCR (ver Seção 7.16), possuem células B imaturas, mas não se desenvolvem em células B maduras. Assim, o sinal transduzido pela Syk pode ser necessário à maturação final da célula B ou à sobrevivência das células B maduras. Embora cada BCR tenha uma especificidade única, as interações antígeno--específicas podem não induzir os sinais usados para a maturação final das células B. O receptor pode, por exemplo, ser responsável pela sinalização "tônica", na qual um sinal fraco, porém significativo, é gerado pela reunião do complexo receptor e, às vezes, desencadeia alguns eventos de sinalização a jusante.

8.28 As células B-1 e as células B da zona marginal são distintos subtipos de células B com receptor de antígeno de especificidade única

A especificidade do receptor é importante na elaboração dos conjuntos de células B periféricas que derivam das células B imaturas que chegam ao baço. Isso foi claramente mostrado pelo papel do BCR e do antígeno na seleção de dois subtipos de células B que não residem nos folículos de células B: as **células B-1** e as células B da zona marginal do baço.

As células B-1 compreendem uma subpopulação única, que corresponde a cerca de 5% de todas as células B murinas ou humanas, e constitui a principal população em coelhos. Essas células B-1 possuem altos níveis de sIgM e pouca sIgD, ao contrário do padrão das células B foliculares. Elas são chamadas B-1 porque são as primeiras a aparecer durante o desenvolvimento fetal (Fig. 8.40), antes das células B convencionais, cujo desenvolvimento foi discutido até agora – as quais são chamadas de **células B-2**. As células B-1 são encontradas principalmente nos líquidos das cavidades pleural e peritoneal. Acredita-se que determinados autoantígenos e antígenos ambientais encontrados na periferia direcionem a expansão e a manutenção das células B-1. Alguns desses antígenos, como a fosfocolina, são encontrados na superfície de bactérias que colonizam o intestino.

Ainda não está claro se as células B-1 surgem como uma linhagem distinta a partir de uma célula precursora específica ou se diferencia para o fenótipo B-1 a partir de uma célula precursora que pode dar origem a células B-2. No camundongo, o fígado fetal produz principalmente células B-1; já o adulto gera na medula óssea, predominantemente, células B-2. Isso tem sido interpretado como um apoio à hipótese de um precursor único. Contudo, existem fortes evidências que favorecem a ideia de que o comprometimento para o subtipo B-1 ou B-2 deve-se a um passo na seleção e não por serem de linhagens distintas, como ocorre entre as células T γ:δ e α:β.

As células B da zona marginal, assim chamadas porque residem no seio marginal da polpa branca do baço, constituem outro subtipo único de células B. Elas parecem ser células B maduras em repouso, embora tenham um grupo de proteínas de superfície diferente daquelas presentes na principal população de células B foliculares. Por exemplo, elas expressam níveis mais baixos de CD23 (o receptor de bai-

Figura 8.40 Comparação entre as propriedades das células B-1, das células B convencionais (células B-2) e das células B da zona marginal. As células B-1 podem se desenvolver em um local pouco comum no feto, como o omento, além do fígado. As células B-1 predominam no animal jovem, embora possam ser provavelmente produzidas por toda a vida. Por serem principalmente produzidas durante os períodos fetal e neonatal, suas sequências V rearranjadas contêm poucos nucleotídeos-N. Em contrapartida, as células B da zona marginal acumulam-se após o nascimento e não atingem seu nível máximo em camundongos antes das primeiras oito semanas de idade. As células B-1 são mais bem caracterizadas como um reservatório autorrenovável parcialmente ativado de linfócitos que são rejeitados por antígenos constantes e estranhos. Devido a essa seleção, e possivelmente, porque as células são produzidas no início da vida, as células B-1 possuem um repertório restrito de regiões variáveis e especificidades de ligação antigênica. As células B da zona marginal também possuem um repertório restrito que pode ser selecionado por um grupo de antígenos similares àqueles selecionados pelas células B-1. As células B-1 parecem ser uma população principal de células B em certas cavidades corporais, muito provavelmente porque os antígenos nesses locais ativam a proliferação das células B-1. As células B da zona marginal permanecem na zona marginal do baço e não recirculam. A ativação parcial também leva à secreção de anticorpo IgM, principalmente; as células B-1 contribuem muito para a IgM que circula no sangue. A limitada diversidade do repertório das células B-1 e das células B da zona marginal e a inclinação dessas células para reagir a antígenos carboidratos bacterianos sugerem que elas façam uma resposta imune mais primitiva, menos adaptativa, do que a resposta das células B convencionais (células B-2). Nesse sentido, elas são comparáveis às células T γ:δ.

Propriedade	Células B-1	Células B-2 convencionais	Células B da zona marginal
Quando foi produzida pela primeira vez	Feto	Após o nascimento	Após o nascimento
Regiões N nas junções VDJ	Poucas	Extensivas	Sim
Repertório da região V	Restrito	Diverso	Parcialmente restrito
Localização principal	Cavidades corporais (peritônio, pleura)	Órgãos linfoides secundários	Baço
Modo de renovação	Autorrenovação	Repostas pela medula óssea	Longa duração
Produção espontânea de imunoglobulina	Alta	Baixa	Baixa
Isotipos secretados	IgM >> IgG	IgG > IgM	IgM > IgG
Resposta ao antígeno carboidrato	Sim	Talvez	Sim
Resposta ao antígeno proteico	Talvez	Sim	Sim
Necessidade de auxílio da célula T	Não	Sim	Algumas vezes
Hipermutação somática	Nenhuma a baixa	Elevada	?
Desenvolvimento de memória	Nenhuma ou pouca	Sim	?

xa afinidade para IgE), e níveis elevados da molécula CD1 semelhante ao MHC de classe I (ver Seção 6.19) e dois receptores para o fragmento C3 do complemento, o CR1 (CD35) e o CR2 (CD21). As células B da zona marginal têm especificidades antigênicas restritas, com tendência aos antígenos bacterianos comuns ou mesmo auto-antígenos, e podem ser adaptadas para realizar uma resposta rápida se os antígenos bacterianos comuns entrarem na circulação. Elas podem não precisar do auxílio das células T para serem ativadas. As células B da zona marginal assemelham-se, funcional e fenotipicamente, às células B-1. Experimentos recentes sugerem que elas são positivamente selecionadas para sobreviver por certos autoantígenos, como ocorre com as células B-1.

As funções das células B-1 e das células B da zona marginal estão sendo esclarecidas. Sua localização sugere uma função para as células B-1 na defesa das cavidades corporais e uma função para as células B da zona marginal na defesa contra bactérias que entram na corrente sanguínea. O repertório restrito de receptores dos dois tipos celulares parece equipá-las para uma função na resposta imune inicial não adaptativa (ver Seção 3.24). De fato, os segmentos gênicos V, que são usados para codificar os receptores das células B-1 e das células B da zona marginal, podem ter evoluído por seleção natural para reconhecer antígenos bacterianos comuns, contribuindo nas fases iniciais da resposta imune adaptativa. Na prática, descobriu-se que as células B-1 pouco contribuem para as respostas imunes adaptativas contra a maioria dos antígenos proteicos, mas contribuem fortemente na resposta humoral contra antígenos carboidratos. Além disso, uma grande proporção da IgM que normalmente circula no sangue de camundongos não imunizados é oriunda das células B-1. A existência desses chamados **anticorpos naturais**, que são altamente polirreativos e se ligam com baixa afinidade a antígenos próprios e microbianos, está de acordo com o fato de que as células B-1 são parcialmente ativadas, já que são selecionadas para autorrenovação por antígenos próprios e ambientais.

8.29 A homeostasia das células T na periferia é regulada por citocinas e por interações com o MHC próprio

Quando as células T já expressaram seus receptores e correceptores e amadureceram dentro do timo por mais ou menos uma semana, elas emigram para a periferia. Diferentemente das células B quando saem da medula óssea, somente um pequeno número de células T são exportadas do timo, aproximadamente 1 a 2×10^6 células por dia no camundongo. Assim como para as células B, o tamanho e a composição das células T virgens periféricas também é regulado por mecanismos homeostáticos que mantêm o tamanho dessa população relativamente constante e uma composição de TCRs potencialmente funcionais e diversos. Esses mecanismos envolvem as citocinas e os sinais recebidos pelo TCR em resposta a sua interação com as moléculas do MHC próprio.

O requerimento da citocina IL-7 e as interações com complexos peptídeo próprio:MHC próprio para a sobrevivência das células T na periferia têm sido demonstradas experimentalmente. Se as células T são transferidas de seu ambiente normal para camundongos receptores que não possuem as moléculas do MHC ou não possuem as moléculas do MHC "corretas" que originalmente selecionaram as células T, elas não sobrevivem por muito tempo. Por outro lado, se as células T são transferidas para receptores que possuem as moléculas do MHC corretas, elas sobrevivem. O contato com o complexo peptídeo próprio:MHC próprio durante a circulação nos órgãos linfoides periféricos faz as células T virgens maduras sofrerem divisões celulares não comuns. Esse leve aumento no número de células T deve ser balanceado por uma leve perda de células T, de modo que o número de células T permaneça constante. Provavelmente, essa perda ocorre entre as células-filhas das células T virgens que dividiram.

Onde as células T CD4 e CD8 encontram seus ligantes para seleção positiva na periferia? Uma evidência recente sustenta a ideia de que moléculas do MHC próprio são encontradas nas células dendríticas residentes nas zonas de células T dos tecidos linfoides periféricos. Essas células são semelhantes às células dendríticas que migraram dos tecidos para os linfonodos, mas não têm potencial coestimulador suficiente para ativar completamente a célula T. Contudo, o estudo da seleção positiva na periferia está ainda no começo, e uma visão completa deve ainda aparecer. As células T de memória também fazem parte do conjunto de células T periféricas, e retorna-se a sua regulação no Capítulo 11.

Resumo

A formação e a organização dos tecidos linfoides periféricos são controladas por proteínas da família TNF e por seus TNFRs. As células LTi que expressam LT-β interagem com as células estromais que expressam o receptor TNFR-I durante o desenvolvimento embrionário para induzir a produção de citocinas, que por sua vez inicia a formação dos linfonodos e das placas de Peyer. Uma interação similar entre as células B que expressam linfotoxinas e TNFR-I que expressam FDCs estabelecem a arquitetura normal do baço e dos linfonodos. O alojamento das células B e T nas distintas áreas do tecido linfoide envolve a atração por quimiocinas específicas. Os linfócitos B e T que sobrevivem à seleção na medula óssea e no timo são exportados para os órgãos linfoides periféricos. A maioria das células B recém-formadas que emigram da medula óssea morre logo após sua chegada na periferia, mantendo o número de células B circulantes relativamente constante. Um pequeno número de células matura e torna-se células B virgens de longa duração. As células T deixam o timo como células completamente maduras, e são produzidas em menor número do que as células B. O destino dos linfócitos maduros na periferia ainda é controlado pelos seus receptores de antígeno. Na ausência de um encontro com seu antígeno estranho específico, os linfócitos virgens necessitam de um sinal tônico de seus receptores de antígeno para ter sobrevivência de longa duração.

As células T são, geralmente, de longa duração, e acredita-se que se autorrenovem nos tecidos linfoides periféricos por contatos repetidos com complexos peptídeo próprio:MHC próprio que podem ser reconhecidos pelo TCR, juntamente com os sinais derivados da IL-7, mas não causam ativação da célula T. A evidência para os sinais de sobrevivência mediados pelo receptor é mais evidente nas células T. No entanto, parece que também são necessários às células B-1 e às células B das zonas marginais. Nesse caso, esses sinais podem promover diferenciação, expansão e sobrevivência. Para as células B-2, provavelmente, eles promovem a sobrevivência sem expansão. O folículo linfoide, por onde as células B devem circular para sobreviver, parece fornecer os sinais para sua maturação e sobrevivência. Poucos ligantes que selecionam as células B da zona marginal e as células B-1 são conhecidos, mas, em geral, os ligantes envolvidos na seleção das células B são desconhecidos. A distinta minoria das subpopulações dos linfócitos, como células B-1, células B da zona marginal, células T γ:δ e células iNKT, possui histórias de desenvolvimento e propriedades funcionais diferentes daquelas das células B-2 convencionais e das células T α:β e, provavelmente, são reguladas independentemente dessas populações majoritárias de células B e T.

Resumo do Capítulo 8

Neste capítulo, aprendeu-se sobre a formação das linhagens de células B e T a partir de uma HSC não comprometida. O rearranjo gênico somático, que produz um repertório altamente diversificado de receptores antigênicos – as imunoglobulinas para as células B e o TCR para as células T – ocorre nos estágios iniciais do desenvolvimento das células T e B a partir de um progenitor linfoide comum derivado da medula óssea. O desenvolvimento das células B de mamíferos ocorre no fígado fetal e, após o nascimento, na medula óssea. As células T também se originam na medula óssea, mas passam a maior parte do seu desenvolvimento no timo. Muito da maquinaria de recombinação somática, incluindo as proteínas RAG que são essenciais na recombinação V(D)J, é comum às células B e T. Nas células B e T, o rearranjo gênico começa no *locus* que contém o segmento gênico D, e procede sucessivamente em cada *locus*. O primeiro passo no desenvolvimento da célula B é o rearranjo do gene de cadeia pesada de imunoglobulina, e no desenvolvimento das células T, é o rearranjo no gene de cadeia β. Em cada caso, só é permitido que a célula passe para o próximo estágio de desenvolvimento se o rearranjo for bem-sucedido e produzir uma sequência em fase de leitura que possa ser traduzida em uma proteína expressa na superfície celular, seja um pré-BCR, seja um pré-TCR. As células que não produzem rearranjos produtivos para ambas as cadeias do receptor morrem por apoptose. As etapas do desenvolvimento convencional da célula B estão resumidas na Figura 8.41, e das células T α:β, na Figura 8.42.

Quando o receptor de antígeno funcional aparece na superfície celular, o novo linfócito é avaliado de duas maneiras. A seleção positiva avalia a potencialidade e a utilidade do receptor de antígeno, ao passo que a seleção negativa remove as células autorreativas do repertório linfocitário, tornando-as tolerantes aos antígenos do organismo. A seleção positiva é particularmente importante para as células T porque assegura que somente as células que possuem TCRs que podem reconhecer o antígeno em combinação com moléculas do MHC próprio maturarão. A seleção positiva também coordena a escolha do correceptor a ser expresso. O CD4 torna-se expresso nas células T portadoras de receptores restritos ao MHC de classe II e o CD8 nas células portadoras de receptores restritos ao MHC de classe I. Isso assegura o uso otimizado desses receptores em resposta a patógenos. Para as células B, a seleção positiva parece ocorrer no final da transição entre célula B imatura para célula B madura, nos tecidos linfoides periféricos. A tolerância aos autoantígenos é reforçada pela seleção negativa nos diferentes estágios tanto do desenvolvimento das células B quanto no desenvolvimento das células T, e, igualmente, a seleção positiva parece ser um processo contínuo.

As células B e T que sobrevivem ao desenvolvimento nos órgãos linfoides centrais migram para a periferia, onde se alojam em sítios específicos. A formação dos órgãos linfoides periféricos começa durante o desenvolvimento embrionário pela interação das células indutoras do tecido linfoide que expressam as citocinas da família do TNF com as células estromais. A organização dos órgãos linfoides periféricos, como o baço e os linfonodos, também envolve a interação entre as células que expressam as proteínas das famílias TNF e TNFR. O alojamento das células T e B em diferentes locais nos tecidos linfoides periféricos envolvem a expressão de diferentes receptores de quimiocinas e a secreção de quimiocinas específicas por vários elementos do estroma. A maturação e a sobrevivência dos linfócitos B e T nesses tecidos periféricos envolve outros fatores específicos. As células B virgens recebem sinais de sobrevivência no folículo por meio da interação com a BAFF. As células T virgens necessitam das citocinas IL-7 e IL-15 para a sobrevivência, juntamente com sinais recebidos pela interação do TCR com moléculas do MHC próprio.

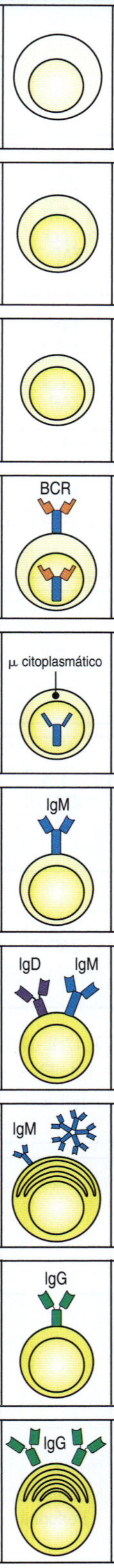

Células B		Genes de cadeia pesada	Genes de cadeia leve	Proteínas intracelulares	Proteínas marcadoras de superfície
Célula-tronco		Germinativo	Germinativo		CD34 CD45 AA4.1
Célula pró-B precoce		D-J rearranjado	Germinativo	RAG-1 RAG-2 TdT λ5, Vpré-B	CD34 CD45R AA4.1, IL-7R MHC de classe II CD10, CD19 CD38
Célula pró-B tardia		V-DJ rearranjado	Germinativo	TdT λ5, Vpré-B	CD45R AA4.1, IL-7R MHC de classe II CD10, CD19 CD38, CD20 CD40
Célula pré-B grande	BCR	VDJ rearranjado	Germinativo	λ5, Vpré-B	CD45R AA4.1, IL-7R MHC de classe II pré-B-R CD19, CD38 CD20, CD40
Célula pré-B pequena	μ citoplasmático	VDJ rearranjado	Rearranjo V-J	μ RAG-1 RAG-2	CD45R AA4.1 MHC de classe II CD19, CD38 CD20, CD40
Célula B imatura	IgM	VDJ rearranjado, cadeia pesada μ produzida em forma de membrana	VJ rearranjado		CD45R AA4.1 MHC de classe II IgM CD19, CD20 CD40
Célula B virgem madura	IgD IgM	VDJ rearranjado, cadeia μ produzida na forma de membrana; processamento alternativo produz mRNA de μ + δ			CD45R MHC de classe II IgM, IgD CD19, CD20 CD21, CD40
Linfoblasto	IgM	Processamento alternativo produz as cadeias μ secretadas		Ig	CD45R MHC de classe II CD19, CD20 CD21, CD40
Célula B de memória	IgG	Troca de isotipo para Cγ, Cα ou Cε; hipermutação somática	Hipermutação somática		CD45R MHC de classe II IgG, IgA CD19, CD20 CD21, CD40
Plasmócito e blasto	IgG	Processamento alternativo produz as Ig de membrana e secretada	VJ rearranjado	Ig	CD135 Antígeno-1 de plasmócito CD38

Marcações laterais esquerda: ANTÍGENO-INDEPENDENTE; ANTÍGENO-DEPENDENTE; DIFERENCIAÇÃO TERMINAL.
Marcações laterais direita: MEDULA ÓSSEA; PERIFERIA.

Figura 8.41   Resumo do desenvolvimento das células da linhagem B convencionais humanas. Aqui estão apresentados o estado dos genes de imunoglobulinas, a expressão de algumas proteínas intracelulares essenciais e a expressão de algumas moléculas de superfície celular para os estágios sucessivos do desenvolvimento da célula B-2. Os genes de imunoglobulinas sofrem mudanças posteriores durante a diferenciação das células B mediada por antígenos, como troca de classe e hipermutação somática (ver Cap. 5), as quais são evidentes nas imunoglobulinas produzidas pelas células de memória e células plasmáticas. Os estágios dependentes de antígeno estão descritos em mais detalhes no Capítulo 9. BCR, receptor de células B; MHC, complexo principal de histocompatibilidade.

Figura 8.42 Resumo do desenvolvimento das células T α:β humanas. Aqui estão apresentados o estado dos genes do receptor da célula T (TCR), a expressão de algumas proteínas intracelulares essenciais e a expressão de algumas moléculas de superfície celular para os estágios sucessivos do desenvolvimento das células T α:β. Pode-se observar que os genes do TCR não sofrem mudanças posteriores durante o desenvolvimento mediado por antígenos. São indicadas somente as fases durante as quais as células estão sofrendo rearranjo no timo. As fases dependentes de antígenos das células CD4 e CD8 são mostradas separadamente, e estão detalhadas no Capítulo 9.

Células T		Rearranjos gênicos de cadeia β	Rearranjos gênicos de cadeia α	Proteínas intracelulares	Proteínas marcadoras de superfície
Célula-tronco		Germinativo	Germinativo		CD34?
Timócito duplo-negativo precoce		D-J rearranjado	Germinativo	RAG-1 RAG-2 TdT Lck ZAP-70	CD2 HSA CD44^{hi}
Timócito duplo-negativo tardio		V-DJ rearranjado	Germinativo	RAG-1 RAG-2 TdT Lck ZAP-70	CD25 CD44^{lo} HSA
Timócito duplo-positivo precoce	pré-TCR		V-J rearranjado	RAG-1 RAG-2	PTα CD4 CD8 HSA
Timócito duplo-positivo tardio	TCR			Lck ZAP-70	CD69 CD4 CD8 HSA
Célula T CD4 virgem				Lck ZAP-70 LKLF	CD4 CD62L CD45RA CD5
Célula T CD4 de memória				Lck ZAP-70	CD4 CD45RO CD44
Célula T CD4 efetora				T$_H$17: IL-17 T$_H$1: IFN-γ T$_H$2: IL-4	CD4 CD45RO CD44^{hi} Fas Fas L (tipo 1)
Célula T CD8 virgem					CD8 CD45RA
Célula T CD8 de memória					CD8 CD45RO CD44
Célula T CD8 efetora				IFN-γ Granzima Perforina	FasL Fas CD8 CD44^{hi}

ANTÍGENO-INDEPENDENTE · ANTÍGENO-DEPENDENTE · DIFERENCIAÇÃO TERMINAL · ANTÍGENO-DEPENDENTE · DIFERENCIAÇÃO TERMINAL

MEDULA ÓSSEA · TIMO · PERIFERIA

Questões

8.1 *O desenvolvimento das células B na medula óssea compartilha muitas características com o desenvolvimento das células T no timo. (a) Quais são os dois principais objetivos do desenvolvimento linfocitário? (b) Discuta os passos ordenados do rearranjo de receptores nas células B e T, fazendo um paralelo entre os dois tipos celulares. (c) Qual é a função do pré-BCR e do pré-TCR? (d) Por que as células T se desenvolvem no timo e as células B, na medula óssea?*

8.2 *O desenvolvimento dos linfócitos é notável pela grande perda celular em várias etapas. (a) Quais são as principais razões para a morte de linfócitos sem progressão além dos estágios célula pré-T ou célula pré-B? (b) Qual é a principal razão para a morte dos linfócitos após atingirem o estágio imaturo com expressão de um TCR ou de um BCR completo?*

8.3 *Discuta o processo de seleção positiva das células T do timo. (a) Em que local acontece? (b) Quais são os ligantes? (c) Quando (e em qual estágio) ocorre a seleção positiva durante o desenvolvimento da célula T? (d) Descreva como ocorre a escolha entre a expressão do correceptor – CD4 ou CD8 – e identifique os reguladores desse processo.*

8.4 *Os tecidos linfoides periféricos tornam-se organizados por meio da comunicação entre vários tipos de células e interações entre os receptores. (a) Qual família de moléculas é fundamental para a organização adequada dos tecidos linfoides periféricos? (b) Quais delas são importantes para a organização das zonas de células B? (c) Quais delas são importantes para a organização das zonas de células T?*

8.5 *Existem três principais subtipos de células B: foliculares, da zona marginal e B-1. Compare e contraste seus desenvolvimentos e funções, cobrindo pelo menos cinco diferentes categorias.*

Referências gerais

Loffert, D., Schaal, S., Ehlich, A., Hardy, R.R., Zou, Y.R., Muller, W., and Rajewsky, K.: **Early B-cell development in the mouse – insights from mutations introduced by gene targeting.** *Immunol. Rev.* 1994, **137**:135–153.

Melchers, F., ten Boekel, E., Seidl, T., Kong, X.C., Yamagami, T., Onishi, K., Shimizu, T., Rolink, A.G., and Andersson, J.: **Repertoire selection by pre-B-cell receptors and B-cell receptors, and genetic control of B-cell development from immature to mature B cells.** *Immunol. Rev.* 2000, **175**:33–46.

Starr, T.K., Jameson, S.C., and Hogquist, K.A.: **Positive and negative selection of T cells.** *Annu. Rev. Immunol.* 2003, **21**:139–176.

von Boehmer, H.: **The developmental biology of T lymphocytes.** *Annu. Rev. Immunol.* 1993, **6**:309–326.

Weinberg, R.A.: *The Biology of Cancer*, 1st ed. New York:Garland Science, 2007.

Referências por seção

8.1 Os linfócitos derivam das células-tronco hematopoiéticas da medula óssea

Busslinger, M.: **Transcriptional control of early B cell development.** *Annu. Rev. Immunol.* 2004, **22**:55–79.

Chao, M.P., Seita, J., and Weissman, I.L.: **Establishment of a normal hematopoietic and leukemia stem cell hierarchy.** *Cold Spring Harbor Symp. Quant. Biol.* 2008, **73**:439–449.

Funk, P.E., Kincade, P.W., and Witte, P.L.: **Native associations of early hematopoietic stem-cells and stromal cells isolated in bone-marrow cell aggregates.** *Blood* 1994, **83**:361–369.

Jacobsen, K., Kravitz, J., Kincade, P.W., and Osmond, D.G.: **Adhesion receptors on bone-marrow stromal cells—in vivo expression of vascular cell adhesion molecule-1 by reticular cells and sinusoidal endothelium in normal and γ-irradiated mice.** *Blood* 1996, **87**:73–82.

Kiel, M.J., and Morrison, S.J.: **Uncertainty in the niches that maintain haematopoietic stem cells.** *Nat. Rev. Immunol.* 2008, **8**:290–301.

8.2 O desenvolvimento das células B inicia com o rearranjo do *locus* de cadeia pesada

Allman, D., Li, J., and Hardy, R.R.: **Commitment to the B lymphoid lineage occurs before DH-JH recombination.** *J. Exp. Med.* 1999, **189**:735–740.

Allman, D., Lindsley, R.C., DeMuth, W., Rudd, K., Shinton, S.A., and Hardy, R.R.: **Resolution of three nonproliferative immature splenic B cell subsets reveals multiple selection points during peripheral B cell maturation.** *J. Immunol.* 2001, **167**:6834–6840.

Hardy, R.R., Carmack, C.E., Shinton, S.A., Kemp, J.D., and Hayakawa, K.: **Resolution and characterization of pro-B and pre-pro-B cell stages in normal mouse bone marrow.** *J. Exp. Med.* 1991, **173**:1213–1225.

Osmond, D.G., Rolink, A., and Melchers, F.: **Murine B lymphopoiesis: towards a unified model.** *Immunol. Today* 1998, **19**:65–68.

8.3 O receptor de células pré-B verifica a produção bem-sucedida de uma cadeia pesada completa e sinaliza para a transição do estágio de célula pró-B para o estágio de célula pré-B

Bankovich, A.J., Raunser, S., Juo, Z.S., Walz, T., Davis, M.M., and Garcia, K.C., **Structural insight into pre-B cell receptor function.** *Science* 2007, **316**:291–294.

Grawunder, U., Leu, T.M.J., Schatz, D.G., Werner, A., Rolink, A.G., Melchers, F., and Winkler, T.H.: **Down-regulation of Rag1 and Rag2 gene expression in pre-B cells after functional immunoglobulin heavy-chain rearrangement.** *Immunity* 1995, **3**:601–608.

Monroe, J.G.: **ITAM-mediated tonic signalling through pre-BCR and BCR complexes.** *Nat. Rev. Immunol.* 2006, **6**:283–294.

8.4 A sinalização por meio do pré-BCR inibe novos rearranjos no *locus* de cadeia pesada e reforça a exclusão alélica

Geier, J.K., and Schlissel, M.S.: **Pre-BCR signals and the control of Ig gene rearrangements.** *Semin. Immunol.* 2006, **18**:31–39.

Loffert, D., Ehlich, A., Muller, W., and Rajewsky, K.: **Surrogate light-chain expression is required to establish immunoglobulin heavy-chain allelic exclusion during early B-cell development.** *Immunity* 1996, **4**:133–144.

Melchers, F., ten Boekel, E., Yamagami, T., Andersson, J., and Rolink, A.: **The roles of preB and B cell receptors in the stepwise allelic exclusion of mouse IgH and L chain gene loci.** *Semin. Immunol.* 1999, **11**:307–317.

8.5 As células pré-B rearranjam o *locus* de cadeia leve e expressam a imunoglobulina de superfície celular

Arakawa, H., Shimizu, T., and Takeda, S.: **Reevaluation of the probabilities for productive rearrangements on the κ-loci and λ-loci.** *Int. Immunol.* 1996, **8**:91–99.

Gorman, J.R., van der Stoep, N., Monroe, R., Cogne, M., Davidson, L., and Alt, F.W.: **The Igk 3' enhancer influences the ratio of Igκ versus Igλ B lymphocytes.** *Immunity* 1996, **5**:241–252.

Hesslein, D.G., and Schatz, D.G.: **Factors and forces controlling V(D)J recombination.** *Adv. Immunol.* 2001, **78**:169–232.

Kee, B.L., and Murre, C.: **Transcription factor regulation of B lineage commitment.** *Curr. Opin. Immunol.* 2001, **13**:180–185.

Sleckman, B.P., Gorman, J.R., and Alt, F.W.: **Accessibility control of antigen receptor variable region gene assembly—role of *cis*-acting elements.** *Annu. Rev. Immunol.* 1996, **14**:459–481.

Takeda, S., Sonoda, E., and Arakawa, H.: **The κ–λ ratio of immature B cells.** *Immunol. Today* 1996, **17**:200–201.

8.6 As células B imaturas são avaliadas para autorreatividade antes de deixarem a medula óssea

Casellas, R., Shih, T.A., Kleinewietfeld, M., Rakonjac, J., Nemazee, D., Rajewsky, K., and Nussenzweig, M.C.: **Contribution of receptor editing to the antibody repertoire.** *Science* 2001, **291**:1541–1544.

Chen, C., Nagy, Z., Radic, M.Z., Hardy, R.R., Huszar, D., Camper, S.A., and Weigert, M.: **The site and stage of anti-DNA B-cell deletion.** *Nature* 1995, **373**:252–255.

Cornall, R.J., Goodnow, C.C., and Cyster, J.G.: **The regulation of self-reactive B cells.** *Curr. Opin. Immunol.* 1995, **7**:804–811.

Huang, F., and Gu, H.: **Negative regulation of lymphocyte development and function by the Cbl family of proteins.** *Immunol. Rev.* 2008, **224**:229–238.

Melamed, D., Benschop, R.J., Cambier, J.C., and Nemazee, D.: **Developmental regulation of B lymphocyte immune tolerance compartmentalizes clonal selection from receptor selection.** *Cell* 1998, **92**:173–182.

Nemazee, D.: **Receptor editing in lymphocyte development and central tolerance.** *Nat. Rev. Immunol.* 2006, **6**:728–740.

Prak, E.L., and Weigert, M.: **Light-chain replacement—a new model for antibody gene rearrangement.** *J. Exp. Med.* 1995, **182**:541–548.

8.7 Os progenitores de células T originam-se na medula óssea, mas todos os eventos importantes para o seu desenvolvimento ocorrem no timo

Anderson, G., Moore, N.C., Owen, J.J.T., and Jenkinson, E.J.: **Cellular interactions in thymocyte development.** *Annu. Rev. Immunol.* 1996, **14**:73–99.

Carlyle, J.R., and Zúñiga-Pflücker, J.C.: **Requirement for the thymus in α:β T lymphocyte lineage commitment.** *Immunity* 1998, **9**:187–197.

Ciofani, M., Knowles, G., Wiest, D., von Boehmer, H., and Zúñiga-Pflücker, J.: **Stage-specific and differential Notch dependency at the α:β and γ:δ T lineage bifurcation.** *Immunity* 2006, **25**:105–116.

Gordon, J., Wilson, V.A., Blair, N.F., Sheridan, J., Farley, A., Wilson, L., Manley, N.R., and Blackburn, C.C.: **Functional evidence for a single endodermal origin for the thymic epithelium.** *Nat. Immunol.* 2004, **5**:546–553.

Nehls, M., Kyewski, B., Messerle, M., Waldschütz, R., Schüddekopf, K., Smith, A.J.H., and Boehm, T.: **Two genetically separable steps in the differentiation of thymic epithelium.** *Science* 1996, **272**:886–889.

Rodewald, H.R.: **Thymus organogenesis.** *Annu. Rev. Immunol.* 2008, **26**:355–388.

van Ewijk, W., Hollander, G., Terhorst, C., and Wang, B.: **Stepwise development of thymic microenvironments *in vivo* is regulated by thymocyte subsets.** *Development* 2000, **127**:1583–1591.

8.8 Os precursores de células T proliferam extensivamente no timo, mas a maioria morre no próprio órgão

Shortman, K., Egerton, M., Spangrude, G.J., and Scollay, R.: **The generation and fate of thymocytes.** *Semin. Immunol.* 1990, **2**:3–12.

Surh, C.D., and Sprent, J.: **T-cell apoptosis detected *in situ* during positive and negative selection in the thymus.** *Nature* 1994, **372**:100–103.

8.9 Estágios sucessivos no desenvolvimento dos timócitos são marcados por mudanças nas moléculas da superfície celular

Borowski, C., Martin, C., Gounari, F., Haughn, L., Aifantis, I., Grassi, F., and von Boehmer, H.: **On the brink of becoming a T cell.** *Curr. Opin. Immunol.* 2002, **14**:200–206.

Pang, S.S., Berry, R., Chen, Z., Kjer-Nielsenm, L., Perugini, M.A., King, G.F., Wang, C., Chew, S.H., La Gruta, N.L., Williams, N.K., *et al.*: **The structural basis for autonomous dimerization of the pre-T-cell antigen receptor.** *Nature* 2010, **467**:844–848.

Saint-Ruf, C., Ungewiss, K., Groetrrup, M., Bruno, L., Fehling, H.J., and von Boehmer, H.: **Analysis and expression of a cloned pre-T-cell receptor gene.** *Science* 1994, **266**:1208–1212.

Shortman, K., and Wu, L.: **Early T lymphocyte progenitors.** *Annu. Rev. Immunol.* 1996, **14**:29–47.

8.10 Timócitos em diferentes estágios de desenvolvimento são encontrados em locais distintos do timo

Benz, C., Heinzel, K., and Bleul, C.C.: **Homing of immature thymocytes to the subcapsular microenvironment within the thymus is not an absolute requirement for T cell development.** *Eur. J. Immunol.* 2004, **34**:3652–3663.

Bleul, C.C., and Boehm, T.: **Chemokines define distinct microenvironments in the developing thymus.** *Eur. J. Immunol.* 2000, **30**:3371–3379.

Nitta, T., Murata, S., Ueno, T., Tanaka, K., and Takahama, Y.: **Thymic microenvironments for T-cell repertoire formation.** *Adv. Immunol.* 2008, **99**:59–94.

Ueno, T., Saito F., Gray, D.H.D., Kuse, S., Hieshima, K., Nakano, H., Kakiuchi, T., Lipp, M., Boyd, R.L., and Takahama, Y.: **CCR7 signals are essential for cortex–medulla migration of developing thymocytes.** *J. Exp. Med.* 2004, **200**:493–505.

8.11 Células T com receptores α:β ou γ:δ originam-se a partir de um progenitor comum

Fehling, H.J., Gilfillan, S., and Ceredig, R.: **α β/γ δ lineage commitment in the thymus of normal and genetically manipulated mice.** *Adv. Immunol.* 1999, **71**:1–76.

Hayday, A.C., Barber, D.F., Douglas, N., and Hoffman, E.S.: **Signals involved in γδ T cell versus αβ T cell lineage commitment.** *Semin. Immunol.* 1999, **11**:239–249.

Hayes, S.M., and Love, P.E.: **Distinct structure and signaling potential of the γδ TCR complex.** *Immunity* 2002, **16**:827–838.

Kang, J., and Raulet, D.H.: **Events that regulate differentiation of αβ TCR⁺ and γδ TCR⁺ T cells from a common precursor.** *Semin. Immunol.* 1997, **9**:171–179.

Kreslavsky, T., Garbe, A.I., Krueger, A., and von Boehmer, H.: **T cell receptor--instructed αβ versus γδ lineage commitment revealed by single-cell analysis.** *J. Exp. Med.* 2008, **205**:1173–1186.

Lauritsen, J.P., Haks, M.C., Lefebvre, J.M., Kappes, D.J., and Wiest, D.L.: **Recent insights into the signals that control αβ/γδ-lineage fate.** *Immunol. Rev.* 2006, **209**:176–190.

Livak, F., Petrie, H.T., Crispe, I.N., and Schatz, D.G.: **In-frame TCRδ gene rearrangements play a critical role in the αβ/γδ T cell lineage decision.** *Immunity* 1995, **2**:617–627.

Xiong, N., and Raulet, D.H.: **Development and selection of γδ T cells.** *Immunol, Rev.* 2007, **215**:15–31.

8.12 Células T que expressam determinadas regiões V dos genes de cadeia γ e δ surgem em uma sequência ordenada no início da vida

Carding, S.R., and Egan, P.J.: **γδ T cells: functional plasticity and heterogeneity.** *Nat. Rev. Immunol.* 2002, **2**:336–345.

Ciofani, M., Knowles, G.C., Wiest, D.L., von Boehmer, H., and Zúñiga-Pflücker, J.C.: **Stage-specific and differential notch dependency at the α:β and γ:δ T lineage bifurcation.** *Immunity* 2006, **25**:105–116.

Dunon, D., Courtcis, D., Vainio, O., Six, A., Chen, C.H., Cooper, M.D., Dangy, J.P., and Imhof, B.A.: **Ontogeny of the immune system: γ:δ and α:β T cells migrate from thymus to the periphery in alternating waves.** *J. Exp. Med.* 1997, **186**:977–988.

Haas, W., Pereira, P., Tonegawa, S.: **Gamma/delta cells.** *Annu. Rev. Immunol.* 1993, **11**:637–685.

Lewis, J.M., Girardi, M., Roberts, S.J., Barbee, S.D., Hayday, A.C., and Tigelaar, R.E.: **Selection of the cutaneous intraepithelial γδ⁺ T cell repertoire by a thymic stromal determinant.** *Nat. Immunol.* 2006, **7**:843–850.

Strid, J., Tigelaar, R.E., and Hayday, A.C.: **Skin immune surveillance by T cells-—a new order?** *Semin. Immunol.* 2009, **21**:110–120.

8.13 A síntese bem-sucedida da cadeia β rearranjada permite a produção de um pré-TCR que ativa a proliferação celular e interrompe outros rearranjos no gene de cadeia β

Borowski, C., Li, X., Aifantis, I., Gounari, F., and von Boehmer, H.: **Pre-TCRα and TCRα are not interchangeable partners of TCRβ during T lymphocyte development.** *J. Exp. Med.* 2004, **199**:607–615.

Dudley, E.C., Petrie, H.T., Shah, L.M., Owen, M.J., and Hayday, A.C.: **T-cell receptor β chain gene rearrangement and selection during thymocyte development in adult mice.** *Immunity* 1994, **1**:83–93.

Philpott, K.I., Viney, J.L., Kay, G., Rastan, S., Gardiner, E.M., Chae, S., Hayday, A.C., and Owen, M.J.: **Lymphoid development in mice congenitally lacking T cell receptor αβ-expressing cells.** *Science* 1992, **256**:1448–1453.

von Boehmer, H., Aifantis, I., Azogui, O., Feinberg, J., Saint-Ruf, C., Zober, C., Garcia, C., and Buer, J.: **Crucial function of the pre-T-cell receptor (TCR) in TCRβ selection, TCRβ allelic exclusion and α:β versus γ:δ lineage commitment.** *Immunol. Rev.* 1998, **165**:111–119.

8.14 Os genes de cadeia α da célula T sofrem rearranjos sucessivos, até que ocorra seleção positiva ou morte celular

Buch, T., Rieux-Laucat, F., Förster, I., and Rajewsky, K.: **Failure of HY-specific thymocytes to escape negative selection by receptor editing.** *Immunity* 2002, **16**:707–718.

Hardardottir, F., Baron, J.L., and Janeway, C.A., Jr: **T cells with two functional antigen-specific receptors.** *Proc. Natl Acad. Sci. USA* 1995, **92**:354–358.

Huang, C.-Y., Sleckman, B.P., and Kanagawa, O.: **Revision of T cell receptor α chain genes is required for normal T lymphocyte development.** *Proc. Natl Acad. Sci. USA* 2005, **102**:14356–14361.

Marrack, P., and Kappler, J.: **Positive selection of thymocytes bearing α:β T cell receptors.** *Curr. Opin. Immunol.* 1997, **9**:250–255.

Padovan, E., Casorati, G., Dellabona, P., Meyer, S., Brockhaus, M., and Lanzavecchia, A.: **Expression of two T-cell receptor α chains: dual receptor T cells.** *Science* 1993, **262**:422–424.

Petrie, H.T., Livak, F., Schatz, D.G., Strasser, A., Crispe, I.N., and Shortman, K.: **Multiple rearrangements in T-cell receptor α-chain genes maximize the production of useful thymocytes.** *J. Exp. Med.* 1993, **178**:615–622.

8.15 O tipo de MHC do estroma do timo seleciona o repertório de células T maduras que podem reconhecer antígenos estranhos apresentados pelo mesmo tipo de MHC

Fink, P.J., and Bevan, M.J.: **H-2 antigens of the thymus determine lymphocyte specificity.** *J. Exp. Med.* 1978, **148**:766–775.

Zinkernagel, R.M., Callahan, G.N., Klein, J., and Dennert, G.: **Cytotoxic T cells learn specificity for self H-2 during differentiation in the thymus.** *Nature* 1978, **271**:251–253.

8.16 Somente os timócitos cujos receptores interagem com os complexos peptídeo próprio:MHC próprio podem sobreviver e amadurecer

Hogquist, K.A., Tomlinson, A.J., Kieper, W.C., McGargill, M.A., Hart, M.C., Naylor, S., and Jameson, S.C.: **Identification of a naturally occurring ligand for thymic positive selection.** *Immunity* 1997, **6**:389–399.

Huessman, M., Scott, B., Kisielow, P., and von Boehmer, H.: **Kinetics and efficacy of positive selection in the thymus of normal and T-cell receptor transgenic mice.** *Cell* 1991, **66**:533–562.

Stefanski, H.E., Mayerova, D., Jameson, S.C., and Hogquist, K.A.: **A low affinity TCR ligand restores positive selection of CD8⁺ T cells *in vivo*.** *J. Immunol.* 2001, **166**:6602–6607.

8.17 A seleção positiva atua no repertório de TCRs com especificidade inerente às moléculas do MHC

Marrack, P., Scott-Browne, J.P., Dai, S., Gapin, L., and Kappler, J.W.: **Evolutionarily conserved amino acids that control TCR-MHC interaction.** *Annu. Rev. Immunol.* 2008, **26**:171–203.

Merkenschlager, M., Graf, D., Lovatt, M., Bommhardt, U., Zamoyska, R., and Fisher, A.G.: **How many thymocytes audition for selection?** *J. Exp. Med.* 1997, **186**:1149–1158.

Scott-Browne, J.P., White, J., Kappler, J.W., Gapin, L., and Marrack, P.: **Germline--encoded amino acids in the αβ T-cell receptor control thymic selection.** *Nature* 2009, **458**:1043–1046.

Zerrahn, J., Held, W., and Raulet, D.H.: **The MHC reactivity of the T cell repertoire prior to positive and negative selection.** *Cell* 1997, **88**:627–636.

8.18 A seleção positiva coordena a expressão de CD4 ou CD8 com a especificidade para o TCR e as funções efetoras potenciais da célula T

Egawa, T., and Littman, D.R.: **ThPOK acts late in specification of the helper T cell lineage and suppresses Runx-mediated commitment to the cytotoxic T cell lineage.** *Nat. Immunol.* 2008, **9**:1131–1139.

He, X., Park, K., and Kappes, D.J.: **The role of ThPOK in control of CD4/CD8 lineage commitment.** *Annu. Rev. Immunol.* 2010, **28**:295–320.

He, X., Xi, H., Dave, V.P., Zhang, Y., Hua, X., Nicolas, E., Xu, W., Roe, B.A., and Kappes, D.J.: **The zinc finger transcription factor Th-POK regulates CD4 versus CD8 T-cell lineage commitment.** *Nature* 2005, **433**:826–833.

Lundberg, K., Heath, W., Kontgen, F., Carbone, F.R., and Shortman, K.: **Intermediate steps in positive selection: differentiation of CD4$^+$8^{int} TCR^{int} thymocytes into CD4$^-$8$^+$TCR^{hi} thymocytes.** *J. Exp. Med.* 1995, **181**:1643–1651.

Singer, A., Adoro, S., and Park, J.H.: **Lineage fate and intense debate: myths, models and mechanisms of CD4- versus CD8-lineage choice.** *Nat. Rev. Immunol.* 2008, **8**:788–801.

von Boehmer, H., Kisielow, P., Lishi, H., Scott, B., Borgulya, P., and Teh, H.S.: **The expression of CD4 and CD8 accessory molecules on mature T cells is not random but correlates with the specificity of the α:β receptor for antigen.** *Immunol. Rev.* 1989, **109**:143–151.

Zheng, Y., and Rudensky, A.Y.: **Foxp3 in control of the regulatory T cell lineage.** *Nat. Immunol.* 2007, **8**:457–462.

8.19 As células epiteliais do córtex do timo são responsáveis pela seleção positiva de timócitos em desenvolvimento

Cosgrove, D., Chan, S.H., Waltzinger, C., Benoist, C., and Mathis, D.: **The thymic compartment responsible for positive selection of CD4$^+$ T cells.** *Int. Immunol.* 1992, **4**:707–710.

Ernst, B.B., Surh, C.D., and Sprent, J.: **Bone marrow-derived cells fail to induce positive selection in thymus reaggregation cultures.** *J. Exp. Med.* 1996, **183**:1235–1240.

Fowlkes, B.J., and Schweighoffer, E.: **Positive selection of T cells.** *Curr. Opin. Immunol.* 1995, **7**:188–195.

Nakagawa, T., Roth, W., Wong, P., Nelson, A., Farr, A., Deussing, J., Villadangos, J.A., Ploegh, H., Peters, C., and Rudensky, A.Y.: **Cathepsin L: critical role in Ii degradation and CD4 T cell selection in the thymus.** *Science* 1998, **280**:450–453.

8.20 As células T que reagem fortemente contra antígenos próprios são eliminadas no timo

Kishimoto, H., and Sprent, J.: **Negative selection in the thymus includes semi-mature T cells.** *J. Exp. Med.* 1997, **185**:263–271.

Mathis, D., and Benoist, C.: **Aire.** *Annu. Rev. Immunol.* 2009, **27**:287–312.

Zal, T., Volkmann, A., and Stockinger, B.: **Mechanisms of tolerance induction in major histocompatibility complex class II-restricted T cell specific for a blood-borne self antigen.** *J. Exp. Med.* 1994, **180**:2089–2099.

8.21 A seleção negativa é conduzida de maneira mais eficiente por APCs derivadas da medula óssea

McCaughtry, T.M., Baldwin, T.A., Wilken, M.S., and Hogquist, K.A.: **Clonal deletion of thymocytes can occur in the cortex with no involvement of the medulla.** *J. Exp. Med.* 2008, **205**:2575–2584.

Sprent, J., and Webb, S.R.: **Intrathymic and extrathymic clonal deletion of T cells.** *Curr. Opin. Immunol.* 1995, **7**:196–205.

Webb, S.R., and Sprent, J.: **Tolerogenicity of thymic epithelium.** *Eur. J. Immunol.* 1990, **20**:2525–2528.

8.22 A especificidade e/ou a força dos sinais para a seleção positiva e para a seleção negativa devem ser diferentes

Alberola-Ila, J., Hogquist, K.A., Swan, K.A., Bevan, M.J., and Perlmutter, R.M.: **Positive and negative selection invoke distinct signaling pathways.** *J. Exp. Med.* 1996, **184**:9–18.

Ashton-Rickardt, P.G., Bandeira, A., Delaney, J.R., Van Kaer, L., Pircher, H.P., Zinkernagel, R.M., and Tonegawa, S.: **Evidence for a differential avidity model of T-cell selection in the thymus.** *Cell* 1994, **76**:651–663.

Bommhardt, U., Basson, M.A., Krummrei, U., and Zamoyska, R.: **Activation of the extracellular signal-related kinase/mitogen-activated protein kinase pathway discriminates CD4 versus CD8 lineage commitment in the thymus.** *J. Immunol.* 1999, **163**:715–722.

Bommhardt, U., Scheuring, Y., Bickel, C., Zamoyska, R., and Hunig, T.: **MEK activity regulates negative selection of immature CD4$^+$CD8$^+$ thymocytes.** *J. Immunol.* 2000, **164**:2326–2337.

Hogquist, K.A., Jameson, S.C., Heath, W.R., Howard, J.L., Bevan, M.J., and Carbone, F.R.: **T-cell receptor antagonist peptides induce positive selection.** *Cell* 1994, **76**:17–27.

8.23 Diferentes populações de linfócitos são encontradas em locais específicos nos tecidos linfoides periféricos

Liu, Y.J.: **Sites of B lymphocyte selection, activation, and tolerance in spleen.** *J. Exp. Med.* 1997, **186**:625–629.

Loder, F., Mutschler, B., Ray, R.J., Paige, C.J., Sideras, P., Torres, R., Lamers, M.C., and Carsetti, R.: **B cell development in the spleen takes place in discrete steps and is determined by the quality of B cell receptor-derived signals.** *J. Exp. Med.* 1999, **190**:75–89.

Mebius, R.E.: **Organogenesis of lymphoid tissues.** *Nat. Rev. Immunol.* 2003, **3**:292–303.

8.24 O desenvolvimento dos tecidos linfoides periféricos é controlado pelas células indutoras do tecido linfoide e por proteínas da família do fator de necrose tumoral

Douni, E., Akassoglou, K., Alexopoulou, L., Georgopoulos, S., Haralambous, S., Hill, S., Kassiotis, G., Kontoyiannis, D., Pasparakis, M., Plows, D., *et al.*: **Transgenic and knockout analysis of the role of TNF in immune regulation and disease pathogenesis.** *J. Inflamm.* 1996, **47**:27–38.

Fu, Y.X., and Chaplin, D.D.: **Development and maturation of secondary lymphoid tissues.** *Annu. Rev. Immunol.* 1999, **17**:399–433.

Mariathasan, S., Matsumoto, M., Baranyay, F., Nahm, M.H., Kanagawa, O., and Chaplin, D.D.: **Absence of lymph nodes in lymphotoxin-α (LTα)-deficient mice is due to abnormal organ development, not defective lymphocyte migration.** *J. Inflamm.* 1995, **45**:72–78.

Mebius, R.E., Rennert, P., and Weissman, I.L.: **Developing lymph nodes collect CD4$^+$CD3$^-$ LTβ$^+$ cells that can differentiate to APC, NK cells, and follicular cells but not T or B cells.** *Immunity* 1997, **7**:493–504.

Wigle, J.T., and Oliver, G.: **Prox1 function is required for the development of the murine lymphatic system.** *Cell* 1999, **98**:769–778.

8.25 O alojamento dos linfócitos para regiões específicas dos tecidos linfoides periféricos é mediado por quimiocinas

Ansel, K.M., and Cyster, J.G.: **Chemokines in lymphopoiesis and lymphoid organ development.** *Curr. Opin. Immunol.* 2001, **13**:172–179.

Cyster, J.G.: **Chemokines and cell migration in secondary lymphoid organs.** *Science* 1999, **286**:2098–2102.

Cyster, J.G.: **Leukocyte migration: scent of the T zone.** *Curr. Biol.* 2000, **10**:R30–R33.

Cyster, J.G., Ansel, K.M., Reif, K., Ekland, E.H., Hyman, P.L., Tang, H.L., Luther, S.A., and Ngo, V.N.: **Follicular stromal cells and lymphocyte homing to follicles.** *Immunol. Rev.* 2000, **176**:181–193.

8.26 Os linfócitos que encontram quantidades suficientes de autoantígenos pela primeira vez na periferia são eliminados ou inativados

Cyster, J.G., Hartley, S.B., and Goodnow, C.C.: **Competition for follicular niches excludes self-reactive cells from the recirculating B-cell repertoire.** *Nature* 1994, **371**:389–395.

Goodnow, C.C., Crosbie, J., Jorgensen, H., Brink, R.A., and Basten, A.: **Induction of self-tolerance in mature peripheral B lymphocytes.** *Nature* 1989, **342**:385–391.

Lam, K.P., Kuhn, R., and Rajewsky, K.: **In vivo ablation of surface immunoglobulin on mature B cells by inducible gene targeting results in rapid cell death.** *Cell* 1997, **90**:1073–1083.

Russell, D.M., Dembic, Z., Morahan, G., Miller, J.F.A.P., Burki, K., and Nemazee, D.: **Peripheral deletion of self-reactive B cells.** *Nature* 1991, **354**:308–311.

Steinman, R.M., and Nussenzweig, M.C.: **Avoiding horror autotoxicus: the importance of dendritic cells in peripheral T cell tolerance.** *Proc. Natl Acad. Sci. USA* 2002, **99**:351–358.

8.27   As células B imaturas que chegam ao baço se modificam rapidamente e requerem citocinas e sinais positivos por meio do BCR para maturação e sobrevivência

Allman, D.M., Ferguson, S.E., Lentz, V.M., and Cancro, M.P.: **Peripheral B cell maturation. II. Heat-stable antigen[hi] splenic B cells are an immature developmental intermediate in the production of long-lived marrow-derived B cells.** *J. Immunol.* 1993, **151**:4431–4444.

Harless, S.M., Lentz, V.M., Sah, A.P., Hsu, B.L., Clise-Dwyer, K., Hilbert, D.M., Hayes, C.E., and Cancro, M.P.: **Competition for BLyS-mediated signaling through Bcmd/BR3 regulates peripheral B lymphocyte numbers.** *Curr. Biol.* 2001, **11**:1986–1989.

Levine, M.H., Haberman, A.M., Sant'Angelo, D.B., Hannum, L.G., Cancro, M.P., Janeway, C.A., Jr, and Shlomchik, M.J.: **A B-cell receptor-specific selection step governs immature to mature B cell differentiation.** *Proc. Natl Acad. Sci. USA* 2000, **97**:2743–2748.

Rolink, A.G., Tschopp, J., Schneider, P., and Melchers, F.: **BAFF is a survival and maturation factor for mouse B cells.** *Eur. J. Immunol.* 2002, **32**:2004–2010.

Schiemann, B., Gommerman, J.L., Vora, K., Cachero, T.G., Shulga-Morskaya, S., Dobles, M., Frew, E., and Scott, M.L.: **An essential role for BAFF in the normal development of B cells through a BCMA-independent pathway.** *Science* 2001, **293**:2111–2114.

8.28   As células B-1 e as células B da zona marginal são distintos subtipos de células B com receptor de antígeno de especificidade única

Clarke, S.H., and Arnold, L.W.: **B-1 cell development: evidence for an uncommitted immunoglobulin (Ig)M[+] B cell precursor in B-1 cell differentiation.** *J. Exp. Med.* 1998, **187**:1325–1334.

Hardy, R.R., and Hayakawa, K.: **A developmental switch in B lymphopoiesis.** *Proc. Natl Acad. Sci. USA* 1991, **88**:11550–11554.

Hayakawa, K., Asano, M., Shinton, S.A., Gui, M., Allman, D., Stewart, C.L., Silver, J., and Hardy, R.R.: **Positive selection of natural autoreactive B cells.** *Science* 1999, **285**:113–116.

Martin, F., and Kearney, J.F.: **Marginal-zone B cells.** *Nat. Rev. Immunol.* 2002, **2**:323–335.

8.29   A homeostasia das células T na periferia é regulada por citocinas e por interações com o MHC próprio

Judge, A.D., Zhang, X., Fujii, H., Surh, C.D., and Sprent, J.: **Interleukin 15 controls both proliferation and survival of a subset of memory-phenotype CD8[+] T cells.** *J. Exp. Med.* 2002, **196**:935–946.

Kassiotis, G., Garcia, S., Simpson, E., and Stockinger, B.: **Impairment of immunological memory in the absence of MHC despite survival of memory T cells.** *Nat. Immunol.* 2002, **3**:244–250.

Ku, C.C., Murakami, M., Sakamoto, A., Kappler, J., and Marrack, P.: **Control of homeostasis of CD8[+] memory T cells by opposing cytokines.** *Science* 2000, **288**:675–678.

Murali-Krishna, K., Lau, L.L., Sambhara, S., Lemonnier, F., Altman, J., and Ahmed, R.: **Persistence of memory CD8 T cells in MHC class I-deficient mice.** *Science* 1999, **286**:1377–1381.

Seddon, B., Tomlinson, P., and Zamoyska, R.: **IL-7 and T cell receptor signals regulate homeostasis of CD4 memory cells.** *Nat. Immunol.* 2003, **4**:680–686.

PARTE IV

Resposta Imune Adaptativa

Imunidade Mediada por Células T

9

Uma resposta imune adaptativa é induzida quando uma infecção domina os mecanismos de defesa inata. O patógeno continua sua replicação e acumula antígenos. A presença do patógeno e as mudanças no ambiente celular, decorrentes da imunidade inata, ativam a resposta imune adaptativa. Algumas infecções podem ser tratadas apenas pela imunidade inata, como discutido nos Capítulos 2 e 3; no entanto, a maioria dos patógenos pode sobrepujar o sistema imune inato e, nesse caso, a imunidade adaptativa é essencial para combatê-lo. Isso pode ser exemplificado pelas síndromes de imunodeficiência que estão associadas à falência de determinadas partes da resposta imune adaptativa, as quais serão discutidas no Capítulo 13. Nos próximos três capítulos, será visto como a resposta imune adaptativa que envolve as células T e B antígeno-específicas é produzida e organizada. Inicialmente, neste capítulo, será dado enfoque à resposta imune mediada por células T e a à imunidade humoral. A resposta mediada por anticorpo produzida pelas células B será discutida no Capítulo 10. No Capítulo 11, serão combinados os assuntos já discutidos para apresentar uma visão dinâmica da resposta imune adaptativa aos patógenos, incluindo a discussão de uma de suas características mais importantes – a memória imune.

Após estar completo o desenvolvimento no timo, as células T entram na corrente sanguínea. Chegando ao órgão linfoide periférico, deixam a circulação para migrar pelos tecidos linfoides, retornando ao sangue pelos vasos linfáticos para recircular entre o sangue e os tecidos linfoides periféricos, até encontrar o seu antígeno específico. As células T maduras recirculantes que ainda não encontraram seus antígenos específicos recebem o nome de **células T virgens**. Para participar de uma resposta imune adaptativa, a célula T virgem deve encontrar seu antígeno específico, apresentá-lo como complexo peptídeo:MHC (do inglês *major histocompability complex* – complexo de histocompatibilidade principal) na superfície da célula apresentadora de antígeno (APC, do inglês *antigen-presenting cell*), e ser induzida a proliferar e a diferenciar-se em células, as quais adquirem novas atividades que contribuem para a remoção do antígeno. Essas células são chamadas de **células T efetoras** que, diferentemente das células T virgens, atuam rapidamente quando encontram seu antígeno específico em outras células. Devido à necessidade de reconhecer antígenos peptídicos apresentados por moléculas do MHC, todas as células T efetoras atuam em outras células do hospedeiro e não diretamente nos patógenos. As células sobre as quais atuarão as células T efetoras serão referidas como **células-alvo**.

Durante o reconhecimento do antígeno, as células T virgens diferenciam-se em várias classes funcionais de células efetoras especializadas em diferentes atividades. As células T CD8 reconhecem os peptídeos de patógenos apresentados pelas moléculas do MHC de classe I, e as células T CD8 virgens diferenciam-se em células T efetoras citotóxicas que reconhecem e matam as células infectadas. As células T CD4 têm um repertório mais flexível de atividades efetoras. Após o reconhecimento do peptídeo específico de um patógeno apresentado por uma molécula do MHC de classe II, as células T CD4 virgens podem se diferenciar em duas vias distintas para produzir subpopulações de células efetoras com diferentes funções imunes. As principais subpopulações CD4 efetoras são atualmente distinguidas como T_H1, T_H2, T_H17 e T_{FH}, as

	Células T CD8 citotóxicas	Células CD4 T$_H$1	Células CD4 T$_H$2	Células CD4 T$_H$17	Células T$_{FH}$	Células T CD4 reguladoras (vários tipos)
Tipos de células T efetoras	CTL	T$_H$1	T$_H$2	T$_H$17	T$_{FH}$	T$_{reg}$
Principais funções na resposta imune adaptativa	Mata células infectadas por vírus	Ativa macrófagos infectados Fornece auxílio às células B para a produção de anticorpos	Fornece auxílio às células B para a produção de anticorpos, sobretudo com a mudança para IgE	Intensifica a resposta de neutrófilos Promove a integridade da barreira (pele, intestino)	Auxilia as células B Realiza a troca de isotipo Produz anticorpos	Inibe as respostas das células T
Patógenos-alvo	Vírus (p. ex., da influenza, da raiva e da vaccínia) Algumas bactérias intracelulares	Microrganismos que persistem nas vesículas macrofágicas (p. ex., micobactéria, *Listeria*, *Leishmania donovani* e *Pneumocystis carinii*) Bactérias extracelulares	Parasitos helmintos	*Klebsiella pneumoniae* Fungos (*Candida albicans*)	Todos os tipos	

Figura 9.1 As funções das células T efetoras nas respostas imunes humoral e mediada por células. As respostas imunes mediadas por células são direcionadas principalmente contra patógenos intracelulares. Elas envolvem a destruição de células infectadas por células T CD8 citotóxicas ou a destruição intracelular de patógenos no interior dos macrófagos ativados por células CD4 T$_H$1. As células CD4 T$_H$17 auxiliam no recrutamento dos neutrófilos para os locais de infecção logo no início da resposta imune adaptativa, que também é uma resposta direcionada, sobretudo contra patógenos extracelulares. As células CD4 T$_H$2 induzem a troca para a produção de anticorpos IgE, que estão envolvidos na ativação da resposta efetora direcionada contra parasitos extracelulares multicelulares como os vermes helmintos (discutidos em detalhes no Cap. 10). As células T$_{FH}$ contribuem para a imunidade humoral, estimulando a produção de anticorpos pelas células B e induzindo a troca de classe, e podem produzir citocinas características das células T$_H$1 ou T$_H$2. Todas as classes de anticorpos contribuem para a imunidade humoral, que é direcionada principalmente contra patógenos extracelulares. Tanto a imunidade mediada por células quanto a imunidade humoral estão envolvidas em muitas infecções. As células T reguladoras tendem a inibir a resposta imune adaptativa e são importantes na prevenção da resposta imune descontrolada e na prevenção da autoimunidade.

quais ativam suas células-alvo e várias subpopulações de células T reguladoras com atividade inibidora, limitando a extensão da ativação imune (Fig. 9.1).

A ativação das células T virgens em resposta a um antígeno, bem como a proliferação e a diferenciação subsequentes em células efetoras, constituem uma **resposta imune primária mediada por células**. As células T efetoras diferem de suas precursoras virgens em muitas maneiras, e essas alterações permitem que elas respondam de maneira rápida e eficiente quando encontram o antígeno específico nas células-alvo. Neste capítulo, serão descritos os mecanismos especializados da citotoxicidade mediada por células T e da ativação dos macrófagos pelas células T efetoras, que são os principais componentes da **imunidade mediada por células**. A outra principal função das células T efetoras é o auxílio às células B na ativação da produção de anticorpos que será mencionado de forma breve neste capítulo e discutido em detalhes no Capítulo 10. À medida que essa resposta gera células T efetoras, a resposta primária de células T também gera **células T de memória**, que são células de vida longa que respondem ao antígeno de forma mais intensa, e fornece proteção aos desafios subsequentes pelo mesmo patógeno. A memória imune de células B e de células T será discutida no Capítulo 11.

Neste capítulo, será visto como as células T virgens são ativadas para proliferar e produzir células T efetoras na primeira vez em que encontram seu antígeno específico. A ativação e a expansão clonal de uma célula T virgem no seu encontro inicial com o antígeno são, frequentemente, denominadas **ativação** (*priming*), para distinguir das respostas das células T efetoras aos antígenos nas suas células-alvo e das respostas das células T de memória ativadas. O início da imunidade adaptativa é uma das narrativas mais fascinantes em imunologia. Como será visto, a ativação das células T virgens é controlada por vários sinais: na nomenclatura utilizada neste livro, serão chamadas de sinal 1, sinal 2 e sinal 3. Uma célula T virgem reconhece o antígeno na forma de um complexo peptídeo:MHC na superfície de uma APC especializada, como discutido no Capítulo 6. A ativação específica pelo antígeno do receptor de células T (TCR, do inglês *T-cell receptor*) libera o sinal 1. A interação com moléculas coestimuladoras das APCs libera o sinal 2, e as citocinas que controlam a diferenciação em diferentes tipos de células efetoras emitem o sinal 3. Todos esses eventos ocorrem após sinais muito precoces derivados da detecção inicial dos patógenos pelo sistema imune inato. Esses sinais são apresentados às células do sistema imune inato por receptores como os receptores semelhantes ao Toll (TLRs, do inglês *toll-like receptors*), os quais reconhecem padrões moleculares associados aos patógenos que representam a presença do não próprio (ver Caps. 2 e 3). Como será visto neste capítulo, esses sinais são essenciais para ativar as APCs de modo a capacitá-las, por sua vez, a ativar as células T virgens.

As APCs mais importantes na ativação das células T virgens são as **células dendríticas**, altamente especializadas, que têm como principais funções internalizar e apresentar antígenos. As células dendríticas dos tecidos capturam os antígenos nos locais de infecção e são ativadas como parte da resposta imune inata. Isso induz sua migração para os tecidos linfoides locais e sua maturação em células que são altamente eficazes na apresentação de antígenos às células T virgens recirculantes. Na primeira parte deste capítulo, será visto como as células T virgens e as células dendríticas se encontram nos órgãos linfoides periféricos, e como as células dendríticas se tornam ativadas para satisfazer a condição de APCs.

Entrada das células T virgens e das APCs nos órgãos linfoides periféricos

As respostas imunes adaptativas são iniciadas nos órgãos linfoides periféricos: os linfonodos, o baço e os tecidos linfoides associados à mucosa, como as placas de Peyer do intestino. Isso significa que, para que uma resposta imune de célula T seja induzida, as raras células T virgens específicas para um antígeno adequado devem encontrar as células dendríticas que apresentam esse antígeno nos órgãos linfoides periféricos. Uma infecção pode se originar em praticamente qualquer local do organismo; entretanto, os antígenos patogênicos devem ser levados desses locais até os órgãos linfoides periféricos. Nesta parte do capítulo, veremos como as células dendríticas capturam o antígeno e se dirigem para os órgãos linfoides locais onde maturam em células que podem apresentar o antígeno para as células T e ativá-las. Os antígenos livres, como as bactérias e as partículas virais, também se movem por meio dos vasos linfáticos e do sangue diretamente para os órgãos linfoides, onde podem ser capturados e apresentados pelas APCs. Como foi visto no Capítulo 1, as células T virgens recirculam continuamente pelos tecidos linfoides periféricos, inspecionando as APCs para a presença de antígenos estranhos. Inicialmente, será visto como esse tráfego celular é coordenado por citocinas quimiotáxicas (quimiocinas) e moléculas de adesão, as quais direcionam as células T virgens do sangue para os órgãos linfoides.

9.1 As células T virgens migram pelos tecidos linfoides periféricos, inspecionando os complexos peptídeo:MHC na superfície das células dendríticas

As células T virgens circulam do sangue para os linfonodos, o baço e os tecidos linfoides associados à mucosa e novamente para o sangue (ver Fig. 1.17 para uma visão geral da circulação nos linfonodos). Isso permite que elas façam contato com milhares de células dendríticas nos linfonodos por dia e inspecionem os complexos peptídeo:MHC na superfície das células dendríticas. Assim, cada célula T possui uma alta probabilidade de encontrar antígenos derivados de qualquer patógeno que tenha iniciado uma infecção em qualquer local (Fig. 9.2). As células T virgens que não encontram seu antígeno específico saem dos tecidos linfoides pelos eferentes linfáticos de volta para a circulação sanguínea, permitindo que possam continuar sua recirculação. As células T virgens que reconhecem seu antígeno específico na superfície de uma célula dendrítica madura param de migrar. Elas proliferam por vários dias, sofrendo **expansão clonal** e diferenciação, e dão origem a células T efetoras e células de memória, todas com a mesma especificidade pelo antígeno. No final desse período, as células T efetoras deixam os órgãos linfoides e retornam à corrente sanguínea para migrar para os locais de infecção. A exceção a esse tipo de recirculação é o baço, o qual não possui conexão com o sistema linfático. Todas as células entram do sangue para o baço e depois voltam para a circulação.

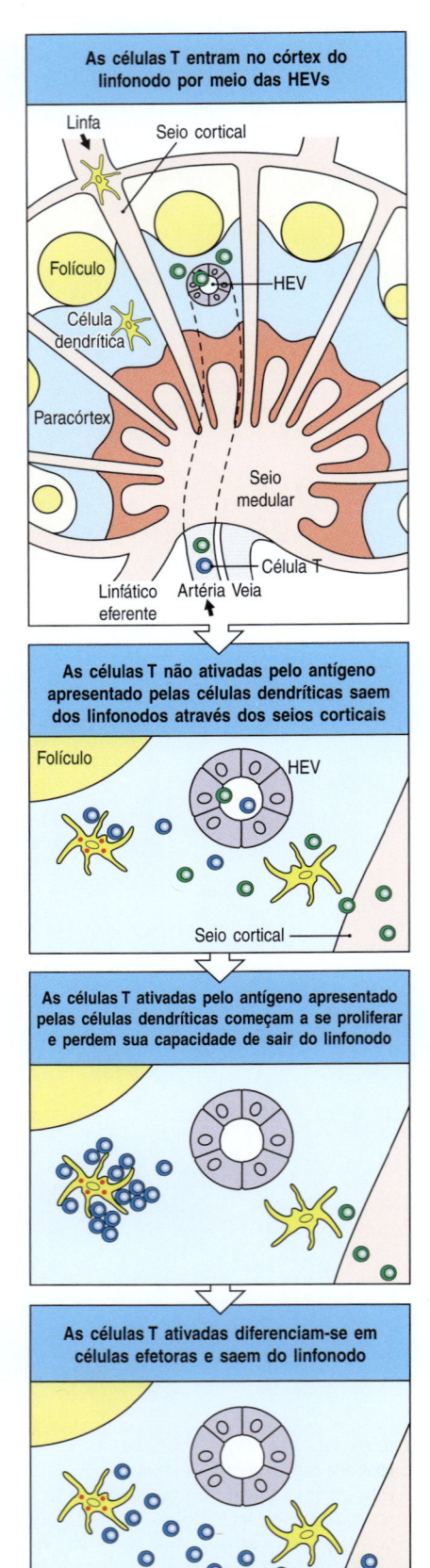

As células T entram no córtex do linfonodo por meio das HEVs

Linfa
Seio cortical
Folículo
Célula dendrítica
Paracórtex
HEV
Seio medular
Célula T
Linfático eferente
Artéria Veia

As células T não ativadas pelo antígeno apresentado pelas células dendríticas saem dos linfonodos através dos seios corticais

Folículo
HEV
Seio cortical

As células T ativadas pelo antígeno apresentado pelas células dendríticas começam a se proliferar e perdem sua capacidade de sair do linfonodo

As células T ativadas diferenciam-se em células efetoras e saem do linfonodo

Figura 9.2 As células T virgens encontram o antígeno durante sua recirculação nos órgãos linfoides periféricos. As células T virgens recirculam nos órgãos linfoides periféricos, como os linfonodos aqui representados, entrando do sangue arterial através do endotélio vascular especializado das vênulas endoteliais altas (HEVs). A entrada nos linfonodos é regulada por quimiocinas (não mostrado) que direcionam a migração das células T por meio das paredes das HEVs para as áreas paracorticais, onde elas encontram as células dendríticas maduras (figura superior). Aquelas células T que não encontram o seu antígeno específico (mostradas em cinza) recebem um sinal de sobrevivência por meio de sua interação com complexos peptídeo próprio:MHC próprio e com IL-7 e deixam os linfonodos através dos linfáticos para retornar à circulação (segunda figura). As células T encontram seu antígeno específico na superfície das células dendríticas maduras (mostradas em azul), perdem sua capacidade de deixar os linfonodos e tornam-se ativadas para proliferar e diferenciar-se em células T efetoras (terceira figura). Após vários dias, essas células T efetoras antígeno-específicas recuperam a expressão de receptores necessários para deixar os linfonodos, saem por meio dos vasos linfáticos eferentes e entram na circulação em grande número (figura inferior).

A eficiência com que as células T inspecionam cada APC nos linfonodos é extremamente alta e pode ser observada pelo rápido aprisionamento da célula T específica para o antígeno em um único linfonodo contendo o antígeno. Todas as células T específicas para o antígeno em uma ovelha foram aprisionadas em um linfonodo em 48 horas após o contato com o antígeno (Fig. 9.3). Essa eficiência é crucial para o início da resposta imune adaptativa, pois é possível que somente uma célula T virgem a cada 10^4 a 10^6 células seja específica para um determinado antígeno, e a imunidade adaptativa depende da ativação e da expansão dessas células raras.

9.2 A entrada dos linfócitos nos tecidos linfoides depende das quimiocinas e das moléculas de adesão

A migração das células T virgens para os tecidos linfoides periféricos depende de sua ligação às vênulas endoteliais altas (HEVs, do inglês *high endothelial venules*) por meio de interações célula-célula que não são antígeno-específicas, mas são controladas por moléculas de adesão celular. As principais classes de moléculas de adesão envolvidas nas interações dos linfócitos são as selectinas, as integrinas e os membros da superfamília de imunoglobulinas, como as moléculas semelhantes à mucina (ver Fig. 3.24). A entrada dos linfócitos nos linfonodos ocorre em estágios distintos, que incluem o rolamento inicial dos linfócitos sobre a superfície das células endoteliais, a ativação das integrinas, a adesão firme e a transmigração (ou **diapedese**) por meio da camada endotelial para as áreas paracorticais, as zonas de células T (Fig. 9.4). Esses estágios são regulados por uma cooperação coordenada de moléculas de adesão e quimiocinas. As moléculas de adesão desempenham funções relativamente amplas na resposta imune e estão envolvidas não somente com a migração dos linfócitos, mas também com as interações entre as células T virgens e as APCs, entre as células efetoras e seus alvos, e entre outros tipos de leucócitos e o endotélio (como a entrada de monócitos e neutrófilos nos tecidos infectados, discutida no Cap. 3).

As selectinas (Fig. 9.5) são importantes para a especificidade que dirige os leucócitos para um determinado tecido, um fenômeno conhecido como **direcionamento** (*homing*) dos leucócitos. A **selectina-L** (CD62L) é expressa nos leucócitos, ao passo que a selectina-P (CD62P) e a selectina-E (CD62E) são expressas no endotélio vascular (ver Seção 3.15). A selectina-L das células T virgens guia sua saída do sangue para os tecidos linfoides periféricos, iniciando uma adesão fraca com a parede das HEVs que resulta no rolamento das células T sobre a superfície do endotélio (ver Fig. 9.4). As selectinas P e E são expressas no endotélio vascular nos locais de infecção e recrutam células efetoras para o tecido infectado. As selectinas são moléculas de superfície celular com uma estrutura central comum, distintas umas das outras pela presença de diferentes domínios semelhantes à lectina na sua porção extracelular. Os domínios de lectina ligam-se a determinados grupos açúcares e cada selectina-liga-se a um carboidrato de superfície celular. A selectina-L liga-se à porção carboidrato sialyl-Lewis^x sulfatado das moléculas semelhantes à mucina, denominadas **adressinas vasculares**, as quais são expressas na superfície das células endoteliais vasculares. Duas dessas adressinas, a **CD34** e a **GlyCAM-1** (ver Fig. 9.5),

Figura 9.3   Aprisionamento e ativação das células T virgens antígeno-específicas nos tecidos linfoides. As células T virgens circulantes entram nos linfonodos e encontram as células dendríticas apresentadoras de antígenos no córtex dos linfonodos. As células T que reconhecem seu antígeno específico se unem de maneira estável às células dendríticas e são ativadas por meio de seus receptores de células T, resultando na produção de células T efetoras. Cinco dias após a chegada do antígeno, as células T efetoras ativadas deixam os linfonodos em grande número por meio dos linfáticos eferentes. A recirculação e o reconhecimento dos linfócitos são tão eficazes que todas as células T virgens da circulação periférica específicas para um determinado antígeno podem ser aprisionadas por esse antígeno em um linfonodo dentro de dois dias.

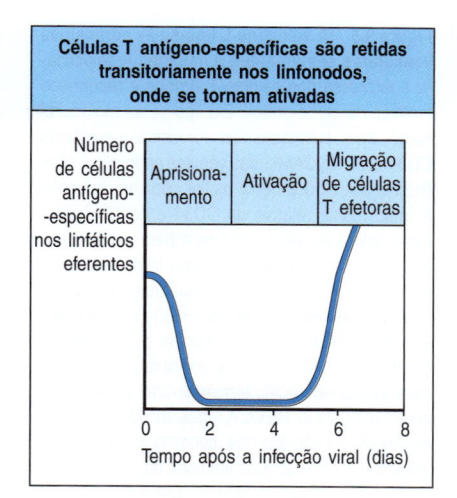

Células T antígeno-específicas são retidas transitoriamente nos linfonodos, onde se tornam ativadas

Número de células antígeno-específicas nos linfáticos eferentes | Aprisionamento | Ativação | Migração de células T efetoras

Tempo após a infecção viral (dias)

são expressas nas HEVs dos linfonodos. Uma terceira adressina, a **MAdCAM-1** (ver Fig. 9.5), é expressa no endotélio das mucosas e dirige a entrada dos linfócitos para os tecidos linfoides da mucosa, como as placas de Peyer do intestino.

A interação entre a selectina-L e as adressinas vasculares é responsável pelo direcionamento específico das células T virgens para os órgãos linfoides. Entretanto, sozinhas, elas não são capazes de permitir que as células cruzem a barreira endotelial para os tecidos linfoides. Isso requer uma ação coordenada entre as integrinas e as quimiocinas.

9.3   A ativação das integrinas pelas quimiocinas é responsável pela entrada das células T virgens nos linfonodos

A entrada das células T virgens nos órgãos linfoides periféricos requer dois tipos adicionais de moléculas de adesão celular – as integrinas e os membros da superfamília das imunoglobulinas. Essas proteínas também desempenham um papel crucial nas interações subsequentes dos linfócitos com as APCs e, posteriormente, com suas células-alvo. As integrinas ligam-se fortemente a seus ligantes após receberem os sinais que induzem mudanças em sua conformação. A sinalização pelas quimiocinas ativa as integrinas dos leucócitos, fazendo estes se ligarem fortemente à parede vascular, preparando-se para a migração para os locais de inflamação (ver Seção 3.14). Igualmente, as quimiocinas presentes na superfície luminal das HEVs ativam as integrinas expressas nas células T virgens durante sua migração para os órgãos linfoides (ver Fig. 9.4).

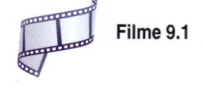

Filme 9.1

Uma molécula de integrina consiste em uma grande cadeia α que pareia de modo não covalente com uma cadeia β menor. Há várias subfamílias de integrinas, amplamente definidas por suas cadeias comuns β. Aqui, a referência será feita principalmente às **integrinas dos leucócitos**, as quais possuem uma cadeia β_2 comum pareada com diferentes cadeias α (Fig. 9.6). Todas as células T expressam a integrina $\alpha_L:\beta_2$ (CD11a:CD18), mais conhecida como antígeno associado à função do leucócito -1 (**LFA-1**, do inglês *leukocyte functional antigen-1*). Essa integrina também está presente em macrófagos e neutrófilos e está envolvida em seu recrutamento para os

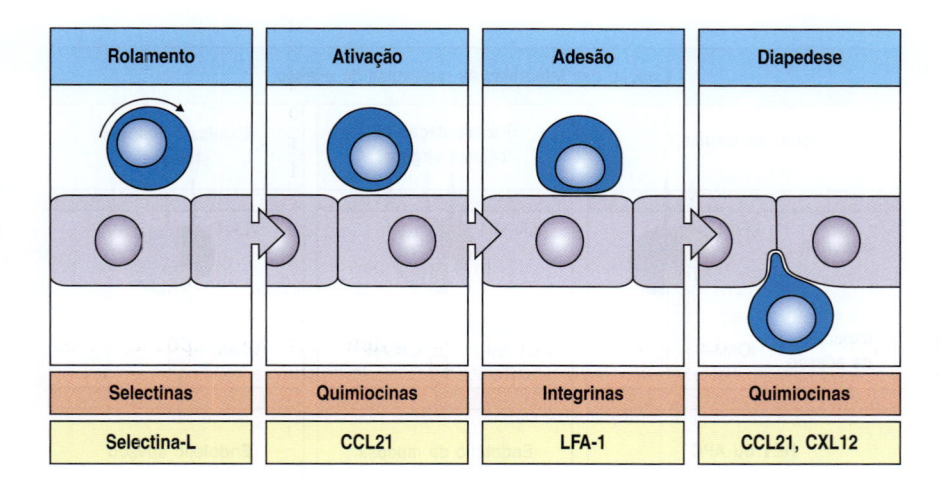

Rolamento	Ativação	Adesão	Diapedese
Selectinas	Quimiocinas	Integrinas	Quimiocinas
Selectina-L	CCL21	LFA-1	CCL21, CXL12

Figura 9.4   A entrada dos linfócitos do sangue para os linfonodos ocorre em diferentes estágios, envolvendo a atividade de moléculas de adesão, quimiocinas e receptores de quimiocinas. As células T virgens são induzidas a rolar sobre a superfície das vênulas endoteliais altas (HEVs) por interações entre as selectinas expressas pelas células T com as adressinas vasculares na membrana das células endoteliais. As quimiocinas presentes na superfície das HEVs ativam os receptores nas células T, e a sinalização pelos receptores das quimiocinas induz um aumento na afinidade das integrinas das células T pelas moléculas de adesão expressas nas HEVs. Isso induz uma forte adesão. Após a adesão, as células T seguem o gradiente de quimiocinas e passam pelas paredes das HEVs para as regiões paracorticais do linfonodo.

Figura 9.5 A selectina-L liga-se às adressinas vasculares semelhantes à mucina. A selectina-L é expressa nas células T virgens e reconhece motivos de carboidratos. Ela liga-se às moléculas sialyl-Lewis^x sulfatadas das adressinas vasculares CD34, e as GlyCAM-1 das vênulas endoteliais altas (HEVs) ligam fracamente os linfócitos ao endotélio. A importância relativa da CD34 e da GlyCAM-1 nesta interação ainda não está bem esclarecida. A CD34 possui um ancoramento transmembrana e é expressa de maneira adequadamente glicosilada apenas nas células das HEVs, embora seja encontrada sob outras formas em outras células endoteliais. A GlyCAM-1 é expressa nas HEVs, mas não possui região transmembrana e pode ser secretada para as HEVs. A adressina MAdCAM-1 é expressa no endotélio das mucosas e direciona os linfócitos para os tecidos linfoides das mucosas. A figura apresentada representa a MAdCAM-1 de camundongo, a qual contém um domínio semelhante à IgA próxima à membrana celular. A MAdCAM-1 humana possui um domínio alongado semelhante à mucina e não possui o domínio semelhante à IaA.

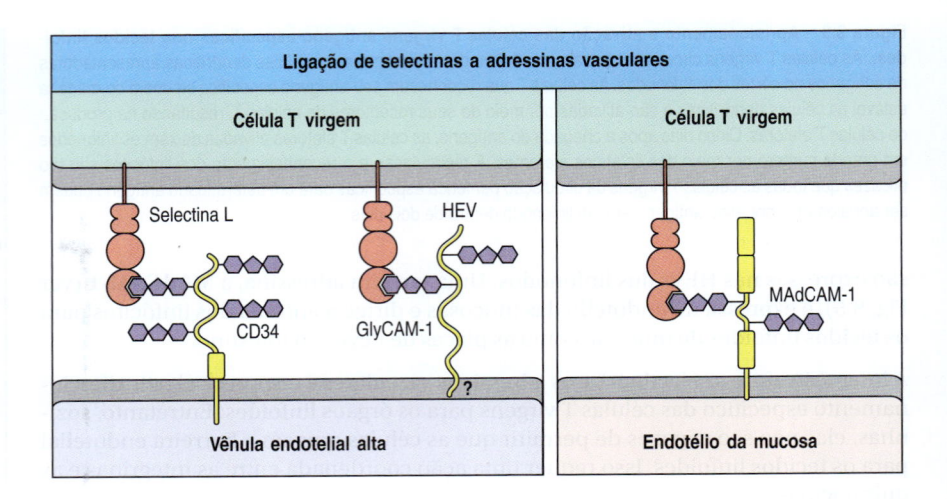

locais de infecção (ver Seção 3.15). A LFA-1 desempenha um papel similar, tanto nas células T efetoras quanto nas células T virgens, permitindo que elas migrem para fora da circulação.

A LFA-1 também é importante na adesão das células T efetoras e das células T virgens às suas células-alvo. Entretanto, as respostas de células T podem ser normais em indivíduos que não possuem a cadeia de integrina β_2 e, portanto, não apresentam integrinas β_2, incluindo a LFA-1. É provável que isso ocorra porque as células T também expressam outras moléculas de adesão, incluindo os membros da superfamília de imunoglobulinas CD2 e as integrinas β_1, as quais podem compensar a ausência de LFA-1. A expressão das integrinas β_1 está significativamente aumentada nos estágios finais da ativação de células T e são denominadas **antígenos de ativação muito tardia (VLAs**, do inglês *very late activation antigens*). Elas são importantes no direcionamento das células T para os tecidos inflamados.

Pelo menos cinco membros da superfamília de imunoglobulinas são especialmente importantes na ativação de células T (Fig. 9.7). Três **moléculas de adesão intercelular (ICAMs**, do inglês *intercellular adhesion molecules*) são muito similares: **ICAM-1**, **ICAM-2** e **ICAM-3**. Elas se ligam à integrina LFA-1 das células T. A ICAM-1 e a ICAM-2 são expressas no endotélio, bem como nas APCs e a ligação dessas moléculas permite que os linfócitos migrem pela parede dos vasos. A ICAM-3 é expressa somente nas células T virgens, e acredita-se que tenha um papel importante na adesão das células T às APCs ao ligar-se ao LFA-1 expresso nas células dendríticas. As duas últimas moléculas de adesão da superfamília das imunoglobulinas, a **CD58** (antes

Figura 9.6 As integrinas são importantes na adesão dos linfócitos T. As integrinas são proteínas heterodiméricas que contêm uma cadeia β, que define a classe de integrina, e uma cadeia α, que define as diferentes integrinas dentro de uma classe. A cadeia α é maior que a cadeia β e contém sítios de ligação para cátions divalentes que podem ser importantes para a sinalização. O antígeno funcional de leucócitos-1 (LFA-1) (integrina $\alpha_L:\beta_2$) é expressa em todos os leucócitos. Ela liga-se às moléculas de adesão intercelular (ICAMs) e é importante na migração celular e nas interações entre células T e células apresentadoras de antígenos (APCs) ou células-alvo. Ela é expressa em níveis mais elevados nas células T efetoras do que nas células T virgens. A molécula de adesão dos linfócitos das placas de Peyer (LPAM-1 ou integrina $\alpha_4:\beta_7$) é expressa por uma subpopulação de células T virgens e contribui para a entrada dos linfócitos nos tecidos linfoides da mucosa, pois permite as interações de adesão com a adressina vascular MAdCAM-1. A VLA-4 (integrina $\alpha_4:\beta_1$) é fortemente expressa após a ativação das células T. Ela liga-se à VCAM-1 no endotélio ativado e é importante para o recrutamento de células T efetoras para os locais de infecção.

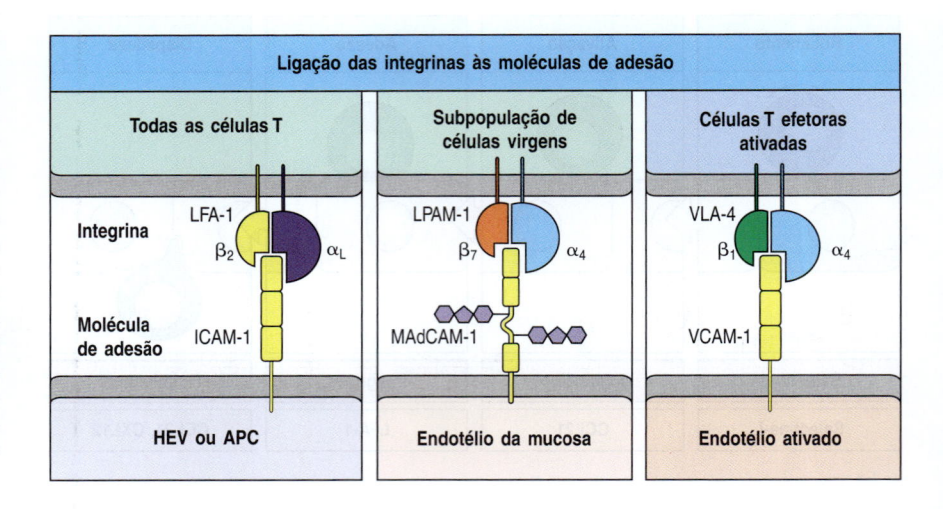

Superfamília das imunoglobulinas	Nome	Distribuição nos tecidos	Ligante
ICAM1/3, VCAM1 CD58 CD2	CD2 (LFA-2)	Células T	CD58 (LFA-3)
	ICAM-1 (CD54)	Vasos ativados, linfócitos, células dendríticas	LFA-1, Mac-1
	ICAM-2 (CD102)	Vasos em repouso	LFA-1
	ICAM-3 (CD50)	Células T virgens	LFA-1
	LFA-3 (CD58)	Linfócitos, APCs	CD2
	VCAM-1 (CD106)	Endotélio ativado	VLA-4

Figura 9.7   Moléculas de adesão da superfamília de imunoglobulinas envolvidas em interações entre leucócitos. As moléculas de adesão da superfamília de imunoglobulinas ligam-se às moléculas de adesão de vários tipos, incluindo integrinas (LFA-1 e VLA-4), e outros membros da superfamília de imunoglobulinas (interação CD2--CD58 [LFA-3]). Essas interações atuam na migração de linfócitos, no alojamento e nas interações célula-célula. Outras moléculas aqui listadas foram apresentadas na Figura 3.24.

conhecida como LFA-3) das APCs e a **CD2** das células T, ligam-se uma à outra; essa interação sinergiza com a de ICAM-1 ou ICAM-2 com a LFA-1.

Como na migração dos fagócitos, as células T virgens são especificamente atraídas para os linfonodos por quimiocinas secretadas pelas células que se encontram nos linfonodos. As quimiocinas ligam-se aos proteoglicanos da matriz extracelular e da parede das HEVs, formando um gradiente químico, e são reconhecidas por receptores das células T virgens. O extravasamento das células T virgens é induzido pela quimiocina **CCL21** (quimiocina de tecido linfoide secundário, SLC [do inglês *secondary lymphoid tissue chemokine*]). A CCL21 é expressa pelas células endoteliais altas vasculares e pelas células estromais dos tecidos linfoides e liga-se ao receptor de quimiocina **CCR7** das células T virgens, estimulando a ativação da subunidade $G\alpha_i$ da proteína G associada ao receptor intracelular. A sinalização intracelular resultante aumenta rapidamente a afinidade da ligação da integrina (ver Seção 3.15).

A entrada das células T virgens nos linfonodos é mostrada em detalhes na Figura 9.8. O rolamento inicial sobre a superfície das HEVs é mediado pela selectina-L. O contato das células T virgens com a CCL21 das HEVs faz a integrina LFA-1 das células T virgens ser ativada, aumentando sua afinidade para a ICAM-2 e para a ICAM-1. A ICAM-2 é expressa constitutivamente em todas as células endoteliais, ao passo que na ausência de inflamação, a ICAM-1 somente é expressa nas células endoteliais altas dos tecidos linfoides periféricos. A mobilidade das integrinas nas células T de membrana também é aumentada pela estimulação das quimiocinas, de modo que

Figura 9.8   Os linfócitos circulantes no sangue entram nos tecidos linfoides, atravessando a parede das vênulas endoteliais altas (HEVs). O primeiro passo é a ligação da selectina-L dos linfócitos aos carboidratos sulfatados (sialyl-Lewis^x sulfatado) de GlyCAM-1 e CD34 das HEVs. As quimiocinas locais, como a CCL21 ligada a uma matriz de proteoglicano na superfície das HEVs, estimulam os receptores de quimiocinas nas células T, levando à ativação da LFA-1. Isso faz as células T se ligarem fortemente à ICAM-1 da célula endotelial, permitindo sua migração pelo endotélio. Como no caso da migração dos neutrófilos (ver Fig. 3.26), as metaloproteinases da matriz da superfície dos linfócitos (não mostrado) permitem que eles penetrem na membrana basal.

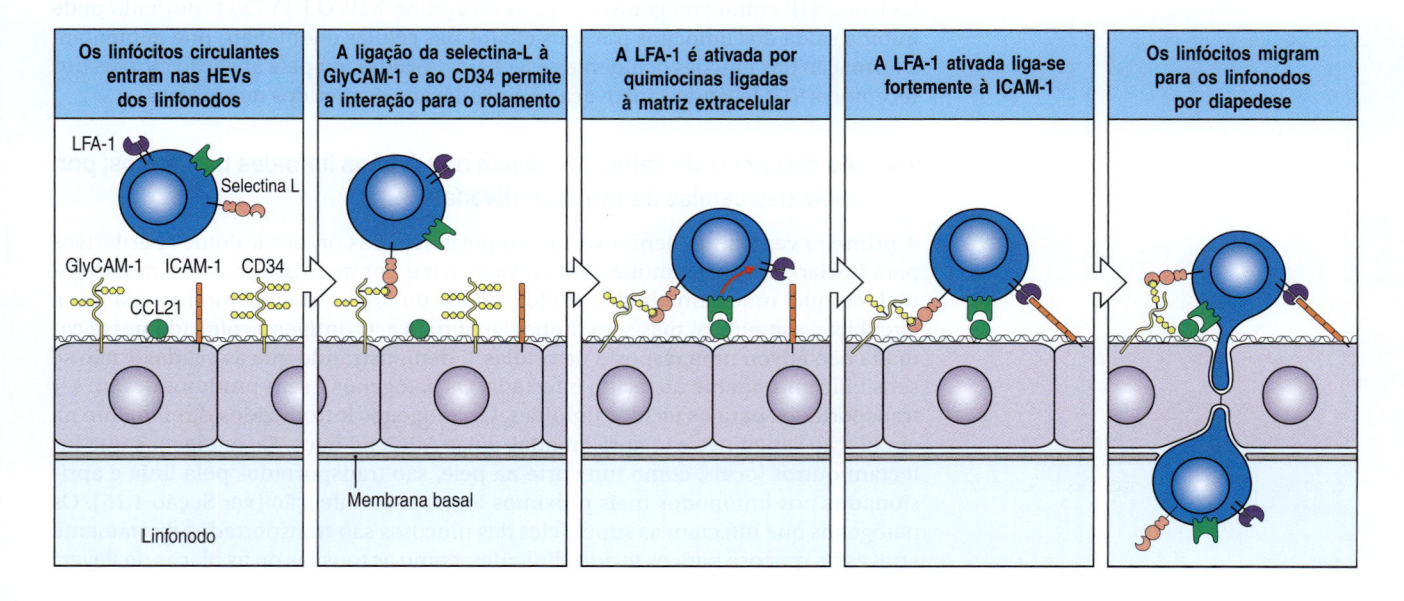

Os linfócitos circulantes entram nas HEVs dos linfonodos	A ligação da selectina-L à GlyCAM-1 e ao CD34 permite a interação para o rolamento	A LFA-1 é ativada por quimiocinas ligadas à matriz extracelular	A LFA-1 ativada liga-se fortemente à ICAM-1	Os linfócitos migram para os linfonodos por diapedese

LFA-1
Selectina L
GlyCAM-1   ICAM-1   CD34
CCL21
Membrana basal
Linfonodo

as moléculas de integrina migram para a área de contato célula-célula. Isso produz uma ligação mais forte, que prende a célula T na superfície da célula endotelial, permitindo que ela entre para o tecido linfoide.

A inter-relação entre as quimiocinas e as moléculas de adesão, junto com a arquitetura dos órgãos linfoides periféricos (ver Figs. 1.18 a 1.20), praticamente garante o contato de antígenos estranhos com os TCRs específicos. Quando as células T virgens chegam à zona de células T por meio das HEVs, o CCR7 direciona sua retenção nesta localização, enquanto as células estromais das zonas de células T produzem CCL21 e **CCL19**, outro ligante para o CCR7. A zona de células T também é rica em células dendríticas maduras, as quais produzem CCL19 e **CCL18** (**DC-CK**), que também atrai as células T virgens. As células T virgens inspecionam a superfície das células dendríticas para a presença de complexos peptídeo:MHC e, se elas encontrarem seu antígeno e se ligarem a ele, elas ficam aprisionadas nos linfonodos. Se elas não forem ativadas pelo antígeno, as células T virgens rapidamente deixam os linfonodos (ver Fig. 9.2).

As células T saem dos linfonodos por meio dos seios corticais, os quais levam para os seios medulares e, então, para os vasos eferentes linfáticos. O egresso das células T dos órgãos linfoides periféricos envolve a molécula lipídica **esfingosina 1-fosfato** (**S1P**, do inglês *sphingosine 1-phosphate*). Esse lipídeo possui propriedades quimiotáxicas e de sinalização similar à das quimiocinas, pois os receptores para o S1P são receptores ligados a proteínas G; a sinalização do S1P ativa a $G\alpha_i$. A S1P é produzida pela fosforilação da esfingosina e pode ser degradada pela S1P liase ou pela S1P fosfatase. Parece haver um gradiente de concentração de S1P entre os tecidos linfoides e a linfa ou o sangue, de modo que as células T virgens que expressam o receptor S1P são levadas para fora dos tecidos linfoides, de volta para a circulação.

As células T ativadas pelo antígeno nos órgãos linfoides regulam, de maneira negativa, a expressão do receptor S1P, **S1P₁**, na superfície por vários dias. Essa perda da expressão de superfície do $S1P_1$ é causada pelo CD69, uma proteína de superfície que é induzida pela sinalização do TCR e que atua internalizando o $S1P_1$. Durante esse período, as células T não podem responder ao gradiente de S1P e não deixam os órgãos linfoides. Após vários dias de proliferação, à medida que a ativação das células T desaparece, a expressão do CD69 diminui e a $S1P_1$ reaparece na superfície celular, permitindo que as células T efetoras migrem. A regulação da saída, tanto dos linfócitos efetores quanto dos linfócitos virgens dos órgãos linfoides periféricos pela S1P, é a base para um novo tipo de fármaco imunossupressor potencial, o FTY720 (fingolimode). O FTY720 inibe a resposta imune em modelos animais de transplantes e de autoimunidade, impedindo que os linfócitos retornem para a circulação, causando um rápido aparecimento de linfopenia. *In vivo*, o FTY720 torna-se fosforilado e mimetiza a S1P como antagonista para os receptores S1P. O FTY720 fosforilado pode inibir a saída dos linfócitos por seus efeitos nas células endoteliais, que aumentam a formação das junções oclundentes e fecham as saídas, ou pela ativação crônica dos receptores S1P, levando à inativação e à regulação negativa dos receptores.

9.4 As respostas de células T iniciam nos órgãos linfoides periféricos, por meio das células dendríticas ativadas

A primeira vez que se demonstrou a importância dos órgãos linfoides periféricos para iniciar a resposta imune adaptativa ocorreu por meio de um experimento genial, no qual uma camada de pele foi isolada do organismo, de modo a manter a circulação sanguínea, mas sem drenagem linfática. O antígeno colocado nessa camada não ativou uma resposta de células T, demonstrando que as células T não se sensibilizam somente no tecido infectado. Os patógenos e seus produtos devem ser transportados para os tecidos linfoides. Os antígenos introduzidos diretamente na circulação sanguínea são aprisionados pelas APCs no baço. Os patógenos que infectam outros locais, como um corte na pele, são transportados pela linfa e aprisionados nos linfonodos mais próximos ao local da infecção (ver Seção 1.15). Os patógenos que infectam as superfícies das mucosas são transportados diretamente através da mucosa para os tecidos linfoides, como as tonsilas ou as placas de Peyer.

Neste capítulo, o enfoque será dado à ativação das células T pelas células dendríticas, como ocorre nos órgãos do sistema imune sistêmico – linfonodos e baço. A ativação das células T pelas células dendríticas no sistema imune da mucosa segue os mesmos princípios, mas difere em alguns detalhes, como a via de entrega do antígeno e o subsequente padrão de circulação das células efetoras, que estão descritos no Capítulo 11. O transporte do antígeno de uma infecção para o tecido linfoide é auxiliado ativamente pela resposta imune inata. Um efeito da imunidade inata é uma reação inflamatória ao local de infecção, que aumenta a taxa de entrada de plasma sanguíneo para o tecido infectado, aumentando a drenagem de líquido extracelular para a linfa, levando consigo o antígeno livre, que é levado até os tecidos linfoides. Mais importante do que a ativação da resposta adaptativa é a indução da maturação das células dendríticas teciduais que aprisionaram antígenos solúveis ou particulados no local da infecção (Fig. 9.9). As células dendríticas imaturas dos tecidos podem ser ativadas por meio de seus TLRs e outros receptores de reconhecimento de patógenos (ver Cap. 3), pelo dano aos tecidos ou por citocinas produzidas durante a resposta inflamatória. As células dendríticas ativadas migram para os linfonodos e expressam as moléculas coestimuladoras que são necessárias, além do antígeno,

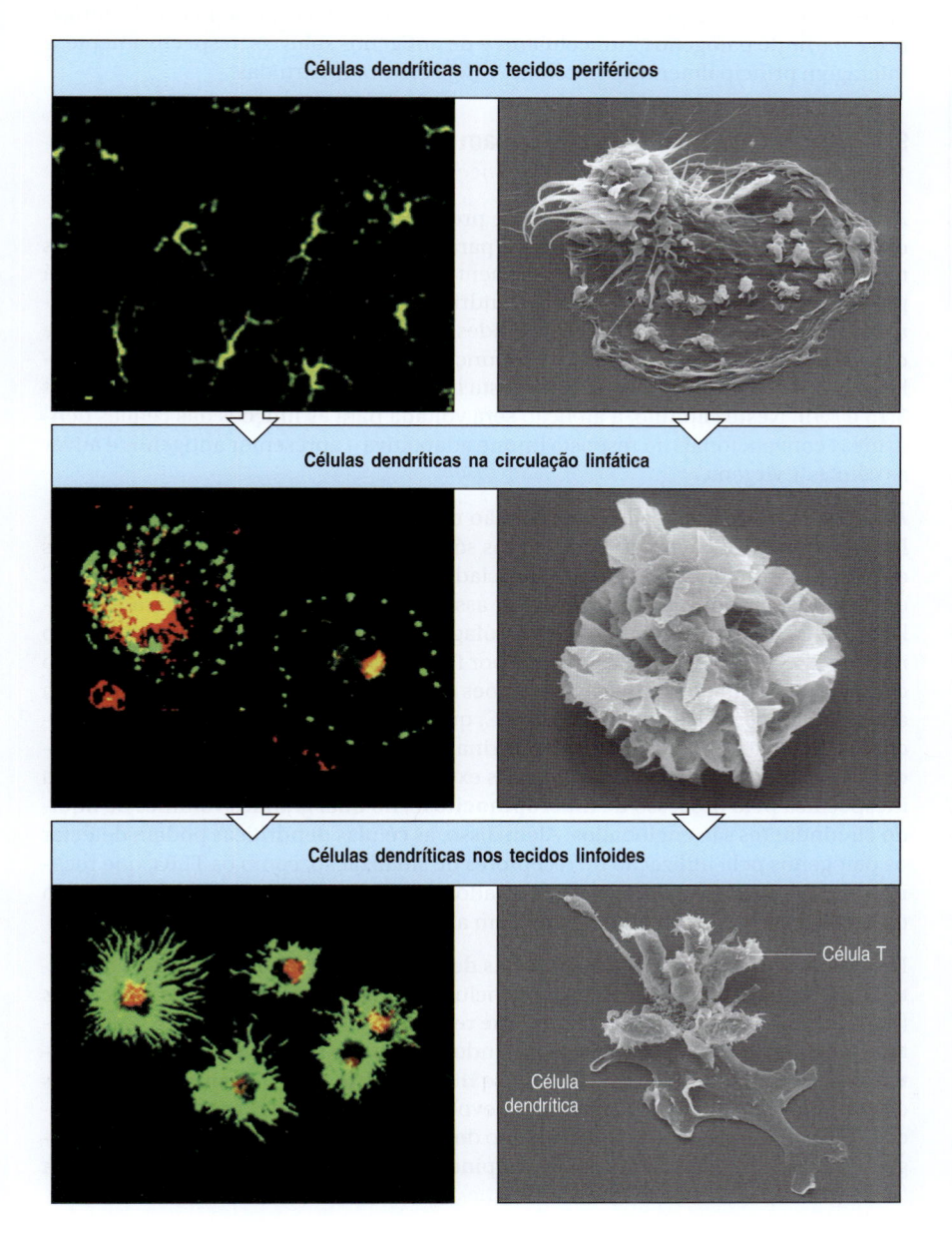

Células dendríticas nos tecidos periféricos

Células dendríticas na circulação linfática

Células dendríticas nos tecidos linfoides

Célula T

Célula dendrítica

Figura 9.9   Células dendríticas em diferentes estágios de maturação. As imagens do lado esquerdo mostram micrografias de fluorescência de células dendríticas coradas para moléculas do complexo principal de histocompatibilidade (MHC) de classe II em verde e para proteínas lisossomais em vermelho. As imagens do lado direito mostram micrografias eletrônicas de varredura de uma célula dendrítica. As células dendríticas imaturas (figuras superiores) possuem longas expansões, ou dendritos, dos quais as células recebem o nome. Os corpos das células são de difícil visualização na imagem do lado esquerdo, mas elas possuem muitas vesículas endocíticas que coram tanto para o MHC de classe II quanto para as proteína lisossomais. Quando estas duas cores se sobrepõem, obtém-se uma fluorescência em amarelo. As células dendríticas imaturas são ativadas e deixam os tecidos migrando por meio dos linfáticos em direção aos tecidos linfoides secundários. Durante essa migração, ocorrem mudanças em sua morfologia. As células dendríticas perdem a capacidade de fagocitar antígenos e começam a aparecer as proteínas lisossômicas coradas em vermelho, que são diferentes das moléculas do MHC de classe II coradas em verde (figura central, à esquerda). As células dendríticas agora possuem muitas pregas de membrana (figura à direita), o que deu a essas células seu nome original: células "com véus". Por fim, nos linfonodos, essas células tornam-se células dendríticas maduras que expressam altos níveis de complexos peptídeo:MHC e moléculas coestimuladoras, e são potentes ativadoras de células T CD4 e T CD8 virgens. No linfonodo, as células não fazem fagocitose, e a coloração vermelha dos lisossomas é bastante distinta da coloração verde das moléculas do MHC de classe II expressa em altas densidades em muitas expansões das células dendríticas (figura inferior, à esquerda). A micrografia da direita mostra a morfologia típica de uma célula dendrítica madura e sua interação com a célula T. (Micrografias fluorescentes cortesia de I. Mellman, P. Pierre e S. Turley. Micrografias eletrônicas de varredura cortesia de K. Dittmar.)

Células dendríticas
(células interdigitantes reticulares)

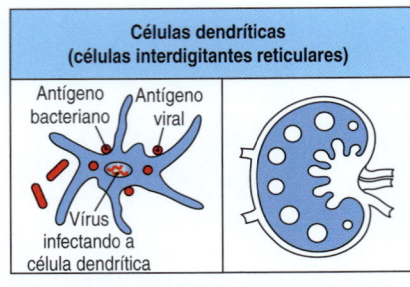

Antígeno bacteriano · Antígeno viral · Vírus infectando a célula dendrítica

Macrófagos

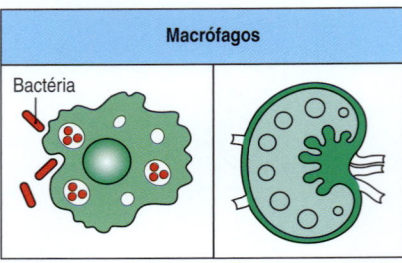

Bactéria

Células B

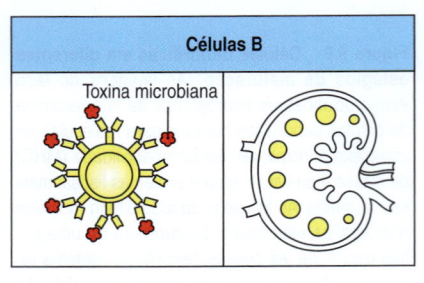

Toxina microbiana

Figura 9.10 As células apresentadoras de antígeno (APCs) distribuem-se diferentemente no linfonodo. As células dendríticas são encontradas por todo o córtex do linfonodo nas áreas de células T. As células dendríticas maduras são as mais potentes ativadoras das células T virgens e podem apresentar antígenos de muitos tipos de patógenos, como bactérias e vírus, aqui representados. Os macrófagos estão distribuídos por todo o linfonodo, mas estão concentrados, sobretudo, nos seios marginais, onde a linfa aferente é coletada antes de permear todo o tecido linfoide, e também nos cordões medulares, onde a linfa eferente chega antes de passar dos eferentes linfáticos para o sangue. As células B são encontradas principalmente nos folículos e podem contribuir para neutralizar antígenos solúveis, como as toxinas.

para a ativação das células T virgens. Nos tecidos linfoides, essas células dendríticas maduras apresentam o antígeno para as células T virgens e ativam quaisquer células T específicas para o antígeno, para dividir e maturar em células efetoras, as quais entram novamente na circulação.

Os macrófagos, que são encontrados na maioria dos tecidos, incluindo o tecido linfoide, e as células B, as quais estão localizadas principalmente nos tecidos linfoides, podem ser induzidas de maneira similar por meio dos mesmos receptores de reconhecimento de patógenos para expressar moléculas coestimuladoras e atuar como APCs. A distribuição das células dendríticas, dos macrófagos e das células B nos linfonodos está representada de forma esquemática na Figura 9.10. Somente esses três tipos de células expressam as moléculas coestimuladoras necessárias para ativar as células T virgens, e elas somente expressam essas moléculas quando ativadas durante uma infecção. Entretanto, essas células ativam as respostas de células T de maneiras distintas. As células dendríticas podem capturar, processar e apresentar antígenos de todas as fontes, os quais são apresentados principalmente nas áreas de células T e, na grande maioria das vezes, direcionar a expansão clonal inicial e a diferenciação das células T virgens em células T efetoras. Por outro lado, os macrófagos e as células B especializam-se no processamento e na apresentação de antígenos a partir de patógenos intracelulares e de antígenos solúveis, respectivamente, e interagem principalmente com células T CD4 efetoras instruídas.

9.5 As células dendríticas processam antígenos a partir de uma ampla gama de patógenos

As células dendríticas são derivadas de progenitores linfoides e mieloides na medula óssea. Elas saem da medula óssea para migrar através do sangue por todos os tecidos do organismo e também diretamente para os órgãos linfoides periféricos. Há pelo menos duas classes de células dendríticas: as células dendríticas convencionais e as células dendríticas plasmacitoides (Fig. 9.11). Os marcadores de superfície que distinguem essas duas classes e as funções da produção de interferon das células dendríticas plasmacitoides na resposta imune inata foram discutidas nas Seções 3.15 e 3.19. Neste capítulo, a atenção será voltada para as funções das células dendríticas convencionais na resposta imune adaptativa – apresentar antígenos e ativar as células T virgens.

As células dendríticas convencionais são encontradas em grande parte do epitélio de superfície e na maioria dos órgãos sólidos, como o coração e os rins. Ali elas apresentam um fenótipo imaturo associado a baixos níveis de proteínas do MHC e de moléculas coestimuladoras B7 e, assim, não estão equipadas para estimular as células T virgens. Como os macrófagos, as células dendríticas imaturas são muito ativas na ingestão de antígenos por fagocitose, usando os receptores Fc e do complemento (que reconhecem as regiões constantes dos anticorpos no complexo antígeno:anticorpo), e as lecitinas tipo C, que nas células dendríticas incluem o receptor de manose – DEC 205 –, a langerina e a dectina-1, que reconhecem carboidratos (ver Seção 3.1). Outros antígenos extracelulares são capturados de maneira inespecífica pelo processo de **macropinocitose**, no qual grandes volumes de líquido circundantes são englobados. Além disso, as células dendríticas podem detectar os patógenos pela utilização de receptores de sinalização, como os TLRs, que reconhecem os padrões moleculares associados aos patógenos e respondem por meio da secreção de citocinas, que influenciam a resposta imune inata e adaptativa.

Essa versatilidade permite que as células dendríticas apresentem antígenos de praticamente qualquer tipo de patógeno, incluindo fungos, parasitos, vírus e bactérias (Fig. 9.12). Os receptores fagocíticos que reconhecem várias bactérias e vírus capturam patógenos extracelulares na via endocítica, onde são processados e apresentados pelas moléculas do MHC de classe II (ver Cap. 6) para o reconhecimento das células T CD4. Alguns microrganismos evoluíram uma espessa cápsula de polissacarídeo para escapar do reconhecimento dos receptores fagocíticos, mas esses patógenos podem ser capturados por macropinocitose e, assim, entrar na via endocítica (ver Fig. 9.12).

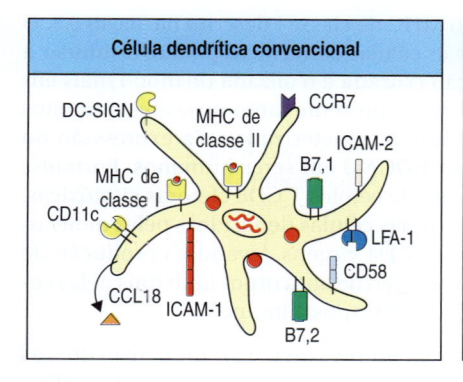

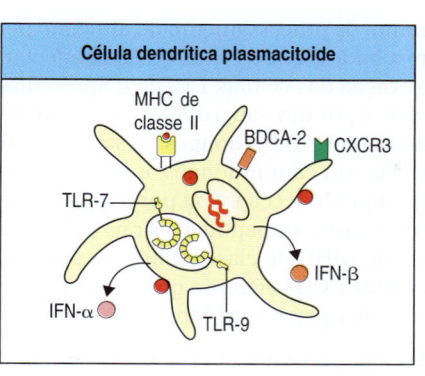

Figura 9.11 As células dendríticas convencionais e as células dendríticas plasmacitoides têm funções distintas na resposta imune. As células dendríticas convencionais maduras (figura à esquerda) estão principalmente relacionadas à ativação das células T virgens. Há várias subpopulações de células dendríticas convencionais, mas todas elas processam antígenos de maneira eficiente e, quando maturam, expressam proteínas do complexo principal de histocompatibilidade (MHC) e moléculas coestimuladoras para instruir as células T virgens. As proteínas de superfície celular expressas pelas células dendríticas maduras estão descritas no texto. As células dendríticas imaturas não possuem muitas das moléculas de superfície celular aqui descritas, mas possuem vários receptores de superfície que reconhecem as moléculas dos patógenos, incluindo a maioria dos receptores semelhantes ao Toll (TLRs). As células dendríticas plasmacitoides (figura à direita) são sentinelas, principalmente para as infecções virais, e secretam grandes quantidades de interferons de classe I. Essa categoria de células dendríticas é menos eficiente na instrução das células T virgens, mas expressa os receptores intracelulares TLR-7 e TLR-9, que detectam infecções virais.

Uma segunda via é a entrada diretamente no citosol, por exemplo, por meio de uma infecção viral. As células dendríticas são particularmente importantes na estimulação das respostas de células T aos vírus, os quais falham na indução da atividade coestimuladora em outros tipos de APCs. As células dendríticas são suscetíveis à infecção por um grande número de vírus, os quais entram em seu citoplasma por meio da ligação às proteínas de superfície celular que atuam como receptores de entrada. As proteínas virais sintetizadas no citoplasma são processadas nos proteossomas e apresentadas como peptídeos ligados a moléculas do MHC de classe I, como em qualquer outro tipo de célula infectada por vírus (ver Cap. 6). Isso permite que as células dendríticas apresentem o antígeno e ativem as células T CD8 virgens que se diferenciarão em células T CD8 efetoras citotóxicas que podem reconhecer e matar as células infectadas por vírus.

A captura de partículas virais extracelulares ou de células infectadas por vírus por fagocitose ou macropinocitose para a via endocítica também pode resultar na apresentação de peptídeos virais ligados à molécula do MHC de classe I. Esse fenômeno é conhecido como apresentação cruzada e é uma alternativa à via endocítica co-

Vias de processamento e apresentação do antígeno pelas células dendríticas				
Fagocitose mediada pelo receptor	**Macropinocitose**	**Infecção viral**	**Apresentação cruzada após captura fagocítica ou macropinocítica**	**Transferência das células dendríticas para células dendríticas locais**
Bactérias extracelulares	Bactérias extracelulares, antígenos solúveis, partículas virais	Vírus	Vírus	Vírus
MHC de classe II	MHC de classe II	MHC de classe I	MHC de classe I	MHC de classe I
Células T CD4	Células T CD4	Células T CD8	Células T CD8	Células T CD8

(linhas laterais: Tipo de patógeno apresentado / Moléculas do MHC carregadas / Tipo de células T virgens ativadas)

Figura 9.12 Diferentes vias pelas quais as células dendríticas capturam, processam e apresentam os antígenos proteicos. O aprisionamento do antígeno no sistema endocítico, seja por fagocitose mediada por receptor ou por macropinocitose, é considerado a principal via de distribuição do antígeno para as moléculas do complexo principal de histocompatibilidade (MHC) de classe II para apresentação às células T CD4 (primeiras duas figuras). Acredita-se que a produção de antígenos no citosol, por exemplo, como resultado de uma infecção viral, seja a principal via de distribuição do antígeno para as moléculas do MHC de clas-

se I para apresentação às células T CD8 (terceira figura). É possível, entretanto, que os antígenos endógenos sejam aprisionados na via endocítica, a fim de serem levados ao citosol para eventual distribuição para as moléculas do MHC de classe I e posterior apresentação às células T CD8, processo denominado apresentação cruzada (quarta figura). Por fim, os antígenos parecem ser transmitidos de uma célula dendrítica a outra para apresentação às células T CD8, embora os detalhes dessa via ainda não estejam bem esclarecidos (quinta figura).

mum, de processamento do antígeno pelo MHC de classe I descrito na Seção 6.3. O resultado é que os vírus que não infectam as células dendríticas podem estimular a ativação das células T CD8. A apresentação cruzada é realizada de modo mais eficiente por um subgrupo de células dendríticas presente tanto nos seres humanos como em camundongos. Essa subpopulação é caracterizada pela expresssão do CD8α em camundongos, e pelo marcador BDCA-3 em seres humanos. Portanto, qualquer infecção viral pode levar à geração de células T CD8 efetoras citotóxicas. Além disso, os peptídeos virais apresentados nas células dendríticas pelas moléculas do MHC de classe II ativam as células T CD4 virgens, levando à produção de células T CD4 efetoras, que estimulam a produção de anticorpos antivirais pelas células B, e produzem citocinas que intensificam a resposta imune.

Em alguns casos, em infecções com o herpes simples ou com o influenzavírus, as células dendríticas que migram dos tecidos periféricos para os linfonodos podem não ser as mesmas células que finalmente apresentarão o antígeno para as células T virgens. Na infecção pelo herpes simples, por exemplo, células dendríticas imaturas residentes na pele capturam o antígeno e o transportam para os linfonodos drenantes (Fig. 9.13). Ali, alguns antígenos são transferidos para uma subpopulação de células dendríticas CD8 positivas residentes nos linfonodos, as quais parecem ser as células dendríticas dominantes responsáveis pela ativação das células T CD8 virgens nessa doença. Esse tipo de transferência significa que os antígenos dos vírus que infectam, mas que matam rapidamente as células dendríticas, ainda podem ser apresentados por células dendríticas não infectadas que tenham sido ativadas por meio de seus TLRs e podem capturar as células dendríticas que estão morrendo e apresentar esse material de forma cruzada.

As **células de Langerhans** são um tipo de células dendríticas convencionais imaturas que residem na pele. Elas são ativamente fagocíticas e contêm grandes grânulos, conhecidos como grânulos de Birbeck, que estão nos compartimentos de recirculação endossomal formados pelo acúmulo de **langerina**, uma lectina transmembrana com especificidade de ligação à manose. Na presença de uma infecção na pele, as células de Langerhans capturarão o antígeno patogênico por qualquer uma das vias mencionadas. O encontro com o patógeno também ativa sua migração para os linfonodos regionais (ver Fig. 9.13). Ali elas perdem rapidamente a capacidade de

Filme 9.2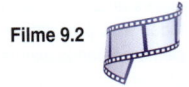

Figura 9.13 As células de Langerhans capturam o antígeno na pele, migram para os órgãos linfoides periféricos e apresentam os antígenos estranhos às células T. As células de Langerhans (amarelo) são células dendríticas imaturas. Elas ingerem o antígeno de várias maneiras, mas não possuem atividade coestimuladora (primeira figura). Na presença de infecção, elas capturam o antígeno localmente na pele e migram para os linfonodos (segunda figura). Lá elas se diferenciam em células dendríticas que não podem mais ingerir antígeno, mas agora possuem atividade coestimuladora. Então elas podem instruir as células T CD4 e CD8 virgens. No caso de algumas infecções virais, como pelo herpes simples, algumas células dendríticas que chegam dos locais de infecção são capazes de transferir os antígenos para as células dendríticas residentes (laranja) nos linfonodos (terceira figura) para apresentação de antígenos restritos ao complexo de histocompatibilidade principal (MHC) de classe I para as células T CD8 virgens (quarta figura).

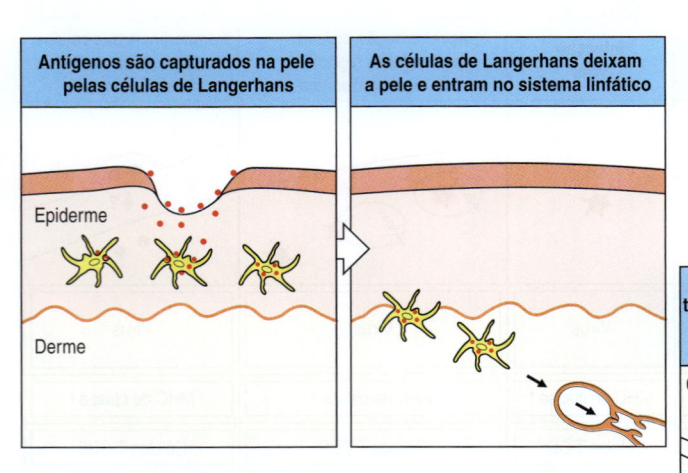

Antígenos são capturados na pele pelas células de Langerhans

Epiderme

Derme

As células de Langerhans deixam a pele e entram no sistema linfático

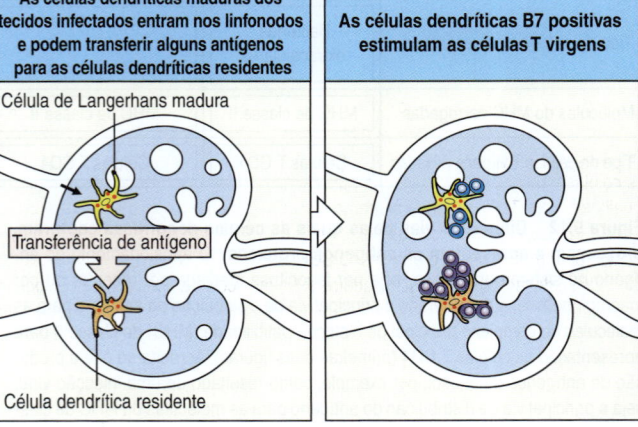

As células dendríticas maduras dos tecidos infectados entram nos linfonodos e podem transferir alguns antígenos para as células dendríticas residentes

Célula de Langerhans madura

Transferência de antígeno

Célula dendrítica residente

As células dendríticas B7 positivas estimulam as células T virgens capturar o antígeno, mas aumentam brevemente a síntese de moléculas do MHC. Na chegada aos linfonodos, elas também expressam as moléculas coestimuladoras B7 e um grande número de moléculas de adesão que permitem que elas interajam com as células T específicas para o antígeno. Dessa maneira, as células de Langerhans capturam os antígenos dos patógenos invasores e diferenciam-se em células dendríticas maduras que são capazes de apresentar esses antígenos e ativar as células T virgens.

As células dendríticas imaturas residentes no baço são capacitadas para avaliar os antígenos de agentes infecciosos, presentes no sangue, como os parasitos da malária ou as bactérias que agem durante a sepse. As células dendríticas também apresentam aloantígenos derivados de órgãos transplantados, ativando a rejeição do enxerto (discutido no Cap. 15), e apresentam os antígenos proteicos do ambiente no qual causam alergia (discutido no Cap. 14). Em princípio, qualquer antígeno não próprio será imunogênico se for capturado e subsequentemente apresentado por uma célula dendrítica ativada. A fisiologia normal das células dendríticas é para migrar, e isso é aumentado pelo estímulo, como o transplante, que ativa o revestimento dos linfáticos. Essa é razão pela qual as células dendríticas são tão potentes na estimulação de reações contra os tecidos transplantados.

9.6   A sinalização dos TLRs induzida por patógenos nas células dendríticas maduras induz sua migração para os órgãos linfoides e intensifica o processamento do antígeno

A maturação das células dendríticas será vista em mais detalhes. O conjunto da sinalização dos TLRs e dos sinais recebidos de quimiocinas, atuando de maneira ainda não muito bem compreendida, convertem a célula dendrítica imatura residente nos tecidos em uma célula dendrítica madura que chega aos tecidos linfoides. Quando ocorre uma infecção, as células dendríticas podem capturar os patógenos por meio de seus receptores fagocíticos, como DEC205, e então ativar as respostas a esses patógenos por meio dos receptores de reconhecimento de padrões, como os TLRs (Fig. 9.14, figura superior). Além dos receptores de reconhecimento de padrões descritos no Capítulo 3, as células dendríticas expressam várias lecitinas que podem reconhecer e sinalizar em resposta aos patógenos. Por exemplo, a lecitina DC-SIGN liga-se aos resíduos de manose ou fucose presentes em uma ampla variedade de patógenos. Igualmente, a dectina-1, que também é expressa por macrófagos e neutrófilos, reconhecem os glicanos β-1,3-ligados encontrados na parede celular dos fungos (ver Fig. 3.2). Esses sinais são extremamente importantes na determinação do início da resposta imune adaptativa. Vários membros da família TLR são expressos nas células dendríticas dos tecidos e acredita-se que estejam envolvidos na detecção e na sinalização da presença de várias classes de patógenos (ver Fig. 3.16). Em seres

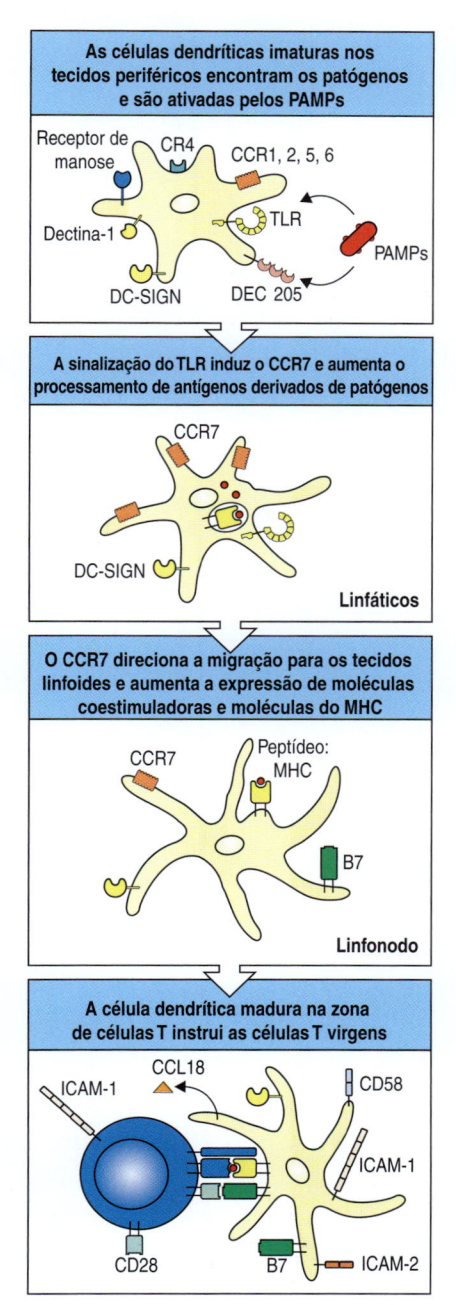

As células dendríticas imaturas nos tecidos periféricos encontram os patógenos e são ativadas pelos PAMPs

Receptor de manose — CR4 — CCR1, 2, 5, 6 — TLR — PAMPs — Dectina-1 — DC-SIGN — DEC 205

A sinalização do TLR induz o CCR7 e aumenta o processamento de antígenos derivados de patógenos

CCR7 — DC-SIGN — Linfáticos

O CCR7 direciona a migração para os tecidos linfoides e aumenta a expressão de moléculas coestimuladoras e moléculas do MHC

CCR7 — Peptídeo: MHC — B7 — Linfonodo

A célula dendrítica madura na zona de células T instrui as células T virgens

CCL18 — ICAM-1 — CD58 — ICAM-1 — CD28 — B7 — ICAM-2

Figura 9.14   Células dendríticas convencionais possuem pelo menos duas maneiras definidas de maturação para tornar-se potentes células apresentadoras de antígenos (APCs) nos tecidos linfoides periféricos. As células dendríticas imaturas originam-se dos progenitores da medula óssea e migram pela circulação sanguínea para a maioria dos tecidos, incluindo sua entrada direta nos tecidos linfoides periféricos. Sua entrada em determinado tecido baseia-se em determinados receptores que elas expressam: CCR1, CCR2, CCR5, CCR6, CXCR1 e CXCR2 (nem todos são mostrados, para simplificar). As células dendríticas imaturas nos tecidos são altamente fagocíticas por meio de receptores como dectina-1, DEC 205, DC-SIGN e langerina, e são ativamente macropinocíticas, mas elas não expressam moléculas coestimuladoras. Elas possuem a maioria dos diferentes tipos de receptores semelhantes ao Toll (TLRs) (ver texto). Nos locais de infecção, as células dendríticas imaturas são expostas aos patógenos, levando à ativação de seus TLRs (figura superior). A sinalização dos TLRs autoriza as células dendríticas a iniciarem a maturação, a qual envolve a indução do receptor de quimiocina CCR7. A sinalização dos TLRs também aumenta o processamento de antígenos capturados nos fagossomos (segunda figura). As células dendríticas que expressam o CCR7 são sensíveis ao CCL19 e ao CCL21, os quais as direcionam para os linfonodos drenantes. O CCL19 e o CCL21 fornecem mais sinais de maturação que resultam em altos níveis de moléculas coestimuladoras B7 e moléculas do complexo principal de histocompatibilidade (MHC) (terceira figura). Nos linfonodos drenantes, as células dendríticas convencionais maduras tornam-se poderosas ativadoras de células T virgens, mas não são mais capazes de realizar a fagocitose. Elas expressam as moléculas B7.1, B7.2 e altos níveis de moléculas do MHC de classes I e II, bem como altos níveis das moléculas de adesão ICAM-1, ICAM-2, LFA-1 e CD58 (figura inferior). PAMPs, padrões moleculares associados aos patógenos (do inglês *pathogen-associated molecular patterns*).

humanos, as células dendríticas convencionais expressam todos os TLRs conhecidos, exceto o TLR-9, o qual é expresso por células dendríticas plasmacitoides, juntamente com o TLR-1 e o TLR-7 e outros TLRs em menor grau. Outros receptores que podem se ligar aos patógenos, como os receptores do complemento, ou os receptores fagocíticos, como o receptor de manose, podem contribuir para a ativação das células dendríticas, bem como para a fagocitose.

A sinalização do TLR resulta em uma alteração significativa na expressão dos receptores de quimiocinas expressos pelas células dendríticas, que facilitam sua entrada para os tecidos linfoides periféricos (Fig. 9.14, segunda figura). Essa mudança no comportamento das células dendríticas é frequentemente denominada **licenciamento**, pois agora as células se comprometeram com um programa de diferenciação que as capacitará para ativar as células T. A sinalização do TLR induz a expressão do receptor CCR7, o qual torna a célula dendrítica ativada sensível à quimiocina CCL21 produzida pelos tecidos linfoides e induz sua migração por meio dos vasos linfáticos e para os tecidos linfoides. Enquanto as células T têm de cruzar a parede das HEVs para deixar a corrente sanguínea e chegar às zonas de células T, as células dendríticas entram pelos aferentes linfáticos e migram dos seios marginais diretamente para as zonas de células T.

As proteínas derivadas de patógenos que entram nas células dendríticas por meio de fagocitose são processadas no compartimento endocítico para apresentação por meio das moléculas do MHC de classe II (ver Fig. 9.14, segunda figura). A eficiência do processamento do antígeno no compartimento endocítico pode ser aumentada juntamente com a sinalização do TLR ativada pelo encontro com um patógeno dentro de fagossomos. Embora os detalhes precisos desse mecanismo ainda não estejam bem esclarecidos, ele pode preferencialmente auxiliar a entrega de peptídeos derivados de patógenos em um conjunto de complexos peptídeo:MHC que são transportados para a superfície das células dendríticas, onde podem ser apresentados às células T virgens no contexto da coestimulação.

A sinalização do CCL21 por meio do CCR7 não somente induz a migração das células dendríticas para os tecidos linfoides, mas também contribui para sua maturação (Fig. 9.14, terceira figura). Quando as células dendríticas maduras chegam aos tecidos linfoides, elas não são mais capazes de englobar antígenos por fagocitose ou macropinocitose. Agora elas expressam altos níveis de moléculas do MHC de classes I e II, o que permite que apresentem peptídeos do patógeno de maneira estável, já capturados e processados. Também importante é o fato de que, nesse período, elas apresentam altos níveis de moléculas coestimuladoras em sua superfície. Há duas glicoproteínas transmembrana estruturalmente relacionadas denominadas B7.1 (CD80) e B7.2 (CD86), as quais emitem sinais coestimuladores pela interação com os receptores das células T virgens (ver Seção 7.15). As células dendríticas maduras também expressam altos níveis de moléculas de adesão, incluindo DC-SIGN, e secretam a quimiocina CCL18, que atrai especificamente as células T virgens. Juntas, essas propriedades permitem que as células dendríticas estimulem uma forte resposta nas células T virgens (Fig. 9.14, figura inferior).

Apesar dessa apresentação intensificada de antígenos derivados dos patógenos, as células dendríticas maduras também apresentam alguns peptídeos próprios, os quais podem ser um problema para a manutenção da autotolerância. Entretanto, o repertório de TCRs tem eliminado os receptores que reconhecem os peptídeos próprios apresentados no timo (ver Cap. 8), de modo que as respostas de células T contra grande parte dos antígenos próprios únicos são evitadas. Além disso, as células dendríticas nos tecidos linfoides que não foram ativadas por infecção portarão complexos peptídeo próprio:MHC próprio em sua superfície, derivados da degradação de suas próprias proteínas em proteínas dos tecidos presentes no líquido extracelular. Devido ao fato de essas células não expressarem as moléculas coestimuladoras adequadas, elas não possuem a mesma capacidade de ativar as células T virgens como fazem as células dendríticas maduras ativadas. Embora os detalhes ainda não estejam bem definidos, em vez de as células dendríticas imaturas e "não licenciadas" apresentarem peptídeos próprios, elas induzem um estado de não responsividade nas células T virgens a esses antígenos.

Acredita-se que a degradação de patógenos intracelulares revele componentes dos patógenos, que não peptídeos, que desencadeiam a ativação das células dendríticas. Por exemplo, DNA viral ou bacteriano que contém motivos dinucleotídeos CpG não metilados induz a rápida ativação das células dendríticas plasmacitoides, provavelmente como consequência do reconhecimento do DNA pelo TLR-9, o qual está presente nas vesículas intracelulares (ver Fig. 3.10). A exposição ao DNA bacteriano ativa as vias de sinalização do NFκB e da proteína quinase ativada por mitógeno (MAPK, do inglês *mitogen-activated protein kinase*) (ver Fig. 7.17), levando à produção de citocinas, como IL-6, IL-12, IL-18, interferon-α (IFN-α) e interferon-β (IFN-β), pelas células dendríticas. Por sua vez, as citocinas atuam nas células dendríticas, aumentando a expressão das moléculas coestimuladoras. As proteínas de choque de calor são outros constituintes internos bacterianos que podem ativar a função de apresentação de antígenos das células dendríticas. Acredita-se que alguns vírus sejam reconhecidos pelos TLRs do interior das células dendríticas por meio do RNA de fita dupla produzido durante sua replicação. Como discutido na Seção 3.9, a infecção viral também induz a produção de IFN-α e IFN-β por todos os tipos de células infectadas. Esses dois tipos de interferon podem ativar ainda mais as células dendríticas, aumentando a expressão de moléculas coestimuladoras.

Acredita-se que a indução da atividade coestimuladora nas APCs pelos constituintes microbianos permita que o sistema imune faça uma distinção entre os antígenos derivados de agentes infecciosos e aqueles associados com proteínas inócuas, incluindo as proteínas próprias. Além disso, muitas proteínas estranhas não induzem uma resposta imune quando injetadas de maneira isolada, provavelmente porque não são capazes de induzir a atividade coestimuladora nas APCs. Entretanto, quando tais proteínas são misturadas com bactérias, elas tornam-se imunogênicas, porque as bactérias induzem a atividade coestimuladora essencial nas células que ingerem a proteína. As bactérias ou os componentes bacterianos utilizados dessa maneira são conhecidos como adjuvantes (ver Apêndice I, Seção A.4). No Capítulo 15, será visto como as proteínas próprias misturadas com adjuvantes bacterianos podem induzir uma doença autoimune, ilustrando a importância crucial da regulação da atividade coestimuladora na discriminação do próprio e do não próprio.

9.7   As células dendríticas plasmacitoides produzem interferons do tipo I em grande quantidade e podem atuar como células auxiliares para apresentação de antígenos pelas células dendríticas convencionais

Acredita-se que as células dendríticas plasmacitoides atuem como sentinelas na defesa precoce contra infecções virais de acordo com a expressão de seus TLRs e com a detecção dos ácidos nucleicos pelas helicases semelhantes a RIG-I e sua produção de interferons tipo I antiviral (ver Seções 3.9 e 3.19). Por várias razões, é provável que elas não estejam totalmente envolvidas com a ativação antígeno-específica das células T virgens. As células dendríticas plasmacitoides expressam poucas moléculas do MHC de classe II e moléculas coestimuladoras em sua superfície, e elas processam o antígeno com menor eficiência quando comparadas às células dendríticas convencionais. Além disso, diferentemente das células dendríticas convencionais, as células dendríticas plasmacitoides não interrompem a síntese e a reciclagem das moléculas do MHC de classe II após terem sido ativadas. Isso significa que elas reciclam rapidamente suas moléculas do MHC de classe II de superfície e, portanto, não podem apresentar os complexos peptídeo derivado de patógeno:MHC para as células T por longos períodos, como fazem as células dendríticas convencionais.

Entretanto, as células dendríticas plasmacitoides podem atuar como células auxiliares para apresentação de antígenos pelas células dendríticas convencionais. Essa atividade foi revelada por estudos com camundongos infectados com a bactéria intracelular *Listeria monocytogenes*. Normalmente, a IL-12 produzida pelas células dendríticas convencionais induz a produção abundante de IFN-γ pelas células T CD4, o que auxilia os macrófagos na morte das bactérias. Quando as células dendríticas plasmacitoides foram eliminadas experimentalmente, a produção de IL-12 pelas células dendríticas convencionais ficou reduzida, e o camundongo tornou-

-se suscetível à *Listeria*. Parece que as células dendríticas plasmacitoides interagem com as células dendríticas convencionais na manutenção da produção da IL-12. A ativação das células dendríticas plasmacitoides por meio de TLR-9 induz a expressão do **ligante CD40** (CD40L ou CD154), uma citocina transmembrana da família do TNF que liga o **CD40**, um receptor da família do TNF que é expresso pelas células dendríticas convencionais ativadas. Essa interação permite que as células dendríticas convencionais mantenham a produção da citocina pró-inflamatória IL-12, intensificando a produção de IFN-γ induzida por IL-12 nas células T. As células dendríticas plasmacitoides de seres humanos e de camundongos também podem por si só produzir IL-12, embora em menores quantidades dos que fazem as células dendríticas convencionais. Por fim, os interferons produzidos pelas células dendríticas plasmacitoides podem promover o desenvolvimento das células dendríticas convencionais a partir dos monócitos sanguíneos.

9.8 Os macrófagos são células de varredura que podem ser induzidas por patógenos para apresentar antígenos estranhos às células T virgens

Os dois outros tipos celulares que podem atuar como APCs às células T são os macrófagos e as células B, mas há uma diferença importante entre a função de apresentação de antígenos por essas células quando comparadas com as células dendríticas. É provável que os macrófagos e as células B não apresentem antígenos, principalmente para as células T virgens ativadas, mas sim usem as funções efetoras das células T que foram previamente ativadas pelas células dendríticas convencionais. Como foi visto no Capítulo 3, muitos dos microrganismos que penetram no hospedeiro são ingeridos e destruídos pelos fagócitos, os quais proporcionam uma primeira linha de defesa inata e antígeno não específica contra as infecções. Entretanto, os patógenos desenvolveram muitos mecanismos para evitar sua eliminação pelos mecanismos de imunidade inata, como a resistência à morte pelos fagócitos. Os macrófagos que ingeriram microrganismos, mas que não tenham sido capazes de eliminá-los, podem usar a apresentação de antígenos para recrutar a resposta imune adaptativa para estimular sua capacidade microbicida, como será apresentado adiante neste capítulo.

Além de estarem presentes nos tecidos, os macrófagos também são encontrados nos órgãos linfoides (ver Fig. 9.10). Eles estão presentes em muitas áreas de linfonodos, principalmente nos seios marginais, onde os aferentes entram no tecido linfoide, e nos cordões medulares, onde a linfa eferente é coletada antes de seguir para a circulação (ver Fig. 1.18). Ali, sua principal função é ingerir os microrganismos e os antígenos particulados, impedindo que eles entrem na circulação. Embora os macrófagos processem os microrganismos e os antígenos ingeridos e apresentem os antígenos peptídeo:MHC de classe II em sua superfície em conjunto com suas moléculas coestimuladoras, acredita-se que suas principais funções nos tecidos linfoides sejam fazer a varredura e eliminar patógenos e linfócitos apoptóticos.

Os macrófagos em repouso possuem poucas, ou nenhuma, molécula do MHC de classe II em sua superfície e também não expressam B7. A expressão simultânea de moléculas do MHC de classe II e B7 é induzida pela ingestão de microrganismos e pelo reconhecimento de seus padrões moleculares estranhos. Os macrófagos, como as células dendríticas dos tecidos, têm uma variedade de receptores que reconhecem componentes da superfície dos microrganismos (ver Cap. 3). Receptores, como dectina-1, receptores de varredura e receptores do complemento, capturam os microrganismos para os fagossomos, onde eles são degradados, produzindo, desse modo, peptídeos para apresentação, enquanto o reconhecimento dos componentes dos patógenos por meio dos TLRs ativa a sinalização intracelular que contribui para a expressão das moléculas do MHC de classe II e B7. Os macrófagos também podem capturar os antígenos solúveis para a via endocítica por meio do processo de pinocitose, embora pareça ser menos eficiente do que a endocitose mediada pelo receptor.

Os macrófagos estão continuamente varrendo células já mortas ou células que estão morrendo, as quais são fontes ricas de antígenos próprios, de modo que é especialmente importante que os macrófagos não sejam capazes de ativar células T virgens na ausência de infecção microbiana. As células de Kupffer dos sinusoides hepáticos e os macrófagos da polpa vermelha esplênica, em particular, removem do sangue um grande número de células que morrem por dia. As células de Kupffer expressam poucas moléculas do MHC de classe II e não expressam o TLR-4, receptor que sinaliza a presença de lipopolissacarídeo (LPS) bacteriano. Assim, embora gerem grande quantidade de peptídeos próprios em seus endossomas, esses macrófagos não parecem evocar uma resposta autoimune.

Até o momento, há poucas evidências de que os macrófagos iniciem a imunidade de células T, de modo que é provável que a expressão de moléculas coestimuladoras seja mais importante para a expansão das respostas primárias e secundárias já iniciadas pelas células dendríticas. Isso pode ser considerado importante para a manutenção e o funcionamento das células T efetoras ou de memória que entram nos locais de infecção.

9.9   As células B são altamente eficientes na apresentação de antígenos que se ligam às suas imunoglobulinas de superfície

As células B são exclusivamente adaptadas à ligação de moléculas solúveis específicas por meio de suas imunoglobulinas de superfície e internalizarão as moléculas ligadas por endocitose mediada por receptor. Se o antígeno contém um componente proteico, a célula B processará a proteína internalizada em fragmentos peptídicos e apresentará os fragmentos peptídicos como complexos peptídeo:MHC de classe II. Esse mecanismo de ingestão do antígeno é muito eficiente, concentrando o antígeno específico na via endocítica. As células B expressam constitutivamente altos níveis de moléculas do MHC de classe II e, assim, altos níveis de complexos peptídeo:MHC de classe II específicos são formados na superfície das células B (Fig. 9.15). Essa via de apresentação de antígeno permite que as células B sejam alvos para as células T CD4 antígeno-específicas que tenham sido previamente ativadas e que direcionem sua diferenciação, como será visto no Capítulo 10.

As células B não expressam constitutivamente atividade coestimuladora, mas, como as células dendríticas e os macrófagos, elas podem ser induzidas por vários constituintes microbianos para expressar as moléculas B7. De fato, a B7.1 foi identificada inicialmente como uma molécula expressa em células B ativadas por LPS, e a B7.2, predominantemente expressa por células B *in vivo*. Antígenos proteicos solúveis não são abundantes durante infecções naturais. A maioria dos antígenos naturais, como bactérias e vírus, é particulada, ao passo que toxinas bacterianas agem pela ligação às superfícies celulares e, assim, estão presentes em baixas concentrações em solução. Entretanto, há alguns imunógenos naturais que penetram no organismo sob a forma de moléculas solúveis, como as toxinas de insetos, os anticoagulantes injetados pelos insetos que sugam sangue, o veneno de cobra e muitos alérgenos. Apesar disso, é pouco provável que as células B sejam importantes na indução das células T virgens aos antígenos solúveis na resposta imune natural. As células dendríticas dos tecidos podem capturar antígenos solúveis por macropinocitose e, embora não possam concentrar esses antígenos da mesma maneira que fazem as células B antígeno-específicas, elas podem encontrar mais facilmente as células T

Figura 9.15   As células B podem usar sua imunoglobulina de superfície para apresentar um antígeno específico de forma muito eficiente para células T. A imunoglobulina de superfície permite que as células B se liguem e internalizem um antígeno específico de forma muito eficiente, especialmente se o antígeno estiver presente como uma proteína solúvel, como é o caso da maioria das toxinas. O antígeno internalizado é processado em vesículas intracelulares, onde se liga a moléculas do MHC de classe II. As vesículas são transportadas para a superfície celular, onde os complexos do peptídeo estranho:MHC de classe II podem ser reconhecidos por células T. Quando o antígeno proteico não é específico para o receptor de células B (BCR, do inglês *B-cell receptor*), sua internalização é ineficiente, e apenas poucos fragmentos dessas proteínas são subsequentemente apresentados na superfície da célula B (não mostrado).

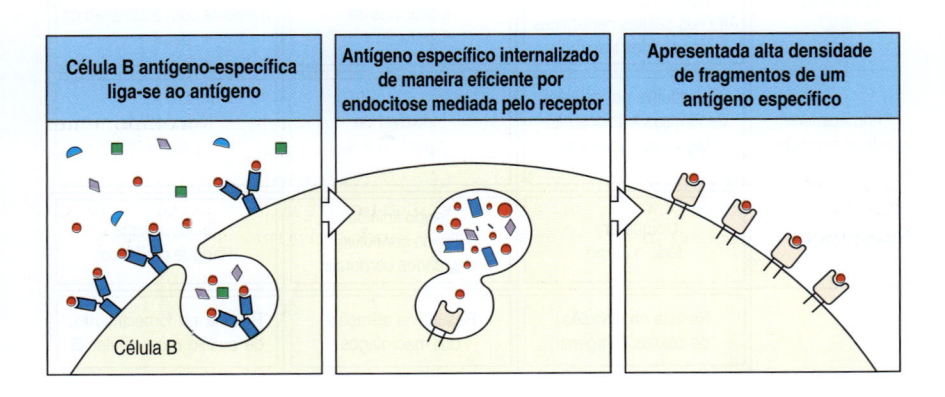

| Célula B antígeno-específica liga-se ao antígeno | Antígeno específico internalizado de maneira eficiente por endocitose mediada pelo receptor | Apresentada alta densidade de fragmentos de um antígeno específico |

Célula B

virgens com a especificidade antigênica apropriada do que o limitado número de células B específicas. São bastante aumentadas as chances de uma célula B encontrar uma célula T que possa reconhecer antígenos peptídicos que ela expressa, pois essa célula T virgem que é retida nos tecidos linfoides encontra esses antígenos na superfície de células dendríticas e sofre expansão clonal.

A Figura 9.16 compara os três tipos de APCs. Em cada um desses tipos celulares, a expressão da atividade coestimuladora é controlada, de modo a provocar as respostas contra os patógenos, evitando a imunização contra o próprio.

Resumo

Uma resposta imune adaptativa é produzida quando uma célula T faz contato com uma APC ativada madura nos órgãos linfoides periféricos. Para assegurar que as raras células T antígeno-específicas vasculhem o organismo de maneira eficiente para a presença de APCs com patógenos raros, as células T recirculam continuamente pelos órgãos linfoides, amostrando os antígenos de vários locais de infecção levados pelas APCs. A migração das células T virgens para os órgãos linfoides é guiada pelo receptor de quimiocina, o CCR7, o qual se liga à quimiocina CCL21 produzida pelas células do estroma da zona de células T dos órgãos linfoides periféricos. A selectina-L expressa pelas células T virgens inicia o rolamento dessas células sobre as superfícies especializadas das HEVs, e o contato com a CCL21 induz uma mudança na integrina LFA-1 expressa pelas células T para uma configuração com afinidade pela ICAM-1 expressa no endotélio das vênulas. Isso inicia o processo de forte adesão, diapedese e migração das células T para as zonas de células T. Nesse local, as células T virgens encontram as células dendríticas portadoras de antígeno. Há duas principais populações de células dendríticas: as células dendríticas convencionais CD11c positivas e as células dendríticas plasmacitoides. As células dendríticas convencionais vasculham continuamente os tecidos periféricos para a presença de patógenos invasores e são responsáveis pela ativação das células T virgens. O contato com o patógeno emite um sinal para as célu-

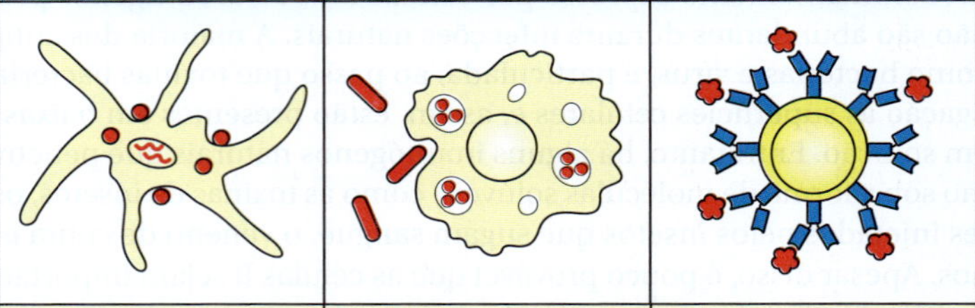

Figura 9.16 As propriedades das diferentes células apresentadoras de antígeno (APCs). As células dendríticas, os macrófagos e as células B são os principais tipos celulares envolvidos na apresentação de antígenos estranhos para células T virgens. Essas células diferem em seus meios de internalização de antígeno, expressão do MHC de classe II, expressão de coestimuladores, tipo de antígeno apresentado de maneira eficiente, localizações no corpo e moléculas de adesão (não mostrado). A apresentação de antígenos pelas células dendríticas está sobretudo envolvida na ativação das células T virgens para expansão e diferenciação. Os macrófagos e as células B apresentam antígenos principalmente para receber o auxílio específico das células T efetoras na forma de citocinas ou moléculas de superfície.

	Células dendríticas	Macrófagos	Células B
Captura do antígeno	+++ Macropinocitose e fagocitose por células dendríticas teciduais	+++ Macropinocitose +++ Pinocitose	Receptor antígeno-específico (Ig) ++++
Expressão do MHC	Baixa nas células dendríticas imaturas Alta nas células dendríticas dos tecidos linfoides	Induzível por bactérias e citocinas de − para +++	Constitutiva Aumenta com a ativação de +++ para ++++
Fornecimento de coestímulo	Constitutiva por células dendríticas linfoides não fagocíticas maduras +++	Induzível de − para +++	Induzível de − para +++
Localização	Ubíqua em todo o corpo	Tecido linfoide Tecido conectivo Cavidades corporais	Tecido linfoide Sangue periférico
Efeito	Resulta na ativação de células T virgens	Resulta na ativação dos macrófagos	Resulta no fornecimento de auxílio para células B

las dendríticas por meio do TLR e de outros receptores que aceleram o processamento do antígeno e a produção de complexos peptídeo estranho:MHC próprio. A sinalização do TLR também induz a expressão do CCR7 pelas células dendríticas, as quais direcionam sua migração para as zonas de células T dos órgãos linfoides periféricos, onde encontram e ativam as células T virgens.

Os macrófagos e as células B também podem processar antígenos particulados ou solúveis dos patógenos para serem apresentados como complexos peptídeo:MHC às células T. Enquanto a apresentação de antígenos pelas células dendríticas ocorre exclusivamente para ativar as células T virgens, a apresentação de antígenos pelos macrófagos e pelas células B permite que elas utilizem a atividade efetora das células T antígeno-específicas previamente ativadas. Por exemplo, os macrófagos que apresentam antígenos de patógenos ingeridos recebem o auxílio das células T CD4 produtoras de IFN-γ para aumentar a morte intracelular desses patógenos. A apresentação de antígenos pelas células B recruta o auxílio de células T para estimular a produção de anticorpos e a troca de classe, como será discutido no Capítulo 10. Em todos os três tipos de APCs, a expressão de moléculas coestimuladoras é ativada em resposta aos sinais de receptores que também atuam na imunidade inata para sinalizar a presença de um agente infeccioso.

Ativação das células T virgens pelas células dendríticas ativadas por patógenos

As respostas de células T são iniciadas quando células T CD4 ou CD8 virgens maduras encontram uma APC adequadamente ativada que apresenta o ligante peptídeo:MHC adequado. Agora, será descrita a geração de células T efetoras a partir de células T virgens. A ativação e a diferenciação das células T virgens, frequentemente denominada ativação (*priming*), são distintas das respostas posteriores das células T efetoras contra o antígeno em sua célula-alvo e das respostas das células T de memória instruídas contra os encontros subsequentes com o mesmo antígeno. A ativação das células T CD8 virgens gera células T citotóxicas capazes de matar diretamente as células infectadas por patógenos. As células CD4 desenvolvem-se em uma variada gama de tipos de células efetoras, dependendo da natureza dos sinais que ela recebe durante a instrução. A atividade efetora CD4 pode incluir citotoxicidade mas, com frequência, envolve a secreção de uma série de citocinas que direcionam a resposta das células-alvo.

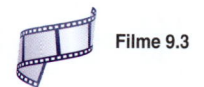
Filme 9.3

9.10   A interação inicial das células T virgens com as APCs é mediada pelas moléculas de adesão celular

À medida que migram pela região cortical do linfonodo, as células T virgens ligam-se transitoriamente a cada APC que encontram. As células dendríticas maduras ligam-se de maneira eficiente às células T virgens, por meio de interações entre LFA-1 e CD2 na célula T, e ICAM-1, ICAM-2 e CD58 na célula dendrítica (Fig. 9.17). Talvez devido a esse sinergismo, tem sido difícil distinguir a função exata de cada uma dessas moléculas de adesão. Indivíduos com carência de LFA-1 podem ter respostas normais de células T, e esse também parece ser o caso de camundongos geneticamente modificados, os quais não possuem o CD2. Não seria surpreendente se houvesse redundância suficiente nas moléculas mediadoras das interações de adesão das células T para permitir que ocorram respostas imunes na ausência de qualquer uma delas; essa redundância molecular foi observada em outros processos biológicos complexos.

A ligação transitória de células T virgens às APCs é crucial no fornecimento de tempo para que as células T entrem em contato com um grande número de moléculas do MHC na superfície de cada APC, em busca da presença de um peptídeo específico. Nos raros casos em que uma célula T virgem reconhece seu ligante peptídeo:MHC específico, a sinalização por meio do TCR induz uma alteração conformacional na

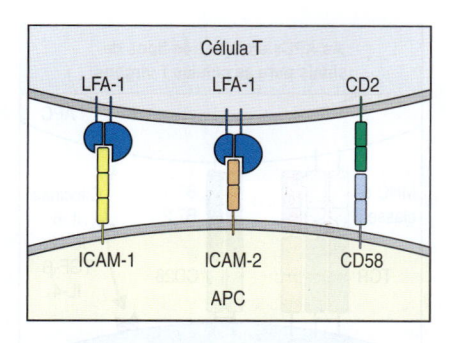

Figura 9.17   As moléculas de superfície celular da superfamília das imunoglobulinas são importantes nas interações dos linfócitos com células apresentadoras de antígenos (APCs). No encontro inicial das células T com as APCs, a ligação do CD2 com o CD58 na APC sinergiza com a ligação do LFA-1 a ICAM-1 e ICAM-2. O LFA-1 é a integrina heterodimérica CD11a:CD18 α_L:β_2. A ICAM-1 e a ICAM-2 são também conhecidas como CD54 e CD102, respectivamente.

Figura 9.18 As interações de adesão transientes entre células T e células apresentadoras de antígeno (APCs) são estabilizadas pelo reconhecimento do antígeno específico. Quando uma célula T se liga a seu ligante específico em uma APC, a sinalização intracelular por meio do receptor de célula T (TCR) induz uma modificação conformacional na LFA-1 que faz esta se ligar com maior afinidade às ICAMs na APC. A célula T mostrada aqui é uma célula T CD4.

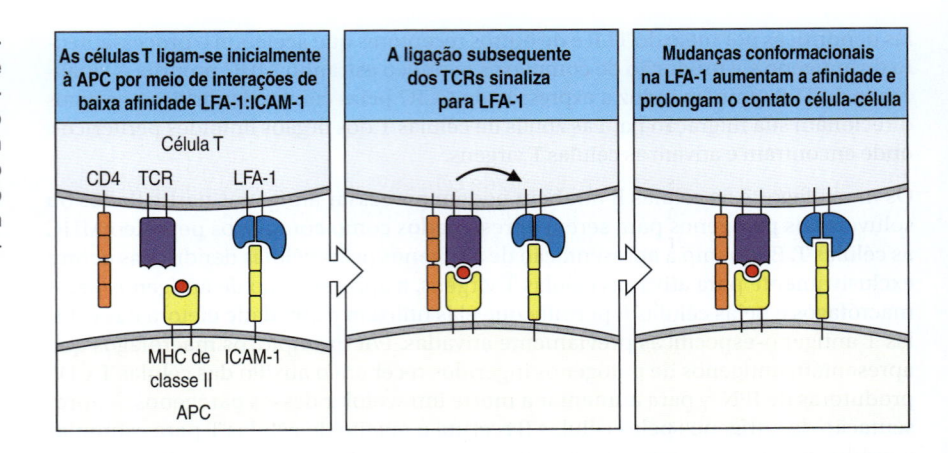

As células T ligam-se inicialmente à APC por meio de interações de baixa afinidade LFA-1:ICAM-1	A ligação subsequente dos TCRs sinaliza para LFA-1	Mudanças conformacionais na LFA-1 aumentam a afinidade e prolongam o contato célula-célula

LFA-1 que aumenta muito sua afinidade por ICAM-1 e ICAM-2. Essa mudança conformacional ocorre da mesma maneira que aquela induzida por meio de sinalização via receptores de quimiocinas durante a migração das células T virgens em direção aos órgãos linfoides periféricos (ver Seção 9.2). A mudança na LFA-1 estabiliza a associação entre a célula T antígeno-específica e a APC (Fig. 9.18). A associação pode persistir por vários dias, durante os quais a célula T virgem prolifera, e sua progênie, que também adere às APCs, diferencia-se em células T efetoras.

A maioria dos encontros de células T com as APCs, contudo, não resulta em reconhecimento de um antígeno. Nesse caso, as células T devem ser capazes de se separar de maneira eficiente das APCs, de modo que possam continuar sua migração no linfonodo, deixando-o via vasos linfáticos eferentes para reentrar no sangue e continuar sua recirculação. A dissociação, tal como a ligação estável, também pode envolver a sinalização entre a célula T e as APCs, embora pouco seja conhecido sobre esse mecanismo.

9.11 As APCs emitem três tipos de sinais para expansão clonal e diferenciação das células T virgens

Ao discutir a instrução das células T virgens, é útil considerar três tipos distintos de sinais (Fig. 9.19) O sinal 1 compreende os sinais antígeno-específicos derivados da interação de um complexo peptídeo específico:MHC com o TCR. O comprometimento do TCR com esse antígeno peptídico é essencial para a ativação das células T virgens, mas mesmo que o correceptor CD4 ou CD8 também esteja ligado, ele por si não estimula a célula T para a completa proliferação e diferenciação em células T efetoras. A expansão e a diferenciação das células T virgens envolvem pelo menos dois outros tipos de sinais, que são geralmente apresentados pela mesma APC. Esses sinais podem ser divididos em sinais coestimuladores que promovem a sobrevivência e a expansão das células T (sinal 2), e em sinais envolvidos no direcionamento da diferenciação das células T em três subgrupos distintos de células T efetoras (sinal 3).

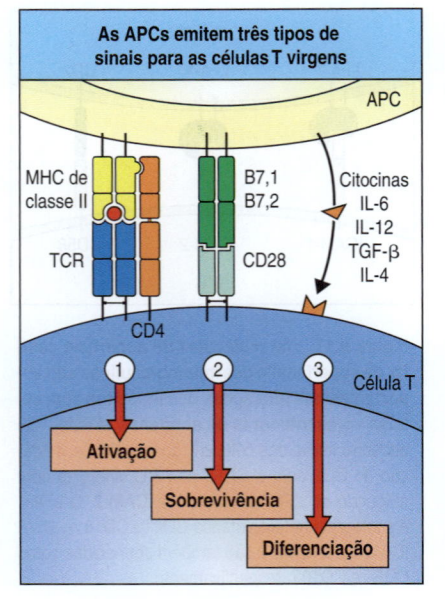

Figura 9.19 Três tipos de sinais estão envolvidos na ativação das células T virgens por células apresentadoras de antígenos (APCs). A ligação do complexo peptídeo estranho:MHC próprio pelo receptor de célula T (TCR) e, neste exemplo, um correceptor CD4, transmite um sinal (seta 1) para a célula T que encontrou o antígeno. A ativação eficaz da célula T virgem requer um segundo sinal (seta 2), o sinal coestimulador, que será emitido pela mesma APC. Neste exemplo, o encontro do CD28 da célula T com a molécula B7 da APC emite o sinal 2, cuja consequência final é o aumento da sobrevivência e a proliferação das células T que tenham recebido o sinal 1. O coestimulador induzível (ICOS) e os membros da família do receptor do TNF também podem fornecer sinais coestimuladores. Para as células T CD4, diferentes vias de diferenciação produzem subpopulações de células T efetoras que desempenham respostas efetoras distintas, dependendo da natureza do terceiro sinal (seta 3) emitido pela APC. As citocinas estão, em geral (mas não exclusivamente), envolvidas no direcionamento dessa diferenciação.

As moléculas coestimuladoras mais bem caracterizadas que emitem o sinal 2 são as moléculas B7. Essas moléculas são componentes homodiméricos da superfamília de imunoglobulinas, e são encontradas exclusivamente na superfície de células, como as células dendríticas, que estimulam a proliferação de células T virgens (ver Seção 9.6). Seu papel na coestimulação foi demonstrado por meio da transfecção de fibroblastos que expressam um ligante de células T com os genes que codificam as moléculas B7, mostrando que os fibroblastos podiam coestimular a expansão clonal das células T virgens. O receptor das moléculas B7 nas células T é o **CD28**, um membro da superfamília de imunoglobulinas (ver Seção 7.15). A ligação do CD28 pelas moléculas B7 ou por anticorpos anti-CD28 é necessária para a expansão clonal ótima das células T virgens, e os anticorpos anti-B7, que inibem a ligação das moléculas B7 com o CD28, inibem as respostas de células T.

Filme 9.4

9.12   A coestimulação dependente do CD28 das células T ativadas induz a expressão do fator de crescimento de células T, a interleucina-2, e do receptor de alta afinidade da IL-2

As células T virgens são encontradas como pequenas células em repouso com cromatina condensada e pouco citoplasma com pouca síntese de RNA ou proteínas. Durante a ativação, elas retornam ao ciclo celular e dividem-se rapidamente para produzir um grande número de descendentes que se diferenciarão em células T efetoras. Sua proliferação e sua diferenciação é dirigida pela citocina **interleucina-2** (**IL-2**), a qual é produzida pelas próprias células T ativadas.

O encontro inicial com o antígeno específico na presença de um sinal coestimulador ativa a entrada da célula T na fase G_1 do ciclo celular. Ao mesmo tempo, isso também induz a síntese de IL-2 juntamente com a cadeia α do receptor de IL-2 (também conhecido como CD25). O receptor de IL-2 é composto por três cadeias: α, β e γ (Fig. 9.20). As células T em repouso expressam uma forma do receptor composta somente pelas cadeias β e γ que ligam a IL-2 com afinidade moderada, permitindo que as células T respondam a altas concentrações de IL-2. A associação da cadeia α ao heterodímero β e γ cria um receptor com afinidade muito maior pela IL-2, permitindo que a célula responda às concentrações muito baixas de IL-2. A ligação da IL-2 ao receptor de alta afinidade ativa a progressão para o restante do ciclo celular (Fig. 9.21). As células T ativadas desta maneira podem dividir-se duas a três vezes ao dia por vários dias, permitindo que uma célula dê origem a um clone de milhares de células, todas portadoras do mesmo receptor de antígeno. A IL-2 é um fator de sobrevivência para essas células e também permite sua diferenciação em células T efetoras. A remoção da IL-2 das células T ativadas resulta em sua morte.

O reconhecimento do antígeno pelo TCR induz a síntese ou a ativação dos fatores de transcrição NFAT, AP-1 e NFκB, os quais se ligam à região do promotor do gene da IL-2 e são essenciais para ativar sua transcrição (ver Seção 7.15). A coestimulação por meio do CD28 contribui para a produção da IL-2 de, pelo menos, três maneiras. Primeiro, a sinalização por meio do CD28 ativa a quinase PI-3, que aumenta a produção dos fatores de transcrição AP-1 e NFκB, aumentando, assim, a transcrição do mRNA de IL-2. Entretanto, os mRNAs de muitas citocinas, inclusive IL-2, têm vida muito curta devido a uma sequência de "instabilidade" (AUUUAUUUA) em sua região 3' não traduzida. A sinalização por meio do CD28 prolonga o tempo de vida da molécula do mRNA da IL-2, induzindo a expressão de proteínas que bloqueiam a atividade da sequência de instabilidade, resultando no aumento da tradução e na maior produção da proteína IL-2. Por fim, a quinase PI-3 auxilia na ativação da proteína quinase Akt (ver Seção 7.15), que geralmente promove o crescimento e a sobrevivência celulares, aumentando a produção total de IL-2 pelas células T ativadas.

A importância central da IL-2 no início da resposta imune adaptativa é explorada por fármacos normalmente utilizados para suprimir respostas imunes indesejáveis, como a rejeição de transplantes. Os imunossupressores ciclosporina A e FK506 (tacrolimo ou fujimicina) inibem a produção da IL-2, rompendo a sinalização por meio do TCR, e a rapamicina (sirolimo) inibe a sinalização por meio

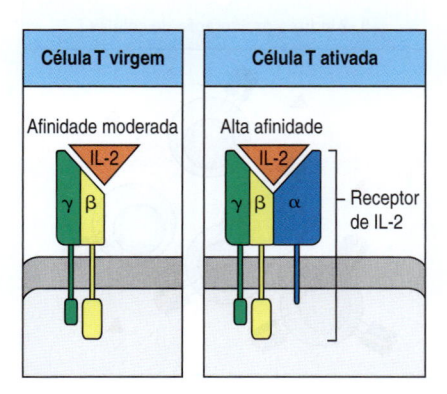

Figura 9.20   Os receptores de IL-2 de alta afinidade são estruturas de três cadeias que estão presentes apenas nas células T ativadas. Nas células T em repouso, as cadeias β e γ são expressas constitutivamente. Elas se ligam à IL-2 com afinidade moderada. A ativação de células T induz a síntese da cadeia α e a formação do receptor de alta afinidade heterotrimérico. As cadeias β e γ apresentam similaridade na sequência de aminoácidos com os receptores de superfície para o hormônio de crescimento e a prolactina, os quais também regulam o crescimento e a diferenciação celular.

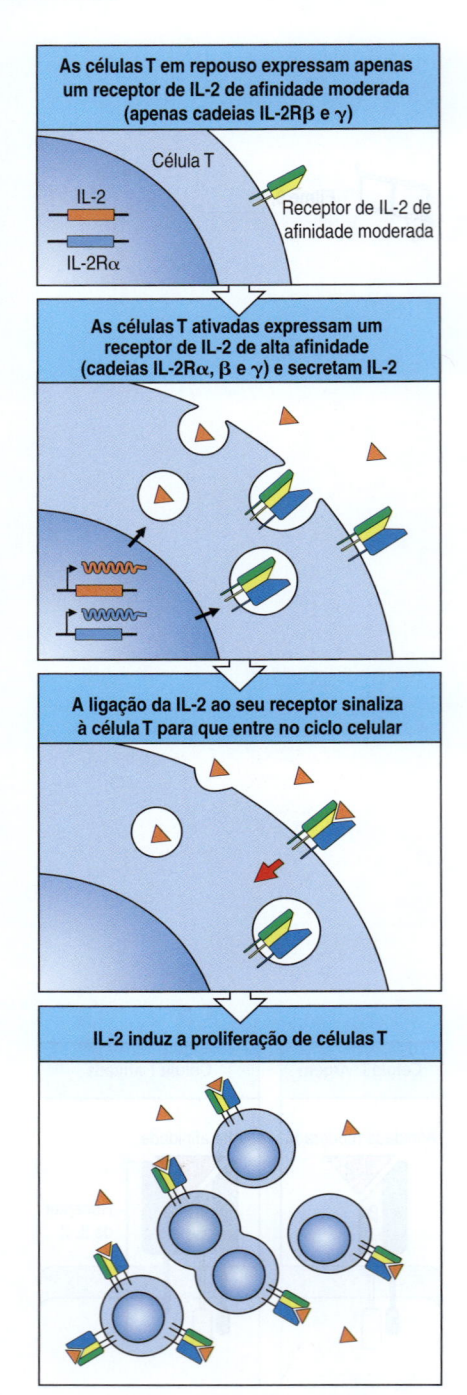

Figura 9.21 As células T ativadas secretam e respondem à IL-2. A ativação das células T virgens na presença de coestimulação por meio da sinalização do CD28 induz a expressão e a secreção de IL-2 e a expressão de receptores de alta afinidade da IL-2. A IL-2 liga-se aos receptores de IL-2 de alta afinidade para promover o crescimento das células T de modo autócrino.

do receptor de IL-2. A ciclosporina A e a rapamicina atuam sinergisticamente para inibir a resposta imune, impedindo que a IL-2 ative a expansão clonal das células T. O modo de ação desses imunossupressores será visto em detalhes no Capítulo 16.

9.13 O sinal 2 pode ser modificado por vias coestimuladoras adicionais

A célula T virgem, uma vez ativada, expressa inúmeras proteínas, além do CD28, que contribuem para manter ou para modificar o sinal coestimulador. Esses outros receptores coestimuladores geralmente pertencem à família de receptores do CD28 ou à família do fator de necrose tumoral (TNF, do inglês *tumor necrosis factor*)/receptores do TNF.

As proteínas relacionadas ao CD28 são induzidas durante a ativação das células T e modificam os sinais coestimuladores durante o desenvolvimento da resposta de células T. Uma delas é o coestimulador induzível (**ICOS**, do inglês *inducible co-stimulator*), que se liga a um ligante conhecido como **ligante de ICOS** (**ICOSL** [do inglês *ICOS ligand*] ou **B7-H2**), relacionado estruturalmente às moléculas B7.1 e B7.2. O ICOSL é produzido em células dendríticas ativadas, monócitos e células B. Embora o ICOS se assemelhe ao CD28 no direcionamento da proliferação das células T, não induzem a produção de IL-2, mas parecem regular a expressão de outras citocinas produzidas pela subpopulação de células T CD4, como IL-4 e IFN-γ. O ICOS é particularmente importante para permitir que as células T CD4 atuem como células auxiliares para as respostas de células B, como a troca de isotipo. O ICOS é expresso nas células T dos centros germinativos dentro dos folículos linfoides, e camundongos que não possuam ICOS não desenvolvem os centros germinativos e apresentam uma resposta de anticorpos severamente reduzida.

Outro receptor para as moléculas B7 é o **CTLA-4** (CD152), que se assemelha muito à sequência do CD28. O CTLA-4 liga-se às moléculas B7 com cerca de 20 vezes mais avidez do que o CD28, mas seu efeito é o de inibir, e não de ativar, a célula T (Fig. 9.22). O CTLA-4 não contém motivo ITIM e tem sido sugerido que ele inibe a ativação da célula T ao competir com o CD28 pela interação com as moléculas B7 expressas pelas APCs. A ativação das células T virgens induz a expressão do CTLA-4 na superfície, tornando as células T ativadas menos sensíveis à estimulação pelas APCs do que as células T virgens, restringindo, assim, a produção de IL-2. Assim, a ligação da CTLA-4 às moléculas B7 é essencial para a limitação da resposta proliferativa das células T ativadas ao antígeno e à B7. Isso foi confirmado pela produção de camundongos com o gene CTLA-4 interrompido. Tais camundongos desenvolvem uma doença fatal caracterizada por uma massiva proliferação de linfócitos. Anticorpos que bloqueiam a CTLA4 da ligação às moléculas B7 aumentam, de maneira significativa, as respostas imunes dependentes de células T.

Várias moléculas da família do TNF atuando por meio de seus receptores também podem emitir os sinais coestimuladores. Todas elas parecem atuar por meio da ativação do NFκB pela via dependente de TRAF (ver Seção 7.22). O **CD70** das células dendríticas, ligado ao seu receptor **CD27** constitutivamente expresso nas células T virgens, emite um potente sinal coestimulador para as células T logo no início do processo de ativação. O receptor CD40 das células dendríticas (ver Seção 9.7) liga-se ao ligante CD40 expresso nas células T, iniciando a sinalização de duas vias que transmite sinais de ativação às células T, e também induz as células dendríticas a expressar B7, estimulando, assim, maior proliferação de células T. O papel do par ligante CD40-CD40 na manutenção da resposta de células T foi demonstrado em camundongos que não possuem o ligante CD40. Quando esses camundongos eram imunizados, a expansão clonal de células T respondedoras encontrava-se reduzida nos estágios iniciais. A molécula de célula T **4-1BB** (CD137) e seu ligante **4-1BBL**, que são expressas em células dendríticas ativadas, macrófagos e células B, formam outro par de coestimuladores da família do TNF. Os efeitos dessas interações também são bidirecionais, pois tanto as células T como as APCs recebem os sinais de ativação. Esse tipo de interação é às vezes referido como diálogo de células T:APCs. Outro receptor coestimulador e seu ligante, o **OX40** e o **OX40L**, são expressos nas células T ativadas e nas células dendríticas, respectivamente. Camundongos deficientes em OX40 apresentam uma proliferação de células T CD4 reduzida em resposta à infecção viral, indicando uma função na manutenção de uma resposta de células T ativa, aumentando a sobrevivência e proliferação da célula T.

9.14 O reconhecimento do antígeno na ausência de coestimulação leva à inativação funcional ou à deleção clonal das células T periféricas

Algumas células T específicas para autoantígenos sobrevivem e entram nos tecidos periféricos, apesar da deleção de muitas células T autorreativas no timo (ver Seção 8.20). Isto é evidente em doenças nas quais essas células tornam-se ativadas e causam autoimunidade tecido-específica. Os peptídeos próprios podem ser apresentados pelas moléculas do MHC de classe I expressas nos tecidos periféricos e pelas moléculas do MHC de classes I e II expressas nas células dendríticas, que levam as proteínas próprias para os órgãos linfoides (ver Seção 9.6). Entretanto, os tecidos periféricos não expressam as moléculas coestimuladoras e, na ausência de infecção, as células dendríticas expressam pouquíssimas moléculas coestimuladoras. Por essas razões, as células T virgens que reconhecem os autopeptídeos normalmente não são ativadas e têm destinos alternativos. Algumas podem ser convertidas em células T reguladoras (ver Seção 9.19), e acredita-se que outras sejam eliminadas clonalmente ou entrem em um estado de anergia (Fig. 9.23).

A anergia foi demonstrada pela primeira vez em clones de células T CD4 mantidos *in vitro*. Quando estimulados inicialmente com um antígeno na ausência de coestimulação, as células T tornaram-se refratárias à ativação subsequente por um antígeno específico, mesmo quando o antígeno estava presente nas APCs expressando moléculas coestimuladoras. Esse estado é chamado de anergia. Um estado de irresponsividade similar tem sido demonstrado *in vivo* pelo uso de células T transgênicas para o TCR para um antígeno de especificidade conhecida. Quando o antígeno específico foi apresentado na forma solúvel sem adjuvantes para induzir a atividade coestimuladora, a célula T permaneceu viável, mas muito menos responsiva ao estímulo subsequente, mesmo na presença de coestimulação. Ao se tornarem anérgicas, as células T autorreativas são impedidas de sofrer expansão clonal e de adquirir funções efetoras que podem ser direcionadas contra os tecidos próprios.

A anergia envolve um bloqueio adquirido na via de sinalização do TCR, o qual pode ser devido à indução das ligases da ubiquitina E3 nas células T anérgicas que têm como alvo os componentes do complexo de sinalização CD3 para degradação. A ligase E3 GRAIL (do inglês *gene related to anergy in lymphocytes* – gene associado

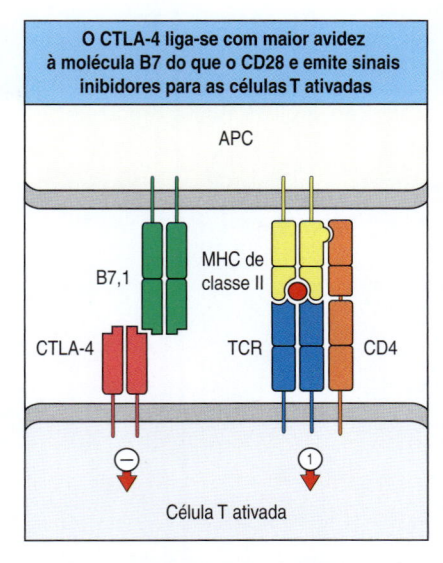

Figura 9.22 O CTLA-4 é um receptor inibidor das moléculas B7. As células T virgens expressam o CD28, que emite um sinal coestimulador ao ligar-se às moléculas B7 (ver Fig. 9.19), direcionando a sobrevivência e a expansão das células T. As células T ativadas expressam níveis aumentados de CTLA-4 (CD152). O CTLA-4 tem maior afinidade que o CD28 pelas moléculas B7 e assim se liga à maioria, ou a todas, as moléculas B7, regulando a fase proliferativa da resposta. APC, célula apresentadora de antígeno; MHC, complexo principal de histocompatibilidade.

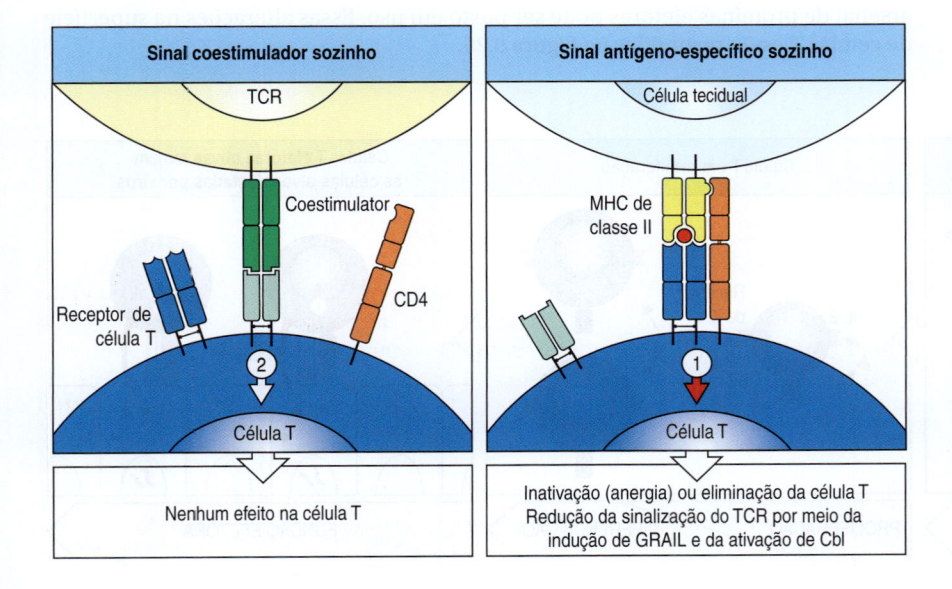

Figura 9.23 A tolerância das células T aos antígenos expressos nas células dos tecidos resulta do reconhecimento antigênico na ausência de coestimulação. Uma célula apresentadora de antígeno (APC) não ativará ou inativará uma célula T se o antígeno apropriado não estiver presente na superfície da APC, mesmo que ela expresse uma molécula coestimuladora (figura à esquerda). Entretanto, quando uma célula T reconhece o antígeno (sinal 1) na ausência de moléculas coestimuladoras (figura à direita), a célula T torna-se anérgica e pode ser eliminada. As células anérgicas têm um bloqueio na sinalização pelo receptor de célula T (TCR) causado pela indução das ligases E3 de ubiquitina GRAIL e/ou Cbl, que têm como alvo para degradação os componentes da via de sinalização do TCR, como o CD3ζ.

à anergia nos linfócitos) tem sido relacionada com a anergia. Como a ligase E3 Cbl (ver Seção 7.5), a GRAIL pode ter como alvo os componentes do CD3, mais provavelmente o CD3ζ, para degradação pelo proteossoma, bloqueando, assim, a sinalização pelo TCR. Em camundongos deficientes de GRAIL, as células T estimuladas pelo antígeno proliferam e produzem citocinas mesmo sem coestimulação, que é consistente com a função do GRAIL no estabelecimento da anergia na ausência de coestimulação. A sinalização do CD28 impede a indução do GRAIL, de modo que não ocorra bloqueio na via da célula T nessas circunstâncias.

Entretanto, a anergia não explica toda a tolerância periférica às células T potencialmente autorreativas. A tolerância periférica também requer células T reguladoras (células T_{reg}) que expressam o FoxP3 (ver Seção 8.18). Experimentalmente, isso tem sido demonstrado pela deleção das células T reguladoras que expressam o FoxP3 em camundongos adultos normais, o que leva ao rápido desenvolvimento de autoimunidade. As células T reguladoras serão discutidas novamente adiante neste capítulo.

9.15 As células T em proliferação diferenciam-se em células T efetoras que não necessitam de coestimulação para desempenhar suas funções

Após quatro a cinco dias de rápida proliferação induzida pela IL-2, as células T ativadas diferenciam-se em células T efetoras, que podem sintetizar todas as moléculas necessárias para suas funções especializadas como células T auxiliares ou citotóxicas. Além disso, as células T efetoras sofrem diversas modificações que as distinguem das células T virgens. Uma das mais importantes reside nas exigências de ativação das células: uma vez que uma célula T tenha se diferenciado em uma célula efetora, um encontro posterior com seu antígeno específico resulta em um ataque imune sem a necessidade de coestimulação (Fig. 9.24). Essa distinção é fácil de compreender, particularmente no caso das células T CD8 citotóxicas, que devem ser capazes de atuar em qualquer célula infectada por vírus, possa ou não a célula infectada expressar moléculas coestimuladoras. Entretanto, essa característica também é importante para a função efetora das células CD4, na medida em que células T efetoras CD4 devem ser capazes de ativar células B e macrófagos que captaram o antígeno mesmo se essas células não expressarem inicialmente as moléculas coestimuladoras.

Outras mudanças são observadas nas moléculas de adesão e nos receptores expressos pelas células T efetoras. Elas expressam um maior número de moléculas LFA-1 e CD2 em sua superfície do que o fazem as células T virgens, mas perdem suas selectinas L de superfície, cessando sua recirculação através dos linfonodos. Em vez disso, expressam a integrina VLA-4, o que permite que se liguem ao endotélio vascular portador da molécula de adesão **VCAM-1**, a qual é expressa nos sítios de inflamação. Isso permite que as células T efetoras entrem nos locais de infecção, onde seu arsenal de proteínas efetoras pode ser posto em uso. Essas alterações na superfície de células T estão resumidas na Figura 9.25.

Figura 9.24 As células T efetoras podem responder às suas células-alvo sem coestimulação. Uma célula T virgem que reconhece o antígeno na superfície de uma célula apresentadora de antígeno (APC) e recebe os dois sinais necessários (setas 1 e 2, figura à esquerda) torna-se ativada, e tanto secreta quanto responde à IL-2. A expansão clonal dirigida por IL-2 (figura central) é seguida pela diferenciação das células T em células efetoras. Uma vez que as células tenham se diferenciado em células T efetoras, qualquer encontro com o antígeno específico desencadeia suas ações efetoras sem a necessidade de coestimulação. Assim, como ilustrado aqui, uma célula T citotóxica pode matar alvos que expressam apenas o ligante peptídeo:complexo principal de histocompatibilidade (MHC) e nenhum sinal coestimulador (figura à direita).

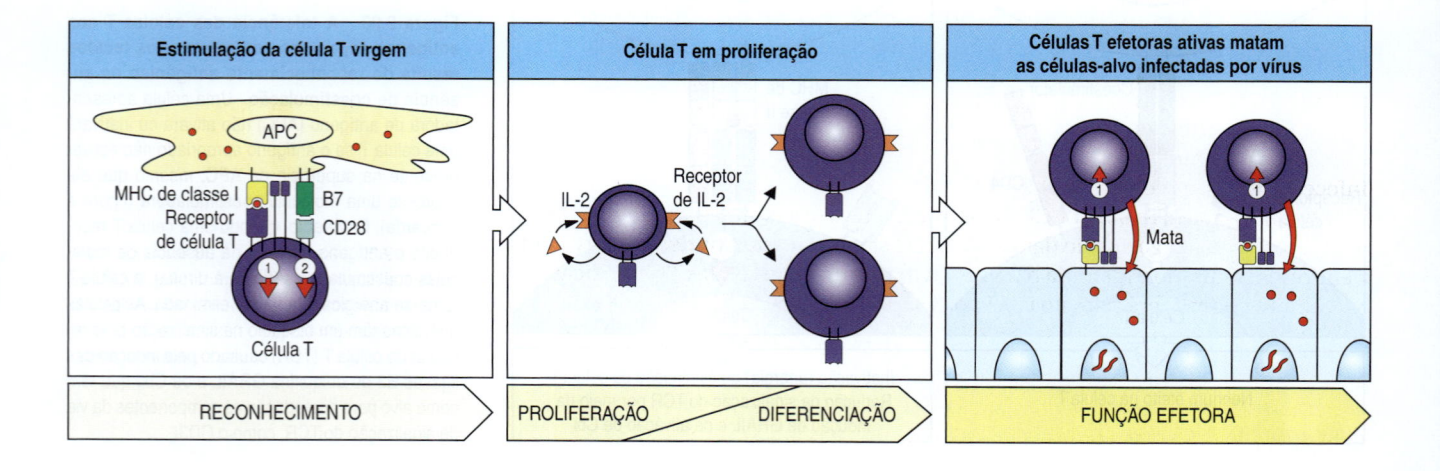

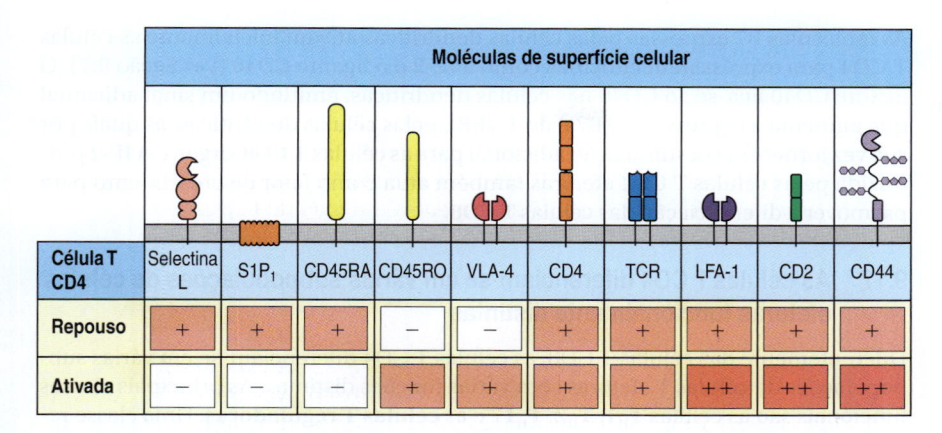

Moléculas de superfície celular									
Célula T CD4	Selectina L	S1P₁	CD45RA	CD45RO	VLA-4	CD4	TCR	LFA-1	CD2	CD44
Repouso	+	+	+	–	–	+	+	+	+	+
Ativada	–	–	–	+	+	+	+	+ +	+ +	+ +

Figura 9.25   A ativação das células T modifica a expressão de várias moléculas da superfície celular. O exemplo aqui é uma célula T CD4. A célula T virgem em repouso expressa a selectina-L, por meio da qual se direciona para os linfonodos, mas expressam níveis relativamente baixos de outras moléculas de adesão, como CD2 e LFA-1. Com a ativação, a expressão de selectina-L é interrompida e, em vez disso, níveis elevados de integrina LFA-1 são produzidos, sendo esta ativada para engajar seus ligantes ICAM-1 e ICAM-2. Uma integrina recém-expressa denominada VLA-4, que atua como receptor de direcionamento para o endotélio vascular nos locais de inflamação, assegura que as células T ativadas entrem nos tecidos periféricos, onde poderão encontrar a infecção. As células T ativadas também têm alta densidade da molécula de adesão CD2 na sua superfície, aumentando a avidez da interação com células-alvo em potencial, e uma maior densidade da molécula de adesão CD44. Ocorre uma mudança na isoforma do CD45 que é expresso, por processamento alternativo do transcrito de RNA do gene do CD45, de modo que células T ativadas expressam a isoforma CD45RO, a qual se associa com o receptor de células (TCR) e com CD4. Essa mudança torna a célula T mais sensível à estimulação por uma menor concentração de complexos peptídeo:complexo principal de histocompatibilidade (MHC). Finalmente, o receptor da esfingosina-1-fosfato (S1P₁) é expresso nas células T virgens em repouso, permitindo a saída das células que não se tornaram ativadas. A regulação negativa do S1P₁ por vários dias após a ativação impede a saída das células T durante os períodos de proliferação e diferenciação. Após vários dias, ele é novamente expresso, permitindo que as células efetoras saiam dos tecidos linfoides.

9.16   As células T CD8 podem ser ativadas de diferentes maneiras para que se tornem células efetoras citotóxicas

As células T virgens são classificadas em duas grandes classes: a das portadoras do correceptor CD8 em sua superfície, e a das portadoras do correceptor CD4 em sua superfície. Todas as células T CD8 se diferenciam em **células T CD8 citotóxicas** (algumas vezes denominadas **linfócitos citotóxicos** ou **CTLs** [do inglês *CD8 cytotoxic T cells*]), as quais matam suas células-alvo (Fig. 9.26). Elas são importantes na defesa contra patógenos intracelulares, principalmente os vírus. As células infectadas por vírus apresentam fragmentos das proteínas virais como complexos peptídeo:MHC de classe I em sua superfície, e estes são reconhecidos pelos linfócitos T citotóxicos.

Talvez, devido ao fato de as ações efetoras dessas células serem tão destrutivas, as células T CD8 virgens requerem mais atividade coestimuladora para levá-las a se tornar células efetoras ativadas do que as células T CD4 virgens. Esses requerimentos podem ser satisfeitos de duas maneiras. A mais simples é a ativação das células dendríticas maduras, que têm alta atividade coestimuladora intrínseca. Em algumas infecções virais, as células dendríticas tornam-se suficientemente ativadas para induzir diretamente as células T CD8 a produzir a IL-2 necessária para a proliferação e a diferenciação, sem o auxílio das células CD4 efetoras. Essa propriedade das células dendríticas tem sido explorada para produzir respostas de células T citotóxicas contra tumores, como será visto no Capítulo 16.

Na maioria das infecções virais, entretanto, a ativação das células T CD8 requer o auxílio adicional, que é fornecido pelas células T CD4 efetoras. As células T CD4 efetoras que reconhecem os antígenos relacionados apresentados pelas APCs podem amplificar a ativação das células T CD8 virgens ativando as APCs (Fig. 9.27).

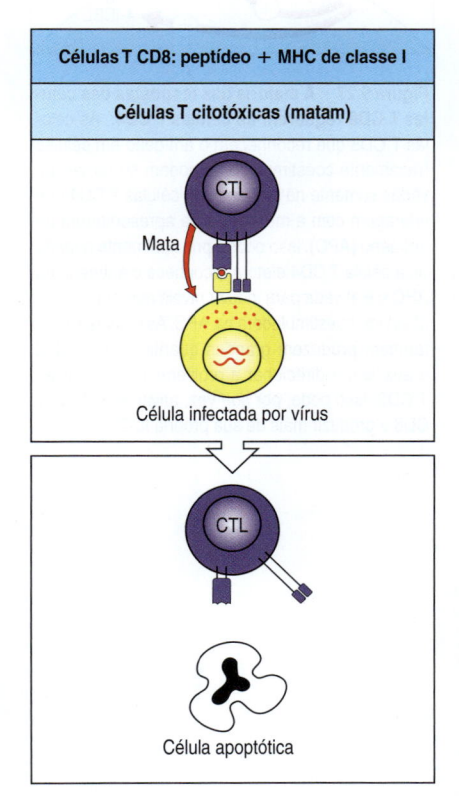

Células T CD8: peptídeo + MHC de classe I

Células T citotóxicas (matam)

Mata

Célula infectada por vírus

Célula apoptótica

Figura 9.26   As células T CD8 citotóxicas são especializadas em matar as células infectadas com patógenos intracelulares. As células CD8 citotóxicas matam as células-alvo que apresentam fragmentos peptídicos dos patógenos citosólicos, principalmente de vírus, ligados às moléculas do complexo principal de histocompatibilidade (MHC) de classe I na superfície celular.

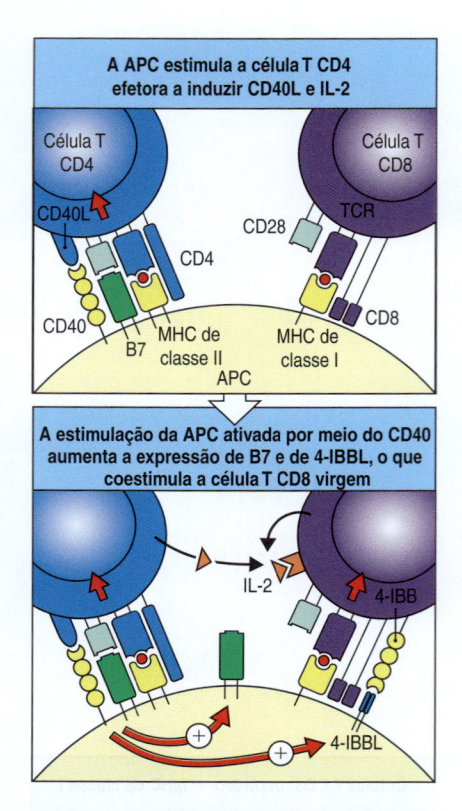

A APC estimula a célula T CD4 efetora a induzir CD40L e IL-2

Célula T CD4

Célula T CD8

CD40L

CD28

TCR

CD4

CD40

B7

MHC de classe II

MHC de classe I

CD8

APC

A estimulação da APC ativada por meio do CD40 aumenta a expressão de B7 e de 4-IBBL, o que coestimula a célula T CD8 virgem

IL-2

4-IBB

4-IBBL

Figura 9.27 A maioria das respostas das células T CD8 requerem as células T CD4. As células T CD8 que reconhecem o antígeno em células fracamente coestimuladoras podem se tornar ativadas somente na presença de células T CD4 que interagem com a mesma célula apresentadora de antígeno (APC). Isso ocorre principalmente quando uma célula T CD4 efetora reconhece o antígeno na APC e é ativada para induzir níveis aumentados de atividade coestimuladora na APC. As células T CD4 também produzem grandes quantidades de IL-2 e auxiliam a direcionar a proliferação das células T CD8. Isso pode, por sua vez, ativar as células T CD8 a produzir mais de sua própria IL-2.

As moléculas B7 expressas pelas células dendríticas ativam inicialmente as células T CD4 para expressarem citocinas como a IL-2 e o ligante CD40 (ver Seção 9.7). O ligante CD40 liga-se ao CD40 nas células dendríticas, emitindo um sinal adicional que aumenta a expressão de B7 e de 4-1BBL pelas células dendríticas, as quais por sua vez fornecem coestimulação adicional para as células T CD8 virgens. A IL-2 produzida pelas células T CD4 efetoras também atua como fator de crescimento para promover a diferenciação das células T CD8.

9.17 As células T CD4 diferenciam-se em várias subpopulações de células efetoras funcionalmente distintas

Diferentemente das células T CD8, as células T CD4 diferenciam-se em várias subpopulações de células T efetoras com várias funções distintas. As principais classes funcionais são as células T_H1, T_H2, T_H17 e as **células T reguladoras**. Uma classe recentemente reconhecida especializada em fornecer auxílio às células B nos folículos linfoides é denominada **célula T auxiliar folicular**, ou T_{FH}. Essas subpopulações, principalmente T_H1, T_H2 e T_H17, são definidas de acordo com as diferentes combinações de citocinas que elas secretam (Fig. 9.28). As primeiras subpopulações a serem identificadas foram T_H1 e T_H2, daí seus nomes.

As células T_H1 auxiliam no controle de bactérias que podem causar infecções intravesiculares em macrófagos, como as micobactérias, as quais causam tuberculose e hanseníase. Essas bactérias são capturadas por macrófagos da maneira geral, mas podem escapar do mecanismo de morte descrito no Capítulo 3. Se uma célula T_H1 reconhece antígenos bacterianos apresentados na superfície de um macrófago infectado, ela interagirá com a célula infectada para ativá-la ainda mais, estimulando a atividade bactericida dos macrófagos, a fim de permitir que elas matem as bactérias intracelulares. As funções de ativação dos macrófagos das células T_H1 serão descritas adiante neste capítulo. Por outro lado, as células T_H2 auxiliam no controle das infecções por parasitos, sobretudo helmintos, em vez das infecções causadas pelas bactérias intracelulares ou vírus, promovendo respostas mediadas pelos eosinófilos, pelos mastócitos e a produção de anticorpos de isotipo IgE. Em particular, as citocinas produzidas pelas células T_H2 são necessárias para a mudança de classe das células B para a produção de anticorpos da classe IgE, cuja função principal é combater infecções parasitárias, como será visto no Capítulo 10. A IgE é também o anticorpo responsável pelas alergias e, assim, a diferenciação T_H2 é de grande interesse médico, como discutido no Capítulo 14. A terceira subpopulação efetora de células T CD4 são as células T_H17. Elas parecem ser induzidas precocemente na resposta imune adaptativa, e sua principal função parece ser a de auxiliar na proteção contra bactérias extracelulares e fungos, por meio da estimulação da resposta de neutrófilos, que auxilia a eliminar esses patógenos (ver Fig. 9.28). Como células efetoras completamente diferenciadas, as células T_H1, T_H2 e T_H17 podem atuar fora dos tecidos linfoides nos locais de infecções para ativar os macrófagos ou para auxiliar no recrutamento de células, como eosinófilos e neutrófilos.

Outra função crucial das células T CD4 é fornecer o auxílio às células B para a produção de anticorpos (ver Seção 1.4). Uma questão confusa no passado era se as células T_H1 e T_H2 poderiam fornecer auxílio às células B e, frequentemente era implicado, de modo equivocado, que essa era função exclusiva das células T_H2. A opinião atual diz que as células T_{FH}, e não as células T_H1 ou T_H2, são as células T efetoras que fornecem auxílio para a produção de anticorpos de alta afinidade pelas células B nos folículos linfoides. As células T_{FH} são identificadas, principalmente, por sua localização e expressão de determinados marcadores, como o CXCR5 e o ICOS (Seção 9.13), e foram identificadas em seres humanos e em camundongos. A principal característica em relação ao auxílio para a produção de anticorpos é sua capacidade de secretar citocinas características de células T_H1 ou T_H2. Isso explica por que, durante uma infecção, as células B podem receber auxílio no folículo para a troca de classe para IgE por meio da presença de citocinas 'T_H2,' e para a troca para outros isotipos, como IgG2a, pela presença de citocinas 'T_H1.' A existência da subpopulação T_{FH} também pode explicar o grande

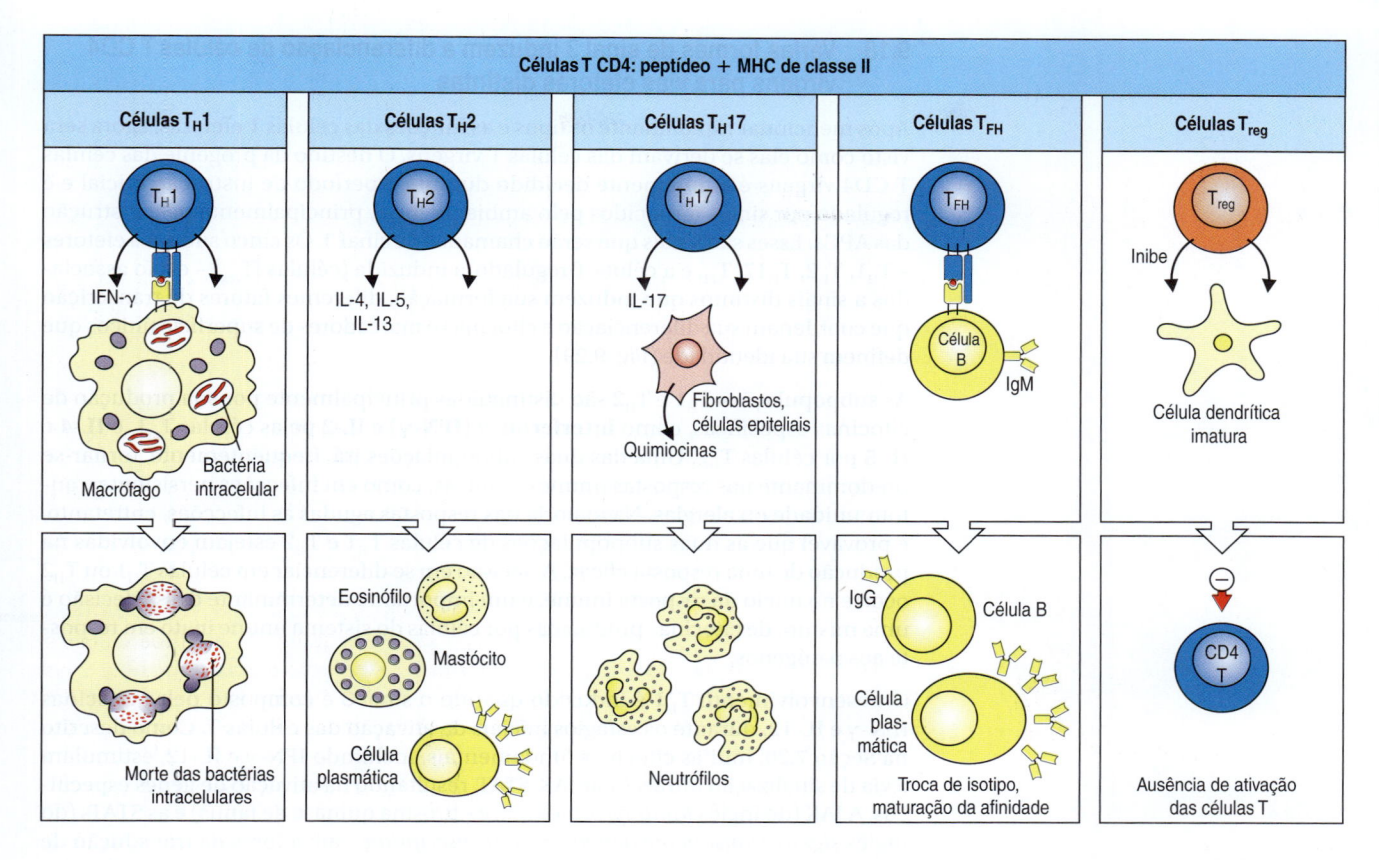

Figura 9.28   As subpopulações de células T CD4 efetoras são especializadas em fornecer auxílio para diferentes classes de patógenos. As células T_H1 (primeiras figuras) produzem citocinas que ativam os macrófagos, permitindo que eles destruam microrganismos intracelulares de maneira mais eficiente. As células T_H2 (segundas figuras) produzem citocinas que recrutam e ativam eosinófilos, mastócitos e basófilos e promovem uma barreira imune na superfície das mucosas. As células T_H17 (terceiras figuras) secretam citocinas da família IL-17 que induzem as células epiteliais e estromais a produzirem citocinas que recrutam os neutrófilos para os locais de infecção logo no início da resposta imune adaptativa. As células T_{FH} constituem uma subpopulação que se localiza nos folículos de células B, mas produzem citocinas características de outras subpopulações. As células T_{FH} que produzem IFN-γ ativam a produção de anticorpos fortemente opsonizantes pelas células B pertencentes a determinadas subclasses de IgG (IgG1 e IgG3 em seres humanos, e seus homólogos IgG2a e IgG2b em camundongos). As células T_{FH} que produzem IL-4 induzem a diferenciação das células B e a produção de imunoglobulinas de outros tipos, sobretudo IgE. As células T reguladoras (figuras à direita) constituem uma classe heterogênea de células que inibem a atividade das células T e auxiliam na prevenção do desenvolvimento de autoimunidade durante as respostas imunes. MHC, complexo principal de histocompatibilidade.

número de estudos realizados por muitos anos que indicaram que as células com perfil de citocinas característicos de T_H2 e T_H1 eram absolutamente necessárias para a completa gama de produção de anticorpos, mesmo quando o desenvolvimento das subpopulações T_H1 e T_H2 era bloqueado pelo nocaute de fatores de transcrição, mas muitas das classes de anticorpos ainda eram produzidas. Entretanto, a identificação das células T_{FH} não significa que as outras subpopulações de células T CD4 não tenham função na produção de anticorpos ou na influência das classes de anticorpos produzidas. As células T_H2 e as citocinas que elas produzem são, por exemplo, importantes no direcionamento da produção de IgE em resposta a parasitos e nas respostas alérgicas. O relacionamento das células T_{FH} com outras subpopulações CD4 durante o desenvolvimento ainda é objeto de intensa pesquisa, mas elas parecem representar um grupo distinto de células T efetoras que permanecem dentro dos tecidos linfoides e que são especializadas no fornecimento de auxílio às células B. As funções auxiliares das células T_{FH} serão retomadas em mais detalhes no Capítulo 10.

Todas as células T efetoras descritas anteriormente estão envolvidas na ativação de suas células-alvo para produzir respostas que auxiliam na eliminação dos patógenos do organismo. As outras células T CD4 encontradas na periferia possuem função distinta. Essas são as células T reguladoras, cuja função é de suprimir as respostas das células T, em vez de ativá-las. Elas estão envolvidas na limitação da resposta imune e na prevenção das respostas autoimunes. Dois grupos principais de células T reguladoras são atualmente reconhecidos. Uma subpopulação torna-se comprometida com o destino regulador ainda no timo. Elas são conhecidas como **células T reguladoras naturais**, as quais foram introduzidas na Seção 8.18. Outra subpopulação de células T reguladoras CD4 com diferentes fenótipos foram identificadas mais recentemente e acredita-se que sejam derivadas das células T CD4 virgens da periferia sob a influência de determinadas condições ambientais. Esse grupo é conhecido como **células T reguladoras induzidas** (ou células T reguladoras adaptativas).

9.18 Várias formas de sinal 3 induzem a diferenciação de células T CD4 virgens para vias efetoras distintas

Após mencionar rapidamente os tipos e as funções das células T efetoras, agora será visto como elas se derivam das células T virgens. O destino da progênie das células T CD4 virgens é amplamente decidido durante o período de instrução inicial e é regulado por sinais fornecidos pelo ambiente local, principalmente pela instrução das APCs. Esses são sinais que serão chamados de sinal 3. Os cinco subtipos efetores – T_H1, T_H2, T_H17, T_{FH} e a célula T reguladora induzida (células iT_{reg}) – estão associados a sinais distintos que induzem sua formação, diferentes fatores de transcrição que coordenam sua diferenciação e citocinas e marcadores de superfície únicos que definem sua identidade (Fig. 9.29).

As subpopulações T_H1 e T_H2 são distinguidas principalmente por sua produção de citocinas específicas, como **interferon-γ (IFN-γ)** e IL-2 pelas células T_H1, e **IL-4 e IL-5** por células T_H2. Uma das duas subpopulações irá, frequentemente, tornar-se predominante nas respostas imunes crônicas, como em infecções persistentes, autoimunidade ou alergias. Na maioria das respostas agudas às infecções, entretanto, é provável que as duas subpopulações de células T_H1 e T_H2 estejam envolvidas na produção de uma resposta eficaz. A decisão em se diferenciar em células T_H1 ou T_H2 ocorre no início da resposta imune, e um importante determinante dessa decisão é uma mistura de citocinas produzidas por células do sistema imune inato em resposta aos patógenos.

O desenvolvimento T_H1 é induzido quando o sinal 3 é composto pelas citocinas IFN-γ e IL-12, durante os estágios iniciais da ativação das células T. Como descrito na Seção 7.20, muitas citocinas fundamentais, incluindo IFN-γ e IL-12, estimulam a via de sinalização intracelular JAK-STAT, resultando na ativação de genes específicos. A JAK (do inglês *Janus tyrosine kinase* – tirosina quinase de Janus) e as STATs (do inglês *signal-transducing activators of transcription* – ativadores da transdução de sinal da transcrição) estão presentes como famílias de proteínas, as quais podem ser ativadas por diferentes citocinas para alcançar diferentes efeitos. Para o desenvolvimento de T_H1, a STAT1 e a STAT4 são importantes e são ativadas pelas citocinas produzidas pelas células da imunidade inata durante o início de uma infecção. As células *natural-killer* (NK) ativadas podem ser uma importante fonte de IFN-γ, porque o gene do IFN-γ está inativo nas células T CD4 virgens em repouso. A STAT1 induz a expressão de outro fator de transcrição, o T-bet, nas células T CD4 ativadas, o qual ativa o gene do IFN-γ e o receptor de IL-12. Agora essas células estão comprometidas a se tornarem células T_H1. A citocina IL12, produzida pelas células dendríticas e por macrófagos, pode então ativar a STAT4, que promove a expansão e a diferenciação das células comprometidas com o fenótipo T_H1.

Essas células T_H1 efetoras produzirão grandes quantidades de IFN-γ quando reconhecerem o antígeno na célula-alvo, reforçando o sinal para a diferenciação de mais células T_H1. Desse modo, o reconhecimento de um determinado tipo de patógeno pelo sistema imune inato inicia uma cadeia de reações que liga a resposta imune

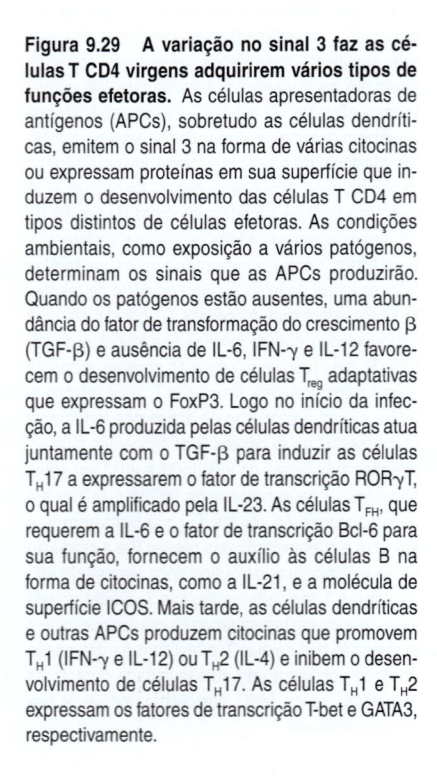

Figura 9.29 A variação no sinal 3 faz as células T CD4 virgens adquirirem vários tipos de funções efetoras. As células apresentadoras de antígenos (APCs), sobretudo as células dendríticas, emitem o sinal 3 na forma de várias citocinas ou expressam proteínas em sua superfície que induzem o desenvolvimento das células T CD4 em tipos distintos de células efetoras. As condições ambientais, como exposição a vários patógenos, determinam os sinais que as APCs produzirão. Quando os patógenos estão ausentes, uma abundância do fator de transformação do crescimento β (TGF-β) e ausência de IL-6, IFN-γ e IL-12 favorecem o desenvolvimento de células T_{reg} adaptativas que expressam o FoxP3. Logo no início da infecção, a IL-6 produzida pelas células dendríticas atua juntamente com o TGF-β para induzir as células T_H17 a expressarem o fator de transcrição RORγT, o qual é amplificado pela IL-23. As células T_{FH}, que requerem a IL-6 e o fator de transcrição Bcl-6 para sua função, fornecem o auxílio às células B na forma de citocinas, como a IL-21, e a molécula de superfície ICOS. Mais tarde, as células dendríticas e outras APCs produzem citocinas que promovem T_H1 (IFN-γ e IL-12) ou T_H2 (IL-4) e inibem o desenvolvimento de células T_H17. As células T_H1 e T_H2 expressam os fatores de transcrição T-bet e GATA3, respectivamente.

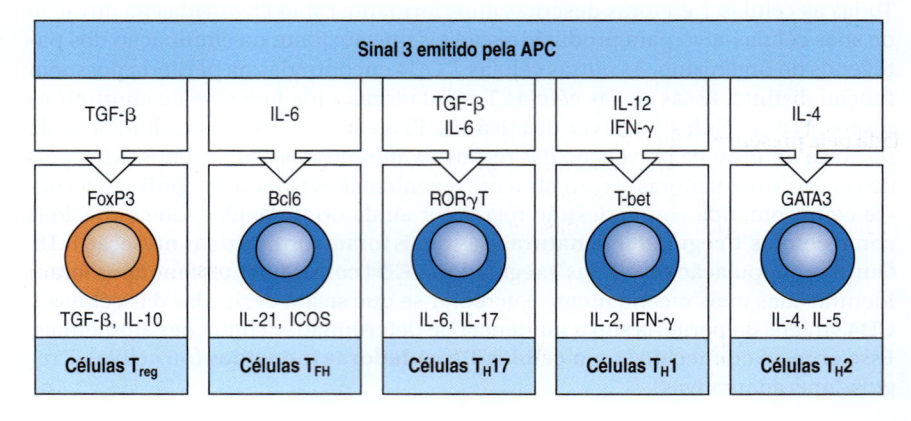

Sinal 3 emitido pela APC				
TGF-β	IL-6	TGF-β IL-6	IL-12 IFN-γ	IL-4
FoxP3	Bcl6	RORγT	T-bet	GATA3
TGF-β, IL-10	IL-21, ICOS	IL-6, IL-17	IL-2, IFN-γ	IL-4, IL-5
Células T_{reg}	Células T_{FH}	Células T_H17	Células T_H1	Células T_H2

inata à resposta imune adaptativa. Por exemplo, infecções bacterianas induzem células dendríticas e macrófagos a produzirem IL12, favorecendo a produção de células efetoras T_H1. Estas promovem as funções efetoras, como ativação de macrófagos, as quais são necessárias para eliminar as infecções causadas por micobactérias e pela *Listeria*, por exemplo, e fornece auxílio para a produção de anticorpos contra bactérias extracelulares.

O desenvolvimento T_H2 é favorecido por um sinal 3 distinto, nesse caso a IL-4 (ver Fig. 9.29). Essa citocina é a mais potente ativadora da indução do desenvolvimento T_H2 a partir das células T CD4 virgens. Se a IL-4 é encontrada enquanto as células T virgens estão sendo ativadas pelo antígeno, o receptor de IL-4 ativa a STAT6, que promove a expressão do fator de transcrição GATA3 na célula T. O GATA3 é um poderoso ativador dos genes de várias citocinas caracteristicamente produzidas por células T_H2, como IL-4 e IL-13. O GATA3 também induz sua própria expressão, auxiliando a estabilizar a diferenciação T_H2. Uma questão que permanece, tanto para a indução da alergia quanto para a resposta à infecção, tem sido a fonte inicial de IL-4 que ativa a resposta T_H2. Eosinófilos, basófilos e mastócitos constituem uma possibilidade atraente, porque podem produzir quantidades abundantes de IL-4 e evidências recentes indicam que essas células podem ser ativadas pela quitina, um polissacarídeo presente em fungos e parasitos helmintos, bem como em insetos e crustáceos. Em camundongos tratados com quitina, eosinófilos e basófilos foram recrutados para os tecidos e ativados para produzirem IL-4.

As células T_H17 surgem quando as citocinas IL-6 e o fator de crescimento e transformação β (TGF-β, do inglês *transforming growth factor-β*) estão presentes, mas IL-4 e IL-12 estão ausentes (ver Fig. 9.29). Elas são distinguidas por sua capacidade de produzir citocinas da família IL-17, mas não produzem IFN-γ ou IL-4. O desenvolvimento como T_H17 envolve a produção inicial da citocina IL-21 pelas células T, que atua de modo autócrino para ativar o STAT3, um fator de transcrição necessário para o desenvolvimento em T_H17. A marca do fator de transcrição expresso pelas células T_H17 diferenciadas é o RORγT, um receptor de hormônio nuclear órfão que coordena a expressão das citocinas características das células T_H17.

As células T_H17 expressam o receptor para a citocina IL-23 no lugar do receptor para IL-2 típico das células T_H1, e a expansão e o posterior desenvolvimento da atividade efetora das células T_H17 parecem necessitar da IL-23, da mesma maneira que as respostas T_H1 eficazes requerem a IL-12. As células T_H17 promovem inflamação indiretamente. A IL-17 secretada pelas células T_H17 atua como receptores nas células dos tecidos locais, como as células estromais ou o epitélio. Elas respondem por meio da produção de quimiocinas, como a IL8, que recruta células efetoras inativas, principalmente os neutrófilos. As células T_H17 também produzem IL-22, que atua nos receptores expressos no intestino, na pele e nos pulmões para promover as defesas inatas aos patógenos.

As células T reguladoras induzidas são distinguidas pela expressão do fator de transcrição FoxP3 e de CD4 e CD25 na superfície celular, e são produzidos quando as células T virgens são ativadas somente na presença da citocina **TGF-β** e na ausência de IL-6 e de outras citocinas pró-inflamatórias. As próprias células T_{reg} produzem TGF-β e **IL-10**, que atuam de maneira inibidora para suprimir as respostas imunes e a inflamação. Assim, é a presença ou a ausência da IL-6 que decide entre o desenvolvimento das células T_{reg} imunossupressoras ou das células T_H17, que promovem inflamação e produção de imunidade (ver Fig. 9.29). A produção de IL-6 pelas células da imunidade inata é regulada pela presença ou pela ausência de patógenos, com a tendência de os produtos dos patógenos estimularem sua produção. Na ausência de patógenos, a produção de IL-6 é baixa, favorecendo a diferenciação das células T_{reg} imunossupressoras e, portanto, prevenindo a resposta imune indesejada.

As células T_{FH}, diferentemente das quatro subpopulações descritas anteriormente, não têm sido produzidas de modo eficiente *in vitro* e, portanto, os requerimentos para sua diferenciação ainda não estão bem estabelecidos. A IL-6 parece ser necessária para o desenvolvimento para T_{FH}, mas ainda há muito a ser aprendido sobre o controle dessa subpopulação. Um fator de transcrição importante para o desenvolvimento T_{FH} é o Bcl6, necessário para a expressão do CXCR5, o receptor para quimiocina CXCL13, o qual é produzido pelas células estromais do folículo de células B. Esse receptor é essencial para a localização T_{FH} nos folículos, e as outras subpopulações de células T efetoras não expressam esse receptor. As células T_{FH} também expressam ICOS, cujo ligante é expresso abundantemente pelas células B. O ICOS parece ser crucial para a atividade auxiliar das células T_{FH}, porque camundongos que não possuem ICOS apresentam um defeito grave nas respostas de anticorpos dependentes de células T.

As consequências da indução do desenvolvimento dessas várias subpopulações CD4 são profundas. Por um lado, a produção seletiva de células T_H1 leva à imunidade mediada por células, e as citocinas que elas produzem auxiliam a promover a troca da produção de anticorpos para as classes de anticorpos opsonizantes (predominantemente IgG). Por outro lado, a produção predominante de células T_H2 resulta na presença de citocinas que favorecem a imunidade humoral e a produção de IgM, IgA e IgE. As células T_H17 parecem ser importantes no recrutamento de neutrófilos para controlar os estágios iniciais de uma infecção, e a subpopulação de células T reguladoras contém a inflamação e mantém a tolerância.

Um exemplo impressionante da diferença que distintas subpopulações de células T podem causar no resultado de uma infecção é observado na hanseníase, uma doença causada por uma infecção pelo *Mycobacterium leprae*. O *M. leprae*, como o *M. tuberculosis*, cresce nas vesículas dos macrófagos, e a defesa eficaz do hospedeiro requer a ativação dos macrófagos pelas células T_H1. Em pacientes com **hanseníase tuberculoide**, nos quais as células T_H1 são preferencialmente induzidas, poucas bactérias vivas são encontradas, pouco anticorpo é produzido e, embora ocorram danos na pele e nos nervos periféricos decorrentes da resposta inflamatória associada à ativação dos macrófagos, a doença progride lentamente e, em geral, o paciente sobrevive. Entretanto, quando as células T_H2 são preferencialmente induzidas, a principal resposta é humoral, os anticorpos produzidos não podem atingir as bactérias intracelulares e o paciente desenvolve a **hanseníase lepromatosa**, na qual a *M. leprae* cresce de maneira abundante nos macrófagos, causando grande destruição dos tecidos, o que, por fim, será fatal.

9.19 As células T CD4 reguladoras estão envolvidas no controle da resposta imune adaptativa

As células T reguladoras encontradas na periferia constituem um grupo heterogêneo de células com diferentes origens de desenvolvimento. As células T reguladoras naturais (células T_{reg} naturais) que se desenvolvem no timo (ver Seção 8.18) são células CD4 positivas que também expressam o CD25 e altos níveis do receptor de selectina-L CD62L e de CTLA-4, e representam cerca de 10 a 15% das células T CD4 na circulação humana. As células T_{reg} induzidas que surgem na periferia a partir das células T CD4 virgens também expressam o CD25 (ver Seção 9.18). Uma característica das células T_{reg} induzidas e das células T_{reg} naturais é a expressão do fator de transcrição FoxP3, o qual interfere com a interação entre AP-1 e NFAT no promotor do gene da IL-2, impedindo a ativação transcricional do gene e a produção de IL-2. Algumas subpopulações de células T na periferia também têm sido descritas como deficientes na expressão do FoxP3, mas produzem as citocinas imunossupressoras características das células T_{reg}.

As células T_{reg} naturais são células T potencialmente autorreativas que expressam os TCRs $\alpha{:}\beta$ convencionais e parecem ser selecionadas no timo, por meio da ligação de alta afinidade às moléculas do MHC que contêm autopeptídeos. Ainda não se sabe se elas são ativadas para expressar suas funções reguladoras na periferia pelos mesmos ligantes que as selecionaram no timo ou por outros antígenos próprios ou estranhos. Uma vez ativadas, elas podem mediar seus efeitos de maneira dependente de contato. Os altos níveis de CTLA-4 na superfície das células T_{reg} naturais são necessários para sua atividade reguladora. Um possível mecanismo para a inibição dependente de contato pelas células T_{reg} naturais é que o CTLA-4 na sua superfície compete com a B7 expressa pelas APCs e impede a coestimulação adequada das células T virgens. Outra evidência sugere que as células T_{reg} naturais podem secretar as citocinas IL-10 e TGF-β, que inibem a proliferação de células T (ver Fig. 9.29). A IL-10 também afeta a diferenciação das células dendríticas, inibindo a secreção de IL-12 e prejudicando sua capacidade de promover ativação de células T e diferenciação de células T_H1. A deficiência da função das células T_{reg} naturais está envolvida nas síndromes autoimunes graves e é descrita em detalhes no Capítulo 15. Tem sido demonstrado que, além de sua capacidade de impedir doenças autoimunes *in vivo*, as células T_{reg} naturais impedem a proliferação de células T antígeno-específicas e a proliferação de células T em resposta a células alogênicas *in vitro*.

Outra classe bem-caracterizada de células T reguladoras nos tecidos periféricos compreende as células T_{reg} CD4 induzidas que expressam FoxP3. Elas são encontradas nos sistemas imunes sistêmico e de mucosa e sua importância na prevenção de rotina das respostas imunes indesejáveis está descrita em detalhes nos Capítulos 12, 14 e 15. Antes da descoberta das células T_{reg} CD4 induzidas que expressam FoxP3, outras subpopulações de células T reguladoras foram descritas como produtoras de citocinas inibidoras. Uma subpopulação, denominada **T_H3**, é encontrada predominantemente no sistema imune de mucosa, e essas subpopulações foram caracterizadas pela produção de IL-4, IL-10 e TGF-β. A produção de TGF-β as distingue das células T_H2. As células T_H3 parecem atuar para impedir ou controlar as respostas imunes na mucosa. As células T_H3 foram descritas antes do reconhecimento da função do FoxP3 no desenvolvimento das células T_{reg} induzidas e, embora haja considerável sobreposição nas características das células T_H3 e das células T_{reg} induzidas que expressam FoxP3, uma distinta marca transcricional para as células T_H3 ainda não foi bem estabelecida.

Outro tipo de célula T com atividade reguladora descrita anteriormente é denominado **T_R1**. Essas células têm sido diferenciadas *in vitro*, e foram definidas principalmente pela produção das citocinas IL-10 e TGF-β, mas não da IL-4, a qual as distingue das células T_H3. Agora se reconhece que muitas células distintas, incluindo T_H1, T_H2, T_H17 e células B, podem produzir IL-10 sob determinadas circunstâncias, como altas doses de antígenos, e, portanto, a singularidade das células T_R1 é incerta.

Independentemente da fonte, a IL-10 é importante na resposta imune, porque ela inibe a produção na célula T de IL-2, TNF-α e IL-5 e inibe as APCs, reduzindo a expressão das moléculas do MHC e das moléculas coestimuladoras. De modo similar, o TGF-β bloqueia a produção de citocina pelas células T, a divisão celular e a capacidade de matar. Nem todos os efeitos da IL-10 e do TGF-β são imunossupressores; entretanto, a IL-10 pode aumentar a sobrevivência das células B e sua maturação em células plasmáticas e aumentar a atividade das células T CD8. Entretanto, o efeito dominante *in vivo* da IL-10 e do TGF-β é imunossupressor, como demonstrado em camundongos deficientes dessas citocinas, os quais são propensos a doenças autoimunes.

Resumo

O primeiro passo crucial na imunidade adaptativa é a ativação ou instrução de células T virgens antígeno-específicas pelas APCs nos tecidos linfoides e nos órgãos pelos quais passam constantemente. A característica mais diferenciada das APCs é a expressão de moléculas coestimuladoras na superfície celular, sendo que as moléculas B7 são as mais importantes na resposta natural contra infecção. As células T virgens somente respondem ao antígeno quando uma APC apresenta o antígeno específico ao TCR (sinal 1) e uma molécula B7 para CD28 na célula T (sinal 2).

A ativação das células T virgens leva a sua proliferação e à diferenciação de sua progênie em células T efetoras. A proliferação e a diferenciação dependem da produção de citocinas, principalmente IL-2, que se liga a um receptor de alta afinidade na célula T ativada. Células T cujos receptores de antígeno são ligados na ausência de sinais coestimuladores não produzem IL-2, tornam-se anérgicas ou morrem. Esse duplo requisito, ligação ao receptor e coestimulação pela mesma APC, auxilia impedir que as células T virgens respondam a autoantígenos das células de seus próprios tecidos que não possuem atividade coestimuladora.

As células T em proliferação estimuladas pelo antígeno desenvolvem-se em células T efetoras, evento crítico na maioria das respostas adaptativas. Várias combinações de citocinas fornecem o sinal 3 para regular o tipo de célula T efetora que se desenvolverá em resposta a uma infecção. Por sua vez, as citocinas presentes durante a ativação das células T primárias são influenciadas pelo sistema imune inato quando este reconhece o patógeno. Uma vez que um clone de célula T expandido adquire função efetora, sua progênie pode atuar em qualquer célula-alvo que apresente o antígeno em sua superfície. As células T efetoras desempenham funções variadas. As células T CD8 citotóxicas reconhecem células infectadas por vírus e as matam. As células efetoras T_H1 promovem a ativação dos macrófagos e juntas atuam na imunidade mediada por células. As células T_H2 promovem imunidade de barreira de mucosa contra patógenos, como os helmintos, os quais necessitam das atividades efetoras de células como eosinófilos e mastócitos para sua eliminação. As células T_H17 intensificam a resposta inflamatória aguda à infecção pelo recrutamento de neutrófilos para os locais de infecção. As células T_{FH} podem produzir citocinas características de outras subpopulações, mas se localizam nos folículos de células B e nos centros germinativos, onde interagem com as células B para proporcionar o auxílio na produção de anticorpos e na troca de isotipo. A subpopulação de células T CD4 reguladoras controla a resposta imune por meio da produção de citocinas inibidoras, poupando os tecidos adjacentes de danos colaterais.

Propriedades gerais das células T efetoras e de suas citocinas

Todas as funções efetoras de células T envolvem a interação de uma célula T efetora com uma célula-alvo exibindo um antígeno específico. As proteínas efetoras das células T têm como objetivo as células-alvo por mecanismos que são ativados pelo reconhecimento do antígeno. O mecanismo de focalização é comum a todos os tipos de células T efetoras, ao passo que suas ações efetoras dependem da gama de proteínas de membrana e proteínas secretadas que elas expressam ou secretam após a ligação do seu receptor de antígeno. Os diferentes tipos de células T efetoras são especializados em enfrentar diferentes tipos de patógenos, e as moléculas efetoras que elas estão programadas para produzir causam efeitos distintos e apropriados nas células-alvo.

9.20 As interações das células T efetoras com as células-alvo são iniciadas pelas moléculas de adesão celular sem especificidade ao antígeno

Uma vez que uma célula T efetora tenha completado sua diferenciação nos tecidos linfoides, ela deve encontrar as células-alvo que apresentam o complexo peptídeo:MHC que ela possa reconhecer. As células T_{FH} encontram suas células B-alvo sem deixar o tecido linfoide. Entretanto, a maioria das células T efetoras migra de seu local de ativação nos tecidos linfoides e entra na circulação sanguínea pelo ducto torácico. Devido às alterações de superfície celular que ocorreram durante a diferenciação, elas agora podem migrar para os tecidos, sobretudo para os locais de infecção. Elas são guiadas pelas alterações em moléculas de adesão expressas no endotélio dos vasos sanguíneos locais como resultado de uma infecção e por fatores quimiotáxicos locais.

A união inicial de uma célula T efetora ao seu alvo, assim como a das células T virgens às APCs, é uma interação antígeno-inespecífica mediada pelas moléculas de adesão LFA-1 e CD2. Os níveis de LFA-1 e CD2 são duas a quatro vezes mais altos nas células T efetoras do que nas células T virgens, e, assim, as células T efetoras podem ligar-se de maneira eficiente a células-alvo que possuem níveis mais baixos de ICAM e CD58 em sua superfície do que as APCs. Essa interação é transitória, a menos que o reconhecimento do antígeno na célula-alvo pelo TCR ative um aumento da afinidade do LFA-1 da célula T pelo seu ligante. A célula T então liga-se mais fortemente ao seu alvo, permanecendo ligada até a liberação de suas moléculas efetoras. As células TCD4 efetoras, que ativam os macrófagos ou induzem as células B a secretar anticorpos, têm que ativar novos genes e sintetizar novas proteínas para desempenhar suas ações efetoras e assim manter contato com seus alvos durante períodos relativamente longos. Em contraste, as células T citotóxicas podem ser observadas sob microscópio ligando-se e separando-se de alvos sucessivos, de modo relativamente rápido, à medida que os alvos são mortos (Fig. 9.30). A morte da célula-alvo ou alguma mudança local na célula T permite que a célula T efetora se dissocie e procure um novo alvo. Não se sabe o modo como as células T CD4 efetoras se destacam de seus alvos sem antígenos, embora algumas evidências sugiram que a ligação do CD4 às moléculas do MHC de classe II sem o comprometimento do TCR forneça um sinal para o desligamento da célula.

9.21   Ocorre a formação de sinapse imunológica entre as células T efetoras e seus alvos, a fim de regular a sinalização e direcionar a liberação de moléculas efetoras

Quando se ligam ao complexo peptídeo antigênico específico:MHC próprio ou ao complexo peptídeo próprio:MHC próprio, os TCRs e seus correceptores associados se agregam no local de contato célula-célula, formando o chamado **complexo de ativação supramolecular** (**SMAC**, do inglês *supramolecular activation complex*) ou **sinapse imunológica**. Outras moléculas de superfície também se agregam ali. Por exemplo, a forte ligação do LFA-1 ao ICAM-1 induzida pela ligação do TCR cria uma vedação molecular que circunda o TCR e seu correceptor (Fig. 9.31). Em alguns casos, a superfície de contato é organizada em duas zonas: uma zona central, conhecida como complexo de ativação supramolecular central (c-SMAC, do inglês *central supramolecular activation complex*), e uma zona externa, conhecida como complexo de ativação supramolecular periférico (p-SMAC, do inglês *peripheral supramolecular activation complex*). O c-SMAC contém grande parte das proteínas sinalizadoras importantes para a ativação das células T. O p-SMAC é conhecido principalmente pela presença da integrina LFA-1 e a proteína do citoesqueleto talina, a qual conecta a integrina ao citoesqueleto de actina (ver Seção 3.15). A sinapse imunológica não é necessariamente uma estrutura estática, como apresentado na Figura 9.31, mas é bem dinâmica. Os TCRs movem-se da periferia para o c-SMAC, onde sofrem endocitose por meio da degradação mediada por ubiquitina envolvendo a ligase E3 Cbl (ver Seção 7.5). Como os TCRs estão sendo degradados no c-SMAC, a sinalização é mais fraca naquele local do que nas áreas de contato periféricas, onde os microgrupamentos de TCRs estão sendo formados e estão altamente ativos (ver Seção 7.8).

O grupamento dos TCRs sinaliza a reorientação do citoesqueleto, que polariza a célula efetora de modo que ela concentre a liberação de moléculas efetoras no local de contato com a célula-alvo, como ilustrado na Figura 9.32, que mostra uma célula T citotóxica. Um importante intermediário no efeito da sinalização da célula T efe-

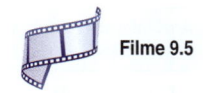
Filme 9.5

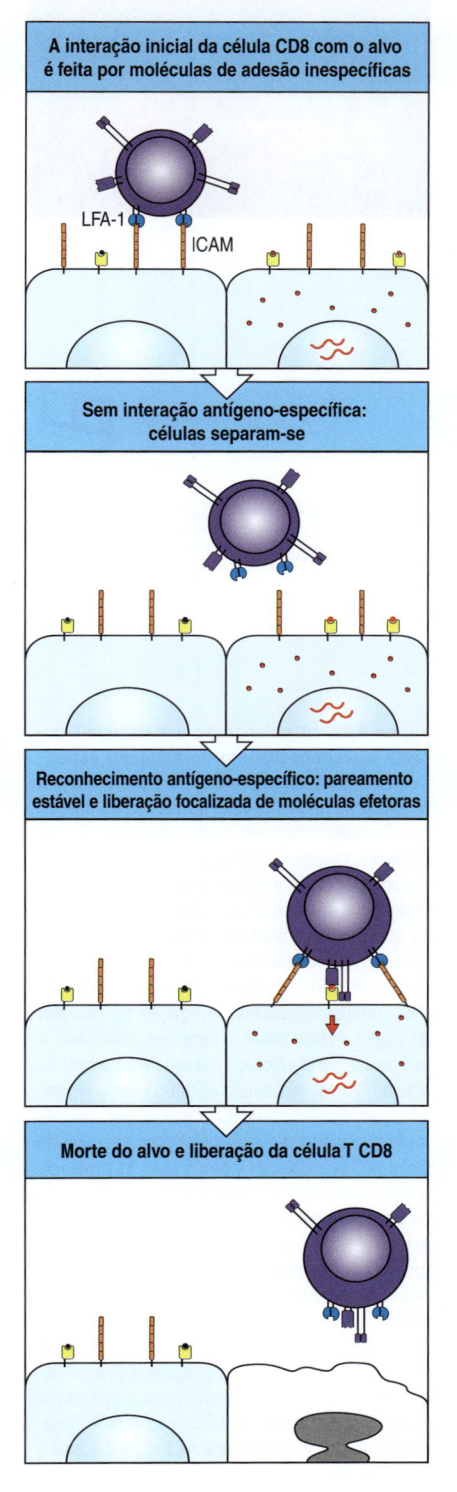

A interação inicial da célula CD8 com o alvo é feita por moléculas de adesão inespecíficas

LFA-1   ICAM

Sem interação antígeno-específica: células separam-se

Reconhecimento antígeno-específico: pareamento estável e liberação focalizada de moléculas efetoras

Morte do alvo e liberação da célula T CD8

Figura 9.30   As interações das células T com seus alvos envolvem inicialmente moléculas de adesão inespecíficas. A principal interação inicial é entre LFA-1 na célula T, ilustrada aqui como célula T CD8 citotóxica, e ICAM-1 ou ICAM-2 na célula-alvo (figura superior). Essa ligação permite que a célula T permaneça em contato com a célula-alvo e vasculhe sua superfície para a presença de complexos peptídeo específico:MHC. Se a célula-alvo não possui o antígeno específico, a célula T se desliga (segunda figura) e pode procurar outros alvos potenciais até que encontre o antígeno específico (terceira figura). A sinalização por meio do receptor de célula T aumenta a força dessas interações de adesão, prolongando o contato entre as duas células e estimulando a célula T a liberar suas moléculas efetoras. Então, a célula T é liberada (figura inferior).

Anel externo (vermelho) p-SMAC	Anel interno (verde) c-SMAC
LFA-1:ICAM-1 Talina	TCR, CD4, CD28 MHC:peptídeo CD8, PKC-θ

Figura 9.31 A área de contato entre uma célula T efetora e seu contato formam uma sinapse imuno-lógica. É mostrada a micrografia de fluorescência confocal da área de contato entre uma célula T CD4 e uma célula B (visto de uma das células). As proteínas na área de contato entre a célula T e a célula apresentadora de antígeno (APC) formam uma estrutura denominada sinapse imunológica, também conhecida como complexo de ativação supramolecular (SMAC), o qual está organizado em duas regiões distintas: a mais externa ou SMAC periférico (p-SMAC), indicado pelo anel vermelho, e a mais interna, ou SMAC central (c-SMAC), indicado em verde vivo. O c-SMAC está enriquecido no receptor de célula T (TCR), no CD4, no CD8, no CD28, no CD2 e no PKC-θ. O p-SMAC é enriquecido com a integrina LFA-1 e com a proteína do citoesqueleto talina. (Fotografia cortesia de A. Kupfer.)

tora no citoesqueleto é a proteína da síndrome de Wiskott-Aldrich (WASP, do inglês *Wiskott-Aldrich syndrome protein*), cujo defeito resulta na incapacidade das células T em polarizarem, entre outros efeitos, causando uma síndrome de deficiência imu-ne que deu o nome à proteína (ver Seção 13.15). A WASP é ativada pela sinalização do TCR por várias vias, por exemplo, por uma proteína adaptadora denominada Nck ou pela pequena proteína ligadora de GTP Cdc42 e Rac1 (ver Seção 7.3), as quais são ativadas pela proteína adaptadora Vav (ver Seção 7.15). A polarização da célula inicia-se com a reorganização local do citoesqueleto de actina cortical no local de contato, levando à reorientação do centro organizador de microtúbulo (MTOC, do inglês *microtubule-organizing center*), onde os microtúbulos do citoesqueleto são produzidos, e do aparelho de Golgi (AG), pelo qual passam a maioria das proteínas que serão secretadas. Nas células T citotóxicas, a reorientação do citoesqueleto des-tina-se à exocitose dos grânulos citotóxicos pré-formados no local de contato com a célula-alvo. A polarização da célula T também focaliza a secreção de moléculas efetoras solúveis cuja síntese *de novo* é induzida pela ligação ao TCR. Por exemplo, a citocina IL-4 secretada, que é a principal molécula efetora das células T_H2, está concentrada e confinada ao local de contato com a célula-alvo (ver Fig. 10.6).

Filme 9.6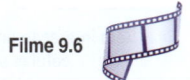

Figura 9.32 A polarização das células T du-rante o reconhecimento do antígeno especí-fico permite que as moléculas efetoras sejam focalizadas na célula-alvo portadora do antíge-no. O exemplo ilustrado aqui é uma célula T CD8 citotóxica. Células T citotóxicas contêm lisossomas especializados chamados de grânulos citotóxicos (mostrados em vermelho nas figuras à esquerda), os quais contêm proteínas citotóxicas. A ligação inicial a uma célula-alvo por meio de moléculas de adesão não tem nenhum efeito na localização dos grânulos citotóxicos. A ligação do receptor de célula T faz a célula T tornar-se polarizada: a reorganização dentro do citoesqueleto cortical de actina no local de contato alinha o centro organi-zador de microtúbulo (MTOC), o qual, por sua vez, alinha o aparato secretor, incluindo o aparelho de Golgi (AG) em direção à célula-alvo. As proteínas armazenadas nos grânulos citotóxicos derivados do Golgi são, então, direcionadas especificamente à célula-alvo. A fotomicrografia na Figura **a** mostra uma célula T citotóxica isolada. O citoesqueleto de microtúbulos está corado em verde, e os grânulos citotóxicos, em vermelho. Pode-se notar como os grânulos estão dispersos pela célula T. A Figura **b** mostra uma célula T citotóxica ligada a uma célula--alvo (maior). Os grânulos estão agora agrupados no local de contato célula-célula, na célula T ligada. A eletromicrografia mostrada na Figura **c** ilustra a liberação dos grânulos de uma célula T citotóxica. (Figuras **a** e **b** cortesia de G. Griffiths. Figura **c** cor-tesia de E. Podack.)

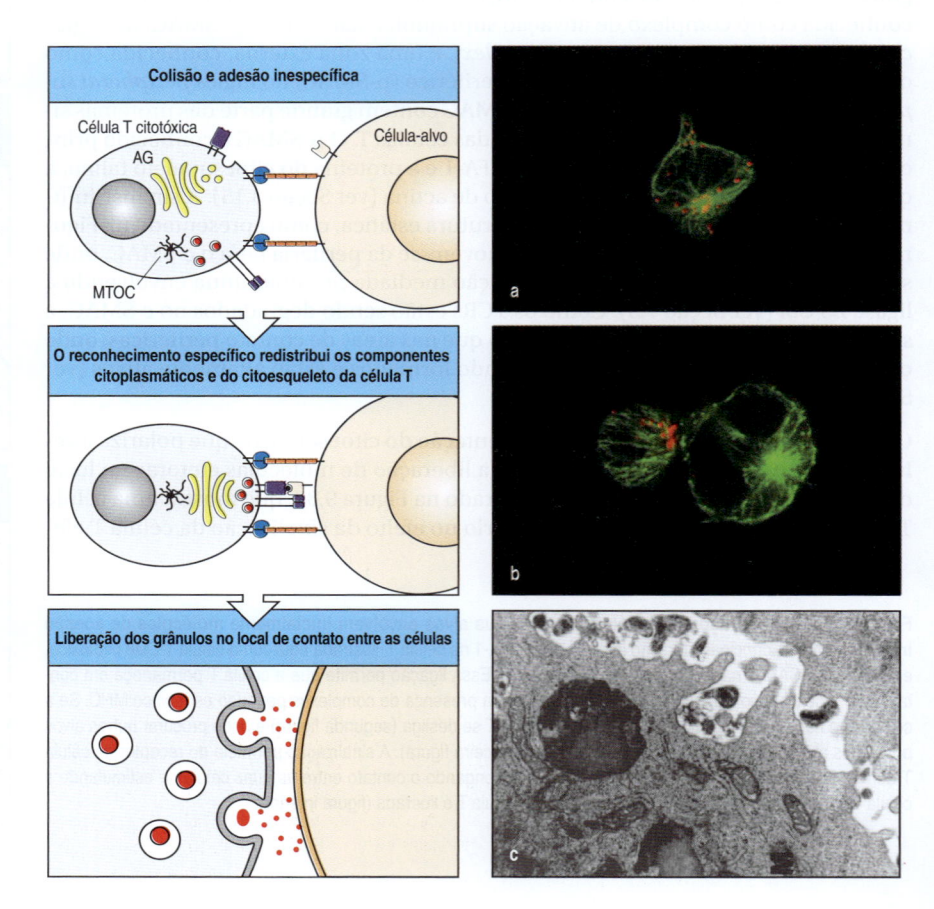

Assim, o TCR antígeno-específico controla a liberação de sinais efetores de três maneiras: ele induz uma forte ligação das células efetoras aos seus alvos celulares, criando um espaço limitado onde essas moléculas efetoras ficam concentradas; direciona a liberação dessas moléculas para o local de contato pela indução da reorientação do aparelho secretor da célula efetora; e provoca a síntese e a secreção dessas moléculas. Todos esses mecanismos contribuem para a ação de moléculas efetoras nas células portadoras do antígeno específico. Dessa forma, a atividade das células T efetoras é altamente seletiva para as células-alvo adequadas, mesmo que as próprias moléculas efetoras não sejam antígeno-específicas.

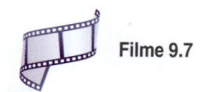

Filme 9.7

9.22 As funções efetoras das células T são determinadas pela gama de moléculas efetoras que elas produzem

As moléculas efetoras produzidas pelas células T efetoras pertencem a duas amplas classes: as **citotoxinas**, as quais são armazenadas em grânulos citotóxicos especializados e liberadas pelas células T CD8 citotóxicas (ver Fig. 9.32), e as citocinas e as proteínas associadas à membrana, que são sintetizadas *de novo* por todas as células T efetoras. As citotoxinas são as principais moléculas efetoras das células T citotóxicas e serão discutidas na Seção 9.28. Sua liberação deve ser rigidamente regulada, pois elas não são específicas. Elas podem penetrar na bicamada lipídica e ativar a apoptose em qualquer célula. Por outro lado, as células T CD4 efetoras atuam principalmente por meio da produção de citocinas e de proteínas associadas à membrana, e suas ações estão restritas às células portadoras de moléculas do MHC de classe II que expressam receptores para essas proteínas.

As principais moléculas efetoras das células T estão resumidas na Figura 9.33. As citocinas constituem um grupo diverso de proteínas, e serão revisadas em breve, antes da discussão sobre as citocinas de células T e suas ações. Citocinas solúveis e moléculas associadas à membrana frequentemente atuam em conjunto para mediar esses efeitos.

Células T CD8: peptídeo + MHC de classe I		Células T CD4: peptídeo + MHC de classe II							
Células T citotóxicas (matadoras)		Células T$_H$1		Células T$_H$2		Células T$_H$17		Células T$_{reg}$	
Moléculas efetoras citotóxicas	Outras	Moléculas efetoras ativadoras de macrófagos	Outras	Moléculas efetoras ativadoras da imunidade de barreira	Outras	Recrutamento de neutrófilos	Outras	Citocinas supressoras	Outras
Perforina Granzimas Granulisina Ligante Fas	IFN-γ LT-α TNF-α	IFN-γ GM-CSF TNF-α Ligante CD40 Ligante Fas	IL-3 LT-α CXCL2 (GROβ)	IL-4 IL-5 IL-13 Ligante CD40	IL-3 GM-CSF IL-10 TGF-β CCL11 (eotaxina) CCL17 (TARC)	IL-17A IL-17F IL-6	TNF CXCL1 (GROα)	IL-10 TGF-β	GM-CSF

Figura 9.33   Os diferentes tipos de subpopulações de células T efetoras produzem distintas moléculas efetoras. As células T CD8 são predominantemente células T matadoras que reconhecem complexos peptídeo:MHC de classe I. Elas liberam perforinas (que auxiliam na liberação das granzimas nas células-alvo) e granzimas (que são pró-proteases ativadas intracelularmente para ativar a apoptose da célula-alvo), e, com frequência, também produzem a citocina IFN-γ. Elas também possuem a molécula efetora ligada à membrana, o ligante de Fas (CD178). Quando este se liga ao Fas (CD95) na célula-alvo, ativa a apoptose na célula portadora do Fas. As várias subpopulações funcionais de células T CD4 reconhecem complexos peptídeo:MHC de classe II. As células T$_H$1 são especializadas em ativar macrófagos infectados ou que ingeriram patógenos. Elas secretam IFN-γ para ativar a célula infectada, assim como outras moléculas efetoras. Elas podem também expressar o ligante CD40 e/ou o ligante Fas ligado à membrana.

O ligante CD40 leva à ativação da célula-alvo, enquanto o ligante Fas leva à morte das células portadoras do Fas; portanto, a função das células T$_H$1 é influenciada fortemente pelo tipo de molécula expressa. As células T$_H$2 são especializadas na promoção de respostas imunes contra parasitos e também de respostas alérgicas. Elas fornecem auxílio para a ativação de células B e secretam os fatores de crescimento de células B IL-4, IL-5, IL-9 e IL-13. A principal molécula efetora ligada à membrana expressa pelas células T$_H$2 é o ligante CD40, que se liga ao CD40 na célula B e induz a proliferação das células B e a troca de isotipo (ver Cap. 10). As células T$_H$17 produzem IL-6 e membros da família da IL-17 e promovem a inflamação aguda, auxiliando no recrutamento de neutrófilos para os locais de infecção. As células T$_{reg}$, que podem ser de vários tipos, produzem citocinas inibidoras, como a IL-10 e o TGF-β, exercendo ações inibidoras por meio de mecanismos ainda desconhecidos dependentes do contato célula-célula.

9.23 As citocinas podem atuar localmente ou à distância

Citocinas são pequenas proteínas solúveis secretadas por células, que podem alterar o comportamento ou as propriedades da própria célula secretora ou de outra célula. Elas são produzidas por muitos tipos celulares além daquelas do sistema imune. Já se discutiu as famílias de citocinas e seus receptores importantes para as imunidades inata e adaptativa nos Capítulos 3 e 7 (ver Seções 3.13 e 7.19). Aqui, a preocupação é principalmente com citocinas que medeiam as funções efetoras das células T. As citocinas produzidas pelos linfócitos são frequentemente conhecidas como **linfocinas**, mas essa nomenclatura pode ser confusa, pois algumas linfocinas também são secretadas por células não linfoides; assim, será utilizado o termo genérico "citocinas" para todas essas moléculas. A maioria das citocinas produzidas por células T recebe o nome de **interleucina** (**IL**), seguido por um número, como já encontrado neste capítulo. As citocinas produzidas pelas células T estão descritas na Figura 9.34, e uma lista mais completa das citocinas de interesse imunológico está no Apêndice III. A maioria das citocinas possui múltiplos efeitos biológicos distintos quando testadas em altas concentrações em análises biológicas *in vitro*. O rompimento direcionado dos genes de citocinas e seus receptores em camundongos nocautes tem auxiliado a elucidar suas funções fisiológicas (ver Apêndice I, Seção A.46).

A principal citocina produzida pelas células T CD8 efetoras é o interferon-γ (IFN-γ), o qual pode bloquear a replicação viral ou mesmo levar à eliminação do vírus sem matar a célula infectada. Subpopulações de células CD4 efetoras liberam uma série de citocinas diferentes, mas que se sobrepõem, definindo suas diferentes ações na imunidade. As células T_H17 secretam IL-17, TNF-α e a quimiocina CXCL1, e todas atuam no recrutamento de neutrófilos para os locais de infecção no início da resposta imune adaptativa. As células T_H1 secretam IFN-γ, que é a principal citocina ativadora de macrófago, e a linfotoxina-α (LT-α), a qual ativa macrófagos, inibe as células B, e é diretamente citotóxica para algumas células. As células T_H2 secretam IL-4, IL-5 e IL-13, que estimulam eosinófilos e mastócitos e ativam as células B, e a IL-10, que inibe o desenvolvimento das células T_H1 e a liberação de citocinas pelos macrófagos. Durante os primeiros estágios de ativação das células T, desde que os sinais coestimuladores estejam presentes, as células T CD4 em diferenciação produzem IL-2 e somente pequenas quantidades de IL-4 e IFN-γ.

A ligação do TCR pode organizar a liberação polarizada dessas citocinas de modo a concentrá-las no local de contato com a célula-alvo (ver Seção 9.21). Além disso, a maioria das citocinas solúveis tem ação local e atua em sinergia com moléculas efetoras ligadas à membrana. O efeito de todas essas moléculas, portanto, é combinatório, e como as moléculas efetoras ligadas à membrana podem ligar-se somente a receptores nas células com as quais estão interagindo, é outro mecanismo pelo qual o efeito seletivo das citocinas é focalizado nas células-alvo. O efeito de algumas citocinas é confinado às células-alvo pela regulação estrita de sua síntese. A síntese de citocinas como IL-2, IL-4 e IFN-γ é controlada pela instabilidade do mRNA (ver Seção 9.13), de modo que sua secreção pelas células T não continua depois de terminada a interação com a célula-alvo.

Algumas citocinas, porém, possuem efeitos mais distantes. A IL-3 e o GM-CSF (ver Fig. 9.34) são liberados por células T_H1 e T_H2 e atuam nas células da medula óssea para estimular a produção de macrófagos e granulócitos, que são importantes células efetoras não específicas da imunidade humoral e da imunidade mediada por células. A IL-3 e o GM-CSF também estimulam a produção de células dendríticas a partir de células precursoras da medula óssea. As células T ativadas predominantes das reações alérgicas são as células T_H2, e a IL-5 que elas produzem pode estimular a produção de eosinófilos, os quais contribuem para as fases tardias das reações alérgicas (ver Cap. 14). Ainda não se sabe como os efeitos locais e a distância podem refletir as quantidades de citocinas liberadas, até que ponto a liberação dessas citocinas é dirigida às células-alvo e qual é a estabilidade da citocina *in vivo*.

9.24 As células T expressam várias citocinas da família do TNF na forma de proteínas triméricas, em geral associadas à superfície celular

Grande parte das células T efetoras expressa os membros da família de proteínas TNF como proteínas associadas à membrana na superfície celular. As mais importantes para a função efetora das células T são o TNF-α, as linfotoxinas (LTs), o **ligante Fas** (CD178) e o **ligante CD40**, sendo que estes dois últimos são associados à superfície celular. O TNF-α é produzido pelas células T em formas solúveis e associadas à membrana e forma um homotrímero (ver Fig. 7.28). A LT-α secretado é um homotrímero, mas quando está na forma ligada à membrana, é ligada a um terceiro membro transmembrana dessa família, denominados LT-β, para formar heterotrímeros, normalmente chamados LT-b (ver Seção 7.19). Os receptores para essas moléculas, TNFR-I e TNFR-II, formam homotrímeros quando ligados ao TNF-α ou à

Figura 9.34   A nomenclatura e as funções das citocinas de células T bem-definidas. Cada citocina tem múltiplas atividades em diferentes tipos celulares. As principais atividades das citocinas efetoras estão destacadas em vermelho. A mistura de citocinas secretada por um determinado tipo de célula produz muitos efeitos, daí o nome "rede de citocinas". ↑, aumento; ↓, decréscimo; CTL, linfócito T citotóxico; célula NK, célula *natural killer*; CSF, fator estimulador de colônia; DII, doença inflamatória celíaca; NO, óxido nítrico; MHC, complexo principal de histocompatibilidade.

Citocina	Fonte de célula T	Efeitos em					Efeitos do nocaute gênico
		Células B	Células T	Macrófagos	Células hematopoiéticas	Outras células teciduais	
Interleucina-2 (IL-2)	Virgens, T_H1, algumas CD8	Estimula o crescimento e a síntese da cadeia J	Crescimento	–	Estimula crescimento de células NK	–	↓ Resposta de células T, DII
Interferon-γ (IFN-γ)	T_H1, CTL	Diferenciação: síntese de IgG2a (camundongo)	Inibe o crescimento de células T_H2	Ativação, ↑ MHC de classes I e II	Ativa células NK	Antiviral ↑ MHC de classes I e II	Suscetível a micobactérias e a alguns vírus
Linfotoxina-α (LT-α, TNF-β)	T_H1, algumas CTL	Inibe	Mata	Ativa, induz produção de NO	Ativa neutrófilos	Mata fibroblastos e células tumorais	Ausência de linfonodos, baço desorganizado
Interleucina-4 (IL-4)	T_H2	Ativação, crescimento IgG1, IgE ↑ MHC de classe II indução	Crescimento, sobrevivência	Inibe ativação de macrófagos	↑ Crescimento de mastócitos	–	Sem T_H2
Interleucina-5 (IL-5)	T_H2	Camundongo: diferenciação, síntese de IgA	–	–	↑ Crescimento e diferenciação de eosinófilos	–	Redução da eosinofilia
Interleucina-10 (IL-10)	T_H2 (algumas T_H1 humanas), T_reg	↑ MHC de classe II	Inibe T_H1	Inibe a liberação de citocinas	Coestimula crescimento de mastócitos	–	DII
Interleucina-3 (IL-3)	T_H1, T_H2, alguns CTL	–	–	–	Fator de crescimento para células progenitoras hematopoiéticas (multi-CSF)	–	–
Fator de necrose tumoral-α (TNF-α)	T_H1, algumas T_H2, alguns CTL	–	–	Ativa, induz produção de NO	–	Ativa o endotélio microvascular	Resistência à sepse gram-negativa
Fator estimulador de colônia de granulócitos e macrófagos (GM-CSF)	T_H1, algumas T_H2, alguns CTL	Diferenciação	Inibe crescimento?	Ativação, diferenciação em células dendríticas	↑ Produção de granulócitos e macrófagos (mielopoiese) e células dendríticas	–	–
Fator de transformação do crescimento-β (TGF-β)	Células CD4 T (T_reg)	Inibe crescimento, fator de troca para IgA	Inibe crescimento, promove sobrevivência	Inibe ativação	Ativa neutrófilos	Inibe/estimula crescimento celular	Morte em cerca de 10 semanas
Inteleucina-17 (IL-17)	Células T CD4 (T_H17), macrófagos	–	–	–	Estimula o recrutamento de neutrófilos	Estimula a secreção de quimiocinas por fibroblastos e células epiteliais	–

LT-α. A estrutura trimérica é característica de todos os membros da família do TNF, e a trimerização do seu receptor induzida pelo ligante parece ser um evento crucial na iniciação da sinalização.

Os ligantes Fas e CD40 ligam-se, respectivamente, às proteínas transmembrana **Fas** (CD95) e **CD40** nas células-alvo. O Fas contém um domínio de "morte" na cauda citoplasmática, e a ligação do Fas pelo ligante Fas induz a morte por apoptose nas células portadoras do Fas (ver Fig. 7.29). Outros membros da família TNFR, incluindo o TNFR-I, estão também associados aos domínios de morte e também podem induzir a apoptose. Assim, o TNF-α e o LT-α podem induzir apoptose ao ligarem-se ao TNFR-I.

O ligante CD40 é particularmente importante para a função efetora da célula T CD4. Ele é induzido nas células T_H1, T_H2 e T_{FH} e libera sinais de ativação para as células B e para os macrófagos por meio de CD40. A cauda citoplasmática do CD40 não possui o domínio de morte; em vez disso, parece estar ligada a jusante às proteínas chamadas TRAFs *(do inglês TNF-receptor-associated factors* – fatores associados ao receptor TNF). O CD40 está envolvido com a ativação de macrófagos e células B, e a ligação do CD40 nas células B promove o crescimento e a troca de isotipo, ao passo que a ligação ao CD40 nos macrófagos induz a secreção de TNF-α e os torna receptivos a concentrações muito mais baixas de IFN-γ. A deficiência na expressão do ligante CD40 está associada à imunodeficiência, como será visto nos Capítulos 10 e 14.

Resumo

As interações entre as células T efetoras e seus alvos são iniciadas pela adesão antígeno-inespecífica transitória entre as células. As funções efetoras das células T são induzidas somente quando os complexos peptídeos:MHC na superfície da célula-alvo são reconhecidos pelo receptor de uma célula T efetora. Esse reconhecimento instrui a célula T efetora a aderir mais fortemente à célula-alvo portadora do antígeno e a liberar suas moléculas efetoras diretamente na célula-alvo, levando à ativação ou à morte desse alvo. As consequências imunológicas do reconhecimento do antígeno por uma célula T efetora são amplamente determinadas pelo conjunto de moléculas efetoras que ela produz ao ligar-se à célula-alvo específica. As células T CD8 citotóxicas armazenam citotoxinas pré-formadas nos seus grânulos citotóxicos especializados, cuja liberação está concentrada no local de contato com a célula-alvo infectada, matando-a sem matar qualquer célula vizinha não infectada. As citocinas e os membros da família do TNF de proteínas efetoras associadas à membrana são sintetizados *de novo* pela maioria das células T efetoras. As células T_H1 expressam proteínas efetoras que ativam os macrófagos e as citocinas que induzem troca de classe para determinadas classes de anticorpos. As citocinas produzidas pelas células T_H2 direcionam a troca de classe para anticorpos envolvidos nas respostas alérgicas e antiparasitárias. As células T_H17 secretam IL-17, que recruta células de inflamação aguda, como os neutrófilos, para o local da infecção. Moléculas efetoras associadas à membrana podem emitir sinais somente para uma célula com a qual estão interagindo e que possui o receptor adequado. As citocinas solúveis atuam sobre receptores de citocinas expressos localmente na célula-alvo, ou à distância em células hematopoiéticas. A ação das citocinas e das moléculas efetoras associadas à membrana por meio de seus receptores específicos, juntamente com o efeito das citotoxinas liberadas pelas células CD8, é responsável pelas funções efetoras das células T.

Citotoxicidade mediada por células T

Todos os vírus e algumas bactérias multiplicam-se no citoplasma das células infectadas; na verdade, o vírus é um parasito altamente sofisticado que não possui equipamento metabólico ou biossintético próprio e, como consequência, pode replicar-se apenas dentro de células. Embora sejam suscetíveis aos anticorpos antes de entrarem nas células, uma vez no interior destas, esses patógenos não estão mais acessíveis aos anticorpos e podem ser eliminados somente pela destruição ou pela modificação das células infectadas das quais dependem. Essa função na defesa do hospedeiro é desempenhada pelas células T CD8 citotóxicas, embora as células T CD4 também possam adquirir capacidades citotóxicas. O papel crucial das células T citotóxicas na limitação dessas infecções é visto na suscetibilidade aumentada de animais artificialmente deficientes dessas células T ou de camundongos ou seres humanos que não possuem as moléculas do MHC de classe I que apresentam o antígeno para as células T CD8. A eliminação das células infectadas sem a destruição do tecido sadio requer que os mecanismos citotóxicos das células T CD8 sejam poderosos e acuradamente dirigidos.

9.25   As células T citotóxicas podem induzir as células-alvo a sofrer morte celular programada

As células podem morrer de várias maneiras. A lesão física ou química, como a privação de oxigênio que ocorre no músculo cardíaco durante um ataque do coração, ou um dano na membrana mediado por anticorpos ou complemento, leva à desintegração celular ou necrose. O tecido morto ou necrosado é ingerido e degradado pelas células fagocíticas, que por fim limpam o tecido danificado e cicatrizam a lesão. A outra forma de morte celular é conhecida como morte celular programada, a qual pode ocorrer por apoptose ou por morte celular autofágica. A apoptose é uma resposta celular normal crucial no tecido em remodelação, ocorrendo durante o desenvolvimento e a metamorfose em animais multicelulares. Como foi visto no Capítulo 8, a maioria dos timócitos morre por apoptose quando fracassam na seleção positiva. As primeiras alterações observadas na apoptose são a formação de bolhas no núcleo, a alteração na morfologia celular e, ao final, a fragmentação do DNA. A célula, então, sofre autodestruição, encolhendo-se pela liberação de vesículas ligadas à membrana e degradando-se até que pouco reste desse processo. Uma característica da apoptose é a fragmentação do DNA nuclear em segmentos de 200 pares de bases de comprimento, por meio da ativação de nucleases que clivam o DNA entre os nucleossomos. Como descrito no Capítulo 6, a autofagia é o processo de degradação de proteínas senescentes ou anormais e organelas. Na morte celular programada autofágica, grandes vacúolos degradam organelas celulares antes da condensação e da destruição do núcleo, o que é característico da apoptose.

As células T citotóxicas matam seus alvos induzindo-os à apoptose (Fig. 9.35). Quando células T citotóxicas são misturadas com células-alvo e rapidamente colocadas em contato por centrifugação, elas podem induzir as células-alvo antígeno-específicas a morrer dentro de cinco minutos, embora possam decorrer horas para que a morte se torne completamente evidente. A rapidez dessa resposta reflete a liberação de moléculas efetoras pré-formadas, as quais ativam uma via apoptótica no interior da célula-alvo.

O mecanismo para indução de apoptose, que não depende de grânulos citotóxicos, envolve os membros da família do TNF, principalmente o Fas e o ligante Fas. Diferentemente da morte celular em tecidos infectados, esse mecanismo é principalmente utilizado para regular o número de linfócitos. Os linfócitos ativados expressam o Fas e o ligante Fas, e, assim, as células T citotóxicas podem matar outros linfócitos por meio da ativação das caspases, as quais induzem a apoptose no linfócito-alvo. Assim, as interações Fas-ligante Fas são importantes no término da proliferação dos linfócitos depois que uma resposta imune iniciada por um patógeno tiver sido eliminada. Assim como as células T citotóxicas, as células T_H1 e algumas células T_H2 parecem ser capazes de matar células por essa via. A importância do Fas na manutenção da homeostasia dos linfócitos pode ser observada pelo efeito de mutações nos genes que codificam o Fas e o ligante Fas. Camundongos e seres humanos com uma forma mutante do Fas desenvolvem uma doença linfoproliferativa associada à autoimunidade grave (**síndrome linfoproliferativa autoimune** [**ALPS**, do inglês *autoimmune lymphoproliferative syndrome*]), a qual está descrita

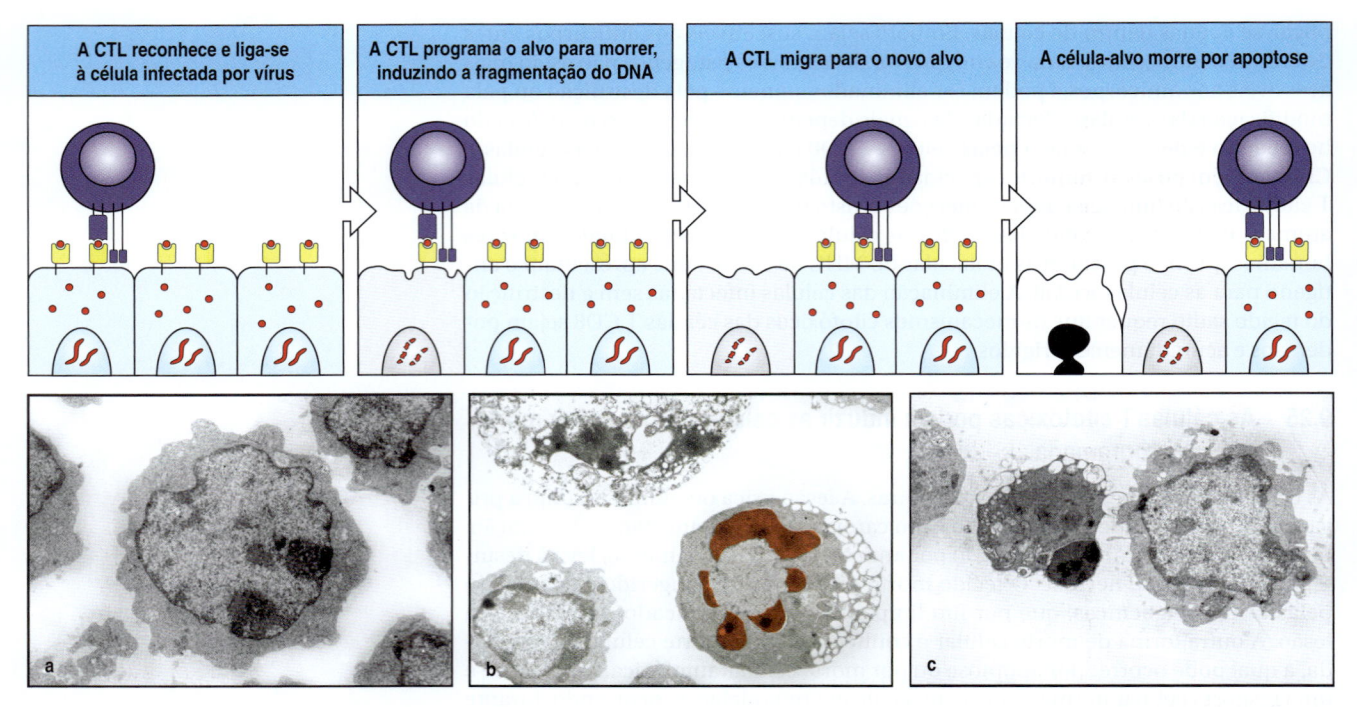

Figura 9.35 As células T CD8 citotóxicas podem induzir apoptose em células-alvo. O reconhecimento específico dos complexos peptídeo:MHC em uma célula-alvo (figuras superiores) por uma célula T CD8 citotóxica (CTL) leva à morte da célula-alvo por apoptose. As células T citotóxicas reciclam-se, podendo matar múltiplos alvos. Cada morte requer a mesma série de etapas, incluindo a ligação do receptor e a liberação direcionada de proteínas citotóxicas armazenadas nos grânulos. O processo de apoptose é mostrado nas micrografias (figuras inferiores), nas quais a Figura **a** mostra uma célula sadia com um núcleo normal. No início da apoptose (Figura **b**), a cromatina torna-se condensada (vermelho), e, apesar de a célula liberar vesículas membranosas, a integridade da membrana celular é mantida, em contraste com a célula necrótica na parte superior do mesmo campo. Nos estágios tardios da apoptose (Figura **c**), o núcleo da célula (célula do meio) está muito condensado, nenhuma mitocôndria é visível e a célula perdeu a maior parte do citoplasma e da membrana devido à liberação das vesículas. (Fotografias [× 3500]) cortesia de R. Windsor e E. Hirst.)

na Seção 15.19. Uma mutação no gene que codifica o ligante Fas em outra linhagem de camundongos cria um fenótipo quase idêntico. Esse fenótipo mutante representa o exemplo melhor caracterizado de autoimunidade generalizada causada por um único defeito gênico.

Assim como a morte da célula hospedeira, o mecanismo de apoptose pode também atuar diretamente nos patógenos citosólicos. Por exemplo, as nucleases que são ativadas na apoptose para destruir o DNA celular também podem degradar o DNA viral, prevenindo a montagem de vírions e a liberação de vírus infecciosos que podem infectar as células vizinhas. Outras enzimas ativadas durante a apoptose podem destruir outros patógenos citosólicos não virais. A apoptose é, portanto, preferível à necrose como meio de eliminação de células infectadas. Nas células que morrem por necrose, os patógenos intactos são liberados das células mortas e podem continuar a infectar células saudáveis ou a parasitar os macrófagos sadios que os ingerem.

9.26 As proteínas efetoras citotóxicas que ativam a apoptose estão localizadas nos grânulos das células T CD8 citotóxicas

O principal mecanismo de ação das células T citotóxicas é a liberação, dependente de cálcio, de **grânulos citotóxicos** após o reconhecimento do antígeno na superfície de uma célula-alvo. Esses grânulos são lisossomas modificados que contêm ao menos três classes distintas de proteínas efetoras citotóxicas, expressas especificamente em células T citotóxicas (Fig. 9.36). Essas proteínas são armazenadas em grânulos citotóxicos na forma ativa, mas condições especiais no interior dos grânulos impedem que elas exerçam suas funções até que sejam liberadas. Uma dessas proteínas citotóxicas, conhecida como **perforina**, atua na liberação do conteúdo dos grânulos

Proteína nos grânulos líticos das células T citotóxicas	Ações nas células-alvo
Perforina	Auxilia na entrega do conteúdo dos grânulos para o citoplasma das células-alvo
Granzima	Serina protease, que, uma vez dentro do citoplasma da célula-alvo, ativa a apoptose
Granulisina	Tem ação antimicrobiana e pode induzir apoptose

Figura 9.36 Proteínas efetoras citotóxicas liberadas por células T citotóxicas.

citotóxicos na membrana das células-alvo. A importância da perforina na citotoxicidade está bem ilustrada em camundongos que tiveram seu gene da perforina nocauteado. Eles apresentam um defeito severo na capacidade de montar uma resposta de célula T citotóxica a muitos vírus, embora não todos. Outra classe de proteínas citotóxicas compreende uma família de serina proteases chamadas de **granzimas**, sendo cinco em seres humanos e 10 em camundongos. A terceira proteína citotóxica, a **granulisina**, que é expressa em seres humanos, mas não em camundongos, tem atividade antimicrobiana, sendo que em altas concentrações é também capaz de induzir apoptose nas células-alvo. Os grânulos que armazenam a perforina, a granzima e a granulisina podem ser vistos em células efetoras citotóxicas CD8 em tecidos infectados. Os grânulos também contêm o proteoglicano **serglicina**, que atua como um arcabouço, formando um complexo com a perforina e as granzimas.

As perforinas e as granzimas são necessárias para a morte celular efetiva. Os papéis das perforinas e das granzimas têm sido investigados em experimentos com base nas similaridades entre os grânulos citotóxicos das células T CD8 e os grânulos dos mastócitos, que são mais fáceis de serem estudados. A liberação dos grânulos dos mastócitos ocorre após a ligação cruzada dos receptores de superfície celular para IgE, da mesma forma que ocorre a liberação dos grânulos das células T citotóxicas após a agregação dos TCRs nas sinapses imunológicas. Acredita-se que o mecanismo de sinalização para a liberação dos grânulos seja o mesmo ou similar nos dois casos, porque tanto o receptor para IgE quanto o TCR possuem motivos ITAM em seus domínios citoplasmáticos, e a ligação cruzada leva à fosforilação da tirosina dos ITAMs (ver Cap. 7). Quando uma linhagem de mastócitos é transfectada com o gene para perforina ou granzima, o produto gênico é armazenado nos grânulos dos mastócitos. Quando a célula é ativada, esses grânulos são liberados. Quando as células são transfectadas somente com o gene para perforina, os mastócitos podem matar outras células, mas é preciso um grande número de células transfectadas, pois a morte é ineficiente. Por outro lado, os mastócitos transfectados somente com o gene para a granzima B não são capazes de matar outras células. Entretanto, quando os mastócitos são transfectados com perforina e também com um gene que codifica a granzima B, as células ou seus grânulos purificados tornam-se tão eficazes na morte de alvos quanto os grânulos das células citotóxicas. Em geral, acredita-se que a perforina atue causando a formação de um poro na membrana plasmática da célula-alvo, pelo qual ocorre a penetração das granzimas.

As granzimas induzem a apoptose na célula-alvo, ativando as caspases. A granzima B cliva e ativa a caspase-3, a qual é uma cisteína protease que cliva após os resíduos de ácido aspártico (daí o nome caspase). A caspase-3 ativa uma cascata proteolítica de caspases que, por fim, ativam a desoxirribonuclease ativada por caspase (CAD, do inglês *caspase-activated deoxyribonuclease*), clivando uma proteína inibidora (ICAD) que se liga e inativa a CAD. Acredita-se que essa nuclease seja a enzima que degrada o DNA Fig. 9.37). A granzima B também ativa outras vias de morte celular. Um alvo importante para ela é a proteína BID (do inglês *BH3-interacting domain death agonist protein* – proteína agonista do domínio de morte que interage com a BH3). Quando a BID é clivada diretamente pela granzima B ou indiretamente pela caspase-3 ativada, a membrana externa mitocondrial se rompe, causando a libera-

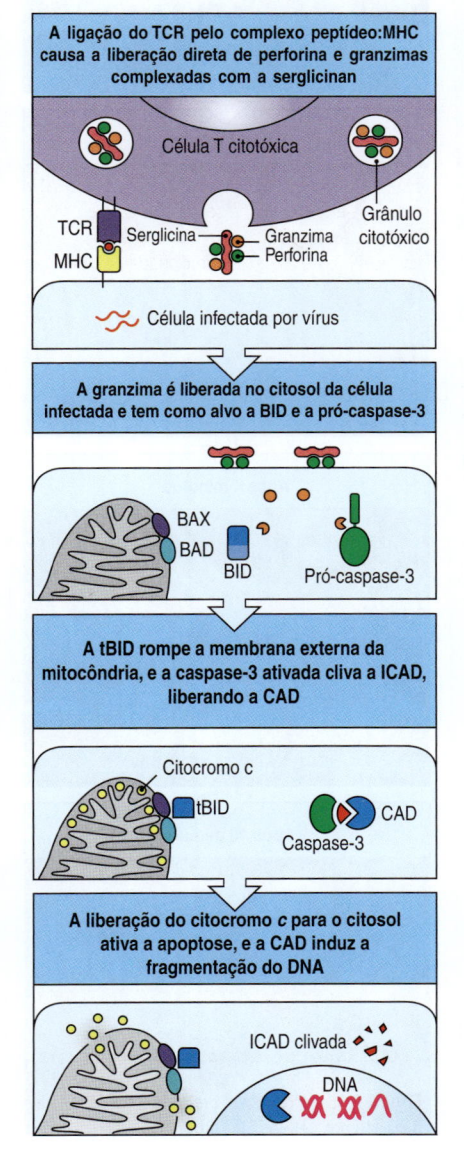

A ligação do TCR pelo complexo peptídeo:MHC causa a liberação direta de perforina e granzimas complexadas com a serglicinan

Célula T citotóxica

TCR — Serglicina
MHC — Granzima — Perforina — Grânulo citotóxico

Célula infectada por vírus

A granzima é liberada no citosol da célula infectada e tem como alvo a BID e a pró-caspase-3

BAX
BAD
BID — Pró-caspase-3

A tBID rompe a membrana externa da mitocôndria, e a caspase-3 ativada cliva a ICAD, liberando a CAD

Citocromo c
tBID — CAD
Caspase-3

A liberação do citocromo *c* para o citosol ativa a apoptose, e a CAD induz a fragmentação do DNA

ICAD clivada
DNA

Figura 9.37   As perforinas, as granzimas e as serglicinas são liberadas dos grânulos citotóxicos e liberam granzimas para o citosol das células-alvo a fim de induzir a apoptose. O reconhecimento de seu antígeno em uma célula infectada por vírus por uma célula T CD8 citotóxica induz a liberação do conteúdo de seus grânulos citotóxicos de maneira direta. As perforinas e as granzimas, complexadas com o proteoglicano serglicina, são liberadas como um complexo na membrana da célula-alvo (figura superior). Por meio de um mecanismo desconhecido, a perforina coordena a entrada do conteúdo dos grânulos para o citosol da célula-alvo sem a formação aparente de poro, e as granzimas atuam nos alvos intracelulares específicos, como a proteína BID e a pró-caspase-3. Direta ou indiretamente, as granzimas causam a clivagem da BID em uma BID truncada (tBID) e a clivagem da pró-caspase-3 em uma caspase ativada (segunda figura). O tBID atua na liberação do citocromo *c* no citosol pela mitocôndria, e a caspase-3 ativada tem como alvo a ICAD para liberar a DNase ativada por caspase (CAD) (terceira figura). O citocromo *c* no citosol promove a apoptose, e o CAD fragmenta o DNA (figura inferior). TCR, receptor de células T; MHC, complexo principal de histocompatibilidade.

ção das moléculas pró-apoptóticas do espaço intermembrana, como o citocromo *c*. Acredita-se que outras granzimas promovam a apoptose, tendo diferentes componentes celulares como alvo.

As células que sofrem morte celular programada são logo ingeridas pelos fagócitos, os quais reconhecem mudanças na membrana celular: a fosfatidilserina, a qual é normalmente encontrada apenas na camada interna da membrana celular, substitui a fosfatidilcolina como fosfolipídeo predominante na camada externa. A célula ingerida é completamente degradada e digerida pelos fagócitos, sem a indução de proteínas coestimuladoras. Assim, a apoptose é, em geral, um processo imunológico "silencioso", isto é, as células apoptóticas não contribuem ou estimulam respostas imunes.

9.27 As células T citotóxicas matam seletivamente e de forma seriada os alvos que expressam um antígeno específico

Quando uma mistura de duas células-alvo, uma portadora de antígeno específico e a outra não portadora de antígeno específico, são apresentadas às células T, em partes iguais, as células T citotóxicas matam só as células-alvo portadoras do antígeno específico. As células "espectadoras inocentes" e as próprias células T citotóxicas não são mortas. Provavelmente, as células T citotóxicas não são mortas porque a liberação das moléculas efetoras citotóxicas é altamente polarizada. Como foi visto na Figura 9.32, as células T citotóxicas orientam seu AG e o centro organizador de microtúbulo (MTOC, do inglês *microtubule-organizing center*), focalizando a secreção para o ponto de contato com a célula-alvo. O movimento dos grânulos em direção ao ponto de contato é mostrado na Figura 9.38. As células T citotóxicas ligadas a várias células-alvo diferentes reorientam seus aparelhos secretores em direção a cada célula, matando-as uma por uma, sugerindo fortemente que o mecanismo pelo qual os mediadores citotóxicos são liberados permite o ataque em apenas um ponto de contato em um determinado momento. A ação estreitamente focalizada das células T CD8 citotóxicas permite que elas matem uma única célula infectada em um tecido, sem criar lesões teciduais disseminadas (Fig. 9.39), o que é de importância vital em tecidos nos quais a regeneração celular não acontece, como nos neurônios do sistema nervoso central, ou é muito limitada, como nas ilhotas pancreáticas.

Células T citotóxicas podem matar seus alvos rapidamente porque armazenam proteínas citotóxicas pré-formadas na forma inativa no ambiente dos grânulos citotóxicos. Proteínas citotóxicas são sintetizadas e carregadas para os grânulos durante o primeiro encontro de uma célula T precursora citotóxica virgem com seu antígeno específico. A ligação do TCR induz a síntese *de novo* de perforina e granzimas nas células T CD8 efetoras, de modo que o conteúdo dos grânulos citotóxicos é reposto. Isso torna possível que uma única célula T CD8 possa matar vários alvos sucessivamente.

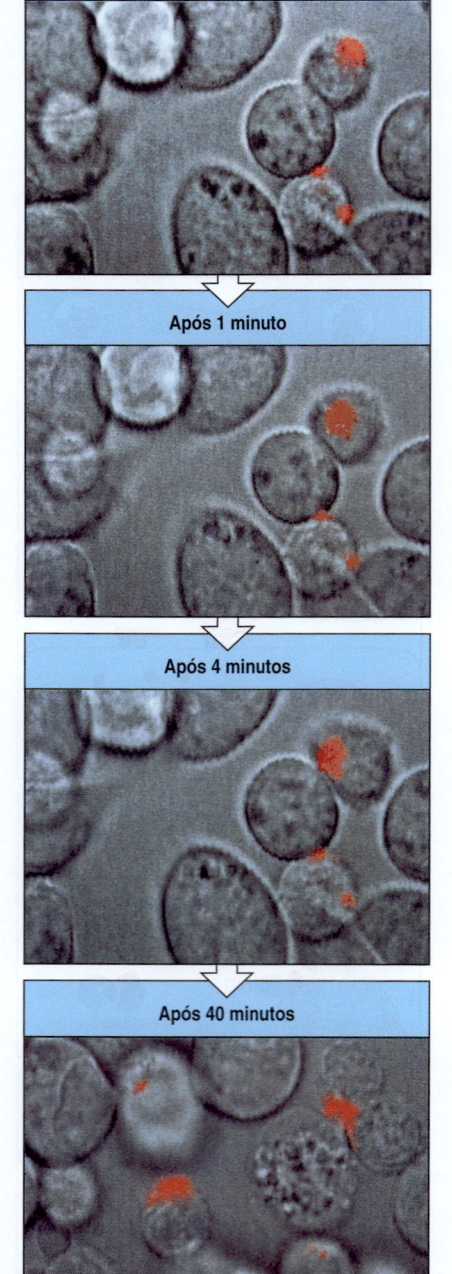

Tempo = 0

Após 1 minuto

Após 4 minutos

Após 40 minutos

Figura 9.38   As moléculas efetoras são liberadas a partir de grânulos de células T de maneira altamente polar. Os grânulos das células T citotóxicas podem ser marcados com corantes fluorescentes, permitindo que eles sejam vistos sob o microscópio, e seus movimentos podem ser seguidos por fotografias a intervalos fixos. Aqui, é mostrada uma série de fotos tiradas durante a interação de uma célula T citotóxica com uma célula-alvo, a qual, no final, é morta. Na figura superior, no tempo 0, a célula T (direita superior) recém estabeleceu contato com a célula-alvo (diagonalmente inferior). Nesse ponto, os grânulos da célula T, marcados com corante fluorescente vermelho, estão distantes do ponto de contato. Na segunda figura, após um minuto, os grânulos começaram a mover-se em direção à célula-alvo, um movimento que se completa na terceira figura, após quatro minutos. Após 40 minutos, na última figura, os conteúdos do grânulo foram liberados no espaço entre a célula T e o alvo, que começa a entrar em apoptose (notar o núcleo fragmentado). A célula T irá, agora, desligar-se da célula-alvo e pode reconhecer e matar outros alvos. (Fotografias cortesia de G. Griffiths.)

9.28   As células T citotóxicas também atuam liberando citocinas

A indução de apoptose nas células-alvo é a principal forma pela qual as células T CD8 citotóxicas eliminam uma infecção. Entretanto, a maioria das células T CD8 citotóxicas também liberam as citocinas IFN-γ, TNF-α e LT-α, as quais contribuem para a defesa do hospedeiro de várias maneiras. O IFN-γ inibe diretamente a replicação viral e também induz o aumento da expressão de moléculas do MHC de classe I e de outras proteínas envolvidas no carregamento de peptídeos para essas moléculas do MHC de classe I recém-sintetizadas nas células infectadas, aumentando a chance de as células infectadas serem reconhecidas como células-alvo para o ataque citotóxico. O IFN-γ também ativa os macrófagos, recrutando-os para os locais de infecção, como células efetoras ou como aAPCs. O TNF-α ou o LT-α podem agir em sinergia com o IFN-γ na ativação dos macrófagos, matando algumas células-alvo por meio de sua interação com o TNFR-I, o qual induz apoptose (ver Seção 9.24). Assim, as células T CD8 citotóxicas efetoras atuam de várias maneiras, limitando a disseminação dos patógenos citosólicos. A importância relativa de cada um desses mecanismos está sendo rapidamente determinada com a utilização da tecnologia de nocautes gênicos em camundongos.

Resumo

As células T CD8 citotóxicas efetoras são essenciais na defesa do hospedeiro contra os agentes patogênicos que vivem no citosol – os mais comuns são os vírus. As células T citotóxicas podem matar qualquer célula que hospede tais patógenos, reconhecendo os peptídeos estranhos que são transportados para a superfície celular, ligados a moléculas do MHC de classe I. As células T CD8 citotóxicas desempenham sua função lítica pela liberação de dois tipos de proteínas citotóxicas pré-formadas: as granzimas, que parecem ser capazes de induzir apoptose em qualquer tipo de célula-alvo, a perforina, que atua durante a liberação das granzimas na célula-alvo, e a granulisina. Essas propriedades permitem que a célula T citotóxica ataque e destrua praticamente qualquer célula infectada com um patógeno citosólico. Uma molécula ligada à membrana, o ligante Fas, expressa nas células T CD8 e em algumas células T CD4, também é capaz de induzir apoptose, mediante sua ligação ao Fas expresso em algumas células-alvo. No entanto, essa via parece ser mais importante na remoção de linfócitos ativados portadores do Fas após a eliminação de uma infecção e na manutenção da homeostase dos linfócitos. As células T CD8 citotóxicas também produzem IFN-γ, o qual é um inibidor da replicação viral e um importante indutor da expressão de moléculas do MHC de classe I e da ativação de macrófagos. As células T citotóxicas matam alvos infectados com grande precisão, poupando as células normais adjacentes. Essa precisão é crucial ao minimizar o dano tecidual, ao mesmo tempo em que leva à erradicação das células infectadas.

Ativação dos macrófagos por células T_H 1

Alguns microrganismos, principalmente as micobactérias, são patógenos intracelulares que crescem primariamente nos fagossomos dos macrófagos, onde são protegidos dos efeitos tanto dos anticorpos como das células T citotóxicas. Peptídeos derivados de tais microrganismos podem ser apresentados na superfície dos macrófagos pelas moléculas do MHC de classe II. Quando esses complexos peptídeo:MHC são reconhecidos pelo TCR das células T_H 1 efetoras antígeno-específicas, a célula T é estimulada a sintetizar as proteínas associadas à membrana e as citocinas solúveis que estimulam os macrófagos, permitindo que eles eliminem o patógeno. Esse reforço para os mecanismos antimicrobianos é conhecido como **ativação dos macrófagos**. Igualmente, as células T_H 1 ativam os macrófagos para aumentar a destruição dos patógenos recentemente ingeridos. Essa coordenação entre as células T_H 1 e os macrófagos constitui a base da formação da reação imunológica conhecida como granuloma, na qual os microrganismos são mantidos restritos a uma área central de macrófagos circundados por linfócitos ativados.

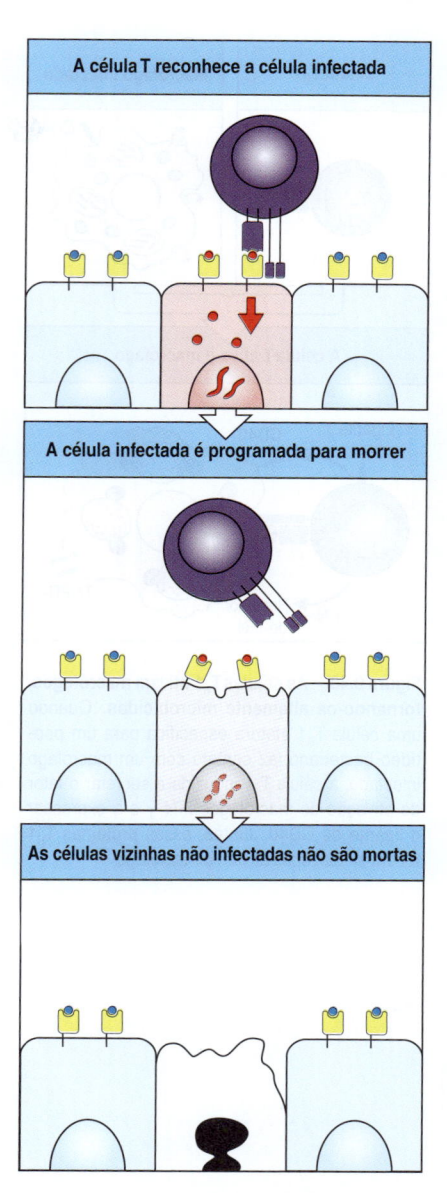

Figura 9.39   As célula T citotóxicas matam as células-alvo que portam antígeno específico, mas poupam as células vizinhas não infectadas. Todas as células em um tecido são suscetíveis à morte pelas proteínas citotóxicas das células T CD8 efetoras, porém, apenas as células infectadas são mortas. O reconhecimento específico pelo receptor de célula T identifica qual célula-alvo matar, e a liberação polarizada de grânulos citotóxicos (não mostrada) assegura que as células vizinhas sejam poupadas.

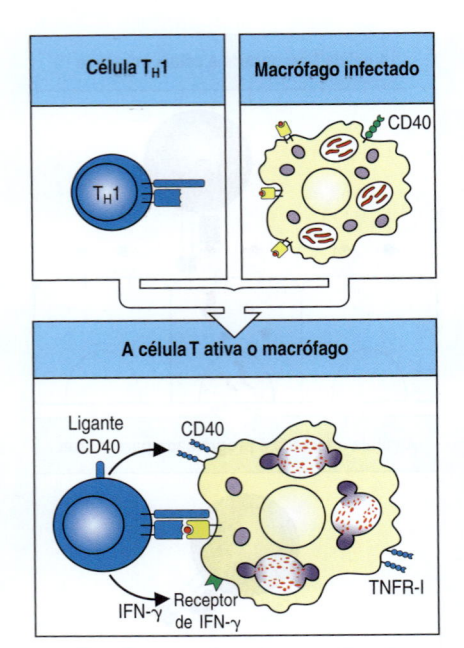

Figura 9.40 As células T$_H$1 ativam macrófagos, tornando-os altamente microbicidas. Quando uma célula T$_H$1 efetora específica para um peptídeo bacteriano faz contato com um macrófago infectado, a célula T é induzida a secretar o fator de ativação de macrófagos IFN-γ e a expressar o ligante de CD40. Juntas, essas proteínas T$_H$1 recém-sintetizadas ativam o macrófago.

9.29 As células T$_H$1 desempenham um papel central na ativação dos macrófagos

Patógenos de todos os tipos são ingeridos do líquido extracelular pelos macrófagos e são frequentemente destruídos sem a necessidade de ativação adicional dos macrófagos, como foi visto no Capítulo 3. Entretanto, em várias infecções de importância clínica, os patógenos ingeridos não são mortos e podem estabelecer uma infecção crônica nos macrófagos que irá incapacitá-los. Esses microrganismos mantêm-se no ambiente hostil dos fagossomos, inibindo a fusão dos fagossomos com os lisossomas, ou impedindo a acidificação necessária para ativar as proteases lisossômicas. Eles podem ser eliminados quando os macrófagos infectados são reconhecidos pelas células T$_H$1, que fornecem os sinais adicionais que estimularão ainda mais as defesas antimicrobicidas intracelulares dos macrófagos.

Os macrófagos requerem dois sinais para ativação, e as células T$_H$1 efetoras podem fornecer ambos. Um sinal é a citocina IFN-γ, o outro sensibiliza os macrófagos a responder ao IFN-γ. As células T$_H$1 durante a interação com suas células-alvo, secretam caracteristicamente o IFN-γ, enquanto o ligante CD40 expresso pela célula T$_H$1 emite o sinal de sensibilização pelo contato com o CD40 do macrófago (Fig. 9.40). As células T$_H$1 também secretam a linfotoxina-α (LT-α), que pode substituir o ligante CD40 na ativação dos macrófagos. Quando as células T$_H$1 estimulam os macrófagos por meio dessas moléculas, os macrófagos secretam TNF-α, que estimulam ainda mais os macrófagos por meio de sua ligação com o TNFR-1, o mesmo receptor ativado pela LT-α. Esse receptor parece ser necessário para manter a viabilidade dos macrófagos nessa situação. Em camundongos deficientes de TNFR-I (ver Seção 7.22), a infecção pelo *Mycobacterium avium* causa excesso de apoptose nos macrófagos que é dependente das células T$_H$1, levando à desintegração dos granulomas e à disseminação dos patógenos.

As células T CD8 também produzem IFN-γ e podem ativar macrófagos apresentadores de antígeno derivados de proteínas citosólicas nas moléculas do MHC de classe I. Os macrófagos podem também ser mais sensíveis ao IFN-γ com pequenas quantidades de LPS bacterianos, e esta última via pode ser particularmente importante quando as células T CD8 são a fonte primária de IFN-γ. As células T$_H$2 não são boas ativadoras de macrófagos porque produzem IL-10, uma citocina que pode desativar os macrófagos, e não produzem IFN-γ. Entretanto, elas expressam o ligante CD40 e podem emitir o sinal dependente de contato, necessário para sensibilizar os macrófagos a responderem ao IFN-γ.

Após o encontro da célula T$_H$1 com seu antígeno específico, a produção dos genes para citocinas efetoras e moléculas de superfície inicia-se dentro de uma hora após o contato e sua produção e secreção exige várias horas. Portanto, as células T$_H$1 devem aderir às suas células-alvo por mais tempo do que as células T citotóxicas. Como nas células T citotóxicas, a maquinaria secretora das células T$_H$1 torna-se polarizada e as citocinas recém-sintetizadas são secretadas no local de contato entre a célula T e o macrófago (ver Fig. 9.32). O ligante CD40 é também expresso na superfície celular de um modo polarizado. Assim, embora todos os macrófagos tenham receptores para o IFN-γ, os macrófagos infectados que apresentam o antígeno às células T$_H$1 são mais prováveis de serem ativados do que um macrófago vizinho não infectado.

9.30 A ativação dos macrófagos pelas células T$_H$1 promove a morte microbiana e deve ser estritamente regulada para evitar dano aos tecidos

A ativação converte o macrófago em uma potente célula efetora antimicrobiana, como ilustrado na Figura 9.41. Os fagossomos fusionam com os lisossomas e as espécies reativas de oxigênio e nitrogênio microbicidas são produzidas como descrito na Seção 3.2. Como os macrófagos ativados são extremamente eficientes na destruição dos patógenos, pode-se perguntar: por que tais células não são simplesmente mantidas em um estado de constante ativação? Além do fato de os macrófagos consumirem grandes quantidades de energia para manterem seu estado ativado, sua ativação *in vivo* está, em geral, associada à destruição tecidual localizada, resultante da liberação de radicais de oxigênio, óxido nítrico (NO) e proteases, as quais são tóxicas tanto para as células hospedeiras quanto para os patógenos.

A liberação de mediadores tóxicos permite que os macrófagos ataquem grandes patógenos extracelulares que não podem ingerir, como os vermes parasitos, mas isso tem um preço – a destruição dos tecidos. A ativação antígeno-específica dos macrófagos pelas células T_H1 é um meio de preparar esse poderoso mecanismo de defesa para um efeito máximo, ao mesmo tempo em que minimiza a destruição dos tecidos e o consumo de energia. A ativação dos macrófagos é inibida por citocinas, como o TGF-β e a IL-10, que são produzidas por células CD4 T_H2 e várias células reguladoras, de modo que a indução desse tipo de células T CD4 é importante para a limitação da ativação dos macrófagos.

9.31   As células T_H1 coordenam a resposta do hospedeiro contra os patógenos intracelulares

A ativação dos macrófagos pelas células T_H1 é central na resposta do hospedeiro contra patógenos que proliferam nas vesículas macrofágicas. Além de aumentar a morte intracelular, ocorrem outras mudanças nos macrófagos ativados que auxiliam a amplificar a resposta imune adaptativa contra esses patógenos. O número de moléculas B7, CD40, moléculas do MHC de classe II e receptores do TNF aumenta na superfície dos macrófagos (ver Fig. 9.41), tornando as células mais eficazes na apresentação de antígenos para as células T e mais responsivas ao ligante CD40 e ao TNF-α. Além disso, os macrófagos ativados secretam IL-12, que aumenta a quantidade de IFN-γ produzido pelas células T_H1 e também promove a diferenciação das células T CD4 virgens ativadas em células T_H1 efetoras (ver Seção 9.18). As citocinas e as quimiocinas produzidas pelos macrófagos ativados também são importantes na estimulação e na produção de anticorpos e no recrutamento de outras células imunes para os locais de infecção.

Em camundongos nos quais o gene do IFN-γ ou do ligante CD40 tenha sido destruído por ruptura gênica orientada, a produção de agentes antimicrobianos pelos macrófagos é prejudicada, e os animais sucumbem a doses subletais de *Mycobacterium* sp. e de *Leishmania* sp. A ativação de macrófagos também é importante no controle do vírus da vaccínia. Camundongos deficientes de receptores de TNF são mais suscetíveis a esses patógenos. No entanto, embora o IFN-γ e o ligante CD40 sejam provavelmente as moléculas efetoras mais importantes sintetizadas pelas células T_H1, a resposta imune contra patógenos que proliferam nas vesículas macrofágicas é complexa, e outras citocinas, também secretadas pelas células T_H1, têm papel vital na coordenação dessas respostas (Fig. 9.42). Por exemplo, macrófagos que são cronicamente infectados com bactérias intracelulares podem perder a capacidade de se tornarem ativados. Essas células poderiam proporcionar um reservatório de infecção protegido contra o ataque imune. As células T_H1 ativadas também podem expressar o ligante Fas e assim matar uma gama limitada de células-alvo que expressam o Fas, incluindo macrófagos, podendo destruir essas células infectadas.

Determinadas bactérias intravesiculares, incluindo algumas micobactérias e a *Listeria monocytogenes*, escapam das vesículas celulares, penetrando no citoplasma, onde não são suscetíveis à ativação macrofágica. Sua presença, porém, pode ser detectada pelas células T CD8 citotóxicas. Os patógenos liberados quando os macrófagos são mortos, pelas células T_H1 ou pelas células T CD8 citotóxicas, podem ser capturados por macrófagos recentemente recrutados, ainda capazes de ativação para a atividade antimicrobiana.

A depleção das células T CD4 em indivíduos com HIV/Aids pode fazer os microrganismos, que são normalmente eliminados pelos macrófagos, se tornarem um problema e causarem doenças. Esse é o caso dos fungos patogênicos oportunistas *Pneumocystis jirovecii* (antigamente conhecido como *P. carinii*). Os pulmões dos indivíduos saudáveis são mantidos livres do *P. jirovecii* por fagocitose e morte intracelular pelos macrófagos alveolares. Entretanto, a pneumonia causada pelo *P. jirovecii*

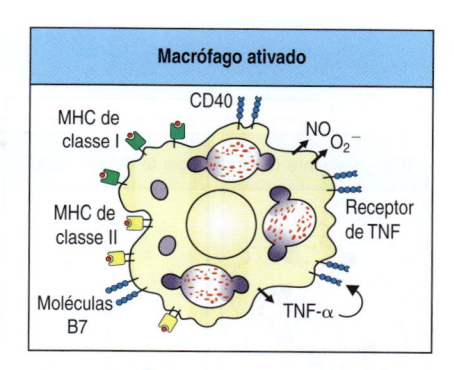

Figura 9.41   Os macrófagos ativados sofrem modificações que aumentam muito a sua eficácia antimicrobiana e amplificam a resposta imune. Os macrófagos ativados aumentam sua expressão do CD40 e dos receptores de TNF e são estimulados a secretar TNF-α. Esse estímulo autócrino sinergiza com o IFN-γ secretado por células T_H1 para aumentar a ação antimicrobiana do macrófago, em particular pela indução da produção de óxido nítrico (NO) e íons superóxido (O_2^-). O macrófago também aumenta a expressão das moléculas B7 em resposta à ligação com o ligante CD40 na célula T e aumenta a expressão de moléculas do MHC de classe II, permitindo, assim, maior ativação das células T CD4 em repouso.

380 Parte IV Resposta Imune Adaptativa
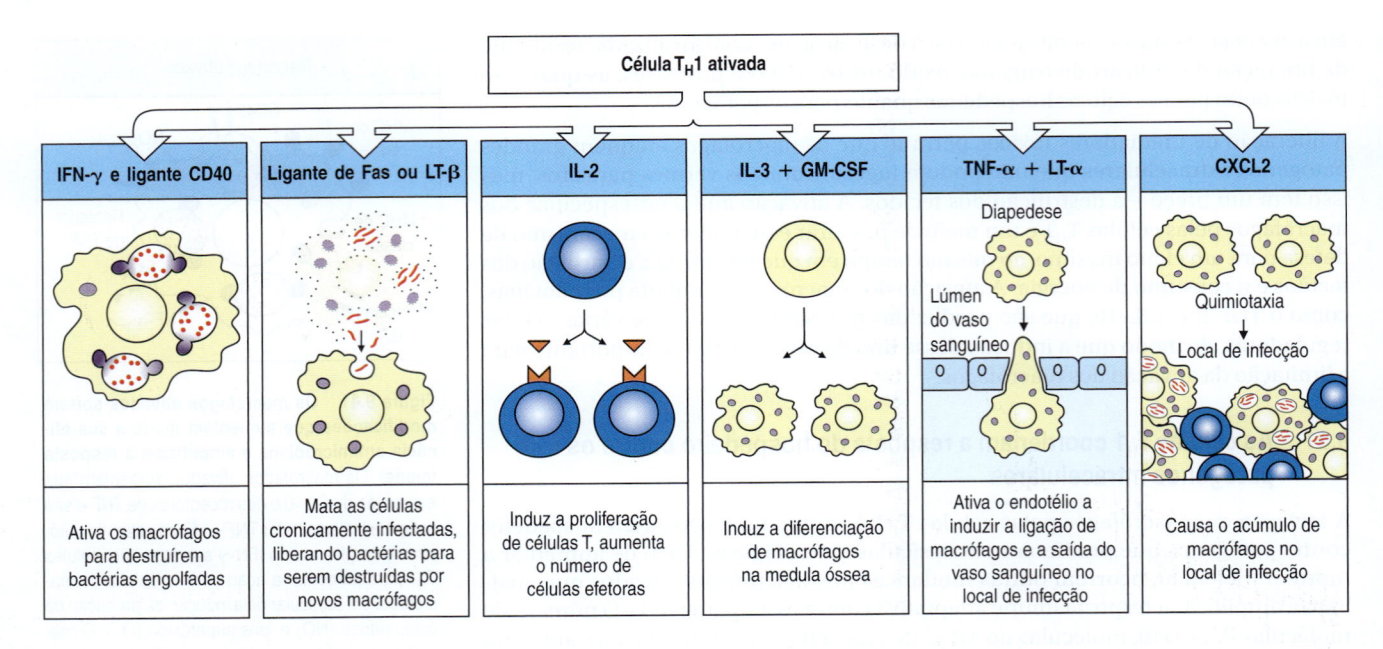

Figura 9.42 A resposta imune contra bactérias intracelulares é coordenada por células T$_H$1 ativadas. A ativação das células T$_H$1 por macrófagos infectados resulta na síntese de citocinas que tanto ativam o macrófago quanto coordenam a resposta imune contra patógenos intracelulares. O interferon-γ (IFN-γ) e o ligante CD40 sinergizam na ativação do macrófago, permitindo que este último mate os patógenos engolfados. Os macrófagos infectados cronicamente perdem a habilidade de matar bactérias intracelulares, e o ligante de Fas ou o LT-β produzido pela célula T$_H$1 pode matar esses macrófagos, liberando as bactérias engolfadas, que são ingeridas e mortas por novos macrófagos. Dessa forma, o IFN-γ e o LT-β sinergizam na remoção de bactérias intracelulares. A IL-2 produzida pelas células T$_H$1 induz a proliferação de células T e potencializa a liberação de outras citocinas. A IL-3 e o GM-CSF estimulam a produção de novos macrófagos, agindo nas células-tronco hematopoiéticas na medula óssea. Novos macrófagos são recrutados para o sítio de infecção pela ação de TNF-α, LT-$\alpha\beta$ e outras citocinas no endotélio vascular, o que sinaliza para os macrófagos deixarem a corrente sanguínea e entrarem nos tecidos. Uma quimiocina com atividade quimiotáxica para os macrófagos (CXCL2) sinaliza para os macrófagos migrarem para os locais de infecção e acumularem-se ali. Assim, a célula T$_H$1 coordena uma resposta macrofágica altamente eficaz em destruir agentes infecciosos intracelulares.

é uma causa frequente de morte de indivíduos com Aids. Na ausência das células T CD4, a fagocitose do *P. jirovecii* e a morte intracelular pelos macrófagos pulmonares está prejudicada, e o patógeno coloniza a superfície do epitélio pulmonar, invadindo os tecidos pulmonares. A necessidade das células T CD4 parece ser devida, pelo menos em parte, à necessidade das citocinas ativadoras dos macrófagos, IFN-γ e TNF-α.

Outra função importante das células T$_H$1 é o recrutamento de células fagocíticas aos locais de infecção. As células T$_H$1 recrutam macrófagos por dois mecanismos. Primeiro, elas produzem os fatores de crescimento hematopoiéticos IL-3 e GM-CSF, que estimulam a produção de novas células fagocíticas na medula óssea. Segundo, o TNF-α e a LT-α, que são secretadas pelas células T$_H$1 nos locais de infecção, modificam as propriedades da superfície das células endoteliais de modo que os fagócitos aderem a elas. As quimiocinas, como o CXCL2, que é produzido pelas células T$_H$1 na resposta inflamatória, direcionam a migração dos monócitos através do endotélio vascular para o tecido infectado (ver Seção 3.14).

Quando os microrganismos resistem de maneira eficiente aos efeitos microbicidas dos macrófagos ativados, pode-se desenvolver uma infecção crônica com inflamação. Com frequência, esta possui um padrão característico, consistindo em uma área central de macrófagos circundada por linfócitos ativados. Esse padrão patológico é chamado de granuloma (Fig. 9.43). O centro desses granulomas é, em geral, formado por células gigantes, oriundas de macrófagos fusionados. O granuloma serve para "emparedar" os patógenos que resistem à destruição. As células T$_H$2 parecem participar dos granulomas juntamente com as células T$_H$1, talvez regulando sua atividade e prevenindo lesões teciduais disseminadas. Na tuberculose, o centro de grandes granulomas pode isolar-se, com morte de células provavelmente devida a uma combinação de falta de oxigênio e dos efeitos citotóxicos dos macrófagos ativados. Como o tecido necrosado se assemelha a um queijo, esse processo é chamado de necrose caseosa. Assim, a ativação das células T$_H$1 pode causar uma patologia significativa. Entretanto, a não ativação dessas células leva a consequências mais sérias, incluindo a morte por infecção disseminada, o que é visto, com frequência, em pacientes portadores de Aids e com infecção concomitante por micobactérias.

Resumo

As células T CD4 que podem ativar os macrófagos desempenham um papel vital na defesa do hospedeiro contra aqueles patógenos intra e extracelulares que resistem

Figura 9.43 Os granulomas formam-se quando um patógeno intracelular ou seus constituintes não podem ser totalmente eliminados. Quando as micobactérias (vermelho) resistem aos efeitos da ativação dos macrófagos, ocorre uma resposta inflamatória localizada característica chamada granuloma. Ela consiste em um núcleo central de macrófagos infectados. O núcleo pode incluir células gigantes multinucleadas, que são macrófagos fusionados, cercados por macrófagos grandes chamados frequentemente de células epitelioides, mas nos granulomas causados por micobactérias, o núcleo normalmente torna-se necrótico. As micobactérias podem persistir nas células do granuloma. O núcleo central é cercado por células T, e muitas são CD4-positivas. Os mecanismos exatos pelos quais esse equilíbrio é obtido, e como ele é quebrado, são desconhecidos. Os granulomas, como visto na figura inferior, também se formam nos pulmões e em outros locais em uma doença conhecida como sarcoidose, que pode ser causada por uma infecção micobacteriana atípica. (Fotografia cortesia de J. Orrell.)

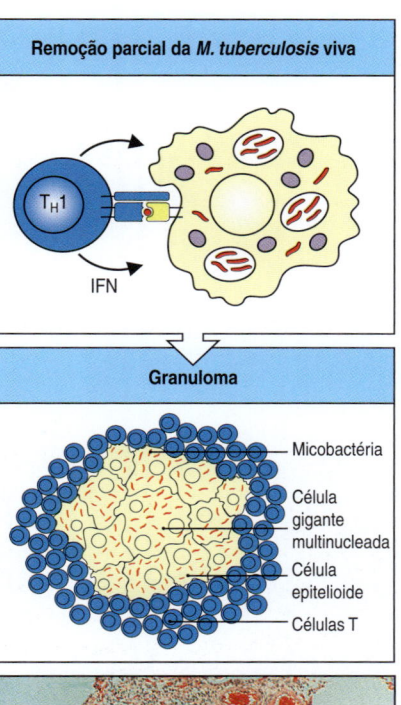

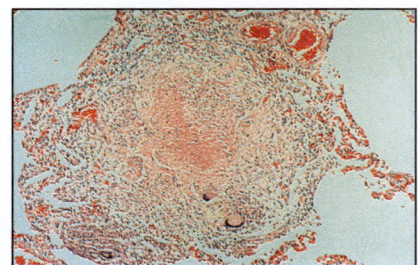

à morte após serem capturados pelos macrófagos. A ativação dos macrófagos é mediada por sinais de membrana emitidos pelas células T_H1 ativadas e pela potente citocina ativadora de macrófagos, o IFN-γ, que é secretado por células T ativadas. Uma vez ativados, os macrófagos podem matar as bactérias intracelulares e ingeridas. Os macrófagos ativados podem também causar lesão tecidual local, o que explica por que essa atividade deve ser rigorosamente regulada pelas células T antígeno--específicas. As células T_H1 produzem uma gama de citocinas, quimiocinas e outras moléculas de superfície que não apenas ativam os macrófagos infectados, como também podem matar macrófagos senescentes cronicamente infectados, estimular a produção de novos macrófagos na medula óssea e recrutar novos macrófagos para os locais de infecção. Assim, as células T_H1 controlam e coordenam a defesa do hospedeiro contra determinados patógenos intracelulares. É provável que a ausência dessa função explique a preponderância de infecções com patógenos intracelulares em pacientes adultos com Aids.

Resumo do Capítulo 9

A resposta imune adaptativa é iniciada quando as células T virgens encontram o antígeno específico na superfície de uma APC, que também expressa as moléculas coestimuladoras B7.1 e B7.2. Em muitos casos, as APCs responsáveis pela ativação das células T virgens e por induzir sua expansão clonal são as células dendríticas convencionais. As células dendríticas convencionais, uma subpopulação que expressa altos níveis de CD11c, não somente residem nos tecidos linfoides mas também inspecionam a periferia, onde encontram o patógeno, capturam o antígeno nos locais de infecção, tornando-se ativadas pelo reconhecimento inato e migram para o tecido linfoide local. A célula dendrítica pode maturar para tornar-se um potente ativador direto das células T virgens, ou pode transferir o antígeno para as células dendríticas residentes nos órgãos linfoides periféricos para a apresentação cruzada às células T CD8 virgens. As células dendríticas plasmacitoides contribuem para a rápida resposta contra vírus pela produção de interferons do tipo I. As células T ativadas produzem IL-2, que as leva à proliferação; vários outros sinais levam à diferenciação em vários tipos de células T efetoras, as quais atuam liberando mediadores diretamente nas células-alvo. A estimulação das células T efetoras pelos complexos peptídeo:MHC é independente de coestímulo, de modo que qualquer célula-alvo infectada pode ser ativada ou destruída por uma célula T efetora. As células T CD8 citotóxicas matam as células-alvo infectadas com patógenos citosólicos, removendo os locais de replicação dos patógenos. As células T CD4 podem se tornar efetoras especializadas que promovem respostas inflamatórias/fagocíticas (T_H1), alérgica e imunidade da mucosa (T_H2), inflamatória aguda (T_H17) contra os patógenos, ou que fornece o auxílio às células B (T_{FH}). As células CD4 T_H1 ativam os macrófagos para eliminar os parasitos intracelulares. As células T CD4 são também essenciais na ativação das células B para que secretem anticorpos mediadores da resposta imune humoral dirigida contra patógenos extracelulares. As células T_H17 ajudam a aumentar a resposta dos neutrófilos contra patógenos extracelulares. Assim, as células T efetoras controlam praticamente todos os mecanismos efetores conhecidos da resposta imune adaptativa. Além disso, subpopulações de células T reguladoras CD4 são produzidas para controlar e limitar a resposta imune que domina a atividade das células T.

Questões

9.1 As células dendríticas migram pelos tecidos proporcionando um mecanismo de vigilância contra a infecção por patógenos. (a) Quais são os tipos de células dendríticas e quais ocorrem nesse locais? (b) Descreva como as células dendríticas identificam a presença de infecção nos tecidos periféricos e iniciam uma resposta imune contra ele nos linfonodos ou nos tecidos linfoides secundários. (c) Quais os mecanismos que impedem que as células dendríticas iniciem a resposta imune contra os antígenos próprios?

9.2 A ativação das células T virgens requer a interação com uma APC, como uma célula dendrítica. (a) Quais as diferentes moléculas das células T envolvidas nesses processos, e com o que elas interagem nas APCs? (b) Que consequências você esperaria se essas moléculas estivessem ausentes em um indivíduo? (c) Como você poderia usar tais moléculas para desenvolver fármacos anti-inflamatórios ou imunossupressores?

9.3 Em alguns experimentos de física de partículas, a detecção de coincidências – a detecção simultânea do mesmo evento por dois detectores diferentes – é utilizada para discriminar eventos reais de flutuações espúrias nos sistemas de detecção. Como as condições para a ativação de células T seguem o mesmo princípio (a) no reconhecimento de patógenos e (b) na prevenção de reações autoimunes?

9.4 Considere o argumento "As funções das células T efetoras são mediadas primariamente por produtos secretados.". (a) O quanto isso é verdadeiro para as células T CD4 e células T CD8? (b) Descreva o papel das moléculas efetoras ligadas à membrana das células T na ativação dos macrófagos.

9.5 As células T CD4 podem se desenvolver em vários tipos de células efetoras, as quais algumas vezes são consideradas linhagens distintas. (a) Descreva as subpopulações CD4 e correlacione suas funções imunes com seus mecanismos efetores específicos. (b) Quais propriedades podem determinar se essas subpopulações representam linhagens distintas de células? (c) Descreva o papel das APCs e dos patógenos na produção de cada subpopulação. (d) Discuta como as APCs e as subpopulações de células T CD4 estão relacionadas na manutenção da tolerância.

Referências gerais

Dustin, M.L.: **Coordination of T-cell activation and migration through formation of the immunological synapse.** *Ann. NY Acad. Sci.* 2003, **987**:51–59.

Heath, W.R., and Carbone, F.R.: **Dendritic cell subsets in primary and secondary T cell responses at body surfaces.** *Nat. Immunol.* 2009, **10**:1237–1244.

Korn, T, Bettelli, E., Oukka, M., and Kuchroo, V.K.: **IL-17 and Th17 cells.** *Annu. Rev. Immunol.* 2009, **27**:485–517.

Mosmann, T.R., Li, L., Hengartner, H., Kagi, D., Fu, W., and Sad, S.: **Differentiation and functions of T cell subsets.** *Ciba Found. Symp.* 1997, **204**:148–154; discussion 154–158.

Snyder, J.E., and Mosmann, T.R.: **How to 'spot' a real killer.** *Trends Immunol.* 2003, **24**:231–232.

Springer, T.A.: **Traffic signals for lymphocyte recirculation and leukocyte emigration: the multistep paradigm.** *Cell* 1994, **76**:301–314.

Tseng, S.Y., and Dustin, M.L.: **T-cell activation: a multidimensional signaling network.** *Curr. Opin. Cell Biol.* 2002, **14**:575–580.

Referências por seção

9.1 As células T virgens migram pelos tecidos linfoides periféricos, inspecionando os complexos peptídeo:MHC na superfície das células dendríticas

Caux, C., Ait-Yahia, S., Chemin, K., de Bouteiller, O., Dieu-Nosjean, M.C., Homey, B., Massacrier, C., Vanbervliet, B., Zlotnik, A., and Vicari, A.: **Dendritic cell biology and regulation of dendritic cell trafficking by chemokines.** *Springer Semin. Immunopathol.* 2000, **22**:345–369.

Itano, A.A., and Jenkins, M.K.: **Antigen presentation to naive CD4 T cells in the lymph node.** *Nat. Immunol.* 2003, **4**:733–739.

Mackay, C.R., Kimpton, W.G., Brandon, M.R., and Cahill, R.N.: **Lymphocyte subsets show marked differences in their distribution between blood and the afferent and efferent lymph of peripheral lymph nodes.** *J. Exp. Med.* 1988, **167**:1755–1765.

Picker, L.J., and Butcher, E.C.: **Physiological and molecular mechanisms of lymphocyte homing.** *Annu. Rev. Immunol.* 1993, **10**:561–591.

Steptoe, R.J., Li, W., Fu, F., O'Connell, P.J., and Thomson, A.W.: **Trafficking of APC from liver allografts of Flt3L-treated donors: augmentation of potent allostimulatory cells in recipient lymphoid tissue is associated with a switch from tolerance to rejection.** *Transpl. Immunol.* 1999, **7**:51–57.

Yoshino, M., Yamazaki, H., Nakano, H., Kakiuchi, T., Ryoke, K., Kunisada, T., and Hayashi, S.: **Distinct antigen trafficking from skin in the steady and active states.** *Int. Immunol.* 2003, **15**:773–779.

9.2   A entrada dos linfócitos nos tecidos linfoides depende das quimiocinas e das moléculas de adesão

Hogg, N., Henderson, R., Leitinger, B., McDowall, A., Porter, J., and Stanley, P.: **Mechanisms contributing to the activity of integrins on leukocytes.** *Immunol. Rev.* 2002, **186**:164–171.

Kunkel, E.J., Campbell, D.J., and Butcher, E.C.: **Chemokines in lymphocyte trafficking and intestinal immunity.** *Microcirculation* 2003, **10**:313–323.

Madri, J.A., and Graesser, D.: **Cell migration in the immune system: the evolving interrelated roles of adhesion molecules and proteinases.** *Dev. Immunol.* 2000, **7**:103–116.

Rasmussen, L.K., Johnsen, L.B., Petersen, T.E., and Sørensen, E.S.: **Human GlyCAM-1 mRNA is expressed in the mammary gland as splicing variants and encodes various aberrant truncated proteins.** *Immunol. Lett.* 2002, **83**:73–75.

Rosen, S.D.: **Ligands for L-selectin: homing, inflammation, and beyond.** *Annu. Rev. Immunol.* 2004, **22**:129–156.

von Andrian, U.H., and Mempel, T.R.: **Homing and cellular traffic in lymph nodes.** *Nat. Rev. Immunol.* 2003, **3**:867–878.

9.3   A ativação das integrinas pelas quimiocinas é responsável pela entrada das células T virgens nos linfonodos

Cyster, J.G.: **Chemokines, sphingosine-1-phosphate, and cell migration in secondary lymphoid organs.** *Annu. Rev. Immunol.* 2005, **23**:127–159.

Laudanna, C., Kim, J.Y., Constantin, G., and Butcher, E.: **Rapid leukocyte integrin activation by chemokines.** *Immunol. Rev.* 2002, **186**:37–46.

Lo, C.G., Lu, T.T., and Cyster, J.G.: **Integrin-dependence of lymphocyte entry into the splenic white pulp.** *J. Exp. Med.* 2003, **197**:353–361.

Luo, B.H., Carman, C.V., and Springer, T.A.: **Structural basis of integrin regulation and signaling.** *Annu. Rev. Immunol.* 2007, **25**:619–647.

Rosen, H., and Goetzl, E.J.: **Sphingosine 1-phosphate and its receptors: an autocrine and paracrine network.** *Nat. Rev. Immunol.* 2005, **5**:560–570.

9.4   As respostas de células T iniciam nos órgãos linfoides periféricos, por meio das células dendríticas ativadas

Germain, R.N., Miller, M.J., Dustin, M.L., and Nussenzweig, M.C.: **Dynamic imaging of the immune system: progress, pitfalls and promise.** *Nat. Rev. Immunol.* 2006, **6**:497–507.

Miller, M.J., Wei, S.H., Cahalan, M.D., and Parker, I.: **Autonomous T cell trafficking examined *in vivo* with intravital two-photon microscopy.** *Proc. Natl Acad. Sci. USA* 2003, **100**:2604–2609.

Schlienger, K., Craighead, N., Lee, K.P., Levine, B.L., and June, C.H.: **Efficient priming of protein antigen-specific human CD4⁺ T cells by monocyte-derived dendritic cells.** *Blood* 2000, **96**:3490–3498.

Thery, C., and Amigorena, S.: **The cell biology of antigen presentation in dendritic cells.** *Curr. Opin. Immunol.* 2001, **13**:45–51.

9.5   As células dendríticas processam antígenos a partir de uma ampla gama de patógenos

Belz, G.T., Carbone, F.R., and Heath, W.R.: **Cross-presentation of antigens by dendritic cells.** *Crit. Rev. Immunol.* 2002, **22**:439–448.

Guermonprez, P., Valladeau, J., Zitvogel, L., Thery, C., and Amigorena, S.: **Antigen presentation and T cell stimulation by dendritic cells.** *Annu. Rev. Immunol.* 2002, **20**:621–667.

Shortman, K., and Heath, W.R.: **The CD8⁺ dendritic cell subset.** *Immunol. Rev.* 2010, **234**:18–31.

Shortman, K., and Naik, S.H.: **Steady-state and inflammatory dendritic-cell development.** *Nat. Rev. Immunol.* 2007, **7**:19–30.

9.6   A sinalização dos TLRs induzida por patógenos nas células dendríticas maduras induz sua migração para os órgãos linfoides e intensifica o processamento do antígeno

Allan, R.S., Waithman, J., Bedoui, S., Jones, C.M., Villadangos, J.A., Zhan, Y., Lew, A.M., Shortman, K., Heath, W.R., and Carbone, F.R.: **Migratory dendritic cells transfer antigen to a lymph node-resident dendritic cell population for efficient CTL priming.** *Immunity* 2006, **25**:153–162.

Bachman, M.F., Kopf, M., and Marsland, B.J.: **Chemokines: more than just road signs.** *Nat. Rev. Immunol.* 2006, **6**:159–164.

Blander, J.M., and Medzhitov, R.: **Toll-dependent selection of microbial antigens for presentation by dendritic cells.** *Nature* 2006, **440**:808–812.

Reis e Sousa, C.: **Toll-like receptors and dendritic cells: for whom the bug tolls.** *Semin. Immunol.* 2004, **16**:27–34.

9.7   As células dendríticas plasmacitoides produzem interferons do tipo I em grande quantidade e podem atuar como células auxiliares para apresentação de antígenos pelas células dendríticas convencionais

Asselin-Paturel, C., and Trinchieri, G.: **Production of type I interferons: plasmacytoid dendritic cells and beyond.** *J. Exp. Med.* 2005, **202**:461–465.

Krug, A., Veeraswamy, R., Pekosz, A., Kanagawa, O., Unanue, E.R., Colonna, M., and Cella, M.: **Interferon-producing cells fail to induce proliferation of naive T cells but can promote expansion and T helper 1 differentiation of antigen-experienced unpolarized T cells.** *J. Exp. Med.* 2003, **197**:899–906.

Kuwajima, S., Sato, T., Ishida, K., Tada, H., Tezuka, H., and Ohteki, T.: **Interleukin 15-dependent crosstalk between conventional and plasmacytoid dendritic cells is essential for CpG-induced immune activation.** *Nat. Immunol.* 2006, **7**:740–746.

Swiecki, M., and Colonna, M.: **Unraveling the functions of plasmacytoid dendritic cells during viral infections, autoimmunity, and tolerance.** *Immunol. Rev.* 2010, **234**:142–162.

9.8   Os macrófagos são células de varredura que podem ser induzidas por patógenos para apresentar antígenos estranhos às células T virgens

Barker, R.N., Erwig, L.P., Hill, K.S., Devine, A., Pearce, W.P., and Rees, A.J.: **Antigen presentation by macrophages is enhanced by the uptake of necrotic, but not apoptotic, cells.** *Clin. Exp. Immunol.* 2002, **127**:220–225.

Underhill, D.M., Bassetti, M., Rudensky, A., and Aderem, A.: **Dynamic interactions of macrophages with T cells during antigen presentation.** *J. Exp. Med.* 1999, **190**:1909–1914.

Zhu, F.G., Reich, C.F., and Pisetsky, D.S.: **The role of the macrophage scavenger receptor in immune stimulation by bacterial DNA and synthetic oligonucleotides.** *Immunology* 2001, **103**:226–234.

9.9   As células B são altamente eficientes na apresentação de antígenos que se ligam às suas imunoglobulinas de superfície

Guermonprez, P., England, P., Bedouelle, H., and Leclerc, C.: **The rate of dissociation between antibody and antigen determines the efficiency of antibody-mediated antigen presentation to T cells.** *J. Immunol.* 1998, **161**:4542–4548.

Shirota, H., Sano, K., Hirasawa, N., Terui, T., Ohuchi, K., Hattori, T., and Tamura, G.: **B cells capturing antigen conjugated with CpG oligodeoxynucleotides induce Th1 cells by elaborating IL-12.** *J. Immunol.* 2002, **169**:787–794.

Zaliauskiene, L., Kang, S., Sparks, K., Zinn, K.R., Schwiebert, L.M., Weaver, C.T., and Collawn, J.F.: **Enhancement of MHC class II-restricted responses by receptor-mediated uptake of peptide antigens.** *J. Immunol.* 2002, **169**:2337–2345.

9.10 A interação inicial das células T virgens com as APCs é mediada pelas moléculas de adesão celular

Dustin, M.L.: **T-cell activation through immunological synapses and kinapses.** *Immunol. Rev.* 2008, **221**:77–89.

Friedl, P., and Brocker, E.B.: **TCR triggering on the move: diversity of T-cell interactions with antigen-presenting cells.** *Immunol. Rev.* 2002, **186**:83–89.

Gunzer, M., Schafer, A., Borgmann, S., Grabbe, S., Zanker, K.S., Brocker, E.B., Kampgen, E., and Friedl, P.: **Antigen presentation in extracellular matrix: interactions of T cells with dendritic cells are dynamic, short lived, and sequential.** *Immunity* 2000, **13**:323–332.

Montoya, M.C., Sancho, D., Vicente-Manzanares, M., and Sanchez-Madrid, F.: **Cell adhesion and polarity during immune interactions.** *Immunol. Rev.* 2002, **186**:68–82.

Wang, J., and Eck, M.J.: **Assembling atomic resolution views of the immunological synapse.** *Curr. Opin. Immunol.* 2003, **15**:286–293.

9.11 As APCs emitem três tipos de sinais para expansão clonal e diferenciação das células T virgens

Bour-Jordan, H., and Bluestone, J.A.: **CD28 function: a balance of costimulatory and regulatory signals.** *J. Clin. Immunol.* 2002, **22**:1–7.

Gonzalo, J.A., Delaney, T., Corcoran, J., Goodearl, A., Gutierrez-Ramos, J.C., and Coyle, A.J.: **Cutting edge: the related molecules CD28 and inducible costimulator deliver both unique and complementary signals required for optimal T-cell activation.** *J. Immunol.* 2001, **166**:1–5.

Kapsenberg, M.L.: **Dendritic-cell control of pathogen-driven T-cell polarization.** *Nat. Rev. Immunol.* 2003, **3**:984–993.

Wang, S., Zhu, G., Chapoval, A.I., Dong, H., Tamada, K., Ni, J., and Chen, L.: **Costimulation of T cells by B7-H2, a B7-like molecule that binds ICOS.** *Blood* 2000, **96**:2808–2813.

9.12 A coestimulação dependente do CD28 das células T ativadas induz a expressão do fator de crescimento, de células T, a interleucina-2 e do receptor de alta afinidade da IL-2

Acuto, O., and Michel, F.: **CD28-mediated co-stimulation: a quantitative support for TCR signalling.** *Nat. Rev. Immunol.* 2003, **3**:939–951.

Gaffen, S.L.: **Signaling domains of the interleukin 2 receptor.** *Cytokine* 2001, **14**:63–77.

Seko, Y., Cole, S., Kasprzak, W., Shapiro, B.A., and Ragheb, J.A.: **The role of cytokine mRNA stability in the pathogenesis of autoimmune disease.** *Autoimmun. Rev.* 2006, **5**:299–305.

Zhou, X.Y., Yashiro-Ohtani, Y., Nakahira, M., Park, W.R., Abe, R., Hamaoka, T., Naramura, M., Gu, H., and Fujiwara, H.: **Molecular mechanisms underlying differential contribution of CD28 versus non-CD28 costimulatory molecules to IL-2 promoter activation.** *J. Immunol.* 2002, **168**:3847–3854.

9.13 O sinal 2 pode ser modificado por vias coestimuladoras adicionais

Greenwald, R.J., Freeman, G.J., and Sharpe, A.H.: **The B7 family revisited.** *Annu. Rev. Immunol.* 2005, **23**:515–548.

Watts, T.H.: **TNF/TNFR family members in costimulation of T cell responses.** *Annu. Rev. Immunol.* 2005, **23**:23–68.

9.14 O reconhecimento do antígeno na ausência de coestimulação leva à inativação funcional ou à deleção clonal das células T periféricas

Lin, A.E., and Mak, T.W.: **The role of E3 ligases in autoimmunity and the regulation of autoreactive T cells.** *Curr. Opin. Immunol.* 2007, **19**:665–673.

Nurieva, R.I., Zheng, S., Jin, W., Chung, Y., Zhang, Y., Martinez, G.J., Reynolds, J.M., Wang, S.L., Lin, X., Sun, S.C., *et al:* **The E3 ubiquitin ligase GRAIL regulates T cell tolerance and regulatory T cell function by mediating T cell receptor-CD3 degradation.** *Immunity* 2010, **32**:670–680.

Schwartz, R.H.: **T cell anergy.** *Annu. Rev. Immunol.* 2003, **21**:305–334.

Wekerle, T., Blaha, P., Langer, F., Schmid, M., and Muehlbacher, F.: **Tolerance through bone marrow transplantation with costimulation blockade.** *Transpl. Immunol.* 2002, **9**:125–133.

9.15 As células T em proliferação diferenciam-se em células T efetoras que não necessitam de coestimulação para desempenhar suas funções

Gudmundsdottir, H., Wells, A.D., and Turka, L.A.: **Dynamics and requirements of T cell clonal expansion** *in vivo* **at the single-cell level: effector function is linked to proliferative capacity.** *J. Immunol.* 1999, **162**:5212–5223.

London, C.A., Lodge, M.P., and Abbas, A.K.: **Functional responses and costimulator dependence of memory CD4+ T cells.** *J. Immunol.* 2000, **164**:265–272.

Schweitzer, A.N., and Sharpe, A.H.: **Studies using antigen-presenting cells lacking expression of both B7-1 (CD80) and B7-2 (CD86) show distinct requirements for B7 molecules during priming versus restimulation of Th2 but not Th1 cytokine production.** *J. Immunol.* 1998, **161**:2762–2771.

9.16 As células T CD8 podem ser ativadas de diferentes maneiras para que se tornem células efetoras citotóxicas

Andreasen, S.O., Christensen, J.E., Marker, O., and Thomsen, A.R.: **Role of CD40 ligand and CD28 in induction and maintenance of antiviral CD8+ effector T cell responses.** *J. Immunol.* 2000, **164**:3689–3697.

Blazevic, V., Trubey, C.M., and Shearer, G.M.: **Analysis of the costimulatory requirements for generating human virus-specific** *in vitro* **T helper and effector responses.** *J. Clin. Immunol.* 2001, **21**:293–302.

Croft, M.: **Co-stimulatory members of the TNFR family: keys to effective T-cell immunity?** *Nat. Rev. Immunol.* 2003, **3**:609–620.

Liang, L., and Sha, W.C.: **The right place at the right time: novel B7 family members regulate effector T cell responses.** *Curr. Opin. Immunol.* 2002, **14**:384–390.

Seder, R.A., and Ahmed, R.: **Similarities and differences in CD4+ and CD8+ effector and memory T cell generation.** *Nat. Immunol.* 2003, **4**:835–842.

Weninger, W., Manjunath, N., and von Andrian, U.H.: **Migration and differentiation of CD8+ T cells.** *Immunol. Rev.* 2002, **186**:221–233.

9.17 As células T CD4 diferenciam-se em várias subpopulações de células efetoras funcionalmente distintas

Breitfeld, D., Ohl, L., Kremmer, E., Ellwart, J., Sallusto, F., Lipp, M., and Förster, R.: **Follicular B helper T cells express CXC chemokine receptor 5, localize to B cell follicles, and support immunoglobulin production.** *J. Exp. Med.* 2000, **192**:1545–1552.

Bluestone, J.A., and Abbas, A.K.: **Natural versus adaptive regulatory T cells.** *Nat. Rev. Immunol.* 2003, **3**:253–257.

King, C.: **New insights into the differentiation and function of T follicular helper cells.** *Nat. Rev. Immunol.* 2009, **9**:757–766.

Littman, D.R., and Rudensky, A.Y.: **Th17 and regulatory T cells in mediating and restraining inflammation.** *Cell* 2010, **140**:845–858.

Murphy, K.M., and Reiner, S.L.: **The lineage decisions of helper T cells.** *Nat. Rev. Immunol.* 2002, **2**:933–944.

Nurieva, R.I., and Chung, Y.: **Understanding the development and function of T follicular helper cells.** *Cell. Mol. Immunol.* 2010, **7**:190–197.

Schaerli, P., Willimann, K., Lang, A.B., Lipp, M., Loetscher, P., and Moser, B.: **CXC chemokine receptor 5 expression defines follicular homing T cells with B cell helper function.** *J. Exp. Med.* 2000, **192**:1553–1562.

9.18   Várias formas de sinal 3 induzem a diferenciação de células T CD4 virgens para vias efetoras distintas

Johnston, R.J., Poholek, A.C., DiToro, D., Yusuf, I., Eto, D., Barnett, B., Dent, A.L., Craft, J., and Crotty, S.: **Bcl6 and Blimp-1 are reciprocal and antagonistic regulators of T follicular helper cell differentiation.** *Science* 2009, **325**:1006–1010.

Nath, I., Vemuri, N., Reddi, A.L., Jain, S., Brooks, P., Colston, M.J., Misra, R.S., and Ramesh, V.: **The effect of antigen presenting cells on the cytokine profiles of stable and reactional lepromatous leprosy patients.** *Immunol. Lett.* 2000, **75**:69–76.

O'Shea, J.J., and Paul, W.E.: **Mechanisms underlying lineage commitment and plasticity of helper CD4+ T cells.** *Science* 2010, **327**:1098–1102.

Reese, T.A., Liang, H.E., Tager, A.M., Luster, A.D., Van Rooijen, N., Voehringer, D., and Locksley, R.M.: **Chitin induces the accumulation in tissue of innate immune cells associated with allergy.** *Nature* 2007, **447**:92–96.

Szabo, S.J., Sullivan, B.M., Peng, S.L., and Glimcher, L.H.: **Molecular mechanisms regulating Th1 immune responses.** *Annu. Rev. Immunol.* 2003, **21**:713–758.

Weaver, C.T., Harrington, L.E., Mangan, P.R., Gavrieli, M., and Murphy, K.M.: **Th17: an effector CD4 lineage with regulatory T cell ties.** *Immunity* 2006, **24**:677–688.

9.19   As células T CD4 reguladoras estão envolvidas no controle da resposta imune adaptativa

Fontenot, J.D., and Rudensky, A.Y.: **A well adapted regulatory contrivance: regulatory T cell development and the forkhead family transcription factor Foxp3.** *Nat. Immunol.* 2005, **6**:331–337.

Roncarolo, M.G., Bacchetta, R., Bordignon, C., Narula, S., and Levings, M.K.: **Type 1 T regulatory cells.** *Immunol. Rev.* 2001, **182**:68–79.

Sakaguchi, S.: **Naturally arising Foxp3-expressing CD25+CD4+ regulatory T cells in immunological tolerance to self and non-self.** *Nat. Immunol.* 2005, **6**:345–352.

Sakaguchi, S., Ono, M., Setoguchi, R., Yagi, H., Hori, S., Fehervari, Z., Shimizu, J., Takahashi, T., and Nomura, T.: **Foxp3+ CD25+ CD4+ natural regulatory T cells in dominant self-tolerance and autoimmune disease.** *Immunol. Rev.* 2006, **212**:8–27.

Saraiva, M., and O'Garra, A.: **The regulation of IL-10 production by immune cells.** *Nat. Rev. Immunol.* 2010, **10**:170–181.

9.20   As interações das células T efetoras com as células-alvo são iniciadas pelas moléculas de adesão celular sem especificidade ao antígeno

Dustin, M.L.: **T-cell activation through immunological synapses and kinases.** *Immunol. Rev.* 2008, **221**:77–89.

van der Merwe, P.A., and Davis, S.J.: **Molecular interactions mediating T cell antigen recognition.** *Annu. Rev. Immunol.* 2003, **21**:659–684.

9.21   Ocorre a formação de sinapse imunológica entre as células T efetoras e seus alvos, a fim de regular a sinalização e direcionar a liberação de moléculas efetoras

Bossi, G., Trambas, C., Booth, S., Clark, R., Stinchcombe, J., and Griffiths, G.M.: **The secretory synapse: the secrets of a serial killer.** *Immunol. Rev.* 2002, **189**:152–160.

Montoya, M.C., Sancho, D., Vicente-Manzanares, M., and Sanchez-Madrid, F.: **Cell adhesion and polarity during immune interactions.** *Immunol. Rev.* 2002, **186**:68–82.

Trambas, C.M., and Griffiths, G.M.: **Delivering the kiss of death.** *Nat. Immunol.* 2003, **4**:399–403.

9.22   As funções efetoras das células T são determinadas pela gama de moléculas efetoras que elas produzem
e
9.23   As citocinas podem atuar localmente ou à distância

Basler, C.F., and Garcia-Sastre, A.: **Viruses and the type I interferon antiviral system: induction and evasion.** *Int. Rev. Immunol.* 2002, **21**:305–337.

Boulay, J.L., O'Shea, J.J., and Paul, W.E.: **Molecular phylogeny within type I cytokines and their cognate receptors.** *Immunity* 2003, **19**:159–163.

Guidotti, L.G., and Chisari, F.V.: **Cytokine-mediated control of viral infections.** *Virology* 2000, **273**:221–227.

Harty, J.T., Tvinnereim, A.R., and White, D.W.: **CD8+ T cell effector mechanisms in resistance to infection.** *Annu. Rev. Immunol.* 2000, **18**:275–308.

Proudfoot, A.E.: **Chemokine receptors: multifaceted therapeutic targets.** *Nat. Rev. Immunol.* 2002, **2**:106–115.

9.24   As células T expressam várias citocinas da família do TNF na forma de proteínas triméricas, em geral associadas à superfície celular

Bekker, L.G., Freeman, S., Murray, P.J., Ryffel, B., and Kaplan, G.: **TNF-alpha controls intracellular mycobacterial growth by both inducible nitric oxide synthase-dependent and inducible nitric oxide synthase-independent pathways.** *J. Immunol.* 2001, **166**:6728–6734.

Hehlgans, T., and Mannel, D.N.: **The TNF–TNF receptor system.** *Biol. Chem.* 2002, **383**:1581–1585.

Ware, C.F.: **Network communications: lymphotoxins, LIGHT, and TNF.** *Annu. Rev. Immunol.* 2005, **23**:787–819.

9.25   As células T citotóxicas podem induzir as células-alvo a sofrer morte celular programada

Ashton-Rickardt, P.G.: **The granule pathway of programmed cell death.** *Crit. Rev. Immunol.* 2005, **25**:161–182.

Green, D.R., Droin, N., and Pinkoski, M.: **Activation-induced cell death in T cells.** *Immunol. Rev.* 2003, **193**:70–81.

Russell, J.H., and Ley, T.J.: **Lymphocyte-mediated cytotoxicity.** *Annu. Rev. Immunol.* 2002, **20**:323–370.

Wallin, R.P., Screpanti, V., Michaelsson, J., Grandien, A., and Ljunggren, H.G.: **Regulation of perforin-independent NK cell-mediated cytotoxicity.** *Eur. J. Immunol.* 2003, **33**:2727–2735.

9.26   As proteínas efetoras citotóxicas que ativam a apoptose estão localizadas nos grânulos das células T CD8 citotóxicas

Barry, M., Heibein, J.A., Pinkoski, M.J., Lee, S.F., Moyer, R.W., Green, D.R., and Bleackley, R.C.: **Granzyme B short-circuits the need for caspase 8 activity during granule-mediated cytotoxic T-lymphocyte killing by directly cleaving Bid.** *Mol. Cell Biol.* 2000, **20**:3781–3794.

Grossman, W.J., Revell, P.A., Lu, Z.H., Johnson, H., Bredemeyer, A.J., and Ley, T.J.: **The orphan granzymes of humans and mice.** *Curr. Opin. Immunol.* 2003, **15**:544–552.

Yasukawa, M., Ohminami, H., Arai, J., Kasahara, Y., Ishida, Y., and Fujita, S.: **Granule exocytosis, and not the Fas/Fas ligand system, is the main pathway of cytotoxicity mediated by alloantigen-specific CD4+ as well as CD8+ cytotoxic T lymphocytes in humans.** *Blood* 2000, **95**:2352–2355.

9.27 As células T citotóxicas matam seletivamente e de forma seriada os alvos que expressam um antígeno específico

Stinchcombe, J.C., and Griffiths, G.M.: **Secretory mechanisms in cell-mediated cytotoxicity.** *Annu. Rev. Cell Dev. Biol.* 2007, **23**:495–517.

Veugelers, K., Motyka, B., Frantz, C., Shostak, I., Sawchuk, T., and Bleackley, R.C.: **The granzyme B-serglycin complex from cytotoxic granules requires dynamin for endocytosis.** *Blood* 2004, **103**:3845–3853.

9.28 As células T citotóxicas também atuam liberando citocinas

Amel-Kashipaz, M.R., Huggins, M.L., Lanyon, P., Robins, A., Todd, I., and Powell, R.J.: **Quantitative and qualitative analysis of the balance between type 1 and type 2 cytokine-producing CD8⁻ and CD8⁺ T cells in systemic lupus erythematosus.** *J. Autoimmun.* 2001, **17**:155–163.

Dobrzanski, M.J., Reome, J.B., Hollenbaugh, J.A., and Dutton, R.W.: **Tc1 and Tc2 effector cell therapy elicit long-term tumor immunity by contrasting mechanisms that result in complementary endogenous type 1 antitumor responses.** *J. Immunol.* 2004, **172**:1380–1390.

Prezzi, C., Casciaro, M.A., Francavilla, V., Schiaffella, E., Finocchi, L., Chircu, L.V., Bruno, G., Sette, A., Abrignani, S., and Barnaba, V.: **Virus-specific CD8⁺ T cells with type 1 or type 2 cytokine profile are related to different disease activity in chronic hepatitis C virus infection.** *Eur. J. Immunol.* 2001, **31**:894–906.

9.29 As células T_H1 desempenham um papel central na ativação dos macrófagos

Bekker, L.G., Freeman, S., Murray, P.J., Ryffel, B., and Kaplan, G.: **TNF-alpha controls intracellular mycobacterial growth by both inducible nitric oxide synthase-dependent and inducible nitric oxide synthase-independent pathways.** *J. Immunol.* 2001, **166**:6728–6734.

Ehlers, S., Kutsch, S., Ehlers, E.M., Benini, J., and Pfeffer, K.: **Lethal granuloma disintegration in mycobacteria-infected TNFRp55⁻/⁻ mice is dependent on T cells and IL-12.** *J. Immunol.* 2000, **165**:483–492.

Muñoz-Fernández, M.A., Fernández, M.A., and Fresno, M.: **Synergism between tumor necrosis factor-α and interferon-γ on macrophage activation for the killing of intracellular *Trypanosoma cruzi* through a nitric oxide-dependent mechanism.** *Eur. J. Immunol.* 1992, **22**:301–307.

Stout, R.D., Suttles, J., Xu, J., Grewal, I.S., and Flavell, R.A.: **Impaired T cell-mediated macrophage activation in CD40 ligand-deficient mice.** *J. Immunol.* 1996, **156**:8–11.

9.30 A ativação dos macrófagos pelas células T_H1 promove a morte microbiana e deve ser estritamente regulada para evitar dano aos tecidos

Duffield, J.S.: **The inflammatory macrophage: a story of Jekyll and Hyde.** *Clin. Sci.* 2003, **104**:27–38.

James, D.G.: **A clinicopathological classification of granulomatous disorders.** *Postgrad. Med. J.* 2000, **76**:457–465.

Labow, R.S., Meek, E., and Santerre, J.P.: **Model systems to assess the destructive potential of human neutrophils and monocyte-derived macrophages during the acute and chronic phases of inflammation.** *J. Biomed. Mater. Res.* 2001, **54**:189–197.

Wigginton, J.E., and Kirschner, D.: **A model to predict cell-mediated immune regulatory mechanisms during human infection with *Mycobacterium tuberculosis*.** *J. Immunol.* 2001, **166**:1951–1967.

9.31 As células T_H1 coordenam a resposta do hospedeiro contra os patógenos intracelulares

Berberich, C., Ramirez-Pineda, J.R., Hambrecht, C., Alber, G., Skeiky, Y.A., and Moll, H.: **Dendritic cell (DC)-based protection against an intracellular pathogen is dependent upon DC-derived IL-12 and can be induced by molecularly defined antigens.** *J. Immunol.* 2003, **170**:3171–3179.

Biedermann, T., Zimmermann, S., Himmelrich, H., Gumy, A., Egeter, O., Sakrauski, A.K., Seegmuller, I., Voigt, H., Launois, P., Levine, A.D., *et al.*: **IL-4 instructs T_H1 responses and resistance to *Leishmania major* in susceptible BALB/c mice.** *Nat. Immunol.* 2001, **2**:1054–1060.

Kaplan, M.H., Whitfield, J.R., Boros, D.L., and Grusby, M.J.: **Th2 cells are required for the *Schistosoma mansoni* egg-induced granulomatous response.** *J. Immunol.* 1998, **160**:1850–1856.

Koguchi, Y., and Kawakami, K.: **Cryptococcal infection and Th1-Th2 cytokine balance.** *Int. Rev. Immunol.* 2002, **21**:423–438.

Neighbors, M., Xu, X., Barrat, F.J., Ruuls, S.R., Churakova, T., Debets, R., Bazan, J.F., Kastelein, R.A., Abrams, J.S., and O'Garra, A.: **A critical role for interleukin 18 in primary and memory effector responses to *Listeria monocytogenes* that extends beyond its effects on interferon gamma production.** *J. Exp. Med.* 2001, **194**:343–354.

Resposta Imune Humoral

10

Muitas bactérias que causam doenças infecciosas em humanos se multiplicam nos espaços extracelulares do corpo, e a maioria dos patógenos intracelulares se dissemina movendo-se de célula para célula por meio de líquidos extracelulares. Os espaços extracelulares são protegidos pela **resposta imune humoral**, na qual os anticorpos produzidos pelas células B causam a destruição dos microrganismos extracelulares e impedem a disseminação das infecções intracelulares. A ativação das células B virgens é acionada pelo antígeno e normalmente requer células T auxiliares, como as células T auxiliares foliculares (T_{FH}) apresentadas na Seção 9.17; então, as células B ativadas diferenciam-se em **células plasmáticas** secretoras de anticorpos (Fig. 10.1) e em células B de memória. Neste capítulo, será utilizado o termo geral **célula T auxiliar** para designar qualquer célula T CD4 efetora que possa ativar uma célula B.

Os anticorpos contribuem para a imunidade de três maneiras principais (ver Fig. 10.1). A primeira maneira é chamada de **neutralização**. Para penetrar nas células, os vírus e as bactérias intracelulares ligam-se a moléculas específicas na superfície das células--alvo. Os anticorpos que se ligam ao patógeno podem impedir isso; diz-se que eles neutralizam o patógeno. A neutralização pelos anticorpos também é importante para prevenir que toxinas bacterianas entrem nas células. Na segunda maneira, os anticorpos protegem contra bactérias que se multiplicam fora das células, e fazem isso principalmente facilitando a captura do patógeno pelos fagócitos. O revestimento da superfície de um patógeno para aumentar a fagocitose é denominado **opsonização**. Os anticorpos ligados ao patógeno são reconhecidos por células fagocíticas por meio de receptores chamados de receptores Fc que se ligam à região constante (região C) do anticorpo. Na terceira maneira, os anticorpos que cobrem um patógeno podem ativar as proteínas do sistema do complemento pelas vias clássicas, como descrito no Capítulo 2. Proteínas do complemento ligadas à superfície do patógeno opsonizam o patógeno pela ligação aos receptores de complemento nos fagócitos. Outros componentes do complemento recrutam células fagocíticas para o sítio de infecção, e os componentes terminais do complemento podem lisar certos microrganismos diretamente pela formação de poros em suas membranas. Os mecanismos efetores empregados em uma dada resposta são determinados pela cadeia pesada do isotipo dos anticorpos produzidos, o que determina a sua classe (ver Seção 5.12).

Na primeira parte deste capítulo, são descritas as interações das células B virgens com células T auxiliares que resultam na ativação das células B e na produção de anticorpos. Alguns antígenos microbianos importantes podem provocar a produção de anticorpos sem o auxílio das células T; por isso, deve-se considerar também essas respostas aqui. A maioria das respostas de anticorpos passa por um processo chamado de maturação da afinidade, no qual anticorpos de maior afinidade ao seu antígeno--alvo são produzidos pela hipermutação somática dos genes da região variável (região V) do anticorpo. O mecanismo molecular da hipermutação somática foi descrito no Capítulo 5, e neste capítulo serão vistas suas consequências imunológicas. Também será vista novamente a troca de classes (ver Seção 5.19), que produz anticorpos de diferentes classes funcionais e confere diversidade funcional na resposta do anticorpo. Tanto a maturação da afinidade quanto a troca de classes ocorrem apenas nas células B e requerem o auxílio de células T. No restante do capítulo, serão discutidos de maneira detalhada os vários mecanismos efetores pelos quais os anticorpos controlam

Figura 10.1 A resposta imune humoral é mediada por anticorpos secretados por células plasmáticas. O antígeno que se liga ao receptor de antígeno da célula B emite um sinal para as células B e é internalizado e processado em peptídeos que ativam as células T auxiliares efetoras. Os sinais a partir do antígeno ligado e da célula T auxiliar (na forma do ligante CD40 coestimulador, o CD40L, e citocinas) induzem a célula B a proliferar e diferenciar-se em células plasmáticas que secretam anticorpos específicos (duas figuras superiores). Esses anticorpos protegem o hospedeiro de infecções de três formas principais. Primeiramente, eles podem inibir os efeitos tóxicos ou a infectividade dos patógenos ligando-se a eles, processo chamado de neutralização (figura inferior à esquerda). Segundo, recobrindo os patógenos, eles podem permitir que células acessórias que reconhecem as porções Fc de arranjos de anticorpos ingiram e matem o patógeno, processo chamado de opsonização (figura inferior central). Terceiro, os anticorpos podem desencadear a ativação do sistema do complemento. Proteínas do complemento podem aumentar fortemente a opsonização, matando diretamente certas células bacterianas (figura inferior à direita).

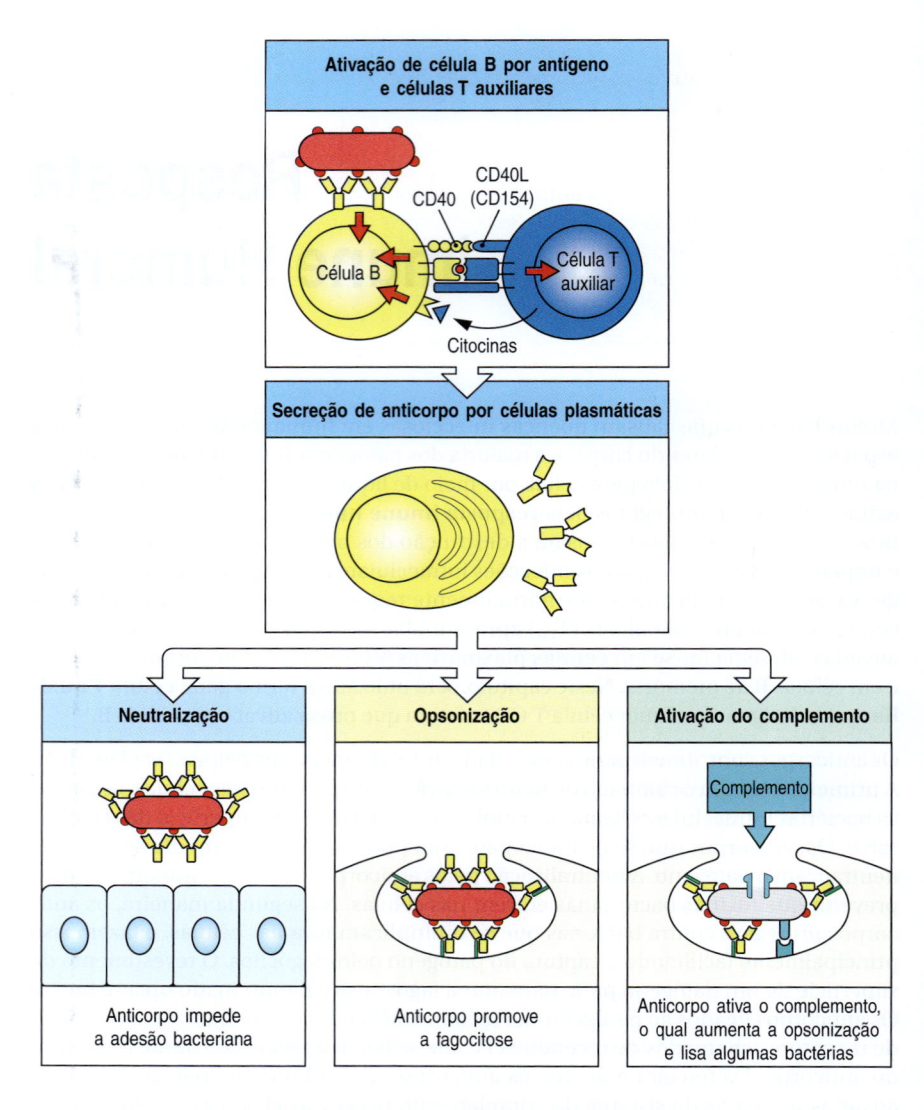

e eliminam as infecções. Como na resposta das células T, a resposta imune humoral produz memória imune, e isso será discutido no Capítulo 11.

Ativação de células B pelas células T auxiliares

A imunoglobulina de superfície (sIg) que serve como **receptor de célula B** (**BCR**, do inglês *B-cell receptor*) para o antígeno pode ligar uma variedade de estruturas químicas. No contexto de infecções naturais, a imunoglobulina (Ig) liga proteínas nativas, glicoproteínas e polissacarídeos, assim como partículas virais inteiras e células bacterianas, pelo reconhecimento dos epítopos nas suas superfícies. Ela tem dois papéis na ativação de células B. Primeiro, assim como o receptor de antígeno nas células T, ela transmite sinais para o interior da célula quando o antígeno está ligado (ver Cap. 7). Segundo, o receptor de antígeno da célula B envia o antígeno ligado para sítios intracelulares, onde pode ser degradado para originar peptídeos que são devolvidos para a superfície da célula B ligada a moléculas do complexo principal de histocompatibilidade (MHC, do inglês *major histocompatibility complex*) de classe II (ver Cap. 6). Esses complexos peptídeo:MHC de classe II são reconhecidos por células T auxiliares específicas para o antígeno que já se diferenciaram em resposta ao mesmo patógeno, como descrito no Capítulo 9. As células T efetoras produzem citocinas que fazem as células B proliferarem e sua progênie diferenciar-se em células secretoras de anticorpos e em células B de memória. Alguns antígenos microbianos podem ativar as células B diretamente na ausência de células T auxiliares, e a capacidade de as células B responderem diretamente a esses antígenos fornece uma rápida resposta a vários patógenos importantes. Entretanto, o ajuste fino das respostas dos anticorpos para aumentar a afinidade do anticorpo pelo antígeno e a troca para a maioria das classes de Igs, diferentes de IgM, dependem da interação das células B estimuladas por antígeno com as células T auxiliares e outras células presentes nos órgãos linfoides periféricos. Portanto, os anticorpos induzidos por antígenos microbianos isolados tendem a ter menor afinidade e a ser menos versáteis funcionalmente do que os anticorpos induzidos com o auxílio das células T.

10.1 A resposta imune humoral é iniciada quando células B que se ligam ao antígeno são sinalizadas por células T auxiliares ou por certos antígenos microbianos isolados

É uma regra geral na imunidade adaptativa que os linfócitos virgens antígeno-específicos sejam difíceis de ativar por antígenos isolados. Como visto no Capítulo 9, a ativação de células T virgens requer um sinal coestimulador das células apresentadoras de antígeno (APCs, do inglês *antigen-presenting cells*) profissionais; as células B virgens também requerem sinais acessórios, os quais podem ser de uma célula T auxiliar ou, em alguns casos, diretamente dos constituintes microbianos.

As respostas de anticorpo aos antígenos proteicos requerem o auxílio das células T antígeno-específicas. Esses antígenos são incapazes de induzir as respostas de anticorpos em animais ou em humanos que não têm células T, e, portanto são conhecidos como **antígenos timo-dependentes** ou **antígenos TD**. Para receber ajuda das células T auxiliares, a célula B deve estar apresentando o antígeno na sua superfície de maneira que a célula T possa reconhecê-lo. Isso ocorre quando o antígeno ligado pela Igs em uma célula B é internalizado e devolvido à superfície da célula como peptídeo ligado a moléculas do MHC de classe II. As células T auxiliares que reconhecem o complexo peptídeo:MHC enviam, então, sinais ativadores para a célula B (Fig. 10.2, duas figuras superiores). Quando uma célula T auxiliar ativada reconhece e liga um complexo peptídeo:MHC de classe II na superfície da célula B, ela induz a célula B a proliferar e a diferenciar-se em células plasmáticas produtoras de anticorpos (Fig. 10.3). Essa necessidade pela célula T ajuda no sentido de que antes que uma célula B possa ser induzida a produzir anticorpos contra as moléculas de um patógeno infeccioso, as células T CD4 específicas para peptídeos desse patógeno devem ser ativadas para produzir células T auxiliares. Isso ocorre quando células T virgens interagem com células dendríticas que apresentam os peptídeos apropriados, como descrito no Capítulo 9.

Embora as células T auxiliares peptídeo-específicas sejam necessárias às respostas de células B a antígenos proteicos, alguns constituintes dos micróbios, como os polissacarídeos bacterianos, podem induzir a produção de anticorpos na ausência de células T auxiliares. Esses antígenos microbianos são conhecidos como **antígenos timo-independentes** ou **antígenos TI**, pois podem induzir respostas de anticorpos em indivíduos que não têm linfócitos T. O segundo sinal necessário para ativar a produção de anticorpos contra antígenos TI é fornecido diretamente pelo reconhecimento de um constituinte microbiano comum (ver Fig. 10.2, figura inferior) ou por inúmeras ligações cruzadas dos BCRs, que ocorreriam quando uma célula B se liga a repetidos epítopos em uma célula bacteriana. As respostas de anticorpos independentes do timo fornecem alguma proteção contra as bactérias extracelulares. Elas serão retomadas mais adiante.

10.2 As respostas das células B são aumentadas pela coligação do BCR e do correceptor de célula B pelo antígeno e pelos fragmentos do complemento nas superfícies microbianas

Como já descrito, o **complexo do correceptor da célula B** é composto por três proteínas de superfície celular: CD19, CD21 e CD81 (ver Fig. 7.23). O CD21 (também

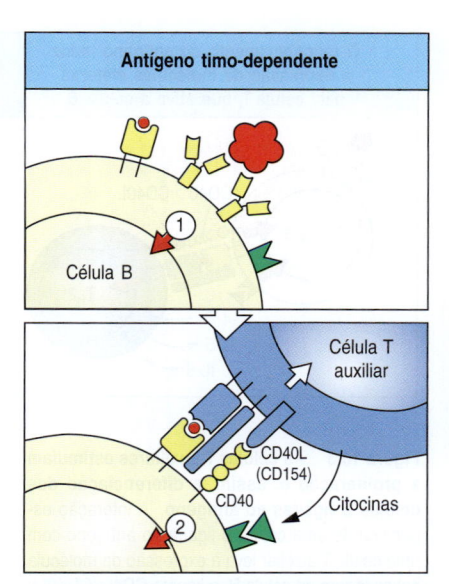

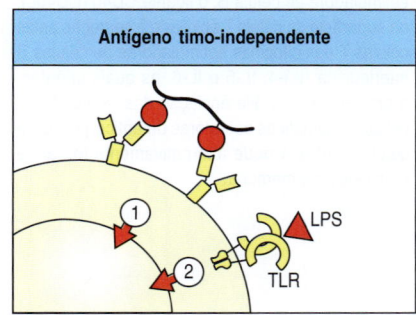

Figura 10.2 Um segundo sinal é necessário para a ativação da célula B por antígenos timo- -dependentes ou timo-independentes. O primeiro sinal necessário (indicado como 1 na figura) para ativação da célula B é enviado pelo seu receptor de antígeno (figura superior). Para antígenos timo-dependentes, o segundo sinal (indicado como 2) é enviado por uma célula T auxiliar que reconhece fragmentos degradados do antígeno como peptídeos ligados às moléculas do complexo principal de histocompatibilidade (MHC) de classe II na superfície da célula B (figura central); a interação entre o ligante CD40 (CD40L, também chamado de CD154) na célula T e o CD40 na célula B contribui como parte essencial desse segundo sinal. Para antígenos timo-independentes, um segundo sinal pode ser emitido junto com o próprio antígeno, por meio dos receptores semelhantes ao Toll (TLRs) que reconhecem os ligantes TLRs associados aos antígenos, como lipopolissacarídeo (LPS) bacteriano ou DNA bacteriano (figura inferior).

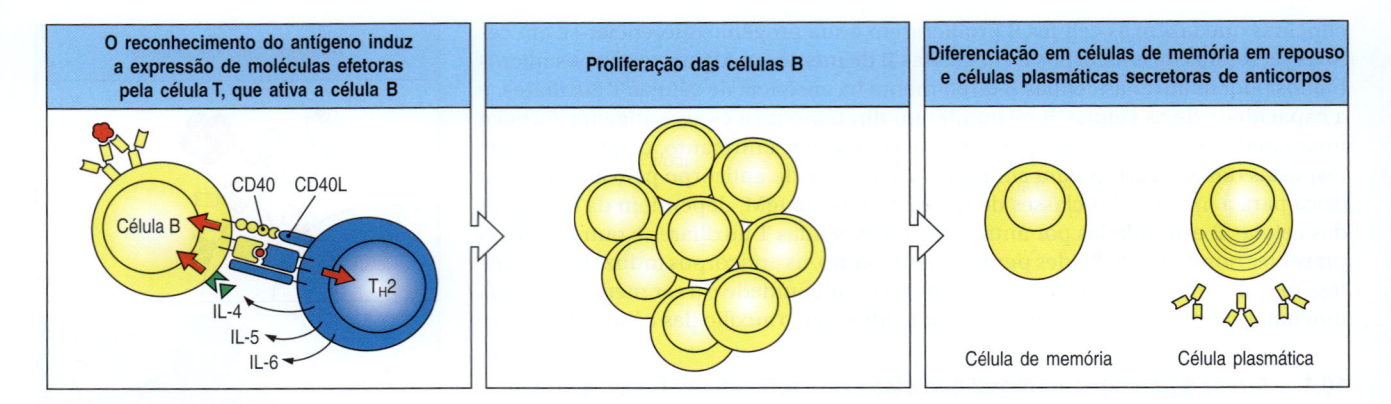

| O reconhecimento do antígeno induz a expressão de moléculas efetoras pela célula T, que ativa a célula B | Proliferação das células B | Diferenciação em células de memória em repouso e células plasmáticas secretoras de anticorpos |

Célula B

CD40 CD40L

T_H2

IL-4
IL-5
IL-6

Célula de memória   Célula plasmática

Figura 10.3   As células T auxiliares estimulam a proliferação e, assim, a diferenciação das células B ligadas ao antígeno. A interação específica de uma célula B ligada ao antígeno com uma célula T auxiliar leva à expressão da molécula estimuladora de célula B, o ligante CD40 (CD40L), na superfície da célula T auxiliar e à secreção pelas células T das citocinas estimuladoras de células B interleucina (IL)-4, IL-5 e IL-6, as quais orientam a proliferação e a diferenciação das células B em células plasmáticas secretoras de anticorpos. Uma célula B ativada pode alternativamente tornar-se uma célula de memória.

conhecido como receptor do complemento 2, CR2) é um receptor para os fragmentos C3d e C3dg do complemento (ver Seção 2.13). Esses fragmentos do complemento são depositados na superfície dos patógenos, como a célula bacteriana, quando a via do complemento é ativada, seja pela via inata ou pela ligação do anticorpo ao antígeno. Quando o complemento é ativado, pelas vias inatas ou pela ligação do anticorpo a um antígeno como uma célula bacteriana, os componentes do complemento ativado são depositados sobre o próprio antígeno. Quando o BCR se liga ao epítopo do antígeno na superfície que já tem o C3d ou C3dg ligado, o CD21 se liga aos fragmentos do complemento e aproxima o BCR do correceptor. Isso gera sinais por meio de CD19 que ativam a via de sinalização do fosfatidil inositol 3-quinase (PI 3-quinase) e coestimulam a resposta da célula B (ver Fig. 7.23), intensificando a proliferação, a diferenciação e a produção de anticorpos.

A ligação simultânea (coligação) do receptor de antígeno e do correceptor de célula B amplifica fortemente a ativação da célula B e a produção de anticorpos. Esse efeito é demonstrado de maneira drástica quando camundongos são imunizados com lisozima da clara do ovo de galinha acoplada a três moléculas ligadas de C3dg. Nesse caso, a dose de lisozima modificada necessária para induzir anticorpo na ausência do adjuvante adicionado é de apenas 1:10.000 da dose necessária com a lisozima não modificada.

10.3   As células T auxiliares ativam as células B que reconhecem o mesmo antígeno

Uma determinada célula B pode ser ativada somente por células T auxiliares que respondem ao mesmo antígeno; esse processo é chamado **reconhecimento ligado**. Entretanto, o peptídeo específico reconhecido pela célula T auxiliar pode ser muito distinto do epítopo da proteína reconhecida pelo receptor de antígeno da célula. Na verdade, grande parte dos antígenos naturais complexos, como vírus e bactérias, é composta por múltiplas proteínas e carregam tanto epítopos de proteína como epítopos de carboidrato. Para que ocorra o reconhecimento ligado, o peptídeo reconhecido pela célula T deve estar fisicamente associado ao antígeno reconhecido pela célula B, de modo que a célula B possa internalizar o antígeno por meio de seus BCRs e apresentar o peptídeo apropriado à célula T. Por exemplo, ao reconhecer um epítopo em uma proteína da cápsula viral, uma célula B pode ligar-se e internalizar uma partícula viral completa. Ela pode, então, degradar proteínas virais internas ou do revestimento em peptídeos para apresentação por moléculas do MHC de classe II na superfície da célula B. As células T auxiliares que foram instruídas precocemente em uma infecção por células dendríticas que apresentam esses peptídeos podem, então, ativar a célula B para produzir anticorpos que reconhecem a proteína de revestimento viral (Fig. 10.4).

A ativação específica da célula B pela sua célula T **cognata** – isto é, uma célula T auxiliar sensibilizada pelo mesmo antígeno – depende da capacidade de a célula B antígeno-específica concentrar o peptídeo apropriado em suas moléculas de superfície do MHC de classe II. As células B que se ligam a um antígeno específico são até

Figura 10.4   As células B e as células T auxiliares devem reconhecer epítopos do mesmo complexo molecular para que possam interagir. Um epítopo em uma proteína da cápsula viral é reconhecido pela imunoglobulina de superfície em uma célula B, e o vírus é internalizado e degradado. Peptídeos derivados de proteínas virais, incluindo proteínas internas, são devolvidos à superfície da célula B ligada a moléculas do complexo principal de histocompatibilidade (MHC) de classe II (ver Cap. 6). Aqui, esses complexos são reconhecidos por células T auxiliares, as quais ajudam a ativar as células B para produzir anticorpos contra a proteína da cobertura. Esse processo é conhecido como reconhecimento ligado. CD40L, ligante CD40.

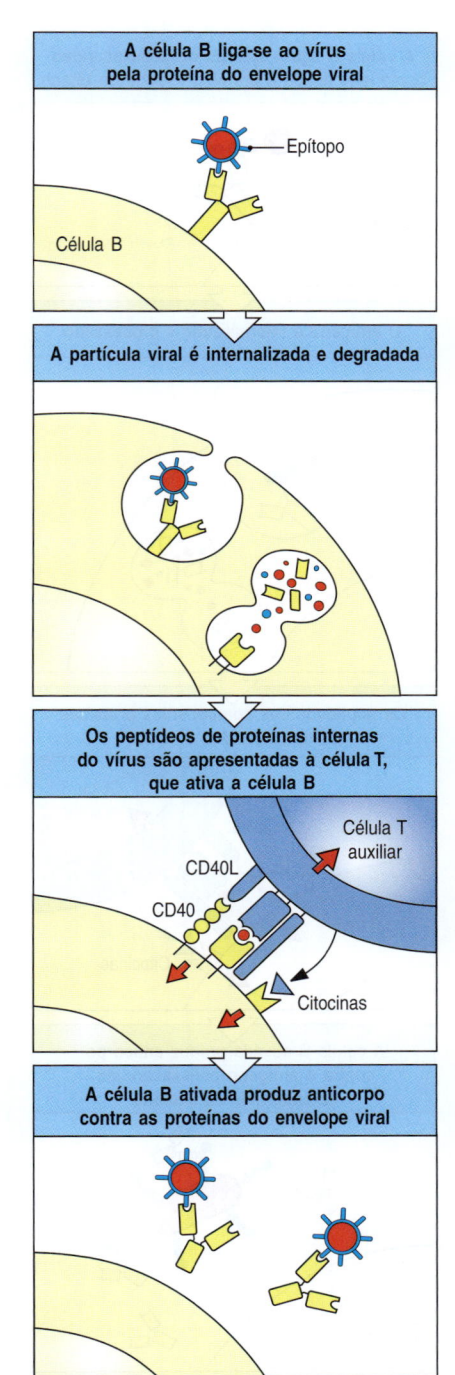

A célula B liga-se ao vírus pela proteína do envelope viral

Epítopo

Célula B

A partícula viral é internalizada e degradada

Os peptídeos de proteínas internas do vírus são apresentadas à célula T, que ativa a célula B

Célula T auxiliar

CD40L

CD40

Citocinas

A célula B ativada produz anticorpo contra as proteínas do envelope viral

10.000 vezes mais eficientes em exibir fragmentos peptídicos do antígeno em suas moléculas do MHC de classe II do que as células B que não se ligam ao antígeno. Assim, uma célula B recebe, de modo mais eficiente, o auxílio de uma célula T que reconhece um peptídeo do antígeno ligado pela célula B.

O reconhecimento ligado foi descoberto originalmente por meio de estudos sobre a produção de anticorpos contra haptenos (ver Apêndice I, Seção A.1). Os haptenos são grupos químicos pequenos que não podem desencadear respostas de anticorpos por si próprios, pois não realizam ligações cruzadas nos BCRs e não recrutam a ajuda de células T. Entretanto, quando acoplados a uma proteína transportadora, tornam-se imunogênicos, visto que a proteína pode carregar múltiplos grupos de haptenos que agora podem realizar ligações cruzadas nos BCRs. Além disso, as respostas dependentes de células T são possíveis, pois as células T podem ser instruídas a responder a peptídeos derivados da proteína. A associação acidental de um hapteno a uma proteína é responsável por respostas alérgicas apresentadas por muitas pessoas ao antibiótico penicilina, o qual reage com as proteínas do hospedeiro para formar um hapteno acoplado que pode estimular uma resposta de anticorpos, como será visto no Capítulo 14.

O requerimento para o reconhecimento ligado auxilia a assegurar a autotolerância, porque isso significa que uma resposta autoimune ocorrerá somente se tanto a célula T autorreativa quanto a célula B autorreativa estiverem presentes ao mesmo tempo. Isso será discutido de maneira mais detalhada no Capítulo 15. O planejamento de vacinas pode tirar vantagem do reconhecimento ligado, como as vacinas utilizadas para imunizar crianças contra o *Haemophilus influenzae* tipo b. Esse patógeno bacteriano pode infectar o revestimento do cérebro, denominado meninge, causando a meningite. Em adultos, a imunidade protetora contra o *H. influenzae* é devida à forte resposta de anticorpos timo-independentes contra o polissacarídeo capsular. Entretanto, as crianças produzem resposta fraca contra esses antígenos polissacarídicos. Para produzir uma vacina que seja eficaz em crianças, o polissacarídeo é ligado quimicamente ao toxoide tetânico, uma proteína estranha contra a qual as crianças são, de maneira rotineira e eficiente, vacinadas (ver Cap. 16). As células B que se ligam aos componentes do polissacarídeo da vacina são ativadas pelas células T auxiliares específicas para os peptídeos do toxoide ligado (Fig. 10.5).

10.4   As células T produzem moléculas secretadas e ligadas à membrana que ativam as células B

O reconhecimento dos complexos peptídeo:MHC de classe II nas células B ativa as células T auxiliares a produzirem tanto moléculas ligadas a células quanto moléculas efetoras secretadas que têm efeito sinérgico na ativação das células B. Como descrito na Seção 9.13, o CD40L é expresso pelas células T auxiliares e liga-se ao CD40 expresso pelas células B. Essa interação mantém o crescimento e a diferenciação das células T. De modo similar, a ligação do CD40 das células B aumenta a proliferação, a troca de classe de Ig e a hipermutação somática nas células B. A ligação do CD40 pelo seu CD40L ajuda a direcionar a célula B em repouso para o ciclo celular e é essencial às respostas da célula B aos antígenos timo-dependentes. Essa ligação também leva a célula B a aumentar sua expressão de moléculas coestimuladoras, especialmente as da família B7.

As células T fornecem os sinais adicionais às células B na forma de citocinas secretadas que regulam a proliferação e a produção de anticorpos das células B. No folículo de células B, são as células T_{FH} (ver Seção 9.17) que secretam essas citocinas.

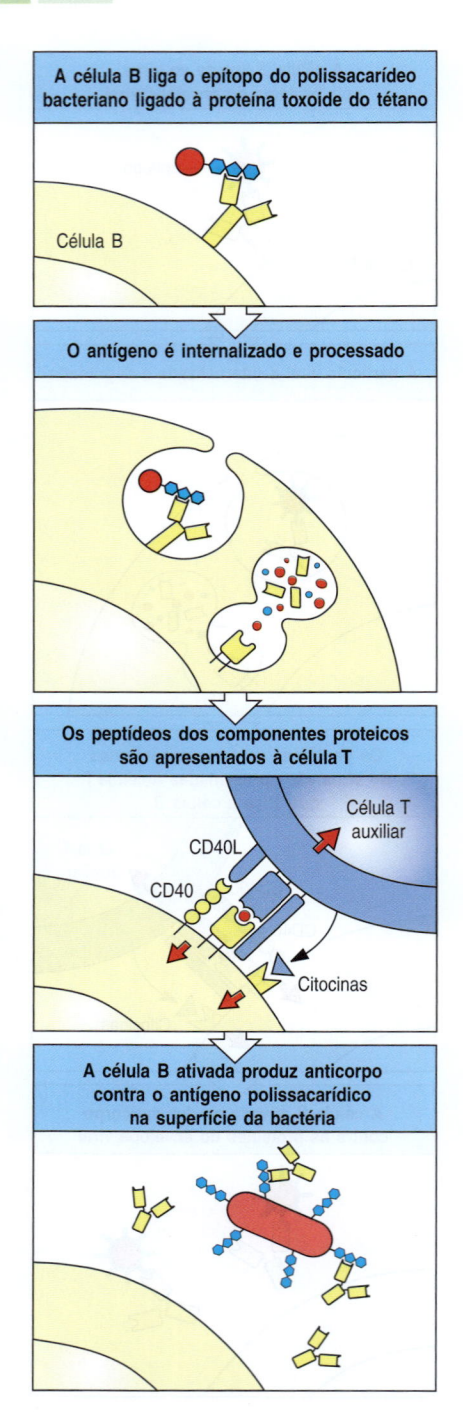

A célula B liga o epítopo do polissacarídeo bacteriano ligado à proteína toxoide do tétano

Célula B

O antígeno é internalizado e processado

Os peptídeos dos componentes proteicos são apresentados à célula T

Célula T auxiliar

CD40L

CD40

Citocinas

A célula B ativada produz anticorpo contra o antígeno polissacarídico na superfície da bactéria

Figura 10.5 O reconhecimento ligado pode ser explicado pelo planejamento de vacinas que intensificam as respostas das células B contra antígenos polissacarídicos. A vacina Hib, contra o *Haemophilus influenzae* tipo b, é um conjugado de polissacarídeo bacteriano e de proteína toxoide do tétano. Uma célula B reconhece e liga-se ao polissacarídeo, internaliza e degrada todo o conjugado e, então, apresenta os peptídeos derivados do toxoide na superfície das moléculas do complexo principal de histocompatibilidade (MHC) de classe II. Células T auxiliares geradas em resposta a vacinações anteriores contra o toxoide reconhecem o complexo na superfície da célula B e ativam a célula B para produzir anticorpo antipolissacarídico. Esse anticorpo pode, então, proteger contra a infecção com *H. influenzae* tipo b. CD40L, ligante CD40.

A interleucina (IL)-4 produzida pelas células T é uma importante citocina para a ativação das células B. Ela é produzida por algumas células T_{FH} e por células T_H2 quando elas reconhecem seu ligante específico na superfície da célula B, e acredita-se que a IL-4 e o CD40L tenham efeitos sinérgicos na estimulação da expansão clonal das células B que precede a produção de anticorpos *in vivo*. A IL-4 é secretada de modo polar pelas células T_H2, sendo dirigida ao local de contato da célula T com a célula-alvo B (Fig. 10.6), de modo que ela atua seletivamente na célula-alvo antígeno-específica. Entretanto, uma vez iniciada a resposta de célula T, as citocinas secretadas de maneira abundante pelas células T auxiliares também podem auxiliar a ativar as células B próximas que não estão em contato com a célula T. Após vários ciclos de proliferação, as células B diferenciam-se em células plasmáticas secretoras de anticorpos. Duas citocinas adicionais, a IL-5 e a IL-6, secretadas pelas células T auxiliares, contribuem para as últimas etapas da ativação da célula B.

Os membros da família do fator de necrose tumoral (TNF, do inglês *tumor necrosis factor*) e do receptor do TNF, além do par CD40L-CD40 estão envolvidos na ativação das células B. As células T ativadas expressam o **ligante CD30** (**CD30L**), que se liga ao **CD30** presente nas células B e tem mostrado promover a ativação das células B. Camundongos deficientes de CD30 apresentam proliferação reduzida das células B ativadas nos folículos linfoides e resposta secundária humoral mais fraca que a normal, provavelmente devido à incapacidade de suas células B em responderem aos sinais das células T que expressam o CD30L. A citocina solúvel da família TNF, a BAFF, é secretada por células dendríticas e macrófagos e atua como fator de sobrevivência para diferenciação das células B (ver Seção 8.27).

10.5 As células B que encontram seus antígenos migram em direção aos limites entre a área de células B e a área de células T nos tecidos linfoides secundários

A frequência de linfócitos virgens específicos para qualquer antígeno é estimada entre 1:10.000 e 1:1.000.000. Assim, a chance de um linfócito T e um linfócito B que reconhecem o mesmo antígeno se encontrarem deve estar entre $1:10^8$ e $1:10^{12}$. Além disso, visto que as células T e as células B em geral ocupam duas zonas muito distintas nos tecidos linfoides periféricos – as **áreas de célula T** e os **folículos linfoides primários** (também denominados áreas de células B ou zonas de células B), respectivamente (ver Figs. 1.18 a 1.20), é surpreendente que as células B sejam capazes de encontrar e interagir com células T com especificidade antigênica similar. Portanto, o reconhecimento ligado requer a regulação precisa da migração das células B e T ativadas em locais específicos dentro dos tecidos linfoides.

Quando células B virgens circulantes migram para os tecidos linfoides, elas entram nos folículos linfoides primários atraídas pela quimiocina CXCL13 (Fig. 10.7, primeira figura). Dentro do folículo, as células estromais e um tipo de célula especializado, a **célula dendrítica folicular** (**FDC**, do inglês *follicular dendritic cell*), secreta o CXCL13, enquanto as células B expressam o CXCR5, o receptor dessa quimiocina. A FDC é uma célula não fagocítica de origem não hematopoiética que tem inúmeros prolongamentos (ver Seção 8.23). Os antígenos derivados dos microrganismos são transportados para os linfonodos via linfa, e para o baço via circulação sanguínea.

A ativação do complemento e a deposição de C3b nos antígenos virais e microbianos contribuem para seu transporte eficiente e acúmulo nos folículos. Os antígenos revestidos com C3b ou C3dg podem entrar diretamente nos folículos e ali serem

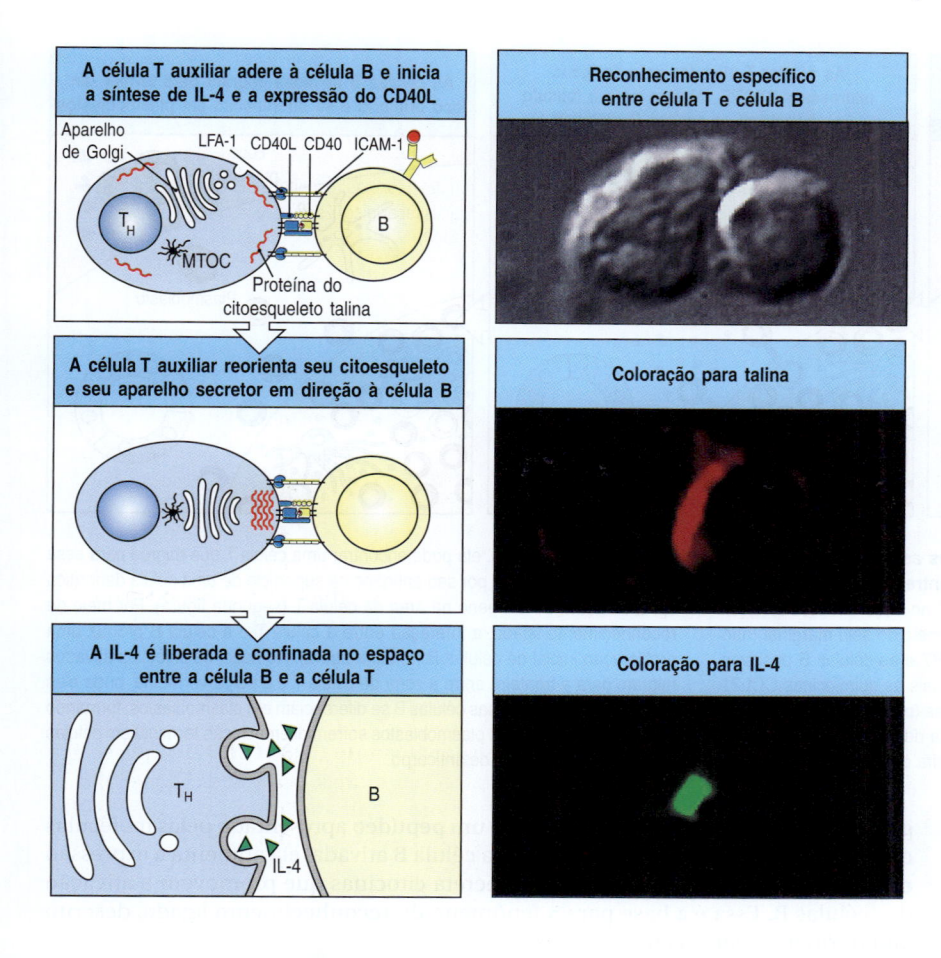

| A célula T auxiliar adere à célula B e inicia a síntese de IL-4 e a expressão do CD40L | Reconhecimento específico entre célula T e célula B |

Figura 10.6 A célula T auxiliar estimula as células B por meio da ligação de CD40 e da secreção direta de citocinas. Quando o receptor de célula T (TCR) liga o antígeno apresentado pela célula B, o ligante CD40 (CD40L) é induzido na célula T, que então se liga ao CD40 da célula B (figuras superiores). A integrina LFA-1 da célula T interage com a molécula de adesão ICAM-1 da célula B na periferia dessa sinapse imunológica (ver Fig. 9.31). A proteína do citoesqueleto, a talina (corada em vermelho na figura central à direita), é realocada para o local de contato entre as células, e o aparelho secretor (aparelho de Golgi) é reorientado pelo citoesqueleto em direção ao ponto de contato com a célula B. As citocinas são liberadas no ponto de contato (figuras inferiores). Neste exemplo, a interleucina (IL)-4 (corada em verde) é confinada ao espaço entre a célula B e a célula T auxiliar. MTOC, centro de organização dos microtúbulos. (Fotografias cortesias de A. Kupfer.)

aprisionados pelos receptores do complemento CR1 e CR2, que estão presentes na densa rede de prolongamentos das FDCs. Em camundongos, a microscopia de dois fótons intravital mostrou que as partículas opsonizadas com antígenos particulados opsonizados que entram nos linfonodos na linfa aferente (ou que entram no baço via circulação sanguínea), também podem ser capturadas por macrófagos especializados localizados no seio subcapsular dos linfonodos e no seio marginal do baço, as quais são áreas adjacentes aos folículos (Fig. 10.8). Esses macrófagos parecem reter o antígeno em sua superfície em vez de ingeri-lo e degradá-lo. Então, o antígeno pode ser avaliado e capturado pelas células B foliculares antígeno-específicas. As células B de qualquer especificidade antigênica também podem adquirir antígeno desses macrófagos por meio de seus receptores do complemento e transportá-lo no folículo.

Quando uma célula B virgem nos folículos encontra seu antígeno específico, seja nos macrófagos especializados ou nos macrófagos apresentados pelas FDCs, ele induz a expressão do receptor de quimiocina CCR7, e a expressão do CXCR5 também é interrompida. Então, a célula B migra em direção à fronteira com a área de células T, onde as quimiocinas ligantes para CCR7, como CCL21, são expressas em grandes quantidades por células estromais e células dendríticas (ver Seção 9.3). Como ocorre com as células T, a ativação das células B causa decréscimo na expressão do receptor da esfingosina, o $S1P_1$, na superfície das células B, que mantém as células nos tecidos linfoides. As células T virgens expressam CCR7, mas não expressam CXCR5, e assim ficam localizadas nas áreas de células T. Quando uma célula T virgem encontra seu antígeno peptídico cognato apresentado por uma célula dendrítica, a expressão de CXCR5 é induzida à medida que a célula T começa a proliferar. Algumas células T diferenciam-se em células efetoras e deixam o tecido linfoide, mas outras se tornam células T_{FH} e migram para as vizinhanças entre a área de células T e um folículo, onde podem então encontrar as células B ativadas (ver Fig. 10.7, segunda fi-

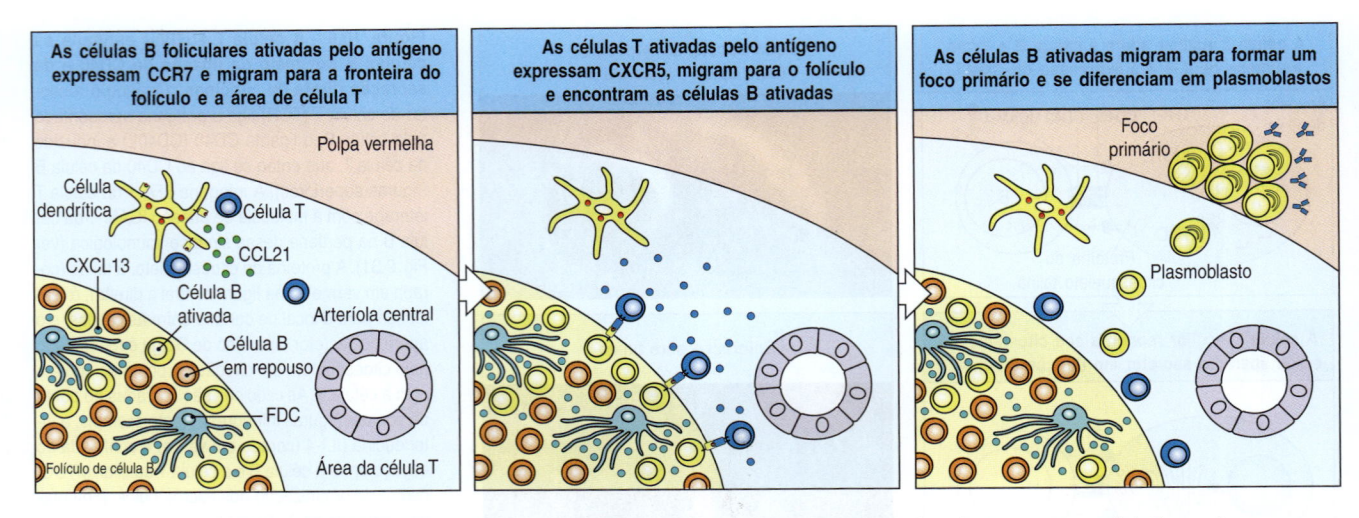

Figura 10.7 Nos tecidos linfoides secundários as células B ligadoras de antígenos encontram células T na fronteira entre a área de células T e o folículo de células B. A ativação das células B no baço é mostrada aqui. Depois da entrada no baço a partir do sangue por meio do seio marginal (não mostrado), as células T virgens positivas para CCR7 e as células B positivas para CXCR5 migram para diferentes regiões nas quais as quimiocinas CCL21 e CXCL13, respectivamente, estão sendo produzidas (primeira figura). Se uma célula B encontra seu antígeno, seja em uma célula dendrítica folicular (FDC) ou em um macrófago, ela migra em direção à fronteira entre o folículo e a área de célula T. Nesse local, ela pode encontrar uma célula T que migrou para essa região após ser ativada por seu antígeno na superfície de uma célula dendrítica apresentadora de antígeno na área da célula T (segunda figura). Por meio de reconhecimento ligado, a interação entre a célula T e a célula B produz uma proliferação inicial de células B (terceira figura). No baço, os linfócitos ativados migram para a fronteira entre a zona de célula T e a polpa vermelha, onde eles proliferam e onde algumas células B se diferenciam em plasmoblastos, formando um foco primário. Esses plasmoblastos sofrem diferenciação terminal em células plasmáticas secretoras de anticorpo.

gura). Quando uma célula T_{FH} reconhece um peptídeo apresentado pelas moléculas do MHC de classe II na superfície da uma célula B ativada, ela aumenta a expressão das moléculas de superfície celular e secreta citocinas que promovem a ativação das células B. Essa é a base para o fenômeno do reconhecimento ligado, descrito anteriormente (ver Seção 10.3).

A migração coordenada das células B e T ativadas para a mesma localização nos órgãos linfoides periféricos ajuda a solucionar o problema da aproximação das célu-

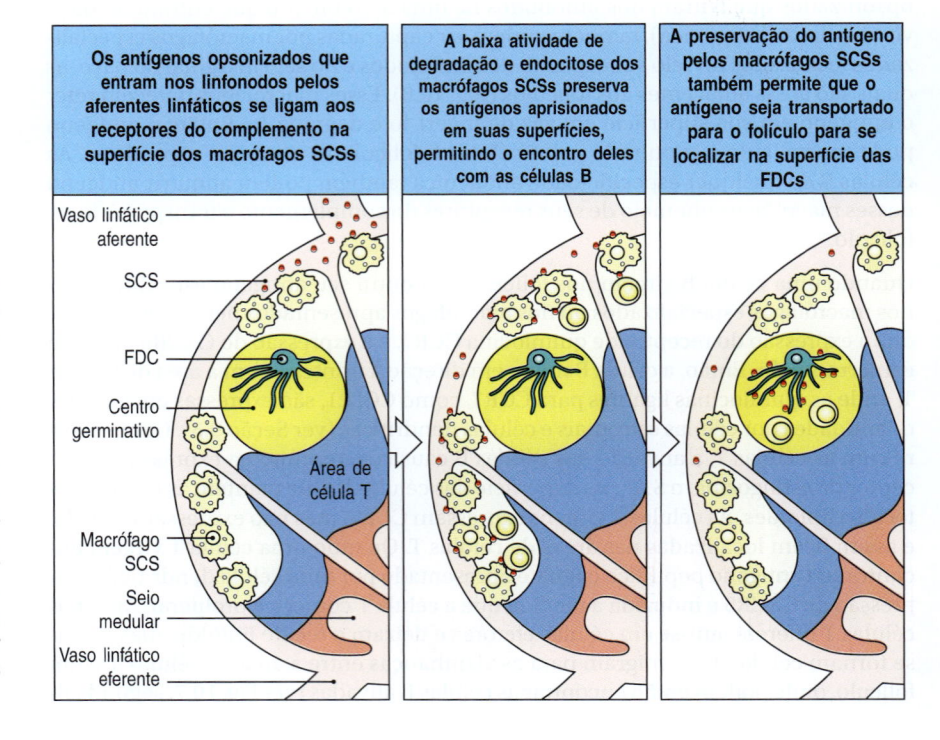

Figura 10.8 Os antígenos opsonizados são capturados e preservados pelos macrófagos dos seios subcapsulares. Os macrófagos residentes no seio subcapsular (SCS) do linfonodo expressam os receptores do complemento 1 (CR1) e CR2, têm baixa atividade endocítica e têm níveis reduzidos de enzimas lisossomais se comparados com os macrófagos da medula. O antígeno opsonizado que chega dos linfáticos aferentes se liga ao CR1 e ao CR2 na superfície dos macrófagos SCSs. Em vez de ser degradado por esses macrófagos, ele é retido na superfície celular, onde pode ser apresentado e transferido para a superfície das células B foliculares. As células B são, então, capazes de transportá-lo para o folículo, onde ele pode ser aprisionado nas superfícies das células dendríticas foliculares (FDCs).

las B com suas células T auxiliares adequadas. As células B ativadas portadoras dos complexos peptídeo:MHC migrarão precisamente para a localização para maximizar suas chances de encontrar células T auxiliares que possam ativá-las. As células B estimuladas por antígenos que falham na interação com as células T que reconhecem o mesmo antígeno morrem dentro de 24 horas.

Após o encontro inicial, as células B que receberam o auxílio das células T migram da borda do folículo para continuar sua proliferação e diferenciação. No baço, essas células movem-se para a borda localizada entre a área de células T e a polpa vermelha, onde estabelecem um **foco primário** de expansão clonal (ver Fig. 10.7, terceira figura). Nos linfonodos, o foco primário está localizado nos cordões medulares, onde a linfa é drenada para fora dos linfonodos. O foco primário aparece cerca de cinco dias após infecção ou imunização com antígeno que não foi previamente encontrado. Esse tempo correlaciona-se com o tempo necessário para que as células T auxiliares se diferenciem.

10.6   Células plasmáticas secretoras de anticorpos diferenciam-se das células B ativadas

Tanto células T como células B proliferam no foco primário por vários dias, e isso constitui a primeira fase da resposta imune humoral primária. Algumas dessas células B em proliferação diferenciam-se em **plasmoblastos** produtores de anticorpos no foco primário. Outras podem migrar para o folículo linfoide e diferenciar-se mais nesse local antes de se tornarem células plasmáticas, como será descrito mais adiante. Os plasmoblastos são células que começaram a secretar anticorpos, todavia continuam a dividir-se e a expressar várias características de células B ativadas que permitem a sua interação com células T. Após alguns dias, os plasmoblastos do foco primário param de se dividir e morrem, ou sofrem diferenciação terminal nas células plasmáticas. Algumas células plasmáticas permanecem nos órgãos linfoides, onde têm vida curta, enquanto outras migram para a medula óssea e continuam produzindo anticorpos.

As propriedades de células B em repouso, plasmoblastos e células plasmáticas são comparadas na Figura 10.9. A diferenciação de uma célula B em uma célula plasmática é acompanhada por várias mudanças morfológicas que refletem seu comprometimento com a produção de grandes quantidades de anticorpos secretados, as quais podem chegar a 20% de todas as proteínas secretadas pela célula plasmática. Os plasmoblastos e as células plasmáticas têm aparelho de Golgi perinuclear abundante e extenso retículo endoplasmático rugoso que é rico em moléculas de Igs que são sintetizadas e exportadas para o lúmen do retículo endoplasmático para secreção (ver Fig. 1.23). Os plasmoblastos, diferentemente das células plasmáticas, expressam as moléculas B7 coestimuladoras e as moléculas do MHC de classe II, e, portanto, não podem mais apresentar antígenos às células T auxiliares. Mesmo

Figura 10.9   As células plasmáticas secretam anticorpos em altos níveis, mas não podem mais responder ao antígeno ou às células T auxiliares. As células B virgens em repouso têm imunoglobulinas (Igs) ligadas à membrana (em geral, IgM e IgD) e moléculas do complexo principal de histocompatibilidade (MHC) de classe II em sua superfície. Embora seus genes V não apresentem mutações somáticas, as células B podem capturar o antígeno e apresentá-lo para as células T auxiliares. As células T, por sua vez, induzem as células B a proliferar, trocar o isotipo e sofrer hipermutação somática, mas as células B não secretam quantidades significativas de anticorpo durante esse período. Os plasmoblastos têm um fenótipo intermediário. Eles secretam anticorpos, mas retêm quantidade substancial de imunoglobulinas de superfície (sIg) e moléculas do MHC de classe II, podendo, assim, continuar a capturar e apresentar antígeno para as células T. Os plasmoblastos iniciais da resposta imune e os plasmoblastos ativados pelos antígenos independentes de células T normalmente não sofrem hipermutação somática e troca de classe, e, portanto, secretam IgM. As células plasmáticas são plasmoblastos terminalmente diferenciados que secretam anticorpos. Elas não podem mais interagir com células T auxiliares, pois têm níveis muito baixos de sIg e não têm mais as moléculas do MHC de classe II. Logo no início da resposta imune, elas se diferenciam dos plasmoblastos sem troca de classe e secretam IgM. Mais tarde, elas derivam dos plasmoblastos que sofreram troca de classe e hipermutação somática. As células plasmáticas também perderam a capacidade de trocar a classe do seu anticorpo ou de sofrer hipermutação somática adicional.

Propriedades intrínsecas				Estimulação induzida por antígeno		
Linhagem de célula B	sIg	MHC de classe II de superfície	Altos níveis de secreção de Ig	Crescimento	Hipermutação somática	Troca de classe
Célula B em repouso	Alta	Sim	Não	Sim	Sim	Sim
Plasmoblasto	Alta	Sim	Sim	Sim	Desconhecida	Sim
Célula plasmática	Baixa	Não	Sim	Não	Não	Não

assim, as células T fornecem importantes sinais para diferenciação e sobrevivência das células plasmáticas, como IL-6 e CD40L. Os plasmoblastos também apresentam grande número de BCRs em sua superfície celular, enquanto as células plasmáticas têm poucos BCRs. No entanto, esses baixos níveis de sIg podem ser importantes fisiologicamente, pois a sobrevivência das células plasmáticas parece ser determinada, em parte, por sua habilidade de continuar ligando antígenos. As células plasmáticas têm grande variação de tempo de vida. Algumas sobrevivem apenas alguns dias até poucas semanas após sua diferenciação final, ao passo que outras têm um período de vida longo e explicam a persistência das respostas de anticorpos.

Filme 10.1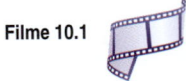

10.7 A segunda fase da resposta imune primária de células B ocorre quando células B ativadas migram para os folículos e proliferam para formar centros germinativos

Algumas células B que são ativadas e começam a proliferar logo no início da resposta imune tomam uma rota com mais circuitos antes de se tornarem células plasmáticas. Junto com suas células T associadas, elas migram para o folículo linfoide primário (Fig. 10.10), onde continuam a proliferar e, por fim, formam um **centro germinativo**. Os folículos com centros germinativos são denominados **folículos linfoides secundários**.

Os centros germinativos são compostos principalmente por células B em proliferação, mas células T antígeno-específicas fazem parte de cerca de 10% dos linfócitos do centro germinativo e fornecem auxílio indispensável às células B. O centro germinativo é essencialmente uma "ilha" de divisão celular que se arranja entre um "mar" de células B em repouso no folículo primário. As células B do centro germinativo em proliferação deslocam as células B em repouso em direção à periferia do folículo, formando a **zona do manto** de células em repouso ao redor de duas áreas distintas de células B ativadas, denominadas **zona clara** e **zona escura** (Fig. 10.11, figura superior). O centro germinativo cresce em tamanho, à medida que a resposta imune procede, e então murcha e, finalmente, desaparece quando a infecção é resolvida. Centros germinativos estão presentes por cerca de 3 a 4 semanas após a exposição inicial ao antígeno.

Os eventos no foco primário levam à rápida secreção de anticorpos específicos, sendo a maioria do isotipo IgM, que servem como proteção imediata em um indivíduo infectado. Por outro lado, a reação no centro germinativo fornece uma resposta tardia humoral mais efetiva, quando o patógeno estabelece uma infecção crônica ou quando o hospedeiro é reinfectado. As células B sofrem várias modificações importantes no centro germinativo que produzem resposta de anticorpos mais eficaz. Elas incluem a hipermutação somática, que altera as regiões V dos genes de Ig (ver Seção 5.18) e permite um processo chamado de maturação da afinidade, a qual seleciona para a sobrevivência das células B mutadas com alta afinidade pelo antígeno. Além disso, a troca de classe permite que as células B selecionadas expressem uma variedade de funções efetoras na forma de anticorpos de diferentes classes (ver

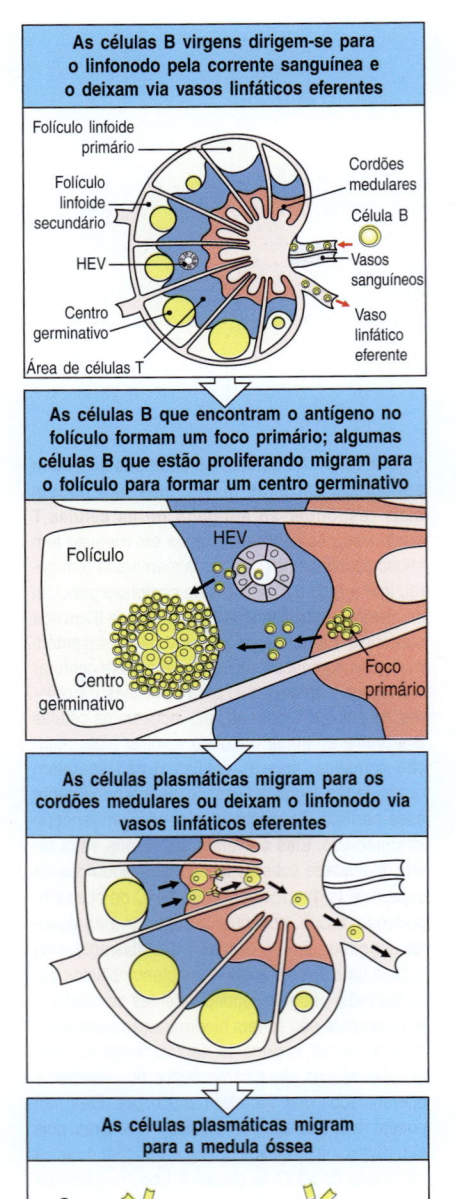

Figura 10.10 As células B ativadas formam os centros germinativos nos folículos linfoides. A ativação de células B em um linfonodo é mostrada aqui. Figura superior: as células B virgens circulantes entram nos linfonodos via vênulas endoteliais altas (HEVs) e são atraídas por quimiocinas para o folículo linfoide primário; se elas não encontrarem um antígeno no folículo, elas deixam o linfonodo via vasos linfáticos eferentes. Segunda figura: as células B que têm antígeno ligado dirigem-se para a borda com a área de células T onde podem encontrar as células T auxiliares ativadas específicas para o mesmo antígeno, que interagem com as células B e as ativam para iniciar a proliferação e a diferenciação em plasmoblastos. Algumas células B ativadas na borda entre as áreas de células B e de células T migram para formar o foco primário de plasmoblastos secretores de anticorpos nos cordões medulares, enquanto outras voltam para o folículo, onde continuam a proliferar e formam o centro germinativo. Os centros germinativos são locais de rápida proliferação e diferenciação de células B. Folículos nos quais os centros germinativos foram formados são conhecidos como folículos secundários. Dentro do centro germinativo, as células B começam a sua diferenciação em células plasmáticas secretoras de anticorpos ou em células B de memória. Terceira e quarta figuras: as células plasmáticas deixam o centro germinativo e migram para os cordões medulares, ou deixam completamente os linfonodos via vasos linfáticos eferentes e migram para a medula óssea.

Figura 10.11 Estrutura de um centro germinativo. O centro germinativo é um microambiente especializado no qual ocorre proliferação, hipermutação somática e seleção por forte ligação de antígenos das células B. Os centroblastos densamente populosos, que expressam CXCR4 e CXCR5, formam a chamada "zona escura" do centro germinativo; a "zona clara", que é menos populosa, contém centrócitos, os quais expressam somente CXCR5. As células da zona escura produzem CXCL12, que atrai centroblastos que expressam CXCR4. Os ciclos de reentrada descrevem o processo pelo qual as células B podem desativar e reativar a expressão de CXCR4 e, assim, mover-se da zona clara para a zona escura, um processo descrito de maneira mais detalhada na Seção 10.8. FDCs, células dendríticas foliculares.

Seção 5.19). Essas células B se diferenciarão em células B de memória, cuja função será descrita no Capítulo 11, ou em células plasmáticas que secretam anticorpos de alta afinidade e de classe trocada durante o período mais tardio da resposta imune primária.

As células B no centro germinativo proliferam, dividindo-se a cada 6 a 8 horas. Inicialmente, essas células B em rápida proliferação, denominadas **centroblastos**, expressam os receptores de quimiocinas CXCR4 e CXCR5, mas reduzem, de maneira considerável, a expressão de sIg, especialmente de IgD. Os centroblastos proliferam na zona escura do centro germinativo, denominado dessa maneira devido à sua aparência densamente povoada (Fig. 10.12). As células estromais da zona escura produzem CXCL12 (SDF-1), um ligante para CXCR4 que atua retendo os centroblastos na região. À medida que o tempo passa, alguns centroblastos reduzem as suas taxas de divisão celular e entram em fase de crescimento, enquanto na fase G_1 do ciclo celular elas param de expressar o CXCR4 e começam a produzir altos níveis de sIg. Essas células B são chamadas de **centrócitos**. A perda de CXCR4 permite que os centrócitos se movam para a zona clara, uma área menos densamente povoada que contém grande quantidade de FDCs que produzem a quimiocina CXCL13 (BLC),

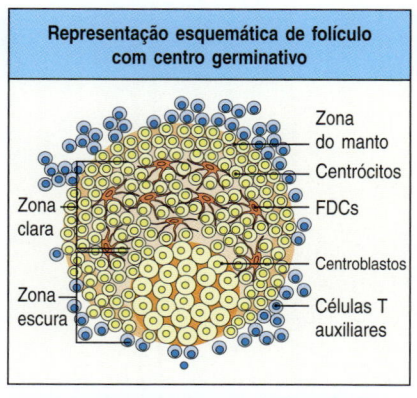

Representação esquemática de folículo com centro germinativo

Zona do manto
Centrócitos
FDCs
Zona clara
Centroblastos
Zona escura
Células T auxiliares

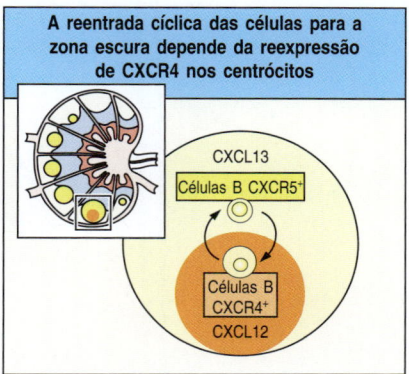

A reentrada cíclica das células para a zona escura depende da reexpressão de CXCR4 nos centrócitos

CXCL13
Células B CXCR5⁺
Células B CXCR4⁺
CXCL12

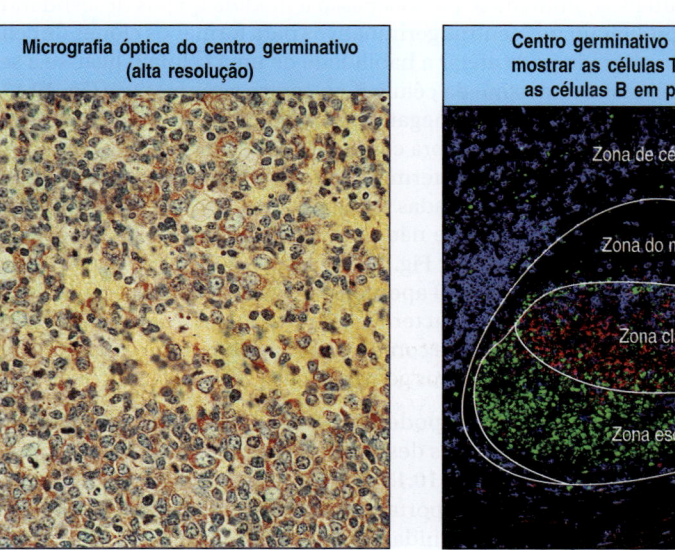

Micrografia óptica do centro germinativo (alta resolução)

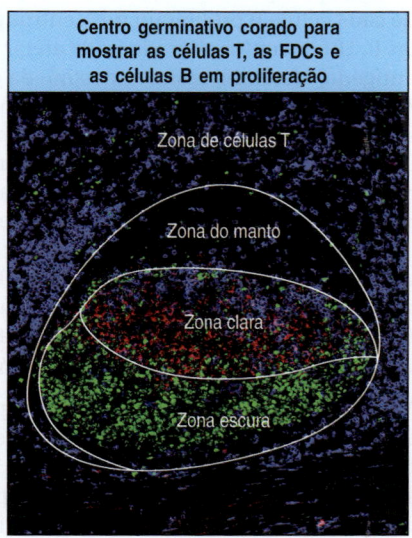

Centro germinativo corado para mostrar as células T, as FDCs e as células B em proliferação

Zona de células T
Zona do manto
Zona clara
Zona escura

Figura 10.12 Os centros germinativos são locais de intensa proliferação e morte celular. A fotomicrografia (figura à esquerda) mostra em alta resolução uma secção através de um centro germinativo de uma tonsila humana. Os centroblastos densamente agrupados observados na parte inferior da fotomicrografia formam a chamada zona escura do centro germinativo. Acima dessa região encontra-se a zona clara, com menor concentração de células. A fotomicrografia à direita mostra a coloração com imunofluorescência de um centro germinativo. As células B são encontradas na zona escura, na zona clara e na zona do manto. As células em proliferação são coradas em verde para Ki67, um antígeno expresso no núcleo de células em divisão, revelando os centroblastos em rápida proliferação na zona escura. A densa rede de células dendríticas foliculares (FDCs), coradas em vermelho, ocupa principalmente a zona clara. Os centrócitos na zona clara proliferam com menos intensidade que os centroblastos. As células B pequenas recirculantes ocupam a zona do manto na extremidade do folículo da célula B. Uma grande massa de células T CD4, coradas em azul, pode ser vista nas zonas de células T, que separam os folículos. Também existe um número significativo de células T na zona clara do centro germinativo. A coloração para CD4 na zona escura está principalmente associada aos fagócitos positivos para CD4. (Fotografias cortesia de I. MacLennan.)

um ligante para CXCR5 (ver Fig. 10.11, figuras inferiores). As células B proliferam na zona clara, mas com menos intensidade que na zona escura.

10.8 Os centros germinativos de células B sofrem hipermutação somática nas regiões V, e as células com mutações que aumentam a afinidade pelo antígeno são selecionadas

A diversificação original dos receptores de antígenos produzida pelo rearranjo do DNA produz clones de células B com BCRs que diferem radicalmente, como descrito nas Seções 5.1 a 5.6. Por outro lado, a diversificação secundária dos genes de Igs por hipermutação somática induz mutações de ponto individuais que alteram um único ou poucos aminoácidos na Ig resultante, produzindo clones de células B muito relacionados e semelhantes que diferem sutilmente um do outro por sua especificidade e afinidade pelo antígeno. Quando sofrem hipermutação somática, os genes da região V da Ig acumulam mutações em uma taxa de cerca de um par de bases por 10^3 pares de bases por divisão celular. Essas mutações são alvos da ação da enzima AID (do inglês *activation-induced cytidine deaminase* [citidina desaminase induzida por ativação]) para rearranjar os genes V (ver Seção 5.18 para os detalhes moleculares desse processo). A taxa de mutação do restante do DNA é muito menor: cerca de uma alteração de par de bases a cada 10^{10} pares de bases por divisão celular. A hipermutação somática também afeta DNAs que flanqueiam o gene V rearranjado, mas as mutações em geral não se estendem até os éxons da região C. Cada uma das cadeias pesadas e leves expressas pelos genes da região V é codificada por cerca de 360 pares de bases, e cerca de três em cada quatro alterações de bases resultam em um aminoácido alterado. Isso significa que há cerca de 50% de chance, em cada divisão celular, de uma célula B adquirir uma mutação em seu receptor.

As mutações pontuais acumulam-se passo a passo à medida que os descendentes de cada célula B proliferam nos centros germinativos para formar os clones de células B. Um receptor alterado pode afetar a habilidade de uma célula B ligar-se a seu antígeno, afetando, assim, o destino da célula B no centro germinativo (Fig. 10.13). A maioria das mutações tem impacto negativo na habilidade de o BCR ligar-se ao seu antígeno original, prevenindo a dobra correta da molécula de Ig ou o bloqueio da ligação do antígeno pelas regiões determinantes da complementaridade. As células que têm tais mutações são eliminadas por apoptose, porque não podem mais produzir um BCR funcional ou porque não podem competir com as células que ligam o antígeno mais fortemente (ver Fig. 10.13, figuras à esquerda). Os centros germinativos estão repletos de células B apoptóticas que são rapidamente engolfadas por macrófagos, resultando nos característicos **macrófagos de corpos corados**. Eles contêm restos nucleares fortemente corados em seu citoplasma e consistem em uma característica histológica dos centros germinativos.

Menos frequentemente, as mutações podem melhorar a afinidade do BCR pelo antígeno. As células que são portadoras dessas mutações são, de maneira eficiente, selecionadas e expandidas (ver Fig. 10.13, figuras à direita). A expansão parece ser devida à prevenção da apoptose e, portanto, aumenta a sobrevivência quando comparada com as células de baixa afinidade, em vez de aumentar a taxa de proliferação.

A seleção ocorre aos poucos. Acredita-se que a hipermutação somática ocorra nos centroblastos da zona escura. Quando um centroblasto reduz sua taxa de proliferação e torna-se um centrócito, ele aumenta o número de BCRs em sua superfície e se dirige à zona clara, onde existe abundância de FDCs portadoras de antígeno. Ali, ocorre a avaliação da capacidade dos centrócitos de ligarem o antígeno, em competição com outros centrócitos relacionados clonalmente portadores de diferentes mutações. Após cada etapa de mutação, o centrócito começa a expressar o novo receptor de antígeno. Se o novo receptor puder ligar o antígeno, o centrócito receberá um sinal por meio de seu receptor, que o estimula a sofrer ciclos adicionais de divisão e reexpressar CXCR4, tornando-se novamente um centroblasto. As células B retornam à zona escura, onde o processo de mutação

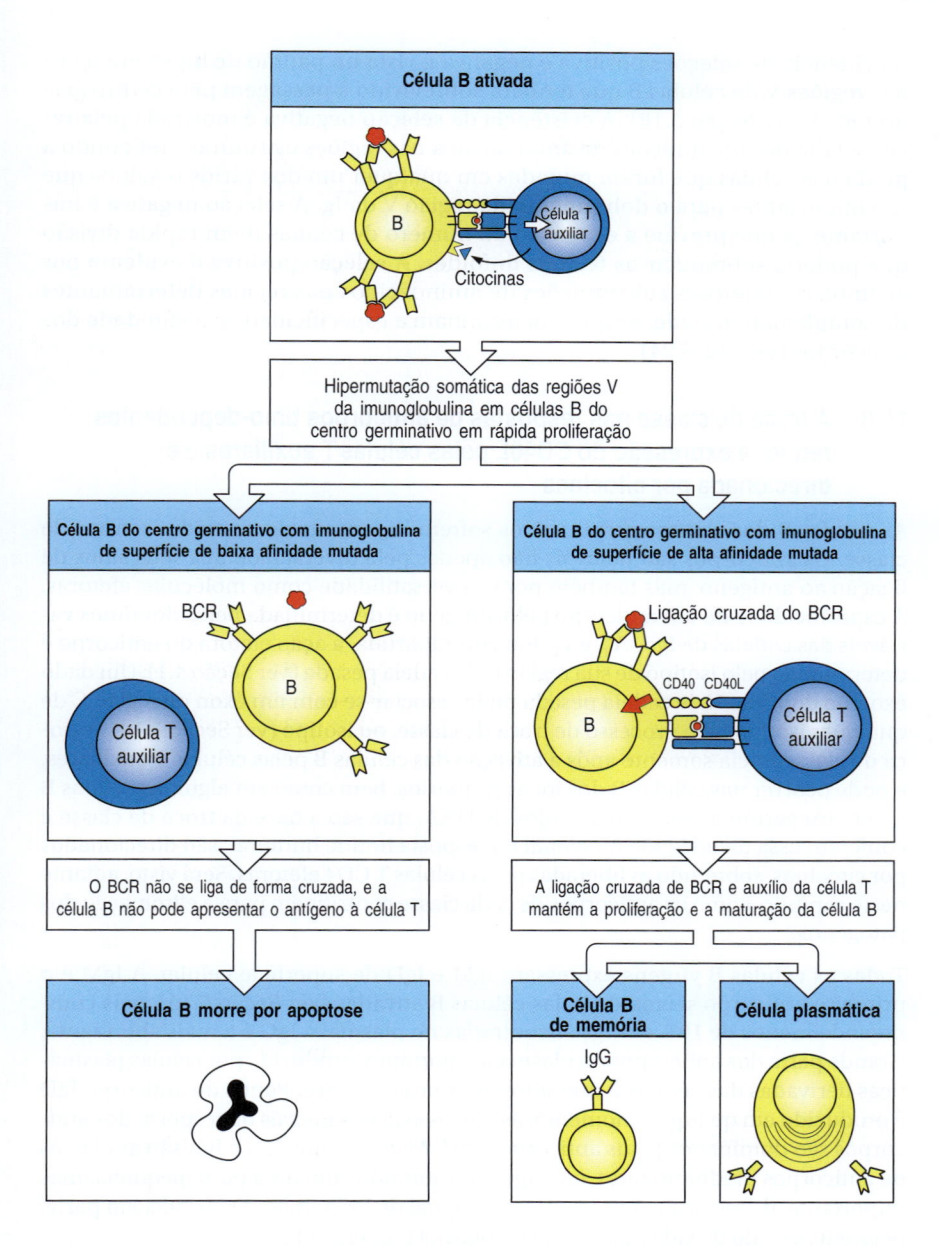

Figura 10.13   As células B ativadas sofrem ciclos de mutação e seleção pelos mutantes de maior afinidade no centro germinativo, resultando em células plasmáticas secretoras de anticorpos de alta afinidade e células B de memória de alta afinidade. As células B são ativadas inicialmente fora dos folículos, pela combinação de antígeno e células T auxiliares (figura superior). Elas migram para os centros germinativos, onde ocorrem os eventos remanescentes. A hipermutação somática pode resultar em substituições de aminoácidos nas regiões V das imunoglobulinas que afetam o destino da célula B. As mutações que resultam em um receptor de célula B (BCR) de menor afinidade ou sem afinidade pelo antígeno (figuras à esquerda) impedirão a ativação eficiente das células B, pois tanto a ligação cruzada ao BCR quanto a habilidade de apresentação de peptídeos antigênicos pela célula B às células T se encontra reduzida. Isso resulta na morte das células B por apoptose. Dessa maneira, células B com baixa afinidade são eliminadas do centro germinativo. A maioria das mutações é negativa ou neutra, e, assim, o centro germinativo é um local de morte de grande quantidade de células B, bem como de proliferação. Algumas mutações, entretanto, aumentarão a habilidade de o BCR ligar-se ao antígeno. Isso aumenta a chance de as células B interagirem com as células T e, assim, proliferarem e sobreviverem (figuras à direita). As células sobreviventes sofrem ciclos repetidos de mutação e seleção, durante os quais algumas células B da progênie sofrem diferenciação em células B de memória ou em células plasmáticas (figuras inferiores à direita) e deixam o centro germinativo. Os sinais que regulam as decisões de diferenciação não são conhecidos. CD40L, ligante CD40.

e seleção é repetido. Como o centrócito é capaz de ligar o antígeno, ele também poderá capturar, processar e apresentar o antígeno às células T_{FH}, que então fornecerão os sinais de sobrevivência para o centrócito. Esse modelo amplamente aceito sobre a dinâmica da migração das células B dentro do centro germinativo é conhecido como **modelo de reentrada cíclica** (ver Fig. 10.11, figura inferior à direita). O tempo que as células podem sobreviver na zona clara é limitado: elas devem reentrar na zona escura ou sair do centro germinativo dentro de poucas horas, ou sofrerão apoptose.

Dessa maneira, a afinidade e a especificidade das células B positivamente selecionadas são continuamente refinadas durante a resposta do centro germinativo, processo conhecido como **maturação de afinidade**. Com o passar do tempo, isso leva ao aumento da afinidade média da população de células B que respondem ao antígeno. O processo de seleção pode ser muito rígido: embora 50 a 100 células B possam ser produzidas no centro germinativo, muitas delas não deixam descendentes e, quando o centro germinativo atinge seu tamanho máximo, ele é em geral composto de descendentes de apenas uma ou poucas células B.

A evidência de seleções positiva e negativa é vista no padrão de hipermutações nas regiões V de células B que tenham sobrevivido à passagem pelo centro germinativo (ver Seção 5.18). A existência de seleção negativa é mostrada pela relativa falta de substituições de aminoácidos nas regiões estruturais, refletindo a perda das células que foram mutadas em qualquer um dos vários resíduos que são importantes para o dobramento da região V da Ig. A seleção negativa é importante, já que previne a expansão do número de células B em rápida divisão que poderia sobrepujar os tecidos linfoides. A seleção positiva é evidente por acumular numerosas substituições de aminoácidos nas regiões determinantes de complementaridade, as quais determinam a especificidade e a afinidade dos anticorpos (ver Fig. 5.24).

10.9 A troca de classe nas respostas de anticorpos timo-dependentes requer a expressão do CD40L pelas células T auxiliares e é direcionada por citocinas

As células B dos centros germinativos sofrem hipermutação somática e troca de classe. Os anticorpos são notáveis não apenas pela diversidade dos seus sítios de ligação ao antígeno, mas também por sua versatilidade como moléculas efetoras. A especificidade de um anticorpo pelo antígeno é determinada pelos domínios variáveis das cadeias de Igs – V_H e V_L. Em contrapartida, a ação efetora do anticorpo é determinada pelo isotipo de sua região C de cadeia pesada (ver Seção 4.1). Um dado éxon do domínio V de cadeia pesada pode associar-se com um éxon da região C de qualquer isotipo pelo processo de troca de classe, ou isotipo (ver Seção 5.19). A troca de classe inicia somente após a ativação das células B pelas células T auxiliares, e pode ocorrer nas células B dos focos primários, bem como em algumas células B no centro germinativo. Os rearranjos de DNA, que são a base da troca de classe e conferem essa diversidade funcional na resposta imune humoral, são direcionados por citocinas, sobretudo as liberadas pelas células T CD4 efetoras. Será visto, adiante neste capítulo, como os anticorpos de cada classe contribuem para a eliminação dos patógenos.

Todas as células B virgens expressam IgM e IgD de superfície celular. A IgM é o primeiro anticorpo secretado pelas células B ativadas (ver Seção 5.15), mas compreende menos de 10% das Igs encontradas no plasma; a IgG é a mais abundante. Grande parte dos anticorpos no plasma foi, portanto, produzida por células plasmáticas derivadas das células B que sofreram troca de classe. Pouco do anticorpo IgD é produzido em qualquer momento; assim, os estágios iniciais da resposta dos anticorpos são dominados pelos anticorpos IgM. Mais adiante, IgG e IgA são as classes de anticorpos predominantes, com IgE contribuindo com uma parte pequena, mas importante, da resposta. A predominância geral de IgG também é devida, em parte, pelo seu período de vida mais longo no plasma (ver Fig. 5.15).

Interações produtivas entre células B e células T auxiliares são essenciais para que a troca de classe ocorra. Isso é demonstrado por pessoas que apresentam deficiência genética do CD40L, que é necessário para essas interações. A troca de classes é bastante reduzida em tais indivíduos e eles têm altos níveis anormais de IgM no plasma, uma doença conhecida como **síndrome de hiper-IgM**, que tem como característica a ausência de outros anticorpos que não são IgM e uma grave imunodeficiência humoral, que causa infecções recorrentes com patógenos bacterianos comuns. Outras alterações que interferem na troca de classe, como a deficiência de CD40, ou da enzima AID, que é essencial para a recombinação para troca de classe, também causa algumas formas da síndrome de hiper-IgM (discutida no Cap. 13). Grande parte da IgM nas síndromes de hiper-IgM pode ser induzida por antígeno timo-independentes em patógenos que infectam cronicamente esses pacientes. De qualquer modo, indivíduos com deficiência do CD40L podem produzir anticorpos IgM em resposta a antígenos timo-dependentes, o que indica que na resposta das células B, as interações entre CD40L e CD40 são mais importantes para permitir uma resposta sustentável que inclui a troca de classe e a maturação da afinidade, em vez da ativação inicial das células B.

Os mecanismos moleculares responsáveis pela recombinação para troca de classe foram descritos na Seção 5.19. Nesse processo, a região V do gene de cadeia pesada rearranjado é translocada de sua posição original a montante da região constante $C\mu$ e colocada na frente de uma região C diferente, com a deleção do DNA cromossômico interveniente (ver Fig. 5.25). A seleção de uma determinada região C para recombinação não é aleatória, mas é regulada por citocinas produzidas por células T auxiliares e outras células durante a resposta imune. Assim, somente os anticorpos mais úteis para lidar com um determinado agente infeccioso são produzidos. A maior parte do que se sabe sobre a regulação da troca de classes pelas citocinas provém de experimentos *in vitro* nos quais células B de camundongos são expostas a vários estímulos não específicos, como o lipopolissacarídeo (LPS) bacteriano, juntamente com citocinas purificadas (Fig. 10.14). Esses experimentos mostraram que diferentes citocinas induzem preferencialmente a troca para diferentes isotipos. Em camundongos, a IL-4 induz preferencialmente a troca para IgG1 (C_1) e IgE ($C\varepsilon$), o fator de transformação do crescimento (TGF, do inglês *transforming growth factor*)-β induz a troca para IgG2b ($C\gamma_{2b}$) e IgA ($C\alpha$), a IL-5 promove a troca para IgA, e o interferon (IFN)-γ induz, preferencialmente, a troca para IgG2a e IgG3 (Fig. 10.15). Essas citocinas podem ser produzidas pelas subpopulações de células T CD4 descritas na Seção 9.17. Por exemplo, as células T_H2 produzem IL-4 e TGF-β, e as células T_H1 produzem IFN-γ. Entretanto, é provável que as células T_{FH} regulem grande parte da troca de classe nas células B nos centros germinativos, e parecem ser capazes de secretar citocinas características da subpopulação dominante de célula T durante a resposta de célula T efetora. Assim, as células T auxiliares regulam a produção de anticorpos pelas células B e também influenciam o isotipo de cadeia pesada que determina a função efetora do anticorpo.

As citocinas induzem a troca de classe em parte por induzir a produção de transcritos de RNA por meio das regiões de troca que se localizam a 5' de cada segmento do gene C de cadeia pesada (ver Fig. 10.14). Quando células B ativadas são expostas a IL-4, por exemplo, a transcrição a partir dos promotores localizados a montante das regiões de troca de $C\gamma_1$ e C pode ser detectada um dia ou dois antes que a troca ocorra. É interessante notar que cada uma das citocinas que induz a troca parece induzir a transcrição a partir das regiões de troca de dois genes C de cadeia pesada diferentes, mas a recombinação específica ocorre somente em um desses genes.

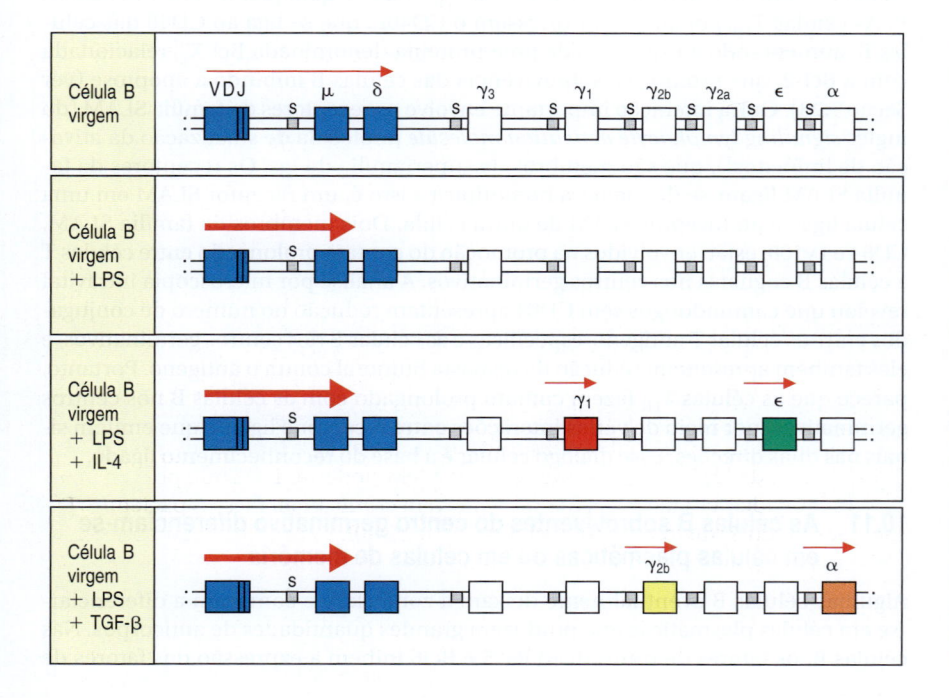

Figura 10.14 **A troca de classe é precedida pela ativação transcricional de genes da região C de cadeias pesadas.** Células B virgens em repouso transcrevem os genes para os isotipos de cadeia pesada μ e δ em baixos níveis, dando origem a IgM e IgD de superfície (primeira linha). Lipopolissacarídeos (LPSs) bacterianos, que podem ativar as células B independentemente do antígeno, induzem a secreção de IgM (segunda linha). Entretanto, na presença de interleucina IL-4, os transcritos de $C\gamma_1$ e C_ε são inicialmente produzidos em baixos níveis, a partir dos promotores localizados na extremidade 5' de cada região de troca (terceira linha). Esses transcritos não codificam para proteínas, mas direcionam a troca para a produção de IgG1 e IgE (ver Seção 5.19). Os transcritos originam antes a extremidade 5' da região para a qual a troca ocorre (terceira linha). Similarmente, o TGF-β dá origem a transcritos de $C\gamma_{2b}$ e C_α e direciona a troca para IgG2b e IgA (quarta linha). Não se sabe o que determina qual dos dois genes C de cadeia pesada ativados por transcrição sofre a troca. As setas vermelhas indicam a transcrição. A figura mostra a troca de classes em um camundongo.

Figura 10.15 Diferentes citocinas induzem a troca para diferentes classes de anticorpos. As citocinas individuais induzem (roxo) ou inibem (vermelho) a produção de certas classes de anticorpos. Grande parte dos efeitos inibidores provavelmente resulta da troca direcionada para uma classe diferente. Esses dados são obtidos de experimentos com células de camundongo. IL, interleucina; IFN, interferon; TGF, fator de transformação do crescimento.

Papel das citocinas na regulação da expressão das classes de anticorpos							
Citocinas	**IgM**	**IgG3**	**IgG1**	**IgG2b**	**IgG2a**	**IgE**	**IgA**
IL-4	Inibe	Inibe	Induz		Inibe	Induz	
IL-5							Aumenta a produção
IFN-γ	Inibe	Induz	Inibe		Induz	Inibe	
TGF-β	Inibe	Inibe		Induz			Induz

10.10 A ligação de CD40 e o contato prolongado com as células T$_{FH}$ são necessários para a manutenção das células B dos centros germinativos

As células B dos centros germinativos são inerentemente propensas a morrer, e, para sobreviver, elas devem receber sinais específicos. Foi originalmente descoberto *in vitro* que as células B em repouso poderiam ser mantidas vivas quando ocorresse, simultaneamente, a ligação cruzada de seus BCRs e a ligação do CD40 na superfície da célula. *In vivo*, esses sinais são liberados pelo antígeno e pelas células T$_{FH}$, respectivamente. A origem precisa do antígeno no centro germinativo tem sido tema de algumas controvérsias. O antígeno pode ser capturado e armazenado por longos períodos de tempo na forma de complexos imunes nas FDCs (Figs. 10.16 e 10.17). Assumiu-se que esse é o antígeno que mantém a proliferação das células B nos centros germinativos. Entretanto, outras células também podem apresentar o antígeno, e esse tema continua sendo uma ativa área de pesquisa.

As células T$_{FH}$ e as células B dos centros germinativos interagem para emitir sinais importantes para ambas as células. As células B expressam o ligante ICOS (ICOSL), que coestimula as células T$_{FH}$ por meio de ICOS (ver Seção 9.13). Camundongos que não têm ICOS não realizam reações nos centros germinativos e apresentam respostas extremamente deficientes na troca de anticorpos – nesse caso, como resultado de um defeito na função da célula T$_{FH}$ e não de qualquer defeito nas células B. As células T$_{FH}$, por sua vez, expressam o CD40L, que se liga ao CD40 das células B, aumentando a expressão de uma proteína denominada Bcl-X$_L$, relacionada com a Bcl-2, que promove a sobrevivência das células B inibindo a apoptose (ver Seção 7.23). Outra interação importante envolve os receptores da família SLAM (do inglês *signaling lymphocyte activation molecule* [molécula de sinalização da ativação de linfócitos]), que são membros da superfamília de Igs. Os receptores da família SLAM ligam-se de maneira homotípica – isto é, um receptor SLAM em uma célula liga-se ao receptor SLAM de outra célula. Dois membros da família SLAM, CD84 e Ly108, estão envolvidos na promoção do contato prolongado entre células T e células B cognatas nos centros germinativos. A análise por microscopia intravital revelou que camundongos sem CD84 apresentam redução no número de conjugados entre as células T antígeno-específicas e as células B dos centros germinativos, e eles também apresentam redução da resposta humoral contra o antígeno. Portanto, parece que as células T$_{FH}$ fazem contato prolongado com as células B nos centros germinativos, por meio de várias interações entre receptor e ligante que emitem sinais nas duas direções. Esse diálogo celular é a base do reconhecimento ligado.

10.11 As células B sobreviventes do centro germinativo diferenciam-se em células plasmáticas ou em células de memória

Algumas células B eventualmente deixam a zona clara e começam a diferenciar-se em células plasmáticas que produzem grandes quantidades de anticorpos. Nas células B, os fatores de transcrição Pax5 e Bcl6 inibem a expressão dos fatores de

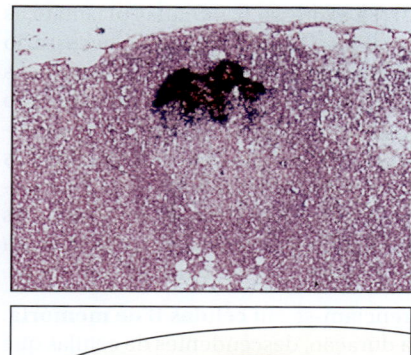

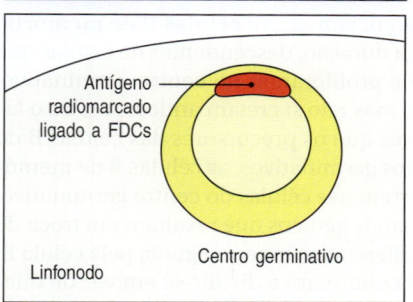

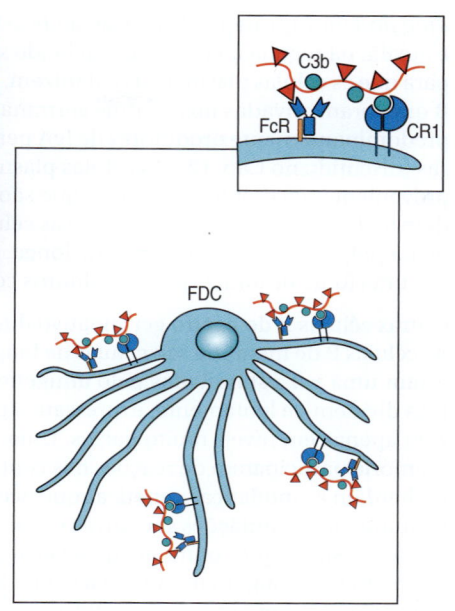

Antígeno radiomarcado ligado a FDCs

Centro germinativo

Linfonodo

FDC

C3b

FcR

CR1

Figura 10.16 Os antígenos são aprisionados nos complexos imunes que se ligam à superfície das células dendríticas foliculares. O antígeno radiomarcado localiza-se e persiste nos folículos linfoides nos linfonodos de drenagem (ver micrografia óptica e representação esquemática a seguir, mostrando um centro germinativo em um linfonodo). O antígeno radiomarcado foi injetado três dias antes, e sua localização no centro germinativo é demonstrada pela intensa coloração escura. O antígeno está na forma de complexos antígeno:anticorpo:complemento ligados a receptores Fc e aos receptores do complemento CR1 ou CR2 na superfície da célula dendrítica folicular (FDC), como mostrado de forma esquemática na figura à direita e figura em detalhe. Esses complexos não são internalizados. O antígeno pode permanecer nessa forma por longos períodos. (Fotografia cortesia de J. Tew.)

transcrição necessários para a diferenciação das células plasmáticas, e Pax5 e Bcl6 são regulados negativamente quando as células B começam a diferenciação. Então, o fator de transcrição IRF4 induz a expressão do BLIMP-1, um repressor de transcrição que inativa os genes necessários para proliferação das células B, troca de classe e maturação da afinidade. As células B nas quais o BLIMP-1 é induzido tornam-se células plasmáticas; elas cessam a proliferação, aumentam a síntese e secreção de Igs e alteram suas propriedades da superfície celular. Elas regulam negativamente o receptor de quimiocina CXCR5 e, positivamente, o CXCR4 e as integrinas α_4:β_1, de modo que as células plasmáticas possem agora deixar os centros germinativos e migrar para os tecidos periféricos.

Algumas células plasmáticas derivadas do centro germinativo nos linfonodos ou no baço migram para a medula óssea, onde um subgrupo delas sobrevive por um longo período, ao passo que outras migram para os cordões medulares nos linfonodos ou na polpa vermelha esplênica. O fator de transcrição XBP1 (do inglês *X-box bin-*

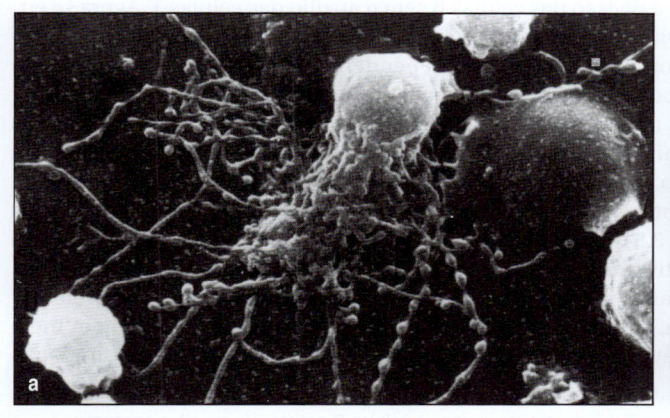

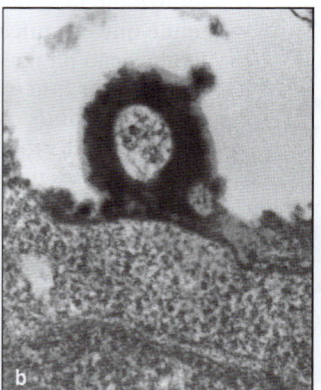

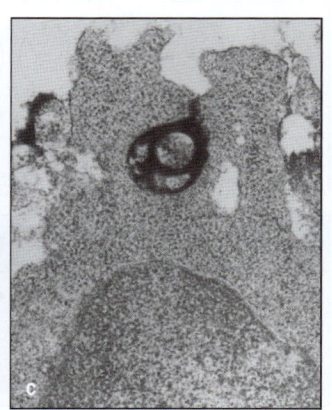

Figura 10.17 Os complexos imunes ligados às células dendríticas foliculares formam os icossomas, que são liberados e podem ser capturados pelas células B presentes no centro germinativo. As células dendríticas foliculares (FDCs) têm corpo celular proeminente e vários processos dendríticos. Os complexos imunes, ligados aos receptores do complemento e aos receptores Fc da superfície da FDC, agregam-se formando "esferas" proeminentes ao longo dos dendritos (**a**). Uma forma intermediária de FDC é mostrada, com dendritos fili-

formes retos e com outros que estão se tornando arredondados. Essas esferas são desprendidas das células como icossomas (corpos recobertos por complexos imunes), que podem ligar-se à célula B no centro germinativo (**b**) e serem capturados por elas (**c**). Nas Figuras **b** e **c**, o icossoma foi formado com complexos imunes que contêm peroxidase de raiz forte, a qual é eletrodensa e, portanto, aparece escura na micrografia eletrônica de transmissão. (Fotografias cortesias de A.K. Szakal.)

ding protein 1 [proteína de ligação ao *box*-X 1]) é expresso nas células plasmáticas e auxilia na regulação de sua capacidade secretora. O XBP1 também é necessário para que as células plasmáticas colonizem, com sucesso, a medula óssea. As células B que foram ativadas nos centros germinativos nos tecidos de mucosas e que são predominantemente produtoras de IgA permanecem dentro do sistema das mucosas (discutido no Cap. 12). As células plasmáticas na medula óssea recebem sinais provenientes das células estromais que são essenciais para sua sobrevivência e podem ter longa duração, ao passo que as células plasmáticas dos cordões medulares ou da polpa vermelha não têm vida longa. As células plasmáticas da medula óssea são uma fonte de anticorpos duradouros com troca de classe e com alta afinidade.

Outras células B do centro germinativo diferenciam-se em **células B de memória**. As células B de memória são células de longa duração, descendentes de células que foram uma vez estimuladas pelo antígeno e proliferaram no centro germinativo. Elas dividem-se lentamente; expressam sIg, mas não secretam anticorpos, ou o fazem apenas em níveis muito baixos. Uma vez que os precursores das células B de memória participaram de reações nos centros germinativos, as células B de memória herdam as mudanças genéticas que ocorrem nas células do centro germinativo, incluindo hipermutações somáticas e rearranjos gênicos que resultam em troca de classe. Os sinais que controlam qual via de diferenciação será seguida pela célula B, e mesmo se em algum momento a célula B continuará a dividir-se em vez de diferenciar-se, continuam a ser investigados. As células B de memória serão discutidas no Capítulo 11.

10.12 Alguns antígenos bacterianos não requerem o auxílio das células T para induzir respostas nas células B

Embora as respostas de anticorpos à maioria dos antígenos proteicos sejam dependentes das células T auxiliares, seres humanos e camundongos com deficiências de células T podem, ainda, produzir anticorpos contra vários antígenos bacterianos. Isso deve-se ao fato de alguns polissacarídeos bacterianos, proteínas poliméricas e LPSs serem capazes de estimular as células B virgens na ausência do auxílio das células T. Os produtos bacterianos não proteicos não podem induzir respostas clássicas de células T; contudo, eles podem estimular respostas de anticorpos em indivíduos normais. Tais antígenos são conhecidos como antígenos timo-independentes (antígenos TI).

Os antígenos TI enquadram-se em duas classes, que ativam as células B por dois mecanismos diferentes. Os **antígenos TI-1** dependem de uma atividade que pode induzir diretamente a divisão das células B sem o auxílio das células T. Agora se entende que os antígenos TI-1 contêm moléculas que causam a proliferação e a diferenciação da maioria das células B, independentemente de sua especificidade ao antígeno; isso é conhecido como **ativação policlonal** (Fig. 10.18, figuras superiores). Portanto, os antígenos TI-1 frequentemente são denominados **mitógenos das células B**, um mitógeno sendo uma substância que induz as células a sofrerem mitose. Por exemplo, o LPS e o DNA bacteriano são antígenos TI-1 porque ativam os receptores selhantes ao Toll (TLRs, do inglês *Toll-like receptors*) expressos pelas células B (ver Seção 3.5) e podem atuar como mitógeno. Células B virgens murinas expressam constitutivamente a maioria dos TLRs, mas as células B virgens humanas não expressam altos níveis da maioria dos TLRs até que recebam estímulo por meio do BCR. Assim, quando uma célula B é estimulada por um antígeno por meio de seu BCR, é provável que expresse vários TLRs e seja responsiva à estimulação

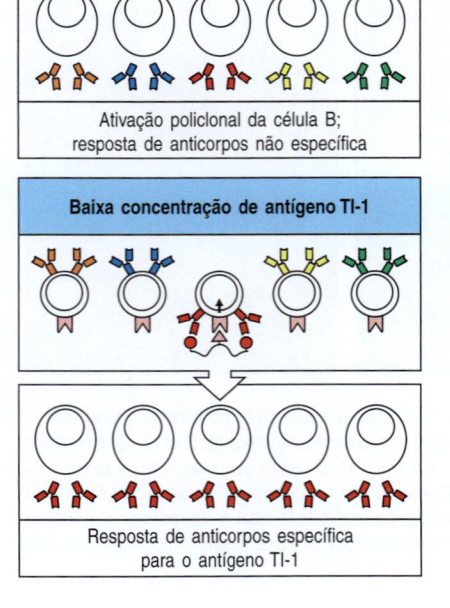

Alta concentração de antígeno TI-1

Ativação policlonal da célula B; resposta de anticorpos não específica

Baixa concentração de antígeno TI-1

Resposta de anticorpos específica para o antígeno TI-1

Figura 10.18   Os antígenos TI-1 induzem respostas de células B policlonais em altas concentrações, e induzem respostas de anticorpos antígeno-específicos em baixas concentrações. Em altas concentrações, o sinal emitido pela região ativadora de células B dos antígenos TI-1 é suficiente para induzir a proliferação e a secreção de anticorpos pelas células B, na ausência do antígeno específico ligado à imunoglobulina de superfície. Portanto, todas as células B respondem (figuras superiores). Em baixas concentrações, somente as células B específicas para o antígeno TI-1 ligam uma quantidade suficiente de antígenos TI-1 para direcionar as propriedades de ativação das células B. Isso dá origem a uma resposta de anticorpo específica para os epítopos no antígeno TI-1 (figuras inferiores).

pelos ligantes TLRs que acompanham os antígenos. Assim, quando as células B são expostas a concentrações de antígenos TI-1 10^3 a 10^5 vezes menores que as usadas para a ativação policlonal, somente se tornam ativadas as células B cujos BCRs se ligam especificamente ao antígeno TI-1. Nessas baixas concentrações, quantidades suficientes de antígenos TI-1 para ativação de células B podem ser concentradas na superfície de células B apenas com o auxílio dessa ligação específica (Fig. 10.18, figuras inferiores).

A pequena quantidade de antígenos TI-1 presente durante os estágios iniciais de uma infecção provavelmente podem ativar somente as células B antígeno-específicas e induzir anticorpos específicos para o antígeno TI-1. Essas respostas podem ser importantes na defesa contra vários patógenos extracelulares, pois elas surgem antes das respostas timo-dependentes, já que não requerem instrução prévia e expansão clonal das células T auxiliares. Entretanto, os antígenos TI-1 são indutores ineficientes da maturação de afinidade e das células B de memória, pois ambas requerem ajuda das células T antígeno-específicas.

As respostas aos antígenos TI, entretanto, podem ser influenciadas pelas células T e pelas células *natural killer* (NK), se tais células se tornarem ativadas na resposta imune. Particularmente, essas células secretam citocinas que podem afetar o isotipo de anticorpo secretado. As células iNKT (ver Seção 8.9) são intrigantes como células que podem influenciar a resposta TI contra antígenos não proteicos. Como os receptores de células T (TCRs, do inglês *T-cell receptors*) dessas células reconhecem determinados polissacarídeos ligados às moléculas do MHC de classe I não convencionais ou moléculas semelhantes às de classe I como o CD1 (ver Seção 6.19), elas podem se tornar ativadas pelos mesmos antígenos TI que os que estão ativando as células B, fornecendo, assim, o auxílio à célula B de modo similar ao reconhecimento ligado.

10.13 As respostas de células B para polissacarídeos bacterianos não requerem a ajuda de células T peptídeo-específicas

A segunda classe de antígenos timo-independentes consiste em moléculas como os polissacarídeos capsulares bacterianos, que têm estruturas altamente repetitivas. Esses antígenos timo-independentes, denominados **antígenos TI-2**, não têm a atividade estimulante intrínseca das células B. Enquanto os antígenos TI-1 podem ativar células B imaturas e células B maduras, os antígenos TI-2 somente podem ativar as células B maduras. As células B imaturas, como foi visto na Seção 8.6, são inativadas pelo encontro com epítopos repetitivos. Os lactentes e as crianças jovens de até 5 anos de idade não produzem respostas de anticorpos completamente eficazes contra os antígenos polissacarídicos, e isso pode ocorrer porque a maioria de suas células B é imatura.

As respostas a vários antígenos TI-2 são produzidas de forma proeminente pelas células B-1 (também conhecidas como células B CD5), que compreendem uma subpopulação de células B não convencionais de replicação autônoma (ver Seções 3.24 e 8.28), e pelas células B da zona marginal, outro subgrupo único de células B não recirculantes que se localizam na borda da polpa branca do baço (ver Seção 8.28). As células B da zona marginal são raras ao nascimento e acumulam-se com a idade; elas podem, portanto, ser responsáveis pela maioria das respostas fisiológicas do tipo TI-2, que aumentam em eficiência com a idade.

Os antígenos TI-2 provavelmente atuam fazendo ligações cruzadas simultaneamente com um número determinante de BCRs na superfície das células B maduras antígeno-específicas (Fig. 10.19, figuras à esquerda). Também existem evidências de que as células dendríticas e os macrófagos forneçam sinais coestimuladores para a ativação inicial das células B pelos antígenos TI-2, sinais que são necessários para a sobrevivência da célula B antígeno-específica e para sua diferenciação em plasmoblastos que secretam IgM. Um desses sinais coestimuladores é a citocina BAFF da família TNF, a qual é secretada pela célula dendrítica e interage com o receptor TACI na célula B (Fig. 10.19, figuras à direita).

Figura 10.19 A ativação das células B por antígenos TI-2 requer, ou é muito aumentada por, citocinas. A múltipla ligação cruzada dos receptores de células B (BCRs) pelos antígenos TI-2 pode levar à produção de anticorpos IgM (figuras à esquerda), mas existem evidências de que, além disso, as citocinas aumentem muito essa resposta, levando também à troca de isotipo (figuras à direita). Ainda não está claro onde essas citocinas são produzidas, mas uma possibilidade é de que as células dendríticas, as quais podem ser capazes de ligar o antígeno por meio dos receptores do sistema imune inato na sua superfície e apresentá-lo para as células B, secretem uma citocina solúvel da família TNF chamada BAFF, que pode ativar a troca de classe pela célula B.

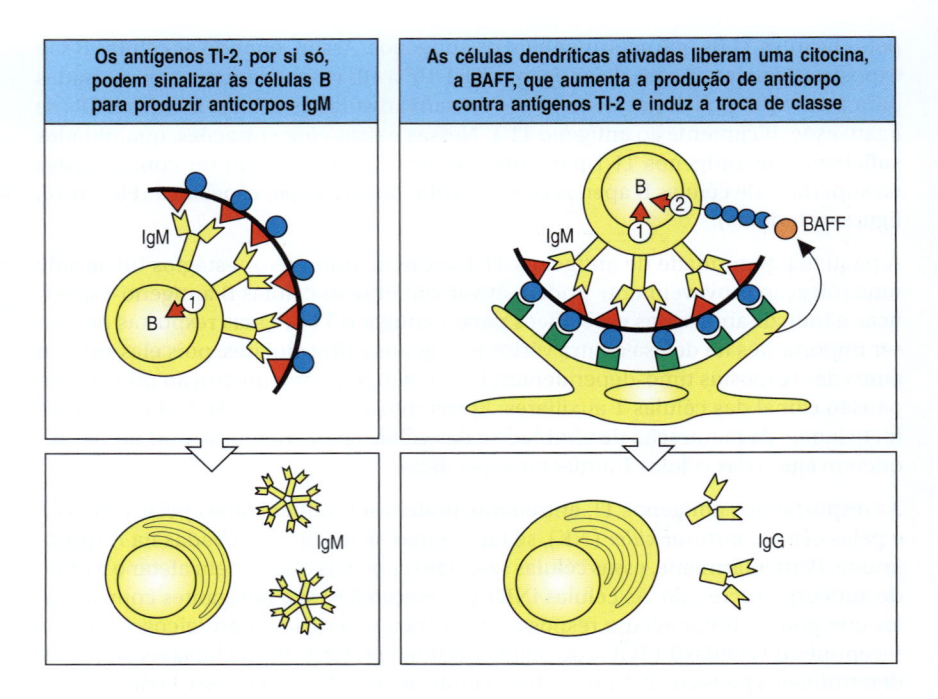

O excesso de ligações cruzadas dos BCRs origina células B maduras não responsivas ou anérgicas, exatamente como acontece com as células B imaturas. Portanto, a densidade de epítopos para o antígeno TI-2 apresentados às células B é essencial. Se ela for muito baixa, as ligações cruzadas com os receptores serão insuficientes para ativar a célula; se a densidade for muito alta, a célula B torna-se anérgica.

As respostas das células B aos antígenos TI-2 fornecem resposta imediata e específica contra uma importante classe de patógenos, as bactérias encapsuladas. Vários patógenos bacterianos extracelulares comuns estão envoltos por uma cápsula polissacarídica que permite que eles resistam à ingestão por fagócitos. A bactéria não apenas escapa da destruição direta por fagócitos, mas também evita a estimulação das respostas por células T contra peptídeos bacterianos apresentados pelos macrófagos. Os anticorpos IgM rapidamente produzidos em resposta a esse polissacarídeo capsular, independentemente do auxílio de células T peptídeo-específicas, revestirão a bactéria, promovendo sua ingestão e destruição pelos fagócitos logo no início da infecção.

Além de produzir IgM, as respostas timo-independentes podem incluir a troca para outras classes de anticorpos, como IgG3 em camundongos. É provável que isso seja o resultado da ajuda das células dendríticas (ver Fig. 10.19, figuras à direita), que fornecem citocinas secretadas, como BAFF, e sinais ligados à membrana aos plasmoblastos em proliferação quando eles respondem aos antígenos TI.

Nem todos os anticorpos contra polissacarídeos bacterianos são produzidos estritamente por meio do mecanismo TI-2. Anteriormente, mencionou-se a importância dos anticorpos contra o polissacarídeo capsular de *Haemophilus influenzae* tipo b na imunidade protetora contra essa bactéria. A doença de imunodeficiência síndrome de Wiskott-Aldrich é causada por alterações nas células T que impedem sua interação com as células B (descrito de maneira detalhada no Cap. 13). Pacientes com a síndrome de Wiskott-Aldrich produzem resposta muito fraca contra antígenos proteicos, mas, inesperadamente, também não produzem anticorpos IgM e IgG contra antígenos polissacarídicos e são altamente suscetíveis à infecção por bactérias encapsuladas como a *H. influenzae*. A incapacidade de produzir IgM parece ser devida, em parte, ao desenvolvimento muito reduzido da zona marginal do baço, que contém as células B responsáveis pela produção de grande parte dos anticorpos IgM "naturais" contra antígenos carboidratos ubíquos. Portanto, é provável que os anticorpos IgM e IgG induzidos por antígenos TI-2 sejam uma parte importante da resposta imune humoral em muitas infecções bacterianas, e no ser humano, pelo

	Antígeno TD	Antígeno TI-1	Antígeno TI-2
Resposta de anticorpos em lactentes	Sim	Sim	Não
Produção de anticorpos em indivíduo congenitamente sem timo	Não	Sim	Sim
Resposta de anticorpo na ausência de todas as células T	Não	Sim	Não
Ativação de células T	Sim	Não	Não
Ativação de célula B policlonal	Não	Sim	Não
Requer epítopos repetidos	Não	Não	Sim
Exemplos de antígenos	Toxina diftérica Hemaglutinina viral PPD de *Mycobacterium tuberculosis*	LPS bacteriano *Brucella abortus*	Polissacarídeo pneumocócico Flagelina polimerizada de *Salmonella* Dextran Ficoll conjugado a hapteno (polissacarose)

Figura 10.20   Propriedades das diferentes classes de antígeno que produzem as respostas de anticorpos. LPS, lipopolissacarídeo; PPD, proteína purificada derivada; TD, timo-dependente; TI, timo-independente.

menos, a produção de anticorpos de classe trocada contra antígenos TI-2 pode, em geral, depender de algum auxílio das células T. As características distintivas das respostas de anticorpos timo-dependentes TI-1 e TI-2 estão resumidas na Figura 10.20.

Resumo

A ativação das células B por vários antígenos requer tanto a ligação do antígeno pela sIg da célula B – o BCR – quanto a interação da célula B com células T auxiliares antígeno-específicas. As células T auxiliares reconhecem fragmentos de peptídeo derivados do antígeno internalizados pela célula B e expostos pelas células B como complexos peptídeo:MHC de classe II. As células T_{FH} estimulam as células B por meio da conjugação prolongada nos centros germinativos, com a ligação do CD40L presente na célula T ao CD40 da célula B, e pela liberação direta de citocinas. As células B ativadas também fornecem sinais para as células T, por exemplo, via moléculas da família B7, que promovem a ativação contínua das células T. A interação inicial ocorre na fronteira entre as áreas de células T e de células B do tecido linfoide secundário, para onde as células T auxiliares e as células B ativadas pelo antígeno migram em resposta às quimiocinas. Interações adicionais entre células T e células B continuam após a migração para o folículo e a formação do centro germinativo.

As células T auxiliares induzem uma fase de proliferação vigorosa das células B nos centros germinativos e direcionam a diferenciação das células B clonalmente expandidas em células plasmáticas secretoras de anticorpo ou células B de memória. A troca para diferentes isotipos de anticorpos é regulada por citocinas liberadas pelas células T auxiliares. A hipermutação somática e a seleção para ligação de alta afinidade ocorrem nos centros germinativos. As células T auxiliares controlam esses processos pela ativação seletiva das células B que retiveram sua especificidade ao antígeno e pela indução da proliferação e da diferenciação em células plasmáticas e células B de memória. Alguns antígenos não proteicos estimulam as células B na ausência de reconhecimento ligado a células T auxiliares peptídeo-específicas. As respostas a esses antígenos timo-independentes são acompanhadas por apenas uma troca limitada de classe e não induzem células B de memória. Entretanto, tais respostas desempenham papel essencial na defesa do hospedeiro contra os patógenos cujos antígenos de superfície não podem desencadear respostas de células T peptídeo-específicas.

Distribuições e funções das classes de imunoglobulinas

Os patógenos extracelulares podem encontrar o seu caminho para a maioria dos locais no corpo, e os anticorpos devem ser distribuídos de forma igualmente ampla para combatê-los. A maioria das classes de anticorpos é distribuída por difusão a partir de seu local de síntese, mas mecanismos de transporte especializados são necessários para enviar os anticorpos às superfícies epiteliais que revestem o lúmen de órgãos como os pulmões e os intestinos. A distribuição dos anticorpos é determinada por seu isotipo de cadeia pesada, que pode limitar sua difusão ou permitir que eles se engajem em transportadores específicos que os enviam através do epitélio. Nesta parte do capítulo, serão descritos os mecanismos pelos quais os anticorpos de diferentes classes são direcionados para os compartimentos do corpo em que suas funções efetoras distintas são apropriadas, e serão discutidas as funções protetoras dos anticorpos que resultam unicamente de sua ligação aos patógenos. Na última parte do capítulo, serão discutidas as células e as moléculas efetoras que são especificamente engajadas por diferentes classes de anticorpos.

10.14 Anticorpos de diferentes classes atuam em locais distintos e têm funções efetoras distintas

Os patógenos penetram mais comumente no corpo através das barreiras epiteliais da mucosa que reveste os tratos respiratório, digestivo e urogenital, ou por lesões na pele. Com menos frequência, insetos, ferimentos ou agulhas hipodérmicas introduzem os microrganismos diretamente no sangue. As superfícies mucosas, os tecidos e o sangue do organismo estão protegidos dessas infecções por anticorpos; esses anticorpos servem para neutralizar o patógeno ou promover a sua eliminação antes que ele possa estabelecer uma infecção significativa. Anticorpos de diferentes classes são adaptados para atuar nos diferentes compartimentos do corpo. Uma vez que uma dada região V pode tornar-se associada a qualquer região C por meio da troca de classe (ver Seção 10.9), a progênie de uma única célula B pode produzir anticorpos que compartilham a mesma especificidade, porém fornecem todas as funções protetoras apropriadas para cada compartimento corporal.

Os anticorpos IgM são os primeiros a serem produzidos em uma resposta imune humoral, pois eles podem ser expressos sem que haja troca de classe (ver Fig. 5.17). Esses anticorpos IgM precoces tendem a ser de baixa afinidade, e são produzidos antes que as células B tenham sofrido hipermutação somática. No entanto, as moléculas de IgM formam pentâmeros com 10 sítios de ligação de antígenos, conferindo uma avidez geral mais elevada quando ligam-se a antígenos multivalentes, como polissacarídeos da cápsula bacteriana, compensando, assim, a baixa afinidade dos monômeros de IgM. Devido ao grande tamanho dos pentâmeros, a IgM é principalmente encontrada na circulação sanguínea e, em menor quantidade, na linfa, e não nos espaços intercelulares dos tecidos. A estrutura pentamérica da IgM a torna especialmente efetiva na ativação do sistema do complemento, como será visto na última parte deste capítulo. A infecção da corrente sanguínea tem consequências graves, a menos que seja controlada rapidamente, e a produção rápida de IgM e a ativação eficiente do sistema do complemento são importantes no controle dessas infecções. Alguma IgM é produzida nas respostas secundárias e subsequentes, e também a partir de células B que não sofreram troca de classe durante a hipermutação somática, embora outras classes dominem as fases tardias de uma resposta de anticorpos. A IgM, em grande parte, também é produzida por células B-1 não convencionais que residem na cavidade peritoneal e nos espaços pleurais e pelas células B das zonas marginais do baço. Essas células secretam anticorpos contra antígenos carboidratos normalmente encontrados, incluindo os das bactérias, e não necessitam do auxílio das células T. Portanto, elas fornecem um repertório pré-formado de anticorpos IgM no sangue e nas cavidades corporais que pode reconhecer patógenos invasores (ver Seções 3.24 e 8.28).

Os anticorpos de outras classes – IgG, IgA e IgE – são menores e difundem-se facilmente do sangue para os tecidos. A IgA pode formar dímeros, como foi visto no Capítulo 4, mas IgG e IgE são sempre monoméricas. Assim, a afinidade dos sítios individuais de ligação do antígeno por seu antígeno é essencial para a efetividade desses anticorpos, e a maioria das células B que expressam essas classes foi selecionada nos centros germinativos pelo aumento da afinidade pelo antígeno após hipermutação somática. A IgG4 é o membro menos abundante da subclasse IgG, mas tem a capacidade pouco comum de formar anticorpos híbridos. Uma cadeia pesada e uma cadeia leve de IgG4 podem ser separadas do dímero de cadeia pesada original e reassociar-se com um par de cadeia leve-cadeia pesada de IgG4 diferente, formando um anticorpo IgG4 bivalente com duas especificidades distintas de antígeno.

A IgG é a principal classe de anticorpo no sangue e no líquido extracelular, ao passo que a IgA é a principal classe nas secreções, sendo que as mais importantes são as do epitélio que reveste os tratos intestinal e respiratório. A IgG opsoniza, de maneira eficiente, os patógenos para serem engolfados pelos fagócitos e ativa o sistema do complemento, mas a IgA é uma opsonina menos potente e um ativador fraco do complemento. A IgG opera principalmente nos tecidos, onde células e moléculas acessórias estão disponíveis, enquanto a IgA dimérica atua principalmente nas superfícies epiteliais, onde, em geral, o complemento e os fagócitos não estão presentes; assim, a IgA funciona basicamente como um anticorpo neutralizante. A IgA também é produzida por células plasmáticas que se diferenciam das células B de classe trocada nos linfonodos e no baço, e atua como anticorpo neutralizante nos espaços extracelulares e no sangue. Essa IgA é monomérica e é predominantemente da subclasse IgA1; a proporção de IgA1 para IgA2 no sangue é de 10:1. Os anticorpos IgA produzidos pelas células plasmáticas no intestino são diméricos e predominantemente da subclasse IgA2; a proporção de IgA2 para IgA1 no intestino é de 3:2.

Finalmente, o anticorpo IgE está presente apenas em níveis muito baixos no sangue ou em líquidos extracelulares, mas está avidamente ligado por receptores aos mastócitos, que são encontrados logo abaixo da pele e da mucosa e ao longo dos vasos sanguíneos no tecido conectivo. A ligação do antígeno a essa IgE associada à célula aciona os mastócitos a liberarem poderosos mediadores químicos que induzem reações, como tosse, sibilância e vômitos, que, por sua vez, podem expelir agentes infecciosos, como será discutido adiante neste capítulo. A distribuição e as principais funções dos anticorpos de diferentes classes estão resumidas na Figura 10.21.

10.15 As proteínas de transporte que se ligam às regiões Fc dos anticorpos levam os isotipos específicos através das barreiras epiteliais

No sistema imune das mucosas, as células plasmáticas secretoras de IgA são encontradas predominantemente na lâmina própria, que se localiza imediatamente abaixo da membrana basal de muitos epitélios de superfície. A partir desse local, os anticorpos IgA podem ser transportados pelo epitélio até sua superfície externa, por exemplo, para o lúmen do intestino ou dos brônquios (Fig. 10.22). O anticorpo IgA sintetizado na lâmina própria é secretado como uma molécula dimérica de IgA, associada a uma única cadeia J (ver Fig. 5.19). Essa forma polimérica de IgA liga-se especificamente a um receptor chamado **receptor de imunoglobulina polimérica (pIgR)**, o qual está presente nas superfícies basolaterais das células epiteliais de revestimento. Quando o pIgR se liga à molécula de IgA dimérica, o complexo é internalizado e transportado pelo citoplasma da célula epitelial em uma vesícula de transporte até sua superfície luminal. Esse processo é denominado transcitose. A IgM também se liga ao pIgR e pode ser secretada para dentro do intestino pelo mesmo mecanismo. Após atingir a superfície luminal do enterócito, o anticorpo é liberado na camada de muco que cobre o revestimento do intestino por clivagem proteolítica do domínio extracelular do pIgR. O domínio extracelular clivado do pIgR é conhecido como componente secretor (com frequência abreviado como SC [do inglês *secretory component*]) e permanece associado ao anticorpo. O compo-

Figura 10.21 Cada classe de imunoglobulina humana tem funções especializadas e distribuição única. As principais funções efetoras de cada classe (+++) estão marcadas em vermelho-escuro; funções menos importantes (++) são mostradas em rosa-escuro, e funções muito menos importantes (+), em rosa-claro. As distribuições estão marcadas similarmente, com os níveis séricos médios mostrados na última linha. A IgA tem duas subclasses, IgA1 e IgA2. A coluna de IgA refere-se às duas subclasses. A IgG2 pode atuar como opsonina na presença de um receptor Fc do alotipo apropriado, encontrado em cerca de 50% das pessoas brancas. NK, *natural killer.*

Atividade funcional	IgM	IgD	IgG1	IgG2	IgG3	IgG4	IgA	IgE
Neutralização	+	−	++	++	++	++	++	−
Opsonização	+	−	+++	*	++	+	+	−
Sensibilização para morte por células NK	−	−	++	−	++	−	−	−
Sensibilização de mastócitos	−	−	+	−	+	−	−	+++
Ativação do sistema do complemento	+++	−	++	+	+++	−	+	−

Distribuição	IgM	IgD	IgG1	IgG2	IgG3	IgG4	IgA	IgE
Transporte através do epitélio	+	−	−	−	−	−	+++ (dímero)	−
Transporte através da placenta	−	−	+++	+	++	+/−	−	−
Difusão para sítios extravasculares	+/−	−	+++	+++	+++	+++	++ (monômero)	+
Níveis séricos médios (mg ml^{-1})	1,5	0,04	9	3	1	0,5	2,1	3×10^{-5}

nente secretor está ligado à parte da região Fc da IgA que contém o sítio de ligação para o receptor Fcα I, bloqueando, dessa forma, a ligação de IgA secretora a esse receptor. O componente secretor tem vários papéis fisiológicos. Ele liga-se a mucinas no muco, atuando como uma "cola" para ligar IgA secretada à camada mucosa na superfície luminal do epitélio intestinal, onde o anticorpo se liga e neutraliza os patógenos intestinais e suas toxinas (ver Fig. 10.22). O componente secretor também protege os anticorpos contra a clivagem por enzimas do intestino.

Os principais locais de síntese e secreção de IgA são o intestino, o epitélio respiratório, a mama em fase de lactação e várias outras glândulas exócrinas, como as salivares e as lacrimais. Acredita-se que o papel funcional primário dos anticorpos IgA seja proteger as superfícies epiteliais dos agentes infecciosos, assim como os anticorpos IgG protegem os espaços extracelulares dentro dos tecidos. Por meio da ligação a bactérias, partículas virais e toxinas, os anticorpos IgA impedem a adesão de bactérias e vírus às células epiteliais e a absorção de toxinas, e fornecem a primei-

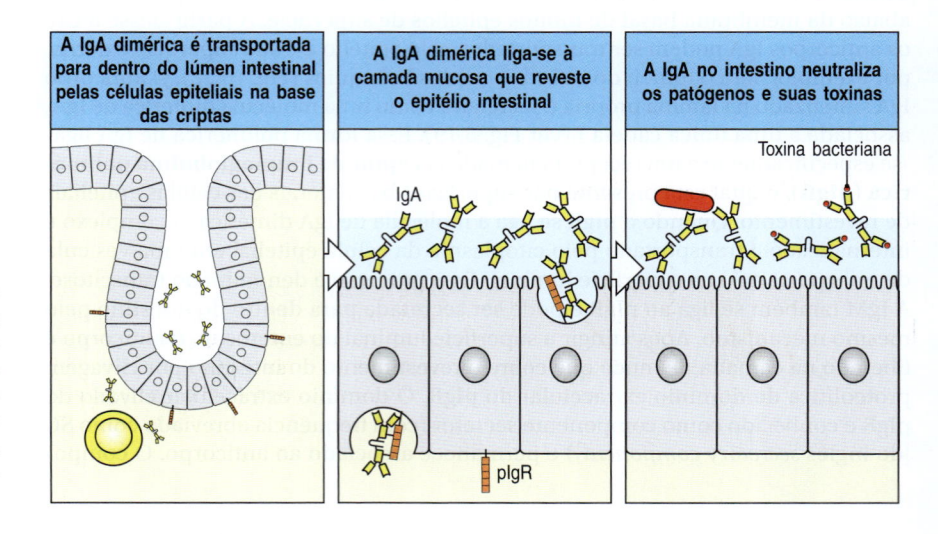

Figura 10.22 A principal classe de anticorpo presente no lúmen do intestino é a IgA dimérica secretora. Ela é sintetizada por células plasmáticas na lâmina própria e transportada para dentro do lúmen do intestino por meio de células epiteliais na base das criptas. A IgA dimérica liga-se à camada de muco acima do epitélio intestinal e atua como barreira antígeno-específica para patógenos e toxinas no lúmen intestinal.

ra linha de defesa contra uma ampla variedade de patógenos. Acredita-se também que a IgA tenha papel adicional no intestino, o de regulação da microbiota intestinal (ver Cap. 12).

Os bebês recém-nascidos são especialmente vulneráveis à infecção, não tendo sofrido exposição prévia aos micróbios do ambiente que eles encontram ao nascer. Os anticorpos IgA são secretados no leite materno e, assim, transferidos para o intestino do lactente, onde oferecem proteção contra as bactérias recém-encontradas até que o bebê possa sintetizar seus próprios anticorpos protetores. A IgA não é o único anticorpo protetor conferido ao lactente por sua mãe. A IgG materna é transportada através da placenta diretamente à corrente sanguínea do feto durante a vida intrauterina; ao nascimento, os bebês humanos apresentam níveis plasmáticos de IgG tão elevados quanto os de sua mãe, e com a mesma gama de especificidades. O transporte seletivo de IgG da mãe para o feto é realizado por uma proteína transportadora de IgG na placenta, o **FcRn (receptor Fc neonatal)**, que é intimamente relacionada em estrutura às moléculas do MHC de classe I. Apesar dessa semelhança, o FcRn liga-se à IgG de modo bastante diferente da ligação do peptídeo às moléculas do MHC de classe I, pois sua fenda de ligação peptídica é ocluída. Ele liga-se à porção Fc das moléculas de IgG (Fig. 10.23). Duas moléculas de FcRn ligam-se a uma molécula de IgG, transportando-a através da placenta. Em alguns roedores, o FcRn também envia a IgG para a circulação do neonato a partir do lúmen intestinal. A IgG materna também é ingerida pelos animais recém-nascidos por meio do leite materno e do colostro – o líquido rico em proteínas secretado da glândula mamária pós-natal. Nesse caso, o FcRn transporta a IgG do lúmen do intestino neonatal para o sangue e os tecidos. O FcRn também é encontrado em adultos no intestino, no fígado e nas células endoteliais. Sua função no adulto é manter os níveis de IgG no plasma, o que é feito pela ligação do anticorpo, sua endocitose e reciclagem para o sangue, prevenindo, assim, sua excreção do organismo.

Por meio desses sistemas de transporte especializados, os mamíferos são supridos desde o nascimento com anticorpos contra os patógenos comuns em seus ambientes. À medida que amadurecem e produzem seus próprios anticorpos de todos os isotipos, estes são distribuídos seletivamente para diferentes locais do corpo (Fig. 10.24). Assim, ao longo da vida, a troca de classes e a distribuição de classes de anticorpos pelo corpo fornecem proteção efetiva contra a infecção nos espaços extracelulares.

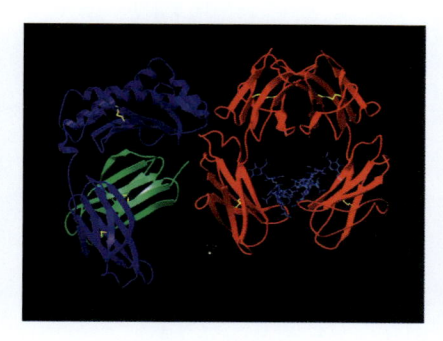

Figura 10.23   O receptor Fc neonatal (FcRn) liga-se à porção Fc da IgG. A estrutura de uma molécula do FcRn (azul e verde) é mostrada ligada a uma cadeia da porção Fc da IgG (vermelho), na interface dos domínios $C\gamma_2$ e $C\gamma_3$, com a região $C\gamma_2$ no topo. O componente β_2-microglobulina do FcRn está em verde. A estrutura azul-escura ligada à porção Fc da IgG é uma cadeia de carboidrato, o que indica ocorrência de glicosilação. O FcRn transporta moléculas de IgG através da placenta, no ser humano, e também atravessa o intestino, em ratos e camundongos. Ele também atua na manutenção dos níveis de IgG em adultos. Embora apenas uma molécula do FcRn seja mostrada ligada à porção Fc, acredita-se que sejam necessárias duas moléculas do FcRn para capturar uma molécula de IgG. (Cortesia de P. Björkman.)

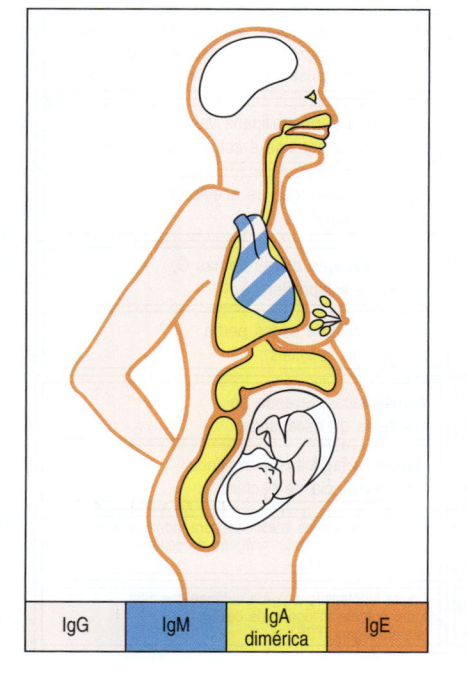

Figura 10.24   As classes de imunoglobulinas (Igs) são seletivamente distribuídas no organismo. A IgG e a IgM predominam no sangue (aqui mostradas por IgM e IgG no coração, para simplificar), enquanto a IgG e a IgA monomérica são os principais anticorpos no líquido extracelular do organismo. A IgA dimérica predomina nas secreções através do epitélio, incluindo o leite materno. O feto recebe a IgG da mãe por transporte transplacentário. A IgE é encontrada principalmente associada aos mastócitos logo abaixo das superfícies epiteliais (sobretudo do trato respiratório, do trato gastrintestinal e da pele). Em geral, o cérebro é desprovido de Ig.

| IgG | IgM | IgA dimérica | IgE |

10.16 Os anticorpos IgG e IgA de alta afinidade podem neutralizar toxinas bacterianas

Muitas bactérias causam doenças pela secreção de proteínas denominadas toxinas bacterianas, que lesam ou interrompem a função das células do hospedeiro (Fig. 10.25). Para ter efeito, uma toxina deve interagir especificamente com uma molécula que serve como receptor na superfície da célula-alvo. Em muitas toxinas, o domínio de ligação do receptor está em uma cadeia polipeptídica, mas a função tóxica é desempenhada por uma segunda cadeia. Anticorpos que se ligam ao sítio de ligação no receptor na molécula da toxina podem impedir que a toxina se ligue à célula e, assim, proteger a célula do ataque tóxico (Fig. 10.26). Os anticorpos que atuam dessa forma para neutralizar as toxinas são denominados anticorpos neutralizantes.

A maioria das toxinas é ativa em concentrações nanomolares: uma única molécula de toxina diftérica pode matar uma célula. Assim, para neutralizar as toxinas, os anticorpos devem ser capazes de difundir-se nos tecidos e ligar-se à toxina rapidamente e com alta afinidade. A capacidade de os anticorpos IgG se difundirem facilmente pelos líquidos extracelulares, e sua alta afinidade pelo antígeno, uma vez que tenha ocorrido a maturação da afinidade, tornam-nos os principais anticorpos que neutralizam as toxinas nos tecidos. Da mesma forma, os anticorpos IgA de alta afinidade neutralizam as toxinas nas superfícies mucosas do corpo.

As toxinas da difteria e do tétano são duas toxinas bacterianas nas quais as funções tóxicas e de ligação ao receptor estão em duas cadeias proteicas separadas. Assim, é possível imunizar indivíduos, em geral lactentes, com moléculas de toxina modificadas nas quais a cadeia tóxica foi desnaturada. Essas toxinas modificadas, denominadas toxoides, não têm atividade tóxica, mas retêm o sítio de ligação ao receptor.

Figura 10.25 Várias doenças comuns são causadas por toxinas bacterianas. Todas essas toxinas são exotoxinas – proteínas secretadas por bactérias. Os anticorpos IgG e IgA de alta afinidade protegem contra essas toxinas. Bactérias também têm endotoxinas não secretadas, como lipopolissacarídeos, os quais são liberados quando a bactéria morre. As endotoxinas também são importantes na patogênese da doença, mas, nesse caso, a resposta do hospedeiro é mais complexa, pois o sistema imune inato tem receptores para algumas dessas endotoxinas (ver Cap. 3). ADP, difosfato de adenosina; AMPc, monofosfato de adenosina cíclico.

Doença	Organismo	Toxina	Efeitos *in vivo*
Tétano	*Clostridium tetani*	Toxina tetânica	Bloqueia a ação inibitória do neurônio, levando à contração muscular crônica
Difteria	*Corynebacterium diphtheriae*	Toxina diftérica	Inibe a síntese proteica, levando ao dano da célula epitelial e à miocardite
Gangrena gasosa	*Clostridium perfringens*	Toxina clostridial	Ativação da fosfolipase, levando à morte celular
Cólera	*Vibrio cholerae*	Toxina do cólera	Ativa o adenilato ciclase, eleva o AMPc nas células, levando a alterações nas células epiteliais do intestino que causam perda de água e eletrólitos
Antraz	*Bacillus anthracis*	Complexo tóxico do antraz	Aumenta a permeabilidade vascular, levando a edema, hemorragia e colapso circulatório
Botulismo	*Clostridium botulinum*	Toxina botulínica	Bloqueia a liberação de acetilcolina, levando à paralisia
Coqueluche	*Bordetella pertussis*	Toxina pertússis	ADP-ribosilação das proteínas G, levando à linfoproliferação
		Citotoxina traqueal	Inibe os cílios e causa perda das células epiteliais
Escarlatina	*Streptococcus pyogenes*	Toxina eritrogênica	Vasodilatação, levando ao exantema da escarlatina
		Leucocidina Estreptolisinas	Matam os fagócitos, permitindo a sobrevivência da bactéria
Intoxicação alimentar	*Staphylococcus aureus*	Enterotoxina estafilocócica	Atua nos neurônios intestinais para induzir vômito; também é um potente mitógeno de células T (superantígeno SE)
Síndrome do choque tóxico	*Staphylococcus aureus*	Toxina da síndrome do choque tóxico	Causa hipotensão e perda cutânea; também é um potente mitógeno de células T (superantígeno TSST-1)

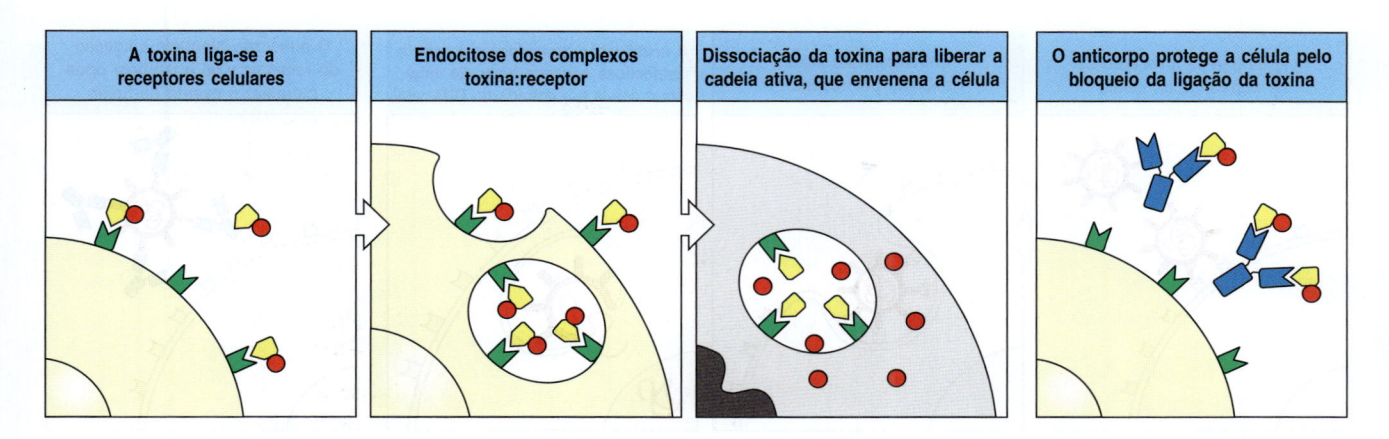

| A toxina liga-se a receptores celulares | Endocitose dos complexos toxina:receptor | Dissociação da toxina para liberar a cadeia ativa, que envenena a célula | O anticorpo protege a célula pelo bloqueio da ligação da toxina |

Assim, a imunização com o toxoide induz anticorpos neutralizantes que protegem contra a toxina nativa.

Alguns venenos de insetos ou animais são tão tóxicos que uma única exposição pode causar lesão tecidual grave ou morte; para eles, a resposta imune adaptativa é lenta demais para ser protetora. A exposição a esses venenos é um evento raro, e vacinas protetoras ainda não foram desenvolvidas para uso em seres humanos. Em vez disso, anticorpos neutralizantes são produzidos pela imunização de outras espécies, como os cavalos, com venenos de insetos e cobras para produzir anticorpos antiveneno (antiveninas). As antiveninas são injetadas nos indivíduos expostos para protegê-los contra os efeitos tóxicos do veneno. A transferência de anticorpos realizada dessa maneira é conhecida como imunização passiva (ver Apêndice I, Seção A.36).

10.17 Anticorpos IgG e IgA de alta afinidade podem inibir a infetividade dos vírus

Os vírus animais infectam as células pela ligação a um receptor específico de superfície celular, frequentemente uma proteína específica para o tipo celular que determina quais células eles podem infectar. A hemaglutinina do influenzavírus, por exemplo, liga-se aos resíduos terminais de ácido siálico nos carboidratos presentes nas células epiteliais do trato respiratório. Ela é conhecida como hemaglutinina porque reconhece e liga resíduos de ácido siálico similares em hemácias de galinhas e aglutina essas hemácias. Os anticorpos contra a hemaglutinina podem inibir a infecção pelo influenzavírus. Esses anticorpos são denominados anticorpos neutralizantes virais, e, assim como na neutralização de toxinas, os anticorpos IgA e IgG de alta afinidade são particularmente importantes.

Muitos anticorpos que neutralizam vírus fazem isso bloqueando diretamente a ligação do vírus aos receptores de superfície (Fig. 10.27). Porém, algumas vezes, os vírus são neutralizados de modo bem-sucedido quando apenas uma única molécula de anticorpo é ligada a uma partícula viral que tem muitos sítios de ligação ao receptor em sua superfície. Nesses casos, o anticorpo deve causar alguma alteração no vírus que rompe sua estrutura. Isso pode impedi-lo de interagir com seu receptor, ou pode interferir na fusão do vírus com a membrana plasmática depois que o vírus tiver se associado com seu receptor.

10.18 Os anticorpos podem bloquear a adesão de bactérias às células do hospedeiro

Muitas bactérias têm moléculas de superfície celular denominadas **adesinas**, que permitem que as bactérias se liguem às superfícies das células do hospedeiro. Essa aderência é essencial para a capacidade de essas bactérias causarem doenças, seja penetrando na célula, como fazem as espécies de *Salmonella*, ou seja permanecen-

Figura 10.26 A neutralização de toxinas por anticorpos IgG protege as células de sua ação danosa. Os efeitos danosos de muitas bactérias são causados pelas toxinas que elas produzem (ver Fig. 10.25). Essas toxinas são normalmente compostas por várias porções distintas. Uma parte da molécula de toxina liga-se a um receptor de superfície celular, que permite que a molécula seja internalizada. Outra parte da molécula da toxina, então, entra no citoplasma e envenena a célula. Anticorpos que inibem a ligação da toxina podem prevenir, ou neutralizar, esses efeitos.

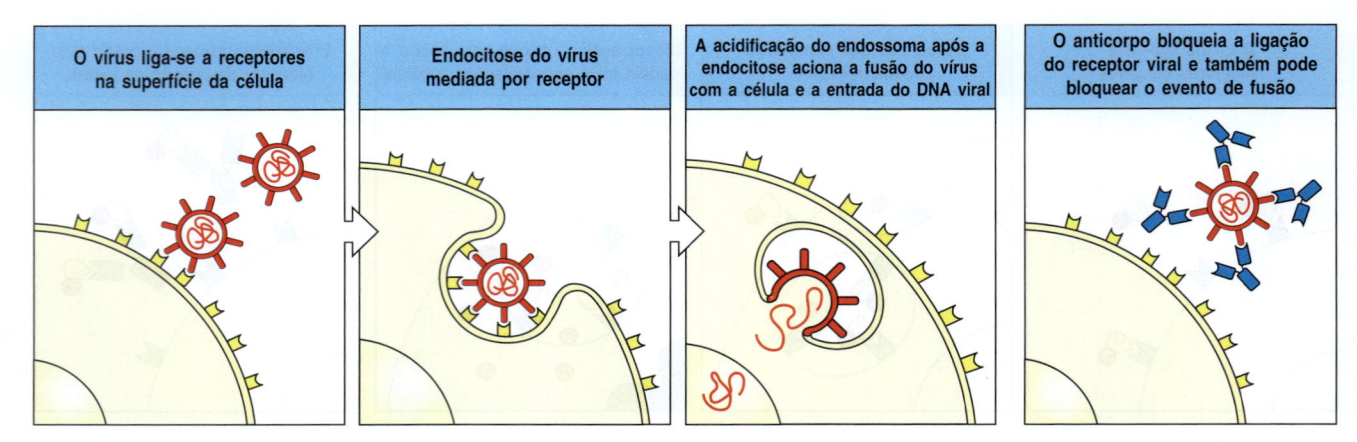

| O vírus liga-se a receptores na superfície da célula | Endocitose do vírus mediada por receptor | A acidificação do endossoma após a endocitose aciona a fusão do vírus com a célula e a entrada do DNA viral | O anticorpo bloqueia a ligação do receptor viral e também pode bloquear o evento de fusão |

Figura 10.27 A infecção viral das células pode ser bloqueada por anticorpos neutralizantes. Para que um vírus se multiplique dentro de uma célula, ele deve introduzir nela seus genes. A primeira etapa na entrada é normalmente a ligação do vírus a um receptor da superfície celular. Para vírus envelopados, como mostrado na figura, a entrada no citoplasma requer a fusão do envelope viral com a membrana celular. Para alguns vírus, esse evento de fusão ocorre na super-fície da célula (não mostrado); para outros, ele pode ocorrer apenas dentro do meio mais ácido dos endossomas, como mostrado aqui. Vírus não envelopados também devem se ligar a receptores de superfície celular, mas eles entram no citoplasma pelo rompimento dos endossomas. Anticorpos ligados às proteínas virais de superfície neutralizam o vírus, inibindo sua ligação inicial à célula ou sua subsequente entrada.

do aderidas à superfície celular, como os patógenos extracelulares (Fig. 10.28). *Neisseria gonorrhoeae,* o agente causal da doença sexualmente transmissível gonorreia, tem uma proteína de superfície celular conhecida como pilina, que permite à bactéria aderir às células epiteliais dos tratos urinário e reprodutor, e é essencial para sua infectividade. Os anticorpos contra a pilina podem inibir essa reação adesiva e impedir a infecção.

Os anticorpos IgA secretados nas superfícies mucosas dos tratos intestinal, respiratório e reprodutivo são particularmente importantes na inibição da colonização dessas superfícies pelos patógenos e na prevenção da infecção das células epiteliais. A adesão de bactérias às células dentro dos tecidos também pode contribuir para a patogênese, e os anticorpos IgG contra as adesinas protegem o tecidos da lesão do mesmo modo que os anticorpos IgA protegem as superfícies mucosas.

10.19 Os complexos anticorpo:antígeno ativam a via clássica do complemento por meio da ligação à molécula C1q

Outra maneira pela qual os anticorpos podem proteger contra infecções é por meio da ativação do complemento. O sistema do complemento foi descrito no Capítulo 2, porque é o primeiro a ser ativado na ausência de anticorpos, como parte de uma resposta imune inata. A ativação do complemento ocorre por meio de uma cascata de reações de clivagem proteolítica, na qual as proteínas do complemento inativas presentes no plasma são clivadas para formar proteases que clivam e ativam a pró-xima enzima na série. Três vias conhecidas de ativação do complemento convergem para revestir a superfície do patógeno ou os complexos antígeno:anticorpo com o fragmento C3b do complemento covalentemente ligado, o qual atua como uma opsonina para promover a captura e a remoção pelos fagócitos. Além disso, os componentes finais do complemento podem formar um complexo de ataque à membrana que danifica algumas bactérias.

Os anticorpos iniciam a ativação do complemento por uma via conhecida como via clássica, porque foi a primeira via de ativação do complemento a ser descoberta. Os

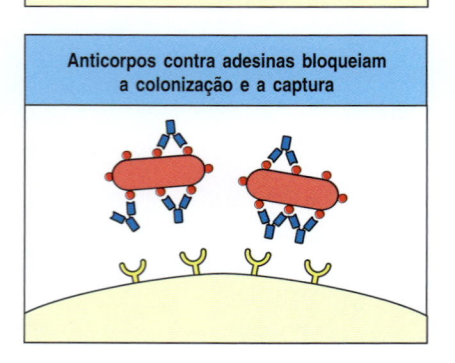

| Colonização da superfície celular por bactérias que se ligam à superfície via adesinas bacterianas |
| Algumas bactérias são internalizadas e propagam-se nas vesículas internas |
| Anticorpos contra adesinas bloqueiam a colonização e a captura |

Figura 10.28 Os anticorpos podem prevenir a ligação de bactérias à superfície da célula. Várias infec-ções bacterianas requerem interação entre a bactéria e um receptor da superfície da célula. Isso é particularmen-te verdadeiro para as infecções das superfícies mucosas. O processo de ligação envolve interações moleculares muito específicas entre adesinas de bactérias e seus receptores na célula hospedeira; anticorpos contra adesinas bacterianas podem bloquear essas infecções.

detalhes completos dessa via, e das duas outras vias de ativação do complemento conhecidas, foram apresentados no Capítulo 2, no qual o enfoque foi dado ao modo como a via clássica pode ser ativada na imunidade inata na ausência de anticorpo específico, mas aqui, descreve-se como o anticorpo formado na resposta imune adaptativa inicia a via clássica.

O primeiro componente da via clássica de ativação do complemento é C1, que é um complexo de três proteínas denominadas C1q, C1r e C1s (ver Fig. 2.17). Deve-se lembrar de que C1r e C1s são serinas proteases, e duas moléculas de C1r e C1s são ligadas a cada molécula de C1q. A ativação do complemento é iniciada quando os anticorpos ligados à superfície de um patógeno ligam C1 por meio do C1q (Fig. 10.29). O C1q pode ser ligado a anticorpos IgM ou IgG, mas devido às exigências estruturais necessárias da ligação a C1q, nenhum desses isotipos de anticorpos pode ativar o complemento em solução. As reações do complemento são iniciadas somente quando os anticorpos já se encontram ligados a múltiplos sítios em uma superfície celular, em geral a de um patógeno.

Cada cabeça globular de uma molécula de C1q pode ligar-se a uma região Fc, e a ligação de duas ou mais cabeças ativa o complexo C1. No plasma, a molécula pentamérica de IgM tem uma conformação planar que não se liga ao C1q (Fig. 10.30, figura à esquerda); porém, a ligação à superfície de um patógeno deforma o pentâmero de IgM, de modo que ele pareça com um grampo (Fig. 10.30, figura à direita), e essa distorção expõe os sítios de ligação para as cabeças de C1q. Embora C1q se ligue com baixa afinidade a algumas subclasses de IgG em solução, a energia de ligação necessária à ativação de C1q é obtida somente quando uma única molécula de C1q pode ligar-se a duas ou mais moléculas de IgG que são mantidas a uma distância de 30 a 40 nm uma da outra como resultado da ligação ao antígeno. Isso requer que muitas moléculas de IgG sejam ligadas a um único patógeno ou a um antígeno em solução. Por essa razão, a IgM é muito mais eficiente em ativar o complemento do que a IgG. A ligação de C1q a uma única molécula de IgM ligada, ou a duas ou mais moléculas de IgG ligadas (ver Fig. 10.29), leva à ativação da atividade de protease do C1r, ativando a cascata do comple-

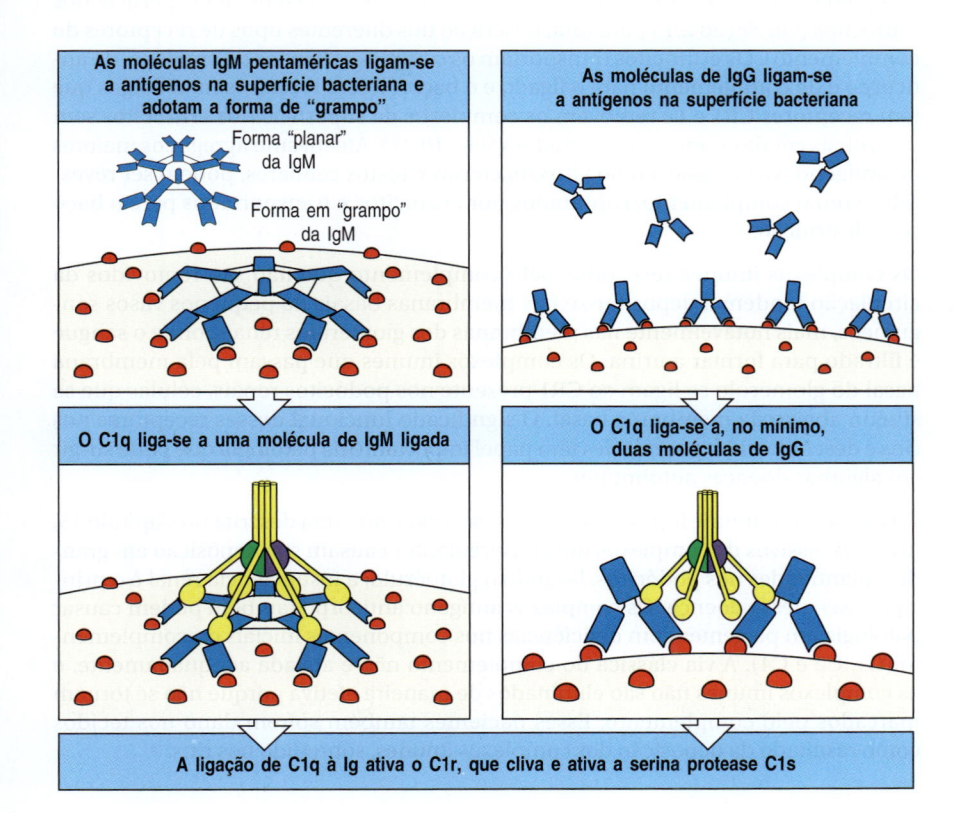

As moléculas IgM pentaméricas ligam-se a antígenos na superfície bacteriana e adotam a forma de "grampo"

Forma "planar" da IgM

Forma em "grampo" da IgM

As moléculas de IgG ligam-se a antígenos na superfície bacteriana

O C1q liga-se a uma molécula de IgM ligada

O C1q liga-se a, no mínimo, duas moléculas de IgG

A ligação de C1q à Ig ativa o C1r, que cliva e ativa a serina protease C1s

Figura 10.29   A via clássica de ativação do complemento é iniciada pela ligação do C1q ao anticorpo na superfície de um patógeno. Quando uma molécula de IgM se liga a vários epítopos idênticos na superfície de um patógeno, ela dobra-se em forma de "grampo", permitindo que as cabeças globulares do C1q se liguem a suas porções Fc (figuras à esquerda). Múltiplas moléculas de IgG ligadas à superfície de um patógeno permitem a ligação de uma única molécula de C1q a duas ou mais porções Fc (figuras à direita). Em ambos os casos, a ligação do C1q ativa a C1r associada, que se torna uma enzima ativa que cliva a pró-enzima C1s, gerando uma serina protease que inicia a cascata clássica do complemento (ver Cap. 2).

Figura 10.30 As duas conformações da IgM. A figura à esquerda mostra a conformação planar da IgM solúvel; a figura à direita mostra a conformação em "grampo" da IgM ligada a um flagelo bacteriano. (Fotografias [× 760.000], cortesias de K.H. Roux.)

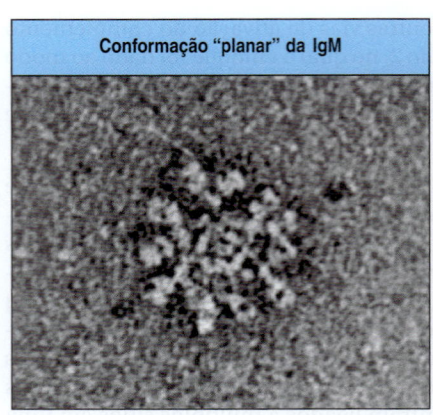

Conformação "planar" da IgM

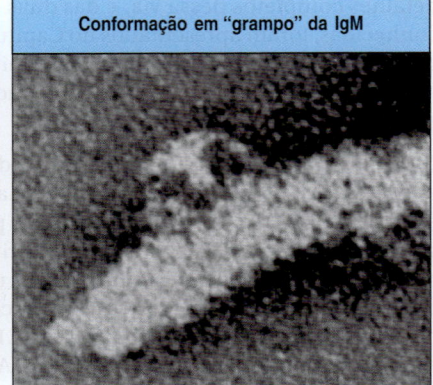

Conformação em "grampo" da IgM

mento (ver Seção 2.7 para uma descrição completa das reações subsequentes). Isso mostra a ligação dos anticorpos na ativação da cascata do complemento.

10.20 Os receptores do complemento são importantes na remoção dos complexos imunes da circulação

Muitos antígenos solúveis pequenos formam complexos anticorpo:antígeno (complexos imunes) que contêm pouquíssimas moléculas de IgG para serem ligadas com eficiência aos receptores Fcγ, que serão discutidos na próxima parte deste capítulo. Esses antígenos incluem as toxinas ligadas a anticorpos neutralizantes e os restos de células do hospedeiro ou microrganismos mortos. Esses complexos imunes são encontrados após a maioria das infecções e removidos da circulação pela ação do complemento. Os complexos imunes solúveis desencadeiam sua própria remoção pela ativação do complemento, novamente por meio da ligação de C1q, levando à ligação covalente dos fragmentos do complemento ativados C4b e C3b ao complexo, que é, então, eliminado da circulação pela ligação de C4b e C3b ao receptor de complemento 1 (CR1, do inglês *complement receptor 1*) presente na superfície dos eritrócitos (ver Seção 2.13 para uma descrição dos diferentes tipos de receptores do complemento). Os eritrócitos transportam os complexos ligados de antígeno, de anticorpo e de complemento para o fígado e o baço. Nesses locais, os macrófagos que têm receptores CR1 e Fc removem os complexos da superfície dos eritrócitos sem destruir as células e, então, os degradam (Fig. 10.31). Até mesmo agregados maiores de antígeno particulado, como vírus, bactérias e restos celulares, podem ser revestidos com o complemento, capturados por eritrócitos e transportados para o baço para destruição.

Os complexos imunes revestidos pelo complemento que não são removidos da circulação tendem a depositar-se nas membranas basais de pequenos vasos sanguíneos, mais notavelmente nas membranas dos glomérulos renais, onde o sangue é filtrado para formar a urina. Os complexos imunes que passam pela membrana basal do glomérulo se ligam ao CR1 presente nos podócitos renais, células que se situam abaixo da membrana basal. O significado funcional desses receptores nos rins é desconhecido; porém, eles têm papel importante na patologia que pode surgir em algumas doenças autoimunes.

Na doença autoimune lúpus eritematoso sistêmico, que será descrita no Capítulo 15, níveis excessivos de complexos imunes circulantes causam sua deposição em grandes quantidades nos podócitos, lesando o glomérulo; a insuficiência renal é o principal risco nessa doença. Os complexos antígeno:anticorpo também podem causar patologia em pacientes com deficiências nos componentes iniciais do complemento (C1, C2 e C4). A via clássica do complemento não é ativada adequadamente, e os complexos imunes não são eliminados de maneira efetiva porque não se tornam marcados pelo complemento. Esses pacientes também sofrem dano nos tecidos como resultado da deposição dos complexos imunes, sobretudo nos rins.

Figura 10.31   O CR1 eritrocitário auxilia na eliminação dos complexos imunes da circulação. O CR1 na superfície do eritrócito tem função importante na eliminação dos complexos imunes da circulação. Os complexos imunes ligam-se ao CR1 dos eritrócitos, que os transportam para o fígado e o baço, onde são removidos por macrófagos que expressam receptores para o Fc e para os componentes do complemento ligados.

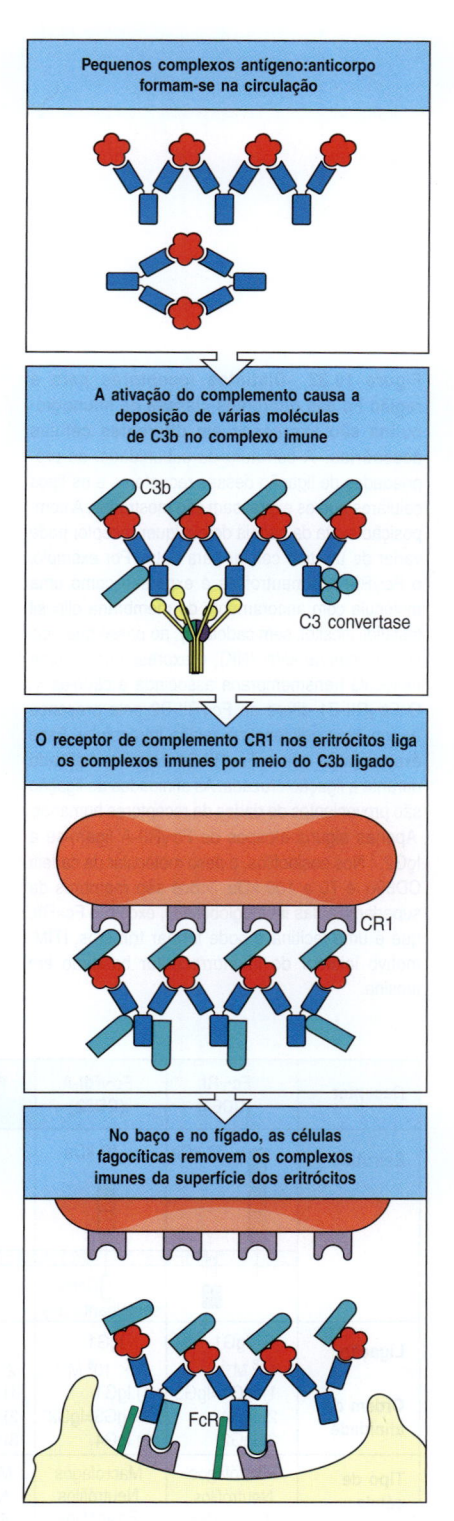

Resumo

A resposta de anticorpos dependente de células T inicia com a secreção de IgM, porém avança rapidamente para a produção de classes de anticorpos adicionais. Cada classe é especializada tanto em sua localização no corpo quanto nas funções que pode realizar. Os anticorpos IgM são encontrados principalmente no sangue; eles têm estrutura pentamérica. A IgM é especializada em ativar o complemento de maneira eficiente após a ligação ao antígeno e em compensar pela baixa afinidade de um sítio de ligação ao antígeno característico de IgM. Os anticorpos IgG são, em geral, de afinidade maior, e são encontrados no sangue e no líquido extracelular, onde podem neutralizar toxinas, vírus e bactérias, opsonizá-los para fagocitose e ativar o sistema do complemento. Os anticorpos IgA são sintetizados como monômeros, que penetram no sangue e em líquidos extracelulares, ou como moléculas diméricas pelas células plasmáticas na lâmina própria de vários tecidos de mucosa. Os dímeros de IgA são, então, transportados seletivamente por meio da camada epitelial para locais como o lúmen do intestino, onde neutralizam toxinas e vírus e bloqueiam a entrada de bactérias através do epitélio intestinal. A maioria dos anticorpos IgE está ligada à superfície de mastócitos que se localizam, principalmente, logo abaixo das superfícies corporais; a ligação do antígeno à IgE desencadeia reações de defesa locais. Os anticorpos podem defender o corpo, de diversas formas, contra patógenos extracelulares e seus produtos tóxicos. A forma mais simples é por meio de interações diretas com os patógenos ou seus produtos, por exemplo, pela ligação a sítios ativos das toxinas e sua neutralização, ou pelo bloqueio da sua habilidade de ligar-se às células do hospedeiro por meio de receptores específicos. Quando anticorpos do isotipo apropriado se ligam a antígenos, eles podem ativar a via clássica do complemento, o que resulta na eliminação do patógeno por meio de vários mecanismos descritos no Capítulo 2. Complexos imunes solúveis de antígenos e anticorpos também fixam o complemento e são eliminados da circulação por meio de receptores do complemento, presentes nas hemácias.

Destruição de patógenos recobertos por anticorpos via receptores Fc

A neutralização de toxinas, vírus ou bactérias por anticorpos de alta afinidade pode proteger contra a infecção, mas não resolve, por si só, o problema de como remover os patógenos e seus produtos do corpo. Além disso, muitos patógenos não podem ser neutralizados por anticorpos e devem ser destruídos por outros meios. Muitos anticorpos patógeno-específicos não se ligam a alvos neutralizantes na superfície do patógeno e, por isso, precisam estar ligados a outros mecanismos efetores para exercer o seu papel na defesa do hospedeiro. Já foi visto como a ligação do anticorpo ao antígeno pode ativar o complemento. Outro importante mecanismo de defesa é a ativação de uma série de **células efetoras acessórias** portadoras de receptores denominados **receptores Fc**, porque eles são específicos para a porção Fc dos anticorpos. Esses receptores facilitam a fagocitose de patógenos extracelulares ligados por anticorpos por meio de macrófagos, células dendríticas e neutrófilos. Outras células do sistema imune, não fagocíticas – células NK, eosinófilos, basófilos e mastócitos (ver Fig. 1.4) –, são acionadas para secretar os mediadores armazenados quando seus receptores Fc são engajados por patógenos revestidos por anticorpos. Esses mecanismos aumentam a efetividade de todos os anticorpos sem levar em conta o local ao qual eles estão ligados.

10.21 Os receptores Fc das células acessórias são receptores sinalizadores específicos para imunoglobulinas de diferentes classes

Os receptores Fc são uma família de moléculas de superfície celular que se ligam à porção Fc das Igs. Cada membro da família reconhece a Ig de um ou mais isotipos intimamente relacionados de cadeia pesada por meio de um domínio de reconhecimento na cadeia α do receptor Fc. A maioria dos receptores Fc consiste em membros da superfamília dos genes das Igs. Diferentes tipos de células portam diferentes grupos de receptores Fc, e o isotipo do anticorpo determina quais tipos de células estarão engajados em uma determinada resposta. Os diferentes receptores Fc, as células que os expressam e suas especificidades por diferentes classes de anticorpos são apresentados na Figura 10.32.

A maioria dos receptores Fc atua como parte de um complexo de subunidades múltiplas. Somente a cadeia α é necessária para o reconhecimento do anticorpo; as outras cadeias são necessárias para o transporte do receptor para a superfície celular e para a emissão de sinais quando uma região Fc é ligada. Alguns receptores Fcγ, o receptor Fcα I e o receptor de alta afinidade para a IgE (FcεRI) utilizam a cadeia γ para sinalização. Essa cadeia, que está intimamente relacionada à cadeia ζ do complexo TCR (ver Seção 7.7), associa-se de maneira não covalente à cadeia α de ligação ao Fc. O FcγRII-A humano é um receptor de cadeia única no qual o domínio citoplasmático da cadeia α substitui a função da cadeia γ. O FcγRII-B1 e o FcγRII-B2 também são receptores de cadeia única, mas funcionam como receptores inibidores, visto que contêm um motivo inibidor do imunorreceptor baseado em tirosina (ITIM, do inglês *immunoreceptor tyrosine-based inhibitory motif*) que se liga ao inositol 5'-fosfatase SHIP (ver Seção 7.18). Embora a função mais proeminente dos receptores Fc seja a ativação das células acessórias contra os patógenos, eles também podem contribuir de outras formas para as respostas imunes. Por exemplo, os receptores FcγRII-B regulam negativamente as atividades de células B, mastócitos, macrófagos e neutrófilos, por meio do ajuste do limiar de ativação no qual os complexos imunes ativarão essas células. Os receptores Fc expressos pelas células dendríticas permitem a ingestão eficiente dos complexos antígeno:anticorpo e são capazes de processar esses antígenos e apresentar seus peptídeos às células T.

Figura 10.32 Distintos receptores para a região Fc das diferentes classes de imunoglobulina são expressos em diferentes células acessórias. A estrutura da subunidade, as propriedades de ligação desses receptores e os tipos celulares que os expressam são mostrados. A composição exata da cadeia de qualquer receptor pode variar de um tipo celular para outro. Por exemplo, o FcγRIII nos neutrófilos é expresso como uma molécula com ancoramento de membrana glicosil fosfatidil inositol, sem cadeias γ, ao passo que, nas células *natural killer* (NK), é expresso como uma molécula transmembrana associada a cadeias γ. O FcγRII-B1 difere do FcγRII-B2 pela presença de um éxon adicional na região intracelular. Esse éxon impede que o FcγRII-B1 seja internalizado durante a ligação cruzada. As afinidades de ligação são provenientes de dados de receptores humanos. *Apenas alguns alótipos de FcγRII-A ligam-se à IgG2. [†] Nos eosinófilos, o peso molecular da cadeia CD89α é 70 a 100 kDa. Todos são membros da superfamília das imunoglobulinas, exceto o FcεRII, que é uma lecitina e pode formar trímeros. ITIM, motivo inibidor do imunorreceptor baseado em tirosina.

Receptor	FcγRI (CD64)	FcγRII-A (CD32)	FcγRII-B2 (CD32)	FcγRII-B1 (CD32)	FcγRIII (CD16)	FcεRI	FcεRII (CD23)	FcαRI (CD89)	Fcα/μR
Estrutura	α 72 kDa / γ	α 40 kDa / Domínio semelhante a-γ	ITIM	ITIM	α 50–70 kDa / γ ou ζ	α 45 kDa / β 33 kDa / γ 9 kDa	Domínio de lectina / Trímero / N	α 55–75 kDa / γ 9 kDa	α 70 kDa
Ligação / Ordem de afinidade	IgG1 10^8 M^{-1} 1) IgG1=IgG3 2) IgG4 3) IgG2	IgG1 2×10^6 M^{-1} 1) IgG1 2) IgG3=IgG2* 3) IgG4	IgG1 2×10^6 M^{-1} 1) IgG1=IgG3 2) IgG4 3) IgG2	IgG1 2×10^6 M^{-1} 1) IgG1=IgG3 2) IgG4 3) IgG2	IgG1 5×10^5 M^{-1} IgG1=IgG3	IgE 1010 M^{-1}	IgE 2–7 $\times 10^7$ M^{-1} (trímero) 2–7 $\times 10^6$ M^{-1} (monômero)	IgA1, IgA2 10^7 M^{-1} IgA1=IgA2	IgA, IgM 3×10^9 M^{-1} 1) IgM 2) IgA
Tipo de célula	Macrófagos Neutrófilos Eosinófilos Células dendríticas	Macrófagos Neutrófilos Eosinófilos Plaquetas Células de Langerhans	Macrófagos Neutrófilos Eosinófilos	Células B Mastócitos	Células NK Eosinófilos Macrófagos Neutrófilos Mastócitos	Mastócitos Basófilos	Eosinófilos Células B	Macrófagos Eosinófilos[†] Neutrófilos	Macrófagos Células B
Efeito da ligação	Captura Estimulação Ativação da atividade respiratória Indução da morte	Captura Liberação de grânulos (eosinófilos)	Captura Inibição da estimulação	Sem captura Inibição da estimulação	Indução de morte (células NK)	Secreção de grânulos	Degranulação	Captura Indução de morte	Captura

10.22   Os receptores Fc nos fagócitos são ativados por anticorpos ligados à superfície dos patógenos, permitindo a ingestão e a destruição dos patógenos pelos fagócitos

As células portadoras de Fc mais importantes na resposta imune humoral são as células fagocíticas das linhagens mielocíticas e monocíticas, sobretudo macrófagos e neutrófilos. Muitas bactérias são diretamente reconhecidas, ingeridas e destruídas pelos fagócitos, e essas bactérias não são patogênicas em indivíduos normais. Patógenos bacterianos com cápsulas de polissacarídeos resistem à captura direta pelos fagócitos, e essas bactérias tornam-se suscetíveis à fagocitose apenas quando são revestidas com anticorpos e complemento que compromete os receptores Fcγ ou Fcα e o receptor do complemento CR1 nas células fagocíticas, ativando a captura das bactérias (Fig. 10.33). A estimulação da fagocitose por antígenos revestidos pelo complemento ligado aos receptores do complemento é particularmente importante no início da resposta imune, antes que os anticorpos tenham trocado de isotipo. Os polissacarídeos capsulares pertencem à classe de antígenos TI-2 (ver Seção 10.13) e, portanto, podem estimular a produção inicial de anticorpos IgM, os quais são muito eficazes na ativação do sistema do complemento. A ligação da IgM a bactérias encapsuladas ativa a opsonização das bactérias pelo complemento e sua imediata ingestão e destruição pelos fagócitos portadores de receptores do complemento. Recentemente, o Fcα/μR foi descoberto como um receptor que liga IgA e IgM. O Fcα/μR é expresso principalmente nos macrófagos e nas células B da lâmina própria do intestino e nos centros germinativos. Acredita-se que ele desempenhe uma função na endocitose de anticorpos IgM complexados com bactérias como *Staphylococcus aureus*.

A ativação da fagocitose pode iniciar uma resposta inflamatória que causa dano aos tecidos, e, assim, os receptores Fc dos fagócitos devem ser capazes de distinguir as moléculas de anticorpo ligadas a um patógeno do grande número de moléculas de anticorpos livres que não está ligado a nada. Essa distinção é possível pela agregação dos anticorpos, que ocorre quando eles se ligam a antígenos multiméricos ou a antígenos particulados multivalentes, como vírus e bactérias. Os receptores Fc individuais na superfície celular ligam-se a monômeros de anticorpos livres com baixa afinidade, mas quando apresentados a uma partícula revestida por anticorpo, a ligação simultânea de múltiplos receptores Fc resulta em ligação de maior avidez, e esse é o principal mecanismo pelo qual os anticorpos ligados são diferenciados da Ig livre (Fig. 10.34). O resultado é que os receptores Fc permitem que as células detectem os patógenos por meio de moléculas de anticorpo ligadas a eles. Portanto, os receptores Fc fornecem às células fagocíticas, que não têm especificidade intrínseca, a capacidade de identificar e remover patógenos e seus produtos dos espaços extracelulares.

A fagocitose é muito intensificada pelas interações entre as moléculas que revestem um microrganismo opsonizado e os receptores na superfície do fagócito. Quando

Figura 10.33   Os receptores Fc e do complemento nos fagócitos desencadeiam a captura e a degradação das bactérias revestidas por anticorpos. Muitas bactérias resistem à fagocitose por macrófagos e neutrófilos. Entretanto, os anticorpos ligados a essas bactérias permitem que elas sejam ingeridas e degradadas pela interação dos múltiplos domínios Fc distribuídos na superfície da bactéria com os receptores Fc na superfície do fagócito. O revestimento pelos anticorpos também induz a ativação do sistema do complemento e a ligação dos componentes do complemento à superfície da bactéria. Estes podem interagir com os receptores do complemento (p. ex., CR1) no fagócito. Receptores Fc e receptores do complemento atuam sinergicamente na indução dos fagócitos. Bactérias revestidas com anticorpos IgG e complemento são, portanto, ingeridas mais rapidamente do que as bactérias revestidas somente com IgG. A ligação dos receptores Fc e do complemento sinaliza para que o fagócito aumente a taxa de fagocitose, fusione lisossomas com fagossomos e aumente sua atividade bactericida.

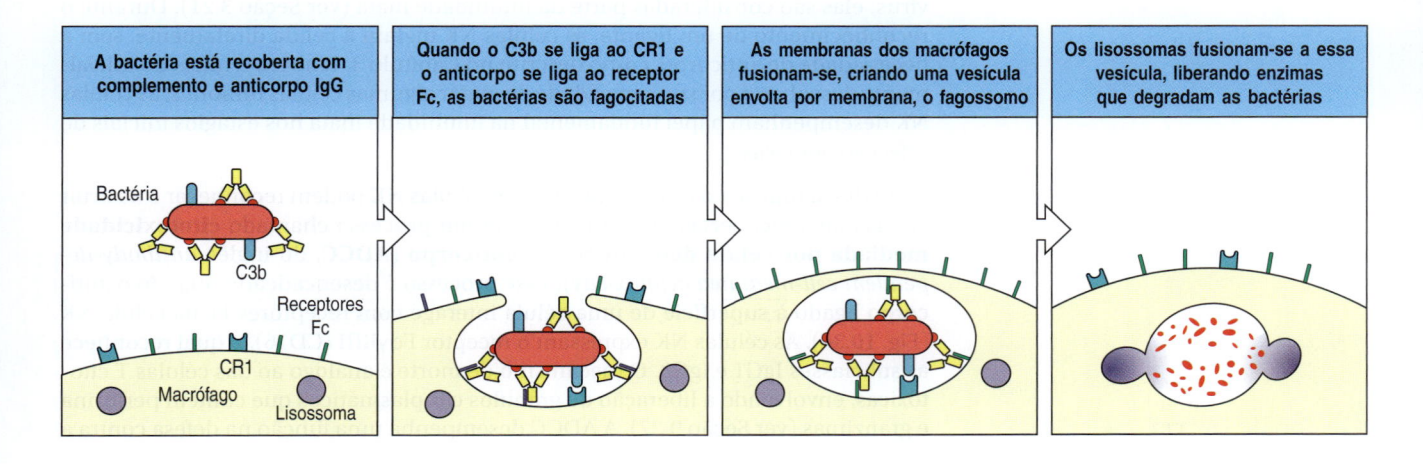

| A bactéria está recoberta com complemento e anticorpo IgG | Quando o C3b se liga ao CR1 e o anticorpo se liga ao receptor Fc, as bactérias são fagocitadas | As membranas dos macrófagos fusionam-se, criando uma vesícula envolta por membrana, o fagossomo | Os lisossomas fusionam-se a essa vesícula, liberando enzimas que degradam as bactérias |

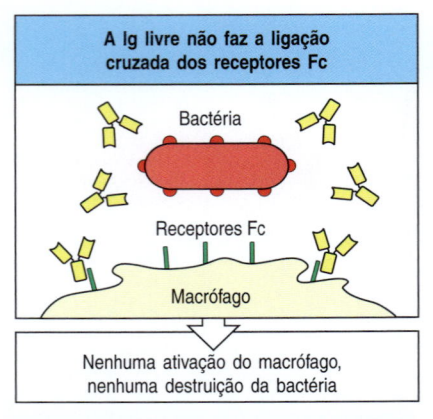

A Ig livre não faz a ligação cruzada dos receptores Fc

Bactéria

Receptores Fc

Macrófago

Nenhuma ativação do macrófago, nenhuma destruição da bactéria

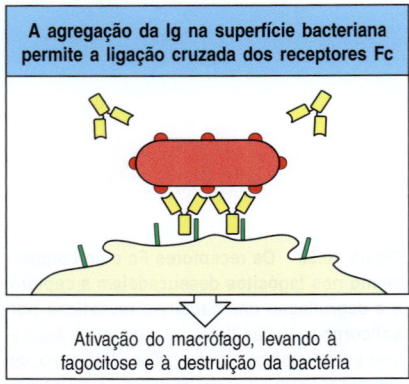

A agregação da Ig na superfície bacteriana permite a ligação cruzada dos receptores Fc

Ativação do macrófago, levando à fagocitose e à destruição da bactéria

Figura 10.34 O anticorpo ligado é distinguido da imunoglobulina livre devido ao seu estado de agregação. As moléculas de imunoglobulina (Ig) livre ligam-se à maioria dos receptores Fc com afinidade muito baixa e não podem fazer ligação cruzada com receptores Fc. No entanto, a Ig ligada ao antígeno liga-se aos receptores Fc com alta avidez, porque várias moléculas de anticorpo que estão ligadas à mesma superfície se ligam a múltiplos receptores Fc na superfície da célula acessória. Esse receptor Fc com ligação cruzada envia um sinal para ativar a célula portadora. Com receptores Fc que apresentam motivos inibidores do imunorreceptor baseado em tirosina (ITIMs), o resultado é a inibição.

um patógeno revestido de anticorpo se liga aos receptores Fcγ, por exemplo, a superfície da célula estende-se em torno da superfície da partícula por meio da ligação sucessiva de receptores Fcγ às regiões Fc do anticorpo ligado ao patógeno. Esse é um processo ativo que é desencadeado pela estimulação dos receptores Fcγ. A fagocitose leva ao englobamento da partícula em uma vesícula citoplasmática acidificada, o fagossomo. O fagossomo, então, funde-se com um ou mais lisossomas para gerar uma fagolisossoma; as enzimas lisossomais são liberadas para o interior da vesícula, onde destroem a bactéria (ver Fig. 10.33). O processo de morte intracelular pelos fagócitos é descrito de maneira mais detalhada no Capítulo 2.

Algumas partículas são grandes demais para serem ingeridas por um fagócito; os vermes parasitários são um exemplo. Nesse caso, o fagócito fixa-se à superfície do parasito recoberto por anticorpos por meio de seus receptores Fcγ, Fcα ou Fc, e o conteúdo de grânulos secretores ou lisossomas do fagócito é liberado por exocitose. O conteúdo é descarregado diretamente na superfície do parasito, lesando-o. Assim, a estimulação dos receptores Fcγ e Fcα podem desencadear a internalização das partículas externas por fagocitose ou a externalização das vesículas internas por exocitose. Os principais leucócitos envolvidos na destruição das bactérias são macrófagos e neutrófilos, mas grandes parasitos como os helmintos são normalmente atacados por eosinófilos (Fig. 10.35), células não fagocíticas que podem ligar parasitos revestidos por anticorpos via vários receptores Fc distintos, incluindo o receptor Fcε de baixa afinidade por IgE, o CD23 (ver Fig. 10.32). A ligação cruzada desses receptores pelas superfícies revestidas por anticorpos ativa o eosinófilo para liberar o conteúdo de seu grânulo, que inclui proteínas tóxicas aos parasitos (ver Fig. 14.13). A ligação cruzada pelo antígeno da IgE ligada ao FcεRI de alta afinidade em mastócitos e basófilos também causa exocitose do conteúdo de seus grânulos, como será descrito adiante neste capítulo.

10.23 Os receptores Fc ativam as células NK para destruir os alvos recobertos com anticorpos

Células infectadas por vírus são normalmente destruídas por células T que reconhecem peptídeos derivados dos vírus ligados a moléculas do MHC de superfície celular. As células infectadas por alguns vírus também podem sinalizar a presença de uma infecção intracelular, expressando proteínas virais em sua superfície, como as proteínas de envelope viral, que podem ser reconhecidas por anticorpos originalmente produzidos contra as partículas virais. As células do hospedeiro com anticorpos ligados a elas podem ser mortas por células especializadas da linhagem linfoide de células não T e não B, denominadas células *natural killer* (NK), como discutido no Capítulo 3. As células NK são células grandes com grânulos intracelulares proeminentes e compõem uma pequena fração dos linfócitos sanguíneos periféricos. Embora pertençam à linhagem linfoide, as células NK expressam um repertório limitado de receptores invariáveis que reconhecem um determinado número de ligantes que são induzidos em células anormais, como as infectadas por vírus; elas são consideradas parte da imunidade inata (ver Seção 3.21). Durante o reconhecimento de um ligante, as células NK matam a célula diretamente, sem a necessidade de anticorpo, como descrito no Capítulo 3. Embora tenha sido inicialmente descoberta por sua capacidade de matar algumas células tumorais, as células NK desempenham papel fundamental na imunidade inata nos estágios iniciais de infecção por vírus.

Além dessa função na imunidade inata, as células NK podem reconhecer e destruir células-alvo recobertas por anticorpo em um processo chamado **citotoxicidade mediada por célula dependente de anticorpo** (**ADCC**, do inglês *antibody-dependent cell-mediated cytotoxicity*). Esse processo é desencadeado quando o anticorpo ligado à superfície de uma célula interage com receptores Fc na célula NK (Fig. 10.36). As células NK expressam o receptor FcγRIII (CD16), o qual reconhece as subclasses IgG1 e IgG3. O mecanismo de morte é análogo ao das células T citotóxicas, envolvendo a liberação de grânulos citoplasmáticos que contêm perforina e granzimas (ver Seção 9.27). A ADCC desempenha uma função na defesa contra a infecção por vírus, e representa outro mecanismo pelo qual os anticorpos podem dirigir um ataque antígeno-específico por uma célula efetora que não tem especificidade pelo antígeno.

10.24 Os mastócitos e os basófilos ligam o anticorpo IgE via receptor Fcε de alta afinidade

Quando patógenos atravessam as barreiras epiteliais e estabelecem um foco local de infecção, o hospedeiro deve mobilizar suas defesas e dirigi-las para o local de crescimento do patógeno. Um modo pelo qual isso é alcançado é a ativação das células conhecidas como **mastócitos**. Os mastócitos são células grandes que contêm grânulos citoplasmáticos especiais com uma mistura de mediadores químicos, incluindo a histamina, que age rapidamente para tornar os vasos sanguíneos locais mais permeáveis. Os mastócitos têm um aspecto característico após a coloração com azul de toluidina, o que os torna facilmente identificáveis nos tecidos (ver Fig. 1.4). Eles são encontrados em concentrações particularmente elevadas nos tecidos conectivos vascularizados logo abaixo das superfícies epiteliais corporais, incluindo os tecidos submucosos dos tratos gastrintestinal e respiratório e a derme da pele.

Os mastócitos podem ser ativados para liberar seus grânulos e secretar mediadores inflamatórios lipídicos e citocinas por meio de anticorpos ligados a receptores Fc específicos para IgE (FcεRI) e IgG (FcγRIII). A maioria dos receptores Fc liga-se, de modo estável, às regiões Fc dos anticorpos somente quando os anticorpos estão ligados a um antígeno, e a ligação cruzada de múltiplos receptores Fc é necessária para uma forte ligação. Em contrapartida, o FcεRI liga-se a monômeros de anticorpos IgE com afinidade muito alta, de cerca de $10^{10}\,M^{-1}$. Assim, mesmo com os baixos níveis de IgE circulante presente em indivíduos normais, uma porção substancial da IgE total está ligada ao FcεRI nos mastócitos dos tecidos e nos basófilos circulantes.

Embora os mastócitos estejam normalmente associados de modo estável com a IgE ligada, isso não basta para ativá-los, e nem simplesmente a ligação do antígeno monomérico à IgE. A ativação dos mastócitos ocorre apenas quando a IgE ligada sofre ligação cruzada com antígenos multivalentes. Esse sinal ativa o mastócito para liberar o conteúdo de seus grânulos, o que ocorre em segundos (Fig. 10.37), a sintetizar e a liberar mediadores lipídicos como a prostaglandina D_2 e o leucotrieno C4, e a secretar citocinas como o TNF-α, iniciando, assim, uma resposta inflamatória local. A degranulação libera a histamina armazenada, o que aumenta o fluxo sanguíneo e a permeabilidade vascular local, que conduz rapidamente ao acúmulo de líquido e proteínas do sangue, incluindo anticorpos, no tecido circundante. Logo após, ocorre influxo de células transportadas pelo sangue, como os neutrófilos e, posteriormente, macrófagos, eosinófilos e linfócitos efetores. Esse influxo pode durar de poucos minutos a algumas horas e produz uma resposta inflamatória no sítio de infecção. Portanto, os mastócitos formam uma parte da

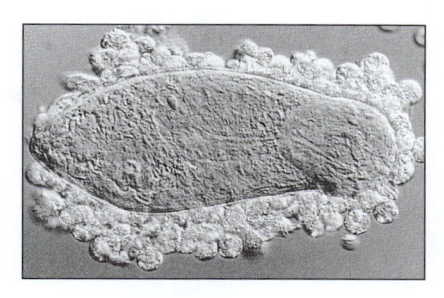

Figura 10.35 Eosinófilos atacando uma larva do esquistossoma na presença de soro de um paciente infectado. Parasitos grandes, como os vermes, não podem ser ingeridos pelos fagócitos. Entretanto, quando os vermes estão recobertos com anticorpos, os eosinófilos podem atacá-lo por meio da ligação aos receptores Fc para IgG ou IgA. Ataques similares podem ser realizados por outras células portadoras de receptores Fc contra vários alvos grandes. Essas células liberam o conteúdo tóxico de seus grânulos diretamente no alvo, processo conhecido como exocitose. (Fotografia cortesia de A. Butterworth.)

Figura 10.36 As células-alvo revestidas por anticorpos podem ser mortas por células *natural killer* (NK) na citotoxicidade mediada por célula dependente de anticorpo (ADCC). As células NK (ver Cap. 3) são grandes células linfoides granulares não T e não B que apresentam FcRIII (CD16) na sua superfície. Quando essas células encontram as células revestidas com anticorpos IgG, elas matam rapidamente a célula-alvo. A ADCC é uma das maneiras pela qual as células NK podem contribuir na defesa do hospedeiro.

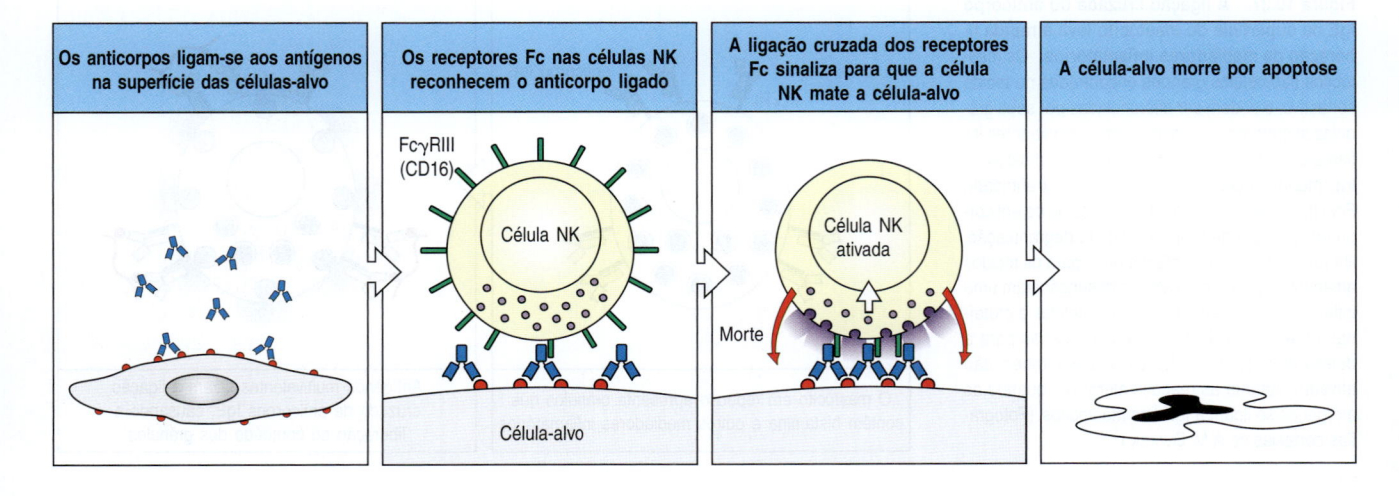

linha de frente das defesas do hospedeiro contra os patógenos que penetram no corpo através das barreiras epiteliais. Eles também são importantes do ponto de vista clínico devido ao seu envolvimento nas respostas alérgicas mediadas por IgE, as quais serão discutidas no Capítulo 14. Nas respostas alérgicas, os mastócitos são ativados da maneira descrita anteriormente por meio da exposição a antígenos normalmente inócuos (alérgenos) como o pólen, contra os quais os indivíduos tenham previamente produzido uma resposta imune de sensibilização que produz IgE especifica contra o alérgeno.

10.25 A ativação de células acessórias mediada por IgE desempenha importante papel na resistência à infecção parasitária

Acredita-se que os mastócitos realizem pelo menos três funções importantes na defesa do hospedeiro. Primeiro, sua localização próxima às superfícies corporais permite que eles recrutem elementos específicos dos patógenos, como linfócitos antígeno-específicos, e elementos efetores inespecíficos, como neutrófilos, macrófagos, basófilos e eosinófilos, para os locais nos quais é mais provável que os agentes infecciosos penetrem no organismo. Segundo, a inflamação que eles causam aumenta o fluxo de linfa dos sítios de deposição de antígeno para os linfonodos regionais, onde os linfócitos virgens são ativados pela primeira vez. Terceiro, a capacidade de os produtos dos mastócitos desencadearem contração muscular pode contribuir para a expulsão física dos patógenos dos pulmões ou do intestino. Os mastócitos respondem rapidamente à ligação do antígeno aos anticorpos IgE ligados à sua superfície. A sua ativação leva ao início da uma resposta inflamatória e ao recrutamento e à ativação de basófilos e eosinófilos, que contribuem ainda mais para a resposta inflamatória (ver Cap. 14). Existem evidências crescentes de que essas respostas mediadas por IgE sejam essenciais para a defesa contra a infestação parasitária.

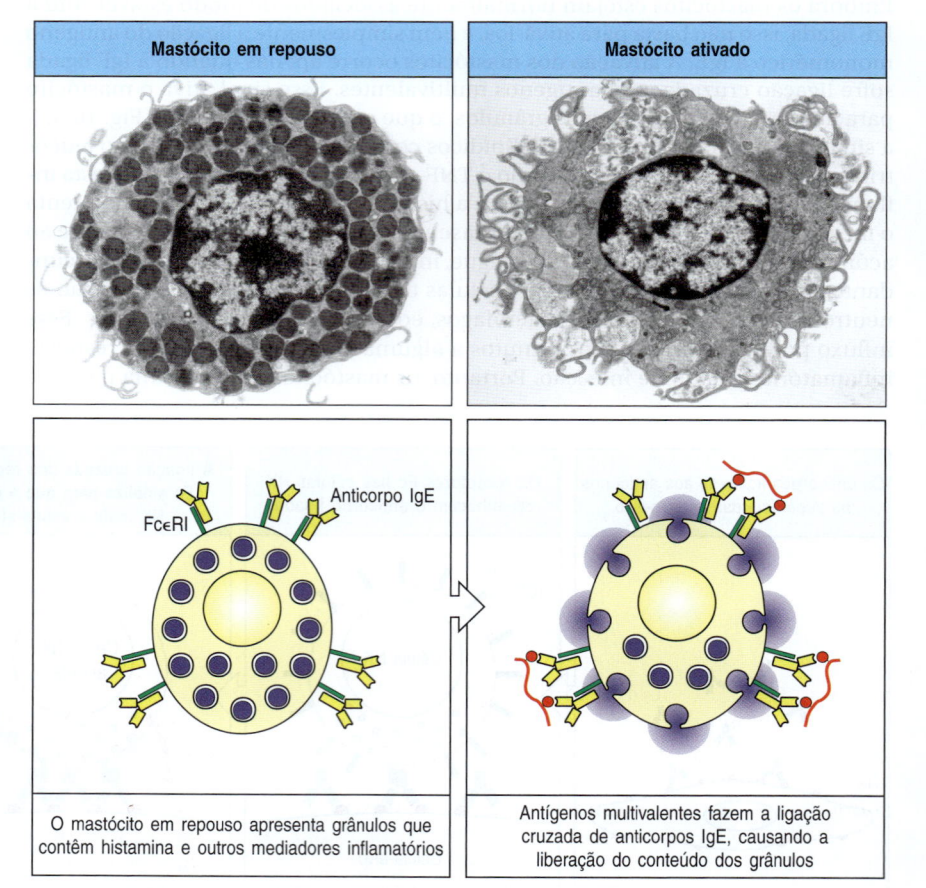

Figura 10.37 A ligação cruzada do anticorpo IgE na superfície do mastócito leva à rápida liberação de mediadores inflamatórios. Os mastócitos são células grandes encontradas no tecido conectivo, e podem ser diferenciadas por seus grânulos secretores que contêm vários mediadores inflamatórios. Elas ligam estavelmente os anticorpos IgE monoméricos pelo receptor de alta afinidade FcεRI. A ligação cruzada das moléculas de anticorpo IgE pelo antígeno ativa a rápida degranulação, liberando mediadores inflamatórios para os tecidos adjacentes. Esses mediadores desencadeiam uma inflamação localizada, que recruta células e proteínas para o local da infecção, necessárias para a defesa do hospedeiro. Essas células também são ativadas durante as reações alérgicas, quando os alérgenos se ligam à IgE nos mastócitos. (Fotografias cortesias de A.M. Dvorak.)

Um papel para os mastócitos na eliminação dos parasitos é sugerido pelo acúmulo de mastócitos no intestino, denominado **mastocitose**, que acompanha a infecção por helmintos, e por observações de camundongos mutantes W/W^V, que apresentam deficiência profunda de mastócitos causada por mutação do gene *c-kit*. Esses camundongos mutantes apresentam eliminação reduzida dos nematódeos intestinais *Trichinella spiralis* e espécies de *Strongyloides*. A eliminação das espécies de *Strongyloides* é ainda mais prejudicada em camundongos W/W^V que não têm IL-3 e, assim, além de não possuírem mastócitos, falham em produzir basófilos. Por isso, mastócitos e basófilos parecem contribuir para a defesa contra esses parasitos helmintos.

Outra evidência indica a importância de anticorpos IgE e eosinófilos na defesa contra parasitos. Infecções com determinados tipos de parasitos multicelulares, sobretudo os helmintos, são fortemente associadas à produção de anticorpos IgE e à presença anormal de grande quantidade de eosinófilos (eosinofilia) no sangue e nos tecidos. Além disso, experimentos em camundongos mostram que a depleção de eosinófilos utilizando soro policlonal antieosinófilo aumenta a gravidade da infecção pelo parasito helmíntico *Schistosoma mansoni*. Os eosinófilos parecem ser diretamente responsáveis pela destruição do helminto; o exame dos tecidos infectados mostra eosinófilos degranulados que aderem aos helmintos, e experimentos *in vitro* demonstraram que os eosinófilos podem matar o *S. mansoni* na presença de anticorpos IgG ou IgA antiesquistossoma (ver Fig. 10.35).

O papel da IgE, dos mastócitos, basófilos e eosinófilos também pode ser observado na resistência aos carrapatos ixodídeos hematófagos. A pele no local de uma picada de carrapato apresenta mastócitos e acúmulo de basófilos e eosinófilos degranulados, o que indica ativação recente. A resistência subsequente à alimentação por esses carrapatos se desenvolve após a primeira exposição, sugerindo mecanismo imunológico específico. Os camundongos com deficiência de mastócitos não apresentam essa resistência adquirida às espécies de carrapato e, em porquinhos-da-índia, a depleção de basófilos ou eosinófilos utilizando anticorpos policlonais específicos também reduz a resistência à alimentação dos carrapatos. Finalmente, experimentos com camundongos mostraram que a resistência aos carrapatos é mediada por um anticorpo IgE específico. Portanto, muitos estudos clínicos e experimentais confirmam a função desse sistema de IgE ligada ao FcεRI de alta afinidade na resistência do hospedeiro aos patógenos que entram pelo epitélio ou de exoparasitos como os carrapatos que rompem a barreira cutânea.

Resumo

Os patógenos revestidos de anticorpos são reconhecidos por células efetoras por meio de receptores Fc que se ligam a múltiplas regiões constantes (frações Fc) fornecidas pelos anticorpos ligados aos patógenos. Essa ligação ativa a célula e desencadeia a destruição do patógeno por fagocitose, liberação de grânulos ou por ambos. Os receptores Fc compreendem uma família de proteínas; cada uma delas reconhece Igs de determinados isotipos. Os receptores Fc em macrófagos e neutrófilos reconhecem as regiões constantes de anticorpos IgG ou IgA ligadas a um patógeno e ativam o engolfamento e a destruição de bactérias recobertas com IgG ou IgA. A ligação ao receptor Fc também induz a produção de agentes microbicidas nas vesículas intracelulares do fagócito. Os eosinófilos são importantes na eliminação dos parasitos grandes demais para serem engolfados: eles portam receptores Fc específicos para a região constante da IgG, bem como receptores para IgE; a agregação desses receptores ativa a liberação de substâncias tóxicas na superfície do parasito. Células NK, mastócitos teciduais e basófilos sanguíneos também liberam o conteúdo de seus grânulos quando seus receptores Fc são engajados. O receptor de alta afinidade para IgE é expresso constitutivamente por mastócitos e basófilos. Ele difere de outros receptores Fc, pois pode ligar-se ao anticorpo monomérico livre, permitindo uma resposta imediata aos patógenos no local da primeira entrada nos tecidos. Quando a IgE ligada à superfície de um mastócito é agregada pela ligação ao antígeno, ela ativa a liberação de histamina e muitos outros mediadores que aumentam o fluxo sanguíneo para os locais de infecção, e depois recruta anticorpos e células efetoras para esses sítios. Os mastócitos são encontrados principalmente abaixo das superfícies epiteliais da pele e abaixo da membrana basal dos tratos digestivo e respiratório. A sua ativação por substâncias inócuas é responsável por muitos sintomas das reações alérgicas agudas, como será descrito no Capítulo 14.

Resumo do Capítulo 10

A resposta imune humoral à infecção envolve a produção de anticorpos por células plasmáticas derivadas dos linfócitos B, a ligação desses anticorpos ao patógeno e a eliminação do patógeno por células fagocíticas e moléculas do sistema imune humoral. Em geral, a produção de anticorpos requer a ação de células T auxiliares específicas para um fragmento peptídico do antígeno reconhecido pela célula B, fenômeno denominado reconhecimento ligado. Uma célula B ativada primeiramente dirige-se para a borda das zonas de células T e B nos tecidos linfoides secundários, onde pode encontrar sua célula T cognata e iniciar a proliferação. Algumas células B tornam-se plasmoblastos, e outras irão para os centros germinativos, onde ocorrerá a hipermutação somática e a recombinação para troca de classe. As células B produzidas nesse local que se ligam ao antígeno mais avidamente são selecionadas para sobreviver e, posteriormente, diferenciar-se, levando à maturação da afinidade da resposta de anticorpos. As citocinas produzidas pelas células T auxiliares direcionam a troca de classe, levando à produção de anticorpos de várias classes que podem ser distribuídos para vários compartimentos corporais.

Anticorpos IgM são produzidos logo no início de uma infecção por células B convencionais, ou células B-2, e também são produzidos na ausência de infecção por subpopulações de células B não convencionais em determinadas localizações (anticorpos naturais). A IgM tem papel importante na proteção contra a infecção na corrente sanguínea, e os isotipos secretados mais tarde na resposta imune adaptativa, como a IgG, difundem-se para os tecidos. Antígenos com determinantes antigênicos altamente repetidos e que contém mitógenos – denominados antígenos TI – podem induzir a produção de IgM e de alguma IgG, independentemente do auxílio de células T. Isso proporciona uma resposta imune protetora precoce. A IgA multimérica é produzida na lâmina própria e é transportada através das superfícies epiteliais, ao passo que a IgE é produzida em pequenas quantidades e liga-se avidamente aos receptores na superfície dos mastócitos.

Os anticorpos que se ligam com alta afinidade a sítios críticos em toxinas, vírus e bactérias podem neutralizá-los. Porém, os patógenos e seus produtos são destruídos e removidos do corpo principalmente por meio da captação pelos fagócitos e da degradação dentro dessas células. Os anticorpos que revestem os patógenos se ligam a receptores Fc nos fagócitos, que, então, são ativados para engolfar e destruir o patógeno. A ligação das regiões C dos anticorpos aos receptores Fc em outras células leva à exocitose de mediadores armazenados; isso é particularmente importante nas infecções parasitárias, nas quais os mastócitos que expressam Fcε são ativados pela ligação do antígeno ao anticorpo IgE para liberar mediadores inflamatórios diretamente na superfície do parasito. Os anticorpos também podem iniciar a destruição de patógenos pela ativação do sistema do complemento. Os componentes do complemento podem opsonizar patógenos para a captação por fagócitos, recrutar fagócitos aos locais de infecção e destruir diretamente os patógenos criando poros na superfície de suas membranas. Em geral, receptores para os componentes do complemento e receptores Fc atuam sinergicamente na ativação da captura e da destruição de patógenos e complexos imunes. A resposta imune humoral é dirigida a patógenos infecciosos por meio da produção de anticorpo específico; entretanto, as ações efetoras desse anticorpo são determinadas pelo seu isotipo de cadeia pesada, o qual determina sua classe, e são as mesmas para todos os patógenos ligados a um anticorpo de uma determinada classe.

Questões

10.1   Descreva as necessidades para a ativação de células B virgens por um antígeno timo-dependente. Por meio de quais mecanismos as células T fornecem auxílio às células B na resposta humoral?

10.2   O que significa o termo reconhecimento ligado? Quais são as vantagens desse processo para a tolerância imune? Quais são as vantagens para a especificidade?

10.3   Compare e contraste as propriedades e as funções dos anticorpos das classes IgM e IgG.

10.4   No início de uma resposta de anticorpo timo-dependente, as células B e as células T alteram suas localizações. O que determina a localização das células T e das células B nos diferentes estágios de ativação?

10.5   Nas reações nos centros germinativos, as células B (centroblastos e centrócitos) circulam entre a zona clara e a zona escura. Quais são os fatores que regulam essa circulação e localização?

10.6   Descreva o processo responsável pelo fenômeno da maturação da afinidade da resposta de anticorpo. Onde ocorre, principalmente, a maturação da afinidade?

10.7   Assumindo que haja uma taxa de mutação de uma mutação a cada 10^3 pares de bases dentro das regiões V por divisão celular e que cerca de três a cada quatro alterações resultarão na troca de aminoácidos, explique como a estimativa chegou aos 50% de chance de mutação no receptor de antígeno das células B por divisão durante a reação no centro germinativo.

10.8   Quais classes de anticorpos ativam principalmente os mastócitos? Como isso ocorre e quais são os resultados? Contra qual tipo de patógeno essa classe de anticorpo é principalmente direcionada? Por qual reação indesejada esse anticorpo é responsável?

10.9   Como os anticorpos interagem com o sistema do complemento para livrar o organismo dos patógenos?

10.10   Quais classes de anticorpos maternais você esperaria encontrar em um lactente recém-nascido e como eles chegaram lá?

Referências gerais

Batista, F.D., and Harwood, N.E.: **The who, how and where of antigen presentation to B cells**. *Nat. Rev. Immunol.* 2009, **9**:15–27.

Nimmerjahn, F., and Ravetch, J.V.: **Fcγ receptors as regulators of immune responses**. *Nat. Rev. Immunol.* 2008, **8**:34–47.

Rajewsky, K.: **Clonal selection and learning in the antibody system.** *Nature* 1996, **381**:751–758.

Referências por seção

10.1   A resposta imune humoral é iniciada quando células B que se ligam ao antígeno são sinalizadas por células T auxiliares ou por certos antígenos microbianos isolados

Gulbranson-Judge, A., and MacLennan, I.: **Sequential antigen-specific growth of T cells in the T zones and follicles in response to pigeon cytochrome c.** *Eur. J. Immunol.* 1996, **26**:1830–1837.

10.2 As respostas das células B são aumentadas pela coligação do BCR e do correceptor de célula B pelo antígeno e pelos fragmentos do complemento nas superfícies microbianas

Barrington, R.A., Zhang, M., Zhong, X., Jonsson, H., Holodick, N., Cherukuri, A., Pierce, S.K., Rothstein, T.L., and Carroll, M.C.: **CD21/CD19 coreceptor signaling promotes B cell survival during primary immune responses.** *J. Immunol.* 2005, **175**:2859–2867.

Fearon, D.T., and Carroll, M.C.: **Regulation of B lymphocyte responses to foreign and self-antigens by the CD19/CD21 complex.** *Annu. Rev. Immunol.* 2000, **18**:393–422.

O'Rourke, L., Tooze, R., and Fearon, D.T.: **Co-receptors of B lymphocytes.** *Curr. Opin. Immunol.* 1997, **9**:324–329.

Rickert, R.C.: **Regulation of B lymphocyte activation by complement C3 and the B cell coreceptor complex.** *Curr. Opin. Immunol.* 2005, **17**:237–243.

10.3 As células T auxiliares ativam as células B que reconhecem o mesmo antígeno

Eskola, J., Peltola, H., Takala, A.K., Kayhty, H., Hakulinen, M., Karanko, V., Kela, E., Rekola, P., Ronnberg, P.R., Samuelson, J.S., *et al.*: **Efficacy of *Haemophilus influenzae* type b polysaccharide-diphtheria toxoid conjugate vaccine in infancy.** *N. Engl. J. Med.* 1987, **317**:717–722.

MacLennan, I.C.M., Gulbranson-Judge, A., Toellner, K.M., Casamayor-Palleja, M., Chan, E., Sze, D.M.Y., Luther, S.A., and Orbea, H.A.: **The changing preference of T and B cells for partners as T-dependent antibody responses develop.** *Immunol. Rev.* 1997, **156**:53–66.

McHeyzer-Williams, L.J., Malherbe, L.P., and McHeyzer-Williams, M.G.: **Helper T cell-regulated B cell immunity.** *Curr. Top. Microbiol. Immunol.* 2006, **311**:59–83.

Parker, D.C.: **T cell-dependent B-cell activation.** *Annu. Rev. Immunol.* 1993, **11**:331–340.

10.4 As células T produzem moléculas secretadas e ligadas à membrana que ativam as células B

Gaspal, F.M., Kim, M.Y., McConnell, F.M., Raykundalia, C., Bekiaris, V., and Lane, P.J.: **Mice deficient in OX40 and CD30 signals lack memory antibody responses because of deficient CD4 T cell memory.** *J. Immunol.* 2005, **174**:3891–3896.

Jaiswal, A.I., and Croft, M.: **CD40 ligand induction on T cell subsets by peptide-presenting B cells.** *J. Immunol.* 1997, **159**:2282–2291.

Kalled, S.L.: **Impact of the BAFF/BR3 axis on B cell survival, germinal center maintenance and antibody production.** *Semin. Immunol.* 2006, **18**:290–296.

Mackay, F., and Browning, J.L.: **BAFF: a fundamental survival factor for B cells.** *Nat. Rev. Immunol.* 2002, **2**:465–475.

Shanebeck, K.D., Maliszewski, C.R., Kennedy, M.K., Picha, K.S., Smith, C.A., Goodwin, R.G., and Grabstein, K.H.: **Regulation of murine B cell growth and differentiation by CD30 ligand.** *Eur. J. Immunol.* 1995, **25**:2147–2153.

Yoshinaga, S.K., Whoriskey, J.S., Khare, S.D., Sarmiento, U., Guo, J., Horan, T., Shih, G., Zhang, M., Coccia, M.A., Kohno, T. *et al.*: **T-cell co-stimulation through B7RP-1 and ICOS.** *Nature* 1999, **402**:827–832.

10.5 As células B que encontram seus antígenos migram em direção aos limites entre a área de células B e a área de células T nos tecidos linfoides secundários

Cahalan, M.D., and Parker, I.: **Close encounters of the first and second kind: T-DC and T-B interactions in the lymph node.** *Semin. Immunol.* 2005, **17**:442–451.

Fang, Y., Xu, C., Fu, Y.X., Holers, V.M., and Molina, H.: **Expression of complement receptors 1 and 2 on follicular dendritic cells is necessary for the generation of a strong antigen-specific IgG response.** *J. Immunol.* 1998, **160**:5273–5279.

Garside, P., Ingulli, E., Merica, R.R., Johnson, J.G., Noelle, R.J., and Jenkins, M.K.: **Visualization of specific B and T lymphocyte interactions in the lymph node.** *Science* 1998, **281**:96–99.

Okada, T., and Cyster, J.G.: **B cell migration and interactions in the early phase of antibody responses.** *Curr. Opin. Immunol.* 2006, **18**:278–285.

Pape, K.A., Kouskoff, V., Nemazee, D., Tang, H.L., Cyster, J.G., Tze, L.E., Hippen, K.L., Behrens, T.W., and Jenkins, M.K.: **Visualization of the genesis and fate of isotype-switched B cells during a primary immune response.** *J. Exp. Med.* 2003, **197**:1677–1687.

Phan, T.G., Gray, E.E., and Cyster, J.G.: **The microanatomy of B cell activation.** *Curr. Opin. Immunol.* 2009, **21**:258–265.

10.6 Células plasmáticas secretoras de anticorpos diferenciam-se das células B ativadas

Moser, K., Tokoyoda, K., Radbruch, A., MacLennan, I., and Manz, R.A.: **Stromal niches, plasma cell differentiation and survival.** *Curr. Opin. Immunol.* 2006, **18**:265–270.

Radbruch, A., Muehlinghaus, G., Luger, E.O., Inamine, A., Smith, K.G., Dorner, T., and Hiepe, F.: **Competence and competition: the challenge of becoming a long-lived plasma cell.** *Nat. Rev. Immunol.* 2006, **6**:741–750.

Sciammas, R., and Davis, M.M.: **Blimp-1; immunoglobulin secretion and the switch to plasma cells.** *Curr. Top. Microbiol. Immunol.* 2005, **290**:201–224.

Shapiro-Shelef, M, and Calame, K.: **Regulation of plasma-cell development.** *Nat. Rev. Immunol.* 2005, **5**:230–242.

10.7 A segunda fase da resposta imune primária de células B ocorre quando células B ativadas migram para os folículos e proliferam para formar centros germinativos

Allen, C.D., Okada, T., and Cyster, J.G.: **Germinal-center organization and cellular dynamics.** *Immunity* 2007, **27**:190–202.

Cozine, C.L., Wolniak, K.L., and Waldschmidt, T.J.: **The primary germinal center response in mice.** *Curr. Opin. Immunol.* 2005, **17**:298–302.

Jacob, J., Przylepa, J., Miller, C., and Kelsoe, G.: **In situ studies of the primary immune response to (4-hydroxy-3-nitrophenyl)acetyl. III. The kinetics of V region mutation and selection in germinal center B cells.** *J. Exp. Med.* 1993, **178**:1293–1307.

Kelsoe, G.: **The germinal center: a crucible for lymphocyte selection.** *Semin. Immunol.* 1996, **8**:179–184.

Kunkel, E.J., and Butcher, E.C.: **Plasma-cell homing.** *Nat. Rev. Immunol.* 2003, **3**:822–829.

MacLennan, I.C.: **Germinal centers still hold secrets.** *Immunity* 2005, **22**:656–657.

10.8 Os centros germinativos de células B sofrem hipermutação somática nas regiões V, e as células com mutações que aumentam a afinidade pelo antígeno são selecionadas

Anderson, S.M., Khalil, A., Uduman, M., Hershberg, U., Louzoun, Y., Haberman, A.M., Kleinstein, S.H., and Shlomchik, M.J.: **Taking advantage: high-affinity B cells in the germinal center have lower death rates, but similar rates of division, compared to low-affinity cells.** *J. Immunol.* 2009, **183**:7314–7325.

Jacob, J., Kelsoe, G., Rajewsky, K., and Weiss, U.: **Intraclonal generation of antibody mutants in germinal centres.** *Nature* 1991, **354**:389–392.

Li, Z., Woo, C.J., Iglesias-Ussel, M.D., Ronai, D., and Scharff, M.D.: **The generation of antibody diversity through somatic hypermutation and class switch recombination.** *Genes Dev.* 2004, **18**:1–11.

Odegard, V.H., and Schatz, D.G.: **Targeting of somatic hypermutation.** *Nat. Rev. Immunol.* 2006, **6**:573–583.

Pereira, J.P., Kelly, L.M., and Cyster, J.G.: **Finding the right niche: B-cell migration in the early phases of T-dependent antibody responses.** *Int. Immunol.* 2010, **22**:413–419.

10.9 A troca de classe nas respostas de anticorpos timo-dependentes requer a expressão do CD40L pelas células T auxiliares e é direcionada por citocinas

Francke, U., and Ochs, H.D.: **The CD40 ligand, gp39, is defective in activated T cells from patients with X-linked hyper-IgM syndrome.** *Cell* 1993, **72**:291–300.

Jumper, M., Splawski, J., Lipsky, P., and Meek, K.: **Ligation of CD40 induces sterile transcripts of multiple Ig H chain isotypes in human B cells.** *J. Immunol.* 1994, **152**:438–445.

Litinskiy, M.B., Nardelli, B., Hilbert, D.M., He, B., Schaffer, A., Casali, P., and Cerutti, A.: **DCs induce CD40-independent immunoglobulin class switching through BLyS and APRIL.** *Nat. Immunol.* 2002, **3**:822–829.

MacLennan, I.C., Toellner, K.M., Cunningham, A.F., Serre, K., Sze, D.M., Zuniga, E., Cook, M.C., and Vinuesa, C.G.: **Extrafollicular antibody responses.** *Immunol. Rev.* 2003, **194**:8–18.

Snapper, C.M., Kehry, M.R., Castle, B.E., and Mond, J.J.: **Multivalent, but not divalent, antigen receptor cross-linkers synergize with CD40 ligand for induction of Ig synthesis and class switching in normal murine B cells.** *J. Immunol.* 1995, **154**:1177–1187.

Stavnezer, J.: **Immunoglobulin class switching.** *Curr. Opin. Immunol.* 1996, **8**:199–205.

10.10   A ligação de CD40 e o contato prolongado com as células T_{FH} são necessários para a manutenção das células B dos centros germinativos

Bancherleau, J., de Paoli, P., Vallé, A., Garcia, E., and Rousset, F.: **Long-term human B cell lines dependent on interleukin-4 and antibody to CD40.** *Science* 1991, **251**:70–72.

Cannons, J.L., Qi, H., Lu, K.T., Dutta, M., Gomez-Rodriguez, J., Cheng, J., Wakeland, E.K., Germain, R.N., and Schwartzberg, P.L.: **Optimal germinal center responses require a multistage T cell:B cell adhesion process involving integrins, SLAM-associated protein, and CD84.** *Immunity* 2010, **32**:253–265.

Hannum, L.G., Haberman, A.M., Anderson, S.M., and Shlomchik, M.J.: **Germinal center initiation, variable gene region hypermutation, and mutant B cell selection without detectable immune complexes on follicular dendritic cells.** *J. Exp. Med.* 2000, **192**:931–942.

Liu, Y.J., Joshua, D.E., Williams, G.T., Smith, C.A., Gordon, J., and MacLennan, I.C.M.: **Mechanism of antigen-driven selection in germinal centres.** *Nature* 1989, **342**:929–931.

Wang, Z., Karras, J.G., Howard, R.G., and Rothstein, T.L.: **Induction of bcl-x by CD40 engagement rescues sIg-induced apoptosis in murine B cells.** *J. Immunol.* 1995, **155**:3722–3725.

10.11   As células B sobreviventes do centro germinativo diferenciam-se em células plasmáticas ou em células de memória

Hu, C.C., Dougan, S.K., McGehee, A.M., Love, J.C., and Ploegh, H.L.: **XBP-1 regulates signal transduction, transcription factors and bone marrow colonization in B cells.** *EMBO J.* 2009, **28**:1624–1636.

Nera, K.P., and Lassila, O.: **Pax5—a critical inhibitor of plasma cell fate.** *Scand. J. Immunol.* 2006, **64**:190–199.

Omori, S.A., Cato, M.H., Anzelon-Mills, A., Puri, K.D., Shapiro-Shelef, M., Calame, K., and Rickert, R.C.: **Regulation of class-switch recombination and plasma cell differentiation by phosphatidylinositol 3-kinase signaling.** *Immunity* 2006, **25**:545–557.

Radbruch, A., Muehlinghaus, G., Luger, E.O., Inamine, A., Smith, K.G., Dorner, T., and Hiepe, F.: **Competence and competition: the challenge of becoming a long-lived plasma cell.** *Nat. Rev. Immunol.* 2006, **6**:741–750.

Schebesta, M., Heavey, B., and Busslinger, M.: **Transcriptional control of B-cell development.** *Curr. Opin. Immunol.* 2002, **14**:216–223.

10.12   Alguns antígenos bacterianos não requerem o auxílio das células T para induzir respostas nas células B

Anderson, J., Coutinho, A., Lernhardt, W., and Melchers, F.: **Clonal growth and maturation to immunoglobulin secretion in vitro of every growth-inducible B lymphocyte.** *Cell* 1977, **10**:27–34.

Bekeredjian-Ding, I., and Jego, G.: **Toll-like receptors—sentries in the B-cell response.** *Immunology* 2009, **128**:311–323.

Garcia De Vinuesa, C., Gulbranson-Judge, A., Khan, M., O'Leary, P., Cascalho, M., Wabl, M., Klaus, G.G., Owen, M.J., and MacLennan, I.C.: **Dendritic cells associated with plasmablast survival.** *Eur. J. Immunol.* 1999, **29**:3712–3721.

Ruprecht, C.R., and Lanzavecchia, A.: **Toll-like receptor stimulation as a third signal required for activation of human naive B cells.** *Eur. J. Immunol.* 2006, **36**:810–816.

10.13   As respostas de células B para polissacarídeos bacterianos não requerem a ajuda de células T peptídeo-específicas

Balazs, M., Martin, F., Zhou, T., and Kearney, J.: **Blood dendritic cells interact with splenic marginal zone B cells to initiate T-independent immune responses.** *Immunity* 2002, **17**:341–352.

Craxton, A., Magaletti, D., Ryan, E.J., and Clark, E.A.: **Macrophage- and dendritic cell-dependent regulation of human B-cell proliferation requires the TNF family ligand BAFF.** *Blood* 2003, **101**:4464–4471.

Fagarasan, S., and Honjo, T.: **T-independent immune response: new aspects of B cell biology.** *Science* 2000, **290**:89–92.

MacLennan, I., and Vinuesa, C.: **Dendritic cells, BAFF, and APRIL: innate players in adaptive antibody responses.** *Immunity* 2002, **17**:341–352.

Mond, J.J., Lees, A., and Snapper, C.M.: **T cell-independent antigens type 2.** *Annu. Rev. Immunol.* 1995, **13**:655–692.

Snapper, C.M., Shen, Y., Khan, A.Q., Colino, J., Zelazowski, P., Mond, J.J., Gause, W.C., and Wu, Z.Q.: **Distinct types of T-cell help for the induction of a humoral immune response to *Streptococcus pneumoniae*.** *Trends Immunol.* 2001, **22**:308–311.

10.14   Anticorpos de diferentes classes atuam em locais distintos e têm funções efetoras distintas

Clark, M.R.: **IgG effector mechanisms.** *Chem. Immunol.* 1997, **65**:88–110.

Herrod, H.G.: **IgG subclass deficiency.** *Allergy Proc.* 1992, **13**:299–302.

Rispens, T., den Bleker, T.H., and Aalberse, R.C.: **Hybrid IgG4/IgG4 Fc antibodies form upon 'Fab-arm' exchange as demonstrated by SDS-PAGE or size-exclusion chromatography.** *Mol. Immunol.* 2010, **47**:1592–1594.

Suzuki, K., Meek, B., Doi, Y., Muramatsu, M., Chiba, T., Honjo, T., and Fagarasan, S.: **Aberrant expansion of segmented filamentous bacteria in IgA-deficient gut.** *Proc. Natl Acad. Sci. USA* 2004, **101**:1981–1986.

Ward, E.S., and Ghetie, V.: **The effector functions of immunoglobulins: implications for therapy.** *Ther. Immunol.* 1995, **2**:77–94.

10.15   As proteínas de transporte que se ligam às regiões Fc dos anticorpos levam os isotipos específicos através das barreiras epiteliais

Burmeister, W.P., Gastinel, L.N., Simister, N.E., Blum, M.L., and Bjorkman, P.J.: **Crystal structure at 2.2 Å resolution of the MHC-related neonatal Fc receptor.** *Nature* 1994, **372**:336–343.

Corthesy, B., and Kraehenbuhl, J.P.: **Antibody-mediated protection of mucosal surfaces.** *Curr. Top. Microbiol. Immunol.* 1999, **236**:93–111.

Ghetie, V., and Ward, E.S.: **Multiple roles for the major histocompatibility complex class I-related receptor FcRn.** *Annu. Rev. Immunol.* 2000, **18**:739–766.

Lamm, M.E.: **Current concepts in mucosal immunity. IV. How epithelial transport of IgA antibodies relates to host defense.** *Am. J. Physiol.* 1998, **274**:G614–G617.

Mostov, K.E.: **Transepithelial transport of immunoglobulins.** *Annu. Rev. Immunol.* 1994, **12**:63–84.

10.16   Os anticorpos IgG e IgA de alta afinidade podem neutralizar toxinas bacterianas
e
10.17   Anticorpos IgG e IgA de alta afinidade podem inibir a infetividade dos vírus

Brandtzaeg, P.: **Role of secretory antibodies in the defence against infections.** *Int. J. Med. Microbiol.* 2003, **293**:3–15.

Mandel, B.: **Neutralization of polio virus: a hypothesis to explain the mechanism and the one hit character of the neutralization reaction.** *Virology* 1976, **69**:500–510.

Roost, H.P., Bachmann, M.F., Haag, A., Kalinke, U., Pliska, V., Hengartner, H., and Zinkernagel, R.M.: **Early high-affinity neutralizing anti-viral IgG responses without further overall improvements of affinity.** *Proc. Natl Acad. Sci. USA* 1995, **92**:1257–1261.

Sougioultzis, S., Kyne, L., Drudy, D., Keates, S., Maroo, S., Pothoulakis, C., Giannasca, P.J., Lee, C.K., Warny, M., Monath, T.P., *et al.*: *Clostridium difficile* **toxoid vaccine in recurrent *C. difficile*-associated diarrhea.** *Gastroenterology* 2005, **128**:764–770.

10.18 Os anticorpos podem bloquear a adesão de bactérias às células do hospedeiro

Fischetti, V.A., and Bessen, D.: **Effect of mucosal antibodies to M protein in colonization by group A streptococci.** In Switalski, L., Hook, M., and Beachery, E. (eds): *Molecular Mechanisms of Microbial Adhesion.* New York, Springer, 1989.

Wizemann, T.M., Adamou, J.E., and Langermann, S.: **Adhesins as targets for vaccine development.** *Emerg. Infect. Dis.* 1999, **5**:395–403.

10.19 Os complexos anticorpo:antígeno ativam a via clássica do complemento por meio da ligação à molécula C1q

Cooper, N.R.: **The classical complement pathway. Activation and regulation of the first complement component.** *Adv. Immunol.* 1985, **37**:151–216.

Perkins, S.J., and Nealis, A.S.: **The quaternary structure in solution of human complement subcomponent $C1r_2C1s_2$.** *Biochem. J.* 1989, **263**:463–469.

10.20 Os receptores do complemento são importantes na remoção dos complexos imunes da circulação

Nash, J.T., Taylor, P.R., Botto, M., Norsworthy, P.J., Davies, K.A., and Walport, M.J.: **Immune complex processing in C1q-deficient mice.** *Clin. Exp. Immunol.* 2001, **123**:196–202.

Nash, J.T., Taylor, P.R., Botto, M., Norsworthy, P.J., Davies, K.A., Walport, M.J., Schifferli, J.A., and Taylor, J.P.: **Physiologic and pathologic aspects of circulating immune complexes.** *Kidney Int.* 1989, **35**:993–1003.

Schifferli, J.A., Ng, Y.C., and Peters, D.K.: **The role of complement and its receptor in the elimination of immune complexes.** *N. Engl. J. Med.* 1986, **315**:488–495.

Walport, M.J., Davies, K.A., and Botto, M.: **C1q and systemic lupus erythematosus.** *Immunobiology* 1998, **199**:265–285.

10.21 Os receptores Fc das células acessórias são receptores sinalizadores específicos para imunoglobulinas de diferentes classes

Kinet, J.P., and Launay, P.: **Fc α/microR: single member or first born in the family?** *Nat. Immunol.* 2000, **1**:371–372.

Ravetch, J.V., and Bolland, S.: **IgG Fc receptors.** *Annu. Rev. Immunol.* 2001, **19**:275–290.

Ravetch, J.V., and Clynes, R.A.: **Divergent roles for Fc receptors and complement *in vivo.*** *Annu. Rev. Immunol.* 1998, **16**:421–432.

Shibuya, A., Sakamoto, N., Shimizu, Y., Shibuya, K., Osawa, M., Hiroyama, T., Eyre, H.J., Sutherland, G.R., Endo, Y., Fujita, T., *et al.*: **Fc α/μ receptor mediates endocytosis of IgM-coated microbes.** *Nat. Immunol.* 2000, **1**:441–446.

Stefanescu, R.N., Olferiev M., Liu, Y., and Pricop, L.: **Inhibitory Fc gamma receptors: from gene to disease.** *J. Clin. Immunol.* 2004, **24**:315–326.

10.22 Os receptores Fc nos fagócitos são ativados por anticorpos ligados à superfície dos patógenos, permitindo a ingestão e a destruição dos patógenos pelos fagócitos

Dierks, S.E., Bartlett, W.C., Edmeades, R.L., Gould, H.J., Rao, M., and Conrad, D.H.: **The oligomeric nature of the murine Fc epsilon RII/CD23. Implications for function.** *J. Immunol.* 1993, **150**:2372–2382.

Hogan, S.P., Rosenberg, H.F., Moqbel, R., Phipps, S., Foster, P.S., Lacy, P., Kay, A.B., and Rothenberg, M.E.: **Eosinophils: biological properties and role in health and disease.** *Clin. Exp. Allergy* 2008, **38**:709–750.

Karakawa, W.W., Sutton, A., Schneerson, R., Karpas, A., and Vann, W.F.: **Capsular antibodies induce type-specific phagocytosis of capsulated *Staphylococcus aureus* by human polymorphonuclear leukocytes.** *Infect. Immun.* 1986, **56**:1090–1095.

10.23 Os receptores Fc ativam as células NK para destruir os alvos recobertos com anticorpos

Chung, A.W., Rollman, E., Center, R.J., Kent, S.J., and Stratov, I.: **Rapid degranulation of NK cells following activation by HIV-specific antibodies.** *J. Immunol.* 2009, **182**:1202–1210.

Lanier, L.L., and Phillips, J.H.: **Evidence for three types of human cytotoxic lymphocyte.** *Immunol. Today* 1986, **7**:132.

Leibson, P.J.: **Signal transduction during natural killer cell activation: inside the mind of a killer.** *Immunity* 1997, **6**:655–661.

Sulica, A., Morel, P., Metes, D., and Herberman, R.B.: **Ig-binding receptors on human NK cells as effector and regulatory surface molecules.** *Int. Rev. Immunol.* 2001, **20**:371–414.

Takai, T.: **Multiple loss of effector cell functions in FcR γ-deficient mice.** *Int. Rev. Immunol.* 1996, **13**:369–381.

10.24 Os mastócitos e os basófilos ligam o anticorpo IgE via receptor Fcε de alta afinidade

Beaven, M.A., and Metzger, H.: **Signal transduction by Fc receptors: the FcεRI case.** *Immunol. Today* 1993, **14**:222–226.

Kalesnikoff, J., Huber, M., Lam, V., Damen, J.E., Zhang, J., Siraganian, R.P., and Krystal, G.: **Monomeric IgE stimulates signaling pathways in mast cells that lead to cytokine production and cell survival.** *Immunity* 2001, **14**:801–811.

Sutton, B.J., and Gould, H.J.: **The human IgE network.** *Nature* 1993, **366**:421–428.

10.25 A ativação de células acessórias mediada por IgE desempenha importante papel na resistência à infecção parasitária

Capron, A., Riveau, G., Capron, M., and Trottein, F.: **Schistosomes: the road from host-parasite interactions to vaccines in clinical trials.** *Trends Parasitol.* 2005, **21**:143–149.

Grencis, R.K.: **Th2-mediated host protective immunity to intestinal nematode infections.** *Phil. Trans. R. Soc. Lond. B* 1997, **352**:1377–1384.

Grencis, R.K., Else, K.J., Huntley, J.F., and Nishikawa, S.I.: **The in vivo role of stem cell factor (c-kit ligand) on mastocytosis and host protective immunity to the intestinal nematode *Trichinella spiralis* in mice.** *Parasite Immunol.* 1993, **15**:55–59.

Kasugai, T., Tei, H., Okada, M., Hirota, S., Morimoto, M., Yamada, M., Nakama, A., Arizono, N., and Kitamura, Y.: **Infection with *Nippostrongylus brasiliensis* induces invasion of mast cell precursors from peripheral blood to small intestine.** *Blood* 1995, **85**:1334–1340.

Ushio, H., Watanabe, N., Kiso, Y., Higuchi, S., and Matsuda, H.: **Protective immunity and mast cell and eosinophil responses in mice infested with larval *Haemaphysalis longicornis* ticks.** *Parasite Immunol.* 1993, **15**:209–214.

Dinâmica da Imunidade Adaptativa

11

Ao longo deste livro, foram examinados os mecanismos individuais pelos quais as respostas imunes – inata e adaptativa – atuam para proteger o hospedeiro contra microrganismos invasores. Neste capítulo, será considerado como as células e as moléculas do sistema imune trabalham como um sistema defensivo integrado para eliminar ou controlar o agente infeccioso e como o sistema imune adaptativo proporciona a imunidade protetora persistente. Este é o primeiro, entre vários capítulos, em que será examinado o papel do sistema imune como um todo na saúde e na doença. O próximo capítulo descreverá a função e as especializações do sistema imune de mucosa, o qual forma a linha de frente de defesa contra a maioria dos patógenos. Nos capítulos subsequentes, será visto como ocorrem as falhas na defesa imune (Cap. 13), como ocorrem as respostas indesejáveis (Caps. 14 e 15) e como a resposta imune pode ser manipulada para beneficiar o indivíduo (Cap. 16).

Nos Capítulos 2 e 3, viu-se como a imunidade inata está envolvida nas fases iniciais da infecção e, provavelmente, é suficiente para prevenir a colonização do organismo pela maioria dos microrganismos encontrados no ambiente. Entretanto, os microrganismos patogênicos, por definição, desenvolveram estratégias que permitem que eles se esquivem ou dominem os mecanismos da defesa imune inata, estabelecendo um foco infeccioso, a partir do qual eles podem se disseminar. Nessas circunstâncias, a resposta imune inata cria o contexto para a indução de uma resposta imune adaptativa. Na **resposta imune primária**, que ocorre contra um patógeno encontrado pela primeira vez, vários dias são necessários para a expansão clonal e a diferenciação dos linfócitos virgens em células T efetoras e células B secretoras de anticorpos, como descrito nos Capítulos 9 e 10. Na maioria dos casos, essas células têm como objetivo a eliminação do patógeno (Fig. 11.1).

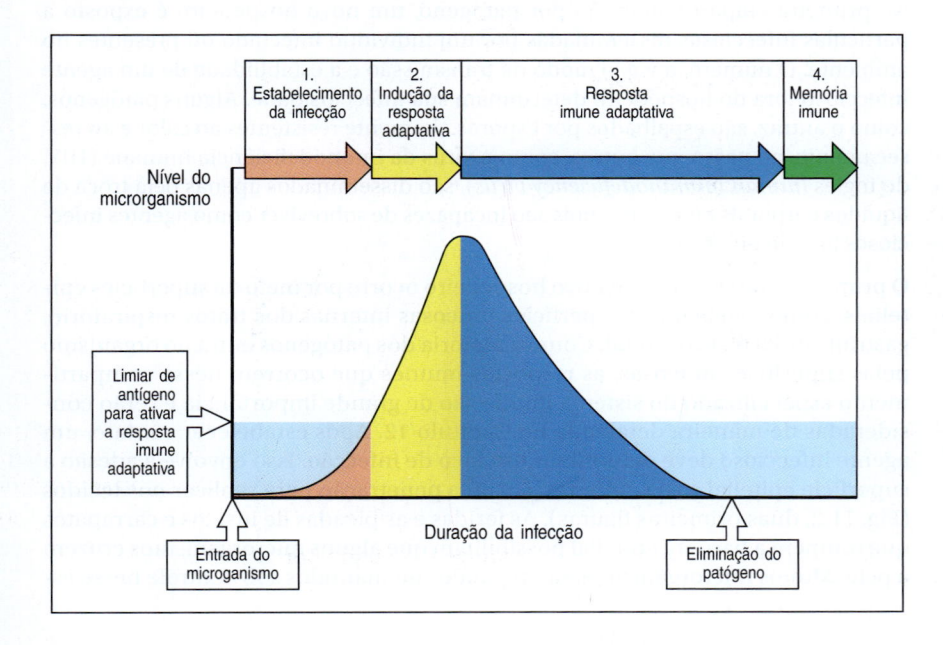

Figura 11.1 Curso de uma infecção aguda característica que é eliminada por uma reação imune adaptativa. 1. O nível do agente infeccioso aumenta à medida que o patógeno se replica. 2. Quando a quantidade de patógeno excede a dose limiar de antígeno necessária a uma resposta adaptativa, a resposta é iniciada; o patógeno continua a crescer, impedido apenas pelas respostas do sistema imune inato. Nesse estágio, a memória imune também começa a ser induzida. 3. Após quatro a sete dias, as células efetoras e as moléculas da resposta adaptativa começam a eliminar a infecção. 4. Quando a infecção é eliminada e a dose de antígeno cai abaixo do limiar de resposta, a resposta cessa, mas os anticorpos, as células efetoras residuais e também a memória imune garantem proteção duradoura contra a reinfecção na maioria dos casos.

Durante esse período, a **memória imune** específica é estabelecida. Isso assegura uma rápida reindução de anticorpos específicos aos antígenos e de células T efetoras nos encontros subsequentes com o mesmo patógeno, proporcionando uma proteção duradoura contra a reinfecção. A memória imune será discutida na parte final deste capítulo. As respostas da memória diferem em relação às respostas primárias. Em seguida, serão discutidas as razões para isso e o que se sabe sobre como é mantida a memória imune.

Curso da resposta imune à infecção

A resposta imune é um processo dinâmico, e sua natureza e intensidade mudam com o passar do tempo. Ela inicia com uma resposta da imunidade inata relativamente inespecífica e torna-se mais direcionada ao patógeno e mais potente com o início da resposta imune adaptativa que rapidamente se desenvolve. Nesta parte do capítulo, será visto como as diferentes fases da resposta imune são organizadas no espaço e no tempo, como a resposta se desenvolve e como mudanças em moléculas de superfície celular especializadas e quimiocinas guiam os linfócitos efetores aos locais de ação apropriados nos diferentes estágios.

A resposta de imunidade inata é um pré-requisito essencial para a resposta imune primária adaptativa, porque as moléculas coestimuladoras induzidas nas células do sistema imune inato durante sua interação com os microrganismos são essenciais à ativação dos linfócitos antígeno-específicos (ver Cap. 9). Células do sistema imune inato passam outros importantes sinais secretando citocinas que influenciam as características da resposta adaptativa e adaptam a resposta de acordo com o tipo de patógeno encontrado. Para que isso aconteça, células de diferentes locais se comprometem a coordenar a ativação específica de células T e B virgens, e a migração de células a locais específicos nos tecidos linfoides é, portanto, essencial para a coordenação da resposta adaptativa.

11.1 O processo infeccioso pode ser dividido em várias fases distintas

O processo infeccioso pode ser desdobrado em várias etapas (ver Fig. 2.5), mas nos Capítulos 2 e 3 foram consideradas somente as respostas de imunidade inata. Neste capítulo, serão retomadas as várias etapas da infecção, mas agora a resposta imune adaptativa será incluída no cenário.

Filme 11.1

Na primeira etapa da infecção por patógeno, um novo hospedeiro é exposto a partículas infecciosas disseminadas por um indivíduo infectado ou presentes no ambiente. O número, a via, o modo de transmissão e a estabilidade de um agente infeccioso fora do hospedeiro determinam sua infecciosidade. Alguns patógenos, como o antraz, são espalhados por esporos altamente resistentes ao calor e ao ressecamento, ao passo que outros, como o vírus da imunodeficiência humana (HIV, do inglês *human immunodeficiency virus*), são disseminados apenas pela troca de líquidos corporais ou tecidos, pois são incapazes de sobreviver como agentes infecciosos fora do organismo.

O primeiro contato com um novo hospedeiro ocorre por meio de superfícies epiteliais, como a pele ou as superfícies mucosas internas dos tratos respiratório, gastrintestinal ou urogenital. Como a maioria dos patógenos entra no organismo pelas superfícies mucosas, as respostas imunes que ocorrem nesse compartimento especializado do sistema imune são de grande importância e serão consideradas de maneira detalhada no Capítulo 12. Após estabelecer contato, um agente infeccioso deve determinar um foco de infecção. Isso envolve a adesão à superfície epitelial e sua colonização, ou a penetração para replicar nos tecidos (Fig. 11.2, duas primeiras figuras). As feridas e as picadas de insetos e carrapatos que rompem a barreira epitelial possibilitam que alguns microrganismos cruzem a pele. Muitos microrganismos são repelidos ou mantidos sob controle nesse es-

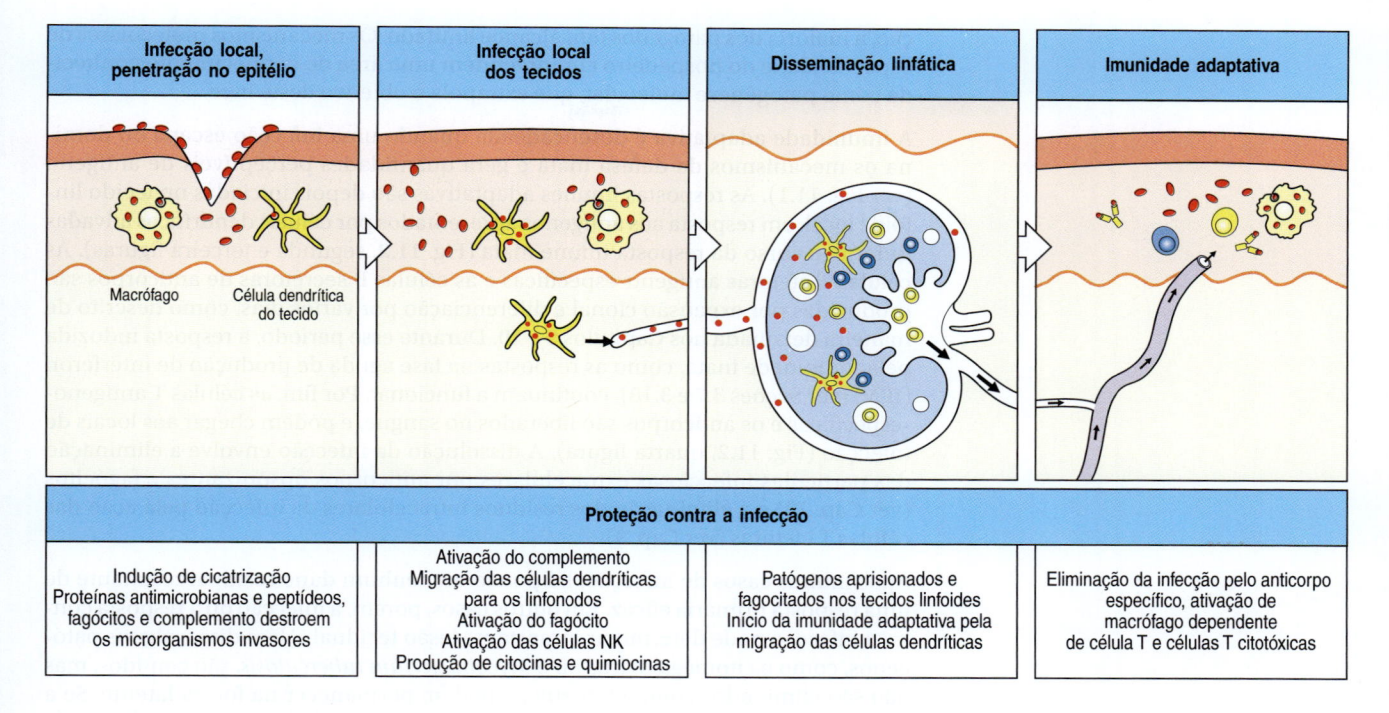

Infecção local, penetração no epitélio	Infecção local dos tecidos	Disseminação linfática	Imunidade adaptativa
Macrófago Célula dendrítica do tecido			

Proteção contra a infecção			
Indução de cicatrização Proteínas antimicrobianas e peptídeos, fagócitos e complemento destroem os microrganismos invasores	Ativação do complemento Migração das células dendríticas para os linfonodos Ativação do fagócito Ativação das células NK Produção de citocinas e quimiocinas	Patógenos aprisionados e fagocitados nos tecidos linfoides Início da imunidade adaptativa pela migração das células dendríticas	Eliminação da infecção pelo anticorpo específico, ativação de macrófago dependente de célula T e células T citotóxicas

tágio pelas defesas inatas, que incluem a resposta imune inata induzida ativada pelo estímulo de vários receptores codificados na linhagem germinativa (como os receptores semelhantes ao Toll [TLRs, do inglês *Toll-like receptors*] e os receptores de células *natural killer* [NK]) que discriminam entre superfícies autólogas e microbianas estranhas, ou entre células normais e infectadas (ver Caps. 2 e 3). Essas respostas não são tão eficazes quanto as respostas imunes adaptativas, que se revelam extremamente poderosas, uma vez que são antígeno-específicas e têm o patógeno como alvo. Contudo, as respostas inatas podem evitar que uma infecção se estabeleça ou, se isso falhar, conter o patógeno e evitar que ele se espalhe pela corrente sanguínea enquanto o organismo desenvolve uma resposta imune adaptativa.

A doença no hospedeiro ocorre somente quando um microrganismo estabelece um foco infeccioso. Com a exceção das infecções pulmonares, como tuberculose, e das infecções intestinais induzidas por diarreia, como cólera, nas quais a infecção primária pode constituir uma ameaça séria à vida do paciente, pouco dano será causado, a não ser que o agente seja capaz de disseminar-se a partir do local da infecção original ou possa secretar toxinas capazes de se espalharem para outras partes do corpo. Os patógenos extracelulares disseminam-se por extensão direta do foco infeccioso por vasos linfáticos ou sanguíneos. Em geral, a disseminação pela corrente circulatória ocorre apenas após o sistema linfático ter sido dominado pela carga infecciosa. Os patógenos intracelulares obrigatórios devem disseminar-se de célula para célula, seja pelo contato direto de uma célula com outra, seja por sua liberação nos líquidos extracelulares e reinfecção de células adjacentes ou de células distantes. Ao contrário, algumas bactérias que causam gastrenterites exercem seus efeitos sem que haja disseminação para os tecidos. Elas estabelecem foco infeccioso na superfície epitelial no lúmen do intestino e não causam uma patologia direta, mas secretam toxinas que causam dano *in situ* ou após cruzarem a barreira epitelial e entrarem na circulação sanguínea.

A maioria dos agentes infecciosos apresenta grau significativo de especificidade ao hospedeiro, causando doença em apenas uma ou algumas espécies relacionadas. Não se sabe ao certo o que determina essa especificidade, mas a necessidade de fixação a uma superfície celular é um fator essencial. Assim como outras interações entre as células do hospedeiro são também comumente requeridas para a replica-

Figura 11.2   As infecções e as respostas contra elas podem ser divididas em vários estágios. Os estágios estão ilustrados aqui para um microrganismo patogênico (vermelho) que penetra através de um ferimento no epitélio. O microrganismo deve primeiro aderir às células epiteliais e, então, cruzar o epitélio para o tecido subjacente (primeira figura). Uma resposta imune inata local ajuda a conter a infecção e direciona o antígeno para as células dendríticas carregadas de antígenos para os linfáticos (segunda figura) e daí para os linfonodos locais (terceira figura). Isso leva a uma resposta imune adaptativa no linfonodo que envolve ativação e posterior diferenciação de células B e células T com a eventual produção de anticorpos e células T efetoras, as quais eliminam a infecção (quarta figura). NK, *natural killer*.

ção, a maioria dos patógenos tem alcance limitado. Os mecanismos moleculares de especificidade do hospedeiro compreendem uma área do conhecimento conhecida como patogênese molecular, que extrapola o objetivo deste livro.

A imunidade adaptativa é desencadeada quando uma infecção escapa ou domina os mecanismos da defesa inata e gera quantidades perceptíveis de antígeno (ver Fig. 11.1). As respostas imunes adaptativas são depois iniciadas no tecido linfoide local, em resposta aos antígenos apresentados por células dendríticas ativadas durante o curso da resposta imune inata (Fig. 11.2, segunda e terceira figuras). As células T efetoras antígeno-específicas e as células B secretoras de anticorpos são produzidas por expansão clonal e diferenciação por vários dias, como descrito de maneira detalhada nos Capítulos 9 e 10. Durante esse período, a resposta induzida pela imunidade inata, como as respostas na fase aguda de produção de interferon (IFN) (ver Seções 3.7 e 3.18), continuam a funcionar. Por fim, as células T antígeno-específicas e os anticorpos são liberados no sangue, e podem chegar aos locais de infecção (Fig. 11.2, quarta figura). A dissolução da infecção envolve a eliminação das partículas infecciosas extracelulares por anticorpos opsonizantes e fagócitos (ver Cap. 10) e a eliminação dos resíduos intracelulares da infecção pela ação das células T efetoras (ver Cap. 9).

Após muitos casos de infecção, há pouco ou nenhum dano residual resultante de uma resposta primária eficaz. Em outros casos, porém, a infecção ou a resposta contra a infecção pode determinar importante lesão tecidual. Além disso, alguns patógenos, como o citomegalovírus ou o *Mycobacterium tuberculosis,* são contidos, mas não são eliminados completamente, e podem permanecer na forma latente. Se a resposta imune adaptativa for enfraquecida posteriormente, como na síndrome da imunodeficiência adquirida (Aids, do inglês *acquired immune deficiency syndrome*), essas doenças reaparecem como infecções sistêmicas virulentas. Na primeira parte do Capítulo 13, o enfoque será dado às estratégias utilizadas por certos patógenos para escapar ou subverter a imunidade adaptativa e estabelecer uma infecção persistente ou crônica. Além de eliminar o agente infeccioso, uma resposta adaptativa eficaz deve prevenir a reinfecção. Para alguns agentes, essa proteção é essencialmente absoluta, ao passo que para outros, a reinfecção somente é reduzida ou atenuada na reexposição ao patógeno.

Não se sabe como muitas infecções são tratadas unicamente por mecanismos não adaptativos da imunidade inata, porque tais infecções são eliminadas de maneira precoce e produzem poucos sintomas ou patologias. Deficiências que ocorrem naturalmente nas defesas não adaptativas são raras, então haverá poucas possibilidades de estudar suas consequências. A imunidade inata parece, contudo, ser essencial para a defesa efetiva do hospedeiro, como evidenciado pela progressão da infecção em camundongos em que há a falta de componentes da imunidade inata, mas que têm um sistema imune adaptativo intacto (Fig. 11.3). Nos seres humanos, por exemplo, mutações no TLR-3 têm sido associadas ao aumento da suscetibilidade à encefalite devido ao herpes-vírus simples, que frequentemente causa o herpes labial autolimitado na pele. A imunidade adaptativa é também essencial, como evidenciado pelas síndromes de imunodeficiência associadas a defeitos em vários componentes da resposta imune adaptativa (discutido no Cap. 13).

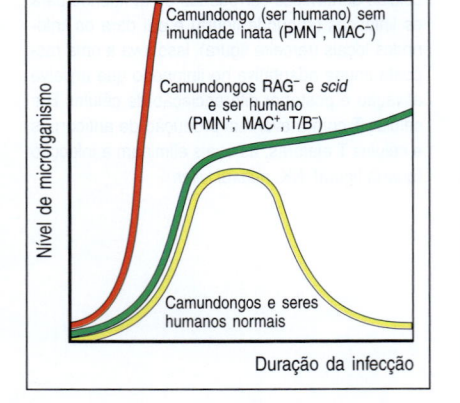

Figura 11.3 Evolução temporal da infecção em camundongos e seres humanos normais e imunodeficientes. A curva vermelha mostra o rápido crescimento de microrganismos na ausência da imunidade inata, quando macrófagos (MAC) e leucócitos polimorfonucleares (PMN) estão ausentes. A curva verde mostra o curso da infecção em camundongos e seres humanos que têm imunidade inata, mas não têm células T e B e, portanto, não têm imunidade adaptativa. A curva amarela mostra o curso normal de uma infecção em camundongos ou seres humanos imunocompetentes.

11.2 As respostas inespecíficas da imunidade inata são necessárias para o início de uma resposta imune adaptativa

O estabelecimento de um foco infeccioso nos tecidos e a resposta do sistema imune inato a essa infecção produzem mudanças no local. Muitas dessas mudanças foram descritas em capítulos anteriores, mas será feita uma revisão breve para fornecer uma estrutura coerente para a indução da imunidade adaptativa.

A primeira ocorrência durante uma infecção bacteriana é a inflamação do tecido infectado. Inicialmente, isso é resultado da ativação de macrófagos residentes por componentes bacterianos, como os lipopolissacarídeos (LPSs) que atuam pelos TLRs dos macrófagos. As citocinas e as quimiocinas secretadas pelos macrófagos ativados, principalmente a citocina fator de necrose tumoral-α (TNF-α), induzem inúmeras mudanças nas células endoteliais dos capilares sanguíneos das redondezas – processo chamado de ativação das células endoteliais. A inflamação também pode resultar da ativação do complemento, devido à produção de anafilatoxinas, como C3a e C5a, as quais são capazes de ativar o endotélio vascular. Em uma infecção primária, o complemento é ativado principalmente pelas vias alternativas e da lecitina (ver Fig. 2.12).

A ativação do endotélio vascular causa a liberação do conteúdo dos corpos de Weibel-Palade (a molécula de adesão celular selectina-P e o fator de von Willebrand) das células endoteliais para a superfície celular (ver Seção 3.15). A ativação também induz a expressão da selectina-E, a qual também é expressa na superfície das células endoteliais. Essas duas selectinas causam a aderência e o rolamento de neutrófilos, monócitos e outros leucócitos na superfície das células endoteliais. A ativação das citocinas do endotélio também induz a produção de moléculas de adesão ICAM-1. Quando se unem às moléculas de adesão, como LFA-1, nos neutrófilos e nos monócitos, as ICAM-1 fortalecem a interação dessas células com as células endoteliais e auxiliam na penetração de um grande número de neutrófilos e monócitos no tecido infectado, formando um foco inflamatório (ver Fig. 3.26). Quando os monócitos maturam em macrófagos e se tornam ativados, mais células inflamatórias são atraídas ao tecido infectado, mantendo e reforçando a resposta inflamatória. A resposta inflamatória é interpretada como sinalizadora da presença de infecção para as células endoteliais, mas a resposta ainda é inespecífica para o patógeno.

O segundo efeito crucial da infecção é a ativação de potenciais células apresentadoras de antígeno (APCs) profissionais, as células dendríticas que estão localizadas na maioria dos tecidos, como descrito nas Seções 9.4 a 9.6. As células dendríticas capturam o antígeno no tecido infectado e, como os macrófagos, são ativadas por meio de receptores imunes inatos que respondem aos constituintes comuns dos patógenos, como os TLRs (Seção 3.7) e as proteínas NOD (Seção 3.8). As células dendríticas ativadas aumentam sua síntese de moléculas do complexo principal de histocompatibilidade (MHC, do inglês *major histocompatibility complex*) de classe II e, principalmente, iniciam a expressão das moléculas coestimuladoras B7.1 e B7.2 em sua superfície. Como descrito no Capítulo 9, essas APCs são retiradas do tecido infectado pelos linfáticos, juntamente com sua carga de antígenos, entrando nos tecidos linfoides periféricos, onde iniciam a resposta imune adaptativa. Elas chegam em grande número aos linfonodos drenantes, ou a outros tecidos linfoides próximos, atraídas pelas quimiocinas CCL19 e CCL21, produzidas pelo estroma do linfonodo (ver Seção 9.3).

Quando as células dendríticas chegam aos linfonodos, elas parecem ter atingido seu destino final. Elas ativam os linfócitos T virgens antígeno-específicos nesses tecidos e depois morrem. Os linfócitos virgens estão passando continuamente pelos linfonodos, deixando o sangue através da parede das vênulas endoteliais altas (HEVs) (ver Fig. 9.4). As células T virgens capazes de reconhecer o antígeno na superfície das células dendríticas são ativadas, e se dividem e maturam em células efetoras que retornam à circulação. Quando há uma infecção localizada, as mudanças induzidas nas vênulas da vizinhança pela inflamação induzem essas células T efetoras a deixarem os vasos sanguíneos e migrarem para os locais da infecção.

Assim, a liberação localizada de citocinas e quimiocinas nos sítios de infecção tem consequências de grande efeito. Além do recrutamento de neutrófilos e macrófagos, que não é específico para o antígeno, as mudanças induzidas na parede dos vasos sanguíneos também permitem que linfócitos T efetores recém-ativados entrem no tecido infectado, como será discutido de maneira detalhada adiante neste capítulo.

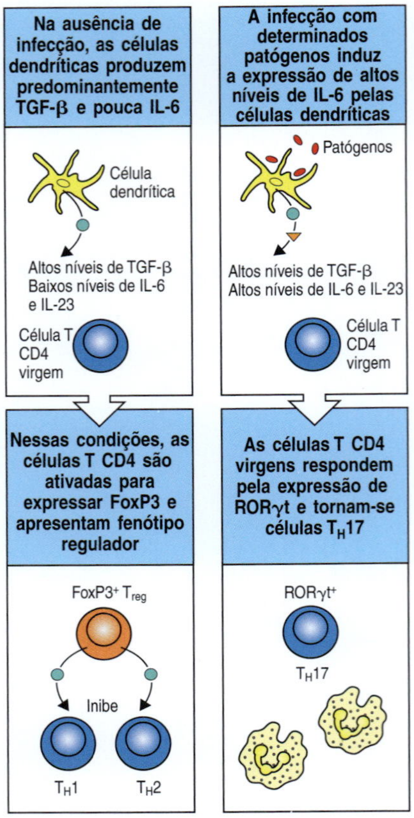

Figura 11.4 As citocinas produzidas pelas células dendríticas regulam o balanço do desenvolvimento das células T reguladoras e da diferenciação em células T$_H$17. O balanço entre a produção de fator de crescimento transformador (TGF)-β e de interleucina (IL)-6 induz tanto o fator de transcrição FoxP3, que é característico das células T reguladoras, como o RORγt (membro "órfão" da família de receptores nucleares), que é característico das células T$_H$17. Na ausência de infecção, a produção do TGF-β pelas células dendríticas predomina, e a produção da IL-6 é baixa. Nessas condições, as células T que encontraram seus antígenos cognatos serão induzidas a expressar FoxP3 e adquirir, predominantemente, um fenótipo regulador, ao passo que as que não encontraram seu antígeno permanecem virgens. A infecção por determinadas bactérias e fungos induz as células dendríticas a produzirem IL-6 e IL-23 em abundância, mas menos IL-12 (ver Fig. 11.5); sob essas condições, as células T virgens começam a expressar RORγt e tornam-se células T$_H$17. As citocinas IL-17 e IL-17F, produzidas por essa subpopulação de células T, induz às células, como as epiteliais, a secretarem quimiocinas que atraem células inflamatórias, como neutrófilos.

11.3 As citocinas produzidas durante uma infecção podem direcionar a diferenciação das células T CD4 para a subpopulação T$_H$17

No Capítulo 9, foram descritos os mecanismos de transcrição que controlam como as citocinas específicas direcionam a diferenciação das células T CD4 virgens nas distintas classes de células T CD4 efetoras – T$_H$17, T$_H$1 ou T$_H$2, ou subpopulações reguladoras (ver Fig. 9.29). As citocinas que são produzidas durante a progressão de uma infecção dependem de como os microrganismos influenciam o comportamento das células da imunidade inata e das APCs. As condições produzidas por essas interações têm grande impacto na diferenciação das células T durante seu contato inicial com as APCs, determinando, desse modo, os tipos de células T que serão produzidas (ver Cap. 9). Por sua vez, essas subpopulações de células T influenciam a natureza das respostas efetoras que são recrutadas, como a extensão da ativação dos macrófagos, o recrutamento de neutrófilos e eosinófilos para o sítio de infecção e as classes de anticorpos que predominarão.

A subpopulação de células T efetoras produzidas em resposta à infecção por bactérias e fungos extracelulares é composta, frequentemente, por células T$_H$17. No início de uma infecção, as células dendríticas ainda não estão completamente ativadas. Nesse estado, elas produzem o fator de transformação do crescimento (TGF, do inglês *transforming growth factor*)-β, mas pouca interleucina (IL)-6 ou qualquer outra citocina que direcione a diferenciação da célula T. Quando encontram esse tipo de patógeno, as células dendríticas tornam-se ativadas e são induzidas a sintetizar IL-6 com IL-23. Como não há fonte de IL-4 ou IL-12 nesse momento, as células T CD4 virgens se diferenciarão em células T$_H$17, e não em células T$_H$1 ou T$_H$2 (Fig. 11.4). Por exemplo, a ativação das células dendríticas por meio da Dectina-1, um receptor que reconhece carboidratos comuns às leveduras e a outros fungos, induz a produção abundante de IL-23, mas de pouca IL-12 pelas células dendríticas. O efeito é que as células dendríticas ativadas por esses organismos tenderão a promover a diferenciação em T$_H$17.

Quando as células T$_H$17 deixam o linfonodo e migram para pontos infecciosos distantes, elas encontram os antígenos dos patógenos e são estimuladas a sintetizar e liberar citocinas, que incluem vários membros da família IL-17, como IL-17A e IL-17E (também conhecida como IL-25). O receptor para IL-17 é expresso unicamente em células como fibroblastos, células epiteliais e queratinócitos. A IL-17 induz essas células a secretarem várias citocinas, incluindo a IL-6, as quimiocinas CXCL8 e CXCL2 e os fatores hematopoiéticos, como o fator estimulante de colônias granulocíticas (G-CSF, do inglês *granulocyte colony-stimulating factor*) e o fator estimulante de colônias granulocíticas e macrofágicas (GM-CSF, do inglês *granulocyte-macrophage colony-stimulating factor*). Essas quimiocinas podem agir diretamente para recrutar neutrófilos, ao passo que a ação de G-CSF e de GM-CSF fornece a informação à medula óssea para aumentar a produção de neutrófilos e macrófagos ou aumentar a diferenciação dos monócitos locais para os macrófagos.

Assim, uma importante ação da IL-17 nos locais de infecção é induzir células locais a secretarem citocinas e quimiocinas que atraem neutrófilos. As células T$_H$17 também produzem IL-22, citocina relacionada à IL-10. A IL-22 age cooperativamente com a IL-17 para induzir a expressão de peptídeos antimicrobianos, como as defensinas-β, pelos queratinócitos da epiderme. Dessa maneira, a presença de células T$_H$17 patógeno-específicas atua como eficiente amplificador de uma resposta inflamatória aguda pelo sistema imune inato nos locais recém-infectados. As células T CD4 que adquirem o fenótipo das células T$_H$17 não são as únicas células que podem produzir IL-17 em resposta a infecções. As células T CD8 também têm mostrado serem capazes de produzir IL-17 em abundância.

A citocina também influencia o sistema imune, ao preveni-lo de produzir respostas inapropriadas aos antígenos próprios ou microrganismos comensais, os organismos que normalmente habitam o organismo. Mesmo na ausência de infecção, as células dendríticas capturam os antígenos próprios e os antígenos externos e eventualmente os carregam para os tecidos linfoides periféricos, onde eles podem encontrar células T virgens antígeno-específicas. Em tais circunstâncias, os sinais pró-inflamatórios não estão presentes; as células dendríticas não são ativadas e produzem a citocina TGF-β, mas não produzem as outras citocinas que afetam a diferenciação das células T CD4. Nesse ambiente, as células dendríticas parecem produzir tolerância contra os antígenos encontrados pelas células T virgens (Fig. 11.4, figuras à esquerda). O TGF-β por si só inibe a proliferação e a diferenciação de células T_H17, T_H1 e T_H2. Quando a célula T CD4 virgem encontra seu peptídeo:MHC cognato na presença de TGF-β, ela adquire o fenótipo de uma célula T reguladora, e isso pode inibir a ativação de outras células T. As células T reguladoras induzidas dessa maneira, fora do timo, são chamadas de células T reguladoras adaptativas e algumas expressam o fator de transcrição FoxP3 (ver Seção 9.18). As células T reguladoras, em teoria, não devem ser específicas para os antígenos dos patógenos – os quais ainda não foram encontrados –, mas, em vez disso, devem ser específicas aos seus antígenos próprios ou peptídeos de organismos comensais. Outras células T CD4 reguladoras que expressam FoxP3, as células T reguladoras naturais, parecem adquirir seu fenótipo regulador no timo (ver Seção 8.18).

Os caminhos recíprocos para o desenvolvimento das células T_H17 e das células T reguladoras parecem ser baseados em um sistema evolucionário antigo de ativação e inativação, porque proteínas similares a TGF-β e IL-17 estão presentes em invertebrados que têm sistema imune intestinal primitivo. Isso pode sugerir que a dicotomia entre as células T_H17 e as células T reguladoras é amplamente relacionada à manutenção do balanço linfocítico nos tecidos expostos a um grande número de patógenos potenciais, como nas mucosas do intestino e dos pulmões, onde a rápida resposta à infecção é fundamental. Por exemplo, a IL-17 produzida pelas células T tem um importante papel em camundongos na resistência a infecções do pulmão por bactérias gram-negativas, como *Klebsiella pneumoniae*. Os camundongos com ausência do receptor para a IL-17 são significativamente mais suscetíveis a infecções pulmonares por esse patógeno do que os camundongos normais, e eles apresentam redução na produção de G-CSF e de CXCL2 e recrutamento pobre de neutrófilos para os pulmões infectados. As células T_H17 também promovem resistência no intestino ao nematódeo *Nippostrongylus brasiliensis*. Esse efeito parece dever-se à indução ou ao recrutamento de uma população de leucócitos não T e não B pela IL-17E, talvez de maneira similar aos basófilos, que secretam as citocinas de T_H2 IL-4, IL-5 e IL-13. Essas citocinas, principalmente a IL-13, promovem resistência a *N. brasiliensis,* por exemplo, por meio da indução da sua expulsão do intestino pelo aumento da produção de muco (ver Cap. 12).

11.4 As células T_H1 e T_H2 são induzidas por citocinas produzidas em resposta a diferentes patógenos

As respostas T_H1 tendem a ser induzidas por vírus, bactérias e protozoários que podem viver dentro das vesículas intracelulares do macrófago. No caso dos vírus, a resposta T_H1 é geralmente envolvida ao auxiliar na ativação de células T CD8 citotóxicas que reconhecerão as células infectadas pelo vírus e as destruirão (ver Cap. 9). As células T_H1 também induzem a produção de algumas subpopulações de anticorpos IgG, que neutralizam as partículas virais no sangue e em líquidos extracelulares. No caso de micobactérias e protozoários, como *Leishmania* e *Toxoplasma*, os quais residem nos macrófagos, o papel das células T_H1 é o de ativar os macrófagos a um grau que destruirá os invasores.

Experimentos *in vitro* mostraram que as células T CD4 virgens inicialmente estimuladas em presença de IL-12 e de IFN-γ tendem a desenvolver-se em células T_H1 (Fig. 11.5, figuras à esquerda). Em parte porque essas citocinas induzem ou ativam fatores de transcrição, levando ao desenvolvimento de células T_H1, e em parte porque o IFN-γ inibe a proliferação das células T_H2, como descrito no Capítulo 9. As células NK e CD8 são também ativadas em resposta à infecção por vírus e alguns outros patógenos, como discutido nos Capítulos 3 e 9, e ambas produzem IFN-γ em abundância. As células dendríticas e os macrófagos produzem IL-12. Assim, a resposta das células T CD4 nessas infecções tende, por fim, a ser dominada pelas células T_H1.

A sinalização por meio do TLR é de fundamental importância no direcionamento das células dendríticas para a produção de IL-12. Isso foi demonstrado em camundongos sem a proteína adaptadora MyD88, componente de uma cascata intrace-

Figura 11.5 A diferenciação de células T CD4 virgens em diferentes subpopulações de células T efetoras é influenciada por citocinas induzidas pelo patógeno. Figuras à esquerda: muitos patógenos, sobretudo bactérias intracelulares e vírus, ativam as células dendríticas a produzir interleucina (IL)-12 e as células *natural killer* (NK) a produzir interferon (IFN)-γ. Essas citocinas levam à proliferação de células T CD4 e sua diferenciação em células T$_H$1. As células NK podem ser induzidas por certos estímulos e adjuvantes a migrar para os linfonodos, onde elas podem produzir respostas T$_H$1. Figuras à direita: IL-4, que pode ser produzida por várias células, é gerada em resposta a vermes parasitários e outros patógenos, e atua sobre as células T CD4 em proliferação, causando sua transformação em células T$_H$2. A célula iNKT é mostrada aqui como uma fonte de IL-4, mas essa célula não é a única fonte de IL-4 que pode promover a resposta T$_H$2 (ver o texto). Os mecanismos pelos quais essas citocinas induzem a diferenciação seletiva de células T CD4 são discutidos na Seção 9.18 e na Figura 9.29. A indução seletiva dos fatores de transcrição, induzida pela ligação de citocinas aos seus receptores, leva à ativação desses dois tipos distintos.

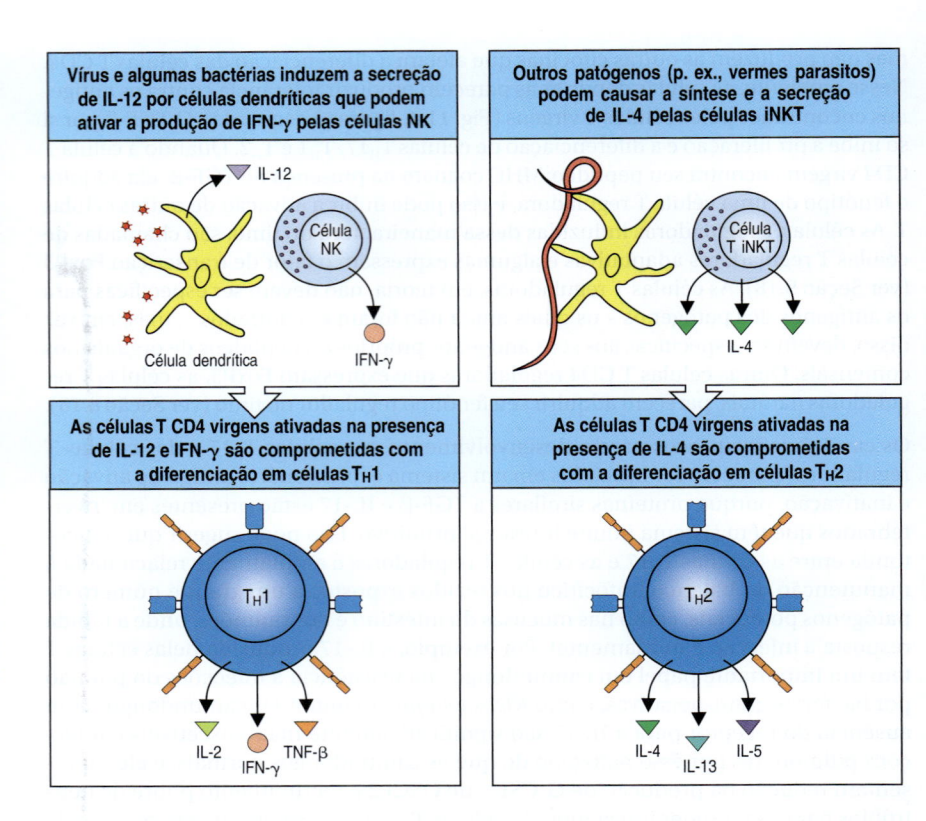

lular de sinalização ativada pela estimulação de alguns TLRs (ver Seção 3.7). Os camundongos deficientes em MyD88 não sobrevivem ao desafio com *Toxoplasma gondii*, que normalmente induz uma forte resposta T$_H$1. As células dendríticas e outras células de camundongos deficientes em MyD88 falham em produzir IL-12 em resposta a antígenos parasitários e falham em montar uma resposta T$_H$1 (Fig. 11.6). Ao contrário da estimulação das células dendríticas pela Dectina-1, a estimulação das células dendríticas pelo TLR-9 produz grande quantidade de IL-12 e direciona a diferenciação para T$_H$1. É importante salientar que muitas respostas imunes contra patógenos produzem uma resposta mista, com a produção de células T$_H$17 e T$_H$1. A razão de tais respostas mistas e da plasticidade potencial entre essas subpopulações é uma área de intensa pesquisa.

Os linfócitos matadores da imunidade inata, as células NK, podem contribuir para o desenvolvimento em T$_H$1 (ver Fig. 11.5). As células NK normalmente não são encontradas nos linfonodos, mas a injeção de camundongos com determinados adjuvantes ou com células dendríticas maduras pode induzir seu recrutamento para os linfonodos por meio da expressão do receptor de quimiocina CXCR3 pela célula NK. Como as células NK produzem grande quantidade de IFN-γ, mas pouca IL-4, elas podem atuar no direcionamento das células T$_H$1 nos linfonodos durante as infecções.

Para as respostas T$_H$2, os mecanismos que ligam a imunidade inata à regulação da resposta adaptativa T$_H$2 são, de alguma forma, menos claros (ver Seção 9.18). As células T CD4 virgens ativadas na presença da IL-4, especialmente quando a IL-6 também está presente, tendem a diferenciar-se em células T$_H$2 (ver Fig. 11.5, figuras à direita). Alguns patógenos, como helmintos e outros parasitos extracelulares, induzem de maneira consistente o desenvolvimento de respostas T$_H$2 *in vivo*, e fazem isso de maneira a exigir a sinalização de IL-4 pelas células T. Entretanto, ainda não está bem definido como esses patógenos são detectados inicialmente pelo sistema imune e como eles ativam o comprometimento das células T virgens para o subgrupo T$_H$2. Uma vez que algumas células T tenham se diferenciado em células T$_H$2 efetoras, a sua produção de IL-4 pode reforçar intensamente o desenvolvimento de mais células T$_H$2. Tem sido proposto que muitas células atuam como fonte inicial e rápida de IL-4, incluindo as células T NK invariáveis (iNKT), mastócitos e basófilos.

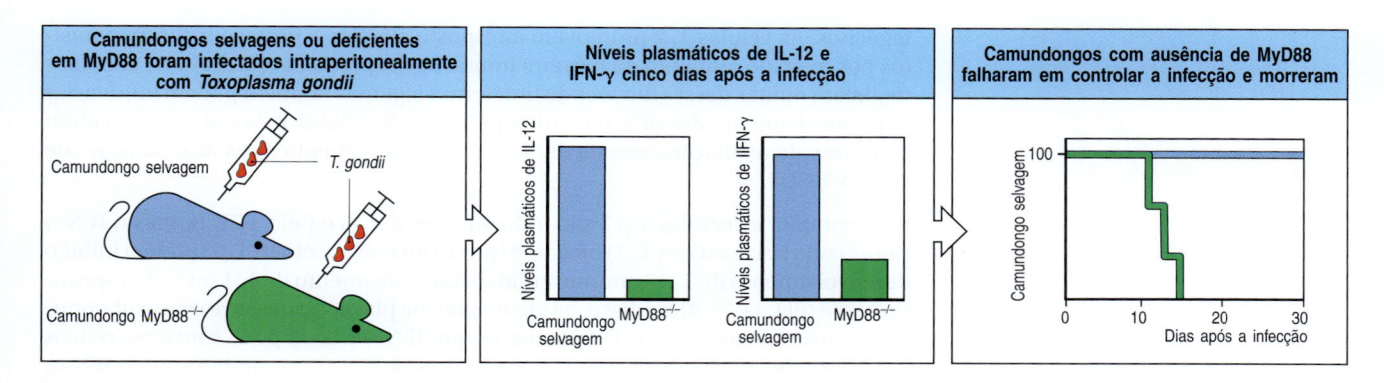

| Camundongos selvagens ou deficientes em MyD88 foram infectados intraperitonealmente com *Toxoplasma gondii* | Níveis plasmáticos de IL-12 e IFN-γ cinco dias após a infecção | Camundongos com ausência de MyD88 falharam em controlar a infecção e morreram |

Figura 11.6 A infecção pode induzir a polarização T$_H$1 por meio da sinalização por receptores semelhantes ao Toll (TLRs). A proteína adaptadora MyD88 é um componente-chave da sinalização por TLRs. Camundongos selvagens e camundongos deficientes em MyD88 foram infectados intraperitonealmente com o protozoário parasito *Toxoplasma gondii* (figura à esquerda). Cinco dias após a infecção, os animais com ausência de MyD88 mostraram grave redução na quantidade de interleucina (IL)-12 no plasma comparados com os animais selvagens (figura central), e as células dendríticas do baço desses animais não produziram IL-12 quando estimuladas com antígenos de *T. gondii*. Os animais deficientes em MyD88 também falharam em produzir uma boa resposta de interferon (IFN)-γ (figura central) e uma resposta T$_H$1 à infecção, e morreram cerca de duas semanas após a infecção (figura à direita, linha verde). Em contrapartida, os animais selvagens produziram uma forte resposta T$_H$1, com IL-12 e IFN-γ, controlaram a infecção e sobreviveram (figura à direita, linha azul). A detecção do *T. gondii* em camundongos pode envolver o TLR-11 (ver Seção 3.5).

As células iNKT constituem uma classe de linfócitos semelhantes ao inato (ver Seção 3.24) que expressa o marcador de superfície celular NK1.1 normalmente associado às células NK. Como outras células T NK (ver Seção 8.9), o desenvolvimento das células iNKT no timo não envolve seleção pelas moléculas do MHC de classe I ou de classe II, mas depende de interações com as moléculas do MHC de classe IB conhecidas como proteínas CD1 (ver Seção 6.19), que liga peptídeos próprios. As células iNKT têm um repertório praticamente invariável de receptores de células T (TCRs, do inglês *T-cell receptors*) α:β compostos por segmentos gênicos V$_α$14-J$_α$28 em camundongos, ou por segmentos gênicos equivalentes V$_α$24-J$_α$18 em seres humanos. A expressão das proteínas CD1 pode ser induzida nos locais de infecção, o que pode permitir a apresentação de lipídeos microbianos às células T. Pelo menos algumas células iNKT reconhecem antígenos glicolipídicos específicos apresentados pelo CD1d. Durante a ativação, as células iNKT secretam grandes quantidades de IL-4 e IFN-γ, e podem fornecer a fonte inicial de citocinas que polarizam a resposta de células T, principalmente na direção de células T$_H$2. As células iNKT não são as únicas células T que reconhecem antígenos apresentados pelas moléculas CD1. A CD1b apresenta o lipídeo bacteriano ácido micólico às células T α:β, e outras moléculas CD1 são reconhecidas pelas células T γ:δ. Entretanto, um papel especial para as células iNKT nas respostas T$_H$2 surgiu a partir de estudos com camundongos nos quais os genes que codificam J$_α$18 ou CD1d foram inativados e, assim, as células iNKT não se desenvolvem. Esses camundongos também não desenvolvem hipersensibilidade nas vias aéreas induzida pelo antígeno que mimetiza uma doença similar à asma em seres humanos e que está fortemente associada à resposta T$_H$2.

Os mastócitos e os basófilos também são potentes produtores de IL-4 e podem migrar para os órgãos linfoides periféricos, fazendo destes possíveis candidatos à fonte inicial de IL-4 em resposta à infecção. Entretanto, camundongos transgênicos projetados para ausência de basófilos ainda desenvolvem respostas T$_H$2 e produzem IgE quando infectados pelo helminto *Nippostrongylus brasiliensis*, mas os basófilos são necessários para a proteção contra uma infecção secundária. Isso sugere que seu papel é, principalmente, como efetor e não iniciador das respostas T$_H$2. Algumas evidências sugerem que determinados ligantes TLR podem fazer as células dendríticas produzirem citocinas que favorecem o desenvolvimento de T$_H$2 e não de T$_H$1. Por exemplo, as células dendríticas produzem mais IL-10 e menos IL-12 quando estimuladas por alguns ligantes para TLR-2, incluindo lipoproteínas bacterianas, peptideoglicanos e zimosan, um carboidrato derivado da parede celular de levedura, comparado a outros ligantes TLR, mas eles também podem estimular a produção de IL-23, que favorece o desenvolvimento de T$_H$17.

11.5 As subpopulações de células T CD4 podem fazer a regulação cruzada da diferenciação umas das outras

As várias subpopulações de células T CD4 – células T reguladoras (T$_{reg}$), T$_H$17, T$_H$1 e T$_H$2 – têm funções muito diferentes. As células T$_{reg}$ mantêm a tolerância e limitam a imunopatologia. As células T$_H$17 amplificam a inflamação aguda nos locais de infecção. As células T$_H$1 são cruciais para a imunidade mediada por células devido aos fagócitos. As células T$_H$2 promovem a resposta alérgica e protegem contra parasitos por meio do aumento da barreira imune nas superfícies epiteliais. As citocinas medeiam muitas dessas funções distintas, mas algumas também podem influenciar o desenvolvimento das próprias subpopulações de células T. Assim, há um padrão complexo de regulação cruzada durante o desenvolvimento das subpopulações de células T CD4.

Por exemplo, as células T$_H$17 são induzidas pela IL-6 e pelo TGF-β, mas o IFN-γ (produzido pelas células T$_H$1) ou a IL-4 (produzida pelas células T$_H$2) podem inibir o desenvolvimento de T$_H$17, promovendo o desenvolvimento de T$_H$1 ou T$_H$2, respectivamente (Fig. 11.7). Além disso, há algum grau de plasticidade entre essas subpopulações, pelo menos *in vitro*. O tratamento com IFN-γ e IL-12 pode converter células T$_H$17 já estabelecidas em células T$_H$1 produtoras de IFN-γ, e a combinação de IFN-α, IFN-γ e IL-12 também pode induzir a produção de IFN-γ pelas células T$_H$2. Também há uma regulação cruzada entre as células T$_H$1 e T$_H$2. A IL-4 e a IL-10, que são produzidas pelas células T$_H$2, podem inibir a produção de IL-12 pelas células dendríticas, e, portanto, inibir o desenvolvimento de T$_H$1. Por outro lado, o IFN-γ, produzido pelas células T$_H$1, pode inibir a proliferação das células T$_H$2 (ver Fig. 11.7). A IL-10 não é produzida exclusivamente pelas células T$_H$2: ela também pode ser produzida pelas células T$_H$1 quando o TCR é estimulado com grande intensidade. Dessa maneira, a concentração de antígeno pode modular potencialmente a diferenciação T$_H$1 e T$_H$2 pela alteração do balanço de diferentes citocinas, como a IL-10.

Às vezes é possível alterar o balanço entre as células T$_H$1 e T$_H$2 por meio da administração de citocinas ou anticorpos adequados, embora o estudo de seus efeitos em células T CD4 humanas implique dificuldades óbvias. A IL-2 e o IFN-γ têm sido utilizados para estimular a imunidade mediada por células nas doenças em seres humanos como hanseníase lepromatosa e pode causar a cura local da lesão e alterações sistêmicas na resposta de células T. Entretanto, as ligações entre as ações das citocinas e as doenças têm sido exploradas principalmente em modelos de camundongos. Tais estudos indicam que a escolha adequada da célula T CD4 pode, algumas vezes, ser crucial para a eliminação da infecção, e mostram que pequenas diferenças nas respostas das células T CD4 podem ter impacto significativo no desfecho da infecção.

Um exemplo evidente disso é o modelo murino de infecção pelo protozoário *Leishmania major*, que requer resposta T$_H$1 e ativação dos macrófagos para eliminação.

Figura 11.7 Cada uma das subpopulações de células T CD4 produz citocinas que podem regular negativamente o desenvolvimento e a atividade efetora de outras subpopulações. Na ausência de infecção, em condições homeostáticas, o fator de transformação do crescimento (TGF)-β produzido pelas células T$_{reg}$ pode inibir a ativação de células T virgens, prevenindo, assim, o desenvolvimento das respostas T$_H$17, T$_H$1 ou T$_H$2 (figuras superiores.). Durante uma infecção, o desenvolvimento das células T$_H$17 ocorre em resposta à interleucina (IL)-6 produzida pelas células dendríticas. Entretanto, se os sinais apresentados induzem células T$_H$1 ou T$_H$2, as citocinas interferon (IFN)-γ ou IL-4 por elas produzidas sobrepujarão os efeitos da IL-6 e inibirão o desenvolvimento das células T$_H$17 (figura central inferior). As células T$_H$2 podem produzir IL-10, que inibe a síntese de IL-12 pelos macrófagos, reduzindo as células T$_H$1 e o TGF-β que inibe o crescimento das células T$_H$1 (figuras à esquerda). As células T$_H$1 produzem IFN-γ, que bloqueia o crescimento de células T$_H$2 (figuras à direita).

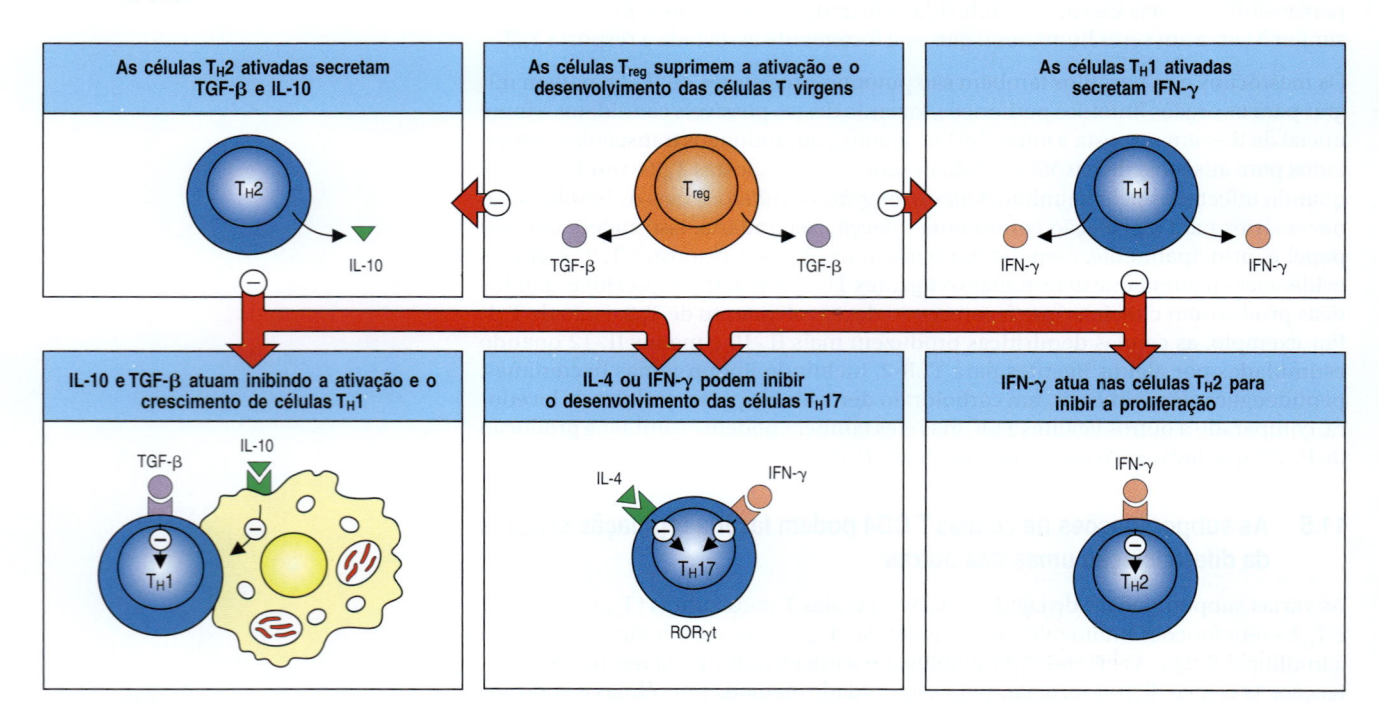

Camundongos C57BL/6 produzem células T_H1 que protegem o animal por meio da ativação dos macrófagos infectados para matar o *L. major*. Em camundongos BALB/c infectados com *L. major*, entretanto, as células T CD4 falham em diferenciar-se em células T_H1; em vez disso, elas tornam-se células T_H2, que são incapazes de ativar os macrófagos para inibir o crescimento do parasito *Leishmania*. Essa diferença parece resultar de uma população de células T de memória que são específicas de antígenos derivados do intestino, mas que têm reação cruzada com o antígeno LACK (Leishmania *analog of the receptors of activated C kinase*, análogos dos receptores de quinase C ativada de *Leishmania*), expresso pelo *Leishmania*. Essas células de memória estão presentes em ambas as linhagens de camundongos, mas por razões desconhecidas, elas produzem IL-4 no camundongo BALB/c, o que não ocorre no camundongo C57BL/6. No camundongo BALB/c, a pequena quantidade de IL-4 secretada por essas células de memória que são ativadas durante a infecção por *Leishmania* leva uma nova célula T CD4 *Leishmania*-específica a se tornar célula T_H2, o que ocasiona eventualmente a falha na eliminação do patógeno e a morte. O desenvolvimento preferencial das células T_H2, em vez de T_H1, nos camundongos BALB/c pode ser revertido se a IL-4 for bloqueada nos primeiros dias da infecção, ao injetar-se anticorpo anti-IL-4, mas esse tratamento é ineficaz após uma semana ou mais de infecção, demonstrando a importância crucial da exposição inicial nas citocinas pelas células T virgens (Fig. 11.8).

As células T CD8 também são capazes de regular a resposta imune pela produção de citocinas. As células T CD8 efetoras também podem, além de desempenhar sua função citotóxica, responder ao antígeno pela secreção de citocinas características de células T_H1 ou T_H2. Essas células T CD8, denominadas T_C1 ou T_C2 por analogia aos subgrupos T_H, parecem ser responsáveis pelo desenvolvimento da hanseníase em sua forma lepromatosa, e não tuberculoide. Como foi visto no Capítulo 9, a hanseníase lepromatosa deve-se à predominância da resposta celular T_H2, que não combate a bactéria. Os pacientes com a hanseníase tuberculoide, menos destrutiva, produzem somente células T_C1, cujas citocinas induzem as células T_H1, que podem ativar os macrófagos para livrar o organismo do bacilo da hanseníase. Os pacientes com hanseníase lepromatosa têm células T CD8 que suprimem a resposta T_H1, produzindo IL-10 e TGF-β. A expressão dessas citocinas pode explicar a supressão das células T CD4 pelas células T CD8, observada em várias situações.

Outro fator que possivelmente pode influenciar a diferenciação das células T CD4 em várias subpopulações é a quantidade, ou a sequência, de peptídeos antigênicos que iniciam a resposta. Em alguns casos, grandes quantidades de peptídeos antigênicos, ou peptídeos que interagem fortemente com o TCR, favorecem as respostas T_H1. Por sua vez, uma baixa densidade de peptídeos na superfície celular ou peptídeos que se ligam fracamente tendem a induzir uma resposta T_H2. Esses efeitos parecem não ser decorrentes das diferenças na sinalização por meio do TCR, mas podem envolver alterações no balanço de diferentes citocinas produzidas pelas células envolvidas na ativação das células T virgens.

Ainda não está bem definido se esse efeito é universal, mas pode ser importante em várias circunstâncias. Por exemplo, as reações alérgicas são causadas pela produção de anticorpo IgE, o qual requer altos níveis de IL-4, mas não ocorre na presença de IFN-γ, um potente inibidor da troca de classe para IgE estimulada pela IL-4. Os antígenos que induzem a alergia mediada por IgE geralmente são liberados em doses diminutas e fazem as células T_H2 secretarem IL-4, mas não IFN-γ. Também é possível que muitos alérgenos não ativem a produção de citocinas pela resposta imune inata, que pode dominar os efeitos da dose do antígeno. Finalmente, os alérgenos são apresentados aos humanos em doses muito baixas através de uma fina mucosa, como a do pulmão, e algo nessa via de sensibilização parece favorecer as respostas T_H2.

11.6 As células T efetoras são guiadas aos locais de infecção por quimiocinas e moléculas de adesão recém-expressas

A completa ativação das células T virgens leva de quatro a cinco dias e é acompanhada por marcantes alterações no comportamento do alojamento dessas células.

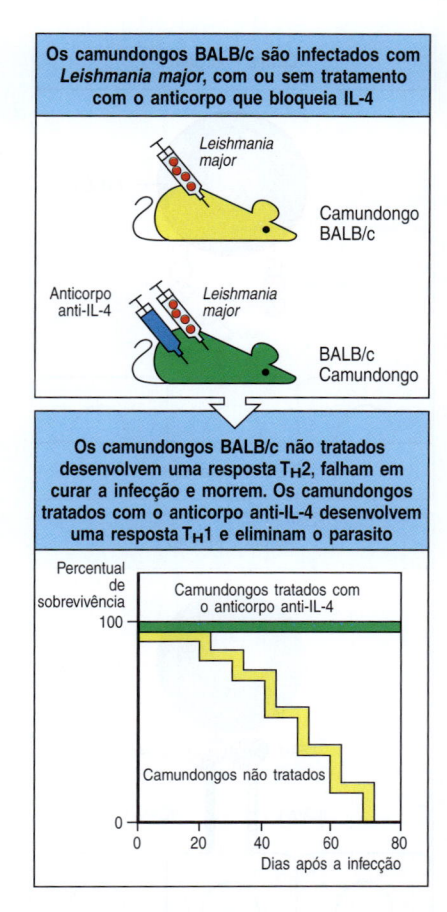

Os camundongos BALB/c são infectados com *Leishmania major*, com ou sem tratamento com o anticorpo que bloqueia IL-4

Leishmania major

Camundongo BALB/c

Anticorpo anti-IL-4

Leishmania major

BALB/c Camundongo

Os camundongos BALB/c não tratados desenvolvem uma resposta T_H2, falham em curar a infecção e morrem. Os camundongos tratados com o anticorpo anti-IL-4 desenvolvem uma resposta T_H1 e eliminam o parasito

Percentual de sobrevivência

Camundongos tratados com o anticorpo anti-IL-4

Camundongos não tratados

Dias após a infecção

Figura 11.8 O desenvolvimento das subpopulações de células T CD4 pode ser manipulado pela alteração da ação das citocinas nos estágios iniciais da infecção. A eliminação da infecção provocada pelo protozoário intracelular *Leishmania major* requer a resposta T_H1, porque é necessário que o interferon (IFN)-γ ative os macrófagos que promovem a proteção. Os camundongos BALB/c são normalmente suscetíveis a *L. major*, porque eles geram a resposta T_H2 em relação ao patógeno. Isso ocorre pela produção da interleucina (IL)-4 durante o início da infecção, induzindo as células T virgens à linhagem T_H2 (ver o texto). O tratamento do camundongo BALB/c com anticorpo neutralizante anti-IL-4 no início da infecção inibe essa IL-4 e previne a diversidade de células T virgens ao longo da linhagem T_H2, e esse camundongo desenvolve a resposta protetora T_H1.

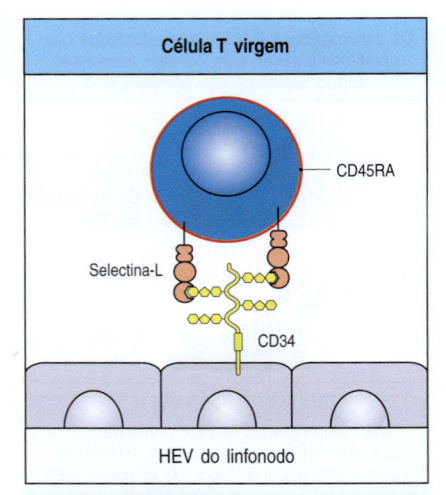

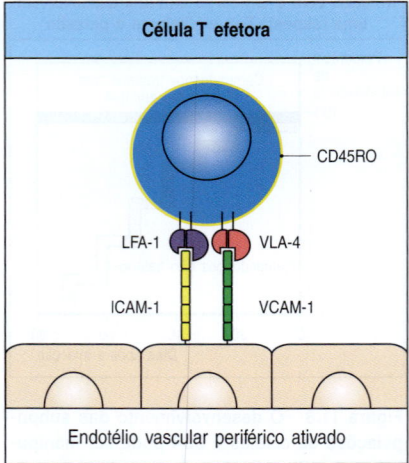

Figura 11.9 As células T efetoras modificam a expressão de suas moléculas de superfície, permitindo que as células se alojem nos sítios de infecção. As células T virgens se alojam nos linfonodos por meio da ligação com a selectina-L aos carboidratos sulfatados de várias proteínas, como CD34 e GlyCAM-1, na vênula endotelial alta (HEV, figura superior). Após encontrar o antígeno, muitas células T efetoras diferenciadas perdem a expressão de selectina-L, deixam o linfonodo quatro a cinco dias depois e expressam integrina VLA-4 e níveis aumentados de LFA-1. Estas se ligam a VCAM-1 e ICAM-1, respectivamente, no endotélio vascular periférico nos sítios de inflamação (figura inferior). Ao se diferenciarem em células efetoras, as células T alteram, ainda, o processamento do mRNA que codifica a molécula de superfície CD45. A isoforma CD45RO expressa pelas células T efetoras não tem um ou mais éxons que codificam o domínio extracelular presente na isoforma CD45RA expressa nas células T virgens e, de algum modo, faz as células T efetoras serem mais sensíveis à estimulação pelo antígeno específico.

Células T CD8 citotóxicas efetoras devem sair dos linfonodos, ou de outros tecidos linfoides periféricos nas quais foram ativadas, atacar e destruir as células infectadas. As células T_H1 CD4 efetoras também devem deixar os tecidos linfoides para ativar os macrófagos nos sítios de infecção. A saída das células T efetoras dos tecidos linfoides é regulada por alterações em sua resposta ao lipídeo quimiotáxico esfingosina 1-fosfato, como descrito na Seção 9.3. A maioria das células T efetoras antígeno-específicas cessa a expressão da molécula de selectina-L, que medeia o direcionamento aos linfonodos, enquanto a expressão de outras moléculas de adesão é aumentada (Fig. 11.9). Uma modificação importante é o marcante aumento na expressão da integrina α_4:β_1, também conhecida como VLA-4. Ela se liga à molécula de adesão VCAM-1, membro da superfamília das imunoglobulinas (Igs), que é induzida durante a ativação na superfície das células endoteliais e inicia o extravasamento das células T efetoras. Assim, se a resposta imune inata já ativou o endotélio no local da infecção, como descrito na Seção 11.2, as células T efetoras serão rapidamente recrutadas.

Nos estágios iniciais da resposta imune, poucas células T efetoras que entram nos tecidos infectados serão específicas para o patógeno, pois qualquer célula T efetora específica para qualquer antígeno poderá entrar nesse local. Entretanto, a especificidade da reação é mantida, pois somente as células T efetoras que reconhecem os antígenos do patógeno poderão exercer sua função, destruindo as células infectadas ou ativando, de maneira específica, macrófagos carregados com patógeno. No pico da resposta imune adaptativa, após vários dias de expansão clonal e diferenciação, a maioria das células T recrutadas será específica para o patógeno infectante.

Nem todas as infecções deflagram respostas imunes inatas que ativam as células endoteliais locais, e não está claro como as células T efetoras são guiadas aos sítios de infecção nesses casos. Contudo, as células T ativadas parecem penetrar em todos os tecidos em números muito pequenos, talvez por interações adesivas, como a ligação da selectina-P da célula endotelial com seu ligante, o **ligante da glicoproteína selectina-P-1 (PSGL-1**, do inglês *P-selectin glycoprotein ligant-1*), que é expresso pelas células T ativadas, e, assim, as células T efetoras podem encontrar seus antígenos mesmo na ausência de uma resposta inflamatória prévia.

Desse modo, uma ou poucas células T efetoras específicas que encontram o antígeno em um tecido podem iniciar uma potente resposta inflamatória local, que recruta mais células efetoras específicas e muitas células inflamatórias não específicas a esse sítio. Células T efetoras que reconhecem os antígenos dos patógenos nos tecidos produzem citocinas como TNF-α, que ativa as células endoteliais a expressarem selectina-E, VCAM-1 e ICAM-1, e quimiocinas como CCL5, que atua nas células T efetoras para ativar suas moléculas de adesão. Nas células endoteliais, VCAM-1 e ICAM-1 ligam VLA4 e LFA-1, respectivamente, nas células T efetoras, recrutando mais dessas células aos tecidos que contêm o antígeno. Ao mesmo tempo, monócitos e leucócitos polimorfonucleados são recrutados a esses sítios pela adesão à selectina-E. O TNF-α e o IFN-γ liberados pelas células T ativadas também agem sinergisticamente para modificar a forma das células endoteliais, permitindo aumento do fluxo sanguíneo e da permeabilidade vascular e maior emigração de leucócitos, líquidos e proteínas ao sítio de infecção. Assim, nos estágios tardios da infecção, os efeitos protetores dos macrófagos que secretam TNF-α e outras citocinas pró-inflamatórias no local da infecção (ver Seção 3.17) são reforçados pela ação das células T efetoras.

Por outro lado, células T efetoras que entram nos tecidos, mas não reconhecem seu antígeno, são rapidamente perdidas. Elas entram na linfa aferente e retornam à circulação ou sofrem apoptose. A maioria das células T na linfa aferente que drena os tecidos periféricos é do tipo células T de memória ou efetoras, que expressam CD45RO, a isoforma da molécula de superfície CD45, e não têm selectina-L (ver Fig. 11.9). As células T efetoras e de memória têm um fenótipo similar, como será discutido mais tarde, e ambas parecem estar comprometidas com a migração para os sítios potenciais de infecção. Além de permitir que as células T efetoras eliminem todos os locais de infecção, esse padrão de migração permite que elas contribuam, juntamente com as células de memória, para a proteção do hospedeiro contra reinfecções pelo mesmo patógeno.

A expressão diferencial das moléculas de adesão pode dirigir subgrupos diferentes de células T efetoras a sítios específicos. Como será visto no Capítulo 12, o sistema imune periférico é compartimentalizado de forma que diferentes populações de linfócitos migrem por diferentes compartimentos linfoides e, após a ativação, pelos diferentes tecidos nos quais atuam. Isso é garantido pela expressão seletiva de diferentes moléculas de adesão, que se ligam a adressinas tecido-específicas. Nesse contexto, as moléculas de adesão são frequentemente conhecidas como **receptores de alojamento**. Por exemplo, algumas células T ativadas alojam-se especificamente na pele. Durante a ativação, elas são induzidas a expressar a molécula de adesão **antígeno linfocitário cutâneo** (**CLA**, do inglês *cutaneous lymphocyte antigen*) (Fig. 11.10). Essa é uma isoforma especificamente glicosilada de PSGL-1, que se liga à selectina E no endotélio vascular cutâneo. Os linfócitos T que expressam CLA também produzem o receptor de quimiocina CCR4. Este se liga à quimiocina CCL17 (TARC), que está presente em altos níveis no endotélio dos vasos cutâneos. A interação do CLA com a selectina-E faz o linfócito T rolar contra a parede do vaso, e acredita-se que uma interação adicional entre o CCR4 do linfócito T com o CCL17 do endotélio faça os linfócitos pararem, aderindo à parede do vaso, provavelmente por meio da indução da forte ligação da integrina, como descrito na ação de CCL21 nas células T virgens (ver Seção 9.3). Uma doença conhecida como deficiência na adesão dos leucócitos ocorre em pessoas que não têm a subunidade β da integrina, e elas sofrem de infecções recorrentes com bactérias piogênicas e apresentam dificuldade de cicatrização. Além do CCR4, os linfócitos T que se alojam na pele expressam o receptor de quimiocina CCR10 (GPR-2), que se liga à quimiocina CCL27 (CTACK) expressa pelas células epiteliais da pele, os queratinócitos. Diferentes combinações de quimiocinas e receptores são utilizadas pelas células T que se alojam no sistema imune de mucosa do intestino; esse assunto será discutido no Capítulo 12.

11.7 As células T efetoras diferenciadas não são uma população estática: elas respondem continuamente a sinais enquanto desempenham suas funções efetoras

O compromisso das células T CD4 de tornarem-se linhagens distintas de células efetoras tem início nos tecidos linfoides periféricos, como os linfonodos, como descrito nas Seções 11.3 e 11.4. Contudo, quando essas células entram nos locais de infecção, as suas atividades efetoras não são simplesmente definidas pelos sinais recebidos pelos tecidos linfoides. Em vez disso, evidências sugerem que existe uma regulação contínua da expansão e das atividades efetoras de diferenciação de células CD4, em particular células T_H1 e T_H17.

Como discutido no Capítulo 9, o comprometimento das células T virgens para se tornarem células T_H17 é desencadeado pela exposição ao TGF-β e à IL-6; o compromisso das células T_H1 é inicialmente desencadeado por IFN-γ. Essas condições iniciais não são, entretanto, para gerar respostas completamente eficientes de T_H17

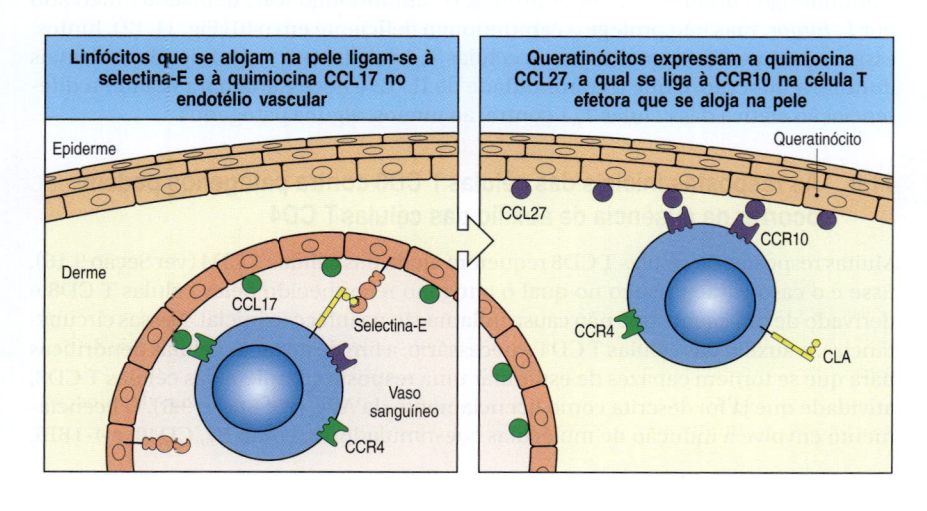

Figura 11.10 As células T que se alojam na pele ligam-se à selectina-E e à quimiocina CCL17 no endotélio vascular

Queratinócitos expressam a quimiocina CCL27, a qual se liga à CCR10 na célula T efetora que se aloja na pele

Figura 11.10 As células T que se alojam na pele utilizam combinações específicas de integrinas e quimiocinas para alojar-se especificamente na pele. Figura à esquerda: um linfócito que se aloja na pele liga-se ao endotélio que reveste um vaso sanguíneo cutâneo por interações entre o antígeno linfocitário cutâneo (CLA) e a selectina-E expressa constitutivamente nas células endoteliais. A adesão é reforçada por uma interação entre o receptor da quimiocina CCR4 do linfócito e a quimiocina endotelial CCL17. Figura à direita: após cruzarem o endotélio, os queratinócitos da epiderme produzem a quimiocina CCL27, que ancora o receptor CCR10 dos linfócitos T efetores.

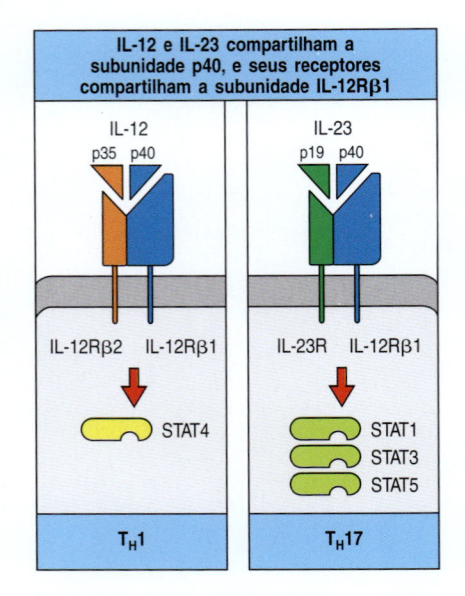

Figura 11.11 As citocinas interleucina (IL)-12 e IL-23 compartilham subunidades, e seus receptores têm um componente em comum. As citocinas diméricas IL-12 e IL-23 compartilham a subunidade p40, e os receptores para IL-12 e IL-23 têm a subunidade IL-12Rβ1 em comum. A sinalização de IL-12 ativa os fatores transcricionais STAT1, STAT3 e STAT4, mas sua ação no aumento da produção do interferon (IFN)-γ é devida ao STAT4. A IL-23 ativa outros STATs, mas ativa STAT4 de forma mais fraca. Ambas as citocinas aumentam a atividade e a proliferação de subpopulações de CD4 que expressam receptores para elas. As células T_H1 expressam IL-12R, e células T_H17 expressam IL-23R. Camundongos deficientes em p40 têm ausência da expressão dessas citocinas e manifestam defeitos imunes como resultado das atividades deficientes de T_H1 e T_H17.

ou T_H1. Além disso, cada população de células T também requer a estimulação de outras citocinas: IL-23, no caso das células T_H17, e IL-12, no caso das células T_H1. IL-23 e IL-12 são muito parecidas em relação à estrutura; ambas são um heterodímero e compartilham uma subunidade. A IL-23 é composta por uma subunidade p40 e uma p19, ao passo que a IL-12 tem a subunidade p40 e uma única subunidade p35. As células T_H17 comprometidas expressam o receptor para IL-23, e as células T_H1 expressam o receptor para IL-12. Os receptores para IL-12 e para IL-23 são também relacionados, contendo uma subunidade em comum (Fig. 11.11).

IL-23 e IL-12 aumentam a atividade das células T_H17 e T_H1, respectivamente. Como outras citocinas, ambas agem por meio da cascata de sinalização intracelular JAK-STAT (ver Fig. 7.29). A sinalização de IL-23 ativa os ativadores transcricionais intracelulares STAT1, STAT3 e STAT5, e, de forma menos intensa, ativa STAT4. Em contrapartida, IL-12 ativa STAT1 e STAT3 e também ativa mais intensamente o STAT4. A IL-23 não inicia o comprometimento de células T virgens em células T_H17, mas ela estimula sua expansão. Muitas respostas *in vivo* que dependem de IL-17 são diminuídas na ausência de IL-23. Por exemplo, nos camundongos que têm IL-23 com a ausência da subunidade p19 mostram diminuição da produção de IL-17 e IL-17F no pulmão após a infecção por *Klebsiella pneumoniae*.

Os camundongos que não têm a subunidade p40, que é compartilhada por IL-12 e IL-23, são deficientes em IL-23 e IL-12. Esse fato causou alguma confusão antes de se compreender o papel da IL-23 na atividade de T_H17. Assumiu-se que a inflamação no cérebro de camundongos com encefalomielite autoimune experimental (EAE) era devida às células T_H1 e ao IFN-γ, porque a EAE não podia ser induzida em camundongos deficientes de p40. Entretanto, mais tarde observou-se que a EAE poderia ser induzida em camundongos com deficiência de p35, os quais não têm IL-12 mas mantêm a produção de IL-23, e que a EAE não podia ser induzida em camundongos deficientes de p19. A inflamação no cérebro devida à EAE parece resultar da atividade das células T_H17.

A IL-12 regula a atividade efetora das células comprometidas T_H1 nos locais da infecção, mas outras citocinas, como a IL-18, também podem estar envolvidas. Estudos com dois patógenos diferentes mostraram que a diferenciação inicial das células T_H1 não é suficiente para a proteção, e os sinais contínuos são requeridos. Os camundongos deficientes em p40 podem resistir à infecção inicial de *T. gondii* enquanto IL-12 for administrada continuamente. Se a IL-12 for administrada durante as primeiras duas semanas de infecção, os camundongos deficientes de p40 sobrevivem à infecção inicial e se estabelece uma infecção crônica latente caracterizada por cistos que contêm o patógeno. Quando a administração de IL-12 é interrompida, esses camundongos gradualmente reativam os cistos latentes, e, por fim, os animais morrem de encefalite toxoplásmica. A produção de IFN-γ pelas células T patógeno-específicas diminui na ausência de IL-12, mas a administração de IL-12 pode restaurá-la. Similarmente, a transferência de células T_H1 diferenciadas do camundongo curado de *L. major* protege o camundongo RAG deficiente infectado por *L. major*, mas não protege o camundongo deficiente em p40 (Fig. 11.12). Juntos, esses experimentos sugerem que as células T_H1 continuam respondendo aos sinais durante a infecção, e que a continuidade de IL-12 é necessária para manter a diferenciação efetiva das células T_H1 contra, ao menos, alguns patógenos.

11.8 As respostas iniciais das células T CD8 contra patógenos podem ocorrer na ausência de auxílio das células T CD4

Muitas respostas de células T CD8 requerem ajuda das células T CD4 (ver Seção 9.16). Esse é o caso característico no qual o antígeno reconhecido pelas células T CD8 é derivado de um agente que não causa inflamação na infecção inicial. Nessas circunstâncias, o auxílio das células T CD4 é necessário, a fim de ativar as células dendríticas para que se tornem capazes de estimular uma resposta completa das células T CD8, atividade que já foi descrita como licenciamento da APC (ver Seção 9.6). O licenciamento envolve a indução de moléculas coestimuladoras, como B7, CD40, e 4-1BBL

Figura 11.12 A interleucina (IL)-12 é requerida continuamente para a resistência aos patógenos que requerem respostas T_H1. Os camundongos que eliminaram a infecção por *Leishmania major* e geraram células T_H1 específicas para o patógeno são utilizados como fonte de células T que foram transferidas para camundongos deficientes de RAG2, os quais não têm células T e B e não conseguem controlar a infecção por *L. major*, mas podem produzir IL-12, ou para camundongos sem p40, que não podem produzir IL-12. Em uma infecção subsequente no camundongo deficiente de RAG2, as lesões não aumentam porque as células T_H1 conferem imunidade. Mas, apesar do fato de as células transferidas já serem células T_H1 diferenciadas, elas não conferem resistência ao camundongo IL-12 deficiente de p40, no qual a contínua fonte de IL-12 não estava presente.

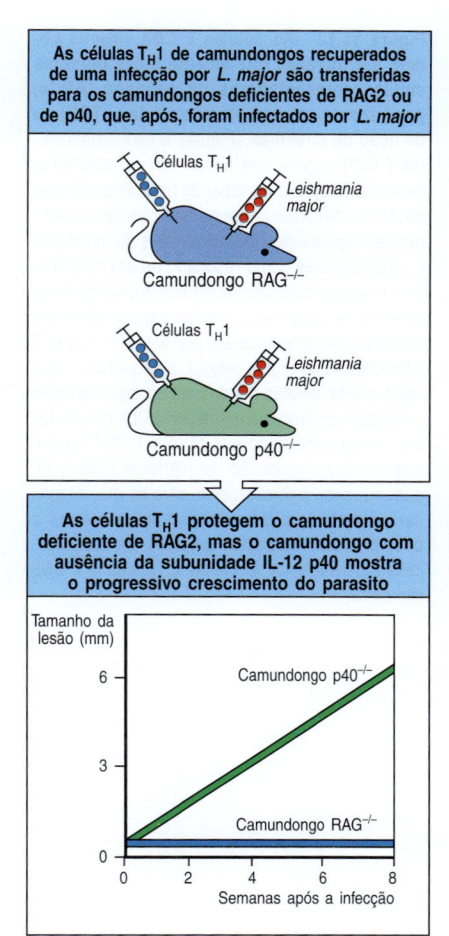

na célula dendrítica, que pode, então, entregar sinais que ativam plenamente as células T CD8 virgens (ver Fig. 9.27). O licenciamento impõe requisitos para o duplo reconhecimento do antígeno pelo sistema imune pelas células T CD4 e CD8, o que fornece uma segurança útil contra a autoimunidade. O duplo reconhecimento é também visto na cooperação entre células T e B para a geração de anticorpos (ver Cap. 10). Contudo, nem todas as respostas das células T CD8 requerem tal ajuda.

Alguns agentes infecciosos, como a bactéria intracelular gram-positiva *Listeria monocytogenes* e a bactéria gram-negativa *Burkholderia pseudomallei*, promovem o ambiente inflamatório necessário à permissão das células dendríticas e, assim, induzem as respostas primárias das células T CD8 sem o auxílio das células T CD4. Esses patógenos carregam sinais imunoestimuladores, como ligantes de TLRs, e podem também ativar APCs para que expressem as moléculas coestimuladoras B7 e CD40. Assim, todas as células dendríticas completamente ativadas que apresentam antígenos contra *Listeria* ou *Burkholderia* podem ativar as células T CD8 virgens antígeno-específicas sem a ajuda das células T CD4, e podem induzi-las a sofrer expansão clonal (Fig. 11.13). As células dendríticas ativadas também secretam citocinas, como IL-12 e IL-8, que atuam nas células T CD8 virgens no chamado efeito "espectador" que as induzem à produção de IFN-γ, que, por sua vez, induz outros efeitos protetores (ver Fig. 11.13).

As respostas primárias das células T CD8 à *L. monocytogenes* foram examinadas em camundongos que eram geneticamente deficientes em moléculas do MHC de classe II e, portanto, com ausência de células T CD4 (ver Seção 8.18). O número de células T CD8 específicas para um antígeno em particular expresso pelo patógeno foi medido pelo uso de tetrâmeros do MHC (ver Apêndice I, Seção A.28). No sétimo dia após a infecção, o camundongo do tipo selvagem e o camundongo com ausência de células T CD4 mostram expansão equivalente, bem como equivalente capacidade citotóxica das células T CD8 patógeno-específicas. O camundongo com ausência das células T CD4 elimina a infecção inicial por *L. monocytogenes* de maneira mais efetiva que o camundongo do tipo selvagem. Esses experimentos demonstram claramente que a resposta protetora pode ser gerada pelas células T CD8 patógeno-específicas sem o auxílio das células T CD4. Contudo, como será visto mais tarde, a natureza das respostas das células CD8 de memória é diferente e é diminuída na ausência do auxílio das células T CD4.

As células T CD8 virgens também podem ser submetidas à ativação "espectadora" por meio de IL-12 e IL-18 para produzir IFN-γ logo no início da infecção (ver Fig. 11.13). Os camundongos infectados por *L. monocytogenes* ou *B. pseudomallei* logo produzem uma forte resposta do IFN-γ, que é essencial para sua sobrevivência. A fonte desse IFN-γ parecem ser as células NK de imunidade inata e as células T CD8 virgens, que começam a ser secretadas nas primeiras horas após a infecção. Acredita-se que é muito cedo para qualquer expansão significativa das células T CD8 patógeno-específicas, que deveriam, inicialmente, ser raras em contribuir de uma maneira antígeno-específica. A produção precoce de IFN-γ pelas células NK e T CD8 pode ser bloqueada experimentalmente por anticorpos contra IL-12 e IL-18, sugerindo que essas citocinas são as responsáveis. A fonte de IL-12 e IL-18 não foi identificada nesse experimento, mas elas são produzidas por macrófagos e células dendríticas em resposta à ativação via TLRs. Esses experimentos indicam que as células T CD8 virgens podem contribuir de maneira não específica em um tipo de defesa inata, não exigindo células T CD4, em resposta a sinais precoces da infecção.

Figura 11.13 As células T CD8 virgens podem ser ativadas diretamente pelas potentes células apresentadoras de antígeno (APCs) por meio de seu receptor de célula T (TCR) ou da ação de citocinas. Figuras à esquerda: células T CD8 virgens que encontram os complexos peptídeo:complexo principal de histocompatibilidade (MHC) de classe I na superfície das células dendríticas expressando elevados níveis de moléculas coestimuladoras como resultado de um ambiente inflamatório produzido pelos patógenos (figura superior, à esquerda) são ativadas para proliferar em resposta, diferenciando-se, por fim, em células T CD8 citotóxicas (figura inferior, à esquerda). Figuras à direita: células dendríticas ativadas também produzem as citocinas interleucina (IL)-12 e IL-18, cujo efeito combinado nas células T CD8 rapidamente induz a produção do interferon (IFN)-γ (figura superior, à direita). Isso ativa os macrófagos para a destruição das bactérias intracelulares e pode promover respostas antivirais em outras células (figura inferior, à direita). CTL, célula T CD8 citotóxica.

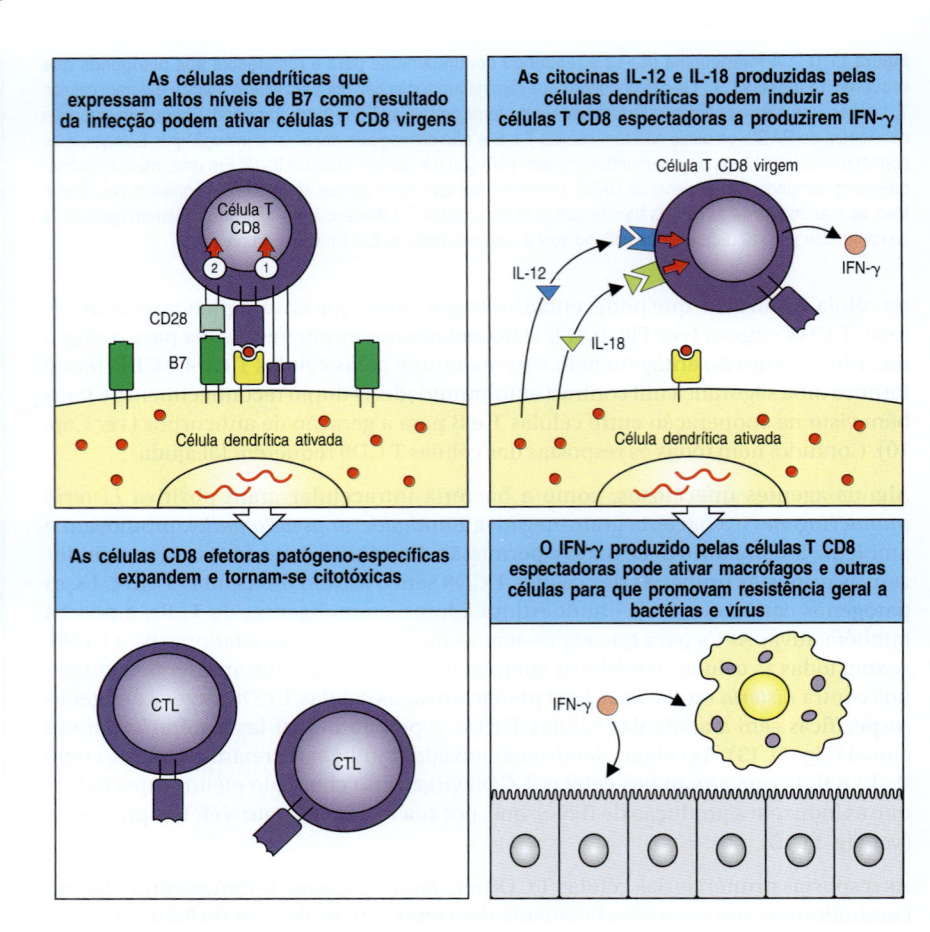

11.9 As respostas do anticorpo desenvolvem-se nos tecidos linfoides, orientadas pela células T$_{FH}$

Como descrito no Capítulo 10, as células B específicas para antígenos proteicos não podem ser ativadas para proliferar, formar centros germinativos ou diferenciar-se em células plasmáticas até que encontrem uma célula T auxiliar que seja específica para um dos peptídeos derivados do antígeno proteico.

Deve-se lembrar que as células B virgens ligadoras de antígeno primeiro entram nos folículos, mas quando elas encontram o antígeno, o CCR7 é expresso e elas migram para as fronteiras das zonas de células B e das zonas de células T (ver Seção 10.5). Igualmente, nas zonas de células T, algumas células T virgens que são ativadas pelas células dendríticas portadoras do antígeno tornam-se células T auxiliares foliculares (T$_{FH}$) que expressam CXCR5. Estas migram para as fronteiras das zonas de células B e de células T, onde podem interagir com as células B recém-ativadas (ver Fig. 10.5). Por meio desse reconhecimento ligado (ver Seção 10.3), essa interação inicial entre as células B e as células T origina o foco primário após cerca de cinco dias, e mais tarde podem produzir reação nos centros germinativos nos folículos que facilitam a troca de isotipo e maturação da afinidade pelas células B (ver Seções 5.18 e 10.10). Algumas células B ativadas no foco primário migram para os cordões medulares do linfonodo, ou para as partes da polpa vermelha próximas às zonas de células T do baço, onde tornam-se células plasmáticas e secretam anticorpos específicos por alguns dias (ver Fig. 10.7). Os produtos finais da resposta no centro germinativo são as células B de memória de alta afinidade e as células plasmáticas de vida longa, que são importantes para a manutenção dos níveis de anticorpos séricos e da imunidade duradoura.

O antígeno é retido por longos períodos nos folículos linfoides na forma de complexos antígeno:anticorpo na superfície das células dendríticas. Os complexos antígeno:anticorpo, os quais se tornam recobertos por fragmentos de C3, são retidos por receptores dos fragmentos do complemento (CR1, CR2 e CR3), bem como por receptores Fc não fagocíticos das células dendríticas foliculares (ver Fig. 10.16). A função desse antígeno duradouro não está clara, porque existem evidências de que ele não é, em absoluto, requerido para a estimulação das células B nos centros germinativos (ver Seção 10.10), mas é provável que ele regule a resposta persistente de anticorpo.

11.10 As respostas do anticorpo são mantidas nos cordões medulares e na medula óssea

As células B ativadas nos focos primários migram para os folículos adjacentes ou para sítios extrafoliculares que constituem locais de proliferação. As células B crescem exponencialmente nesses sítios por dois a três dias, e sofrem seis ou sete divisões celulares antes que a progênie saia do ciclo celular e forme as células plasmáticas produtoras de anticorpos *in situ* (Fig. 11.14, figura superior). A maioria dessas células plasmáticas tem expectativa de vida de dois a quatro dias e, depois disso, sofre apoptose. Cerca de 10% das células plasmáticas nesses sítios extrafoliculares vivem por mais tempo; sua origem e destino final são desconhecidos. As células B sobreviventes que sofrem troca de classe e maturação da afinidade nos centros germinativos se tornarão células de memória, ou podem deixar os centros germinativos como plasmoblastos (células pré-plasmáticas) para tornar-se células produtoras de anticorpo de vida relativamente longa em outros locais (ver Seções 10.7 a 10.9).

Os plasmoblastos originários dos folículos das placas de Peyer e dos linfonodos mesentéricos migram via linfa para o sangue até à lâmina própria do intestino e outras superfícies epiteliais. Os plasmoblastos originários dos linfonodos periféricos ou dos folículos esplênicos migram para a medula óssea (Fig. 11.14, figura inferior). Nesses sítios distantes de produção de anticorpos, os plasmoblastos diferenciam-se em células plasmáticas que têm tempo de vida de meses a anos. Acredita-se que essas células produzam os anticorpos que podem estar presentes no sangue por anos após a resposta imune inicial. Ainda não se sabe se esse suprimento de células plasmáticas é reabastecido pela diferenciação ocasional, mas contínua diferenciação das células de memória. Estudos da resposta a antígenos não replicadores mostram que os centros germinais estão presentes por somente três a quatro semanas após a exposição inicial ao antígeno. Porém, um pequeno número de células B continua a proliferar nos folículos durante meses e pode ser precursor das células plasmáticas antígeno-específicas na mucosa e na medula óssea ao longo dos meses e anos subsequentes.

11.11 Os mecanismos efetores utilizados para eliminar uma infecção dependem do agente infeccioso

A maioria das infecções envolve aspectos da imunidade mediada por células e da imunidade humoral e, em muitos casos, ambas são úteis na eliminação ou na contenção do patógeno, como mostrado na Figura 11.15, embora a importância dos diferentes mecanismos efetores e das efetivas populações de anticorpos envolvidas varie de acordo com os diferentes patógenos. Como foi aprendido no Capítulo 9, as células T citotóxicas são importantes porque destroem as células infectadas por vírus, e, em algumas doenças causadas por vírus, elas constituem a classe dominante de linfócitos presentes no sangue durante a infecção primária. Não obstante, não se deve esquecer o papel dos anticorpos na eliminação dos vírus do organismo: o de prevenir para que estes não se estabeleçam. O ebolavírus causa febre hemorrágica e é um dos vírus conhecidos mais letais; entretanto, alguns pacientes sobrevivem, e alguns, mesmo infectados, permanecem assintomáticos. Em ambos os casos, uma forte resposta precoce antiviral IgG na infecção parece ser essencial para a sobrevivência. A resposta do anticorpo parece eliminar o vírus do sangue e fornece tempo para que o organismo ative as células T citotóxicas. Por outro lado, essas respostas do anticorpo não ocorrem nas infecções que são fatais; o vírus continua a replicar-se, e, mesmo com a ativação de algumas células T, a doença progride.

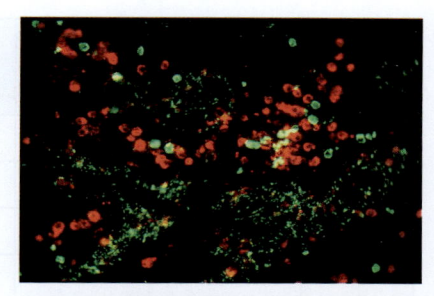

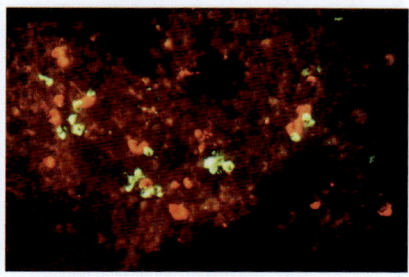

Figura 11.14 As células plasmáticas estão dispersas nos cordões medulares e na medula óssea. Nesses locais, elas secretam anticorpos em altas quantidades diretamente na circulação sanguínea para distribuição para o resto do organismo. Na micrografia superior, as células plasmáticas nos cordões medulares dos linfonodos estão coradas em verde (com anti-IgA marcado com fluoresceína) se secretarem IgA, e em vermelho (com anti-IgG marcado com rodamina) se secretarem IgG. As células plasmáticas nesses sítios extrafoliculares têm vida curta (dois a quatro dias). Os seios linfáticos estão circundados por uma coloração granular verde, seletiva para IgA. Na micrografia inferior, células plasmáticas de vida longa (três semanas a três meses, ou mais) na medula óssea estão marcadas com anticorpos específicos para as cadeias leves (anti-λ marcado com fluoresceína e anti-κ marcado com rodamina). As células plasmáticas secretoras de imunoglobulinas (Igs) contendo cadeias leves λ estão, nesta micrografia, em amarelo. As células que secretam Igs com cadeias leves κ estão em coradas em vermelho. (Fotografias cortesias de P. Brandtzaeg.)

	Agente infeccioso	Doença	Imunidade humoral				Imunidade mediada por célula	
			IgM	IgG	IgE	IgA	Células T CD4 (macrófagos)	Células T CD8 (citotóxicas)
Vírus	Varicela-zóster	Varicela	◩	◩				◩
	Vírus de Epstein-Barr	Mononucleose		◩				◩
	Influenzavírus	*Influenza*		◩		◩		◩
	Poliovírus	Poliomielite		◩		◩		◩
Bactérias intracelulares	*Rickettsia prowazekii*	Tifo					◩	
	Micobactérias	Tuberculose, hanseníase					◩	◩
Bactérias extracelulares	*Staphylococcus aureus*	Furúnculos	◩	◩				
	Streptococcus pneumoniae	Pneumonia	◩	◩		◩		
	Neisseria meningitidis	Meningite	◩	◩				
	Corynebacterium diphtheriae	Difteria				◩		
	Vibrio cholerae	Cólera				◩		
Fungos	*Candida albicans*	Candidíase						
Protozoários	*Plasmodium* spp.	Malária		◩			◩	
	Trypanosoma spp.	Tripanossomíase		◩				
Vermes	Esquistossomo	Esquistossomose			◩		◩	
Toxinas	*Corynebacterium diphtheriae*	Difteria	◩	◩		◩		
	Clostridium tetani	Tétano	◩	◩		◩		

Figura 11.15 Diferentes mecanismos efetores são utilizados para eliminar infecções primárias por diferentes patógenos e para proteger contra reinfecções. Os mecanismos de defesa empregados para eliminar uma infecção primária estão identificados pelo sombreado vermelho. O sombreamento amarelo indica um papel na imunidade protetora. Os sombreamentos mais claros indicam mecanismos que ainda não estão bem estabelecidos. Está claro que os mesmos tipos de patógenos induzem respostas imunes protetoras semelhantes, refletindo similaridades em seus estilos de vida. As respostas T CD4 indicadas neste diagrama referem-se somente às respostas envolvidas na ativação dos macrófagos. Além disso, em praticamente todas as doenças, as respostas das células T CD4 auxiliares estarão envolvidas na estimulação da produção de anticorpos, na troca de classe e na produção de células de memória.

As células T citotóxicas também são requeridas na destruição das células infectadas com alguns patógenos intracelulares bacterianos, como a *Rickettsia*, o agente causador do tifo. Em contrapartida, as micobactérias, que vivem dentro das vesículas dos macrófagos, são mantidas sob controle principalmente pelas células T_H1 CD4, que ativam os macrófagos infectados para que matem as bactérias. Os anticorpos são a principal reação imunológica que elimina a infecção primária contra bactérias comuns extracelulares, como *Staphylococcus aureus* e *Streptococcus pneumoniae*. Os anticorpos IgM e IgG produzidos contra componentes da superfície bacteriana opsonizam as bactérias e as tornam mais suscetíveis à fagocitose.

A Figura 11.15 também mostra os mecanismos envolvidos na imunidade contra a reinfecção, ou imunidade protetora, contra esses patógenos. A indução da imunidade protetora é o objetivo do desenvolvimento das vacinas, que serão discutidas de maneira detalhada no Capítulo 16. Para atingir a imunidade protetora, é necessária uma vacina para a indução de uma resposta imune adaptativa que tenha especificidade antigênica e elementos funcionais apropriados para combater determinado patógeno. Os patógenos têm múltiplos epítopos para as células B e T, e, assim, geram vários anticorpos e respostas de células T, mas nem todas serão igualmente efetivas na eliminação da doença. A imunidade protetora consiste em dois componentes: os reagentes imunes, como as células T efetoras ou os anticorpos gerados na infecção inicial ou por meio da vacinação, e a memória imune persistente (Fig. 11.16).

O tipo de anticorpo ou célula T efetora que oferece proteção depende da estratégia infecciosa ou do tipo de vida do patógeno. Assim, quando anticorpos opsonizado-

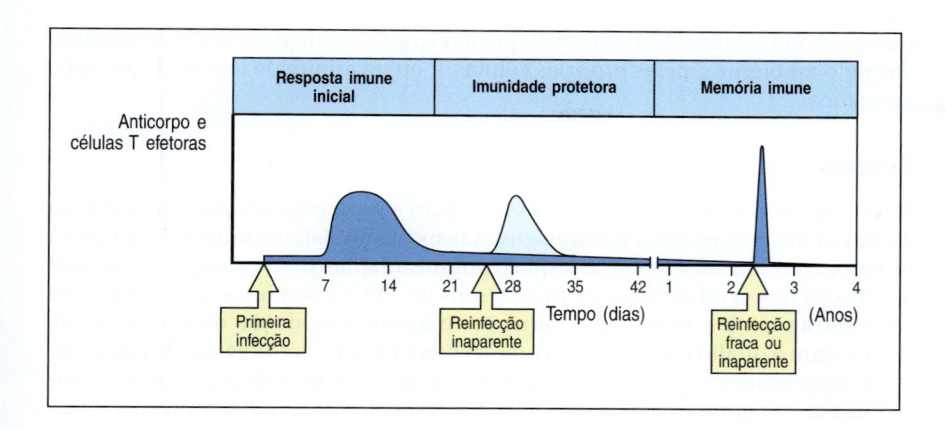

Figura 11.16   A imunidade protetora consiste em reagentes imunes pré-formados e memória imune. Na primeira vez em que um patógeno é encontrado, são produzidos anticorpos patógeno--específicos e células T efetoras. Os seus níveis declinam gradualmente depois que a infecção é eliminada. Logo no início, uma reinfecção com o mesmo patógeno é rapidamente eliminada pelos reagentes imunes pré-formados. Ocorrem poucos sintomas, mas os níveis dos reagentes imunes aumentam temporariamente (pico em azul-claro). A reinfecção, após vários anos, leva ao rápido aumento nos níveis de anticorpos patógeno-específicos e no número de células T efetoras devido à memória imune, e os sintomas da doença são fracos ou até inaparentes.

res como IgG1 estiverem presentes (ver Seção 10.14), a opsonização e a fagocitose dos patógenos extracelulares serão mais eficientes. Na presença de IgE específica, os patógenos desencadearão a ativação dos mastócitos, iniciando rapidamente uma resposta inflamatória por meio da liberação de histamina e leucotrienos. Em muitos casos, a imunidade protetora mais eficaz é mediada por anticorpos neutralizantes, que impedem que os patógenos estabeleçam uma infecção, e a maioria das vacinas estabelecidas contra infecções virais agudas na infância funcionam primeiramente pela indução de anticorpos protetores. A imunidade efetiva contra o poliovírus, por exemplo, requer anticorpos preexistentes (ver Fig. 11.15), porque o vírus infecta rapidamente os neurônios motores, destruindo-os, a menos que seja neutralizado por anticorpos que impeçam a disseminação no organismo. Na poliomielite, uma IgA específica nas superfícies epiteliais também pode neutralizar o vírus antes que ele penetre nos tecidos. Assim, a imunidade protetora pode envolver mecanismos efetores (IgA, nesse caso) que não atuam na eliminação da infecção primária.

Quando uma resposta imune primária adaptativa tem sucesso no controle da infecção, frequentemente eliminará a infecção do organismo pelos mecanismos efetores discutidos nos Capítulos 9 e 10. Contudo, como será abordado no Capítulo 13, muitos patógenos escapam da eliminação e persistem ao longo de toda a vida no hospedeiro. O vírus do herpes-zóster, que causa a varicela como infecção primária, fica latente no organismo por anos sem causar doença, e, mais tarde, em função de algum fator prejudicial ao organismo, como o estresse, pode tornar-se reativo e causar herpes-zóster (cobreiro).

11.12   A resolução de uma infecção é acompanhada pela morte da maioria das células efetoras e pela produção de células de memória

Quando uma infecção é efetivamente eliminada pelo sistema imune adaptativo, ocorrem dois eventos. As ações das células efetoras removem o estímulo específico que originalmente as recrutou. Na ausência desse estímulo, elas, então, sofrem "morte por negligência", e são removidas por apoptose. As células em apoptose são rapidamente eliminadas pelos macrófagos, os quais reconhecem o lipídeo de membrana fosfatidil serina. Esse lipídeo é normalmente encontrado apenas na superfície interna da membrana plasmática, mas nas células apoptóticas ele rapidamente se redistribui para a superfície externa, onde pode ser reconhecido por receptores específicos em várias células. Assim, o final da infecção leva não somente à remoção do patógeno, mas também à perda da maioria das células efetoras específicas para o patógeno.

Entretanto, algumas células efetoras são retidas, proporcionando a matéria-prima para as respostas das células T e B de memória. Estas são muito importantes para a ação do sistema imune adaptativo. As células T de memória, em particular, são mantidas para sempre. Entretanto, os mecanismos responsáveis pela indução da apoptose na maioria das células efetoras e pela retenção de apenas algumas células estão sendo descobertos somente agora, e ainda não são entendidos em sua totalidade. É provável que a resposta resida nas citocinas produzidas pelo ambiente e pelas próprias células T, ou na afinidade dos TCRs por seus antígenos.

Resumo

A resposta imune adaptativa é necessária para a proteção efetiva do hospedeiro contra os microrganismos patogênicos. A resposta do sistema imune inato contra os patógenos auxilia a iniciar a resposta imune adaptativa. Os patógenos causam a ativação das células dendríticas ao *status* de APCs completas, e as interações com outras células do sistema imune inato levam à produção de citocinas que direcionam a qualidade da resposta das células T CD4. Os antígenos do patógeno são transportados aos órgãos linfoides locais pelas células migratórias apresentadoras de antígeno e são apresentados às células T virgens antígeno-específicas, que recirculam continuamente pelos órgãos linfoides. A ativação das células T e a diferenciação das células T efetoras ocorrem nos órgãos linfoides, e as células T efetoras deixam o órgão linfoide para efetuar imunidade mediada por células nos sítios de infecção, ou permanecem no órgão linfoide para participar da imunidade humoral pela ativação das células B ligadoras de antígeno. Diferentes tipos de resposta das células T CD4 desenvolvem-se em resposta à infecção por diferentes tipos de patógenos. As respostas das células T_H17 promovem a produção de inflamação aguda nos locais da infecção por um intenso recrutamento de neutrófilos. As respostas das células T_H1 ativam a via fagocítica para proteger contra patógenos intracelulares. As respostas T_H2 são direcionadas contra infecções por parasitos como os helmintos pela promoção de imunidade de mucosa e barreira, pela produção de IgE e pelo recrutamento de eosinófilos para os locais de infecção. As células T CD8 têm um papel importante na imunidade protetora, especialmente na proteção do hospedeiro contra infecções por vírus e infecções intracelulares por *Listeria* e outros patógenos microbianos que têm formas especiais de entrar no citoplasma das células do hospedeiro. As respostas primárias das células T CD8 aos patógenos normalmente requerem a ajuda das células T CD4, mas podem ocorrer em resposta a alguns patógenos sem essa ajuda. As respostas independentes de CD4 podem levar à geração e à expansão das células T citotóxicas antígeno-específicas ou à ativação inespecífica de células T CD8 virgens para secretarem IFN-γ, o qual, por sua vez, contribui para a proteção do hospedeiro. Idealmente, a resposta imune adaptativa elimina o agente infeccioso e fornece ao hospedeiro um estado de imunidade protetora contra a reinfecção pelo mesmo patógeno.

Memória imune

Já foi visto como se produz uma resposta imune primária apropriada; agora, o enfoque será dado à maneira pela qual a imunidade protetora de longa duração é gerada. O estabelecimento da memória imune é talvez a consequência mais importante da resposta imune adaptativa, porque permite que o sistema imune responda de maneira rápida e eficaz contra os patógenos encontrados anteriormente, impedindo que eles causem doença. As respostas de memória, que são chamadas de **respostas imunes secundárias**, **respostas imunes terciárias**, e assim por diante, dependendo do número de exposições ao antígeno, também diferem qualitativamente das respostas primárias. Isso é particularmente claro no caso da produção de anticorpos, em que as características dos anticorpos produzidos em respostas secundárias ou subsequentes diferem das elaboradas na resposta primária ao mesmo antígeno. As respostas das células T de memória também podem ser distinguidas qualitativamente das respostas das células T virgens ou efetoras. O principal foco desta seção é o caráter alterado das respostas de memória, embora também sejam resumidos os mecanismos sugeridos para explicar a persistência da memória imune após a exposição ao antígeno.

11.13 A memória imune tem duração prolongada após infecção ou vacinação

A maioria das crianças nos países desenvolvidos está agora vacinada contra o vírus do sarampo. Antes de a vacinação ser disseminada, muitos eram naturalmente expostos a esse vírus e desenvolviam a doença aguda, desagradável e potencialmente perigosa. Seja por vacinação ou infecção, as crianças expostas ao vírus adquirem proteção duradoura contra o sarampo, que, para a maioria das pessoas, dura por toda a vida. Isso também se aplica a muitas outras doenças infecciosas agudas (ver Cap. 16): o estado de proteção é consequência da memória imune.

A base da memória imune tem sido de difícil exploração experimental. Embora o fenômeno tenha sido relatado pela primeira vez pelos gregos antigos e tenha sido explorado rotineiramente nos programas de vacinação por mais de 200 anos, somente agora está sendo esclarecido que essa memória reflete uma pequena população de **células de memória** especializadas formada durante uma resposta imune adaptativa, que pode persistir na ausência do antígeno original. Esse mecanismo de manutenção da memória é coerente com o achado de que somente indivíduos que foram expostos previamente a um determinado agente infeccioso são imunes e que a memória não depende da exposição repetida a outros indivíduos infectados. Isso foi comprovado por meio da observação de populações em ilhas remotas, onde um vírus como o sarampo pode causar uma epidemia, infectando todas as pessoas que vivem na ilha ao mesmo tempo; após isso, o vírus desaparece por muitos anos. Quando reintroduzido do exterior da ilha, o vírus não afeta a população original, mas causa doença em pessoas nascidas após a epidemia inicial.

Estudos têm tentado determinar a duração da memória imune pela avaliação de respostas em pessoas que receberam uma vacina de vaccínia, o vírus utilizado para a imunização contra a varíola (Fig. 11.17). Como o vírus da varíola foi erradicado em 1978, presume-se que suas respostas representem a verdadeira memória imune, e não pela reestimulação, de tempos em tempos, pelo vírus da varíola. O estudo encontrou uma forte resposta de células T CD4 e CD8 de memória específicas para o vírus vaccínia 75 anos após a imunização original, e pela força dessas respostas, estimou-se que a memória teve uma meia-vida aproximada entre oito e 15 anos. A meia-vida representa o tempo que a resposta leva para reduzir 50% de sua força original. Os títulos dos anticorpos antivirais permaneceram estáveis, sem declínio mensurável.

Esses estudos mostram que a memória imune não precisa ser mantida pela exposição repetida ao vírus infeccioso. Ao contrário, é provável que a memória seja mantida por linfócitos antígeno-específicos de vida longa, induzidos pela exposição original e que persistem em estado de repouso até um segundo encontro com o patógeno. Enquanto a maioria das células de memória está em estado de repouso, estudos cuidadosos mostraram que uma pequena porcentagem dessas células encontra-se em divisão. Não está claro o que estimula essa divisão pouco frequente, mas é provável que as citocinas produzidas constitutivamente ou durante o curso de respostas imunes antígeno-específicas dirigidas a antígenos sem reatividade cruzada possam ser responsáveis. O número de células de memória para um dado antígeno é altamente regulado, permanecendo constante durante a fase de memória, a qual reflete o mecanismo de controle que mantém o balanço entre a proliferação e a morte celular.

A mensuração experimental da memória imune tem sido desenvolvida de vários modos. Métodos de transferência adotiva (ver Apêndice I, Seção A.36) de linfócitos de animais imunizados com antígenos simples, não vivos, têm sido favorecidos para esse tipo de estudo, pois o antígeno não pode proliferar. Nesses experimentos, a existência de células de memória é medida unicamente em termos de transferência de resposta específica de um animal imunizado, ou "sensibilizado", para um receptor não imunizado. Os animais que receberam células de memória têm resposta

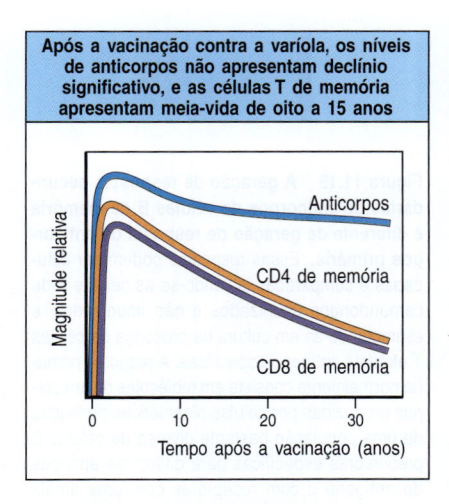

Após a vacinação contra a varíola, os níveis de anticorpos não apresentam declínio significativo, e as células T de memória apresentam meia-vida de oito a 15 anos

Magnitude relativa

Anticorpos

CD4 de memória

CD8 de memória

0   10   20   30

Tempo após a vacinação (anos)

Figura 11.17 A imunidade antiviral após a vacinação contra a varíola é persistente. Como a varíola foi erradicada, as respostas de memória quantificadas nos indivíduos que foram vacinados contra a varíola podem ser consideradas como representantes das verdadeiras memórias na ausência de reinfecção. Após a vacinação contra a varíola, os níveis de anticorpos apresentam um pico inicial acompanhado de um período de rápida redução, que é seguido pela manutenção permanente sem redução significativa. As células T CD4 e CD8 de memória são de vida longa, mas gradualmente desaparecem, com meia-vida entre oito e 15 anos.

mais rápida e mais robusta do que os controles que não receberam células ou que receberam células de animais não imunes.

Experimentos como esses mostram que quando um animal é imunizado com um antígeno proteico, as células T auxiliares de memória surgem abruptamente e atingem o nível máximo em cerca de cinco dias. As células B antígeno-específicas de memória surgem alguns dias mais tarde, e então entram em fase de proliferação e de seleção no tecido linfoide. Cerca de um mês após a imunização, as células B de memória estão presentes em seu nível máximo. Esses níveis são mantidos, com pouca alteração, durante toda a vida do animal. É importante reconhecer que a memória funcional pode incluir tanto os precursores para células de memória quanto as próprias células de memória. Esses precursores são provavelmente células B e células T ativadas, cuja progênie se diferenciará, mais tarde, em células de memória. Assim, precursores para memória podem surgir logo após a imunização, mesmo que os linfócitos em repouso do tipo memória ainda não tenham se desenvolvido.

Nas seções seguintes, serão vistas, de maneira detalhada, as modificações que ocorrem nos linfócitos depois da instrução antigênica, e serão discutidos os mecanismos que podem ser responsáveis por essas mudanças.

11.14   As respostas das células B de memória diferem das respostas das células B virgens

A memória imune das células B pode ser examinada *in vitro* por meio do isolamento das células B de camundongos imunizados ou não imunizados e da reestimulação com antígeno na presença de células T auxiliares, específicas para o mesmo antígeno (Fig. 11.18). As células B de camundongos imunizados produzem respostas que diferem quantitativa e qualitativamente quando comparadas com as respostas de células B virgens de camundongos não imunizados. As células B que respondem ao antígeno aumentam em frequência até 100 vezes após a ativação inicial na resposta imune primária, e, como resultado do processo de maturação da afinidade (ver Seção 10.8), produzem anticorpos de afinidade mais alta do que os linfócitos B não instruídos. A resposta observada em camundongos imunizados é devida às **células B de memória** (introduzidas na Seção 11.9), quando as células B se originam das reações nos centros germinativos. Essas células colonizam o baço e os linfonodos, bem como o sangue, e expressam alguns marcadores que as diferenciam das células B virgens e das células plasmáticas. Em seres humanos, um marcador das células B de memória é o CD27, membro da família dos receptores TNF que também é expresso pelas células T virgens e se liga ao ligante CD70 da família do TNF, que é expresso pelas células dendríticas (ver Seção 9.13).

A resposta primária de anticorpos é caracterizada pela rápida produção de IgM, acompanhada pela resposta de IgG, devido à troca de classe, a qual ocorre um pou-

Figura 11.18   A geração de respostas secundárias de anticorpos de células B de memória é diferente da geração de resposta de anticorpos primária. Essas respostas podem ser estudadas e comparadas isolando-se as células B de camundongos imunizados e não imunizados, e estimulando-as em cultura na presença de células T efetoras antígeno-específicas. A resposta primária normalmente consiste em moléculas de anticorpos produzidas por células plasmáticas derivadas de uma população bastante diversa de células B precursoras específicas para diferentes epítopos do antígeno e com receptores com uma ampla gama de afinidades pelo antígeno. Os anticorpos são de afinidade relativamente baixa, com poucas mutações somáticas. A resposta secundária deriva de uma população mais limitada de células B com alta afinidade, que sofreram significativa expansão clonal. Seus receptores e anticorpos são de alta afinidade para o antígeno e apresentam muitas mutações somáticas. O resultado disso é que, embora haja normalmente somente um aumento de 10 a 100 vezes na frequência de células B ativadas após a instrução pelo antígeno, a qualidade da resposta de anticorpos é radicalmente alterada, de modo que esses precursores induzem uma resposta muito mais eficaz e intensa.

	Fonte de células B	
	Doador não imunizado **Resposta primária**	**Doador imunizado** **Resposta secundária**
Frequência de células B antígeno-específicas	$1{:}10^4 - 1{:}10^5$	$1{:}10^2 - 1{:}10^3$
Isotipo de anticorpo produzido	IgM > IgG	IgG, IgA
Afinidade do anticorpo	Baixa	Alta
Hipermutação somática	Baixa	Alta

co depois (Fig. 11.19). A resposta secundária dos anticorpos é caracterizada nos primeiros dias pela produção de pequenas quantidades de anticorpos IgM e quantidades maiores de anticorpos IgG, com alguma quantidade de IgA e IgE. No início da resposta secundária, a fonte desses anticorpos são as células B de memória que foram produzidas durante a resposta primária e já se mudaram do isotipo IgM para outros isotipos, e expressam IgG, IgA ou IgE em sua superfície, bem como um nível mais elevado de moléculas do MHC de classe II e B7.1 do que o nível característico para as células B virgens. A média da afinidade dos anticorpos IgG aumenta durante a resposta primária e continua a aumentar durante o andamento da segunda resposta e das respostas subsequentes (ver Fig. 11.19). A afinidade aumentada das células B de memória pelo antígeno e seus níveis aumentados de expressão de MHC de classe II facilitam a captação e a apresentação do antígeno e permitem que as células B de memória iniciem suas interações críticas com as células T auxiliares, em doses menores de antígeno do que as doses das células B virgens. Isso significa que a diferenciação das células B e a produção de anticorpos começam assim que ocorre a estimulação dos antígenos na resposta primária. A resposta imune secundária é caracterizada por uma geração mais vigorosa e precoce de plasmócitos na resposta primária, assim contabilizando para a quase imediata produção de IgG (ver Fig. 11.19).

Os anticorpos produzidos nas respostas primária e secundária podem ser claramente distinguidos em casos nos quais a resposta primária é dominada por anticorpos intimamente relacionados, mostrando pouca ou nenhuma hipermutação somática. Isso ocorre em algumas linhagens endocruzadas de camundongos, nas quais certos haptenos são reconhecidos por um grupo limitado de células B virgens. Por exemplo, em camundongos C57BL/6, os anticorpos contra o hapteno nitrofenol são codificados pelos mesmos genes V_H (VH186.2) e V_L (λ1) em todos os animais da linhagem. Como resultado dessa uniformidade nas respostas primárias, as modificações nas moléculas de anticorpos produzidas em respostas secundárias aos mesmos antígenos são fáceis de observar. Essas diferenças incluem não apenas numerosas hipermutações somáticas nos anticorpos que contêm as regiões V dominantes (ver Fig. 5.24), mas também o acréscimo de anticorpos que contêm segmentos gênicos V_H e V_L não detectados na resposta primária. Acredita-se que estes derivem de células B que foram ativadas em baixa frequência durante a resposta primária, não foram detectadas e se diferenciaram em células B de memória.

11.15   Imunizações repetidas levam ao aumento da afinidade do anticorpo, devido à hipermutação somática e à seleção pelo antígeno nos centros germinativos

Nas respostas imunes secundárias e subsequentes, quaisquer anticorpos que persistiram de respostas prévias estão imediatamente disponíveis para se ligarem a um patógeno recém-introduzido. Esses anticorpos desviam o antígeno aos fagócitos, para degradação e eliminação (ver Seção 10.22), e se houver quantidade suficiente de anticorpos preexistentes para eliminar ou inativar o patógeno, é possível que não ocorra uma resposta imune secundária. Se os níveis de patógenos superarem a quantidade de anticorpos circulantes, o excesso de antígenos se ligará aos receptores nas células B e iniciará uma resposta secundária das células B nos órgãos linfoides periféricos. As células B com maior avidez para o antígeno são as primeiras a serem recrutadas para essa resposta secundária, e também as células B de memória, que já foram selecionadas por sua avidez ao antígeno, constituem grande parte das células que contribuem para a resposta secundária.

A resposta secundária das células B começa com a proliferação das células B e T na interface das zonas das células B e T, como ocorre na resposta primária. As células T de memória residem nos tecidos linfoides, mas também podem entrar nos tecidos não linfoides (ver Seção 11.6). As células B de memória, por outro lado, continuam a recircular pelos mesmos compartimentos linfoides secundários que contêm as

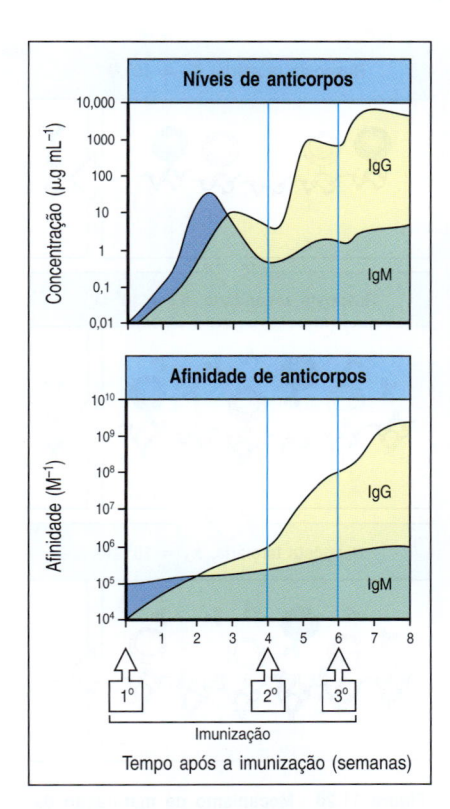

Figura 11.19   Tanto a afinidade quanto a quantidade de anticorpos aumentam com as repetidas imunizações. A figura superior mostra o aumento na quantidade de anticorpos com o tempo após as imunizações primária (1ª), secundária (2ª) e terciária (3ª); a figura inferior mostra o aumento na afinidade dos anticorpos (maturação da afinidade). A maturação da afinidade é vista principalmente no anticorpo IgG (bem como em IgA e IgE, que não estão demonstradas aqui) vindo de células B maduras que sofreram troca de isotipo e hipermutação somática para produzir anticorpos de afinidade mais alta. O sombreamento azul representa IgM, o amarelo, IgG, e o verde, a presença de ambos, IgG e IgM. Apesar de alguma maturação da afinidade ocorrer na resposta primária de anticorpos, ela ocorre principalmente em respostas posteriores a repetidas injeções do antígeno. É possível notar que os gráficos estão em escala logarítmica; caso contrário, seria impossível representar o aumento total de cerca de um milhão na concentração do anticorpo IgG específico em relação ao seus níveis iniciais.

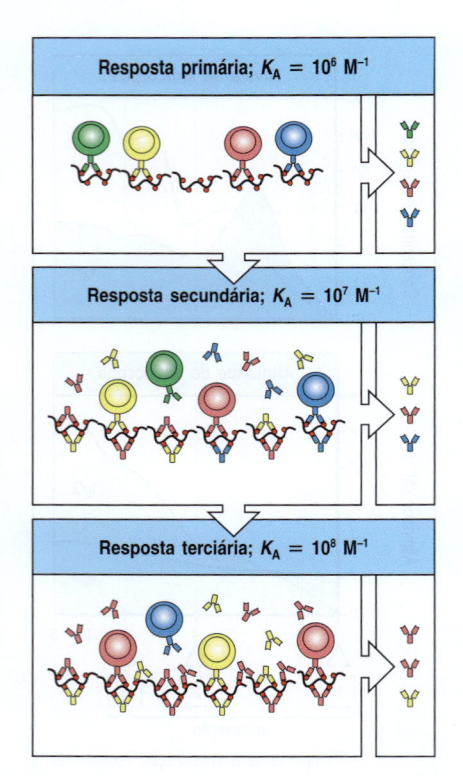

Figura 11.20 Mecanismo de maturação da afinidade em uma resposta de anticorpos. No início de uma resposta primária, as células B com receptores de uma ampla variedade de afinidades (K_A), dos quais a maioria se ligará ao antígeno com baixa afinidade, capturam o antígeno, o apresentam às células T auxiliares, e tornam-se ativadas para produzir anticorpos de afinidade relativamente baixa e variada (figura superior). Esses anticorpos ligam e eliminam o antígeno, de modo que somente as células B com receptores de afinidade mais elevada podem continuar capturando o antígeno e interagindo de maneira efetiva com as células T auxiliares. Tais células B serão, portanto, selecionadas para sofrer posterior diferenciação e expansão clonal, e os anticorpos que elas produzem dominarão uma resposta secundária (figura central). Esses anticorpos de afinidade mais elevada irão, por sua vez, competir pelo antígeno e selecionar para ativação de células B portadoras dos receptores de afinidade ainda mais elevada durante a resposta terciária (figura inferior).

células B virgens, principalmente folículos do baço, dos linfonodos e das placas de Peyer da mucosa intestinal.

As células B de memória que aprisionaram o antígeno são capazes de apresentar os complexos peptídeo:MHC de classe II às suas células T auxiliares cognatas que circundam o folículo. O contato entre as células B apresentadoras de antígeno e as células T auxiliares leva à rápida proliferação das células B e T. Como as células B de memória de mais alta afinidade competem mais de maneira mais efetiva pelos antígenos, essas células B são, de maneira mais eficiente, estimuladas na resposta imune secundária. As células B reativadas que ainda não sofreram diferenciação em células plasmáticas migram para os folículos e tornam-se células B do centro germinativo. Lá, entram em uma segunda fase proliferativa, durante a qual o DNA que codifica seus domínios V de Ig sofre hipermutação somática, antes que as células B se diferenciem em células plasmáticas secretoras de anticorpos (ver Seção 10.8). A afinidade dos anticorpos produzidos aumenta de maneira progressiva, uma vez que células B com receptores de antígeno de alta afinidade se ligam ao antígeno de maneira mais eficiente, e serão estimuladas a proliferar por suas interações com células T auxiliares antígeno-específicas no centro germinativo (Fig. 11.20).

As células B de memória podem não produzir todos os anticorpos na resposta secundária. Durante uma exposição secundária ao antígeno, os anticorpos preexistentes algumas vezes podem permitir a formação de complexos imunes, os quais não se formam imediatamente na resposta primária. Estudos recentes têm demonstrado que os complexos imunes podem se ligar e ativar a sinalização por meio dos receptores Fc nas células B virgens antígeno-específicas, que podem atuar para acelerar a cinética da resposta. Entretanto, a formação dos complexos imunes requer níveis equivalentes de antígeno e anticorpo, o que nem sempre ocorre – por exemplo, se o anticorpo estiver presente em excesso. Mesmo assim, a fase mais curta de intervalo na produção de anticorpo na resposta secundária pode surgir, não somente a partir de uma resposta intrínseca mais rápida das células B de memória, mas também por uma resposta de células B virgens acelerada em caso de haver a possibilidade de formação dos complexos antígeno:anticorpo.

11.16 As células T de memória são mais frequentes quando comparadas com as células T virgens específicas para o mesmo antígeno, e apresentam necessidades distintas de ativação e proteínas de superfície celular que as diferenciam das células T efetoras

Devido ao fato de o TCR não sofrer troca de classe ou hipermutação somática, as células T de memória são mais difíceis de identificar do que as células B de memória. Após a imunização, o número de células T reativas a um antígeno aumenta significativamente à medida que as células T efetoras são produzidas, e, após, diminui a um nível 100 a 1.000 vezes maior do que a frequência inicial pelo resto da vida do animal ou do ser humano (Fig. 11.21). Essas células que persistem são designadas como **células T de memória**. Elas são células T efetoras de vida longa com propriedades distintas em termos de expressão de moléculas de superfície, respostas ao estímulo e expressão de genes que controlam a sobrevivência celular. No final, suas proteínas de superfície são similares às das células efetoras, mas existem algumas diferenças (Fig. 11.22). No caso das células B, há uma óbvia distinção entre células efetoras e células de memória, porque as células B efetoras são células plasmáticas diferenciadas que já foram ativadas para secretar anticorpos até a morte.

O principal problema nos experimentos que visam a estabelecer a existência das células T de memória é o fato de a maioria dos ensaios da função das células T efetoras levar vários dias, durante os quais as possíveis células T de memória são reinduzidas ao estado de célula efetora. Assim, os testes que requerem vários dias não diferenciam as células efetoras preexistentes das células T de memória porque as células de memória podem adquirir atividade efetora durante o período do ensaio. Esse aspecto, porém, não se aplica às células T efetoras citotó-

Figura 11.21 Geração de células T de memória após uma infecção viral. Após uma infecção, nesse caso a reativação de um citomegalovírus (CMV) latente, o número de células T específicas para o antígeno viral aumenta drasticamente e, então, cai, mantendo um nível baixo constante de células T de memória. O gráfico superior mostra o número de células T (laranja); o inferior mostra o curso da infecção viral (azul), como estimado pela quantidade de DNA viral no sangue. (Dados cortesias de G. Aubert.)

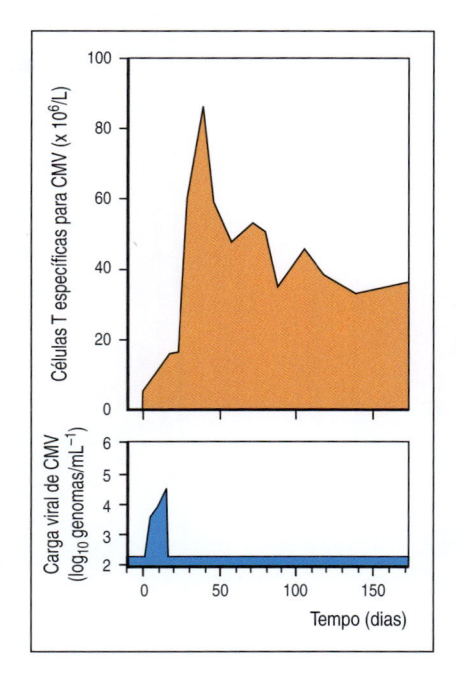

xicas, já que elas podem programar uma célula-alvo para lise em cinco minutos, embora as células T CD8 de memória necessitem ser reativadas para se tornarem citotóxicas. Assim, suas ações citotóxicas aparecerão mais tarde do que as ações de células preexistentes efetoras, mesmo que elas possam se tornar ativadas sem a síntese de DNA, como demonstrado por estudos conduzidos na presença de inibidores mitóticos.

Recentemente, tornou-se possível identificar clones específicos das células T CD8 corando-as com complexos peptídeo:MHC tetraméricos (ver Apêndice I, Seção A.28). Descobriu-se que o número de células T CD8 antígeno-específicas aumenta drasticamente durante uma infecção e, então, cai até 100 vezes; contudo, esse novo nível é distintamente maior antes da iniciação. Essas células continuam a expressar alguns marcadores característicos de células ativadas, como o CD44, mas param de expressar outros marcadores de ativação, como o CD69. Além disso, elas expressam

Molécula	Virgem	Efetora	Memória	Comentários
CD44	+	+++	+++	Molécula de adesão celular
CD45RO	+	+++	+++	Modula sinalização pelo TCR
CD45RA	+++	+	+++	Modula sinalização pelo TCR
CD62L	+++	−	Alguma +++	Receptor de alojamento no linfonodo
CCR7	+++	+/−	Alguma +++	Receptor de quimiocina para alojamento no linfonodo
CD69	−	+++	−	Antígeno de ativação precoce
Bcl-2	++	+/−	+++	Promove sobrevivência celular
Interferon-γ	−	+++	+++	Citocina efetora; mRNA presente e proteína produzida na ativação
Granzima B	−	+++	+/−	Molécula efetora para citotoxicidade
FasL	−	+++	+	Molécula efetora para citotoxicidade
CD122	+/−	++	++	Parte do receptor para IL-15 e IL-2
CD25	−	++	−	Parte do receptor para IL-2
CD127	++	−	+++	Parte do receptor para IL-7
Ly6C	+	+++	+++	Proteína ligada ao GPI
CXCR4	+	+	++	Receptor para a quimiocina CXCL12; controla migração para os tecidos
CCR5	+/−	++	Alguma +++	Receptor para quimiocinas CCL3 e CCL4; migração para os tecidos

Figura 11.22 A expressão de muitas moléculas de superfície celular é alterada quando células T virgens se tornam células T de memória. As modificações incluem aumentos em moléculas que controlam a adesão da célula T às células apresentadoras de antígeno (APCs) e às células endoteliais, moléculas como os receptores de quimiocinas que afetam a migração aos sítios de inflamação, fatores e receptores que promovem a sobrevivência de células de memória e proteínas envolvidas em funções efetoras, como a granzima B. Algumas modificações também aumentam a sensibilidade da célula T de memória à estimulação pelo antígeno. Muitas dessas mudanças também são vistas em células que foram ativadas para se tornarem células efetoras, mas algumas mudanças, como a expressão de CD25 e CD69, são específicas para as células efetoras, ao passo que outras, como a expressão do fator de sobrevivência Bcl-2, são limitadas às células T de memória de vida longa. A figura representa um quadro geral que se aplica tanto a células T CD4 como CD8, em camundongos e no ser humano, mas alguns detalhes que podem diferir entre essas subpopulações celulares foram omitidos para simplificação. GPI, glicofosfatidil inositol; IL, interleucina; IFN, interferon; TCR, receptor de células B.

mais Bcl-2, uma proteína que promove a sobrevivência celular e pode ser responsável pela longa meia-vida das células CD8 de memória.

A subunidade α do receptor IL-7 (IL-7Rα ou CD127) pode ser um bom marcador para as células T ativadas que se tornarão células de memória de longa duração (ver Fig. 11.22). As células T virgens expressam IL-7Rα, mas este é rapidamente perdido na ativação e não é expresso pela maioria das células T efetoras. Por exemplo, durante o pico da resposta efetora contra o vírus da coriomeningite linfocítica (LCMV, do inglês *lymphocytic choriomeningitis virus*) em camundongos, em torno do sétimo dia de infecção, uma pequena população de cerca de 5% de células T CD8 efetoras expressam altos níveis de IL-7Rα. A transferência adotiva dessas células, mas não das células T efetoras que expressam baixos níveis de IL-7Rα, poderia fornecer a imunidade funcional das células T CD8 aos camundongos não infectados (Fig. 11.23). Esse experimento sugere que a manutenção precoce, ou a reexpressão, de IL-7Rα identifica células T CD8 efetoras que geram as células T de memória, embora ainda não se saiba se e como esse processo é regulado. As células T de memória são mais sensíveis à reestimulação pelo antígeno do que as células T virgens, e elas produzem várias citocinas mais rápida e vigorosamente como IFN-γ, TNF-α e IL-2 em resposta à estimulação. Uma progressão similar ocorre nas células T humanas após imunização com a vacina contra o vírus da febre amarela.

As respostas das células T CD4 têm sido mais difíceis de serem estudadas, em parte porque suas respostas são menores do que as respostas das células T CD8 e também porque, até recentemente, não havia reagentes peptídeo:MHC de classe II semelhantes aos tetrâmeros peptídeo:MHC de classe I que pudessem ser usados para detectar as células T antígeno-específicas. Apesar disso, a transferência e a sensibilização de células T virgens portando transgenes para o TCR, o que confere a essas células T uma especificidade conhecida por um complexo peptídeo:MHC, tornou possível a visualização das células T CD4 de memória. Elas surgem como uma população celular de vida longa que compartilha algumas das características das células T efetoras ativadas, mas diferem destas por necessitarem de reestímulo adicional antes de agir sobre as células-alvo. As modificações em três proteínas de superfície celular – selectina-L, CD44 e CD45 – que ocorrem nas supostas células T CD4 de memória após exposição do antígeno são particularmente significativas. A selectina-L é perdida na maioria das células T CD4 de memória, ao passo que os níveis de CD44 aumentam em todas as células T de memória; essas mudanças contribuem para o direcionamento da migração das células T de memória do sangue para os tecidos. A isoforma de CD45 altera-se devido a uma união alternativa de éxons que codificam o domínio extracelular de CD45, levando a isoformas, como CD45RO, que são menores e se ligam com mais facilidade ao TCR e facilitam o reconhecimento do antígeno (ver Fig. 11.22). Essas alterações são características de células que foram ativadas para se tornarem células T efetoras; porém, algumas células em que ocorreram essas modificações têm muitas características das células T CD4 em repouso, sugerindo que elas representam células T CD4 de memória. Somente após a reexposição ao antígeno em uma APC, elas atingem o estado de célula T efetora e adquirem todas as características de células T_H2 ou T_H1, secretando IL-4 e IL-5, ou IFN-γ, respectivamente.

Figura 11.23 A expressão do receptor de interleucina (IL)-7 (IL-7R) indica qual célula T CD8 efetora pode gerar uma resposta de memória vigorosa. Os camundongos transgênicos que expressam o receptor de célula T (TCR) específico para o antígeno viral do vírus da coriomeningite linfocítica (LCMV) foram infectados, e as células efetoras foram coletadas no décimo primeiro dia. As células T CD8 efetoras que expressaram altos níveis de IL-7R (IL-7R^{hi}, em azul) foram separadas e transferidas para um grupo de camundongos virgens, e as células T CD8 efetoras que expressaram baixos níveis de IL-7R (IL-7R^{lo}, em verde) foram transferidas para outro grupo. Três semanas após a infecção, os camundongos foram desafiados com uma bactéria geneticamente modificada para expressar o antígeno viral original, e o número de células T responsivas que foram transferidas (detectadas por meio de suas expressões do TCR transgênico) foi mensurado em várias fases após o desafio. Somente as células efetoras IL-7R^{hi} puderam gerar uma expansão robusta de células T CD8 após o segundo desafio.

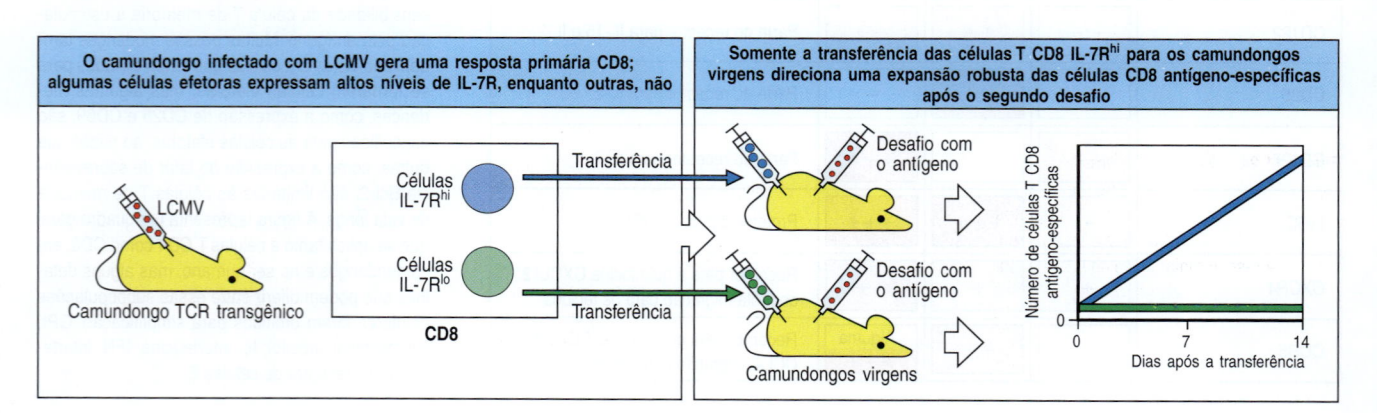

Portanto, parece razoável designar essas células como células T CD4 de memória, e assumir que as células T CD4 virgens se diferenciam em células T efetoras, e que algumas destas então se tornam células de memória. Assim como nas células T CD8 de memória, a coloração direta das células T CD4 com tetrâmeros peptídeo:MHC de classe II permite identificar as células T CD4 antígeno-específicas, e a análise por meio da coloração de citocinas intracelulares (ver Apêndice I, Seção A.27) pode determinar se elas são células T_H1, T_H17 ou T_H2. Os progressos na identificação dos fenótipos das células T CD4 aumentará os conhecimentos nessa área e poderá contribuir com informações valiosas a respeito das células T CD4 efetoras, virgens e de memória.

Os mecanismos homeostáticos que controlam a sobrevivência das células T de memória diferem dos mecanismos das células T virgens. A célula T de memória divide--se mais frequentemente que a célula T virgem, e sua expansão é controlada pelo balanço entre a proliferação e a morte celular. Assim como nas células T virgens, a sobrevivência das células T de memória requer a estimulação das citocinas IL-7 e IL-15. IL-7 é requerida para a sobrevivência das células T de memória CD4 e CD8, e, além disso, a IL-15 é essencial para a sobrevivência em longo prazo e a proliferação das células T CD8 de memória sob condições normais. Para as células T CD4 de memória, o papel da IL-15 ainda está sendo investigado.

Além da estimulação pelas citocinas, as células T virgens requerem o contato com os complexos peptídeo próprio:MHC próprio para sua sobrevivência em longo prazo na periferia (ver Seção 8.29), mas parece que as células T de memória não têm esse requisito. Descobriu-se, entretanto, que as células T de memória que sobrevivem após a transferência ao hospedeiro deficiente em MHC têm alguns defeitos em algumas de suas funções características, indicando que a estimulação pelos complexos peptídeo próprio:MHC próprio pode ser requerida para sua proliferação continuada e função ótima (Fig. 11.24).

11.17 As células T de memória são heterogêneas e incluem subpopulações de memória central e de memória efetora

As células T CD4 e CD8 podem se diferenciar em dois tipos de células de memória, com características de ativação distintas (Fig. 11.25). Um tipo é chamado de **célula de memória efetora**, porque pode rapidamente maturar em células T efetoras e secretar grandes quantidades de IFN-γ, IL-4 e IL-5 logo após a reestimulação. Essas células não têm o receptor de quimiocina CCR7, mas expressam altos níveis de integrinas $β_1$ e $β_2$, bem como receptores para quimiocinas inflamatórias. Esse padrão sugere que essas células de memória efetoras são especializadas para uma rápida entrada nos tecidos inflamados. O outro tipo é chamado de **célula de memória central**. Ela expressa o receptor CCR7 e recircula mais facilmente para as zonas de células T dos tecidos linfoides secundários, assim como as células T virgens. As células de memória central são muito sensíveis à ligação cruzada do TCR e respondem rapidamente, regulando positivamente o CD40L. Entretanto, elas levam mais tempo para se diferenciar em células de memória efetoras e não secretam tanta citocina logo após a reestimulação.

A distinção entre as células de memória central e as células de memória efetora foi feita em humanos e camundongos. Contudo, essa distinção geral não implica que

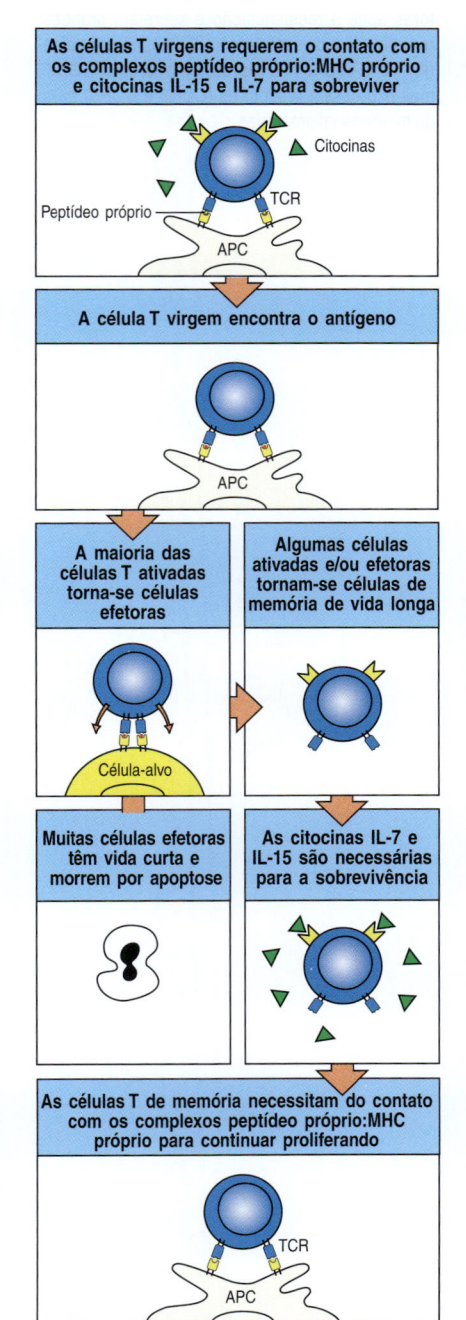

Figura 11.24 As células T virgens e as células T de memória têm requisitos diferentes para a sobrevivência. Para sua sobrevivência na periferia, as células T virgens requerem estimulação periódica com as citocinas interleucina (IL)-7 e IL-15, e com antígenos próprios apresentados pelas moléculas do complexo principal de histocompatibilidade (MHC). Ao instruí-las com seus antígenos específicos, as células T virgens dividem-se e diferenciam-se. A maior parte de sua progênie diferencia-se em células efetoras de vida relativamente curta, mas algumas células efetoras se tornam células T de memória de vida longa, que necessitam ser sustentadas por citocinas, mas não requerem contato com os complexos peptídeo próprio:MHC próprio puramente para sobreviver. Entretanto, o contato com antígenos próprios parece ser necessário para que as células T de memória continuem a proliferar, mantendo, assim, seus números no conjunto de células de memória. APC, célula apresentadora de antígeno; TCR, receptor de células T.

Figura 11.25 As células T diferenciam-se em subpopulações de células de memória central e de células de memória efetoras distinguidas pela expressão do receptor de quimiocina CCR7. As células de memória quiescentes que expressam a proteína de superfície característica CD45RO podem surgir de células efetoras ativadas (metade direita do diagrama) ou diretamente de células T virgens ativadas (metade esquerda do diagrama). Dois tipos de células T de memória quiescentes podem derivar da resposta primária de células T. As células de memória central expressam CCR7 e permanecem nos tecidos linfoides periféricos após a reestimulação. As células de memória efetoras maturam rapidamente em células T efetoras após a reestimulação e secretam grandes quantidades de interferon (IFN)-γ, interleucina (IL)-4 e IL-5. Elas não expressam o receptor CCR7, mas expressam receptores (CCR3 e CCR5) para quimiocinas inflamatórias.

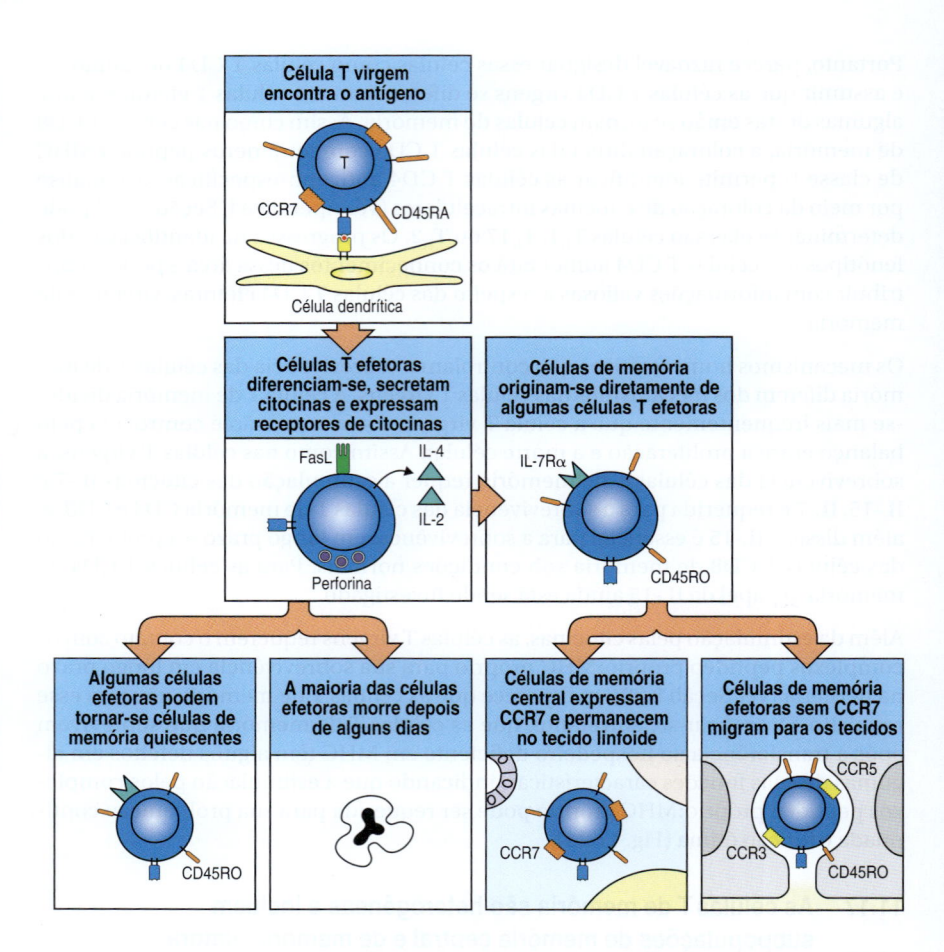

cada subpopulação é uma população uniforme. Dentro das subpopulações de células de memória central que expressam CCR7 existem diferenças na expressão de outros marcadores, sobretudo receptores para outras citocinas. Por exemplo, uma subpopulação de células de memória central positivas para CCR7 também expressam o CXCR5, de modo similar às células T_{FH}, embora ainda não esteja claro se essas células de memória podem fornecer auxílio às células B nos centros germinativos.

Quando estimuladas pelo antígeno, as células de memória central perdem rapidamente a expressão de CCR7 e diferenciam-se em células de memória efetoras. Estas também apresentam heterogeneidade na expressão dos seus receptores de quimiocinas, e foram classificadas de acordo com o receptor de quimiocina característico para células T_H1, como CCR5, e para células T_H2, como CCR4. As células de memória central ainda não estão comprometidas com uma determinada linhagem efetora, nem mesmo as células de memória efetoras estão totalmente comprometidas com a linhagem T_H1 ou T_H2, embora haja uma correlação entre a produção de células T_H1 ou T_H2 e os receptores de quimiocinas por elas expressos. A estimulação adicional pelo antígeno irá direcionar a diferenciação gradual das células de memória efetoras em diferentes linhagens de células T efetoras.

11.18 O auxílio da célula T CD4 é necessário para a célula T CD8 de memória e envolve a sinalização do receptor CD40 e da IL-2

Na Seção 11.8, foi visto como as respostas primárias das células T CD8 à *Listeria monocytogenes* podem ocorrer nos camundongos com ausência das células T CD4. Após o sétimo dia de infecção, o camundongo tipo selvagem e o camundongo com ausência das células T CD4 apresentam expansão e atividade equivalentes às células T CD8 patógeno-específicas. Entretanto, elas não são igualmente capazes de gerar células T CD8 de memória. Os camundongos com a ausência de células T CD4 devido à deficiência no MHC de classe II geram uma resposta secundária mais fraca, caracterizada por menor número de células T CD8 de memória específica ao patógeno. Nesse experimento, a *Listeria* carregava um gene para a proteína ovalbumina, e foi a resposta a essa proteína que foi mensurada como o marcador das células T CD8 de memória (Fig. 11.26). A ausência das células T CD4 nesses camundongos ocorre durante a resposta primária e a resposta secundária, então, a necessidade das células T CD4 poderia ser tanto na programação inicial das células T CD8 durante sua primeira ativação para o desenvolvimento da memória, ou, alternativamente, em fornecer auxílio somente durante a resposta de memória secundária.

Outros experimentos indicam que esse auxílio das células T CD4 é necessário para que as células T CD8 virgens programadas tornem-se aptas a produzir células de memória capazes de uma robusta expansão secundária. As células T CD8 de memória que se desenvolveram sem o auxílio das células CD4 foram transferidas para camundongos do tipo selvagem. Após a transferência, o camundongo receptor foi novamente desafiado. Em camundongos que receberam as células T CD8 de memória e que se desenvolveram sem o auxílio das células T CD4, as células T CD8 mostraram uma diminuição da habilidade de proliferação, mesmo no camundongo receptor que expressa o MHC de classe II. Esse resultado indica que o auxílio das células T CD4 é necessário durante a ativação das células T CD8 e não simplesmente no momento da resposta secundária. Essa necessidade de auxílio das células T CD4 na geração das células CD8 de memória também foi demonstrada por meio de experimentos nos quais as células T CD4 foram depletadas pelo tratamento com anticorpos ou em camundongos deficientes do gene CD4.

O mecanismo que fundamenta essa necessidade da presença das células T CD4 ainda não está totalmente compreendido. Ele pode envolver dois tipos de sinais recebidos pelas células T CD8 – os recebidos pelo receptor CD40 e os recebidos pelo receptor da IL-2. As células T CD8 que não expressam CD40 não são capazes de gerar células T de memória. Embora muitas células possam potencialmente expressar o ligante para CD40 necessário para estimular CD40, é mais provável que as células T CD4 sejam a fonte para esse sinal.

A sinalização necessária de IL-2 para a programação das células CD8 de memória foi descoberta por meio das células T CD8 geneticamente deficientes na subunidade de IL-2Rα, que, portanto, não estão hábeis a responder à IL-2. Já que a sinalização de IL-2Rα é necessária ao desenvolvimento das células T_{reg}, os camundongos com ausência de IL-2Rα desenvolvem a doença linfoproliferativa. Contudo, essa doença não se desenvolve nos camundongos quiméricos que têm na medula óssea as células do tipo selvagem e as células deficientes em IL-2Rα, e essas quimeras podem ser usadas para se estudar o comportamento das células deficientes em IL-2Rα. Quando esses camundongos quiméricos foram infectados com o LCMV e suas respostas foram testadas, as respostas CD8 de memória foram deficientes especificamente nas células T com ausência de IL-2Rα.

As células T CD4 também fornecem auxílio na manutenção do número de células T CD8 de memória, que é distinto do efeito que elas exercem na programação das célu-

Figura 11.26 As células T CD4 são necessárias para o desenvolvimento das células T CD8 de memória funcionais. Os camundongos que não expressam moléculas do complexo principal de histocompatibilidade (MHC) de classe II (MHC II$^{-/-}$) não produzem células T CD4. Os camundongos selvagens e os MHC II$^{-/-}$ foram infectados com *Listeria monocytogenes* que expressava o modelo de antígeno ovalbumina (LM-OVA). Após sete dias, o número de células T CD8 específicas para OVA pode ser mensurado pelo uso de tetrâmeros de MHC específicos que contêm um peptídeo da OVA, e, portanto, ligam-se aos receptores das células T (TCRs) que reagem com esse antígeno. Após sete dias de infecção, camundongos com ausência de células T CD4 têm o mesmo número de células T CD8 específicas para OVA que os camundongos do tipo selvagem. Entretanto, quando se permite que o camundongo se recupere por 60 dias, durante os quais as células T de memória se desenvolvem, e são novamente desafiadas com LM-OVA; os camundongos com a ausência das células T CD4 não expandem as células de memória T CD8 específicas para a OVA, ao passo que há uma forte resposta T CD8 de memória nos camundongos do tipo selvagem.

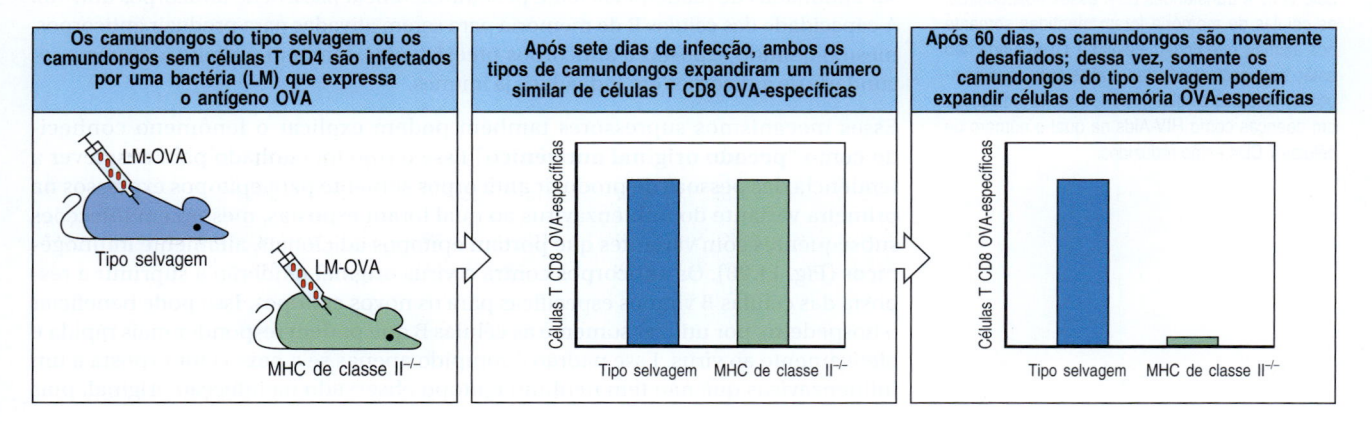

Os camundongos do tipo selvagem ou os camundongos sem células T CD4 são infectados por uma bactéria (LM) que expressa o antígeno OVA

LM-OVA
Tipo selvagem
LM-OVA
MHC de classe II$^{-/-}$

Após sete dias de infecção, ambos os tipos de camundongos expandiram um número similar de células T CD8 OVA-específicas

Células T CD8 OVA-específicas
Tipo selvagem   MHC de classe II$^{-/-}$

Após 60 dias, os camundongos são novamente desafiados; dessa vez, somente os camundongos do tipo selvagem podem expandir células de memória OVA-específicas

Células T CD8 OVA-específicas
Tipo selvagem   MHC de classe II$^{-/-}$

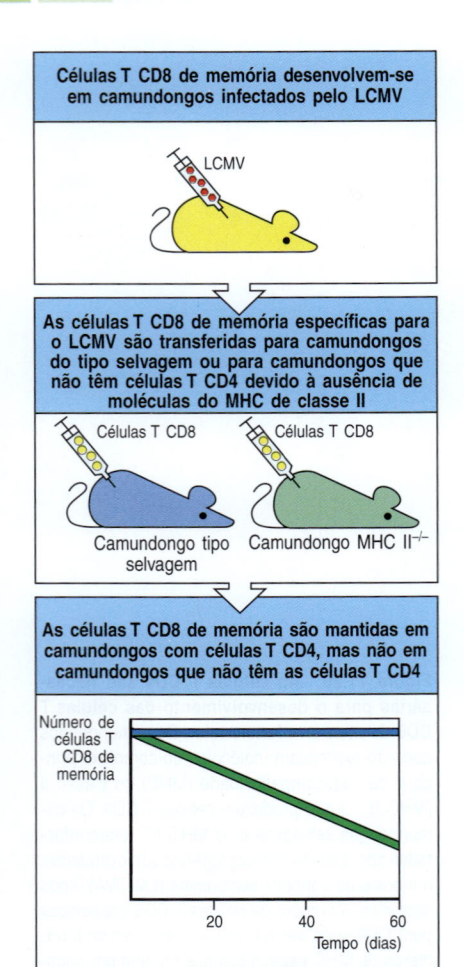

Figura 11.27 As células T CD4 promovem a manutenção das células T CD8 de memória. A dependência das células T CD8 de memória das células T CD4 é apresentada pelos diferentes períodos após a transferência para camundongos receptores que têm células T CD4 normais (tipo selvagem) ou que não têm células T CD4 (MHC II⁻/⁻). Na ausência de proteínas do complexo principal de histocompatibilidade (MHC) de classe II, as células T CD4 não se desenvolvem no timo. Quando as células T CD8 de memória específicas para o vírus da coriomeningite linfocítica (LCMV) foram isoladas de camundongos doadores 35 dias após a infecção pelo vírus e transferidas para esses hospedeiros, as células de memória foram mantidas somente nos animais que tinham células T CD4. Ainda não estão bem esclarecidas as razões para esse comportamento das células T CD4, mas há indicações em doenças como HIV-Aids na qual o número de células T CD4 estão reduzidos.

las T CD8 virgens para se tornarem células de memória (Fig. 11.27). Quando as células T CD8 de memória são transferidas para camundongos virgens do ponto de vista imune, a presença ou ausência das células T CD4 influenciam na manutenção das células T CD8 de memória. A transferência das células T CD8 de memória para camundongos com ausência das células T CD4 é seguida por um decréscimo gradual no número de células de memória em comparação à transferência similar para camundongos do tipo selvagem. Além disso, as células T CD8 efetoras transferidas para camundongos com a ausência das células T CD4 sofriam relativo dano em suas funções. Esses experimentos mostram que as células T CD4 ativadas durante a resposta imune sofreram um significativo impacto na quantidade e na qualidade da resposta das células T CD8, mesmo quando elas não eram necessárias à ativação inicial das células T CD8. As células T CD4 auxiliam na programação das células T CD8 virgens para formar células T de memória, promover atividade efetora eficiente e manter o número das células T de memória.

11.19 Em indivíduos imunes, a resposta secundária e as respostas subsequentes são atribuídas aos linfócitos de memória

No curso normal de uma infecção, um patógeno primeiramente prolifera até um nível suficiente para desencadear uma resposta imune adaptativa e, então, estimula a produção de anticorpos e células T efetoras que eliminam o patógeno do corpo. A maioria das células T efetoras morre subsequentemente, e os níveis de anticorpos declinam de maneira gradual após o patógeno ser eliminado, pois os antígenos que desencadearam a resposta não estão mais presentes em níveis necessários para mantê-los. Pode-se pensar nisso como uma inibição da resposta por retroalimentação. Porém, as células T e B de memória permanecem e mantêm capacidade ampliada de montar uma resposta a uma recidiva da infecção pelo mesmo patógeno.

O anticorpo e os linfócitos de memória remanescentes em um indivíduo imunizado podem ter efeito de redução na ativação de células B e T virgens pelo mesmo antígeno. De fato, a transferência passiva de anticorpos para receptores virgens pode ser usada para inibir as respostas das células B virgens ao mesmo antígeno. Esse fenômeno foi posto em prática para prevenir a resposta imune das mães Rh⁻ a seus filhos Rh⁺, que pode causar a doença hemolítica no recém-nascido (ver Apêndice I, Seção A.11). Se um anticorpo anti-Rh é dado à mãe antes que ela reaja às hemácias Rh⁺ de seu filho, sua resposta será inibida. O mecanismo dessa supressão envolve, provavelmente, a eliminação mediada por anticorpo e a destruição das hemácias fetais que entraram na mãe, evitando que células B e T virgens produzam uma resposta imune. Provavelmente, anticorpos anti-Rh estão em excesso quando comparados com as quantidades de antígenos, de modo que não somente o antígeno é eliminado, mas os complexos imunes não são formados para estimular as células B virgens por meio de seus receptores Fc. Entretanto, as respostas das células B de memória não são inibidas pelo anticorpo contra o antígeno, de modo que as mães Rh⁻ em risco devem ser identificadas e tratadas antes que ocorra uma resposta primária. As células B de memória são muito mais sensíveis, em função de sua alta afinidade ao antígeno e de alterações na sinalização por meio de seus receptores de células B, para quantidades menores de antígenos que não podem ser eliminadas de maneira eficiente pela transferência passiva de anticorpos anti-Rh. A capacidade das células B de memória para serem ativadas para produzir anticorpos, mesmo quando expostas a anticorpos preexistentes, também permite a resposta secundária de anticorpos em indivíduos já imunes.

Esses mecanismos supressores também podem explicar o fenômeno conhecido como "**pecado original antigênico**". Esse termo foi cunhado para descrever a tendência das pessoas de produzir anticorpos somente para epítopos expressos na primeira variante do influenzavírus ao qual foram expostas, mesmo em infecções subsequentes com variantes que portam epítopos adicionais, altamente imunogênicos (Fig. 11.28). Os anticorpos contra o vírus original tenderão a suprimir a resposta das células B virgens específicas para os novos epítopos. Isso pode beneficiar o hospedeiro, por utilizar somente as células B que podem responder mais rápida e efetivamente ao vírus. Esse padrão é rompido apenas se a pessoa for exposta a um influenzavírus que não tem nenhum epítopo observado na infecção original, pois

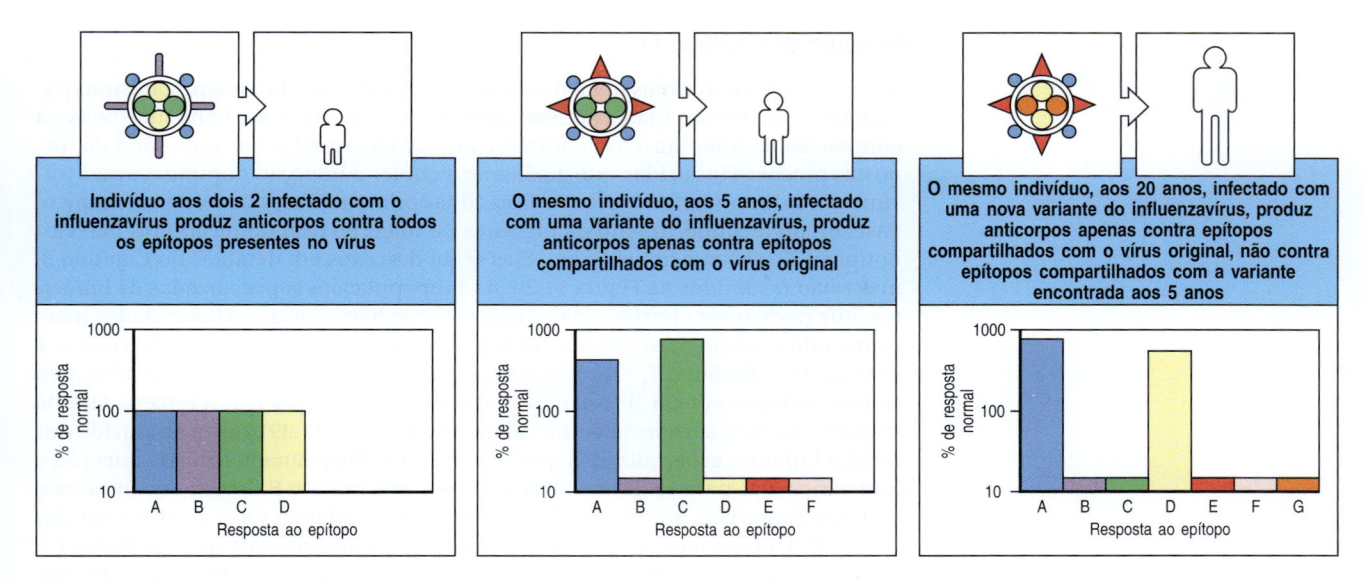

Indivíduo aos dois 2 infectado com o influenzavírus produz anticorpos contra todos os epítopos presentes no vírus

O mesmo indivíduo, aos 5 anos, infectado com uma variante do influenzavírus, produz anticorpos apenas contra epítopos compartilhados com o vírus original

O mesmo indivíduo, aos 20 anos, infectado com uma nova variante do influenzavírus, produz anticorpos apenas contra epítopos compartilhados com o vírus original, não contra epítopos compartilhados com a variante encontrada aos 5 anos

agora nenhum anticorpo preexistente se liga ao vírus, e as células B virgens são capazes de responder a ele.

Um efeito supressor similar das células T de memória antígeno-específicas sobre a resposta das células T virgens tem sido observado em determinadas situações, como durante uma infecção pelo LCMV em camundongos ou pelo vírus da dengue em humanos. Por exemplo, camundongos que foram ativados com uma cepa do LCMV responderam a uma infecção subsequente por uma variante do LCMV quando células T CD8 direcionadas contra antígenos específicos para o primeiro antígeno foram usadas no lugar das células específicas para a nova variante. Entretanto, esse efeito não foi observado quando as respostas contra epítopos antigênicos variáveis da ovalbumina foram avaliadas durante infecções recorrentes usando a bactéria patogênica *Listeria monocytogenes*, sugerindo que o pecado original antigênico pode não ser uma ocorrência universal em todas as respostas imunes.

Resumo

A imunidade protetora contra a reinfecção é uma das consequências mais importantes da imunidade adaptativa. A imunidade protetora depende não apenas de anticorpos pré-formados e células T efetoras, mas também do estabelecimento de uma nova população de linfócitos que medeia a memória imune duradoura. A capacidade das células de memória para responder rapidamente à reestimulação com o mesmo antígeno pode ser transferida para recipientes virgens por meio de células B e T instruídas. As alterações precisas que distinguem os linfócitos virgens, efetores e de memória incluem a regulação da expressão dos receptores para citocinas, como IL-7 e IL-15, que ajudam a manter essas células, e a regulação dos receptores para as quimiocinas, como CCR7, que distinguem entre as populações funcionais das células de memória. Com o surgimento de reagentes específicos para receptores – tetrâmeros para MHC –, a análise das contribuições relativas da expansão clonal e da diferenciação no fenótipo de memória está sendo esclarecida. As células B de memória também podem ser diferenciadas pelas modificações em seus genes de Igs, devido à mudança de isotipo e à hipermutação somática, e as respostas imunes secundárias e subsequentes são caracterizadas por anticorpos com afinidade crescente ao antígeno. Como para as células de memória, há uma inter-relação complexa entre as células T CD4 e T CD8 que ainda é apenas parcialmente compreendida. Embora as células T CD8 possam gerar resposta primária efetora na ausência do auxílio das células T CD4, está ficando claro que as células T CD4 têm um papel importante na regulação das células T CD8 de memória. Essas questões são fundamentais para o entendimento, por exemplo, de como fazer vacinas efetivas contra doenças como HIV/Aids.

Figura 11.28 Quando indivíduos que já foram infectados com uma variante do influenzavírus são infectados com uma segunda ou terceira variante, eles produzem anticorpos apenas contra os epítopos que estavam presentes no primeiro vírus. Uma criança infectada pela primeira vez com o influenzavírus aos 2 anos produz uma resposta a todos os epítopos (figura à esquerda). Aos 5 anos, a mesma criança exposta a uma variante diferente do vírus responde preferencialmente aos epítopos compartilhados com o vírus original, e produz uma resposta menor do que a normal aos novos epítopos do vírus (figura central). Mesmo aos 20 anos de idade, esse comprometimento com a resposta aos epítopos compartilhados com o vírus original e a resposta subnormal aos novos epítopos é mantido (figura à direita). Esse fenômeno é chamado de "pecado original antigênico".

Resumo do Capítulo 11

Os vertebrados têm várias maneiras de resistir às infecções por microrganismos patogênicos. As defesas inatas podem atuar imediatamente e ser bem-sucedidas na eliminação da infecção; caso contrário, elas serão seguidas por uma série de respostas precoces induzidas que auxiliarão a conter a infecção durante o desenvolvimento da imunidade adaptativa. Essas duas primeiras fases da resposta imune se baseiam no reconhecimento da presença da infecção usando receptores não clonotípicos do sistema imune inato. Eles estão descritos em detalhes no Capítulo 3, mas estão resumidos na Figura 11.29. As subpopulações especializadas de linfócitos, que podem ser consideradas como intermediárias entre as imunidades inata e adaptativa, incluem as células iNKT, que podem desviar a resposta de células T CD4 para um fenótipo T_H1 ou T_H2, e as células NK, que podem ser recrutadas para os linfonodos e secretar IFN-γ, e assim promover respostas T_H1. A terceira fase da resposta imune é a resposta imune adaptativa (ver Fig. 11.29), que é produzida nos tecidos linfoides especializados que servem a um determinado local de infecção e leva vários dias para se desenvolver, pois os linfócitos T e B devem encontrar seu antígeno específico, proliferar e diferenciar-se em células efetoras. As respostas das células B dependentes de células T não podem ser iniciadas até que as células T_{FH} antígeno-específicas tenham tido a chance de proliferar e diferenciar-se. Uma vez ocorrida a resposta adaptativa, os anticorpos e as células T efetoras são dispersos via circulação sanguínea e recrutados aos tecidos, e a infecção em geral é controlada com o patógeno contido ou eliminado. O mecanismo efetor final usado para eliminar a infecção depende do tipo de agente infeccioso, e, na maioria dos casos, é o mesmo empregado nas fases iniciais da defesa imune. Somente o mecanismo de reconhecimento muda e é mais seletivo (ver Fig. 11.29).

Uma resposta imune adaptativa efetiva leva a um estado de imunidade protetora. Esse estado consiste na presença de células efetoras e moléculas produzidas na

Figura 11.29 Componentes das três fases da resposta imune contra diferentes classes de microrganismos. Os mecanismos da imunidade inata que atuam nas primeiras duas fases da resposta imune foram discutidos nos Capítulos 2 e 3, e as respostas de células B timo-independentes (T-independentes) foram discutidas no Capítulo 10. As fases iniciais contribuem para o início da imunidade adaptativa e influenciam o caráter funcional das células T efetoras antígeno-específicas e dos anticorpos que surgem na fase tardia da resposta. Existem mecanismos efetores altamente semelhantes em cada fase da resposta; a principal diferença está nas estruturas de reconhecimento utilizadas. IL, interleucina; IFN, interferon; MBL, lecitina ligadora de manose; NK, *natural killer*; TNF, fator de necrose tumoral.

	Fases da resposta imune		
	Imediata (0-4 horas)	**Inicial (4-96 horas)**	**Tardia (96-100 horas)**
	Inespecífica Inata Sem memória Sem células T específicas	Inespecífica + específica Induzível Sem memória Sem células T específicas	Específica Induzível Memória Células T específicas
Funções de barreira	Pele, epitélio, mucinas e ácido	Inflamação local (C5a) TNF-α local	Anticorpo IgA nos espaços luminais Anticorpo IgE nos mastócitos Inflamação local
Resposta aos patógenos extracelulares	Fagócitos Vias do complemento alternativa e da MBL Lisozima Lactoferrina Peroxidase Defensinas	MBL Proteína C-reativa Anticorpos de células B T-independentes Complemento	Anticorpo IgG e células com receptores de Fc Anticorpos IgM e IgG + via clássica do complemento
Resposta aos patógenos intracelulares	Macrófagos	Ativação dos macrófagos dependente das células NK ativadas IL-1, IL-6, TNF-α, IL-12	Ativação dos macrófagos pelas células T por IFN-γ
Resposta às células infectadas por vírus	Células NK	IFN-α e IFN-β Células NK ativadas por IL-12	Células T citotóxicas IFN-γ

resposta inicial, e de memória imune. Essa memória manifesta-se pela capacidade aumentada de responder contra patógenos que foram previamente encontrados e eliminados com sucesso. Essa é uma propriedade dos linfócitos T e B de memória, que podem transferir a memória imune a receptores virgens. Os mecanismos precisos que mantêm a memória imune incluem determinadas citocinas, como a IL-17 e a IL-15, bem como interações homeostáticas entre os TCRs nas células de memória com os complexos peptídeo próprio:MHC próprio. A indução artificial de imunidade protetora, incluindo a memória imune, pela vacinação é a conquista mais importante da imunologia no campo da medicina. Somente agora é que está sendo possível compreender como isso ocorre. Entretanto, como será visto no Capítulo 13, muitos patógenos não induzem imunidade protetora que elimina completamente o patógeno. Então, é preciso aprender o que ocorre nesses casos, antes que seja possível criar vacinas efetivas contra tais patógenos.

Questões

11.1   A comunicação é um aspecto crucial em qualquer grande organização. (a) Como o organismo é alertado sobre uma invasão por micróbios, e (b) como ele se certifica de que suas respostas atingem os sítios de infecção?

11.2   O sistema imune responde a classes particulares de patógenos de maneiras diferentes. Quais propriedades dos vírus e das bactérias são usadas para induzir as respostas T_H1 contra eles, e como as células do hospedeiro fornecem a informação sobre o tipo de patógeno presente?

11.3   As células T diferenciadas requerem sinais contínuos para manterem sua função. (a) Quais são os sinais necessários para as células T_H1? (b) Quais são as vantagens e as desvantagens da necessidade de sinais contínuos?

11.4   Pode-se questionar a necessidade de memória imune. Os invertebrados conseguem ficar sem imunidade adaptativa ou memória. Após tudo isso, se você sobreviver a uma primeira infecção sem memória, você deve ser capaz de sobreviver a uma segunda infecção sem memória. E se você não sobreviver à primeira infecção, a memória não tem utilidade. (a) Quais são as vantagens da memória imune que respondem a esse argumento? Quais são as características dos patógenos que podem ter guiado a evolução da memória imune? (b) A resposta imune inata parece não ter memória, mas pode estar aumentada por um tempo após a infecção. Quais características da memória imune proporcionadas pela imunidade adaptativa têm maior valor do que simplesmente um aumento da resposta inata? De que maneira essas características poderiam ser desvantajosas? Dê um exemplo.

11.5   As respostas imunes de memória diferem das respostas imunes primárias quanto a várias propriedades importantes. Mencione três maneiras nas quais elas diferem e descreva o(s) mecanismo(s) envolvidos em cada caso.

11.6   (a) Discuta as funções dos sinais das citocinas e dos sinais recebidos por meio do TCR na sobrevivência e na função das células T de memória. (b) Compare e contraste as necessidades e as respostas de tais sinais com as das células T virgens.

11.7   Você está nadando em um rio e é infectado por um parasito que entra no seu corpo através da pele. Descreva como seu corpo produzirá uma resposta imune contra o patógeno. A resposta será polarizada em T_H1 ou em T_H2? Descreva todos os tipos celulares e moléculas relevantes que estarão envolvidos.

Referências por seção

11.1 O processo infeccioso pode ser dividido em várias fases distintas

Mandell, G., Bennett, J., and Dolin, R. (eds): *Principles and Practice of Infectious Diseases*, 5th ed. New York, Churchill Livingstone, 2000.

Zhang, S.Y., Jouanguy, E., Sancho-Shimizu, V., von Bernuth, H., Yang, K., Abel, L., Picard, C., Puel, A., and Casanova, J.L.: **Human Toll-like receptor-dependent induction of interferons in protective immunity to viruses.** *Immunol. Rev.* 2007, **220**:225–236.

11.2 As respostas inespecíficas da imunidade inata são necessárias para o início de uma resposta imune adaptativa

Fearon, D.T., and Carroll, M.C.: **Regulation of B lymphocyte responses to foreign and self-antigens by the CD19/CD21 complex.** *Annu. Rev. Immunol.* 2000, **18**:393–422.

Fearon, D.T., and Locksley, R.M.: **The instructive role of innate immunity in the acquired immune response.** *Science* 1996, **272**:50–53.

Janeway, C.A., Jr: **The immune system evolved to discriminate infectious non-self from noninfectious self.** *Immunol. Today* 1992, **13**:11–16.

11.3 As citocinas produzidas durante uma infecção podem direcionar a diferenciação das células T CD4 para a subpopulação T_H17

Dillon, S., Agrawal, A., Van Dyke, T., Landreth, G., McCauley, L., Koh, A., Maliszewski, C., Akira, S., and Pulendran, B.: **A Toll-like receptor 2 ligand stimulates Th2 responses *in vivo*, via induction of extracellular signal-regulated kinase mitogen-activated protein kinase and c-Fos in dendritic cells.** *J. Immunol.* 2004, **172**:4733–4743.

Fallon, P.G., Ballantyne, S.J., Mangan, N.E., Barlow, J.L., Dasvarma, A., Hewett, D.R., McIlgorm, A., Jolin, H.E., and McKenzie, A.N.J.: **Identification of an interleukin (IL)-25-dependent cell population that provides IL-4, IL-5, and IL-13 at the onset of helminth expulsion.** *J. Exp. Med.* 2006, **203**:1105–1116.

Fossiez, F., Djossou, O., Chomarat, P., Flores-Romo, L., Ait-Yahia, S., Maat, C., Pin, J.J., Garrone, P., Garcia, E., Saeland, S., *et al.*: **T cell interleukin-17 induces stromal cells to produce proinflammatory and hematopoietic cytokines.** *J. Exp. Med.* 1996, **183**:2593–2603.

Happel, K.I., Zheng, M., Young, E., Quinton, L.J., Lockhart, E., Ramsay, A.J., Shellito, J.E., Schurr, J.R., Bagby, G.J., Nelson, S., *et al.*: **Cutting edge: roles of Toll-like receptor 4 and IL-23 in IL-17 expression in response to *Klebsiella pneumoniae* infection.** *J. Immunol.* 2003, **170**:4432–4436.

LeibundGut-Landmann, S., Gross, O., Robinson, M.J., Osorio, F., Slack, E.C., Tsoni, S.V., Schweighoffer, E., Tybulewicz, V., Brown, G.D., Ruland, J., *et al.*: **Syk- and CARD9-dependent coupling of innate immunity to the induction of T helper cells that produce interleukin 17.** *Nat. Immunol.* 2007, **8**:630–638.

Tato, C.M., and O'Shea, J.J.: **What does it mean to be just 17?** *Nature* 2006, **441**:166–168.

Ye, P., Rodriguez, F.H., Kanaly, S., Stocking, K.L., Schurr, J., Schwarzenberger, P., Oliver, P., Huang, W., Zhang, P., Zhang, J., *et al.*: **Requirement of interleukin 17 receptor signaling for lung CXC chemokine and granulocyte colony-stimulating factor expression, neutrophil recruitment, and host defense.** *J. Exp. Med.* 2001, **194**:519–527.

11.4 As células T_H1 e T_H2 são induzidas por citocinas produzidas em resposta a diferentes patógenos

Amsen, D., Blander, J.M., Lee, G.R., Tanigaki, K., Honjo, T., and Flavell, R.A.: **Instruction of distinct CD4 T helper cell fates by different Notch ligands on antigen-presenting cells.** *Cell* 2004, **117**:515–526.

Bendelac, A., Rivera, M.N., Park, S.H., and Roark, J.H.: **Mouse CD1-specific NK1 T cells: development, specificity, and function.** *Annu. Rev. Immunol.* 1997, **15**:535–562.

Finkelman, F.D., Shea-Donohue, T., Goldhill, J., Sullivan, C.A., Morris, S.C., Madden, K.B., Gauser, W.C., and Urban, J.F., Jr: **Cytokine regulation of host defense against parasitic intestinal nematodes.** *Annu. Rev. Immunol.* 1997, **15**:505–533.

Godfrey, D.I., MacDonald, H.R., Kronenberg, M., Smyth, M.J., and Van Kaer, L.: **NKT cells: what's in a name?** *Nat. Rev. Immunol.* 2004, **4**:231–237.

Hammad, H., Plantinga, M., Deswarte, K., Pouliot, P., Willart. M.A., Kool, M., Muskens, F., and Lambrecht, B.N.: **Inflammatory dendritic cells—not basophils— are necessary and sufficient for induction of Th2 immunity to inhaled house dust mite allergen.** *J. Exp. Med.* 2010, **207**:2097–2111.

Hsieh, C.S., Macatonia, S.E., Tripp, C.S., Wolf, S.F., O'Garra, A., and Murphy, K.M.: **Development of T_H1 CD4$^+$ T cells through IL-12 produced by *Listeria*-induced macrophages.** *Science* 1993, **260**:547–549.

Jankovic, D., Sher, A., and Yap, G.: **Th1/Th2 effector choice in parasitic infection: decision making by committee.** *Curr. Opin. Immunol.* 2001, **13**:403–409.

Moser, M., and Murphy, K.M.: **Dendritic cell regulation of T_H1-T_H2 development.** *Nat. Immunol.* 2000, **1**:199–205.

Pulendran, B., and Ahmed, R.: **Translating innate immunity into immunological memory: implications for vaccine development.** *Cell* 2006, **124**:849–863.

Ohnmacht, C., Schwartz, C., Panzer, M., Schiedewitz, I., Naumann, R., and Voehringer, D.: **Basophils orchestrate chronic allergic dermatitis and protective immunity against helminths.** *Immunity* 2010, **33**:364–374.

11.5 As subpopulações de células T CD4 podem fazer a regulação cruzada da diferenciação umas das outras

Constant, S.L., and Bottomly, K.: **Induction of Th1 and Th2 CD4$^+$ T cell responses: the alternative approaches.** *Annu. Rev. Immunol.* 1997, **15**:297–322.

Croft, M., Carter, L., Swain, S.L., and Dutton, R.W.: **Generation of polarized antigen-specific CD8 effector populations: reciprocal action of interleukin-4 and IL-12 in promoting type 2 versus type 1 cytokine profiles.** *J. Exp. Med.* 1994, **180**:1715–1728.

Grakoui, A., Donermeyer, D.L., Kanagawa, O., Murphy, K.M., and Allen, P.M.: **TCR-independent pathways mediate the effects of antigen dose and altered peptide ligands on Th cell polarization.** *J. Immunol.* 1999, **162**:1923–1930.

Harrington, L.E., Hatton, R.D., Mangan, P.R., Turner, H., Murphy, T.L., Murphy, K.M., and Weaver, C.T.: **Interleukin 17-producing CD4$^+$ effector T cells develop via a lineage distinct from the T helper type 1 and 2 lineages.** *Nat. Immunol.* 2005, **6**:1123–1132.

Julia, V., McSorley, S.S., Malherbe, L., Breittmayer, J.P., Girard-Pipau, F., Beck, A., and Glaichenhaus, N.: **Priming by microbial antigens from the intestinal flora determines the ability of CD4$^+$ T cells to rapidly secrete IL-4 in BALB/c mice infected with *Leishmania major*.** *J. Immunol.* 2000, **165**:5637–5645.

Lee, Y.K., Turner, H., Maynard, C.L., Oliver, J.R., Chen, D., Elson, C.O., and Weaver, C.T.: **Late developmental plasticity in the T helper 17 lineage.** *Immunity* 2009, **30**:92–107.

Martin-Fontecha, A., Thomsen, L.L., Brett, S., Gerard, C., Lipp, M., Lanzavecchia, A., and Sallusto, F.: **Induced recruitment of NK cells to lymph nodes provides IFN-γ for T_H1 priming.** *Nat. Immunol.* 2004, **5**:1260–1265.

Nakamura, T., Kamogawa, Y., Bottomly, K., and Flavell, R.A.: **Polarization of IL-4- and IFN-γ-producing CD4$^+$ T cells following activation of naive CD4$^+$ T cells.** *J. Immunol.* 1997, **158**:1085–1094.

Seder, R.A., and Paul, W.E.: **Acquisition of lymphokine producing phenotype by CD4$^+$ T cells.** *Annu. Rev. Immunol.* 1994, **12**:635–673.

Wang, L.F., Lin, J.Y., Hsieh, K.H., and Lin, R.H.: **Epicutaneous exposure of protein antigen induces a predominant T_H2-like response with high IgE production in mice.** *J. Immunol.* 1996, **156**:4079–4082.

11.6 As células T efetoras são guiadas aos locais de infecção por quimiocinas e moléculas de adesão recém-expressas

MacKay, C.R., Marston, W., and Dudler, L.: **Altered patterns of T-cell migration through lymph nodes and skin following antigen challenge.** *Eur. J. Immunol.* 1992, **22**:2205–2210.

Romanic, A.M., Graesser, D., Baron, J.L., Visintin, I., Janeway, C.A., Jr, and Madri, J.A.: **T cell adhesion to endothelial cells and extracellular matrix is modulated upon transendothelial cell migration.** *Lab. Invest.* 1997, **76**:11–23.

Sallusto, F., Kremmer, E., Palermo, B., Hoy, A., Ponath, P., Qin, S., Forster, R., Lipp, M., and Lanzavecchia, A.: **Switch in chemokine receptor expression upon TCR stimulation reveals novel homing potential for recently activated T cells.** *Eur. J. Immunol.* 1999, **29**:2037–2045.

11.7 As células T efetoras diferenciadas não são uma população estática: elas respondem continuamente a sinais enquanto desempenham suas funções efetoras

Cua, D.J., Sherlock, J., Chen, Y., Murphy, C.A., Joyce, B., Seymour, B., Lucian, L., To, W., Kwan, S., Churakova, T., *et al.*: **Interleukin-23 rather than interleukin-12 is the critical cytokine for autoimmune inflammation of the brain.** *Nature* 2003, **421**:744–748.

Ghilardi, N., Kljavin, N., Chen, Q., Lucas, S., Gurney, A.L., and De Sauvage, F.J.: **Compromised humoral and delayed-type hypersensitivity responses in IL-23deficient mice.** *J. Immunol.* 2004, **172**:2827–2833.

Gran, B., Zhang, G.X., Yu, S., Li, J., Chen, X.H., Ventura, E.S., Kamoun, M., and Rostami, A.: **IL-12p35-deficient mice are susceptible to experimental autoimmune encephalomyelitis: evidence for redundancy in the IL-12 system in the induction of central nervous system autoimmune demyelination.** *J. Immunol.* 2002, **169**:7104–7110.

Parham, C., Chirica, M., Timans, J., Vaisberg, E., Travis, M., Cheung, J., Pflanz, S., Zhang, R., Singh, K.P., Vega, F., *et al.*: **A receptor for the heterodimeric cytokine IL-23 is composed of IL-12Rβ1 and a novel cytokine receptor subunit, IL--23R.** *J. Immunol.* 2002, **168**:5699–5708.

Park, A.Y., Hondowics, B.D., and Scott, P.: **IL-12 is required to maintain a Th1 response during *Leishmania major* infection.** *J. Immunol.* 2000, **165**:896–902.

Stobie, L., Gurunathan, S., Prussin, C., Sacks, D.L., Glaichenhaus, N., Wu, C.Y., and Seder, R.A.: **The role of antigen and IL-12 in sustaining Th1 memory cells *in vivo*: IL-12 is required to maintain memory/effector Th1 cells sufficient to medi-ate protection to an infectious parasite challenge.** *Proc. Natl Acad. Sci. USA* 2000, **97**:8427–8432.

Yap, G., Pesin, M., and Sher, A.: **Cutting edge: IL-12 is required for the maintenance of IFN-γ production in T cells mediating chronic resistance to the intracellular pathogen *Toxoplasma gondii.*** *J. Immunol.* 2000, **165**:628–631.

11.8 As respostas iniciais das células T CD8 contra patógenos podem ocorrer na ausência de auxílio das células T CD4

Lertmemongkolchai, G., Cai, G., Hunter, C.A., and Bancroft, G.J.: **Bystander activation of CD8 T cells contributes to the rapid production of IFN-γin response to bacterial pathogens.** *J. Immunol.* 2001, **166**:1097–1105.

Rahemtulla, A., Fung-Leung, W.P., Schilham, M.W., Kundig, T.M., Sambhara, S.R., Narendran, A., Arabian, A., Wakeham, A., Paige, C.J., Zinkernagel, R.M., *et al.*: **Normal development and function of CD8ˉ cells but markedly decreased helper cell activity in mice lacking CD4.** *Nature* 1991, **353**:180–184.

Schoenberger, S.P., Toes, R.E., van der Voort, E.I., Offringa, R., and Melief, C.J.: **T-cell help for cytotoxic T lymphocytes is mediated by CD40–CD40L interactions.** *Nature* 1998, **393**:480–483.

Sun, J.C., and Bevan, M.J.: **Defective CD8 T cell memory following acute infection without CD4 T-cell help.** *Science* 2003, **300**:339–349.

11.9 As respostas do anticorpo desenvolvem-se nos tecidos linfoides, orientadas pela células T_{FH}

Garside, P., Ingulli, E., Merica, R.R., Johnson, J.G., Noelle, R.J., and Jenkins, M.K.: **Visualization of specific B and T lymphocyte interactions in the lymph node.** *Science* 1998, **281**:96–99.

Jacob, J., Kassir, R., and Kelsoe, G.: ***In situ* studies of the primary immune response to (4-hydroxy-3-nitrophenyl)acetyl. I. The architecture and dynamics of responding cell populations.** *J. Exp. Med.* 1991, **173**:1165–1175.

Kelsoe, G., and Zheng, B.: **Sites of B-cell activation *in vivo*.** *Curr. Opin. Immunol.* 1993, **5**:418–422.

King, C.: **New insights into the differentiation and function of T follicular helper cells.** *Nat. Rev. Immunol.* 2009, **9**:757–766.

Liu, Y.J., Zhang, J., Lane, P.J., Chan, E.Y., and MacLennan, I.C.: **Sites of specific B cell activation in primary and secondary responses to T cell-dependent and T cell-independent antigens.** *Eur. J. Immunol.* 1991, **21**:2951–2962.

MacLennan, I.C.M.: **Germinal centres.** *Annu. Rev. Immunol.* 1994, **12**:117–139.

Okada, T., and Cyster, J.G.: **B cell migration and interactions in the early phase of antibody responses.** *Curr. Opin. Immunol.* 2006, **18**:278–285.

Victora, G.D., Schwickert, T.A., Fooksman, D.R., Kamphorst, A.O., Meyer-Hermann, M., Dustin, M.L., and Nussenzweig, M.C.: **Germinal center dynamics revealed by multiphoton microscopy with a photoactivatable fluorescent reporter.** *Cell* 2010, **143**:592–605.

11.10 As respostas do anticorpo são mantidas nos cordões medulares e na medula óssea

Benner, R., Hijmans, W., and Haaijman, J.J.: **The bone marrow: the major source of serum immunoglobulins, but still a neglected site of antibody formation.** *Clin. Exp. Immunol.* 1981, **46**:1–8.

Manz, R.A., Thiel, A., and Radbruch, A.: **Lifetime of plasma cells in the bone marrow.** *Nature* 1997, **388**:133–134.

Slifka, M.K., Antia, R., Whitmire, J.K., and Ahmed, R.: **Humoral immunity due to long-lived plasma cells.** *Immunity* 1998, **8**:363–372.

Takahashi, Y., Dutta, P.R., Cerasoli, D.M., and Kelsoe, G.: ***In situ* studies of the primary immune response to (4-hydroxy-3-nitrophenyl)acetyl.V. Affinity maturation develops in two stages of clonal selection.** *J. Exp. Med.* 1998, **187**:885–895.

11.11 Os mecanismos efetores utilizados para eliminar uma infecção dependem do agente infeccioso

Baize, S., Leroy, E.M., Georges-Courbot, M.C., Capron, M., Lansoud-Soukate, J., Debre, P., Fisher-Hoch, S.P., McCormick, J.B., and Georges, A.J.: **Defective humoral responses and extensive intravascular apoptosis are associated with fatal outcome in Ebola virus-infected patients.** *Nat. Med.* 1999, **5**:423–426.

Kaufmann, S.H.E., Sher, A., and Ahmed, R. (eds): *Immunology of Infectious Diseases.* Washington DC, ASM Press, 2002.

Mims, C.A.: *The Pathogenesis of Infectious Disease*, 5th ed. London, Academic Press, 2000.

11.12 A resolução de uma infecção é acompanhada pela morte da maioria das células efetoras e pela produção de células de memória

Murali-Krishna, K., Altman, J.D., Suresh, M., Sourdive, D.J., Zajac, A.J., Miller, J.D., Slansky, J., and Ahmed, R.: **Counting antigen-specific CD8 T cells: a reevaluation of bystander activation during viral infection.** *Immunity* 1998, **8**:177–187.

Webb, S., Hutchinson, J., Hayden, K., and Sprent, J.: **Expansion/deletion of mature T cells exposed to endogenous superantigens *in vivo*.** *J. Immunol.* 1994, **152**:586–597.

11.13 A memória imune tem duração prolongada após infecção ou vacinação

Black, F.L., and Rosen, L.: **Patterns of measles antibodies in residents of Tahiti and their stability in the absence of re-exposure.** *J. Immunol.* 1962, **88**:725–731.

Hammarlund, E., Lewis, M.W., Hansen, S.G., Strelow, L.I., Nelson, J.A., Sexton, G.J., Hanifin, J.M., and Slifka, M.K.: **Duration of antiviral immunity after smallpox vaccination.** *Nat. Med.* 2003, **9**:1131–1137.

Kassiotis, G., Garcia, S., Simpson, E., and Stockinger, B.: **Impairment of immunological memory in the absence of MHC despite survival of memory T cells.** *Nat. Immunol.* 2002, **3**:244–250.

Ku, C.C., Murakami, M., Sakamoto, A., Kappler, J., and Marrack, P.: **Control of homeostasis of CD8⁺ memory T cells by opposing cytokines.** *Science* 2000, **288**:675–678.

Murali-Krishna, K., Lau, L.L., Sambhara, S., Lemonnier, F., Altman, J., and Ahmed, R.: **Persistence of memory CD8 T cells in MHC class I-deficient mice.** *Science* 1999, **286**:1377–1381.

Seddon, B., Tomlinson, P., and Zamoyska, R.: **Interleukin 7 and T cell receptor signals regulate homeostasis of CD4 memory cells.** *Nat. Immunol.* 2003, **4**:680–686.

11.14 As respostas das células B de memória diferem das respostas das células B virgens

Berek, C., and Milstein, C.: **Mutation drift and repertoire shift in the maturation of the immune response.** *Immunol. Rev.* 1987, **96**:23–41.

Cumano, A., and Rajewsky, K.: **Clonal recruitment and somatic mutation in the generation of immunological memory to the hapten NP.** *EMBO J.* 1986, **5**:2459–2468.

Goins, C.L., Chappell, C.P., Shashidharamurthy, R., Selvaraj, P., and Jacob, J.: **Immune complex-mediated enhancement of secondary antibody responses.** *J. Immunol.* 2010, **184**:6293–6298.

Klein, U., Tu, Y., Stolovitzky, G.A., Keller, J.L., Haddad, J., Jr, Miljkovic, V., Cattoretti, G., Califano, A., and Dalla-Favera, R.: **Transcriptional analysis of the B cell germinal center reaction.** *Proc. Natl Acad. Sci. USA* 2003, **100**:2639–2644.

11.15 Imunizações repetidas levam ao aumento da afinidade do anticorpo, devido à hipermutação somática e à seleção pelo antígeno nos centros germinativos

Berek, C., Jarvis, J.M., and Milstein, C.: **Activation of memory and virgin B cell clones in hyperimmune animals.** *Eur. J. Immunol.* 1987, **17**:1121–1129.

Liu, Y.J., Zhang, J., Lane, P.J., Chan, E.Y., and MacLennan, I.C.: **Sites of specific B cell activation in primary and secondary responses to T cell-dependent and T cell-independent antigens.** *Eur. J. Immunol.* 1991, **21**:2951–2962.

Siskind, G.W., Dunn, P., and Walker, J.G.: **Studies on the control of antibody synthesis: II. Effect of antigen dose and of suppression by passive antibody on the affinity of antibody synthesized.** *J. Exp. Med.* 1968, **127**:55–66.

11.16 As células T de memória são mais frequentes quando comparadas com as células T virgens específicas para o mesmo antígeno, e apresentam necessidades distintas de ativação e proteínas de superfície celular que as diferenciam das células T efetoras

Akondy, R.S., Monson, N.D., Miller, J.D., Edupuganti, S., Teuwen, D., Wu, H., Quyyumi, F., Garg, S., Altman, J.D., Del Rio, C., *et al.*: **The yellow fever virus vaccine induces a broad and polyfunctional human memory CD8⁺ T cell response.** *J. Immunol.* 2009, **183**:7919–7930.

Bradley, L.M., Atkins, G.G., and Swain, S.L.: **Long-term CD4⁺ memory T cells from the spleen lack MEL-14, the lymph node homing receptor.** *J. Immunol.* 1992, **148**:324–331.

Hataye, J., Moon, J.J., Khoruts, A., Reilly, C., and Jenkins, M.K.: **Naive and memory CD4⁺ T cell survival controlled by clonal abundance.** *Science* 2006, **312**:114–116.

Kaech, S.M., Hemby, S., Kersh, E., and Ahmed, R.: **Molecular and functional profiling of memory CD8 T cell differentiation.** *Cell* 2002, **111**:837–851. Kaech, S.M., Tan, J.T., Wherry, E.J., Konieczny, B.T., Surh, C.D., and Ahmed, R.: **Selective expression of the interleukin 7 receptor identifies effector CD8 T cells that give rise to long-lived memory cells.** *Nat. Immunol.* 2003, **4**:1191–1198.

Rogers, P.R., Dubey, C., and Swain, S.L.: **Qualitative changes accompany memory T cell generation: faster, more effective responses at lower doses of antigen.** *J. Immunol.* 2000, **164**:2338–2346.

Wherry, E.J., Teichgraber, V., Becker, T.C., Masopust, D., Kaech, S.M., Antia, R., von Andrian, U.H., and Ahmed, R.: **Lineage relationship and protective immunity of memory CD8 T cell subsets.** *Nat. Immunol.* 2003, **4**:225–234.

11.17 As células T de memória são heterogêneas e incluem subpopulações de memória central e de memória efetora

Lanzavecchia, A., and Sallusto, F.: **Understanding the generation and function of memory T cell subsets.** *Curr. Opin. Immunol.* 2005, **17**:326–332.

Sallusto, F., Geginat, J., and Lanzavecchia, A.: **Central memory and effector memory T cell subsets: function, generation, and maintenance.** *Annu. Rev. Immunol.* 2004, **22**:745–763.

Sallusto, F., Lenig, D., Forster, R., Lipp, M., and Lanzavecchia, A.: **Two subsets of memory T lymphocytes with distinct homing potentials and effector functions.** *Nature* 1999, **401**:708–712.

11.18 O auxílio da célula T CD4 é necessário para a célula T CD8 de memória e envolve a sinalização do receptor CD40 e da IL-2

Bourgeois, C., and Tanchot, C.: **CD4 T cells are required for CD8 T cell memory generation.** *Eur. J. Immunol.* 2003, **33**:3225–3231.

Bourgeois, C., Rocha, B., and Tanchot, C.: **A role for CD40 expression on CD8 T cells in the generation of CD8 T cell memory.** *Science* 2002, **297**:2060–2063.

Janssen, E.M., Lemmens, E.E., Wolfe, T., Christen, U., von Herrath, M.G., and Schoenberger, S.P.: **CD4 T cells are required for secondary expansion and memory in CD8 T lymphocytes.** *Nature* 2003, **421**:852–856.

Shedlock, D.J., and Shen, H.: **Requirement for CD4 T cell help in generating functional CD8 T cell memory.** *Science* 2003, **300**:337–339.

Sun, J.C., Williams, M.A., and Bevan, M.J.: **CD4 T cells are required for the maintenance, not programming, of memory CD8 T cells after acute infection.** *Nat. Immunol.* 2004, **5**:927–933.

Tanchot, C., and Rocha, B.: **CD8 and B cell memory: same strategy, same signals.** *Nat. Immunol.* 2003, **4**:431–432.

Williams, M.A., Tyznik, A.J., and Bevan, M.J.: **Interleukin-2 signals during priming are required for secondary expansion of CD8 memory T cells.** *Nature* 2006, **441**:890–893.

11.19 Em indivíduos imunes, a resposta secundária e as respostas subsequentes são atribuídas aos linfócitos de memória

Fazekas de St Groth, B., and Webster, R.G.: **Disquisitions on original antigenic sin. I. Evidence in man.** *J. Exp. Med.* 1966, **140**:2893–2898.

Fridman, W.H.: **Regulation of B cell activation and antigen presentation by Fc receptors.** *Curr. Opin. Immunol.* 1993, **5**:355–360.

Klenerman, P., and Zinkernagel, R.M.: **Original antigenic sin impairs cytotoxic T lymphocyte responses to viruses bearing variant epitopes.** *Nature* 1998, **394**:482–485.

Mongkolsapaya, J., Dejnirattisai, W., Xu, X.N., Vasanawathana, S., Tangthawornchaikul, N., Chairunsri, A., Sawasdivorn, S., Duangchinda, T., Dong, T., Rowland-Jones, S., *et al.*: **Original antigenic sin and apoptosis in the pathogenesis of dengue hemorrhagic fever.** *Nat. Med.* 2003, **9**:921–927.

Pollack, W., Gorman, J.G., Freda, V.J., Ascari, W.Q., Allen, A.E., and Baker, W.J.: **Results of clinical trials of RhoGAm in women.** *Transfusion* 1968, **8**:151–153.

Zehn, D., Turner, M.J., Lefran ois, L., and Bevan, M.J.: **Lack of original antigenic sin in recall CD8⁺ T cell responses.** *J. Immunol.* 2010, **184**:6320–6326.

Sistema Imune de Mucosa

12

Uma série de compartimentos anatomicamente distintos pode ser distinguida dentro do sistema imune, e cada um deles é especialmente adaptado para gerar uma resposta a antígenos encontrados em um conjunto particular de tecidos. Em capítulos anteriores, foram discutidas respostas imunes adaptativas que são iniciadas em linfonodos e no baço – tecidos linfoides periféricos que respondem a antígenos que entram no organismo pela pele, estão presentes nos órgãos internos ou se espalham no sangue. Essas são as respostas imunes mais estudadas pelos imunologistas, já que correspondem às respostas desenvolvidas quando antígenos são administrados por injeção. Existe, entretanto, um compartimento adicional do sistema imune adaptativo, até maior, localizado próximo às superfícies invadidas pela maioria dos patógenos. Esse é o **sistema imune de mucosa**, assunto deste capítulo.

A organização do sistema de mucosa

A fina camada de epitélio de mucosa subjacente às superfícies internas do organismo é a única barreira física contra a invasão dos tecidos subjacentes por potenciais patógenos e microrganismos comensais do próprio organismo, os quais estão presentes em grande quantidade nas superfícies de mucosa. Essas superfícies necessitam de proteção contínua contra invasores. O epitélio pode ser facilmente rompido, e, assim, sua função de barreira precisa estar suplementada por defesas fornecidas por células e moléculas do sistema imune de mucosa. As defesas inatas dos tecidos de mucosa, como peptídeos antimicrobianos e células que transportam receptores de reconhecimento de patógeno invariantes, foram descritas nos Capítulos 2 e 3. Neste capítulo, o foco é o sistema imune de mucosa adaptativo. Diversos princípios anatômicos e imunológicos subjacentes ao sistema imune de mucosa aplicam-se a todos os seus tecidos constituintes; neste capítulo, será utilizado como exemplo o intestino.

12.1 O sistema imune de mucosa protege as superfícies internas do corpo

O sistema imune de mucosa compreende as superfícies corporais revestidas por epitélio secretor de muco, como o trato gastrintestinal, os tratos respiratórios superior e inferior e o trato urogenital. Ele também inclui as glândulas exócrinas associadas a esses órgãos, como a glândula conjuntiva e a glândula lacrimal do olho, as glândulas salivares e as glândulas mamárias (Fig. 12.1). As superfícies mucosas representam uma extensa área a ser protegida. O intestino delgado humano, por exemplo, tem uma área de superfície de quase 400 m^2, a qual é 200 vezes maior que a da pele. Em virtude de suas funções fisiológicas na troca de gases (pulmões), na absorção de alimentos (intestino), nas atividades sensoriais (olhos, nariz, boca e garganta) e na reprodução (útero e vagina), as superfícies mucosas são barreiras finas e permeáveis ao interior do corpo. A importância desses tecidos para a vida significa que meca-

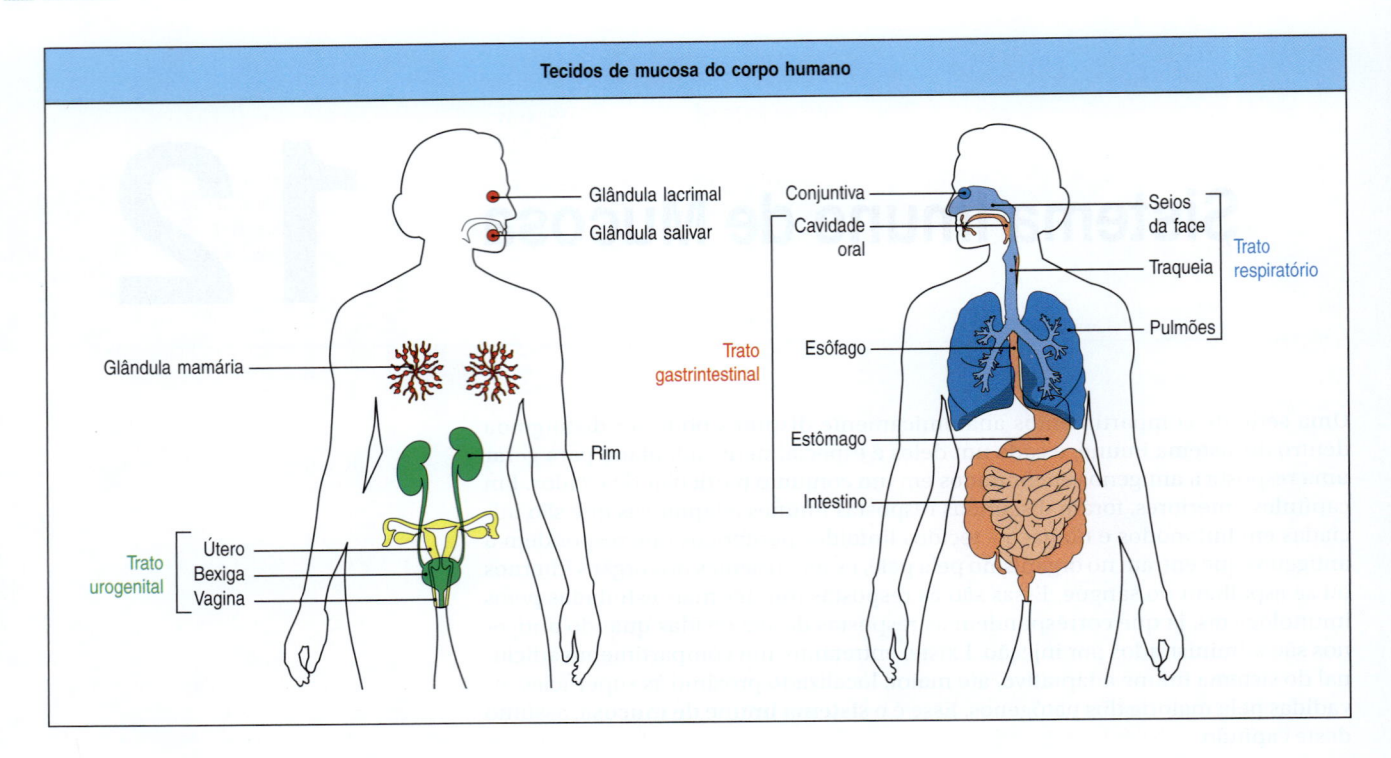

Tecidos de mucosa do corpo humano

Figura 12.1 Sistema imune de mucosa. Os tecidos do sistema imune de mucosa são os órgãos linfoides associados ao intestino, ao trato respiratório e ao trato urogenital, bem como à cavidade oral e à faringe e às glândulas associadas a esses tecidos, como as glândulas salivares e as glândulas lacrimais. A mama lactante também faz parte do sistema imune de mucosa.

nismos de defesa efetivos são essenciais para protegê-los de invasão. De igual modo, sua fragilidade e permeabilidade criam uma óbvia vulnerabilidade à infecção, e não é surpreendente que a grande maioria dos agentes infecciosos invada o corpo humano por esses caminhos (Fig. 12.2). Diarreias, infecções respiratórias agudas, tuberculose pulmonar, sarampo, coqueluche e infestações parasitárias continuam a ser as maiores causas de morte em todo o mundo, especialmente em crianças de países em desenvolvimento. Deve-se adicionar a tudo isso o vírus da imunodeficiência humana (HIV, do inglês *human immunodeficiency virus*), um patógeno cuja via natural de entrada por uma superfície mucosa é frequentemente ignorada, bem como outras infecções sexualmente transmissíveis como a sífilis.

As superfícies de mucosa são, também, portões de entrada para uma ampla gama de antígenos estranhos que não são patogênicos. Isso é melhor verificado no intestino, que é exposto a uma enorme quantidade de proteínas alimentares – uma estimativa de 30 a 35 kg por ano por pessoa. Ao mesmo tempo, o intestino grosso saudável é colonizado por pelo menos 1.000 espécies de bactérias que vivem em simbiose com seu hospedeiro e são conhecidos como **microrganismos comensais**, ou **microbiota**. Essas bactérias estão presentes em níveis de, pelo menos, 10^{12} organismos por mililitro do conteúdo do colo, fazendo delas as células mais numerosas no corpo por um fator de 10. Em circunstâncias normais, elas não são nocivas e beneficiam o seu hospedeiro de muitas maneiras. Muitas das outras superfícies de mucosa possuem populações de organismos comensais residentes equivalentes ou menores (Fig. 12.3).

Como as proteínas alimentares e a microbiota contêm muitos antígenos estranhos, eles são capazes de serem reconhecidos pelo sistema imune adaptativo. A geração de respostas imunes protetoras contra esses agentes poderia, entretanto, ser inapropriada e desperdiçadora. Além disso, atualmente, acredita-se que as respostas imunes anormais desse tipo sejam a causa de algumas doenças relativamente comuns, incluindo a doença celíaca (causada por uma resposta ao glúten do trigo) e as doenças inflamatórias intestinais, como a doença de Crohn (uma resposta a bactérias comensais). Como se pode ver, o sistema imune de mucosa intestinal tem desenvolvido maneiras para distinguir patógenos perigosos de antígenos em alimentos e da microbiota intestinal. Questões similares são encontradas em outras

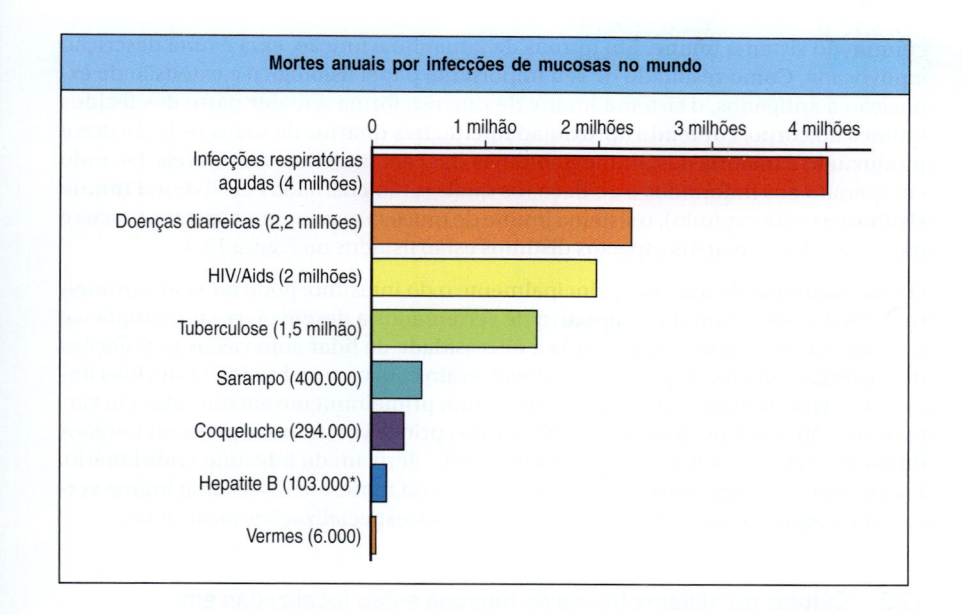

Mortes anuais por infecções de mucosas no mundo

- Infecções respiratórias agudas (4 milhões)
- Doenças diarreicas (2,2 milhões)
- HIV/Aids (2 milhões)
- Tuberculose (1,5 milhão)
- Sarampo (400.000)
- Coqueluche (294.000)
- Hepatite B (103.000*)
- Vermes (6.000)

Figura 12.2   As infecções das mucosas constituem um dos maiores problemas de saúde no mundo. A maioria dos patógenos que causa as mortes de um grande número de pessoas são os de superfícies mucosas ou os que entram no corpo por essas vias. As infecções respiratórias são causadas por numerosas bactérias (como *Streptococcus pneumoniae*, *Haemophilus influenzae*, que causam pneumonia, e *Bordetella pertussis*, a causa da coqueluche) e vírus (como influenzavírus e vírus sincicial respiratório). Doenças diarreicas são causadas por bactérias (como a bactéria da cólera, *Cholera vibrio*) e vírus (como os rotavírus). O vírus da imunodeficiência humana (HIV), que causa a síndrome da imunodeficiência adquirida (Aids), entra pela mucosa do trato urogenital ou é secretado no leite materno e passado de mãe para filho dessa maneira. A bactéria *Mycobacterium tuberculosis*, que causa tuberculose, também entra pelo trato respiratório. O sarampo manifesta-se como uma doença sistêmica, porém ela entra, originalmente, pela via oral/respiratória. A hepatite B também é um vírus transmitido sexualmente. Finalmente, vermes parasitários que habitam o intestino causam doença crônica debilitante e morte prematura. A maioria dessas mortes, especialmente as que ocorrem a partir de doenças respiratórias agudas ou diarreias, ocorre em crianças de 5 anos nos países em desenvolvimento, e ainda não existem vacinas efetivas contra muitos desses patógenos. Os números apresentados na figura são os mais recentes disponíveis (*The Global Burden of Disease: 2004 Update.* World Health Organization, 2008). *Não estão incluídas as mortes por câncer de fígado ou cirrose a partir de infecção crônica.

mucosas, como o trato respiratório e o trato genital feminino. Aqui, a imunidade protetora contra patógenos é essencial; porém, muitos dos antígenos que entram nesses tecidos são inofensivos e derivados de organismos comensais, de pólen, de outros materiais ambientais inócuos e no trato urogenital inferior, do esperma.

12.2   O sistema imune de mucosa pode ser o sistema imune vertebrado original

A partir do ponto de vista da imunologia tradicional, o sistema imune de mucosa tem sido considerado como um subcompartimento relativamente pequeno e in-

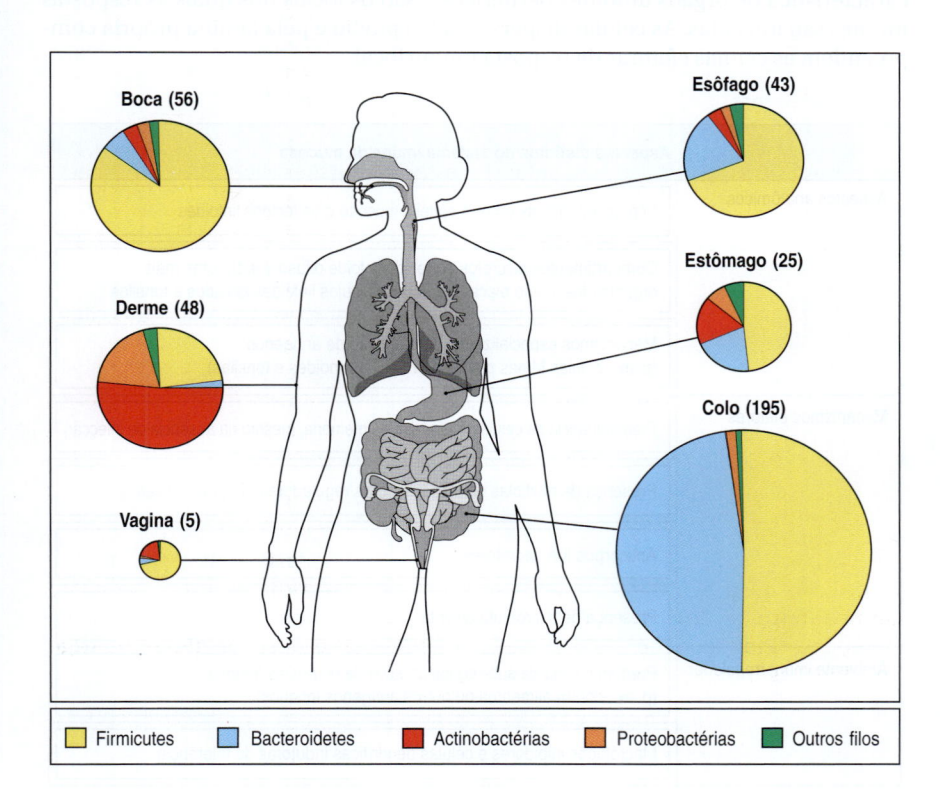

- Boca (56)
- Esôfago (43)
- Estômago (25)
- Derme (48)
- Colo (195)
- Vagina (5)

Firmicutes | Bacteroidetes | Actinobactérias | Proteobactérias | Outros filos

Figura 12.3   Composição da microbiota comensal em diferentes superfícies de mucosa em humanos saudáveis. Os tamanhos diferentes dos gráficos de *pizza* para diferentes locais refletem o número de "espécies" bacterianas distintas geralmente presentes nos sítios. O colo contém o maior número de espécies diferentes (cerca de 195, como estimado em pesquisas individuais). A legenda colorida indica os quatro filos bacterianos que contêm a maioria das espécies comensais. Bactérias comensais ubíquas incluem *Lactobacillus* spp. (Firmicutes), *Bifidobacterium* spp. (Actinobactérias), *Bacteroides fragilis* (Bacteroidetes) e *Escherichia coli* (Proteobactérias). (Adaptada de Dethlefsen, L. et al.: *Nature* 2007, 449:811-818.)

comum do sistema imune. Em termos de tamanho e função, essa é uma descrição equivocada. Como resultado de seu importante papel fisiológico e extensão de exposição a antígenos, o sistema imune de mucosa forma a maior parte dos tecidos imunes do corpo, contendo aproximadamente três quartos de todos os linfócitos e produzindo a maioria das imunoglobulinas (Igs) em indivíduos saudáveis. Quando comparado aos linfonodos e ao baço (os quais serão chamados de **sistema imune sistêmico** neste capítulo), o sistema imune de mucosa tem muitos aspectos únicos e incomuns. Os principais aspectos distintos estão listados na Figura 12.4.

O sistema imune de mucosa, principalmente o do intestino, pode ter sido a primeira parte do sistema imune adaptativo de vertebrados a desenvolver-se, e propõe-se que sua evolução possa estar ligada à necessidade de lidar com vastas populações de bactérias comensais que se codesenvolveram com os vertebrados. Os tecidos linfoides organizados e os anticorpos de Igs foram primeiramente encontrados em vertebrados, no intestino de peixes cartilaginosos primitivos, e dois importantes órgãos linfoides – o timo e a bolsa de Fabricius (aves) – derivam do intestino embrionário. Então, sugeriu-se que o sistema imune de mucosa representa o sistema imune vertebrado original, e que o baço e os linfonodos são especializações posteriores.

12.3 Células do sistema imune de mucosa estão localizadas em compartimentos anatomicamente definidos e dispersas ao longo dos tecidos de mucosa

Linfócitos e outras células do sistema imune, como macrófagos e células dendríticas, são encontrados ao longo do trato intestinal, ambos em tecidos organizados e dispersos no epitélio de superfície da mucosa e sob uma camada de tecido conectivo, chamada de **lâmina própria**. Os tecidos linfoides secundários organizados no intestino compreendem um grupo de órgãos conhecidos como **tecidos linfoides associados ao intestino** (**GALTs**, do inglês *gut-associated lymphoid tissues*) juntamente com os **linfonodos mesentéricos** drenantes (Fig. 12.5). Os GALTs e os linfonodos mesentéricos apresentam a estrutura anatomicamente compartimentalizada característica de órgãos linfoides periféricos e são os locais nos quais as respostas imunes são iniciadas. As células dispersas pelo epitélio e pela lâmina própria compreendem as células efetoras da resposta imune local.

Figura 12.4 Aspectos distintos do sistema imune de mucosa. O sistema imune de mucosa é maior, encontrando uma maior gama de antígenos e de maneira mais frequente do que o restante do sistema imune – o qual é chamado, neste capítulo, de sistema imune sistêmico. Isso reflete-se em aspectos anatômicos distintos, mecanismos especializados para combater um antígeno e respostas efetoras incomuns e reguladoras que são designadas para prevenir respostas imunes indesejadas a alimentos e a outros antígenos inócuos.

Aspectos distintos do sistema imune de mucosa	
Aspectos anatômicos	Interações íntimas entre o epitélio mucoso e os tecidos linfoides
	Compartimentos discretos de tecido linfoide difuso e estruturas mais organizadas, como placas de Peyer, folículos linfoides isolados e tonsilas
	Mecanismos especializados de captação de antígenos (p. ex., células M nas placas de Peyer, adenoides e tonsilas)
Mecanismos efetores	Predominância de células T ativadas/de memória, mesmo na ausência de infecção
	Presença de múltiplas células T efetoras/reguladoras "naturais" ativadas
	Anticorpos IgA secretores
	Presença de microbiota distinta
Ambiente imunorregulador	Predominância de sub-regulação ativa de respostas imunes (p. ex., contra alimentos ou outros antígenos inócuos)
	Macrófagos inibidores e células dendríticas indutoras de tolerância

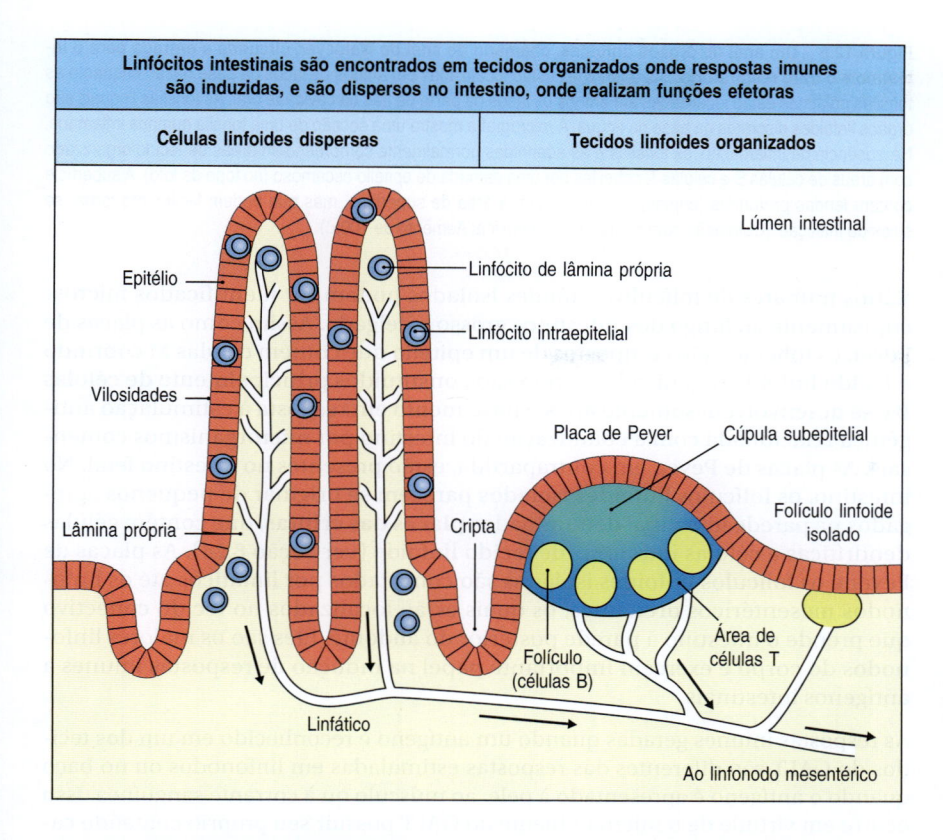

Linfócitos intestinais são encontrados em tecidos organizados onde respostas imunes são induzidas, e são dispersos no intestino, onde realizam funções efetoras

Células linfoides dispersas	Tecidos linfoides organizados

Lúmen intestinal

Epitélio

Linfócito de lâmina própria

Linfócito intraepitelial

Vilosidades

Placa de Peyer — Cúpula subepitelial

Lâmina própria

Cripta

Folículo linfoide isolado

Folículo (células B)

Área de células T

Linfático

Ao linfonodo mesentérico

Figura 12.5 Tecidos linfoides associados ao intestino e populações linfocitárias. A mucosa do intestino delgado é feita de processos semelhantes a "dedos" (vilosidades) cobertos por uma fina camada de células epiteliais (em vermelho) que são responsáveis pela digestão de alimentos e pela absorção de nutrientes. Essas células epiteliais são trocadas continuamente por novas células que provêm de células-tronco nas criptas. A camada de tecidos que recobre o epitélio é chamada de lâmina própria, e terá a coloração amarela durante este capítulo. Linfócitos são encontrados em diversos compartimentos discretos no intestino, com os tecidos linfoides organizados como as placas de Peyer e os folículos linfoides isolados que formam o que se conhece como tecidos linfoides associados ao intestino (GALTs). Esses tecidos estão localizados na parede do próprio intestino, separados dos conteúdos do lúmen intestinal pela camada do epitélio. Os linfonodos que drenam para o intestino são os linfonodos mesentéricos (ver Fig. 12.12), que estão conectados às placas de Peyer e à mucosa intestinal por vasos linfáticos, e são os maiores linfonodos do corpo. Juntos, esses tecidos organizados são os locais de apresentação de antígenos a células T e células B e são responsáveis pela fase de indução de respostas imunes. As placas de Peyer e os linfonodos mesentéricos contêm discretas áreas de células T (azul) e folículos de célula B (amarelo), e os folículos isolados compreendem principalmente células B. Muitos linfócitos são dispersos no exterior da mucosa dos tecidos linfoides organizados e são células efetoras – células T efetoras e células plasmáticas secretoras de anticorpos. Linfócitos efetores são encontrados no epitélio e na lâmina própria. Os linfáticos também drenam da lâmina própria aos linfonodos mesentéricos.

O GALT inclui as **placas de Peyer**, que estão presentes no intestino delgado, os **folículos linfoides solitários**, que se encontram espalhados no intestino, e o apêndice (em humanos). As **tonsilas palatinas**, as **adenoides** e as **tonsilas linguais** são grandes agregados de tecido linfoide coberto por uma camada de epitélio escamoso e formam um anel, conhecido como anel de Waldeyer, na porção posterior da boca, na entrada do intestino e das vias aéreas (Fig. 12.6). Eles frequentemente se tornam aumentados na infância devido a infecções recorrentes e, no passado, eram removidos cirurgicamente. Uma redução da resposta IgA à vacinação oral contra poliomielite foi observada em indivíduos que tiveram suas tonsilas e adenoides removidas.

As placas de Peyer do intestino delgado, os tecidos linfoides do apêndice (outra vítima frequente dos cirurgiões) e os folículos linfoides isolados estão localizados dentro da parede intestinal. As placas de Peyer são locais extremamente importantes para a indução de resposta imune no intestino. Visíveis a olho nu, elas apresentam estrutura distinta, formando agregados de células linfoides em forma de cúpula que se estendem até o lúmen intestinal (Fig. 12.7). Existem entre 100 e 200 placas de Peyer no intestino delgado humano. Elas são muito mais ricas em células B que os órgãos linfoides periféricos sistêmicos, consistindo em grande número de folículos de células B com centros germinativos, com áreas de células T menores entre e imediatamente abaixo dos folículos. A área da cúpula subepitelial situa-se imediatamente abaixo do epitélio e é rica em células dendríticas, células T e células B. Separando os tecidos linfoides do lúmen intestinal encontra-se uma camada de **epitélio associado ao folículo**. Este contém células epiteliais intestinais convencionais conhecidas como enterócitos e um número menor de células epiteliais especializadas chamadas **células multifenestradas** (**células M**), que apresentam uma superfície luminal com microdobras, em vez das microvilosidades presentes em enterócitos. Ao contrário dos enterócitos, as células M não secretam enzimas digestivas ou muco e não apresentam superfície espessa de glicocálice. Além disso, elas são diretamente expostas a microrganismos e partículas dentro do lúmen intestinal e são a via pela qual o antígeno entra na placa de Peyer pelo lúmen. O epitélio associado ao folículo também contém linfócitos e células dendríticas.

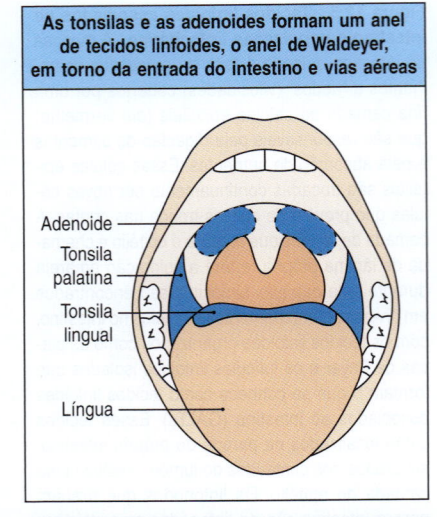

As tonsilas e as adenoides formam um anel de tecidos linfoides, o anel de Waldeyer, em torno da entrada do intestino e vias aéreas

Adenoide
Tonsila palatina
Tonsila lingual
Língua

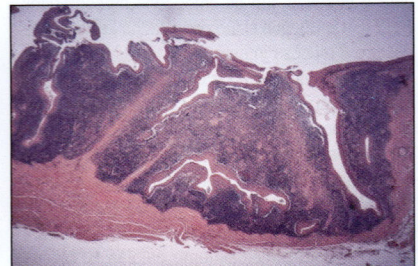

Figura 12.6   Um anel de órgãos linfoides, chamado de anel de Waldeyer, circunda a entrada para o intestino e o trato respiratório. As adenoides estão localizadas em ambos os lados da base nasal, enquanto as tonsilas palatinas estão localizadas em ambos os lados da parte de trás da cavidade oral. As tonsilas linguais são órgãos linfoides discretos na base da língua. A micrografia mostra uma secção de uma tonsila humana inflamada. Na ausência de inflamação, as tonsilas e as adenoides normalmente compreendem áreas de tecido organizado com áreas de células B e células T, cobertas por uma camada de epitélio escamoso (no topo da foto). A superfície contém fendas profundas (criptas) que aumentam a área de superfície, mas que podem facilmente tornar-se sítios de infecção. (Coloração com hematoxilina e eosina. Aumento de 100×.)

Vários milhares de folículos linfoides isolados podem ser identificados microscopicamente ao longo dos intestinos grosso e delgado. Assim como as placas de Peyer, os folículos são compostos de um epitélio que contém células M cobrindo o tecido linfoide organizado, porém são constituídos principalmente de células B e se desenvolvem somente após o nascimento em resposta à estimulação antigênica relacionada com a colonização do intestino por microrganismos comensais. As placas de Peyer, em contrapartida, estão presentes no intestino fetal. No intestino, os folículos linfoides isolados parecem se originar de pequenos agregados na parede intestinal denominados **placas das criptas**, que contêm células dendríticas e células indutoras de tecido linfoide (ver Seção 8.24). As placas de Peyer e os folículos linfoides isolados são conectados por linfáticos até os linfonodos mesentéricos drenantes, os quais estão localizados no tecido conectivo que prende o intestino à parede posterior do abdome. Eles são os maiores linfonodos do corpo e exercem importante papel na indução de respostas imunes a antígenos intestinais.

As respostas imunes geradas quando um antígeno é reconhecido em um dos tecidos do GALT são diferentes das respostas estimuladas em linfonodos ou no baço quando o antígeno é apresentado à pele, ao músculo ou à corrente sanguínea. Isso ocorre em virtude de o microambiente do GALT possuir seu próprio conteúdo característico de células linfoides, hormônios e outros fatores imunomoduladores. Os linfonodos mesentéricos e as placas de Peyer diferenciam-se independentemente do sistema imune sistêmico durante o desenvolvimento fetal, com o envolvimento de quimiocinas específicas e receptores da família do fator de necrose tumoral (TNF,

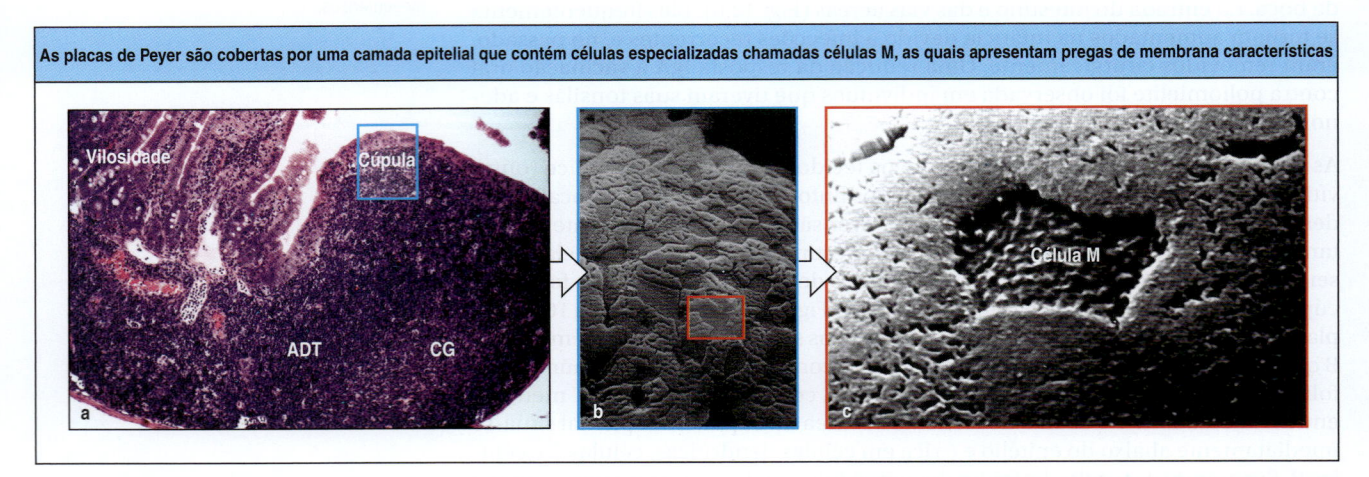

As placas de Peyer são cobertas por uma camada epitelial que contém células especializadas chamadas células M, as quais apresentam pregas de membrana características

Figura 12.7   Placa de Peyer e seu epitélio de superfície especializado. Figura **a**: as placas de Peyer são tecidos linfoides organizados localizados na camada submucosa da parede intestinal. Cada uma compreende numerosos folículos de células B altamente ativos com centros germinativos (CGs), bem como áreas dependentes de células T (ADTs) intervenientes e uma camada entre o epitélio de superfície e os folículos, conhecida como cúpula subepitelial, que é rica em células dendríticas, células T e células B (ver Figs. 12.5 e 1.20, para uma visão esquemática de uma placa de Peyer). O epitélio de superfície é conhecido como o epitélio associado ao folículo, e é uma simples camada de células epiteliais colunares. Figura **b**: micrografia eletrônica do epitélio associado ao folículo da placa de Peyer de um rato em (a) revela células multifenestradas (M), as quais não possuem as microvilosidades e a camada de muco que estão presentes em células epiteliais normais. Cada célula M aparece como uma área rebaixada na superfície epitelial. Figura **c**: uma visão em maior aumento da área marcada em (**b**) mostra a superfície ondulada característica de uma célula M. As células M são a porta de entrada para muitos patógenos e outras partículas. ([**a**] Coloração com hematoxilina e eosina. Aumento de 100×. [**b**] 5.000×. [**c**] 23.000×. Fonte: Mowat, A., Viney, J.: *Immunol. Rev.* 1997, **156**:145-166.)

do inglês *tumor necrosis factor*) (ver Fig. 12.8; ver também Seção 8.24). As diferenças entre o GALT e os órgãos linfoides sistêmicos são determinadas no início da vida e são independentes de exposição a antígenos.

Em algumas espécies como os camundongos, os folículos linfoides isolados são encontrados, ainda, no revestimento do nariz, onde são denominados **tecidos linfoides associados à região nasal** (**NALTs**, do inglês *nasal-associated lymphoid tissues*) e na parede do trato respiratório superior, onde são denominados **tecidos linfoides associados aos brônquios** (**BALTs**, do inglês *bronchus-associated lymphoid tissues*). O termo **tecidos linfoides associados às mucosas** (**MALTs**, do inglês *mucosa-associated lymphoid tissues*) é algumas vezes usado coletivamente para se referir a todos os tecidos encontrados nos órgãos de mucosa, embora tecidos linfoides organizados definidos não sejam encontrados no nariz ou no trato respiratório humano, a menos que uma infecção esteja presente.

12.4 O intestino tem diferentes vias e mecanismos de captação de antígenos

Os antígenos apresentados em superfícies mucosas devem ser transportados por meio de uma barreira epitelial antes que eles possam estimular o sistema imune de mucosa. As placas de Peyer e os folículos linfoides isolados são altamente adaptados para a captação de antígenos a partir do lúmen intestinal, principalmente antígenos presentes em bactérias e vírus. As células M do epitélio associado ao folículo estão

Controle do desenvolvimento do GALT comparado aos tecidos linfoides sistêmicos										
Proteína requerida para o desenvolvimento tecidual										
Tecido	TNFR-I	LT-α	LT-β	LTβR	TRANCE	IL-7R	Integrina α_4:β_7	Selectina-L	CXCR5	NFκB2
Placa de Peyer	+	+	+	+	–	+	+/–	–	+/–	+
Folículo linfoide isolado	+	+	+	+		–	–	–	+	+
Linfonodo mesentérico	–	+	–	+	+	–	+/–	+/–	–	–
Linfonodo sistêmico	+/–	+	+/–	+	+	–	–	+	–	+/–

Figura 12.8 O desenvolvimento fetal de tecidos linfoides intestinais é controlado por um conjunto específico de citocinas. Experimentos com camundongo nocaute mostram que os linfonodos mesentéricos e as placas de Peyer diferem entre si e também de outros linfonodos em outras partes do corpo, em relação aos sinais que são requeridos para seu desenvolvimento na vida fetal e no início da vida neonatal. O desenvolvimento de todos esses tecidos linfoides requer um intercâmbio de sinais entre células indutoras de tecido linfoide e células locais do estroma. Os sinais das células do estroma induzem as células indutoras de tecido linfoide a expressar subunidades de linfotoxinas (LT)-α e β. Estas podem formar homotrímeros (LT-α_3) ou heterotrímeros (LT-α_1:β_2); LT-α_1:β_2 atua em células locais do estroma via receptor LT-β, e este receptor é requerido para o desenvolvimento de todos os tecidos linfoides considerados aqui, como é a produção da subunidade LT-α. A estimulação de células do estroma via receptor LT-β leva à expressão de moléculas de adesão, como VCAM-1, e à produção de quimiocinas, como CCL19, CCL21 e CXCL13, e todas recrutam linfócitos para dentro do órgão em desenvolvimento, bem como mais células indutoras de tecido linfoide. Linfonodos mesentéricos são os primeiros tecidos linfoides a se desenvolverem no feto. Nesses sítios, células indutoras de tecido linfoide produzem LT-α_1:β_2 em resposta à citocina TRANCE da família do fator de necrose tumoral (TNF) produzida pelas células do estroma; porém, experimentos nocaute em camundongos mostram que a subunidade LT-β não é essencial ao desenvolvimento do linfonodo mesentérico e que ela pode ser substituída por outra molécula da família TNF, LIGHT, a qual também pode ligar-se ao receptor LT-β. O desenvolvimento das placas de Peyer é absolutamente dependente da presença das subunidades LT-α e LT-β, as quais são produzidas por células indutoras de tecido linfoide em resposta à interleucina (IL)-7, que é produzida por células do estroma. Células indutoras de tecido linfoide também são excepcionalmente recrutadas às placas de Peyer via seus receptores CXCR5; o receptor de TNF, TNFR-I, também está envolvido no desenvolvimento de placas de Peyer, porém não no desenvolvimento dos outros tecidos mostrados aqui. Em relação aos sinais LT, os requerimentos dos linfonodos periféricos são mais similares aos do linfonodo mesentérico. As diferenças nos requerimentos para subunidades LT e receptores provavelmente refletem sutis diferenças nas vias de sinalização utilizadas nos diferentes locais. Moléculas de adesão também estão envolvidas no desenvolvimento de tecido linfoide. As placas de Peyer desenvolvem-se normalmente na ausência de selectina-L, porém são parcialmente dependentes da integrina α_4:β_7, e são inteiramente ausentes se ambas as proteínas estiverem em falta. Linfonodos mesentéricos também requerem selectina-L ou integrina α_4:β_7, porém se desenvolvem normalmente na sua ausência. Linfonodos sistêmicos requerem somente selectina-L para seu desenvolvimento.

continuamente captando moléculas e partículas do lúmen intestinal por meio de endocitose ou fagocitose (Fig. 12.9). No caso de bactérias, isso pode envolver reconhecimento específico da proteína bacteriana FimH encontrada na pili tipo 1 por uma glicoproteína (GP2) nas células M. Esse material é transportado para o interior da célula, em vesículas anexas, até a membrana basal celular, onde é liberado no espaço extracelular – processo conhecido como **transcitose**. Em virtude de as células M serem muito mais acessíveis do que os enterócitos, inúmeros patógenos têm as células M como alvo, a fim de ganhar acesso ao espaço subepitelial, e, mesmo assim, esses patógenos acabam entrando em contato com o sistema imune adaptativo intestinal (ver Seção 12.3).

A membrana celular basal de uma célula M apresenta muitas dobras, formando um bolso que aproxima linfócitos e células dendríticas. As células dendríticas capturam o material transportado liberado das células M e o processa para a apresentação aos linfócitos T. Essas células dendríticas estão em uma posição particularmente favorável para adquirir antígenos intestinais e são recrutadas ao epitélio associado ao folículo em resposta a quimiocinas que são liberadas constitutivamente pelas células epiteliais. As quimiocinas incluem CCL20 (MIP-3α) e CCL9 (MIP-1γ), que se ligam aos receptores CCR6 e CCR1, respectivamente, na célula dendrítica (ver Apêndice IV para uma lista de quimiocinas e seus receptores). As células dendríticas ligadas a antígenos migram da região da cúpula para as áreas de células T das placas de Peyer, onde encontram células T virgens antígeno-específicas. Juntas, as células dendríticas e as células T iniciadas ativam as células B e iniciam a troca de classe para IgA. Todos esses processos – a captura do antígeno pelas células M, a migração das células dendríticas para a camada epitelial, a produção de quimiocinas e a migração subsequente das células dendríticas para as áreas de células T – estão marcadamente aumentados na presença de organismos patogênicos e seus produtos.

12.5 O sistema imune de mucosa contém um grande número de linfócitos efetores, mesmo na ausência de doença

Em adição aos órgãos linfoides organizados, uma superfície mucosa contém grande quantidade de linfócitos e outros leucócitos dispersos ao longo do tecido. A maioria dos linfócitos dispersos tem a aparência de células que foram ativadas por antígeno e compreende as células T efetoras e células plasmáticas do sistema imune de mucosa. No intestino, as células efetoras são encontradas em dois compartimentos principais: o epitélio e a lâmina própria (Fig. 12.10). Esses tecidos são diferentes em termos imunológicos, sendo separados somente por uma fina camada de mem-

Figura 12.9 Captação e transporte de antígenos pelas células M. As primeiras três figuras mostram a captura pelas células M no epitélio associado ao folículo de placas de Peyer. Estas possuem membranas basais torcidas que formam "bolsos" dentro da camada epitelial, permitindo o contato com linfócitos e outras células. Isso favorece o transporte local de antígenos que são captados do intestino pelas células M e sua posterior liberação para as células dendríticas para a apresentação do antígeno. A micrografia de parte de uma placa de Peyer à direita mostra células epiteliais (azul-escuro), e algumas células M que formam bolsos onde células T (vermelho) e células B (verde) se acumulam. As células foram coradas com anticorpos específicos marcados por fluorescência para tipos celulares individuais. (Micrografia de Brandtzaeg, P., et. al.: *Immunol. Today* 1999, 20:141-151.)

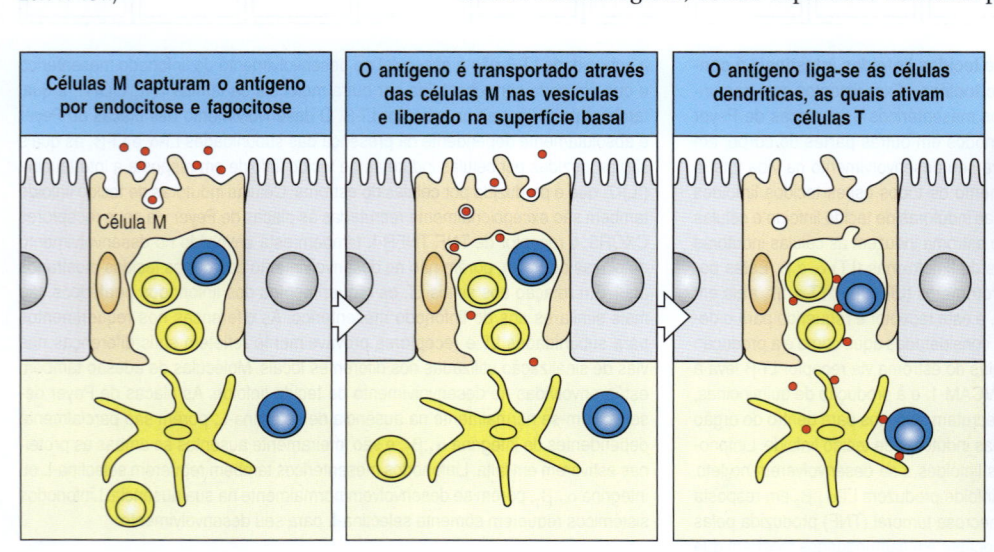

| Células M capturam o antígeno por endocitose e fagocitose | O antígeno é transportado através das células M nas vesículas e liberado na superfície basal | O antígeno liga-se ás células dendríticas, as quais ativam células T |

Célula M

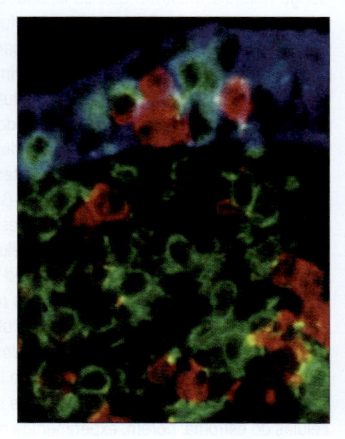

brana basal. O epitélio é composto principalmente por linfócitos, que no intestino delgado são quase todos células T CD8. A lâmina própria é mais heterogênea, com grande quantidade de células T CD4 e células T CD8, bem como células plasmáticas, macrófagos, células dendríticas, eosinófilos ocasionais e mastócitos. Os neutrófilos são raros no intestino saudável, apesar de sua quantidade aumentar rapidamente durante doença inflamatória ou infecção. O número total de linfócitos no epitélio e na lâmina própria provavelmente excede o número da maioria das outras partes do corpo.

A mucosa intestinal saudável apresenta muitas características de resposta inflamatória crônica, a presença de inúmeros linfócitos efetores e outros leucócitos nos tecidos. A presença de quantidade tão alta de células efetoras não é dependente da infecção por um patógeno e não é comum para um tecido não linfoide saudável. Isso é o resultado das respostas locais que estão sendo continuamente montadas para a miríade de antígenos inócuos que estão atacando as superfícies mucosas. Como se pode ver, esse é um processo fisiológico essencial para a manutenção da simbiose benéfica entre o hospedeiro e seus conteúdos intestinais, e envolve uma geração balanceada de células T efetoras e reguladoras. Quando exigido, contudo, o sistema imune de mucosa pode ser refocado para a produção de resposta imune adaptativa completa para patógenos invasores.

12.6 A circulação de linfócitos dentro do sistema imune de mucosa é controlada por moléculas de adesão tecido-específicas e receptores de quimiocinas

A chegada de linfócitos efetores na camada da superfície mucosa é o resultado de uma série de eventos em que as características de direcionamento dos linfócitos mudam quando estes se tornam ativados. A história de vida de linfócitos de mucosa inicia com o surgimento de células T virgens e células B a partir do timo e da medula óssea, respectivamente. Nesse ponto, os linfócitos virgens circulantes na corrente sanguínea não estão predeterminados para qual compartimento imune migrarão. A entrada dos linfócitos virgens às placas de Peyer e aos linfonodos mesentéricos

Figura 12.10 A lâmina própria e o epitélio da mucosa intestinal são compartimentos linfoides discretos. A lâmina própria contém uma mistura heterogênea de plasmócitos produtores de IgA, linfócitos com fenótipo de "memória" (ver Cap. 10), células T efetoras CD4 e CD8 convencionais, células dendríticas, macrófagos e mastócitos. As células T na lâmina própria do intestino delgado expressam a integrina $\alpha_4{:}\beta_7$ e o receptor de quimiocina CCR9, que faz elas serem atraídas da corrente sanguínea para o tecido. Linfócitos intraepiteliais expressam CCR9 e a integrina $\alpha_E{:}\beta_7$, que se liga à caderina-E nas células epiteliais. Na maior parte, elas são células T CD8, e algumas expressam a forma convencional $\alpha{:}\beta$ de CD8, e outras, o homodímero CD8$\alpha{:}\alpha$. As células T CD4 predominam na lâmina própria, e as células T CD8 predominam no epitélio.

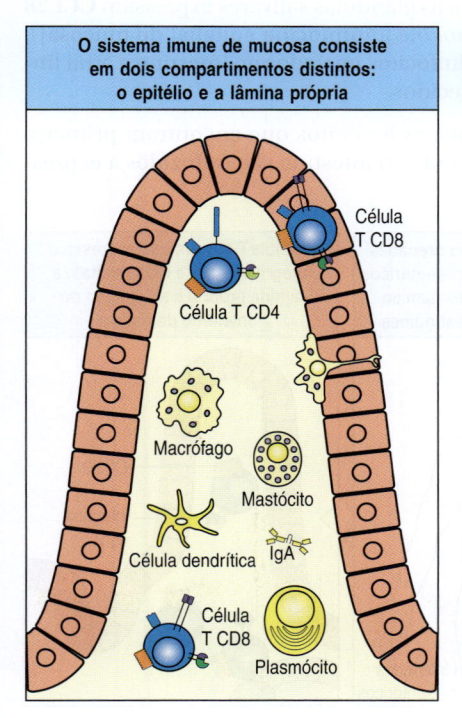

O sistema imune de mucosa consiste em dois compartimentos distintos: o epitélio e a lâmina própria

Célula T CD8

Célula T CD4

Macrófago

Mastócito

Célula dendrítica   IgA

Célula T CD8   Plasmócito

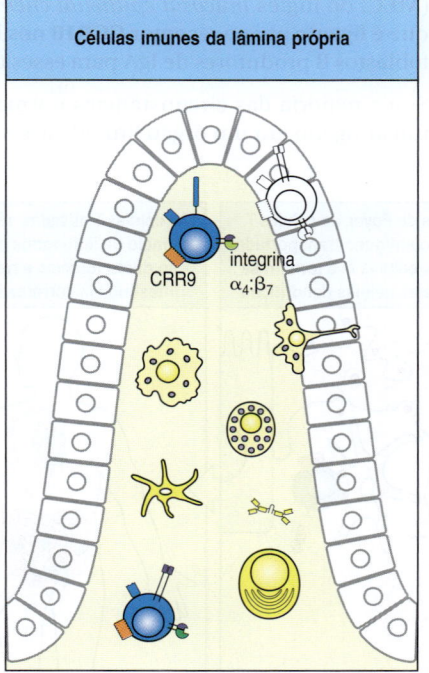

Células imunes da lâmina própria

CRR9   integrina $\alpha_4{:}\beta_7$

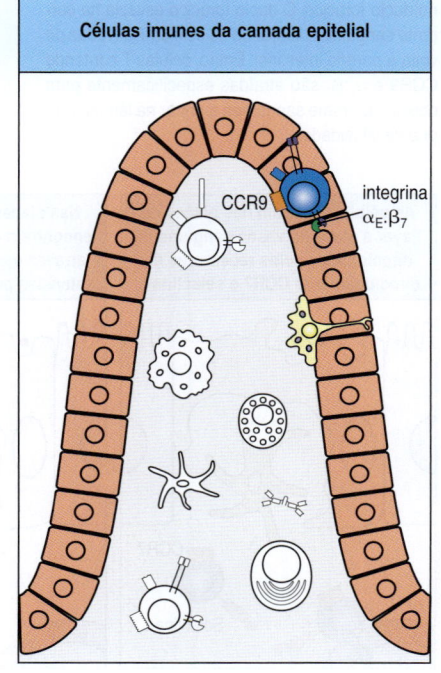

Células imunes da camada epitelial

CCR9   integrina $\alpha_E{:}\beta_7$

ocorre por meio de vênulas endoteliais altas (HEVs, do inglês *high endothelial venules*) (Fig. 12.11). Como no sistema imune sistêmico, a entrada nos órgãos linfoides periféricos é controlada pelas quimiocinas CCL21 e CCL19, que são liberadas pelos tecidos linfoides e ligam o receptor CCR7 dos linfócitos virgens. Caso os linfócitos virgens não encontrem seu antígeno, eles deixam o órgão linfoide por meio de linfáticos e retornam à corrente sanguínea. Se eles encontrarem o antígeno no GALT, os linfócitos tornam-se ativados e perdem a expressão de CCR7 e selectina-L. Isso significa que eles perdem sua habilidade de direcionamento por órgãos linfoides secundários, já que não podem entrar por meio das HEVs (ver Seção 9.3).

Embora os linfócitos iniciados deixem os órgãos linfoides de mucosa nos quais são ativados, eles retornam à mucosa como células efetoras. Os linfócitos T e B inicialmente ativados nas placas de Peyer, por exemplo, trafegam via linfáticos, antes de se diferenciarem totalmente em células efetoras, passam pelos linfonodos mesentéricos e, por fim, terminam no ducto torácico. A partir daí eles circulam na corrente sanguínea (ver Fig. 12.11) e seletivamente reentram na lâmina própria por pequenos vasos sanguíneos. Células B antígeno-específicas são iniciadas como células B produtoras de IgM nas áreas foliculares das placas de Peyer e sofrem a troca de classe para a produção de IgA; porém, elas apenas se diferenciam totalmente como células plasmáticas produtoras de IgA uma vez que tenham recirculado e retornado à lâmina própria. As células plasmáticas são raramente encontradas nas placas de Peyer, e isso também ocorre com as células T efetoras.

O direcionamento intestino-específico pelas células T e B antígeno-estimuladas é, em grande parte, determinado pela expressão da molécula de adesão **integrina α_4:β_7** nos linfócitos. Esta liga-se à adressina vascular de mucosa **MAdCAM-1**, que é encontrada nas células endoteliais que revestem os vasos sanguíneos da parede intestinal (Fig. 12.12). Os linfócitos originalmente sensibilizados no intestino também são trazidos de volta como resultado da expressão tecido-específica de quimiocinas pelo epitélio intestinal. **CCL25** (TECK) é expressa pelo epitélio do intestino delgado e é ligante para o receptor **CCR9**, expresso pelas células T e B que migram para o intestino. Dentro do intestino, parece existir uma especialização regional para a expressão de quimiocinas; assim, CCL25 não é expressa fora do intestino delgado e CCR9 não é necessária para a migração dos linfócitos para o colo. Contudo, o colo, as glândulas mamárias em lactação e as glândulas salivares expressam **CCL28** (MEC, do inglês *mucosal epithelial chemokine* [quimiocina epitelial de mucosa]), que é ligante para o receptor **CCR10** nos linfócitos iniciados no intestino e atrai linfoblastos B produtores de IgA para esses tecidos.

Sob a maioria das circunstâncias normais, os linfócitos que encontram primeiro um antígeno em um órgão linfoide associado ao intestino são induzidos a expres-

Figura 12.11 Sensibilização de células T virgens e redistribuição de células T efetoras no sistema imune intestinal. Células T virgens carregam o receptor de quimiocina CCR7 e selectina-L, que direcionam sua entrada para as placas de Peyer por meio das vênulas endoteliais altas (HEVs). No espaço das células T, elas encontram o antígeno que foi transportado pelas células M ao tecido linfoide e que é apresentado por células dendríticas locais. Durante a ativação, e sob o controle seletivo de células dendríticas derivadas do intestino, as células T perdem a selectina-L e adquirem o receptor de quimiocina CCR9 e a integrina α_4:β_7. Após a ativação, porém antes da completa diferenciação, as células T sensibilizadas saem das placas de Peyer por meio da drenagem nos linfáticos, passando pelo linfonodo mesentérico para entrar no ducto torácico. O ducto torácico esvazia na corrente sanguínea, liberando as células T ativadas de volta à parede intestinal. Então, células T contendo CCR9 e α_4:β_7 são atraídas especificamente para deixar a corrente sanguínea e entrar na lâmina própria da vilosidade.

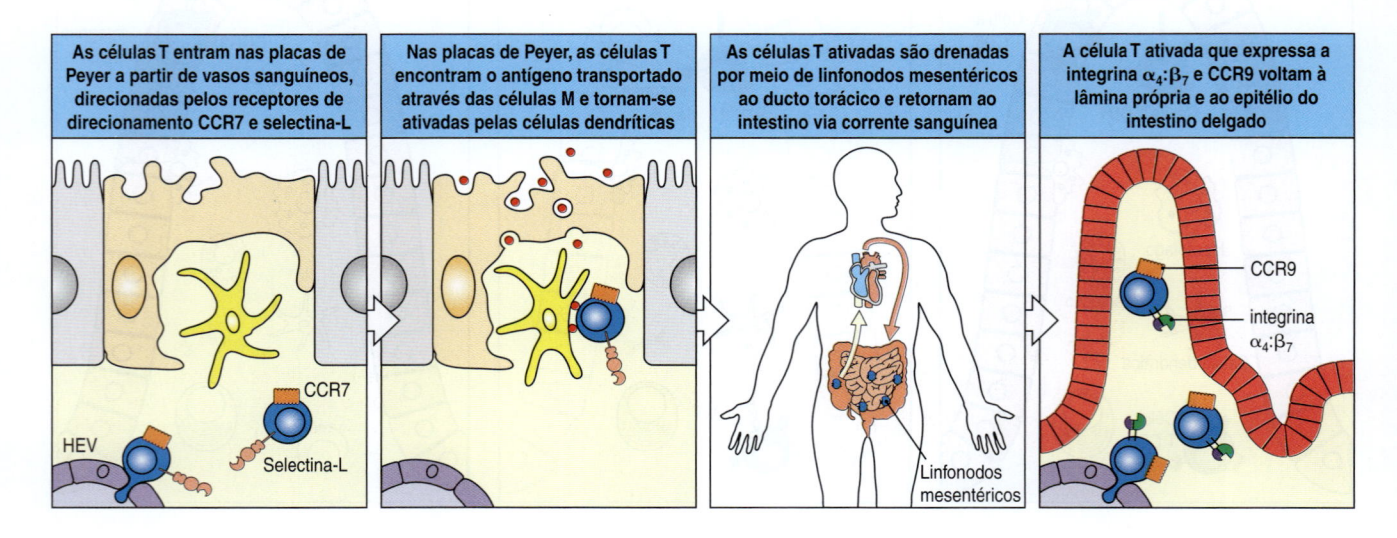

| As células T entram nas placas de Peyer a partir de vasos sanguíneos, direcionadas pelos receptores de direcionamento CCR7 e selectina-L | Nas placas de Peyer, as células T encontram o antígeno transportado através das células M e tornam-se ativadas pelas células dendríticas | As células T ativadas são drenadas por meio de linfonodos mesentéricos ao ducto torácico e retornam ao intestino via corrente sanguínea | A célula T ativada que expressa a integrina α_4:β_7 e CCR9 voltam à lâmina própria e ao epitélio do intestino delgado |

sar receptores de migração intestino-específicos e integrinas. Como será visto na próxima seção, essas moléculas são induzidas ou "impressas" nos linfócitos T pelas células dendríticas intestinais durante a apresentação e ativação de antígeno. Em contrapartida, as células dendríticas de tecidos linfoides não mucosos induzem linfócitos a expressar outras moléculas de adesão e receptores de quimiocinas, como integrina $\alpha_4{:}\beta_1$, antígeno linfocitário cutâneo (CLA, do inglês *cutaneous lymphocyte antigen*) e receptor de quimiocina CCR4, o que os direciona a tecidos como a pele (ver Seção 11.6). Essas consequências tecido-específicas de sensibilização de linfócitos no GALT explicam porque a vacinação contra infecções intestinais necessita de imunização por uma via mucosa, porque outras vias, como as imunizações subcutânea ou intramuscular, não envolvem células dendríticas com as propriedades corretas de sensibilização.

12.7 A sensibilização de linfócitos em um tecido de mucosa pode induzir imunidade protetora em outras superfícies mucosas

Nem todas as partes do sistema imune de mucosa exploram as mesmas quimiocinas tecido-específicas (ver Seção 12.6). Isso permite a compartimentalização da recirculação de linfócitos dentro do sistema. Dessa forma, as células B e T efetoras iniciadas nos órgãos linfoides que drenam o intestino delgado (linfonodos mesentéricos e placas de Peyer) são mais suscetíveis a retornar ao intestino delgado. De forma similar, as células iniciadas no trato respiratório migram, com maior eficiência, de volta à mucosa respiratória. Essa migração é obviamente útil para o retorno das células efetoras antígeno-específicas ao órgão de mucosa no qual serão mais efetivas no combate à infecção ou no controle de respostas imunes contra proteínas estranhas e comensais. Todavia, a molécula de adesão MadCAM-1 está presente na vasculatura de todas as mucosas. Como resultado, alguns linfócitos que foram sensibilizados no GALT, por exemplo, podem ainda recircular como células efetoras para outros tecidos de mucosa como trato respiratório, trato urogenital e mama em lactação. Essa sobreposição entre as vias de recirculação de mucosa deu origem à ideia de um **sistema imune de mucosa comum**, que é distinto de outras partes do sistema imune. Embora isso seja agora entendido como uma supersimplificação, existem implicações importantes para o desenvolvimento de vacinas, pois permite a imunização por uma única via mucosa que é utilizada para proteger contra infecção em outra superfície mucosa. Esse fenômeno tem sido ilustrado em diversos modelos experimentais, sendo bastante interessante a capacidade de imunização nasal para induzir respostas imunes no trato urogenital contra o HIV. Além disso, a indução da produção de anticorpo IgA na mama em lactação por meio de infecção

Figura 12.12   Controle molecular do direcionamento intestino-específico de linfócitos. Figura à esquerda: linfócitos T e B sensibilizados pelo antígeno nas placas de Peyer ou nos linfonodos mesentéricos chegam como linfócitos efetores na corrente sanguínea, forrando a parede intestinal (ver Fig. 12.11). Os linfócitos expressam a integrina $\alpha_4{:}\beta_7$, a qual se liga especificamente ao MAdCAM-1 expresso seletivamente no endotélio dos vasos sanguíneos nos tecidos mucosos. Isso fornece o sinal de adesão necessário à emigração de células para dentro da lâmina própria. Figura à direita: quando sensibilizados no intestino delgado, os linfócitos efetores também expressam o receptor de quimiocina CCR9, que permite que eles respondam à CCL25 (círculos verdes) produzida pelas células epiteliais do intestino delgado; isso reforça o recrutamento seletivo. Linfócitos efetores sensibilizados no intestino grosso não expressam CCR9, porém expressam CCR10. Esta pode responder à CCL28 (círculos azuis) produzida pelas células epiteliais do colo para cumprir uma função similar. Linfócitos que entrarão na camada epitelial param de expressar a integrina $\alpha_4{:}\beta_7$ e, em vez disso, expressam a integrina $\alpha_E{:}\beta_7$. O receptor para esta é a caderina-E das células epiteliais. Essas interações podem auxiliar a manter os linfócitos no epitélio, uma vez que eles tenham entrado.

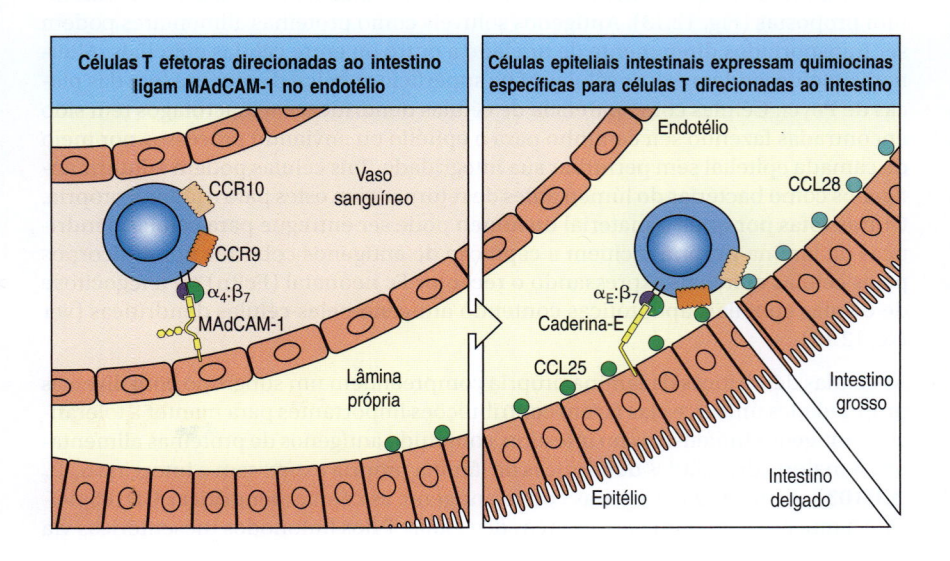

natural ou vacinação em superfícies mucosas, como no intestino, é uma maneira importante de gerar imunidade protetora que é transmitida aos bebês por transferência passiva de anticorpos no leite materno.

12.8 Populações únicas de células dendríticas controlam as respostas do sistema imune de mucosa

Como em qualquer compartimento do sistema imune, as células dendríticas são o tipo celular mais importante no início e na formação das respostas imunes adaptativas nos tecidos de mucosa. As células dendríticas são abundantes em todos os tecidos de mucosa, estando localizadas nos órgãos linfoides e espalhadas nas superfícies de mucosa. Diversas subpopulações de células dendríticas de mucosa têm sido descritas e muitas delas são distintas de suas duplicações em outras partes do sistema imune. A natureza das células dendríticas de mucosa é essencialmente determinada pelo seu ambiente local. Por sua vez, essas células desempenham o papel principal na definição de características incomuns das respostas imunes de mucosa.

As células dendríticas são encontradas nas placas de Peyer em duas áreas principais. Uma população é encontrada na região da cúpula subepitelial e adquire antígenos das células M (ver Seção 12.4). As células dendríticas da placa de Peyer são, em sua maioria, (integrina α_M) CD11b-positivas e CD8α-negativas, e expressam CCR6, o qual é o receptor para a quimiocina CCL20 produzida pelas células epiteliais folículo-associadas. Em condições de repouso, essas células dendríticas permanecem principalmente sob o epitélio e produzem a citocina IL-10 em resposta à captação de antígeno, o que tende a prevenir a iniciação de células T para que se tornem células T pró-inflamatórias.

Contudo, durante uma infecção por um patógeno como a *Salmonella*, essas células dendríticas são rapidamente recrutadas para as camadas epiteliais da placa de Peyer em resposta à CCL20, que é liberada em quantidades aumentadas pelas células epiteliais na presença da bactéria. Produtos bacterianos ainda ativam as células dendríticas para que expressem moléculas coestimuladoras, permitindo que elas desempenhem importante papel na ativação de células T virgens patógeno-específicas para a diferenciação em células efetoras. Um subgrupo distinto de células dendríticas que expressa CD8α, mas não C11b ou CCR6 é encontrado na área de células T das placas de Peyer e tendem a produzir a citocina pró-inflamatória IL-12.

As células dendríticas são, ainda, abundantes na parede do intestino fora das placas de Peyer, principalmente na lâmina própria. Não está totalmente esclarecido como elas adquirem antígenos além da barreira epitelial intacta, porém, diversas vias foram propostas (Fig. 12.13). Antígenos solúveis como proteínas alimentares podem ser transportados diretamente de um lado a outro ou entre células epiteliais. Alternativamente, podem existir células M na superfície epitelial da mucosa fora das placas de Peyer. Células com aparência de células dendríticas ou macrófagos têm sido encontradas fazendo seu caminho para o epitélio ou enviando processos por meio da camada epitelial sem perturbar sua integridade. Tais células podem adquirir antígenos como bactérias do lúmen antes de retornar com estes para a lâmina própria. Outras rotas por onde o material do lúmen pode ser entregue para células dendríticas da lâmina própria incluem a captação de antígenos cobertos por anticorpos pelas células epiteliais expressando o receptor Fc neonatal (FcRn) ou a fagocitose de células epiteliais apoptóticas contendo antígeno pelas células dendríticas (ver Fig. 12.13).

As células dendríticas da lâmina própria compreendem um subgrupo com diversas propriedades únicas, e elas fazem contribuições importantes para manter a tolerância a antígenos inofensivos no intestino, sobretudo antígenos de proteínas alimentares. A maioria das células dendríticas da lâmina própria expressam a integrina α_E:β_7 (**CD103**), e, uma vez carregadas com o antígeno, as células dendríticas CD103 deixam a mucosa e migram para as áreas de células T dos linfonodos mesentéricos via

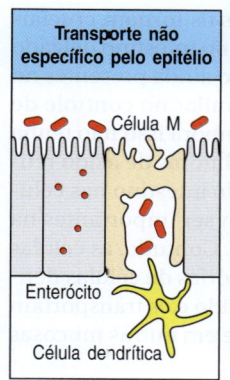 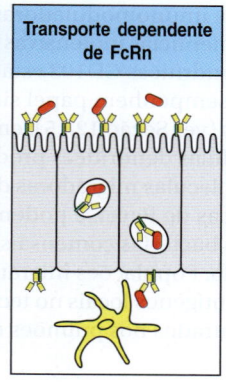 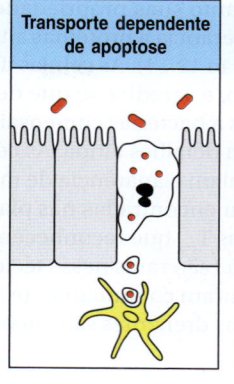 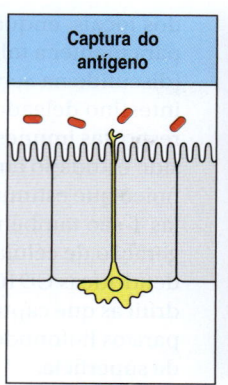 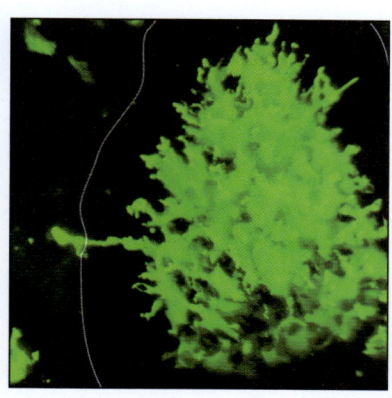

| Transporte não específico pelo epitélio | Transporte dependente de FcRn | Transporte dependente de apoptose | Captura do antígeno |

linfáticos aferentes que drenam a parede intestinal. Nos linfonodos, elas interagem com as células T virgens e induzem propriedades de migração para o intestino que permitem que as células efetoras retornem de maneira eficiente à parede intestinal como células T efetoras diferenciadas. A migração de células dendríticas CD103 depende da sua expressão do receptor de quimiocina CCR7, e essa expressão é constitutiva e não necessita da presença de patógenos ou outros estímulos inflamatórios, embora seja aumentada por tais agentes. Estima-se que 5 a 10% da população de células dendríticas da mucosa emigrem ao linfonodo mesentérico todos os dias no intestino em repouso.

Outra propriedade incomum das células dendríticas CD103 é a produção da molécula de sinalização não proteica **ácido retinoico**, que é derivada do metabolismo dietético de vitamina A por meio da ação de desidrogenases retinais. A produção de ácido retinoico dota essas células dendríticas com habilidade única de induzir a expressão de moléculas de migração intestinal CCR9 e integrina α_4:β_7 nas células T e B. As células dendríticas da lâmina própria respondem fracamente a estímulos inflamatórios, como os ligantes microbianos para receptores semelhantes ao Toll (TLRs, do inglês *Toll-like receptors*), e eles produzem IL-10 em vez de citocinas inflamatórias como IL-12. Como resultado, quando as células dendríticas CD103 chegam ao linfonodo mesentérico sob condições de repouso, elas promovem a geração de células T reguladoras FoxP3-positivas (células T_{reg} induzidas) a partir de células T CD4 virgens antígeno-específicas (ver Cap. 9 para detalhes sobre a diferenciação e as funções de células T_{reg} induzidas). Esse processo também depende do ácido retinoico produzido pelas células dendríticas e é assistido pelo fator de transformação do crescimento (TGF, do inglês *transforming growth factor*)-β, uma citocina produzida em abundância pelas células intestinais e que promove as células T_{reg}. As células dendríticas intestinais produzem ainda dioxigenase indoleamina (IDO, do inglês *indoleamine dioxygenase*), uma enzima que cataboliza e depleta o triptofano do ambiente e produz metabótilos de quinurenina. Por alguns mecanismos ainda não entendidos, essas ações da IDO favorecem o desenvolvimento de células T_{reg} induzidas.

O comportamento anti-inflamatório das células dendríticas de mucosa CD103 no intestino saudável é ativamente promovido por fatores que são produzidos no ambiente da mucosa. Esses fatores incluem linfopoietina tímica estromal (TSLP, do inglês *thymic stromal lymphopoietin*), ácido retinoico e TGF-β lançados das células epiteliais, bem como mediadores derivados de lipídeo, como a prostaglandina PGE_2, que é produzida pelas células estromais. Os macrófagos na mucosa ainda produzem IL-10 constutivamente, e isso ajuda a manter as células dendríticas em estado quiescente, bem como manter a população local de células T_{reg}.

Após chegarem ao linfonodo mesentérico, as propriedades imunomoduladoras das células dendríticas CD103 são reforçadas pelo ácido retinoico produzido pelos linfonodos das células estromais. O rápido *turnover* das células dendríticas CD103 permite a entrega constante de antígenos da superfície de mucosa aos linfono-

Figura 12.13 Captura de antígenos do lúmen intestinal pelas células mononucleares na lâmina própria. Primeira figura: antígenos solúveis como proteínas alimentares podem ser transportadas diretamente através ou entre enterócitos, ou talvez existam células M na superfície epitelial no exterior das placas de Peyer (ver Fig. 12.9 para detalhes de transporte através das células M). Segunda figura: enterócitos podem capturar e internalizar complexos antígeno:anticorpo por meio de FcRn em sua superfície e transportá-los pelo epitélio por transcitose. Na face basal do epitélio, as células dendríticas da lâmina própria expressando FcRn e outros receptores Fc capturam e internalizam os complexos. Terceira figura: um enterócito infectado com patógeno intracelular sofre apoptose e suas sobras são fagocitadas pela célula dendrítica. Quarta figura: células mononucleares têm ampliado processos entre as células do epitélio sem causar nenhum distúrbio em sua integridade. O processo celular pode capturar e internalizar o antígeno do lúmen intestinal e, assim, se retrair. A micrografia mostra células mononucleares que podem ser células dendríticas ou macrófagos (coloração verde com fluorescência marcada na molécula CD11c) na lâmina própria de uma vilosidade no intestino delgado de camundongo. O epitélio não está corado e parece preto, porém a superfície luminal (externa) é mostrada pela linha branca. Um processo celular é comprimido entre duas células epiteliais e sua extremidade está presente no lúmen intestinal. (Magnificação 200x. Micrografia de Niess, J.H., et al.: *Science* 2005, 307:254-258.)

dos locais, enquanto suas propriedades imunomoduladoras os tornam cruciais para manter a tolerância a proteínas alimentícias inofensivas no intestino delgado (discutido na Seção 12.14). As células dendríticas CD103 estão ainda presentes no intestino delgado, e acredita-se que desempenhem papel similar no controle de respostas imunes a bactérias comensais (ver Seção 12.15), embora isso não tenha sido estudado em detalhes ainda. As células dendríticas produtoras de ácido retinoico que estimulam a aparência de moléculas migradoras do intestino nas células T são também encontradas nas placas de Peyer, e podem ser importantes na geração de células T_{reg} que reconhecem bactérias comensais. Contudo, as células dendríticas CD103 são raras nesse tecido. Populações migratórias de células dendríticas que capturam continuamente antígenos locais no tecido e os transportam para os linfonodos drenantes são encontrados nos pulmões e em outras mucosas de superfície.

Apesar do viés global da tolerância, células pró-inflamatórias de linhagem mieloide estão ainda presentes na lâmina própria em repouso. Essas células produzem citocinas como IL-6 e IL-23, TNF-α e óxido nítrico (NO), e podem direcionar a diferenciação das células T_H17 efetoras e a troca IgA nas células B. Tem sido sugerido que essas células são uma população distinta de células dendríticas que tem sido estimuladas via receptor de TLR-5. Elas expressam CX3CR1, que é o receptor para a quimiocina fractalquina (ver Fig. 3.22), e não expressam CD103. Contudo, um trabalho recente indica que essas células CX3CR1-positivas no intestino não migram para os linfonodos, não podem apresentar antígenos para células T virgens e não produzem ácido retinoico e, assim, podem não ser células dendríticas clássicas. Em vez disso, elas poderiam ser uma população de células semelhantes aos macrófagos, cujo principal papel não é moldar as respostas de células T virgens, e sim, produzir mediadores pró-inflamatórios durante a inflamação.

12.9 A lâmina própria intestinal contém células T antígeno-experientes e populações de linfócitos do tipo inato incomuns

Como visto anteriormente, a maioria das células T na lâmina própria parecem ser células efetoras antígeno-experientes que foram ativadas pelas células dendríticas discutidas na seção anterior. Elas possuem marcadores associados a células T efetoras ou de memória, como CD45RO em seres humanos, e expressam marcadores de migração intestinal CCR9 e integrina $\alpha_4{:}\beta_7$ e receptores para quimiocinas pró-inflamatórias como CCL5 (RANTES). A população de células T da lâmina própria tem uma relação de células T CD4 para CD8 de 3:1 ou mais, valor similar ao dos tecidos linfoides sistêmicos.

As células T CD4 efetoras da lâmina própria proliferam-se pobremente quando estimuladas por mitógenos ou antígenos, porém, no intestino saudável elas secretam grande quantidade de citocinas, como interferon (IFN)-γ, IL-5, IL-17 e IL-10, mesmo na ausência de inflamação. É particularmente importante notar que o colo e o íleo são as únicas localizações no organismo sadio onde as células T_H17 efetoras são encontradas, talvez refletindo a alta carga bacteriana encontrada nesses locais. Assim, estudos em camundongos mostram que a presença de células T_H17 de mucosa é dependente de micróbios comensais, com a bactéria filamentosa segmentada (SFB, do inglês *segmented filamentous bacterium*) relacionada ao *Clostridium* desempenhando um papel dominante e específico no direcionamento da diferenciação em T_H17. As células T_H1 e T_H2 produtoras de citocinas também estão presentes na lâmina própria saudável, refletindo o estado constante de reconhecimento imune da microbiota. Essas células T efetoras da lâmina própria ajudam a manter a resposta mutualística aos comensais sob condições de relaxamento por meio da produção de citocinas como IL-4, IL-5, IL-6, IL-21 e TGF-β, que pode auxiliar na produção de IgA, ou IL-22, que pode induzir a secreção de peptídeos antimicrobianos e promover a reparação epitelial.

Em qualquer outra situação, a presença de altas quantidades de células efetoras aparentes sugeriria a presença de patógeno e provavelmente levaria à inflamação.

O fato de não levar à inflamação na lâmina própria saudável ocorre devido a um balanço na geração de células T_H1, T_H2 e T_H17 pela presença de células T_{reg} produtoras de IL-10, FoxP3-positivas ou FoxP3-negativas (ver Seção 12.8).

Durante a infecção por um patógeno, o balanço tende a favorecer a acumulação de células efetoras devido ao recrutamento aumentado dessas células ou à diminuição da diferenciação e/ou das funções das células T_{reg}. Agora, as células efetoras T_H1, T_H2 e T_H17 na lâmina própria podem agir sem restrição para promover formas apropriadas de imunidade protetora contra um patógeno. As células T CD8 efetoras também estão presentes na lâmina própria e são capazes de produzir citocinas e atividade citotóxica durante a resposta imune protetora contra um patógeno. Devido às citocinas pró-inflamatórias que produzem, as células T_H1, T_H17 e T citotóxicas ainda são as principais efetoras de desordens inflamatórias, como doença celíaca e doenças inflamatórias intestinais.

A lâmina própria saudável ainda contém linfócitos efetores "naturais" incomuns. Em adição às células iNKT CD1-restritas que também estão presentes no sistema imune sistêmico (ver Seção 6.19), existe um pequeno subgrupo de **células T de mucosa invariantes** (**MAIT**, do inglês *mucosal invariant T cells*) que expressa uma cadeia invariável TCRα e responde aos antígenos apresentados pela molécula do complexo principal de histocompatibilidade (MHC, do inglês *major complex histocompatibility*) de classe I não clássica MR1 nas células B. As MAITs são produtoras ativas de uma variedade de citocinas na resposta a antígenos desconhecidos, provavelmente derivados de bactérias comensais.

Recentemente, populações adicionais e distintas de linfócitos não T com funções efetoras inatas foram descritas na mucosa intestinal de humanos e camundongos. Essas células produzem grande quantidade de IL-22, e algumas expressam os receptores de células *natural killer* (NK) NKp44 e NKp46. Todos expressam o fator de transcrição RORγT, o qual, além de outras coisas, controla o desenvolvimento das células indutoras de tecido linfoide. Assim, elas combinam algumas das características das células NK (ver Seção 3.22) e das células indutoras de tecido linfoide (ver Seção 8.24), porém elas parecem ser distintas. Esses linfócitos não T incomuns parecem ser a principal fonte inata de IL-22 na resposta à microbiota comensal. A IL-22 dirige a produção de peptídeos antimicrobianos no intestino e auxilia a manter a função da barreira epitelial.

12.10   O epitélio intestinal é um compartimento único do sistema imune

Os linfócitos encontrados no epitélio intestinal – **linfócitos intraepiteliais** (**IELs**, do inglês *intraepithelial lymphocytes*) – são distintos da população de linfócitos na lâmina própria ou das populações de linfócitos do sistema imune sistêmico (Fig. 12.14). Existem entre 10 e 15 linfócitos para cada 100 células epiteliais no intestino delgado saudável. Dada a grande área de superfície da mucosa, os IELs constituem uma das maiores populações únicas de linfócitos no organismo. Mais de 90% dos IELs do intestino delgado são células T, e cerca de 80% destes carregam CD8, um completo contraste com os linfócitos da lâmina própria. Os IELs também estão presentes no intestino grosso, embora estejam em menor quantidade em relação ao número de células epiteliais e em maior proporção de células T CD4 em comparação com o intestino delgado.

Assim como os linfócitos da lâmina própria, a maioria dos IELs tem aparência ativada, mesmo na ausência de infecção por um patógeno, e contém grânulos intracelulares com perforina e granzimas, assim como as células T citotóxicas CD8 efetoras convencionais. Contudo, os receptores de células T (TCRs, do inglês *T-cell receptors*) da maioria dos IELs CD8 apresentam uso restrito dos segmentos gênicos V(D)J, indicando que eles podem expandir localmente em resposta a um número de antígenos relativamente pequeno. Os IELs do intestino delgado expressam o receptor de quimiocina CCR9, porém, eles possuem integrina $\alpha_E:\beta_7$ (CD103) na sua superfície em vez da integrina $\alpha_4:\beta_7$ encontrada nas células T de alojamento no intestino. O

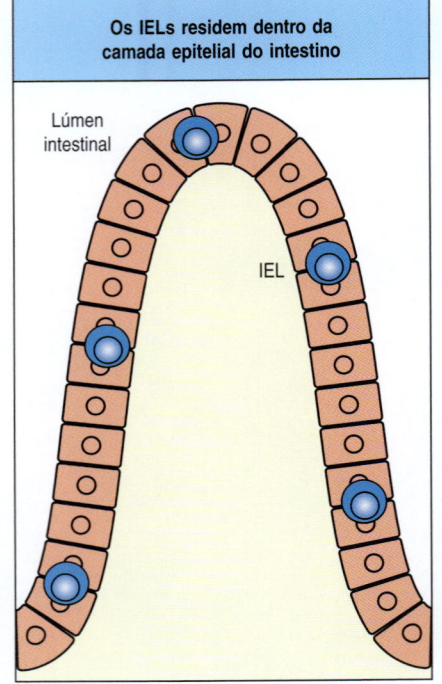

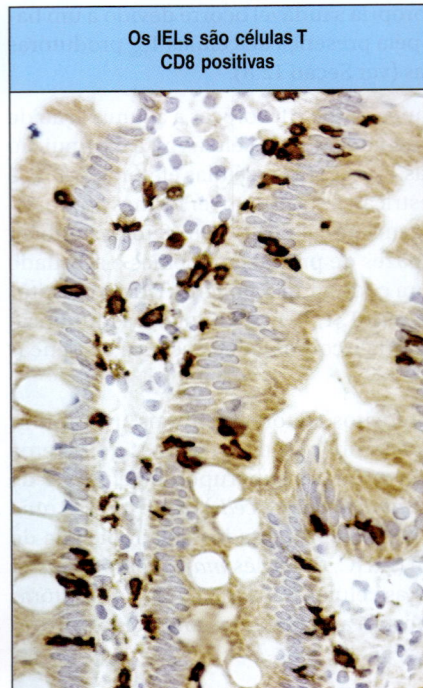

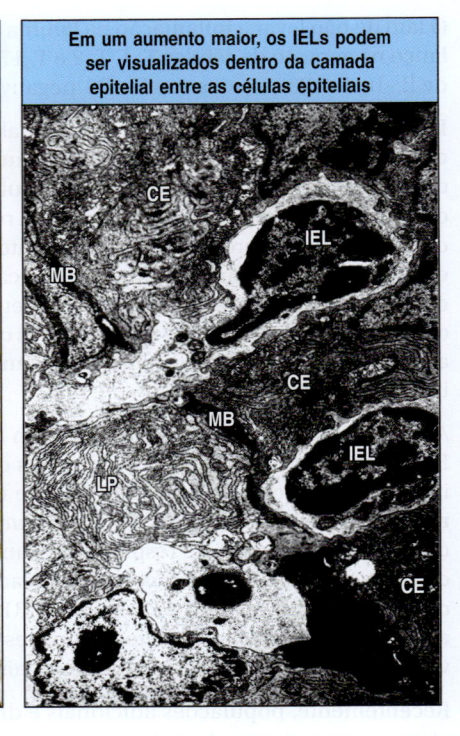

Os IELs residem dentro da camada epitelial do intestino

Lúmen intestinal

IEL

Os IELs são células T CD8 positivas

Em um aumento maior, os IELs podem ser visualizados dentro da camada epitelial entre as células epiteliais

CE

IEL

MB

CE

MB

LP

IEL

CE

Figura 12.14 Linfócitos intraepiteliais. O epitélio do intestino delgado contém uma grande população de linfócitos conhecidos como linfócitos intraepiteliais (IELs) (figura à esquerda). A micrografia do centro é de uma secção do intestino delgado humano, na qual células T CD8 foram coradas de marrom com anticorpo monoclonal com peroxidase. A maioria dos linfócitos do epitélio é de células T CD8. Aumento de 400×. A micrografia eletrônica à direita mostra que os IELs residem entre células epiteliais (CE) na membrana basal (MB), separando a lâmina própria (LP) do epitélio. Um IEL pode ser visualizado cruzando a membrana basal para dentro do epitélio, deixando um rastro de citoplasma no seu caminho. Aumento de 8.000×.

receptor de integrina $\alpha_E{:}\beta_7$ é a caderina-E na superfície das células epiteliais, e essa interação pode auxiliar os IELs a permanecerem no epitélio (ver Fig. 12.12).

A origem e funções dos IELs são controversas. Em animais jovens e em adultos de algumas espécies, essa população de células T contém incomum e alto número de células T γ:δ. Em humanos e camundongos adultos normais, contudo, as células T γ:δ são encontradas em quantidade similar no epitélio intestinal e na corrente sanguínea. Em camundongos, as células T CD8 intraepiteliais podem ser divididas em dois subgrupos – tipo a e tipo b –, dependendo de qual forma de CD8 é expressa. As proporções relativas dos subgrupos variam com a idade, a espécie de camundongo e o número de bactérias no intestino. Os IELs tipo a são células T convencionais que transportam TCRs α:β e heterodímero CD8α:β. Eles originam-se de células T CD8 virgens ativadas pelo antígeno nas placas de Peyer e funcionam como células T citotóxicas restritas ao MHC de classe I convencionais, matando células infectadas por vírus, por exemplo (Fig. 12.15, figuras superiores). Eles ainda secretam citocinas efetoras como IFN-γ e estão envolvidos na imunidade protetora contra parasitos como *Toxoplasma gondii*.

Os IELs CD8 tipo b compreendem células T expressando o homodímero CD8α (CD8α:α) e um TCR α:β ou γ:δ. Alguns dos receptores α:β nessa população celular se ligam a ligantes não convencionais, incluindo os apresentados pelas moléculas do MHC de classe Ib (ver Seções 6.17 e 6.18). Todos os IELs expressam altos níveis de receptor NK ativador de lectina tipo C NKG2D (ver Seções 3.21 e 3.23). Esse receptor pode se ligar a duas moléculas tipo MHC – MIC-A e MIC-B – que são expressas nas células epiteliais intestinais em resposta a dano, estresse ou ligação de TLRs. As células danificadas podem então ser reconhecidas e mortas pelos IELs, processo que é aumentado pela produção de IL-15 pelas células epiteliais danificadas. Os IELs podem, assim, ser considerados, em termos evolucionários, como a interface entre a imunidade inata e a adaptativa. O papel deles no intestino pode ser o rápido reconhecimento e eliminação de células epiteliais que expressam fenótipo anormal como resultado de estresse ou infecção (Fig. 12.15, figuras inferiores). Os IELs do intestino são importantes, ainda, no reparo da mucosa após um dano inflamatório. Eles estimulam a liberação de peptídeos antimicrobianos, auxiliando, assim, a

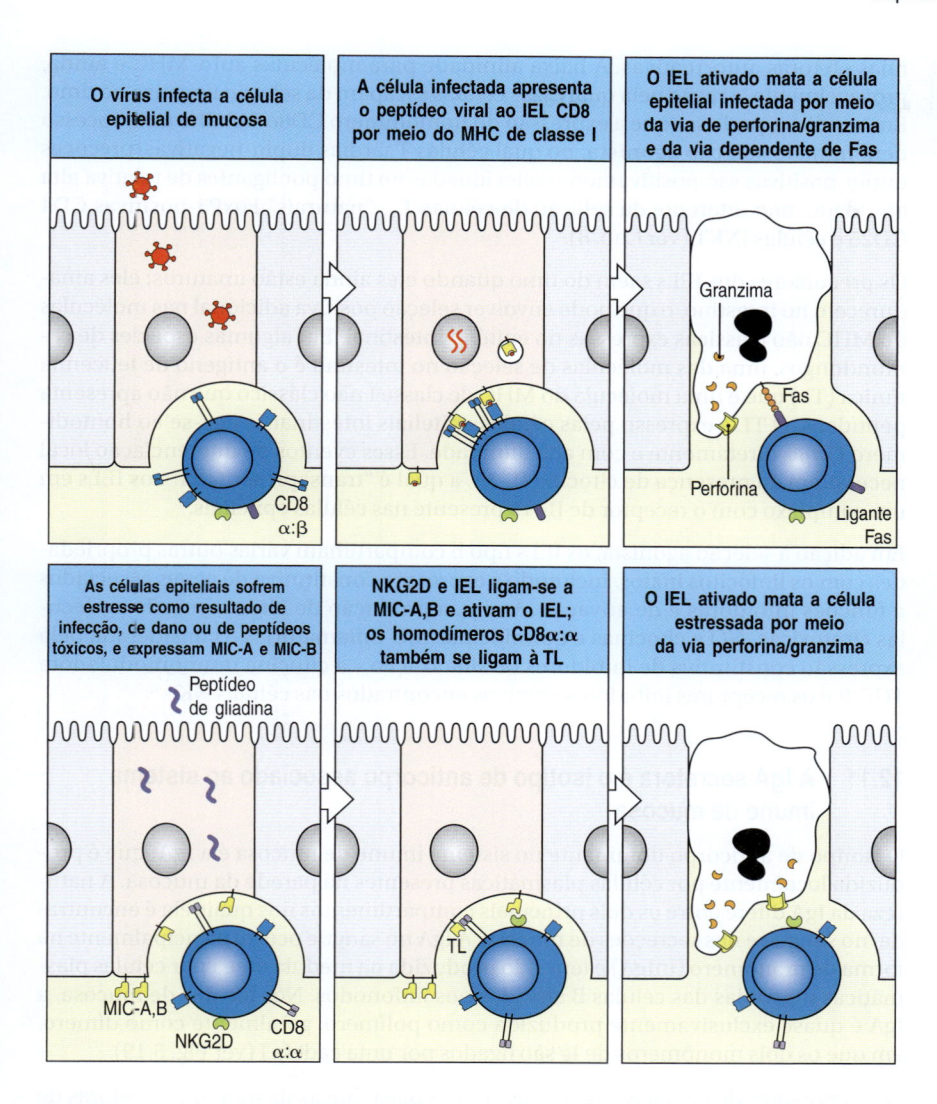

Figura 12.15 Funções efetoras dos linfócitos intraepiteliais. Existem dois tipos principais de linfócitos intraepiteliais (IELs). Como mostrado nas figuras superiores, um dos tipos são células T CD8 citotóxicas convencionais (tipo a) que reconhecem peptídeos derivados de vírus ou outros patógenos intracelulares ligados a moléculas clássicas de complexo principal de histocompatibilidade (MHC) de classe I nas células epiteliais infectadas. O IEL ativado reconhece complexos peptídeo:MHC específicos por meio de seu receptor de célula T α:β, com o heterodímero CD8α:β como correceptor. O IEL libera perforina e granzima, que matam a célula infectada. A apoptose de células epiteliais também pode ser induzida por meio da ligação do ligante Fas da célula T ao Fas da célula epitelial. Nas figuras inferiores, células epiteliais que foram estressadas por infecção ou crescimento celular alterado, ou pelo peptídeo tóxico da proteína α-gliadina (componente do glúten), superexpressam moléculas não clássicas de MHC de classe I MIC-A e MIC-B e produzem IL-15. Os IELs tipo b das proximidades são ativados pela IL-15 e reconhecem MIC-A e MIC-B por meio do receptor NKG2D (ver Seção 3.23). Eles também matam as células epiteliais, liberando perforina e granzima. Esses IELs carregam o homodímero CD8α:α, e essa proteína também pode contribuir para o reconhecimento de células infectadas por meio da ligação direta à molécula do MHC de classe I não clássica TL, codificada na região T do MHC, que está presente em células epiteliais.

remover a fonte da inflamação. Eles liberam citocinas – como o fator de crescimento queratinócito, o qual promove a função da barreira epitelial – e suprimem a inflamação diretamente pela produção de citocinas como TGF-β, a qual pode inibir todos os aspectos da função imune. Essas funções de reparo têm sido associadas particularmente com o subgrupo γ:δ de IELs, o qual desempenha papel similar na reparação da derme.

A ativação inapropriada ou em excesso de IELs pode, contudo, dar início à doença. A atividade citotóxica de células T intraepiteliais dependente de MIC-A contribui para o dano intestinal na doença celíaca, a qual é causada pela resposta anormal à proteína glúten do trigo (ver Seção 14.18). Certos componentes do glúten podem estimular a produção de IL-15 pelas células epiteliais, e a doença celíaca é associada à quantidade aumentada de IELs.

Até recentemente, acreditava-se que os IELs tipo b se desenvolviam inteiramente dentro do intestino. Porém, hoje parece que todos os IELs necessitam do timo para seu desenvolvimento. Ao contrário dos IELs tipo a, muitos IELs tipo b parecem não ter passado por seleção positiva e negativa convencional (ver Cap. 8), e expressam, aparentemente, TCRs autorreativos. A ausência do heterodímero CD8α:β, contudo, significa que essas células T têm baixa afinidade para os complexos peptídeo:MHC convencionais, pois a cadeia CD8β se liga com maior força que a cadeia CD8α às moléculas do MHC clássicas. Dessa forma, os IELs tipo b não podem agir como células efetoras autorreativas. A baixa afinidade para moléculas auto-MHC é ainda, provavelmente, a razão pela qual essas células escapam da seleção negativa no timo. Em vez disso, pode ser que a expressão do homodímero CD8α habilite um processo denominado **seleção agonista**, no qual células T tardias duplo-negativas/precoces duplo-positivas são positivamente selecionadas no timo por ligantes de relativa alta afinidade, não diferente da seleção de células T_{reg} "naturais" FoxP3-positivas CD4 CD25 e células iNKT (ver Cap. 8).

Os precursores dos IELs saem do timo quando eles ainda estão imaturos; eles amadurecem no intestino, o que pode envolver seleção positiva adicional nas moléculas do MHC não clássicas expressas no epitélio intestinal. Em algumas espécies de camundongos, uma das moléculas de seleção no intestino é o antígeno de leucemia tímica (TL) que é uma molécula do MHC de classe I não clássico que não apresenta peptídeos. O TL é expresso pelas células epiteliais intestinais e liga-se ao homodímero CD8α diretamente e com alta afinidade. Esses eventos de diferenciação local necessitam da presença de citocina IL-15, a qual é "transapresentada" aos IELs em um complexo com o receptor de IL-15 presente nas células epiteliais.

Em adição à seleção agonista, os IELs tipo b compartilham várias outras propriedades com os linfócitos inatos, incluindo a expressão constitutiva de genes associados a funções inibidoras e de ativação. Assim, a produção de altos níveis de moléculas citotóxicas, NO e citocinas e quimiocinas pró-inflamatórias é considerada pela expressão constitutiva de inibidores de sinalização – a citocina imunomoduladora TGF-β e os receptores inibidores como os encontrados nas células NK.

12.11 A IgA secretora é o isotipo de anticorpo associado ao sistema imune de mucosa

O isotipo de anticorpo dominante no sistema imune de mucosa é a **IgA**, que é produzida localmente por células plasmáticas presentes na parede da mucosa. A natureza da IgA difere entre os dois principais compartimentos nos quais ela é encontrada, no sangue e nas secreções de mucosa. A IgA no sangue ocorre principalmente na forma de monômero (mIgA) e tem sido produzida na medula óssea por células plasmáticas derivadas das células B ativadas nos linfonodos. Nos tecidos de mucosa, a IgA é quase exclusivamente produzida como polímero, geralmente como dímero, em que os dois monômeros de Ig são ligados por uma cadeia J (ver Fig. 5.19).

Os precursores de célula B virgem das células plasmáticas de mucosa secretoras de IgA são ativados nas placas de Peyer e nos linfonodos mesentéricos. A troca de classe de células B ativadas à IgA é controlada pela citocina TGF-β. No intestino humano, a troca de classe é dependente de célula T e ocorre apenas nos tecidos linfoides organizados, utilizando os mesmos mecanismos moleculares que os linfonodos e o baço (os mecanismos moleculares da troca de classe foram discutidos em detalhes no Cap. 5, e as consequências gerais para as respostas imunes, no Cap. 10). A expansão e a diferenciação subsequentes de células B trocadas para IgA são direcionadas por IL-5, IL-6, IL-10 e IL-21. Mais de 75 mil células plasmáticas produtoras de IgA estão presentes no intestino humano normal, e 3 a 4 gramas de IgA são secretados pelos tecidos de mucosa a cada dia, o que excede consideravelmente a produção de todas as outras classes de Ig. Essa produção contínua de grande quantidade de IgA ocorre na ausência de invasão patogênica e é dirigida quase totalmente pelo reconhecimento da microbiota residente.

Nos humanos, as IgAs monomérica e dimérica são encontradas em dois isotipos: IgA1 e IgA2. A relação de IgA1 para IgA2 varia consideravelmente dependendo do tecido, sendo cerca de 10:1 no sangue e no trato respiratório superior, cerca de 3:2 no intestino delgado e 2:3 no colo. Alguns patógenos comuns da mucosa respiratória (como *Haemophilus influenzae*) e da mucosa genital (como *Neisseria gonorrhoeae*) produzem enzimas proteolíticas que podem clivar IgA1, ao passo que a IgA2 é muito mais resistente à clivagem. Não se tem certeza sobre como isso é relacionado à prevalência de IgA1 e IgA2. Uma grande proporção de células plasmáticas secretoras de

IgA2 no intestino grosso pode ocorrer porque a alta densidade de microrganismos comensais nesse local dirige a produção de citocinas que causam a troca de classe seletiva.

Após a ativação e a diferenciação, os linfoblastos B que expressam IgA resultantes expressam a integrina $\alpha_4:\beta_7$ de migração à mucosa, bem como os receptores de quimiocinas CCR9 e CCR10, e localizam os tecidos das mucosas pelos mecanismos discutidos na Seção 12.6. Uma vez na lâmina própria, as células B passam por diferenciação final para células plasmáticas, que sintetizam dímeros de IgA e os secretam para o espaço subepitelial (Fig. 12.16). A fim de alcançar seu antígeno no lúmen intestinal, a IgA precisa ser transportada por meio do epitélio. Isso é feito via células epiteliais imaturas localizadas na base das criptas intestinais, que constitutivamente expressam o **receptor de imunoglobulina polimérico** (**pIgR**, do inglês *polymeric immunoglobulin receptor*), o qual está localizado em suas superfícies basolaterais. Esse receptor apresenta alta afinidade por Igs poliméricas ligadas por cadeia J, como é o caso da IgA dimérica e da IgM pentamérica, e transporta o anticorpo por transcitose até a superfície luminal do epitélio, onde é liberado pela clivagem proteolítica do domínio extracelular do receptor (ver Fig. 12.16). Parte do pIgR clivado permanece associada à IgA e é conhecido como **componente secretor** (frequentemente abreviado como SC, do inglês *secretory component*). O anticorpo resultante é denominado **IgA secretora** (**SIgA**, do inglês *secretory IgA*).

Em alguns animais existe uma segunda via de secreção de IgA no intestino – a **via hepatobiliar**. A IgA dimérica que não se ligou ao pIgR é capturada para as veias portais na lâmina própria, as quais drenam o sangue intestinal para o fígado. No fígado, essas pequenas veias (sinusoides) são revestidas por um endotélio que permite que os anticorpos acessem os hepatócitos subjacentes, os quais têm pIgR em sua superfície. A IgA é capturada para dentro dos hepatócitos e transportada por transcitose para um ducto biliar adjacente. Dessa forma, a IgA secretora pode ser distribuída diretamente no intestino delgado superior por meio do ducto biliar comum. Essa via hepatobiliar permite que a IgA dimérica elimine antígenos que invadiram a lâmina própria e foram ligadas lá pela IgA. Apesar de ser altamente eficiente em camun-

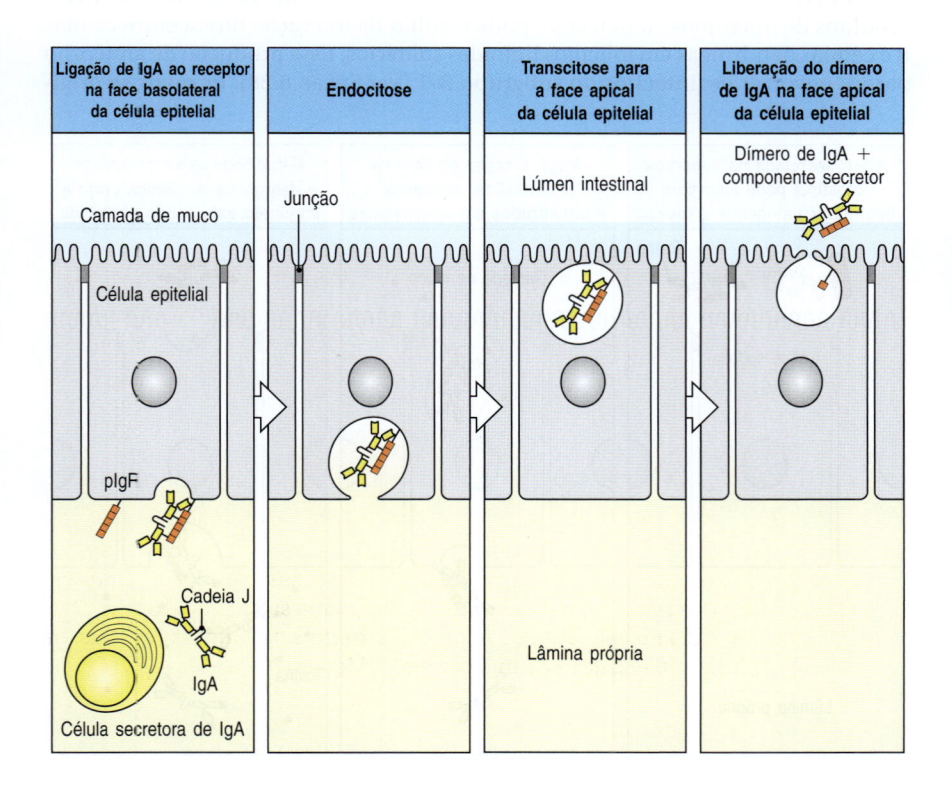

Figura 12.16 A transcitose de anticorpo IgA através do epitélio é mediada pelo receptor de imunoglobulina polimérico (pIgR), uma proteína transportadora especializada. A maior parte do anticorpo IgA é sintetizada nas células plasmáticas das membranas basais epiteliais abaixo do intestino, do epitélio respiratório, das glândulas lacrimais e salivares e da glândula mamária lactante. O dímero de IgA ligado à cadeia J difunde-se pela membrana basal e é ligado pelo pIgR na superfície basolateral da célula epitelial. O complexo ligado sofre transcitose, sendo transportado em uma vesícula através da célula até a superfície apical, onde o pIgR é clivado para deixar o componente extracelular de ligação à IgA ligado à molécula de IgA, o então chamado componente secretor. O carboidrato do componente secretor liga-se às mucinas do muco e prende a IgA na superfície epitelial. A parte residual do pIgR não é funcional e é degradada. A IgA é transportada pelo epitélio para dentro do lúmen de diversos órgãos que estão em contato com o ambiente externo.

dongos, coelhos e frangos, essa via não parece ter muita importância em humanos e em outros primatas, nos quais os hepatócitos não expressam o pIgR.

A IgA secretada no lúmen intestinal liga-se à camada de muco que recobre a superfície epitelial por meio de carboidratos no componente secretor. Lá, ela é envolvida na prevenção da invasão por organismos patogênicos e, o que também é importante, desempenha papel crucial na manutenção do balanço homeostático entre o hospedeiro e a microbiota comensal. A IgA inibe a aderência microbiana ao epitélio, um efeito que é assistido pelo ângulo invulgarmente amplo e flexível entre peças Fab de ambos os isotipos de IgA, permitindo ligações bivalentes eficientes a grandes antígenos como as bactérias. A IgA secretora pode, ainda, neutralizar toxinas ou enzimas microbianas.

Além das atividades no lúmen, a IgA pode neutralizar lipopolissacarídeos (LPSs) bacterianos e vírus que se encontram dentro das células epiteliais, ou após estes terem penetrado através da barreira epitelial para a lâmina própria. Os complexos IgA:antígeno resultantes são reexportados ao lúmen intestinal, de onde são excretados do organismo (Fig. 12.17). Os complexos contendo IgA dimérica formados na lâmina própria podem, ainda, ser excretados pela via hepatobiliar, como supradescrito. Além isso, para permitir a eliminação de antígenos, a formação de complexos IgA:antígeno pode aumentar a captura e a transcitose de antígeno luminal pelas células M e facilitar sua captura pelas células dendríticas da placa de Peyer via receptores Fcα (ver Fig. 12.13). A IgA secretora tem pouca capacidade de ativar a via clássica do complemento ou de atuar como uma opsonina, e não induz inflamação. Isso significa que pode limitar a penetração de micróbios na mucosa sem o risco de dano inflamatório a esses frágeis tecidos, algo benéfico durante a infecção por patógenos intestinais. Além disso, pela restrição à captura de micróbios do lúmen intestinal e pela facilitação da captura de antígeno por células dendríticas não inflamatórias no GALT, a IgA secretora é essencial para a simbiose benéfica entre o indivíduo e suas bactérias comensais do intestino (ver Seção 12.15).

Em camundongos, ao contrário de humanos, uma proporção significativa de IgA intestinal é derivada da ativação de células B e troca de classe independente de célula T (ver Seção 10.1), a qual depende da ativação do sistema imune inato pelos produtos de micróbios comensais e pode resultar da interação direta entre células B e células dendríticas em folículos linfoides solitários. Essa produção de anticorpo parece envolver os linfócitos do subgrupo B-1 (ver Seção 8.28), os quais se origi-

Figura 12.17 A IgA de mucosa tem diversas funções em superfícies epiteliais. Primeira figura: a IgA adsorve na camada de muco que recobre o epitélio, onde ela pode neutralizar patógenos e suas toxinas, prevenindo o acesso destes aos tecidos e inibindo suas funções. Segunda figura: antígeno internalizado pela célula epitelial pode ser encontrado e neutralizado pela IgA em endossomas. Terceira figura: toxinas e patógenos que alcançam a lâmina própria encontram IgA patógeno-específica nesse local, e os complexos resultantes são reexportados ao lúmen por meio da célula epitelial, já que a IgA dimérica é secretada.

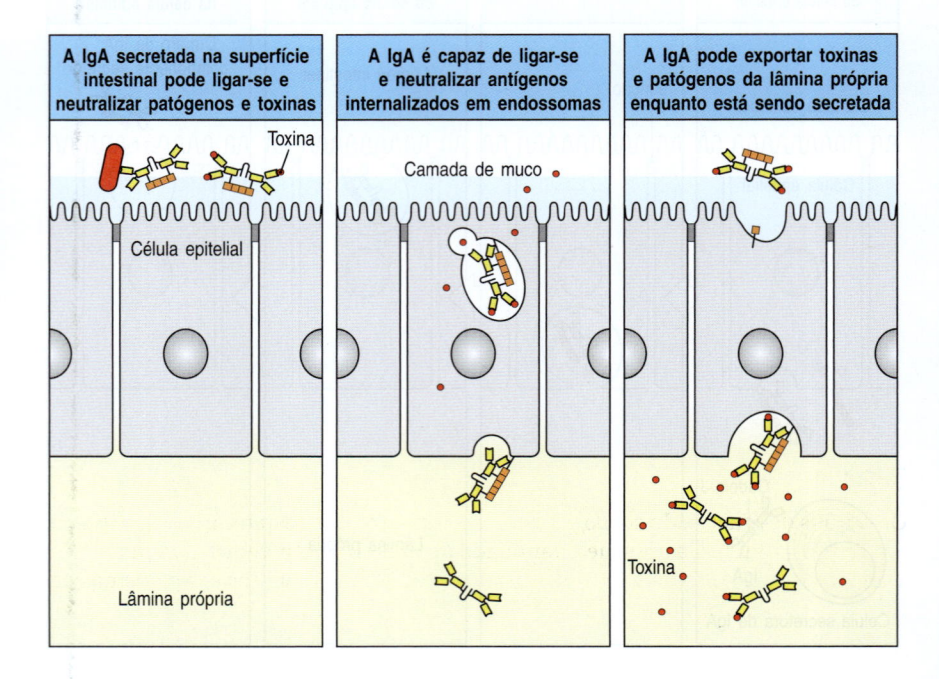

nam de células B precursoras na cavidade peritoneal e migram para a parede intestinal em resposta a constituintes microbianos como os LPSs. Uma vez na mucosa, a troca de classe dependente de TGF-β para IgA ocorre sob influência de fatores presentes no ambiente local. Além de TGF-β, estão incluídos IL-6, ácido retinoico, membros BAFF (fator de ativação de célula B da família TNF) da família TNF e APRIL (um ligante indutor de proliferação), os quais se ligam ao TACI (ativador transmembrana e cálcio-modelador, e ligante interador de ciclofilina) nas células B, substituto para sinais supridos, caso contrário, pelas células T CD4 auxiliares (ver Seção 10.4). As células epiteliais intestinais podem produzir BAFF e APRIL, porém, a maior fonte parece ser uma população especializada de células dendríticas locais que produzem, também, NO e TNF-α, os quais auxiliam no processamento e na ativação de TGF-β.

Os anticorpos IgA produzidos nessas respostas independentes de célula T são de diversidade limitada e geralmente de baixa afinidade, com poucas evidências de hipermutação somática. Eles são, porém, uma fonte importante de anticorpos "naturais" direcionados na bactéria comensal. Até o momento, existem poucas evidências para essa fonte de IgA em humanos, nos quais todas as respostas IgA secretoras envolvem hipermutação somática e parecem ser dependentes de células T. A enzima citidina desaminase induzida por ativação (AID), que é essencial para a troca de classe (ver Cap. 5), não pode ser detectada na lâmina própria intestinal humana, indicando que a troca de classe provavelmente não ocorre no local. Porém, sua ocorrência nas células B da lâmina própria de camundongos pode oferecer uma breve justificativa para a história evolutiva de respostas anticorpo-específicas na mucosa, e pode indicar vias que poderiam ser ativadas quando a produção de IgA dependente de célula T estiver comprometida nos humanos, como ocorre na Aids.

12.12   A deficiência de IgA é comum em humanos, porém pode ser compensada pela IgM secretora

A deficiência seletiva da produção de IgA é a deficiência imune primária mais comum em humanos, ocorrendo em cerca de 1:500 até 1:700 indivíduos em populações de origem branca, apesar de ser um pouco mais rara em outros grupos étnicos. Uma incidência levemente maior de infecções respiratórias, atopia (tendência a produzir reações alérgicas a antígenos ambientais inofensivos) e doenças autoimunes tem sido relatada em pessoas em idade mais avançada com deficiência de IgA. No entanto, a maioria dos indivíduos com deficiência de IgA não são excessivamente suscetíveis a infecções, a menos que também exista deficiência na produção de IgG2. A dispensabilidade de IgA provavelmente reflete a capacidade de a IgM substituir a IgA como o anticorpo predominante em secreções, sendo que é encontrada quantidade aumentada de células plasmáticas produtoras de IgM na mucosa intestinal de indivíduos com deficiência de IgA. Em virtude de a IgM ser um polímero ligado por cadeia J, a IgM produzida na mucosa intestinal é, de maneira eficiente, ligada pelo pIgR e transportada pelas células epiteliais no lúmen intestinal como IgM secretora. A importância desse mecanismo de *back-up* tem sido demonstrada em camundongos nocaute. Os animais sem IgA apresentam um fenótipo normal, mas os animais sem pIgR são suscetíveis a infecções de mucosa. Eles ainda apresentam penetração aumentada de bactérias comensais nos tecidos e uma consequente resposta imune sistêmica a essas bactérias. A ausência genética de pIgR nunca foi relatada em humanos, sugerindo que essa deficiência é fatal.

Resumo

Os tecidos de mucosa do corpo, como o intestino e o trato respiratório, são expostos continuamente a uma enorme quantidade de diferentes antígenos, que podem ser invasores patogênicos ou materiais inofensivos, como alimentos e organismos comensais. O potencial das respostas imunes a esses antígenos é controlado por um compartimento diferente do sistema imune, o sistema imune de mucosa, que é o maior do corpo e possui muitos aspectos únicos. Estes incluem distintas vias e processos para captação e apresentação de antígenos, exploração de células M para o transporte de antígenos por meio do epitélio das placas de Peyer, e um subgrupo único de células dendríticas CD103-positivas e produtoras de ácido retinoico que confere propriedades de migração intestinal às células T e B por ele ativado. Elas ainda favorecem a geração de células T_{reg} FoxP3-positivas no intestino normal. Os linfócitos sensibilizados nos MALTs adquirem receptores específicos de migração, fazendo que eles sejam redistribuídos de volta às superfícies mucosas como células efetoras. A exposição antigênica no lado externo do sistema imune de mucosa não pode reproduzir esses efeitos. Os MALTs também geram respostas efetoras diferentes das respostas de outros locais do corpo, incluindo formas únicas de imunidade inata. A resposta imune adaptativa em tecidos mucosos é caracterizada pela produção de IgA dimérica secretora e pela presença de diferentes populações de células T efetoras cujas propriedades funcionais e fenotípicas são altamente influenciadas por sua localização anatômica.

Resposta de mucosa à infecção e regulação de respostas imunes de mucosa

O principal papel da resposta imune de mucosa é a defesa contra agentes infecciosos, que incluem todas as formas de microrganismos, desde vírus a parasitos multicelulares. Isso significa que o hospedeiro deve ser capaz de gerar um amplo espectro de respostas imunes para que possa responder ao desafio de patógenos individuais, e não é novidade que muitos micróbios desenvolvem maneiras de adaptação e subversão à resposta do hospedeiro. Para assegurar uma resposta adequada aos patógenos, o sistema imune de mucosa precisa estar apto a reconhecer e responder a qualquer antígeno estranho, mas não deve produzir a mesma resposta efetora a um antígeno inofensivo (de alimentos ou comensais) como produziria a um patógeno. Um importante papel do sistema imune de mucosa é o balanço das demandas em competição, e o foco desta parte do capítulo é a maneira pela qual isso ocorrerá.

12.13 Os patógenos entéricos causam resposta inflamatória local e desenvolvimento de imunidade protetora

Apesar dos inúmeros mecanismos inatos do intestino e da acirrada competição da microbiota normal, o intestino é o local mais frequentemente infectado por organismos patogênicos. Estes incluem muitos vírus, bactérias patogênicas entéricas, como espécies de *Helicobacter pylori*, *Salmonella* e *Shigella*, e protozoários, como *Entamoeba histolytica*, e parasitos helmínticos multicelulares, como tênias e oxiúros (Fig. 12.18). Esses patógenos causam doenças de diversas maneiras, mas certas características comuns de infecção são essenciais para o entendimento de como esses patógenos estimulam uma resposta imune pelo hospedeiro. A chave para essa questão no intestino, bem como para qualquer outro local do corpo, é a ativação do sistema imune inato, sendo que uma de suas principais funções é estimular a expressão de moléculas coestimuladoras nas células dendríticas locais, superando, assim, a falta de resposta inerente que caracteriza essas células no intestino saudável e favorecendo a geração de uma resposta imune adaptativa apropriada.

Os mecanismos efetores do sistema imune inato podem, por si só, eliminar a maioria das infecções intestinais rapidamente e sem disseminação significativa além do intestino. Os receptores de reconhecimento de padrões (PRRs, do inglês *pattern-recognition receptors*), como os TLRs, são importantes nesse processo (ver Cap. 3), e são expressos em células inflamatórias e células epiteliais intestinais. As células epiteliais carregam TLRs em suas superfícies apical e basal, o que permite que percebam as bactérias no lúmen intestinal e as que penetraram através do epitélio. Por exemplo, o TLR-5 nas células epiteliais intestinais permite que elas reconheçam a flagelina (proteína a partir da qual o flagelo bacteriano é produzido), e camundongos mutantes que não apresentam esse receptor mostram suscetibilidade aumentada a infecções por *Salmonella*. As células epiteliais ainda possuem TLRs em vacúolos intracelulares que podem detectar patógenos extracelulares e seus produtos que foram internalizados por endocitose (Fig. 12.19).

As células epiteliais também possuem sensores intracelulares que podem reagir a microrganismos ou a seus produtos que entram no citoplasma (ver Fig. 12.19). Esses sensores incluem as proteínas do domínio de oligomerização de ligação a nucleotídeos NOD1 e NOD2, que estão relacionadas aos TLRs e induzem a ativação de NFκB (os detalhes dessa via foram discutidos na Seção 3.8 e nas Figs. 3.13 e 3.15).

Figura 12.18   Patógenos intestinais e doenças infecciosas em humanos. Muitas espécies de bactérias, vírus e parasitos podem causar doenças no intestino humano.

Patógenos intestinais e doenças humanas	
Bactérias	
Salmonella enterica Typhi	Febre tifoide
Salmonella enterica Paratyphi	Febre entérica (paratifoide)
Salmonella enterica Enteritidis	Intoxicação alimentar
Vibrio cholera	Cólera
Shigella dysenteriae, flexneri, sonnei	Disenteria
E. coli enteropatogênica (EPEC)	Gastrenterite, infecção sistêmica
E. coli êntero-hemolítica (EHEC)	Gastrenterite, infecção sistêmica
E. coli enterotoxigênica (ETEC)	Gastrenterite, "diarreia do viajante"
E. coli enteroagregadora (EAEC)	Gastrenterite, infecção sistêmica
Yersinia enterocolitica	Gastrenterite, infecção sistêmica
Clostridium difficile	Enterocolite necrosante
Campylobacter jejuni	Gastrenterite
Staphylococcus aureus	Gastrenterite
Bacillus cereus	Gastrenterite
Clostridium perfringens	Gastrenterite
Helicobacter pylori	Gastrite, úlcera péptica, câncer gástrico
Mycobacterium tuberculosis	Tuberculose intestinal
Listeria monocytogenes	Infecção alimentar
Vírus	
Rotavírus	Gastrenterite
Norovírus	Gastrenterite não bacteriana, gastrenterite epidêmica
Astrovírus	Gastrenterite não bacteriana
Adenovírus	Gastrenterite não bacteriana
Parasitos	
Protozoários	
Giardia lamblia	Gastrenterite
Blastocystis hominis	Gastrenterite (hospedeiros imunocomprometidos)
Toxoplasma gondii	Gastrenterite, doença sistêmica (hospedeiros imunocomprometidos)
Cryptosporidium parvum	Gastrenterite (hospedeiros imunocomprometidos)
Entamoeba histolytica	Disenteria amebiana + abscessos hepáticos
Microsporidium spp.	Diarreia
Helmintos	
Ascaris lumbricoides	Infecção de intestino delgado
Necator americanus	Infecção de intestino delgado
Strongyloides spp.	Infecção de intestino delgado
Enterobius spp.	Infecção de intestino grosso
Trichinella spiralis	Triquinose
Trichuris trichiura	Infecção de intestino grosso
Taenia spp.	Infecções por tênia
Schistosoma spp.	Esquistossomose: enterite, infecção mesentérica

NOD1 reconhece um peptídeo contendo ácido diaminopimélico, que é encontrado somente nas paredes celulares de bactérias gram-negativas; NOD2 reconhece um dipeptídeo muramil encontrado nos peptideoglicanos da maioria das bactérias, e as células epiteliais deficientes em NOD2 são menos resistentes à infecção por bactérias intracelulares. Camundongos com ausência de NOD2 também apresentam translocação aumentada de bactérias através do epitélio e externamente às placas de Peyer. As células de Paneth do epitélio do intestino delgado respondem de maneira eficiente ao TLR e à estimulação NOD2 pela produção de peptídeos antimicrobianos, como as defensinas (ver Seção 2.4), e os camundongos com ausência de NOD2 ou defensinas estão mais suscetíveis a desenvolver inflamação intestinal. Um defeito no reconhecimento da microbiota comensal por NOD2 parece, ainda, ser importante para a doença de Crohn, já que até 25% dos pacientes carregam uma mutação no gene *NOD2* que torna a proteína NOD2 não funcional (ver Seção 15.23).

A ligação de TLRs ou proteínas NOD nas células epiteliais estimula a liberação de peptídeos antimicrobianos, a produção de citocinas, como IL-1 e IL-6, e a produção de quimiocinas. As quimiocinas incluem CXCL8, que é um potente quimioatraente de neutrófilos (ver Fig. 3.22), e CCL2, CCL3, CCL4 e CCL5, que atraem monócitos, eosinófilos e células T para fora do sangue. As células epiteliais estimuladas também aumentam sua produção da quimiocina CCL20, a qual atrai células dendríticas imaturas residentes no tecido (ver Seção 12.4). Dessa forma, o início da infecção ativa um influxo de células inflamatórias e linfócitos da corrente sanguínea para a mucosa e o posicionamento das células dendríticas onde elas possam capturar o antígeno, auxiliando na indução de resposta imune adaptativa patógeno-específica.

As células epiteliais ainda expressam NLRP3, um membro da família do receptor tipo NOD. NLRP3 é ativado em resposta a vários ligantes TLR e por produtos de dano celular como ATP e espécies reativas a oxigênio, e formam parte do inflamossoma, um complexo de proteína no qual a caspase-1 se torna ativada (ver Seção 3.8). A caspase-1 cliva pró-IL-1 e pró-IL-18 para produzir as citocinas ativas (ver Fig. 3.16), que contribuem na defesa epitelial contra invasão bacteriana e podem causar dano tecidual se presentes por longos períodos. Na inflamação aguda, contudo, IL-18 desempenha papel protetor importante, estimulando a renovação e o reparo das células epiteliais.

A lesão e o estresse dos enterócitos que forram o intestino e a ligação de TLR-3 ao RNA viral estimulam a expressão de moléculas do MHC não clássicas, como MIC-A e MIC-B (ver Fig. 12.15). Como discutido anteriormente, essas proteínas podem ser reconhecidas pelo receptor NKG2D em linfócitos citotóxicos locais, os quais são ativados para matar as células epiteliais infectadas.

12.14 O resultado da infecção por patógenos é determinado por uma complexa interação entre o microrganismo e a resposta imune do hospedeiro

Inúmeros patógenos entéricos exploram os mecanismos de captação antigênica do hospedeiro por meio de células M e inflamação como parte de sua estratégia de invasão. Poliovírus, reovírus e alguns retrovírus são transportados por meio das

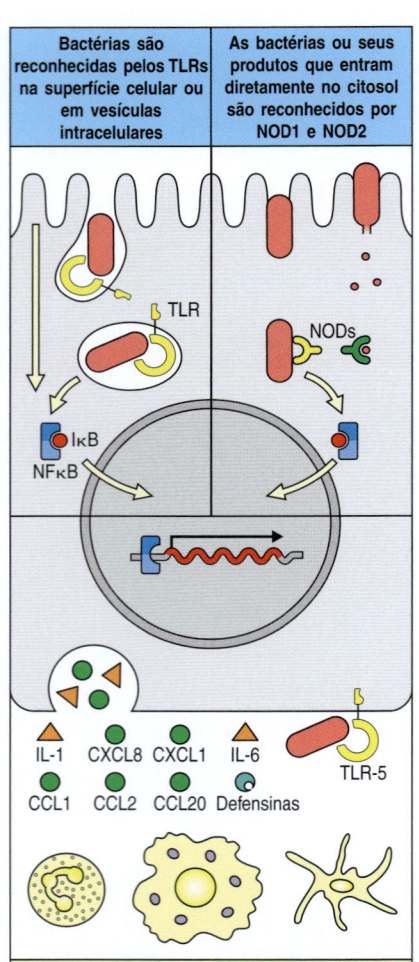

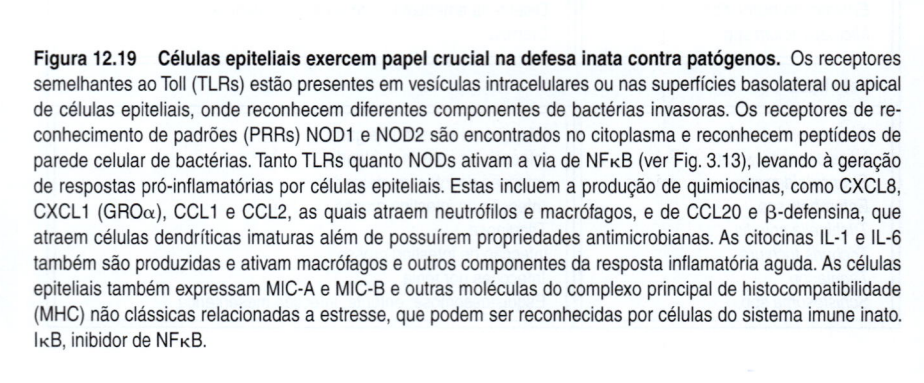

Figura 12.19 Células epiteliais exercem papel crucial na defesa inata contra patógenos. Os receptores semelhantes ao Toll (TLRs) estão presentes em vesículas intracelulares ou nas superfícies basolateral ou apical de células epiteliais, onde reconhecem diferentes componentes de bactérias invasoras. Os receptores de reconhecimento de padrões (PRRs) NOD1 e NOD2 são encontrados no citoplasma e reconhecem peptídeos de parede celular de bactérias. Tanto TLRs quanto NODs ativam a via de NFκB (ver Fig. 3.13), levando à geração de respostas pró-inflamatórias por células epiteliais. Estas incluem a produção de quimiocinas, como CXCL8, CXCL1 (GROα), CCL1 e CCL2, as quais atraem neutrófilos e macrófagos, e de CCL20 e β-defensina, que atraem células dendríticas imaturas além de possuírem propriedades antimicrobianas. As citocinas IL-1 e IL-6 também são produzidas e ativam macrófagos e outros componentes da resposta inflamatória aguda. As células epiteliais também expressam MIC-A e MIC-B e outras moléculas do complexo principal de histocompatibilidade (MHC) não clássicas relacionadas a estresse, que podem ser reconhecidas por células do sistema imune inato. IκB, inibidor de NFκB.

células M por transcitose, e iniciam uma infecção em tecidos distantes do intestino após sua liberação no espaço subepitelial. O HIV pode usar uma via similar nos tecidos linfoides da mucosa retal, onde encontram e infectam, primeiramente, células dendríticas. Príons, como os agentes causais da paraplexia enzoótica de ovinos, seguem as mesmas vias de entrada. Muitas das mais importantes bactérias entéricas também entram por meio das células M. Estas incluem *Salmonella enterica* Typhi, o agente causal da febre tifoide, outros sorotipos de *Salmonella enterica*, que são as principais causas de intoxicações alimentares bacterianas, espécies de *Shigella* que causam disenteria, *Yersinia pestis*, que causa a praga, e *H. pylori*, que causa gastrite (inflamação do intestino). Após a entrada na célula M, essas bactérias produzem proteínas que reorganizam o citoesqueleto da célula M de maneira a ativar a sua transcitose. Alguns dos mecanismos de entrada utilizados pela salmonela são mostrados na Figura 12.20, e os de shigela, na Figura 12.21.

As células M não são a única porta de entrada para a mucosa. Algumas bactérias intestinais, como *Clostridium difficile* ou *Vibrio cholerae*, secretam altos níveis de toxinas proteicas, permitindo que essas bactérias causem doença sem a necessidade de invadir o epitélio. Outras bactérias, como cepas enteropatogênicas e êntero-hemolíticas de *E. coli*, têm mecanismos especializados de ligação e invasão às células epiteliais, permitindo que elas causem dano intestinal e produzam toxinas nocivas a partir de uma localização intracelular. Alguns vírus entéricos, como os rotavírus, que causam diarreia, são especializados em infectar enterócitos diretamente.

Uma vez liberados no espaço subepitelial, as bactérias patogênicas e os vírus podem causar uma infecção mais disseminada. Paradoxalmente, a resposta inflamatória do hospedeiro é uma parte adicional e frequentemente essencial do processo invasivo. Muitas bactérias entéricas estimulam a produção de quimiocinas, como CCL20, pelas células epiteliais, as quais recrutam células dendríticas para a camada epitelial. As bactérias transcitosadas por meio das células M estão livres para interagir com os TLRs em células inflamatórias, como macrófagos, e em superfícies basais de células epiteliais adjacentes. Além disso, após sua ingestão pelos fagócitos, muitos desses micróbios podem ser reconhecidos por NOD1 ou NLRP3 intracelulares e induzir a ativação de NFκB e caspase-1, respectivamente (ver Seção 3.8). Tudo isso estimula a produção de uma cascata de mediadores inflamatórios, entre os quais a IL-1β e o TNF-α, que perdem as junções entre as células epiteliais. Ocorre, então, a remoção da barreira normal contra invasões bacterianas, fazendo os microrganismos entrarem no tecido intestinal a partir do lúmen e estabelecerem a infecção.

Apesar do aparente benefício aos invasores, é importante lembrar que o principal papel de mediadores e células induzidos pela resposta imune inata é auxiliar no início da resposta imune adaptativa que, por fim, eliminará o micróbio. No centro desse efeito protetor estão as citocinas IL-12, IL-18 e IL-23 produzidas pelos macrófagos ativados e células dendríticas, bem como IL-1, IL-6 e IL-8 produzidas pelos macrófagos, células dendríticas e células epiteliais. Nas infecções por bactérias extracelulares, IL-1, IL-6 e IL-23 direcionam a diferenciação de células T_H17, que recrutam e ativam neutrófilos. As células T_H17 produzem, ainda, IL-22, a qual estimula as células de Paneth a produzir peptídeos antimicrobianos. Em resposta a infecções intracelulares, como as infecções causadas pelas espécies de *Salmonella* ou de *Mycobacterium*, a IL-18, assistida por IL-12, direciona a produção de IFN-γ pelas células T_H1 antígeno-específicas. Dessa forma, isso reforça a capacidade do macrófago para matar a bactéria por ele ingerida (ver Seção 9.29). Assim, a resposta imune inata a bactérias entéricas tem efeitos aparentemente opostos. Ela organiza uma série de mecanismos efetores potentes que tem como objetivo a eliminação da infecção; porém, esses mecanismos podem, ainda, ser explorados pelo organismo invasor. O fato de a resposta imune protetora vencer na maioria dos casos é o testemunho da eficiência e da adaptabilidade do sistema imune de mucosa.

A interação patógeno-hospedeiro é complicada pelo fato de muitos micróbios entéricos terem a capacidade de modular a resposta inflamatória do hospedeiro. Por exemplo, espécies de *Yersinia* produzem proteínas Yop, que podem inibir a resposta

Figura 12.20 **A *Salmonella enterica* de soroti- po Typhimurium, uma importante causa de in- toxicação alimentar, pode penetrar na camada epitelial do intestino por três vias.** Na primeira via (figura superior, à esquerda), a salmonela Typhimurium adere e penetra nas células M, indu- zindo a morte dessas células por apoptose. Após penetrar no epitélio, essa bactéria infecta macró- fagos e células epiteliais intestinais. As células epiteliais expressam o receptor semelhante ao Toll (TLR)-5 em sua membrana basal; este, então, liga-se à flagelina na salmonela, ativando uma res- posta inflamatória por meio da via de NFκB. Após a captura pelos macrófagos na lâmina própria, a salmonela invasiva induz a ativação de caspase-1, promovendo a produção de IL-1 e IL-8. CXCL8 ainda é produzida pelos macrófagos infectados, e, junto com esses mediadores, recruta e ativa neutrófilos (figura inferior, à esquerda). As células dendríticas nas placas de Peyer adquirem organis- mos diretamente das células M ou de macrófagos infectados e apresentam os antígenos às células T nas placas de Peyer (não mostrado). A salmonela também pode invadir células epiteliais intestinais diretamente por aderência de sua fímbria (uma fina protusão filamentosa) à superfície epitelial luminal (figura central). Na terceira via de entrada, os fagó- citos mononucleares que examinam o lúmen intes- tinal estendem os processos celulares por entre as células epiteliais. Eles rompem efetivamente a ca- mada epitelial e podem ser infectados pela salmo- nela no lúmen (figura superior, à direita). As células dendríticas nas vilosidades da lâmina própria ad- quirem organismos diretamente ou de macrófagos infectados e as levam aos linfonodos mesentéricos drenantes para iniciar a resposta imune adaptativa (figura inferior, à direita). Se esses processos de contenção locais falharem, a salmonela poderá in- vadir além do intestino e de seus tecidos linfoides, entrar na corrente sanguínea e causar uma infec- ção sistêmica.

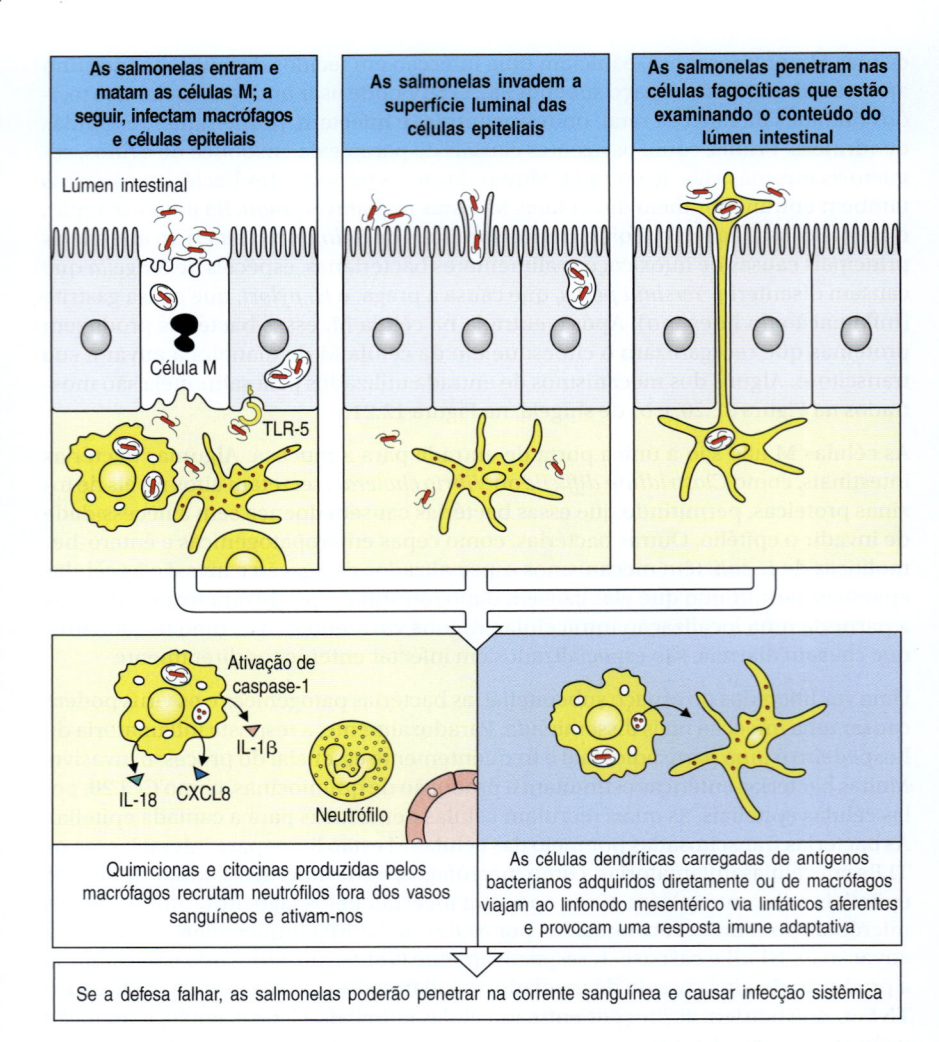

inflamatória e bloquear a fagocitose e a morte intracelular de micróbios pelos fa- gócitos, bem como o antígeno virulento LcrV, que estimula a produção de IL-10 ao se ligar ao TLR-2. A *E. coli* enteropatogênica pode injetar moléculas inibidoras nas células dendríticas por meio de seu sistema secretor tipo III. A *Salmonella enterica* Typhi cria sua própria segurança quando entra nos fagossomos, modifica a mem- brana destes e previne a morte intracelular (ver Seção 3.2). As shigelas, em contra- partida, residem no citoplasma das células epiteliais, onde remodelam o citoesque- leto de actina, criando uma maquinaria molecular que permite que a bactéria se dissemine diretamente de célula a célula sem a exposição ao sistema imune. Todos esses microrganismos também induzem apoptose das células que infectam via ati- vação de caspases, e podem produzir fatores que inibem a ativação de NFκB, in- capacitando, dessa forma, partes importantes da resposta inflamatória, bem como reforçando a disseminação de patógenos (ver Seções 3.7 e 3.8 para discussão sobre essas vias de sinalização). As moléculas imunomoduladoras produzidas por essas bactérias são frequentemente essenciais para a sua capacidade de causar doença.

12.15 O sistema imune de mucosa deve manter um equilíbrio entre a imunidade protetora e a homeostase para um grande número de diferentes antígenos estranhos

A maioria dos antígenos encontrados pelo sistema imune intestinal normal não é derivada de patógenos, mas de alimentos e bactérias comensais. Esses antígenos

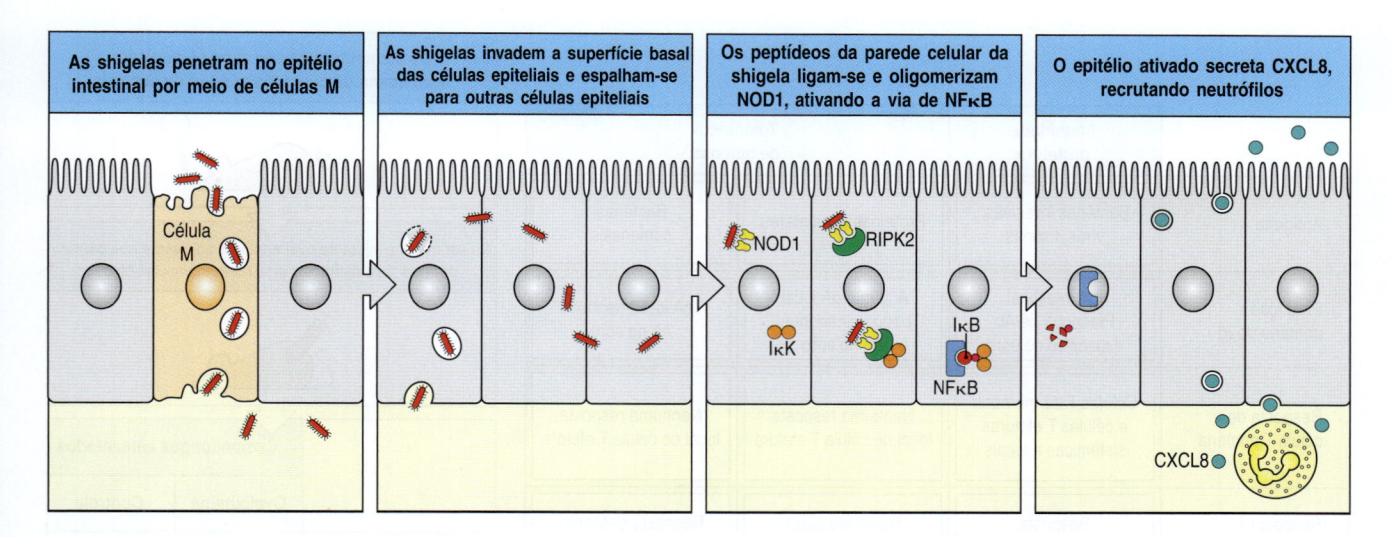

| As shigelas penetram no epitélio intestinal por meio de células M | As shigelas invadem a superfície basal das células epiteliais e espalham-se para outras células epiteliais | Os peptídeos da parede celular da shigela ligam-se e oligomerizam NOD1, ativando a via de NFκB | O epitélio ativado secreta CXCL8, recrutando neutrófilos |

não são somente inofensivos; na verdade, são também altamente benéficos ao hospedeiro. Eles normalmente não induzem uma resposta imune inflamatória, apesar de, como ocorre com qualquer outro antígeno externo, não haver tolerância a eles em virtude de não estarem presentes no timo durante o desenvolvimento dos linfócitos (ver Cap. 8). O sistema imune de mucosa desenvolveu sofisticadas maneiras de discriminar entre patógenos e antígenos inócuos.

Ao contrário da crença popular, proteínas alimentares não são completamente digeridas no intestino; quantidades significativas são absorvidas no corpo de maneira imunologicamente relevante. A resposta defeituosa à administração oral de um antígeno proteico é o desenvolvimento do fenômeno conhecido como **tolerância oral**. Essa é uma forma de **tolerância periférica** que torna os sistemas imunes sistêmico e de mucosa relativamente irresponsivos ao mesmo antígeno. Isso pode ser demonstrado em camundongos por meio da alimentação destes com uma proteína externa como a ovalbumina (Fig. 12.22). Quando os animais são desafiados com o antígeno por uma via não mucosa, como a subcutânea, a resposta imune esperada é cortada. Essa supressão de respostas imunes sistêmicas é duradoura e antígeno-específica: respostas a outros antígenos não são afetadas. Uma supressão semelhante de respostas imunes subsequentes é observada após a administração de proteínas no trato respiratório, dando início ao conceito de **tolerância de mucosa** como a resposta comum aos antígenos apresentados por uma superfície mucosa.

Todos os aspectos da resposta imune periférica podem ser afetados pela tolerância oral, apesar de as respostas efetoras dependentes de célula T e da produção de IgE tenderem a ser mais inibidas do que as respostas de anticorpo IgG sérico. Uma inibição similar das respostas sistêmicas de células T foi vista em humanos alimentados com antígenos proteicos que eles nunca haviam encontrado, embora aqui, as respostas de anticorpo sérico possam estar completamente não afetadas. Assim, as respostas imunes sistêmicas mais suscetíveis à tolerância oral são as que estão geralmente associadas à inflamação tecidual. As respostas imunes de mucosa ao antígeno são, ainda, hiporreguladas. Mais uma vez isso afeta, principalmente, as respostas de células T efetoras, e baixos níveis de anticorpos IgA secretores direcionados às proteínas alimentares podem ser encontrados em humanos saudáveis. Contudo, como discutido anteriormente (ver Seção 12.11), os anticorpos dessa classe não levarão à inflamação do intestino. Acredita-se que uma falha na tolerância oral ocorra no caso de doença celíaca. Nessa condição, indivíduos geneticamente suscetíveis geram respostas de células T CD4, produtoras de IFN-γ, contra a proteína do trigo, o glúten, e a inflamação resultante destrói o intestino delgado superior (ver Seção 14.18). A geração defeituosa da tolerância oral foi, ainda, demonstrada em crianças com alergias alimentares mediadas por IgE.

Figura 12.21   A *Shigella flexneri*, uma das causas de disenteria bacteriana, infecta as células intestinais epiteliais, acionando a ativação da via NFκB. A *Shigella flexneri* liga-se às células M e é translocada para baixo do epitélio intestinal (primeira figura). As bactérias infectam as células epiteliais intestinais a partir de sua superfície basal e são liberadas no citoplasma (segunda figura). Muramil-tripeptídeos contendo ácido diaminopimélico nas paredes celulares de shigela se ligam e oligomerizam a proteína NOD1. A NOD1 oligomerizada liga-se à quinase serina/treonina RIPK2 que desencadeia a ativação da via NFκB (ver Fig. 3.15), levando à transcrição de genes para quimiocinas e citocinas (terceira figura). As células epiteliais ativadas liberam a quimiocina CXCL8, que age como quimioatraente de neutrófilos (quarta figura). IκB, inibidor de NFκB; IK, quinase IκB.

	Imunidade protetora	Tolerância de mucosa	
Antígeno	Bactérias invasivas, vírus, toxinas	Proteínas alimentares	Bactérias comensais
Produção primária de Ig	IgA intestinal Presença de Ab específico no soro	Alguma IgA local; pouco ou nenhum Ab no soro	IgA local; nenhum Ab no soro
Resposta de célula T primária	Células T de memória e células T efetoras sistêmicas e locais	Nenhuma resposta local de célula T efetora	Nenhuma resposta local de célula T efetora
Resposta à reexposição ao antígeno	Resposta aumentada (memória)	Resposta baixa ou nenhuma resposta	Resposta sistêmica e de mucosa baixa ou ausente

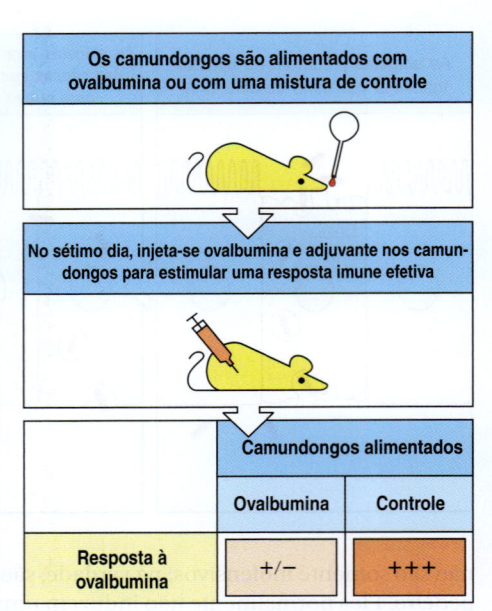

Figura 12.22 Sensibilização imune e tolerância oral são resultados diferentes de exposição intestinal a antígeno. Figura à esquerda: o sistema imune intestinal gera imunidade protetora contra antígenos que são nocivos ao hospedeiro, como organismos patogênicos e seus produtos. Anticorpos IgA são produzidos localmente, IgG e IgA séricos também, e as células T efetoras apropriadas são ativadas no intestino e em outros locais. Quando o antígeno é encontrado novamente, existe uma memória efetiva, que assegura rápida proteção. Antígenos inofensivos, como proteínas alimentares ou antígenos de bactérias comensais, induzem tolerância local ou sistêmica. Eles não possuem os sinais de perigo necessários para ativar as células apresentadoras de antígeno (APCs) locais, ou não invadem suficientemente para causar inflamação. No caso de proteínas alimentares, existe pouca ou nenhuma produção local de anticorpo IgA ou de alguma resposta de anticorpo sistêmica primária, nem mesmo de células T ativadas. As respostas imunes locais ou sistêmicas subsequentes ao desafio são também especificamente suprimidas. Esse fenômeno é conhecido como "tolerência oral", e é apresentado nas figuras à direita, nas quais foi induzida por meio da administração de uma proteína como ovalbumina a um camundongo normal. Primeiramente, os camundongos são alimentados com ovalbumina ou com outra proteína como controle. Sete dias depois, os camundongos são imunizados subcutaneamente com ovalbumina e um adjuvante; após duas semanas, respostas imunes sistêmicas, como anticorpos séricos e função de célula T, são medidas. Os camundongos desafiados com ovalbumina possuem resposta imune ovalbumina-específica menor que os animais do grupo-controle. No caso de bactérias comensais, existe evidência de produção de anticorpo IgA local, mas nenhuma resposta de anticorpo sistêmica primária, e as células T efetoras não estão ativadas em nenhum sítio. Uma profunda tolerância das respostas de células T é retida depois, mas o sistema imune sistêmico continua a ignorar os comensais, a menos que eles atinjam a circulação, onde ocorrerá uma resposta imune sistêmica.

Diversos mecanismos provavelmente representam a tolerância oral a antígenos proteicos, incluindo anergia, deleção de células T antígeno-específicas e geração de células T_{reg} (ver Caps. 8 e 9). Evidências atuais sugerem que, embora as células T_{reg} FoxP3-positivas antígeno-específicas possam ser geradas nas placas de Peyer após a alimentação de animais experimentais com antígenos proteicos, o linfonodo mesentérico desempenha o papel dominante na geração dessas células. Isso ocorre porque os antígenos proteicos parecem ser, em sua maioria, apanhados pelas células dendríticas produtoras de ácido retinoico CD103 da lâmina própria que migram para um linfonodo mesentérico e induzem a geração de células T_{reg} que migram para o intestino (ver Seção 12.8). Esses eventos no linfonodo mesentérico são, ainda, essenciais para a supressão das respostas imunes sistêmicas, mas os mecanismos responsáveis por isso ainda não estão entendidos.

Como discutido nos Capítulos 9 e 11, as células T_{reg} podem atuar de diferentes maneiras, porém sua produção de TGF-β está particularmente associada à tolerância oral. O TGF-β tem muitas propriedades imunossupressoras e também estimula a troca de classe de célula B para IgA. Juntas, essas propriedades poderiam auxiliar na prevenção de respostas inflamatórias contra proteínas alimentares, assegurando a tolerância de células T efetoras e favorecendo a produção de anticorpos IgA não inflamatórios. As células T_{reg} produtoras de IL-10 também podem estar envolvidas na tolerância oral; elas são importantes para a tolerância equivalente que ocorre a antígenos introduzidos pela via respiratória. Outras citocinas que podem contribuir com a tolerância incluem IFN-γ, que é particularmente importante na prevenção de respostas alérgicas T_H2 potencialmente prejudiciais, como eosinofilia e produção de anticorpos IgE.

Além de seu papel fisiológico na prevenção de respostas imunes inapropriadas relacionadas a alimentos, a tolerância de mucosa tem se mostrado efetiva como uma maneira de prevenir doença inflamatória em modelos animais experimentais. A administração oral ou intranasal de antígenos apropriados previne ou até mesmo trata diabetes melito tipo 1, artrite experimental, encefalomielite e outras doenças autoimunes em animais. Ensaios clínicos utilizando tolerância de mucosa para tratar as doenças equivalentes em humanos têm tido menos sucesso, possivelmente porque é muito mais difícil inibir respostas inflamatórias que já estão em curso; contudo, a tolerância oral continua sendo um modo potencialmente atraente de indução de tolerância antígeno-específica em situações clínicas.

12.16   O intestino saudável contém grande quantidade de bactérias, porém não gera respostas imunes potencialmente prejudiciais contra elas

Cada ser humano contém mais de 1.000 espécies de bactérias comensais em seu intestino, e elas estão presentes em maior quantidade no colo e no íleo inferior. Apesar de existirem ao menos 10^{14} dessas células bacterianas e de elas pesarem coletivamente cerca de 1 kg, na maior parte do tempo se convive com a microbiota em uma boa relação simbiótica, denominada **mutualismo**. Além disso, elas representam um risco em potencial, como se pode verificar quando a integridade do epitélio intestinal é danificada, permitindo que grande quantidade de bactérias comensais entre na mucosa. Isso pode ocorrer quando o fluxo sanguíneo para o intestino é comprometido por trauma, infecção ou doença vascular, por exemplo, ou por choque endotóxico (ver Seções 3.6 e 3.17). Nessas circunstâncias, bactérias intestinais normalmente inócuas, como a *E. coli* não patogênica, podem cruzar a mucosa, invadir a corrente sanguínea e causar infecção sistêmica fatal.

A microbiota intestinal normal coevoluiu com os vertebrados ao longo de muitos milênios e exerce papel fundamental na manutenção da saúde. Seus membros auxiliam no metabolismo de constituintes da dieta, como a celulose, bem como na degradação de toxinas e na produção de cofatores essenciais, como vitamina K_1 e ácidos graxos de cadeia curta. Pelo fato de exercerem efeitos diretos em células epiteliais, as bactérias comensais também são fundamentais para a manutenção da função de barreira do epitélio. Outra propriedade importante desses organismos é a interferência na capacidade de bactérias patogênicas colonizarem e invadirem o intestino. Os comensais realizam parcialmente esse papel por meio da competição por espaço e nutrientes, porém eles também podem inibir diretamente as vias de sinalização pró-inflamatórias estimuladas por patógenos nas células epiteliais, e que são necessárias para a invasão.

O papel protetor da microbiota comensal é ilustrado drasticamente pelos efeitos adversos de antibióticos de amplo espectro. Esses antibióticos podem matar um grande número de bactérias intestinais comensais, criando, dessa maneira, um nicho ecológico para bactérias que não seriam capazes de competir. Um exemplo de uma bactéria que cresce no intestino tratado com antibióticos e que pode causar uma grave infecção é a *Clostridium difficile*; ela produz duas toxinas, que podem causar diarreia sanguínea grave associada ao dano de mucosa (Fig. 12.23).

Diversos fatores hospedeiros ajudam a prevenir a invasão das bactérias comensais para além do intestino (Fig. 12.24). Um desses fatores é a sinalização de TLR nas células epiteliais e nos fagócitos, o que é importante na proteção contra a inflamação intestinal. Camundongos com ausência de TLR-2, TLR-5, TLR-9 ou proteína adaptadora de TLR MyD88 são muito mais suscetíveis à indução de doenças intestinais inflamatórias experimentais. Os efeitos protetores da estimulação de TLR envolvem a produção de células epiteliais mais resistentes a danos induzidos por inflamação, bem como a sintonização das próprias respostas inflamatórias.

As bactérias comensais e seus produtos também são essenciais para o desenvolvimento e a função normais do sistema imune. A escala desse efeito é ilustrada por animais **livres de germes** (ou **gnotobióticos**), nos quais não existe a colonização intestinal por microrganismos. Esses animais têm reduções acentuadas no tamanho de todos os órgãos linfoides, baixos níveis de Igs séricas, poucas células T maduras e respostas imunes reduzidas, sobretudo dos tipos T_H1 e T_H17. No intestino, as placas de Peyer não se desenvolvem normalmente, os folículos linfoides isolados estão ausentes e a quantidade de linfócitos T está bastante reduzida na lâmina própria e no epitélio. Existe, ainda, a produção defeituosa de diversos mediadores que normalmente regulam a imunidade local, como peptídeos antimicrobianos, IL-7, IL-25, IL-33 e TSLP.

Ainda está sendo investigada a maneira pela qual a microbiota afeta o desenvolvimento do sistema imune; porém, provavelmente diversos mecanismos diferentes estão envolvidos. É provável que a ligação dos TLRs seja importante, e as espécies bacterianas foram recentemente identificadas com funções específicas. Dessa forma, o polissacarídeo A (PSA) de *Bacteroides fragilis* tem demonstrado dirigir a diferenciação de diversos subgrupos de células T CD4 efetoras, incluindo células T_{reg} produtoras de IL-10, ao passo que a SFB induz o aparecimento de células T_H1, T_H17 e FoxP3-positivas no intestino de camundongos. Os efeitos dos micróbios comensais estendem-se além do intestino; por exemplo, a incidência de diversas doenças autoimunes em animais experimentais pode ser reduzida ou aumentada em animais livres de germes. No caso de diabetes tipo 1, o estado livre de germes aumenta de maneira significativa a gravidade da doença, talvez devido ao desenvolvimento defeituoso de células T_{reg}.

As bactérias comensais estimulam a produção de anticorpo IgA local, e no intestino saudável existe também supressão ativa de respostas locais de células T efetoras. As secreções intestinais de animais saudáveis contêm altos níveis de IgA secretora direcionados às bactérias comensais (ver Fig. 12.24). Experimentos em camundongos que não possuem anticorpos secretores mostram a importância dessa resposta, pois esses animais possuem quantidade aumentada de bactérias comensais penetrando na mucosa intestinal e em seus tecidos linfoides drenantes. Além disso, indivíduos normais contêm células T que podem reconhecer bactérias comensais, o que provavelmente conta para a grande quantidade de células T_H1 e T_H17 totalmente diferenciadas presentes no intestino em repouso. Contudo, como já discutido (ver Seção 12.14), essas células T efetoras são controladas pelas células T_{reg} presentes, produzindo um estado balanceado geralmente denominado **inflamação fisiológica**. Quando fortes respostas de células T efetoras são produzidas contra bactérias comensais, podem se desenvolver doenças inflamatórias, como a doença de Crohn (ver Seção 15.23).

Figura 12.23 Infecção por *Clostridium difficile*. O tratamento com antibióticos causa morte massiva das bactérias comensais que normalmente colonizam o colo. Isso permite que as bactérias patogênicas proliferem e ocupem um nicho ecológico que é normalmente ocupado por bactérias comensais inofensivas. A *Clostridium difficile* é um exemplo de patógeno produtor de toxinas que pode causar grave diarreia hemorrágica em pacientes tratados com antibióticos.

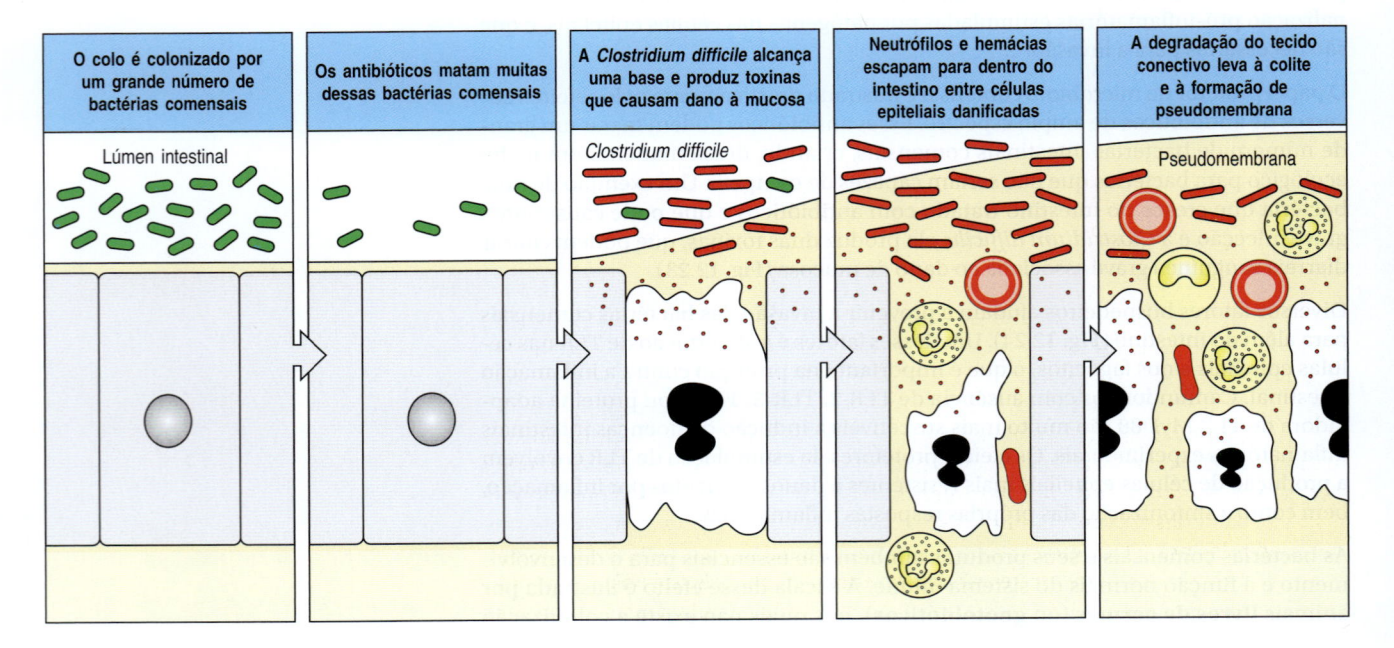

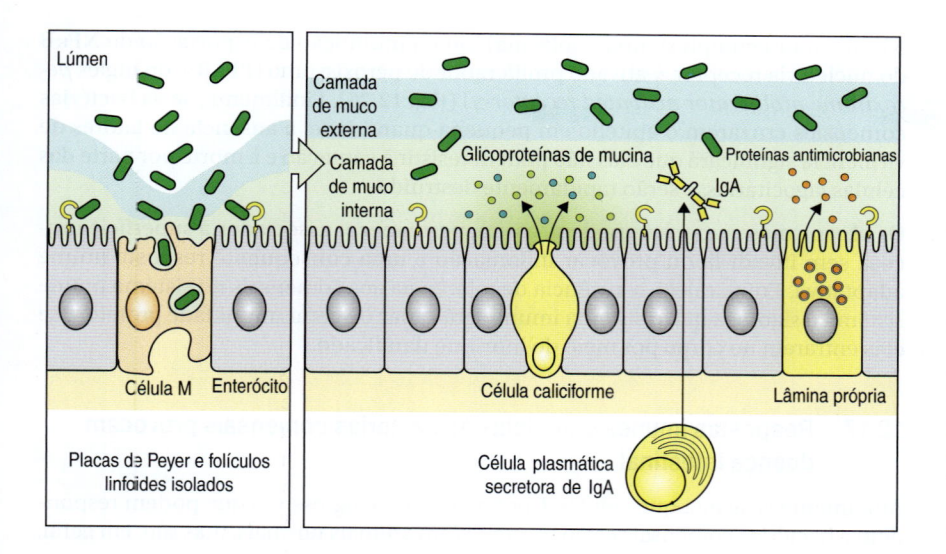

As bactérias comensais não induzem um estado de falta de resposta imune sistêmica similar à tolerância oral induzida por antígenos proteicos, e quando tais bactérias atingem a corrente sanguínea, estimulam resposta imune sistêmica primária. Elas estão normalmente confinadas ao intestino, pois, ao contrário das bactérias patogênicas, elas não possuem os fatores de virulência necessários para a penetração na camada de mucosa ou no epitélio intacto e não podem se disseminar pelo corpo.

Como resultado, a única rota de entrada no corpo para as bactérias comensais intestinais é via células M nas placas de Peyer, com subsequente transferência a células dendríticas locais. Essas células dendríticas derivadas do intestino são especializadas em ativar células B virgens para que estas se tornem linfócitos B que expressam IgA e em dirigir a geração de células T_{reg} FoxP3-positivas, as quais também auxiliam na produção de anticorpos IgA por meio da sua secreção de TGF-β. Além disso, a influência dessas células dendríticas garante que as células T e B ativadas migrem preferencialmente para a lâmina própria (Fig. 12.25). Essa resposta anatomicamente restrita tem dois principais desfechos. Primeiro, os anticorpos IgA localmente produzidos ajudam a limitar a aderência e a penetração no epitélio pelas bactérias comensais. Segundo, as células T_{reg} acumuladas na mucosa produzem IL-10 e TGF-β, que auxiliam a prevenir que células T_H1 e T_H17 comensais específicas causem inflamação notória. Essas células efetoras, contudo, retêm alguma atividade, o que também pode contribuir para a manutenção da relação simbiótica local. Por exemplo, a IL-17 derivada de T_H17 estimula a produção de IL-22 e de peptídeos antimicrobianos, que ajudam a restringir a penetração epitelial das bactérias locais (ver Fig. 12.24).

Diversos fatores não específicos auxiliam na manutenção do balanço hospedeiro-comensal. Ao contrário dos patógenos, as bactérias comensais não estimulam as respostas inflamatórias maduras que se soltam da barreira epitelial. Diferenças estruturais foram observadas entre o padrão molecular das bactérias comensais e dos patógenos, portanto, elas talvez induzam diferentes tipos de resposta pelo mesmo receptor. Por isso, embora as bactérias comensais estejam continuamente engatilhando TLRs e NODs nas células epiteliais e nos leucócitos, elas provavelmente engatilham diferentes vias de sinalização das vias induzidas por patógenos. As diferenças estruturais podem, ainda, ser responsáveis pelo fato de a endotoxina presente nas bactérias comensais geralmente não parecer sensível à neutralização pelas enzimas intestinais, como a fosfatase alcalina. Além disso, para essas diferenças inerentes as bactérias comensais ainda inibem ativamente as respostas pró-inflamatórias mediadas por NFκB induzidas nas células epiteliais pelas bactérias patogênicas. Essa inibição envolve estratégias de prevenção da ativação de NFκB por meio, por exemplo, da inibição da degradação de IκB (a proteína inibidora que mantém

Figura 12.24   Respostas locais a comensais. Diversos processos locais garantem a co-existência pacífica entre a microbiota e o hospedeiro, permitindo o reconhecimento de organismos comensais pelo sistema imune sem a indução de inflamação ou resposta imune que as eliminaria. As bactérias comensais do lúmen ganham acesso ao sistema imune via células M nas placas de Peyer e nos folículos isolados (figura à esquerda). A captura e a apresentação desses organismos não invasivos pelas células dendríticas em repouso geram a troca de classe de células B para IgA que se localizam na lâmina própria como células plasmáticas produtoras de IgA (figura à direita). A IgA secretora que é produzida limita o acesso de comensais ao epitélio e auxilia na prevenção de penetração. Mais adiante, isso é assistido pela presença de grossas camadas de muco, as quais contêm, ainda, glicoproteínas de mucina que possuem propriedades antibacterianas. Além disso, a estimulação dos receptores de reconhecimento de padrões (PRRs) nas células epiteliais e nos leucócitos locais induz a produção de peptídeos antimicrobianos, como as defensinas.

NFκB em um complexo no citoplasma), ou da promoção da exportação de NFκB do núcleo via receptor-γ ativado proliferador de peroxissomo (PPARγ, do inglês *peroxisome proliferator activated receptor-γ*) (Fig. 12.26). Finalmente, se as bactérias comensais cruzarem o epitélio em pequena quantidade, a ausência de fatores de virulência significará que elas não podem resistir à captação e à morte por parte das células fagocitárias, e serão rapidamente destruídas.

Os organismos comensais podem, assim, permanecer associados à superfície mucosa sem invadi-la ou provocar inflamação e uma consequente resposta imune adaptativa. Em paralelo, a ausência de tolerância aos comensais no sistema imune sistêmico significa que o sistema imune será capaz de gerar imunidade protetora se elas entrarem no corpo por meio do intestino danificado.

12.17 Respostas imunes completas às bactérias comensais provocam doença intestinal

Atualmente se aceita que células T potencialmente agressivas que podem respondem a bactérias comensais estão presentes em animais normais, mas são, em geral,

Figura 12.25 Células dendríticas de mucosa regulam a indução de tolerância e a imunidade no intestino. Sob condições normais (figuras à esquerda), as células dendríticas estão presentes na mucosa abaixo do epitélio e podem adquirir antígenos de alimentos ou de organismos comensais. Elas captam esses antígenos e levam-nos até os linfonodos mesentéricos drenantes, onde eles serão apresentados às células T CD4 virgens. Ocorre, entretanto, a produção constitutiva de moléculas como fator de transformação do crescimento (TGF)-β, linfopoietina tímica estromal (TSLP) e prostaglandina E_2 (PGE_2) por células epiteliais e mesenquimais, mantendo as células dendríticas locais em um estado quiescente com baixos níveis de moléculas coestimuladoras, e células T anti-inflamatórias ou células T reguladoras (células T_{reg}) são geradas somente quando elas apresentam o antígeno às células T CD4 virgens. As células T anti-inflamatórias e as células T_{reg} retornam à parede intestinal e mantêm a tolerância a antígenos inofensivos. A invasão de patógenos ou o grande influxo de bactérias comensais (figuras à direita) desregula esses mecanismos homeostáticos, resultando na ativação de células dendríticas locais e na expressão de moléculas coestimuladoras e citocinas pró-inflamatórias, como IL-12. A apresentação de antígenos a células T CD4 virgens no linfonodo mesentérico por meio das células dendríticas causa a diferenciação em células T_H1 e T_H2 efetoras, levando a uma resposta imune completa.

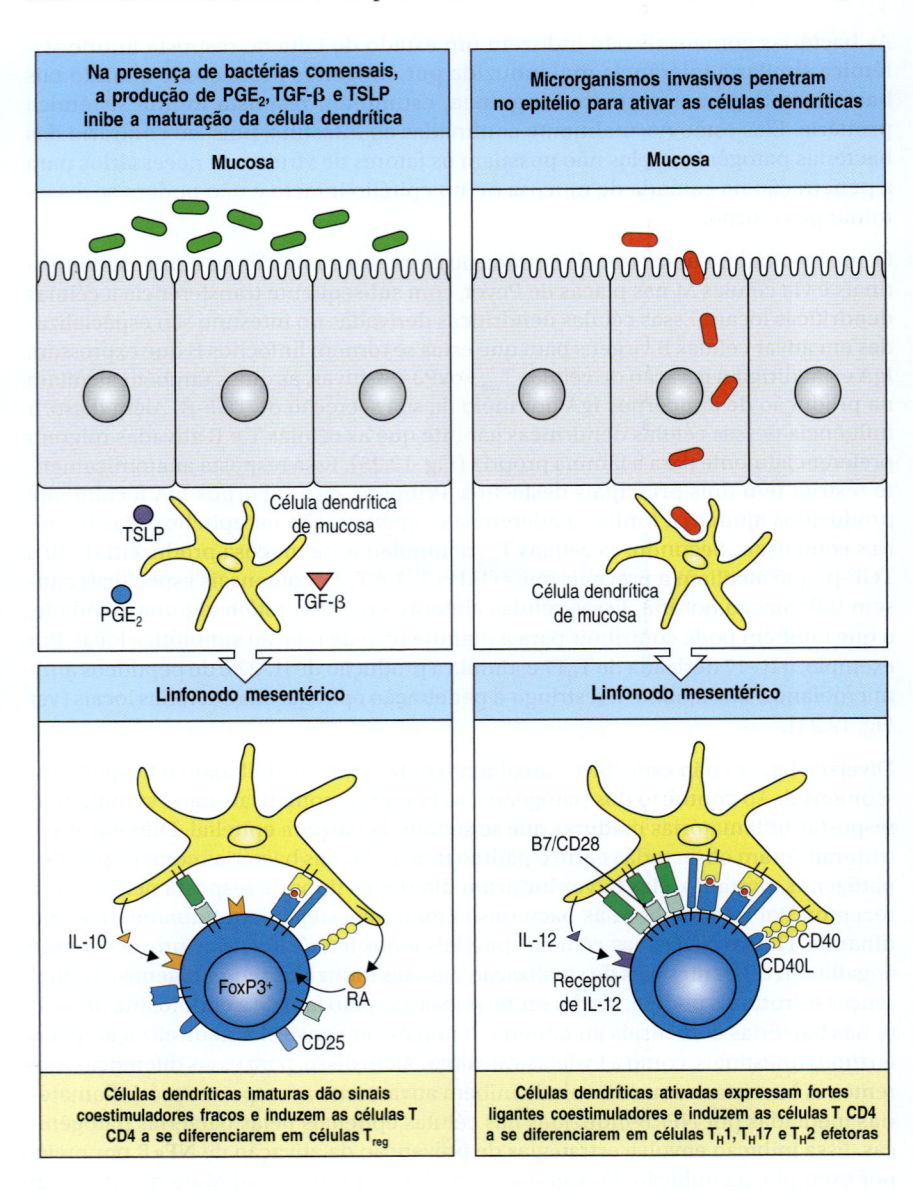

controladas pela regulação ativa. Se esses mecanismos reguladores falharem, respostas imunes irrestritas aos comensais levam a **doenças intestinais inflamatórias** como a doença de Crohn (ver Seção 15.23). Isso tem sido demonstrado em animais que apresentam defeitos em mecanismos imunorreguladores envolvendo IL-10 e TGF-β, ou nos quais uma barreira epitelial rompida permite que grande quantidade de bactérias comensais penetre. Nessas condições, as respostas imunes sistêmicas são geradas contra antígenos de bactérias comensais como a flagelina. Fortes respostas de células T inflamatórias também são geradas na mucosa, levando a um grave dano intestinal. A IL-23 desempenha um papel particularmente importante nesse processo, provavelmente por sua habilidade de dirigir a diferenciação das células efetoras T_H17, as quais produzem IL-17, IL-21 e IL-22. IL-23 pode, ainda, auxiliar nas respostas inflamatórias T_H1 no intestino. Esses resultados experimentais são consistentes com evidências clínicas para uma ligação entre polimorfismos no receptor de IL-23 e a doença de Crohn em humanos. O TNF-α está, também, envolvido como mediador final comum, e a neutralização mediada por anticorpo dessa citocina é efetiva no tratamento da doença de Crohn (ver Fig. 12.24, figuras à direita). Em todos os casos, essas desordens são inteiramente dependentes da presença de bactérias comensais, pois elas podem ser prevenidas por meio do tratamento com antibióticos e não ocorrem em animais livres de germes. Não se sabe se todas ou somente uma espécie comensal pode provocar inflamação.

Um exemplo excelente de resposta imune inapropriada contra uma bactéria é a gastrite associada à infecção crônica por *Helicobacter pylori*. Embora, estritamente falando, essa seja uma bactéria patogênica, ela tem coevoluído com os humanos por milênios e está presente no estômago de uma grande proporção da população mundial. Em países em desenvolvimento, mais de 90% dos adultos podem estar infectados por quase toda a vida, e mesmo na América do Norte e na Europa, até 50% dos adultos estão infectados. A *H. pylory* alcança essa proporção durante uma resposta imune do hospedeiro em curso, se tornando uma das infecções persistentes mais bem sucedidas. Curiosamente, para um habitante bem-sucedido dos humanos, a *H. pylori* induz uma reação inflamatória crônica caracterizada por altos níveis de citocinas e quimiocinas como IL-1, IL-6, IL-8, IL-12, IL-23 e TNF-α. A produção dessas citocinas é estimulada pelos fatores de virulência da bactéria, incluindo gene A associado à citotoxina (CagA) e citotoxina A vacuolizante (VacA). Não está claro se o hospedeiro obtém qualquer benefício da colonização persistente com *H. pylo-*

Figura 12.26 As bactérias comensais podem prevenir respostas inflamatórias no intestino. A via do fator de transcrição pró-inflamatório NFκB é ativada em células epiteliais por meio da ligação de receptores semelhantes ao Toll (TLRs) pelos patógenos (primeiras duas figuras). As bactérias comensais inibem essa via e, dessa forma, previnem a inflamação. Uma maneira de isso ocorrer se dá pela ativação do receptor nuclear PPARγ, levando à exportação de NFκB do núcleo (terceira figura). Outra maneira é por meio do bloqueio da degradação do inibidor IκB e retenção de NFκB no citoplasma (quarta figura).

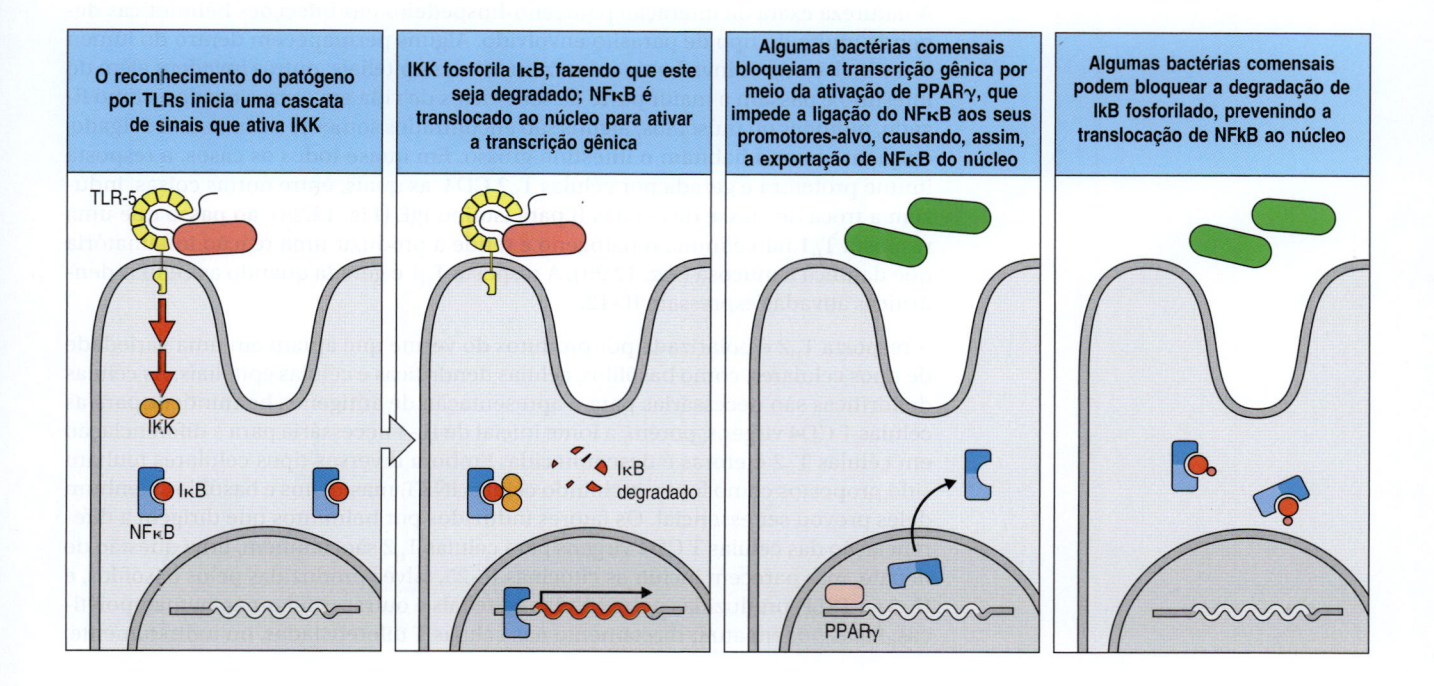

O reconhecimento do patógeno por TLRs inicia uma cascata de sinais que ativa IKK

IKK fosforila IκB, fazendo que este seja degradado; NFκB é translocado ao núcleo para ativar a transcrição gênica

Algumas bactérias comensais bloqueiam a transcrição gênica por meio da ativação de PPARγ, que impede a ligação do NFκB aos seus promotores-alvo, causando, assim, a exportação de NFκB do núcleo

Algumas bactérias comensais podem bloquear a degradação de IkB fosforilado, prevenindo a translocação de NFkB ao núcleo *ri*. Entretanto, a infecção crônica causa gastrite e úlceras de duodeno e gástricas, e é uma das principais causas de câncer de estômago no mundo. Predispõe, ainda, ao desenvolvimento de linfoma nos MALTs. Embora estudos em animais indiquem que é possível induzir uma imunidade esterilizante contra *H. pylori*, os humanos infectados de maneira persistente falham, claramente, na indução de uma resposta protetora apropriada, permitindo a estimulação crônica do sistema imune.

A natureza exata das respostas protetoras e inflamatórias contra *H. pylori* não está clara. Respostas inatas, como a produção de muco, são a chave. Evidências atuais sugerem que as células T_H17 podem, ainda, estar envolvidas com a eliminação de *H. pylori* pelo recrutamento de neutrófilos, já que as células T_H1 produtoras de IFN-γ talvez sejam responsáveis pela gastrite crônica. Por sua vez, a gastrite favorece a sobrevivência da bactéria por meio da redução dos níveis de ácido gástrico. Embora presente, as respostas de anticorpos local e sistêmica parecem não contribuir para qualquer forma de imunidade. *H. pylori* também manipula ativamente a resposta imune do hospedeiro para favorecer sua própria sobrevivência. Ela não só emprega diversas estratégias de evasão imune, mas também leva ao desenvolvimento de células T_{reg} induzidas *in vivo* por mecanismos que ainda não são conhecidos. As células T_{reg} inibem, seletivamente, as respostas T_H17 protetoras e permitem a persistência da inflamação crônica, preservando o nicho do organismo no hospedeiro infectado.

12.18 Os helmintos intestinais provocam fortes respostas imunes mediadas por T_H2

Os intestinos de quase todos os animais e os humanos, exceto da população humana do mundo desenvolvido, são colonizados por grande quantidade de parasitos helmínticos (Fig. 12.27). Apesar de muitas dessas infecções poderem ser eliminadas rapidamente por meio da geração de uma resposta efetiva, elas também são importantes causas de debilitação e doenças crônicas em humanos e animais. Nessas circunstâncias, o parasito persiste por longos períodos aparentemente sem ser perturbado pelas tentativas do hospedeiro em expeli-lo e também causa doença competindo com o hospedeiro por nutrientes, ou ainda causando dano local a células epiteliais ou vasos sanguíneos. Além disso, a resposta imune do hospedeiro contra esses parasitos pode produzir muitos efeitos nocivos.

A natureza exata da interação patógeno-hospedeiro nas infecções helmínticas depende muito do tipo de parasito envolvido. Alguns permanecem dentro do lúmen intestinal, e outros invadem e colonizam células epiteliais; outros invadem além do intestino e passam a maior parte de seus ciclos de vida em outros tecidos, como fígado, pulmões ou músculos; alguns são encontrados somente no intestino delgado, enquanto outros habitam o intestino grosso. Em quase todos os casos, a resposta imune protetora é gerada por células T_H2 CD4, as quais, entre outras coisas, induzem a troca de classe de células B para isotipo IgE (Fig. 12.28), ao passo que uma resposta T_H1 não elimina o patógeno e tende a produzir uma reação inflamatória que danifica a mucosa (Fig. 12.29). A resposta T_H1 é gerada quando as células dendríticas ativadas expressam IL-12.

A resposta T_H2 é polarizada por produtos do verme que atuam em uma variedade de tipos celulares, como basófilos, células dendríticas e células epiteliais. As células dendríticas são necessárias para a apresentação de antígenos helmínticos para as células T CD4 virgens, porém, a fonte inicial de IL-4 necessária para a diferenciação em células T_H2 efetoras é desconhecida. Embora diversos tipos celulares tenham sido propostos como fonte, incluindo células iNKT, mastócitos e basófilos, nenhum deles provou ser essencial. Os fatores induzidos por helmintos que dirigem a diferenciação das células T CD4 virgens para células T_H2 são, também, uma questão de debate, mas parecem incluir as citocinas IL-25, talvez produzidas pelos basófilos, e IL-33 e TSLP, produzidas pelas células epiteliais e outras células não hematopoiéticas. Estas podem atuar diretamente nas células T diferenciadas, ou indiretamente,

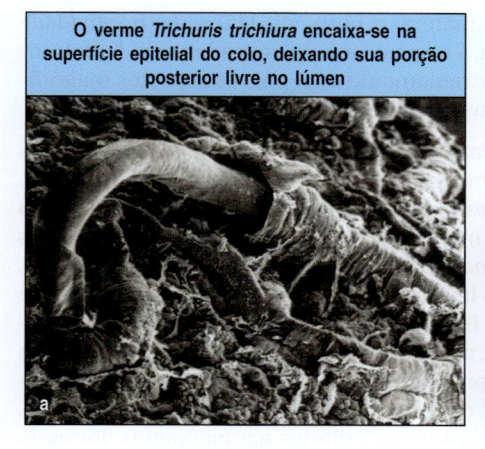

O verme *Trichuris trichiura* encaixa-se na superfície epitelial do colo, deixando sua porção posterior livre no lúmen

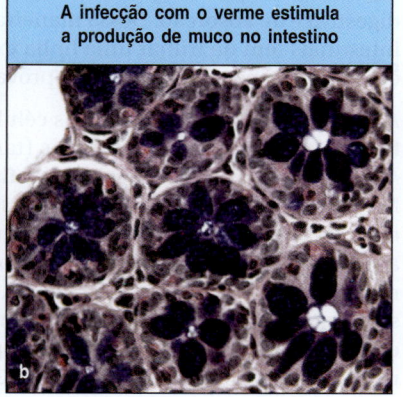

A infecção com o verme estimula a produção de muco no intestino

Figura 12.27   Infecção helmíntica intestinal. Figura **a**: o verme *Trichuris thichiura* é um parasito helmíntico que vive parcialmente encaixado nas células epiteliais intestinais. Esta micrografia eletrônica do colo de um camundongo mostra a cabeça do parasito enterrada em uma célula epitelial e sua porção posterior livre no lúmen. Figura **b**: uma secção de criptas do colo de um camundongo infectado com *T. trichiura* mostra a produção aumentada de muco por células caliciformes no epitélio intestinal. O muco pode ser visualizado como grandes gotas em vesículas dentro das células caliciformes, tendo sido corado em azul-escuro com o reagente ácido periódico de Schiff. (Aumento de 400×.)

via células como os mastócitos. Produtos de vermes e IL-25 favorecem respostas T_H2 pela prevenção da produção de IL-12 e pela geração de células T_H1.

A resposta de mucosa característica aos helmintos apresenta altos níveis de anticorpos IgE, ativação de mastócitos e eosinófilos (ver Seção 10.24), macrófagos ativados e remodelamento tecidual (ver Fig. 12.28), embora o envolvimento preciso da cada resposta dependa do tipo de parasito. A resposta anti-helmíntica é mediada por citocinas produzidas por células T_H2. A IL-13 aumenta diretamente a produção de muco pelas células caliciformes e aumenta a migração e a renovação das células epiteliais (ver Fig. 12.28, primeira figura). Esse é um componente crítico da resposta hospedeira a vermes parasitos. Ele auxilia na eliminação de parasitos que se aderiram ao epitélio e diminui a área de superfície disponível para colonização. A renovação aumenta parcialmente, pois as células epiteliais na cripta respondem à perda de células danificadas da superfície epitelial pela divisão mais rápida com a intenção de reparar o dano. A renovação de células epiteliais aumentada é, ainda, um efeito direto e específico da IL-13 produzida por células T, células NK e células iNKT na presença de infecção. Embora isso torne a vida dos parasitos mais difícil, a renovação epitelial aumentada também compromete a função intestinal, visto que as

Figura 12.28   Respostas protetoras e patológicas a helmintos intestinais. A maioria dos helmintos intestinais pode induzir tanto respostas imunes protetoras como patológicas por meio de células T CD4. Respostas T_H2 tendem a ser protetoras, criando um ambiente não amigável para o parasito, levando à sua expulsão e à geração de imunidade protetora (ver o texto para detalhes). ADCC, citotoxicidade mediada por célula dependente de anticorpo; Ig, imunoglobulina; IL, interleucina; macrófago M2, macrófago ativado de maneira alternativa; MBP, proteína básica principal; MMCP, protease de mastócito de mucosa; TNF, fator de necrose tumoral.

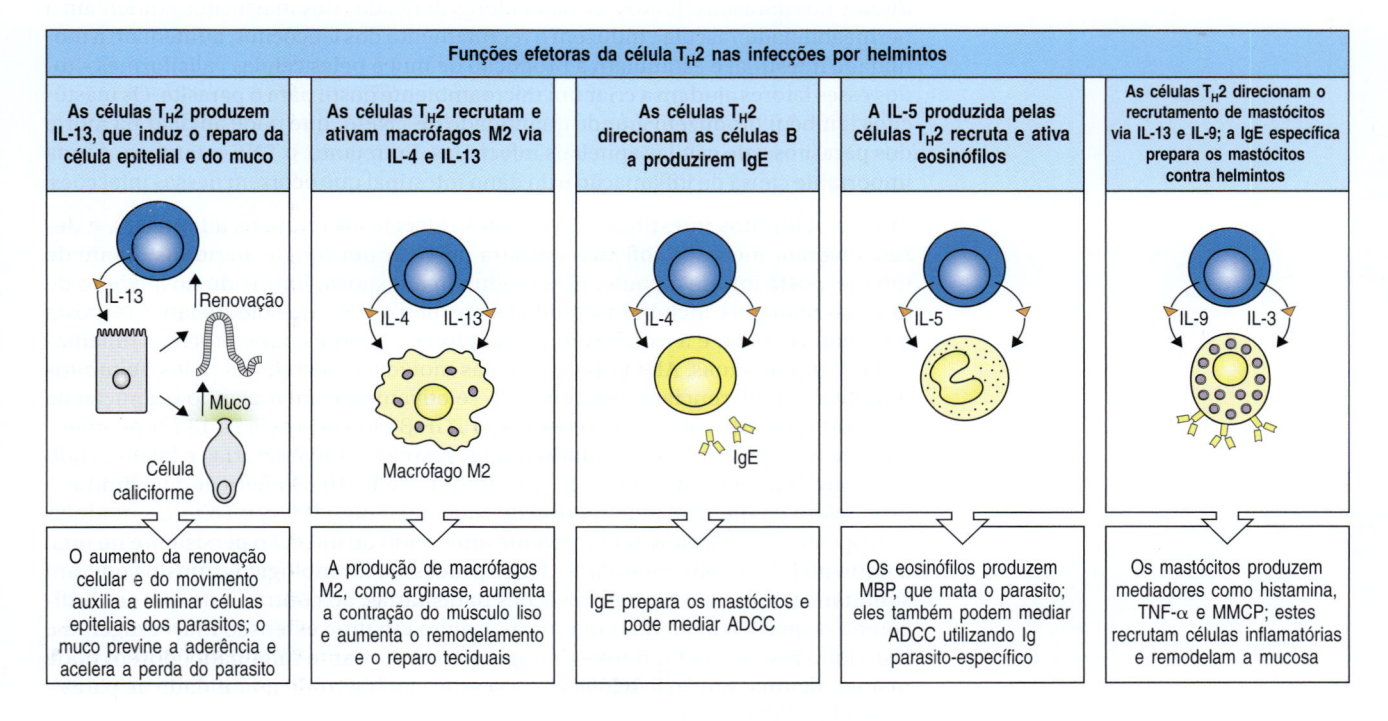

Funções efetoras da célula T_H2 nas infecções por helmintos

As células T_H2 produzem IL-13, que induz o reparo da célula epitelial e do muco	As células T_H2 recrutam e ativam macrófagos M2 via IL-4 e IL-13	As células T_H2 direcionam as células B a produzirem IgE	A IL-5 produzida pelas células T_H2 recruta e ativa eosinófilos	As células T_H2 direcionam o recrutamento de mastócitos via IL-13 e IL-9; a IgE específica prepara os mastócitos contra helmintos
IL-13 / Renovação / Muco / Célula caliciforme	IL-4 IL-13 / Macrófago M2	IL-4 / IgE	IL-5	IL-9 IL-3
O aumento da renovação celular e do movimento auxilia a eliminar células epiteliais dos parasitos; o muco previne a aderência e acelera a perda do parasito	A produção de macrófagos M2, como arginase, aumenta a contração do músculo liso e aumenta o remodelamento e o reparo teciduais	IgE prepara os mastócitos e pode mediar ADCC	Os eosinófilos produzem MBP, que mata o parasito; eles também podem mediar ADCC utilizando Ig parasito-específico	Os mastócitos produzem mediadores como histamina, TNF-α e MMCP; estes recrutam células inflamatórias e remodelam a mucosa

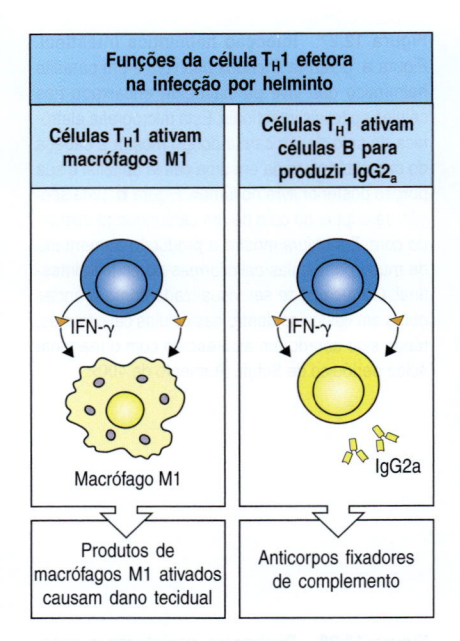

Funções da célula T$_H$1 efetora na infecção por helminto

Células T$_H$1 ativam macrófagos M1	Células T$_H$1 ativam células B para produzir IgG2$_a$
IFN-γ	IFN-γ
Macrófago M1	IgG2a
Produtos de macrófagos M1 ativados causam dano tecidual	Anticorpos fixadores de complemento

Figura 12.29 Respostas patológicas a helmintos intestinais. Se a resposta da célula T CD4 a um parasito helmíntico for polarizada para produzir predominantemente células T efetoras T$_H$1 (p. ex., pela produção de IL-12 pelas células dendríticas), ela não eliminará o patógeno (ver o texto para detalhes). Se não for balanceada por uma resposta T$_H$2 protetora (ver Fig. 12.28), a resposta T$_H$1 levará à infecção persistente e à patologia intestinal crônica. IFN, interferon; macrófago M1, macrófago ativado de maneira clássica.

novas células epiteliais produzidas são imaturas e, portanto, deficientes na atividade digestiva e de absorção. Dessa maneira, a resposta imune hospedeira em helmintos intestinais tem de trilhar uma linha extremamente fina, pois os aspectos mais eficientes da resposta protetora são provavelmente deletérios no ambiente local.

A IL-4 e a IL-13 produzidas pelas células T$_H$2 resultam na diferenciação de **macrófagos alternativamente ativados** (também denominados **macrófagos tipo M2**). Ao contrário dos **macrófagos pró-inflamatórios convencionais** (**macrófagos tipo M1**), que tendem a se diferenciar após interação com células T$_H$1 (ver Fig. 12.29), os macrófagos tipo M2 produzem a enzima arginase, a qual, junto com outros fatores, aumenta a contratilidade do músculo liso intestinal e promove remodelamento e reparo (ver Fig. 12.28, segunda figura). Esses efeitos dificultam a aderência do parasito à superfície epitelial por qualquer período de tempo. A IL-4 e a IL-13 também estimulam a troca de células B para a produção de IgE (ver Fig. 12.28, terceira figura). A IL-5 produzida pelas células T$_H$2 recruta e ativa os eosinófilos (ver Fig. 12.28, quarta figura), os quais podem ter efeitos tóxicos diretos em patógenos por meio da liberação de moléculas citotóxicas como a proteína básica principal (MBP, do inglês *major basic protein*). Os eosinófilos contêm receptores Fc para IgG e podem apresentar citotoxicidade mediada por célula dependente de anticorpo (ADCC, do inglês *antibody-dependent cell-mediated cytotoxicity*) contra parasitos ligados à IgG (ver Fig. 10.23). Eles ainda expressam o receptor Fcα (CD89) e degranulam em resposta à estimulação pela IgA secretora.

A IL-3 e a IL-9 produzidas pelas células T$_H$2 na mucosa recrutam e ativam uma população especializada de mastócitos conhecida como **mastócitos de mucosa** (ver Fig. 12.28, quinta figura). As citocinas inatas IL-25 e IL-33 ainda ativam os mastócitos de mucosa precocemente em uma resposta a helmintos. Os mastócitos de mucosa diferem dos demais em outros tecidos por apresentarem pequena quantidade de receptores IgE e produzirem pouquíssima histamina. Quando ativados por citocinas ou pela ligação do antígeno à IgE ligada ao receptor, os mastócitos de mucosa produzem grande quantidade de mediadores inflamatórios pré-formados, como prostaglandinas, leucotrienos e diversas proteases, incluindo a protease de mastócito de mucosa (MMCP-1, do inglês *mucosal mast cell protease*) (ver Cap. 10). Essa enzima pode remodelar os tecidos da mucosa intestinal por meio da digestão da membrana basal entre o epitélio e a lâmina própria, e também pode exercer efeitos diretos nos parasitos. Juntos, os mediadores derivados dos mastócitos aumentam a permeabilidade vascular, induzem o recrutamento dos leucócitos, aumentam a motilidade intestinal e estimulam a produção de muco pelas células caliciformes – todos esses fatores ajudam a criar um microambiente hostil para o parasito. Os mastócitos também produzem grande quantidade de TNF-α, que pode auxiliar na morte dos parasitos e de células epiteliais infectadas. Entretanto, o TNF-α também é uma importante causa da inflamação e do dano intestinal que ocorrem nessas infecções.

Muitos helmintos intestinais são agentes infecciosos crônicos adaptados, e desenvolveram métodos sofisticados para persistir por longos períodos diante de uma resposta imune atuante. Eles modulam a resposta imune do hospedeiro de diversas maneiras, incluindo a produção de mediadores que bloqueiam a resposta inflamatória inata e a expressão de receptores atraentes para citocinas inflamatórias e quimiocinas. Além disso, diversas moléculas secretadas pelos helmintos modificam a diferenciação de células T, seletivamente encorajando a geração de células T$_{reg}$ às custas de células efetoras. O TGF-β induzido pela IL-13 é fundamental para esse processo, suprimindo muitas respostas inflamatórias e favorecendo o desenvolvimento de células T$_{reg}$ produtoras de IL-10. O efeito geral é limitar a produção e o potencial inflamatório de citocinas, como IFN-γ e TNF-α, e modular as respostas T$_H$2 efetoras, o que produz um estado de infecção persistente no qual o dano ao hospedeiro é limitado. Esses processos imunológicos opostos operam simultaneamente em muitas infecções parasitárias, ao contrário do que se verificou na resposta a bactérias comensais, porém em uma extensão mais exagerada. Isso pode resultar em um intestino que parece bastante inflamado, porém pode manter alguma função fisiológica, apesar de conter grande quantidade de parasitos multicelulares vivos.

12.19 Outros parasitos eucarióticos provocam imunidade protetora e patologia no intestino

Em adição aos vermes multicelulares, o sistema imune intestinal entra em contato com uma variedade de parasitos eucarióticos unicelulares, incluindo protozoários como *Giardia lamblia*, *Cryptosporidium parvum*, *Entamoeba histolytica* e *Toxoplasma gondii*. *Giardia lamblia* é um microrganismo de vida aquática, não invasor e bastante disseminado que constitui importante causa de inflamação intestinal. A imunidade protetora ao protozoário *Giardia lamblia* está associada à produção local de anticorpos e à infiltração da mucosa por células T efetoras, incluindo IELs, porém a imunidade pode ser ineficiente, levando à doença crônica. *Cryptosporidium parvum* e *T. gondii* geralmente causam infecções oportunistas, e são mais encontrados em pessoas com deficiências imunes, como a Aids. Eles são patógenos intracelulares que requerem tanto células T_H1 CD4 como células T CD8 para eliminá-los. A infecção crônica está associada a uma acentuada patologia causada pela superprodução de IFN-γ e TNF-α por células T e macrófagos, respectivamente.

12.20 O sistema imune de mucosa tem de comprometer-se com a supressão e a ativação da resposta imune

O sistema imune no intestino normal e de outras superfícies mucosas é propenso a evitar a produção de respostas imunes ativas contra a maioria dos antígenos encontrados (ver Seção 12.15). Contudo, os antígenos ainda são reconhecidos, e respostas imunes protetoras potentes devem ser, e são, geradas contra patógenos quando requeridas, como visto em seções anteriores. Como essas necessidades aparentemente opostas podem encontrar-se sem comprometer a saúde do hospedeiro? A resposta parece estar nas interações entre células dendríticas locais e fatores no microambiente de mucosa (ver Fig. 12.25).

Essas interações normalmente resultam em uma população de células dendríticas não inflamatórias, como discutido anteriormente neste capítulo (ver Seção 12.8). Para a saúde dos seres humanos, contudo, esse microambiente predominantemente inibidor pode ser modificado pela presença de patógenos invasivos ou de adjuvantes, permitindo que as células dendríticas sejam completamente ativadas e produzam imunidade ao serem induzidas quando requeridas (ver Fig. 12.25). A capacidade de células dendríticas mudarem o seu comportamento rapidamente e com alta sensibilidade provavelmente reflete o fato de que, mesmo na ausência de infecção, tanto os componentes inflamatórios como os componentes reguladores da resposta imune podem operar simultaneamente na mucosa. O termo inflamação fisiológica é utilizado para descrever a aparência do intestino normal, o qual contém grande quantidade de linfócitos e outras células que normalmente estão associadas à inflamação crônica e que não estão presentes, na maioria das vezes, em outros órgãos na ausência de doença. Essa "inflamação" é coordenada, sobretudo, pela presença de bactérias comensais e, em menor extensão, pelos antígenos alimentares, e isso é essencial para a função normal tanto do intestino quanto do sistema imune de mucosa. É provável que ela também assegure que as células dendríticas estejam sempre em estado de prontidão para responder apropriadamente a mudanças em seus ambientes locais.

Além de combater as infecções, essas interações reguladoras podem ter tido influência maior na evolução do intestino e do sistema imune, sendo um dos fatores que embasam a **hipótese da higiene** (ver Seção 14.4). De acordo com essa ideia, o sistema imune humano evoluiu frente a uma exposição continuada aos patógenos e comensais ubíquos, cujos produtos imunomoduladores auxiliaram na polarização de respostas a outros antígenos externos. Com o aumento da limpeza do ambiente humano, o sistema imune não é tão exposto a essa influência durante o período inicial da vida, fazendo reações de hipersensibilidade de todos os tipos se desenvolverem contra autoantígenos e materiais ambientais inofensivos. Como fonte principal de exposição a micróbios ambientais, o intestino está fortemente envolvido nesses processos. Em particular, existe evidência clara de que o aumento da incidência dessas desordens, como diabetes tipo 1, doença de Crohn e atopia, se correlaciona com a erradicação de organismos imunomoduladores, como helmintos e *H. pylori* do mundo ocidental.

Resumo

O sistema imune de mucosa tem distinguido entre patógenos em potencial e antígenos inofensivos, gerando fortes respostas efetoras a patógenos, mas permanecendo inerte a alimentos e bactérias comensais. Microrganismos patogênicos como as bactérias entéricas utilizam diversas estratégias para invadir, e com frequência exploram os mecanismos inflamatórios e de captação de antígenos do hospedeiro, bem como modulam diferentes componentes da resposta imune. As fortes reações T_H1 e T_H17 que os microrganismos patogênicos provocam resultam, normalmente, na eliminação da infecção. Em contrapartida, as proteínas alimentares induzem uma forma ativa de tolerância imunológica nos sistemas imunes sistêmico e de mucosa, que pode ser mediada por células T_{reg} produtoras de IL-10 e/ou TGF-β. Bactérias comensais também são reconhecidas pelo sistema imune, mas isso se limita à mucosa e a seus tecidos linfoides drenantes, pois estes são apresentados às células T pelas células dendríticas que migram da parede intestinal e se alojam nos linfonodos mesentéricos drenantes. Isso resulta em tolerância de mucosa ativa e na produção de anticorpos IgA locais que restringem a colonização por parte dos microrganismos, além da "ignorância" desses antígenos pelo sistema imune sistêmico. Em virtude de as bactérias comensais apresentarem muitos efeitos benéficos para o hospedeiro, esses processos imunorreguladores são importantes para permitir que as bactérias coexistam com o sistema imune.

Os helmintos intestinais frequentemente produzem infecções crônicas, parcialmente porque produzem diversos fatores que podem modular o sistema imune do hospedeiro. A resposta protetora dominante contra helmintos é mediada por T_H2, com o envolvimento de IgE, mastócitos e eosinófilos e a produção de TNF-α. Tal resposta também pode danificar o intestino, e o sistema imune mantém um equilíbrio entre imunidade protetora e imunopatologia. Uma situação similar ocorre com a infecção por *H. pylori* no estômago, onde essa bactéria manipula a resposta do hospedeiro para assegurar a presença de um estado inflamatório crônico que promove seu crescimento e previne a imunidade protetora. A ausência de fatores imunomoduladores derivados de helmintos e de *Helicobacter* pode contribuir para a incidência aumentada de doenças alérgicas e inflamatórias em países desenvolvidos.

As células dendríticas locais são o fator-chave que decide entre a geração de imunidade protetora e a tolerância imune na mucosa intestinal. Em geral, as células dendríticas intestinais não respondem ao estímulo pró-inflamatório e polarizarão a resposta de célula T na diferenciação de células T_{reg} migrantes ao intestino. Além disso, as células dendríticas ainda podem responder completamente a organismos invasores e sinais inflamatórios quando requeridas, permitindo a sensibilização de células T para um *status* efetor. Quando o processo regulador normal falha, as doenças inflamatórias podem ocorrer. Como consequência dessas necessidades competidoras, mas interativas, de resposta imune, o intestino normalmente fica com a aparência de inflamação fisiológica, que auxilia na manutenção da função normal do intestino e do sistema imune.

Resumo do Capítulo 12

O sistema imune de mucosa é um grande e complexo aparato que desempenha papel fundamental na saúde, não somente pela proteção dos órgãos fisiologicamente vitais, mas também pelo auxílio na regulação de todo o sistema imune e na prevenção de doenças. Os órgãos linfoides periféricos focados pela maioria dos imunologistas podem ser uma recente especialização a partir de outro modelo original que se desenvolveu em tecidos de mucosa. As superfícies mucosas do corpo são altamente vulneráveis à infecção e possuem uma complexa gama de mecanismos inatos e adaptativos de imunidade. O sistema imune adaptativo dos MALTs difere do restante do sistema linfoide periférico em muitos aspectos: a justaposição imediata do epitélio de mucosa e do tecido linfoide; tecido linfoide difuso, bem como órgãos linfoides mais organizados; mecanismos especializados de captação de antígenos e células dendríticas; predominância de linfócitos ativados/de memória mesmo na ausência de infecção; produção de IgA secretora dimérica como o anticorpo predominante; e diminuição de respostas imunes a antígenos inócuos, como antígenos alimentares e microrganismos comensais. Nenhuma resposta imune sistêmica pode, normalmente, ser detectada para esses antígenos. Em contrapartida, microrganismos patogênicos induzem fortes respostas protetoras. O principal fator na decisão entre a tolerância e o desenvolvimento de poderosas respostas imunes adaptativas é o contexto no qual o antígeno é apresentado aos linfócitos T no sistema imune de mucosa. Quando não existe inflamação, a apresentação de antígenos às células T por células dendríticas especializadas CD103-positivas induz a diferenciação de células T_{reg}. Em contrapartida, os microrganismos patogênicos que cruzam a mucosa induzem uma resposta inflamatória nos tecidos, a qual estimula a maturação de APCs e a expressão de moléculas coestimuladoras, favorecendo, dessa forma, uma resposta da célula T protetora.

Questões

12.1   *Descreva os processos que permitem que uma célula T CD4 específica seja sensibilizada contra um antígeno no intestino, e discuta como as células T efetoras resultantes podem retornar à superfície intestinal.*

12.2   *Estamos expostos a uma grande quantidade de antígenos externos nos alimentos que consumimos. (a) Por que não montamos respostas imunes efetoras contra esses antígenos alimentares? (b) Como o sistema imune distingue entre antígenos alimentares e antígenos potencialmente nocivos?*

12.3   *Discuta como as células dendríticas do intestino se distinguem de seus complementos em outros tecidos, e descreva como suas funções são adaptadas aos desafios locais enfrentados pelo sistema imune no intestino.*

12.4   *Descreva como diferentes aspectos da resposta imune do hospedeiro podem produzir tanto imunidade protetora como dano tecidual durante a infecção provocada por um verme intestinal.*

12.5   *Um aspecto incomum do intestino é a íntima interação entre as células epiteliais e as células do sistema imune. Esboce como essas interações ajudam a moldar as respostas imunes para os diferentes tipos de antígenos encontrados pelo intestino.*

Referências gerais

Brandtzaeg, P.: **Mucosal immunity: induction, dissemination, and effector functions.** *Scand. J. Immunol.* 2009, **70**:505–515.

Kohlmeier, J.E., and Woodland, D.L.: **Immunity to respiratory viruses.** *Annu. Rev. Immunol.* 2009, **27**:61–82.

Macpherson, A.J., McCoy, K.D., Johansen, F.E., and Brandtzaeg, P.: **The immune geography of IgA induction and function.** *Mucosal Immunol.* 2008, **1**:11–22.

Mowat, A.M.: **Anatomical basis of tolerance and immunity to intestinal antigens.** *Nat. Rev. Immunol.* 2003, **3**:331–341.

Lee, Y.K., and Mazmanian, S.K.: **Has the microbiota played a critical role in the evolution of the adaptive immune system?** *Science* 2010, **330**:1768–1773.

Referências por seção

12.1 O sistema imune de mucosa protege as superfícies internas do corpo

Brandtzaeg, P.: **Induction of secretory immunity and memory at mucosal surfaces.** *Vaccine* 2007, **25**:5467–5484.

Kunisawa, J., Nochi, T., and Kiyono, H.: **Immunological commonalities and distinctions between airway and digestive immunity.** *Trends Immunol.* 2008, **29**:505–513.

Wira, C.R., Fahey, J.V., Sentman, C.L., Pioli, P.A., and Shen, L.: **Innate and adaptive immunity in female genital tract: cellular responses and interactions.** *Immunol. Rev.* 2005, **206**:306–335.

World Health Organization: *The Global Burden of Disease 2004 Update.* Geneva, World Health Organization, 2008.

12.2 O sistema imune de mucosa pode ser o sistema imune vertebrado original

Fagarasan, S., Kawamoto, S., Kanagawa, O., and Suzuki, K.: **Adaptive immune regulation in the gut: T cell-dependent and T cell-independent IgA synthesis.** *Annu. Rev. Immunol.* 2010, **28**:243–273.

Matsunaga, T., and Rahman, A.: **In search of the origin of the thymus: the thymus and GALT may be evolutionarily related.** *Scand. J. Immunol.* 2001, **53**:1–6.

Rocha, B.: **The extrathymic T-cell differentiation in the murine gut.** *Immunol. Rev.* 2007, **215**:166–177.

12.3 Células do sistema imune de mucosa estão localizadas em compartimentos anatomicamente definidos e dispersas ao longo dos tecidos de mucosa

Bouskra, D., Brézillon, C., Bérard, M., Werts, C., Varona, R., Boneca, I.G., and Eberl, G.: **Lymphoid tissue genesis induced by commensals through NOD1 regulates intestinal homeostasis.** *Nature* 2008, **456**:507–510.

Brandtzaeg, P., Kiyono, H., Pabst, R., and Russell, M.W.: **Terminology: nomenclature of mucosa-associated lymphoid tissue.** *Mucosal Immunol.* 2008, **1**:31–37.

Eberl, G., and Lochner, M.: **The development of intestinal lymphoid tissues at the interface of self and microbiota.** *Mucosal Immunol.* 2009, **2**:478–485.

Eberl, G., and Sawa, S.: **Opening the crypt: current facts and hypotheses on the function of cryptopatches.** *Trends Immunol.* 2010, **31**:50–55.

Tsuji, M., Suzuki, K., Kitamura, H., Maruya, M., Kinoshita, K., Ivanov, I.I., Itoh, K., Littman, D.R., and Fagarasan, S.: **Requirement for lymphoid tissue-inducer cells in isolated follicle formation and T cell-independent immunoglobulin A generation in the gut.** *Immunity* 2008, **29**:261–271.

van de Pavert, S.A., and Mebius, R.E.: **New insights into the development of lymphoid tissues.** *Nat. Rev. Immunol.* 2010, **10**:664–674.

12.4 O intestino tem diferentes vias e mecanismos de captação de antígenos

Anosova, N.G., Chabot, S., Shreedhar, V., Borawski, J.A., Dickinson, B.L., and Neutra, M.R.: **Cholera toxin, *E. coli* heat-labile toxin, and non-toxic derivatives induce dendritic cell migration into the follicle-associated epithelium of Peyer's patches.** *Mucosal Immunol.* 2008, **1**:59–67.

Chieppa, M., Rescigno, M., Huang, A.Y., and Germain, R.N.: **Dynamic imaging of dendritic cell extension into the small bowel lumen in response to epithelial cell TLR engagement.** *J. Exp. Med.* 2006, **203**:2841–2852.

Hase, K., Kawano, K., Nochi, T., Pontes, G.S., Fukuda, S., Ebisawa, M., Kadokura, K., Tobe, T., Fujimura, Y., Kawano, S., *et al.*: **Uptake through glycoprotein 2 of FimH+ bacteria by M cells initiates mucosal immune response.** *Nature* 2009, **462**:226–230.

Knoop, K.A., Kumar, N., Butler, B.R., Sakthivel, S.K., Taylor, R.T., Nochi, T., Akiba, H., Yagita, H., Kiyono, H., and Williams, I.R.: **RANKL is necessary and sufficient to initiate development of antigen-sampling M cells in the intestinal epithelium.** *J. Immunol.* 2009, **183**:5738–5747.

Lelouard, H., Henri, S., De Bovis, B., Mugnier, B., Chollat-Namy, A., Malissen, B., Méresse, S., and Gorvel, J.P.: **Pathogenic bacteria and dead cells are internalized by a unique subset of Peyer's patch dendritic cells that express lysozyme.** *Gastroenterology* 2010, **138**:173–184.

Salazar-Gonzalez, R.M., Niess, J.H., Zammit, D.J., Ravindran, R., Srinivasan, A., Maxwell, J.R., Stoklasek, T., Yadav, R., Williams, I.R., Gu, X., *et al.*: **CCR6--mediated dendritic cell activation of pathogen-specific T cells in Peyer's patches.** *Immunity* 2006, **24**:623–632.

12.5 O sistema imune de mucosa contém um grande número de linfócitos efetores, mesmo na ausência de doença

Gaboriau-Routhiau, V., Rakotobe, S., Lécuyer, E., Mulder, I., Lan, A., Bridonneau, C., Rochet, V., Pisi, A., De Paepe, M., Brandi, G., *et al.*: **The key role of segmented filamentous bacteria in the coordinated maturation of gut helper T cell responses.** *Immunity* 2009, **31**:677–689.

Macdonald, T.T., and Monteleone, G.: **Immunity, inflammation, and allergy in the gut.** *Science* 2005, **307**:1920–1925.

Maynard, C.L., and Weaver, C.T.: **Intestinal effector T cells in health and disease.** *Immunity* 2009, **31**:389–400.

Niess, J.H., Leithäuser, F., Adler, G., and Reimann, J.: **Commensal gut flora drives the expansion of proinflammatory CD4 T cells in the colonic lamina propria under normal and inflammatory conditions.** *J. Immunol.* 2008, **180**:559–568.

12.6 A circulação de linfócitos dentro do sistema imune de mucosa é controlada por moléculas de adesão tecido-específicas e receptores de quimiocinas

Agace, W.: **Generation of gut-homing T cells and their localization to the small intestinal mucosa.** *Immunol. Lett.* 2010, **128**:21–23.

Brandtzaeg, P.: **Mucosal immunity: induction, dissemination, and effector functions.** *Scand. J. Immunol.* 2009, **70**:505–515.

Hammerschmidt, S.I., Ahrendt, M., Bode, U., Wahl, B., Kremmer, E., Förster, R., and Pabst, O.: **Stromal mesenteric lymph node cells are essential for the generation of gut-homing T cells *in vivo*.** *J. Exp. Med.* 2008, **205**:2483–2490.

Iwata, M., Hirakiyama, A., Eshima, Y., Kagechika, H., Kato, C., and Song, S.Y.: **Retinoic acid imprints gut-homing specificity on T cells.** *Immunity* 2004, **21**:527–538.

Mora, J.R., and von Andrian, U.H.: **Differentiation and homing of IgA-secreting cells.** *Mucosal Immunol.* 2008, **1**:96–109.

Morteau, O., Gerard, C., Lu, B., Ghiran, S., Rits, M., Fujiwara, Y., Law, Y., Distelhorst, K., Nielsen, E.M., Hill, E.D., *et al.*: **An indispensable role for the chemokine receptor CCR10 in IgA antibody-secreting cell accumulation.** *J. Immunol.* 2008, **181**:6309–6315.

12.7   A sensibilização de linfócitos em um tecido de mucosa pode induzir imunidade protetora em outras superfícies mucosas

Brandtzaeg, P.: **Induction of secretory immunity and memory at mucosal surfaces.** *Vaccine* 2007, **25**:5467–5484.

Johansen, F.E., Baekkevold, E.S., Carlsen, H.S., Farstad, I.N., Soler, D., and Brandtzaeg, P.: **Regional induction of adhesion molecules and chemokine receptors explains disparate homing of human B cells to systemic and mucosal effector sites: dispersion from tonsils.** *Blood* 2005, **106**:593–600.

12.8   Populações únicas de células dendríticas controlam as respostas do sistema imune de mucosa

Annacker, O., Coombes, J.L., Malmstrom, V., Uhlig, H.H., Bourne, T., Johansson-Lindbom, B., Agace, W.W., Parker, C.M., and Powrie, F.: **Essential role for CD103 in the T cell-mediated regulation of experimental colitis.** *J. Exp. Med.* 2005, **202**:1051–1061.

Iwasaki, A.: **Mucosal dendritic cells.** *Annu. Rev. Immunol.* 2007, **25**:381–418.

Lambrecht, B.N., and Hammad, H.: **Biology of lung dendritic cells at the origin of asthma.** *Immunity* 2009, **31**:412–424.

Milling, S.W., Yrlid, U., Jenkins, C., Richards, C.M., Williams, N.A., and MacPherson, G.: **Regulation of intestinal immunity: effects of the oral adjuvant *Escherichia coli* heat-labile enterotoxin on migrating dendritic cells.** *Eur. J. Immunol.* 2007, **37**:87–99.

Persson, E.K., Jaensson, E., and Agace, W.W.: **The diverse ontogeny and function of murine small intestinal dendritic cell/macrophage subsets.** *Immunobiology* 2010, **215**:692–697.

Rescigno, M., and Di Sabatino, A.: **Dendritic cells in intestinal homeostasis and disease.** *J. Clin. Invest.* 2009, **119**:2441–2450.

Sato, A., Hashiguchi, M., Toda, E., Iwasaki, A., Hachimura, S., and Kaminogawa, S.: **CD11b⁺ Peyer's patch dendritic cells secrete IL-6 and induce IgA secretion from naive B cells.** *J. Immunol.* 2003, **171**:3684–3690.

Schulz, O., Jaensson, E., Persson, E.K., Liu, X., Worbs, T., Agace, W.W., and Pabst, O.: **Intestinal CD103⁺, but not CX3CR1⁺, antigen sampling cells migrate in lymph and serve classical dendritic cell functions.** *J. Exp. Med.* 2009, **206**:3101–3114.

Uematsu, S., Fujimoto, K., Jang, M.H., Yang, B.G., Jung, Y.J., Nishiyama, M., Sato, S., Tsujimura, T., Yamamoto, M., Yokota, Y., *et al.*: **Regulation of humoral and cellular gut immunity by lamina propria dendritic cells expressing Toll-like receptor 5.** *Nat. Immunol.* 2008, **9**:769–776.

12.9   A lâmina própria intestinal contém células T antígeno-experientes e populações de linfócitos do tipo inato incomuns

Buonocore, S., Ahern, P.P., Uhlig, H.H., Ivanov, I.I., Littman, D.R., Maloy, K.J., and Powrie, F.: **Innate lymphoid cells drive interleukin-23-dependent innate intestinal pathology.** *Nature* 2010, **464**:1371–1375.

Colonna, M.: **Interleukin-22-producing natural killer cells and lymphoid tissue inducer-like cells in mucosal immunity.** *Immunity* 2009, **31**:15–23.

Cua, D.J., and Tato, C.M.: **Innate IL-17-producing cells: the sentinels of the immune system.** *Nat. Rev. Immunol.* 2010, **10**:479–489.

Khader, S.A., Gaffen, S.L., and Kolls, J.K.: **Th17 cells at the crossroads of innate and adaptive immunity against infectious diseases at the mucosa.** *Mucosal Immunol.* 2009, **2**:403–411.

Maynard, C.L., and Weaver, C.T.: **Intestinal effector T cells in health and disease.** *Immunity* 2009, **31**:389–400.

Meresse, B., and Cerf-Bensussan, N.: **Innate T cell responses in human gut.** *Semin. Immunol.* 2009, **21**:121–129.

Middendorp, S., and Nieuwenhuis, E.E.: **NKT cells in mucosal immunity.** *Mucosal Immunol.* 2009, **2**:393–402.

Sawa, S., Cherrier, M., Lochner, M., Satoh-Takayama, N., Fehling, H.J., Langa, F., Di Santo, J.P., and Eberl, G.: **Lineage relationship analysis of RORγt⁺ innate lymphoid cells.** *Science* 2010, **330**:665–669.

van Wijk, F., and Cheroutre, H.: **Intestinal T cells: facing the mucosal immune dilemma with synergy and diversity.** *Semin. Immunol.* 2009, **21**:130–138.

12.10   O epitélio intestinal é um compartimento único do sistema imune

Eberl, G., and Littman, D.R.: **Thymic origin of intestinal αβ T cells revealed by fate mapping of RORγt⁺ cells.** *Science* 2004, **305**:248–251.

Eberl, G., and Sawa, S.: **Opening the crypt: current facts and hypotheses on the function of cryptopatches.** *Trends Immunol.* 2010, **31**:50–55.

Rocha, B.: **The extrathymic T-cell differentiation in the murine gut.** *Immunol Rev* 2007, **215**:166–177.

Staton, T.L., Habtezion, A., Winslow, M.M., Sato, T., Love, P.E., and Butcher, E.C.: **CD8⁺ recent thymic emigrants home to and efficiently repopulate the small intestine epithelium.** *Nat. Immunol.* 2006, **7**:482–488.

van Wijk, F., and Cheroutre, H.: **Intestinal T cells: facing the mucosal immune dilemma with synergy and diversity.** *Semin. Immunol.* 2009, **21**:130–138.

12.11   A IgA secretora é o isotipo de anticorpo associado ao sistema imune de mucosa

Cerutti, A.: **Immunology. IgA changes the rules of memory.** *Science* 2010, **328**:1646–1647.

Cerutti, A., and Rescigno, M.: **The biology of intestinal immunoglobulin A responses.** *Immunity* 2008, **28**:740–750.

Fagarasan, S., Kawamoto, S., Kanagawa, O., and Suzuki, K.: **Adaptive immune regulation in the gut: T cell-dependent and T cell-independent IgA synthesis.** *Annu. Rev. Immunol.* 2010, **28**:243–273.

Spencer, J., Barone, F., and Dunn-Walters, D.: **Generation of Immunoglobulin diversity in human gut-associated lymphoid tissue.** *Semin. Immunol.* 2009, **21**:139–146.

12.12   A deficiência de IgA é comum em humanos, porém pode ser compensada pela IgM secretora

Karlsson, M.R., Johansen, F.E., Kahu, H., Macpherson, A., and Brandtzaeg, P.: **Hypersensitivity and oral tolerance in the absence of a secretory immune system.** *Allergy* 2010, **65**:561–570.

Yel, L.: **Selective IgA deficiency.** *J. Clin. Immunol.* 2010, **30**:10–16.

12.13   Os patógenos entéricos causam resposta inflamatória local e desenvolvimento de imunidade protetora

Dubin, P.J., and Kolls, J.K.: **Th17 cytokines and mucosal immunity.** *Immunol. Rev.* 2008, **226**:160–171.

Fritz, J.H., Le Bourhis, L., Magalhaes, J.G., and Philpott, D.J.: **Innate immune recognition at the epithelial barrier drives adaptive immunity: APCs take the back seat.** *Trends Immunol.* 2008, **29**:41–49.

Lavelle, E.C., Murphy, C., O'Neill, L.A., and Creagh, E.M.: **The role of TLRs, NLRs, and RLRs in mucosal innate immunity and homeostasis.** *Mucosal Immunol.* 2010, **3**:17–28.

Ouellette, A.J.: **Paneth cells and innate mucosal immunity.** *Curr. Opin. Gastroenterol.* 2010, **26**:547–553.

Philpott, D.J., and Girardin, S.E.: **Nod-like receptors: sentinels at host membranes.** *Curr. Opin. Immunol.* 2010, **22**:428–434.

Sansonetti, P.J.: **To be or not to be a pathogen: that is the mucosally relevant question.** *Mucosal Immunol.* 2011, **4**:8–14.

Santos, R.L., Raffatellu, M., Bevins, C.L., Adams, L.G., Tükel, C., Tsolis, R.M., and Bäumler, A.J.: **Life in the inflamed intestine, *Salmonella* style.** *Trends Microbiol.* 2009, **17**:498–506.

Sellge, G., Magalhaes, J.G., Konradt, C., Fritz, J.H., Salgado-Pabon, W., Eberl, G., Bandeira, A., Di Santo, J.P., Sansonetti, P.J., and Phalipon, A.: **Th17 cells are the dominant T cell subtype primed by *Shigella flexneri* mediating protective immunity.** *J. Immunol.* 2010, **184**:2076–2085.

Tam, M.A., Rydström, A., Sundquist, M., and Wick, M.J.: **Early cellular responses to *Salmonella* infection: dendritic cells, monocytes, and more.** *Immunol. Rev.* 2008, **225**:140–162.

Vaishnava, S., Behrendt, C.L., Ismail, A.S., Eckmann, L., and Hooper, L.V.: **Paneth cells directly sense gut commensals and maintain homeostasis at the intestinal host–microbial interface.** *Proc. Natl Acad. Sci. USA* 2008, **105**:20858–20863.

12.14 O resultado da infecção por patógenos é determinado por uma complexa interação entre o microrganismo e a resposta imune do hospedeiro

Carneiro, L.A., Travassos, L.H., Soares, F., Tattoli, I., Magalhaes, J.G., Bozza, M.T., Plotkowski, M.C., Sansonetti, P.J., Molkentin, J.D., Philpott, D.J., *et al.*: ***Shigella* induces mitochondrial dysfunction and cell death in nonmyleoid cells.** *Cell Host Microbe* 2009, **5**:123–136.

Cossart, P., and Sansonetti, P.J.: **Bacterial invasion: the paradigms of enteroinvasive pathogens.** *Science* 2004, **304**:242–248.

Pédron, T., and Sansonetti, P.: **Commensals, bacterial pathogens and intestinal inflammation: an intriguing ménage à trois.** *Cell Host Microbe* 2008, **3**:344–347.

Trosky, J.E., Liverman, A.D., and Orth, K.: ***Yersinia* outer proteins: Yops.** *Cell Microbiol.* 2008, **10**:557–565.

12.15 O sistema imune de mucosa deve manter um equilíbrio entre a imunidade protetora e a homeostase para um grande número de diferentes antígenos estranhos

Barnes, M.J., and Powrie, F.: **Regulatory T cells reinforce intestinal homeostasis.** *Immunity* 2009, **31**:401–411.

Cario, E.: **Innate immune signalling at intestinal mucosal surfaces: a fine line between host protection and destruction.** *Curr. Opin. Gastroenterol.* 2008, **24**:725–732.

Dubin, P.J., and Kolls, J.K.: **Th17 cytokines and mucosal immunity.** *Immunol. Rev.* 2008, **226**:160–171.

Hand, T., and Belkaid, Y.: **Microbial control of regulatory and effector T cell responses in the gut.** *Curr. Opin. Immunol.* 2010, **22**:63–72.

Macdonald, T.T., and Monteleone, G.: **Immunity, inflammation, and allergy in the gut.** *Science* 2005, **307**:1920–1925.

Sansonetti, P.J., and Medzhitov, R.: **Learning tolerance while fighting ignorance.** *Cell* 2009, **138**:416–420.

Strobel, S., and Mowat, A.M.: **Oral tolerance and allergic responses to food proteins.** *Curr. Opin. Allergy Clin. Immunol.* 2006, **6**:207–213.

Worbs, T., Bode, U., Yan, S., Hoffmann, M.W., Hintzen, G., Bernhardt, G., Forster, R., and Pabst, O.: **Oral tolerance originates in the intestinal immune system and relies on antigen carriage by dendritic cells.** *J. Exp. Med.* 2006, **203**:519–527.

12.16 O intestino saudável contém grande quantidade de bactérias, porém não gera respostas imunes potencialmente prejudiciais contra elas

Abreu, M.T.: **Toll-like receptor signalling in the intestinal epithelium: how bacterial recognition shapes intestinal function.** *Nat. Rev. Immunol.* 2010, **10**:131–144.

Asquith, M.J., Boulard, O., Powrie, F., and Maloy, K.J.: **Pathogenic and protective roles of MyD88 in leukocytes and epithelial cells in mouse models of inflammatory bowel disease.** *Gastroenterology* 2010, **139**:519–529.

Barnes, M.J., and Powrie, F.: **Regulatory T cells reinforce intestinal homeostasis.** *Immunity* 2009, **31**:401–411.

Bouskra, D., Brézillon, C., Bérard, M., Werts, C., Varona, R., Boneca, I.G., and Eberl, G.: **Lymphoid tissue genesis induced by commensals through NOD1 regulates intestinal homeostasis.** *Nature* 2008, **456**:507–510.

Cerf-Bensussan, N., and Gaboriau-Routhiau, V.: **The immune system and the gut microbiota: friends or foes?** *Nat. Rev. Immunol.* 2010, **10**:735–744.

Duerkop, B.A., Vaishnava, S., and Hooper, L.V.: **Immune responses to the microbiota at the intestinal mucosal surface.** *Immunity* 2009, **31**:368–376.

Garrett, W.S., Gordon, J.I., and Glimcher, L.H.: **Homeostasis and inflammation in the intestine.** *Cell* 2010, **140**:859–870.

Platt, A.M., and Mowat, A.M.: **Mucosal macrophages and the regulation of immune responses in the intestine.** *Immunol. Lett.* 2008, **119**:22–31.

Rakoff-Nahoum, S., Hao, L., and Medzhitov, R.: **Role of toll-like receptors in spontaneous commensal-dependent colitis.** *Immunity* 2006, **25**:319–329.

Round, J.L., and Mazmanian, S.K.: **Inducible Foxp3$^+$ regulatory T-cell development by a commensal bacterium of the intestinal microbiota.** *Proc. Natl Acad. Sci. USA* 2010, **107**:12204–12209.

Siegmund, B.: **Interleukin-18 in intestinal inflammation: friend and foe?** *Immunity* 2010, **32**:300–302.

Slack, E., Hapfelmeier, S., Stecher, B., Velykoredko, Y., Stoel, M., Lawson, M.A., Geuking, M.B., Beutler, B., Tedder, T.F., Hardt, W.D., *et al.*: **Innate and adaptive immunity cooperate flexibly to maintain host–microbiota mutualism.** *Science* 2009, **325**:617–620.

12.17 Respostas imunes completas às bactérias comensais provocam doença intestinal

Asquith, M.J., Boulard, O., Powrie, F., and Maloy, K.J.: **Pathogenic and protective roles of MyD88 in leukocytes and epithelial cells in mouse models of inflammatory bowel disease.** *Gastroenterology* 2010, **139**:519–529.

Buonocore, S., Ahern, P.P., Uhlig, H.H., Ivanov, I.I., Littman, D.R., Maloy, K.J., and Powrie, F.: **Innate lymphoid cells drive interleukin-23-dependent innate intestinal pathology.** *Nature* 2010, **464**:1371–1375.

Fischer, W., Prassl, S., and Haas, R.: **Virulence mechanisms and persistence strategies of the human gastric pathogen *Helicobacter pylori*.** *Curr. Top. Microbiol. Immunol.* 2009, **337**:129–171.

Kaser, A., Zeissig, S., and Blumberg, R.S.: **Inflammatory bowel disease.** *Annu. Rev. Immunol.* 2010, **28**:573–621.

Lodes, M.J., Cong, Y., Elson, C.O., Mohamath, R., Landers, C.J., Targan, S.R., Fort, M., and Hershberg, R.M.: **Bacterial flagellin is a dominant antigen in Crohn's disease.** *J. Clin. Invest.* 2004, **113**:1296–1306.

Sartor, R.B.: **Key questions to guide a better understanding of host–commensal microbiota interactions in intestinal inflammation.** *Mucosal Immunol.* 2011 Jan 19.

Siegmund, B.: **Interleukin-18 in intestinal inflammation: friend and foe?** *Immunity* 2010, **32**:300–302.

Watanabe, N., Kiriya, K., and Chiba, T.: **Small intestine Peyer's patches are major induction sites of the *Helicobacter*-induced host immune responses.** *Gastroenterology* 2008, **134**:642–643.

12.18 Os helmintos intestinais provocam fortes respostas imunes mediadas por T$_H$2

Artis, D., and Grencis, R.K.: **The intestinal epithelium: sensors to effectors in nematode infection.** *Mucosal Immunol.* 2008, **1**:252–264.

Bischoff, S.C.: **Physiological and pathophysiological functions of intestinal mast cells.** *Semin. Immunopathol.* 2009, **31**:185–205.

Hasnain, S.Z., Wang, H., Ghia, J.E., Haq, N., Deng, Y., Velcich, A., Grencis, R.K., Thornton, D.J., and Khan, W.I.: **Mucin gene deficiency in mice impairs host resistance to an enteric parasitic infection.** *Gastroenterology* 2010, **138**:1763–1771.

Humphreys, N.E., Xu, D., Hepworth, M.R., Liew, F.Y., and Grencis, R.K.: **IL-33, a potent inducer of adaptive immunity to intestinal nematodes.** *J. Immunol.* 2008, **180**:2443–2449.

Ierna, M.X., Scales, H.E., Saunders, K.L., and Lawrence, C.E.: **Mast cell production of IL-4 and TNF may be required for protective and pathological responses in gastrointestinal helminth infection.** *Mucosal Immunol.* 2008, **1**:147–155.

Maizels, R.M., Pearce, E.J., Artis, D., Yazdanbakhsh, M., and Wynn, T.A.: **Regulation of pathogenesis and immunity in helminth infections.** *J. Exp. Med.* 2009, **206**:2059–2066.

Neill, D.R., Wong, S.H., Bellosi, A., Flynn, R.J., Daly, M., Langford, T.K., Bucks, C., Kane, C.M., Fallon, P.G., Pannell, R., *et al.*: **Nuocytes represent a new innate effector leukocyte that mediates type-2 immunity.** *Nature* 2010, **464**:1367–1370.

Saenz, S.A., Noti, M., and Artis, D.: **Innate immune cell populations function as initiators and effectors in Th2 cytokine responses.** *Trends Immunol.* 2010, **31**:407–413.

Specht, S., Saeftel, M., Arndt, M., Endl, E., Dubben, B., Lee, N.A., Lee, J.J., and Hoerauf, A.: **Lack of eosinophil peroxidase or major basic protein impairs defense against murine filarial infection.** *Infect. Immun.* 2006, **74**:5236–5243.

Taylor, B.C., Zaph, C., Troy, A.E., Du, Y., Guild, K.J., Comeau, M.R., and Artis, D.: **TSLP regulates intestinal immunity and inflammation in mouse models of helminth infection and colitis.** *J. Exp. Med.* 2009, **206**:655–667.

12.19 Outros parasitos eucarióticos provocam imunidade protetora e patologia no intestino

Dalton, J.E., Cruickshank, S.M., Egan, C.E., Mears, R., Newton, D.J., Andrew, E.M., Lawrence, B., Howell, G., Else, K.J., Gubbels, M.J., *et al.*: **Intraepithelial $\gamma\delta^+$ lymphocytes maintain the integrity of intestinal epithelial tight junctions in response to infection.** *Gastroenterology* 2006, **131**:818–829.

Eckmann, L.: **Mucosal defences against *Giardia*.** *Parasite Immunol.* 2003, **25**:259–270.

Petry, F., Jakobi, V., and Tessema, T.S.: **Host immune response to *Cryptosporidium parvum* infection.** *Exp. Parasitol.* 2010, **126**:304–309.

Schulthess, J., Fourreau, D., Darche, S., Meresse, B., Kasper, L., Cerf-Bensussan, N., and Buzoni-Gatel, D.: **Mucosal immunity in *Toxoplasma gondii* infection.** *Parasite* 2008, **15**:389–395.

12.20 O sistema imune de mucosa tem de comprometer-se com a supressão e a ativação da resposta imune

Abt, M.C., and Artis, D.: **The intestinal microbiota in health and disease: the influence of microbial products on immune cell homeostasis.** *Curr. Opin. Gastroenterol.* 2009, **25**:496–502.

Altmann, D.M.: **Review series on helminths, immune modulation and the hygiene hypothesis: nematode coevolution with adaptive immunity, regulatory networks and the growth of inflammatory diseases.** *Immunology* 2009, **126**:1–2.

Cario, E.: **Innate immune signalling at intestinal mucosal surfaces: a fine line between host protection and destruction.** *Curr. Opin. Gastroenterol.* 2008, **24**:725–732.

Dunne, D.W., and Cooke, A.: **A worm's eye view of the immune system: consequences for evolution of human autoimmune disease.** *Nat. Rev. Immunol.* 2005, **5**:420–426.

Gaboriau-Routhiau, V., Rakotobe, S., Lécuyer, E., Mulder, I., Lan, A., Bridonneau, C., Rochet, V., Pisi, A., De Paepe, M., Brandi, G., *et al.*: **The key role of segmented filamentous bacteria in the coordinated maturation of gut helper T cell responses.** *Immunity* 2009, **31**:677–689.

Okada, H., Kuhn, C., Feillet, H., and Bach, J.F.: **The 'hygiene hypothesis' for autoimmune and allergic diseases: an update.** *Clin. Exp. Immunol.* 2010, **160**:1–9.

Round, J.L., and Mazmanian, S.K.: **Inducible Foxp3$^+$ regulatory T-cell development by a commensal bacterium of the intestinal microbiota.** *Proc. Natl Acad. Sci. USA* 2010, **107**:12204–12209.

Saenz, S.A., Taylor, B.C., and Artis, D.: **Welcome to the neighborhood: epithelial cell-derived cytokines license innate and adaptive immune responses at mucosal sites.** *Immunol. Rev.* 2008, **226**:172–190.

Zaph, C., Troy, A.E., Taylor, B.C., Berman-Booty, L.D., Guild, K.J., Du, Y., Yost, E.A., Gruber, A.D., May, M.J., Greten, F.R., *et al.*: **Epithelial-cell-intrinsic IKK-β expression regulates intestinal immune homeostasis.** *Nature* 2007, **446**:552–556.

PARTE V

O Sistema Imune na Saúde e na Doença

Falhas nos Mecanismos de Defesa do Hospedeiro

13

No curso normal de uma infecção, o agente infeccioso dispara uma resposta imune inata. Os antígenos estranhos do agente infeccioso, reforçados com sinais de células imunes inatas, induzem uma resposta imune adaptativa que elimina a infecção e estabelece um estado de imunidade protetora. Entretanto, isso nem sempre ocorre, e, neste capítulo, serão examinadas três circunstâncias em que há falha na defesa do hospedeiro contra a infecção: cessação ou subversão de resposta imune normal pelo patógeno, deficiências hereditárias de defesa devido a defeitos genéticos, e síndrome da imunodeficiência adquirida (Aids, do inglês *acquired immunodeficiency syndrome*), uma suscetibilidade generalizada à infecção que se deve à falha do hospedeiro em controlar e eliminar o vírus da imunodeficiência humana (HIV, do inglês *human immunodeficiency virus*).

A propagação de um patógeno depende da sua capacidade de replicar-se em um hospedeiro e disseminar-se para novos hospedeiros. Assim, os patógenos comuns devem crescer sem ativar uma resposta imune muito vigorosa e, inversamente, não devem causar a morte do hospedeiro de maneira muito rápida. Os patógenos mais bem-sucedidos persistem porque não induzem uma resposta imune ou porque são capazes de escapar dessa resposta, uma vez que ela tenha ocorrido. Ao longo de milhões de anos de coevolução com seus hospedeiros, os patógenos desenvolveram diversas estratégias para evitar a sua destruição pelo sistema imune, e essas estratégias serão examinadas na primeira parte deste capítulo.

Na segunda parte, serão abordadas as **doenças de imunodeficiência**, nas quais há falha nas defesas do hospedeiro. Na maioria dessas doenças, um gene defeituoso resulta na eliminação de um ou mais componentes do sistema imune, levando a uma suscetibilidade aumentada à infecção por classes específicas de patógenos. Doenças de imunodeficiência causadas por defeitos no desenvolvimento de linfócitos T ou B, na função fagocitária e em componentes do sistema do complemento têm sido descobertas. Na última parte deste capítulo, se considerará como a infecção persistente das células do sistema imune pelo HIV leva à Aids, um exemplo de imunodeficiência adquirida. O estudo de todas essas imunodeficiências já tem proporcionado importante contribuição à compreensão dos mecanismos de defesa do hospedeiro e, em longo prazo, pode ajudar na sugestão de novos métodos de controle ou prevenção de doenças infecciosas, incluindo a Aids.

Evasão e subversão das defesas imunológicas

Assim como os vertebrados desenvolveram muitas defesas diferentes contra os patógenos, estes também elaboraram estratégias para escapar dessas defesas. Os meios de defesa vão desde a resistência à fagocitose até a evasão do reconhecimento pelo sistema imune adaptativo e, também, a supressão ativa das respostas imunes. Primeiramente, será visto como alguns patógenos se antecipam à resposta imune adaptativa.

13.1 A variação antigênica permite que os patógenos escapem da imunidade

Um modo pelo qual um agente infeccioso pode escapar à vigilância imunológica consiste em alterar seus antígenos; isso é conhecido como **variação antigênica**, e é importante sobretudo para os patógenos extracelulares, os quais são em geral eliminados pelos anticorpos contra suas estruturas de superfície (ver Cap. 10). Há três modos principais de variação antigênica. Primeiro, diversos agentes infecciosos apresentam ampla variedade de tipos antigênicos. Existem, por exemplo, 84 tipos conhecidos de *Streptococcus pneumoniae,* uma importante causa de pneumonia bacteriana, e cada tipo difere dos demais quanto à estrutura de sua cápsula polissacarídica. Os diferentes tipos são identificados por meio de anticorpos específicos utilizados como reagentes em testes sorológicos, e, assim, são conhecidos como **sorotipos**. A infecção por um sorotipo pode conduzir a uma imunidade tipo-específica, que protege contra a reinfecção por esse tipo, mas não por um sorotipo distinto. Assim, do ponto de vista do sistema imune adaptativo, cada sorotipo de *S. pneumoniae* representa um organismo distinto, com o resultado de que essencialmente o mesmo patógeno pode causar doença muitas vezes no mesmo indivíduo (Fig. 13.1).

Um segundo mecanismo mais dinâmico de variação antigênica é uma característica importante do influenzavírus. Em qualquer momento, um único tipo de vírus é responsável pela maioria das infecções de *influenza* em todo o mundo. A população humana, de maneira gradual, desenvolve imunidade protetora contra esse tipo de vírus, basicamente dirigindo um anticorpo neutralizante contra a hemaglutinina viral, a principal proteína de superfície do influenzavírus. Como o vírus é rapidamente eliminado dos indivíduos imunes, ele poderia correr o risco de esgotar seus hospedeiros potenciais, caso não tivesse desenvolvido duas maneiras distintas para modificar seu tipo antigênico (Fig. 13.2).

A primeira maneira, a **deriva antigênica**, é causada por mutações pontuais nos genes que codificam a hemaglutinina e uma segunda proteína de superfície, a neuraminidase. A cada dois ou três anos, surge uma variante do vírus da gripe com mutações que permitem ao vírus escapar da neutralização por anticorpos presentes na população. Outras mutações afetam epítopos reconhecidos por células T e, em

Filme 13.1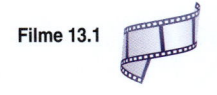

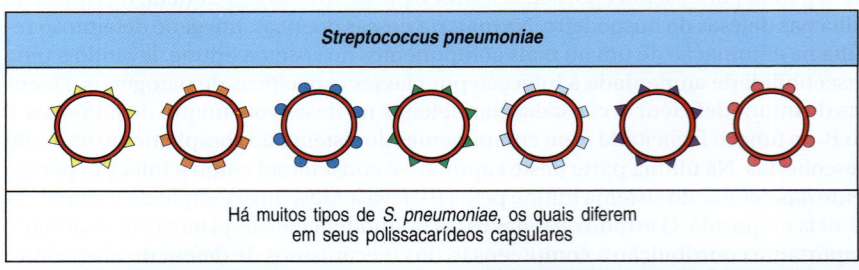

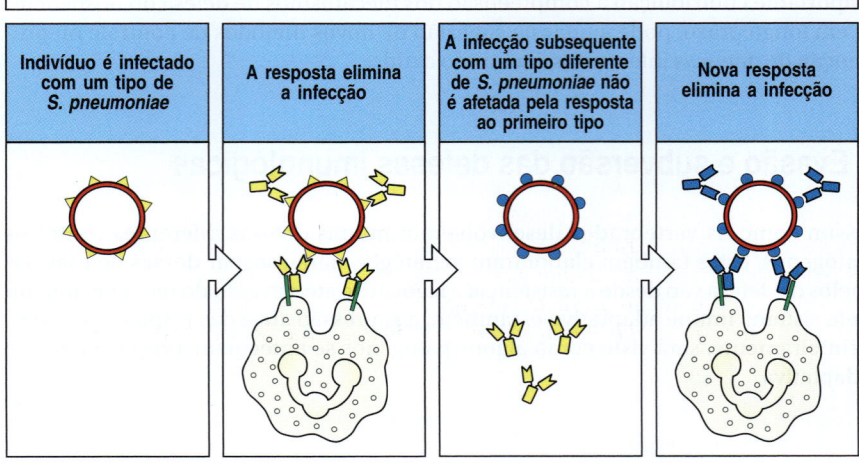

Figura 13.1 A defesa do hospedeiro contra o *Streptococcus pneumoniae* é tipo-específica. As diferentes cepas de *S. pneumoniae* possuem polissacarídeos capsulares antigenicamente distintos. A cápsula impede a fagocitose efetiva até que a bactéria seja opsonizada pelo anticorpo específico e pelo complemento, possibilitando que os fagócitos a destruam. Anticorpos contra um tipo de *S. pneumoniae* não reagem de modo cruzado com outros tipos, de modo que um indivíduo imune a um tipo não possui imunidade protetora a uma infecção posterior com um tipo diferente. Um indivíduo deve gerar uma nova resposta imune adaptativa cada vez que for infectado por um tipo diferente de *S. pneumoniae*.

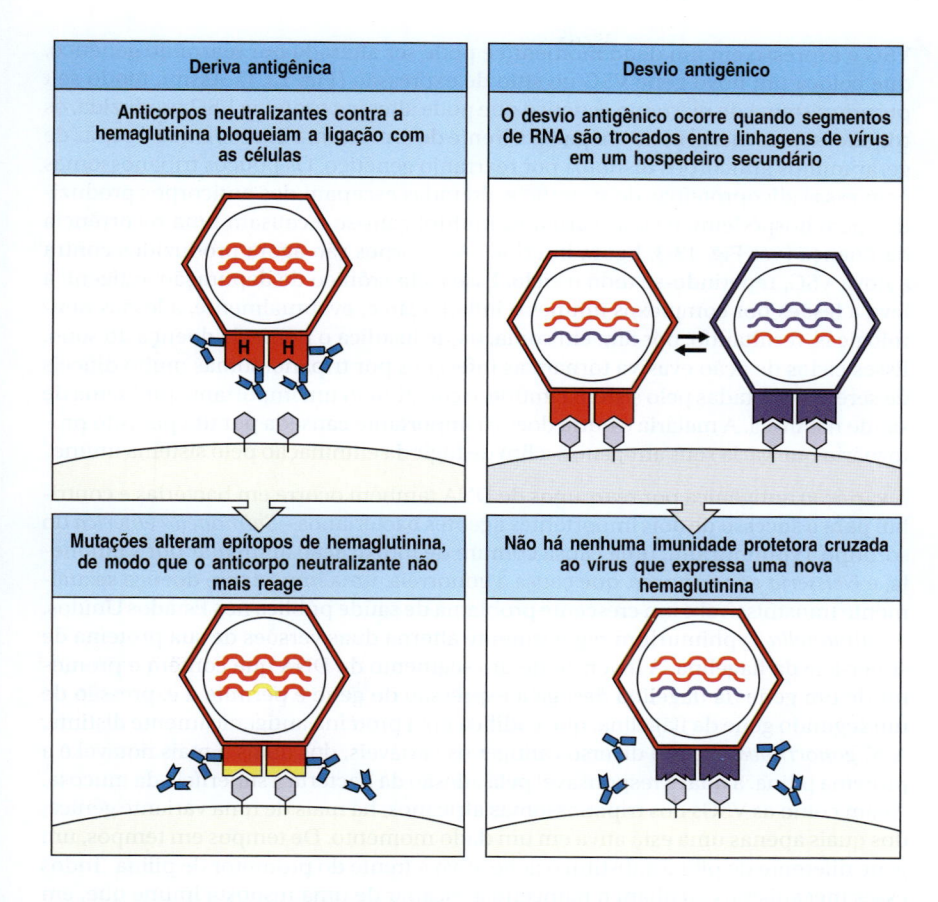

Deriva antigênica

Anticorpos neutralizantes contra a hemaglutinina bloqueiam a ligação com as células

Mutações alteram epítopos de hemaglutinina, de modo que o anticorpo neutralizante não mais reage

Desvio antigênico

O desvio antigênico ocorre quando segmentos de RNA são trocados entre linhagens de vírus em um hospedeiro secundário

Não há nenhuma imunidade protetora cruzada ao vírus que expressa uma nova hemaglutinina

Figura 13.2   Dois tipos de variações permitem a infecção repetitiva com o influenzavírus tipo A. O anticorpo neutralizante que controla a imunidade protetora é direcionado à proteína de superfície viral hemaglutinina (H), que é responsável pela ligação e pela penetração do vírus nas células. A deriva antigênica (figuras à esquerda) envolve o surgimento de mutantes pontuais que alteram os sítios de ligação para anticorpos protetores na hemaglutinina. O novo vírus pode crescer em um hospedeiro que é imune à cepa anterior. Entretanto, uma vez que as células T e alguns anticorpos ainda podem reconhecer epítopos que não foram alterados, as novas variedades causam apenas doença moderada em indivíduos previamente infectados. O desvio antigênico (figuras à direita) é um evento raro que envolve a redistribuição do RNA segmentado do genoma viral entre dois influenzavírus, provavelmente em aves ou porcos. Esses vírus alterados no antígeno apresentam grandes modificações em sua molécula de hemaglutinina, e, assim, as células T e os anticorpos produzidos nas infecções precedentes não são protetores. Essas cepas desviadas causam infecção grave que se dissemina amplamente, causando as pandemias de *influenza* que ocorrem a cada 10 a 50 anos. Existem oito moléculas de RNA em cada genoma viral, mas, simplificando, somente três delas são aqui mostradas.

particular, por células T CD8, de modo que as células infectadas com o vírus mutante escapam da destruição. Indivíduos imunes à antiga variante são, portanto, suscetíveis à nova variante, mas como as mudanças nas proteínas virais são relativamente pequenas, há reação cruzada com anticorpos e células T de memória produzidas contra a variante prévia do vírus, e, assim, a maior parte da população tem algum nível de imunidade (ver Fig. 10.27). Uma epidemia resultante da deriva antigênica é relativamente moderada.

O outro tipo de mudança antigênica no influenzavírus é conhecido como **desvio antigênico**, e deve-se a grandes mudanças na hemaglutinina dos vírus. O desvio antigênico causa grandes pandemias de doenças graves, frequentemente com mortalidade substancial, porque a nova hemaglutinina é pouco reconhecida – se é – por anticorpos e células T direcionados contra a variante prévia. O desvio antigênico deve-se à redistribuição do genoma de RNA segmentado do influenzavírus humano e dos influenzavírus relacionados a animais em um hospedeiro animal, nos quais o gene da hemaglutinina do vírus dos animais substitui o gene de hemaglutinina no vírus humano.

 **Filme 13.1**

O terceiro mecanismo de variação antigênica envolve rearranjos programados. O exemplo mais notável ocorre nos tripanossomas africanos, nos quais alterações no principal antígeno de superfície ocorrem de maneira repetida em um único hospedeiro infectado. Os tripanossomas africanos são protozoários transmitidos por insetos, que se replicam nos espaços teciduais extracelulares do organismo e causam a tripanossomíase, ou doença do sono, em humanos. O tripanossoma é revestido com um tipo único de glicoproteína, a glicoproteína variante-específica (VSG, do inglês *variant-specific glycoprotein*), que induz uma potente resposta protetora de anticorpos, a qual rapidamente elimina a maioria dos parasitos. O genoma do tripanossoma, porém, contém cerca de 1.000 genes VSG, e cada um codifica uma proteína com diferentes propriedades antigênicas. O gene VSG é expresso ao ser colocado em um sítio de expressão ativo no genoma do parasito. Somente um gene

VSG é expresso em um dado momento e pode ser alterado por rearranjo genético, que coloca um novo gene VSG no sítio de expressão (Fig. 13.3). Assim, tendo seu próprio sistema de rearranjo genético que pode alterar a proteína VSG produzida, os tripanossomas mantêm-se um passo à frente de um sistema imune, o que é capaz de gerar muitos anticorpos distintos por rearranjo genético. Os poucos tripanossomas com essas glicoproteínas de superfície alteradas escapam dos anticorpos produzidos pelo hospedeiro, e essas variantes multiplicam-se e causam uma recorrência da doença (ver Fig. 13.3, figura inferior). Anticorpos são agora produzidos contra a nova VSG, repetindo-se todo o ciclo. Esse ciclo crônico de depuração antigênica leva a lesões por complexos imunes e inflamação e, eventualmente, a lesões neurológicas, resultando, por fim, em coma, o que justifica o nome da doença do sono. Esses ciclos de ação evasiva tornam as infecções por tripanossomas muito difíceis de serem derrotadas pelo sistema imune, e constituem um importante problema de saúde na África. A malária é outra doença importante causada por um parasito protozoário que varia seus antígenos, a fim de fugir da eliminação pelo sistema imune.

A variação antigênica por rearranjos de DNA também ocorre em bactérias e contribui para o sucesso de dois importantes agentes bacterianos – *Salmonella enterica* do sorotipo Typhimurium, uma causa comum de intoxicação alimentar por salmonela, e *Neisseria gonorrhoeae*, que causa a gonorreia, uma importante doença sexualmente transmissível e um crescente problema de saúde pública nos Estados Unidos. A *Salmonella* Typhimurium regularmente alterna duas versões de sua proteína de superfície da flagelina. A inversão de um segmento de DNA que contém o promotor de um gene da flagelina desliga a expressão do gene e permite a expressão de um segundo gene da flagelina, que codifica uma proteína antigenicamente distinta. A *N. gonorrhoeae* possui diversos antígenos variáveis, dos quais o mais notável é a proteína pilina, a qual é responsável pela adesão da bactéria à superfície da mucosa. Assim como as VSGs dos tripanossomas africanos, há mais de uma variante gênica, dos quais apenas uma está ativa em um dado momento. De tempos em tempos, um gene diferente de pilina substitui o gene ativo à frente do promotor de pilina. Todos esses mecanismos auxiliam o patógeno a escapar de uma resposta imune que, em outros aspectos, é específica e efetiva.

13.2 Alguns vírus persistem *in vivo*, parando de replicar-se até que a imunidade desapareça

Uma vez que tenham penetrado dentro das células, os vírus geralmente traem sua presença diante do sistema imune, dirigindo a síntese de proteínas virais, cujos fragmentos são exibidos pelas moléculas do complexo principal de histocompatibilidade (MHC, do inglês *major histocompatibility complex*) de superfície da célula infectada, onde são detectados pelos linfócitos T. Para replicar-se, um vírus deve produzir proteínas virais, e os vírus de multiplicação rápida que produzem viroses agudas são, assim, prontamente detectados pelas células T, que normalmente os controlam. Alguns vírus, entretanto, podem entrar em um estado conhecido como **latência**, durante o qual não há replicação viral. No estado latente, o vírus não causa doença, mas, uma vez que não há peptídeos virais indicando sua presença, não pode ser eliminado. Tais infecções latentes podem ser reativadas, e isso resulta em doença recorrente.

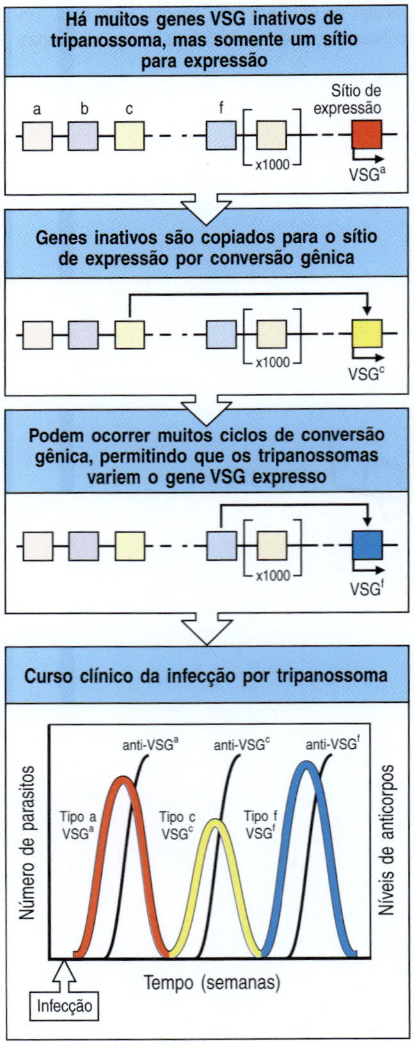

Há muitos genes VSG inativos de tripanossoma, mas somente um sítio para expressão

Genes inativos são copiados para o sítio de expressão por conversão gênica

Podem ocorrer muitos ciclos de conversão gênica, permitindo que os tripanossomas variem o gene VSG expresso

Curso clínico da infecção por tripanossoma

Figura 13.3 A variação antigênica nos tripanossomas permite que eles escapem da vigilância imunológica. A superfície de um tripanossoma é recoberta com glicoproteína variante-específica (VSG). Cada tripanossoma possui cerca de 1.000 genes que codificam diferentes VSGs, embora somente o gene em um sítio específico de expressão dentro do telômero, em uma extremidade do cromossomo, esteja ativo. Ainda que diversos mecanismos genéticos tenham sido observados para alterar o gene VSG expresso, o mecanismo mais comum é a duplicação gênica. Um gene inativo, que não está no telômero, é copiado e transposto para o sítio de expressão telomérica, onde se torna ativo. Quando um indivíduo é infectado pela primeira vez, ele fabrica anticorpos contra a VSG expressa inicialmente pela população de tripanossomas. Um pequeno número de tripanossomas muda espontaneamente seu gene VSG para um novo tipo, e embora o anticorpo do hospedeiro elimine a variante inicial, a nova variante não é afetada. À medida que a nova variante cresce, toda a sequência de eventos é repetida.

A principal classe de agentes virais que causa infecções latentes em humanos são os herpes-vírus, caracterizados por sua habilidade de estabelecer infecções vitalícias. Um exemplo é o herpes-vírus simples (HSV, do inglês *herpes simplex virus*) – a causa das aftas –, o qual infecta as células epiteliais e se dissemina para os neurônios sensoriais que servem a área infectada. Uma resposta imune efetiva controla a infecção epitelial, porém o vírus persiste em estado latente nos neurônios sensitivos. Fatores como luz solar, infecções bacterianas ou alterações hormonais reativam o vírus, que, então, viaja pelos axônios dos neurônios sensitivos e reinfecta os tecidos epiteliais (Fig. 13.4). Nesse ponto, a resposta imune se torna, outra vez, ativa, e controla a infecção local por meio da morte das células epiteliais, produzindo, assim, uma nova ulceração. Esse ciclo pode ser repetido muitas vezes.

Existem duas razões pelas quais os neurônios sensoriais permanecem infectados: primeira, o vírus está quiescente e, assim, poucas proteínas virais são produzidas, gerando poucos peptídeos derivados do vírus para se apresentar em moléculas do MHC de classe I; segunda, os neurônios conduzem níveis muito baixos de moléculas do MHC de classe I, dificultando a ação de células T CD8 de reconhecer e atacar os neurônios infectados. Esse baixo nível de expressão de moléculas do MHC de classe I pode ser benéfico, uma vez que reduz o risco de os neurônios – que não se regeneram ou o fazem lentamente – serem inadequadamente atacados pelas células T CD8. Isso, contudo, transforma os neurônios em atraentes reservatórios celulares que não são geralmente vulneráveis às infecções persistentes. Os herpes-vírus frequentemente entram em latência: o herpes-zóster (ou varicela-zóster), que causa a varicela, permanece latente em um ou alguns gânglios da raiz dorsal após a doença aguda ter sido eliminada e pode ser reativado por estresse ou imunossupressão. Assim, dissemina-se pelos nervos e reinfecta a pele para causar a doença conhecida como **cobreiro**, marcada pelo reaparecimento do exantema clássico da varicela na área cutânea servida pela raiz dorsal lesada. Diferentemente do herpes simples, no qual a reativação ocorre frequentemente, o herpes-zóster, em geral, é reativado apenas uma vez no tempo de vida de um hospedeiro imunocompetente.

Outro membro do grupo herpes-vírus, o vírus de Epstein-Barr (EBV, do inglês *Epstein-Barr virus*), estabelece uma infecção persistente na maioria dos indivíduos. O EBV entra em latência dentro de células B após causar uma infecção primária que muitas vezes passa sem ser diagnosticada. Em uma minoria de indivíduos infectados, a infecção aguda inicial de células B é mais grave, causando uma doença conhecida como **mononucleose infecciosa** ou febre glandular. O EBV infecta as células B, por meio de sua ligação ao CR2 (CD21), um componente do complexo correceptor de células B, e as moléculas do MHC de classe II. Na infecção primária, a maioria das células infectadas prolifera e produz vírus, levando, por sua vez, à proliferação de células T antígeno-específicas e ao excesso de leucócitos mononucleados no sangue, o que dá nome à doença. Os vírus são liberados das células B, destruindo-as no processo, mas eles podem ser recuperados a partir da saliva. Eventualmente, a infecção é controlada por células T CD8 específicas, que matam as células B infectadas em proliferação. Uma fração dos linfócitos B de memória, porém, fica em infecção latente, e o EBV permanece quiescente nessas células.

Essas duas formas de infecção estão acompanhadas por padrões diferentes de expressão viral de genes. O EBV tem um genoma de DNA grande que codifica mais de 70 proteínas. Muitas delas são necessárias à replicação viral e são expressas pelo vírus na replicação, provendo uma fonte de peptídeos virais, por meio dos quais as células infectadas podem ser reconhecidas. Em uma infecção latente, em contrapartida, o vírus sobrevive dentro da célula B hopedeira sem replicar-se, e uma pequena porção de proteínas virais é expressa. Uma delas é o antígeno nuclear 1 de Epstein-Barr (EBNA-1, do inglês *Epstein–Barr nuclear antigen 1*), que é necessário à manutenção do genoma viral. O EBNA-1 interage com o proteossoma (ver Seção 6.3), impedindo a sua própria degradação em peptídeos que desencadeariam uma resposta das células T.

As células com infecção latente podem ser isoladas pela coleta de células B de indivíduos que aparentemente eliminaram sua infecção pelo EBV: na ausência de

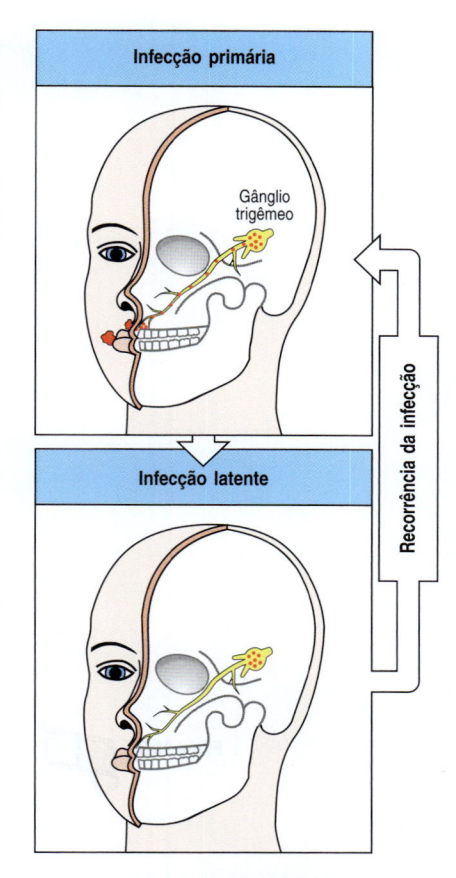

Figura 13.4   Persistência e reativação da infecção pelo herpes-vírus simples. A infecção cutânea inicial é eliminada por uma resposta imune eficaz, mas a infecção residual persiste nos neurônios sensitivos, como os do gânglio trigêmeo, cujos axônios inervam os lábios. Quando o vírus é reativado, geralmente por algum estresse ambiental e/ou por alterações do estado imunológico, a pele na área servida pelo nervo é reinfectada pelo vírus no gânglio, resultando em nova ulceração. Esse processo pode repetir-se muitas vezes.

células T, as células com infecção latente que mantiveram o genoma do EBV se transformam em linhagens imortais, o equivalente à tumorigênese *in vitro*. As células B infectadas pelo EBV, algumas vezes, sofrem transformação maligna *in vivo*, originando linfoma de células B, denominado linfoma de Burkitt. Nesse linfoma, a expressão dos peptídeos TAP-1 e TAP-2 é reduzida (ver Seção 6.2), e, portanto, as células não são capazes de processar antígenos endógenos para a apresentação no contexto das moléculas do antígeno leucocitário humano (HLA, do inglês *human leukocyte antigen*) de classe I (o MHC de classe I humano). Essa deficiênca provê uma explicação de como esses tumores escapam ao ataque dos linfócitos citotóxicos CD8. Pacientes com imunodeficiências adquiridas e hereditárias da função das células T têm risco aumentado de desenvolver linfomas de células B associados ao EBV, supostamente como resultado da falha de vigilância imunológica.

13.3 Alguns patógenos resistem à destruição pelos mecanismos de defesa do hospedeiro ou os exploram para o seu próprio benefício

Alguns patógenos induzem uma resposta imune normal, mas têm desenvolvido mecanismos especializados para resistir aos seus efeitos. Por exemplo, algumas bactérias ingeridas de modo normal pelos macrófagos evoluíram para resistir à destruição por esses fagócitos: elas utilizam os macrófagos como hospedeiros primários. A *Mycobacterium tuberculosis,* por exemplo, é ingerida pelos macrófagos, mas impede a fusão do fagossomo com o lisossoma, protegendo-se das ações bactericidas dos conteúdos lisossômicos.

Filme 13.3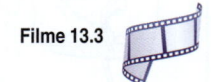

Outros microrganismos, como a bactéria *Listeria monocytogenes,* escapam do fagossomo para o citoplasma dos macrófagos, onde podem se multiplicar facilmente. Assim, disseminam-se pelas células dos tecidos adjacentes, sem sair da célula para o meio extracelular. Eles fazem isso recrutando a proteína do citoesqueleto actina, que se une em filamentos na parte posterior da bactéria. Os filamentos de actina impulsionam a bactéria para a frente em projeções vacuolares para as células adjacentes; esses vacúolos são, então, lisados pela *Listeria,* liberando diretamente a bactéria no citoplasma da célula adjacente. Desse modo, a *Listeria* evita o ataque por anticorpos, porém as células infectadas ainda são suscetíveis à morte por células T citotóxicas. O parasito protozoário *Toxoplasma gondii* gera sua própria vesícula, a qual não se funde com nenhuma outra vesícula celular e, assim, isola o parasito do restante da célula. Isso pode permitir que peptídeos de *T. gondii* permaneçam menos acessíveis para serem carregados em moléculas do MHC.

A bactéria espiroqueta *Treponema pallidum,* que causa a sífilis, pode evitar a sua eliminação por anticorpos e estabelecer uma infecção grave e persistente nos tecidos. Acredita-se que a *T. pallidum* evite o reconhecimento pelos anticorpos, revestindo a sua superfície com moléculas do hospedeiro até que tenha invadido tecidos como o sistema nervoso central (SNC), onde não é facilmente alcançada por anticorpos. Outra espiroqueta, que parasito carrapatos, a *Borrelia burgdorferi,* que causa a doença de Lyme, ocorre como resultado de uma infecção crônica causada pela bactéria. Algumas cepas de *B. burgdorferi* podem evitar a lise causada pelo complemento, revestindo-se com o fator inibidor H do complemento sintetizado pelo hospedeiro (ver Seção 2.16), que se une a proteínas do receptor na membrana externa da bactéria.

Finalmente, muitos vírus têm desenvolvido mecanismos que subvertem vários aspectos do sistema imune. Os mecanismos utilizados incluem a captura de genes celulares para citocinas ou quimiocinas e seus receptores, a síntese de moléculas reguladoras do complemento, a inibição da síntese ou da montagem do MHC de classe I (como observado nas infecções causadas por EBV) e a produção de proteínas de distração que mimetizam os domínios TIR, os quais formam parte da via de sinalização do receptor TLR/IL-1 (ver Fig. 3.13). O citomegalovírus (CMV) humano, outro herpes-vírus, produz uma proteína chamada UL18, homóloga a uma molécula do HLA de classe I. Pela interação entre a UL18 e a proteína receptora LIR-1, um receptor inibidor de células *natural killer* (NK), acredita-se que o vírus seja capaz de prover sinal inibidor à resposta imune inata. O CMV ainda prejudica as respostas antivirais pela produção de um homólogo da citocina IL-10, chamado cmvIL-10, o qual sub-regula a produção de diversas citocinas pró-inflamatórias pelas células imunes, incluindo interferon (IFN)-γ, IL-12 e IL-23, IL-1, IL-6 e fator de necrose tumoral (TNF, do inglês *tumor necrosis factor*)-α, para promover respostas adaptativas tolerogênicas em vez de imunogênicas para antígenos virais. Vários vírus ainda produzem moléculas que interferem com as respostas de quimiocinas, tanto pela produção de receptores de quimiocinas virgens quanto pela produção de homólogos de quimiocina que interferem na sinalização natural induzida por ligante por meio de receptores de quimiocinas. A subversão das respostas imunes é uma das áreas de mais rápida expansão no campo das relações hospedeiro-patógeno. Exemplos de como os membros das famílias dos herpes-vírus e poxvírus subvertem as respostas do hospedeiro são mostrados na Figura 13.5.

13.4   A imunossupressão ou as respostas imunes inadequadas podem contribuir para a persistência da doença

Muitos patógenos suprimem as respostas imunes em geral. Por exemplo, as bactérias estafilocócicas produzem toxinas, como as **enterotoxinas estafilocócicas** e a **toxina 1 da síndrome do choque tóxico**, que atuam como superantígenos. Os superantígenos são proteínas que se ligam aos receptores de antígeno de um grande número de células T (ver Seção 6.15), estimulando-os a produzir citocinas que

Estratégia viral	Mecanismo específico	Resultado	Exemplos de vírus
Inibição da imunidade humoral	Receptor Fc codificado pelo vírus	Bloqueio da função efetora dos anticorpos ligados às células infectadas	Herpes simples CMV
	Receptor de complemento codificado pelo vírus	Bloqueio das vias efetoras mediadas pelo complemento	Herpes simples
	Proteína de controle do complemento codificada pelo vírus	Inibição da ativação do complemento da célula infectada	Vaccínia
Inibição da resposta inflamatória	Homólogo do receptor de quimiocina codificado pelo vírus (p. ex., receptor de β-quimiocina)	Sensibilização das células infectadas aos efeitos da β-quimiocina; vantagem desconhecida para o vírus	CMV
	Receptor de citocina solúvel codificado pelo vírus (p. ex., homólogo do receptor IL-1, homólogo do receptor TNF, homólogo do receptor IFN-γ)	Bloqueio dos efeitos das citocinas, inibindo sua interação com os receptores do hospedeiro	Vaccínia Vírus do mixoma no coelho
	Inibição viral da expressão da molécula de adesão (p. ex., LFA-3, ICAM-1)	Bloqueio da adesão dos linfócitos às células infectadas	EBV
	Proteção da ativação de NFκB por sequências curtas que imitam TLRs	Bloqueio das respostas inflamatórias induzidas por IL-1 ou bactérias	Vaccínia
Bloqueio do processamento e da apresentação de antígenos	Inibição da expressão do MHC de classe I	Prejuízo ao reconhecimento das células infectadas pelas células T citotóxicas	Herpes simples CMV
	Inibição do transporte de peptídeos pela TAP	Bloqueio da associação de peptídeos ao MHC de classe I	Herpes simples
Imunossupressão do hospedeiro	Citocina codificada pelo vírus, homóloga à IL-10	Inibição dos linfócitos T_H1 Redução da produção de IFN-γ	EBV

Figura 13.5   Mecanismos de subversão do sistema imune do hospedeiro utilizados por vírus das famílias herpes e varicela. CMV, citomegalovírus; EBV, vírus de Epstein-Barr; IFN, interferon; MHC, complexo principal de histocompatibilidade; TAP, transportadores associados ao processamento do antígeno; TLRs, receptores semelhantes ao Toll; TNF, fator de necrose tumoral.

causam uma doença inflamatória grave – o **choque tóxico**. As células T estimuladas proliferam e, então, rapidamente sofrem apoptose, levando a uma imunossupressão generalizada e à deleção de determinadas famílias de células T periféricas.

A *Bacillus anthracis*, causa do antraz, também suprime as respostas imunes por meio da liberação de uma toxina. O antraz é contraído pela inalação de, pelo contato com, ou pela ingestão das endospóreas de *B. anthracis* e, frequentemente, é letal se as endospóreas forem disseminadas pelo corpo. A *B. anthracis* produz uma toxina chamada toxina antrácica letal, a qual é um complexo de duas proteínas: o fator letal e o antígeno protetor. O papel principal do antígeno protetor é guiar o fator letal ao citosol da célula hospedeira. O fator letal é uma metaloproteinase com especificidade única por quinases MAPK, componentes de muitas vias de sinalização intracelular, e induzem a apoptose dos macrófagos infectados e a maturação anormal de células dendríticas. Isso resulta na disrupção das vias imunológicas efetoras que poderiam, de outra forma, retardar o crescimento bacteriano.

Os vírus da hepatite B (HBV, um vírus de DNA) e da hepatite C (HCV, um vírus de RNA) infectam o fígado e causam hepatite aguda e crônica, cirrose do fígado e, em alguns casos, carcinoma hepatocelular. As respostas imunes provavelmente têm função importante na eliminação da infecção de ambos os tipos de hepatite, porém, em muitos casos de HBV e de HCV ocorre infecção crônica. Embora o HCV infecte principalmente o fígado durante os estágios iniciais de uma infecção primária, o vírus subverte a resposta imune adaptativa, interferindo com a ativação e a maturação das células dendríticas. Isso leva a uma ativação inadequada de células T CD4 e, consequentemente, à falta de diferenciação em células T_H1, as quais – acredita-se – são responsáveis por transformar a infecção em uma infecção crônica, provavelmente pela falta de ativação dos linfócitos virgens T CD8 citotóxicos pelas células auxiliares T CD4. Há evidências de que a diminuição nos níveis de antígeno viral observada após o tratamento antiviral melhore a função das células T CD4 auxiliares, permitindo a restituição da função das células T CD8 citotóxicas e a função das células T CD8 de memória. A demora na maturação das células dendríticas causada pelo HCV parece estar em sintonia com outra propriedade do vírus que auxilia este vírus na evasão da resposta imune. O RNA-polimerase que o vírus utiliza para replicar seu genoma não contém a capacidade de exonuclease. Isso contribui com uma taxa muito alta de mutação viral e, portanto, com uma mudança na sua antigenicidade, o que permite que o vírus evada a resposta imune adaptativa.

Em um modelo animal bem-estabelecido de infecção viral causada pelo vírus da coriomeningite linfocítica (LCMV, do inglês *lymphocytic choriomeningitis virus*), certas cepas promovem infecção crônica associada à "exaustão" de células T CD8 antivirais. As células T CD8 induzidas nesse cenário são caracterizadas pela expressão de um receptor inibidor da superfamília CD28, o receptor de morte programada-1 (PD-1, do inglês *programmed death-1*) (ver Seção 7.18), ativação da qual seu ligante PD-L1 suprime a função efetora da célula T CD8. O bloqueio da interação PD-L1–PD-1 restaura a função efetora de CD8 antiviral e diminui a carga viral, indicando que a ativação contínua dessa via está envolvida na eliminação viral deficiente. Um mecanismo similar tem sido implicado em infecções crônicas em humanos causadas por HBV, HCV e HIV.

A hanseníase, discutida na Seção 9.18, é um caso mais complexo de imunossupressão causada por infecção. Na hanseníase lepromatosa, a imunidade mediada por células está profundamente deprimida, as células infectadas com o *Mycobacterium leprae* estão presentes em grande profusão, e as respostas imunes celulares a diversos antígenos estão suprimidas (Fig. 13.6). Isso leva a um estado fenotípico denominado anergia, que nesse contexto significa especificamente a ausência de reações de hipersensibilidade tardia (ver Cap. 14) em testes com uma ampla variedade de antígenos não relacionados ao *M. leprae* (ver Seção 9.14 para uma definição mais geral de anergia utilizada em outros contextos). Na hanseníase tuberculoide, em contrapartida, há uma potente imunidade mediada por células com ativação de macrófago que controla, mas não erradica, a infecção. A patologia causada na hanseníase tuberculoide deve-se principalmente à resposta inflamatória a esses microrganismos persistentes.

Diversos outros patógenos causam imunossupressão leve ou transiente durante uma infecção aguda. Essas formas de imunidade suprimida são pouco entendidas, porém, são importantes, já que elas, geralmente, tornam o hospedeiro suscetível a infecções secundárias por microrganismos ambientais comuns. O vírus do sarampo pode causar imunossupressão relativamente duradoura após a infecção, a qual é um problema particular em crianças desnutridas ou subnutridas. Apesar da ampla disponibilidade de uma vacina efetiva, o sarampo ainda é responsável por 10% da mortalidade global em crianças com menos de 5 anos de idade e é a oitava causa de morte no mundo. As crianças desnutridas são as principais vítimas, e a causa da

---

A infecção por *Mycobacterium leprae* pode resultar em diferentes formas clínicas de hanseníase

Há duas formas polares – a tuberculoide e a lepromatosa –; porém, também existem várias formas intermediárias

Hanseníase tuberculoide	Hanseníase lepromatosa
Microrganismos presentes em níveis baixos ou indetectáveis	Microrganismos demonstram crescimento marcado em macrófagos
Baixa infectividade	Alta infectividade
Granulomas e inflamação local; lesão nervosa periférica	Infecção disseminada; lesões ósseas, cartilaginosas e neurológicas difusas
Níveis normais de imunoglobulinas séricas	Hipergamaglobulinemia
Responsividade normal da célula T; resposta específica aos antígenos da *M. leprae*	Responsividade baixa ou ausente da célula T; ausência de resposta aos antígenos da *M. leprae*

Padrões de citocina em lesões leprosas

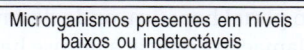

Citocinas TH1		Citocinas TH2	
Tuberculoide	Lepromatosa	Tuberculoide	Lepromatosa
IL-2		IL-4	
IFN-γ		IL-5	
TNF-β		IL-10	

Figura 13.6 As respostas de células T e de macrófagos à *Mycobacterium leprae* são muito diferentes nas duas formas polares de hanseníase. A infecção por *M. leprae*, cujas células coram em forma de pequenos pontos vermelhos-escuros nas fotografias, pode levar a duas formas muito diferentes da doença (figuras superiores). Na hanseníase tuberculoide (à esquerda), o crescimento do microrganismo é bem controlado por células semelhantes às T_H1, que ativam os macrófagos infectados. A lesão tuberculoide contém granulomas e é inflamada; porém, a inflamação é apenas local e causa somente efeitos locais, como lesão nervosa periférica. Na hanseníase lepromatosa (à direita), a infecção é amplamente disseminada, e os bacilos crescem de forma descontrolada nos macrófagos. Nos estágios tardios da doença, ocorre enorme dano aos tecidos conectivos e ao sistema nervoso periférico. Existem vários estágios intermediários entre essas duas formas polares. A figura inferior mostra os *Northern blots* nos quais os padrões de citocinas são marcadamente diferentes, como demonstrado pela análise do RNA isolado das lesões de quatro pacientes com hanseníase lepromatosa e de quatro pacientes com hanseníase tuberculoide. As citocinas geralmente produzidas pelas células T_H2 (IL-4, IL-5 e IL-10) dominam na forma lepromatosa, ao passo que as citocinas produzidas pelas células T_H1 (IL-2, IFN-γ e TNF-β) dominam na forma tuberculoide. Assim, parece que as células do tipo T_H1 predominam na forma tuberculoide, e as do tipo T_H2 estão mais presentes na forma lepromatosa. Espera-se que o IFN-γ ative os macrófagos, aumentando a lise da *M. leprae*, enquanto a IL-4 realmente pode inibir a indução de atividade bactericida nos macrófagos. (Fotografias cortesia de G. Kaplan; padrões de citocinas cortesia de R.L. Modlin.)

morte é, em geral, uma infecção bacteriana secundária, sobretudo pneumonia, causada pela imunossupressão induzida pelo sarampo. A imunossupressão pode durar diversos meses após a eliminação da doença, e está associada à função de célula B e de célula T reduzidas. Um fator importante na imunossupressão induzida por sarampo é a infecção de células dendríticas pelo vírus do sarampo. As células dendríticas infectadas transmitem linfócitos T, que, em geral, não reagem ao antígeno, por meio de mecanismos ainda não entendidos, e é provável que essa seja a causa imediata da imunossupressão.

13.5 As respostas imunes podem contribuir diretamente para a patogênese

A hanseníase tuberculoide é apenas um exemplo de infecção na qual a patologia é causada principalmente pela resposta imune, fenômeno conhecido como **imunopatologia**. Isso é verdadeiro até certo ponto, na maioria das infecções; por exemplo, a febre que acompanha uma infecção bacteriana é causada pela liberação de citocinas produzidas por macrófagos. Um exemplo clinicamente importante de imunopatologia é a bronquiolite sibilante causada pela infecção do **vírus sincicial respiratório (VSR)**. A bronquiolite causada pelo VSR é a principal causa de internação hospitalar de crianças pequenas no mundo ocidental, com até 90 mil internações e 4.500 óbitos a cada ano, somente nos Estados Unidos. A primeira indicação de que a resposta imune ao vírus poderia ter algum papel na patogênese dessa doença veio da observação de que lactentes vacinados com uma preparação de vírus mortos precipitados em alúmen sofriam de uma forma mais grave da doença do que as crianças não vacinadas. Isso ocorria porque a vacina falhava em induzir anticorpos neutralizantes, mas era eficiente em produzir células T_H2. Quando as crianças vacinadas entravam em contato com o vírus, as células T_H2 liberavam interleucinas IL-3, IL-4 e IL-5, que induziam broncospasmo, aumento de secreção mucosa e eosinofilia tecidual. Camundongos podem ser infectados com o VSR e desenvolver doença semelhante à observada em seres humanos.

Outro exemplo de resposta imune patogênica é a resposta ao ovos dos esquistossomos (vermes sanguíneos). Esses parasitos helmínticos depositam seus ovos na veia porta hepática. Alguns ovos atingem o intestino e são eliminados nas fezes, disseminando a infecção; outros se alojam na circulação portal hepática, onde desencadearão uma potente resposta imune, levando à inflamação crônica, à fibrose hepática e, por fim, à insuficiência hepática. Esse processo reflete a ativação excessiva das células T_H1 e pode ser modulado por células T_H2, IL-4 ou células T CD8, as quais também podem produzir IL-4.

Respostas T_H17 incessantes às infecções bacterianas crônicas do trato respiratório podem levar à lesão ou à dilatação das vias aéreas condutoras (ou brônquios), condição chamada de **bronquiectasia**. Essa condição é especialmente comum em pacientes portadores de fibrose cística, os quais têm um defeito hereditário que prejudica a eliminação mucociliar nos pulmões. Esse defeito leva à colonização das vias aéreas com biofilmes compostos por bactérias, como *Pseudomonas earuginosa*, que provoca respostas imunes T_H17. Como discutido no Capítulo 15, respostas T_H17 não reprimidas para bactérias da microbiota intestinal podem ainda levar à imunopatologia em pacientes geneticamente suscetíveis, causando uma **doença intestinal inflamatória** que danifica os tecidos intestinais.

13.6 As células T reguladoras podem afetar o desfecho de uma doença infecciosa

Alguns patógenos podem evitar erradicação pela promoção de respostas imunes adaptativas dominadas por células T reguladoras (T_{reg}) (discutidas na Seção 9.19) em vez de células T efetoras. Células T_{reg} FoxP3$^+$ "naturais" crescem no timo e migram para a periferia, onde ajudam a manter a tolerância, pela supressão da diferenciação dos linfócitos que reconhecem autoantígenos. Outras células T_{reg} CD4 FoxP3$^+$, chamadas de células T_{reg} "induzidas" ou "adaptativas", se diferenciam de células T CD4 virgens na periferia. Células T_{reg} induzidas por patógenos específicos podem ser induzidas em resposta a agentes infecciosos e podem, normalmente, limitar respostas efetoras como mecanismo para controlar a imunopatologia e restabelecer a homeostase assim que a infecção é eliminada. Contudo, em algumas infecções, a indução de células T_{reg} é promovida pelo patógeno que, assim, evita a eliminação e pode promover uma infecção crônica. Esse mecanismo parece contribuir para infecções de fígado crônicas causadas por HBV e HCV e, talvez, para a persistência do HIV. Os pacientes infectados com HBV e HCV têm número elevado de células T_{reg} FoxP3$^+$ na circulação e no fígado, e a depleção *in vitro* de T_{reg} aumenta as respostas dos linfócitos citotóxicos contra o vírus. Durante as infecções pelo protozoário *Leishmania major*, as células T_{reg} acumulam-se na derme, onde diminuem a capacidade de as células T efetoras eliminarem os patógenos do local.

Em contrapartida, estudos em humanos e em camundongos têm demonstrado que a inflamação que ocorre durante as infecções oculares com HSV estão limitadas pela presença das células T_{reg}. Se essas células são eliminadas dos camundongos antes da infecção por HSV, ocorre uma forma de doença mais grave, mesmo quando são utilizadas doses menores de vírus para causar a infecção. As células T_{reg} também limitam a inflamação na doença pulmonar que ocorre em camundongos imunodeficientes infectados com o patógeno fúngico tipo levedura oportunista *Pneumocystis jirovecii* (formalmente conhecido como *Pneumocystis carinii*), patógeno comum presente em humanos imunodeficientes.

Resumo

Os agentes infecciosos podem causar doenças recorrentes ou persistentes, evitando os mecanismos de defesa do hospedeiro normal ou subvertendo-os, a fim de promover sua própria replicação. Existem várias formas de evasão ou subversão da resposta imune, e todos contribuem para as infecções persistentes e clinicamente importantes: a variação antigênica, a latência, a resistência aos mecanismos imunológicos efetores e a supressão da resposta imune. Em alguns casos, a resposta imune é parte do problema: alguns patógenos utilizam a ativação imunológica para disseminar a infecção, e outros não causariam doença se não fosse pela resposta imune. Cada um desses mecanismos ensina algo sobre a natureza da resposta imune e suas fraquezas, e cada um exige uma abordagem clínica diferente para prevenir ou para tratar a infecção.

Doenças de imunodeficiências

As imunodeficiências ocorrem quando um ou mais componentes do sistema imune são defeituosos. As imunodeficiências são classificadas como primárias (ou congênitas) ou secundárias. As **imunodeficiências primárias** são causadas por mutações hereditárias que afetam um dos diversos genes que controlam a expressão e as atividades das respostas imunes. Mais de 100 imunodeficiências primárias foram descritas, e afetam o desenvolvimento de células imunes, suas funções, ou ambos. As características clínicas para esses distúrbios são, portanto, altamente variáveis, embora uma característica comum seja a infecção recorrente e a superinfecção em crianças muito pequenas. A alergia, a proliferação anormal de linfócitos, a autoimunidade e alguns tipos de câncer também podem ocorrer. Em contrapartida, as **imunodeficiências secundárias** são adquiridas como consequência de outras doenças, ou são secundárias a fatores ambientais, como inanição, ou são consequência adversa de intervenção médica.

As imunodeficiências primárias podem ser classificadas com base no componente do sistema imune envolvido. Defeitos imunológicos adaptativos incluem imunodeficiências combinadas que comprometem a imunidade de células B e T ou as imunodeficiências limitadas a deficiências de anticorpos. Os defeitos de imunidade inata incluem deficiências do complemento, fagócitos e sinalização de receptores semelhantes ao Toll (TLRs, do inglês *Toll-like receptors*).

Examinando quais infecções acompanham uma determinada imunodeficiência herdada (ou adquirida), adquire-se discernimento sobre os componentes do sistema imune que são importantes na resposta a um dado agente infeccioso. As doenças de imunodeficiência hereditária também revelam como as interações entre os diferentes tipos celulares contribuem para a resposta imune e para o desenvolvimento dos linfócitos T e B. Finalmente, essas doenças hereditárias podem levar ao gene defeituoso, e, com frequência revelam novas informações sobre as bases moleculares dos processos imunológicos e fornecem os dados necessários para diagnóstico, aconselhamento genético e eventual terapia gênica.

13.7   História de infecções repetidas sugere diagnóstico de imunodeficiência

Os pacientes com imunodeficiência são, em geral, detectados clinicamente por meio de história de infecções recorrentes com o mesmo patógeno ou patógenos similares. O tipo de infecção é um guia para identificar qual parte do sistema imune está deficiente. A infecção recorrente por bactérias piogênicas, ou bactérias formadoras de pus, sugere defeito nos anticorpos, no complemento ou na função fagocitária, refletindo a função dessas partes do sistema imune na defesa do hospedeiro contra tais infecções. Em contrapartida, uma história de infecção fúngica epidérmica persistente, como candidíase cutânea ou infecções virais recorrentes, é mais sugestiva de defeito nos mecanismos de defesa mediados por linfócitos T.

13.8   As doenças de imunodeficiência primária são causadas por defeitos em genes hereditários

Antes do surgimento dos antibióticos, era provável que a maioria dos indivíduos com defeitos imunológicos herdados morresse nos primeiros meses ou anos de vida, devido à sua suscetibilidade a certas classes de patógenos. Esses casos não eram facilmente identificados, já que muitas crianças normais também morriam de infecção. A maioria dos defeitos genéticos que causam essas doenças é recessiva, e muitas imunodeficiências conhecidas são causadas por mutações em genes do cromossomo X. Como os homens possuem apenas um cromossomo X, todos os homens que herdarem um cromossomo X portador de defeito genético serão afetados pela doença. Em contrapartida, as mulheres portadoras de um cromossomo X defeituoso serão, em geral, perfeitamente sadias. Foram descritas imunodeficiências que afetam várias etapas do desenvolvimento de linfócitos B e T, bem como defeitos nas moléculas de superfície ou de sinalização que são importantes para a função dessas células. Também ocorrem defeitos nas células fagocitárias, no complemento, nas citocinas, nos receptores de citocinas e nas moléculas mediadoras de respostas efetoras. Assim, a imunodeficiência pode ser causada por defeitos no sistema imune adaptativo ou no sistema imune inato.

Técnicas de nocaute gênico em camundongos (ver Apêndice I, Seção A.46) criaram muitos estados de imunodeficiência, os quais estão permitindo aumentar rapidamente o conhecimento sobre a contribuição de proteínas individuais à função imunológica normal. Contudo, as doenças de imunodeficiências humanas continuam sendo a melhor fonte de estudos sobre as vias normais de defesa do hospedeiro contra as doenças infecciosas. Por exemplo, uma deficiência de anticorpo, de complemento ou de função fagocitária aumenta o risco de infecção por certas bactérias piogênicas. Isso mostra que a via normal da defesa do hospedeiro contra tais bactérias é a ligação de anticorpos, seguida pela fixação de complemento, a qual permite a captação e a morte de bactérias opsonizadas pelas células fagocíticas. A ruptura de qualquer um dos elos nessa corrente de eventos causa um estado similar de imunodeficiência.

As imunodeficiências também ensinam sobre a redundância dos mecanismos de defesa do hospedeiro contra a doença infecciosa. Por exemplo, os dois primeiros seres humanos descobertos com uma deficiência hereditária de complemento eram imunologistas saudáveis que utilizaram o próprio sangue em seus experimentos. Isso ensina que existem múltiplos mecanismos imunológicos protetores contra a infecção, de maneira que um defeito em um componente da imunidade pode ser

Nome da síndrome de deficiência	Anormalidade específica	Defeito imunológico	Suscetibilidade
Imunodeficiência combinada severa	Ver texto e Figura 13.8		Geral
Síndrome de DiGeorge	Aplasia tímica	Número variável de células T	Geral
Deficiência do MHC de classe I	Mutações TAP	Ausência de célulasT CD8	Inflamação crônica dos pulmões e da pele
Deficiência do MHC de classe II	Ausência de expressão do MHC de classe II	Ausência de células T CD4	Geral
Síndrome de Wiskott-Aldrich	Ligada ao X; gene WASP defeituoso	Anticorpo antipolissacarídico defeituoso, incapacidade de respostas decorrentes de ativação das células T e disfunção dascélulas Treg	Bactérias encapsuladas extracelulares Infecções por herpes-vírus (p. ex., HSV, EBV)
Agamaglobulinemia ligada ao X	Perda da tirosina quinase Btk	Ausência de células B	Bactérias extracelulares, vírus
Síndrome hiper-IgM	Deficiência de ligante CD40 Deficiência do CD40 Deficiência de NEMO (IKK)	Sem mudança de isotipo e/ou hipermutação somática e defeitos de células T	Bactérias extracelulares *Pneumocystis jirovecii* *Cryptosporidium parvum*
Síndrome hiper-IgM – células B intrínsecas	Deficiência AID Deficiência UNG	Sem troca de isotipo Hipermutação somática +/– normal	Bactérias extracelulares
Síndrome hiper-IgE (síndrome de Job)	STAT3 defeituosa	Bloqueio na diferenciação de células T_H17 IgE elevada	Bactérias extracelulares e fungos
Imunodeficiência variável comum	Deficiência de ICOS Outras não conhecidas	Defeito na produção de IgA e IgG	Bactérias extracelulares
IgA seletiva	Desconhecida; ligada ao MHC	Nenhuma síntese de IgA	Infecções respiratórias
Deficiências de fagócitos	Muitas diferentes	Perda de função fagocitária	Bactérias extracelulares e fungos
Deficiências do complemento	Muitas diferentes	Perda de componentes específicos do complemento	Bactérias extracelulares, especialmente *Neisseria* spp.
Síndrome linfoproliferativa ligada ao X	Mutante SAP (SH2D1A)	Incapacidade de controlar o crescimento das células B	Tumores de células B induzidos pelo EBV Mononucleose infecciosa fatal
Ataxia-telangiectasia	Mutação no domínio da quinase do ATM	Células T reduzidas	Infecções respiratórias
Síndrome de Bloom	DNA helicase defeituoso	Células T reduzidas Níveis reduzidos de anticorpos	Infecções respiratórias

Figura 13.7 Síndromes de imunodeficiência humana. O defeito genético específico, a consequência para o sistema imune e as suscetibilidades a doenças resultantes são listados para algumas síndromes de imunodeficiência humana comuns e outras raras. Imunodeficiências combinadas severas (SCID) podem ocorrer devido a diversos defeitos diferentes, como está resumido na Figura 13.8 e descrito no texto. AID, citidina desaminase induzida por ativação; ATM, mutação ataxia-telangiectasia; EBV, vírus de Epstein-Barr; HSV, herpes-vírus simples; IKK-γ, subunidade γ da quinase IKK; MHC, complexo principal de histocompatibilidade; STAT3, sinal de transdução e ativador de transcrição 3; TAP, transportadores associados ao processamento antigênico; UNG, DNA uracil glicosilase; WASP, proteína da síndrome de Wiskott-Aldrich.

Figura 13.8 Defeitos no desenvolvimento de células T e B que causam imunodeficiência. As vias que levam a células T e B virgens circulantes estão aqui mostradas. Mutações nos genes que codificam as proteínas (indicadas em quadros com contorno vermelho) são conhecidas por causar as doenças de imunodeficiências humanas. A imunodeficiência pode ser causada, ainda, por mutações nos genes no epitélio tímico que prejudica o crescimento tímico e o desenvolvimento de células T (ver texto). BCR, receptor de célula B; célula B MZ, zona marginal de célula B; CLP, progenitor linfoide comum; célula T DP, célula T duplo-positiva (ver Cap. 8); HSC, célula-tronco hematopoiética; MHC, complexo principal de histocompatibilidade; NK, *natural killer*; pré-BCR, receptor de célula pré-B; pré-TCR, receptor de célula pré-T; RS-SCID, SCID sensível à radiação; SCID, imunodeficiência combinada severa; TCR, receptor de célula T; XSCID, SCID ligada ao X. Ver o texto para detalhes.

compensado por outros componentes. Assim, embora existam evidências abundantes de que a deficiência de complemento aumenta a sensibilidade a infecções piogênicas, nem todas as pessoas com deficiência de complemento sofrem de infecções recorrentes.

Exemplos de doenças de imunodeficiência estão listados na Figura 13.7. Nenhuma é muito comum (uma deficiência seletiva na IgA é a relatada com mais frequência), e algumas são extremamente raras. Algumas dessas doenças serão descritas em seções subsequentes e foram agrupadas de acordo com o local no qual o defeito de causa específica se posiciona ao longo das vias de desenvolvimento e ativação das linhagens de células B e T.

13.9 Defeitos no desenvolvimento de células T podem resultar em imunodeficiências combinadas severas

As vias de desenvolvimento que conduzem às células T e B virgens circulantes estão resumidas na Figura 13.8. Pacientes com defeitos no desenvolvimento de células T são altamente suscetíveis a uma ampla variedade de agentes infecciosos. Isso demonstra o papel central das células T na diferenciação e na maturação da resposta imune adaptativa a, praticamente, todos os antígenos. Como esses pacientes não efetuam nem respostas de anticorpos dependentes de células T, nem respostas imunes mediadas por células – não desenvolvendo, assim, memória imune –, eles são

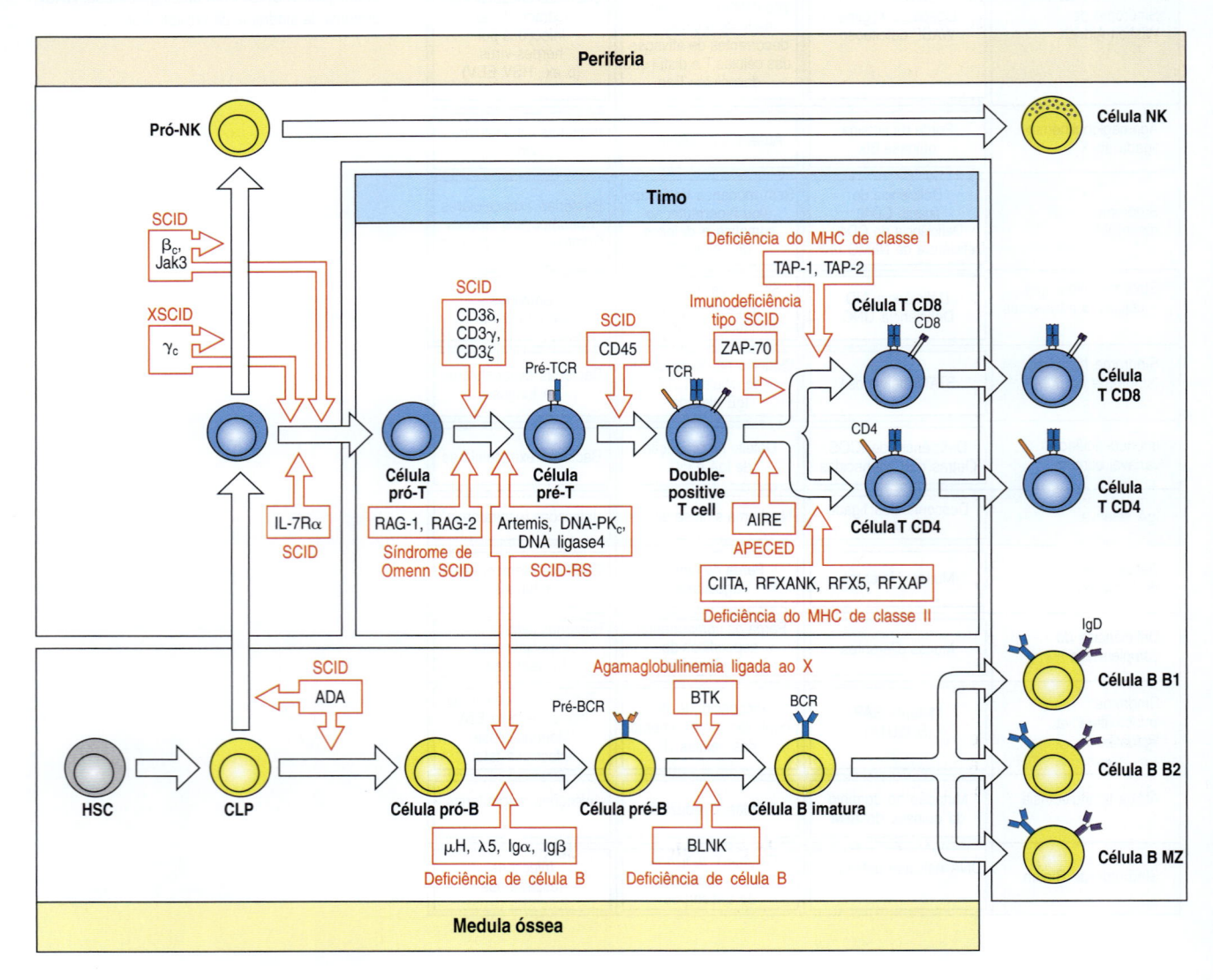

denominados portadores de **imunodeficiência combinada severa** (**SCID**, do inglês *severe combined immunodeficiency*).

A **SCID ligada ao X** (**XSCID**, do inglês *X-linked SCID*) é a forma mais frequente de SCID e é causada por mutações no gene *IL2RG* no cromossomo X humano, o qual codifica a cadeia γ comum ($γ_c$) do receptor de interleucina-2 (IL-2R). A $γ_c$ é necessária em todos os receptores da família da citocina IL-2 (IL-2, IL-4, IL-7, IL-9, IL-15 e IL-21), e duas dessas citocinas (e seus receptores) são essenciais para o desenvolvimento precoce de progenitores de células T (IL-7) ou células NK (IL-15) (ver Fig. 13.8). Pacientes com XSCID, com forte tendência a serem meninos, têm, portanto, defeitos na sinalização de toda a família das citocinas IL-2, devido aos defeitos na IL-7 e IL-15, as céulas T e as células NK falham no seu desenvolvimento normal, enquanto o número de células B, mas não a função, são normais. A XSCID é conhecida como "doença do menino da bolha", assim chamada após um menino que tinha a XSCID, que viveu em uma bolha estéril por mais de uma década, morrer em seguida a um transplante de medula óssea sem sucesso. Um tipo de SCID clínica e imunologicamente indistinguível está associado a uma mutação inativada na quinase Jak3 (ver Seção 7.20), a qual se associa fisicamente com $γ_c$ e transduz sinalização por meio do receptor de citocinas de cadeia $γ_c$. Essa mutação autossômica recessiva ainda prejudica o desenvolvimento de células T e NK, mas o desenvolvimento de células B não é afetado.

Outras imunodeficiências, tanto de humanos como de camundongos, têm apontado mais precisamente alguns dos papéis de citocinas individuais e de seus receptores no desenvolvimento de células T e de células NK. Por exemplo, relatou-se o caso de uma criança com SCID que não apresentava células NK e células T, porém tinha os genes $γ_c$ e a quinase Jak3 normais. Acredita-se que ela tinha uma deficiência na cadeia comum β ≤ $β_c$), compartilhada pelos receptores IL-2 e IL-15. Essa criança e camundongos com mutações específicas no gene $β_c$ (*IL2RB*) definiram um papel fundamental para a IL-15 como fator de crescimento para o desenvolvimento das células NK (ver Fig. 13.8), bem como um papel para a citocina na maturação das células T e tráfego. Os camundongos com mutações pontuais na IL-15 ou na cadeia α de seu receptor não apresentam células NK, e o desenvolvimento é relativamente normal nas células T, porém mostram capacidade reduzida no alojamento das células T nos tecidos linfoides periféricos e diminuição do número de células T CD8 positivas.

Os humanos com deficiência na cadeia α do receptor da IL-7 não têm células T, mas têm níveis normais de células NK, ilustrando que a sinalização por meio de IL-7 não é essencial ao desenvolvimento das células NK (ver Fig. 13.8). Em humanos e em camundongos que apresentam produção defeituosa de IL-2 após estímulo do receptor, o desenvolvimento das células T é normal. Os efeitos mais limitados de defeitos de citocinas individuais de sinalização contrastam com os defeitos globais de desenvolvimento de células T e de células NK em pacientes com XSCID.

Como em todas as deficiências graves de células T, os pacientes com XSCID não fazem respostas de anticorpos efetivas contra a maioria dos antígenos, embora as células B pareçam normais. A maioria, mas não todas, das células B virgens que expressam IgM de fêmeas portadoras de XSCID tem inativado o cromossomo X defeituoso, em vez do cromossomo normal (ver Seção 13.14), mostrando que o desenvolvimento das células B é afetado, mas não é totalmente dependente, da cadeia $γ_c$. As células B de memória maduras que sofreram troca de classe têm inativado o cromossomo X defeituoso quase sem exceções. Isso também pode refletir o fato de a cadeia $γ_c$ ser parte dos receptores IL-4 e IL-21. Portanto, as células B que não apresentam essa cadeia possuem defeitos nos receptores IL-4 e IL-21, e não se proliferam em resposta de anticorpos dependentes de células T (ver Seção 10.4).

13.10   A SCID pode, ainda, ocorrer devido a defeitos na via de recuperação de purina

Variações de SCID autossômica recessiva que resultam de defeitos em enzimas da via de recuperação de síntese de purina incluem **deficiência de adenosina desami-**

nase (**ADA**) e **deficiência de purina nucleotídeo fosforilase** (**PNP**, do inglês *purine nucleotide phosphorylase*) (ver Fig. 13.8). A ADA catalisa a conversão de adenosina e desoxiadenosina para inosina e desoxinosina, respectivamente, e sua deficiência resulta na acumulação de desoxiadenosina e seu precursor, *S*-adenosil-homocisteína, que são tóxicas para células T e B em desenvolvimento. A PNP catalisa a conversão de inosina e guanosina para hipoxantina e guanina, respectivamente. A deficiência de PNP, uma forma rara de SCID, também causa acumulação de precursores tóxicos que afetam células T em desenvolvimento mais severamente que células B. Em ambas as patologias, o desenvolvimento de linfopenia é progressivo após o nascimento, resultando em linfopenia profunda dentro dos primeiros anos de vida. Devido a ambas as enzimas serem proteínas de limpeza expressas por diversos tipos celulares, a imunodeficiência associada a cada um desses defeitos genéticos é parte de uma ampla síndrome clínica.

13.11 Defeitos no rearranjo do gene do receptor de antígeno podem resultar em SCID

Outro conjunto de defeitos autossômicos hereditários que levam à SCID inclui os defeitos causados por falhas de rearranjo do DNA em linfócitos em desenvolvimento. Mutações nos genes *RAG1* ou *RAG2* que resultam em proteínas não funcionais causam parada do desenvolvimento linfocitário nas transições de células T e B de pró para pré, devido a uma falha da recombinação V(D)J (ver Fig. 13.8). Assim, existe uma ausência completa de células T e B nesses pacientes. Devido aos efeitos das deficiências de RAG serem limitadas aos linfócitos que passam por rearranjo de gene de antígeno, o desenvolvimento de células NK não está prejudicado nesses pacientes. Entretanto, existem outras crianças com mutações **hipomórficas** (que causam função reduzida, mas não ausente) nos genes *RAG1* ou *RAG2*, as quais fazem uma pequena quantidade da proteína RAG, permitindo atividade limitada de recombinação V(D)J. Eles sofrem de uma doença grave e distinta conhecida como **síndrome de Omenn**, na qual, além da suscetibilidade aumentada às múltiplas infecções oportunistas, existem também características clínicas muito semelhantes à doença do enxerto *versus* hospedeiro (ver Seção 15.36), como eritemas, eosinofilia, diarreia e inchaço dos linfonodos. Essas crianças apresentam número normal ou elevado de células T ativadas. Uma possível explicação para esse fenótipo é que níveis muito baixos da atividade *RAG* levam a uma limitada recombinação de genes de receptores de células T (TCRs, do inglês *T-cell receptors*). Contudo, as células B não são encontradas, sugerindo que as células B têm necessidades mais restritas para a atividade *RAG*. As células T produzidas em pacientes com a síndrome de Omenn mostram um repertório de receptores altamente restrito e anormal, tanto no timo quanto na periferia, onde sofreram expansão clonal e ativação. As características clínicas sugerem fortemente que essas células T periféricas são autorreativas e responsáveis pelo fenótipo de enxerto *versus* hospedeiro.

Um subgrupo de pacientes com SCID autossômica recessiva é caracterizado por sensibilidade anormal à radiação ionizante. Eles produzem muito poucas células B e T maduras, pois há falha no rearranjo do DNA em seus linfócitos em desenvolvimento; somente raras junções VJ ou VDJ são observadas, e a maioria delas tem características anormais. Esse tipo de SCID está relacionado a um defeito nas proteínas de reparo do DNA ubíquo envolvidas na restauração do rompimento do DNA de fita dupla, o qual é gerado não apenas durante o rearranjo gênico do receptor de antígeno (ver Seção 5.5), mas também pela radiação ionizante. Devido à radiossensibilidade aumentada nesses pacientes, essa classe de SCID é denominada **SCID sensível à radiação** (**RS-SCID**, do inglês *radiation-sensitive SCID*), a fim de diferenciá-la da SCID relacionada a defeitos específicos de linfócitos. Defeitos nos genes para Artemis, na subunidade catalítica proteína quinase de DNA (DNA-PKcs, do inglês *DNA protein-kinase catalytic subunit*) e na ligase IV de DNA causam RS-SCID (ver Fig. 13.8). Em função de defeitos no reparo da ruptura de DNA, há aumento no risco de translocações durante a divisão celular que pode levar a transformações malignas, e pacientes com esse tipo de SCID são mais suscetíveis ao desenvolvimento de câncer.

13.12   Defeitos na sinalização de receptores de antígenos de células T podem causar imunodeficiência severa

Diversos defeitos gênicos têm sido descritos como interferentes na sinalização por meio do TCR, e, assim, bloqueiam a ativação precoce de células T no desenvolvimento tímico. Após o rearranjo produtivo dos genes VDJ do *locus* da cadeia TCR-β nas células pró-T (timócitos duplo-negativos), a cadeia TCRβ deve interagir com a cadeia pTα e com os componentes acessórios do complexo CD3 (CD3γ, CD3δ e CD3ε) para ser transportada à superfície celular como o receptor de célula pré-T (pré-TCR, do inglês *pre-T-cell receptor*) (ver Seção 8.9). A união e a expressão do pré--TCR, e sua sinalização por meio dessas cadeias CD3 e pelo dímero CD3ζ, representam um ponto de expressão crítico no desenvolvimento de células T e promovem a transição para o estágio de pré-célula T, caracterizado pela coexpressão de CD4 e CD8 (timócitos duplo-positivos) e pelo início dos rearranjos gênicos da cadeia TCR-α. Pacientes com mutações nas cadeias CD3δ, CD3ε e CD3 do complexo CD3 têm sinalização pré-TCR defeituosa e falham na progressão para o estágio duplo-positivo do desenvolvimento tímico (ver Fig. 13.8), resultando em SCID. Outro defeito na sinalização de linfócitos, que leva a uma imunodeficiência severa, é causado por mutações na tirosina fosfatase CD45. Humanos e camundongos com deficiência em CD45 apresentam redução significativa no número de células T periféricas e, além disso, maturação anormal de células B.

Embora não seja estritamente classificável como SCID, uma imunodeficiência grave ocorre em pacientes que produzem uma forma defeituosa da proteína tirosina quinase citosólica ZAP-70, a qual transmite sinais do TCR (ver Seção 7.9). Células T CD4 emergem do timo em quantidade normal, enquanto as células T CD8 estão ausentes. Contudo, as células T CD4 que amadurecem falham ao responder a estímulos que normalmente ativam as células por meio do TCR.

A **síndrome de Wiskott-Aldrich** (**WAS**, do inglês *Wiskott-Aldrich syndrome*) é uma doença que trouxe novos conhecimentos sobre a base molecular da sinalização e da formação da sinapse imunológica entre diversas células do sistema imune. A doença afeta as plaquetas e foi inicialmente descrita como um distúrbio da coagulação sanguínea, mas também está associada a uma imunodeficiência devida à função alterada das células T, levando a um número reduzido de células T, à citotoxicidade reduzida de células NK e a uma falha na resposta humoral (ver Seção 10.13). A WAS é causada por um gene defeituoso no cromossomo X, codificando uma proteína denominada proteína WAS (WASP, do inglês *WAS protein*). A WASP é expressa em todas as linhagens celulares hematopoiéticas e, provavelmente, é um regulador--chave do desenvolvimento e da função de linfócitos e de plaquetas, que funciona por meio de seus efeitos no citoesqueleto de actina, o qual é crítico para a formação da sinapse imunológica e para a polarização das células T efetoras (ver Seção 9.21). Tem sido sugerido que a WASP é requerida para a função supressora de células T_{reg} naturais, e isso talvez ajude a explicar porque pacientes com WASP são suscetíveis a doenças autoimunes. A WASP tem papel fundamental na transdução de sinais para a organização do citoesqueleto, já que ativa o complexo Arp2/3, o qual é essencial para iniciar a polimerização de actina. Em pacientes portadores de WAS, e em camundongos cujo gene *WASP* foi nocauteado, as células T falham em responder normalmente à ligação cruzada do TCR. Sabe-se que várias vias de sinalização que começam a partir do TCR ativam a WASP. Uma via envolve a proteína de sequestro SLP-76, a qual serve como sítio de ligação para uma proteína adaptadora, Nck, a qual se liga à WASP. A WASP também pode ser ativada por proteínas pequenas de ligação ao GTP, como Cdc42 e Rac1, as quais podem ser ativadas por meio de sinalização do TCR pela proteína adaptadora Vav (ver Cap. 7).

13.13   Defeitos na função do timo que bloqueiam o desenvolvimento das células T resultam em imunodeficiências severas

Uma desordem de desenvolvimento tímico, associada à SCID e à ausência de expressão de pelos corporais, é conhecida há muitos anos em camundongos; a linhagem mutante é denominada ***nude*** (ver Seção 8.7). Um pequeno número de crianças foi descrito com o mesmo fenótipo. Tanto em camundongos como em humanos, essa síndrome é causada por mutações no gene *FOXN1* (também conhecido como *WHN*), que codifica para um fator de transcrição normalmente expresso no tecido epitelial e no timo. O *FOXN1* é necessário para a diferenciação do epitélio tímico e para a formação de um timo funcional. Em pacientes com mutação em *FOXN1*, a falta de função tímica previne o desenvolvimento de células T normais. Em muitos casos, o desenvolvimento de células B é normal em indivíduos com a mutação, porém a resposta a todos os patógenos está profundamente prejudicada pela falta de células T.

A **síndrome de DiGeorge** é outra doença na qual o epitélio tímico falha em se desenvolver normalmente, resultando em SCID. A anormalidade genética que causa essa complexa desordem do desenvolvimento é uma deleção no cromossomo 22. A deleção varia entre 1,5 e 5 megabases em tamanho, com a menor deleção, que causa a síndrome, contendo cerca de 24 genes. O gene relevante dentro desse intervalo é o *TBX1*, que codifica o fator de transcrição T-box 1. A síndrome de DiGeorge é causada pela deleção de uma cópia única desse gene, de forma que os pacientes com essa desordem são **haploinsuficientes** para *TBX1*. Sem o ambiente tímico indutivo apropriado, as células T não podem amadurecer, e tanto a imunidade mediada por células quanto a produção de anticorpos dependentes de células T são prejudicados. Os pacientes com essa síndrome têm níveis normais de imunoglobulina sérica e ausência, ou desenvolvimento incompleto, do timo e das glândulas paratireóideas, com graus variáveis de imunodeficiência das células T.

Defeitos na expressão das moléculas do MHC podem levar à imunodeficiência severa como resultado dos efeitos da seleção positiva das células T no timo (ver Fig. 13.8). Indivíduos com a **síndrome do linfócito nu** não expressam todas as moléculas do MHC de classe II, e a patologia é agora chamada de **deficiência do MHC de classe II**. Como há falta de moléculas do MHC de classe II no timo, as células T CD4 não podem ser selecionadas positivamente e, portanto, poucas se desenvolvem. As células apresentadoras de antígeno (APCs, do inglês *antigen-presenting cells*) desses indivíduos também não possuem moléculas do MHC de classe II, e, assim, as poucas células T CD4 que se desenvolvem não podem ser estimuladas pelo antígeno. A expressão do MHC de classe I é normal, e as células T CD8 se desenvolvem normalmente. Porém, essas pessoas sofrem de imunodeficiência severa, ilustrando a importância central das células T CD4 na imunidade adaptativa contra a maioria dos patógenos.

A deficiência no MHC de classe II não é causada por mutações nos genes do MHC em si, mas por mutações em um dos vários genes que codificam proteínas reguladoras necessárias à ativação transcricional dos promotores do MHC de classe II. Quatro defeitos genéticos complementares (conhecidos como grupos A, B, C e D) foram definidos em pacientes que não expressam moléculas do MHC de classe II, o que indica que ao menos quatro genes diferentes são necessários à expressão normal do gene do MHC de classe II. Têm sido identificados genes correspondentes a cada grupo de complementação: um deles, o *transativador do MHC de classe II* (ou *CIITA*), é o gene mutado no grupo A, e os genes *RFXANK*, *RFX5* e *RFXAP* são mutados nos grupos B, C e D, respectivamente (ver Fig. 13.8). Os últimos três codificam proteínas que compõem um complexo multimérico, o RFX, o qual está envolvido no controle da transcrição gênica. O RFX liga-se a uma sequência de DNA chamada de X-box, presente no promotor de todos os genes do MHC de classe II.

Uma imunodeficiência mais limitada, associada a infecções respiratórias bacterianas crônicas e ulceração da pele com vasculite, foi observada em um pequeno número de pacientes que demonstrava ausência quase completa de moléculas de superfície celular do MHC de classe I, uma condição que foi chamada de **deficiência do MHC de classe I**. Os indivíduos afetados têm níveis normais de mRNA codificando moléculas do MHC de classe I e produção normal de proteínas do MHC de classe I; porém, poucas proteínas atingem a superfície celular. Essa condição deve-se a mutações nos genes *TAP1* ou *TAP2*, que codificam as duas subunidades do transportador de peptídeos responsável por transportar peptídeos gerados no citosol para o retículo endoplasmático (RE), onde são carregados para as moléculas do MHC nascentes. Esse defeito é similar ao encontrado nas células *TAP* mutantes mencionadas na Seção 6.2. Por analogia com a deficiência do MHC de classe II, a ausência de moléculas do MHC de classe I na superfície das células do timo leva à ausência de células T CD8 que expressam o receptor de célula T α:β (ver Fig. 13.8); contudo, esses pacientes têm células T CD8 γ:δ, das quais certos subgrupos se desenvolvem independentemente do timo. As pessoas com deficiência do MHC de classe I não são anormalmente suscetíveis às infecções virais, o que, surpreendentemente, deve-se à função essencial da apresentação via MHC de classe I e células T CD8 citotóxicas no controle das infecções virais. Contudo, há evidências para vias independentes de TAP para a apresentação de certos peptídeos pelas moléculas do MHC de classe I. O fenótipo clínico dos pacientes deficientes em *TAP1* e *TAP2* indica que essas vias podem ser suficientes para permitir o controle de infecções virais.

Alguns defeitos nas células tímicas levam a um fenótipo com outros efeitos além daqueles de imunodeficiência. O gene *AIRE* codifica o fator de transcrição que permite que as células epiteliais tímicas expressem diversas proteínas e medeiem seleção negativa eficiente. Defeitos no *AIRE* levam a uma síndrome complexa denominada **APECED**, caracterizada por imunodeficiência, autoimunidade e defeitos de desenvolvimento (ver Seção 8.20).

13.14   Defeitos no desenvolvimento de células B resultam em deficiências na produção de anticorpos que causam a inabilidade de eliminar bactérias extracelulares

Além dos defeitos hereditários em proteínas cruciais para o desenvolvimento das células T e B, como RAG-1 e RAG-2, defeitos em proteínas específicas para o desenvolvimento de células B também foram identificados (ver Fig. 13.8). Pacientes com esses defeitos são caracterizados pela inabilidade de competir com bactérias extracelulares e com alguns vírus, cuja eliminação eficiente requer anticorpos específicos. Bactérias piogênicas, como estafilococos e estreptococos, têm cápsulas polissacarídicas que não são diretamente reconhecidas pelos receptores nos macrófagos e neutrófilos que estimulam a fagocitose. A bactéria foge da eliminação pela resposta imune inata e torna-se um patógeno extracelular bem-sucedido, porém pode ser eliminada pela resposta imune adaptativa. Assim, a opsonização pelo anticorpo e pelo complemento permite que os fagócitos ingiram e destruam a bactéria (ver Seção 10.22). O principal efeito das deficiências na produção de anticorpos é a falha no controle de infecções por bactérias piogênicas. A suscetibilidade a algumas infecções virais, notadamente as causadas por enterovírus, também é aumentada devido à importância dos anticorpos na neutralização dos vírus que entram no organismo pelo intestino.

Em 1952, Ogden C. Bruton fez a primeira descrição de uma doença de imunodeficiência, com base no relato da falha de uma criança do sexo masculino em produzir

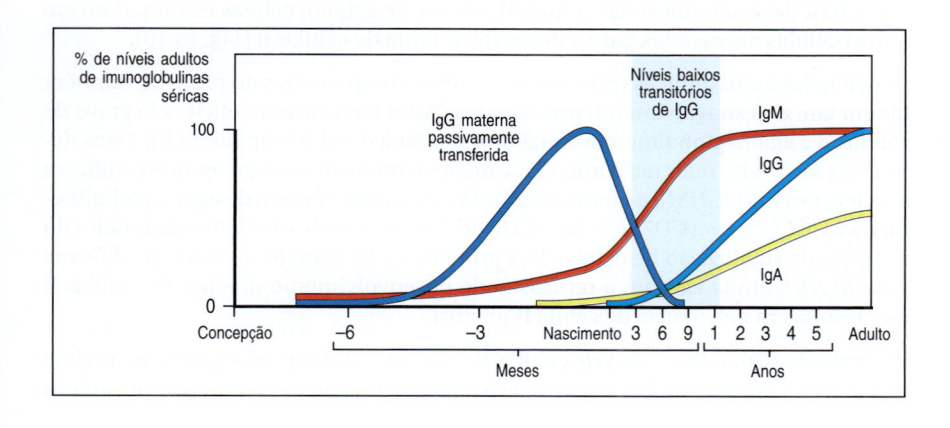

Figura 13.9   Os níveis de imunoglobulina, em recém-nascidos, caem a baixos níveis em torno dos seis meses de vida. Os recém-nascidos têm altos níveis de IgG materna, a qual é transportada através da placenta durante a gestação. Após o nascimento, a produção de IgM começa quase imediatamente; a produção de IgG, entretanto, não inicia antes de seis meses, período durante o qual o nível total de IgG cai, à medida que a IgG materna é catabolizada. Dessa forma, os níveis de IgG permanecem baixos dos três aos 12 meses de vida, o que pode levar à suscetibilidade a doenças.

anticorpos. Em função de a hereditariedade dessa condição estar ligada ao cromossomo X e ser caracterizada pela ausência de imunoglobulina no soro (**agamaglobulinemia**), ela foi chamada de **agamaglobulinemia de Bruton ligada ao X** (**XLA**, do inglês *Bruton's X-linked agammaglobulinemia*) (ver Fig. 13.8). Desde então, muitos outros defeitos na produção de anticorpos foram descritos. Crianças com esses tipos de doenças são geralmente identificadas como resultado de infecções recorrentes com bactérias piogênicas como *Streptococcus pneumoniae* e infecções crônicas por vírus como HBV, HCV, poliovírus e vírus ECHO. Assim, deve-se notar que crianças normais têm deficiência transiente na produção de imunoglobulinas nos primeiros três a 12 meses de vida. O recém-nascido tem níveis de anticorpos comparáveis aos da mãe devido ao transporte transplacental de IgG materna (ver Seção 10.15). Como essa IgG é catabolizada, os níveis de anticorpos diminuem gradualmente até que a criança comece a produzir quantidades significativas de sua prórpia IgG por volta dos 6 meses de idade (Fig. 13.9). Assim, os níveis de IgG são um pouco baixos entre os três e os 12 meses de vida. Esses níveis baixos podem levar a um período de suscetibilidade aumentada a infecções, sobretudo em bebês prematuros, os quais iniciam com níveis mais baixos de IgG materna e ainda atingem a competência imunológica mais tarde após o nascimento. Em decorrência da proteção transiente proporcionada aos recém-nascidos pelos anticorpos maternos, a XLA é em geral detectada vários meses após o nascimento, quando os níveis de anticorpos maternos na criança diminuíram.

O gene defeituoso na XLA codifica uma proteína tirosina quinase denominada BTK (tirosina quinase de Bruton), a qual é um membro da família Tec das quinases que transduz sinais por meio do receptor de célula pré-B (pré-BCR, do inglês *pre-B-cell receptor*) (ver Seção 7.16). Como discutido na Seção 8.3, o pré-BCR é composto por cadeias pesadas rearranjadas com sucesso integradas com cadeia leve surrogada composta de λ5 e Vpré-B, e com as subunidades Igα e Igβ de sinal de transdução. A estimulação de pré-BCR recruta proteínas citoplasmáticas, incluindo BTK, a qual transporta sinais necessários para a proliferação e a diferenciação de células pré-B. Na ausência de função de BTK, a maturação da célula B é amplamente detida no estágio de célula pré-B (ver Fig. 13.8; ver também Seção 8.3), resultando em uma deficiência profunda de célula B e agamaglobulinemia. Contudo, algumas células B amadurecem, talvez como resultado de compensação por outras quinases Tec.

Durante o desenvolvimento embrionário, as fêmeas inativam, de maneira randômica, um de seus dois cromossomos X. Devido à necessidade de BTK para o desenvolvimento de linfócitos B, apenas as células nas quais o alelo normal para *BTK* está ativo se desenvolvem em células B maduras. Assim, em todas as células B de fêmeas portadoras do gene *BTK* mutante, o cromossomo X ativo é o normal e o cromossomo X anormal é inativado. Esse fato possibilita que as fêmeas portadoras de XLA sejam identificadas mesmo antes da natureza da proteína BTK ser conhecida. Em contrapartida, os cromossomos X ativos nas células T e macrófagos das portadoras são uma mistura igual de cromossomos *BTK* normais e mutantes. A inativação não randomizada apenas nas células B mostra, conclusivamente, que o gene *BTK* é necessário para o desenvolvimento de células B, mas não para outros tipos celulares, e que BTK deve agir por si nas células B, em vez de agir em células estromais ou em outras células necessárias para o desenvolvimento de células B (Fig. 13.10).

Deficiências autossômicas recessivas em outros componentes do pré-BCR também bloqueiam o desenvolvimento precoce de células B e causam deficiência grave de células B e agamaglobulinemia congênita similar à de XLA (ver Fig. 13.8). Essas desordens são muito mais raras que XLA e incluem mutações nos genes que codificam a cadeia pesada (*IGHM*), a qual é a segunda causa mais comum de agamaglobulinemia, λ5 (*IGLL1*), Igα (*CD79A*) e Igβ (*CD79B*). Mutações que mutilam o adaptador do receptor de sinalização de células B, a proteína de ligação de células B (codificada pelo *BLNK*), ainda causam a repressão do desenvolvimento precoce de células B que resulta em deficiência de célula B seletiva.

Pacientes com defeitos puros de células B resistem a muitos outros patógenos além de bactérias piogênicas. Felizmente, as bactérias piogênicas podem ser suprimidas

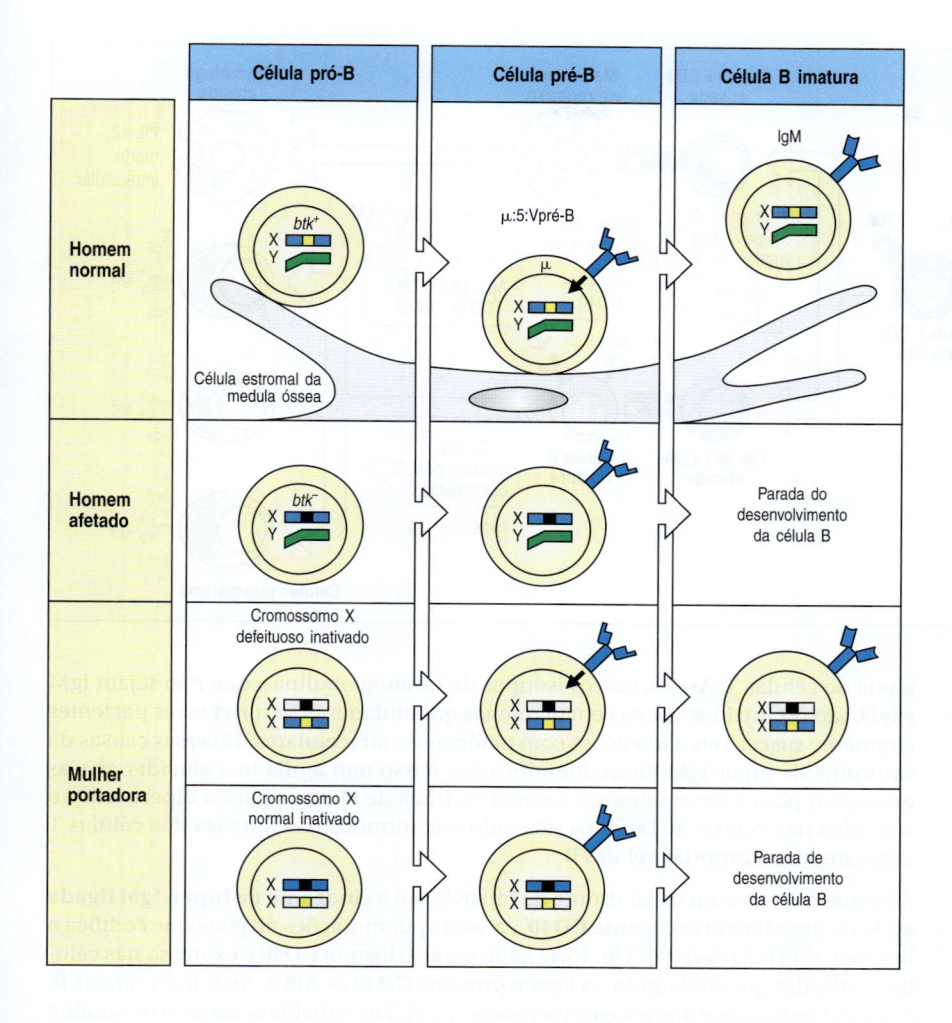

| Célula pró-B | Célula pré-B | Célula B imatura |

Homem normal

Homem afetado

Mulher portadora

Célula estromal da medula óssea

Cromossomo X defeituoso inativado

Cromossomo X normal inativado

Parada do desenvolvimento da célula B

Parada de desenvolvimento da célula B

Figura 13.10   O produto do gene *BTK* é importante para o desenvolvimento da célula B. Na agamaglobulinemia ligada ao X (XLA), uma proteína tirosina quinase da família Tec denominada Btk, codificada no cromossomo X, é defeituosa. Em indivíduos normais, o desenvolvimento de células B ocorre por uma etapa na qual o receptor de célula pré-B (pré-BCR), que consiste em μ:λ5:Vpré-B (ver Seção 8.3), transduz um sinal via Btk, disparando o desenvolvimento subsequente de células B. Em homens com XLA, nenhum sinal pode ser transduzido, e, embora o pré-BCR seja expresso, as células B não mais se desenvolvem. Em fêmeas de mamíferos, incluindo seres humanos, um dos dois cromossomos X em cada célula é inativado permanentemente no início do desenvolvimento. Já que a escolha do cromossomo a ser inativado é feita ao acaso, metade das células pré-B de uma portadora expressará um *BTK* do tipo selvagem. Isso significa que elas podem expressar somente o gene *btk* defeituoso e não podem prosseguir o seu desenvolvimento. Assim, na portadora, as células B maduras sempre têm o cromossomo X ativo não defeituoso. Isso contrasta em todos os outros tipos celulares, que expressam o cromossomo X não defeituoso ativo em apenas metade de suas células B. A inativação não casual do cromossomo X em uma determinada linhagem é uma indicação clara de que o produto do gene ligado ao cromossomo X é necessário ao desenvolvimento das células dessa linhagem. Algumas vezes também é possível identificar a etapa na qual o produto gênico é exigido, detectando o ponto do desenvolvimento em que a inativação do cromossomo X é desviada. Empregando esse tipo de análise, é possível identificar portadores de traços ligados ao X, como XLA, sem a necessidade de conhecer a natureza do gene mutante.

com antibióticos e infusões mensais de imunoglobulina humana coletada de um grande grupo de doadores. Devido à existência de anticorpos contra diversos patógenos comuns nessa imunoglobulina de reposição, ela serve como uma proteção contra infecções.

13.15   Deficiências imunológicas podem ser causadas por defeitos na ativação e na função de células B e de células T

Após o seu desenvolvimento na medula óssea ou no timo, as células B e T necessitam de ativação e diferenciação dirigidas por antígenos para montar respostas imunes efetivas. Análogos aos defeitos no desenvolvimento precoce de células T, os defeitos na ativação e na diferenciação de células T que ocorrem após a seleção tímica têm impacto na imunidade mediada por células e nas respostas a anticorpos, como resultado da ajuda deficiente para a troca de classe para células B (Fig. 13.11). Defeitos específicos para ativação e diferenciação de células B podem prejudicar a habilidade de passar por troca de classe para IgG, IgA e IgE, enquanto a imunidade mediada por células permanece amplamente intacta. Dependendo do local no qual esses defeitos ocorrem no processo de diferenciação de células T ou B, as características da deficiência imune resultantes podem ser profundas ou relativamente circunscritas.

Uma característica comum dos pacientes com defeitos que afeta a troca de classe das células B é a **síndrome de hiper-IgM** (ver Fig. 13.11). Esses pacientes têm desenvolvimento normal de células B e T e níveis séricos normais ou elevados de IgM, porém, produzem respostas imunes limitadas contra antígenos que necessitam de

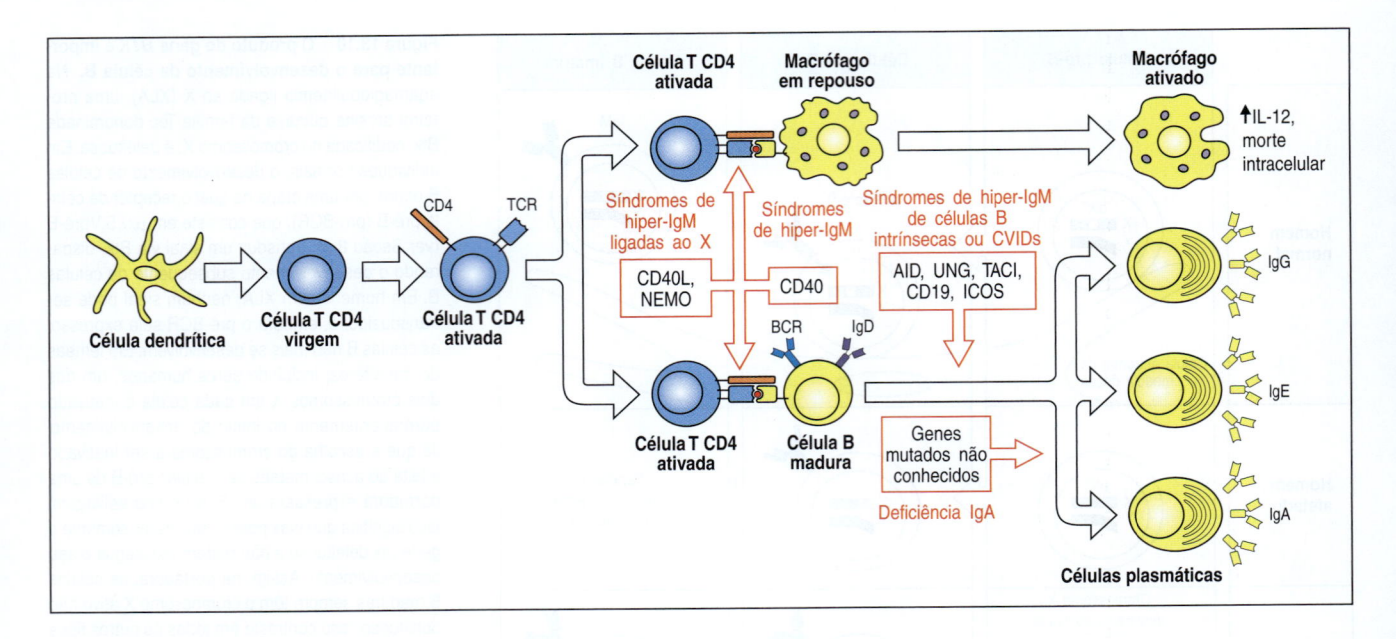

Figura 13.11 Os defeitos na ativação e na diferenciação de células T e B causam imunodeficiências. As vias que levam à ativação e à diferenciação das células T e B virgens estão aqui mostradas. Os genes sabidamente mutados nas doenças relevantes de imunodeficiência humana estão indicados em quadros com contorno vermelho. BCR, receptor de célula B; CVIDs, imunodeficiências variáveis comuns; TCR, receptor de célula T. É possível notar que o defeito na função citoesquelética na síndrome de Wiskott-Aldrich (WAS) afeta a função imunológica celular em muitas etapas deste esquema, e não está incluído na figura por questões de clareza. Ver o texto para mais detalhes.

ajuda de células T. Assim, outros isotipos de imunoglobulinas, que não sejam IgM e IgD, são produzidos apenas em pequenas quantidades. Isso torna esses pacientes altamente suscetíveis a infecções com patógenos extracelulares. Diversas causas da síndrome de hiper-IgM foram identificadas, e isso tem ajudado a elucidar as vias essenciais para a recombinação normal da troca de classe e para a hipermutação somática nas células B. Defeitos têm sido encontrados nas funções das células T auxiliares e nas próprias células B.

A forma mais comum da síndrome de hiper-IgM é a **síndrome de hiper-IgM ligada ao X**, ou **deficiência do ligante CD40**, causada por mutações no gene que codifica o ligante CD40 (CD154) (ver Fig. 13.11). Em geral, o ligante CD40 é expresso nas células T ativadas, possibilitando-as ligar a proteína CD40 às APCs, incluindo células B, células dendríticas e macrófagos (ver Seção 10.4). Em indivíduos do sexo masculino com deficiência no ligante CD40, as células B são normais, porém, na ausência de ligação do CD40, suas células B não passam por troca de isotipo ou iniciam a formação de centros germinais (Fig. 13.12). Dessa forma, esses pacientes possuem reduções graves nos níveis de circulação de todos os isotipos de anticorpos, com exceção de IgM, e estão suscetíveis a infecções por bactérias extracelulares piogênicas.

Devido à necessidade de sinalização de CD40 na ativação de células dendríticas e macrófagos para a otimização da produção de IL-12, a qual é importante para a produção de IFN-γ por células T e células NK, os pacientes com deficiência no ligante CD40 têm, ainda, defeitos na imunidade mediada por células, e manifestam uma forma combinada de imunodeficiência. Uma interação cruzada inadequada entre as células T e as células dendríticas via interação CD40L-CD40 pode levar a baixos níveis de moléculas coestimulatórias nas células dendríticas, causando dano em sua habilidade de estimular células T virgens (ver Seção 9.14). Assim, esses pacientes estão suscetíveis a infecções por patógenos extracelulares que requerem anticorpos de classe trocada, como bactérias piogênicas, porém, eles ainda têm defeitos na eliminação de patógenos intracelulares, como micobactérias, e estão mais propensos a infecções oportunistas por *P. jirovecii*, a qual é normalmente morta por macrófagos ativados.

Uma síndrome muito similar foi identificada em pacientes com mutações em dois outros genes (ver Fig. 13.11). Como esperado, um deles é o gene que codifica CD40 no cromossomo 20, mutações que foram encontradas em diversos pacientes com variante autossômica recessiva da síndrome de hiper-IgM. Em outra forma de síndrome do hiper-IgM ligada ao X, conhecida como **deficiência NEMO**, as mutações ocorrem no gene que codifica a proteína NEMO (também conhecida como IKKγ, uma subunidade da quinase IKK), a qual é um componente essencial da via de sinalização intracelular de CD40 que leva à ativação do fator de transcrição NFκB (ver Fig. 3.13). Esse grupo de síndromes de hiper-IgM demonstra que mutações em diferentes pontos da via de sinalização CD40L-CD40 resultam em uma síndrome de imunodeficiência combinada similar.

Outras variantes da síndrome de hiper-IgM estão relacionadas a defeitos intrínsecos no processo de recombinação de troca de classe de célula B. Esses pacientes estão suscetíveis a infecções bacterianas extracelulares graves, porém, devido à diferenciação e à função da célula T estarem intactas, eles não apresentam suscetibilidade aumentada a patógenos intracelulares ou agentes oportunistas como *P. jirovecii*. Um defeito na troca de classe está relacionado às mutações no gene para ativação induzida por citidina desaminase (AID, do inglês *activation-induced cytidine deaminase*), o qual é necessário para a hipermutação somática e para a troca de classe (ver Seção 5.17). Pacientes com defeitos autossomicamente hereditários no gene AID (*AICDA*) falham na troca de isotipo de anticorpo e têm, ainda, hipermutação somática extremamente reduzida (ver Fig. 13.11). Células B imaturas acumulam-se nos centros germinais anormais, causando aumento dos linfonodos e do baço. Outra variante da síndrome de hiper-IgM de células B intrínsecas foi identificada recentemente em um grupo pequeno de pacientes com defeito recessivo autossômico na enzima de reparo de DNA uracil-DNA-glicosilase (UNG) (ver Seção 5.17), a qual está também envolvida na troca de classe. Esses pacientes possuem função AID e hipermutação somática normais, mas troca de classe defeituosa.

Outros exemplos de imunodeficiências predominantemente humorais incluem as formas mais comuns de imunodeficiência primária, referidas como **imunodeficiências variáveis comuns** (**CVIDs**, do inglês *common variable immunodeficiencies*). As CVIDs são um grupo clínica e geneticamente heterogêneo de desordens que geralmente não chamam atenção até uma fase tardia da infância ou até a vida adulta, pois a imunodeficiência é relativamente leve. Ao contrário de outras causas de deficiência de imunoglobulina, pacientes com CVID podem ter defeitos na produção de imunoglobulinas que são limitados a um ou mais isotipos (ver Fig. 13.11). A **deficiência de IgA**, a imunodeficiência primária mais comum, existe nas formas esporádica e familiar, e as heranças autossômica recessiva e autossômica dominante foram descritas. A etiologia da deficiência de IgA na maioria dos pacientes não é bem entendida, e esses pacientes são assintomáticos. Em pacientes com deficiência de IgA que desenvolvem infecções recorrentes, um defeito associado em uma das subclasses IgG é encontrado com frequência.

Uma pequena minoria de pacientes com CVID com deficiência de IgA tem um defeito genético na proteína transmembrana TACI (ativador transmembrana do receptor semelhante a TNF e interador CAML) codificada pelo gene *TNFRSF13B*. A TACI é o receptor para as citocinas BAFF e APRIL, produzidas por células T, células dendríticas e macrófagos, as quais podem promover sinais coestimuladores e de sobrevivência para a ativação de células B e troca de classe (ver Seção 10.13). Pacientes com deficiências seletivas nas subclasses IgG também foram descritos. Os números de células B estão geralmente normais nesses pacientes, porém, os níveis séricos do isotipo da imunoglobulina envolvida estão deprimidos. Embora alguns desses pacientes tenham infecções bacterianas recorrentes, como na deficiência de IgA, muitos são assintomáticos. Pacientes com CVID com outros defeitos que afetam a troca de classe de imunoglobulinas também foram identificados. Incluídos nesse grupo estão pacientes com defeitos hereditários em CD19, o qual é um componente do correceptor de células B (ver Fig. 13.11). Um defeito genético que tem sido ligado a uma pequena porcentagem de pessoas com CVID é a deficiência da molécula coestimuladora ICOS. Como descrito na Seção 9.13, a ICOS é hiper-regulada nas células T quando estas estão ativadas. Os efeitos da deficiência de ICOS confirmaram seu papel essencial na ajuda de células T para estágios tardios de diferenciação de células B, incluindo troca de classe e formação de células de memória.

A última imunodeficiência a ser considerada nesta seção é a **síndrome de hiper-IgE** (**HIES**, do inglês *hyper IgE syndrome*), também denominada como **síndrome de Job**.

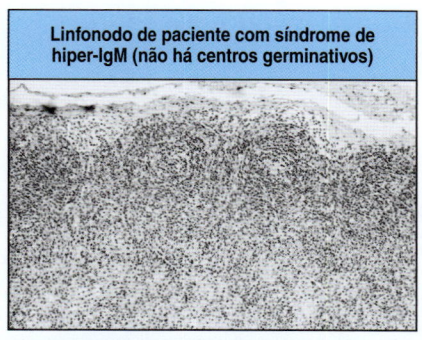

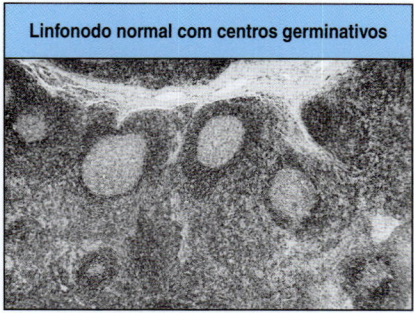

Figura 13.12   Pacientes com deficiências no ligante CD40 são incapazes de ativar completamente suas células B. Em pacientes com deficiência no ligante CD40, que se manifesta como síndrome de hiper-IgM, os tecidos linfoides são destituídos de centros germinativos (figura superior), diferentemente de um linfonodo normal (figura inferior). A ativação das células B pelos linfócitos T é necessária tanto para a mudança de isotipo como para a formação dos centros germinativos, nos quais ocorre extensa proliferação de células B. (Fotografias cortesia de R. Geha e A. Perez-Atayde.)

Essa doença é caracterizada por infecções pulmonares e cutâneas recorrentes causadas por bactérias piogênicas e fungos, altas concentrações séricas de IgE e dermatite eczematosa crônica ou erupções cutâneas. A HIES é hereditária em um padrão autossômico recessivo ou dominante, com este segundo manifestando anormalidades esqueléticas e dentais não observadas na variante recessiva. O defeito hereditário está no fator de transcrição STAT3, que é ativado a jusante de diversos receptores de citocinas, incluindo aqueles para IL-6 e IL-23, e que é central para a diferenciação de células T_H17 e ativação de respostas imunes inatas nas barreiras cutâneas e de mucosa (ver Seções 9.18 e 12.11). Devido à diferenciação de células T_H17 ser deficiente nesses pacientes, o recrutamento de neutrófilos, normalmente orquestrado pela resposta T_H17, também está defeituoso, e acredita-se que isso seja a base para a defesa debilitada contra bactérias extracelulares e fungos. A causa para a IgE elevada não é entendida; porém, pode estar associada à acentuação anormal de respostas T_H2 cutâneas e de mucosa como resultado de deficiência T_H17.

13.16 Defeitos nos componentes do complemento e nas proteínas reguladoras do complemento causam função defeituosa da imunidade humoral e dano tecidual

As doenças discutidas até o momento são principalmente ligadas a distúrbios do sistema imune adaptativo. A próxima seção tratará de algumas doenças de imunodeficiência que afetam células e moléculas do sistema imune inato. Inicia-se com o sistema do complemento, o qual pode ser ativado por uma das três vias que convergem na clivagem e na ativação do componente do complemento C3, permitindo sua ligação, covalentemente, a patógenos de superfície, onde ele atua como uma opsonina (discutido no Cap. 2). Não surpreende que o espectro de infecções associadas a deficiências do complemento se sobreponha substancialmente ao espectro visto em pacientes com deficiências na produção de anticorpos. Em particular, existe uma suscetibilidade aumentada a bactérias extracelulares que necessitam de opsonização por anticorpos e/ou por complemento para eliminação eficiente pelos fagócitos (Fig. 13.13). Defeitos na ativação de C3 por qualquer uma das três vias, bem como defeitos no C3, estão associados à suscetibilidade aumentada a infecções por uma variedade de bactérias piogênicas, incluindo *S. pneumoniae*, enfatizando o papel de C3 como efetor central que promove a fagocitose e a eliminação da bactéria capsulada.

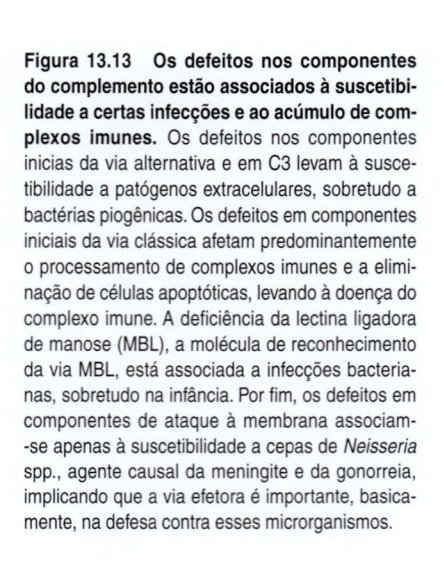

Figura 13.13 Os defeitos nos componentes do complemento estão associados à suscetibilidade a certas infecções e ao acúmulo de complexos imunes. Os defeitos nos componentes inicias da via alternativa e em C3 levam à suscetibilidade a patógenos extracelulares, sobretudo a bactérias piogênicas. Os defeitos em componentes iniciais da via clássica afetam predominantemente o processamento de complexos imunes e a eliminação de células apoptóticas, levando à doença do complexo imune. A deficiência da lectina ligadora de manose (MBL), a molécula de reconhecimento da via MBL, está associada a infecções bacterianas, sobretudo na infância. Por fim, os defeitos em componentes de ataque à membrana associam-se apenas à suscetibilidade a cepas de *Neisseria* spp., agente causal da meningite e da gonorreia, implicando que a via efetora é importante, basicamente, na defesa contra esses microrganismos.

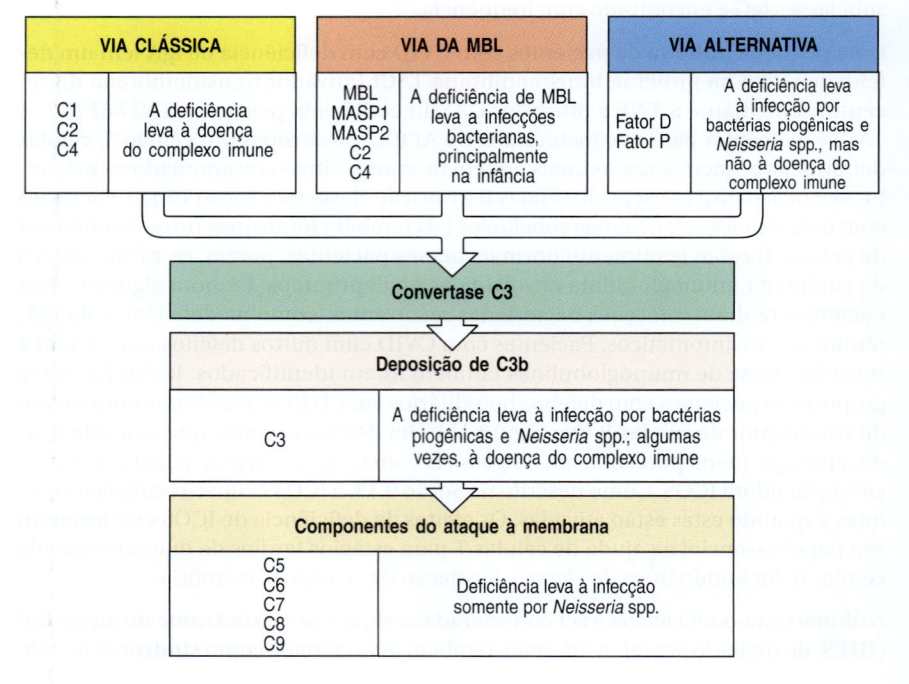

Em contrapartida, defeitos nos componentes de ataque à membrana do complemento (C5-C9) a jusante da ativação de C3 têm efeitos mais limitados e resultam, quase exclusivamente, na suscetibilidade a espécies *Neisseria*. Um fenótipo de suscetibilidade similar é encontrado em pacientes com defeitos nos componentes da via alternativa do complemento, fator D e properdina, os quais são ativados pelas espécies *Neisseria*. Isso indica que a defesa contra essas bactérias, que podem sobreviver intracelularmente, é mediada por lise extracelular pelo complexo de ataque à membrana. Dados obtidos a partir de estudos em grandes populações no Japão, onde a infecção endêmica por *N. meningitidis* é rara, mostram que o risco anual de infecção por esse organismo é de cerca de 1:2 milhões para uma pessoa normal. Isso pode ser comparado a um risco de 1:200 para uma pessoa na mesma população com uma deficiência hereditária de uma das proteínas do complexo de ataque à membrana – um aumento de 10 mil vezes no risco.

Os componentes precoces da via clássica do complemento são particularmente importantes para a eliminação dos complexos imunes e das células apoptóticas, o que pode causar uma patologia significativa em doenças autoimunes, como lúpus eritematoso sistêmico. Esse aspecto de deficiência hereditária do complemento será discutido no Capítulo 15. Deficiências na lectina ligada à manose (MBL, do inglês *mannose-binding lectin*), a qual pode iniciar a ativação do complemento na imunidade inata (ver Seção 2.6), são relativamente comuns (5% da população). A deficiência da MBL pode estar associada a uma imunodeficiência leve com incidência aumentada de infecções bacterianas no início da infância. Um fenótipo similar é encontrado em pacientes com defeitos no gene que codifica a serina-protease-2 associada à MBL (*MASP2*, do inglês *MBL-associated serine-protease-2*).

Outro grupo de doenças relacionadas ao complemento é causado por defeitos nas proteínas de controle do complemento (Fig. 13.14). Deficiências no fator de aceleração do decaimento (DAF, do inglês *decay-accelerating factor*) ou na protectina (CD59), proteínas de controle associadas à membrana que protegem as superfícies das células corporais da ativação do complemento, levam à destruição de eritrócitos, resultando na doença **hemoglobinúria paroxística noturna**, discutida na Seção 2.16. Deficiências nas proteínas solúveis reguladoras do complemento, como fator I e fator H, têm diversos desfechos. A **deficiência de fator I** homozigótica é um defeito raro que resulta em atividade descontrolada da C3 convertase da via alternativa, levando a uma deficiência de C3 *de facto* (ver Seção 2.16). Deficiências no cofator de proteólise da membrana (MCP, do inglês *membrane cofactor of proteolysis*), no fator I ou no fator H podem, ainda, causar uma condição conhecida como **síndrome urêmica hemolítica atípica**. Um polimorfismo no fator H tem sido bastante associado à exacerbação da degeneração macular relacionada à idade. Acredita-se que essa associação esteja relacionada à eliminação defeituosa mediada pelo complemento de debris no olho na ausência de fator H.

Uma consequência surpreendente da perda de uma proteína reguladora do complemento é vista em pacientes com defeitos inibidores de C1, os quais causam a síndrome conhecida como **angiedema hereditário** (**HAE**, do inglês *hereditary angioedema*) (ver Seção 2.16). A deficiência no inibidor de C1 leva à falha na regulação das vias de coagulação sanguínea e de ativação do complemento, gerando produção excessiva de mediadores vasoativos que causam acumulação de líquidos nos tecidos (edema) e tumefação laríngea local que pode resultar em sufocação.

Doença	Proteína de controle do complemento, deficiente ou alterada
Hemoglobinúria paroxística noturna	DAF ou CD59
Deficiência de fator I	Fator I
Síndrome urêmica hemolítica atípica	MCP, fator I ou fator H
Degeneração macular relacionada à idade	Polimorfismos no fator H
HAE	Inibidor C1

Figura 13.14 Os defeitos nas proteínas de controle do complemento estão associados a uma gama de doenças.

13.17 Defeitos em células fagocíticas permitem a difusão de infecções bacterianas

Defeitos na quantidade ou na função de fagócitos podem estar associados à imunodeficiência severa. De fato, a ausência total de neutrófilos é incompatível com a sobrevivência em um ambiente normal. As imunodeficiências fagocíticas podem ser agrupadas em quatro tipos gerais: deficiências na produção de fagócitos, deficiências na adesão fagocítica, deficiências na ativação fagocítica e morte de microrganismos por fagócitos (Fig. 13.15). Elas serão consideradas separadamente.

Figura 13.15 Os defeitos nas células fagocíticas estão associados à persistência da infecção bacteriana. Os defeitos no desenvolvimento de neutrófilos causados por neutropenias congênitas resultam em profundos defeitos na defesa antibacteriana. Defeitos nas integrinas leucocitárias com subunidade β_2 comum (CD18) ou defeitos no ligante da selectina, sialil-Lewis^x, impedem a adesão da célula fagocitária e sua migração aos locais de infecção (deficiência de adesão de leucócitos). A inabilidade de transmitir sinais por meio dos receptores semelhantes ao Toll (TLRs), como os resultantes de defeitos em MyD88 ou IRAK4, danifica o senso proximal de diversos agentes infecciosos pelas células imunes inatas. A queima respiratória é defeituosa na doença granulomatosa crônica, na deficiência de glicose-6-fosfato desidrogenase (G6PD) e na deficiência de mieloperoxidase. Na doença granulomatosa crônica, as infecções persistem devido à ativação macrofágica deficiente, levando ao estímulo crônico das células T CD4 e, consequentemente, aos granulomas. A fusão vesicular nos fagócitos é defeituosa na síndrome de Chediak-Higashi. Essas doenças ilustram o papel crítico dos fagócitos na lise e na remoção das bactérias patogênicas.

Tipo de defeito/nome da síndrome	Infecções associadas ou outras doenças
Neutropenias congênitas (p. ex., deficiência de elastase 2)	Infecções bacterianas piogênicas generalizadas
Deficiência de adesão de leucócitos	Infecções bacterianas piogênicas generalizadas
Defeitos na sinalização de TLR (p. ex., MyD88 ou IRAK4)	Infecções bacterianas piogênicas frias graves
Doença granulomatosa crônica	Infecção intracelular e extracelular, granulomas
Deficiência de G6PD	Queima respiratória defeituosa, infecção crônica
Deficiência de mieloperoxidase	Morte intracelular defeituosa, infecção crônica
Síndrome de Chediak-Higashi	Infecção intracelular e extracelular, granulomas

Deficiências hereditárias da produção de neutrófilos (**neutropenias**) são classificadas como **neutropenia congênita severa** (**SCN** [do inglês *severe congenital neutropenia*] ou **doença de Kostmann**) ou **neutropenia cíclica**. Na neutropenia congênita severa, que pode ser herdada na forma dominante ou recessiva, a contagem de neutrófilos é persistentemente menor que $0,5 \times 10^9$ por litro de sangue (os valores normais são 3×10^9 a $5,5 \times 10^9$ por litro). A neutropenia cíclica é caracterizada pela quantidade de neutrófilos que flutua entre valores quase normais a valores muito baixos ou indetectáveis, com ciclo de tempo de cerca de 21 dias que resulta em risco periódico de infecção. As causas mais comuns de SCN são mutações esporádicas ou dominantes autossômicas do gene que codifica a elastase neutrofílica (*ELA2*), um componente dos grânulos azurofílicos envolvido na degradação de micróbios fagocitados. Um alvo inapropriado da elastase 2 defeituosa causa apoptose de mielócitos em desenvolvimento e bloqueio no desenvolvimento no estágio de promielócito-mielócito. Algumas mutações de *ELA2* causam neutropenia cíclica. Continuam desconhecidos a maneira pela qual a elastase mutada causa um ciclo de 21 dias na neutropenia e quais são seus efeitos em outros tipos celulares da medula óssea.

Uma forma rara de SCN autossômica dominante é causada por mutações na oncogênese *GFI1*, que codifica um repressor de transcrição. Esse achado surgiu a partir da observação inesperada de que camundongos com ausência da proteína Gfi1 são neutropênicos. Uma análise mais detalhada demonstrou que mutações na *Gfi1* de camundongos afetam a expressão de *Ela2*, provendo uma ligação esses dois genes em uma via comum de diferenciação de células mieloides.

Formas autossômicas recessivas de SCN também foram identificadas. A deficiência na proteína mitocondrial HAX1 leva à apoptose aumentada em células mieloides em desenvolvimento, resultando em neutropenia. A sensibilidade aumentada dos neutrófilos em desenvolvimento para apoptose é destacada pela SCN associada com defeitos genéticos no metabolismo de glicose. Pacientes com mutações recessivas nos genes que codificam a subunidade catalítica glicose-6-fosfatase 3 (*G6PC3*, do inglês *glucose-6-phosphatase catalytic subunit 3*) ou a glicose-6-fosfato translocase 1 (*SLC37A4*) demonstram ainda apoptose aumentada durante o desenvolvimento de granulócitos que resulta em neutropenia. Em adição à deficiência autoimune, os pacientes com neutropenias congênita ou cíclica graves apresentam aumento no risco de desenvolver mielodisplasia ou leucemia mieloide, com frequência precedidas por mutações somáticas no gene que codifica o receptor (*CSF3R*) do fator estimulante de colônias granulocíticas (G-CSF, do inglês *granulocyte colony-stimulating factor*). Essa condição pode ser agravada pela administração crônica de G-CSF a esses pacientes, que hoje é o suporte no tratamento de neutropenias congênitas. A neutropenia adquirida associada à quimioterapia, malignidade ou anemia aplástica está ainda associada a um espectro similar de infecções bacterianas piogênicas graves.

Defeitos na migração de células fagocíticas para sítios extracelulares da infecção podem causar imunodeficiência grave. Os leucócitos atingem esses sítios migrando dos vasos sanguíneos por um processo fortemente regulado (ver Fig. 3.25). O primeiro estágio é a aderência móvel dos leucócitos para as células endoteliais, por meio da ligação de um ligante tetrassacarídeo fucosilado denominado sialil-Lewis^x do leucócito para selectina-E e selectina-P no endotélio. O segundo estágio é a sinalização por meio dos receptores de quimiocinas acoplados à proteína G no leucócito, que encontra quimiocinas ligadas ao endotélio ativado enquanto se move. Isso induz a ativação de um estado de ligação de alta afinidade de integrinas β_2 leucocitárias como CD11b:CD18 (Mac-1:CR3) que inicia uma forte aderência dos leucócitos aos contrarreceptores nas células endoteliais. O estágio final é a transmigração dos leucócitos por meio do endotélio ao longo de gradientes de quimiocinas originárias dos sítios com dano tecidual.

Deficiências nas moléculas envolvidas em cada um desses estágios podem prevenir os neutrófilos e os macrófagos de penetrar em tecidos infectados, e são conhecidas como **deficiências de adesão de leucócitos** (**LADs**, do inglês *leukocyte adhesion deficiencies*). Deficiências na subunidade de leucócitos de integrinas β_2 comuns CD18, que é um componente de LFA-1, MAC-1 e p150:95, previnem a migração de leucócitos ao local da infecção, banindo a habilidade celular de se aderir com força ao endotélio. Em função de ter sido a primeira LAD a ser caracterizada ela é, agora, denominada como **LAD tipo 1**, ou **LAD-1**. A adesão móvel reduzida foi descrita em pacientes raros que não possuem o antígeno sialil-Lewis^x devido a uma deficiência no transportador GDP-fucose-específico que está envolvido na biossíntese de sialil--Lewis^x e outros ligantes fucosilados para selectinas. Isso refere-se à **LAD tipo 2**, ou **LAD-2**. A **LAD-3** resulta de uma deficiência de quindlina-3, proteína envolvida na indução do estado de ligação de alta afinidade das integrinas β necessárias para fixar a adesão (ver Seção 3.15).

Cada variante de LAD tem um padrão autossômico recessivo de hereditariedade e causa infecções bacterianas ou fúngicas graves com risco de morte no início da vida que são caracterizadas por cicatrização prejudicada e, nas infecções bacterianas piogênicas, ausência na formação de pus. As infecções que ocorrem nesses pacientes são resistentes ao tratamento com antibióticos e persistem, apesar de uma resposta imune celular e humoral aparentemente efetiva. A LAD-3 é também associada a defeitos na agregação de plaquetas que causam aumento de sangramento. Um passo-chave na ativação de células imunes inatas, incluindo fagócitos, envolve o reconhecimento dos padrões moleculares associados a patógenos por meio de TLRs (ver Seção 3.5). Diversas imunodeficiências primárias causadas por defeitos nos componentes de sinalização intracelular das vias de TLRs foram descritas, embora, extraordinariamente, apenas uma única imunodeficiência foi, até o momento, associada a um receptor TLR específico – o TLR-3. Uma deficiência nesse receptor foi associada à **encefalite por herpes simples recorrente**.

Mutações autossômicas recessivas nos genes que codificam a proteína adaptadora MyD88 associada ao TLR ou à quinase IRAK4, os quais ativam as vias NFκB e MAPK (ver Seção 3.7), têm um fenótipo similar que é caracterizado por infecções invasivas, periféricas graves e recorrentes por bactérias piogênicas que levam a uma pequena inflamação, condição conhecida como infecção "fria". Mutações hemizigóticas (dominantes) ou homozigóticas (recessivas) nos genes para TLR-3 e para a proteína de transporte de TLR UNC93B1, respectivamente, têm também um fenótipo compartilhado caracterizado pelas respostas ao IFN tipo 1 prejudicadas e por infecções pelo herpes-vírus simples tipo 1 (HSV-1, do inglês *herpes simplex virus-1*) do SNC (encefalite por herpes simples). A UNC93B1 é necessária para o transporte de TRLs intracelulares do RE ao endolisossomo. De maneira notável, esses pacientes têm apenas predisposição limitada para outras infecções virais, implicando em redundância para proteção imunológica contra a maioria dos outros tipos de infecção viral. Pode--se notar que a deficiência NEMO, a qual prejudica a troca de classe das células B (ver Seção 13.15), também prejudica a sinalização de TLR, embora bloqueie a ativação de NFκB normal a jusante de todos os TLRs. A imunodeficiência associadas a defeitos em NEMO afeta as funções imunes adaptativa e inata.

A maioria dos outros defeitos conhecidos nas células fagocíticas afeta suas habilidades de matar bactérias intracelulares ou ingerir bactérias extracelulares (ver Fig. 13.15). Pacientes com **doença granulomatosa crônica** (**CGD**, do inglês *chronic granulomatous disease*) estão altamente suscetíveis a infecções bacterianas ou por fungo e formam granulomas como resultado de sua inabilidade de matar bactérias ingeridas pelos fagócitos (ver Fig. 9.43). Nesse caso, o defeito é a produção de espécies reativas de oxigênio (ROS, do inglês *reactive oxygen species*) como o ânion de superóxido (ver Seção 3.2). A descoberta do defeito molecular nessa doença deu importância à ideia de que esses agentes matam bactérias diretamente; essa noção já foi desafiada pelo achado de que a geração de ROS não é autossuficiente para matar microrganismos-alvo. No momento, acredita-se que as ROS causem influxo de íons K^+ aos vacúolos fagocíticos, aumentando o pH a um nível ótimo para a ação de proteínas e peptídeos microbicidas, os quais são agentes-chave na morte de microrganismos invasores.

Defeitos genéticos que afetam qualquer uma das proteínas constituintes da oxidase NADPH expressas nos neutrófilos e nos monócitos (ver Seção 3.2) podem causar doença granulomatosa crônica. Pacientes com a doença têm infecções bacterianas crônicas, as quais, em alguns casos, levam à formação de granulomas. Deficiências na glicose-6-fosfato desidrogenase (G6PD, do inglês *glucose-6-phosphate dehydrogenase*) e mieloperoxidase também prejudicam a morte de bactérias intracelulares e levam a um fenótipo similar, porém, menos severo. Finalmente, na **síndrome Chediak-Higashi**, uma síndrome complexa caracterizada por albinismo parcial, função de plaquetas anormais e imunodeficiência severa, um defeito na proteína denominada CHS1, a qual está envolvida no tráfego e na formação vesicular intracelular, causa falha na fusão adequada de lisossomas e fagossomos; nesses pacientes, os fagócitos têm grânulos aumentados e habilidade de morte intracelular prejudicada. Esse defeito prejudica, ainda, a via secretória geral. As consequências disso estão descritas na Seção 13.21.

13.18 Mutações nos reguladores moleculares da inflamação podem causar respostas inflamatórias descontroladas que resultam em "doença autoinflamatória"

Existe um pequeno número de doenças nas quais as mutações em genes que controlam a vida, a morte e as atividades de células inflamatórias estão associadas à doença inflamatória grave. Essas doenças foram incluídas neste capítulo, embora elas não levem à imunodeficiência, já que consistem em defeitos em um único gene que afetam um aspecto crucial da imunidade inata – a resposta inflamatória. Essas condições representam uma falha nos mecanismos normais que limitam a inflamação e são conhecidas como **doenças autoinflamatórias**: elas podem levar à inflamação mesmo na ausência de infecção (Fig. 13.16). A **febre mediterrânea familiar** (**FMF**, do inglês *familial Mediterranean fever*) é caracterizada por ataques episódicos de inflamação grave, que podem ocorrer em diversos sítios do organismo e são associados à febre, a uma resposta de fase aguda (ver Seção 3.18) e à indisposição grave. A patogênese da FMF era um mistério, até que se descobriu que sua causa eram mutações no gene *MEFV*, o qual codifica a proteína chamada de pirina, para referir sua associação com a febre. As proteínas pirina e pirina contendo o domínio estão envolvidas nas vias que levam à apoptose de células inflamatórias e em vias que inibem a secreção de citocinas pró-inflamatórias, como IL-1β. Foi proposto que a ausência de pirina funcional leva à atividade desregulada de citocinas e à apoptose defeituosa, resultando em falha no controle da inflamação. Em camundongos, a ausência de pirina causa aumento da sensibilidade a lipopolissacarídeos e a um defeito na apoptose de macrófagos. Uma doença com manifestações clínicas similares, conhecida como **síndrome periódica associada ao receptor de TNF** (**TRAPS**, do inglês *TNF-receptor associated periodic syndrome*), é causada por mutações em um

Doença (abreviatura comum)	Características clínicas	Hereditariedade	Gene mutado	Proteína (nome alternativo)
Febre mediterrânea familiar (FMF)	Febre periódica, serosites (inflamação da cavidade pleural e/ou peritoneal), artrite, resposta de fase aguda	Recessiva autossômica	*MEFV*	Pirina
Síndrome periódica associada ao receptor de TNF (TRAPS) (também conhecida como febre hibverniana familiar)	Febre periódica, mialgia, erupção cutânea, resposta de fase aguda	Dominante autossômica	*TNFRSF1A*	Receptor de TNF-α 55 kDa (TNFR-I)
Artrite piogênica, piodermia gangrenosa e acne (PAPA)		Dominante autossômica	*PTSTPIP*	Proteína 1 ligadora de CD2
Síndrome de Muckle-Wells	Febre periódica, urticária, dor articular, conjuntivite, surdez progressiva	Dominante autossômica	*NLRP3*	Criopirina
Síndrome autoinflamatória familiar fria (FCAS) (urticária familiar fria)	Febre periódica induzida por frio, urticária, dor articular, conjuntivite			
Síndrome articular e cutânea neurológica infantil crônica (CINCA)	Febre recorrente com início neonatal, urticária, artropatia crônica, dismorfia facial, envolvimento neurológico			
Síndrome de hiper-IgD (HIDS)	Febre periódica, níveis elevados de IgD, linfadenopatia	Recessiva autossômica	*MVK*	Mevalonato quinase
Síndrome de Blau	Inflamação granulomatosa cutânea, ocular e articular	Dominante autossômica	*NOD2*	NOD2

Figura 13.16   Doenças autoinflamatórias.

gene absolutamente diferente, que codifica o receptor de TNF-α, TNFR-I. Pacientes com TRAPS apresentam níveis reduzidos de TNFR-I, o que leva a um aumento nos níveis de TNF-α pró-inflamatório na circulação por não ser varrido pelos receptores de ligação. A doença responde ao bloqueio terapêutico com agentes anti-TNF, como o etanercepte, um receptor de TNF solúvel desenvolvido primeiramente para tratar pacientes com artrite reumatoide (ver Seção 16.8). Mutações no gene que codifica PSTPIP1 (do inglês *proline-serine-threonine phosphatase-interacting protein 1* [proteína interativa 1 prolina-serina-treonina fosfatase]), a qual interage com a pirina, estão associadas a uma outra síndrome dominantemente autoinflamatória hereditária – **artrite piogênica, pioderme gangrenosa e acne** (**PAPA**, do inglês *pyogenic arthritis, pyoderma gangrenosum, and acne*). As mutações acentuam a interação entre pirina e PSTPIP1, e tem sido proposto que a interação remove a pirina e limita a sua função regulatória normal.

As doenças autoinflamatórias episódicas **síndrome de Muckle-Wells** e **síndrome autoinflamatória fria familiar** (**FCAS**, do inglês *familial cold autoinflammatory syndrome*) estão claramente ligadas à estimulação inapropriada de inflamação, já que são devidas a mutações em NLRP3, um componente do "inflamassoma" que normalmente sente o dano e o estresse celular como resultados da infecção (ver Seção 3.8). As mutações levam à ativação de NLRP3 na ausência de tais estímulos e à produção desregulada de citocinas pró-inflamatórias. Essas síndromes dominantemente hereditárias apresentam-se com episódios de febre – que é induzida pela exposição ao frio no caso da FCAS – bem como erupção cutânea, dores articulares e conjuntivite. Mutações em *NLRP3* estão, ainda, associadas à desordem autoinflamatória denominada **síndrome articular e cutânea neurológica infantil crônica** (**CINCA**, do inglês *chronic infantile neurologic cutaneous and articular syndrome*), na qual episódios curtos de febre recorrente são comuns, embora sintomas artropáticos, neurológicos e dermatológicos severos predominem. Pirina e NLRP3 são predominantemente expressas nos leucócitos e em células que agem como barreiras inatas a patógenos, como células epiteliais intestinais. O estímulo que modula a pirina e as moléculas relacionadas inclui citocinas inflamatórias e mudanças relacionadas ao estresse em células. Assim, a síndrome de Muckle-Wells responde drasticamente ao fármaco denominado anakinra, um antagonista do receptor para IL-1.

Nem todas as doenças autoinflamatórias são causadas por mutações nos genes envolvidos na regulação da apoptose ou na produção de citocinas. A **síndrome de**

hiper-IgD (**HIDS**, do inglês *hyper IgD syndrome*) – associada a ataques de febre com início na infância, altos índices de IgD sérico e linfadenopatia – é causada por mutações que resultam em deficiência parcial da mevalonato quinase, uma enzima na via para síntese de isoprenoides e colesterol. Ainda não está totalmente esclarecida a maneira pela qual essa deficiência enzimática causa doença autoinflamatória.

13.19 As vias normais para a defesa do hospedeiro contra bactérias intracelulares são ilustradas por deficiências genéticas de IFN-γ e IL-12 e de seus receptores

Um pequeno número de famílias foi identificado com muitos indivíduos que sofrem de ataques persistentes, eventualmente fatais, por patógenos intracelulares, sobretudo de micobactérias e de salmonelas. Em geral, esses pacientes sofrem de infecções por linhagens ubíquas e ambientais de micobactérias não tuberculoides, como *Mycobacterium avium*. Eles também podem desenvolver infecção disseminada após a vacinação com o bacilo *Mycobacterium bovis* Calmette-Guérin (BCG), a linhagem de *M. bovis* utilizada como vacina viva contra *M. tuberculosis*. As bases moleculares da suscetibilidade a essas infecções são mutações que inativam a função de qualquer uma das seguintes proteínas: IL-12, receptor de IL-12 ou receptor para IFN-γ e sua via de sinalização. Têm sido encontradas mutações na subunidade p40 de IL-12, na cadeia β_1 do receptor de IL-12 e nas duas subunidades (R1 e R2) do receptor para IFN-γ. A p40 está presente em IL-12 e IL-23, e, portanto, a deficiência de p40 pode causar deficiência em IL-12 e IL-23. Uma mutação em STAT1, uma proteína intracelular da via de sinalização nuclear ativada após a ligação do receptor de IFN-γ, também está associada, em humanos, à suscetibilidade aumentada a infecções micobacterianas. Uma suscetibilidade similar à infecção com bactérias intracelulares é verificada em camundongos nos quais foram induzidas mutações nesses mesmos genes, bem como em camundongos deficientes no TNF-α ou no gene da proteína p55 do receptor de TNF. A razão pela qual a tuberculose não é mais frequente nesses pacientes com esses defeitos, sobretudo *M. tuberculosis,* que é mais virulenta que *M. avium* e *M. bovis*, ainda não está clara.

As micobactérias e as salmonelas infectam as células dendríticas e os macrófagos, onde se reproduzem e se multiplicam. Ao mesmo tempo, elas induzem uma resposta imune que envolve diversas etapas e eventualmente controla a infecção com o auxílio das células T CD4. Primeiro, para poder infectar as células, as lipoproteínas e os peptideoglicanos da superfície das bactérias se ligam a receptores nos macrófagos e nas células dendríticas. Esses receptores incluem os TLRs (ver Seção 3.5), particularmente TLR-2, e o receptor de manose, e sua ligação estimula a produção de óxido nítrico (NO, do inglês *nitric oxide*) dentro das células, que é tóxico para as bactérias. A sinalização por meio dos TLRs também estimula a liberação de IL-12, que, por sua vez, estimula as células NK a produzirem IFN-γ na fase inicial da resposta imune. A IL-12 também estimula as células T CD4 antígeno-específicas a secretarem IFN-γ e TNF-α. Essas citocinas ativam e recrutam mais células fagocitárias mononucleares para o local da infecção, resultando na formação de granulomas (ver Seção 9.29).

A função crucial do IFN-γ na ativação de macrófagos para destruir bactérias intracelulares é ilustrada em pacientes que apresentam falha no controle da infecção, pois são geneticamente deficientes em uma das duas subunidades desse receptor. Na total ausência de expressão do receptor de IFN-γ, a formação de granulomas é reduzida, demonstrando um papel para esse receptor no desenvolvimento do granuloma. Em contrapartida, se a mutação responsável está associada à presença de baixos níveis do receptor funcional, os granulomas se formam, porém, os macrófagos dentro dos granulomas não estarão suficientemente ativados para controlar a divisão e a dispersão das micobactérias. É importante considerar que essa cascata de reações de citocinas está ocorrendo no contexto de interações cognatas entre as células T CD4 antígeno-específicas e os macrófagos e as células dendríticas que abrigam as bactérias intracelulares. A ligação do TCR e a coestimulação do fagócito realizada pela interação CD40-ligante CD40, por exemplo (Seção 13.15), envia sinais que auxiliam na ativação de fagócitos infectados, a fim de causar a morte da bactéria intracelular. Dessa forma, como supradescrito, deficiências hereditárias na via CD40-CD40L contêm defeitos na eliminação de bactérias intracelulares em adição aos defeitos na maturação de células B que causa a síndrome de hiper-IgM.

Infecções por micobactéria atípicas foram relatadas em vários pacientes com a deficiência de NEMO e ocorrem devido uma ativação alterada de NFκB e seus efeitos em diversas respostas celulares, incluindo os ligantes TLR e TNF-α. A conclusão a ser inferida a partir dessas doenças é de que as vias controladas por TLRs e NFκB parecem ser importantes na resposta imune contra uma variedade de patógenos não relacionados, ao passo que a via IL-12/IFN-γ é especialmente importante para a imunidade contra micobactérias e salmonelas, mas não para outros patógenos.

13.20 A síndrome linfoproliferativa ligada ao X está associada à infecção fatal pelo EBV e ao desenvolvimento de linfomas

O EBV, apresentado inicialmente neste capítulo (ver Seção 13.2), pode transformar os linfócitos B e é utilizado para imortalizar clones de células B em laboratório. A transformação não acontece normalmente *in vivo*, pois a infecção por EBV é ativamente controlada e o vírus é mantido em estado latente pela ativação de células NK, células NKT e células T citotóxicas com especificidade para as células B que expressam antígenos do EBV. Na presença de certos tipos de imunodeficiência, esse controle pode desaparecer, resultando em infecção por EBV irreversível (mononucleose infecciosa) que é acompanhada por proliferação livre de células B e células T citotóxicas infectadas por EBV, hipogamaglobulinemia (baixos níveis de imunoglobulinas circulantes) e potencial para o desenvolvimento de linfomas de células B não Hodgkin letais. Isso ocorre na rara imunodeficiência conhecida como **síndrome linfoproliferativa ligada ao X** (**XLP**, do inglês *X-linked lymphoproliferative*), que resulta de mutações em um dos dois genes ligados ao X: o gene 1A que contém o domínio SH2 (*SH2D1A*) ou o gene inibidor de apoptose ligado ao X (*XIAP*).

Na **XLP1**, que conta com cerca de 80% dos pacientes com essa síndrome, o defeito está na proteína SAP (sinalização da molécula de ativação de linfócitos [SLAM, do inglês *signaling lymphocyte activation molecule*]-associada), a qual é codificada por *SH2D1A*. A SAP liga a sinalização por meio da família SLAM de receptores de células imunes para a tirosina quinase Fyn da família Src em células T e células NK. Os membros da família SLAM interagem por meio de ligação homotípica ou heterotípica para modular o desfecho das interações entre as células T e as APCs e entre as células NK e suas células-alvo. Na ausência de SAP, as respostas defeituosas específicas para EBV de células T citotóxicas e células NK são feitas para EBV, indicando que a SAP tem papel vital e não redundante no controle normal da infecção por EBV. A **XLP2** deve-se a defeitos na proteína XIAP, que em geral se liga aos fatores TRAF-1 e TRAF-2 associados ao receptor de TNF (ver Seção 7.22) e inibe a ativação de caspases indutoras de apoptose. A falta de XIAP resulta em morte aumentada de células T e células NKT, criando uma deficiência nessas células. A razão exata para o controle prejudicado da infecção por EBV nessas deficiências imunes hereditárias, em particular, permanece indefinida; porém, o alvo aparente desse vírus em particular pode ser simplesmente devido à alta prevalência de infecção por EBV em humanos em vez de um defeito imunológico específico contra o vírus.

13.21 Anormalidades genéticas na via de secreção citotóxica de linfócitos causam linfoproliferação descontrolada e respostas inflamatórias às infecções virais

Um pequeno grupo de imunodeficiências hereditárias também afeta a pigmentação da pele, causando albinismo. A relação entre esses dois fenótipos, aparentemente não relacionados, é um defeito na secreção regulada dos lisossomas. Em resposta a estímulos específicos, diversos tipos celulares derivados da medula óssea, incluindo linfócitos, granulócitos e mastócitos, realizam a exocitose de lisossomas de secreção especializados, que contêm coleções especializadas de proteínas. Outros tipos celulares são, ainda, capazes de regular a secreção de lisossomas, em particular os melanócitos, que são células pigmentadoras da pele. O conteúdo dos lisossomas de secreção difere de acordo com o tipo celular. Nos melanócitos, a melanina é o principal componente, enquanto nos linfócitos T citotóxicos, os lisossomas de secreção contêm as proteínas citolíticas perforina, granulisina e granzimas (ver Seção 9.26). Apesar de o conteúdo dos grânulos diferir entre os tipos celulares, isso não ocorre para os mecanismos fundamentais de secreção, e isso explica como as doenças hereditárias que afetam a secreção regulada podem causar a combinação de albinismo e imunodeficiência.

Na Seção 13.20, aprendeu-se que a síndrome linfoproliferativa ligada ao X está associada a uma inflamação descontrolada em resposta à infecção causada pelo EBV. Essa observação é bastante similar a um grupo de doenças conhecidas como **síndromes hemofagocíticas**, nas quais ocorre expansão descontrolada de linfócitos CD8 citotóxicos que está associada à ativação de macrófagos. As manifestações clínicas dessa doença são devidas à resposta inflamatória causada pela liberação aumentada de citocinas pró-inflamatórias, como IFN-γ, TNF, IL-6, IL-10 e fator estimulante de colônias macrofágicas (M-CSF, do inglês *macrophage colony-stimulating factor*). Esses mediadores são secretados por linfócitos T ativados e macrófagos que infiltram todos os tecidos, causando necrose no tecido e falha do órgão. Os macrófagos ativados fagocitam células sanguíneas, incluindo eritrócitos e leucócitos, o que dá o nome às síndromes. Algumas síndromes hemofagocíticas são herdadas e podem ser classificadas em dois tipos, de acordo com a natureza do defeito gênico. No primeiro tipo, os efeitos da mutação estão restritos a linfócitos ou outras células do sistema imune, pois a proteína mutada está localizada dentro de grânulos de células NK e células T citotóxicas. No segundo tipo, a anormalidade genética está localizada na via secretora dos lisossomas, afetando, nesses casos, todos os tipos celulares que utilizam essa via; nesses casos, pode acontecer albinismo.

A doença **linfo-histiocitose hemofagocítica familiar** (**FHL**, do inglês *familial hemophagocytic lymphohistiocytosis*) é causada por uma deficiência hereditária da proteína citotóxica perforina. Esse é um exemplo de um distúrbio linfócito-específico, em que células T CD8-positivas policlonais sofrem acúmulo em órgãos linfoides e em outros órgãos, em associação a macrófagos hemofagocíticos ativados. A inflamação progressiva é fatal, a não ser quando está reduzida por meio de terapia imunossupressora. Quando camundongos deficientes em perforina foram desenvolvidos, nenhum fenótipo espontâneo foi observado. Entretanto, quando os camundongos são infectados com o vírus LCMV ou outros vírus, uma doença semelhante à TRAPS humana desenvolve-se, dirigida por uma resposta descontrolada de células T vírus-específica. Essa rara síndrome demonstra claramente que os linfócitos CD8-positivos devem exercer um papel na limitação de respostas imunes de células T, por exemplo, em resposta à infecção viral, por mecanismos citotóxicos dependentes de perforina. Quando ocorre uma falha nesse mecanismo, células T ativadas descontroladas matam seu hospedeiro. A perforina também é crítica para a citotoxicidade de células NK, que é prejudicada na TRAPS.

Exemplos de doenças hereditárias que afetam a secreção regulada dos lisossomas são a síndrome de Chediak-Higashi (ver Fig. 13.15 e Seção 13.17), causada por mutações na proteína CHS1 que regula o tráfego lisossomal, e a **síndrome de Griscelli**, causada por mutações em uma pequena GTPase, a Rab27a, que controla o movimento de vesículas dentro das células. Outros dois tipos têm sido identificados na síndrome de Griscelli, nos quais os pacientes têm somente mudanças pigmentárias e não deficiências imunológicas. Na síndrome de Chediak-Higashi, ocorre o acúmulo de lisossomas gigantes anormais em melanócitos, neutrófilos, linfócitos, eosinófilos e plaquetas. O cabelo geralmente apresenta uma coloração prata-metálico, a visão é reduzida em virtude de anormalidades em células pigmentadoras da retina, e ocorre sangramento aumentado devido à disfunção plaquetária. Em relação ao sistema imune, crianças com essa síndrome sofrem de graves infecções recorrentes em função da falha funcional de células T, neutrófilos e células NK. Após alguns anos, ocorre o desenvolvimento de linfo-histiocitose hemofagocítica, com consequências fatais, se não for tratada. Os antibióticos são necessários ao tratamento e à prevenção de infecções, e a imunosupressão é necessária no combate à inflamação descontrolada. Somente o transplante de medula óssea oferece um suporte real a esses pacientes.

13.22 O transplante de células-tronco hematopoiéticas ou a terapia gênica podem ser úteis na correção de defeitos genéticos

Frequentemente, é possível corrigir os defeitos no desenvolvimento linfocitário que levam à SCID e a alguns outros fenótipos de imunodeficiência por meio da substituição dos componentes defeituosos, geralmente por transplante de célula-tronco hematopoiética (HSC, do inglês *hematopoietic stem cell*). As principais dificuldades nessas terapias resultam do polimorfismo do MHC. Para ser útil, o enxerto deve compartilhar alguns alelos do MHC com o hospedeiro. Como foi visto na Seção 8.15, os alelos do MHC expressos pelo epitélio do timo determinam quais células T podem ser positivamente selecionadas. Quando as HSCs são utilizadas para restaurar a função imunológica de indivíduos com estroma tímico normal, tanto as células T como as APCs são derivadas do enxerto. Portanto, a menos que o enxerto compartilhe pelo menos alguns alelos do MHC com o receptor, as células T que são selecionadas no epitélio do timo do hospedeiro não podem ser ativadas por APCs derivadas do enxerto (Fig. 13.17). Existe também o risco de as células T pós-tímicas que contaminam as HSCs preparadas a partir do sangue periférico ou da medula óssea do doador reconhecerem o hospedeiro como estranho e atacá-lo, causando a **doença do enxerto *versus* hospedeiro** (**GVHD**, do inglês *graft-versus-host disease*) (Fig. 13.18, figura superior). Isso pode ser superado eliminando-se as células T maduras do doador do enxerto. Para doenças imunodeficientes, como XLP, em que existe função residual de células T ou NK, um tratamento mieloablativo dos receptores (destruição da medula óssea, em geral pela utilização de fármacos citotóxicos) é realizado antes do transplante para gerar espaço para o enxerto das HSCs transplantadas e para minimizar a ameaça de **doença do hospedeiro *versus* enxerto** (**HVGD**, do inglês *host-versus-graft disease*) (Fig. 13.18, terceira figura). Em pacientes com SCID, entretanto, existem poucos problemas com a resposta do hospedeiro às HSCs transplantadas, pois o paciente é imunodeficiente e o transplante pode ser realizado sem a destruição da medula óssea.

Agora que muitos defeitos genéticos específicos foram identificados, uma abordagem alternativa para corrigir deficiências imunes hereditárias ocorre por meio de **terapia gênica somática**. Essa estratégia envolve o isolamento de HSCs da medula óssea ou do sangue periférico do paciente, a introdução de uma cópia normal do gene defeituoso com o uso de um vetor retroviral e a reinfusão de células-tronco no paciente. Embora, a princípio, essa seja uma abordagem atraente, na prática foram encontradas diversas complicações. Testes usando essa abordagem para tratar a XSCID e a deficiência de ADA complementaram os defeitos, porém, levaram a doenças malignas em uma alta proporção de pacientes tratados: cinco em cada 10 crianças com XSCID cuja imunodeficiência foi corrigida pela terapia gênica, desenvolveram leucemia devido à inserção do retrovírus dentro de uma proto-oncogene. A inabilidade de controlar o local no genoma no qual genes codificados retroviralmente se inserem é problemática. Recentemente, uma técnica para a geração de

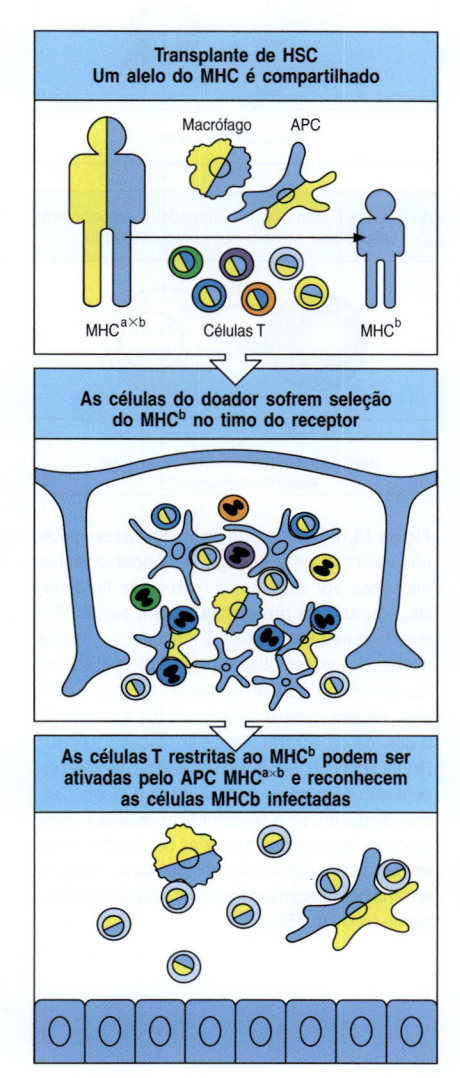

Figura 13.17 O doador de células-tronco hematopoiéticas (HSCs) e seu receptor devem compartilhar pelo menos algumas moléculas do complexo principal de histocompatibilidade (MHC) para restaurar a função imunológica. Um transplante de HSC de um doador geneticamente diferente é ilustrado, e as células da medula do doador compartilham algumas moléculas do MHC com o receptor. O tipo de MHC compartilhado é designado como "b" e ilustrado em azul, e o tipo de MHC que não é compartilhado é designado como "a" e está mostrado em amarelo. No receptor, os linfócitos dos doadores em desenvolvimento são selecionados positivamente no MHCb nas células epiteliais do timo e negativamente selecionados por células estromais do receptor e na junção corticomedular, por meio do encontro com células dendríticas derivadas tanto do doador das HSCs quanto das células dendríticas residuais do receptor. As células selecionadas negativamente são mostradas como células apoptóticas. As células apresentadoras de antígeno (APCs) do doador na periferia podem ativar as células T que reconhecem moléculas do MHCb; as células T ativadas podem, então, reconhecer as células infectadas expressando MHCb.

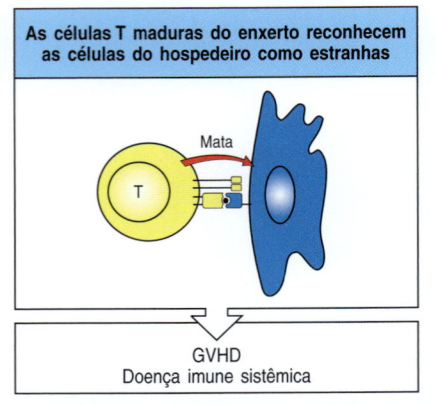

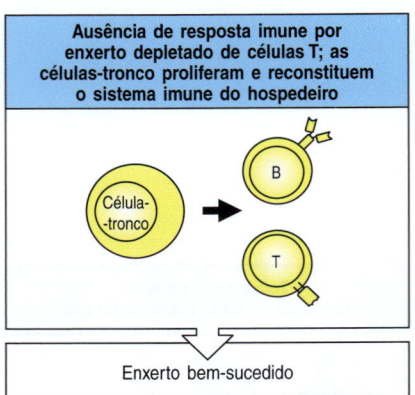

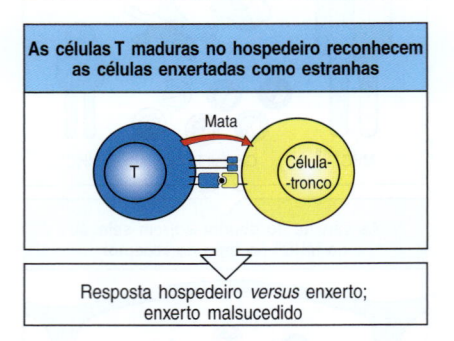

Figura 13.18 O enxerto de medula óssea pode ser utilizado para corrigir imunodeficiências causadas por defeitos na maturação linfocitária, porém, dois problemas podem surgir. Primeiro, se existirem células T maduras na medula óssea, elas podem atacar células do hospedeiro, reconhecendo seus antígenos do complexo principal de histocompatibilidade (MHC) e causando a doença do enxerto *versus* hospedeiro (GVHD) (figura superior). Isso pode ser evitado por meio da depleção da medula óssea do doador (figura central). Segundo, se o receptor tiver células T competentes, elas podem atacar as células-tronco da medula óssea (figura inferior). Isso leva à falha do enxerto pelo mecanismo geral da rejeição de transplante (ver Cap. 15).

células-tronco pluripotentes induzidas (células iPS) de células somáticas do próprio paciente tem sido demonstrada pela expressão forçada de um grupo de fatores de transcrição pluripotentes. Essa abordagem oferece a promessa de "reparo" de genes defeituosos específicos em células-tronco derivadas de pacientes pelo gene-alvo *ex vivo* antes da reinfusão, porém, essa técnica ainda não está bem estabelecida. Até métodos melhores para a introdução dos genes corrigidos nas células-tronco autorrenovadas serem identificados, o transplante de HSC alogênico continuará sendo o apoio principal para o tratamento de muitas imunodeficiências primárias.

13.23 As imunodeficiências secundárias são as principais causas que predispõem à infecção e à morte

As imunodeficiências primárias têm ensinado bastante em relação à biologia de moléculas específicas do sistema imune. Felizmente, essas condições são raras. A imunodeficiência secundária, em contrapartida, é bastante comum e muito importante na prática clínica diária. A desnutrição atinge muitas populações em todo o mundo, e um aspecto central da desnutrição é a imunodeficiência secundária. Isso afeta sobretudo a imunidade mediada por células, e a morte em desnutridos é com frequência causada por infecção. O sarampo, que está associado à imunossupressão (ver Seção 13.4), é uma importante causa de morte em crianças desnutridas. Nos países desenvolvidos, o sarampo é uma desagradável enfermidade, porém, maiores complicações são incomuns. Por outro lado, o sarampo em indivíduos desnutridos atinge alta mortalidade. A tuberculose é outra infecção importante na desnutrição. Em camundongos, a deficiência proteica causa imunodeficiência por meio de alterações na função de APCs; porém, em humanos, não está claro como a desnutrição afeta especificamente a resposta imune. Ligações entre os sistemas endócrino e imune podem fornecer parte da resposta a essa questão. Os adipócitos (células de gordura) produzem o hormônio leptina, e os níveis de leptina estão diretamente relacionados à quantidade de gordura presente no corpo; os níveis de leptina caem no estado de inanição. Tanto humanos como camundongos com deficiência de leptina geneticamente determinada apresentam respostas de células T reduzidas, e, nos camundongos, ocorre atrofia do timo. Tanto em camundongos desnutridos quanto em camundongos com deficiência em leptina, essas anormalidades podem ser revertidas por meio da administração da leptina.

Tumores hematopoiéticos, como leucemia e linfoma, estão associados a estados de imunodeficiência secundária. Doenças mieloproliferativas, como a leucemia, podem ser associadas à deficiência de neutrófilos (neutropenia) ou a um excesso de progenitores mieloides imaturos que não possuem propriedades funcionais de neutrófilos maduros, e em ambos os casos, a disfunção dos neutrófilos aumenta a suscetibilidade a infecções bacterianas e fúngicas, como descrito na Seção 13.17. A destruição ou a invasão do tecido linfoide secundário, causadas por linfoma ou metástases de outros cânceres, podem promover infecções oportunistas. A remoção cirúrgica do baço, ou a destruição de sua função por determinadas doenças, está associada a uma predisposição à infecção arrasadora por *S. pneumoniae*, ilustrando o papel de células fagocíticas mononucleares dentro do baço na eliminação desse microrganismo do sangue. Pacientes com disfunção no baço deveriam ser vacinados contra a infecção pneumocócica e tratados profilaticamente com antibióticos durante toda a sua vida.

Infelizmente, a imunossupressão e a suscetibilidade aumentada às infecções são as principais complicações ao uso de citotóxicos para o tratamento do câncer. Esses fármacos matam todas as células em processo de divisão, sendo que as células da medula óssea e dos sistemas linfoides são frequentemente alvos não procurados desses agentes. A infecção é um dos maiores efeitos colaterais da terapia com citotóxicos. Isso também ocorre quando esses fármacos ou fármacos similares são utilizados de forma terapêutica como imunossupressores. Outro efeito colateral indesejado da intervenção médica é o risco aumentado de infecção devido aos materiais implantados, como cateteres, válvulas cardíacas artificiais e articulações artificiais. Eles atuam como sítios privilegiados para o desenvolvimento de infecções que resistem à fácil eliminação com o uso de antibióticos. Esses materiais implantados não possuem os mecanismos de defesa inatos dos tecidos normais e atuam como uma matriz protegida para o crescimento de bactérias e fungos. Os cateteres, utilizados para diálise peritoneal ou para infusão de fármacos ou líquido na circulação, também podem atuar como condutores de bactérias que conseguem, dessa forma, cruzar a barreira defensiva normal da pele.

Finalmente, os tratamentos médicos que visam a funções imunológicas suprimidas para fins terapêuticos são a principal causa de imunodeficiências secundárias. A supressão imune para induzir a tolerância do hospedeiro de aloenxertos de órgãos sólidos, como transplantes de rim ou coração, tem um risco substancial aumentado para a infecção e, até mesmo, para a malignidade. A introdução recente de terapias biológicas para algumas formas de autoimunidade leva ao aumento do risco de infecções, em função dos efeitos imunossupressores. Por exemplo, a administração de antibióticos que bloqueiam o TNF-α em pacientes com artrite reumatoide ou outras formas de autoimunidade tem sido associada a casos de complicações infecciosas infrequentes, porém, aumentadas.

Resumo

Os defeitos genéticos podem ocorrer em qualquer uma das moléculas envolvidas na resposta imune. Esses defeitos originam doenças típicas de imunodeficiência, as quais, embora raras, fornecem muitas informações sobre o desenvolvimento e a função do sistema imune em seres humanos normais. As imunodeficiências hereditárias ilustram o papel vital da resposta imune adaptativa e das células T em particular, sem as quais as imunidades celular e humoral falham. Elas forneceram informações sobre os papéis separados dos linfócitos B na imunidade humoral e dos linfócitos T na imunidade celular, a importância dos fagócitos e do complemento na imunidade humoral e inata e as funções específicas de um número crescente de moléculas de superfície celular ou de sinalização na resposta imune adaptativa. Existem também algumas doenças imunes hereditárias cujas causas ainda não são compreendidas. Sem dúvida, o estudo dessas doenças ensinará mais sobre a resposta imune normal e seu controle. Os defeitos adquiridos do sistema imune e as imunodeficiências secundárias são muito mais comuns do que as imunodeficiências primárias hereditárias. Na próxima seção, será considerada a pandemia de Aids, que é causada pela infecção com o HIV.

Síndrome da imunodeficiência adquirida

O caso mais extremo de imunossupressão causada por patógeno é a **Aids**, que é causada pela infecção com o **HIV**. A infecção pelo HIV leva à perda gradual de imunocompetência, permitindo infecções por organismos que não são normalmente patogênicos. O primeiro caso documentado de infecção por HIV em humanos foi reportado em uma amostra de soro em Kinshasa (República Democrática do Congo), que estava armazenada desde 1959. Portanto, somente em 1981 o primeiro caso de Aids foi oficialmente registrado. A doença caracteriza-se por suscetibilidade à infecção por patógenos oportunistas ou pela ocorrência de uma forma agressiva de sarcoma de Kaposi ou linfoma de células B, acompanhado de profunda diminuição do número de células T CD4.

Como a doença parecia se disseminar pelo contato com líquidos corporais, inicialmente se suspeitou que ela fosse causada por um novo vírus, e, em 1983, o vírus responsável, o HIV, foi isolado e identificado. Atualmente, está claro que existem pelo menos dois tipos de HIV – HIV-1 e HIV-2 –, os quais estão intimamente relacionados. O HIV-2 é endêmico na África Ocidental e atualmente está se disseminando na Índia. Porém, a maioria dos casos de Aids em todo o mundo é causada pelo HIV-1, o mais virulento. Ambos os vírus parecem ter se disseminado em humanos a partir de outras espécies de primatas, sendo que a melhor evidência dessa relação sugere que o HIV-1 foi transmitido aos humanos em, no mínimo, três ocasiões independentes a partir do chimpanzé *Pan troglodytes*, e o HIV-2, a partir do macaco preto *Cercocebus atys*.

O HIV-1 apresenta notável variabilidade genética e é classificado de acordo com sua sequência nucleotídica em três grupos: M (*main*), O (*outlier*) e N (*non-M, non-O*). Esses grupos são pouco relacionados, e, por isso, acredita-se terem sido transmitidos dos chimpanzés para o homem por transmissões independentes. O grupo M é a principal causa de Aids mundial e apresenta-se geneticamente diversificado em uma série de subtipos, algumas vezes conhecidos como clados, que são designados por letras que vão de A até K; em diferentes partes do mundo, diferentes subtipos predominam. A partir de árvores filogenéticas, tem sido possível obter pistas de um ancestral comum para o HIV-1 do grupo M, sendo bastante provável que a evolução dos subtipos de vírus M tenha ocorrido dentro de populações humanas após a transmissão original do vírus de um chimpanzé, o qual apresenta o vírus da imunodeficiência símia (SIV$_{cpz}$, do inglês *simian immunodeficiency virus*) relacionado. Estima-se que o ancestral comum do grupo M do HIV possa datar entre os anos de 1915 e 1941, e, caso isso esteja correto, o HIV-1 já infecta os humanos há muito mais tempo do que se imagina.

A infecção pelo HIV não causa a Aids de maneira imediata, e os aspectos de como e quando os pacientes infectados pelo vírus progredirão para a expressão da doença permanecem controversos. Contudo, acumulam-se evidências que implicam claramente o crescimento do vírus nas células T CD4, e a resposta imune a ele, como a chave do enigma da Aids. O HIV é uma pandemia mundial, e, embora grandes esforços tenham sido feitos para a compreensão da patogênese e da epidemiologia da doença, o número de pessoas infectadas continua a crescer em um ritmo alarmante, podendo-se prever a morte de muitas pessoas por Aids nos próximos anos. Estimativas da Organização Mundial de Saúde (OMS) apontam que mais de 25 milhões de pessoas morreram de Aids desde o início da epidemia, e que, atualmente, há cerca de 33,5 milhões de pessoas infectadas pelo HIV (Fig. 13.19). A maioria delas vive na África Subsaariana, onde as taxas de prevalência para a infecção são de cerca de 5,2% entre os adultos. Em alguns países dessa região, como Suazilândia e Botsuana, cerca de 25% dos adultos estão infectados. Existem crescentes epidemias de infecção por HIV e de Aids na China e na Índia, onde pesquisas em diversos estados têm mostrado prevalência de 1 a 2% da infecção por HIV em mulheres grávidas. A incidência da infecção pelo vírus HIV está aumentando de forma mais rápida no Leste Europeu e na Ásia Central do que no resto do mundo. Aproximadamente um terço dos indivíduos infectados com o HIV tem idade entre 15 e 24 anos, e a maioria não sabe que é portador do vírus.

Figura 13.19   A incidência de novos casos de infecção por HIV está aumentando mais lentamente em diversas regiões do mundo, porém, a síndrome da imunodeficiência adquirida (Aids) continua sendo a principal forma de infecção. O número de indivíduos infectados pelo vírus da imunodeficiência humana (HIV)/Aids é alto e está aumentando, porém, o número de novas infecções em 2008 diminuiu 30%, comparado ao aparente pico epidêmico de 1996. Em 2008, em todo o mundo, existiam cerca de 33,5 milhões de indivíduos infectados com HIV, incluindo 2,7 milhões de novos casos e mais de 2 milhões de mortes por Aids. Os dados são números estimados de adultos e crianças vivendo com HIV/Aids até o fim do ano de 2008 (Aids Epidemic Update, UNAIDS/ World Health Organization, 2009).

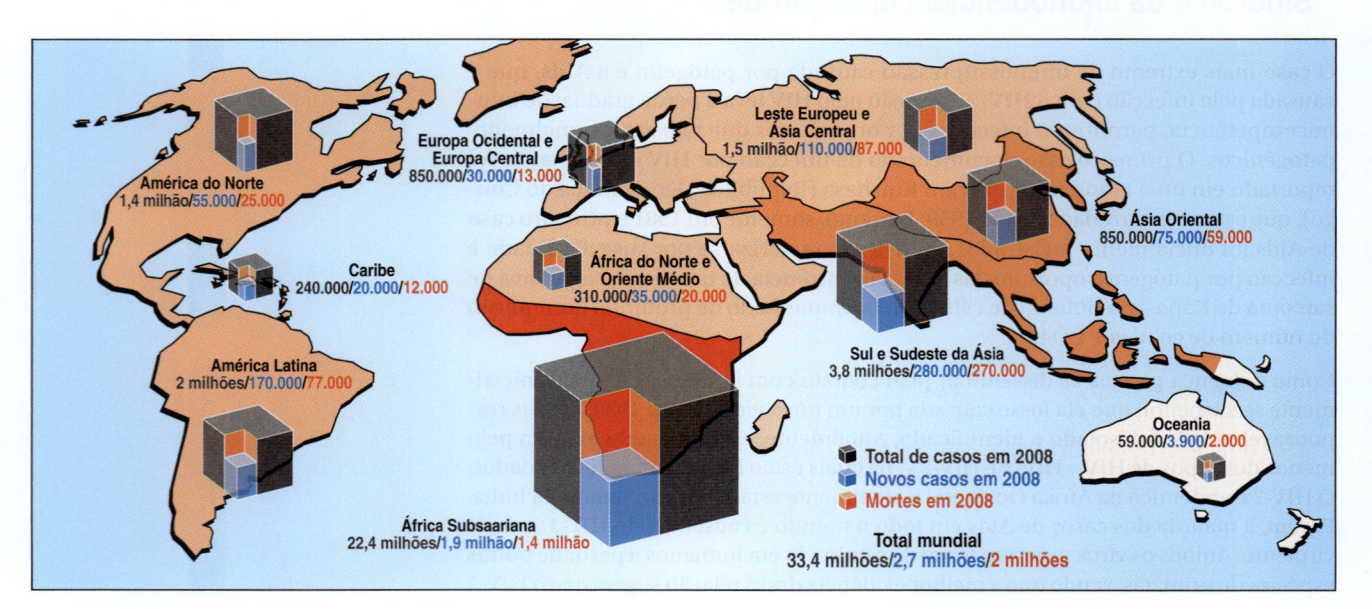

13.24 A maioria dos indivíduos infectados pelo HIV progride, ao longo do tempo, para a Aids

Muitos vírus causam infecção aguda, porém, limitada, induzindo uma imunidade protetora persistente. Outros, como os herpes-vírus, estabelecem uma infecção latente que não é eliminada, mas que é cronicamente controlada por uma resposta imune adaptativa (ver Seção 13.2). No entanto, a infecção pelo HIV raramente conduz a uma resposta imune capaz de eliminar o vírus. Embora a infecção aguda inicial pareça ser controlada pelo sistema imune, o HIV continua a replicar-se rapidamente e a infectar novas células.

Em geral, a infecção inicial pelo HIV ocorre após a transferência de líquidos do corpo de uma pessoa infectada para uma não infectada. A infecção pelo HIV dissemina-se na maioria das vezes por intercurso sexual, agulhas contaminadas utilizadas para administração intravenosa de fármacos e uso terapêutico de sangue ou hemoderivados contaminados, embora esta última via tenha sido amplamente eliminada no mundo desenvolvido, no qual os hemoderivados são rotineiramente testados para a presença de HIV. Uma importante via de transmissão do vírus é de uma mãe infectada para seu bebê, no parto ou pelo leite materno. A taxa de transmissão de uma mãe infectada para a criança oscila de 11 até 60%, dependendo da severidade da infecção (determinada pela carga viral) e da frequência de amamentação. Fármacos antirretrovirais, como zidovudina (AZT) ou nevirapina, administrados durante a gravidez reduzem significativamente a quantidade de vírus passado ao recém-nascido, reduzindo, portanto, a frequência de transmissão.

O vírus é levado principalmente em células infectadas que expressam CD4, que atua como receptor do vírus, junto com um correceptor, em geral os receptores de quimiocinas CCR5 ou CXCR4. O vírus livre está, ainda, presente no sangue, no sêmen, no líquido vaginal ou no leite materno. O trato gastrintestinal e a mucosa genital são sítios dominantes da infecção primária. Vírions de HIV parecem estabelecer a infecção inicialmente em um pequeno número de células T CD4 de mucosa, onde eles se replicam localmente antes de migrar para os linfonodos de drenagem de mucosa. O compartimento linfoide dos tecidos de mucosa é enriquecido para células T CD4 de memória que expressam CCR5 e, assim, a replicação viral é favorecida nesses sítios e nos linfonodos que os drenam. Após a replicação acelerada nos linfonodos regionais, o vírus dissemina-se amplamente pela corrente sanguínea e, em particular, ganha amplo acesso aos tecidos linfoides associados ao intestino (GALT, do inglês *gut-associated lymphoid tissues*), onde residem os maiores números de células T CD4 do organismo (ver Cap. 12). Devido ao importante papel de CCR5 como correceptor predominante para entrada viral no curso da infecção por HIV, novos fármacos experimentais, denominados inibidores de entrada, foram desenvolvidos para bloquear a interação entre HIV e CCR5, como será discutido adiante.

A **fase aguda** da infecção por HIV está clinicamente caracterizada com uma doença semelhante à gripe em até 80% dos casos, com abundância de vírus (viremia) no sangue periférico e queda marcante nos níveis de células T CD4 circulantes, sendo esta última devida à extensiva morte de células T CD4 em GALT que são mortas diretamente por efeitos citopáticos virais ou indiretamente por apoptose induzida pela ativação (Fig. 13.20). O diagnóstico nesse estágio é geralmente descartado, a não ser que exista grande suspeita da infecção pelo HIV. A viremia aguda está associada, em praticamente todos os pacientes, à ativação das células T CD8, que matam as células infectadas pelo HIV, e, subsequentemente, à produção de anticorpos, ou **soroconversão**. Acredita-se que a resposta das células T citotóxicas seja importante para controlar os níveis do vírus, que atingem um pico e depois declinam, à medida que as contagens de células T CD4 retornam a cerca de 800 células μL^{-1} (o valor normal é de 1.200 célulasμL^{-1}).

Três ou quatro meses após a infecção, os sintomas da viremia aguda em geral desaparecem. O nível de vírus que persiste no plasma sanguíneo nesse estágio da infecção, referido como **ponto de definição viral**, é em geral o melhor indicador da

Figura 13.20   O curso típico de infecção (não tratada) pelo vírus da imunodeficiência humana (HIV). As primeiras semanas são caracterizadas por doença aguda semelhante à gripe, algumas vezes chamada de doença de soroconversão, com altos títulos de vírus no sangue. Segue-se uma resposta imune adaptativa, a qual controla a doença aguda e restaura amplamente os níveis de células T CD4 (CD4⁺ PBL), porém, não erradica o vírus. Essa é a fase assintomática. As infecções oportunistas e outros sintomas tornam-se mais frequentes à medida que a contagem de células T CD4 cai, começando em torno de 500 células/μL⁻¹. A doença entra, então, na fase sintomática. Quando as contagens de células T CD4 caem abaixo de 200 células/μL⁻¹, diz-se que o paciente tem síndrome da imunodeficiência adquirida (Aids). Pode-se notar que as contagens de células T CD4 são medidas para fins clínicos em células por microlitro (células/μL⁻¹), e não em células por mililitro (células/mL⁻¹), unidade utilizada em outras partes deste livro.

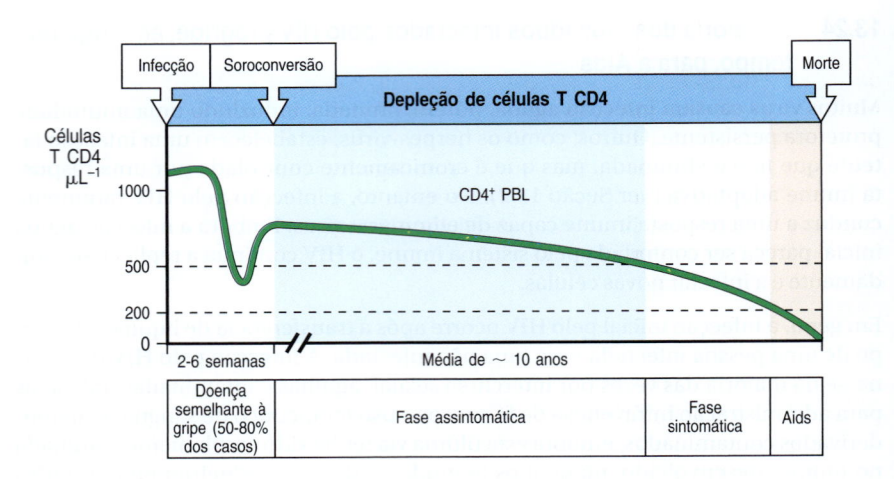

futura progressão da doença. Existe, então, um período de quiescência aparente da doença, conhecido como latência clínica ou **fase assintomática** (ver Fig. 13.20). Esse período não é silencioso, pois existe a replicação persistente do vírus e um declínio gradual da função e do número das células T CD4 até que, por fim, os pacientes tenham poucas células T CD4 residuais. Nesse ponto, que pode ocorrer a qualquer momento entre seis meses e 20 anos ou mais após a infecção primária, termina a fase de latência clínica e as infecções oportunistas começam a surgir, marcando o início da Aids. Quase todos os indivíduos infectados com HIV desenvolverão, por fim, a Aids, a menos que a replicação viral seja suprimida ao longo da vida por fármacos antirretrovirais (Fig. 13.21).

Existem ao menos três mecanismos dominantes que causam perda de células T CD4 em uma infecção por HIV. Primeiro, células infectadas podem ser mortas diretamente pelo vírus; segundo, células infectadas estão mais propensas a passar por apoptose; e terceiro, células T CD4 infectadas são mortas pelos linfócitos citotóxicos T CD8 que reconhecem os peptídeos virais. Além disso, a regeneração de novas células T é também defeituosa nas pessoas infectadas, sugerindo infecção e destruição de progenitores de células T CD4 no timo. Essa deficiência na regeneração pode prover uma explicação para a rápida progressão da doença em crianças.

A Figura 13.20 ilustra o curso típico de uma infecção por HIV. Entretanto, é cada vez mais evidente que a evolução da doença pode variar amplamente. A maioria das pessoas infectadas com HIV e que permanecem sem tratamento evoluem para a Aids e, ao final, morrem por infecções oportunistas ou câncer, porém, nem todos. Uma pequena proporção de pessoas expostas ao vírus faz soroconversão, produ-

Figura 13.21   A maioria dos indivíduos infectados com vírus da imunodeficiência humana (HIV) progride para síndrome da imunodeficiência adquirida (Aids) em um período de alguns anos. A incidência de Aids aumenta progressivamente com o tempo após a infecção. Os homens que fazem sexo com homens (MSM) e os hemofílicos são dois grupos de alto risco no mundo ocidental – os MSM de vírus transmitidos sexualmente e os hemofílicos de sangue humano infectado utilizado para repor o fator VIII de coagulação. Na África, a propagação é devida principalmente a intercursos heterossexuais. Os hemofílicos são agora protegidos por testes dos produtos sanguíneos e pelo uso de fator VIII recombinante. Os MSM ou os hemofílicos que não foram infectados com HIV não apresentam nenhuma evidência de Aids. A maioria dos hemofílicos foi exposta à infecção por HIV pela administração de produtos sanguíneos contaminados. A progressão de doença até chegar à Aids é mostrada aqui. A idade dos indivíduos parece ter função significativa na taxa de progressão do desenvolvimento de HIV. Mais de 80% dos indivíduos acima de 40 anos no período da infecção progridem para Aids em 13 anos, em comparação a 50% dos indivíduos com menos de 40 anos durante um período comparável. Existem poucos indivíduos que, embora infectados com HIV, parecem não progredir para Aids.

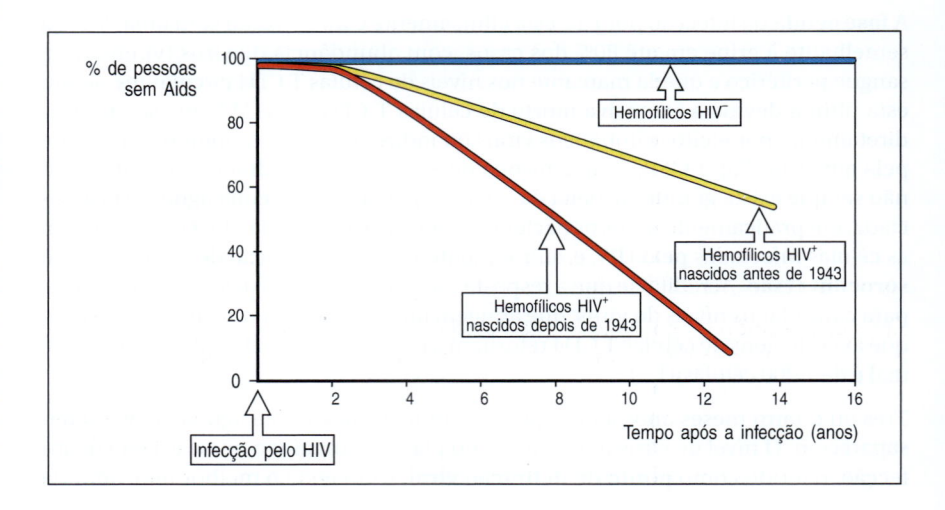

zindo anticorpos contra várias proteínas do HIV, mas parece não apresentar doença progressiva, considerando-se que as contagens de células T CD4 e outras medidas de imunocompetência são mantidas. Esses indivíduos que não progridem em longo prazo têm níveis incomumente baixos de vírus circulante e estão sendo estudados intensivamente para determinar como são capazes de controlar a infecção pelo HIV. Um segundo grupo consiste em pessoas soronegativas que foram altamente expostas ao HIV, mas permanecem livres da doença e vírus-negativas. Algumas dessas pessoas têm linfócitos citotóxicos específicos e linfócitos T_H1 contra as células infectadas, o que confirma que foram expostas ao HIV ou possivelmente a antígenos não infecciosos do HIV. Não está claro se essa resposta imune é responsável por eliminar a infecção, mas é um foco de considerável interesse para o desenvolvimento e o planejamento de vacinas.

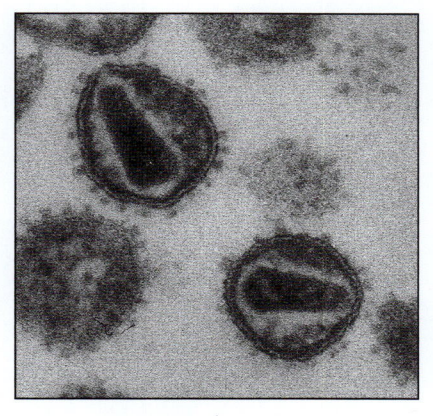

13.25 O HIV é um retrovírus que infecta células T CD4, células dendríticas e macrófagos

O HIV é um retrovírus envelopado cuja estrutura está ilustrada na Figura 13.22. Cada partícula viral, ou vírion, contém duas cópias de um genoma RNA e várias cópias de enzimas essenciais que são requeridas nas primeiras etapas de infecção e replicação viral, antes que novas proteínas virais sejam produzidas. O genoma viral é reversamente transcrito em DNA na célula infectada pela **transcriptase reversa** viral, e o DNA é integrado no cromossomo da célula hospedeira com a ajuda da **integrase** viral. Os transcritos de RNA são produzidos a partir do DNA viral integrado, e servem como mRNAs para dirigir a síntese de proteínas virais e, posteriormente, como genomas RNA de novas partículas virais. Estas escapam da célula por brotamento da membrana plasmática, cada uma em um envelope de membrana. O HIV pertence a um grupo de retrovírus denominados **lentivírus**, do latim *lentus*, que significa devagar, devido ao curso gradual da doença que causam. Esses vírus persistem e continuam a replicar-se por muitos anos antes de causar sinais evidentes da doença.

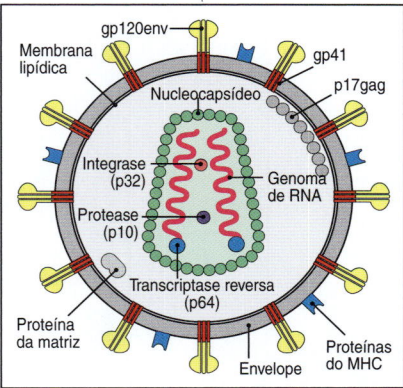

Figura 13.22 Vírion do vírus da imunodeficiência humana (HIV). O vírus ilustrado é o HIV-1, o agente causal da Aids. A transcriptase reversa, a integrase e as enzimas da protease viral são empacotadas no vírion, e estão mostradas esquematicamente no capsídeo viral. Na realidade, cada vírion contém muitas moléculas dessas enzimas. (Fotografia cortesia de H. Gelderblom.)

A capacidade que o HIV tem de penetrar em determinados tipos de células, conhecida como **tropismo** celular do vírus, é determinada pela expressão de receptores específicos do vírus na superfície dessas células. O HIV penetra nas células por meio de um complexo de duas glicoproteínas virais associadas de forma não covalente, gp120 e gp41, no envelope viral. A porção gp120 do complexo glicoproteico une-se com alta afinidade ao CD4 na superfície celular. Essa glicoproteína dirige o vírus para as células CD4, as células dendríticas e os macrófagos, que também expressam algum CD4. Antes da fusão e da entrada do vírus, o gp120 também deve ligar-se a um correceptor na membrana da célula hospedeira. Várias moléculas podem servir como correceptores para entrada do vírus HIV, mas todas foram identificadas como receptores de quimiocinas. Os principais correceptores são CCR5, expresso predominantemente em células T CD4 de memória, células dendríticas e macrófagos, e CXCR4, o qual é expresso em células T ativadas. Após a ligação do gp120 ao receptor e ao correceptor, o gp41 causa a fusão do envelope viral com a membrana plasmática da célula, permitindo que o genoma viral e as proteínas virais associadas penetrem no citoplasma. Esse processo de fusão tornou-se alvo para a terapia medicamentosa, e o desenvolvimento ativo de **inibidores de fusão** está fornecendo novas alternativas para a terapia combinada contra o HIV. Peptídeos análogos ao peptídeo carboxiterminal do gp41 inibem a fusão do envelope viral com a membrana plasmática, sendo que a administração de um desses peptídeos, conhecido como T-20, aos pacientes com infecção por HIV promoveu uma redução de cerca de 20 vezes nos níveis plasmáticos de RNA viral.

Após um período de homogeneidade clonal durante a fase aguda da infecção, o HIV começa a se mutar rapidamente à medida que a resposta antiviral de células T CD8 contra a infecção progride e seleciona para **mutantes de fuga** que não são mais detectados pela resposta imune adaptativa. Isso permite que existam variantes diferentes do HIV em um única infecção e também variações mais amplas dentro de toda a população. Diferentes variantes infectam diferentes tipos celulares, e seu tropismo é determinado, em grande parte, pelo tipo de receptor de quimiocina ao qual eles se ligam como correceptores. As variantes do HIV que estão associadas à infecção primária utilizam o CCR5, que se liga às quimiocinas CC CCL3, CCL4 e CCL5 como correceptor, e requerem somente baixos níveis de CD4 nas células que infectam. As variantes do HIV que utilizam CCR5 infectam células dendríticas, macrófagos e células T *in vivo*, e são atualmente designadas como vírus "R5", refletindo o receptor de quimiocina utilizado. Em contrapartida, os vírus "X4" preferencialmente infectam células T CD4 e utilizam CXCR4 (o receptor para a quimiocina CXCL12) como correceptor.

Os isolados R5 do HIV parecem ser transmitidos preferencialmente pelo contato sexual, por serem o fenótipo viral dominante encontrado em indivíduos recém-infectados, e têm como alvo as células que expressam CCR5 que são enriquecidas nos tecidos linfoides de mucosa. Em função de as mucosas intestinal e genital estarem constantemente expostas a micróbios comensais, elas ancoram um grande número de células imunes ativadas nas quais a replicação do HIV ocorre prontamente. A infecção ocorre por meio de dois tipos de linhagem celular epitelial. As mucosas vaginal, peniana, cervical e anal são revestidas pelo epitélio escamoso estratificado, que é um epitélio composto de várias camadas celulares. Um segundo tipo de epitélio, revestido por uma única camada de células epiteliais, está presente no reto e na endocérvice.

Um complexo mecanismo parece transportar o HIV presente nas células dendríticas do epitélio escamoso até as células T CD4 no tecido linfoide. Estudos *in vitro* têm demonstrado que o HIV se liga às células dendríticas derivadas de monócitos por meio da ligação do gp120 viral aos receptores de lectinas tipo C, como langerina (CD207), receptor de manose (CD206) e DC-SIGN. Uma porção do vírus ligado é rapidamente capturada para os vacúolos, onde pode permanecer por dias em um estado infeccioso. Dessa forma, o vírus é protegido e permanece estável até que encontre uma célula T CD4 suscetível, no ambiente da mucosa local ou após ser levado aos linfonodos de drenagem (Fig. 13.23). A existência desse mecanismo de transporte confirma a sugestão de que o HIV pode infectar as células CD4 diretamente ou por sinapse imunológica formada entre as células dendríticas e as células T CD4.

As células epiteliais de epitélios de monocamadas como o que reveste o reto e a cérvice expressam o CCR5 e outra molécula ligadora do HIV, a ceramida galactosil glicosfingolipídica, e têm demonstrado que translocam seletivamente as variantes R5 de HIV, mas não X4, através da monocamada epitelial. Isso permite que o vírus se ligue e infecte células T CD4 da submucosa e células dendríticas. A infecção de células T CD4 via CCR5 ocorre na fase inicial da infecção e continua com a participação de células T CD4 ativadas para a maior produção de HIV ao longo da infecção. Tardiamente na infecção, em cerca de 50% dos casos, o fenótipo viral muda para o

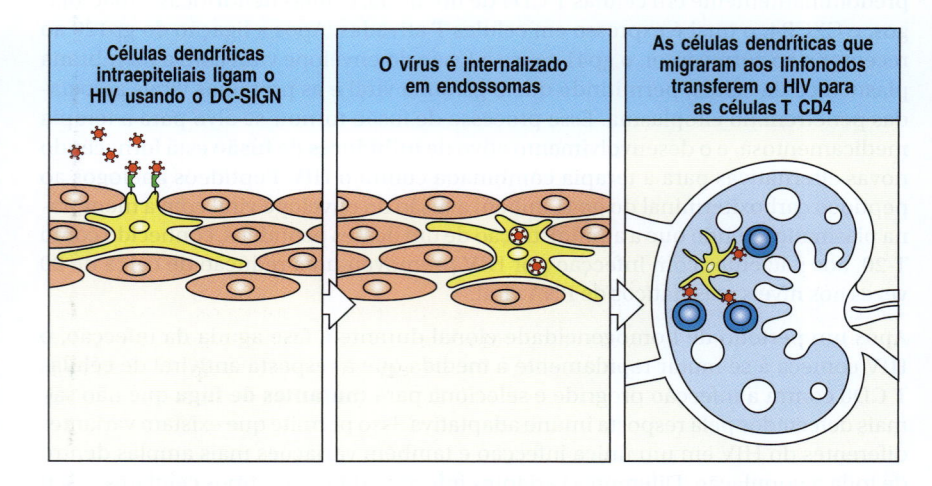

Figura 13.23   As células dendríticas iniciam a infecção transportando o vírus da imunodeficiência humana (HIV) das superfícies mucosas para os tecidos linfoides. O HIV adere-se na superfície de uma célula dendrítica intraepitelial por meio da ligação de gp120 viral a DC-SIGN (figura à esquerda). O vírus ganha acesso às células dendríticas em sítios de lesão da mucosa ou possivelmente em células dendríticas alongadas entre as células epiteliais e o ambiente externo. As células dendríticas que mantêm o vírus internalizado em endossomas em um ambiente moderadamente ácido migram até o tecido linfoide (figura central). O HIV é translocado de volta à superfície celular, e quando a célula dentrítica encontra uma célula T CD4 dentro de um tecido linfoide secundário, o HIV é transferido à célula T (figura à direita).

tipo X4, que infecta as células T por meio dos correceptores CXCR4, e isso é seguido por um rápido declínio dos níveis de células T CD4 e progressão para a Aids.

13.26 A variação genética do hospedeiro pode alterar a taxa de progressão da doença

A taxa de progressão da infecção pelo HIV até o desenvolvimento da Aids pode ser alterada de acordo com a variação genética da pessoa infectada. A variação genética no tipo de HLA é um fator: os alelos HLA-B57 e o HLA-B27 estão associados a um prognóstico melhor, sendo que o HLA-B35 é associado a uma progressão mais rápida da doença. A homozigosidade na expressão do HLA de classe I (HLA-A, HLA-B e HLA-C) está associada a uma progressão mais rápida, pois, presumivelmente, a resposta de células T à infecção é menos diversificada. Alguns polimorfismos nos receptores tipo imunoglobulinas (KIRs) presentes nas células NK (ver Seção 3.21), em particular o receptor KIR-3DS1 em combinação com certos alelos de HLA-B, adiam a progressão para a Aids.

O caso mais característico da variação genética do hospedeiro que ocorre na infecção pelo HIV é a de um alelo mutante CCR5 que, quando em homozigose, bloqueia de maneira eficaz a infecção pelo HIV-1, e, quando em heterozigose, desacelera a progressão da Aids. Esse fato será discutido com mais detalhes na próxima seção. Mutações que afetam a produção de citocinas como IL-10 e IFN-γ também têm sido relacionadas à restrição de progressão do HIV. Genes que influenciam a progressão da Aids estão descritos na Figura 13.24.

13.27 Uma deficiência genética do correceptor CCR5 confere resistência à infecção pelo HIV *in vivo*

Evidências da importância dos receptores de quimiocinas na infecção pelo HIV provêm de estudos em um pequeno grupo de indivíduos com alto risco de exposição ao HIV-1, mas que permanecem soronegativos. Culturas de linfócitos e macrófagos dessas pessoas foram relativamente resistentes à infecção por HIV, e descobriu-se que secretam altos níveis das quimiocinas CCL3, CCL4 e CCL5 em resposta à inoculação com HIV. A resistência desses raros indivíduos à infecção pelo HIV foi agora explicada pela descoberta de que eles são homozigotos para uma variante alélica não funcional de CCR5, chamada Δ32, causada por uma deleção de 32 pares de bases da região codificante que leva à mutação na fase de leitura e ao truncamento da proteína. A frequência gênica desse alelo mutante em populações brancas é bastante alta, de 0,09 (i.e., quase 10% da população branca são portadores heterozigotos do alelo e cerca de 1% é de homozigotos). O alelo mutante não foi encontrado em japoneses ou em negros africanos da África Ocidental ou da África Central. A deficiência heterozigótica de CCR5 pode fornecer alguma proteção contra a transmissão sexual da infecção pelo HIV e uma modesta redução na taxa de progressão da doença. Além dos polimorfismos estruturais do gene, foi encontrada uma variação na região promotora do gene CCR5 em brancos e afro-americanos. Diferentes variantes promotoras foram associadas a diferentes taxas de progressão da doença.

Esses resultados fornecem a confirmação drástica de que o CCR5 é o principal correceptor de macrófagos e linfócitos T utilizado pelo HIV para estabelecer a infecção primária *in vivo*, e oferece a possibilidade de a infecção primária poder ser bloqueada por antagonistas do receptor CCR5. De fato, há evidências preliminares de que inibidores de baixo peso molecular desse receptor possam bloquear a infecção dos macrófagos pelo HIV *in vitro*. Esses inibidores podem ser os precursores de fármacos úteis que poderiam ser ingeridos por via oral para prevenir a infecção. No entanto, é provável que esses fármacos não ofereçam proteção completa, já que um pequeno número de indivíduos que são homozigotos para a variante não funcional do CCR5 estão infectados pelo HIV. Esses indivíduos parecem ter sofrido uma infecção primária por cepas X4 do vírus.

Genes que influenciam a progressão da Aids				
Gene	Alelo	Modo	Efeito	Mecanismo de ação
Entrada do HIV				
CCR5	Δ32	Recessivo	Previne a infecção	Nocaute na expressão do CCR5
		Dominante	Previne linfoma (L)	Diminui a disponibilidade de CCR5
			Retarda a Aids	
	P1	Recessivo	Acelera a Aids (E)	Aumenta a expressão de CCR5
CCR2	I64	Dominante	Retarda a Aids	Interage com e reduz CXCR4
CCL5	In1.1c	Dominante	Acelera a Aids	Diminui a expressão de CCL5
CXCL12	3′A	Recessivo	Retarda a Aids (L)	Impede a transição CCR5-CXCR4 (?)
CXCR6	E3K	Dominante	Acelera a pneumonia por *P. carinii* (L)	Altera a ativação de células T (?)
CCL2-CCL7-CCL11	H7	Dominante	Aumenta a infecção	Estimula a resposta imune (?)
Citocina anti-HIV				
IL10	5′A	Dominante	Limita a infecção	Diminui a expressão de IL-10
			Acelera a Aids	
IFNG	−179T	Dominante	Acelera a Aids (E)	
Imunidade adquirida, mediada por célula				
HLA	A, B, C	Homozigótica	Acelera a Aids	Diminui a amplitude de reconhecimento de epítopos pelo HLA de classe I
	B*27	Codominante	Retarda a Aids	Retarda o escape pelo HIV-1
	B*57			
	B*35-Px		Acelera a Aids	Desvia a eliminação do HIV-1 mediada pelas células T CD8
Imunidade adquirida, inata				
KIR3DS1	3DS1	Epistática com HLA-Bw4	Retarda a Aids	Elimina HIV⁺, células HLA⁻ (?)

Figura 13.24   Genes que influenciam a progressão da síndrome da imunodeficiência adquirida (Aids) em humanos. E, efeito que age na progressão inicial da Aids; L, age tardiamente na progressão;?, mecanismo de ação plausível sem suporte direto. HIV, vírus da imunodeficiência humana; HLA, antígeno leucocitário humano. (Reimpressa com permissão de Macmillan Publishers Ltd: S.J. O'Brien, G.W. Nelson, Nat. Genet. 36:565-574, © 2004.)

13.28   O RNA do HIV é transcrito pela transcriptase reversa viral em DNA, o qual se integra ao genoma da célula hospedeira

Depois que o vírus entra nas células, ele se replica da mesma forma que os outros retrovírus. Uma das proteínas que entra na célula junto com a partícula viral é a transcriptase reversa, que transcreve o RNA viral em uma cópia de DNA complementar (cDNA). Então, esse cDNA é integrado ao genoma da célula hospedeira pela integrase viral, que também penetra na célula com o RNA viral. A cópia de cDNA integrada é conhecida como **provírus**. O ciclo infeccioso completo é mostrado na Figura 13.25. Em células T CD4 ativadas, a replicação viral é iniciada pela transcrição do provírus, como será visto na próxima seção. Contudo, o HIV, assim como outros retrovírus, pode estabelecer uma infecção latente na qual o provírus permanece quiescente. Isso parece ocorrer nas células T CD4 de memória e em macrófagos dormentes, e acredita-se que essas células sejam importantes reservatórios de infecção.

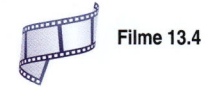

Filme 13.4

O genoma completo do HIV consiste em nove genes flanqueados por longas sequências terminais repetidas (LTRs, do inglês *long terminal repeat*). Estas últimas são necessárias à integração do provírus ao DNA da célula hospedeira, e contêm sítios de ligação para proteínas reguladoras que controlam a expressão dos genes virais. Como outros retrovírus, o HIV compartilha três genes principais – *gag*, *pol* e *env* (Fig. 13.26). O gene *gag* codifica as proteínas estruturais do núcleo viral, o gene *pol* codifica as enzimas envolvidas na replicação e na integração do vírus e o gene *env* codifica as glicoproteínas do envelope. Os mRNAs de *gag* e *pol* são traduzidos para produzir poliproteínas – cadeias polipeptídicas longas que são clivadas pela **protease viral** (também codificada por *pol*) em proteínas funcionais individuais. O produto do gene *env*, o gp160, tem de ser clivado por uma protease da célula hospedeira em gp120 e gp41, que, então, são montados como trímeros no envelope viral. Como mostrado na Figura 13.26, o HIV tem seis outros pequenos genes que codificam proteínas que afetam a replicação viral e a infectividade de várias maneiras. Dois deles, *Tat* e *Rev*, desempenham funções regulatórias essenciais para a replicação viral. Os outros quatro – *Nef, Vif, Vpr* e *Vpu* – são essenciais para a eficiente produção do vírus *in vivo*.

13.29   A replicação do HIV ocorre somente nas células T ativadas

A produção de partículas virais infecciosas a partir de um provírus HIV integrado nas células T CD4 é estimulada pela ativação das células T. Isso induz os fatores de transcrição NFκB e NFAT, que se ligam aos promotores no LTR do vírus, iniciando, assim, a transcrição do RNA viral pelo RNA-polimerase II celular. Esse transcrito é processado de várias maneiras para produzir mRNAs para as proteínas virais. As proteínas Gag e Gag-Pol são traduzidas a partir do mRNA não processado; Vif, Vpr, Vpu e Env são traduzidas a partir de um único mRNA viral processado; Tat, Rev e Nef são traduzidas a partir de diferentes transcritos do mesmo mRNA. Tat aumenta a transcrição do RNA viral do provírus pelo complexo RNA-polimerase II; une-se, então, à região de ativação transcricional (TAR, do inglês *transcriptional activation region*) na extremidade 5´ do provírus formando um complexo com a ciclina T1 e seu parceiro, a quinase dependente da ciclina 9 (CDK9, do inglês *cyclin-dependent kinase 9*), para formar um complexo que fosforila RNA-polimerase e estimula a elongação do RNA. A expressão do complexo ciclina T1-CDK9 está bastante aumentada nas células T ativadas, em comparação às células T quiescentes. Junto com a expressão aumentada de NFκB e NFAT em células T ativadas, isso poderia explicar a capacidade do HIV de permanecer dormente nas células T em repouso e de replicar-se em células T ativadas.

As células eucarióticas têm mecanismos para evitar a exportação de transcritos de mRNA processados incompletamente do núcleo celular. Isso pode ser um problema para um retrovírus, que depende da exportação de espécies de mRNA não processado, ou processados em um único ou vários sítios, para traduzir todas as proteínas virais. A proteína Rev é a solução viral para esse problema. A exportação do núcleo e a tradução das três proteínas do HIV, Tat, Nef e Rev, codificadas por transcritos completamente processados de mRNA, ocorrem precocemente após a infecção viral por meio dos mecanismos celulares normais de exportação do mRNA do hospedeiro. Assim, a proteína expressa Rev entra no núcleo e liga-se a uma sequência de RNA viral específica, conhecida como elemento de resposta à Rev (RRE, do inglês *Rev response element*). Na presença de *rev*, o RNA é exportado do núcleo antes que possa ser processado, de forma que as proteínas estruturais e o RNA genômico possam ser produzidos. A Rev também se liga a uma proteína de transporte do hospedeiro

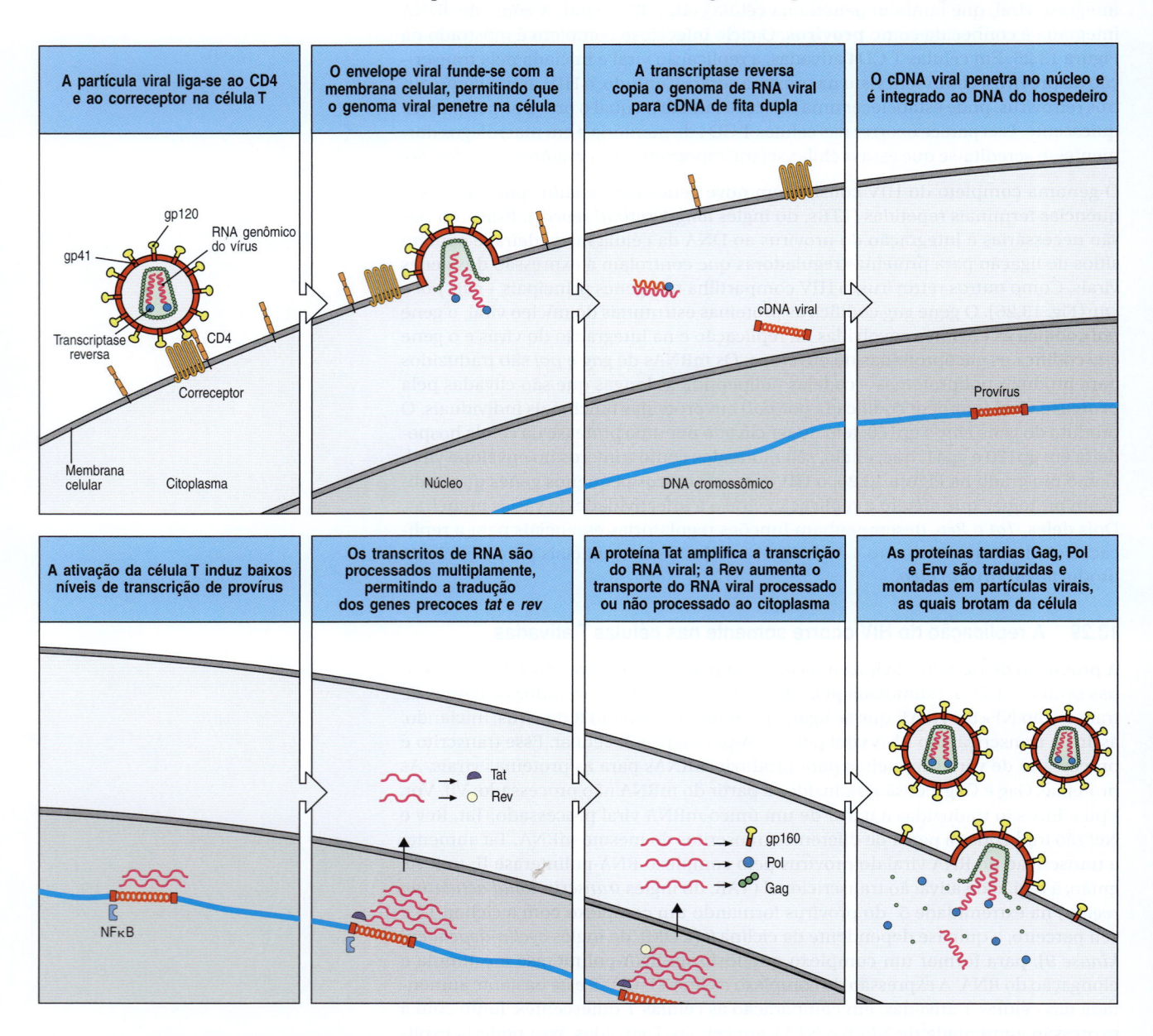

Figura 13.25 Ciclo viral do vírus da imunodeficiência humana (HIV). Figuras superiores: o vírus liga-se ao CD4 por meio de gp120, que é alterada pela ligação ao CD4, de modo que agora também se liga a um receptor de quimiocina que atua como correceptor para a entrada viral. Essa ligação libera gp41, que, então, causa a fusão do envelope viral com a membrana celular e a liberação do núcleo viral no citoplasma. Uma vez no citoplasma, o núcleo viral libera o genoma de RNA, que é, então, reversamente transcrito em cDNA de fita dupla utilizando a transcriptase reversa. O cDNA de fita dupla migra até o núcleo celular em associação à integrase viral e à proteína Vpr, e é integrado dentro do genoma celular, tornando-se um provírus. Figuras inferiores: a ativação das células T CD4 induz a expressão dos fatores de transcrição NFκB e NFAT, que se unem ao LTR proviral e iniciam a transcrição do genoma do HIV. Os primeiros transcritos virais são processados extensivamente, produzindo mRNAs processados que codificam muitas proteínas reguladoras, incluindo Tat e Rev. Tat aumenta a transcrição do provírus e une-se a transcritos de RNA, estabilizando-os de forma a permitir a sua tradução. Rev une-se aos transcritos de RNA e os transporta ao citosol. À medida que os níveis de Rev aumentam, transcritos menos processados e sem processamento são transportados ao núcleo. Os transcritos não processados e processados em um único sítio codificam as proteínas estruturais do vírus, e os transcritos sem processamento, que também são os novos genomas virais, são empacotados com essas proteínas para formar novas partículas virais.

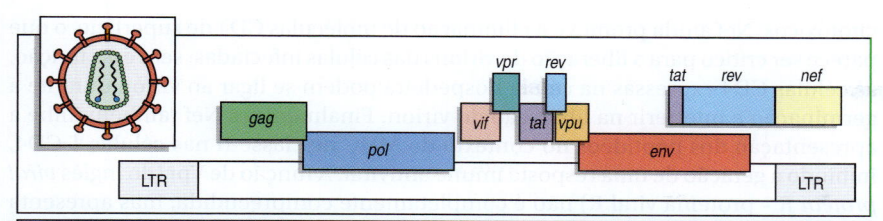

Gene		Produto gênico/função
gag	Antígeno grupo-específico	Proteínas do núcleo e proteínas da matriz
pol	Polimerase	Enzimas transcriptase reversa, protease e integrase
env	Envelope	Glicoproteínas transmembrana; gp120 liga-se a CD4 e CCR5; gp41 é necessária à fusão e à internalização do vírus
tat	Transativador	Regulador positivo da transcrição
rev	Regulador da expressão viral	Permite a exportação de transcritos não processados e parcialmente processados do núcleo
vif	Infectividade viral	Afeta a infectividade da partícula
vpr	Proteína viral R	Transporte de DNA para o núcleo celular; aumenta a produção de vírion; parada do ciclo celular
vpu	Proteína viral U	Promove a degradação intracelular do CD4 e aumenta a liberação de vírus na membrana celular
nef	Fator de regulação negativa	Aumenta a replicação viral *in vivo* e *in vitro*; diminui a expressão de CD4 e do MHC de classes I e II

Figura 13.26   Organização genômica do vírus da imunodeficiência humana (HIV). Assim como todos os retrovírus, o HIV-1 tem um genoma de RNA flanqueado por longas sequências terminais repetidas (LTR), envolvidas na integração e na regulação da transcrição do genoma viral. O genoma pode ser lido em três fases, e vários genes dos vírus se sobrepõem em diferentes fases de leitura. Isso permite ao vírus codificar muitas proteínas em um genoma pequeno. Os três principais produtos proteicos – Gag, Pol e Env – são sintetizados por todos os retrovírus infecciosos. A figura indica as funções conhecidas dos diferentes genes e seus produtos. Os produtos de *gag*, *pol* e *env* estão presentes na partícula madura do vírus, junto com seu RNA viral. Os mRNAs das proteínas Tat, Rev e Nef são produzidos pelo processamento dos transcritos virais, de modo que seus genes são divididos no genoma viral. No caso de Nef, somente um éxon, mostrado em amarelo, é traduzido. MHC, complexo principal de histocompatibilidade.

chamada Crm1, que ativa uma via do hospedeiro para exportar espécies de mRNA através de poros para o citoplasma.

Quando o provírus é ativado pela primeira vez, os níveis de Rev são baixos, e os transcritos são translocados lentamente do núcleo, podendo ocorrer múltiplos processamentos. Assim, são produzidos mais Tat e Rev; a Tat, por sua vez, assegura que mais transcritos virais sejam produzidos. Posteriormente, quando os níveis de Rev já estão elevados, os transcritos são translocados rapidamente do núcleo, não processados ou com um único processamento. Esses transcritos não processados ou com um único processamento são traduzidos para produzir os componentes estruturais do núcleo e do envelope viral, junto com transcriptase reversa, integrase e protease viral, todos necessários para produzir novas partículas virais. Os transcritos completos sem processamento, que são exportados do núcleo tardiamente no ciclo infeccioso, são necessários à tradução de *gag* e *pol* e são também destinados a serem empacotados com as proteínas, constituindo o genoma de RNA das novas partículas virais.

O sucesso da replicação viral também depende das proteínas Nef, Vif, Vpr e Vpu. Vif (do inglês *viral infectivity factor* – fator de infectividade viral) é uma proteína que se liga ao RNA e se acumula no citoplasma e na membrana plasmática das células infectadas. Vif age para evadir a defesa natural celular contra os retrovírus. As células expressam a citidina desaminase chamada APOBEC, que pode ser incorporada aos vírions. Essa enzima, que pertence à mesma família da citidina desaminase induzida por ativação (ver Seção 13.15), catalisa a conversão de desoxicitidina em desoxiuridina na primeira fita do cDNA viral de transcrição reversa, destruindo sua capacidade de codificar proteínas virais. Vif induz o transporte de APOBEC aos proteossomas, onde é degradado. A expressão de Nef (do inglês *negative regulation factor* – fator de regulação negativa) inicialmente no ciclo viral do vírus induz a ativação das células T e o estabelecimento de um estado persistente de infecção pelo HIV. Nef também é importante na sub-regulação da expressão de duas moléculas imunes críticas – MHC de classe I e CD4. Pela inibição da expressão de moléculas do MHC de classe I em células infectadas, a Nef colabora na evasão imune por produzir células ativamente infectadas menos suscetíveis à morte por linfócitos T citotóxicos. Nef ainda promove a eliminação de moléculas CD4 de superfície, o que parece ser crítico para a liberação de vírions das células infectadas; sem essa função, as células CD4 expressas na célula hospedeira podem se ligar ao vírion durante a germinação e interferir na liberação do vírion. Finalmente, a Nef também inibe a apresentação dos peptídeos no contexto do MHC de classe II nas células T CD4, inibindo a geração de uma resposta imune antiviral. A função de Vpr (do inglês *viral protein R* – proteína viral R) não é completamente compreendida, mas apresenta várias atividades que aumentam a produção viral e a liberação. Vpu (do inglês *viral protein U* – proteína viral U) é única em HIV-1 e em variantes do SIV, e é requerida para a maturação da progênie e sua liberação eficiente.

13.30 O tecido linfoide é o principal reservatório de infecção por HIV

Embora a carga e o metabolismo viral sejam geralmente medidos pela detecção do RNA viral presente em partículas virais no sangue, o principal reservatório da infecção pelo HIV é o tecido linfoide, no qual as células T CD4, os monócitos, os macrófagos e as células dendríticas infectados são encontrados. Além disso, o HIV é aprisionado na forma de complexos imunes na superfície das células dendríticas foliculares nos centros germinais. Essas células, em si, não são infectadas, mas podem agir como reservatório de vírions inativos. Outros reservatórios potenciais para o HIV-1 que podem contribuir para a persistência da infecção em longo prazo são células infectadas no SNC, no sistema gastrintestinal e no trato masculino urogenital.

A partir de estudos de pacientes que receberam tratamento medicamentoso, foi estimado que mais de 95% do vírus que pode ser detectado no plasma é derivado de células T CD4 infectadas produtivamente que têm meia-vida curta, de cerca de dois dias. As células T CD4 produtivamente infectadas são encontradas nas áreas de células T dos tecidos linfoides, e acredita-se que sucumbam à infecção quando ativadas durante uma resposta imune. Células T CD4 de memória com infecção latente que são reativadas pelo antígeno também produzem vírus que podem infectar outras células T CD4 ativadas. Infelizmente, observou-se que as células T CD4 de memória latentemente infectadas apresentaram uma meia-vida extremamente longa de cerca de 44 meses. Isso quer dizer que a terapia medicamentosa pode não ser capaz de eliminar a infecção pelo HIV e que necessitará ser aplicada durante toda a vida. Além das células infectadas de maneira produtiva ou latente, existe ainda uma grande população de células infectadas por provírus defeituosos, as quais não produzem vírus infeccioso.

Os macrófagos e as células dendríticas parecem ser capazes de abrigar o vírus em replicação sem ser necessariamente mortos por ele; assim, acredita-se que esse é um importante reservatório de infecção. Essas células também atuam como meio de disseminação do vírus a outros tecidos, como o cérebro. Embora a função dos macrófagos como APCs não pareça estar comprometida pela infecção com o HIV, acredita-se que o vírus produza padrões anormais de secreção de citocinas que poderiam ser responsáveis pela fraqueza que comumente ocorre em pacientes com Aids mais tardiamente na doença.

13.31 Uma resposta imune controla, mas não elimina o HIV

A infecção pelo HIV gera uma resposta imune adaptativa que contém o vírus, mas apenas raramente o elimina. A evolução de vários elementos na resposta imune adaptativa ao HIV é mostrada, com os níveis plasmáticos de vírus infecciosos, na Figura 13.27. A fase aguda inicial que ocorre à medida que a resposta imune adaptativa se desenvolve é seguida por uma fase crônica semiestável que culmina na Aids. Atualmente, acredita-se que a citopaticidade mediada por vírus é muito importante durante o início da infecção e isso resulta na depleção substancial de células T CD4, sobretudo nas mucosas dos tecidos, onde normalmente reside o maior número de células T. Após a fase aguda, há uma boa recuperação, porém, linfócitos citotóxicos dirigidos contra células infectadas pelo HIV, ativação imune (direta e indireta), efeitos citopáticos virais e insuficiente regeneração de células T se combinam para

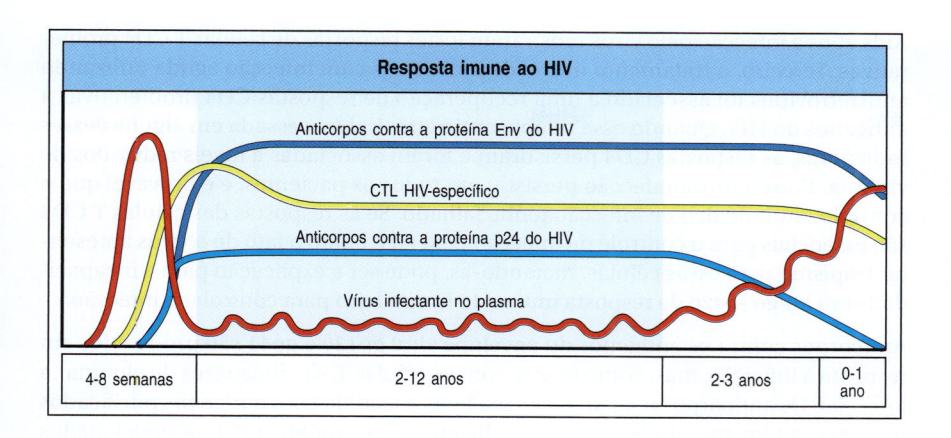

Figura 13.27   Resposta imune ao vírus da imu-nodeficiência humana (HIV). O vírus infectante está presente em níveis relativamente baixos no sangue periférico dos indivíduos infectados duran-te uma fase prolongada assintomática, durante a qual é replicado de maneira persistente nos tecidos linfoides. Durante esse período, as contagens de células T CD4 diminuem gradualmente, embora os anticorpos e as células T CD8 citotóxicas diri-gidos contra o vírus permaneçam em altos níveis. A figura mostra duas respostas humorais diferen-tes, uma contra a proteína do envelope (Env) do HIV e outra contra a proteína p24 do núcleo viral. Eventualmente, os níveis de anticorpos e linfócitos T citotóxicos (CTLs) HIV-específicos também de-crescem, ocorrendo um progressivo aumento de HIV infectante no sangue periférico.

estabelecer o estado crônico, durante o qual a imunodeficiência se desenvolve. Nes-ta seção, serão considerados os papéis das células T CD8 citotóxicas, das células T CD4, dos anticorpos e dos fatores solúveis na resposta imune contra a infecção pelo HIV que não tem controlado a infecção.

A capacidade que os linfócitos T citotóxicos têm para destruir células infectadas por HIV é demonstrada por estudos das células do sangue periférico de indivíduos in-fectados, nas quais as células T citotóxicas específicas para peptídeos virais podem ser observadas lisando as células infectadas *in vitro*. Também foi demonstrado que as células T citotóxicas invadem sítios de replicação do HIV *in vivo* e que elas po-deriam ser responsáveis, em teoria, pela morte de muitas células infectadas antes de um vírus infeccioso poder ser liberado; dessa forma, a carga viral é mantida em níveis quase estáveis que são característicos do período assintomático. Evidências para a importância clínica das células T CD8 citotóxicas no controle das células in-fectadas por HIV vêm de estudos que relacionam os números e a atividade das célu-las T CD8 com a carga viral. Uma correlação inversa foi encontrada entre o número de células T CD8, que carregam um receptor específico para um peptídeo de HIV restrito ao HLA-A2, e a carga plasmática de RNA viral. Similarmente, pacientes com níveis elevados de células T CD8 HIV-específicas mostraram progressão mais lenta da doença do que os indivíduos com baixos níveis. Existe também evidência direta de que, em macacos infectados com o SIV, as células T CD8 citotóxicas controlam as células infectadas pelo retrovírus *in vivo*. O tratamento de animais infectados com anticorpos monoclonais depletadores anti-CD8 foi associado a um grande aumento da carga viral.

Uma variedade de fatores produzidos pelas células T CD4, células T CD8 e células NK são importantes na imunidade antiviral. A evidência de atividade supressora não citotóxica das células T CD8 em HIV-1 veio da observação de que em células mononucleares de sangue periférico (PBMCs, do inglês *peripheral blood mono-nuclear cells*) de indivíduos soropositivos assintomáticos, as células falhavam no processo de replicação *in vitro* do HIV-1, porém, a depleção de células T CD8, mas não de outras células (p. ex., células NK) dessa fração de PBMC, levava ao aumento na replicação viral. A inibição é mediada por proteínas secretadas. As quimiocinas CCL5, CCL3 e CCL4 são liberadas no sítio da infecção e inibem a disseminação do vírus (sem matar a célula) pela competição das cepas R5 do HIV-1 pela ligação aos correceptores CCR5, ao passo que fatores ainda desconhecidos competem com as cepas R4 pela ligação ao CXCR4. As citocinas como IFN-α e IFN-γ podem também estar envolvidas no controle da disseminação do vírus, porém, o mecanismo ainda não está claro.

As células T CD4, além de serem os principais alvos da infecção por HIV, também exercem importante função na resposta do hospedeiro às células infectadas pelo HIV, como ilustrado por três evidências complementares. Primeiro, uma correlação inversa foi encontrada entre a força das respostas de células T CD4 proliferativas ao antígeno HIV e a carga viral. Segundo, alguns pacientes que não progrediram para a

Aids após a infecção pelo vírus mostraram fortes respostas de células T CD4 proliferativas. Terceiro, o tratamento inicial de indivíduos com infecção aguda utilizando antirretrovirais foi associado a uma recuperação de respostas CD4 proliferativas a antígenos do HIV. Quando essa terapia antirretroviral foi cessada em alguns desses indivíduos, as respostas CD4 persistiram e foram associadas a níveis reduzidos de viremia. Entretanto, a infecção persistiu em todos os pacientes, e é provável que o controle imunológico de infecção tenha falhado. Se as respostas das células T CD4 são essenciais para o controle da infecção pelo HIV, então o fato de o vírus apresentar tropismo para essas células, matando-as, pode ser a explicação para a incapacidade em longo prazo da resposta imune do hospedeiro para controlar a infecção.

Anticorpos contra os antígenos do envelope viral gp120 e gp41 são produzidos em resposta à infecção, mas, como ocorre com as células T, são incapazes de eliminar a infecção. Os anticorpos reagem de forma bem-sucedida com antígenos purificados *in vitro* e com restos virais, porém, eles ligam-se fracamente a vírions envelopados intactos ou a células infectadas. Isso sugere que a conformação nativa desses antígenos, os quais são altamente glicosilados, não é acessível aos anticorpos produzidos naturalmente. Há forte evidência de que esses anticorpos não possam modificar a doença estabelecida de maneira significativa. Entretanto, a administração passiva de anticorpos contra o HIV pode proteger animais experimentais da infecção mucosa pelo HIV, dando esperanças para o desenvolvimento de uma vacina efetiva que possa evitar novas infecções.

As mutações que ocorrem à medida que o HIV se replica podem permitir que variantes do vírus escapem do reconhecimento por anticorpos neutralizantes ou células T citotóxicas e podem também contribuir para a falha do sistema imune na contenção da infecção em longo prazo. Uma resposta imune é frequentemente dominada por células T específicas para epítopos em particular – os epítopos **imunodominantes** –, e mutações nos peptídeos virais de HIV imunodominantes apresentadas pelas moléculas do MHC de classe I têm sido encontradas. Os peptídeos mutantes têm sido achados na inibição das células T responsivas a epítopos selvagens, permitindo que ambos os tipos, mutante e selvagem, sobrevivam. Os peptídeos inibitórios mutantes também foram descritos em infecções pelo vírus da hepatite B, e peptídeos mutantes imunodominantes similares podem contribuir para a persistência de algumas infecções virais.

Uma área que está em interessante desenvolvimento no estudo da imunidade do HIV é na identificação de um número de proteínas celulares cujo alvo é a replicação do HIV. A enzima APOBEC (ver Seção 13.29) causa alto grau de mutações no cDNA de HIV recém-formado, destruindo sua capacidade de codificar e de replicar. A APOBEC é ativa em células T CD4 quiescentes, porém é degradada em células T CD4 infectadas, provendo outra razão pela qual as células T CD4 quiescentes são resistentes à infecção. A poderosa ação antirretroviral de APOBEC tem provocado considerável interesse na procura de pequenas moléculas que interfiram com a degradação induzida pelo vírus. Outra proteína citoplasmática, a TRIM 5α, limita as infecções pelo HIV-1 em macacos-rhesus, provavelmente tendo como alvo o capsídeo viral, prevenindo, assim, o desnudamento e a liberação do RNA viral.

13.32 A destruição da função imunológica como resultado da infecção pelo HIV leva ao aumento na suscetibilidade às infecções oportunistas e, eventualmente, à morte

Quando o número de células T CD4 cai abaixo de um nível crítico, perde-se a imunidade celular e surgem infecções por uma variedade de agentes oportunistas (Fig. 13.28). Em geral, a resistência é precocemente perdida para espécies do gênero *Candida* oral e para o *M. tuberculosis*, manifestando-se como prevalência aumentada de candidíase oral e de tuberculose, respectivamente. Mais tarde, os pacientes sofrem de cobreiro, causado pela ativação do herpes-zóster latente, de agressivos linfomas de células B induzidos pelo EBV e de sarcoma de Kaposi, um tumor das células endoteliais que provavelmente representa uma resposta às citocinas produzi-

Figura 13.28 Diversos patógenos oportunistas e cânceres podem matar os pacientes com síndrome da imunodeficiência adquirida (Aids). As infecções constituem a principal causa de morte na Aids, e a mais proeminente delas é a infecção respiratória causada por *P. jirovecii* e micobactérias. A maioria desses patógenos requer a ativação efetiva dos macrófagos por células T CD4 ou células T citotóxicas efetoras para a defesa do hospedeiro. Os patógenos oportunistas estão presentes no ambiente normal, mas causam doença grave, principalmente em hospedeiros imunocomprometidos, como os pacientes com Aids e com câncer. Os pacientes com Aids também são suscetíveis a diversos cânceres raros, como o sarcoma de Kaposi (associado ao herpes--vírus humano [HHV8]) e vários linfomas, sugerindo que a vigilância imunológica de seus herpes-vírus causais, realizada pelas células T, pode normalmente, prevenir esses tumores (ver Cap. 16). EBV, vírus de Epstein-Barr.

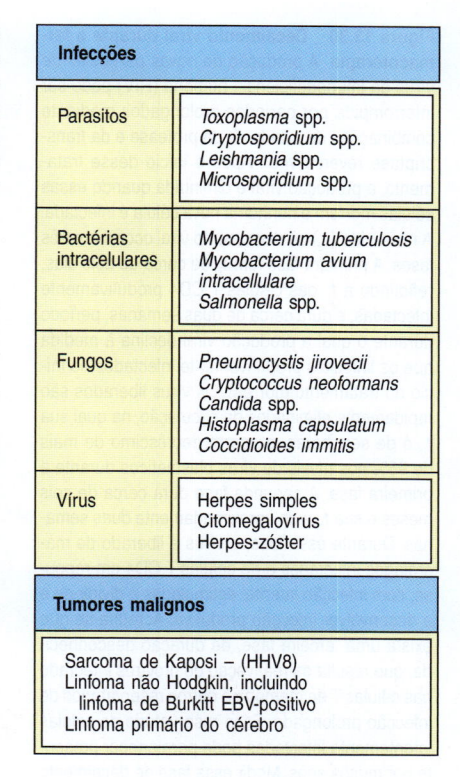

Infecções	
Parasitos	*Toxoplasma* spp. *Cryptosporidium* spp. *Leishmania* spp. *Microsporidium* spp.
Bactérias intracelulares	*Mycobacterium tuberculosis* *Mycobacterium avium intracellulare* *Salmonella* spp.
Fungos	*Pneumocystis jirovecii* *Cryptococcus neoformans* *Candida* spp. *Histoplasma capsulatum* *Coccidioides immitis*
Vírus	Herpes simples Citomegalovírus Herpes-zóster

Tumores malignos
Sarcoma de Kaposi – (HHV8) Linfoma não Hodgkin, incluindo   linfoma de Burkitt EBV-positivo Linfoma primário do cérebro

das na infecção e a uma cepa do herpes-vírus simples denominada herpes-vírus de Kaposi associado a sarcoma (KSHV, do inglês *Kaposi's sarcoma-associated herpes-virus*, ou HHV8), identificada nessas lesões. A pneumonia causada pelo *P. jirovecii* é comum e, com frequência, era fatal, antes de a terapia antifúngica ser aplicada. A coinfecção pelo vírus da hepatite C também é comum e está associada à progressão mais rápida da hepatite. Nos estágios finais da Aids, as infecções com CMV ou por um membro do grupo de bactérias *Mycobacterium avium* são mais proeminentes. É importante notar que nem todos os pacientes com Aids manifestam todas essas infecções ou tumores, e que existem outros tumores e infecções menos proeminentes, mas ainda significativos. A Figura 13.28 lista uma série de infecções oportunistas e tumores mais comuns, e a maioria deles é normalmente controlada por imunidade mediada por células T CD4, a qual desaparece quando as contagens de células T CD4 se aproximam do zero (ver Fig. 13.20).

13.33 Os fármacos que bloqueiam a replicação do HIV levam à rápida redução no título do vírus infeccioso e ao aumento de células T CD4

Estudos com fármacos poderosos que bloqueiam completamente o ciclo de replicação do HIV indicam que o vírus está se replicando rapidamente em todas as fases da infecção, inclusive na fase assintomática. Duas proteínas virais, em particular, têm sido o alvo dos fármacos dirigidos à cessação da replicação viral. São elas: transcriptase reversa viral, a qual é necessária à síntese do provírus, e protease viral, que cliva as poliproteínas virais para produzir as proteínas do vírion e as enzimas virais. A transcriptase reversa é inibida por análogos de nucleosídeos como a zidovudina (AZT), que foi o primeiro anti-HIV a ser licenciado nos Estados Unidos. Os inibidores da transcriptase reversa e da protease impedem o estabelecimento de infecção subsequente em células não infectadas. As células que já estão infectadas continuam a produzir vírions, já que, uma vez que o provírus é produzido, a transcriptase reversa não é mais necessária para fazer novas partículas virais, ao passo que a protease viral atua em uma etapa mais tardia de maturação do vírus, e a inibição dessa protease não previne a liberação do vírus. Contudo, em ambos os casos, os vírions liberados não são infecciosos, e ciclos posteriores de infecção e replicação são prevenidos.

A introdução da terapia combinada junto com um coquetel de inibidores da protease e análogos de nucleosídeos, também conhecido como **terapia antirretroviral altamente ativa** (**HAART**, do inglês *highly active antiretroviral therapy*), reduziu drasticamente a mortalidade e a morbidade em pacientes com infecção avançada causada pelo HIV nos Estados Unidos entre 1995 e 1997 (Fig. 13.29). Muitos pacientes tratados com a HAART mostraram rápida e drástica redução na viremia, mantendo os níveis do RNA de HIV perto do limite de detecção (50 cópias por mL de plasma) por um longo período (Fig. 13.30). Não está claro como as partículas virais são removidas com tanta rapidez da circulação após o início da terapia pela HAART. A hipótese mais provável parece ser a de que as partículas virais são opsonizadas por anticorpos específicos e complemento e removidas por células do sistema fagocítico mononuclear. As partículas de HIV opsoni-

Figura 13.29 A mortalidade da infecção avançada pelo HIV caiu nos Estados Unidos em paralelo à introdução da terapia antirretroviral combinada. O gráfico mostra o número de óbitos, expressos a cada trimestre como óbitos a cada 100 pessoas por ano. (Figura com base em dados de F. Palella.)

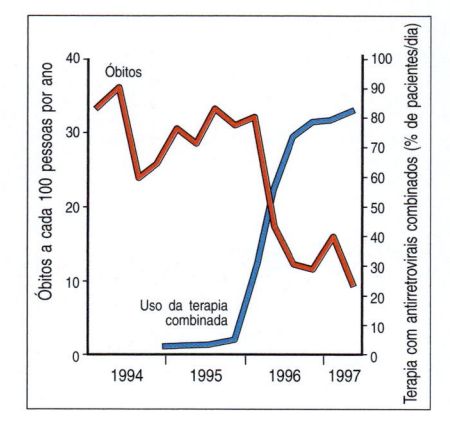

Figura 13.30 Decaimento viral durante a farmacoterapia A produção de novas partículas de vírus da imunodeficiência humana (HIV) pode ser interrompida por períodos prolongados mediante combinações de inibidores da protease e da transcriptase reversa viral. Após o início desse tratamento, a produção viral é diminuída quando essas células morrem e nenhuma nova célula é infectada. A meia-vida ($t_{1/2}$) de decaimento viral ocorre em três fases. A primeira fase tem $t_{1/2}$ de cerca de dois dias, refletindo a $t_{1/2}$ das células T CD4 produtivamente infectadas, e dura cerca de duas semanas, período durante o qual a produção viral declina à medida que os linfócitos produtivamente infectados no início do tratamento morrem. Os vírus liberados são rapidamente eliminados da circulação, na qual sua $t_{1/2}$ é de seis horas, e ocorre decréscimo de mais de 95% nos níveis de vírus plasmáticos durante a primeira fase. A segunda fase dura cerca de seis meses e sua $t_{1/2}$ é de aproximadamente duas semanas. Durante essa fase, o vírus é liberado de macrófagos infectados e de células T CD4 em repouso, com infecção latente, estimuladas a dividir-se e a desenvolver infecção produtiva. Acredita-se que exista uma terceira fase, de duração desconhecida, que resulta da reativação do provírus integrado nas células T de memória e outros reservatórios de infecção prolongada. Esse reservatório de células latentemente infectadas pode permanecer presente por muitos anos. Medir essa fase de decaimento viral é impossível no momento, pois os níveis plasmáticos virais estão abaixo dos níveis detectáveis (linha pontilhada). (Dados cortesia de G.M. Shaw.)

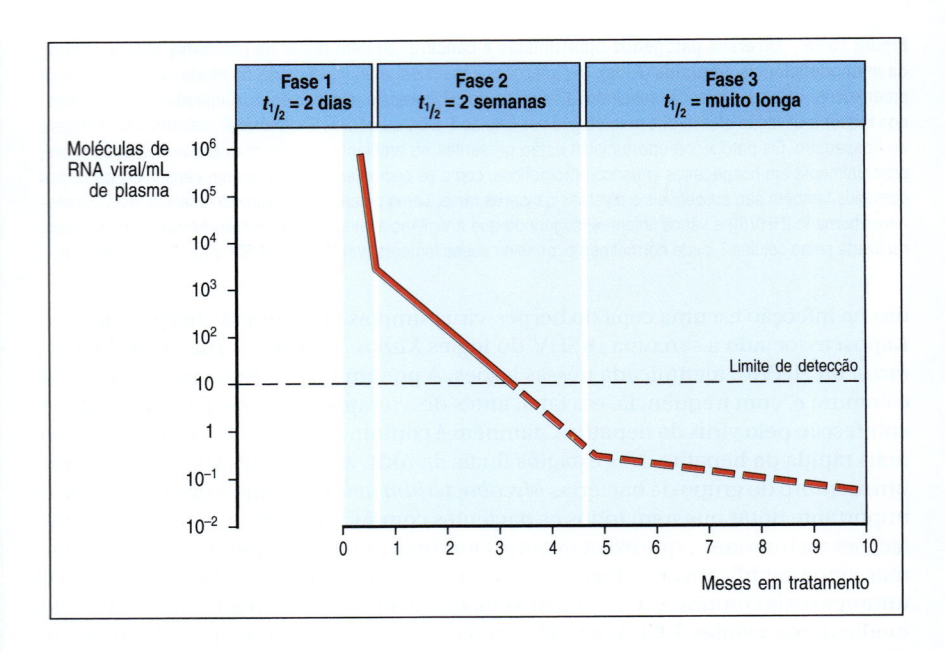

zadas podem ser aprisionadas na superfície de células dendríticas foliculares nos folículos linfoides, que, sabe-se, capturam os complexos antígeno:anticorpo e os retêm por longos períodos.

A HAART é, ainda, acompanhada por um aumento vagaroso, porém, regular, de células T CD4, apesar de diversos outros compartimentos do sistema imune permanecerem comprometidos. Qual é a fonte das novas células T CD4 que surgem quando o tratamento é iniciado? Três mecanismos complementares foram estabelecidos para a recuperação do número de células T CD4. O primeiro deles diz respeito à redistribuição de células T CD4 de memória, a partir de tecidos linfoides, na circulação, à medida que a replicação viral é controlada; isso ocorre dentro de semanas após o início do tratamento. O segundo mecanismo baseia-se na redução dos níveis normais de ativação imunológica, uma vez que a infecção pelo HIV está controlada, associada à redução na morte de células T CD4 infectadas realizada por linfócitos T citotóxicos. O terceiro mecanismo é muito mais lento e é causado pelo surgimento de novas células T virgens a partir do timo. Apesar de o timo atrofiar-se com a idade, existem evidências de que essas células são de origem tímica a partir da observação de que elas possuem círculos de excisão de rearranjos do receptor de célula T (TRECs, do inglês *T-cell receptor excision circles*) (ver Seção 5.9).

Embora a HAART seja efetiva na inibição da replicação de HIV, prevenindo, assim, a progressão para Aids e transmissão do HIV, ela é inefetiva na erradicação de todos os depósitos virais. A interrupção da HAART leva ao rápido retorno a multiplicação viral; dessa forma, esses pacientes necessitam de tratamento indefinidamente. Isso, juntamente com sérios efeitos colaterais e alto custo da HAART, tem estimulado a investigação de outros alvos para o bloqueio da replicação viral (Fig. 13.31), bem como outras maneiras de eliminar esses reservatórios virais para erradicação permanente da infecção. Novas classes de medicamentos antirreplicação de HIV incluem **inibidores de entrada viral**, os quais bloqueiam a ligação de gp120 a CCR5 ou bloqueiam a fusão viral pela inibição de gp41, e **inibidores de integrase viral**, que bloqueiam a inserção do genoma viral transcrito reverso ao DNA do hospedeiro. Estratégias para induzir a replicação viral nas células que abrigam o vírus latente, e, assim, facilitar as ações dos inibidores de replicação, como HAART, também estão sendo consideradas. Exemplos incluem a administração de citocinas como IL-2, IL-6 e TNF-α que favoreçem a transcrição e a replicação viral. A IL-2 é uma das poucas citocinas que ativam as células T, e tem sido testada no tratamento da Aids para reforçar o sistema imune depletado. Apesar da falta de efeito na eliminação do

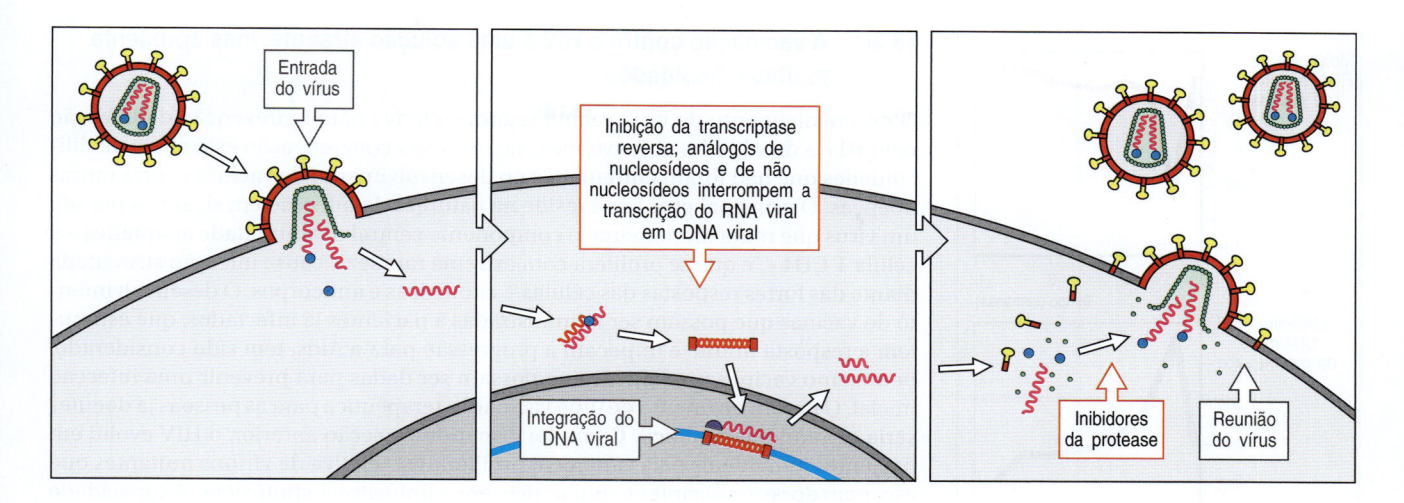

Figura 13.31 Possíveis alvos para a interferência do vírus da imunodeficiência humana (HIV) com o ciclo viral. A princípio, o HIV poderia ser atacado pelos fármacos terapêuticos em vários pontos no seu ciclo celular: entrada do vírus, transcrição reversa do RNA viral, inserção do cDNA viral no DNA celular pela integrase viral, clivagem das poliproteínas virais pela protease viral e empacotamento e liberação dos vírions infecciosos. Até o momento, têm sido desenvolvidos somente fármacos que inibem a transcriptase reversa e a ação da protease. Há oito inibidores análogos de nucleases e três inibidores não nucleosídeos da transcriptase reversa disponíveis, e sete inibidores de protease. A terapia combinada que utiliza diferentes tipos de fármacos é mais efetiva do que a que usa um único tipo.

RNA do HIV-1, o tratamento com a IL-2 induz aumento de cerca de seis vezes na contagem de células T CD4 quando administrado em combinação com antirretrovirais, com o aumento ocorrendo de maneira predominante nas células T virgens e não em células T de memória. Ainda resta testar IL-2 para averiguar se terá efeito benéfico na clínica, sobretudo em relação aos efeitos colaterais, incluindo sintomas semelhantes aos da gripe, congestão dos seios nasais, baixa pressão sanguínea e toxicidade hepática.

13.34 O HIV acumula muitas mutações no curso da infecção em um único indivíduo, e o tratamento medicamentoso é logo seguido pelo surgimento de variantes virais resistentes ao fármaco

A rápida replicação do HIV, com a geração de 10^9 a 10^{10} vírions por dia, é acoplada a uma taxa de mutação de aproximadamente 3×10^{-5} por base nucleotídica por ciclo de replicação, e leva à produção de muitas variantes de HIV em um único paciente infectado no curso de um dia. A alta taxa de mutação é consequência do fato de a replicação do genoma retroviral depender de etapas sujeitas a erros. A transcriptase reversa não tem mecanismos de reparo associados às DNA-polimerases celulares, e, assim, os genomas do RNA de retrovírus são copiados em DNA com fidelidade relativamente baixa. A transcrição do DNA proviral em cópias de RNA pela RNA-polimerase II é, de modo similar, um processo de baixa fidelidade. Um vírus persistente com replicação rápida que passa por essas duas etapas repetidamente, durante uma infecção, pode acumular muitas mutações, e numerosas variantes do HIV, algumas vezes referidas como **quase espécies**, são encontradas em um único indivíduo infectado. Esse fenômeno foi reconhecido pela primeira vez no HIV, mas, desde então, provou ser comum aos outros lentivírus.

Como consequência de sua alta variabilidade, o HIV rapidamente desenvolve resistência aos antivirais. Quando são administrados, variantes do vírus com mutações conferindo resistência aos seus efeitos emergem e se expandem até que níveis anteriores de vírus plasmáticos sejam retomados. A resistência a alguns inibidores da protease requerem uma única mutação e surge após alguns dias (Fig. 13.32). A resistência a alguns dos análogos de nucleosídeos da transcriptase reversa desenvolve-se, de forma similar, em curto espaço de tempo. Em contrapartida, a resistência ao nucleosídeo AZT leva meses para desenvolver-se, já que requer três ou quatro mutações na transcriptase reversa viral. Como resultado do surgimento relativamente rápido de resistência a todos os fármacos anti-HIV conhecidos, o tratamento medicamentoso bem-sucedido depende de uma terapia combinada (ver Seção 13.33). Também pode ser importante o tratamento precoce da infecção, reduzindo, assim, as chances de uma variante do vírus acumular todas as mutações necessárias para resistir ao coquetel inteiro.

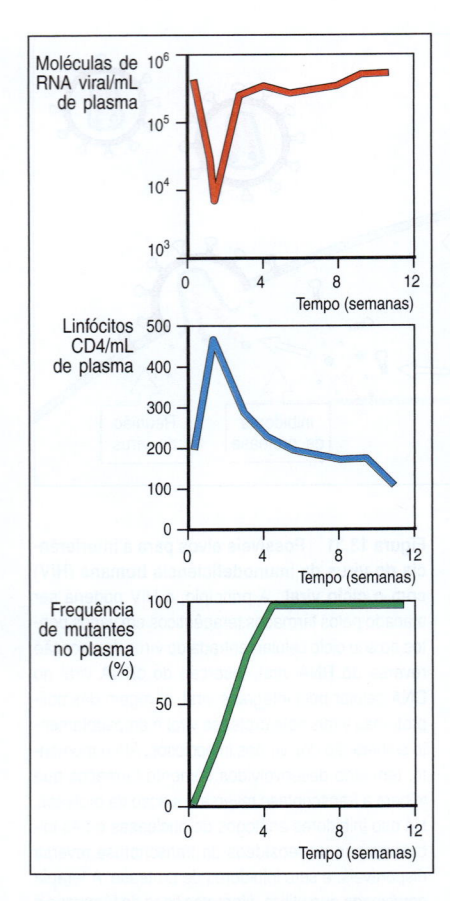

Figura 13.32 A resistência do vírus da imuno-deficiência humana (HIV) aos inibidores de protease desenvolve-se rapidamente. Após a administração de um único fármaco inibidor de protease a um paciente com HIV, ocorre queda brusca dos níveis plasmáticos de RNA viral, com meia-vida de aproximadamente dois dias (figura superior). Isso é acompanhado por aumento inicial no número de células T CD4 no sangue periférico (figura central). Dias após o início do uso do fármaco, variantes mutantes resistentes podem ser detectadas no plasma (figura inferior) e em linfócitos sanguíneos periféricos. Depois de apenas quatro semanas de tratamento, os níveis de RNA viral e linfócitos CD4 retornam aos níveis basais pré-fármaco, e 100% do HIV plasmático apresenta-se como mutante resistente ao fármaco.

13.35 A vacinação contra o HIV é uma solução atraente, mas apresenta muitas dificuldades

O desenvolvimento de uma vacina segura e efetiva para a prevenção da infecção pelo HIV e da Aids é o objetivo máximo, mas sua concretização está cheia de dificuldades que não foram enfrentadas no desenvolvimento de vacinas contra outras doenças. O principal problema reside na natureza da infecção em si, apresentando um vírus que mina diretamente o componente central da imunidade adaptativa – a célula T CD4 –, e que se prolifera com extrema rapidez e causa infecção sustentada diante das fortes respostas das células T citotóxicas e anticorpos. O desenvolvimento de vacinas que possam ser administradas a pacientes já infectados, que estimulem a resposta imune e impeçam a progressão para a Aids, tem sido considerado, bem como vacinas profiláticas que possam ser dadas para prevenir uma infecção inicial. O desenvolvimento de uma vacinação terapêutica para as pessoas já doentes seria extremamente difícil. Como foi discutido na seção anterior, o HIV evolui em pacientes individuais pela vantagem proliferativa seletiva de vírions mutantes que escapam do reconhecimento por anticorpos e linfócitos T citotóxicos. A capacidade que o vírus tem para persistir na forma latente como um provírus transcricionalmente silencioso, invisível ao sistema imune, pode inclusive impedir que uma pessoa imunizada elimine uma infecção, uma vez esta tenha sido estabelecida.

Existe mais esperança em relação à vacinação profilática para prevenir novas infecções. Mesmo assim, a falta de efeito da resposta imune normal e os desvios na diversidade de sequências entre as cepas de HIV na população propõem um grande desafio. Os pacientes infectados com uma cepa viral não parecem ser resistentes a outras cepas virais próximas, o que descarta a possibilidade de haver uma vacina única. Por exemplo, um paciente infectado com o clado HIV-1 AE foi tratado com sucesso por 28 meses, porém, três meses após o fim do tratamento, contraiu uma infecção com o clado B do HIV-1 como resultado de ter tido relações sexuais no Brasil, onde esse clado é endêmico. Casos de superinfecção, em que duas cepas infectam a mesma célula, têm sido descritos. Outro sério problema é a incerteza sobre qual forma pode assumir a imunidade protetora ao HIV. Não se sabe se anticorpos, respostas de células T CD4 ou respostas de linfócitos T CD8 citotóxicos, ou os três, são necessários para adquirir imunidade protetora, e quais epítopos podem fornecer os alvos da imunidade protetora.

No entanto, de encontro a essas expectativas pessimistas, existem motivos para se ter esperança de que vacinas bem-sucedidas possam ser desenvolvidas. De interesse especial são os raros grupos de pessoas que foram expostas com frequência suficiente ao HIV para serem infectadas, mas que não desenvolveram a doença. Em alguns casos, isso é devido a uma deficiência herdada no receptor de quimiocina usado como correceptor para a entrada do HIV (ver Seção 13.27). Contudo, esse receptor mutante de quimiocina não ocorre na África, onde tal grupo foi identificado. Um pequeno grupo de prostitutas da Gâmbia e do Quênia, cuja estimativa é de que tenham sido expostas a muitos parceiros masculinos portadores de HIV a cada mês por até cinco anos, não apresentou respostas de anticorpos, mas possuía respostas de linfócitos T citotóxicos a uma série de epítopos peptídicos do HIV. Essas mulheres parecem ter sido naturalmente imunizadas contra o HIV. Entretanto, o acompanhamento de algumas delas mostrou que em torno de 10% adquiriram a infecção pelo HIV subsequentemente. De maneira paradoxal, observou-se que a infecção pelo HIV ocorreu mais em mulheres que tinham reduzido sua atividade sexual, e, como consequência, sua exposição regular ao vírus. Uma possível explicação para esse fato é que a ausência de uma repetida exposição antigênica ao HIV levou à perda da resposta de células T citotóxicas, deixando as mulheres suscetíveis à infecção.

Várias estratégias estão sendo testadas, na tentativa de desenvolver vacinas contra o HIV. Muitas vacinas realizadas com sucesso contra outras doenças virais contêm uma cepa viva atenuada do vírus, que pode estimular uma resposta imune, mas que não causa a doença (ver Seção 16.23). Existem dificuldades substanciais que devem ser superadas para o desenvolvimento de vacinas vivas atenuadas contra o HIV, sendo que uma das preocupações é a recombinação entre as cepas de vacina e os tipos selvagens do vírus, levando à reversão a um fenótipo virulento. Uma abordagem alternativa é a utilização da vacinação com DNA, técnica discutida na Seção 16.27. A vacinação com DNA contra o HIV, seguida da administração do reforço de uma vacina recombinante modificada, que contenha antígenos de HIV, tem sido realizada em experimentos-piloto em primatas, sendo que o resultado foi bem-sucedido na prevenção da infecção por desafio intrarretal administrado sete meses após a vacinação de reforço. Entretanto, para cada avanço na rota de vacinação para o HIV, existe um obstáculo. Um grupo de macacos-rhesus foi vacinado com vacina de DNA contra SIV em conjunto com proteína de fusão IL-2 e, então, desafiado com um HIV-SIV híbrido patogênico. Um dos macacos, seis meses após o desafio, desenvolveu uma doença semelhante à Aids, que foi associada ao surgimento de um vírus mutante portador de uma mutação pontual em um epítopo Gag imunodominante reconhecido por células T citotóxicas. Esse é um importante exemplo da capacidade que o HIV tem para escapar do controle imunológico sob a pressão seletiva de uma resposta de linfócito T citotóxico.

As vacinas de subunidades, que induzem imunidade somente a algumas proteínas do vírus, também têm sido produzidas. Uma delas foi desenvolvida a partir da proteína de envelope gp120 e testada em chimpanzés. Essa vacina provou ser específica à cepa precisa do vírus utilizado para fazê-la, sendo inútil na proteção contra a infecção natural. As vacinas de subunidades também são menos eficientes na indução de respostas prolongadas das células T citotóxicas. Apesar desses resultados em chimpanzés, uma vacina recombinante da proteína gp120 foi utilizada em voluntários humanos não infectados. Voluntários imunizados desenvolveram anticorpos contra gp120, porém, eles não foram neutralizados, e, depois, um pequeno número dos indivíduos imunizados contraiu a infecção pelo HIV-1, sendo que o curso da doença não foi alterado pela vacinação prévia. Foram similarmente desapontadores outros resultados obtidos em um amplo e recente teste de uma vacina de subunidade que utilizou vetores de adenovírus atenuados para a entrega das proteínas HIV Gag, Pol e Nef aos voluntários com infecção por HIV documentada ou que eram HIV-negativos, porém, com risco de exposição. Resultados precoces do teste indicam a indução de respostas CD8 aumentadas às proteínas virais; porém, há falta de eficácia na proteção contra a infecção ou a progressão da doença.

Além de todos os obstáculos biológicos para o desenvolvimento de vacinas efetivas contra o HIV, existem difíceis aspectos éticos. Não seria ético conduzir um teste de vacinas sem tentar, ao mesmo tempo, minimizar a exposição de uma população vacinada ao vírus em si. Contudo, a efetividade de uma vacina somente pode ser avaliada em uma população na qual a taxa de exposição ao vírus é alta o suficiente para que se avalie se a vacinação protege contra a infecção. Isso significa que os estudos iniciais de vacinas devem ser conduzidos em países nos quais a incidência da infecção é muito alta e as medidas de saúde pública não tiveram sucesso em reduzir a disseminação do HIV.

13.36   A prevenção e a educação são modos de controlar a disseminação do HIV e da Aids

O único meio conhecido pelo qual é possível proteger-se contra a infecção pelo HIV é evitar o contato com líquidos orgânicos, como sêmen, sangue, hemoderivados ou leite materno, de pessoas que estão infectadas. Na verdade, foi repetidamente demonstrado que essa precaução, simples o bastante no mundo desenvolvido, é suficiente para prevenir a infecção, pois os profissionais da saúde que cuidam de pacientes com Aids por longos períodos de tempo não apresentam soroconversão ou sinais da doença.

Entretanto, para que essa estratégia funcione, deve haver a possibilidade de testar periodicamente todas as pessoas em risco de contrair o HIV, de modo que possam ser tomadas as precauções necessárias para evitar a passagem do vírus para outros indivíduos. Isso, por sua vez, demanda forte confidencialidade e respeito mútuo. Uma barreira ao controle do HIV é a relutância dos indivíduos em descobrir se estão ou não infectados, sobretudo porque uma das consequências de um teste HIV positivo é a estigmatização por parte da sociedade. Como resultado, os indivíduos infectados podem infectar muitos outros sem saber. Em contrapartida, há o sucesso da terapia com combinações de novas terapias (ver Seção 13.33), que fornece um incentivo para os indivíduos potencialmente infectados identificarem a presença da infecção para obterem os benefícios do tratamento. A responsabilidade está no centro da prevenção da Aids, e uma lei que garanta os direitos das pessoas infectadas pelo HIV pode encorajar muito esse comportamento de responsabilidade. Os direitos das pessoas infectadas pelo HIV são assegurados em poucos países. O problema nas nações menos desenvolvidas, nas quais as precauções sanitárias elementares são extremamente difíceis de estabelecer, é mais profundo.

Resumo

A infecção com o HIV é a causa da Aids. Essa epidemia mundial está, atualmente, disseminando-se de modo alarmante, em especial por meio dos contatos heterossexuais em países menos desenvolvidos. O HIV é um retrovírus envelopado que se replica nas células do sistema imune. A penetração viral requer a presença de CD4 e de um receptor de quimiocina particular, e o ciclo viral depende de fatores de transcrição encontrados nas células T ativadas. A infecção pelo HIV causa perda das células T CD4 e viremia aguda que cede rapidamente à medida que as respostas das células T citotóxicas se desenvolvem, mas a infecção pelo HIV não é eliminada por essa resposta imune. As células não infectadas tornam-se ativas e subsequentemente morrem, o que é uma característica-chave para distinguir o HIV das infecções naturais não patogênicas que ocorrem nos primatas africanos pelos vários SIVs. O HIV estabelece um estado de infecção persistente no qual o vírus se replica continuamente nas células recém-infectadas. O atual tratamento consiste em combinações de inibidores da protease viral e análogos de nucleosídeos que inibem a transcriptase reversa, causando rápida diminuição nos níveis virais e lento aumento nas contagens de células T CD4. O principal efeito da infecção pelo HIV é a destruição das células T CD4, que ocorre por meio dos efeitos citopáticos diretos do HIV e da morte pelas células T CD8 citotóxicas. À medida que as contagens de células T CD4 diminuem, o corpo torna-se progressivamente mais suscetível às infecções oportunistas. Por fim, a maioria dos indivíduos infectados pelo HIV desenvolve Aids e morre; uma pequena minoria (3 a 7%), entretanto, permanece sadia por muitos anos, sem nenhum sinal de doença aparente pela infecção. Espera-se aprender, com esses indivíduos, como a infecção pelo HIV pode ser controlada. A existência dessas pessoas e de outras que parecem ser naturalmente imunizadas contra a infecção dá esperanças de que será possível desenvolver uma vacina eficaz contra o HIV.

Resumo do Capítulo 13

Enquanto a maioria das infecções induz uma imunidade protetora, a maioria dos patógenos bem-sucedidos desenvolve um meio de evadir ao menos parte da resposta imune efetiva, e alguns causam doença grave e persistente. Além disso, alguns indivíduos têm deficiências hereditárias em diferentes componentes do sistema imune, tornando-se altamente suscetíveis a certos tipos de agentes infecciosos. A infecção persistente e a imunodeficiência ilustram a importância das imunidades inata e adaptativa na defesa efetiva do hospedeiro contra a infecção e apresentam grandes desafios para a futura pesquisa imunológica. O HIV, que leva à Aids, combina as características de um agente infeccioso persistente com a capacidade de criar imunodeficiência no hospedeiro humano, uma combinação normalmente letal para o paciente. A chave para combater novos agentes como o HIV é avançar na compreensão das propriedades básicas do sistema imune e de sua função no combate às infecções.

Questões

13.1 Liste as diferentes formas de escape do vírus do sistema imune. Quais dessas estratégias levam à infecção crônica, e por quê?

13.2 Compare e contraste a resposta hospedeira a patógenos bacterianos intracelulares versus extracelulares.

13.3 Liste exemplos de imunodeficiências que afetam principalmente linfócitos T. Por que elas em geral afetam as respostas imunes de forma mais grave que as deficiências que envolvem somente linfócitos B?

13.4 Como são as imunodeficiências primárias que afetam o sistema do complemento ou o desenvolvimento de células B similares e diferentes?

13.5 O que as pessoas com imunodeficiência hereditária e imunodeficiência adquirida nos ensinam sobre o mecanismo normal de proteção do hospedeiro contra a tuberculose?

13.6 Como a infecção pelo HIV causa a Aids?

13.7 Por que a infecção por HIV não pode ser curada pelas terapias medicamentosas atuais?

13.8 Compare a deriva antigênica e a mudança antigênica no contexto das infecções por influenza e pandemias. Como esses tipos diferentes de variação antigênica ocorrem?

13.9 Discuta os fatores que permitem que o herpes-vírus mantenha infecções latentes no hospedeiro, e como a reativação ocorre para que o vírus possa se espalhar de um hospedeiro a outro.

13.10 Com base no que você aprendeu sobre infecção por Leishmania em outros capítulos (p. ex., Caps. 9 e 11), discuta como a acumulação de células T_{reg} na derme é capaz de prejudicar a eliminação do patógeno desse local.

13.11 O vírus da hepatite C pode causar uma infecção aguda ou crônica. Quais os mecanismos que HCV usa para escapar da eliminação pelo hospedeiro e causar uma infecção crônica?

13.12 Como as proteínas acessórias do HIV protegem o vírus da eliminação imune?

13.13 Por que é difícil criar uma vacina contra o HIV?

Referências gerais

Chapel, H., Geha, R., and Rosen, F.: **Primary immunodefi ciency diseases: an update.** *Clin. Exp. Immunol.* 2003, **132**:9–15.

De Cock, K.M., Mbori-Ngacha, D., and Marum, E.: **Shadow on the continent: public health and HIV/Aids in Africa in the 21st century.** *Lancet* 2002, **360**:67–72.

Fischer, A., Cavazzana-Calvo, M., De Saint Basile, G., DeVillartay, J.P., Di Santo, J.P., Hivroz, C., Rieux-Laucat, F., and Le Deist, F.: **Naturally occurring primary deficiencies of the immune system.** *Annu. Rev. Immunol.* 1997, **15**:93–124.

Hill, A.V.: **The immunogenetics of human infectious diseases.** *Annu. Rev. Immunol.* 1998, **16**:593–617.

Korber, B., Muldoon, M., Theiler, J., Gao, F., Gupta, R., Lapedes, A., Hahn, B.H., Wolinsky, S., and Bhattacharya, T.: **Timing the ancestor of the HIV-1 pandemic strains.** *Science* 2000, **288**:1789–1796.

Lederberg, J.: **Infectious history.** *Science* 2000, **288**:287–293.

Notarangelo, L.D.: **Primary immunodeficiencies.** *J. Allergy Clin. Immunol.* 2010, **125**:S182–S194.

Royce, R.A., Sena, A., Cates, W., Jr, and Cohen, M.S.: **Sexual transmission of HIV.** *N. Engl. J. Med.* 1997, **336**:1072–1078.

Xu, X.N., Screaton, G.R., and McMichael, A.J.: **Virus infections: escape, resistance, and counterattack.** *Immunity* 2001, **15**:867–870.

Referências por seção

13.1 A variação antigênica permite que os patógenos escapem da imunidade

Clegg, S., Hancox, L.S., and Yeh, K.S.: *Salmonella typhimurium* **fimbrial phase variation and FimA expression.** *J. Bacteriol.* 1996, **178**:542–545.

Cossart, P.: **Host/pathogen interactions. Subversion of the mammalian cell cytoskeleton by invasive bacteria.** *J. Clin. Invest.* 1997, **99**:2307–2311.

Donelson, J.E., Hill, K.L., and El-Sayed, N.M.: **Multiple mechanisms of immune evasion by African trypanosomes.** *Mol. Biochem. Parasitol.* 1998, **91**:51–66.

Gibbs, M.J., Armstrong, J.S., and Gibbs, A.J.: **Recombination in the hemagglutinin gene of the 1918 'Spanish flu.'** *Science* 2001, **293**:1842–1845.

Hatta, M., Gao, P., Halfmann, P., and Kawaoka, Y.: **Molecular basis for high virulence of Hong Kong H5N1 influenza A viruses.** *Science* 2001, **293**:1840–1842.

Kuppers, R.: **B cells under the influence: transformation of B cells by Epstein–Barr virus.** *Nat. Rev. Immunol.* 2003, **3**:801–812.

Laver, G., and Garman, E.: **Virology. The origin and control of pandemic influenza.** *Science* 2001, **293**:1776–1777.

Ressing, M.E., Keating, S.E., van Leeuwen, D., Koppers-Lalic, D., Pappworth, I.Y., Wiertz, E.J., and Rowe, M.: **Impaired transporter associated with antigen processing-dependent peptide transport during productive EBV infection.** *J. Immunol.* 2005, **174**:6829–6838.

Seifert, H.S., Wright, C.J., Jerse, A.E., Cohen, M.S., and Cannon, J.G.: **Multiple gonococcal pilin antigenic variants are produced during experimental human infections.** *J. Clin. Invest.* 1994, **93**:2744–2749.

Webster, R.G.: **Virology. A molecular whodunit.** *Science* 2001, **293**:1773–1775.

13.2 Alguns vírus persistem *in vivo*, parando de replicar-se até que a imunidade desapareça

Cohen, J.I.: **Epstein–Barr virus infection.** *N. Engl. J. Med.* 2000, **343**:481–492.

Ehrlich, R.: **Selective mechanisms utilized by persistent and oncogenic viruses to interfere with antigen processing and presentation.** *Immunol. Res.* 1995, **14**:77–97.

Garcia Blanco, M.A., and Cullen, B.R.: **Molecular basis of latency in pathogenic human viruses.** *Science* 1991, **254**:815–820.

Hahn, G., Jores, R., and Mocarski, E.S.: **Cytomegalovirus remains latent in a common precursor of dendritic and myeloid cells.** *Proc. Natl Acad. Sci. USA* 1998, **95**:3937–3942.

Ho, D.Y.: **Herpes simplex virus latency: molecular aspects.** *Prog. Med. Virol.* 1992, **39**:76–115.

Macsween, K.F., and Crawford, D.H.: **Epstein–Barr virus—recent advances.** *Lancet Infect. Dis.* 2003, **3**:131–140.

Mitchell, B.M., Bloom, D.C., Cohrs, R.J., Gilden, D.H., and Kennedy, P.G.: **Herpes simplex virus-1 and varicella-zoster virus latency in ganglia.** *J. Neurovirol.* 2003, **9**:194–204.

Nash, A.A.: **T cells and the regulation of herpes simplex virus latency and reactivation.** *J. Exp. Med.* 2000, **191**:1455–1458.

Wensing, B., and Farrell, P.J.: **Regulation of cell growth and death by Epstein–Barr virus.** *Microbes Infect.* 2000, **2**:77–84.

Yewdell, J.W., and Hill, A.B.: **Viral interference with antigen presentation.** *Nat. Immunol.* 2002, **2**:1019–1025.

13.3 Alguns patógenos resistem à destruição pelos mecanismos de defesa do hospedeiro ou os exploram para o seu próprio benefício

Alcami, A.: **Viral mimicry of cytokines, chemokines and their receptors.** *Nat. Rev. Immunol.* 2003, **3**:36–50.

Arvin, A.M.: **Varicella-zoster virus: molecular virology and virus–host interactions.** *Curr. Opin. Microbiol.* 2001, **4**:442–449.

Brander, C., and Walker, B.D.: **Modulation of host immune responses by clinically relevant human DNA and RNA viruses.** *Curr. Opin. Microbiol.* 2000, **3**:379–386.

Connolly, S.E., and Benach, J.L.: **The versatile roles of antibodies in** *Borrelia* **infections.** *Nat. Rev. Microbiol.* 2005, **3**:411–420.

Cooper, S.S., Glenn, J., and Greenberg, H.B.: **Lessons in defense: hepatitis C, a case study.** *Curr. Opin. Microbiol.* 2000, **3**:363–365.

Cosman, D., Fanger, N., Borges, L., Kubin, M., Chin, W., Peterson, L., and Hsu, M.L.: **A novel immunoglobulin superfamily receptor for cellular and viral MHC class I molecules.** *Immunity* 1997, **7**:273–282.

Hadler, J.L.: **Learning from the 2001 anthrax attacks: immunological characteristics.** *J. Infect. Dis.* 2007, **195**:163–164.

Lauer, G.M., and Walker, B.D.: **Hepatitis C virus infection.** *N. Engl. J. Med.* 2001, **345**:41–52.

McFadden, G., and Murphy, P.M.: **Host-related immunomodulators encoded by poxviruses and herpesviruses.** *Curr. Opin. Microbiol.* 2000, **3**:371–378.

Miller, J.C., and Stevenson, B.: *Borrelia burgdorferi erp* **genes are expressed at different levels within tissues of chronically infected mammalian hosts.** *Int. J. Med. Microbiol.* 2006, **296** Suppl. 40:185–194.

Park, J.M., Greten, F.R., Li, Z.W., and Karin, M.: **Macrophage apoptosis by anthrax lethal factor through p38 MAP kinase inhibition.** *Science* 2002, **297**:2048–2051.

Radolf, J.D.: **Role of outer membrane architecture in immune evasion by** *Treponema pallidum* **and** *Borrelia burgdorferi*. *Trends Microbiol.* 1994, **2**:307–311.

Sinai, A.P., and Joiner, K.A.: **Safe haven: the cell biology of nonfusogenic pathogen vacuoles.** *Annu. Rev. Microbiol.* 1997, **51**:415–462.

13.4 A imunossupressão ou as respostas imunes inadequadas podem contribuir para a persistência da doença

Auffermann-Gretzinger, S., Keeffe, E.B., and Levy, S.: **Impaired dendritic cell maturation in patients with chronic, but not resolved, hepatitis C virus infection.** *Blood* 2001, **97**:3171–3176.

Bhardwaj, N.: **Interactions of viruses with dendritic cells: a double-edged sword.** *J. Exp. Med.* 1997, **186**:795–799.

Bloom, B.R., Modlin, R.L., and Salgame, P.: **Stigma variations: observations on suppressor T cells and leprosy.** *Annu. Rev. Immunol.* 1992, **10**:453–488.

Kanto, T., Hayashi, N., Takehara, T., Tatsumi, T., Kuzushita, T., Ito, A., Sasaki, Y., Kasahara, A., and Hori, M.: **Impaired allostimulatory capacity of peripheral blood dendritic cells recovered from hepatitis C virus-infected individuals.** *J. Immunol.* 1999, **162**:5584–5591.

Lerat, H., Rumin, S., Habersetzer, F., Berby, F., Trabaud, M.A., Trepo, C., and Inchauspe G.: *In vivo* **tropism of hepatitis C virus genomic sequences in hematopoietic cells: influence of viral load, viral genotype, and cell phenotype.** *Blood* 1998, **91**:3841–3849.

Salgame, P., Abrams, J.S., Clayberger, C., Goldstein, H., Convit, J., Modlin, R.L., and Bloom, B.R.: **Differing lymphokine profiles of functional subsets of human CD4 and CD8 T cell clones.** *Science* 1991, **254**:279–282.

Swartz, M.N.: **Recognition and management of anthrax—an update.** *N. Engl. J. Med.* 2001 **345**:1621–1626.

13.5 As respostas imunes podem contribuir diretamente para a patogênese

Cheever, A.W., and Yap, G.S.: **Immunologic basis of disease and disease regulation in schistosomiasis.** *Chem. Immunol.* 1997, **66**:159–176.

Doherty, P.C., Topham, D.J., Tripp, R.A., Cardin, R.D., Brooks, J.W., and Stevenson, P.G.: **Effector CD4+ and CD8+ T-cell mechanisms in the control of respiratory virus infections.** *Immunol. Rev.* 1997, **159**:105–117.

Varga, S.M., Wang, X., Welsh, R.M., and Braciale, T.J.: **Immunopathology in RSV infection is mediated by a discrete oligoclonal subset of antigen-specific CD4+ T cells.** *Immunity* 2001, **15**:637–646.

13.6 As células T reguladoras podem afetar o desfecho de uma doença infecciosa

Belkaid, Y., and Tarbell, K.: **Regulatory T cells in the control of host–microorganism interactions.** *Annu. Rev. Immunol.* 2009, **27**:551–589.

Rouse, B.T., Sarangi, P.P., and Suvas, S.: **Regulatory T cells in virus infections.** *Immunol. Rev.* 2006, **212**:272–286.

Waldmann, H., Adams, E., Fairchild, P., and Cobbold, S.: **Infectious tolerance and the long-term acceptance of transplanted tissue.** *Immunol. Rev.* 2006, **212**:301–313.

13.7 História de infecções repetidas sugere diagnóstico de imunodeficiência

Carneiro-Sampaio, M., and Coutinho, A.: **Immunity to microbes: lessons from primary immunodeficiencies.** *Infect. Immun.* 2007, **75**:1545–1555.

Cunningham-Rundles, C., and Ponda, P.P.: **Molecular defects in T– and B-cell primary immunodeficiency diseases.** *Nat. Rev. Immunol.* 2005, **5**:880–892.

Rosen, F.S., Cooper, M.D., and Wedgwood, R.J.: **The primary immunodeficiencies.** *N. Engl. J. Med.* 1995, **333**:431–440.

13.8 As doenças de imunodeficiência primária são causadas por defeitos em genes hereditários

Cunningham-Rundles, C., and Ponda, P.P.: **Molecular defects in T– and B-cell primary immunodeficiency diseases.** *Nat. Rev. Immunol.* 2005, **5**:880–892.

Kokron, C.M., Bonilla, F.A., Oettgen, H.C., Ramesh, N., Geha, R.S., and Pandolfi, F.: **Searching for genes involved in the pathogenesis of primary immunodeficiency diseases: lessons from mouse knockouts.** *J. Clin. Immunol.* 1997, **17**:109–126.

Marodi, L., and Notarangelo, L.D.: **Immunological and genetic bases of new primary immunodeficiencies.** *Nat. Rev. Immunol.* 2007, **7**:851–861.

Smart, B.A., and Ochs, H.D.: **The molecular basis and treatment of primary immunodeficiency disorders.** *Curr. Opin. Pediatr.* 1997, **9**:570–576.

Smith, C.I., and Notarangelo, L.D.: **Molecular basis for X-linked immunodeficiencies.** *Adv. Genet.* 1997, **35**:57–115.

13.9 Defeitos no desenvolvimento de células T podem resultar em imunodeficiências combinadas severas

Buckley, R.H., Schiff, R.I., Schiff, S.E., Markert, M.L., Williams, L.W., Harville, T.O., Roberts, J.L., and Puck, J.M.: **Human severe combined immunodeficiency: genetic, phenotypic, and functional diversity in one hundred eight infants.** *J. Pediatr.* 1997, **130**:378–387.

Leonard, W.J.: **The molecular basis of X linked severe combined immunodeficiency.** *Annu. Rev. Med.* 1996, **47**:229–239.

Leonard, W.J.: **Cytokines and immunodeficiency diseases.** *Nat. Rev. Immunol.* 2001, **1**:200–208.

Stephan, J.L., Vlekova, V., Le Deist, F., Blanche, S., Donadieu, J., De Saint-Basile, G., Durandy, A., Griscelli, C., and Fischer, A.: **Severe combined immunodeficiency: a retrospective single-center study of clinical presentation and outcome in 117 patients.** *J. Pediatr.* 1993, **123**:564–572.

13.10 A SCID pode, ainda, ocorrer devido a defeitos na via de recuperação de purina

Hirschhorn, R.: **Adenosine deaminase deficiency: molecular basis and recent developments.** *Clin. Immunol. Immunopathol.* 1995, **76**:S219–S227.

13.11 Defeitos no rearranjo do gene do receptor de antígeno podem resultar em SCID

Bosma, M.J., and Carroll, A.M.: **The SCID mouse mutant: definition, characterization, and potential uses.** *Annu. Rev. Immunol.* 1991, **9**:323–350.

Fugmann, S.D.: **DNA repair: breaking the seal.** *Nature* 2002, **416**:691–694.

Gennery, A.R., Cant, A.J., and Jeggo, P.A.: **Immunodeficiency associated with DNA repair defects.** *Clin. Exp. Immunol.* 2000, **121**:1–7.

Lavin, M.F., and Shiloh, Y.: **The genetic defect in ataxia-telangiectasia.** *Annu. Rev. Immunol.* 1997, **15**:177–202.

Moshous, D., Callebaut, I., de Chasseval, R., Corneo, B., Cavazzana-Calvo, M., Le Deist, F., Tezcan, I., Sanal, O., Bertrand, Y., Philippe, N., *et al.*: **Artemis, a novel DNA double-strand break repair/V(D)J recombination protein, is mutated in human severe combined immune deficiency.** *Cell* 2001, **105**:177–186.

13.12 Defeitos na sinalização de receptores de antígenos de células T podem causar imunodeficiência severa

Castigli, E., Pahwa, R., Good, R.A., Geha, R.S., and Chatila, T.A.: **Molecular basis of a multiple lymphokine deficiency in a patient with severe combined immunodeficiency.** *Proc. Natl Acad. Sci. USA* 1993, **90**:4728–4732.

DiSanto, J.P., Keever, C.A., Small, T.N., Nicols, G.L., O'Reilly, R.J., and Flomenberg, N.: **Absence of interleukin 2 production in a severe combined immunodeficiency disease syndrome with T cells.** *J. Exp. Med.* 1990, **171**:1697–1704.

DiSanto, J.P., Rieux Laucat, F., Dautry Varsat, A., Fischer, A., and de Saint Basile, G.: **Defective human interleukin 2 receptor γ chain in an atypical X chromosome-linked severe combined immunodeficiency with peripheral T cells.** *Proc. Natl Acad. Sci. USA* 1994, **91**:9466–9470.

Gilmour, K.C., Fujii, H., Cranston, T., Davies, E.G., Kinnon, C., and Gaspar, H.B.: **Defective expression of the interleukin-2/interleukin-15 receptor β subunit leads to a natural killer cell-deficient form of severe combined immunodeficiency.** *Blood* 2001, **98**:877–879.

Humblet-Baron, S., Sather, B., Anover, S., Becker-Herman, S., Kasprowicz, D.J., Khim, S., Nguyen, T., Hudkins-Loya, K., Alpers, C.E., Ziegler, S.F., *et al.*: **Wiskott-Aldrich syndrome protein is required for regulatory T cell homeostasis.** *J. Clin. Invest.* 2007, **117**:407–418.

Kung, C., Pingel, J.T., Heikinheimo, M., Klemola, T., Varkila, K., Yoo, L.I., Vuopala, K., Poyhonen, M., Uhari, M., Rogers, M., *et al.*: **Mutations in the tyrosine phosphatase CD45 gene in a child with severe combined immunodeficiency disease.** *Nat. Med.* 2000, **6**:343–345.

Roifman, C.M., Zhang, J., Chitayat, D., and Sharfe, N.: **A partial deficiency of interleukin-7R α is sufficient to abrogate T-cell development and cause severe combined immunodeficiency.** *Blood* 2000, **96**:2803–2807.

13.13 Defeitos na função do timo que bloqueiam o desenvolvimento das células T resultam em imunodeficiências severas

Adriani, M., Martinez-Mir, A., Fusco, F., Busiello, R., Frank, J., Telese, S., Matrecano, E., Ursini, M.V., Christiano, A.M., and Pignata, C.: **Ancestral founder mutation of the nude (FOXN1) gene in congenital severe combined immunodeficiency associated with alopecia in Southern Italy population.** *Ann. Hum. Genet.* 2004, **68**:265–268.

Coffer, P.J., and Burgering, B.M.: **Forkhead-box transcription factors and their role in the immune system.** *Nat. Rev. Immunol.* 2004, **4**:889–899.

Gadola, S.D., Moins-Teisserenc, H.T., Trowsdale, J., Gross, W.L., and Cerundolo, V.: **TAP deficiency syndrome.** *Clin. Exp. Immunol.* 2000, **121**:173–178.

Grusby, M.J., and Glimcher, L.H.: **Immune responses in MHC class II-deficient mice.** *Annu. Rev. Immunol.* 1995, **13**:417–435.

Masternak, K., Barras, E., Zufferey, M., Conrad, B., Corthals, G., Aebersold, R., Sanchez, J.C., Hochstrasser, D.F., Mach, B., and Reith, W.: **A gene encoding a novel RFX-associated transactivator is mutated in the majority of MHC class II deficiency patients.** *Nat. Genet.* 1998, **20**:273–277.

Pignata, C., Gaetaniello, L., Masci, A.M., Frank, J., Christiano, A., Matrecano, E., and Racioppi, L.: **Human equivalent of the mouse Nude/SCID phenotype: long-term evaluation of immunologic reconstitution after bone marrow transplantation.** *Blood* 2001, **97**:880–885.

Steimle, V., Reith, W., and Mach, B.: **Major histocompatibility complex class II deficiency: a disease of gene regulation.** *Adv. Immunol.* 1996, **61**:327–340.

13.14 Defeitos no desenvolvimento de células B resultam em deficiências na produção de anticorpos que causam a inabilidade de eliminar bactérias extracelulares

Bruton, O.C.: **Agammaglobulinemia.** *Pediatrics* 1952, **9**:722–728.

Conley, M.E.: **Genetics of hypogammaglobulinemia: what do we really know?** *Curr. Opin. Immunol.* 2009, **21**:466–471.

Desiderio, S.: **Role of Btk in B cell development and signaling.** *Curr. Opin. Immunol.* 1997, **9**:534–540.

Fuleihan, R., Ramesh, N., and Geha, R.S.: **X-linked agammaglobulinemia and immunoglobulin deficiency with normal or elevated IgM: immunodeficiencies of B cell development and differentiation.** *Adv. Immunol.* 1995, **60**:37–56.

Lee, M.L., Gale, R.P., and Yap, P.L.: **Use of intravenous immunoglobulin to prevent or treat infections in persons with immune deficiency.** *Annu. Rev. Med.* 1997, **48**:93–102.

Notarangelo, L.D.: **Immunodeficiencies caused by genetic defects in protein kinases.** *Curr. Opin. Immunol.* 1996, **8**:448–453.

Ochs, H.D., and Wedgwood, R.J.: **IgG subclass deficiencies.** *Annu. Rev. Med.* 1987, **38**:325–340.

Preud'homme, J.L., and Hanson, L.A.: **IgG subclass deficiency.** *Immunodefi c. Rev.* 1990, **2**:129–149.

13.15 Deficiências imunológicas podem ser causadas por defeitos na ativação e na função de células B e de células T

Burrows, P.D., and Cooper, M.D.: **IgA deficiency.** *Adv. Immunol.* 1997, **65**:245–276.

Doffinger, R., Smahi, A., Bessia, C., Geissmann, F., Feinberg, J., Durandy, A., Bodemer, C., Kenwrick, S., Dupuis-Girod, S., Blanche, S., *et al.*: **X-linked anhidrotic ectodermal dysplasia with immunodeficiency is caused by impaired NF-κB signaling.** *Nat. Genet.* 2001, **27**:277–285.

Durandy, A., and Honjo, T.: **Human genetic defects in class-switch recombination (hyper-IgM syndromes).** *Curr. Opin. Immunol.* 2001, **13**:543–548.

Ferrari, S., Giliani, S., Insalaco, A., Al Ghonaium, A., Soresina, A.R., Loubser, M., Avanzini, M.A., Marconi, M., Badolato, R., Ugazio, A.G., *et al.*: **Mutations of**

CD40 gene cause an autosomal recessive form of immunodeficiency with hyper IgM. *Proc. Natl Acad. Sci. USA* 2001, **98**:12614–12619.

Harris, R.S., Sheehy, A.M., Craig, H.M., Malim, M.H., and Neuberger, M.S.: **DNA deamination: not just a trigger for antibody diversification but also a mechanism for defense against retroviruses.** *Nat. Immunol.* 2003, **4**:641–643.

Minegishi, Y.: **Hyper-IgE syndrome.** *Curr. Opin. Immunol.* 2009, **21**:487–492.

Park, M.A., Li, J.T., Hagan, J.B., Maddox, D.E., and Abraham, R.S.: **Common variable immunodeficiency: a new look at an old disease.** *Lancet* 2008, **372**:489–503.

Thrasher, A.J., and Burns, S.O.: **WASP: a key immunological multitasker.** *Nat. Rev. Immunol.* 2010, **10**:182–192.

Yel, L.: **Selective IgA deficiency.** *J. Clin. Immunol.* 2010, **30**:10–16.

Yong, P.F., Salzer, U., and Grimbacher, B.: **The role of costimulation in antibody deficiencies: ICOS and common variable immunodeficiency.** *Immunol. Rev.* 2009, **229**:101–113.

13.16 Defeitos nos componentes do complemento e nas proteínas reguladoras do complemento causam função defeituosa da imunidade humoral e dano tecidual

Botto, M., Dell'Agnola, C., Bygrave, A.E., Thompson, E.M., Cook, H.T., Petry, F., Loos, M., Pandolfi, P.P., and Walport, M.J.: **Homozygous C1q deficiency causes glomerulonephritis associated with multiple apoptotic bodies.** *Nat. Genet.* 1998, **19**:56–59.

Colten, H.R., and Rosen, F.S.: **Complement deficiencies.** *Annu. Rev. Immunol.* 1992, **10**:809–834.

Dahl, M., Tybjaerg-Hansen, A., Schnohr, P., and Nordestgaard, B.G.: **A population-based study of morbidity and mortality in mannose-binding lectin deficiency.** *J. Exp. Med.* 2004, **199**:1391–1399.

Walport, M.J.: **Complement. First of two parts.** *N. Engl. J. Med.* 2001, **344**:1058–1066.

Walport, M.J.: **Complement. Second of two parts.** *N. Engl. J. Med.* 2001, **344**:1140–1144.

13.17 Defeitos em células fagocíticas permitem a difusão de infecções bacterianas

Ambruso, D.R., Knall, C., Abell, A.N., Panepinto, J., Kurkchubasche, A., Thurman, G., Gonzalez-Aller, C., Hiester, A., deBoer, M., Harbeck, R.J., *et al.*: **Human neutrophil immunodeficiency syndrome is associated with an inhibitory Rac2 mutation.** *Proc. Natl Acad. Sci. USA* 2000, **97**:4654–4659.

Andrews, T., and Sullivan, K.E.: **Infections in patients with inherited defects in phagocytic function.** *Clin. Microbiol. Rev.* 2003, **16**:597–621.

Aprikyan, A.A., and Dale, D.C.: **Mutations in the neutrophil elastase gene in cyclic and congenital neutropenia.** *Curr. Opin. Immunol.* 2001, **13**:535–538.

Ellson, C.D., Davidson, K., Ferguson, G.J., O'Connor, R., Stephens, L.R., and Hawkins, P.T.: **Neutrophils from p40phox$^{-/-}$ mice exhibit severe defects in NADPH oxidase regulation and oxidant-dependent bacterial killing.** *J. Exp. Med.* 2006, **203**:1927–1937.

Etzioni, A.: **Genetic etiologies of leukocyte adhesion defects.** *Curr. Opin. Immunol.* 2009, **21**:481–486.

Fischer, A., Lisowska Grospierre, B., Anderson, D.C., and Springer, T.A.: **Leukocyte adhesion deficiency: molecular basis and functional consequences.** *Immunodefi c. Rev.* 1988, **1**:39–54.

Goldblatt, D., and Thrasher, A.J.: **Chronic granulomatous disease.** *Clin. Exp. Immunol.* 2000, **122**:1–9.

Klein, C., and Welte, K.: **Genetic insights into congenital neutropenia.** *Clin. Rev. Allergy Immunol.* 2010, **38**:68–74.

Ku, C.L., Yang, K., Bustamante, J., Puel, A., von Bernuth, H., Santos, O.F., Lawrence, T., Chang, H.H., Al-Mousa, H., Picard, C., *et al.*: **Inherited disorders of human Toll-like receptor signaling: immunological implications.** *Immunol. Rev.* 2005, **203**:10–20.

Luhn, K., Wild, M.K., Eckhardt, M., Gerardy-Schahn, R., and Vestweber, D.: **The gene defective in leukocyte adhesion deficiency II encodes a putative GDP-fucose transporter.** *Nat. Genet.* 2001, **28**:69–72.

Malech, H.L., and Nauseef, W.M.: **Primary inherited defects in neutrophil function: etiology and treatment.** Semin. Hematol. 1997, **34**:279–290.

Rotrosen, D., and Gallin, J.I.: **Disorders of phagocyte function.** Annu. Rev. Immunol. 1987, **5**:127–150.

Spritz, R.A.: **Genetic defects in Chediak–Higashi syndrome and the beige mouse.** J. Clin. Immunol. 1998, **18**:97–105.

Suhir, H., and Etzioni, A.: **The role of Toll-like receptor signaling in human immunodeficiencies.** Clin. Rev. Allergy Immunol. 2010, **38**:11–19.

13.18 Mutações nos reguladores moleculares da inflamação podem causar respostas inflamatórias descontroladas que resultam em "doença autoinflamatória"

Chae, J.J., Komarow, H.D., Cheng, J., Wood, G., Raben, N., Liu, P.P., and Kastner, D.L.: **Targeted disruption of pyrin, the FMF protein, causes heightened sensitivity to endotoxin and a defect in macrophage apoptosis.** Mol. Cell 2003, **11**:591–604.

Delpech, M., and Grateau, G.: **Genetically determined recurrent fevers.** Curr. Opin. Immunol. 2001, **13**:539–542.

Dinarello, C.A.: **Immunological and inflammatory functions of the interleukin-1 family.** Annu. Rev. Immunol. 2009, **27**:519–550.

Drenth, J.P., and van der Meer, J.W.: **Hereditary periodic fever.** N. Engl. J. Med. 2001, **345**:1748–1757.

Hoffman, H.M., Mueller, J.L., Broide, D.H., Wanderer, A.A., and Kolodner, R.D.: **Mutation of a new gene encoding a putative pyrin-like protein causes familial cold autoinflammatory syndrome and Muckle–Wells syndrome.** Nat. Genet. 2001, **29**:301–305.

Houten, S.M., Frenkel, J., Rijkers, G.T., Wanders, R.J., Kuis, W., and Waterham, H.R.: **Temperature dependence of mutant mevalonate kinase activity as a pathogenic factor in hyper-IgD and periodic fever syndrome.** Hum. Mol. Genet. 2002, **11**:3115–3124.

Kastner, D.L., and O'Shea, J.J.: **A fever gene comes in from the cold.** Nat. Genet. 2001, **29**:241–242.

McDermott, M.F., Aksentijevich, I., Galon, J., McDermott, E.M., Ogunkolade, B.W., Centola, M., Mansfield, E., Gadina, M., Karenko, L., Pettersson, T., et al.: **Germline mutations in the extracellular domains of the 55 kDa TNF receptor, TNFR1, define a family of dominantly inherited autoinflammatory syndromes.** Cell 1999, **97**:133–144.

Stehlik, C., and Reed, J.C.: **The PYRIN connection: novel players in innate immunity and inflammation.** J. Exp. Med. 2004, **200**:551–558.

Wise, C.A., Gillum, J.D., Seidman, C.E., Lindor, N.M., Veile, R., Bashiardes, S., and Lovett, M.: **Mutations in CD2BP1 disrupt binding to PTP PEST and are responsible for PAPA syndrome, an autoinflammatory disorder.** Hum. Mol. Genet. 2002, **11**:961–969.

13.19 As vias normais para a defesa do hospedeiro contra bactérias intracelulares são ilustradas por deficiências genéticas de IFN-γ e IL-12 e de seus receptores

Casanova, J.L., and Abel, L.: **Genetic dissection of immunity to mycobacteria: the human model.** Annu. Rev. Immunol. 2002, **20**:581–620.

Dupuis, S., Dargemont, C., Fieschi, C., Thomassin, N., Rosenzweig, S., Harris, J., Holland, S.M., Schreiber, R.D., and Casanova, J.L.: **Impairment of mycobacterial but not viral immunity by a germline human STAT1 mutation.** Science 2001, **293**:300–303.

Keane, J., Gershon, S., Wise, R.P., Mirabile-Levens, E., Kasznica, J., Schwieterman, W.D., Siegel, J.N., and Braun, M.M.: **Tuberculosis associated with infliximab, a tumor necrosis factor α-neutralizing agent.** N. Engl. J. Med. 2001, **345**:1098–1104.

Lammas, D.A., Casanova, J.L., and Kumararatne, D.S.: **Clinical consequences of defects in the IL-12-dependent interferon-γ (IFN-γ) pathway.** Clin. Exp. Immunol. 2000, **121**:417–425.

Newport, M.J., Huxley, C.M., Huston, S., Hawrylowicz, C.M., Oostra, B.A., Williamson, R., and Levin, M.: **A mutation in the interferon-γ-receptor gene and susceptibility to mycobacterial infection.** N. Engl. J. Med. 1996, **335**:1941–1949.

Shtrichman, R., and Samuel, C.E.: **The role of γ interferon in antimicrobial immunity.** Curr. Opin. Microbiol. 2001, **4**:251–259.

Van de Vosse, E., Hoeve, M.A., and Ottenhoff, T.H.: **Human genetics of intracellular infectious diseases: molecular and cellular immunity against mycobacteria and salmonellae.** Lancet Infect. Dis. 2004, **4**:739–749.

13.20 A síndrome linfoproliferativa ligada ao X está associada à infecção fatal pelo EBV e ao desenvolvimento de linfomas

Latour, S., Gish, G., Helgason, C.D., Humphries, R.K., Pawson, T., and Veillette, A.: **Regulation of SLAM-mediated signal transduction by SAP, the X-linked lymphoproliferative gene product.** Nat. Immunol. 2001, **2**:681–690.

Milone, M.C., Tsai, D.E., Hodinka, R.L., Silverman, L.B., Malbran, A., Wasik, M.A., and Nichols, K.E.: **Treatment of primary Epstein–Barr virus infection in patients with X-linked lymphoproliferative disease using B-cell-directed therapy.** Blood 2005, **105**:994–996.

Morra, M., Howie, D., Grande, M.S., Sayos, J., Wang, N., Wu, C., Engel, P., and Terhorst, C.: **X-linked lymphoproliferative disease: a progressive immunodeficiency.** Annu. Rev. Immunol. 2001, **19**:657–682.

Nichols, K.E., Koretzky, G.A., and June, C.H.: **SAP: natural inhibitor or grand SLAM of T-cell activation?** Nat. Immunol. 2001, **2**:665–666.

Rigaud, S., Fondaneche, M.C., Lambert, N., Pasquier, B., Mateo, V., Soulas, P., Galicier, L., Le Deist, F., Rieux-Laucat, F., Revy, P., et al.: **XIAP deficiency in humans causes an X-linked lymphoproliferative syndrome.** Nature 2006, **444**:110–114.

Satterthwaite, A.B., Rawlings, D.J., and Witte, O.N.: **DSHP: a 'power bar' for sustained immune responses?** Proc. Natl Acad. Sci. USA 1998, **95**:13355–13357.

13.21 Anormalidades genéticas na via de secreção citotóxica de linfócitos causam linfoproliferação descontrolada e respostas inflamatórias às infecções virais

de Saint, B.G., and Fischer, A.: **The role of cytotoxicity in lymphocyte homeostasis.** Curr. Opin. Immunol. 2001, **13**:549–554.

Dell'Angelica, E.C., Mullins, C., Caplan, S., and Bonifacino, J.S.: **Lysosome-related organelles.** FASEB J. 2000, **14**:1265–1278.

Huizing, M., Anikster, Y., and Gahl, W.A.: **Hermansky–Pudlak syndrome and Chediak–Higashi syndrome: disorders of vesicle formation and trafficking.** Thromb. Haemost. 2001, **86**:233–245.

Menasche, G., Pastural, E., Feldmann, J., Certain, S., Ersoy, F., Dupuis, S., Wulffraat, N., Bianchi, D., Fischer, A., Le Deist, F., et al.: **Mutations in RAB27A cause Griscelli syndrome associated with haemophagocytic syndrome.** Nat. Genet. 2000, **25**:173–176.

Stinchcombe, J.C., and Griffiths, G.M.: **Normal and abnormal secretion by haemopoietic cells.** Immunology 2001, **103**:10–16.

13.22 O transplante de células-tronco hematopoiéticas ou a terapia gênica podem ser úteis na correção de defeitos genéticos

Anderson, W.F.: **Human gene therapy.** Nature 1998, **392**:25–30.

Candotti, F., and Blaese, R.M.: **Gene therapy of primary immunodeficiencies.** Springer Semin. Immunopathol. 1998, **19**:493–508.

Fischer, A., Hacein-Bey, S., and Cavazzana-Calvo, M.: **Gene therapy of severe combined immunodeficiencies.** Nat. Rev. Immunol. 2002, **2**:615–621.

Fischer, A., Haddad, E., Jabado, N., Casanova, J.L., Blanche, S., Le Deist, F., and Cavazzana-Calvo, M.: **Stem cell transplantation for immunodeficiency.** Springer Semin. Immunopathol. 1998, **19**:479–492.

Fischer, A., Le Deist, F., Hacein-Bey-Abina, S., Andre-Schmutz, I., de Saint, B.G., de Villartay, J.P., and Cavazzana-Calvo, M.: **Severe combined immunodeficiency. A model disease for molecular immunology and therapy.** Immunol. Rev. 2005, **203**:98–109.

Hacein-Bey-Abina, S., Le Deist, F., Carlier, F., Bouneaud, C., Hue, C., De Villartay, J.P., Thrasher, A.J., Wulffraat, N., Sorensen, R., Dupuis-Girod, S., et al.: **Sustained correction of X-linked severe combined immunodeficiency by ex vivo gene therapy.** N. Engl. J. Med. 2002, **346**:1185–1193.

Hacein-Bey-Abina, S., Von Kalle, C., Schmidt, M., McCormack, M.P., Wulffraat, N., Leboulch, P., Lim, A., Osborne, C.S., Pawliuk, R., Morillon, E., et al.: **LMO2-associated clonal T cell proliferation in two patients after gene therapy for SCID-X1.** Science 2003, **302**:415–419.

Onodera, M., Ariga, T., Kawamura, N., Kobayashi, I., Ohtsu, M., Yamada, M., Tame, A., Furuta, H., Okano, M., Matsumoto, S., et al.: **Successful peripheral T-lymphocyte-directed gene transfer for a patient with severe combined immune deficiency caused by adenosine deaminase deficiency.** Blood 1998, **91**:30–36.

Pesu, M., Candotti, F., Husa, M., Hofmann, S.R., Notarangelo, L.D., and O'Shea, J.J.: **Jak3, severe combined immunodeficiency, and a new class of immunosuppressive drugs.** Immunol. Rev. 2005, **203**:127–142.

Rosen, F.S.: **Successful gene therapy for severe combined immunodeficiency.** N. Engl. J. Med. 2002, **346**:1241–1243.

13.23   As imunodeficiências secundárias são as principais causas que predispõem à infecção e à morte

Chandra, R.K.: **Nutrition, immunity and infection: from basic knowledge of dietary manipulation of immune responses to practical application of ameliorating suffering and improving survival.** Proc. Natl Acad. Sci. USA 1996, **93**:14304–14307.

Lord, G.M., Matarese, G., Howard, J.K., Baker, R.J., Bloom, S.R., and Lechler, R.I.: **Leptin modulates the T-cell immune response and reverses starvation-induced immunosuppression.** Nature 1998, **394**:897–901.

13.24   A maioria dos indivíduos infectados pelo HIV progride, ao longo do tempo, para a Aids

Baltimore, D.: **Lessons from people with nonprogressive HIV infection.** N. Engl. J. Med. 1995, **332**:259–260.

Barre-Sinoussi, F.: **HIV as the cause of Aids.** Lancet 1996, **348**:31–35.

Gao, F., Bailes, E., Robertson, D.L., Chen, Y., Rodenburg, C.M., Michael, S.F., Cummins, L.B., Arthur, L.O., Peeters, M., Shaw, G.M., et al.: **Origin of HIV-1 in the chimpanzee Pan troglodytes troglodytes.** Nature 1999, **397**:436–441.

Heeney, J.L., Dalgleish, A.G., and Weiss, R.A.: **Origins of HIV and the evolution of resistance to Aids.** Science 2006, **313**:462–466.

Kirchhoff, F., Greenough, T.C., Brettler, D.B., Sullivan, J.L., and Desrosiers, R.C.: **Brief report: absence of intact nef sequences in a long-term survivor with non-progressive HIV-1 infection.** N. Engl. J. Med. 1995, **332**:228–232.

Pantaleo, G., Menzo, S., Vaccarezza, M., Graziosi, C., Cohen, O.J., Demarest, J.F., Montefiori, D., Orenstein, J.M., Fox, C., Schrager, L.K., et al.: **Studies in subjects with long-term nonprogressive human immunodeficiency virus infection.** N. Engl. J. Med. 1995, **332**:209–216.

Peckham, C., and Gibb, D.: **Mother-to-child transmission of the human immunodeficiency virus.** N. Engl. J. Med. 1995, **333**:298–302.

Rosenberg, P.S., and Goedert, J.J.: **Estimating the cumulative incidence of HIV infection among persons with haemophilia in the United States of America.** Stat. Med. 1998, **17**:155–168.

Volberding, P.A.: **Age as a predictor of progression in HIV infection.** Lancet 1996, **347**:1569–1570.

13.25   O HIV é um retrovírus que infecta células T CD4, células dendríticas e macrófagos

Bomsel, M., and David, V.: **Mucosal gatekeepers: selecting HIV viruses for early infection.** Nat. Med. 2002, **8**:114–116.

Cammack, N.: **The potential for HIV fusion inhibition.** Curr. Opin. Infect. Dis. 2001, **14**:13–16.

Chan, D.C., and Kim, P.S.: **HIV entry and its inhibition.** Cell 1998, **93**:681–684.

Connor, R.I., Sheridan, K.E., Ceradini, D., Choe, S., and Landau, N.R.: **Change in coreceptor use correlates with disease progression in HIV-1—infected individuals.** J. Exp. Med. 1997, **185**:621–628.

Farber, J.M., and Berger, E.A.: **HIV's response to a CCR5 inhibitor: I'd rather tighten than switch!** Proc. Natl Acad. Sci. USA 2002, **99**:1749–1751.

Grouard, G., and Clark, E.A.: **Role of dendritic and follicular dendritic cells in HIV infection and pathogenesis.** Curr. Opin. Immunol. 1997, **9**:563–567.

Kilby, J.M., Hopkins, S., Venetta, T.M., DiMassimo, B., Cloud, G.A., Lee, J.Y., Alldredge, L., Hunter, E., Lambert, D., Bolognesi, D., et al.: **Potent suppression of HIV-1 replication in humans by T-20, a peptide inhibitor of gp41-mediated virus entry.** Nat. Med. 1998, **4**:1302–1307.

Kwon, D.S., Gregorio, G., Bitton, N., Hendrickson, W.A., and Littman, D.R.: **DC-SIGN-mediated internalization of HIV is required for trans-enhancement of T cell infection.** Immunity 2002, **16**:135–144.

Moore, J.P., Trkola, A., and Dragic, T.: **Co-receptors for HIV-1 entry.** Curr. Opin. Immunol. 1997, **9**:551–562.

Pohlmann, S., Baribaud, F., and Doms, R.W.: **DC-SIGN and DC-SIGNR: helping hands for HIV.** Trends Immunol. 2001, **22**:643–646.

Root, M.J., Kay, M.S., and Kim, P.S.: **Protein design of an HIV-1 entry inhibitor.** Science 2001, **291**:884–888.

Sol-Foulon, N., Moris, A., Nobile, C., Boccaccio, C., Engering, A., Abastado, J.P., Heard, J.M., van Kooyk, Y., and Schwartz, O.: **HIV-1 Nef-induced upregulation of DC-SIGN in dendritic cells promotes lymphocyte clustering and viral spread.** Immunity 2002, **16**:145–155.

Unutmaz, D., and Littman, D.R.: **Expression pattern of HIV coreceptors on T cells: implications for viral transmission and lymphocyte homing.** Proc. Natl Acad. Sci. USA 1997, **94**:1615–1618.

Wyatt, R., and Sodroski, J.: **The HIV-1 envelope glycoproteins: fusogens, antigens, and immunogens.** Science 1998, **280**:1884–1888.

13.26   A variação genética do hospedeiro pode alterar a taxa de progressão da doença

Bream, J.H., Ping, A., Zhang, X., Winkler, C., and Young, H.A.: **A single nucleotide polymorphism in the proximal IFN-gamma promoter alters control of gene transcription.** Genes Immun. 2002, **3**:165–169.

Martin, M.P., Gao, X., Lee, J.H., Nelson, G.W., Detels, R., Goedert, J.J., Buchbinder, S., Hoots, K., Vlahov, D., Trowsdale, J., et al.: **Epistatic interaction between KIR3DS1 and HLA-B delays the progression to Aids.** Nat. Genet. 2002, **31**:429–434.

Shin, H.D., Winkler, C., Stephens, J.C., Bream, J., Young, H., Goedert, J.J., O'Brien, T.R., Vlahov, D., Buchbinder, S., Giorgi, J., et al.: **Genetic restriction of HIV-1 pathogenesis to Aids by promoter alleles of IL10.** Proc. Natl Acad. Sci. USA 2000, **97**:14467–14472.

13.27   Uma deficiência genética do correceptor CCR5 confere resistência à infecção pelo HIV in vivo

Berger, E.A., Murphy, P.M., and Farber, J.M.: **Chemokine receptors as HIV-1 co-receptors: roles in viral entry, tropism, and disease.** Annu. Rev. Immunol. 1999, **17**:657–700.

Gonzalez, E., Kulkarni, H., Bolivar, H., Mangano, A., Sanchez, R., Catano, G., Nibbs, R.J., Freedman, B.I., Quinones, M.P., Bamshad, M.J., et al.: **The influence of CCL3L1 gene-containing segmental duplications on HIV-1/Aids susceptibility.** Science 2005, **307**:1434–1440.

Lehner, T.: **The role of CCR5 chemokine ligands and antibodies to CCR5 co-receptors in preventing HIV infection.** Trends Immunol. 2002, **23**:347–351.

Littman, D.R.: **Chemokine receptors: keys to Aids pathogenesis?** Cell 1998, **93**:677–680.

Liu, R., Paxton, W.A., Choe, S., Ceradini, D., Martin, S.R., Horuk, R., Macdonald, M.E., Stuhlmann, H., Koup, R.A., and Landau, N.R.: **Homozygous defect in HIV-1 coreceptor accounts for resistance of some multiply exposed individuals to HIV 1 infection.** Cell 1996, **86**:367–377.

Murakami, T., Nakajima, T., Koyanagi, Y., Tachibana, K., Fujii, N., Tamamura, H., Yoshida, N., Waki, M., Matsumoto, A., Yoshie, O., et al.: **A small molecule CXCR4 inhibitor that blocks T cell line-tropic HIV-1 infection.** J. Exp. Med. 1997, **186**:1389–1393.

Samson, M., Libert, F., Doranz, B.J., Rucker, J., Liesnard, C., Farber, C.M., Saragosti, S., Lapoumeroulie, C., Cognaux, J., Forceille, C., et al.: **Resistance to HIV-1 infection in Caucasian individuals bearing mutant alleles of the CCR 5 chemokine receptor gene.** Nature 1996, **382**:722–725.

Yang, A.G., Bai, X., Huang, X.F., Yao, C., and Chen, S.: **Phenotypic knockout of HIV type 1 chemokine coreceptor CCR-5 by intrakines as potential therapeutic approach for HIV-1 infection.** *Proc. Natl Acad. Sci. USA* 1997, **94**:11567–11572.

13.28 O RNA do HIV é transcrito pela transcriptase reversa viral em DNA, o qual se integra ao genoma da célula hospedeira

Andrake, M.D., and Skalka, A.M.R.: **Retroviral integrase, putting the pieces together.** *J. Biol. Chem.* 1995, **271**:19633–19636.

Baltimore, D.: **The enigma of HIV infection.** *Cell* 1995, **82**:175–176.

McCune, J.M.: **Viral latency in HIV disease.** *Cell* 1995, **82**:183–188.

Wei, P., Garber, M.E., Fang, S.M., Fischer, W.H., and Jones, K.A.: **A novel CDK9-associated C-type cyclin interacts directly with HIV-1 Tat and mediates its high-affinity, loop-specific binding to TAR RNA.** *Cell* 1998, **92**:451–462.

13.29 A replicação do HIV ocorre somente nas células T ativadas

Cullen, B.R.: **HIV-1 auxiliary proteins: making connections in a dying cell.** *Cell* 1998, **93**:685–692.

Cullen, B.R.: **Connections between the processing and nuclear export of mRNA: evidence for an export license?** *Proc. Natl Acad. Sci. USA* 2000, **97**:4–6.

Emerman, M., and Malim, M.H.: **HIV-1 regulatory/accessory genes: keys to unraveling viral and host cell biology.** *Science* 1998, **280**:1880–1884.

Fujinaga, K., Taube, R., Wimmer, J., Cujec, T.P., and Peterlin, B.M.: **Interactions between human cyclin T, Tat, and the transactivation response element (TAR) are disrupted by a cysteine to tyrosine substitution found in mouse cyclin T.** *Proc. Natl Acad. Sci. USA* 1999, **96**:1285–1290.

Kinoshita, S., Su, L., Amano, M., Timmerman, L.A., Kaneshima, H., and Nolan, G.P.: **The T-cell activation factor NF-ATc positively regulates HIV-1 replication and gene expression in T cells.** *Immunity* 1997, **6**:235–244.

Pollard, V.W., and Malim, M.H.: **The HIV-1 Rev protein.** *Annu. Rev. Microbiol.* 1998, **52**:491–532.

Subbramanian, R.A., and Cohen, E.A.: **Molecular biology of the human immuno-deficiency virus accessory proteins.** *J. Virol.* 1994, **68**:6831–6835.

Trono, D.: **HIV accessory proteins: leading roles for the supporting cast.** *Cell* 1995, **82**:189–192.

13.30 O tecido linfoide é o principal reservatório de infecção por HIV

Burton, G.F., Masuda, A., Heath, S.L., Smith, B.A., Tew, J.G., and Szakal, A.K.: **Follicular dendritic cells (FDC) in retroviral infection: host/pathogen perspectives.** *Immunol. Rev.* 1997, **156**:185–197.

Chun, T.W., Carruth, L., Finzi, D., Shen, X., DiGiuseppe, J.A., Taylor, H., Hermankova, M., Chadwick, K., Margolick, J., Quinn, T.C., *et al.*: **Quantification of latent tissue reservoirs and total body viral load in HIV-1 infection.** *Nature* 1997, **387**:183–188.

Clark, E.A.: **HIV: dendritic cells as embers for the infectious fire.** *Curr. Biol.* 1996, **6**:655–657.

Emerman, M., and Malim, M.H.: **HIV-1 regulatory/accessory genes: keys to unraveling viral and host cell biology.** *Science* 1998, **280**:1880–1884.

Finzi, D., Blankson, J., Siliciano, J.D., Margolick, J.B., Chadwick, K., Pierson, T., Smith, K., Lisziewicz, J., Lori, F., Flexner, C., *et al.*: **Latent infection of CD4+ T cells provides a mechanism for lifelong persistence of HIV-1, even in patients on effective combination therapy.** *Nat. Med.* 1999, **5**:512–517.

Fujinaga, K., Taube, R., Wimmer, J., Cujec, T.P., and Peterlin, B.M.: **Interactions between human cyclin T, Tat, and the transactivation response element (TAR) are disrupted by a cysteine to tyrosine substitution found in mouse cyclin T.** *Proc. Natl Acad. Sci. USA* 1999, **96**:1285–1290.

Haase, A.T.: **Population biology of HIV-1 infection: viral and CD4+ T cell demographics and dynamics in lymphatic tissues.** *Annu. Rev. Immunol.* 1999, **17**:625–656.

Kinoshita, S., Su, L., Amano, M., Timmerman, L.A., Kaneshima, H., and Nolan, G.P.: **The T-cell activation factor NF-ATc positively regulates HIV-1 replication and gene expression in T cells.** *Immunity* 1997, **6**:235–244.

Orenstein, J.M., Fox, C., and Wahl, S.M.: **Macrophages as a source of HIV during opportunistic infections.** *Science* 1997, **276**:1857–1861.

Palella, F.J., Jr, Delaney, K.M., Moorman, A.C., Loveless, M.O., Fuhrer, J., Satten, G.A., Aschman, D.J., and Holmberg, S.D.: **Declining morbidity and mortality among patients with advanced human immunodeficiency virus infection. HIV Outpatient Study Investigators.** *N. Engl. J. Med.* 1998, **338**:853–860.

Pierson, T., McArthur, J., and Siliciano, R.F.: **Reservoirs for HIV-1: mechanisms for viral persistence in the presence of antiviral immune responses and antiretroviral therapy.** *Annu. Rev. Immunol.* 2000, **18**:665–708.

Pollard, V.W., and Malim, M.H.: **The HIV-1 Rev protein.** *Annu. Rev. Microbiol.* 1998, **52**:491–532.

Subbramanian, R.A., and Cohen, E.A.: **Molecular biology of the human immuno-deficiency virus accessory proteins.** *J. Virol.* 1994, **68**:6831–6835.

Trono, D.: **HIV accessory proteins: leading roles for the supporting cast.** *Cell* 1995, **82**:189–192.

13.31 Uma resposta imune controla, mas não elimina o HIV

Barouch, D.H., and Letvin, N.L.: **CD8+ cytotoxic T lymphocyte responses to lentiviruses and herpesviruses.** *Curr. Opin. Immunol.* 2001, **13**:479–482.

Chiu, Y.L., Soros, V.B., Kreisberg, J.F., Stopak, K., Yonemoto, W., and Greene, W.C.: **Cellular APOBEC3G restricts HIV-1 infection in resting CD4+ T cells.** *Nature* 2005, **435**:108–114.

Evans, D.T., O'Connor, D.H., Jing, P., Dzuris, J.L., Sidney, J., da Silva, J., Allen, T.M., Horton, H., Venham, J.E., Rudersdorf, R.A., *et al.*: **Virus-specific cytotoxic T-lymphocyte responses select for amino-acid variation in simian immunodeficiency virus Env and Nef.** *Nat. Med.* 1999, **5**:1270–1276.

Haase, A.T.: **Targeting early infection to prevent HIV-1 mucosal transmission.** *Nature* 2010, **464**:217–223.

Johnson, W.E., and Desrosiers, R.C.: **Viral persistence: HIV's strategies of immune system evasion.** *Annu. Rev. Med.* 2002, **53**:499–518.

McMichael, A.J., Borrow, P., Tomaras, G.D., Goonetilleke, N., and Haynes, B.F.: **The immune response during acute HIV-1 infection: clues for vaccine development.** *Nat. Rev. Immunol.* 2010, **10**:11–23.

Poignard, P., Sabbe, R., Picchio, G.R., Wang, M., Gulizia, R.J., Katinger, H., Parren, P.W., Mosier, D.E., and Burton, D.R.: **Neutralizing antibodies have limited effects on the control of established HIV-1 infection *in vivo*.** *Immunity* 1999, **10**:431–438.

Price, D.A., Goulder, P.J., Klenerman, P., Sewell, A.K., Easterbrook, P.J., Troop, M., Bangham, C.R., and Phillips, R.E.: **Positive selection of HIV-1 cytotoxic T lymphocyte escape variants during primary infection.** *Proc. Natl Acad. Sci. USA* 1997, **94**:1890–1895.

Schmitz, J.E., Kuroda, M.J., Santra, S., Sasseville, V.G., Simon, M.A., Lifton, M.A., Racz, P., Tenner-Racz, K., Dalesandro, M., Scallon, B.J., *et al.*: **Control of viremia in simian immunodeficiency virus infection by CD8+ lymphocytes.** *Science* 1999, **283**:857–860.

Stremlau, M., Owens, C.M., Perron, M.J., Kiessling, M., Autissier, P., and Sodroski, J.: **The cytoplasmic body component TRIM5α restricts HIV-1 infection in Old World monkeys.** *Nature* 2004, **427**:848–583.

13.32 A destruição da função imunológica como resultado da infecção pelo HIV leva ao aumento na suscetibilidade às infecções oportunistas e, eventualmente, à morte

Badley, A.D., Dockrell, D., Simpson, M., Schut, R., Lynch, D.H., Leibson, P., and Paya, C.V.: **Macrophage-dependent apoptosis of CD4+ T lymphocytes from HIV-infected individuals is mediated by FasL and tumor necrosis factor.** *J. Exp. Med.* 1997, **185**:55–64.

Ho, D.D., Neumann, A.U., Perelson, A.S., Chen, W., Leonard, J.M., and Markowitz, M.: **Rapid turnover of plasma virions and CD4 lymphocytes in HIV-1 infection.** *Nature* 1995, **373**:123–126.

Kedes, D.H., Operskalski, E., Busch, M., Kohn, R., Flood, J., and Ganem, D.R.: **The seroepidemiology of human herpesvirus 8 (Kaposi's sarcoma associated herpesvirus): distribution of infection in KS risk groups and evidence for sexual transmission.** *Nat. Med.* 1996, **2**:918–924.

Kolesnitchenko, V., Wahl, L.M., Tian, H., Sunila, I., Tani, Y., Hartmann, D.P., Cossman, J., Raffeld, M., Orenstein, J., Samelson, L.E., *et al.*: **Human immunodeficiency virus 1 envelope-initiated G2-phase programmed cell death.** *Proc. Natl Acad. Sci. USA* 1995, **92**:11889–11893.

Lauer, G.M., and Walker, B.D.: **Hepatitis C virus infection.** *N. Engl. J. Med.* 2001, **345**:41–52.

Miller, R.: **HIV-associated respiratory diseases.** *Lancet* 1996, **348**:307–312.

Pantaleo, G., and Fauci, A.S.: **Apoptosis in HIV infection.** *Nat. Med.* 1995, **1**:118–120.

Zhong, W.D., Wang, H., Herndier, B., and Ganem, D.R.: **Restricted expression of Kaposi sarcoma associated herpesvirus (human herpesvirus 8) genes in Kaposi sarcoma.** *Proc. Natl Acad. Sci. USA* 1996, **93**:6641–6646.

13.33 Os fármacos que bloqueiam a replicação do HIV levam à rápida redução no título do vírus infeccioso e ao aumento de células T CD4

Boyd, M., and Reiss, P.: **The long-term consequences of antiretroviral therapy: a review.** *J. HIV Ther.* 2006, **11**:26–35.

Carcelain, G., Debre, P., and Autran, B.: **Reconstitution of CD4$^+$ T lymphocytes in HIV-infected individuals following antiretroviral therapy.** *Curr. Opin. Immunol.* 2001, **13**:483–488.

Chun, T.W., and Fauci, A.S.: **Latent reservoirs of HIV: obstacles to the eradication of virus.** *Proc. Natl Acad. Sci. USA* 1999, **96**:10958–10961.

Ho, D.D.: **Perspectives series: host/pathogen interactions. Dynamics of HIV-1 replication *in vivo*.** *J. Clin. Invest.* 1997, **99**:2565–2567.

Lipsky, J.J.: **Antiretroviral drugs for Aids.** *Lancet* 1996, **348**:800–803.

Lundgren, J.D., and Mocroft, A.: **The impact of antiretroviral therapy on Aids and survival.** *J. HIV Ther.* 2006, **11**:36–38.

Palella, F.J., Jr, Delaney, K.M., Moorman, A.C., Loveless, M.O., Fuhrer, J., Satten, G.A., Aschman, D.J., and Holmberg, S.D.: **Declining morbidity and mortality among patients with advanced human immunodeficiency virus infection. HIV Outpatient Study Investigators.** *N. Engl. J. Med.* 1998, **338**:853–860.

Pau, A.K., and Tavel, J.A.: **Therapeutic use of interleukin-2 in HIV-infected patients.** *Curr. Opin. Pharmacol.* 2002, **2**:433–439.

Perelson, A.S., Essunger, P., Cao, Y.Z., Vesanen, M., Hurley, A., Saksela, K., Markowitz, M., and Ho, D.D.: **Decay characteristics of HIV-1-infected compartments during combination therapy.** *Nature* 1997, **387**:188–191.

Smith, D.: **The long-term consequences of antiretroviral therapy.** *J. HIV Ther.* 2006, **11**:24–25.

Smith, K.A.: **To cure chronic HIV infection, a new therapeutic strategy is needed.** *Curr. Opin. Immunol.* 2001, **13**:617–624.

Wei, X., Ghosh, S.K., Taylor, M.E., Johnson, V.A., Emini, E.A., Deutsch, P., Lifson, J.D., Bonhoeffer, S., Nowak, M.A., Hahn, B.H., *et al.*: **Viral dynamics in human immunodeficiency virus type 1 infection.** *Nature* 1995, **373**:117–122.

13.34 O HIV acumula muitas mutações no curso da infecção em um único indivíduo, e o tratamento medicamentoso é logo seguido pelo surgimento de variantes virais resistentes ao fármaco

Bonhoeffer, S., May, R.M., Shaw, G.M., and Nowak, M.A.: **Virus dynamics and drug therapy.** *Proc. Natl Acad. Sci. USA* 1997, **94**:6971–6976.

Condra, J.H., Schleif, W.A., Blahy, O.M., Gabryelski, L.J., Graham, D.J., Quintero, J.C., Rhodes, A., Robbins, H.L., Roth, E., Shivaprakash, M., *et al.*: ***In vivo* emergence of HIV-1 variants resistant to multiple protease inhibitors.** *Nature* 1995, **374**:569–571.

Finzi, D., and Siliciano, R.F.: **Viral dynamics in HIV-1 infection.** *Cell* 1998, **93**:665–671.

Katzenstein, D.: **Combination therapies for HIV infection and genomic drug resistance.** *Lancet* 1997, **350**:970–971.

Moutouh, L., Corbeil, J., and Richman, D.D.: **Recombination leads to the rapid emergence of HIV 1 dually resistant mutants under selective drug pressure.** *Proc. Natl Acad. Sci. USA* 1996, **93**:6106–6111.

13.35 A vacinação contra o HIV é uma solução atraente, mas apresenta muitas dificuldades

Amara, R.R., Villinger, F., Altman, J.D., Lydy, S.L., O'Neil, S.P., Staprans, S.I., Montefiori, D.C., Xu, Y., Herndon, J.G., Wyatt, L.S., *et al.*: **Control of a mucosal challenge and prevention of Aids by a multiprotein DNA/MVA vaccine.** *Science* 2001, **292**:69–74.

Baba, T.W., Liska, V., Hofmann-Lehmann, R., Vlasak, J., Xu, W., Ayehunie, S., Cavacini, L.A., Posner, M.R., Katinger, H., Stiegler, G., *et al.*: **Human neutralizing monoclonal antibodies of the IgG1 subtype protect against mucosal simian– human immunodeficiency virus infection.** *Nat. Med.* 2000, **6**:200–206.

Barouch, D.H., Kunstman, J., Kuroda, M.J., Schmitz, J.E., Santra, S., Peyerl, F.W., Krivulka, G.R., Beaudry, K., Lifton, M.A., Gorgone, D.A., *et al.*: **Eventual Aids vaccine failure in a rhesus monkey by viral escape from cytotoxic T lymphocytes.** *Nature* 2002, **415**:335–339.

Burton, D.R.: **A vaccine for HIV type 1: the antibody perspective.** *Proc. Natl Acad. Sci. USA* 1997, **94**:10018–10023.

Kaul, R., Rowland-Jones, S.L., Kimani, J., Dong, T., Yang, H.B., Kiama, P., Rostron, T., Njagi, E., Bwayo, J.J., MacDonald, K.S., *et al.*: **Late seroconversion in HIV-resistant Nairobi prostitutes despite pre-existing HIV-specific CD8$^+$ responses.** *J. Clin. Invest.* 2001, **107**:341–349.

Letvin, N.L.: **Progress and obstacles in the development of an Aids vaccine.** *Nat. Rev. Immunol.* 2006, **6**:930–939.

Letvin, N.L., and Walker, B.D.: **HIV versus the immune system: another apparent victory for the virus.** *J. Clin. Invest.* 2001, **107**:273–275.

MacQueen, K.M., Buchbinder, S., Douglas, J.M., Judson, F.N., McKirnan, D.J., and Bartholow, B.: **The decision to enroll in HIV vaccine efficacy trials: concerns elicited from gay men at increased risk for HIV infection.** *Aids Res. Hum. Retroviruses* 1994, **10** Suppl. 2:S261–S264.

Mascola, J.R., and Nabel, G.J.: **Vaccines for the prevention of HIV-1 disease.** *Curr. Opin. Immunol.* 2001, **13**:489–495.

Robert-Guroff, M.: **IgG surfaces as an important component in mucosal protection.** *Nat. Med.* 2000, **6**:129–130.

Shiver, J.W., Fu, T.M., Chen, L., Casimiro, D.R., Davies, M.E., Evans, R.K., Zhang, Z.Q., Simon, A.J., Trigona, W.L., Dubey, S.A., *et al.*: **Replication-incompetent adenoviral vaccine vector elicits effective anti-immunodeficiency-virus immunity.** *Nature* 2002, **415**:331–335.

13.36 A prevenção e a educação são modos de controlar a disseminação do HIV e da Aids

Coates, T.J., Aggleton, P., Gutzwiller, F., Des-Jarlais, D., Kihara, M., Kippax, S., Schechter, M., and van-den-Hoek, J.A.: **HIV prevention in developed countries.** *Lancet* 1996, **348**:1143–1148.

Decosas, J., Kane, F., Anarfi, J.K., Sodji, K.D., and Wagner, H.U.: **Migration and Aids.** *Lancet* 1995, **346**:826–828.

Dowsett, G.W.: **Sustaining safe sex: sexual practices, HIV and social context.** *Aids* 1993, **7** Suppl. 1:S257–S262.

Kimball, A.M., Berkley, S., Ngugi, E., and Gayle, H.: **International aspects of the Aids/HIV epidemic.** *Annu. Rev. Public. Health* 1995, **16**:253–282.

Kirby, M.: **Human rights and the HIV paradox.** *Lancet* 1996, **348**:1217–1218.

Nelson, K.E., Celentano, D.D., Eiumtrakol, S., Hoover, D.R., Beyrer, C., Suprasert, S., Kuntolbutra, S., and Khamboonruang, C.: **Changes in sexual behavior and a decline in HIV infection among young men in Thailand.** *N. Engl. J. Med.* 1996, **335**:297–303.

Weniger, B.G., and Brown, T.: **The march of Aids through Asia.** *N. Engl. J. Med.* 1996, **335**:343–345.

Alergia e Doenças Alérgicas 14

A resposta imune adaptativa é um componente crítico de defesa do hospedeiro contra infecções e é essencial à saúde normal. As respostas imunes adaptativas são algumas vezes direcionadas contra antígenos não associados a agentes infecciosos, e isso pode causar doenças. Uma circunstância na qual isso ocorre é quando reações de hipersensibilidade imunologicamente mediadas, conhecidas geralmente como **reações alérgicas**, são produzidas em resposta a antígenos ambientais inofensivos como pólen, comida e medicamentos.

As reações de hipersensibilidade, causadas por respostas imunes, são classificadas em quatro grandes grupos por Coombs e Gell (Fig. 14.1). As reações de hipersensibilidade do tipo I, nessa classificação, são reações alérgicas do tipo imediatas mediada por anticorpos **IgE**, mas muitas das doenças alérgicas iniciadas por anticorpos IgE, como a asma alérgica, têm características crônicas de outros tipos de resposta imune, sobretudo de reação de hipersensibilidade tipo IV mediada por células T_H2 (ver Fig. 14.1). Na maioria das **alergias**, como à comida, ao pólen e à poeira, reações ocorrem quando o indivíduo começa ser **sensibilizado** contra um antígeno inócuo – o **alérgeno** – pela produção de anticorpos IgE contra este. A exposição subsequente ao alérgeno ativa a ligação de IgE às células, principalmente mastócitos e basófilos, no tecido exposto, levando a uma série de reações que são características desse tipo de reação alérgica. Na febre do feno (rinoconjuntivite alérgica), por exemplo, os sintomas ocorrem quando as proteínas alérgicas vazam dos grãos de pólen da grama, vindo ao encontro das membranas de mucosa nasal e ocular. Outras doenças alérgicas, como doença do soro, dermatite alérgica de contato e doença celíaca, não envolvem IgE e são causadas por reações de hipersensibilidade de tipos II, III ou T_H1 ou tipo IV de células T CD8 (ver Fig. 14.1).

Embora todos os indivíduos sejam expostos a alérgenos ambientais, a maioria da população não desenvolve reações alérgicas a eles. Pesquisas mostram que mais de 40% da população apresentam tendência exagerada a se tornarem sensibilizados a uma ampla variedade de alérgenos comuns no ambiente. A predisposição a se tornar IgE-sensibilizado a alérgenos ambientais é denominada **atopia**, e mais adiante, neste capítulo, serão discutidos diversos fatores – genéticos e ambientais – que podem contribuir para a predisposição. A importância de fatores genéticos na predisposição à doença alérgica mediada por IgE é mostrada pelo fato de que se ambos os pais forem atópicos, uma criança terá 40 a 60% de chance de desenvolver uma alergia mediada por IgE, enquanto o risco para uma criança em que nenhum dos pais é alérgico é muito menor, ao redor de 10%, embora esse percentual esteja aumentando, como será discutido mais adiante neste capítulo.

Acredita-se que o principal papel biológico da IgE esteja na imunidade adaptativa a infecções por vermes parasitos (ver Cap. 10), os quais são prevalentes em países subdesenvolvidos. Em países industrializados, a resposta alérgica mediada por IgE a antígenos inócuos predomina, e é importante causa de doenças (Fig. 14.2). Quase a metade da população da América do Norte e da Europa é sensibilizada a um ou mais antígenos comuns presentes no ambiente e, embora raramente apresentem risco de vida, as doenças alérgicas iniciadas por contato com um alérgeno específico causam muito sofrimento e ausências à escola e ao trabalho. A carga de doenças alérgicas

	Tipo I	Tipo II		Tipo III	Tipo IV		
Reagente imune	IgE	IgG		IgG	Células T_H1	Células T_H2	CTL
Antígeno	Antígeno solúvel	Antígeno associado à célula ou à matriz	Receptor de superfície celular	Antígeno solúvel	Antígeno solúvel	Antígeno solúvel	Antígeno associado à célula
Mecanismo efetor	Ativação de mastócitos	Complemento, células FcR⁺ (fagócitos, células NK)	Anticorpos alteram a sinalização	Complemento, fagócitos	Ativação de macrófagos	Produção de IgE, ativação de eosinófilos, mastocitose	Citotoxicidade
Exemplo de reação de hipersensibilidade	Rinite alérgica, asma alérgica, eczema atópico, anafilaxia sistêmica, algumas alergias a fármacos	Algumas alergias a fármacos (p. ex., penicilinas)	Urticária crônica (anticorpo contra FcεRI de cadeia α)	Doença do soro, reação de Arthus	Dermatite alérgica de contato, reação da tuberculina	Asma crônica, rinite alérgica crônica	Rejeição de enxerto, dermatite atópica de contato à hera venenosa

Figura 14.1 Reações de hipersensibilidade imunológicas, ou reações alérgicas, são mediadas por reações imunes que lesam os tecidos. Existem quatro tipos de reações de hipersensibilidade. Os tipos I-III são mediados por anticorpos e distinguem-se pelos diferentes tipos de antígenos reconhecidos e pelas diferentes classes de anticorpos envolvidas. As respostas tipo I são mediadas por IgE, que induz a ativação de mastócitos, ao passo que os tipos II e III são mediados por IgG, que pode engajar mecanismos efetores mediados pelo complemento e mecanismos fagocíticos em vários graus, dependendo da subclasse de IgG e da natureza do antígeno envolvido. As respostas tipo II são dirigidas contra os antígenos da superfície da célula ou da matriz, enquanto as respostas tipo III são dirigidas contra os antígenos solúveis, e a lesão tecidual envolvida é causada pelas respostas desencadeadas pelos complexos imunes. Uma categoria especial de resposta do tipo II envolve anticorpos IgG contra receptores de superfície celular que interrompem as funções normais do receptor, causando ativação descontrolada ou bloqueando a função do receptor. As reações de hipersensibilidade tipo IV são mediadas por células T, podendo ser subdivididas em três grupos. No primeiro grupo, a lesão tecidual é causada pela ativação dos macrófagos pelas células T_H1, o que resulta em uma resposta inflamatória. No segundo, a lesão é causada pela ativação das respostas inflamatórias eosinofílicas pelas células T_H2; no terceiro, a lesão é causada diretamente pelas células T citotóxicas (CTLs). IFN, interferon; NK, *natural killer*.

no mundo ocidental é considerável, com mais do que o dobro de prevalência nos últimos 15 anos; dessa forma, as atenções clínicas e científicas têm atentado para o papel da IgE nas doenças alérgicas em vez de sua capacidade de proteção. Até há alguns anos, países em desenvolvimento da África e do Oriente Médio reportavam prevalência de alergia relativamente baixa (embora essa situação esteja mudando rapidamente como resultado da modernização do estilo do mundo ocidental).

Neste capítulo, primeiro serão considerados os mecanismos que favorecem a sensibilização de um indivíduo ao alérgeno por meio da produção de IgE. Serão descritas as reações alérgicas mediadas por IgE – as consequências fisiopatológicas da interação entre o antígeno e a IgE que está ligada ao receptor Fcε de alta afinidade nos mastócitos e nos basófilos. Finalmente, serão consideradas as causas e as consequências de outros tipos de reações de hipersensibilidade imunológica.

IgE e doenças alérgicas mediadas por IgE

Reações de hipersensibilidade tipo I são as reações alérgicas causadas pela produção de IgE contra antígenos inócuos. A IgE é produzida pelas células plasmá-

Reações alérgicas mediadas por IgE			
Reação ou doença	**Alérgenos comuns**	**Rota de entrada**	**Resposta**
Anafilaxia sistêmica	Fármacos Venenos Alimentos (p. ex., amendoins) Soro	Intravenosa (diretamente ou após absorção oral para a circulação sanguínea após ingestão oral)	Edema Aumento da permeabilidade vascular Oclusão da traqueia Colapso circulatório Morte
Urticária aguda (pápula e rubor)	Pelos de animais Picadas de insetos Teste de alergia	Subcutânea sistêmica	Aumento local no fluxo sanguíneo e na permeabilidade vascular Edema
Rinoconjuntivite sazonal (febre do feno)	Pólen (artemísia, árvores, gramíneas) Fezes de ácaro	Contato com a conjuntiva ocular e mucosa nasal	Edema da mucosa nasal e da conjuntiva Espirros
Asma	Pelos (gato) Pólen Fezes de ácaro	Inalação levando ao contato com a mucosa de revestimento de vias aéreas inferiores	Constrição brônquica Aumento da produção de muco Inflamação das vias aéreas
Alergia a alimentos	Amendoim Nozes Crustáceos Peixe Leite Ovos Soja Trigo	Oral	Vômito Diarreia Prurido (coceira) Urticária (vergões) Anafilaxia (raramente)

Figura 14.2   Reações mediadas por IgE a antígenos extrínsecos. Todas as respostas mediadas por IgE envolvem a degranulação dos mastócitos, mas os sintomas do paciente podem ser muito diferentes, dependendo de o alérgeno ter sido injetado diretamente na corrente sanguínea, ter sido ingerido ou ter chegado por meio de contato com a mucosa do trato respiratório.

ticas localizadas nos linfonodos que drenam o sítio de entrada do antígeno, ou localmente, nos sítios de reações alérgicas – em geral um tecido de mucosa ou derme. Nos tecidos de mucosa, os centros germinativos se desenvolvem nos tecidos inflamados. A IgE difere de outros isotipos de anticorpos por estar localizada predominantemente nos tecidos, onde está ligada à superfície dos mastócitos e a outros tipos celulares por receptores de superfície de alta afinidade, denominados **FcεRI** (ver Seção 10.24). A ligação do antígeno à IgE produz ligações cruzadas entre esses receptores, causando a liberação de mediadores químicos pelos mastócitos, o que pode levar à doença alérgica (Fig. 14.3). Os fatores que levam a uma resposta inicial de anticorpos aos antígenos do ambiente dominada pela produção de IgE em indivíduos atópicos ainda estão sendo investigados. Nesta parte do capítulo será descrita a compreensão atual dos fatores que contribuem para esses processos.

14.1   A sensibilização envolve a troca de classe para a produção de IgE no primeiro contato com o alérgeno

Para produzir uma reação alérgica a um antígeno, o indivíduo necessita primeiro ser exposto ao antígeno e tornar-se sensibilizado a ele pela produção de anticorpos de IgE. Indivíduos atópicos com frequência desenvolvem múltiplos tipos de doença alérgica a múltiplos alérgenos – por exemplo, o eczema atópico que se desenvolve na infância em resposta à sensibilização a antígenos alimentícios é seguido em uma proporção considerável desses indivíduos pelo desenvolvimento de rinite alérgica e/ou asma causadas por alérgenos aéreos. As reações alérgicas em indivíduos não atópicos, em contrapartida, são predominantemente relacionadas à sensibilização a um alérgeno não específico, como o veneno de abelha ou um fármaco como a penicilina, e podem se desenvolver em qualquer período da vida. É importante lembrar, contudo, que nem todos os encontros com potenciais alérgenos leva à sensibilização e nem todas as sensibilizações levam a uma resposta alérgica sintomática, mesmo em indivíduos atópicos.

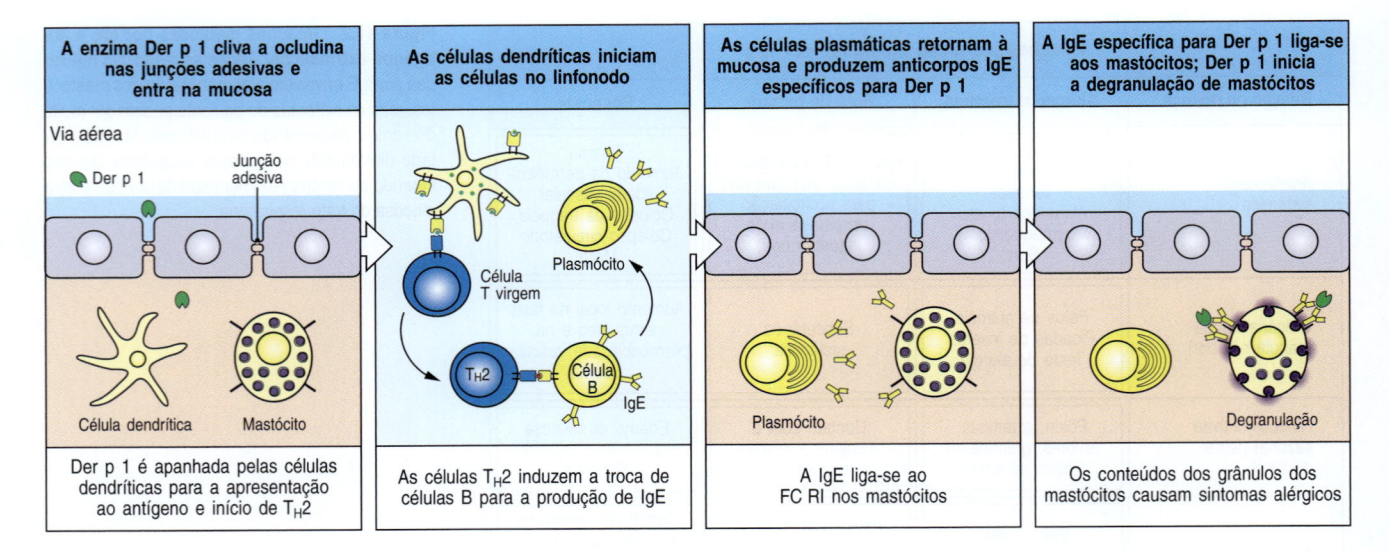

A enzima Der p 1 cliva a ocludina nas junções adesivas e entra na mucosa	As células dendríticas iniciam as células no linfonodo	As células plasmáticas retornam à mucosa e produzem anticorpos IgE específicos para Der p 1	A IgE específica para Der p 1 liga-se aos mastócitos; Der p 1 inicia a degranulação de mastócitos
Der p 1 é apanhada pelas células dendríticas para a apresentação ao antígeno e início de T_H2	As células T_H2 induzem a troca de células B para a produção de IgE	A IgE liga-se ao FC RI nos mastócitos	Os conteúdos dos grânulos dos mastócitos causam sintomas alérgicos

Figura 14.3 Sensibilização ao alérgeno inalado. Um alérgeno respiratório comum é a proteína Der p 1, encontrada nas fezes do ácaro doméstico. Em um primeiro encontro entre um indivíduo atópico e a Der p 1, células T_H2 específicas para Der p 1 podem ser produzidas (primeira e segunda figuras). A interação dessas células com células B Der p 1 específicas leva à produção de plasmócitos de classe trocada produtores de IgE Der p 1 específica nos tecidos de mucosa (terceira figura) e a IgE liga-se aos receptores Fc dos mastócitos residentes de submucosa. Em um encontro subsequente com a Der p 1, o alérgeno liga-se à IgE ligada ao mastócitos, provocando a ativação dos mastócitos e a liberação dos conteúdos dos grânulos dos mastócitos, o que causa os sintomas da reação alérgica (última figura). Der p 1 é uma protease que cliva a ocludina, uma proteína que ajuda a manter as junções adesivas. Acredita-se que a atividade enzimática de Der p 1 a auxilie em sua passagem através do epitélio.

Há dois principais componentes da resposta imune que leva à produção de IgE em resposta a um antígeno. O primeiro consiste em sinais que favorecem a diferenciação de células T virgens para um fenótipo T_H2. O segundo compreende a ação de citosinas e sinais coestimuladores das células T_H2 que estimulam as células B para a produção de IgE. O destino das células T CD4 virgens que respondem a um peptídeo apresentado por uma célula dendrítica é determinado pelas citosinas e é exposto antes e durante essa resposta, e pelas propriedades intrínsecas do antígeno, pela dose do antígeno e pela via de apresentação. A exposição a interleucina (IL)-4, IL-5, IL-9 e IL-13 favorece o desenvolvimento de células T_H2, ao passo que o interferon (IFN)-γ e a IL-12 (e seus relativos IL-23 e IL-27) favorecem o desenvolvimento de células T_H1 (ver Seção 9.18).

O sistema imune de defesa do hospedeiro contra infecções por parasitos multicelulares está distribuído anatomicamente nos principais locais de entrada de tais parasitos: sob a pele, nos tecidos de mucosa das vias aéreas e no intestino. Nesses locais, as células dos sistemas imunes inato e adaptativo são especializadas em secretar, predominantemente, citosinas que levam a respostas T_H2 à infecção parasitária. Na presença de infecção, as células dendríticas nesses locais capturam o antígeno e migram para os linfonodos regionais, onde sua interação com as células T CD4 virgens leva as células T a se tornarem células T_H2 efetoras; estas secretam IL-4, IL-5, IL-9 e IL-13, mantendo, assim, um ambiente de citosinas no qual a diferenciação em células T_H2 é favorecida. A citosina IL-33, a qual pode ser produzida por mastócitos ativos, parece, ainda, ter um papel importante na amplificação da resposta T_H2. As respostas alérgicas contra antígenos ambientais comuns são normalmente evitadas pela propensão das células dendríticas de mucosa, na ausência de infecção, para induzir a produção de células T reguladoras (células T_{reg}) antígeno-específicas a partir de células T CD4 virgens. As células T_{reg} suprimem as respostas de célula T e produzem um estado de tolerância ao antígeno (ver Seção 12.8).

As citosinas e as quimiocinas produzidas pelas células T_H2 amplificam a resposta T_H2 e estimulam a troca de classe das células B para a produção de IgE. Como foi visto no Capítulo 10, IL-4 ou IL-13 promovem o primeiro sinal que direcionam as células B a produzirem IgE. As citosinas IL-4 e IL-13 ativam as tirosina quinases da família Janus Jak1 e Jak3 (ver Seção 7.20), que levam à fosforilação do regulador de transcrição STAT6, presente nos linfócitos T e B. Camundongos que não têm IL-4, IL-13 ou STAT6 funcionais apresentam resposta T_H2 e mudança de classe para IgE defeituosas, demonstrando a importância central dessas citosinas e suas vias de sinalização. O segundo sinal é a interação coestimuladora entre o ligante CD40 na superfície das células T com o CD40 da superfície das células B. Essa interação é essencial para todas as trocas de classe de anticorpo: pacientes com deficiência genética do ligante CD40 não produzem IgG, IgA ou IgE e exibem fenótipo da síndrome de hiper-IgM (ver Seção 13.15).

Os mastócitos e os basófilos podem, ainda, estimular a produção de IgE pelas células B (Fig. 14.4). Os mastócitos e os basófilos expressam FcεRI, e quando ativadas pela ligação cruzada do antígeno com a IgE ligada ao FcεRI, expressam o ligante CD40 na superfície celular e secretam IL-4. Como as células T_H2, elas podem estimular a troca de classe e a produção de IgE pelas células B. A interação entre os mastócitos ou os basófilos e as células B pode ocorrer no local da reação alérgica, pois as células B são observadas para formar centros germinativos nos focos inflamatórios. O bloqueio desse processo de amplificação é um objetivo da terapia, já que, de outro modo, as reações alérgicas podem tornar-se autossustentadas.

Nos humanos, uma vez iniciada, a resposta IgE pode, ainda, ser amplificada pela captura de IgE pelos receptores Fcε nas células dendríticas. Algumas populações de células dendríticas imaturas – por exemplo, as células Langerhans da derme – expressam FcεRI de superfície em um processo inflamatório, e uma vez que os anticorpos IgE antialérgenos tenham sido produzidos, eles podem se ligar a tais receptores. A IgE ligada forma uma armadilha altamente efetiva para o alérgeno, que é, de maneira eficiente, processado pelas células dendríticas para a apresentação de células T virgens, e, dessa forma, a resposta T_H2 ao alérgeno é mantida e reforçada. Os eosinófilos também expressam receptores IgE, porém, esse dado ainda é controverso. Contudo, os eosinófilos podem atuar como células apresentadoras de antígeno (APCs, do inglês *antigen-presenting cells*) para as células T em uma forma-padrão após a super-regulação das moléculas do complexo principal de histocompatibilidade (MHC, do inglês *major histocompatibility complex*) de classe II eosinofílicas e moléculas coestimuladoras, embora isso provavelmente ocorra nos sítios para onde as células T ativadas migraram em vez de nos linfonodos onde as células T virgens são iniciadas pelas células dendríticas.

14.2 Os alérgenos são em geral entregues transmucosamente em baixas doses, uma via que favorece a produção de IgE

A maioria dos alérgenos da atmosfera é relativamente pequena, proteínas altamente solúveis que são levadas em partículas secas como grãos de pólen ou fezes de ácaro (Fig. 14.5). Em contato com o epitélio revestido de mucosa dos olhos, do nariz ou das vias aéreas, o alérgeno solúvel é eluído da partícula e difunde-se na mucosa, onde pode ser apanhado pelas células dendríticas e provocar a sensibilização (ver Fig. 14.3). Os alérgenos são em geral apresentados ao sistema imune em baixas concentrações. Estima-se que a máxima exposição de um indivíduo a alérgenos de pólen comuns presentes na tasna (espécie de *Ambrosia*) não exceda 1 g por ano. Ainda assim, essa pequena dose de alérgeno pode provocar irritação e até mesmo respostas T_H2 de anticorpos IgE com risco de vida em indivíduos atópicos.

É provável que a apresentação de um antígeno através da mucosa epitelial e em baixas doses seja uma forma eficiente de induzir respostas de IgE dirigidas por

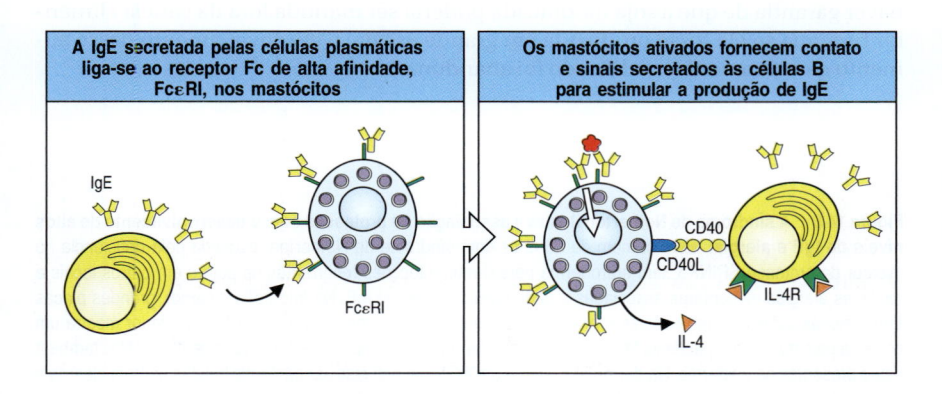

Figura 14.4 A ligação do antígeno à IgE ligada aos mastócitos ou aos basófilos leva à amplificação da produção de IgE. Figura à esquerda: A IgE secretada pelas células plasmáticas liga-se ao receptor de IgE de alta afinidade nos mastócitos (ilustrado aqui) e nos basófilos. Figura à direita: Quando a IgE ligada à superfície faz ligação cruzada com o antígeno, essas células expressam o ligante CD40 (CD40L) e secretam IL-4 que, por sua vez, liga-se aos receptores da IL-4 (IL-4R) nas células B ativadas, estimulando a troca de classe pelas células B e a produção de mais IgE. Essas interações podem ocorrer *in vivo* no sítio de inflamação desencadeada pelo alérgeno, como nos agregados linfoides associados aos brônquios.

Características dos alérgenos da atmosfera que podem promover a instrução das células T_H2 que estimulam as respostas de IgE	
Proteína, frequentemente com cadeias laterais de carboidratos	Somente as proteínas induzem respostas de células T
Baixa dose	Favorece a ativação de células T CD4 produtoras de IL-4
Baixo peso molecular	O alérgeno pode difundir-se para fora da partícula na mucosa
Alta solubilidade	O alérgeno pode ser facilmente eluído da partícula
Estável	O alérgeno pode sobreviver na partícula dessecada
Contém peptídeos que se ligam ao MHC de classe II do hospedeiro	Necessário à instrução das células T

Figura 14.5   Propriedades dos alérgenos inalados. As características típicas dos alérgenos inalados estão descritas nesta figura. MHC, complexo principal de histocompatibilidade.

T_H2. Em camundongos, a produção de anticorpos IgE necessita da ajuda de células T_H2 que produzem IL-4 e IL-13, e pode ser inibida pelas células T_H1 que produzem IFN-γ (ver Fig. 9.28). Baixas doses de antígeno podem favorecer a ativação de células T_H2 sobre células T_H1, e diversos alérgenos comuns são entregues em baixas doses à mucosa respiratória. Na mucosa, esses alérgenos encontram as células dendríticas que assumem e processam os antígenos proteicos de maneira eficiente. Em algumas circunstâncias, os mastócitos, os basófilos e os eosinófilos podem, ainda, apresentar antígeno derivado de alérgeno para ativar as células T que foram iniciadas pelas células dendríticas, promovendo, mais tarde, as respostas de células T_H2.

Diversos vermes parasíticos invadem seus hospedeiros pela secreção de enzimas proteolíticas que desmembram o tecido conectivo e permitem o acesso do parasito aos tecidos internos, e tem sido proposto que essas enzimas são particularmente ativas na promoção de respostas T_H2. Um alérgeno de protease ubíquo é a protease cisteína Der p 1, presente nas fezes do ácaro doméstico (*Dermatophagoides pteronyssimus*), o qual provoca reações alérgicas em cerca de 20% da população norte-americana. Descobriu-se que essa enzima cliva a ocludina, um componente proteico das junções intercelulares adesivas. Isso revela uma possível razão para a alergenicidade de certas enzimas. Pela destruição da integridade das junções adesivas entre as células epiteliais, Der p 1 pode receber acesso anormal às APCs subepiteliais (ver Fig. 14.3). A tendência das proteases para induzir a produção de IgE é realçada nos indivíduos com síndrome de Netherton (Fig. 14.6), a qual é caracterizada por altos níveis de IgE e múltiplas alergias. O defeito nessa doença é a falta de um inibidor de protease denominado SPINK5. Acredita-se que SPINK5 iniba as proteases liberadas por bactérias como *Staphylococcus aureus*, aumentando, dessa forma, a possibilidade de inibidores de protease poderem ser novos alvos terapêuticos para algumas desordens alérgicas. A protease cisteína papaína, derivada do mamão, que é utilizada como amaciante de carne, causa reações alérgicas nos trabalhadores que preparam a enzima; tais alergias são denominadas **alergias ocupacionais**. No entanto, nem todos os alérgenos são enzimas; por exemplo, dois alérgenos identificados nos vermes das filárias são inibidores de enzima, e, em geral, as proteínas alergênicas derivadas de pólen parecem não ter atividade enzimática. Assim, parece não existir uma associação sistemática entre atividade enzimática e alergenicidade.

O conhecimento da identidade das proteínas alergênicas pode ser importante para a saúde pública e pode ter uma significância econômica, como ilustrado pelo conto de precaução a seguir. Há alguns anos, o gene para uma proteína de castanha-do-pará, que é rica em metionina e cisteína, foi transferido por meio de engenharia genética para a soja utilizada na alimentação de animais. Isso foi realizado para melhorar os valores nutricionais da soja, os quais são intrinsecamente pobres nesses aminoácidos que contêm enxofre. Esse experimento levou à descoberta de que a proteína albumina 2S era o principal alérgeno da castanha-do-pará. Injeções com extratos da soja geneticamente modificada na epiderme desencadeou uma resposta alérgica na derme de indivíduos alérgicos à castanha-do-pará. Como não poderia haver garantia de que a soja modificada poderia ser mantida fora da cadeia alimentar humana se ela fosse produzida em grande escala, o desenvolvimento desse alimento geneticamente modificado foi abandonado.

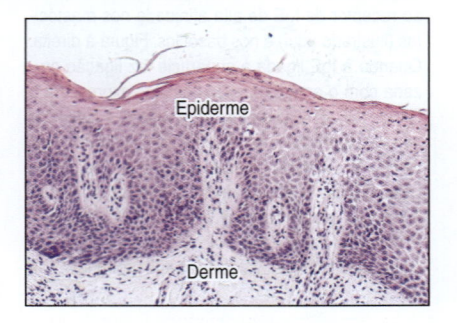

Figura 14.6   A síndrome de Netherton ilustra a associação de proteases com o desenvolvimento de altos níveis de IgE e alergia. Este homem de 26 anos com síndrome de Netherton, causada pela deficiência no inibidor de protease SPINK5, tem eritroderma persistente, infecções recorrentes na pele e em outros locais e múltiplas alergias alimentares associadas a altos níveis séricos de IgE. Na fotografia superior, grandes placas eritematosas cobertas com escalas e erosões são vistas sobre o tronco superior. A figura inferior mostra um corte da pele do mesmo paciente. Pode-se observar a hiperplasia da epiderme tipo psoríase. Neutrófilos também estão presentes na epiderme. Na derme, é evidente um infiltrado perivascular contendo células mononucleares e neutrófilos. (Fonte: Sprecher, E., *et al.: Clin. Exp. Dermatol.* 2004, 29: 513-517.)

14.3 Fatores genéticos contribuem para o desenvolvimento de doença alérgica mediada por IgE

O risco de desenvolver uma doença alérgica tem componentes genéticos e ambientais. Estudos realizados em países ocidentais industrializados mostraram que até 40% da população testada mostrou tendência exagerada a produzir respostas IgE a uma ampla variedade de alérgenos ambientais comuns. Esse estado é denominado atopia. Ele tem uma forte base familiar, e sabe-se que é influenciado por múltiplos *loci* genéticos. Os indivíduos atópicos têm níveis totais mais elevados de IgE na circulação e níveis mais elevados de eosinófilos do que indivíduos não atópicos, e são mais suscetíveis ao desenvolvimento de doenças alérgicas, como rinoconjuntivite alérgica, asma alérgica e eczema atópico.

A procura de ligações em todo o genoma descobriu inúmeros genes distintos de suscetibilidade para a condição alérgica da derme eczema atópico (ainda denominado dermatite atópica) e para a asma alérgica, embora exista um pequeno elo entre os dois grupos de genes, sugerindo que a predisposição genética difere um pouco (Fig. 14.7). Além disso, há muitas diferenças étnicas nos genes de suscetibilidade para uma determinada doença alérgica. Muitas regiões associadas à alergia ou à asma estão também associadas à doença inflamatória psoríase e a doenças autoimunes, sugerindo a presença de genes envolvidos na exacerbação da inflamação (ver Fig. 14.7).

Um gene de suscetibilidade candidato para asma alérgica e eczema atópico, no cromossomo 11q12-13, codifica a subunidade β do receptor de IgE de alta afinidade FcεRI. Outra região do genoma associada a doenças alérgicas, 5q31-33, contém ao menos quatro tipos de genes candidatos que podem ser responsáveis por suscetibilidade aumentada. Primeiro, há um grupamento de genes intimamente ligados para citosinas que aumentam a troca de classe para IgE, a sobrevivência de eosinófilos e a proliferação de mastócitos, as quais ajudam a produzir e manter uma resposta alérgica mediada por IgE. Esse grupo de genes inclui os genes para IL-3, IL-4, IL-5, IL-9, IL-13 e fator estimulante de colônias granulocíticas e macrofágicas (GM-CSF, do inglês *granulocyte-macrophage colony-stimulating factor*). Em particular, a variação genética na região promotora do gene que codifica IL-4 tem sido associada

Figura 14.7 *Loci* de suscetibilidade para asma, dermatite atópica e outras doenças imunes identificados por varreduras genômicas. Somente *loci* com ligações significativas estão indicados. A aglomeração de genes de suscetibilidade a doenças é encontrada para o complexo principal de histocompatibilidade (MHC) no cromossomo 6p21, e também em diversas outras regiões genômicas. Há, de fato, pequena sobreposição entre genes de suscetibilidade para asma e dermatite atópica, sugerindo que fatores genéticos específicos estão envolvidos em ambas. Há também alguma sobreposição entre genes de suscetibilidade para asma e para doenças autoimunes, e entre os genes para as doenças inflamatórias da pele psoríase e dermatite atópica. (Adaptada de Cookson, W.: *Nat. Rev. Immunol.* 2004, 4: 978-988.)

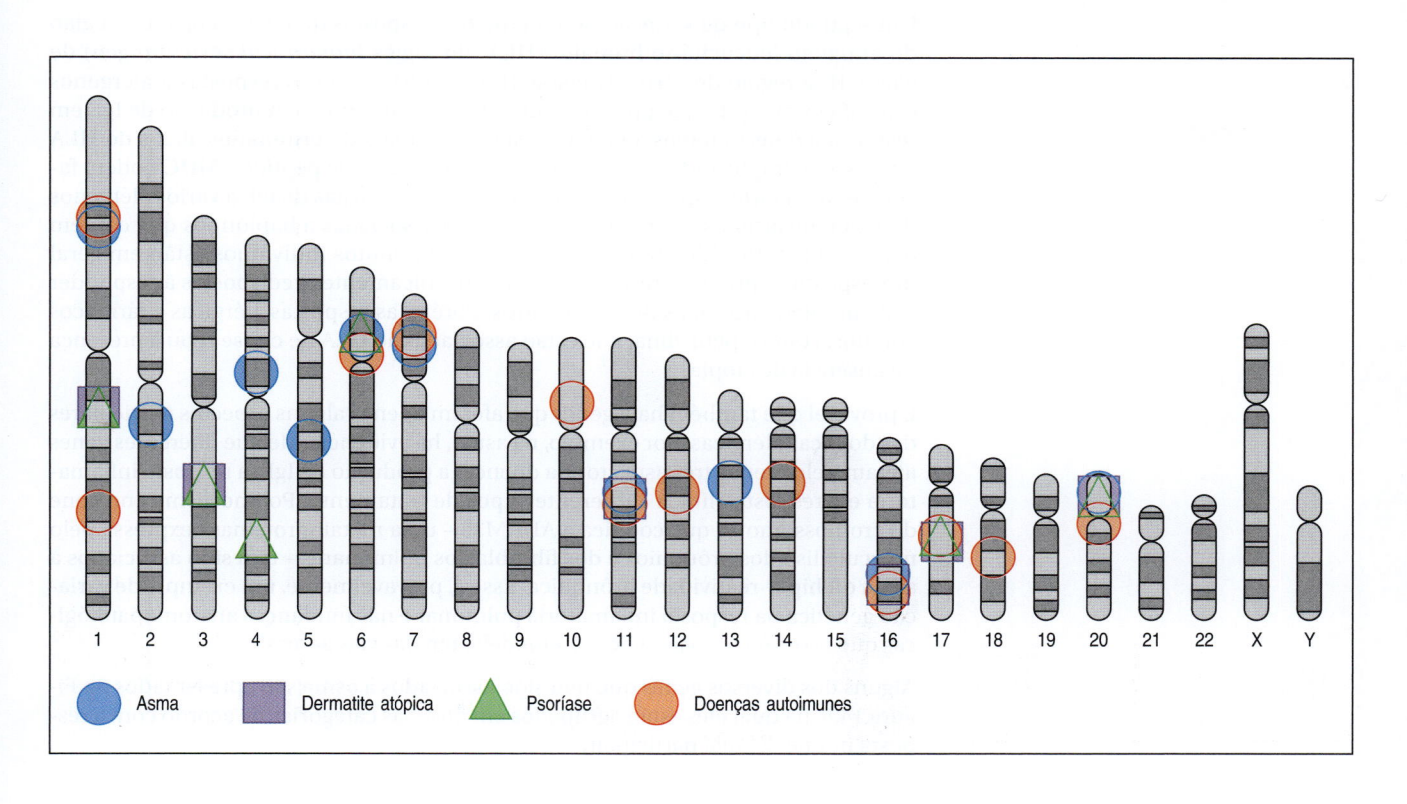

ao aumento dos níveis de IgE em indivíduos atópicos. Uma variante do promotor dirige o aumento da expressão de um gene repórter em sistemas experimentais e, assim, talvez produza aumento de IL-4 *in vivo*. A atopia está também associada a uma mutação com ganho de função na subunidade α do receptor de IL-4, a qual causa aumento na sinalização após a ligação com o receptor.

Um segundo grupo de genes dessa região do cromossomo 5 é a família TIM (para célula *T*, domínio de *i*munoglobulina e domínio de *m*ucina), a qual codifica proteínas de superfície celular de células T. Em camundongos, a proteína Tim-3 é expressa especificamente nas células T_H1 e regula negativamente a resposta T_H1, ao passo que Tim-2 (e em menor escala, Tim-1) é expressa preferencialmente em células T_H2, regulando negativamente a sua resposta. Linhagens de camundongos que carregam diferentes variantes dos genes *Tim* diferem na suscetibilidade à inflamação alérgica das vias aéreas e na produção de IL-4 e IL-13 por suas células T. Variações herdadas nos genes *TIM* em seres humanos têm sido correlacionadas com níveis de **hiper-reatividade** ou **hiper-responsividade** das vias aéreas. Nessa condição, o contato não apenas com o alérgeno, mas também com irritantes não específicos, causa estreitamento das vias aéreas com sibilo similar ao que ocorre na asma. O terceiro gene candidato de suscetibilidade no cromossomo 5 é o gene que codifica a p40, uma das duas subunidades da IL-12. Essa citosina promove respostas T_H1, e variação genética na expressão de p40 que pode causar redução na produção de IL-12 foi encontrada em associação à asma mais grave. Um quarto gene candidato de suscetibilidade, o receptor β-adrenérgico, é também codificado nessa região. A variação nesse receptor pode estar associada a uma variação na responsividade do músculo liso a ligantes endógenos e farmacológicos.

Essa complexidade ilustra um desafio comum na identificação da base genética de doenças complexas. Regiões relativamente pequenas do genoma, identificadas como contendo genes para a suscetibilidade alterada a doenças, podem conter muitos bons candidatos, conforme o que se sabe sobre sua atividade fisiológica. A identificação correta do gene, ou genes, pode necessitar de estudos em grandes populações de pacientes e controles. Para o cromossomo 5q31-33, ainda é cedo para se saber quão importantes são esses diferentes polimorfismos em uma genética complexa como a atopia.

Um segundo tipo de variação hereditária nas respostas de IgE está ligado à região do antígeno leucocitário humano (HLA, do inglês *human leukocyte antigen*) de classe II (a região do MHC de classe II humano) e afeta as respostas a alérgenos específicos, mais do que uma suscetibilidade geral à atopia. A produção de IgE em resposta a determinados alérgenos está associada a determinados alelos do HLA de classe II, implicando que combinações específicas de peptídeo:MHC podem favorecer uma forte resposta T_H2; por exemplo, as respostas de IgE a vários alérgenos do pólen de artemísia estão particularmente associadas a haplótipos que contêm o alelo *DRB1*1501* do HLA de classe II. Assim, muitos indivíduos estão em geral predispostos a produzir respostas T_H2 e especificamente predispostos a responder a alguns alérgenos mais do que a outros. Porém, as respostas alérgicas a fármacos comuns, como a penicilina, não estão associadas ao HLA de classe II ou à presença ou ausência de atopia.

É provável que também haja genes que afetam apenas alguns aspectos particulares das doenças alérgicas. Por exemplo, na asma, há evidências de que diferentes genes afetam pelo menos três aspectos da doença: a produção de IgE, a resposta inflamatória e a resposta clínica a diferentes tipos de tratamento. Polimorfismos no gene do cromossomo 20 que codifica a ADAM33 – uma metaloproteinase expressa pelo músculo liso dos brônquios e dos fibroblastos pulmonares – têm sido associados à asma e à hiper-reatividade brônquica. Esse é, provavelmente, um exemplo de variação genética na resposta inflamatória pulmonar e nas mudanças anatomopatológicas que ocorrem nas vias aéreas (remodelagem das vias aéreas).

Alguns dos diversos genes que têm sido associados à asma são apresentados na Figura 14.8, na qual eles estão agrupados em diversas categorias de acordo com a resposta imune da qual participam.

14.4   Os fatores ambientais podem interagir com a suscetibilidade genética para causar doença alérgica

Estudos de suscetibilidade sugerem que os fatores ambientais e a variação genética são responsáveis por 50% (cada um) pelo risco de desenvolvimento de doenças como a asma alérgica. A prevalência de doenças alérgicas atópicas e de asma em particular, está aumentando em regiões economicamente avançadas, e isso provavelmente ocorra devido às mudanças nos fatores ambientais.

Os principais candidatos relacionados aos fatores ambientais para o aumento de alergia são as mudanças na exposição a doenças infecciosas no início da infância, a mudança das sociedades rurais "tradicionais", que significa menor exposição a microrganismos animais e microrganismos do solo, por exemplo, e as mudanças da microbiota intestinal, a qual desenvolve função imunomodulatória importante (discutida no Cap. 12). Mudanças na exposição a microrganismos ubíquos como possível causa do aumento das doenças alérgicas também têm recebido muita atenção desde que a ideia foi inicialmente postulada em 1989. Ela é conhecida como "**hipótese da higiene**" (Fig. 14.9). A proposta original era a de que ambientes menos higiênicos, sobretudo ambientes que predispõem a infecções no início da infância, auxiliariam a proteger contra o desenvolvimento de atopia e asma alérgica. Foi proposto, inicialmente, que o efeito protetor poderia ocorrer devido aos mecanismos que afastavam as respostas imunes da produção de células T_H2 e suas citosinas associadas, o que vai ao encontro da produção de IgE e da produção de células T_H1, cujas citosinas não induzem a troca de classe para IgE.

Entretanto, a maior desvantagem para essa interpretação foi a forte correlação inversa entre a infecção por helmintos (como ancilóstomos e esquistossomas) e o desenvolvimento de doenças alérgicas. Um estudo na Venezuela mostrou que crianças tratadas por um período prolongado com agentes anti-helmínticos apresentavam maior prevalência de atopia que crianças não tratadas e intensamente parasitadas. Como os helmintos provocam uma resposta T_H2 mediada por IgE intensa, isso pareceu ir contra a hipótese da higiene.

Essas observações levaram a uma modificação na hipótese conhecida como **hipótese da regulação contrária**. Essa hipótese propõe que todos os tipos de infecção

Genes de suscetibilidade à asma	
Genes que iniciam a resposta imune ou direcionam a diferenciação de células T_H CD4	Receptores de reconhecimento do padrão: *CD14, TLR2, TLR4, TLR6, TLR10, NOD1, NOD2*
	Citosinas imunorregulatórias: *IL-10, TGFβ1*
	Fatores de transcrição: *STAT3*
	Apresentação de antígeno: alelos *HLA-DR, HLA-DQ, HLA-DP*
	Receptor de prostaglandina: *PDGER2*
Genes que regulam a diferenciação de células T_H2 e a função efetora	*GATA3, TBX21, IL-4, IL-13, IL4RA, FCER1B, IL-5, IL5RA, IL12B*
Genes expressos nas células epiteliais	Quimiocinas: *CCL5, CCL11, CCL24, CCL26*
	Peptídeos antimicrobianos: *DEFB1*
	CC16
	Barreira de célula epitelial: *SPINK5, FLG*
Genes identificados pela clonagem posicional	*ADAM33, DPP10, PHF11, GPRA, HLA-G, IRAKM, COL29A1*

Figura 14.8   Genes candidatos à suscetibilidade para a asma.

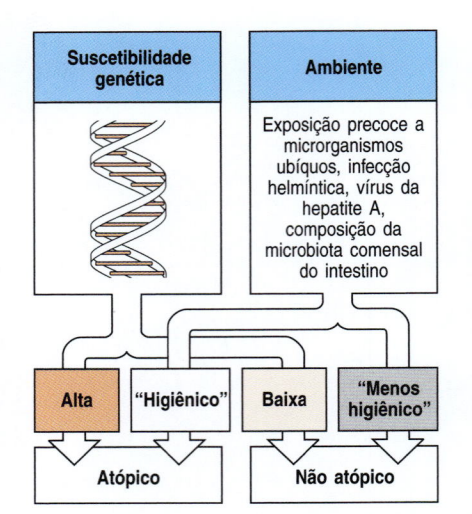

Figura 14.9 Genes, ambiente e doenças alérgicas atópicas. Tanto os fatores hereditários quanto os ambientais são importantes determinantes da probabilidade de desenvolvimento de doença alérgica atópica. Alguns genes conhecidos que influenciam o desenvolvimento de asma estão descritos na Figura 14.8. O postulado da "hipótese da higiene" ou "hipótese da regulação contrária" é que a exposição a determinados agentes infecciosos e microrganismos comuns no ambiente na infância direciona o sistema imune para um estado geral de não atopia. Por outro lado, crianças com suscetibilidade genética à atopia que vivem em um ambiente com baixa exposição a doenças infecciosas ou microrganismos do ambiente tendem a não produzir mecanismos imunorreguladores eficientes e serem mais suscetíveis a desenvolver doenças alérgicas atópicas.

podem proteger contra o desenvolvimento de atopia, por meio do direcionamento da produção de citosinas reguladoras, como IL-10 e fator de transformação do crescimento (TGF, do inglês *transforming growth factor*)-β, as quais regulam negativamente tanto respostas T_H1 quanto T_H2 (ver Seções 9.18 e 9.19). Uma grande proporção das doenças alérgicas é iniciada por antígenos que entram no organismo através de superfícies de mucosa, como epitélios respiratório e intestinal. Como descrito no Capítulo 12, o sistema imune humano de mucosa desenvolveu mecanismos de respostas regulatórias à flora comensal e a antígenos ambientais (como antígenos alimentícios) que envolvem a geração de células T_{reg} que produzem IL-10/TGF-β. A ideia subjacente à versão atual da hipótese da higiene é a de que a diminuição da exposição precoce a patógenos microbianos comuns e comensais tornam os organismos, de alguma forma, menos eficientes na produção de células T_{reg}, aumentando, dessa forma, o risco de desenvolver uma resposta alérgica a um antígeno ambiental comum.

Para dar suporte à hipótese da regulação contrária, existe a evidência de que a exposição a certos tipos de infecções na infância, com exceção de algumas infecções respiratórias que são consideradas a seguir, ajuda na proteção contra o desenvolvimento de doença alérgica. Filhos caçulas, de famílias com três ou quatro irmãos mais velhos, e crianças com idade de menos de 6 meses que são expostas a outras crianças nas dependências de creches – situações ligadas a uma grande exposição a infecções – são, de alguma maneira, protegidas contra atopia e asma. Além disso, a colonização precoce do intestino por bactérias comensais como lactobacilos e bifidobactérias, ou infecções por patógenos intestinais como *Toxoplasma gondii* ou *Helicobacter pylori* está associada à prevalência reduzida de doença alérgica.

Uma história de infecção por sarampo ou vírus da hepatite A ou um teste cutâneo positivo para tuberculina (sugerindo exposição prévia e resposta imune à *Mycobacterium tuberculosis*), parecem, ainda, ter associação inversa com atopia. O correspondente humano da proteína murina Tim-1 (ver Seção 14.3) é o receptor celular para o vírus da hepatite A. A infecção de células T pelo vírus da hepatite A poderia, assim, influenciar diretamente sua diferenciação e produção de citosinas, limitando o desenvolvimento de uma resposta geradora de IgE.

Ao contrário dessas associações inversas entre infecções na infância e o desenvolvimento de atopia e asma, há evidências de que a criança que teve ataques de bronquiolite associados à infecção por vírus sincicial respiratório (VSR) é mais propensa a desenvolver asma mais tarde. Crianças hospitalizadas com infecção por VSR têm uma relação desviada da produção de citosina de IFN-γ em relação a IL-4, a citosina que induz respostas T_H2. Esse efeito do VSR pode depender da idade na qual ocorre a primeira infecção. A infecção de camundongos neonatos com VSR foi seguida por uma diminuição da resposta de IFN-γ quando comparados a camundongos infectados com o vírus com quatro ou oito semanas de vida. Quando os camundongos eram reinfectados com VSR com 12 semanas de vida, os animais que haviam sido infectados no período neonatal apresentaram inflamação pulmonar mais grave do que aqueles infectados com quatro ou oito semanas de vida.

Outros fatores ambientais que podem explicar o aumento de alergia são mudanças na dieta, exposição a alérgenos, poluição atmosférica e uso de tabaco. A poluição tem sido responsabilizada por aumento na prevalência de doenças cardiopulmonares não alérgicas, como bronquite, porém, uma associação à doença alérgica tem sido mais difícil de ser demonstrada. Existe, contudo, aumento nas evidências para uma interação entre alérgenos e poluição, sobretudo nos indivíduos geneticamente suscetíveis. Partículas de *diesel* esgotadas são os poluentes mais estudados nesse contexto. Elas aumentam a produção de IgE entre 20 e 50 vezes quando combinadas com alérgenos, com uma mudança para a produção de citosinas T_H2.

Químicos oxidantes reativos como ozônio são gerados como resultado da poluição, e indivíduos menos capazes de lidar com esse ataque podem estar em risco maior de desenvolver doença alérgica.

Os genes que talvez estejam controlando esse aspecto de suscetibilidade são o *GSTP1* e o *GSTM1*, membros da superfamília glutationa-*S*-transferase que são importantes na prevenção do estresse oxidante. Indivíduos alérgicos ao pólen de tasna com alelos variantes particulares desses genes mostraram aumento na hiper-reatividade de vias aéreas quando desafiados com o alérgeno adicionado de partículas de *diesel* esgotadas, quando comparados ao alérgeno isolado. Um estudo na cidade do México que avaliou os efeitos dos níveis atmosféricos de ozônio em crianças atópicas com asma alérgica também constatou que as crianças que levavam o alelo nulo de *GSTM1* eram mais suscetíveis à hiper-reatividade de vias aéreas, quando comparadas às que não levavam, quando expostss a determinados níveis de ozônio. Dessa forma, fatores genéticos como esses e a complexidade das interações ambientais e genéticas talvez expliquem o porquê de as evidências para uma associação entre poluição e alergia permanecer moderada.

14.5   As células T_{reg} podem controlar respostas alérgicas

Células mononucleares de sangue periférico (PBMCs, do inglês *peripheral blood mononuclear cells*) de indivíduos atópicos têm tendência para secretar citosinas T_H2 após estimulação não específica via receptor de células T, ao passo que indivíduos não atópicos não apresentam tal tendência. Isso sugere que mecanismos regulatórios têm importante papel na prevenção de resposta a alérgenos mediada por IgE. Células T_{reg}, em particular, estão recebendo atenção considerável com referência a todos os tipos de doenças mediadas imunologicamente. Todos os diferentes tipos de células T_{reg} (ver Seção 9.19) podem ter participação na modulação da alergia. Células T_{reg} CD4 CD25 circulantes de indivíduos atópicos são defeituosas na supressão da produção de citosinas T_H2 comparadas às de indivíduos não atópicos, e essa inabilidade é sempre mais pronunciada na estação do pólen. Mais evidências encontradas em camundongos deficientes na produção do fator de transcrição FoxP3, o mais importante fator desencadeador para produção de células T_{reg} naturais (derivadas do timo) e de algumas células T_{reg} induzidas. Esses camundongos desenvolvem manifestações de doença alérgica, incluindo eosinofilia, níveis elevados de IgE e inflamação alérgica das vias aéreas, sugerindo que esses sintomas resultam da ausência de células T_{reg}. Essa síndrome pode ser parcialmente revertida por uma deficiência concomitante de STAT6, a qual previne independentemente o desenvolvimento de uma resposta T_H2 (ver Seção 14.1).

Células T_{reg} podem ainda ser induzidas pelas ações da enzima anti-inflamatória indoleamina 2,3-dioxigenase (IDO, do inglês *indoleamine 2,3-dioxygenase*), que é expressa em uma variedade de tipos celulares em resposta à estimulação por certas citosinas, como IFN-γ, ou por CpG DNA não metilado que age via receptor semelhante ao Toll (TLR, do inglês *Toll-like receptors*)-9. A atividade da IDO em células dendríticas pulmonares residentes estimuladas por essa via tem mostrado melhora na asma experimental induzida em camundongos. A IDO destrói o triptofano para metabólitos denominados quinureninas. Acredita-se que estas sejam agentes ativos em diversos efeitos relacionados para IDO nas funções do sistema imune.

Resumo

As reações alérgicas do tipo I são o resultado da produção de anticorpos IgE específicos contra antígenos inofensivos comuns. Alérgenos são antígenos pequenos que comumente provocam resposta mediada por anticorpos IgE. Esses antígenos normalmente entram no organismo em baixas doses por difusão através da superfície mucosa e, assim, desencadeiam uma resposta T_H2. A diferenciação de células T alérgeno-específicas virgens em células T_H2 é também favorecida por citosinas como IL-4 e IL-13. Células T_H2 alérgeno-específicas que produzem IL-4 e IL-13 direcionam células B alérgeno-específicas a produzir IgE. Os anticorpos IgE produzidos em resposta a alérgenos ligam-se aos receptores de alta afinidade para IgE em mastócitos e basófilos. A produção de IgE pode ser amplificada por essas células, pois sob ativação elas produzem IL-4 e ligante CD40. A tendência para a produção acentuada de IgE é influenciada por fatores genéticos e ambientais. Uma vez que tenha sido produzida IgE em resposta a alérgenos, a reexposição ao alérgeno desencadeia uma resposta alérgica. A imunorregulação é crucial no controle de doença alérgica por meio de vários mecanismos, incluindo células T_{reg}. Na próxima parte do capítulo, serão descritos o mecanismo e a patologia da resposta alérgica.

Mecanismos efetores nas reações alérgicas mediadas por IgE

As reações alérgicas são desencadeadas quando os alérgenos fazem ligações cruzadas com a IgE pré-formada ligada ao receptor de alta afinidade FcεRI nos mastócitos. Os mastócitos revestem a mucosa externa e servem para alertar o sistema imune da infecção local. Uma vez ativados, eles provocam reações inflamatórias pela secreção de mediadores farmacológicos, como a histamina, armazenados nos grânulos pré-formados, e pela síntese de prostaglandinas, leucotrienos e fator de ativação de plaquetas da membrana plasmática. Eles liberam, ainda, diversas citosinas e quimiocinas após a ativação. No caso de uma reação alérgica, eles provocam reações desagradáveis a antígenos inócuos que não estão associados a patógenos invasores que necessitam ser expelidos. As consequências da ativação dos mastócitos mediada por IgE dependem da dose de antígeno e de sua via de entrada. Os sintomas variam de edema ocular e rinite associada ao contato do pólen com a conjuntiva ocular e o epitélio nasal, até o colapso circulatório com risco de vida que ocorre na anafilaxia (Fig. 14.10). A reação imediata causada pela degranulação dos mastócitos é seguida, com maior ou menor extensão que depende da doença, por uma inflamação mais sustentada que é devida ao recrutamento de outros leucócitos efetores, principalmente dos linfócitos T_H2, dos eosinófilos e dos basófilos.

Figura 14.10   A ativação dos mastócitos tem diferentes efeitos nos diferentes tecidos.

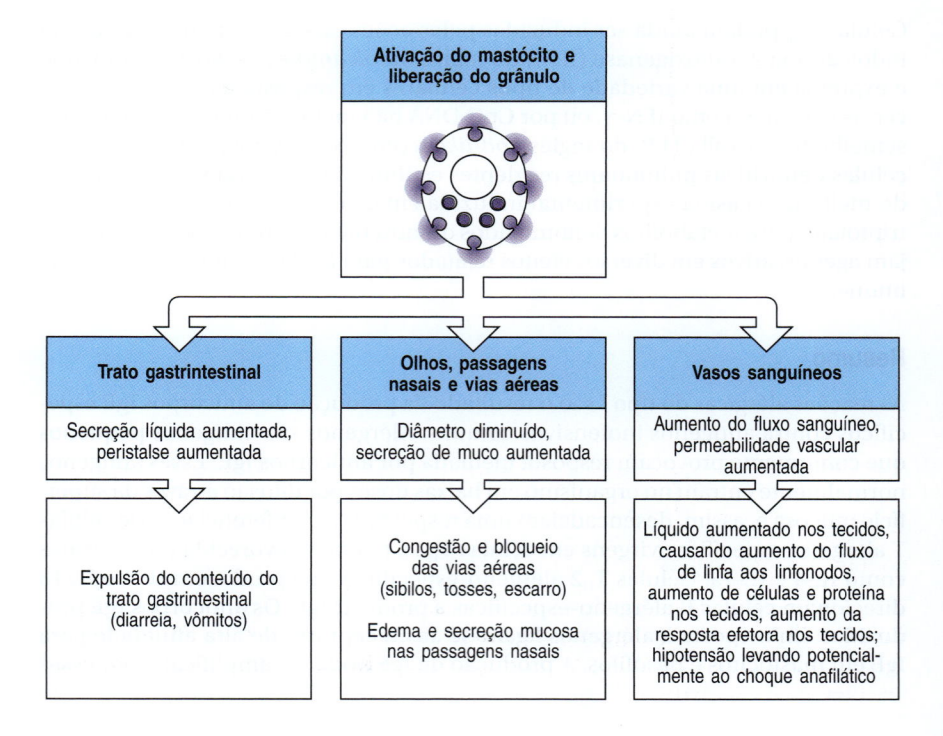

14.6 A maioria da IgE está ligada a células e ativa os mecanismos efetores do sistema imune por vias diferentes das de outros isotipos de anticorpos

Os anticorpos ativam as células efetoras, como os mastócitos, por meio de receptores específicos para as regiões Fc constantes. A maioria dos anticorpos ativa os receptores Fc somente após a ligação da região variável do anticorpo a um antígeno específico, formando um complexo imune de antígeno e anticorpo. Todavia, a IgE é uma exceção, pois é capturada por receptores de alta afinidade Fcε (FcεRI) na ausência de antígeno ligado. Isso significa que, diferentemente de outros anticorpos, os quais são encontrados nos líquidos corporais, a IgE é encontrada principalmente fixada em células que levam esse receptor – mastócitos nos tecidos e basófilos na circulação. A ligação da IgE unida às células com o antígeno específico desencadeia a ativação dessas células nos locais de entrada do antígeno nos tecidos. A liberação de mediadores inflamatórios lipídicos, citosinas e quimiocinas nos locais das reações desencadeadas pela IgE resulta no recrutamento de eosinófilos e basófilos para aumentar a resposta de hipersensibilidade do tipo I. Ela também recruta células T_H2, as quais podem, então, montar uma resposta de hipersensibilidade tipo IV T_H2 local.

Existem dois tipos de receptores que se ligam ao Fc da IgE. O primeiro, FcεRI, é um receptor de alta afinidade da superfamília das imunoglobulinas, que se liga à IgE nos mastócitos e nos basófilos (ver Seção 10.24). Quando a IgE ligada à célula sofre uma ligação cruzada por um antígeno específico, o FcεRI envia um sinal de ativação. Altos níveis de IgE, como os encontrados em indivíduos com doenças alérgicas ou infecções parasitárias, podem resultar no aumento marcante da expressão do FcεRI na superfície dos mastócitos, no aumento da sensibilidade dessas células à ativação por baixas concentrações de antígeno específico e no aumento da liberação de mediadores e citosinas dependentes de IgE.

O segundo receptor de IgE, FcεRII, conhecido como **CD23**, é uma lectina tipo C estruturalmente não relacionada ao FcεRI. O FcεRII liga-se à IgE com baixa afinidade. O CD23 é encontrado em muitos tipos celulares diferentes, incluindo células B, células T ativadas, monócitos, eosinófilos, plaquetas, células dendríticas foliculares e algumas células epiteliais do timo. Acreditava-se que esse receptor era crucial na regulação dos níveis de anticorpos IgE, porém, uma linhagem de camundongos nocautes nos quais o gene para CD23 foi inativado ainda desenvolvem respostas policlonais de IgE relativamente normais. Entretanto, CD23 parece estar envolvido em aumentados níveis de IgE em determinadas situações. Respostas contra antígenos específicos são aumentadas na presença de alguns antígenos complexados com IgE, mas esse aumento falha em camundongos sem o gene para CD23. Isso tem sido interpretado como uma indicação de que o CD23 nas APCs tem uma função na captura de antígenos complexados com IgE.

14.7 Os mastócitos localizam-se nos tecidos e coordenam as reações alérgicas

Os mastócitos foram descritos por Ehrlich no mesentério de coelhos e denominados *Mastzellen* ("células gordas"). Como os basófilos, os mastócitos contêm grânulos ricos em proteoglicanos ácidos que se coram com corantes básicos. Os mastócitos são derivados de células-tronco hematopoiéticas (HSCs, do inglês *hematopoietic stem cells*), mas amadurecem localmente, com frequência residindo em superfícies expostas a alérgenos e a patógenos, como os tecidos de mucosa e os tecidos conectivos que revestem os vasos sanguíneos. Os mastócitos de mucosa diferem dos mastócitos de submucosa ou de tecido conectivo em algumas propriedades, porém, ambos podem estar envolvidos em reações alérgicas.

Os principais fatores para crescimento e desenvolvimento de mastócitos incluem fator de células-tronco (o ligante para tirosina quinase Kit), IL-3 e citosinas associadas a T_H2, como IL-4 e IL-9. Os camundongos com Kit defeituoso não têm mastócitos diferenciados e não podem produzir respostas inflamatórias mediadas pela IgE.

Isso mostra que tais respostas dependem quase exclusivamente dos mastócitos. A ativação dos mastócitos é dependente da ativação de fosfatidil inositol 3-quinase (PI 3-quinase, do inglês *phosphatidylinositol 3-kinase*) nos mastócitos pelo Kit, e a inativação farmacológica da isoforma p110δ do PI 3-quinase tem protegido contra a resposta alérgica em camundongos.

Os mastócitos expressam FcϵRI constitutivamente em suas superfícies e são ativados quando os antígenos fazem ligações cruzadas com a IgE ligada a esses receptores (ver Fig. 10.37). Um nível relativamente baixo de alérgeno é suficiente para desencadear a degranulação. Existem diversos precursores de mastócitos nos tecidos que podem rapidamente se diferenciar em mastócitos maduros em condições de inflamação alérgica, auxiliando, assim, a continuação da resposta alérgica. A degranulação de mastócitos inicia dentro de segundos após a ligação do antígeno, liberando um arranjo de mediadores inflamatórios pré-formados e recém-gerados (Fig. 14.11). Os conteúdos do grânulo incluem a amina vasoativa de curta duração **histamina**, esterases serinas e proteases como quimase e triptase.

Os mastócitos humanos são classificados com base em seus conteúdos de protease. Os mastócitos de uma classe (MC$_T$) expressam, predominantemente, apenas triptase, e isso predomina na mucosa epitelial, enquanto os mastócitos de outros tipos (MC$_{CT}$) expressam triptase, quimase, carboxipeptidase A e catepsina G e predominam na submucosa e em outros tecidos conectivos. A histamina atua via receptores H$_1$ em vasos sanguíneos locais para produzir aumento imediato no fluxo sanguíneo local e permeabilidade do vaso. Eles ainda têm atividade imunomodulatória e inflamatória. Agindo por meio do receptor H$_1$ nas células dendríticas, a histamina pode aumentar a capacidade do apresentador de antígeno e iniciar T$_H$1; agindo por H$_1$ nas células T, ela pode aumentar a proliferação T$_H$1 e a produção de IFN-γ.

As proteases liberadas pelos mastócitos ativam as metaloproteinases de matriz, que degradam as proteínas da matriz extracelular, causando a desintegração e o dano da matriz. Grandes quantidades da citocina TNF-α também são liberadas pelos mastócitos após ativação. Alguns desses componentes são armazenados nos grânulos,

Figura 14.11   Moléculas liberadas por mastócitos ativados. Os mastócitos produzem uma ampla variedade de proteínas biologicamente ativas e outros mediadores químicos. As enzimas e os mediadores tóxicos listados nas primeiras duas linhas da figura são liberados dos grânulos pré-formados. As citosinas, as quimiocinas e os mediadores lipídicos são sintetizados após ativação. GM-CSF, fator estimulante de colônias granulocíticas e macrofágicas; TNF, fator de necrose tumoral.

Classe do produto	Exemplos	Efeitos biológicos
Enzima	Triptase, quimase, catepsina G, carboxipeptidase	Remodelam a matriz do tecido conectivo
Mediador tóxico	Histamina, heparina	Tóxicos para parasitos Aumentam a permeabilidade vascular Causam contração do músculo liso Anticoagulação
Citosina	IL-4, IL-13	Estimulam e amplificam as respostas de células T$_H$2
	IL-3, IL-5, GM-CSF	Promovem produção e ativação de eosinófilos
	TNF-α (algumas armazenadas pré-formadas nos grânulos)	Promove a inflamação, estimula a produção de citosinas por vários tipos celulares e ativa o endotélio
Quimiocina	CCL3	Atrai monócitos, macrófagos e neutrófilos
Mediador lipídico	Prostaglandinas D$_2$, E$_2$ Leucotrienos C$_4$, D$_4$ e E$_4$	Causam contração do músculo liso Quimiotaxia de eosinófilos, basófilos e células T$_H$2 Aumentam a permeabilidade vascular Estimulam a secreção de muco Broncoconstrição
	Fator ativador de plaquetas	Atrai leucócitos Amplifica a produção de mediadores lipídicos Ativa neutrófilos, eosinófilos e plaquetas

e outros são recém-sintetizados pelos mastócitos ativados. O TNF-α ativa as células endoteliais, resultando em aumento da expressão das moléculas de adesão, que, dessa forma, promovem o influxo de leucócitos e linfócitos pró-inflamatórios para os tecidos afetados (ver Cap. 3).

No momento da ativação, os mastócitos sintetizam e liberam quimiocinas, citosinas e mediadores lipídicos, como prostaglandinas, leucotrienos, trombóxanos (denominados coletivamente de eicosanoides) e fator de ativação plaquetária. Os mastócitos de mucosa e submucosa, por exemplo, produzem a citosina IL-4, a qual auxilia a perpetuar a resposta T_H2. Esses produtos secretados contribuem para as respostas inflamatórias crônica e aguda. Os mediadores lipídicos, em particular, atuam rapidamente, causando contração do músculo liso, aumento da permeabilidade vascular e secreção de muco, induzindo também o influxo e a ativação dos leucócitos, os quais contribuem para a inflamação alérgica.

Os eicosanoides derivam, principalmente, do ácido graxo chamado ácido araquidônico. Ele é clivado a partir de fosfolipídeos de membrana pela fosfolipase A2, a qual é ativada na membrana plasmática como resultado da ativação celular. O ácido araquidônico pode ser modificado por duas vias, dando origem a mediadores lipídicos. A modificação pela via de clico-oxigenase produz as prostaglandinas e os trombóxanos, enquanto os leucotrienos são produzidos pela via de lipo-oxigenase. A prostaglandina D_2 é a principal prostaglandina produzida pelos mastócitos e recruta células T_H2, eosinófilos e basófilos, e todos estes expressam seu receptor (PTGDR). A prostaglandina D_2 é crítica para o desenvolvimento de doenças alérgicas como a asma, e os polimorfismos no gene *PTGDR* têm sido relacionados a um maior risco para o desenvolvimento de asma. Os leucotrienos, especialmente C4, D4 e E4, são também importantes na sustentação da resposta inflamatória tecidual. Fármacos anti-inflamatórios não esteroides, como ácido acetilsalicílico e ibuprofeno, exercem seus efeitos por meio da prevenção de produção de prostaglandina. Eles inibem as ciclo-oxigenases que atuam no ácido araquidônico para formar a estrutura de anel presente nas prostaglandinas.

A ativação de mastócitos mediada por IgE comanda uma importante cascata inflamatória que é amplificada pelo recrutamento de diversos tipos celulares, incluindo eosinófilos, basófilos, linfócitos T_H2 e linfócitos B. A importância fisiológica dessa reação está na defesa contra infecções parasitárias (ver Seção 10.25). Em uma reação alérgica, contudo, as reações inflamatórias crônicas e agudas desencadeadas pela ativação dos mastócitos têm importantes consequências fisiopatológicas, como se vê nas doenças associadas à resposta alérgica a antígenos ambientais. O papel dos mastócitos, contudo, não é limitado às respostas pró-inflamatórias dirigidas por IgE. Cada vez mais está sendo considerado que os mastócitos têm alguma função na imunorregulação. Eles podem secretar a citocina imunossupressora IL-10, e a interação com as células T_{reg} pode prevenir a degranulação.

14.8   Os eosinófilos e os basófilos causam inflamação e dano tecidual em reações alérgicas

Os eosinófilos são leucócitos granulocíticos originados na medula óssea; são assim chamados devido a seus grânulos, que contêm proteínas básicas ricas em arginina e se coram de laranja-brilhante pelo corante ácido eosina. Somente um pequeno número dessas células é encontrado normalmente na circulação. A maioria dos eosinófilos é encontrada nos tecidos, em especial no tecido conectivo, imediatamente abaixo dos epitélios respiratório, intestinal e geniturinário, implicando um provável papel dessas células na defesa contra organismos invasores. Eles têm inúmeros receptores de superfície celular, incluindo receptores para citosinas (como IL-5), receptores Fcγ e Fcα e o receptor do complemento C3, pelos quais eles podem ser ativados e estimulados para degranular. Por exemplo, os parasitos revestidos por IgG, C3b ou IgA podem causar degranulção eosinofílica. Em reações alérgicas teciduais, as altas concentrações de IL-5/IL-3 e GM-CFS, que estão geralmente presentes, são prováveis indutores da degranulação.

Os eosinófilos têm dois tipos de função efetora. Primeiro, liberam proteínas altamente tóxicas e radicais livres dos grânulos, que podem matar microrganismos e parasitos, mas também produzir lesão tecidual significativa nas reações alérgicas (Fig. 14.12). Segundo, a ativação induz a síntese de mediadores químicos como prostaglandinas, leucotrienos e citosinas. Isso amplifica a resposta inflamatória pela ativação de células epiteliais e pelo recrutamento e ativação de mais eosinófilos e leucócitos. Os eosinófilos também secretam proteínas envolvidas na remodelagem tecidual das vias aéreas.

Os que mais tarde foram chamados de eosinófilos foram observados no século XIX na primeira descrição patológica do *status* asmático fatal, porém, o papel exato dessas células na doença alérgica permanece, ainda, não esclarecido. Em reações alérgicas de tecido, por exemplo, as que levam à asma crônica, à degranulação de mastócitos e à ativação T_H2 causam acumulação de eosinófilos em grande número e sua ativação. Entre outras coisas, os eosinófilos secretam citosinas T_H2, e quando *in vitro* podem promover a apoptose de células T_H1 por sua expressão de IDO e consequente produção de quinurenina, a qual atua nas células T_H1. A aparente promoção da expansão de células T_H2 pode ser parcialmente relacionada a uma redução relativa nos números de células T_H1. A presença continuada de eosinófilos é característica de inflamação alérgica crônica, e acredita-se que os eosinófilos são os principais contribuintes para o dano tecidual.

A ativação e a degranulação dos eosinófilos é estritamente regulada, pois sua ativação inapropriada poderia ser muito nociva ao hospedeiro. O primeiro nível de controle atua na produção de eosinófilos pela medula óssea. Poucos eosinófilos

Figura 14.12 Os eosinófilos secretam uma variedade de proteínas granulares altamente tóxicas e outros mediadores inflamatórios. IL, interleucina; GM-CSF, fator estimulante de colônias granulocíticas e macrofágicas; TGF, fator de transformação do crescimento.

Classe do produto	Exemplos	Efeitos biológicos
Enzima	Peroxidase de eosinófilos	Tóxica para os alvos por catalisar a halogenação. Desencadeia a liberação de histamina a partir dos mastócitos
	Colagenase de eosinófilos	Remodela a matriz de tecido conectivo
	Metaloproteinase 9 de matriz	Degrada as proteínas de matriz
Proteína tóxica	Proteína básica principal	É tóxica para parasitos e células de mamíferos. Desencadeia a liberação de histamina a partir dos mastócitos
	Proteína catiônica de eosinófilos	Tóxica para parasitos. Neurotoxina
	Neurotoxina derivada de eosinófilos	Neurotoxina
Citosina	IL-3, IL-5, GM-CSF	Amplificam a produção de eosinófilos pela medula óssea. Ativa os eosinófilos
	TGF-α, TGF-β	Proliferação epitelial. Formação de miofibroblastos
Quimiocina	CXCL8 (IL-8)	Promove o influxo de leucócitos
Mediadores lipídicos	Leucotrienos C4, D4, E4	Causam contração do músculo liso. Aumentam a permeabilidade vascular. Aumentam a secreção de muco. Broncoconstrição
	Fator ativador de plaquetas	Atraem leucócitos. Amplificam a produção de mediadores lipídicos. Ativam neutrófilos, eosinófilos e plaquetas

são produzidos na ausência de infecção ou outra estimulação imunológica. Mas quando as células T_H2 são ativadas, citosinas como IL-5 são liberadas, aumentando a produção de eosinófilos na medula óssea e sua liberação na circulação. Entretanto, animais transgênicos que superexpressam IL-5 apresentam elevados níveis de eosinófilos (**eosinofilia**) na circulação, mas não nos tecidos, indicando que a migração dos eosinófilos circulantes para os tecidos é regulada separadamente, por um segundo mecanismo de controle. As moléculas-chave nesse caso são as quimiocinas CC. A maioria das quimiocinas causa a quimiotaxia de vários tipos de leucócitos, mas três delas são particularmente importantes para atrair e ativar eosinófilos, e foram denominadas **eotaxinas**: eotaxina 1 (CCL11), eotaxina 2 (CCL24) e eotaxina 3 (CCL26).

O receptor das eotaxinas nos eosinófilos, o CCR3, une-se às quimiocinas CC, incluindo CCL7, CCL13 e CCL5, que também induzem quimiotaxia e ativação de eosinófilos. Quimiocinas idênticas ou similares estimulam mastócitos e basófilos. Por exemplo, eotaxinas atraem basófilos e provocam sua degranulação, e CCL2, a qual se liga ao CCR2, ativa de forma similar os mastócitos, tanto na presença como na ausência de antígeno. CCL2 pode também promover a diferenciação de células T virgens em células T_H2. As células T_H2 podem também carregar o receptor CCR3 e migrar na direção das eotaxinas. É surpreendente que essas interações entre diferentes quimiocinas e seus receptores mostrem alto grau de sobreposição e redundância. Não é possível entender a significância dessa complexidade. Entretanto, tais descobertas mostram que as famílias das quimiocinas, bem como das citosinas, podem coordenar certos tipos de resposta imune.

Os basófilos também estão presentes no local da reação inflamatória. Os fatores de crescimento para os basófilos são muito similares aos fatores de crescimento para os eosinófilos e incluem IL-3, IL-5 e GM-CSF. Há evidências de controle recíproco de maturação da população de células-tronco em basófilos ou eosinófilos. Por exemplo, TGF-β na presença de IL-3 suprime diferenciação de eosinófilos e aumento de basófilos. Os basófilos estão normalmente presentes em números muito pequenos na circulação e parecem ter papel similar ao dos eosinófilos na defesa contra patógenos. Como os eosinófilos, eles são recrutados aos locais de reações alérgicas mediadas por IgE. Os basófilos expressam FcεRI de alta afinidade na superfície celular, tendo, assim, uma ligação IgE. Na ativação por antígenos ligados a IgE ou por citosinas, eles liberam histamina dos grânulos basofílicos que dão origem ao seu nome; eles também produzem IL-4 e IL-13.

Eosinófilos, mastócitos e basófilos podem interagir uns com os outros. A degranulação dos eosinófilos causa a liberação da **proteína básica principal** (ver Fig. 14.12), a qual, por sua vez, causa a degranulação dos mastócitos e dos basófilos. Esse efeito é aumentado pela presença de qualquer uma das citosinas que afetam o crescimento, a diferenciação e a ativação de eosinófilos e basófilos, como IL-3, IL-5 e GM-CSF.

14.9   As reações alérgicas mediadas por IgE têm início rápido, mas também podem levar a respostas crônicas

Sob condições laboratoriais, a resposta clínica de um indivíduo sensibilizado ao desafio por alérgeno intradérmico ou inalação de alérgeno pode ser dividida em "reação imediata" e "reação de fase tardia" (Fig. 14.13). A **reação imediata** está relacionada à ativação de mastócitos mediada por IgE e inicia segundos após a exposição ao alérgeno. Ela é resultado das ações da histamina, das prostaglandinas e de outros mediadores pré-formados ou rapidamente sintetizados liberados pelos mastócitos. Isso causa aumento rápido na permeabilidade vascular, resultando em edema visível e vermelhidão cutânea (resposta cutânea) e estreitamento de vias aéreas como resultado do edema e da constrição do músculo liso (em uma resposta de via aérea). Na pele, a histamina que atua nos receptores H_1 nos vasos sanguíneos locais causa aumento imediato na permeabilidade vascular, a qual leva a extravasamento de líquido e edema. A histamina também atua nos receptores H_1 em terminações nervosas locais, levando à vasodilatação de vasos sanguíneos cutâneos e à vermelhidão cutânea local. A lesão cutânea resultante é denominada **reação de pápula e eritema**.

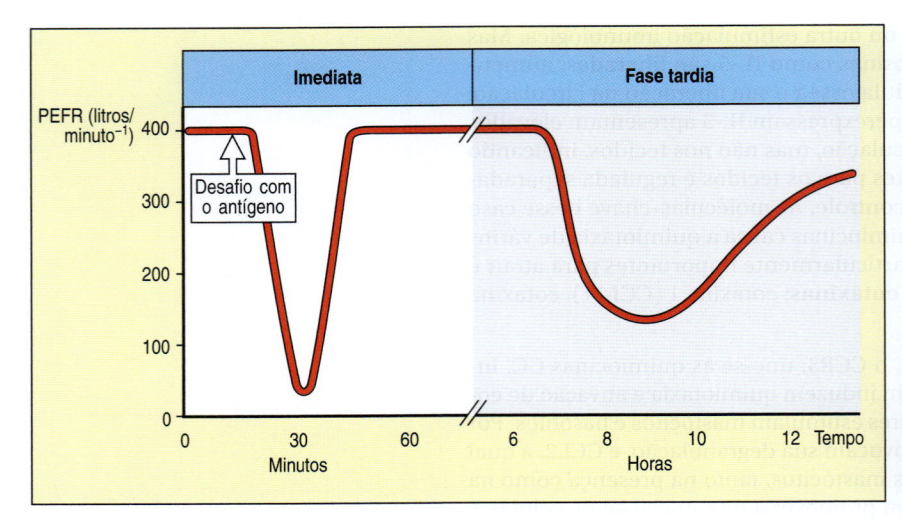
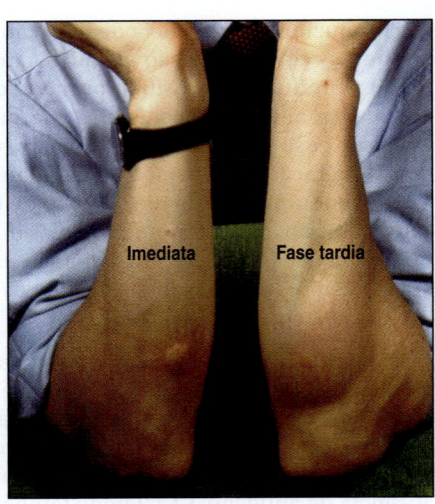

Figura 14.13 As reações alérgicas podem ser divididas em reação imediata e reação de fase tardia. Figura à esquerda: A resposta a um antígeno inalado pode ser dividida em reações precoces e tardias. Uma resposta asmática nos pulmões, com estreitamento das vias aéreas causado pela constrição dos músculos lisos brônquicos, pode ser medida como uma queda no volume expiratório forçado (VEF) (PEFR, do inglês *peak expiratory flow rate)*. A resposta imediata atinge um pico dentro de minutos após a inalação de antígeno e, então, cede. Seis a oito horas após o desafio com o antígeno, ocorre uma resposta de fase tardia que também resulta em queda no VEF. A resposta imediata é causada pelos efeitos diretos sobre os vasos sanguíneos e o músculo liso dos mediadores rapidamente metabolizados, como a histamina e os mediadores lipídicos liberados pelos mastócitos. A reação de fase tardia é causada pela produção continuada desses mediadores e pela produção de componentes vasoativos que dilatam os vasos sanguíneos e produzem edema. Figura à direita: uma reação alérgica de pápula e eritema desenvolve-se dentro de um ou dois minutos da injeção intradérmica de antígeno e dura até 30 minutos. A resposta edematosa mais espalhada característica da fase tardia desenvolve-se cerca de 6 horas mais tarde e pode persistir por algumas horas. A fotografia mostra uma injeção intracutânea de um alérgeno mostrando uma reação de pápula e eritema (resposta imediata) 15 minutos após a injeção (esquerda) e uma reação de fase tardia 6 horas após (direita). O alérgeno era extrato de pólen de gramíneas. (Fotografia cortesia de S.R. Durham.)

A ocorrência da **reação de fase tardia** depende da dose de alérgeno; em doses consideradas seguras em testes de reações asmáticas, por exemplo, a reação tardia ocorre em aproximadamente 50% dos indivíduos que demonstram uma resposta imediata (ver Fig. 14.13, figura à esquerda). A reação tardia atinge o pico entre 3 e 9 horas após o desafio com o antígeno, e em testes cutâneos isso se torna bastante visível pelo aumento acentuado da área e pelo nível do edema (ver Fig. 14.13, figura à direita). A reação de fase tardia é causada pela síntese continuada e pela liberação de mediadores inflamatórios pelos mastócitos, sobretudo mediadores vasoativos como o peptídeo relacionado ao gene calcitonina (CGRP, do inglês *calcitonin gene related peptide*) e o fator de crescimento endotelial vascular (VEGF, do inglês *vascular endothelial growth factor*), os quais causam vasodilatação e extravasamento vascular, resultando em edema. Em respostas experimentais a alérgenos inalados, as reações de fase tardia estão associadas à segunda fase de estreitamento de via aérea com edema sustentado.

Os alergologistas tiram proveito da resposta imediata como um método de avaliação e confirmação da sensibilização, considerando a história clínica de doença alérgica, e de determinação de quais alérgenos são os responsáveis. Pequenas quantidades de potenciais alérgenos são introduzidas na pele por uma punção – um sítio para cada alérgeno –, e se o indivíduo for sensível a algum dos alérgenos testados, uma reação de pápula e eritema ocorrerá no local dentro de poucos minutos (ver Fig. 14.13). Embora a reação após a administração de pequenas quantidades de alérgenos seja, em geral, muito localizada, existe ainda um pequeno risco de anafilaxia. Outro teste-padrão para alergia é mensurar as concentrações circulantes de anticorpos específicos IgE para um alérgeno em particular por meio de um teste ELISA (do inglês *enzyme-linked immunosorbent assay*) sanduíche (ver Apêndice I, Seção A.6).

A reação de fase tardia supradescrita ocorre sob condições experimentais controladas para uma única dose de alérgeno relativamente alta e, dessa forma, não reflete todos os efeitos da exposição natural em longo prazo. Nas doenças alérgicas mediadas por IgE, uma sequela de longo prazo de exposição ao alérgeno é a **inflamação alérgica crônica**, que é, em sua essência, uma reação de hipersensibilidade tipo IV T_H2 (ver Fig. 14.1). Essas reações crônicas contribuem para doenças de longo prazo mais sérias, como a asma crônica. Os mediadores inflamatórios liberados por mastócitos e basófilos recrutam outros leucócitos, principalmente células T_H2 e eosinófilos, para o sítio da inflamação. Na asma crônica, por exemplo, as citosinas liberadas pelas células T_H2 e as moléculas efetoras liberadas pelos eosinófilos (ver Fig. 14.12) resultam em edema persistente, que estreita as vias aéreas, e em **remodelamento do tecido das vias aéreas**, uma mudança no tecido brônquico que é devida à hipertrofia do músculo liso (um aumento no tamanho é causado pelo crescimento celular) e à hiperplasia (aumento no número de células).

A fase crônica da asma é caracterizada pela presença tanto de citosinas T_H1 (como IFN-γ) quanto citosinas T_H2, embora as T_H2 predominem.

Em uma situação natural, os sintomas clínicos produzidos por reação alérgica mediada por IgE dependem de diversas variáveis: quantidade de alérgeno IgE-específico presente, via pela qual o alérgeno é introduzido, dose do alérgeno e alguns defeitos subjacentes na função da barreira no tecido em particular ou órgão afetado, que é a variável mais provável. Os desfechos produzidos pelas diferentes combinações de dose e via de entrada do alérgeno estão resumidos na Figura 14.14. Quando a exposição ao alérgeno em um indivíduo sensibilizado desencadeia uma reação alérgica, os efeitos imediatos e crônicos são focados nos sítios nos quais a degranulação de mastócitos ocorre.

14.10   O alérgeno introduzido na corrente sanguínea pode causar anafilaxia

Se um alérgeno for introduzido diretamente na corrente sanguínea, por uma picada de abelha ou marimbondo, por exemplo, ou for rapidamente absorvido pela corrente sanguínea do intestino em um indivíduo sensibilizado, os mastócitos do tecido conectivo associados aos vasos sanguíneos do organismo podem se tornar ativados imediatamente, resultando em liberação difundida de histamina e outros mediadores que causam uma reação denominada **anafilaxia**. Os sintomas de anafilaxia podem variar de uma **urticária** leve (urticária) a **choque anafilático** potencialmente fatal (ver Fig. 14.14, primeira e última figuras). A urticária aguda é uma resposta a alérgenos ingeridos que entram na corrente sanguínea e alcançam a pele. A histamina liberada pelos mastócitos ativados pelos alérgenos na pele causa grande vermelhidão e coceira em todo o corpo, uma versão disseminada da reação de pápula e eritema. Embora a urticária aguda seja comumente causada por reação mediada por IgE contra um alérgeno, as causas de urticária crônica, na qual a erupção da urticária recorre após longos períodos, são, em sua maioria, desconhecidas. É provável que um terço a metade dos casos de urticária crônica sejam causados por autoanticorpos contra a cadeia α do FcεRI ou contra a própria IgE, e são, dessa forma, devidos à autoimunidade. A interação do autoanticorpo com o receptor desencadeia a degranulação de mastócitos, resultando em urticária. Esse é um exemplo de reação de hipersensibilidade tipo II (ver Fig. 14.1).

No choque anafilático, o amplo aumento da permeabilidade vascular, que resulta da liberação massiva de histamina, leva à perda catastrófica da pressão sanguínea, resultando em choque, à constrição das vias aéreas, causando dificuldade na respiração, e ao edema de glote, que pode causar sufocamento. As principais causas da anafilaxia são as picadas de abelha e marimbondo ou respostas alérgicas a alimentos em indivíduos sensibilizados. A anafilaxia em resposta à ingestão de amendoim é relativamente comum. O choque anafilático severo pode ser rapidamente fatal se não for tratado, mas pode ser controlado pela imediata administração de adrenalina, que reverte a ação da histamina no receptor H_1, relaxando o músculo liso brônquico, e inibe os efeitos cardiovasculares com risco de morte. A sensibilização e as reações anafiláticas a veneno de insetos, fármacos e alimentos, como amendoim, não são particularmente associados à atopia, mesmo quando são mediadas por IgE. Isso pode ocorrer devido às altas doses de antígenos entregues quando comparadas às doses muito baixas dos antígenos do ar, como o pólen.

A reação alérgica mediada por IgE a fármacos ocorre com a penicilina e seus derivados. Pessoas com anticorpos IgE contra penicilina podem sofrer anafilaxia e até morrer se receberem a injeção. A penicilina atua como um hapteno (ver Apêndice I, Seção A.1). Ela é uma pequena molécula com um anel β-lactâmico altamente reativo que é crucial para sua ação antibacteriana. Esse anel reage com grupos amino das proteínas do hospedeiro, formando conjugados covalentes. Quando a penicilina é ingerida ou injetada, ela forma conjugados com as proteínas próprias, e os autopeptídeos modificados pela penicilina podem provocar uma resposta T_H2 em alguns indivíduos. Essas células T_H2 podem, então, ativar as células B ligadas à penicilina para produzir anticorpos IgE para o hapteno penicilina. Assim, a penicilina atua tanto como antígeno para as células B quanto pela modificação de peptídeos próprios, como o antígeno de células T. Quando a penicilina é injetada por via intravenosa em um indivíduo alérgico, as proteínas modificadas pela penicilina podem fazer a ligação cruzada de moléculas de IgE dos mastócitos teciduais e dos basófilos circulantes, causando anafilaxia.

Outro fármaco conhecido por provocar anafilaxia é o anestésico hexametônio. Um grande cuidado deve ser tomado a fim de evitar que indivíduos com história prévia de alergia a um dado fármaco recebam este fármaco ou outro com estrutura semelhante.

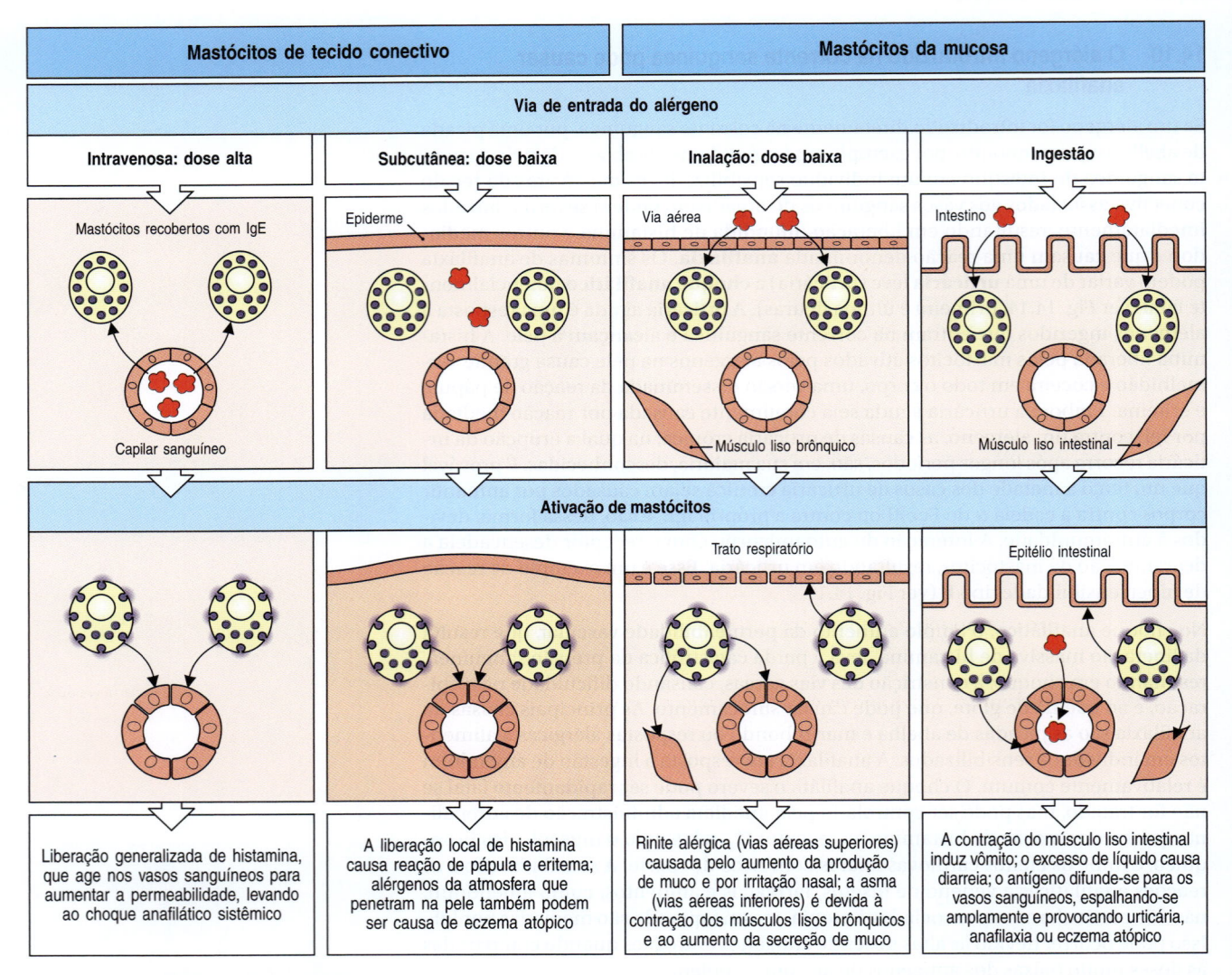

Figura 14.14 A dose e a via de administração do alérgeno determinam o tipo de reação alérgica resultante mediada por IgE. Existem duas distribuições anatômicas principais de mastócitos: as associadas ao tecido conectivo vascularizado, denominadas mastócitos do tecido conectivo, e as encontradas nas camadas submucosas do intestino e trato respiratório, denominados mastócitos mucosos. Em um indivíduo alérgico, todos os mastócitos estão carregados com IgE dirigida contra alérgenos específicos. Então, a resposta geral a um alérgeno depende de quais mastócitos são ativados. O alérgeno na corrente sanguínea (intravenoso) ativa os mastócitos no tecido conectivo em todo o corpo, resultando na liberação sistêmica de histamina e outros mediadores. A entrada do alérgeno pela pele ativa somente os mastócitos do tecido conectivo local, levando a uma reação inflamatória local. Em um experimento cutâneo com alérgeno ou após alguns tipos de picadas de insetos, isso se manifesta como uma reação de pápula e eritema. Em indivíduos atópicos, os alérgenos da atmosfera que penetram na pele podem induzir um eczema atópico. O alérgeno inalado, que penetra através do epitélio da mucosa respiratória, ativa principalmente os mastócitos da mucosa, causando aumento da secreção de muco pelo epitélio de mucosa e irritação da mucosa nasal, levando à rinite alérgica ou à constrição do músculo nas vias aéreas inferiores, o que ocasiona asma. O alérgeno ingerido penetra por meio do epitélio intestinal, causando vômitos devidos à contração do músculo liso intestinal, e diarreia devida ao fluxo de líquido através do epitélio intestinal. Os alérgenos dos alimentos também podem ser disseminados na corrente sanguínea, causando urticária espalhada quando atingem a pele, ou podem causar eczema.

14.11 A inalação de alérgenos está associada ao desenvolvimento de rinite e asma

O trato respiratório é uma importante via de entrada de alérgenos (ver Fig. 14.14, terceiras figuras). Muitos indivíduos atópicos reagem a alérgenos do ar com uma reação alérgica mediada por IgE conhecida como **rinite alérgica**. Isso resulta da ativação de mastócitos das mucosas do epitélio nasal por alérgenos, como o pólen, que liberam seus conteúdos de proteína solúvel, e, assim, se difundem pela membrana mucosa das passagens nasais. A rinite alérgica caracteriza-se por coceira intensa e espirros, edema local que leva à obstrução nasal, corrimento nasal geralmente rico em eosinófilos e irritação da mucosa nasal como resultado da liberação de histamina. Uma reação similar a alérgenos transportados pelo ar depositados na conjuntiva do olho é denominada **conjuntivite alérgica**. A rinite e a conjuntivite alérgicas são comumente causadas por alérgenos ambientais que estão presentes somente durante certas estações do ano. Por exemplo, a febre do feno (conhecida clinicamente como **rinoconjuntivite alérgica sazonal**) é causada por uma série de alérgenos, incluindo certos pólens de gramíneas e árvores. Os sintomas do outono e do verão podem ser causados pelo pólen de ervas daninhas ou de fungos, como a *Alternaria*. Alérgenos ubíquos, como pelos de gato e ácaro da poeira doméstica, podem ser causa de rinoconjuntivite alérgica durante todo o ano.

Uma doença respiratória mediada por IgE mais séria é a **asma alérgica**, desencadeada pela ativação dos mastócitos submucosos nas vias aéreas inferiores induzida por alérgenos (Fig. 14.15). Em segundos, ocorre a constrição brônquica e a secreção aumentada de líquido e muco, tornando a respiração mais difícil devido ao aprisionamento do ar inalado nos pulmões. Os pacientes com asma alérgica frequentemente necessitam de tratamento, e as crises asmáticas podem apresentar risco de vida. Os mesmos alérgenos que causam a rinite alérgica e a conjuntivite em geral também causam ataques de asma. Por exemplo, a parada respiratória causada por ataques severos de asma no verão e no outono tem sido associada à inalação de esporos de *Alternaria*.

Uma característica importante da asma é a inflamação crônica das vias aéreas, caracterizada pela presença continuada de um grande número de linfócitos T$_H$2, eosinófilos, neutrófilos e outros leucócitos (Fig. 14.16). As ações combinadas dessas células causam o remodelamento das vias aéreas – espessamento das paredes da via aérea decorrente da hiperplasia e da hipertrofia das camadas de músculo liso, com eventual desenvolvimento de fibrose. Essa remodelagem leva a um estreitamento permanente das vias aéreas e é responsável por muitas manifestações clínicas da asma alérgica crônica. Em asmáticos crônicos, uma hiper-reatividade geral das vias aéreas a estímulos não imunológicos também se desenvolve com frequência.

Figura 14.15 A resposta aguda na asma alérgica leva à inflamação crônica mediada por T$_H$2 das vias aéreas. Em indivíduos sensibilizados, a ligação cruzada da IgE específica na superfície dos mastócitos com o alérgeno inalado faz eles secretarem mediadores inflamatórios, causando aumento da permeabilidade vascular, contração do músculo liso brônquico e secreção de muco aumentada. Há influxo de células inflamatórias, incluindo eosinófilos e linfócitos T$_H$2, do sangue. Os mastócitos ativados e as células T$_H$2 secretam citosinas que também aumentam a ativação e a degranulação dos eosinófilos, o que causa ainda mais lesão tecidual e influxo de células inflamatórias. O resultado final é a inflamação crônica, que pode causar dano irreversível às vias aéreas.

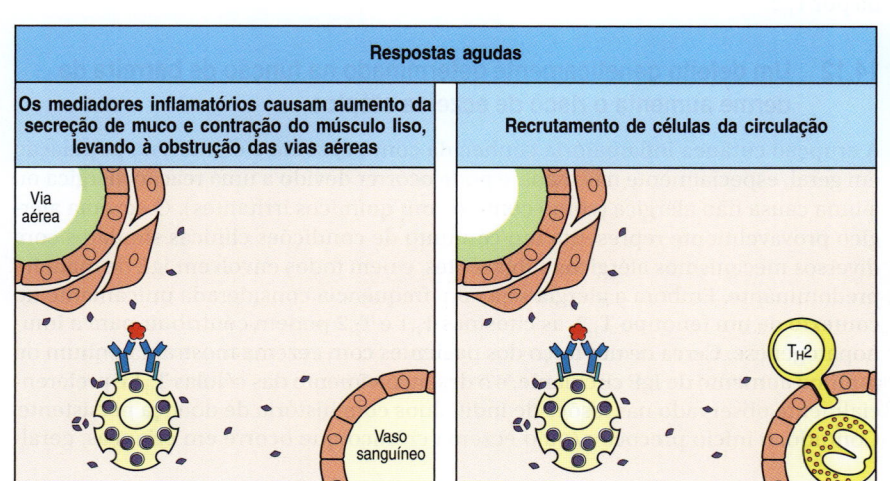

Respostas agudas	
Os mediadores inflamatórios causam aumento da secreção de muco e contração do músculo liso, levando à obstrução das vias aéreas	Recrutamento de células da circulação

Via aérea

Vaso sanguíneo

T$_H$2

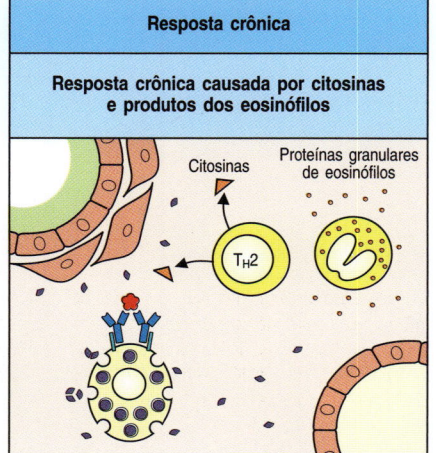

Resposta crônica

Resposta crônica causada por citosinas e produtos dos eosinófilos

Citosinas

Proteínas granulares de eosinófilos

T$_H$2

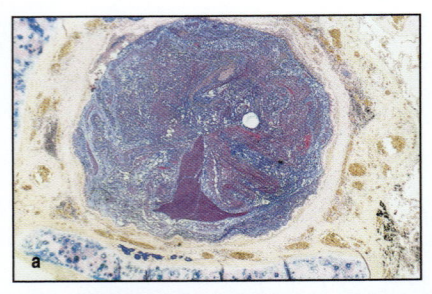

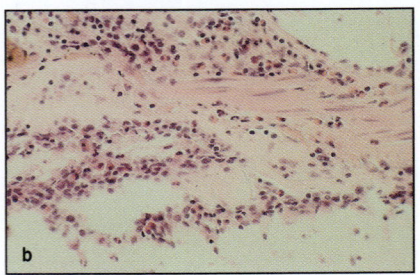

Figura 14.16 Evidências morfológicas da inflamação crônica nas vias aéreas de um paciente asmático. A Figura **a** mostra um corte do brônquio de um paciente que morreu de asma. Há uma oclusão quase total da via aérea por um tampão de muco. Na Figura **b**, uma visão mais próxima da parede do brônquio mostra o dano do epitélio que recobre o brônquio, acompanhado por um denso infiltrado inflamatório que inclui eosinófilos, neutrófilos e linfócitos. (Fotografias cortesias de T. Krausz.)

As células epiteliais brônquicas podem produzir pelo menos dois ligantes de quimiocinas – CCL5 e CCL11 – do receptor CCR3 expresso em células T_H2, macrófagos, eosinófilos e basófilos. Essas quimiocinas aumentam a resposta T_H2, atraindo mais células T_H2 e eosinófilos aos pulmões já danificados. O efeito direto das citosinas T_H2 e das quimiocinas no músculo liso das vias aéreas e dos fibroblastos leva à apoptose das células epiteliais e ao remodelamento das vias aéreas, induzidos em parte pela produção de TGF-β, que tem vários efeitos no epitélio, variando de indução de apoptose à estimulação da proliferação celular. A ação direta das citosinas T_H2, como IL-9 e IL-13, nas células epiteliais das vias aéreas pode também ter um papel dominante em outra característica principal da asma alérgica crônica, a indução da metaplasia das células caliciformes, que é a diferenciação aumentada das células epiteliais como células caliciformes, e um consequente aumento na secreção de muco. As células NKT invariáveis CD1d restritas (iNKTs, um tipo de linfócito do tipo inato; ver Seções 3.24 e 8.9) parecem, ainda, ter papel importante no desenvolvimento de hiper-reatividade das vias aéreas, seja induzido por alérgeno ou não específico. Modelos animais de asma têm mostrado que a hiper-reatividade das vias aéreas necessita da presença de células iNKT.

Os camundongos não desenvolvem asma naturalmente, mas uma doença semelhante à asma humana ocorre em camundongos que não têm um fator de transcrição denominado T-bet, necessário à diferenciação T_H1 (ver Seção 9.18), e nos quais a resposta de células T é desviada para T_H2. Esses camundongos têm níveis elevados de citosinas T_H2 IL-4, IL-5 e IL-13, e desenvolvem inflamação de vias aéreas envolvendo linfócitos e eosinófilos (Fig. 14.17). Eles também desenvolvem hiper-reatividade não específica das vias aéreas a estímulos não imunológicos, semelhantes aos observados na asma humana. Essas mudanças ocorrem na ausência de qualquer estímulo inflamatório exógeno e mostram que, em circunstâncias extremas, um desequilíbrio genético em direção à resposta T_H2 pode causar doença alérgica. O envolvimento de eosinófilos na asma parece ser ligeiramente diferente em humanos e em camundongos. Em pacientes humanos asmáticos, o número de eosinófilos é diretamente associado à severidade da asma. Em camundongos deficientes na produção de eosinófilos, entretanto, o único achado importante na fisiopatologia da asma é a redução no remodelamento de vias aéreas sem redução de hiper-reatividade das vias aéreas.

Embora a asma alérgica seja inicialmente dirigida por uma resposta a um alérgeno específico, a inflamação crônica subsequente parece ser perpetuada mesmo na ausência aparente de exposição posterior ao alérgeno. As vias aéreas tornam-se caracteristicamente hiper-reativas, e outros fatores além da reexposição ao antígeno podem desencadear crises asmáticas. Os asmáticos caracteristicamente mostram hiper-responsividade a irritantes químicos ambientais, como fumaça de cigarro e dióxido de enxofre. As infecções bacterianas do trato respiratório, mas principalmente as virais, podem exacerbar a doença, induzindo uma resposta local dominada por T_H2.

14.12 Um defeito geneticamente determinado na função de barreira da derme aumenta o risco de eczema atópico

A erupção cutânea inflamatória conhecida como **eczema** é comum na população em geral, especialmente nas mãos, e pode ocorrer devido a uma reação alérgica ou a uma causa não alérgica (como contato com químicos irritantes). O eczema alérgico provavelmente representa um conjunto de condições clínicas similares com diversos mecanismos alérgicos subjacentes, e nem todos envolvem IgE de maneira predominante. Embora a alergia seja com frequência considerada unicamente no contexto de um fenótipo T_H2, as citosinas T_H1 e T_H2 podem contribuir para a imunopatogênese. Cerca de um terço dos pacientes com eczema mostram nenhum ou mínimo aumento de IgE circulante, e o desenvolvimento das células T_H1 é preferencialmente observado nas lesões de indivíduos com história de doença persistente. Contudo, o início precoce e/ou o eczema crônico que ocorre em crianças, geral-

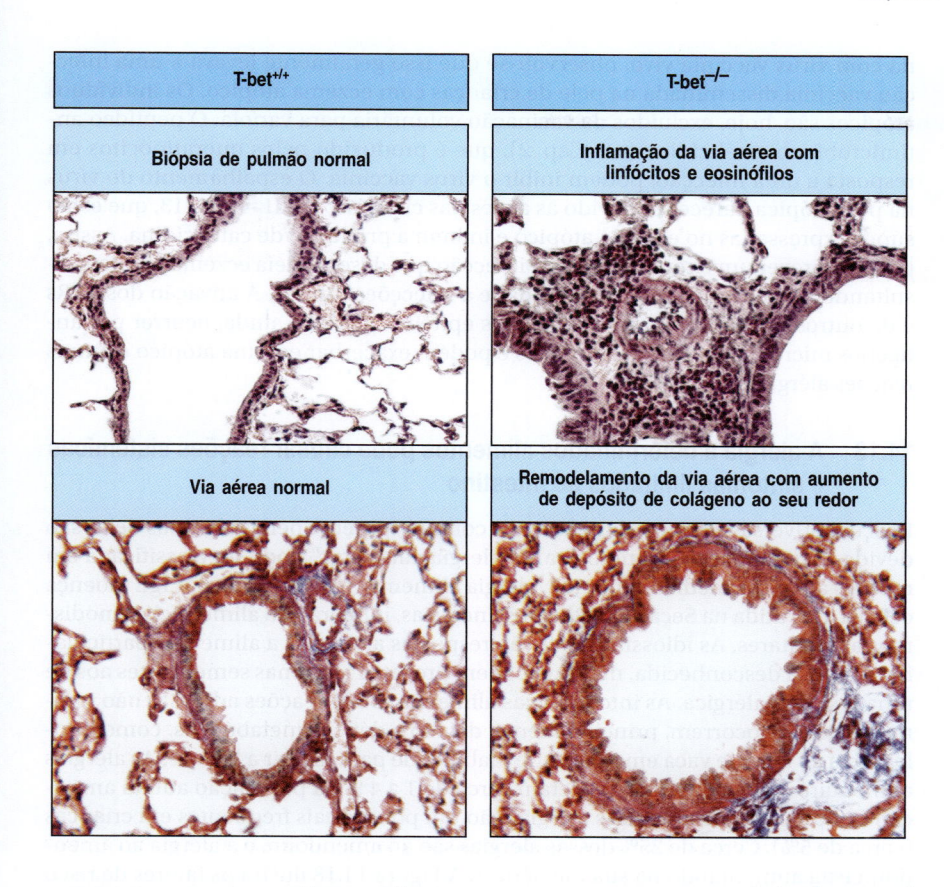

Figura 14.17 Camundongos que não têm o fator de transcrição T-bet desenvolvem asma e respostas polarizadas de células T para T$_H$2. O T-bet liga-se ao promotor do gene que codifica IL-2 e está presente nas células T$_H$1, mas não nas T$_H$2. Camundongos nocautes para o gene T-bet (T-bet$^{-/-}$) desenvolvem um fenótipo semelhante à asma espontânea nos pulmões. As figuras à esquerda mostram os pulmões e as vias aéreas de camundongos normais. As figuras à direita mostram que camundongos deficientes em T-bet apresentaram inflamação nos pulmões, com linfócitos e eosinófilos ao redor de vias aéreas e vasos sanguíneos (superior), e remodelamento das vias aéreas, com aumento de colágeno ao redor da via aérea (inferior). (Fotografias cortesias de L. Glimcher.)

mente em resposta a antígenos alimentares como os presentes no leite de vaca, é com frequência a primeira indicação de atopia, e em tais casos a sensibilização a um alérgeno e as reações alérgicas mediadas por IgE são normalmente demonstradas de maneira eventual. Os termos **eczema atópico** ou **dermatite atópica** são, hoje, recomendados para uso apenas nesses casos. O eczema atópico é o resultado de uma resposta inflamatória crônica com características de remodelamento tecidual e fibrose similares às vistas nas paredes brônquicas de pacientes com asma. Nos eczemas alérgicos, atópico e não atópico, a apoptose de queratinócitos induzidos por IFN-γ e TNF-α produzidos por células T contribui para a fisiopatologia.

Uma associação descoberta recentemente entre uma deficiência na proteína epidérmica **filagrina** e o eczema atópico está trazendo um novo ponto de vista para essa condição. A filagrina liga-se às fibras queratinas nas células epidérmicas, contribuindo para a barreira física na superfície da pele que mantém a pele à prova d'água e previne a entrada de alérgenos transportados pelo ar. Muitos pacientes com eczema atópico têm mutações no gene da filagrina que levam à não produção de filagrina, e têm uma "pele permeável", a qual é mais passível de se tornar seca devido ao aumento da perda de água. Uma pesquisa recente feita na Dinamarca mostrou associação positiva entre a mutação filagrina-nula e a ocorrência de eczema em pacientes atópicos com história da doença, enquanto não houve associação significativa entre a ocorrência de eczema de mão e deficiência de filagrina em indivíduos não atópicos. É proposto que os defeitos na filagrina facilitam a sensibilização de indivíduos atópicos a alérgenos transmitidos pelo ar por permitir que os alérgenos penetrem na pele com mais facilidade. A mutação filagrina-nula é, no entanto, um bom exemplo de polimorfismo que contribui para o risco de sensibilização e doença alérgica pela redução da função de barreira de um tecido.

As respostas T$_H$2 no eczema atópico podem levar indiretamente a uma exacerbação da condição, tornando o indivíduo mais suscetível a certas infecções. Por exemplo, quando as crianças eram rotineiramente vacinadas contra varíola com uma vacina com vírus vaccínia vivo, observou-se que isso geralmente levava a uma infecção vaccínia disseminada na pele de crianças com eczema atópico. Os indivíduos atópicos são, hoje, excluídos da vacinação voluntária para varíola. O peptídeo antimicrobiano catelicidina (ver Cap. 2), que é produzido pelos queratinócitos em resposta a uma infecção, podem inibir o vírus vaccínia. O espalhamento do vírus na pele atópica parece ser devido às ações das citosinas T_H2 IL-4 e IL-13, que estão super-expressadas no eczema atópico e inibem a produção de catelicidina. Assim, pode-se prever um círculo vicioso de infecção que desencadeia eczema atópico, resultando em aumento da suscetibilidade a infecções futuras. A ativação dos TLRs e de outros receptores inatos nas células epiteliais podem, ainda, ocorrer por antígenos microbianos ou por alérgenos e podem exacerbar eczema atópico e outras reações alérgicas.

14.13 A alergia a determinados alimentos pode causar reações sistêmicas e sintomas limitados ao intestino

Reações adversas a certos alimentos são comuns, porém apenas algumas delas são devidas a uma reação imunológica. A "alergia alimentar" pode ser classificada em reações alérgicas mediadas por IgE, alergia alimentar não mediada por IgE (doença celíaca, discutida na Seção 14.18), idiossincrasias, intolerância alimentícia e modismos alimentares. As idiossincrasias são respostas anormais a alimentos particulares de causa desconhecida, mas que podem provocar sintomas semelhantes aos de uma resposta alérgica. As intolerâncias alimentares são reações adversas não imunológicas que ocorrem, principalmente, devido a déficits metabólicos, como intolerância ao leite de vaca em função de inabilidade para digerir a lactose. As alergias alimentares mediadas por IgE afetam cerca de 1 a 4 % da população adulta americana e europeia, sendo que as alergias são um pouco mais frequentes em crianças (cerca de 5%). Cerca de 25% dessas alergias são ao amendoim, e a alergia ao amendoim está aumentando na sua incidência. A Figura 14.18 ilustra os fatores de risco para o desenvolvimento de alergia alimentar mediada por IgE. A alergia alimentar mediada por IgE pode se manifestar por diversas maneiras, variando entre um inchaço dos lábios e do tecido oral em contato com o alérgeno a sintomas gastrintestinais, urticária, asma e, nos casos mais severos, uma reação anafilática grave que leva a um colapso cardiovascular (ver Seção 14.10). Os sintomas gastrintestinais locais são devidos à ativação dos mastócitos de mucosa, levando à perda de líquido transepitelial e à contração do músculo liso, o que causa diarreia e vômito. Os alérgenos alimentares que subsequentemente alcançam a corrente sanguínea podem levar à urticária ou a uma reação anafilática grave. Certos alimentos – os mais importantes são o amendoim, a noz e os crustáceos –, são particularmente associados à anafilaxia grave. Cerca de 150 mortes ocorrem a cada ano nos Estados Unidos como resultado de reação alérgica alimentar grave. A alergia ao amendoim é um problema de saúde pública significativo, sobretudo em escolas: as crianças podem ser expostas involuntariamente ao amendoim, o qual está presente em diversos alimentos.

Uma das características dos alérgenos alimentares é seu alto grau de resistência à digestão pela pepsina no estômago. Dessa maneira, os alérgenos atingem a superfície mucosa do intestino delgado como alérgenos intactos. Casos decorrentes de alergias alimentares mediadas por IgE em adultos previamente não afetados que estavam tomando antiácidos ou inibidores de bomba de prótons para úlcera ou refluxo gastresofágico propuseram que eles são devidos à digestão prejudicada de potenciais alérgenos em condições estomacais menos ácidas produzidas por esses medicamentos.

14.14 A doença alérgica mediada por IgE pode ser tratada pela inibição de vias efetoras que levam aos sintomas ou por técnicas de dessensibilização que têm por objetivo restaurar a tolerância ao alérgeno

A maioria dos tratamentos medicamentosos para doença alérgica, hoje, tratam somente os sintomas – exemplos de tais fármacos são os anti-histamínicos e os

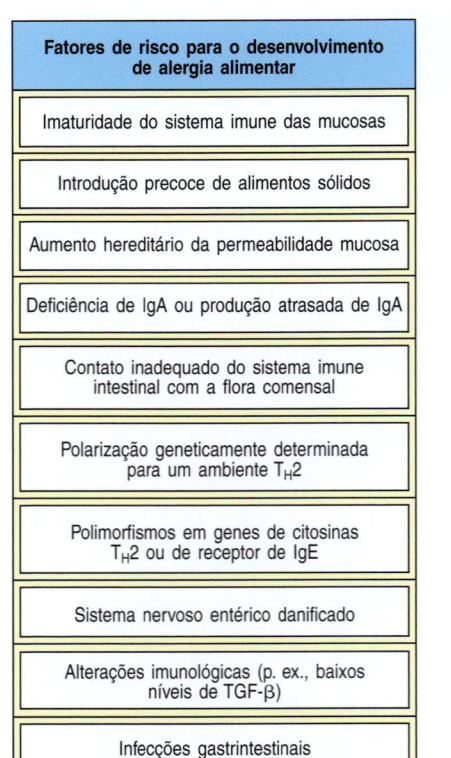

Fatores de risco para o desenvolvimento de alergia alimentar
Imaturidade do sistema imune das mucosas
Introdução precoce de alimentos sólidos
Aumento hereditário da permeabilidade mucosa
Deficiência de IgA ou produção atrasada de IgA
Contato inadequado do sistema imune intestinal com a flora comensal
Polarização geneticamente determinada para um ambiente T_H2
Polimorfismos em genes de citosinas T_H2 ou de receptor de IgE
Sistema nervoso entérico danificado
Alterações imunológicas (p. ex., baixos níveis de TGF-β)
Infecções gastrintestinais

Figura 14.18 Fatores de risco para o desenvolvimento de alergia alimentar. TGF, fator de transformação do crescimento.

β-agonistas – ou são anti-inflamatórios gerais, como os corticosteroides (Fig. 14.19). O tratamento é amplamente paliativo em vez de curativo, e com frequência sua administração é necessária por toda a vida. As reações anafiláticas são tratadas com adrenalina, que estimula a reforma das junções aderentes endoteliais, promove o relaxamento do músculo liso brônquico contraído e estimula o coração. Os anti-histamínicos, os quais bloqueiam o receptor de H_1, reduzem os sintomas que seguem a liberação de histamina por mastócitos na rinoconjuntivite alérgica e a urticária desencadeada por IgE. Na urticária, por exemplo, os receptores H_1 relevantes incluem os que estão nos vasos sanguíneos e nas fibras nervosas desmielinizadas da pele. Fármacos antileucotrienos agem como antagonistas dos receptores de leucotrieno no músculo liso, nas células endoteliais e nas células mucoglandulares, e são, ainda, utilizados para aliviar os sintomas da rinoconjuntivite alérgica e da asma. Broncodilatadores inalados que agem nos receptores β-adrenérgicos para relaxar a constrição muscular aliviam os ataques agudos de asma. Na doença alérgica crônica, é extremamente importante tratar e prevenir a lesão tecidual inflamatória crônica, e o uso regular de corticosteroides inalados é, hoje, recomendado na asma persistente para ajudar a suprimir a inflamação. Corticosteroides tópicos são usados para suprimir as alterações inflamatórias crônicas observadas no eczema.

Tratamentos para doença alérgica		
Etapa-alvo	**Mecanismo de tratamento**	**Abordagem específica**
No uso clínico		
Ação mediadora	Inibe o efeito dos mediadores nos receptores específicos	Anti-histamínicos, β-bloqueadores
	Inibe a síntese de mediadores específicos	Inibidores de lipo-oxigenase
Reações inflamatórias crônicas	Efeitos anti-inflamatórios gerais	Costicosteroides
Resposta T_H2	Indução de células T_{reg}	Terapia de dessensibilização por injeção de antígenos específicos
Ligação de IgE aos mastócitos	Liga-se à região Fc de IgE e previne a ligação de IgE aos receptores Fc nos mastócitos	Anticorpos anti-IgE (omalizumabe)
Propostos ou sob investigação		
Ativação de T_H2	Induz as células T_{reg}	Injeção de antígeno específico ou peptídeos
		Administração de citosinas (p. ex., IFN-γ, IL-10, IL-12, TGF-β)
		Uso de adjuvantes, como oligodesoxinucleotídeos CpG, para estimular respostas T_H1
Ativação de células B para produzir IgE	Bloqueia a coestimulação Inibe as citosinas T_H2	Inibe CD40L Inibe IL-4 ou IL-13
Ativação dos mastócitos	Inibe os efeitos da ligação de IgE aos mastócitos	Bloqueio do receptor de IgE
Inflamação dependente de eosinófilos	Bloqueia os receptores de citosinas e quimiocinas que medeiam o recrutamento e a ativação dos eosinófilos	Inibe IL-5 Bloqueia CCR3

Figura 14.19 Estratégias de tratamento nas doenças alérgicas. Exemplos de tratamentos atualmente em uso clínico para reações alérgicas estão listados na metade superior da tabela, e as estratégias sob investigação estão listadas na metade inferior. Células T_{reg}, células T reguladoras; IFN, interferon; TGF, fator de transformação do crescimento.

Os tratamentos supracitados estão em uso há muitos anos. Outras formas para suprimir, de maneira mais precisa e eficiente, a resposta de células T a um dado alérgeno por meio de uma aproximação imunológica têm sido buscadas. Dois tipos de imunoterapia já estão em uso clínico. Um deles se baseia na imunoterapia ativa – conhecida como **imunoterapia de dessensibilização** ou **imunoterapia alérgeno-específica** – que manipula a resposta imune. O outro se baseia na imunoterapia passiva, como o bloqueio de IgE por anticorpos anti-IgE. Diversas outras formas de aproximação estão, ainda, em estágio experimental ou em estágio de teste clínico.

O objetivo na imunoterapia de dessensibilização é estabelecer a tolerância ao alérgeno por meio da redução de sua tendência de indução da produção de IgE. Os pacientes são dessensibilizados por injeções com doses crescentes do alérgeno, iniciando com pequenas quantidades, uma injeção programada que diminui, de maneira gradual, a resposta dominada por IgE. Os mecanismos subjacentes da terapia de dessensibilização são complexos, porém, a chave para o sucesso nessa terapia parece ser a indução de células T_{reg} que secretam IL-10 e/ou TGF-β, os quais desviam a resposta da produção de IgE (ver Seção 14.3). Por exemplo, apicultores expostos a repetidas picadas estão, com frequência, naturalmente protegidos contra reações alérgicas agudas, como anafilaxia, por meio de um mecanismo que envolve células T secretoras de IL-10. Do mesmo modo, a imunoterapia de alérgeno específico para sensibilidade a venenos de insetos e a alérgenos transportados pelo ar induz aumento na produção de IL-10 e, em alguns casos, de TGF-β, bem como a indução de isotipos de IgG, particularmente IgG4, um isotipo seletivamente promovido pela IL-10. Evidências recentes mostram que a dessensibilização também está associada a uma redução em inúmeras células inflamatórias no local da reação alérgica. Uma complicação potencial para a abordagem de dessensibilização é o risco de indução de resposta alérgica mediada por IgE, que é contraindicada em pacientes com asma grave. Quando um paciente é alérgico a um fármaco essencial para seu tratamento (como antibiótico, insulina ou agente quimioterápico), um procedimento de alto risco denominado **dessensibilização rápida** ou **aguda** é, algumas vezes, usado para induzir uma tolerância temporária. Nesse caso, o fármaco é introduzido em doses repetidas com aumentos subliminares em um curto período de tempo, de horas a dias, até uma dose terapêutica cumulativa total ser atingida. A tolerância dura apenas o período em que a medicação é administrada.

Uma abordagem alternativa e ainda experimental à dessensibilização é a vacinação com peptídeos derivados de alérgenos comuns. Esse procedimento induz células T_{reg}, com acompanhamento da produção de IL-10. Uma reação alérgica mediada por IgE não é induzida pelo peptídeo, pois é muito curta para fazer uma ligação cruzada com IgE. Uma potencial dificuldade com essa abordagem é que a resposta do indivíduo aos antígenos do peptídeo é restrita pelos alelos do seu MHC de classe II (ver Seção 6.14). Assim, pacientes portando diferentes moléculas do MHC de classe II podem responder a diferentes peptídeos derivados de alérgenos. Uma possível solução é o uso de peptídeos que contenham sequências curtas com múltiplos motivos de sobreposição para ligação com MHC que poderiam dar cobertura para a maioria da população.

Uma estratégia de vacinação que se mostrou promissora em modelos experimentais animais de alergia é o uso de oligodesoxinucleotídeos ricos em dinucleotídeos citosina guanina (CpG) não metilados como adjuvantes para a dessensibilização. Esses oligonucleotídeos mimetizam sequências de DNA bacteriano conhecidas como motivos CpG e promovem fortes respostas T_H1, provavelmente pela estimulação do TLR-9 nas células dendríticas, e supressão de respostas T_H2. O mecanismo de ação dos adjuvantes é discutido no Apêndice I, Seção A.4.

Uma abordagem alternativa possível para manipular a resposta de célula T é a administração de citosinas que promovam as respostas do tipo T_H1. IFN-γ, IFN-α e IL-12 demonstraram reduzir a síntese de IgE estimulada pela IL-4 *in vitro*, e IFN-γ e IFN-α reduziram a síntese de IgE *in vivo*. A administração de IL-12 em pacientes com asma alérgica moderada causa decréscimo no número de eosinófilos no sangue e no escarro, mas não tem efeito nas respostas imediatas ou de fase tardia aos alérgenos inalados. O tratamento com IL-12 foi acompanhado por sintomas severos de gripe na maioria dos pacientes, o que provavelmente limitará seu valor terapêutico. As citosinas que aumentam a troca de células B para produção de IgE são também potenciais alvos para terapia com inibidores de citosina. Estima-se que inibidores de IL-4, IL-5 e IL-13 reduzam a produção de IgE, porém, a redundância nas atividades dessas citosinas pode tornar essa abordagem difícil de ser implementada na prática.

Um abordagem de sucesso para a imunoterapia passiva foi o desenvolvimento de anticorpos anti-IgE que se ligam à região Fc livre de IgE e previnem a ligação ao FcεRI. O anticorpo monoclonal de camundongo anti-IgE humanizado omalizumabe é principalmente usado nos casos de asma alérgica crônica nos quais outros tratamentos tenham falhado no controle da doença. Em testes clínicos, o tratamento com omalizumabe reduziu os níveis de IgE circulante em mais de 95%, acompanhado pela regulação negativa do número de receptores de alta afinidade para IgE nos basófilos e nos mastócitos. O omalizumabe parece, ainda, exercer seu efeito terapêutico na asma alérgica crônica por meio da redução da ligação e apresentação do antígeno mediado por IgE pelas células dendríticas, prevenindo, assim, a ativação de um novo alérgeno específico para células T_H2.

Outra abordagem para o tratamento de doença alérgica seria bloquear o recrutamento de eosinófilos aos locais de inflamação alérgica. O receptor de eotaxina CCR3 é um alvo potencial nesse contexto. A produção de eosinófilos na medula óssea e sua saída para a circulação também podem ser reduzidas pelo bloqueio da ação da IL-5. O anticorpo anti-IL-5 (mepolizumabe) é benéfico no tratamento da **síndrome hipereosinofílica**, na qual a superprodução crônica de eosinófilos causa severos danos ao órgão. Testes clínicos com o tratamento anti-IL-5 para a asma, contudo, mostram que qualquer efeito benéfico parece ser, na prática, limitado a um pequeno subgrupo de pacientes asmáticos com asma eosinofílica dependente de prednisona, na qual a IL-5 parece reduzir o número de exacerbações de asma quando a dose de corticosteroide é reduzida.

Resumo

A resposta alérgica a antígenos inócuos reflete o aspecto fisiopatológico de uma resposta imune defensiva, cujo papel fisiológico é o de proteger o hospedeiro de parasitos helmínticos. Ela é desencadeada pela ligação do antígeno aos anticorpos IgE ligados ao receptor de alta afinidade para a IgE nos mastócitos, o FcεRI. Os mastócitos estão dispostos estrategicamente sob as superfícies mucosas do corpo e no tecido conectivo. A ligação cruzada da IgE de superfície pelo antígeno causa a liberação de grandes quantidades de mediadores inflamatórios. A inflamação resultante pode ser dividida em eventos precoces, caracterizados por mediadores de vida curta, como a histamina, e eventos tardios, que envolvem os leucotrienos, as citosinas e as quimiocinas, que recrutam e ativam os eosinófilos e os basófilos. Essa resposta pode evoluir para uma inflamação crônica, caracterizada pela presença de células T efetoras e eosinófilos, o que é mais claramente observado na asma alérgica crônica.

Doenças alérgicas não mediadas por IgE

Nesta parte do capítulo, o enfoque será dado às respostas imunes de hipersensibilidade que envolvem anticorpos IgG (respostas tipos II e III na Fig. 14.1) e respostas tipo IV que envolvem células T_H1 antígeno-específicas ou células T CD8 (as respostas T_H2 tipo IV que são características da doença alérgica crônica iniciada por IgE foram discutidas na parte anterior do capítulo). Esses braços efetores da resposta imune ocasionalmente reagem com antígenos não infecciosos para produzir reações alérgicas agudas ou crônicas. Embora os mecanismos iniciadores das várias formas de hipersensibilidade sejam diferentes, grande parte da patologia é devida aos mesmos mecanismos imunológicos efetores.

14.15 Antígenos inócuos podem causar reações de hipersensibilidade tipo II em indivíduos suscetíveis por meio da ligação às superfícies das células sanguíneas circulantes

A destruição de hemácias (anemia hemolítica) ou de plaquetas (trombocitopenia) mediada por anticorpos pode ser causada por alguns fármacos, incluindo os antibióticos como a penicilina e a cefalosporina. Estes são exemplos de **reações de hipersensibilidade tipo II**, nas quais o fármaco se liga à superfície celular e é um alvo para anticorpos IgG antifármacos que causam a destruição das células (ver Fig. 14.1). Os anticorpos antifármacos são produzidos apenas por uma minoria de indivíduos; não está claro por que esses indivíduos são suscetíveis a seu desenvolvimento. O anticorpo ligado à célula desencadeia a eliminação da célula da circulação, predominantemente pelos macrófagos teciduais no baço, os quais têm receptores Fcγ.

14.16 A doença sistêmica causada pela formação de complexos imunes ocorre após a administração de grandes quantidades de antígenos pouco catabolizados

As **reações de hipersensibilidade tipo III** podem surgir quando o antígeno é solúvel (ver Fig. 14.1). A patologia é causada pelo depósito de agregados antígeno:anticorpo, ou **complexos imunes**, em certos locais e tecidos. Os complexos imunes são produzidos em todas as respostas de anticorpos, mas seu potencial patogênico é parcialmente determinado por seu tamanho e quantidade, afinidade e isotipo do anticorpo produzido. Os agregados maiores fixam o complemento e são facilmente removidos da circulação pelo sistema fagocítico mononuclear. Os complexos pequenos que se formam pelo excesso de antígeno, porém, tendem a depositar-se nas paredes dos vasos sanguíneos. Ali, eles podem ligar-se aos receptores Fc nos leucócitos, levando à ativação leucocitária e à lesão tecidual.

Uma reação de hipersensibilidade tipo III localizada, chamada de **reação de Arthus** (Fig. 14.20), pode ser ativada na pele de indivíduos sensibilizados que têm anticorpos IgG contra o antígeno sensibilizante. Quando o antígeno é injetado na pele, o anticorpo IgG circulante que se difundiu nos tecidos forma complexos imunes localmente. Os complexos imunes ligam-se aos receptores Fc, como os FcγRIII nos mastócitos e em outros leucócitos, criando uma resposta inflamatória local com aumento da permeabilidade vascular. Líquidos e células dos vasos locais, especialmente leucócitos polimorfonucleares, penetram nos locais de inflamação. Os complexos imunes também ativam o complemento, levando à produção do fragmento C5a do complemento. Esse é um participante-chave na reação inflamatória, pois interage com os receptores de C5a nos leucócitos, ativando e atraindo essas células para o local da inflamação (ver Seção 2.5). C5a e FcγRIII têm se mostrado necessários à indução experimental de uma reação de Arthus no pulmão pelos macrófagos das paredes alveolares, e eles são provavelmente requeridos para a mesma reação induzida pelos mastócitos na pele e na cobertura das articulações (sinóvia).

Uma reação de hipersensibilidade tipo III sistêmica, conhecida como **doença do soro**, pode resultar da injeção de grandes quantidades de um antígeno estranho pouco catabolizado. Essa doença foi assim denominada porque com frequência acontecia após a administração terapêutica de antissoro de cavalo. Na era pré-antibioticoterápica, o antissoro produzido pela imunização de cavalos era com frequência usado no tratamento da pneumonia pneumocócica. Os anticorpos específicos antipneumocócicos presentes no soro de cavalo ajudariam o paciente a curar a infecção. De modo semelhante, o **antiveneno** (soro de cavalos imunizados com veneno de cobra) ainda hoje é usado como fonte de anticorpos neutralizantes para o tratamento de pessoas picadas por cobras peçonhentas. O crescimento do uso de anticorpos monoclonais no tratamento de doenças (p. ex., anti-TNF-α na artrite reumatoide) tem levado ao desenvolvimento da doença do soro em uma pequena parcela de pacientes.

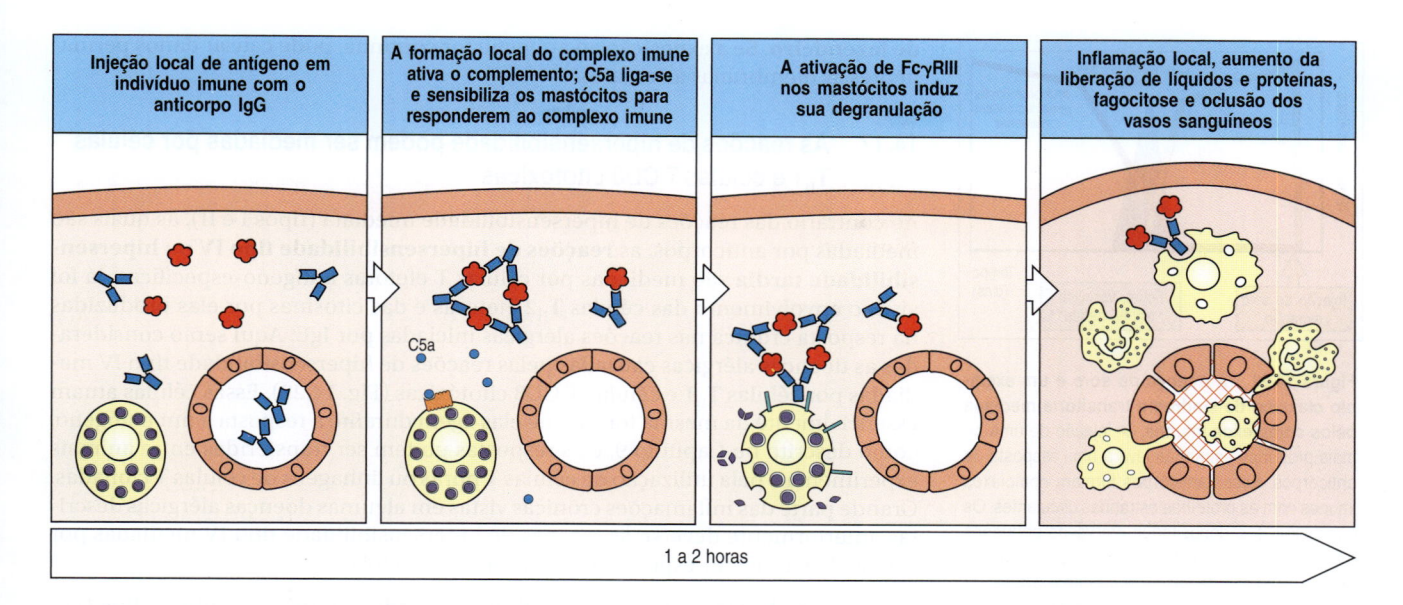

| Injeção local de antígeno em indivíduo imune com o anticorpo IgG | A formação local do complexo imune ativa o complemento; C5a liga-se e sensibiliza os mastócitos para responderem ao complexo imune | A ativação de FcγRIII nos mastócitos induz sua degranulação | Inflamação local, aumento da liberação de líquidos e proteínas, fagocitose e oclusão dos vasos sanguíneos |

1 a 2 horas

A doença do soro ocorre de 7 a 10 dias após a injeção do soro de cavalo, um intervalo que corresponde ao tempo necessário para o desenvolvimento de uma resposta imune primária com troca de isotipo para IgG contra antígenos estranhos. As características clínicas da doença do soro são calafrios, febre, exantema, artrite e, algumas vezes, glomerulonefrite (inflamação dos glomérulos renais). A urticária é uma característica importante do exantema, implicando um papel para a histamina derivada da degranulação dos mastócitos. Nesse caso, a degranulação dos mastócitos é desencadeada pela ligação do FcγRIII da superfície celular pela IgG que contém os complexos imunes.

O curso da doença do soro está ilustrado na Figura 14.21. O início da doença coincide com o desenvolvimento de anticorpos contra as proteínas solúveis abundantes no soro estranho. Esses anticorpos formam complexos imunes com os antígenos por todo o corpo. Esses complexos imunes fixam o complemento e podem ligar-se a ele e ativar os leucócitos portadores de receptores de Fc e complemento, os quais, por sua vez, causam lesão tecidual disseminada. A formação de complexos imunes elimina o antígeno estranho, e, assim, a doença do soro em geral é autolimitada. A doença do soro, após uma segunda dose de antígeno, segue a cinética da resposta de anticorpos secundária (ver Seção 10.14), e seus sintomas aparecem geralmente em um ou dois dias.

A deposição patológica de complexos imunes é vista em outras situações em que o antígeno persiste. Uma delas ocorre quando a resposta de anticorpo adaptativa falha em eliminar um agente infeccioso, por exemplo, na endocardite bacteriana subaguda ou na hepatite viral crônica. Nessas situações, a replicação do patógeno está continuamente produzindo novos antígenos na presença de uma resposta de anticorpos persistente, com consequente formação de abundantes complexos imunes. Estes são depositados nos pequenos vasos sanguíneos, com consequente lesão de muitos tecidos e órgãos, incluindo pele, rins e nervos.

Doenças de complexos imunes também ocorrem quando alérgenos inalados provocam mais respostas de anticorpo IgG do que IgE, talvez por estarem presentes em níveis relativamente elevados no ar inalado. Quando uma pessoa é novamente exposta a altas doses desses antígenos inalados, formam-se complexos imunes nas paredes dos alvéolos pulmonares. Isso leva ao acúmulo de líquidos, proteínas e células na parede alveolar, diminuindo a velocidade das trocas gasosas com o sangue e comprometendo a função pulmonar. Esse tipo de reação ocorre com mais frequência em certas ocupações como a agricultura, na qual existem exposições repetidas à poeira do feno ou a esporos de bolor. A doença resultante recebe o nome de **pulmão**

Figura 14.20   A deposição de complexos imunes nos tecidos locais causa uma resposta inflamatória local conhecida como reação de Arthus (reação de hipersensibilidade tipo III). Nos indivíduos que já formaram anticorpo IgG contra um antígeno, o mesmo antígeno injetado na pele forma complexos imunes com o anticorpo IgG que se difundiu para fora dos capilares. Como a dose de antígeno é pequena, os complexos imunes são formados somente próximo ao local da injeção, onde ativam os mastócitos com receptores Fcγ (FcγRIII). O componente C5a do complemento parece ter papel importante na sensibilização dos mastócitos para responder aos complexos imunes. Como resultado da ativação dos mastócitos, as células inflamatórias invadem o local, e a permeabilidade dos vasos sanguíneos e o fluxo sanguíneo estão aumentados. As plaquetas também se acumulam dentro do vaso no local, levando finalmente à oclusão vascular.

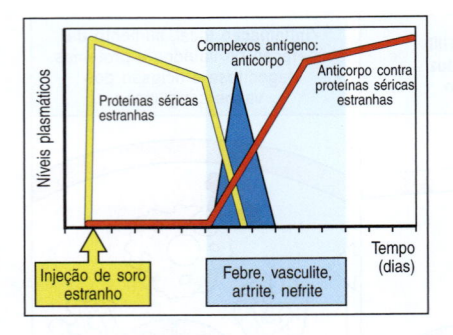

Figura 14.21 A doença do soro é um exemplo clássico de síndrome transitória mediada pelos complexos imunes. A injeção de uma ou mais proteínas estranhas leva a uma resposta de anticorpos. Esses anticorpos formam complexos imunes com as proteínas estranhas circulantes. Os complexos são depositados em vasos pequenos e ativam o complemento e os fagócitos, induzindo febre e sintomas de vasculite, nefrite e artrite. Todos esses efeitos são transitórios, e desaparecem quando a proteína estranha é eliminada.

de fazendeiro. Se a exposição ao antígeno for contínua, pode causar danos permanentes às membranas alveolares.

14.17 As reações de hipersensibilidade podem ser mediadas por células T_H1 e células T CD8 citotóxicas

Ao contrário das reações de hipersensibilidade imediata (tipos I e II), as quais são mediadas por anticorpos, as **reações de hipersensibilidade tipo IV** ou **hipersensibilidade tardia** são mediadas por células T efetoras antígeno-específicas. Já foi visto o envolvimento das células T_H2 efetoras e das citocinas por elas produzidas na resposta crônica nas reações alérgicas iniciadas por IgE. Aqui serão consideradas as doenças alérgicas causadas pelas reações de hipersensibilidade tipo IV mediadas por células T_H1 e células T CD8 citotóxicas (Fig. 14.22). Essas células atuam essencialmente da mesma forma que elas agem durante a resposta a um patógeno, como descrito no Capítulo 9, e as respostas podem ser transferidas entre animais experimentais pela utilização de células T puras ou linhagens de células T clonadas. Grande parte das inflamações crônicas vistas em algumas doenças alérgicas descritas anteriormente deve-se às reações de hipersensibilidade tipo IV mediadas por células T_H1 antígeno-específicas, bem como por células T_H2.

O protótipo da reação de hipersensibilidade tardia é o teste da tuberculina (ver Apêndice I, Seção A.38). Essa é uma reação de hipersensibilidade tipo IV T_H1 (ver Fig. 14.1) que é utilizada para determinar se um indivíduo foi infectado previamente com *M. tuberculosis*. No teste de Mantoux, pequenas quantidades de tuberculina – uma mistura complexa de peptídeos e carboidratos derivados de *M. tuberculosis* – são injetadas intradermicamente. Indivíduos que foram expostos previamente à bactéria, ou por uma infecção pelo patógeno ou por imunização com a vacina BCG (uma forma atenuada de *M. tuberculosis*), produzem reação inflamatória local mediada por células T que evolui entre 24 e 72 horas. A resposta é mediada pelas células T_H1, que entram no sítio de injeção de antígeno, reconhecem os complexos peptídeo:MHC de classe II nas APCs, e liberam citocinas inflamatórias como IFN-γ e TNF-β. Essas citocinas estimulam a expressão de moléculas de adesão no endotélio e aumentam a permeabilidade dos vasos sanguíneos locais, com a entrada de plasma nos tecidos e recrutamento de células acessórias no local, causando um edema visível (Fig. 14.23). Cada uma dessas fases leva várias horas, e, assim, a resposta desenvolvida surge somente de 24 a 48 horas depois do desafio. As citocinas produzidas pelas células T_H1 ativadas e suas ações são mostradas na Figura 14.24.

Figura 14.22 Respostas de hipersensibilidade tipo IV. Essas reações são mediadas pelas células T e levam algum tempo para se desenvolver. Elas podem ser agrupadas em três síndromes, de acordo com a via pela qual o antígeno penetra no corpo. Na hipersensibilidade tardia, o antígeno é injetado na pele; na hipersensibilidade de contato, ele é absorvido na pele; e, na enteropatia sensível ao glúten, ele é absorvido pelo intestino. DNFB, dinitrofluorobenzeno.

As reações de hipersensibilidade tipo IV são mediadas por células T efetoras antígeno-específicas		
Síndrome	**Antígeno**	**Consequência**
Hipersensibilidade tardia	Proteínas: Veneno de inseto Proteínas micobacterianas (tuberculina, lepromina)	Edema local da pele: Eritema Endurecimento Infiltrado celular Dermatite
Hipersensibilidade de contato	Haptenos: Pentadecacatecol (hera venenosa) DNFB Pequenos íons metálicos: Níquel Cromato	Reação epidérmica local: Eritema Infiltrado celular Vesículas Abscessos intraepidérmicos
Enteropatia sensível ao glúten (doença celíaca)	Gliadina	Atrofia vilosa do intestino delgado Má absorção

Reações muito similares são observadas na **dermatite alérgica de contato**, que é uma reação inflamatória local imunologicamente mediada na pele causada pelo contato direto da pele com certos antígenos – ou, em alguns casos, pela ingestão oral do antígeno, situação em que é conhecida como **dermatite alérgica de contato sistêmica**. É importante notar que nem todas as dermatites de contato são imunologicamente mediadas e de natureza alérgica. Elas podem ser, ainda, causadas por dano direto na pele por um irritante ou por químicos tóxicos.

Filme 14.1

A dermatite alérgica de contato pode ser causada pela ativação de células T CD4 ou CD8, dependendo da via pela qual o antígeno é processado. Antígenos típicos que causam a dermatite alérgica de contato são moléculas pequenas, altamente reativas, que podem penetrar facilmente na pele intacta, sobretudo se causarem coceira que leva à esfoliação. Esses químicos podem reagir com proteínas próprias, criando complexos hapteno:proteína que podem ser processados em complexos hapteno:peptídeo capazes de ser apresentados às moléculas do MHC e reconhecidos pelas células T como antígenos estranhos. Assim como em outras respostas alérgicas, existem duas fases na resposta alérgica cutânea: a de sensibilização e a de reação. Durante a fase de sensibilização, as células de Langerhans (células dendríticas) na pele capturam e processam o antígeno, e migram para os linfonodos regionais, onde ativam as células T (ver Fig. 9.13) com a consequente produção de células T de memória, as quais finalmente irão para a derme. Na fase de reação, a exposição posterior ao agente químico sensibilizador leva à apresentação do antígeno às células T de memória da derme, com a liberação de citosinas pelas células T, como IFN-γ e IL-17. Isso estimula os queratinócitos da epiderme a liberarem citosinas, como IL-1, IL-6, TNF-α e GM-CSF, quimiocinas CXCL8 e quimiocinas induzíveis pelo interferon CXCL11 (IP-9), CXCL10 (IP-10) e CXCL9 (Mig; monocina induzida pelo IFN-γ). Essas citosinas e quimiocinas aumentam a resposta inflamatória pela indução da migração dos monócitos para a lesão e sua posterior maturação em macrófagos, e atração de mais células T (Fig. 14.25).

A erupção produzida pela contato com a planta da hera venenosa (Fig. 14.26) é um exemplo comum de dermatite alérgica de contato nos Estados Unidos, e é causada por uma resposta das células T CD8 ao óleo urusiol (uma mistura de pentadecacatecóis) da planta. Esses compostos químicos são lipossolúveis, e podem atravessar a membrana celular e se anexar às proteínas intracelulares. As proteínas modificadas geram peptídeos modificados no citosol, os quais são translocados para o retículo endoplasmático e apresentados na superfície celular ligada a moléculas do MHC de classe I. As células T CD8 reconhecem os peptídeos que causam dano, matando a célula indutora ou secretando citosinas como o IFN-γ. O composto químico cloreto de picrila produz uma dermatite alérgica de contato de células T CD4. O cloreto

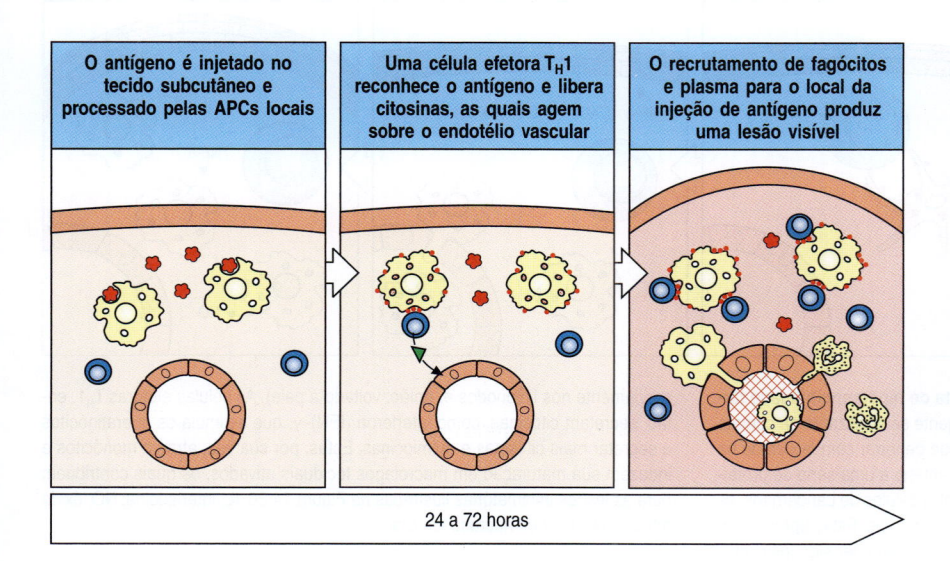

| O antígeno é injetado no tecido subcutâneo e processado pelas APCs locais | Uma célula efetora T$_H$1 reconhece o antígeno e libera citosinas, as quais agem sobre o endotélio vascular | O recrutamento de fagócitos e plasma para o local da injeção de antígeno produz uma lesão visível |

24 a 72 horas

Figura 14.23 Os estágios de uma reação de hipersensibilidade tardia. A primeira fase envolve a captação, o processamento e a apresentação do antígeno pelas células apresentadoras de antígeno (APCs) locais. Na segunda fase, as células T$_H$1 que foram instruídas por uma exposição prévia ao antígeno migram para o sítio de injeção e tornam-se ativadas. Como essas células específicas são raras e a inflamação é pequena para atraí-las para o sítio, pode levar várias horas para que uma célula T de especificidade correta chegue ao local. Essas células liberam mediadores que ativam as células endoteliais locais, recrutando um infiltrado de células inflamatórias dominado por macrófagos e provocando acúmulo de líquido e proteína. Nesse ponto, a lesão torna-se aparente.

Figura 14.24 A resposta de hipersensibilidade tardia (tipo IV) é dirigida por quimiocinas e citosinas liberadas pelas células T_H1 estimuladas pelo antígeno. O antígeno dos tecidos locais é processado pelas células apresentadoras de antígeno (APCs) e apresentado às moléculas do complexo principal de histocompatibilidade (MHC) de classe II. As células T_H1 antígeno-específicas que reconhecem o antígeno localmente no sítio de injeção liberam quimiocinas e citosinas que recrutam os macrófagos para os sítios de deposição do antígeno. A apresentação do antígeno pelos macrófagos recém-recrutados amplifica a resposta. As células T também podem afetar os vasos sanguíneos locais pela liberação de fator de necrose tumoral (TNF)-α e linfotoxina (LT), estimulando a produção de macrófagos pela liberação de interleucina (IL)-3 e fator estimulante de colônias granulocíticas e macrofágicas (GM-CSF). Finalmente, as células T_H1 ativam os macrófagos pela liberação de interferon (IFN)-γ e TNF-$\alpha <$ e matam os macrófagos e outras células sensíveis pela expressão na superfície celular do ligante Fas.

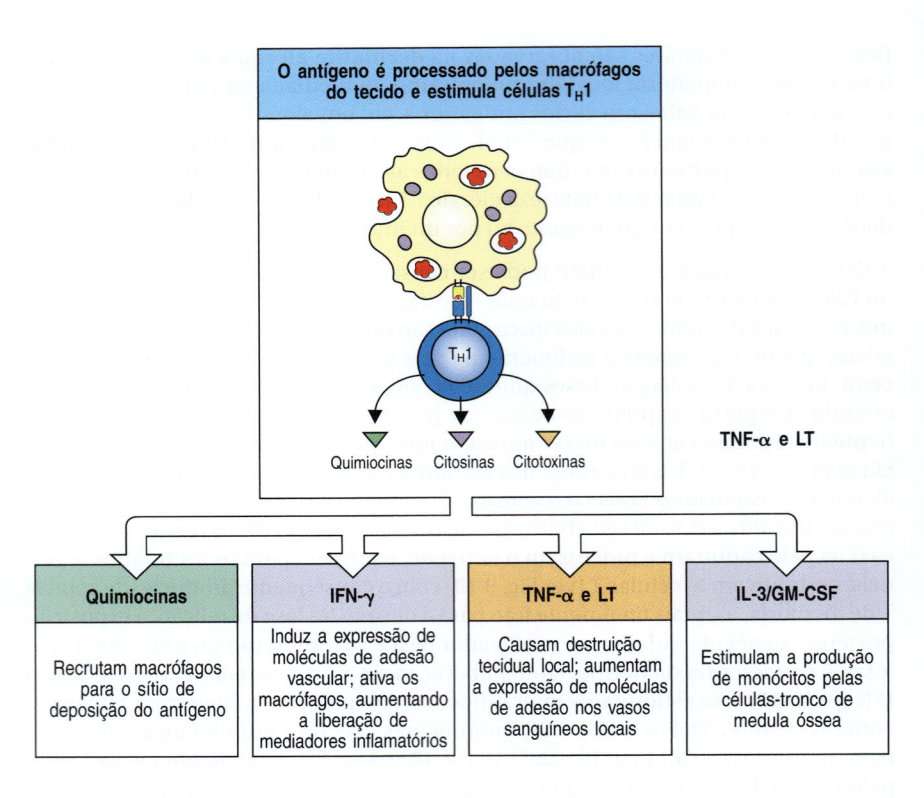

de picrila modifica as proteínas próprias extracelulares, que são, então, processadas em peptídeos próprios modificados que se ligam às moléculas próprias do MHC de classe II e são reconhecidos pelas células T_H1. Quando as células T_H1 sensibilizadas reconhecem esses complexos, elas produzem uma extensa inflamação por meio da ativação de macrófagos (ver Fig. 14.25).

Algumas proteínas de insetos também provocam respostas de hipersensibilidade tardia. Um exemplo disso na pele é uma reação grave à picada de mosquito. Em vez

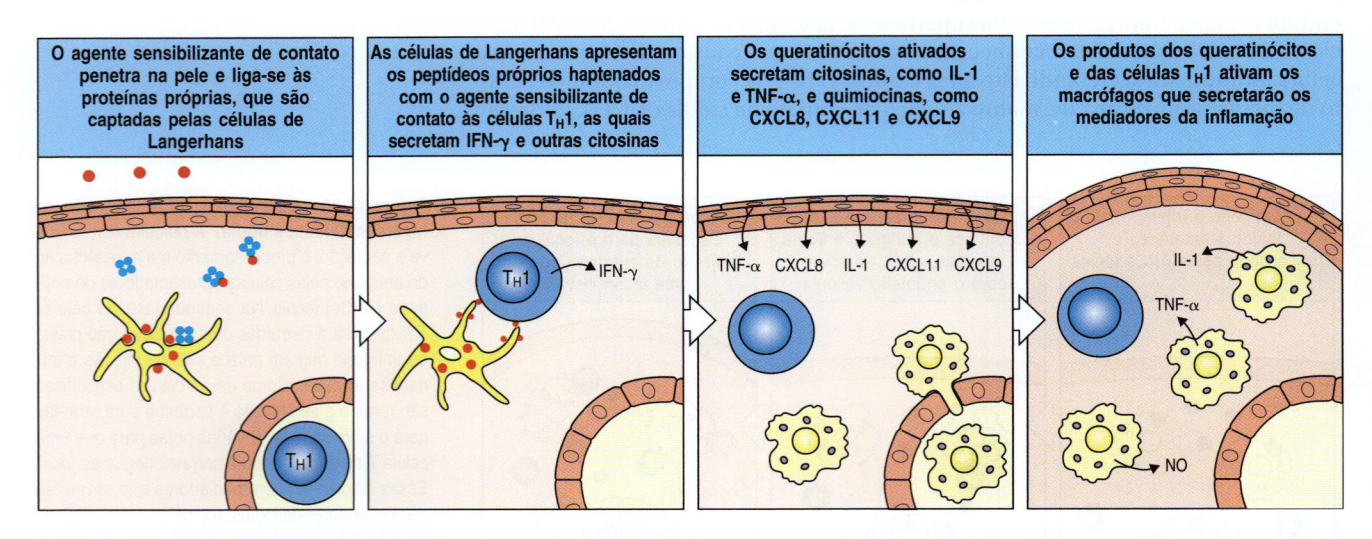

Figura 14.25 Desenvolvimento de uma resposta de hipersensibilidade tardia a um agente sensibilizante de contato. O agente sensibilizante de contato é uma pequena molécula altamente reativa que pode penetrar com facilidade na pele intacta. Ele liga-se covalentemente como um hapteno a uma série de proteínas endógenas, que são captadas e processadas pelas células de Langerhans, as principais células apresentadoras de antígeno (APCs) da pele. Estas apresentam os peptídeos haptenados às células efetoras T_H1 (que devem ter sido instruídas previamente nos linfonodos e, então, voltado à pele). As células efetoras T_H1, então, secretam citosinas, como interferon (IFN)-γ, que estimula os queratinócitos a secretar mais citosinas e quimiocinas. Estas, por sua vez, atraem monócitos e induzem sua maturação em macrófagos teciduais ativados, os quais contribuem para as lesões inflamatórias ilustradas na Figura 14.26. IL, interleucina; NO, óxido nítrico; TNF, fator de necrose tumoral.

de inchaço e coceira, os indivíduos alérgicos às proteínas da saliva do mosquito desenvolvem uma reação imediata como urticária e inchaço, ou, muito mais raramente, choque anafilático (ver Seção 14.10). Alguns indivíduos alérgicos desenvolvem, subsequentemente, uma reação tardia a uma picada que provoca inchaço em todo o membro afetado.

Importantes respostas de hipersensibilidade tardia a cátions divalentes, como o níquel, também foram observadas. Esses cátions divalentes podem alterar a conformação do peptídeo ligado às moléculas do MHC de classe II, provocando uma resposta de células T. Nos humanos, o níquel pode, ainda, ligar-se ao receptor de TLR-4 e produzir um sinal pró-inflamatório. A sensibilização ao níquel é espalhada como resultado do contato prolongado com itens que contêm níquel, como joias, botões e abotoaduras; porém, hoje alguns países têm padrões que especificam que tais produtos devem ser livres de níquel ou liberar apenas pequenas quantidades desse metal, e isso está reduzindo a prevalência de alergia ao níquel em tais países.

Finalmente, embora esta seção tenha como foco o papel de células T citotóxicas e células T_H1 na indução das reações de hipersensibilidade tardia, há evidências de que os anticorpos e o complemento também estejam atuando nessas respostas. Camundongos deficientes em células B, anticorpos ou complemento apresentam defeito nas reações de hipersensibilidade de contato. Em particular, anticorpos IgM (produzidos em parte pelas células B1), os quais ativam a cascata complemento, facilitam o início dessas reações.

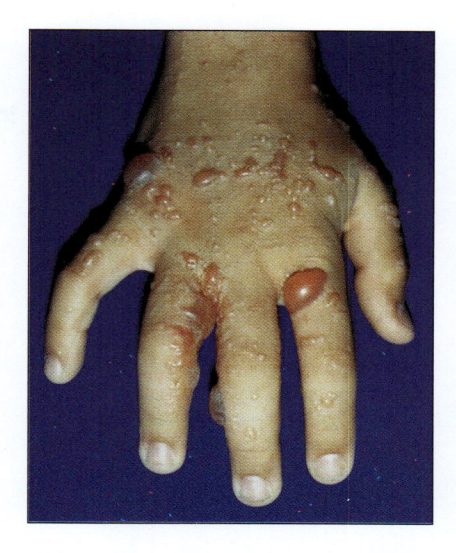

Figura 14.26 Lesões que levantam bolhas na pele da mão de um paciente com dermatite alérgica de contato causada por hera venenosa. (Fotografia cortesia de R. Geha.)

14.18 A doença celíaca tem características de resposta alérgica e de autoimunidade

A **doença celíaca** é uma condição crônica da parte superior do intestino delgado causada por uma resposta imune direcionada ao glúten, que é um complexo de proteínas presente no trigo, na aveia e na cevada. A eliminação do glúten da dieta restabelece a função intestinal normal, mas deve ser continuada por toda a vida. A patologia da doença celíaca é caracterizada pela perda das vilosidades digitiformes delgadas formadas pelo epitélio intestinal (condição denominada atrofia vilosa), junto com aumento no tamanho dos locais nos quais as células epiteliais são renovadas (hiperplasia da cripta) (Fig. 14.27). Essas mudanças patológicas resultam em perda de células epiteliais maduras que cobrem as vilosidades, as quais normalmente absorvem e digerem os alimentos, e é acompanhada por inflamação grave da parede intestinal, com aumento no número de células T, macrófagos e plasmócitos na lâmina própria, bem como aumento no número de linfócitos na camada epitelial. O glúten parece ser a única proteína alimentícia a provocar inflamação intestinal dessa maneira, uma propriedade que reflete a habilidade do glúten de estimular as respostas imunes inata e específica em indivíduos geneticamente suscetíveis.

A doença celíaca demonstra uma predisposição genética extremamente forte, e mais de 95% dos pacientes expressam o alelo do MHC de classe II HLA-DQ2, e existe concordância de 80% em gêmeos monozigóticos (i.e., se um dos gêmeos desenvolver a doença, existe chance de 80% de o outro desenvolver também), porém, essa concordância é de apenas 10% em gêmeos dizigóticos. Todavia, a maioria dos indivíduos que expressam HLA-DQ2 não desenvolve a doença celíaca, apesar da presença quase universal do glúten na dieta ocidental. Dessa forma, outros fatores genéticos devem contribuir de maneira importante para a suscetibilidade.

A maioria das evidências indica que a doença celíaca necessita do início aberrante das células T CD4 produtoras de IFN-γ pelos peptídeos antigênicos presentes na cadeia α-gliadina, uma das principais proteínas do glúten. Em geral, aceita-se que apenas um número limitado de peptídeos possa provocar uma resposta imune que leva à doença celíaca. Isso é provável que ocorra devido à estrutura incomum do encaixe de ligação peptídica da molécula HLA-DQ2. A etapa decisiva no reconhecimento imunológico da α-gliadina é a desaminação de seus peptídeos pela

Figura 14.27 Características patológicas da doença celíaca. Esquerda: A superfície do intestino delgado normal é dobrada em vilosidades digitiformes, as quais oferecem uma superfície extensa para absorção dos nutrientes. Direita: O local da resposta imune contra a proteína alimentícia α-gliadina provoca destruição das vilosidades. Em paralelo, ocorre alongamento e aumento da atividade mitótica nas criptas subjacentes, onde novas células epiteliais são produzidas. Também ocorre um acentuado infiltrado inflamatório na mucosa intestinal, com aumento no número de linfócitos da camada epitelial e acúmulo de células T CD4, plasmócitos e macrófagos na camada mais profunda, a lâmina própria. Em função de as vilosidades conterem todas as células epiteliais maduras que digerem e absorvem os nutrientes, sua perda resulta em má absorção e diarreia ao longo da vida. (Fotografias cortesias de Allan Mowat.)

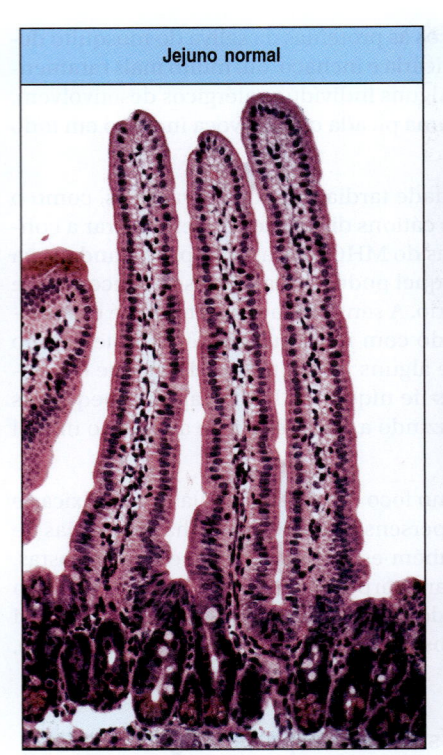

Jejuno normal

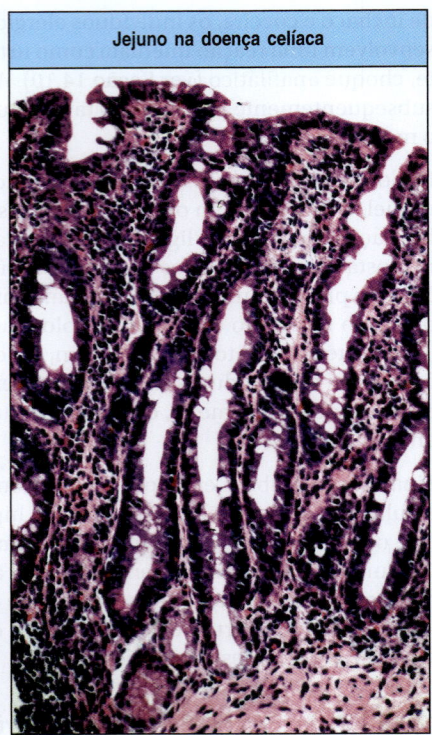

Jejuno na doença celíaca

enzima transglutaminase tecidual (tTG, do inglês *tissue transglutaminase*), o qual converte resíduos glutamínicos selecionados em ácido glutamínico negativamente carregado. Apenas os peptídeos que contêm resíduos negativamente carregados em certas posições ligam-se fortemente a HLA-DQ2, e, assim, a reação de transaminação promove a formação de complexos peptídeo:HLA-DQ2, os quais podem ativar as células T CD4 antígeno-específicas (Fig. 14.28). Múltiplos epítopos peptídicos podem ser gerados a partir da gliadina. As células T CD4 gliadina-específicas acumulam-se na lâmina própria, produzindo IFN-γ, uma citosina que leva à inflamação intestinal.

A doença celíaca é inteiramente dependente da presença de antígenos estranhos (glúten) e não é associada a uma resposta imune específica contra antígenos do tecido – o epitélio intestinal – que é danificado durante a resposta imune. Porém, ela tem algumas características de autoimunidade. Autoanticorpos contra a tTG são encontrados em todos os pacientes com doença celíaca; assim, a presença de anticorpos séricos IgA contra essa enzima é utilizada como teste sensível e específico para a doença. É interessante que células T tTG-específicas não tenham sido encontradas, e tem sido proposto que células T reativas ao glúten auxiliam as células B reativas à tTG. Para dar suporte a essa hipótese, o glúten pode integrar com a enzima e, assim, pode ser retomado pelas células B reativas à tTG (Fig. 14.29). No entanto, não existe evidências de que esses autoanticorpos contribuam para o dano tecidual.

As respostas de célula T crônicas contra proteínas alimentares são normalmente prevenidas pelo desenvolvimento de tolerância oral (ver Seção 12.13). O motivo pelo qual isso não ocorre em pacientes com doença celíaca é desconhecido. As propriedades da molécula HLA-DQ2 proporcionam uma explicação parcial; porém, deve haver fatores adicionais, pois a maioria dos indivíduos positivos para HLA-DQ2 não desenvolvem doença celíaca, e as altas taxas de concordância em gêmeos monozigóticos indicam uma função para fatores genéticos adicionais. Polimorfismos no gene para CTLA-4 ou em outros genes imunorreguladores podem estar associados à suscetibilidade. Podem existir, ainda, diferenças em como os indivíduos

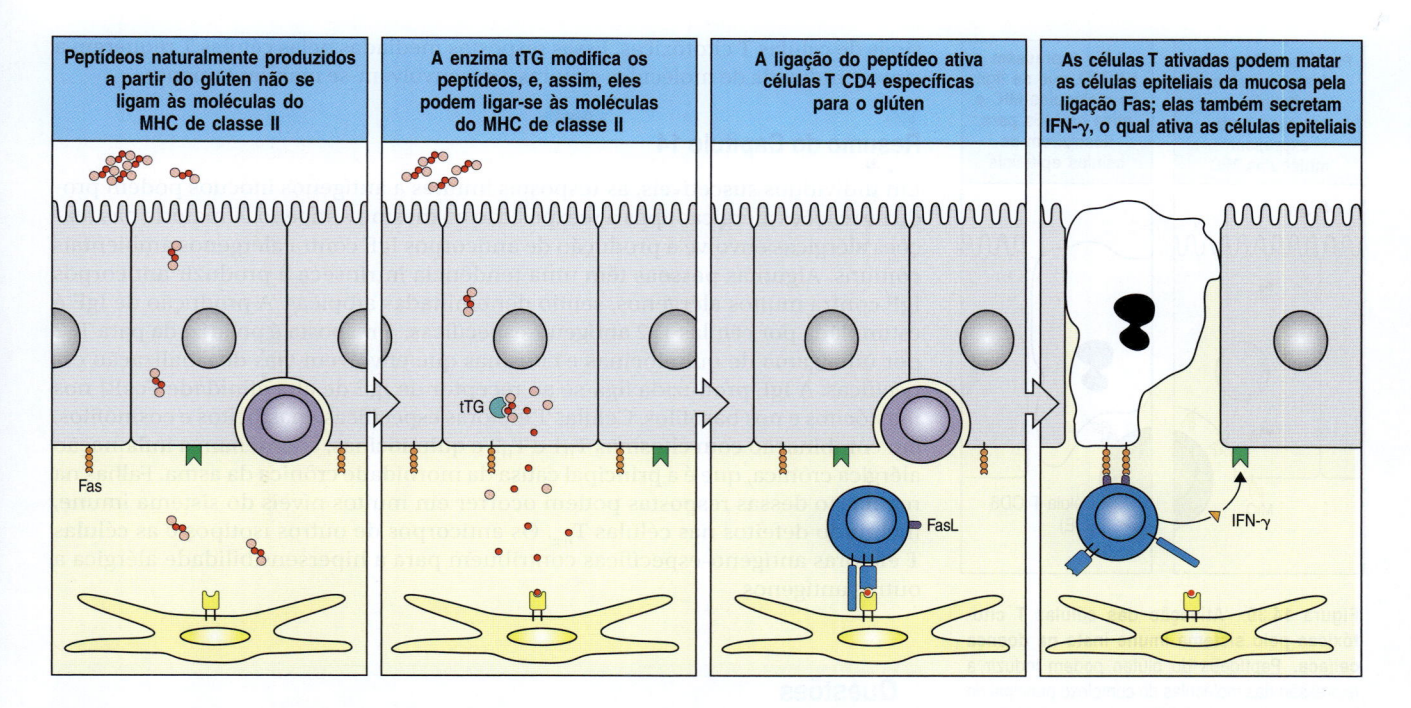

| Peptídeos naturalmente produzidos a partir do glúten não se ligam às moléculas do MHC de classe II | A enzima tTG modifica os peptídeos, e, assim, eles podem ligar-se às moléculas do MHC de classe II | A ligação do peptídeo ativa células T CD4 específicas para o glúten | As células T ativadas podem matar as células epiteliais da mucosa pela ligação Fas; elas também secretam IFN-γ, o qual ativa as células epiteliais |

digerem a gliadina no intestino, de modo que diferentes quantidades sobrevivem para desaminação e apresentação às células T.

A proteína do glúten parece, ainda, ter diversas propriedades que contribuem para a patogênese. Assim como sua resistência relativa para a digestão, existem evidências de que alguns peptídeos derivados da gliadina estimulam o sistema imune inato pela indução da liberação de IL-15 pelas células epiteliais intestinais. Esse processo não é antígeno-específico e envolve peptídeos que não podem ser ligados pelas moléculas HLA-DQ2 ou reconhecidos pelas células T CD4. A liberação de IL-15 leva à ativação das células dendríticas na lâmina própria, bem como à hiper-regulação da expressão de MIC-A pelas células epiteliais. As células T CD8 no epitélio de mucosa podem ser ativadas via receptores NKG2D, os quais reconhecem MIC-A, e podem matar as células epiteliais que expressam MIC-A por meio desses mesmos receptores NKG2D (Fig. 14.30). O desencadeamento dessas respostas imunes inatas pela α-gliadina podem criar dano intestinal por si só, e, ainda, induzir alguns eventos coestimuladores necessários para iniciar uma resposta de célula T CD4 antígeno-específica para outras partes da molécula α-gliadina. A habilidade que o glúten tem para estimular respostas imunes inata e adaptativa pode explicar a sua habilidade única de induzir a doença celíaca.

Resumo

A hipersensibilidade imunológica não mediada por IgE reflete mecanismos imunológicos normais inapropriadamente dirigidos contra antígenos inócuos ou estímulos inflamatórios. Isso compromete as reações imediatas e as reações tardias. As reações imediatas ocorrem devido à ligação de anticorpos IgG específicos a superfícies celulares modificadas por alérgeno, como na anemia hemolítica induzida por fármaco (reação tipo II), ou para a formação de complexos imunes de anticorpos ligados a antígenos pouco catabolizados, como ocorre na doença do soro (reação tipo III). As reações de hipersensibilidade tipo IV mediadas pelas células T_H1 e pelas células T citotóxicas desenvolvem-se mais lentamente. A reação de hipersensibilidade mediada por T_H1 na pele provocada pela tuberculina micobacteriana é utilizada para diagnosticar exposição prévia a *Mycobacterium tuberculosis*. A reação alérgica à hera venenosa ocorre devido ao reconhecimento e à destruição pelas células T citotóxicas das células da pele modificadas por uma molécula da planta, e por cito-

Figura 14.28 Bases moleculares do reconhecimento do glúten pelo sistema imune na doença celíaca. Após a digestão do glúten pelas enzimas digestivas intestinais, a desamidação dos epítopos pela tTG leva à sua ligação à molécula HLA-DQ e à ativação do sistema imune. IFN, interferon; MHC, complexo principal de histocompatibilidade; tTG, transglutaminase tecidual.

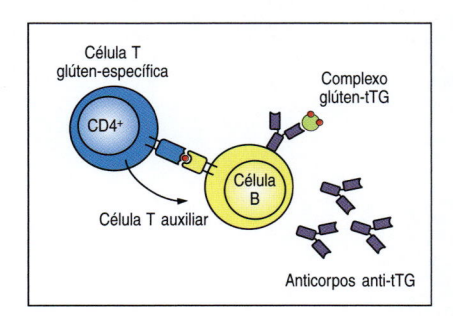

Figura 14.29 Hipótese para explicar a produção de anticorpos contra transglutaminase tecidual (tTG) na ausência de células T específicas para tTG em pacientes com doença celíaca. As células B reativas à tTG fazem endocitose dos complexos glúten-tTG e apresentam os peptídeos do glúten às células T glúten-específicas. As células T estimuladas podem agora auxiliar essas células B, as quais produzem autoanticorpos contra tTG.

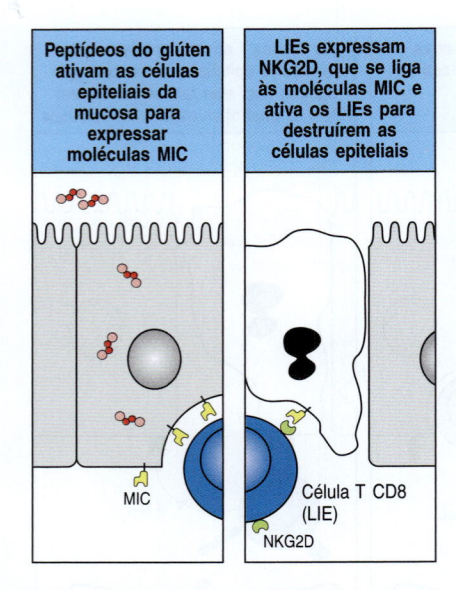

Peptídeos do glúten ativam as células epiteliais da mucosa para expressar moléculas MIC	LIEs expressam NKG2D, que se liga às moléculas MIC e ativa os LIEs para destruírem as células epiteliais

MIC

Célula T CD8 (LIE)

NKG2D

Figura 14.30 Ativação das células T citotóxicas pelo sistema imune inato na doença celíaca. Peptídeos do glúten podem induzir a expressão das moléculas do complexo principal de histocompatibilidade (MHC) de classe Ib MIC-A e MIC-B nas células epiteliais intestinais. Os linfócitos intraepiteliais (LIEs) – muitos deles são células T CD8 citotóxicas – reconhecem essas proteínas por meio dos receptores NKG2D, os quais ativam os LIEs para matar as células portadoras de MIC, levando à destruição do epitélio intestinal.

sinas de células T citotóxicas. Essas respostas mediadas pelas células T requerem a síntese induzida de moléculas efetoras e desenvolvem-se mais lentamente.

Resumo do Capítulo 14

Em indivíduos suscetíveis, as respostas imunes a antígenos inócuos podem produzir reações alérgicas após a reexposição ao mesmo antígeno. A maioria das reações alérgicas envolve a produção de anticorpos IgE contra alérgenos ambientais comuns. Algumas pessoas têm uma tendência intrínseca a produzir anticorpos IgE contra muitos alérgenos, sendo denominadas atópicas. A produção de IgE é estimulada por células T_H2 antígeno-específicas. A resposta é polarizada para T_H2 por uma gama de quimiocinas e citosinas que envolvem vias de sinalização específicas. A IgE produzida liga-se ao receptor de IgE de alta afinidade $Fc\varepsilon RI$ nos mastócitos e nos basófilos. Células T efetoras específicas, mastócitos e eosinófilos, em combinação com citosinas T_H1 e T_H2 e quimiocinas, coordenam a inflamação alérgica crônica, que é a principal causa da morbidade crônica da asma. Falhas na regulação dessas respostas podem ocorrer em muitos níveis do sistema imune, incluindo defeitos nas células T_{reg}. Os anticorpos de outros isotipos e as células T efetoras antígeno-específicas contribuem para a hipersensibilidade alérgica a outros antígenos.

Questões

14.1   *Liste três reações alérgicas que envolvem IgE e três que envolvem outros mecanismos.*

14.2   *Descreva como uma pessoa se torna sensibilizada para um alérgeno. Discuta os fatores que predispõem à produção de IgE.*

14.3   *Quais as características-chave que diferenciam reações alérgicas agudas e crônicas?*

14.4   *Como o sistema imune inato pode contribuir para a alergia? Como os agentes infecciosos modulam a alergia?*

14.5   *Que tipos de leucócitos participam das respostas alérgicas, e o que elas fazem?*

14.6   *Descreva como um alérgeno alimentar ingerido pode causar reação alérgica urticária na pele.*

14.7   *Como funciona a terapia de dessensibilização?*

Referências gerais

Johansson, S.G., Bieber, T., Dahl, R., Friedmann, P.S., Lanier, B.Q., Lockey, R.F., Motala, C., Ortega Martell, J.A., Platts-Mills, T.A., Ring, J., et al.: **Revised nomenclature for allergy for global use: report of the Nomenclature Review Committee of the World Allergy Organization, October 2003.** J. Allergy Clin. Immunol. 2004, **113**:832–836.

Kay, A.B.: Allergy and Allergic Diseases. Oxford, Blackwell Science, 1997.

Kay, A.B.: **Allergy and allergic diseases. First of two parts.** N. Engl. J. Med. 2001, **344**:30–37.

Kay, A.B.: **Allergy and allergic diseases. Second of two parts.** N. Engl. J. Med. 2001, **344**:109–113.

Kay, A.B.: **The role of T lymphocytes in asthma.** Chem. Immunol. Allergy 2006, **91**:59–75.

Maddox, L., and Schwartz, D.A.: **The pathophysiology of asthma.** Annu. Rev. Med. 2002, **53**:477–498.

Papageorgiou, P.S.: **Clinical aspects of food allergy.** Biochem. Soc. Trans. 2002, **30**:901–906.

Rosen, F.S.: **Urticaria, angioedema, and anaphylaxis.** Pediatr. Rev. 1992, **13**:387–390.

Referências por seção

14.1   A sensibilização envolve a troca de classe para a produção de IgE no primeiro contato com o alérgeno

Akuthota, P., Wang, H., and Weller, P.F.: **Eosinophils as antigen-presenting cells in allergic upper airway disease.** Curr. Opin. Allergy Clin. Immunol. 2010, **10**:14–19.

Bieber T: **The pro– and anti-inflammatory properties of human antigen-presenting cells expressing the high affinity receptor for IgE (FcεRI).** Immunobiology 2007, **212**:499–503.

Chen, Z., Lund, R., Aittokallio, T., Kosonen, M., Nevalainen, O., and Lahesmaa, R.: **Identification of novel IL-4/Stat6-regulated genes in T lymphocytes.** J. Immunol. 2003, **171**:3627–3635.

Geha, R.S., Jabara, H.H., and Brodeur, S.R.: **The regulation of immunoglobulin E class-switch recombination.** Nat. Rev. Immunol. 2003, **3**:721–732.

Holt, P.G.: **The role of airway dendritic cell populations in regulation of T-cell responses to inhaled antigens: atopic asthma as a paradigm.** J. Aerosol Med. 2002, **15**:161–168.

Mikhak, Z., and Luster, A.D.: **The emergence of basophils as antigen-presenting cells in Th2 inflammatory responses.** J. Mol. Cell Biol. 2009, **1**:69–71.

Romagnani, S.: **Cytokines and chemoattractants in allergic inflammation.** Mol. Immunol. 2002, **38**:881–885.

Spencer, L.A., and Weller, P.F.: **Eosinophils and Th2 immunity: contemporary insights.** Immunol. Cell Biol. 2010, **88**:250–256.

Urban, J.F., Jr, Noben-Trauth, N., Donaldson, D.D., Madden, K.B., Morris, S.C., Collins, M., and Finkelman, F.D.: **IL-13, IL-4Rα, and Stat6 are required for the expulsion of the gastrointestinal nematode parasite Nippostrongylus brasiliensis.** Immunity 1998, **8**:255–264.

14.2   Os alérgenos são em geral entregues transmucosamente em baixas doses, uma via que favorece a produção de IgE

Grunstein, M.M., Veler, H., Shan, X., Larson, J., Grunstein, J.S., and Chuang, S.: **Proasthmatic effects and mechanisms of action of the dust mite allergen, Der p 1, in airway smooth muscle.** J. Allergy Clin. Immunol. 2005, **116**:94–101.

Kauffman, H.F., Tomee, J.F., van de Riet, M.A., Timmerman, A.J., and Borger, P.: **Protease-dependent activation of epithelial cells by fungal allergens leads to morphologic changes and cytokine production.** J. Allergy Clin. Immunol. 2000, **105**:1185–1193.

Nordlee, J.A., Taylor, S.L., Townsend, J.A., Thomas, L.A., and Bush, R.K.: **Identification of a Brazil-nut allergen in transgenic soybeans.** N. Engl. J. Med. 1996, **334**:688–692.

Pease, J.E.: **Asthma, allergy and chemokines.** Curr. Drug Targets 2006, **7**:3–12.

Sehgal, N., Custovic, A., and Woodcock, A.: **Potential roles in rhinitis for protease and other enzymatic activities of allergens.** Curr. Allergy Asthma Rep. 2005, **5**:221–226.

Sprecher, E., Tesfaye-Kedjela, A., Ratajczak, P., Bergman, R., and Richard, G.: **Deleterious mutations in SPINK5 in a patient with congenital ichthyosiform erythroderma: molecular testing as a helpful diagnostic tool for Netherton syndrome.** Clin. Exp. Dermatol. 2004, **29**:513–517.

Thomas, W.R., Smith, W., and Hales, B.J.: **House dust mite allergen characterisation: implications for T-cell responses and immunotherapy.** Int. Arch. Allergy Immunol. 1998, **115**:9–14.

Wan, H., Winton, H.L., Soeller, C., Tovey, E.R., Gruenert, D.C., Thompson, P.J., Stewart, G.A., Taylor, G.W., Garrod, D.R., Cannell, M.B., et al.: **Der p 1 facilitates transepithelial allergen delivery by disruption of tight junctions.** J. Clin. Invest. 1999, **104**:123–133.

14.3   Fatores genéticos contribuem para o desenvolvimento de doença alérgica mediada por IgE

Cookson, W.: **The immunogenetics of asthma and eczema: a new focus on the epithelium.** Nat. Rev. Immunol. 2004, **4**:978–988.

Palmer, L.J., Silverman, E.S., Weiss, S.T., and Drazen, J.M.: **Pharmacogenetics of asthma.** Am. J. Respir. Crit. Care Med. 2002, **165**:861–866.

Shapiro, S.D., and Owen, C.A.: **ADAM-33 surfaces as an asthma gene.** N. Engl. J. Med. 2002, **347**:936–938.

Umetsu, D.T., McIntire, J.J., Akbari, O., Macaubas, C., and DeKruyff, R.H.: **Asthma: an epidemic of dysregulated immunity.** Nat. Immunol. 2002, **3**:715–720.

Van Eerdewegh, P., Little, R.D., Dupuis, J., Del Mastro, R.G., Falls, K., Simon, J., Torrey, D., Pandit, S., McKenny, J., Braunschweiger, K., et al.: **Association of the ADAM33 gene with asthma and bronchial hyperresponsiveness.** Nature 2002, **418**:426–430.

Weiss, S.T., Raby, B.A., and Rogers, A.: **Asthma genetics and genomics.** Curr. Opin. Genet. Dev. 2009, **19**:279–282.

14.4   Os fatores ambientais podem interagir com a suscetibilidade genética para causar doença alérgica

Culley, F.J., Pollott, J., and Openshaw, P.J.: **Age at first viral infection determines the pattern of T cell-mediated disease during reinfection in adulthood.** J. Exp. Med. 2002, **196**:1381–1386.

Dunne, D.W., and Cooke, A.: **Opinion: a worm's eye view of the immune system: consequences for evolution of human autoimmune disease.** Nat. Rev. Immunol. 2005, **5**:420–426.

Eder, W., and von Mutius, E.: **Hygiene hypothesis and endotoxin: what is the evidence?** Curr. Opin. Allergy Clin. Immunol. 2004, **4**:113–117.

Huang, L., Baban, B., Johnson, B.A. 3rd, and Mellor, A.L.: **Dendritic cells, indoleamine 2,3 dioxygenase and acquired immune privilege.** Int. Rev. Immunol. 2010, **29**:133–155.

Lynch, N.R., Hagel, I., Perez, M., Di Prisco, M.C., Lopez, R., and Alvarez, N.: **Effect of antihelminthic treatment on the allergic reactivity of children in a tropical slum.** J. Allergy Clin. Immunol. 1993, **92**:404–411.

Minelli, C., Granell, R., Newson, R., Rose-Zerilli, M.-J., Torrent, M., Ring, S.M., Holloway, J.W., Shaheen, S.O., and Henderson, J.A.: **Glutathione-S-transferase genes and asthma phenotypes: a Human Genome Epidemiology (HuGE) systematic review and meta-analysis including unpublished data.** Int. J. Epidemiol. 2010, **39**:539–562.

Morahan, G., Huang, D., Wu, M., Holt, B.J., White, G.P., Kendall, G.E., Sly, P.D., and Holt, P.G.: **Association of IL12B promoter polymorphism with severity of atopic and non-atopic asthma in children.** *Lancet* 2002, **360**:455–459.

Raitala, A., Karjalainen, J., Oja, S.S., Kosunen, T.U., and Hurme, M.: **Indoleamine 2,3-dioxygenase (IDO) activity is lower in atopic than in non-atopic individuals and is enhanced by environmental factors protecting from atopy.** *Mol. Immunol.* 2006, **43**:1054–1056.

Romieu, I., Ramirez-Aguilar, M., Sienra-Monge, J.J., Moreno-Mac'as, H., del Rio--Navarro, B.E., David, G., Marzec, J., Hern‡ndez-Avila, M., and London, S.: **GSTM1 and GSTP1 and respiratory health in asthmatic children exposed to ozone.** *Eur. Respir. J.* 2006, **28**:953–959.

Saxon, A., and Diaz-Sanchez, D. **Air pollution and allergy: you are what you breathe.** *Nat. Immunol.* 2005, **6**:223–226.

Summers, R.W., Elliott, D.E., Urban, J.F., Jr, Thompson, R.A., and Weinstock, J.V.: *Trichuris suis* **therapy for active ulcerative colitis: a randomized controlled trial.** *Gastroenterology* 2005, **128**:825–832.

Wills-Karp, M., Santeliz, J., and Karp, C.L.: **The germless theory of allergic disease: revisiting the hygiene hypothesis.** *Nat. Rev. Immunol.* 2001, **1**:69–75.

14.5 As células T_reg podem controlar respostas alérgicas

Akdis, M., Blaser, K., and Akdis, C.A.: **T regulatory cells in allergy: novel concepts in the pathogenesis, prevention, and treatment of allergic diseases.** *J. Allergy Clin. Immunol.* 2005, **116**:961–968.

Hawrylowicz, C.M.: **Regulatory T cells and IL-10 in allergic inflammation.** *J. Exp. Med.* 2005, **202**:1459–1463.

Hayashi, T., Beck, L., Rossetto, C., Gong, X., Takikawa, O., Takabayashi, K., Broide, D.H., Carson, D.A., and Raz, E.: **Inhibition of experimental asthma by indoleamine 2,3-dioxygenase.** *J. Clin. Invest.* 2004, **114**:270–279.

Lin, W., Truong, N., Grossman, W.J., Haribhai, D., Williams, C.B., Wang, J., Martin, M.G., and Chatila, T.A.: **Allergic dysregulation and hyperimmunoglobulinemia E in Foxp3 mutant mice.** *J. Allergy Clin. Immunol.* 2005, **116**:1106–1115.

Mellor, A.L., and Munn, D.H.: **IDO expression by dendritic cells: tolerance and tryptophan catabolism.** *Nat. Rev. Immunol.* 2004, **4**:762–774.

14.6 A maioria da IgE está ligada a células e ativa os mecanismos efetores do sistema imune por vias diferentes das de outros isotipos de anticorpos

Conner, E.R., and Saini, S.S.: **The immunoglobulin E receptor: expression and regulation.** *Curr. Allergy Asthma Rep.* 2005, **5**:191–196.

Gilfillan, A.M., and Tkaczyk, C.: **Integrated signalling pathways for mast-cell activation.** *Nat. Rev. Immunol.* 2006, **6**:218–230.

Heyman, B.: **Regulation of antibody responses via antibodies, complement, and Fc receptors.** *Annu. Rev. Immunol.* 2000, **18**:709–737.

Kinet, J.P.: **The high-affinity IgE receptor (FcεRI): from physiology to pathology.** *Annu. Rev. Immunol.* 1999, **17**:931–972.

14.7 Os mastócitos localizam-se nos tecidos e coordenam as reações alérgicas

Ali, K., Bilancio, A., Thomas, M., Pearce, W., Gilfillan, A.M., Tkaczyk, C., Kuehn, N., Gray, A., Giddings, J., Peskett, E., *et al*.: **Essential role for the p110δ phosphoinositide 3-kinase in the allergic response.** *Nature* 2004, **431**:1007–1011.

Bingham, C.O., and Austen, K.F.: **Mast-cell responses in the development of asthma.** *J. Allergy Clin. Immunol.* 2000, **105**:S527–S534.

Galli, S.J., Nakae, S., and Tsai, M.: **Mast cells in the development of adaptive immune responses.** *Nat. Immunol.* 2005, **6**:135–142.

Gonzalez-Espinosa, C., Odom, S., Olivera, A., Hobson, J.P., Martinez, M.E., Oliveira-Dos-Santos, A., Barra, L., Spiegel, S., Penninger, J.M., and Rivera, J.: **Preferential signaling and induction of allergy-promoting lymphokines upon weak stimulation of the high affinity IgE receptor on mast cells.** *J. Exp. Med.* 2003,**197**:1453–1465.

Luster, A.D., and Tager, A.M.: **T-cell trafficking in asthma: lipid mediators grease the way.** *Nat Rev Immunol.* 2004, **4**:711–724.

Oguma, T., Palmer, L.J., Birben, E., Sonna, L.A., Asano, K., and Lilly, C.M.: **Role of prostanoid DP receptor variants in susceptibility to asthma.** *N. Engl. J. Med.* 2004, **351**:1752–1763.

Taube, C., Miyahara, N., Ott, V., Swanson, B., Takeda, K., Loader, J., Shultz, L.D., Tager, A.M., Luster, A.D., Dakhama, A., *et al*.: **The leukotriene B4 receptor (BLT1) is required for effector CD8+ T cell-mediated, mast cell-dependent airway hyper-responsiveness.** *J. Immunol.* 2006, **176**:3157–3164.

14.8 Os eosinófilos e os basófilos causam inflamação e dano tecidual em reações alérgicas

Bisset, L.R., and Schmid-Grendelmeier, P.: **Chemokines and their receptors in the pathogenesis of allergic asthma: progress and perspective.** *Curr. Opin. Pulm. Med.* 2005, **11**:35–42.

Dvorak, A.M.: **Cell biology of the basophil.** *Int. Rev. Cytol.* 1998, **180**:87–236.

Hammad, H., Plantinga, M., Deswarte, K., Pouliot, P., Willart, M.A., Kool, M., Muskens, F., and Lambrecht, B.N.: **Inflammatory dendritic cells—not basophils— are necessary and sufficient for induction of Th2 immunity to inhaled house dust mite allergen.** *J. Exp. Med.* 2010, **207**:2097–2111.

Hogan, S.P., Rosenberg, H.F., Moqbel, R., Phipps, S., Foster, P.S., Lacy, P., Kay, A.B., and Rothenberg, M.E.: **Eosinophils: biological properties and role in health and disease.** *Clin. Exp. Allergy* 2008, **38**:709–750.

Lukacs, N.W.: **Role of chemokines in the pathogenesis of asthma.** *Nat. Rev. Immunol.* 2001, **1**:108–116.

MacGlashan, D., Jr, Gauvreau, G., and Schroeder, J.T.: **Basophils in airway disease.** *Curr. Allergy Asthma Rep.* 2002, **2**:126–132.

Odemuyiwa, S.O., Ghahary, A., Li, Y., Puttagunta, L., Lee, J.E., Musat-Marcu, S., and Moqbel, R.: **Cutting edge: human eosinophils regulate T cell subset selection through indoleamine 2,3-dioxygenase.** *J. Immunol.* 2004, **173**:5909–5913.

Ohnmacht, C., Schwartz, C., Panzer, M., Schiedewitz, I., Naumann, R., and Voehringer, D.: **Basophils orchestrate chronic allergic dermatitis and protective immunity against helminths.** *Immunity* 2010, **33**:364–374.

Plager, D.A., Stuart, S., and Gleich, G.J.: **Human eosinophil granule major basic protein and its novel homolog.** *Allergy* 1998, **53**:33–40.

14.9 As reações alérgicas mediadas por IgE têm início rápido, mas também podem levar a respostas crônicas

deShazo, R.D., and Kemp, S.F.: **Allergic reactions to drugs and biologic agents.** *JAMA* 1997, **278**:1895–1906.

Macfarlane, A.J., Kon, O.M., Smith, S.J., Zeibecoglou, K., Khan, L.N., Barata, L.T., McEuen, A.R., Buckley, M.G., Walls, A.F., Meng, Q., *et al*.: **Basophils, eosinophils, and mast cells in atopic and nonatopic asthma and in late-phase allergic reactions in the lung and skin.** *J. Allergy Clin. Immunol.* 2000, **105**:99–107.

Pearlman, D.S.: **Pathophysiology of the inflammatory response.** *J. Allergy Clin. Immunol.* 1999, **104**:S132–S137.

Taube, C., Duez, C., Cui, Z.H., Takeda, K., Rha, Y.H., Park, J.W., Balhorn, A., Donaldson, D.D., Dakhama, A., and Gelfand, E.W.: **The role of IL-13 in established allergic airway disease.** *J. Immunol.* 2002, **169**:6482–6489.

14.10 O alérgeno introduzido na corrente sanguínea pode causar anafilaxia

Fernandez, M., Warbrick, E.V., Blanca, M., and Coleman, J.W.: **Activation and hapten inhibition of mast cells sensitized with monoclonal IgE anti--penicillin antibodies: evidence for two-site recognition of the penicillin derived determinant.** *Eur. J. Immunol.* 1995, **25**:2486–2491.

Finkelman, F.D., Rothenberg, M.E., Brandt, E.B., Morris, S.C., and Strait, R.T.: **Molecular mechanisms of anaphylaxis: lessons from studies with murine models.** *J. Allergy Clin. Immunol.* 2005, **115**:449–457.

Kemp, S.F., Lockey, R.F., Wolf, B.L., and Lieberman, P.: **Anaphylaxis. A review of 266 cases.** *Arch. Intern. Med.* 1995, **155**:1749–1754.

Oettgen, H.C., Martin, T.R., Wynshaw Boris, A., Deng, C., Drazen, J.M., and Leder, P.: **Active anaphylaxis in IgE-deficient mice.** *Nature* 1994, **370**:367–370.

Padovan, E.: **T-cell response in penicillin allergy.** Clin. Exp. Allergy 1998, **28** Suppl. **4**:33–36.

Weltzien, H.U., and Padovan, E.: **Molecular features of penicillin allergy.** J. Invest. Dermatol. 1998, **110**:203–206.

14.11 A inalação de alérgenos está associada ao desenvolvimento de rinite e asma

Bousquet, J., Jeffery, P.K., Busse, W.W., Johnson, M., and Vignola, A.M.: **Asthma. From bronchoconstriction to airways inflammation and remodeling.** Am. J. Respir. Crit. Care Med. 2000, **161**:1720–1745.

Boxall, C., Holgate, S.T., and Davies, D.E.: **The contribution of transforming growth factor-β and epidermal growth factor signalling to airway remodelling in chronic asthma.** Eur. Respir. J. 2006, **27**:208–229.

Busse, W.W., and Lemanske, R.F., Jr: **Asthma.** N. Engl. J. Med. 2001, **344**:350–362.

Dakhama, A., Park, J.W., Taube, C., Joetham, A., Balhorn, A., Miyahara, N., Takeda, K., and Gelfand, E.W.: **The enhancement or prevention of airway hyper-responsiveness during reinfection with respiratory syncytial virus is critically dependent on the age at first infection and IL-13 production.** J. Immunol. 2005, **175**:1876–1883.

Day, J.H., Ellis, A.K., Rafeiro, E., Ratz, J.D., and Briscoe, M.P.: **Experimental models for the evaluation of treatment of allergic rhinitis.** Ann. Allergy Asthma Immunol. 2006, **96**:263–277; quiz 277–268, 315.

Finotto, S., Neurath, M.F., Glickman, J.N., Qin, S., Lehr, H.A., Green, F.H., Ackerman, K., Haley, K., Galle, P.R., Szabo, S.J., et al.: **Development of spontaneous airway changes consistent with human asthma in mice lacking T-bet.** Science 2002, **295**:336–338.

Haselden, B.M., Kay, A.B., and Larche, M.: **Immunoglobulin E-independent major histocompatibility complex-restricted T cell peptide epitope-induced late asthmatic reactions.** J. Exp. Med. 1999, **189**:1885–1894.

Kuperman, D.A., Huang, X., Koth, L.L., Chang, G.H., Dolganov, G.M., Zhu, Z., Elias, J.A., Sheppard, D., and Erle, D.J.: **Direct effects of interleukin-13 on epithelial cells cause airway hyperreactivity and mucus overproduction in asthma.** Nat. Med. 2002, **8**:885–889.

Lambrecht, B.N., and Hammad, H.: **The role of dendritic and epithelial cells as master regulators of allergic airway inflammation.** Lancet 2010, **376**:835–843.

Lloyd, C.M., and Hawrylowicz, C.M.: **Regulatory T cells in asthma.** Immunity 2009, **31**:438–449.

Meyer, E.H., DeKruyff, R.H., and Umetsu, D.T.: **T cells and NKT cells in the pathogenesis of asthma.** Annu. Rev. Med. 2008, **59**:281–292.

Platts-Mills, T.A.: **The role of allergens in allergic airway disease.** J. Allergy Clin. Immunol. 1998, **101**:S364–S366.

Robinson, D.S.: **Regulatory T cells and asthma.** Clin. Exp. Allergy 2009, **39**:1314–1323.

Szabo, S.J., Sullivan, B.M., Stemmann, C., Satoskar, A.R., Sleckman, B.P., and Glimcher, L.H.: **Distinct effects of T-bet in TH1 lineage commitment and IFN-γ production in CD4 and CD8 T cells.** Science 2002, **295**:338–342.

Wills-Karp, M.: **Interleukin-13 in asthma pathogenesis.** Immunol. Rev. 2004, **202**:175–190.

Zureik, M., Neukirch, C., Leynaert, B., Liard, R., Bousquet, J., and Neukirch, F.: **Sensitisation to airborne moulds and severity of asthma: cross sectional study from European Community respiratory health survey.** BMJ 2002, **325**:411–414.

14.12 Um defeito geneticamente determinado na função de barreira da derme aumenta o risco de eczema atópico

Howell, M.D., Gallo, R.L., Boguniewicz, M., Jones, J.F., Wong, C., Streib, J.E., and Leung, D.Y.: **Cytokine milieu of atopic dermatitis skin subverts the innate immune response to vaccinia virus.** Immunity 2006, **24**:341–348.

Thyssen, J.P., Carlsen, B.C., Menné, T., Linneberg, A., Nielsen, N.H., Meldgaard, M., Szecsi, P.B., Stender, S., and Johansen, J.D.: **Filaggrin null-mutations increase the risk and persistence of hand eczema in subjects with atopic dermatitis: results from a general population study.** Br. J. Dermatol. 2010, **163**:115–120.

Tsutsui, H., Yoshimoto, T., Hayashi, N., Mizutani, H., and Nakanishi, K.: **Induction of allergic inflammation by interleukin-18 in experimental animal models.** Immunol. Rev. 2004, **202**:115–138.

Van den Oord, R.A.H.M., and Sheikh, A.: **Filaggrin gene defects and risk of developing allergic sensitisation and allergic disorders: systematic review and meta-analysis.** BMJ 2009, **339**: b2433.

Verhagen, J., Akdis, M., Traidl-Hoffmann, C., Schmid-Grendelmeier, P., Hijnen, D., Knol, E.F., Behrendt, H., Blaser, K., and Akdis, C.A.: **Absence of T-regulatory cell expression and function in atopic dermatitis skin.** J. Allergy Clin. Immunol. 2006, **117**:176–183.

14.13 A alergia a determinados alimentos pode causar reações sistêmicas e sintomas limitados ao intestino

Ewan, P.W.: **Clinical study of peanut and nut allergy in 62 consecutive patients: new features and associations.** BMJ 1996, **312**:1074–1078.

Lee, L.A., and Burks, A.W.: **Food allergies: prevalence, molecular characterization, and treatment/prevention strategies.** Annu. Rev. Nutr. 2006, **26**:539–565.

14.14 A doença alérgica mediada por IgE pode ser tratada pela inibição de vias efetoras que levam aos sintomas ou por técnicas de dessensibilização que têm por objetivo restaurar a tolerância ao alérgeno

Adkinson, N.F., Jr, Eggleston, P.A., Eney, D., Goldstein, E.O., Schuberth, K.C., Bacon, J.R., Hamilton, R.G., Weiss, M.E., Arshad, H., Meinert, C.L., et al.: **A controlled trial of immunotherapy for asthma in allergic children.** N. Engl. J. Med. 1997, **336**:324–331.

Ali, F.R., Kay, A.B., and Larche, M.: **The potential of peptide immunotherapy in allergy and asthma.** Curr. Allergy Asthma Rep. 2002, **2**:151–158.

Bryan, S.A., O'Connor, B.J., Matti, S., Leckie, M.J., Kanabar, V., Khan, J., Warrington, S.J., Renzetti, L., Rames, A., Bock, J.A., et al.: **Effects of recombinant human interleukin-12 on eosinophils, airway hyper-responsiveness, and the late asthmatic response.** Lancet 2000, **356**:2149–2153.

Campbell, J.D., Buckland, K.F., McMillan, S.J., Kearley, J., Oldfield, W.L.G., Stern, L.J., Gronlund, H., van Hage, M., Reynolds, C.J., Boyton, R.J., et al.: **Peptide immunotherapy in allergic asthma generates IL-10-dependent immunological tolerance associated with linked epitope suppression.** J. Exp. Med. 2009, **206**:1535–1547.

D'Amato, G.: **Role of anti-IgE monoclonal antibody (omalizumab) in the treatment of bronchial asthma and allergic respiratory diseases.** Eur. J. Pharmacol. 2006, **533**:302–307.

Haldar, P., Brightling, C.E., Hargadon, B., Gupta, S., Monteiro, W., Sousa, A., Marshall, R.P., Bradding, P., Green, R.H., Wardlaw A.J., et al.: **Mepolizumab and exacerbations of refractory eosinophilic asthma.** N. Engl. J. Med. 2009, **360**:973–984.

Leckie, M.J., ten Brinke, A., Khan, J., Diamant, Z., O'Connor, B.J., Walls, C.M., Mathur, A.K., Cowley, H.C., Chung, K.F., Djukanovic, R., et al.: **Effects of an interleukin-5 blocking monoclonal antibody on eosinophils, airway hyper-responsiveness, and the late asthmatic response.** Lancet 2000, **356**:2144–2148.

Nair, P., Pizzichini, M.M.M., Kjarsgaard, M., Inman, M.D., Efthimiadis, A., Pizzichini, E., Hargreave, F.E., and O'Byrne, P.M.: **Mepolizumab for prednisone-dependent asthma with sputum eosinophilia.** N. Engl. J. Med. 2009, **360**:985–993.

Peters-Golden, M., and Henderson, W.R., Jr: **The role of leukotrienes in allergic rhinitis.** Ann. Allergy Asthma Immunol. 2005, **94**:609–618; quiz 618–620, 669.

Roberts, G., Hurley, C., Turcanu, V., and Lack, G.: **Grass pollen immunotherapy as an effective therapy for childhood seasonal allergic asthma.** J. Allergy Clin. Immunol. 2006, **117**:263–268.

Verhagen, J., Taylor, A., Blaser, K., Akdis, M., and Akdis, C.A.: **T regulatory cells in allergen-specific immunotherapy.** Int. Rev. Immunol. 2005, **24**:533–548.

Verhoef, A., Alexander, C., Kay, A.B., and Larche, M.: **T cell epitope immunotherapy induces a CD4+ T cell population with regulatory activity.** PLoS Med. 2005, **2**:e78.

Zhu, D., Kepley, C.L., Zhang, K., Terada, T., Yamada, T., and Saxon, A.: **A chimeric human–cat fusion protein blocks cat-induced allergy.** Nat. Med. 2005, **11**:446–449.

14.15 Antígenos inócuos podem causar reações de hipersensibilidade tipo II em indivíduos suscetíveis por meio da ligação às superfícies das células sanguíneas circulantes

Arndt, P.A., and Garratty, G.: **The changing spectrum of drug-induced immune hemolytic anemia.** *Semin. Hematol.* 2005, **42**:137–144.

Greinacher, A., Potzsch, B., Amiral, J., Dummel, V., Eichner, A., and Mueller Eckhardt, C.: **Heparin-associated thrombocytopenia: isolation of the antibody and characterization of a multimolecular PF4–heparin complex as the major antigen.** *Thromb. Haemost.* 1994, **71**:247–251.

Semple, J.W., and Freedman, J.: **Autoimmune pathogenesis and autoimmune hemolytic anemia.** *Semin. Hematol.* 2005, **42**:122–130.

14.16 A doença sistêmica causada pela formação de complexos imunes ocorre após a administração de grandes quantidades de antígenos pouco catabolizados

Bielory, L., Gascon, P., Lawley, T.J., Young, N.S., and Frank, M.M.: **Human serum sickness: a prospective analysis of 35 patients treated with equine anti-thymocyte globulin for bone marrow failure.** *Medicine (Baltimore)* 1988, **67**:40–57.

Davies, K.A., Mathieson, P., Winearls, C.G., Rees, A.J., and Walport, M.J.: **Serum sickness and acute renal failure after streptokinase therapy for myocardial infarction.** *Clin. Exp. Immunol.* 1990, **80**:83–88.

Gamarra, R.M., McGraw, S.D., Drelichman, V.S., and Maas, L.C.: **Serum sickness-like reactions in patients receiving intravenous infliximab.** *J. Emerg. Med.* 2006, **30**:41–44.

Schifferli, J.A., Ng, Y.C., and Peters, D.K.: **The role of complement and its receptor in the elimination of immune complexes.** *N. Engl. J. Med.* 1986, **315**:488–495. Schmidt, R.E., and Gessner, J.E.: **Fc receptors and their interaction with complement in autoimmunity.** *Immunol. Lett.* 2005, **100**:56–67.

Skokowa, J., Ali, S.R., Felda, O., Kumar, V., Konrad, S., Shushakova, N., Schmidt, R.E., Piekorz, R.P., Nurnberg, B., Spicher, K., *et al.*: **Macrophages induce the inflammatory response in the pulmonary Arthus reaction through Gαi2 activation that controls C5aR and Fc receptor cooperation.** *J. Immunol.* 2005, **174**:3041–3050.

14.17 As reações de hipersensibilidade podem ser mediadas por células T$_H$1 e células T CD8 citotóxicas

Bernhagen, J., Bacher, M., Calandra, T., Metz, C.N., Doty, S.B., Donnelly, T., and Bucala, R.: **An essential role for macrophage migration inhibitory factor in the tuberculin delayed-type hypersensitivity reaction.** *J. Exp. Med.* 1996, **183**:277–282.

Kalish, R.S., Wood, J.A., and LaPorte, A.: **Processing of urushiol (poison ivy) hapten by both endogenous and exogenous pathways for presentation to T cells** *in vitro. J. Clin. Invest.* 1994, **93**:2039–2047.

Kimber, I., and Dearman, R.J.: **Allergic contact dermatitis: the cellular effectors.** *Contact Dermatitis* 2002, **46**:1–5.

Mark, B.J., and Slavin, R.G.: **Allergic contact dermatitis.** *Med. Clin. North Am.* 2006, **90**:169–185.

Muller, G., Saloga, J., Germann, T., Schuler, G., Knop, J., and Enk, A.H.: **IL-12 as mediator and adjuvant for the induction of contact sensitivity** *in vivo. J. Immunol.* 1995, **155**:4661–4668.

Schmidt, M., Raghavan, B., Müller, V., Vogl, T., Fejer, G., Tchaptchet, S., Keck, S., Kalis, C., Nielsen, P.J., Galanos, C., *et al.*: **Crucial role for human Toll-like receptor 4 in the development of contact allergy to nickel.** *Nat. Immunol.* 2010, **11**:814–819.

Vollmer, J., Weltzien, H.U., and Moulon, C.: **TCR reactivity in human nickel allergy indicates contacts with complementarity-determining region 3 but excludes superantigen-like recognition.** *J. Immunol.* 1999, **163**:2723–2731.

14.18 A doença celíaca tem características de resposta alérgica e de autoimunidade

Ciccocioppo, R., Di Sabatino, A., and Corazza, G.R.: **The immune recognition of gluten in celiac disease.** *Clin. Exp. Immunol.* 2005, **140**:408–416.

Koning, F.: **Celiac disease: caught between a rock and a hard place.** *Gastroenterology* 2005, **129**:1294–1301.

Shan, L., Molberg, O., Parrot, I., Hausch, F., Filiz, F., Gray, G.M., Sollid, L.M., and Khosla, C.: **Structural basis for gluten intolerance in celiac sprue.** *Science* 2002, **297**:2275–2279.

Sollid, L.M.: **Celiac disease: dissecting a complex inflammatory disorder.** *Nat. Rev. Immunol.* 2002, **2**:647–655.

Autoimunidade e Transplante

15

Já foi visto o quanto as respostas imunes adaptativas indesejadas podem ser induzidas por antígenos ambientais e como isso pode causar graves doenças em forma de alergias e reações de hipersensibilidade (discutido no Cap. 14). Neste capítulo, serão examinadas as respostas indesejadas a outras categorias medicinalmente importantes de antígenos – os expressos pelas células e pelos tecidos do próprio corpo, em órgãos transplantados ou na microbiota comensal que povoa o trato intestinal. As respostas aos antígenos próprios ou antígenos associados à microbiota comensal são denominadas **autoimunidade**, e podem levar a **doenças autoimunes** caracterizadas por lesão tecidual. A resposta a antígenos não próprios nos órgãos transplantados é denominada **rejeição de aloenxerto**.

Os rearranjos gênicos que ocorrem durante o desenvolvimento dos linfócitos nos órgãos linfoides centrais ocorrem ao acaso e resultam inevitavelmente na geração de alguns linfócitos com afinidade por antígenos próprios. Tais linfócitos são normalmente removidos do repertório ou retidos por vários de mecanismos, muitos dos quais já foram apresentados no Capítulo 8. Eles geram estado de **autotolerância**, no qual o sistema imune de cada indivíduo não ataca os tecidos normais do corpo. A autoimunidade representa uma falha dos mecanismos de autotolerância. Primeiramente, serão revistos os mecanismos que mantêm o repertório de linfócitos autotolerantes e será visto como esses mecanismos podem falhar. Então, será discutida uma seleção de doenças autoimunes que demonstram muitos mecanismos pelos quais a autoimunidade pode destruir o corpo. Também serão considerados os fatores genéticos e ambientais que predispõem ou induzem à autoimunidade. Na última parte do capítulo, serão discutidas as respostas imunes adaptativas a antígenos estranhos que causam rejeição ao transplante.

A geração e a destruição da autotolerância

O desenvolvimento da autotolerância requer que o sistema imune esteja apto para distinguir linfócitos autorreativos de não autorreativos, mas não há uma maneira direta de fazê-lo. Como foi visto no Capítulo 8, o sistema imune utiliza marcadores substitutos de "próprio" e "estranho" para identificar linfócitos potencialmente autorreativos. Apesar desses processos seletivos, alguns linfócitos autorreativos escapam à eliminação, deixam o timo, podendo, subsequentemente, serem ativados para desencadear a doença autoimune. Além disso, todos os linfócitos que tenham grau mínimo de autorreatividade poderiam também provocar resposta imune a antígenos estranhos; portanto, mesmo que os linfócitos fracamente autorreativos fossem eliminados, o sistema imune seria prejudicado.

15.1 Uma função essencial do sistema imune é discriminar o que é próprio do que não é próprio

Como foi visto, o sistema imune possui potentes mecanismos efetores que são capazes de eliminar ampla variedade de patógenos. Inicialmente no estudo da imunidade, observou-se que estes, caso atuassem contra o hospedeiro, poderiam causar graves lesões teciduais. O conceito de autoimunidade foi primeiramente apresentado no começo do século XX por **Paul Ehrlich**, que o chamou de "*horror autotoxicus*". As respostas autoimunes assemelham-se às respostas imunes normais contra patógenos, no sentido de que são especificamente ativadas por antígenos, sendo, porém, nesse caso, antígenos próprios ou **autoantígenos**, e levam à produção de células autorreativas efetoras e anticorpos, chamados de **autoanticorpos**, contra o antígeno próprio. Quando as reações contra antígenos próprios ocorrem e são reguladas de forma inapropriada, elas causam uma variedade de síndromes crônicas denominadas doenças autoimunes. Essas síndromes são muito variadas em termos de gravidade, tecidos afetados e mecanismos efetores (Fig. 15.1).

Embora as doenças autoimunes individuais sejam incomuns, coletivamente afetam em torno de 5% das populações dos países ocidentais, e a incidência está aumentando. Além disso, sua relativa raridade indica que o sistema imune tem desenvolvido mecanismos múltiplos para prevenir o dano aos tecidos próprios. O princípio mais fundamental a amparar esses mecanismos é a discriminação do que é próprio e do que é estranho, porém, essa diferenciação não é fácil de alcançar. As células B reconhecem o molde tridimensional de um epítopo, e este pode não ser distinguível entre patógenos e humanos. De maneira similar, os pequenos peptídeos derivados de patógenos, por meio de processamento de antígenos, podem ser idênticos aos peptídeos do hospedeiro. Ainda assim, como um linfócito sabe o que é realmente "próprio" em nível molecular?

Figura 15.1 Algumas doenças autoimunes. As doenças listadas estão entre as doenças mais comuns e serão utilizadas como exemplos nesta parte do capítulo. Elas estão listadas por ordem de prevalência. Uma lista mais completa e a discussão de doenças autoimunes são apresentadas adiante, neste capítulo. LES, lúpus eritematoso sistêmico; TSHR, receptor do hormônio estimulante da tireoide.

Doença	Mecanismo da doença	Consequência	Prevalência
Psoríase	Células T autorreativas contra antígenos associados à pele	Inflamação da pele com formação de marcas ou placas escamadas	1 em 50
Artrite reumatoide	Células T autorreativas atacam antígenos da sinóvia da articulação	Inflamação e destruição das articulações, causando artrite	1 em 100
Doença de Graves	Autoanticorpos contra o TSHR	Hipertireoidismo: superprodução de hormônios da tireoide	1 em 100
Tireoidite de Hashimoto	Autoanticorpos e células T autorreativas contra antígenos da tireoide	Destruição de tecidos da tireoide que causam hipotireoidismo: subprodução de hormônios da tireoide	1 em 200
LES	Autoanticorpos e células T autorreativas contra DNA, proteínas de cromatina e antígenos de ribonucleoproteínas ubíquos	Glomerulonefrite, vasculite, eritema	1 em 200
Síndrome de Sjögren	Autoanticorpos e células T autorreativas contra antígenos de ribonucleoproteínas	Infiltração de linfócitos em glândulas exócrinas, levando a ressecamento dos olhos e/ou boca; outros órgãos podem estar envolvidos, levando à doença sistêmica	1 em 300
Doença de Crohn	Células T autorreativas contra antígenos da flora intestinal	Inflamação e cicatriz intestinal	1 em 500
Esclerose múltipla	Células T autorreativas contra antígenos do cérebro	Formação de placas escleróticas no cérebro com destruição das bainhas de mielina que envolvem os axônios dos neurônios, levando à fraqueza muscular, à ataxia e a outros sintomas	1 em 700
Diabetes tipo 1 (diabetes melito insulinodependente, IDDM)	Células T autorreativas contra antígenos das células pancreáticas presentes nas ilhotas	Destruição das células β das ilhotas pancreáticas levando à não produção de insulina	1 em 800

O primeiro mecanismo postulado para distinguir o que é próprio do que é estranho propunha que o reconhecimento do antígeno pelo linfócito imaturo leva a um sinal negativo que causa morte ou inativação do linfócito. Assim, acreditava-se que "próprio" compreendia as moléculas reconhecidas por um linfócito, logo após a expressão de seu receptor antigênico. De fato, esse parece ser um importante mecanismo de indução de autotolerância nos linfócitos que estão se desenvolvendo no timo e na medula óssea. A tolerância induzida a esse nível é conhecida como **tolerância central** e é discutida em detalhes no Capítulo 8. Os linfócitos recém-formados são especialmente sensíveis à inativação por fortes sinais por meio de seus receptores antigênicos, ao passo que os mesmos sinais ativariam um linfócito maduro.

Outra qualidade antigênica correlacionada ao que é próprio é uma concentração alta e sustentada do antígeno. Muitas proteínas próprias são expressas por múltiplos tipos de células do corpo ou são abundantes em tecidos conectivos. Essas proteínas podem fornecer fortes sinais aos linfócitos, e mesmo linfócitos maduros podem ser tolerantes a um antígeno, ou **tolerados**, por sinais constantes e fortes por meio de seus receptores antigênicos. Em contrapartida, patógenos são introduzidos no sistema imune de maneira inesperada, e as concentrações de seus antígenos aumentam rápida e exponencialmente à medida que os patógenos se replicam nos estágios iniciais de uma infecção. Os linfócitos virgens são direcionados a responder, por meio de ativação, a tais aumentos repentinos nos sinais antígeno-receptor.

Um terceiro mecanismo para discriminar entre próprio e estranho baseia-se no sistema imune inato, que fornece sinais cruciais para permitir a ativação da resposta imune adaptativa para a infecção (ver Cap. 3). Na ausência da infecção, esses sinais, que incluem citocinas pró-inflamatórias (p. ex., IL-6 ou IL-12) e moléculas coestimuladoras (p. ex., B7.1) que são expressas por células apresentadoras de antígenos (APCs, do inglês *antigen-presenting cells*) ativadas, não são gerados. Nessas circunstâncias, o encontro de um linfócito virgem com um antígeno próprio tende a levar a um sinal negativo inativado em vez de nenhum sinal (ver Seção 8.26) ou pode promover o desenvolvimento de linfócitos reguladores que suprimem o desenvolvimento de respostas efetoras que podem danificar o tecido. Esse mecanismo de tolerância é particularmente importante para antígenos que são encontrados fora do timo e na medula óssea. A tolerância induzida no repertório de linfócitos maduros, uma vez que as células tenham saído dos órgãos linfáticos centrais, é conhecida como **tolerância periférica**.

Assim, diversos sinais são utilizados pelo sistema imune para distinguir ligantes próprios de estranhos: o encontro com o ligante quando o linfócito ainda está imaturo, uma alta e constante concentração de ligante e a ligação do ligante na ausência de citocinas pró-inflamatórias ou sinais coestimuladores. Entretanto, todos esses mecanismos estão propensos a erro, pois nenhum deles distingue de fato um ligante próprio de outro que não o é em nível molecular. Portanto, o sistema imune possui vários mecanismos adicionais para controlar respostas autoimunes, caso elas ocorram.

15.2   Múltiplos mecanismos de tolerância normalmente previnem a autoimunidade

Os mecanismos que normalmente previnem a autoimunidade podem ser considerados como uma sucessão de etapas de controle. Cada etapa é parcialmente efetiva em prevenir respostas contra o próprio, e juntas elas agem de forma sinérgica para proporcionar eficiente proteção contra a autoimunidade, sem prejudicar a capacidade de o sistema imune responder efetivamente contra patógenos. Os mecanismos de tolerância central eliminam linfócitos autorreativos recém-formados. Em contrapartida, linfócitos maduros autorreativos que não reconhecem fortemente o próprio nos órgãos linfoides primários (p. ex., porque seus antígenos próprios não estão aí presentes) podem ser eliminados ou inativados na periferia. Os mecanismos principais de tolerância periférica são anergia (falta de resposta funcional), supressão pelas células T reguladoras (T_{reg}), indução do desenvolvimento de células T_{reg} em vez de desenvolvimento de células T efetoras (desvio funcional) e deleção de linfócitos do repertório devido à morte celular induzida pela ativação. Além disso, alguns antígenos são isolados em órgãos que não são normalmente acessíveis ao sistema imune (Fig. 15.2).

Em cada etapa de controle há um equilíbrio entre prevenir a autoimunidade e não danificar a imunidade, e em combinação fornecem defesa total efetiva contra doenças autoimunes. É relativamente fácil achar falhas em um ou mais níveis de proteção, mesmo em indivíduos sadios. Portanto, a ativação dos linfócitos autorreativos não é necessariamente sinônimo de doença autoimune. De fato, um baixo nível de autorreatividade é fisiológico e essencial para o funcionamento normal do sistema imune. Os autoantígenos ajudam a formar o repertório de linfócitos maduros, e a sobrevivência de células T e B virgens na periferia requer a contínua exposição a autoantígenos (ver Cap. 8). A doença autoimune só se desenvolve se vários pontos de checagem forem superados para desenvolver uma reação sustentada contra o próprio que inclui a geração de células e moléculas efetoras que destroem os tecidos. Embora os mecanismos pelos quais isso ocorre não sejam completamente conhecidos, acredita-se que a autoimunidade resulte da combinação de suscetibilidade genética, quebra dos mecanismos normais de tolerância central e fatores desencadeantes ambientais, como infecções (Fig. 15.3).

15.3 Deleção central ou inativação de linfócitos recém-formados é o primeiro ponto de checagem da autotolerância

Os mecanismos de tolerância central, que removem linfócitos autorreativos fortes, são os primeiros e mais importantes pontos de checagem na autotolerância e são reproduzidos em detalhes no Capítulo 8. Sem eles, o sistema imune seria fortemente autorreativo, e a autoimunidade letal estaria, certamente, ocorrendo desde o nascimento. Diferentemente dos demais, que atuam tardiamente, os mecanismos de tolerância seriam suficientes para compensar a falha em remover linfócitos autorreativos durante o seu desenvolvimento primário. Na verdade, não há doen-

Figura 15.2 A autotolerância depende da ação conjunta de vários mecanismos que operam em diferentes locais e etapas do desenvolvimento. A figura lista os diferentes modos pelos quais o sistema imune previne a ativação de uma lesão causada por linfócitos autorreativos, junto com o mecanismo específico e onde tal tolerância predominantemente ocorre. T_{reg}, CélulasT reguladoras.

Etapas de autotolerância		
Tipo de tolerância	**Mecanismo**	**Local de ação**
Tolerância central	Deleção Edição	Timo Medula óssea
Segregação de antígenos	Barreira física ao acesso de autoantígenos ao sistema linfoide	Órgãos periféricos (p. ex., tireoide, pâncreas)
Anergia periférica	Inativação celular por meio de sinal fraco sem coestímulo	Tecido linfoide secundário
Células T_{reg}	Supressão por citocinas, sinais intercelulares	Tecido linfoide secundário e locais de inflamação
Desvio funcional	Diferenciação de células T_{reg} que limitam a secreção de citocinas inflamatórias	Tecido linfoide secundário e locais de inflamação
Morte celular induzida por ativação	Apoptose	Tecido linfoide secundário e locais de inflamação

ças autoimunes conhecidas atribuídas a uma falha completa desses mecanismos básicos, apesar de algumas estarem associadas a uma falha parcial de tolerância central.

A autotolerância gerada nos órgãos linfoides centrais é efetiva, porém, por muito tempo, pensou-se que muitos autoantígenos não eram expressos no timo ou na medula óssea e que os mecanismos periféricos seriam a única forma de gerar tolerância contra eles. Entretanto, está claro que muitos (mas não todos) antígenos periféricos tecido-específicos, como a insulina, são expressos no timo por um conjunto de células do tipo dendríticas. Portanto, a autotolerância contra esses antígenos pode ser gerada de forma central. Ainda não se sabe completamente como esses genes "periféricos" são ativados ectopicamente no timo, mas um importante indício foi caracterizado recentemente. Acredita-se que um fator de transcrição único, AIRE (regulador autoimune [do inglês *auto*immune *re*gulator]), seja responsável por ligar diversos genes periféricos no timo (ver Seção 8.20). O gene *AIRE* é defeituoso em pacientes com uma forma rara de autoimunidade herdada – a **APECED** (**poliendocrinopatia autoimune, candidíase, distrofia ectodérmica** [do inglês *autoimmune polyendocrinopathy–candidiasis–ectodermal dystrophy*) – que leva à destruição de múltiplos tecidos endócrinos, incluindo as ilhotas pancreáticas produtoras de insulina. Essa doença é também conhecida como síndrome poliglandular autoimune 1 (APS-1, do inglês *autoimmune polyglandular syndrome 1*). Experimentos com camundongos nos quais o gene *AIRE* foi eliminado resultaram em uma síndrome similar, embora não pareçam ser suscetíveis a infecções causadas por fungos como a candidíase. O mais importante é que esses animais não expressam mais muitos dos genes periféricos no timo. Isso associa a proteína AIRE à expressão desses genes no timo, bem como sugere que uma incapacidade de expressá-los leva à doença autoimune (Fig. 15.4). A autoimunidade que acompanha a deficiência em AIRE demora para ser desenvolvida e nem sempre afeta todos os potenciais órgãos-alvo. Além de enfatizar a importância da tolerância central, a doença demonstra que também outras etapas do controle de tolerância têm papéis importantes.

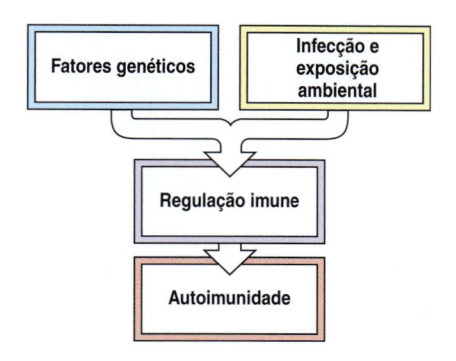

Figura 15.3 Requerimentos para o desenvolvimento da doença autoimune. Em indivíduos geneticamente predispostos, a autoimunidade pode ser desencadeada como resultado de falha nos mecanismos de tolerância intrínsecos e/ou fatores ambientais, como infecção.

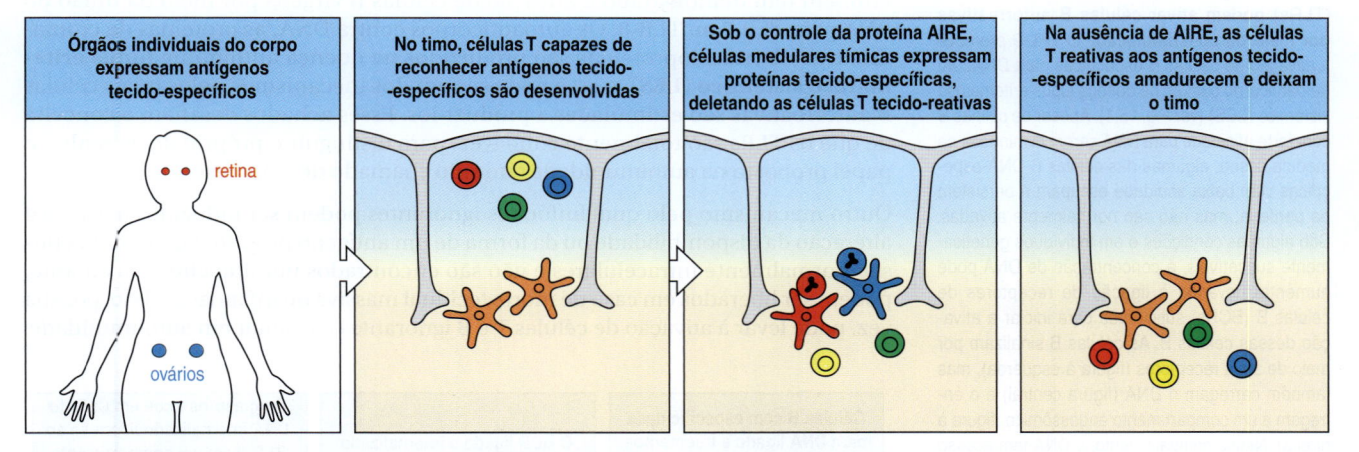

Figura 15.4 O gene "regulador autoimune" *AIRE* promove a expressão de alguns antígenos tecido-específicos em células medulares tímicas, causando a deleção de timócitos imaturos que podem reagir a esses antígenos. Apesar de o timo expressar muitos genes e, assim, proteínas próprias, comuns a todas as células, não está claro como antígenos que são específicos a tecidos especializados, como a retina ou o ovário (primeira figura), acessam o timo para promover a seleção negativa de timócitos autorreativos imaturos. Recentemente, descobriu-se que um gene chamado *AIRE* promove a expressão de muitas proteínas tecido-específicas em células medulares tímicas. Alguns timócitos em desenvolvimento serão capazes de reconhecer esses antígenos tecido-específicos (segunda figura). Peptídeos dessas proteínas são apresentados a timócitos em desenvolvimento e sofrem seleção negativa no timo (terceira figura), causando a deleção dessas células. Na ausência de *AIRE*, essa deleção não ocorre, e, em vez disso, os timócitos autorreativos amadurecem e podem ser exportados para a periferia (quarta figura), onde podem causar doença autoimune. Além disso, pessoas e camundongos que falham em expressar *AIRE* desenvolvem uma síndrome autoimune chamada APECED, ou poliendocrinopatia autoimune, candidíase, distrofia ectodérmica.

15.4 Linfócitos que se ligam a antígenos próprios com afinidade relativamente baixa em geral os ignoram, mas, em alguns casos, tornam-se ativados

A maioria dos linfócitos circulantes possui baixa afinidade para antígenos próprios, mas não respondem a eles, e simplesmente permanecem "ignorantes" ao que é próprio (ver Seção 8.6). Entretanto, tais células ignorantes, mas latentemente autorreativas, podem ser recrutadas nas respostas autoimunes se seu limiar para ativação for diminuído por fatores coativadores. Um desses estímulos pode estar presente na infecção. Células T virgens com baixa afinidade por um antígeno próprio ubíquo podem ser ativadas se encontrarem uma célula dendrítica ativada expressando o antígeno e altos níveis de sinais coestimuladores ou citocinas pró-inflamatórias como resultado da presença de infecção.

Uma situação em particular na qual linfócitos ignorantes podem ser ativados ocorre quando seus autoantígenos são também ligantes para receptores semelhantes ao Toll (TLRs, do inglês *Toll-like receptors*). Esses receptores são, em geral, considerados simplesmente como específicos para padrões moleculares associados a patógenos (ver Seção 3.7), mas esses padrões não são exclusivos para patógenos e podem ser encontrados entre moléculas próprias. Um exemplo desse tipo de autoantígeno potencial são as sequências CpG não metiladas no DNA que são reconhecidas por TLR-9. Sequências CpG não metiladas são muito mais comuns em DNA bacteriano do que em DNA de mamíferos, mas estão particularmente enriquecidas em células apoptóticas. Em um cenário de extensa morte celular, em conjunto com eliminação inadequada de fragmentos apoptóticos (possivelmente como resultado de infecção), as células B específicas para componentes de cromatina podem internalizar essas sequências CpG por meio de seus receptores de células B (BCRs, do inglês *B-cell receptors*). As sequências CpG encontram, intracelularmente, o TLR-9, gerando um sinal ativador que, junto com o sinal do BCR, ativa a célula B anticromatina anteriormente ignorante (Fig. 15.5). As células B ativadas dessa forma produzirão anticorpos anticromatina e também podem agir como APCs para células T autorreativas. Os complexos ribonucleoproteicos contendo RNA rico em uridina também têm demonstrado a ativação de células B virgens por meio da união do RNA pelo TLR-7 ou TLR-8. Os autoanticorpos contra DNA, as proteínas da cromatina e as ribonucleoproteínas são produzidos na doença autoimune **lúpus eritematoso sistêmico** (**LES**), e esse pode ser um dos mecanismos pelos quais células B autorreativas são estimuladas a produzi-los. Esses achados desafiam o conceito de que os TLRs são totalmente confiáveis para distinguir o próprio do estranho; o papel proposto na autoimunidade tem sido chamado de "hipótese Toll".

Outro mecanismo pelo qual linfócitos ignorantes podem ser induzidos à ação é a alteração da disponibilidade ou da forma de um antígeno próprio. Alguns antígenos são normalmente intracelulares e não são encontrados por linfócitos; no entanto, podem ser liberados em caso de morte tecidual massiva ou inflamação. Isso, por sua vez, pode levar à ativação de células T e B ignorantes e resultar em autoimunidade.

Figura 15.5 Antígenos próprios que são reconhecidos por receptores semelhantes ao Toll (TLRs) podem ativar células B autorreativas por meio da coestimulação. O TRL-9 promove a ativação de células B específicas para DNA, um autoanticorpo comum na doença lúpus eritematoso sistêmico (LES) (ver Fig. 15.1). Apesar de células B com forte afinidade para DNA serem eliminadas na medula óssea, algumas das células B DNA-específicas com baixa afinidade escapam e persistem na periferia, mas não são normalmente ativadas. Sob algumas condições e em indivíduos geneticamente suscetíveis, a concentração de DNA pode aumentar, levando à ligação de receptores de células B (BCRs) suficientes para iniciar a ativação dessas células B. As células B sinalizam por meio de seus receptores (figura à esquerda), mas também carregam o DNA (figura central) e o entregam a um compartimento endossômico (figura à direita). Nesse compartimento, o DNA tem acesso ao TLR-9, que reconhece DNA rico em sequências CpG não metiladas. Tais sequências ricas em CpG são muito mais comuns no DNA procarioto do que no eucarioto, e normalmente isso permite ao TLR-9 distinguir patógenos do que é "próprio". O DNA em células mamíferas apoptóticas é enriquecido em sequências CpG não metiladas; entretanto, a célula B DNA-específica também concentrará DNA próprio suficiente no compartimento endossômico. Isso proveria ligante suficiente para ativar TLR-9, potencializando a ativação da célula B DNA-específica e levando à produção de autoanticorpos contra o DNA.

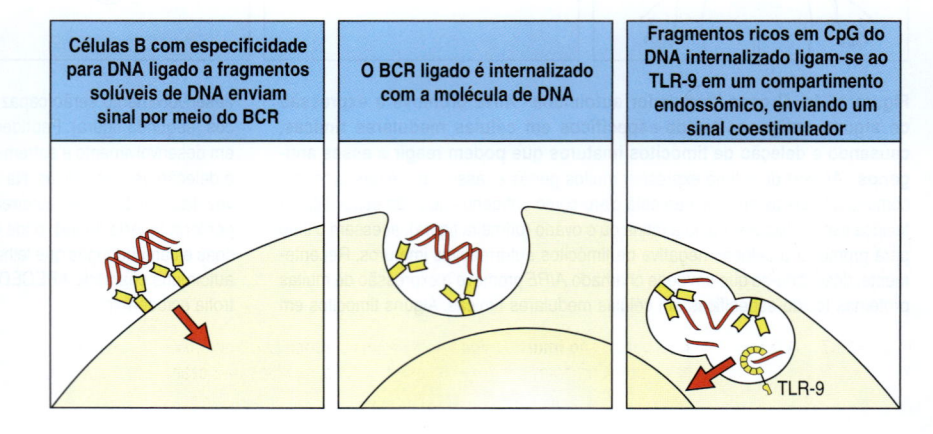

| Células B com especificidade para DNA ligado a fragmentos solúveis de DNA enviam sinal por meio do BCR | O BCR ligado é internalizado com a molécula de DNA | Fragmentos ricos em CpG do DNA internalizado ligam-se ao TLR-9 em um compartimento endossômico, enviando um sinal coestimulador |

Isso pode ser observado em alguns casos após o infarto do miocárdio, quando uma resposta autoimune é detectável poucos dias depois da liberação de antígenos cardíacos. Tais reações são geralmente transitórias e param quando os autoantígenos são removidos; entretanto, quando os mecanismos de remoção são inadequados ou geneticamente deficientes, essas reações podem continuar, causando, assim, doença clínica autoimune.

Alguns autoantígenos são apresentados em grande quantidade, mas estão, geralmente, em uma forma não imunogênica. A IgG é um bom exemplo, pois existe em grandes quantidades no sangue e em outros líquidos extracelulares. Células B específicas para a região constante da IgG não são geralmente ativadas, pois a IgG é monomérica e não pode ligar-se de forma cruzada ao BCR. Entretanto, quando complexos imunes são formados após grave infecção ou imunização, quantidade suficiente de IgG em sua forma multivalente pode se tornar disponível para estimular, de outra maneira, essas células B ignorantes a realizarem uma resposta. O autoanticorpo que elas produzem é conhecido como **fator reumatoide**, pois está geralmente presente na artrite reumatoide. Essa resposta tem meia-vida curta, desde que os complexos imunes sejam rapidamente eliminados.

Uma situação única ocorre em órgãos linfoides periféricos quando células B ativadas sofrem hipermutação somática nos centros germinativos (ver Seção 10.7). Isso poderia resultar em algumas células B tornando-se autorreativas ou aumentando sua afinidade por um antígeno próprio (Fig. 15.6). Assim como os linfócitos ignorantes discutidos, tais células B autorreativas teriam desviado todos os outros mecanismos de tolerância, estariam agora ativadas e seriam fonte de autoanticorpos patogênicos. Entretanto, parece haver um mecanismo para controlar o centro germinativo de células B que adquiriram afinidade pelo que é próprio. Nesse caso, o antígeno próprio provavelmente está presente no centro germinativo, enquanto é menos provável que um patógeno esteja. Então, se uma célula B autorreativa hipermutada encontra forte ligação cruzada de seu BCR no centro germinal, ela preferencialmente sofre apoptose, em vez de proliferar.

15.5 Antígenos em sítios imunologicamente privilegiados não induzem ataque imune, mas podem servir como alvos

Enxertos teciduais colocados em alguns locais do corpo não desencadeiam respostas imunes. Por exemplo, o cérebro e a câmara anterior do olho são locais nos quais tecidos podem ser enxertados sem induzir rejeição. Tais localizações são chamadas de **sítios imunologicamente privilegiados** (Fig. 15.7). Primeiramente, acreditava-se que o privilégio imunológico teria surgido por meio da falha de antígenos em deixar os sítios privilegiados e induzir respostas imunes. Entretanto, estudos subsequentes têm demonstrado que os antígenos deixam os sítios imunologicamente privilegiados e interagem com células T. Porém, em vez de desencadear uma resposta imune destrutiva, eles induzem tolerância ou uma resposta que não é destrutiva para o tecido.

Os sítios imunologicamente privilegiados são particulares em três formas. Em primeiro lugar, a comunicação entre o sítio privilegiado e o corpo é atípica, pois, nesses locais, o líquido extracelular não passa através dos linfáticos convencionais, embora proteínas localizadas nesses sítios saiam desses locais e possam exercer efeitos imunológicos. Os sítios privilegiados são geralmente rodeados por barreiras teciduais que excluem os linfócitos virgens. O cérebro é protegido pela barreira hematencefálica. Segundo, fatores solúveis, presumivelmente citocinas, que afetam o curso de uma resposta imune, são produzidos em sítios privilegiados e os deixam em conjunto com antígenos. A citocina anti-inflamatória fator de transformação do crescimento (TGF, do inglês *transforming growth factor*)-β parece ser particularmen-

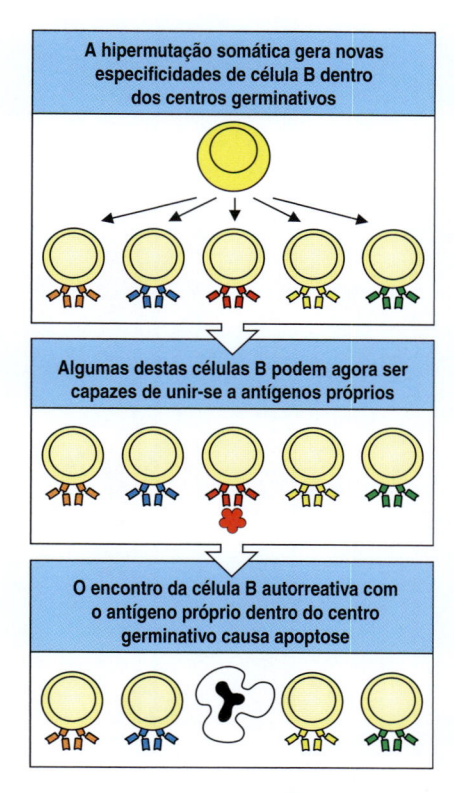

Figura 15.6 Eliminação de células B autorreativas nos centros germinativos. Durante a hipermutação somática nos centros germinativos (figura superior), células B com receptores de célula B (BCRs) autorreativos podem aumentar. A ligação desses receptores por autoantígenos solúveis (figura central) induz a apoptose da célula B autorreativa por meio da sinalização do BCR antigênico na ausência de células T auxiliares (figura inferior).

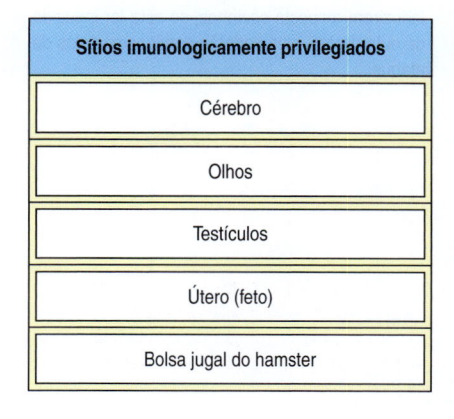

Sítios imunologicamente privilegiados
Cérebro
Olhos
Testículos
Útero (feto)
Bolsa jugal do hamster

Figura 15.7 Alguns locais do corpo são imunologicamente privilegiados. O tecido enxertado nesses locais permanece, muitas vezes, indefinidamente; e antígenos inseridos nesses sítios não estimulam respostas imunes destrutivas.

te importante nessa consideração. Em condições homeostáticas (i.e., ausência de infecção e de sinais pró-inflamatórios), antígenos reconhecidos juntamente com TGF-β tendem a induzir respostas de células T_{reg} que não danificam tecidos, em vez de induzir respostas T_H17 pró-inflamatórias, as quais são induzidas por TGF-β na presença de cossinalização de IL-6 (ver Seção 9.18). Terceiro, a expressão do ligante Fas por tecidos de sítios imunologicamente privilegiados pode proporcionar nível adicional de proteção por meio da indução da apoptose de linfócitos efetores que expressem Fas e entrem nesses sítios.

Paradoxalmente, os antígenos sequestrados em sítios imunologicamente privilegiados são, por várias vezes, alvos do ataque autoimune; por exemplo, autoantígenos cerebrais, como a proteína básica da mielina, são alvos na doença **esclerose múltipla** – uma doença crônica inflamatória desmielinizante do sistema nervoso central (ver Fig. 15.1). Portanto, está claro que a tolerância normalmente atribuída a esse antígeno não pode ser atribuível à deleção prévia de células T autorreativas. Na condição **encefalite autoimune experimental** (**EAE**), o modelo experimental de esclerose múltipla, os camundongos tornam-se doentes somente quando são deliberadamente imunizados com proteína básica mielina, que causa grave infiltração cerebral com células antígeno-específicas T_H17 e T_H1 que cooperam na indução de resposta inflamatória local que danifica o tecido nervoso.

Isso demonstra que, no mínimo, alguns dos antígenos expressos em sítios imunologicamente privilegiados não induzem tolerância nem ativação em circunstâncias normais; porém, se os linfócitos autorreativos forem ativados em outro lugar, esses autoantígenos podem tornar-se alvo para o ataque autoimune. Parece plausível que as células T específicas para antígenos sequestrados em sítios imunologicamente privilegiados permaneçam em estado de ignorância imunológica. Evidências adicionais para isso vêm da doença ocular **oftalmia simpática** (Fig. 15.8). Se um olho for lesionado por meio de pancada ou outro tipo de trauma, uma resposta autoimunológica contra as proteínas do olho pode ocorrer, apesar de isso raramente acontecer. Uma vez induzida a resposta, esta frequentemente ataca ambos os olhos. A imunossupressão – e, raramente, a remoção de um olho lesionado, a fonte do antígeno – é necessária para preservar a visão em um olho sadio.

Não surpreende o fato de as células T efetoras poderem entrar em sítios imunologicamente privilegiados: esses sítios podem tornar-se infectados, e as células efetoras devem ser capazes de entrar nesses sítios durante a infecção. As células T efetoras entram na maioria ou em todos os tecidos após a ativação (ver Cap. 11), porém, o

Figura 15.8 A lesão em sítio imunologicamente privilegiado pode induzir resposta autoimune. Na doença oftalmia simpática, o trauma a um dos olhos libera os antígenos oculares sequestrados dentro de tecidos vizinhos, fazendo eles se tornarem acessíveis às células T. As células efetoras que são estimuladas atacam o olho lesionado e também infiltram e atacam o olho saudável. Assim, apesar de os antígenos sequestrados não induzirem resposta sozinhos, se esta for induzida de outra forma, eles poderão servir como alvos de ataque.

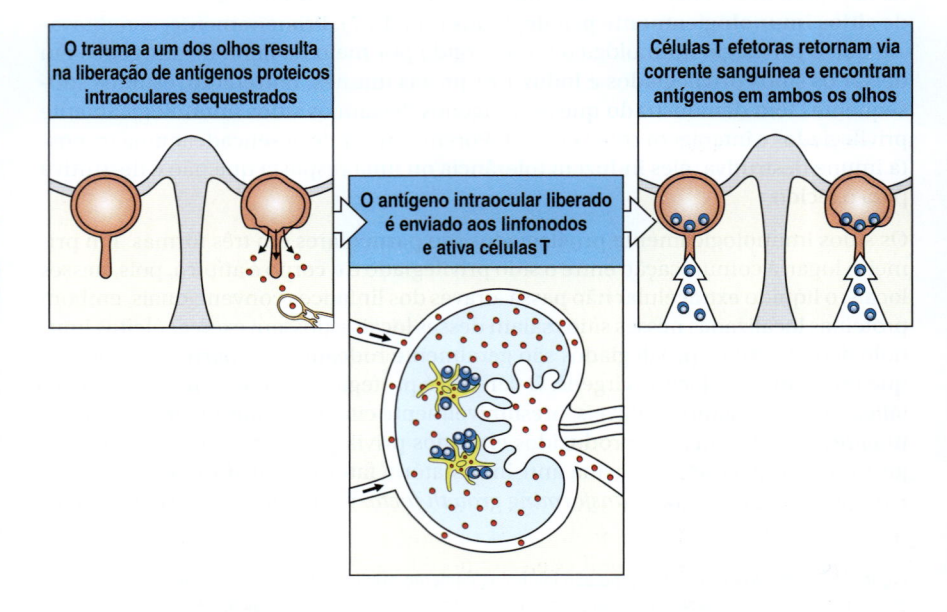

O trauma a um dos olhos resulta na liberação de antígenos proteicos intraoculares sequestrados

O antígeno intraocular liberado é enviado aos linfonodos e ativa células T

Células T efetoras retornam via corrente sanguínea e encontram antígenos em ambos os olhos acúmulo de células é verificado somente quando o antígeno é reconhecido no local, disparando a produção de citocinas que alteram as barreiras teciduais.

15.6   Células T autorreativas que expressam citocinas particulares podem ser não patogênicas ou podem suprimir linfócitos patogênicos

Verificou-se no Capítulo 9 que, durante o curso de respostas imunes normais, as células T CD4 podem diferenciar-se em vários tipos de células efetoras: T_H1, T_H2 e T_H17. As células T_H1, T_H2 e T_H17 secretam diferentes citocinas (interferon [IFN]-γ e fator de necrose tumoral [TNF, do inglês *tumor necrosis factor*]-α para T_H1; interleucina [IL]-4, IL-5, IL-10 e IL-13 para T_H2; IL-17 e IL-22 para T_H17). Esses subgrupos de células efetoras provavelmente se desenvolvem para controlar diferentes tipos de ameaças infecciosas e assim organizam tipos distintos de imunidade, os quais se refletem nos seus diferentes efeitos em APCs, células B e células efetoras inatas como macrófagos, eosinófilos e neutrófilos. Um paradigma similar é verificado na autoimunidade. Em particular, certas doenças mediadas por células T, como **diabetes melito tipo 1** (também conhecida como **diabetes melito insulinodependente** ou **IDDM**), (ver Fig. 15.1) dependem de células T_H1 para manifestar-se, enquanto outras, como a psoríase (uma doença autoimune da derme), depende de células T_H17.

Em modelos murinos de diabetes, quando citocinas foram infundidas para influenciar a diferenciação de células T ou quando camundongos nocauteados predispostos à diferenciação de células T_H2 foram estudados, o desenvolvimento do diabetes foi inibido. Em alguns casos, células T específicas potencialmente patogênicas para componentes de células-ilhotas, que expressam citocinas T_H2, em vez de T_H1, são, na verdade, supressoras de doenças causadas por células T_H1 da mesma especificidade. Até o momento, as tentativas para controlar doenças humanas autoimunes pela mudança do perfil de citocinas de um tipo de célula efetora para outro (p. ex., T_H1 para T_H2), procedimento denominado **modulação imune**, não têm sido bem sucedidas. Outra porção importante de células T CD4, as células T_{reg}, podem formar a base para a prevenção natural da doença autoimune, e esforços para desviar as respostas de células T efetoras para respostas de células T_{reg} pela modulação imune podem ser promissoras como novas terapias para o tratamento de autoimunidade.

15.7   As respostas autoimunes podem ser controladas em várias etapas por células T reguladoras

Células autorreativas que escaparam aos mecanismos de indução da tolerância ainda podem ser reguladas para que não causem doença clínica. Essa regulação ocorre de duas maneiras: a primeira é extrínseca, por meio de células T_{reg} específicas que exercem efeitos em células T ativadas, assim como em APCs; a segunda é intrínseca e relaciona-se com os limites no tamanho e na duração das respostas imunes que são programados nas próprias células. Primeiramente, será discutida a função das células T_{reg}, as quais foram introduzidas no Capítulo 9.

A tolerância devida a linfócitos reguladores é distinta de outras formas de autotolerância pelo fato de uma célula T_{reg} ter o potencial de suprimir linfócitos autorreativos que reconhecem antígenos diferentes dos reconhecidos pelas células T_{reg} (Fig. 15.9). Esse tipo de tolerância é conhecido como **tolerância reguladora** ou **tolerância infecciosa**. Um aspecto-chave da tolerância reguladora é que células reguladoras podem suprimir linfócitos autorreativos que reconhecem uma variedade de diferentes antígenos próprios, desde que os antígenos sejam do mesmo tecido ou sejam expressos pela mesma APC. Dois tipos gerais de células T_{reg} foram definidos experimentalmente. Um tipo, referido como células T_{reg} "naturais", é composto pelas células T CD4 CD25 moderadamente autorreativas que expressam o fator de transcrição FoxP3 e escapam da deleção no timo e, quando ativadas por autoan-

Tolerância reguladora

Células T específicas para antígenos próprios reconhecidas no timo tornam-se células T$_{reg}$ naturais	Células T específicas para antígenos próprios ou da microbiota comensal reconhecidos na presença de TGF-β tornam-se células T$_{reg}$ induzidas

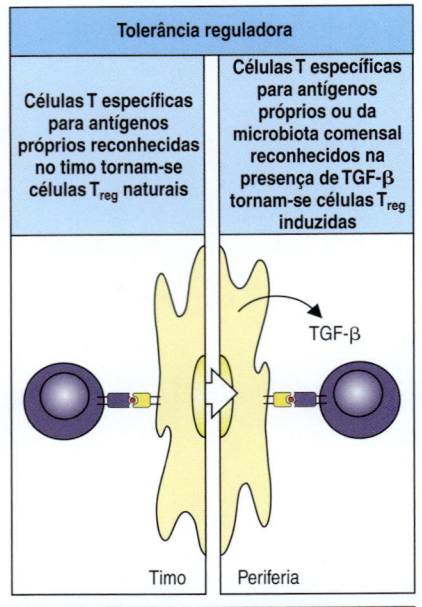

TGF-β

Timo | Periferia

Citocinas (IL-10 e TGF-β) produzidas pelas células T$_{reg}$ inibem outras células T autorreativas

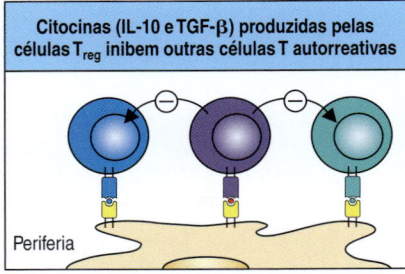

Periferia

Figura 15.9 A tolerância mediada por células T reguladoras pode inibir múltiplas células T autorreativas que reconhecem o mesmo tecido. Células T reguladoras (T$_{reg}$) autorreativas naturais especializadas desenvolvem-se no timo em resposta à fraca estimulação pelos antígenos próprios que não é suficiente para causar deleção, mas é maior que a requerida para a seleção positiva simples (figura superior, à esquerda). As células T$_{reg}$ podem, ainda, ser induzidas de células T autorreativas virgens na periferia se a célula T virgem reconhecer seu antígeno e for ativada na presença da citocina fator de transformação do crescimento (TGF)-β (figura superior, à direita). A figura inferior mostra como as células T$_{reg}$, tanto naturais quanto induzidas, podem inibir outras células T autorreativas. Se as células T$_{reg}$ encontrarem seus antígenos próprios em uma célula apresentadora de antígeno (APC), secretarão citocinas inibidoras como interleucina (IL)-10 e TGF-β que inibem todas as células T autorreativas circundantes, independentemente de sua especificidade autoantigênica precisa.

tígenos nos tecidos periféricos, não se diferenciam em células que podem iniciar resposta autoimune. Ao contrário, elas inibem outras células T autorreativas que reconhecem antígenos no mesmo tecido e previnem sua diferenciação em células T efetoras ou previnem sua função efetora. O segundo tipo, denominado células T$_{reg}$ "induzidas" ou "adaptativas", desenvolve-se nos tecidos imunes periféricos em resposta aos antígenos reconhecidos como células dendríticas "imaturas" que produzem TGF-β na ausência de citocinas pró-inflamatórias. Administrar a animais grandes quantidades de autoantígeno oralmente, que induz a chamada tolerância oral (ver Seção 12.15), pode, muitas vezes, levar à falta de resposta a esses antígenos quando administrados por outras vias e pode prevenir doenças autoimunes. A tolerância oral é rotineiramente gerada para antígenos como antígenos alimentares e é acompanhada pela geração de células T$_{reg}$ induzidas nos linfonodos mesentéricos intestinais drenantes. Essas células são conhecidas por suprimir respostas imunes a antígenos no próprio intestino, porém, ainda não se sabe exatamente como a supressão no restante do sistema imune periférico é alcançada. Muitos pesquisadores têm suposto que as células T$_{reg}$ podem ter potencial terapêutico no tratamento de doenças autoimunes se puderem ser isoladas ou induzidas a se diferenciar e, assim, ser infundidas nos pacientes.

Uma característica comum de todas as células T$_{reg}$ naturais e muitas induzidas é a expressão de CD4 e CD25 (cadeia α do receptor de IL-2) na sua superfície e sua expressão do fator de transcrição FoxP3 (ver Seção 9.19). Que FoxP3, e as células T$_{reg}$ cujo desenvolvimento e função FoxP3 controla, é importante para a manutenção da tolerância imune é evidente pelo fato de humanos e camundongos que carregam mutações no gene para FoxP3 rapidamente desenvolverem autoimunidade sistêmica severa (discutido na Seção 15.20). Uma função protetora para as células T$_{reg}$ que expressam FoxP3 tem sido demonstrada a respeito de diversas síndromes autoimunes em camundongos, incluindo diabetes, EAE, LES e inflamação do intestino grosso ou do colo (colite). Experimentos em modelos murinos dessas doenças mostram que as células T$_{reg}$ CD4 CD25 suprimem a doença quando transferidas *in vivo* e que a depleção dessas células exacerba ou causa a doença. Um modelo proposto para a resolução de colite autoimune em camundongos por células T$_{reg}$ CD4 CD25 é mostrado na Figura 15.10. Além disso, foi demonstrado que essas células T$_{reg}$ CD4 CD25 previnem ou amenizam outras síndromes imunopatológicas, como a doença do enxerto *versus* hospedeiro e a rejeição de enxerto, que serão descritas adiante neste capítulo.

A importância das células T$_{reg}$ tem sido demonstrada em várias doenças humanas autoimunes. Por exemplo, em pacientes com esclerose múltipla ou com síndrome poliglandular autoimune tipo 2 (condição rara na qual duas ou mais doenças autoimunes ocorrem simultaneamente), a atividade supressora das células T$_{reg}$ CD4 CD25 é defeituosa, embora seja normal em números. Uma situação diferente ocorre em pacientes com artrite reumatoide. As células T$_{reg}$ CD4 CD25 periféricas desses pacientes foram eficazes na supressão da proliferação das células T efetoras *in vitro* dos próprios pacientes, mas não suprimiram a secreção de citocinas inflamatórias por essas células. Portanto, evidências crescentes sustentam a ideia de que as células T$_{reg}$ têm normalmente papel importante na prevenção da autoimunidade, e que a autoimunidade pode ser acompanhada por vários defeitos funcionais nessas células.

As células T$_{reg}$ que expressam FoxP3 não constituem o único tipo de linfócitos reguladores que têm sido encontradas. Células T$_{reg}$ que não expressam FoxP3 têm sido identificadas *in vitro* e *in vivo*. Essas células são caracterizadas por sua produção de IL-10 e são enriquecidas nos tecidos intestinais, onde elas mostraram, em modelos experimentais de camundongos, suprimir a doença intestinal inflamatória (DII), uma doença autoinflamatória, por meio de mecanismo dependente de IL-10.

Quase qualquer tipo de linfócito tem demonstrado atividade reguladora em alguma circunstância. Mesmo as células B podem regular experimentalmente síndro-

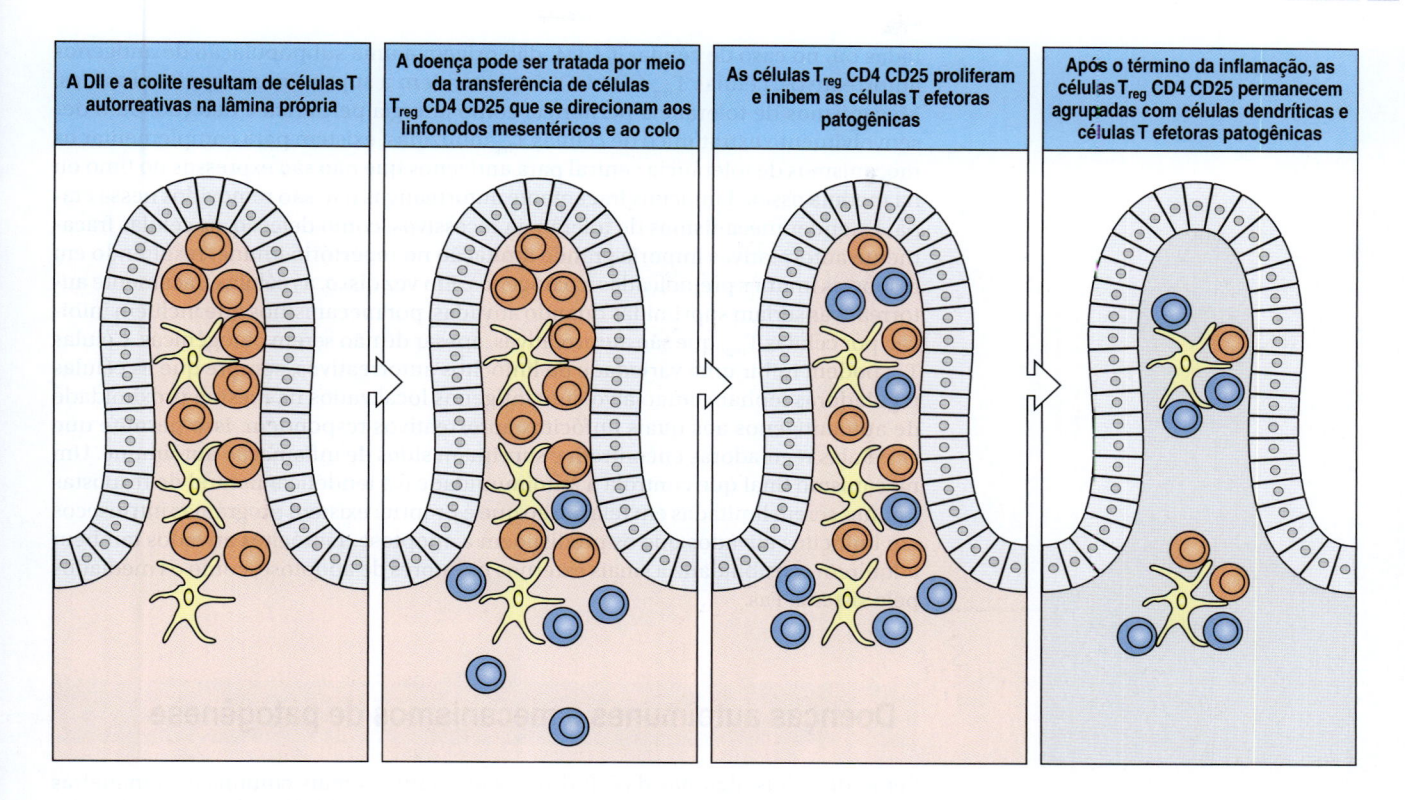

| A DII e a colite resultam de células T autorreativas na lâmina própria | A doença pode ser tratada por meio da transferência de células T$_{reg}$ CD4 CD25 que se direcionam aos linfonodos mesentéricos e ao colo | As células T$_{reg}$ CD4 CD25 proliferam e inibem as células T efetoras patogênicas | Após o término da inflamação, as células T$_{reg}$ CD4 CD25 permanecem agrupadas com células dendríticas e células T efetoras patogênicas |

mes autoimunes induzidas, incluindo artrite induzida por colágeno (AIC) e EAE em camundongos. Essa atividade reguladora é provavelmente mediada de maneira similar à das células T$_{reg}$ CD4, com secreção de citocinas que inibem a proliferação de células T e a diferenciação de células T efetoras sendo de principal importância.

Além da regulação extrínseca das células T e B autorreativas pelas células reguladoras, os linfócitos têm limites intrínsecos para a proliferação e a sobrevida que ajudam a restringir as respostas autoimune, bem como as respostas imunes normais (ver Seção 11.12). Isso é ilustrado pelos efeitos nas mutações nas vias que controlam a apoptose, como a via Bcl-2 ou a via Fas (ver Seção 7.23), que levam à autoimunidade espontânea, como será possível verificar adiante neste capítulo. Essa forma de autoimunidade indica que células autorreativas são normalmente geradas e, então, controladas por apoptose. Isso parece ser um importante mecanismo para a tolerância tanto para células T quanto para células B.

Resumo

A distinção do que é próprio e do que é estranho não é perfeita, parcialmente devido à sua natureza indireta e parcialmente em virtude da pressão seletiva de evolução para descobrir o equilíbrio adequado entre evitar a doença autoimune e preservar a competência imune. Assim, linfócitos autorreativos sempre existem no repertório imune natural, mas muitas vezes não são ativados. Na doença autoimune, por várias razões, essas células tornam-se ativadas por meio de autoantígenos específicos. Se a ativação persistir, funções efetoras idênticas às desencadeadas em resposta a patógenos são geradas e causam a doença. O sistema imune possui um extraordinário conjunto de mecanismos que trabalham em conjunto para prevenir a doença autoimune (ver Fig. 15.2). Essa ação coletiva tem a vantagem de que cada etapa não precisa atuar perfeitamente nem ser aplicada a todas as possíveis células autorreativas. As etapas de autotolerância iniciam durante o desenvolvimento de linfócitos, quando as células T autorreativas no timo e de células B na medula óssea são dele-

Figura 15.10   Células T reguladoras CD4 CD25 inibem a colite por meio de sua migração ao colo e a linfonodos mesentéricos, onde interagirão com células dendríticas e células T efetoras. Células T virgens que contêm alguns clones autorreativos (primeira figura, células rosa) causam colite quando transferidas a camundongos deficientes em células T. A população virgem não tem células T reguladoras (T$_{reg}$) CD4 CD25, mas se estas forem também transferidas em conjunto com as células T virgens (segunda figura; as células T$_{reg}$ estão em azul), a colite será bloqueada. O mecanismo de bloqueio inclui a migração de células T$_{reg}$ a linfonodos mesentéricos (não mostrado) e, por último, à lâmina própria do colo. As células T$_{reg}$ proliferam e secretam citocinas reguladoras (terceira figura), incluindo IL-10, que é essencial, e interagem com as células dendríticas e as células T autorreativas, reduzindo a ativação (indicado por células rosa de tamanho menor) e a inflamação. Uma vez que a inflamação tenha se instalado, as células T$_{reg}$ permanecem na lâmina própria (quarta figura). DII, doença intestinal inflamatória. (Com base em figura de F. Powrie.)

tadas ou, no caso de células T CD4, dão origem a uma subpopulação de antígenos autorreativos, células T$_{reg}$ CD4 CD25 que tendem a suprimir as respostas imunes. Mecanismos de tolerância periférica, como anergia periférica e deleção, ou o desenvolvimento extratímico de células T$_{reg}$ induzidas, existem para complementar os mecanismos de tolerância central para antígenos que não são expressos no timo ou na medula óssea. Linfócitos fracamente autorreativos não são removidos nessa etapa. Estender mecanismos de tolerância recessivos, como deleção, às células fracamente autorreativas imporia grande limitação no repertório imune, resultando em respostas imunes prejudicadas a patógenos. Em vez disso, as células fracamente autorreativas seriam suprimidas quando ativadas, por mecanismos que incluem inibição por células T$_{reg}$, que são autorreativas, apesar de não serem patogênicas. Células T$_{reg}$ podem inibir uma variedade de linfócitos autorreativos, sempre que as células reguladoras tenham como alvo autoantígenos localizados na mesma proximidade de autoantígenos aos quais linfócitos autorreativos respondem. Isso permite que as células reguladoras encontrem e suprimam sítios de inflamação autoimune. Um mecanismo final que controla a autoimunidade é a tendência natural de respostas imunes serem limitadas em relação ao que é próprio: existem programas intrínsecos em linfócitos ativados que os predispõem à apoptose. Linfócitos ativados também adquirem sensibilidade a sinais externos indutores de apoptose, como os mediados pelo sistema Fas.

Doenças autoimunes e mecanismos de patogênese

Serão descritas algumas das síndromes autoimunes mais comuns e as maneiras pelas quais a perda de autotolerância e a expansão de linfócitos autorreativos levam ao dano tecidual. Esses mecanismos de patogênese assemelham-se em grande parte aos utilizados para alvejar patógenos invasores. A lesão por autoanticorpos, mediada por meio dos sistemas do complemento e do receptor Fc, tem importante papel em algumas doenças, como o LES. De maneira similar, células T citotóxicas direcionadas para tecidos próprios os destroem, assim como destruiriam células infectadas por vírus; essa é uma forma pela qual células β pancreáticas são destruídas no diabetes. Entretanto, proteínas próprias não são facilmente eliminadas, com raras exceções, como as unicamente expressas pelas células das ilhotas pancreáticas, e assim, a resposta continua. Alguns mecanismos de patogênese são únicos para a autoimunidade, como anticorpos contra receptores em superfícies celulares que afetam a função da célula, como ocorre na miastenia grave, bem como em reações de hipersensibilidade. Nesta parte do capítulo, serão discutidos os mecanismos patogênicos em algumas síndromes clínicas de doenças autoimunes.

15.8 Respostas imunes adaptativas específicas a antígenos próprios podem causar doença autoimune

Em determinadas linhagens de animais experimentais geneticamente suscetíveis, a doença autoimune pode ser induzida artificialmente pela injeção de tecidos "próprios" de um animal geneticamente idêntico que foram misturados com fortes adjuvantes contendo bactérias (ver Apêndice I, Seção A.4). Isso demonstra, diretamente, que a autoimunidade pode ser provocada pela indução de resposta imune adaptativa específica a antígenos próprios. Esses desenhos experimentais demonstram a importância da ativação de outros componentes do sistema imune, sobretudo células dendríticas, pelas bactérias presentes no adjuvante. Existem inconvenientes no uso de modelos animais para o estudo da autoimunidade. Em humanos e em animais geneticamente predispostos à autoimunidade, ela, em geral aumenta espontaneamente: isto é, não se sabe quais eventos iniciam a resposta imune contra o que é próprio, levando à doença autoimune. Por meio do estudo de padrões de autoanticorpos e dos tecidos particularmente afetados, tem sido possível identificar antígenos próprios que são alvos de doença autoimune, embora, mesmo nesses casos, seja difícil dizer que a resposta imune foi desencadeada em resposta a esses mesmos antígenos.

Algumas doenças autoimunes podem ser induzidas por agentes infecciosos que expressam epítopos similares aos antígenos próprios e que podem levar à sensibilização do paciente contra esse tecido. Existem, porém, evidências a partir de modelos de autoimunidade em animais de que muitas doenças autoimunes são causadas pela desregulação interna do sistema imune sem a participação aparente de agentes infecciosos.

15.9 As doenças autoimunes podem ser classificadas em grupos que, em geral, são órgão-específicos ou sistêmicos

A classificação de doenças é uma ciência incerta, sobretudo na ausência de compreensão precisa dos mecanismos causadores da doença. Isso é bem ilustrado pela dificuldade em classificar as doenças autoimunes. A partir da perspectiva clínica, é, muitas vezes, útil distinguir dois padrões principais de doença autoimune: as doenças nas quais a expressão da autoimunidade é restrita a órgãos específicos do corpo, conhecidas como doenças autoimunes "órgão-específicas"; e as doenças em que muitos tecidos do corpo são afetados, as doenças autoimunes "sistêmicas". Em ambos os tipos de autoimunidade a doença tem tendência de se tornar crônica, pois, com poucas exceções (p. ex., diabetes tipo 1 ou tireoidite de Hashimoto), os autoantígenos não são totalmente removidos do corpo. Algumas doenças autoimunes parecem ser dominadas por uma via efetora, autoanticorpos ou células T autorreativas ativadas. Todavia, ambas as vias geralmente contribuem para o mecanismo patogênico total da doença autoimune.

Em doenças órgão-específicas, os autoantígenos de um ou de poucos órgãos são alvo, e a doença é, portanto, limitada a esses órgãos. Exemplos de doenças órgão--específicas são a **tireoidite de Hashimoto** e a **doença de Graves**, as quais predominantemente afetam a glândula tireoide, e o diabetes melito tipo 1 (IDDM), o qual é causado pelo ataque imune das células β pancreáticas produtoras de insulina. Exemplos de doenças autoimunes sistêmicas são o LES e a síndrome de Sjögren primária, em que diferentes tecidos, como pele, rins e cérebro, podem ser afetados (Fig. 15.11).

Os autoantígenos reconhecidos nessas duas categorias de doença são também, respectivamente, órgão-específicos e sistêmicos. Assim, a doença de Graves é caracterizada pela produção de anticorpos contra o receptor do hormônio estimulante da tireoide (TSH, do inglês *thyroid-stimulating hormone*), que é específico para a glândula tireoide, a tireoidite de Hashimoto, por anticorpos contra a peroxidase da tireoide, e a IDDM, por anticorpos anti-insulina. Em contrapartida, o LES é caracterizado pela presença de anticorpos contra antígenos que são ubíquos e abundantes em todas as células do corpo, como anticorpos anticromatina e anticorpos contra proteínas da maquinaria de processamento do pré-mRNA – complexo spliceossoma.

Uma variante incomum, mas prevalente, de doença inflamatória crônica é a **doença intestinal inflamatória (DII)**, que inclui duas entidades clínicas distintas: a doença de Crohn (discutida adiante neste capítulo) e a colite ulcerativa (ver Seção 15.7). A DII é discutida neste capítulo pois possui diversas características de doença autoimune, mesmo não sendo dirigida principalmente contra autoantígenos teciduais. Em vez disso, os alvos da resposta imune desregulada na DII são antígenos derivados da microbiota comensal residente nos intestinos. Estritamente falando, portanto, a DII é uma exceção entre as doenças autoimunes em que a resposta imune não é direcionada contra os antígenos próprios; ao contrário, ela é direcionada contra antígenos microbianos do residente ou microbiota própria. Apesar disso, características de separação de recursos de tolerância imune de outras doenças autoimunes

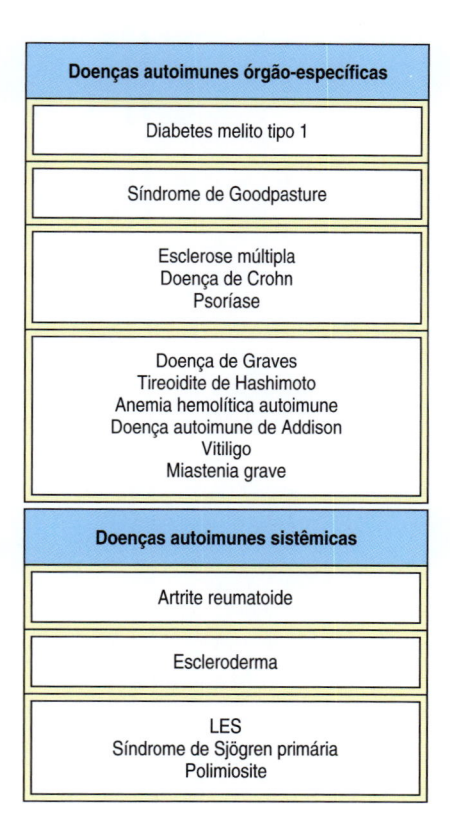

Figura 15.11 Algumas doenças autoimunes comuns classificadas de acordo com sua natureza "órgão-específica" ou "sistêmica". Doenças que tendem a ocorrer juntas estão agrupadas em um único quadro. A agregação é definida como mais de uma doença afetando um único paciente ou diferentes membros de uma família. Nem todas as doenças autoimunes podem ser classificadas de acordo com esse sistema. Por exemplo, a anemia hemolítica autoimune pode ocorrer de maneira isolada ou associada ao lúpus eritematoso sistêmico (LES).

são vistas na DII e, em comum com as doenças autoimunes órgão-específicas, a descontinuação tecidual moldada pela resposta imune anormal é principalmente, mas não exclusivamente, localizada em um único órgão: os intestinos.

É provável que as doenças órgão-específicas e sistêmicas tenham etiologias diferentes, o que fornece base biológica para a sua divisão em duas amplas categorias. Evidências para a validade dessa classificação também vêm da observação de que diferentes doenças autoimunes se agrupam entre indivíduos e entre famílias. As doenças autoimunes órgão-específicas ocorrem, frequentemente, em muitas combinações; por exemplo, a doença autoimune da tireoide e a doença autoimune despigmentadora vitiligo são normalmente encontradas na mesma pessoa. Da mesma forma, o LES e a síndrome de Sjögren podem coexistir em um indivíduo ou entre diferentes membros de uma família.

Esses grupamentos de doenças autoimunes ajudam a elaborar uma classificação mais útil, em subtipos diferentes, em que cada um pode ter um mecanismo diferente. Uma classificação de doenças autoimunes com base em grupamentos é apresentada na Figura 15.11. Entretanto, pode-se verificar que a separação das doenças estritamente com base no critério órgão-específico e sistêmico não se mantém completamente, já que nem todas as doenças autoimunes podem ser classificadas dessa forma. Por exemplo, a anemia hemolítica autoimune, na qual as hemácias são destruídas, ocorre, algumas vezes, como entidade solitária e poderia ser classificada como doença órgão-específica. Em outras circunstâncias, ela pode ocorrer em conjunto com o LES, como parte de uma doença autoimune sistêmica.

15.10   Múltiplos componentes do sistema imune são geralmente recrutados na doença autoimune

Tem havido grande interesse por parte dos imunologistas em descobrir quais partes do sistema imune são importantes para causar a doença nas diversas síndromes autoimunes, já que isso pode ser útil para entender como a doença é causada e como ela se mantém, tendo como objetivo final a descoberta de terapias efetivas. Na **miastenia grave**, por exemplo, anticorpos parecem ter papel principal em causar os sintomas da doença. Anticorpos produzidos contra o receptor de acetilcolina bloqueiam sua função no nível da junção neuromuscular, resultando em síndrome de fraqueza muscular. Em outras condições autoimunes, os anticorpos em forma de complexos imunes são depositados em tecidos e causam dano aos tecidos como resultado da ativação do complemento e ligação dos receptores Fc nas células inflamatórias, resultando em inflamação dos tecidos afetados.

Doenças autoimunes relativamente comuns nas quais as células T efetoras parecem ter o principal papel destrutivo incluem o diabetes melito tipo 1, a psoríase, a DII e a esclerose múltipla. Nessas doenças, células T reconhecem autopeptídeos ou peptídeos derivados de antígenos da microbiota comensal complexada com moléculas auto-MHC (complexo principal de histocompatibilidade [do inglês *major histocompatibility complex*]). O dano causado em tais doenças é causado por células T que recrutam e ativam células mieloides do sistema imune inato (p. ex., macrófagos e neutrófilos) para causar inflamação local ou por dano direto das células T às células teciduais. Os tecidos afetados são fortemente infiltrados por linfócitos T e células mieloides ativadas.

Quando a doença pode ser transmitida de um indivíduo doente para um indivíduo saudável por meio da transferência de autoanticorpos e/ou células T autorreativas, isso prova que a doença é de natureza autoimune e também prova a participação do material transferido no processo patológico. Na miastenia grave, o soro de pacientes afetados pode transmitir sintomas similares da doença aos animais receptores, provando o papel patogênico dos autoanticorpos contra acetilcolina (Fig. 15.12). De maneira similar, no modelo animal experimental de EAE, as células T isoladas de animais afetados podem transmitir a doença a animais saudáveis (Fig. 15.13).

Figura 15.12   Identificação de autoanticorpos que podem transferir doença em pacientes com miastenia grave. Autoanticorpos do soro de pacientes portadores de miastenia grave imunoprecipitam o receptor de acetilcolina a partir de lisados de células musculares esqueléticas (figuras à direita). Em virtude de esses autoanticorpos poderem se ligar ao receptor de acetilcolina tanto de murinos quanto de humanos, eles podem transferir doença quando injetados em camundongos (figura inferior). Esse experimento demonstra que os anticorpos são patogênicos. Entretanto, para serem capazes de produzir anticorpos, os mesmos pacientes também deveriam ter células T CD4 que respondessem a um peptídeo derivado do receptor de acetilcolina. Para detectá-los, células T de pacientes com miastenia grave são isoladas e expandidas na presença do receptor de acetilcolina em conjunto com células apresentadoras de antígeno do tipo de complexo principal de histocompatibilidade (MHC) correto (figuras à esquerda). Células T específicas para epítopos do receptor de acetilcolina são estimuladas a proliferar e podem, então, ser detectadas.

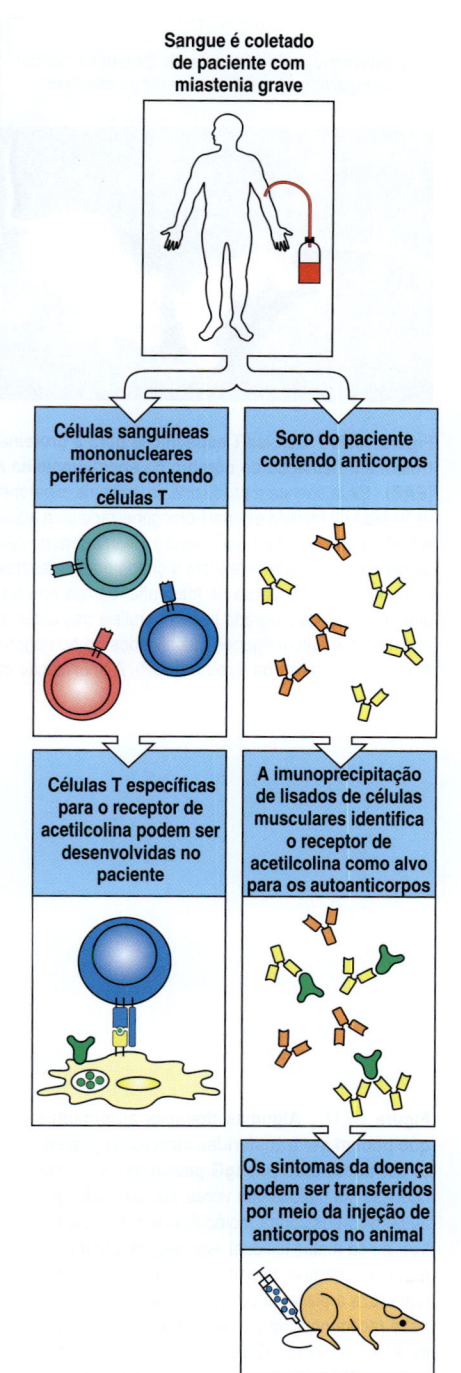

A gravidez é um experimento da natureza que pode demonstrar um papel dos anticorpos na causa da doença. Anticorpos IgG, mas não células T, podem cruzar a barreira placentária (ver Seção 10.15). Para algumas doenças autoimunes (Fig. 15.14), a transmissão de autoanticorpos através da placenta leva à doença no feto ou no neonato (Fig. 15.15). Isso fornece evidências de como os autoanticorpos, em humanos, são responsáveis por alguns dos sintomas de autoimunidade. Os sintomas de doença no recém-nascido desaparecem rapidamente, já que os anticorpos maternos são catabolizados; porém, em alguns casos, os anticorpos causam danos crônicos a órgãos antes de serem removidos, como lesões no tecido conductivo no coração de bebês cujas mães são portadoras de LES ou síndrome de Sjögren. A remoção dos anticorpos pode ser acelerada por meio de transfusão sanguínea total ou plasma (plasmaférese), apesar de não existir justificativa clínica no caso de ter ocorrido dano permanente anterior, como no caso de bloqueio cardíaco congênito.

Apesar de as doenças descritas serem exemplos claros de que uma função efetora particular, uma vez estabelecida, pode causar doença, a ideia de que a maioria das doenças autoimunes é mediada somente por uma única via efetora do sistema imune é uma simplificação. De maior aceitação é a consideração de que as respostas autoimunes, assim como as respostas imunes a patógenos, necessitam do sistema imune integrado, recrutando células T, B e células imunes inatas para a iniciação e o reconhecimento. De forma similar, no modelo murino diabético não obeso (NOD, do inglês *non-obese diabetic*) de diabetes tipo 1, por exemplo – uma doença geralmente caracterizada por ser mediada por células T –, as células B são necessárias para o início da doença. Nesse caso, as células B estão atuando, provavelmente, como APCs essenciais às células T, apesar de os detalhes ainda não estarem claros. Uma seleção de doenças autoimunes que mostra quais partes do sistema imune contribuem para a patogênese é mostrada na Figura 15.16.

15.11   A doença autoimune crônica pode desenvolver-se devido à retroalimentação positiva da inflamação, à incapacidade de eliminar os antígenos próprios e ao aumento da resposta autoimune

Quando as respostas imunes normais são recrutadas para destruir um patógeno, o resultado característico é a eliminação do invasor externo, e após isso a resposta imune cessa, deixando somente um grande número de linfócitos de memória (ver Cap. 11). Entretanto, na autoimunidade, o antígeno próprio pode não ser facilmente eliminado, pois está em excesso ou é ubíquo, como no caso do autoantígeno do LES, a cromatina. Assim, um mecanismo muito importante para limitar a extensão de uma resposta imune pode não ser aplicável a muitas doenças autoimunes. Em vez disso, doenças autoimunes tendem a evoluir para estado crônico.

Em geral, as doenças autoimunes estão caracterizadas pela etapa de ativação inicial com o comprometimento de uns poucos autoantígenos, seguidos por uma etapa crônica. A presença constante de autoantígenos leva à inflamação crônica. Isso, por sua vez, leva à liberação de mais autoantígenos como resultado da lesão tecidual, quebrando uma importante barreira para a automunidade, conhecida como "sequestro", pela qual muitos autoantígenos são normalmente mantidos à parte

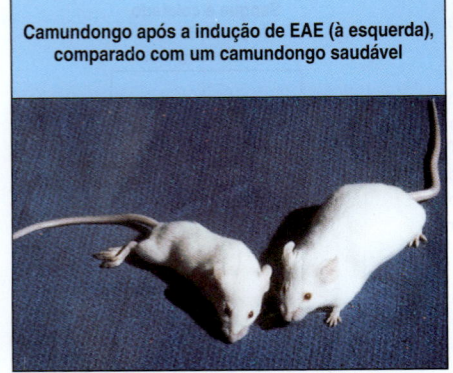

| Camundongo após a indução de EAE (à esquerda), comparado com um camundongo saudável | Camundongos injetados com MBP e adjuvante completo de Freund desenvolvem EAE e paralisia | A doença é mediada por células T$_H$17 e T$_H$1 específicas para MBP | A doença pode ser transmitida por meio da transferência de células T de um animal afetado |

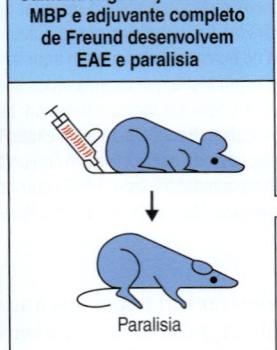
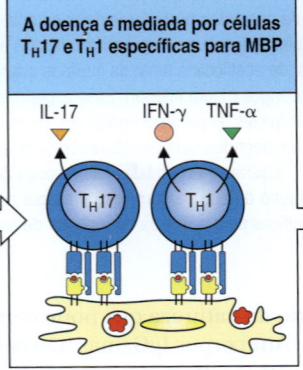
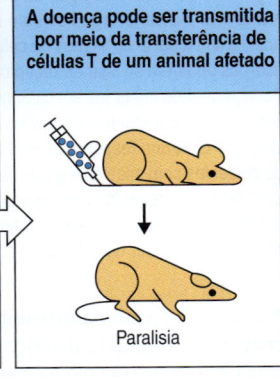

Figura 15.13 Células T específicas para a proteína básica da mielina controlam a inflamação do cérebro na encefalomielite autoimune experimental (EAE). Essa doença é produzida em animais experimentais por meio da injeção de isolado de medula espinal homogeneizado com adjuvante completo de Freund. A EAE ocorre devido a uma reação inflamatória no cérebro, que causa paralisia progressiva e inicialmente afeta a cauda e as patas traseiras (como mostrado no camundongo à esquerda na fotografia, comparado ao camundongo saudável à direita), antes de progredir para a paralisia das patas dianteiras e, por fim, eventual. Um dos autoantígenos identificados no homogeneizado de medula espinal é a proteína básica da mielina (MBP). A imunização com MBP isolada com ad-juvante completo de Freund também pode causar esses sintomas. A inflamação do cérebro e a paralisia são mediadas por células T$_H$1 e T$_H$17 específicas para MBP. Células T$_H$1 MBP-específicas clonadas podem transferir os sintomas de EAE a receptores virgens, desde que esses receptores portem o alelo do complexo principal de histocompatibilidade (MHC) correto. Nesse sistema, então, é possível identificar o complexo peptídeo:MHC reconhecido pelos clones T$_H$1 que transferiram a doença. Outros componentes purificados da bainha de mielina também podem induzir os sintomas de EAE, de maneira que há mais de um antígeno nessa doença. IFN, interferon; IL, interleucina; TNF, fator de necrose tumoral. (Fotografia de Wraith, D. et al.: *Cell* 1989, 59:247-255. Com permissão de Elsevier.)

do sistema imune. Isso também leva à atração de células efetoras não específicas, como macrófagos e neutrófilos, que respondem à liberação de citocinas e quimiocinas ao sítio do dano (Fig. 15.17). O resultado é um contínuo e crescente processo autodestrutivo.

A transição ao estágio crônico é geralmente acompanhada pela extensão da resposta autoimune a novos epítopos no autoantígeno inicial e a novos autoantígenos. Esse processo tem sido chamado de **desdobramento do epítopo** e é importante na perpetuação e na amplificação da doença. Como foi visto no Capítulo 10, os linfócitos B ativos podem, de maneira eficiente, internalizar seus antígenos cognatos por meio da endocitose mediada por receptor via seu receptor de antígeno, processá--los e apresentar os peptídeos derivados às células T. O desdobramento do epítopo pode ocorrer de diversas maneiras. O processamento do autoantígeno internalizado revelará novas variedades de epítopos peptídicos, previamente escondidos, deno-

Figura 15.14 Algumas doenças autoimunes que podem ser transferidas através da placenta por autoanticorpos IgG patogênicos. Essas doenças, na maioria das vezes, são causadas por autoanticorpos contra moléculas de superfície celular ou da matriz tecidual. Isso sugere que um importante fator que determina se um autoanticorpo que cruza a placenta causa doença no feto ou no bebê recém-nascido é a acessibilidade do antígeno ao autoanticorpo. O bloqueio cardíaco congênito autoimune é causado pela fibrose do tecido condutor cardíaco em desenvolvimento, o qual expressa antígeno Ro em abundância. A proteína Ro é um constituinte de uma pequena ribonucleoproteína citoplasmática intracelular. Ainda não se sabe se ela é expressa nas células da superfície do tecido condutor cardíaco para atuar como alvo para a lesão autoimune tecidual. Porém, de alguma forma, a ligação ao autoanticorpo leva a dano tecidual e resulta na diminuição da frequência cardíaca (bradicardia). TSH, hormônio estimulante da tireoide.

Doenças autoimunes transferidas através da placenta ao feto e ao bebê recém-nascido		
Doença	**Autoanticorpo**	**Sintoma**
Miastenia grave	Antirreceptor de acetilcolina	Fraqueza muscular
Doença de Graves	Antirreceptor do TSH	Hipertireoidismo
Púrpura trombocitopênica	Anticorpos antiplaquetas	Hematomas e hemorragia
Exantema de lúpus neonatal e/ou bloqueio cardíaco congênito	Anticorpos anti-Ro Anticorpos anti-La	Exantema fotossensível e/ou bradicardia
Pênfigo vulgar	Antidesmogleína-3	Exantema bolhoso

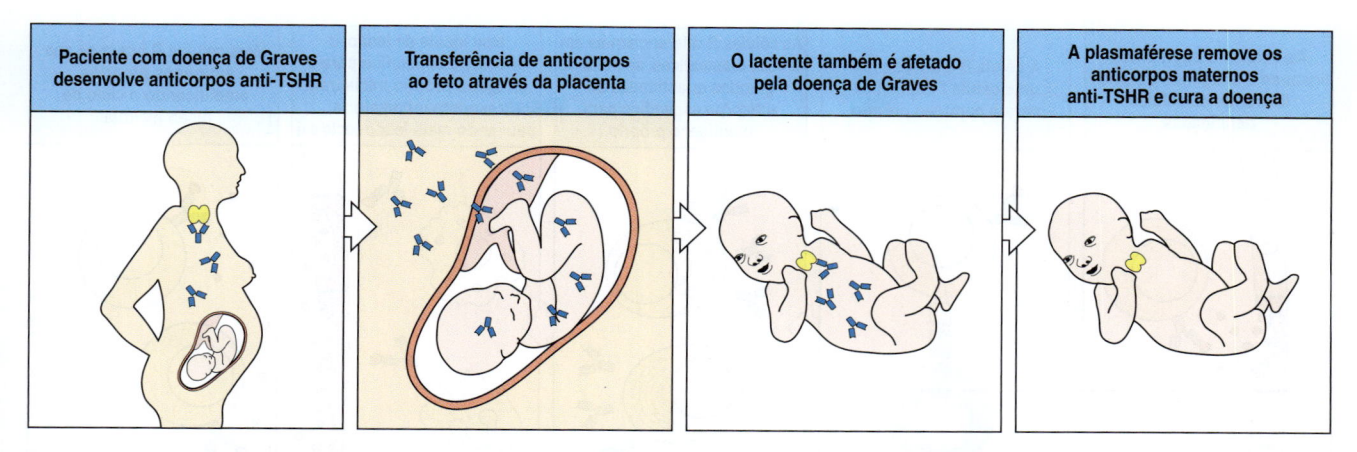

| Paciente com doença de Graves desenvolve anticorpos anti-TSHR | Transferência de anticorpos ao feto através da placenta | O lactente também é afetado pela doença de Graves | A plasmaférese remove os anticorpos maternos anti-TSHR e cura a doença |

Figura 15.15   Doenças autoimunes mediadas por anticorpos podem surgir em crianças cujas mães são afetadas, como consequência da transferência de anticorpos através da placenta. Na mulher grávida, anticorpos IgG cruzam a placenta e acumulam-se no feto antes do nascimento (ver Fig. 10.24). Recém-nascidos cujas mães são portadoras de doença autoimune mediada por IgG frequentemente mostram sintomas similares aos da mãe nas primeiras semanas de

vida. Felizmente, há poucas lesões duradouras quando os sintomas desaparecem junto com os anticorpos maternos. Na doença de Graves, os sintomas são causados por anticorpos contra o receptor do hormônio estimulante da tireoide (TSHR). Crianças cujas mães desenvolvem anticorpos tireoide-estimulantes nascem com hipertireoidismo, mas podem ser curadas por meio de transfusão com plasma normal (plasmaférese), removendo, assim, os anticorpos maternos.

minados de **epítopos crípticos**, que as células B podem então apresentar às células T. As células T autorreativas que respondem a esses "novos" epítopos providenciarão ajuda a quaisquer células B que apresentem esses peptídeos, recrutando clones de células B à reação autoimune, resultando na produção de grande variedade de autoanticorpos. Além disso, nos antígenos ligantes e internalizadores específicos via seu BCR, as células B internalizarão quaisquer outras moléculas intimamente associadas ao antígeno. Por essas rotas, as células B podem agir como APCs para os peptídeos derivados de proteínas completamente diferentes do autoantígeno original que iniciou a reação autoimune.

A resposta de autoanticorpos no LES inicia esses mecanismos de desdobramento de epítopos. Nessa doença, autoanticorpos à cromatina e DNA são encontrados. A Figura 15.18 demonstra como as células B autorreativas específicas para o DNA podem recrutar células T autorreativas específicas para as proteínas histonas, outro componente da cromatina, na resposta autoimune. Dessa forma, essas células T podem providenciar ajuda não apenas para as células B DNA-específicas originalmente, mas também para as células B específicas para as histonas, resultando tanto na produção de anticorpos anti-DNA como anti-histonas.

As doenças autoimunes envolvem todos os aspectos da resposta imune			
Doença	Células T	Células B	Anticorpos
LES	Patogênicas Auxílio aos anticorpos	Apresentam antígenos às células T	Patogênicos
Diabetes tipo 1	Patogênicas	Apresentam antígenos às células T	Presente, porém o papel não está claro
Miastenia grave	Auxílio aos anticorpos	Secreção de anticorpos	Patogênicos
Esclerose múltipla	Patogênicas	Apresentam antígenos às células T	Presente, porém o papel não está claro

Figura 15.16   As doenças autoimunes envolvem todos os aspectos da resposta imune. Apesar de algumas doenças autoimunes terem sido, tradicionalmente, relacionadas à mediação por células B ou T, é comum considerar que, em geral, todos os aspectos do sistema imune exercem um papel. Para quatro importantes doenças autoimunes, a figura lista os papéis de células T, células B e anticorpos. Em algumas doenças, como o lúpus eritematoso sistêmico (LES), as células T podem exercer múltiplos papéis, como auxiliar células B a produzirem autoanticorpos e diretamente promoverem lesão tecidual, enquanto as células B podem exercer dois papéis: apresentar autoantígenos a células T estimuladas e secretar autoanticorpos patogênicos.

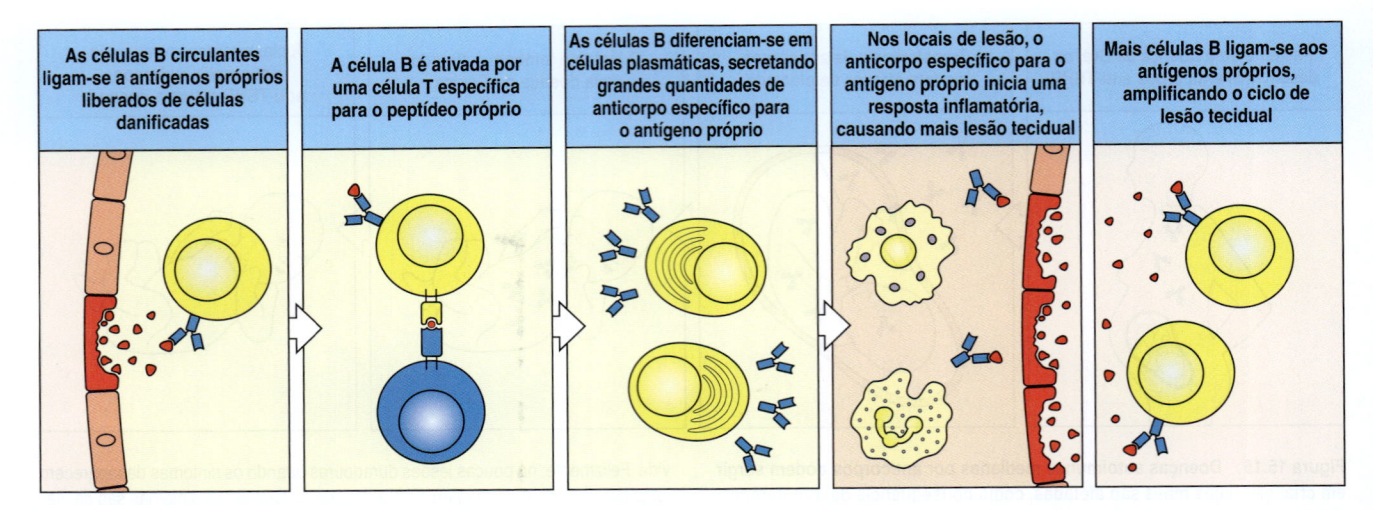

| As células B circulantes ligam-se a antígenos próprios liberados de células danificadas | A célula B é ativada por uma célula T específica para o peptídeo próprio | As células B diferenciam-se em células plasmáticas, secretando grandes quantidades de anticorpo específico para o antígeno próprio | Nos locais de lesão, o anticorpo específico para o antígeno próprio inicia uma resposta inflamatória, causando mais lesão tecidual | Mais células B ligam-se aos antígenos próprios, amplificando o ciclo de lesão tecidual |

Figura 15.17   A inflamação mediada por autoanticorpos pode levar à liberação de autoantígenos a partir dos tecidos lesados, promovendo a ativação adicional de células B autorreativas. Os autoantígenos, sobretudo os intracelulares que são alvos no lúpus eritematoso sistêmico (LES), estimulam células B somente quando liberados de células em processo de morte celular (primeira figura). O resultado é a ativação de células T e B autorreativas e a eventual secreção de autoanticorpos (segunda e terceira figuras). Esses autoanticorpos podem mediar a lesão tecidual por meio de uma variedade de funções efetoras (ver Cap. 10), resultando em maior índice de morte celular (quarta figura). Um mecanismo de retroalimentação positiva é estabelecido, pois os autoantígenos adicionais recrutam e ativam outras células B autorreativas (quinta figura). Isso, por sua vez, pode dar início novamente ao ciclo, como mostrado na primeira figura.

Figura 15.18   O desdobramento de epítopo ocorre quando células B específicas para vários componentes de um antígeno complexo são estimuladas por células T auxiliares autorreativas de uma determinada especificidade. No lúpus eritematoso sistêmico (LES), os pacientes geralmente produzem autoanticorpos contra o DNA e componentes da proteína histona dos nucleossomos (subunidade da cromatina) ou de outros antígenos complexos. A explicação mais plausível é que células B autorreativas diferentes tenham sido ativadas por um único clone de células T autorreativas específicas para um peptídeo de uma das proteínas do complexo. A união da célula B a qualquer componente do complexo através da imunoglobulina de superfície internaliza todo o complexo, degrada-o, e apresenta os peptídeos derivados das proteínas histonas às moléculas do complexo principal de histocompatibilidade (MHC) de classe II, onde estimulam as células T auxiliares. Estas, por sua vez, ativam as células B. Assim, uma célula T específica para a proteína histona H1 do nucleossomo pode ativar tanto a célula B específica para H1 (figuras superiores) quanto uma célula B específica para DNA de fita dupla (figuras inferiores). As células T de outras especificidades também podem ser recrutadas à resposta dessa forma por células apresentadoras de células B contendo uma variedade de complexos de peptídeos derivados dos nucleossomos:MHC na sua superfície.

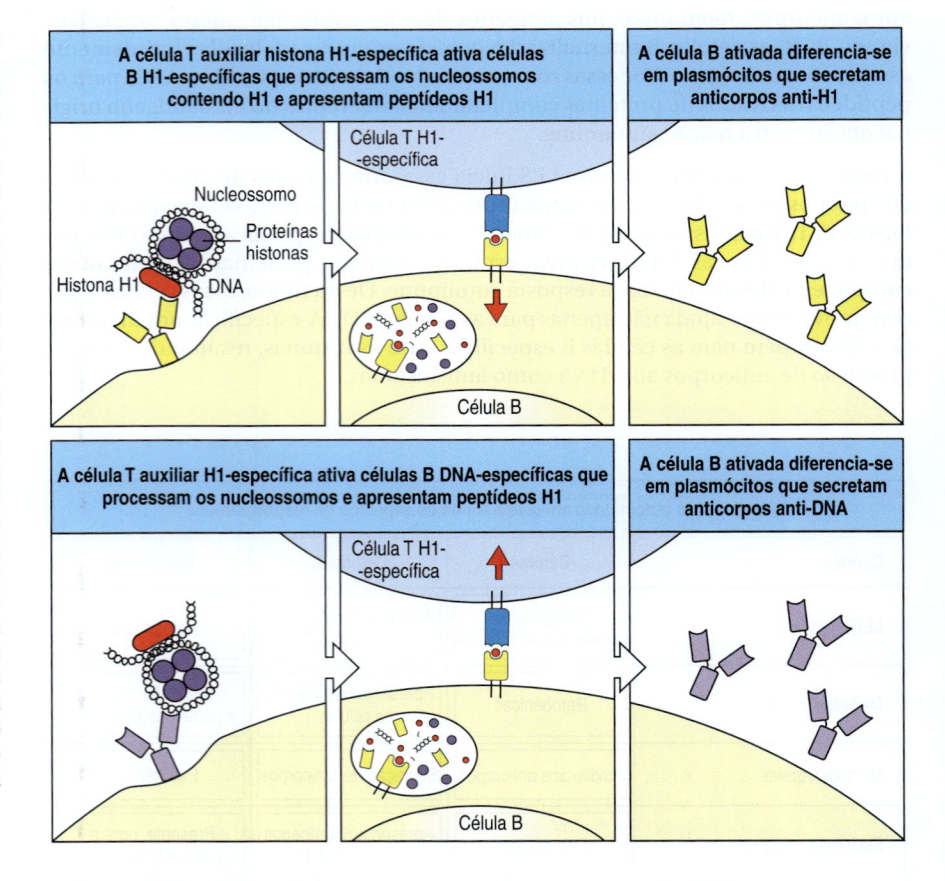

| A célula T auxiliar histona H1-específica ativa células B H1-específicas que processam os nucleossomos contendo H1 e apresentam peptídeos H1 | A célula B ativada diferencia-se em plasmócitos que secretam anticorpos anti-H1 |

| A célula T auxiliar H1-específica ativa células B DNA-específicas que processam os nucleossomos e apresentam peptídeos H1 | A célula B ativada diferencia-se em plasmócitos que secretam anticorpos anti-DNA |

Uma doença autoimune na qual o desdobramento do epítopo está relacionado à progressão da doença é o **pênfigo vulgar**, a qual é caracterizada por graves bolhas na pele e nas membranas das mucosas. É causada por autoanticorpos contra desmogleínas, um tipo de caderina presente nas junções celulares (desmossomos) que mantém as células da epiderme unidas. A união de autoanticorpos ao domínio extracelular dessas moléculas de adesão causa a dissociação das junções e a dissolução do tecido afetado. O pênfigo vulgar geralmente começa com lesões nas mucosas oral e genital; envolve a pele somente mais tardiamente. No estágio das mucosas, somente autoanticorpos contra alguns epítopos na desmogleína Dsg-3 são encontrados, e esses anticorpos parecem incapazes de causar bolhas na pele. A progressão da doença na pele está associada ao desdobramento do epítopo no Dsg-3, o qual produz autoanticorpos que podem causar graves bolhas na pele, e à outra desmogleína, Dsg-1, que é mais abundante na epiderme. A Dsg-1 é também o autoantígeno presente em uma variante menos grave da doença, o pênfigo foliáceo. Nesse caso, os autoanticorpos primeiramente produzidos contra Dsg-1 não causam dano; a doença só aparece depois que os autoanticorpos são produzidos contra epítopos em regiões da proteína envolvidas na adesão às células da epiderme.

15.12 Anticorpos e células T efetoras podem causar dano tecidual na doença autoimune

As manifestações de doenças autoimunes são causadas quando os mecanismos efetores do sistema imune são dirigidos contra tecidos próprios. Como discutido previamente, a resposta é, em geral, amplificada e mantida pelo suprimento constante de novos autoantígenos. Uma importante exceção a essa regra é o diabetes tipo 1, em que a resposta autoimune destrói completamente o órgão-alvo. Isso leva à falha na produção de insulina – um dos principais autoantígenos nessa doença – e a falta de insulina é, por sua vez, responsável pelos sintomas da doença.

Os mecanismos de lesão tecidual na autoimunidade podem ser classificados de acordo com o esquema adotado para as reações de hipersensibilidade (Fig. 15.19; ver também Fig. 14.1). Deve-se salientar que tanto as células B quanto as células T estão envolvidas na maioria das doenças autoimunes, mesmo em casos nos quais um tipo de resposta em particular seja predominante ao causar a lesão tecidual. O antígeno, ou grupo de antígenos, contra o qual a resposta autoimune é dirigida e o mecanismo pelo qual o tecido portador do antígeno é lesado determinam, em conjunto, a patologia e a expressão clínica da doença.

As respostas de hipersensibilidade tipo I mediadas por IgE não constituem uma parte importante da autoimunidade. Por outro lado, é comum que a autoimunidade cause lesão nos tecidos por mecanismos análogos aos das reações de hipersensibilidade tipo II. Nessa forma de autoimunidade, as respostas IgG ou IgM aos autoantígenos de superfície celular ou da matriz extracelular provocam danos teciduais. Em outras doenças autoimunes, a lesão nos tecidos ocorre principalmente devido a respostas do tipo III que envolvem a deposição de complexos imunes (ver Fig. 15.19). Na autoimunidade, os complexos imunes são compostos por autoantígenos solúveis e seus autoanticorpos cognatos. Essas doenças autoimunes são sistêmicas e são caracterizadas por vasculite autoimune – a inflamação dos vasos sanguíneos. No LES, os autoanticorpos causam dano por meio dos mecanismos tipo II e tipo III. Finalmente, diversas doenças autoimunes órgão-específicas ocorrem devido a uma resposta tipo IV na qual células T_H1 e/ou células T citotóxicas estão diretamente envolvidas no desenvolvimento de lesão nos tecidos.

Na maioria das doenças autoimunes, porém, atuam vários mecanismos de imunopatogênese. Notavelmente, as células T auxiliares são quase sempre necessárias para a produção de autoanticorpos patogênicos. Reciprocamente, as células B têm geralmente papel importante na ativação máxima das células T que medeiam o dano tecidual ou ajudam na produção de autoanticorpos (ver Seção 15.10). Em diabetes tipo 1 e artrite reumatoide, por exemplo, as quais são classificadas como doenças mediadas por células T, tanto as vias mediadas por células T quanto por anticorpos podem causar dano tecidual. O LES é um exemplo de doença autoimune que previamente pensava-se ser mediado somente por anticorpos e imunocomplexos; porém, agora existem evidências de dano tecidual patogênico mediado também por células T. Primeiramente, será observado como os autoanticorpos podem causar dano aos tecidos, antes de considerar as respostas das células T autorreativas e seu papel na doença autoimune.

Figura 15.19 Doenças autoimunes classificadas por mecanismos de lesão tecidual. As doenças autoimunes podem ser agrupadas do mesmo modo que as reações de hipersensibilidade, de acordo com o tipo de resposta imune e o mecanismo pelo qual o tecido é danificado. Os mecanismos imunopatológicos aqui mostrados são os ilustrados para as reações de hipersensibilidade da Figura 14.1; as respostas mediadas por IgE do tipo I não estão ilustradas porque não apresentam causa conhecida de doença autoimune. Algumas doenças autoimunes adicionais, nas quais o antígeno é um receptor de superfície celular e em que a patologia se deve a uma sinalização alterada, estão listadas adiante, na Figura 15.23. Em muitas doenças autoimunes, diversos mecanismos imunopatogênicos agem de maneira simultânea. Verifica-se isso aqui na artrite reumatoide, que aparece em mais de uma categoria de mecanismo imunopatogênico.

Algumas doenças autoimunes comuns classificadas de acordo com o mecanismo imunopatogênico		
Síndrome	**Autoantígeno**	**Consequência**
Anticorpo tipo II contra antígenos da superfície celular ou da matriz		
Anemia hemolítica autoimune	Antígenos do grupo sanguíneo Rh, antígeno I	Destruição de hemácias pelo complemento e por fagócitos FcR$^+$, anemia
Púrpura trombocitopênica autoimune	Integrina plaquetária GpIIb:IIIa	Sangramento anormal
Síndrome de Goodpasture	Domínio não colagenoso da membrana basal do colágeno tipo IV	Glomerulonefrite, hemorragia pulmonar
Pênfigo vulgar	Caderina epidérmica	Formação de bolhas na pele
Febre reumática aguda	Antígenos estreptocócicos de parede celular; anticorpos que reagem de forma cruzada com o músculo cardíaco	Artrite, miocardite, fibrose tardia de válvulas cardíacas
Doença de complexos imunes tipo III		
Crioglobulinemia essencial mista	Complexos IgG de fator reumatoide (com ou sem antígenos de hepatite C)	Vasculite sistêmica
Artrite reumatoide	Complexos IgG do fator reumatoide	Artrite
Doença mediada por células T tipo IV		
Diabetes tipo 1	Antígeno de célula β pancreática	Destruição de células β
Artrite reumatoide	Antígeno desconhecido da articulação sinovial	Inflamação e destruição articular
Esclerose múltipla	Proteína básica da mielina, proteína proteolipídica, glicoproteína oligodendrócito mielina	Invasão cerebral por células T CD4, fraqueza muscular e outros sintomas neurológicos
Doença de Crohn	Antígenos da microbiota intestinal	Inflamação e cicatriz intestinal regional
Psoríase	Antígenos desconhecidos da pele	Inflamação da pele com formação de placas

15.13   Autoanticorpos contra células sanguíneas promovem a sua destruição

As respostas IgG ou IgM aos antígenos localizados na superfície das células sanguíneas levam à rápida destruição dessas células. Um exemplo disso é a **anemia hemolítica autoimune**, na qual anticorpos contra antígenos próprios das hemácias desencadeiam a destruição destas, levando à anemia. Isso pode ocorrer de duas formas (Fig. 15.20). As hemácias com anticorpos IgG ou IgM ligados são logo removidas da circulação pela interação com receptores Fc ou receptores do complemento, respectivamente, nas células do sistema fagocítico mononuclear fixo; isso ocorre particularmente no baço. Alternativamente, as hemácias sensibilizadas por anticorpos são rompidas pela formação do complexo de ataque à membrana do complemento. Na **púrpura trombocitopênica autoimune**, autoanticorpos contra o receptor de fibrinogênio GpIIb:IIIa ou outros antígenos de superfície específicos das plaquetas podem causar trombocitopenia (depleção de plaquetas), a qual, por sua vez, pode causar hemorragia.

A lise das células nucleadas pelo complemento é menos frequente, pois essas células são defendidas de forma mais eficiente pelas proteínas reguladoras do complemento, que protegem as células contra o ataque imune, interferindo na ativação dos componentes do complemento e na formação do complexo de ataque à membrana (ver Seção 2.15). Contudo, as células nucleadas que são alvos de autoanticorpos são, ainda, destruídas pelas células do sistema fagocítico mononuclear. Autoanticorpos contra neutrófilos, por exemplo, causam neutropenia, que aumenta a suscetibilidade à infecção piogênica. Em todos esses casos, a remoção acelerada das células sensibilizadas com autoanticorpos é a causa de sua depleção do sangue. Uma abordagem terapêutica a esse tipo de autoimunidade é a remoção do baço, o principal órgão em que ocorre a remoção de hemácias, plaquetas e leucócitos. Outra forma é a administração de grandes quantidades de IgG inespecífica (chamada IVIG, para imunoglobulina intravenosa [do inglês *intravenous immunoglobulin*]), a qual, entre outros mecanismos, inibe a captura das células revestidas por anticorpos mediada pelo receptor Fc.

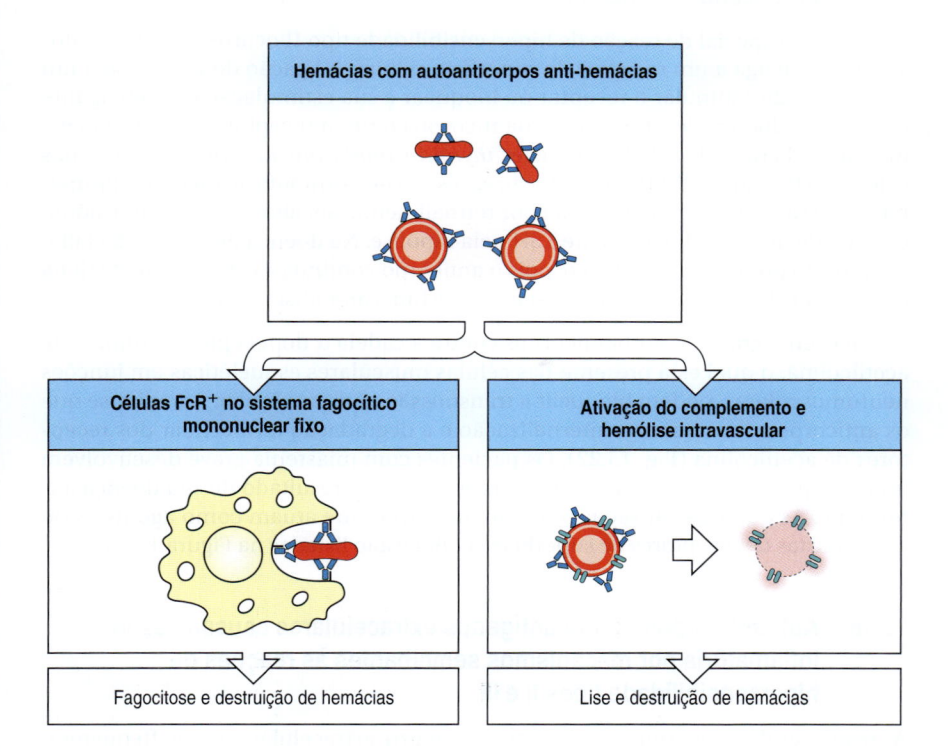

Hemácias com autoanticorpos anti-hemácias

Células FcR⁺ no sistema fagocítico mononuclear fixo

Ativação do complemento e hemólise intravascular

Fagocitose e destruição de hemácias

Lise e destruição de hemácias

Figura 15.20   Anticorpos específicos para antígenos de superfície celular podem destruir as células. Em anemias hemolíticas autoimunes, as hemácias revestidas de autoanticorpos IgG contra antígeno de superfície celular são rapidamente removidas da circulação por meio da captação por macrófagos portadores do receptor Fc no sistema fagocítico mononuclear fixo (figura à esquerda). As hemácias revestidas com autoanticorpos IgM fixam C3 e são removidas por macrófagos portadores de CR1 e CR3 no sistema fagocítico mononuclear fixo (não mostrado). A captação e a remoção por esses mecanismos ocorrem principalmente no baço. A ligação de certos autoanticorpos raros, que fixam o complemento de maneira eficiente, causa a formação do complexo de ataque à membrana nas hemácias, levando à hemólise intravascular (figura à direita).

15.14 A fixação de doses sublíticas do complemento às células dos tecidos estimula uma poderosa resposta inflamatória

A ligação de anticorpos IgG e IgM às células em tecidos causa lesão inflamatória por uma série de mecanismos. Um desses mecanismos é a fixação do complemento. Embora as células nucleadas sejam relativamente resistentes à lise pelo complemento, a reunião de quantidades sublíticas do complexo de ataque à membrana na superfície dessas células fornece poderoso estímulo ativador. Dependendo do tipo celular, essa interação pode causar a liberação de citocinas, a geração de um pico respiratório ou a mobilização de fosfolipídeos de membrana para gerar ácido araquidônico – o precursor de prostaglandinas e leucotrienos, os quais são mediadores lipídicos da inflamação.

A maioria das células nos tecidos está fixada no local, e as células imunes inatas e adaptativas são atraídas até elas por moléculas quimioatraentes. Uma dessas moléculas é o fragmento de complemento C5a, que é liberado como resultado da ativação do complemento, desencadeada pela ligação do autoanticorpo. Outros quimioatraentes, como o leucotrieno B4, podem ser liberados por células-alvo de autoanticorpos. Os leucócitos inflamatórios são ainda mais ativados pela ligação às regiões Fc dos autoanticorpos e fragmentos fixos de complemento C3 nas células dos tecidos. A lesão dos tecidos pode resultar, então, de produtos dos leucócitos ativados e da citotoxicidade celular dependente de anticorpo mediada pelas células *natural killer* (NK) (ver Seção 10.23).

Um provável exemplo desse tipo de autoimunidade é a tireoidite de Hashimoto, na qual autoanticorpos contra antígenos tecido-específicos, como a peroxidase da tireoide e a tireoglobulina, são encontrados em níveis extremamente elevados por períodos prolongados. A citotoxicidade direta mediada por células T, que será discutida posteriormente, provavelmente também é importante nessa doença.

15.15 Autoanticorpos contra receptores causam doença, estimulando ou bloqueando a função dos receptores

Uma classe especial de reação de hipersensibilidade tipo II ocorre quando o autoanticorpo se liga a um receptor de superfície celular. A ligação do anticorpo a um receptor pode estimular o receptor ou bloquear a sua estimulação por seu ligante natural. Na doença de Graves, o autoanticorpo contra o receptor do hormônio estimulante da tireoide (TSHR, do inglês *thyroid-stimulating hormone receptor*), nas células da tireoide, estimula a produção excessiva de hormônio da tireoide. Normalmente, essa produção é controlada por retroalimentação; altos níveis de hormônio da tireoide inibem a liberação de TSH pela hipófise. Na doença de Graves, há falha na inibição por retroalimentação, pois o anticorpo continua a estimular o TSHR na ausência do TSH, e os pacientes desenvolvem hipertireoidismo (Fig. 15.21).

Na miastenia grave, os autoanticorpos contra a cadeia α do receptor nicotínico de acetilcolina, o qual está presente nas células musculares esqueléticas em junções neuromusculares, podem bloquear a transmissão neuromuscular. Acredita-se que os anticorpos direcionem a internalização e a degradação intracelular dos receptores de acetilcolina (Fig. 15.22). Os pacientes com miastenia grave desenvolvem fraqueza progressiva e eventualmente morrem como resultado de sua doença autoimune. As doenças causadas por autoanticorpos que atuam como agonistas ou antagonistas de receptores de superfície celular estão listadas na Figura 15.23.

15.16 Autoanticorpos contra antígenos extracelulares causam lesão inflamatória por mecanismos semelhantes às reações de hipersensibilidade tipos II e III

As respostas de anticorpos às moléculas da matriz extracelular não são frequentes, mas, quando ocorrem, podem ser muito prejudiciais. Na **síndrome de Goodpasture**, um exemplo de reação de hipersensibilidade tipo II (ver Fig. 14.1), anticorpos

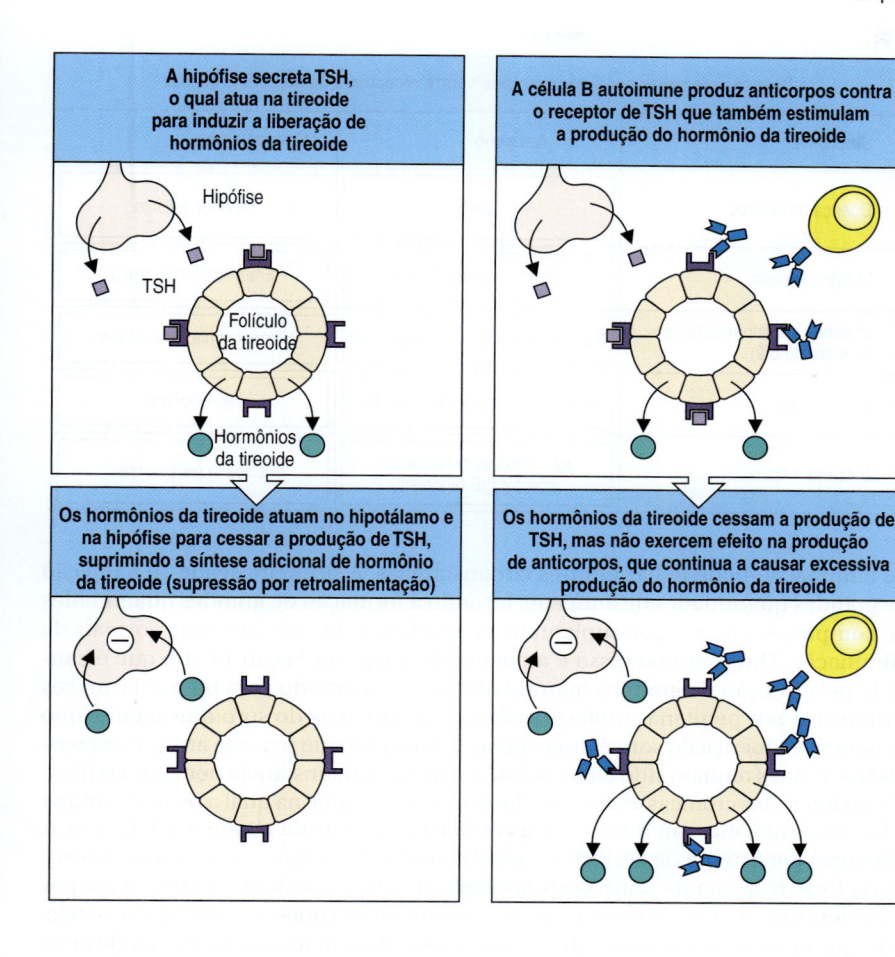

A hipófise secreta TSH, o qual atua na tireoide para induzir a liberação de hormônios da tireoide

Hipófise

TSH

Folículo da tireoide

Hormônios da tireoide

Os hormônios da tireoide atuam no hipotálamo e na hipófise para cessar a produção de TSH, suprimindo a síntese adicional de hormônio da tireoide (supressão por retroalimentação)

A célula B autoimune produz anticorpos contra o receptor de TSH que também estimulam a produção do hormônio da tireoide

Os hormônios da tireoide cessam a produção de TSH, mas não exercem efeito na produção de anticorpos, que continua a causar excessiva produção do hormônio da tireoide

Figura 15.21 A regulação por retroalimentação da produção do hormônio da tireoide é alterada na doença de Graves. A doença de Graves é causada por autoanticorpos específicos para o receptor para o hormônio estimulante da tireoide (TSHR). Normalmente, os hormônios da tireoide são produzidos em resposta ao TSH e limitam sua própria produção inibindo a produção de TSH pela hipófise (figuras à esquerda). Na doença de Graves, os autoanticorpos são agonistas para o receptor de TSH e, portanto, estimulam a produção de hormônios da tireoide (figuras à direita). Os hormônios da tireoide inibem a produção normal de TSH, porém, não afetam a produção do autoanticorpo; a produção excessiva do hormônio da tireoide, induzida dessa maneira, causa hipertireoidismo.

são formados contra a cadeia α_3 do colágeno da membrana basal (colágeno tipo IV). Esses anticorpos ligam-se às membranas basais dos glomérulos renais (Fig. 15.24a) e, em alguns casos, às membranas basais dos alvéolos pulmonares, causando doença rapidamente fatal, se não tratada. Os autoanticorpos ligados à membrana basal unem-se aos receptores Fcγ, levando à ativação de monócitos, neutrófilos e basófilos teciduais e mastócitos. Eles liberam quimiocinas que atraem influxo ainda maior de neutrófilos aos glomérulos, causando grave lesão no tecido (Fig. 15.24b). Os autoanticorpos também causam a ativação local do complemento, o que pode amplificar a lesão tecidual.

Os complexos imunes são produzidos sempre que há resposta de anticorpos a um antígeno solúvel (ver Apêndice I, Seção A.8). Em geral, esses complexos são eliminados de maneira eficiente por hemácias portadoras de receptores de complemento e por fagócitos do sistema fagocítico mononuclear que possuem receptores Fc e do complemento, causando pouco dano aos tecidos. Entretanto, esse sistema

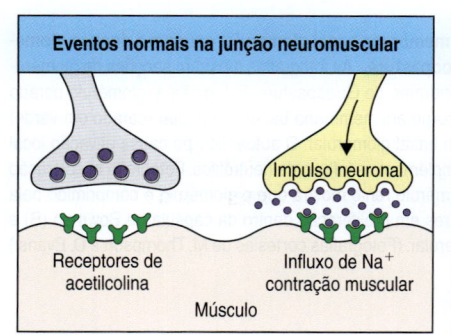

Eventos normais na junção neuromuscular

Impulso neuronal

Receptores de acetilcolina

Influxo de Na⁺ contração muscular

Músculo

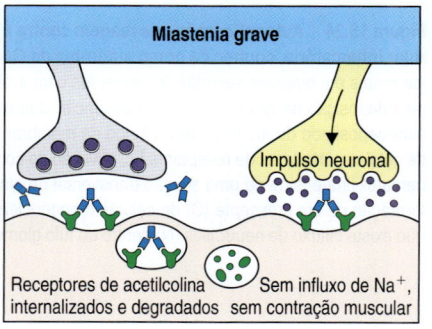

Miastenia grave

Impulso neuronal

Receptores de acetilcolina internalizados e degradados

Sem influxo de Na⁺, sem contração muscular

Figura 15.22 Os autoanticorpos inibem a função do receptor na miastenia grave. Em circunstâncias normais, a acetilcolina liberada de neurônios motores estimulados na junção neuromuscular liga-se a receptores de acetilcolina nas células do músculo esquelético, desencadeando a contração muscular (figura à esquerda). A miastenia grave é causada por autoanticorpos contra a subunidade α do receptor para acetilcolina. Esses autoanticorpos ligam-se ao receptor sem ativá-lo e também podem causar internalização e degradação do receptor (figura à direita). À medida que o número de receptores no músculo diminui, este torna-se menos responsivo à acetilcolina.

Figura 15.23 Doenças autoimunes causadas por autoanticorpos contra receptores de superfície celular. Esses anticorpos produzem diferentes efeitos dependendo do fato de serem agonistas (que estimulam) ou antagonistas (que inibem) para o receptor. Pode-se observar que diferentes autoanticorpos contra o receptor de insulina podem estimular ou inibir a sinalização. TSHR, receptor do hormônio estimulante da tireoide.

Doenças mediadas por autoanticorpos contra receptores de superfície celular		
Síndrome	**Antígeno**	**Consequência**
Doença de Graves	TSHR	Hipertireoidismo
Miastenia grave	Receptor de acetilcolina	Fraqueza progressiva
Diabetes insulinorresistente (diabetes tipo 2)	Receptor de insulina (antagonista)	Hiperglicemia, cetoacidose
Hipoglicemia	Receptor de insulina (agonista)	Hipoglicemia
Urticária crônica	IgE ligada ao receptor ou receptor IgE (agonista)	Coceira persistente

de eliminação pode falhar em três circunstâncias. A primeira segue-se à injeção de grandes quantidades de antígeno, levando à formação de grandes quantidades de complexos imunes que suplantam a capacidade dos mecanismos normais de eliminação. Um exemplo disso é a doença do soro (ver Seção 14.16), que é causada pela injeção de grandes quantidades de proteínas do soro ou por fármacos compostos por pequenas moléculas ligadas a proteínas do soro que agem como haptenos. A doença do soro é uma doença transitória que persiste até que os complexos imunes tenham sido eliminados. A segunda circunstância pode ser verificada em infecções crônicas, como a endocardite bacteriana, na qual a resposta imune a bactérias alojadas em uma válvula cardíaca é incapaz de eliminar a infecção. A liberação persistente de antígenos bacterianos pela infecção valvular, em presença de forte resposta de anticorpos antibacterianos, causa lesão disseminada por complexos imunes aos pequenos vasos sanguíneos em órgãos como o rim e a pele. Infecções crônicas, como hepatite C infecciosa, podem levar à produção de crioglobulinas e à condição **crioglobulinemia essencial mista**, na qual os complexos imunes são depositados nas articulações e nos tecidos.

Na terceira circunstância, parte da patogênese do LES também pode ser atribuída à falha na eliminação dos complexos imunes. No LES, há produção crônica de anticorpos IgG contra antígenos próprios ubíquos presentes em todas as células nucleadas, levando a uma ampla cadeia de autoanticorpos contra constituintes celulares. Os principais antígenos são três tipos de partículas nucleoproteicas intracelulares: as subunidades de nucleossomas da cromatina, o spliceossoma e um pequeno complexo de ribonucleoproteínas citoplasmáticas contendo duas proteínas conhecidas como Ro e La (denominadas de acordo com as duas primeiras letras dos sobrenomes de dois pacientes nos quais foram descobertos anticorpos contra essas proteínas). Para que esses autoantígenos participem na formação de complexos imunes, eles precisam tornar-se extracelulares. Os autoantígenos do LES são expostos em células mortas ou que estão morrendo, e são liberados de tecidos danificados. No LES, grandes quantidades de antígeno estão disponíveis, de

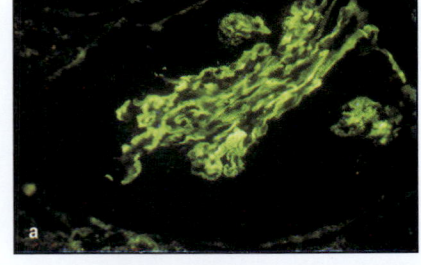

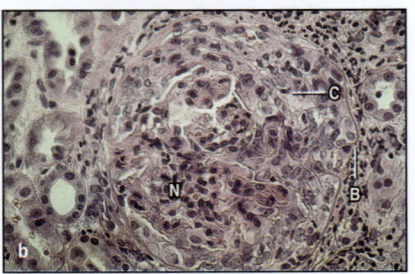

Figura 15.24 Autoanticorpos que reagem contra a membrana basal glomerular causam a doença glomerular inflamatória, conhecida como síndrome de Goodpasture. As fotografias mostram secções de glomérulos renais em biópsias seriadas de pacientes com a síndrome de Goodpasture. Fotografia **a**: glomérulo corado pela deposição de IgG por imunofluorescência. O anticorpo antimembrana basal glomerular (corado em verde) está depositado de modo linear ao longo da membrana basal glomerular. O autoanticorpo causa ativação local de células portadoras de receptores Fc, ativação do complemento e influxo de neutrófilos. Fotografia **b**: coloração hematoxilina-eosina de uma secção transversal de glomérulo renal mostra que o glomérulo é comprimido pela formação de um crescente (C) de células mononucleares em proliferação dentro da cápsula de Bowman (B) e que existe influxo de neutrófilos (N) dentro do tufo glomerular. (Fotografias cortesias de M. Thompson e D. Evans.)

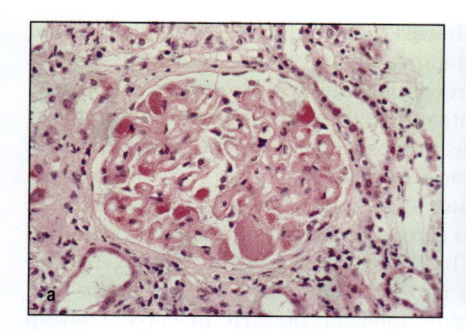 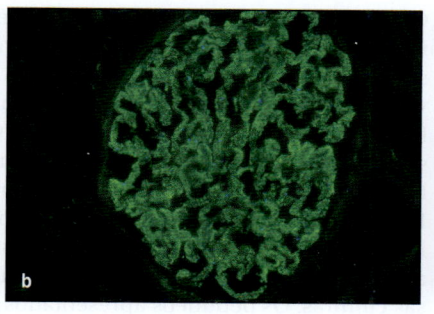 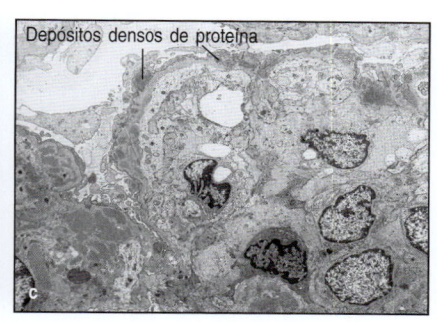

Figura 15.25   A deposição de complexos imunes no glomérulo renal causa insuficiência renal no lúpus eritematoso sistêmico (LES). Figura **a**: corte transversal de glomérulo renal de paciente com LES, mostrando que a deposição de complexos imunes causa o espessamento da membrana basal glomerular, visualizado como "canais" claros que percorrem os glomérulos. Figura **b**: corte similar corado com anti-imunoglobulina fluorescente, revelando depósitos de imu-noglobulina na membrana basal. Figura **c**: por microscopia eletrônica, os complexos imunes podem ser visualizados como densos depósitos de proteína entre a membrana basal glomerular e as células epiteliais renais. Leucócitos neutrofílicos polimorfonucleares também estão presentes, atraídos pelos complexos imunes depositados. (Fotografias cortesias de H.T. Cook e M. Kashgarian.)

modo que números elevados de pequenos complexos imunes são produzidos de maneira contínua e depositados nas paredes dos pequenos vasos sanguíneos nos glomérulos renais, na membrana basal glomerular (Fig. 15.25), nas articulações e em outros órgãos. Isso leva à ativação das células fagocíticas por meio de seus receptores Fc. A lesão tecidual consequente libera mais complexos nucleoproteicos que, por sua vez, formam mais complexos imunes. Durante esse processo, células T autorreativas também se tornam ativadas, apesar de se saber muito pouco sobre sua especificidade. Os modelos animais experimentais de LES não podem ser iniciados sem a ajuda das células T, e as células T podem ser diretamente patogênicas, fazendo parte dos infiltrados celulares da pele e das áreas intersticiais dos rins. Como será discutido na próxima seção, as células T podem contribuir para as doenças autoimunes de duas formas: auxiliando células B a produzirem anticorpos, de maneira similar a uma resposta imune normal dependente de células T, e por meio de funções efetoras diretas de células T, com os infiltrados e a destruição de tecidos-alvo como pele, interstício renal e vasos. Eventualmente, a inflamação induzida nesses tecidos pode causar dano suficiente para levar o paciente ao óbito.

15.17   Células T específicas para antígenos próprios podem causar dano tecidual direto e exercer função na resposta contínua a autoanticorpos

É muito mais difícil demonstrar a existência de células T autorreativas do que demonstrar a presença de autoanticorpos. Primeiro, as células T autorreativas humanas não podem ser utilizadas para transferir doença a animais experimentais, pois o reconhecimento das células T é restrito pelo MHC, e animais e seres humanos têm alelos do MHC diferentes. Segundo, é difícil identificar o antígeno reconhecido por uma célula T; por exemplo, os autoanticorpos podem ser usados para corar tecidos próprios, a fim de revelar a distribuição do autoantígeno, ao passo que as células T, não. Contudo, existem fortes evidências do envolvimento das células T autorreativas em várias doenças autoimunes. No diabetes tipo 1, por exemplo, as células β produtoras de insulina das ilhotas pancreáticas de Langerhans são seletivamente destruídas por células T citotóxicas específicas. Em raros casos, em que pacientes com diabetes foram transplantados com a metade de um pâncreas de um doador gêmeo idêntico, as células β do tecido enxertado são rápida e seletivamente destruídas pelas células T do hospedeiro. Pode-se impedir a recorrência da doença por meio do uso do fármaco imunossupressor ciclosporina A (ver Cap. 16), o qual inibe a ativação das células T.

Os autoantígenos reconhecidos pelas células T CD4 podem ser identificados por meio da adição de células ou tecidos, contendo autoantígenos, a culturas de células sanguíneas mononucleares e do teste do reconhecimento pelas células T CD4 derivadas de um paciente autoimune. Se o autoantígeno estiver presente no extrato celular, deverá ser apresentado efetivamente, pois os fagócitos nas culturas de células sanguíneas podem captar a proteína extracelular, degradá-la em vesículas intracelulares e apresentar os peptídeos resultantes ligados a moléculas do MHC de classe II. Entretanto, a identificação de peptídeos autoantigênicos é particularmente difícil nas doenças autoimunes em que células T CD8 exercem uma função, pois os autoantígenos reconhecidos por essas células não são efetivamente apresentados nessas culturas. Os peptídeos apresentados por moléculas do MHC de classe I devem normalmente ser produzidos pelas próprias células-alvo (ver Cap. 6); assim, células intactas do tecido-alvo do paciente devem ser utilizadas para estudar as células T CD8 autorreativas que causam lesão tecidual. A patogênese da doença em si pode fornecer indicações sobre a identidade do antígeno em algumas doenças mediadas por células T CD8. Por exemplo, no diabetes tipo 1, as células β produtoras de insulina parecem ser visadas e destruídas especificamente por células T CD8 (Fig. 15.26). Isso sugere que uma proteína exclusiva das células β seja a fonte do peptídeo reconhecido pelas células T CD8 patogênicas. Estudos no modelo murino NOD de diabetes tipo 1 demonstraram que peptídeos da própria insulina são reconhecidos por células CD8 patogênicas, confirmando o papel da insulina como um dos principais autoantígenos nesse modelo de diabetes.

A **esclerose múltipla** é um exemplo de doença crônica neurológica mediada por células T, causada pela resposta imune destrutiva contra vários antígenos cerebrais, incluindo a proteína básica de mielina (MBP, do inglês *myelin basic protein*), a proteína proteolipídica (PLP, do inglês *proteolipid protein*) e a glicoproteína mielina de oligodendrócito (GMO). A doença tem esse nome em decorrência das lesões (escleróticas), ou placas, que se desenvolvem na substância branca do sistema nervoso central. Essas lesões mostram a dissolução da mielina que normalmente recobre os axônios dos neurônios, junto com infiltrados inflamatórios de linfócitos e macrófagos, sobretudo ao longo dos vasos sanguíneos. Os pacientes com esclerose múltipla desenvolvem vários sintomas neurológicos, incluindo fraqueza muscular, ataxia, cegueira e paralisia dos membros. Os linfócitos e outras células sanguíneas nor-

Figura 15.26   A destruição seletiva de células b pancreáticas no diabetes tipo 1 indica que o autoantígeno é produzido nas células b e reconhecido na sua superfície. No diabetes tipo 1, ocorre destruição altamente específica de células β produtoras de insulina nas ilhotas pancreáticas de Langerhans, poupando outros tipos de células das ilhotas (α e δ). Isso é esquematicamente demonstrado nas figuras superiores. Nas figuras inferiores, ilhotas de um camundongo normal (à esquerda) e de um camundongo diabético (à direita) são coradas para a insulina (marrom), que mostra as células β, e para o glucagon (preto), que mostra as células α. Pode-se observar os linfócitos infiltrando a ilhota no animal diabético (à direita) e a perda seletiva de células β (marrom), ao passo que as células α (preto) são poupadas. A característica morfológica da ilhota também é alterada com a perda das células β. CTL, linfócito T citotóxico. (Fotografias cortesias de I. Visintin.)

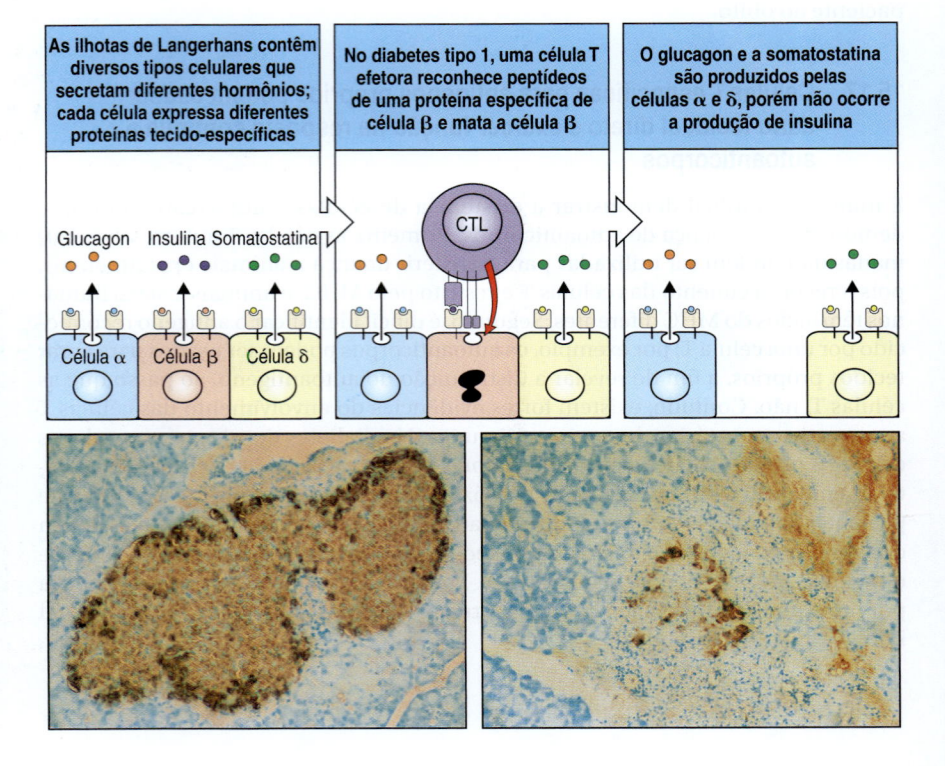

malmente não cruzam a barreira hematencefálica, porém, se o cérebro e os vasos sanguíneos sofrem inflamação, a barreira hematencefálica se rompe. Quando isso ocorre, as células T CD4 autorreativas para os antígenos do cérebro e que expressam a integrina $\alpha_4:\beta_1$ podem unir-se a moléculas de adesão de células vasculares (VCAM, do inglês *vascular cell adhesion molecules*) na superfície do endotélio venoso ativado (ver Seção 11.6), permitindo que as células T migrem para fora do vaso sanguíneo. Nesse local, elas reencontram seu autoantígeno específico apresentado pelas moléculas do MHC de classe II nas células da micróglia (Fig. 15.27). As micróglias são células fagocíticas similares aos macrófagos do sistema imune inato residentes no sistema nervoso central e, como os macrófagos, podem agir como APCs. A inflamação causa aumento na permeabilidade vascular e o sítio torna-se fortemente infiltrado por células T_H17 e T_H1, que produzem IL-17 e IFN-γ, respectivamente. As citocinas e as quimiocinas produzidas pelas células T efetoras infiltrantes, por sua vez, recrutam e ativam células mieloides que exacerbam a inflamação, resultando no recrutamento adicional de células T, células B e células imunes inatas ao sítio da lesão. As células B autorreativas produzem autoanticorpos contra antígenos de mielina com a ajuda das células T. Essas atividades em conjunto levam à desmielinização e interferem na função neurológica.

A **artrite reumatoide** (**AR**) é uma doença crônica caracterizada pela inflamação da sinóvia (a fina união da articulação). À medida que a doença avança, a sinóvia inflamada invade e danifica a cartilagem, seguido da erosão do osso (Fig. 15.28). Os pacientes com AR sofrem dor crônica, perda da função e incapacitação. A AR foi, inicialmente, considerada uma doença autoimune causada sobretudo pela produção, por parte das células B, de autoanticorpos anti-IgG denominados fator reumatoide (ver Seção 15.4). Entretanto, a identificação do fator reumatoide em alguns indivíduos sadios e a sua ausência em alguns pacientes com AR sugerem que mecanismos mais complexos orquestram essa patologia. A descoberta de que a AR tem associação com alguns genes particulares do antígeno leucocitário humano (HLA, do inglês *human leukocyte antigen*)-DR de classe II do MHC sugere que as células T estiveram envolvidas na patogênese da doença. Na AR, como na esclerose múltipla, as células T CD4 autorreativas são ativadas pelas células dendríticas e por citocinas inflamatórias produzidas pelos macrófagos. Uma vez ativadas, as células T autorreativas fornecem auxílio às células B para que estas se diferenciem em células plasmáticas, produzindo anticorpos artritogênicos. Autoantígenos como colágeno tipo II, proteoglicanos, agrecan, proteína ligadora de cartilagem e proteínas de choque térmico têm sido propostas como antígenos potenciais pela sua habilidade de induzir artrite em camundongos. No entanto, o seu papel patogênico em humanos ainda tem de ser esclarecido. As células T ativadas produzem citocinas, que, por sua vez, estimulam monócitos/macrófagos, células endoteliais e fibroblastos a produzirem mais citocinas pró-inflamatórias, como TNF-α< IL-1 e IFN-γ< ou quimiocinas

Figura 15.27 Patogênese da esclerose múltipla. Nos sítios de inflamação, as células T autorreativas para antígenos do cérebro podem cruzar a barreira hematencefálica e entrar no cérebro, onde reencontram seus antígenos nas células da micróglia e secretam citocinas, como o IFN-γ. A produção de citocinas por parte de células T e macrófagos exacerba a inflamação e induz influxo adicional de células sanguíneas (incluindo macrófagos, células dendríticas e células B) e proteínas do sangue (como o complemento) ao sítio afetado. Os mastócitos também são ativados. Os papéis individuais desses componentes na desmielinização e na perda da função neuronal ainda não são totalmente compreendidos. SNC, sistema nervoso central.

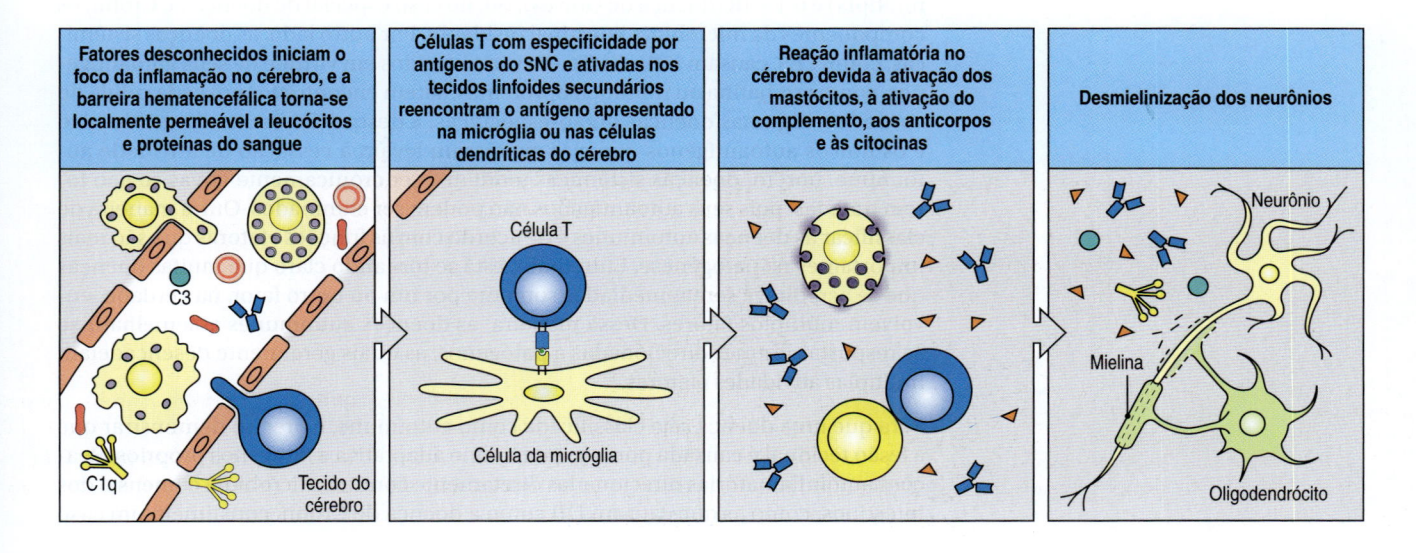

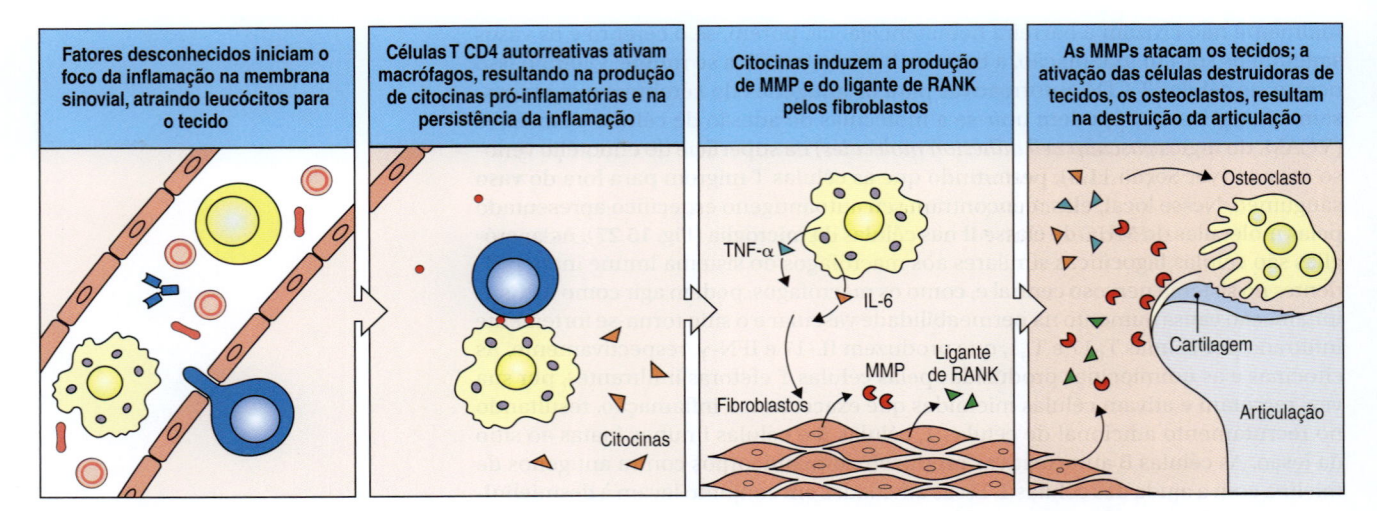

Figura 15.28   Patogênese da artrite reumatoide. A inflamação da membrana sinovial, iniciada por algum fator desconhecido, atrai linfócitos autorreativos e macrófagos ao sítio da inflamação. Células T CD4 efetoras autorreativas ativam os macrófagos, com a produção de citocinas pró-inflamatórias como interleucina (IL)-1, IL-6, IL-17 e fator de necrose tumoral (TNF)-α. Os fibroblastos ativados pelas citocinas produzem metaloproteinases de matriz (MMPs), que contribuem para a destruição do tecido. A citocina RANK, pertencente à família do TNF e expressa pelas células T e fibroblastos nas articulações inflamadas, é o ativador primário das células destruidoras de tecidos, os osteoclastos. Anticorpos contra várias proteínas das articulações são também produzidos (não mostrado), porém, seu papel na patogênese ainda não está claro.

(CXCL8, CCL2) e, finalmente, metaloproteinases de matriz, que são responsáveis pela destruição do tecido. Anticorpos terapêuticos contra TNF-α têm sido eficazes no tratamento de sintomas da doença (discutido na Seção 16.8). Entretanto, deve-se salientar que, na AR, ainda não se sabe como a doença começa. Os modelos murinos para AR ensinam que tanto as células T quanto as células B são necessárias ao início da doença, já que camundongos deficientes de células T ou células B são resistentes ao seu desenvolvimento.

Resumo

As doenças autoimunes podem ser classificadas como as que afetam um órgão específico e as que afetam tecidos de todo o corpo. Doenças autoimunes órgão-específicas incluem diabetes, esclerose múltipla, psoríase, doença de Crohn, miastenia grave e doença de Graves. Em cada caso, as funções efetoras têm como alvo autoantígenos que são restritos a órgãos em particular: as células β do pâncreas produtoras de insulina (diabetes), a bainha de mielina do sistema nervoso central (esclerose múltipla) e o TSHR (doença de Graves), ou, no caso especial de doença de Crohn, os componentes da microbiota intestinal residente. Por outro lado, as doenças sistêmicas, como LES, causam inflamação em vários tecidos em virtude de seus autoantígenos, como cromatina ou ribonucleoproteínas, serem encontrados em cada célula do corpo. Em algumas doenças órgão-específicas, a destruição imune do tecido-alvo e os únicos autoantígenos que elas expressam levam à cessação da atividade autoimune, porém, doenças sistêmicas tendem a ser cronicamente ativas se não forem tratadas, pois seus autoantígenos não podem ser eliminados. Outra maneira de classificar as doenças autoimunes é de acordo com as funções efetoras que são mais importantes na patogênese. Entretanto, está se tornando claro que muitas doenças que se acreditava serem mediadas somente por um ou outro fator, na verdade, envolvem múltiplos fatores. Dessa maneira, as doenças autoimunes assemelham-se às respostas imunes direcionadas a patógenos, as quais geralmente desencadeiam múltiplas atividades efetoras.

Para que uma doença seja classificada como autoimune, é preciso demonstrar que a lesão tecidual é causada por resposta imune adaptativa a antígenos próprios. Reações autoinflamatórias direcionadas diretamente contra a microbiota comensal dos intestinos, como as que causam DII como a doença de Crohn, constituem um caso especial no qual os antígenos-alvo não são necessariamente próprios, mas sim derivados da própria microbiota intestinal. As DIIs, porém, dividem características imunopatogênicas com outras doenças autoimunes. A prova mais convincente de que a resposta imune é causal na autoimunidade é a transmissão da doença por meio da transferência do componente ativo da resposta imune a um receptor apropriado. As doenças autoimunes podem ser mediadas por linfócitos autorreativos e/ou seus produtos solúveis, citocinas pró-inflamatórias e autoanticorpos responsáveis por inflamação e dano tecidual. Algumas doenças autoimunes são causadas por anticorpos que se ligam a receptores na superfície celular, provocando excesso de atividade ou inibição da função do receptor. Nessas doenças, a passagem natural de autoanticorpos IgG através da placenta pode causar doença no feto e no neonato. As células T podem estar diretamente envolvidas na inflamação ou na destruição celular, e também podem ser necessárias para manter uma resposta de autoanticorpo. De maneira similar, as células B são importantes APCs para sustentar as respostas das células T específicas aos autoantígenos e causar o desdobramento do epítopo. Apesar do conhecimento sobre os mecanismos de dano tecidual e das abordagens terapêuticas que esse conhecimento propiciou, a questão mais importante é como a resposta autoimune é induzida.

As bases genéticas e ambientais da autoimunidade

Considerando os complexos e variados mecanismos que existem para prevenir a autoimunidade, não surpreende que as doenças autoimunes sejam resultado de múltiplos fatores, tanto genéticos como ambientais. O primeiro assunto a ser abordado será as bases genéticas da autoimunidade, com atenção especial para o entendimento de como os defeitos genéticos influenciam os diversos mecanismos de tolerância. Os defeitos genéticos isoladamente nem sempre são suficientes para causar doença autoimune. Fatores ambientais, como toxinas, fármacos e infecções, também exercem papel importante, embora ainda sejam pouco compreendidos. Como será visto, os fatores genéticos e ambientais, em conjunto, podem superar mecanismos de tolerância, resultando, assim, em doença autoimune.

15.18   As doenças autoimunes têm importantes componentes genéticos

Apesar de as causas da autoimunidade ainda estarem sendo estudadas, está cada vez mais claro que alguns indivíduos são geneticamente predispostos a ela. Talvez a mais clara demonstração disso seja a existência de várias linhagens de camundongos isogênicos com procriação consanguínea que são propensos a diversos tipos de doenças autoimunes. Por exemplo, camundongos da linhagem NOD são bastante propensos a desenvolver diabetes. A fêmea dessa linhagem torna-se diabética mais rapidamente do que o macho (Fig. 15.29). Muitas doenças autoimunes são mais comuns em fêmeas do que em machos (ver Fig. 15.33, inferior), apesar de ocasionalmente ocorrer o oposto. As doenças autoimunes no homem também possuem um componente genético. Algumas doenças autoimunes, incluindo diabetes tipo 1, ocorrem em famílias, sugerindo alguma função para a suscetibilidade genética. De forma mais convincente, se um de dois gêmeos idênticos (monozigóticos) for afetado, então, o outro gêmeo estará igualmente propenso. Contudo, a concordância da doença é muito menor em gêmeos não idênticos (dizigóticos).

Entretanto, influências ambientais também estão claramente envolvidas. Por exemplo, apesar de a maioria de uma colônia de camundongos NOD estar destinada a desenvolver diabetes, isso acontecerá com os indivíduos da colônia em tempos de vida diferentes (ver Fig. 15.29). Além disso, o momento do início da doença várias vezes difere na colônia animal de um pesquisador para outro, mesmo sabendo-se que todos os camundongos são geneticamente idênticos. Dessa forma, variáveis ambientais devem ser, pelo menos em parte, determinantes de quais animais

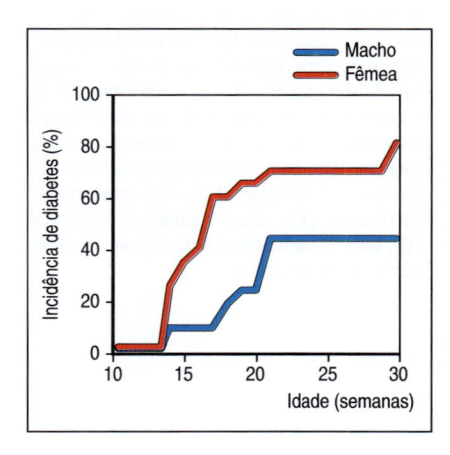

Figura 15.29   Diferenças sexuais na incidência de doença autoimune. Muitas doenças autoimunes são mais comuns em fêmeas do que em machos, como ilustra a figura por meio da incidência cumulativa de diabetes em uma população de camundongos NOD predispostos ao diabetes. As fêmeas (linha vermelha) desenvolvem diabetes em faixa etária muito anterior à dos machos, indicando sua maior predisposição. (Dados gentilmente cedidos por S. Wong.)

se tornarão diabéticos primeiro; poucos de fato escapam de desenvolver a doença. Particularmente impressionante é a importância da microbiota intestinal no desenvolvimento de DII em camundongos geneticamente suscetíveis. O tratamento com amplo espectro de antibióticos que reduzem ou eliminam muitos componentes da flora comensal pode atrasar ou eliminar o início da doença, e a rederivação de camundongos suscetíveis sob condições livres de germes elimina a doença. Gêmeos idênticos mostram história similar. Com a doença de Crohn, embora a incidência da doença em gêmeos monozigóticos suscetíveis seja muito maior que em gêmeos dizigóticos, a porcentagem de concordância está muito distante de 100%. A explicação para essa concordância incompleta pode estar relacionada à variabilidade na composição da microbiota intestinal, ou pode ser simplesmente randomizada.

15.19   Diversas abordagens têm fornecido conhecimento sobre as bases genéticas da autoimunidade

Desde o advento da tecnologia de camundongos nocautes (ver Seção A-47, Apêndice I), muitos genes que codificam proteínas do sistema imune têm sido experimentalmente rompidos. Muitas dessas cepas de camundongos mutantes têm sinais de doenças autoimunes, incluindo autoanticorpos e, em alguns casos, infiltração de células T aos órgãos. O estudo desses camundongos tem expandido o conhecimento das vias gênicas que podem contribuir com a autoimunidade e que, portanto, podem ser candidatos a mutações que ocorrem de maneira natural. Um número crescente de genes cuja deleção ou superexpressão pode contribuir com a patogênese da imunidade tem sido identificado. Eles codificam citocinas, correceptores, membros de sinalizadores de cascatas de citocinas ou antígenos, moléculas coestimuladoras, proteínas envolvidas em vias que promovem a apoptose e em vias que a inibem e proteínas que eliminam antígenos ou complexos antígeno:anticorpo. Algumas citocinas e proteínas sinalizadoras implicadas na doença autoimune estão listadas na Figura 15.30, e a Figura 15.31 lista algumas associações conhecidas para outras categorias de proteínas.

Figura 15.30   Defeitos na produção de citocinas ou na sinalização que podem levar à autoimunidade. Algumas vias de sinalização envolvidas na autoimunidade têm sido identificadas por análise genética, sobretudo em modelos animais. Os efeitos da superexpressão ou da expressão diminuída de algumas citocinas e as moléculas de sinalização intracelular envolvidas estão listados aqui (ver texto para informações adicionais). DII, doença intestinal inflamatória; IFN, interferon; IL, interleucina; LES, lúpus eritematoso sistêmico; TGF, fator de transformação do crescimento; TNF, fator de necrose tumoral.

Defeitos na produção de citocinas ou na sinalização que podem levar à autoimunidade		
Defeito	**Citocina ou sinal intracelular**	**Resultado**
Superexpressão	TNF-α	DII, artrite, vasculite
	IL-2, IL-7, IL-2R	DII
	IL-3	Síndrome desmielinizante
	IFN-γ	Superexpressão na pele que leva ao LES
	STAT4	DII
Expressão diminuída	TNF-α	LES
	Agonista do receptor da IL-1	Artrite
	IL-10, IL-10R, STAT3	DII
	TGF-β	Expressão diminuída ubíqua que leva à DII; expressão diminuída, especificamente em células T, que leva ao LES

Em humanos, a associação da autoimunidade com um gene em particular ou região gênica pode ser acessada por estudos familiares em grande escala, ou por estudos de associação com a população em geral (**estudos de associação gênica** ou **GWA-Ss** (do inglês, *genome-wide association studies*), que procuram a correlação entre a frequência da doença e as variantes dos alelos, marcadores gênicos, duplicações ou

Figura 15.31 Categorias de defeitos genéticos que levam às síndromes autoimunes. Muitos genes têm sido identificados, nos quais mutações predispõem à autoimunidade em humanos e em modelos animais. Eles são melhor compreendidos pelo tipo de processo afetado pelo defeito genético. Uma lista de tais genes, organizada de acordo com os processos, é mostrada aqui (ver o texto para informações adicionais). Em alguns casos, o mesmo gene tem sido identificado em camundongos e em humanos. Em outros casos, diferentes genes que afetam o mesmo mecanismo estão implicados em camundongos e em humanos. O pequeno número de genes humanos identificados até agora, sem dúvida, reflete a dificuldade de identificá-los em populações humanas de cruzamento aleatório. ALPS, síndrome linfoproliferativa autoimune; APECED, poliendocrinopatia autoimune, candidíase, distrofia ectodérmica; IPEX, imunodesregulação, poliendocrinopatia, enteropatia, doença ligada ao X; T_{reg}, T reguladoras.

Mecanismo proposto	Modelos murinos	Fenótipo da doença	Gene humano afetado	Fenótipo da doença
Eliminação e apresentação de antígeno	Nocaute C1q	Similar ao lúpus	*C1QA*	Similar ao lúpus
	Nocaute C4		*C2, C4*	
			Lectina ligadora de manose	
	Nocaute AIRE	Autoimunidade multiorgânica semelhante à APECED	*AIRE*	APECED
	Nocaute Mer	Similar ao lúpus		
Sinalização	Nocaute SHP-1	Similar ao lúpus		
	Nocaute Lyn			
	Nocaute CD22			
	Mutação pontual E613R em CD45			
	Células B deficientes em todas as quinases da família Src (nocaute triplo)			
	Nocaute FcγRIIB (molécula de sinalização inibidora)		*FCGR2A*	Lúpus
Moléculas coestimuladoras	Nocaute CTLA-4 (bloqueia o sinal inibidor)	Infiltração de linfócitos nos órgãos		
	Nocaute PD-1 (bloqueia o sinal inibidor)	Similar ao lúpus		
	Superexpressão de BAFF (camundongo transgênico)			
Apoptose	Nocaute Fas (*lpr*)	Similar ao lúpus com infiltração de linfócitos	Mutações *FAS* e *FASL* (ALPS)	Similar ao lúpus com infiltração de linfócitos
	Nocaute FasL (*gld*)			
	Superexpressão de Bcl-2 (camundongo transgênico)	Similar ao lúpus		
	Deficiência no heterozigoto Pten			
Desenvolvimento/ função de células T_{reg}	Camundongo *scurfy*	Autoimunidade multiórgãos	*FOXP3*	IPEX
	Nocaute *foxp3*			

deleções, ou os **polimorfismos de nucleotídeos únicos (SNPs,** do inglês *single-nucleotide polymorphisms*), posições no genoma que diferem em uma única base entre indivíduos. Esses estudos têm apoiado o conceito de que a suscetibilidade genética a doenças autoimunes em humanos, em geral, deve-se a uma combinação de alelos suscetíveis em muitos *loci*. Por exemplo, em grandes estudos de associação que procuram candidatos de genes suscetíveis em humanos, várias das mais comuns doenças autoimunes, incluindo diabetes tipo 1, doença de Graves, tireoidite de Hashimoto, doença de Addison, artrite reumatoide e esclerose múltipla, mostram associação gênica com o *locus* do *CTLA4* no cromossomo 2. A proteína de superfície CTLA-4 é produzida por células T ativadas e é um receptor inibidor para a molécula coestimuladora B7 (ver Seção 9.13). Os efeitos na variação gênica do *CTLA4* na suscetibilidade ao diabetes tipo 1 têm sido estudados em camundongos. O *CTLA4* está localizado no cromossomo 1 dentro de um grupamento com genes para outros receptores coestimuladores, CD28 e ICOS. Quando essa região gênica na cepa do camundongo NOD suscetível ao diabetes foi substituída pela mesma região da cepa autoimune resistente B10, conferiu resistência ao diabetes nos camundongos NOD. Variações gênicas no processamento do mRNA do *CTLA4* parecem poder contribuir para a diferente suscetibilidade. As variantes do processamento do CTLA-4 que não apresentam uma porção essencial à ligação aos seus ligantes B7.1 e B7.2 ainda eram resistentes à ativação, e havia expressão aumentada dessa variante nas células T de memória e nas células T_{reg} em camundongos resistentes ao diabetes.

15.20 Muitos genes que predispõem à autoimunidade estão em categorias que afetam um ou mais mecanismos de tolerância

Genes identificados como predispostos à autoimunidade podem ser classificados como segue: genes que afetam a disponibilidade de autoantígenos e sua remoção, genes que afetam a apoptose, genes que afetam a sinalização de limiares, genes envolvidos na expressão ou sinalização gênica de citocinas, genes que afetam a expressão de moléculas coestimuladoras ou de seus receptores e genes que afetam o desenvolvimento ou a função de células T_{reg} (ver Figs. 15.30 e 15.31).

Genes que controlam a disponibilidade de antígenos e sua eliminação são importantes em nível central no timo, onde atuam na disponibilidade de proteínas próprias a fim de induzir tolerância a linfócitos em desenvolvimento, e na periferia, onde controlam como moléculas próprias são disponibilizadas de forma imunogênica para linfócitos periféricos. Na periferia, uma deficiência herdada em algumas proteínas do complemento, especificamente nas proteínas para Cq1, C2 e C4, está fortemente associada ao desenvolvimento de LES em humanos. C1q, C2 e C4 são componentes precoces da via do complemento clássica, a qual é importante na remoção mediada por anticorpos de células apoptóticas e complexos imunes (ver Cap. 2). Se as células apoptóticas e os complexos imunes não forem removidos, a chance de seus antígenos ativarem linfócitos autorreativos de baixa afinidade na periferia estará aumentada. Genes que controlam a apoptose, como *Fas,* são importantes na regulação da duração e da intensidade de respostas imunes. Falha na regulação das respostas imunes poderia causar destruição excessiva de tecidos próprios, liberando autoantígenos. Além disso, em virtude de a deleção clonal e de a anergia não serem absolutas, as respostas imunes podem incluir algumas células autorreativas. Enquanto o número destas for limitado por mecanismos apoptóticos, elas podem não ser suficientes para causar doença autoimune, mas poderiam causar problema se a apoptose não for apropriadamente regulada.

Talvez a maior categoria de mutações associada à autoimunidade seja a das mutações associadas a sinais que controlam a ativação de linfócitos. Um grupo compreende mutações que inativam reguladores negativos de ativação de linfócitos e levam à hiperproliferação de linfócitos e respostas imunes exageradas. Elas incluem mutações no CTLA-4 (como discutido na Seção 15.19), em receptores Fc inibidores e em receptores inibidores que contêm motivos inibidores do imunorreceptor baseado em tirosina (ITIMs, do inglês *immunoreceptor tyrosine-based inhibition motif*), como CD22 em células B, o qual é um regulador negativo do BCR de sinalização. Outra categoria de mutações compreende as envolvidas em transdução de sinal por meio do receptor antigênico. O ajuste dos limiares em ambas as direções, para fornecer sinalização mais ou menos sensível, pode resultar em autoimunidade, dependendo da situação. Diminuição da sensibilidade no timo, por exemplo, pode levar à falha de seleção negativa e, então, à autorreatividade na periferia. Em contrapartida, aumento na sensibilidade do receptor na periferia pode levar à ativação maior e prolongada, resultando novamente em resposta imune exagerada com o efeito colateral de autoimunidade. Além disso, mutações que afetam a expressão de genes para citocinas e moléculas coestimuladoras estão ligadas à autoimunidade. Um último subgrupo de mutações compreende as que predispõem à autoimunidade pelo comprometimento do desenvolvimento e funções de células T_{reg}, como exemplificado pelas mutações de FoxP3 que originam a síndrome IPEX (ver Seção 15.21).

15.21   Um defeito em um único gene pode causar doença autoimune

A predisposição para a maioria das doenças autoimunes comuns está relacionada a efeitos combinados de múltiplos genes, porém, existem poucas doenças autoimunes monogênicas conhecidas. Nestas, possuir alelos predisponentes confere alto risco de doença no indivíduo, porém, o impacto geral na população é mínimo pois essas variantes são raras (Fig. 15.32). A existência de doenças autoimunes monogênicas foi primeiramente descrita em camundongos mutantes, nos quais a hereditariedade de síndrome autoimune seguiu padrão consistente com defeito em um único gene. Alelos de doenças autoimunes são, geralmente, recessivos ou ligados ao X. Por exemplo, a doença APECED, discutida na Seção 15.3, é uma doença autoimune recessiva causada por defeito no gene *AIRE*.

Duas síndromes autoimunes monogênicas foram ligadas a defeitos nas células T_{reg}. A síndrome autoimune recessiva ligada ao X **IPEX** (desregulação imune, poliendocrinopatia, enteropatia, doença ligada ao X [do inglês *immune dysregulation, polyendocrinopathy, enteropathy, X-linked disease*]) é geralmente causada por mutações sem sentido no gene para o fator de transcrição FoxP3, que é um fator-chave na diferenciação de alguns tipos de células T_{reg} (ver Seção 9.18). Conhecida também como XLAAD (síndrome da desregulação alérgica autoimune ligada ao X [do inglês *X-linked autoimmunity-allergic dysregulation syndrome*]), essa doença é caracterizada por inflamação alérgica grave, poliendocrinopatia autoimune, diarreia

Figura 15.32   Traços de defeitos em um único gene. Aqui estão listados exemplos de desordens monogênicas que causam autoimunidade em humanos. Camundongos com deleções marcadas (nocaute) ou mutações espontâneas (p. ex., *lpr/lpr*) em genes homólogos possuem características da doença similares e são modelos úteis para o estudo da base patogênica para essas desordens. A mutação *lpr* em camundongos afeta o gene para Fas; entretanto, a mutação *gld* afeta o gene para o ligante Fas (FasL). ALPS, síndrome linfoproliferativa imune; APECED, poliendocrinopatia autoimune, candidíase, distrofia ectodérmica; APS-1, síndrome poliglandular autoimune 1; IPEX, imunodesregulação, poliendocrinopatia, enteropatia, doença ligada ao X; LES, lúpus eritematoso sistêmico; T_{reg}, células T reguladoras. (Reimpresso de J.D. Rioux e A.K. Abbas: *Nature* 435:584-589, © 2005. Com permissão de Macmillan Publishers Ltd.)

Traços de defeitos em um único gene			
Gene	Doença em humanos	Camundongo mutante ou nocaute	Mecanismo de autoimunidade
AIRE	APECED (APS-1)	Nocaute	Expressão diminuída de antígenos próprios no timo, resultando na seleção negativa defeituosa de células T autorreativas
CTLA4	Associação com doença de Graves, diabetes tipo 1 e outras	Nocaute	Falha na anergia às células T e limiar de ativação reduzido de células T autorreativas
FOXP3	IPEX	Nocaute e mutante (*scurfy*)	Função diminuída das células Treg CD4 CD25
FAS	ALPS	Mutantes lpr/lpr; gld/gld	Falha na morte por apoptose de células B e T autorreativas
C1q	LES	Nocaute	Remoção defeituosa de complexos imunes e células apoptóticas

secretora, anemia hemolítica e trombocitopenia, e geralmente leva à morte precoce. Apesar das mutações do gene *FOXP3*, os números de células T_{reg} CD4 CD25 no sangue de indivíduos com IPEX foram comparáveis aos de indivíduos saudáveis; contudo, a função supressora normalmente exibida pelas células com esse fenótipo foi reduzida. Uma mutação espontânea no gene *Foxp3* de camundongos (mutação *scurfy*) que resulta em perda da ligação de DNA, domínio de FoxP3 ou nocaute de *Foxp3* leva à doença autoimune sistêmica análoga, nesse caso, associada à ausência de células T_{reg} CD4 CD25.

Um segundo exemplo de autoimunidade que resulta de defeito genético na função de células T_{reg} foi identificado em um único paciente com deficiência de CD25 como resultado de deleção em *CD25* e tolerância periférica comprometida. Esse paciente sofria de múltiplas deficiências imunológicas e doenças autoimunes e era altamente suscetível a infecções. Esses achados confirmaram a importância de células T_{reg} CD4 CD25 na regulação do sistema imune.

Um caso interessante de doença autoimune monogênica é a síndrome autoimune sistêmica causada por mutações no gene para Fas, a qual é denominada **síndrome linfoproliferativa autoimune** (**ALPS**, do inglês *autoimmune lympho-proliferative syndrome*) em humanos. Fas está geralmente presente na superfície de células T e B ativadas e, quando ligada pelo ligante Fas, sinaliza a célula que transporta Fas para sofrer apoptose (ver Seção 9.25). Assim, ela funciona para limitar a extensão de respostas imunes. Mutações que eliminam ou inativam Fas levam à acumulação massiva de linfócitos, sobretudo células T, e em camundongos, à produção de altas quantidades de autoanticorpos patogênicos. A doença resultante assemelha-se ao LES, embora o LES característico nos humanos não esteja associado a mutações em Fas. Uma mutação que leva a essa síndrome autoimune foi primeiramente observada na cepa de camundongos MRL, chamada de *lpr*, para linfoproliferação. Ela foi, subsequentemente, identificada como uma mutação no gene *Fas*. Pesquisadores que estudaram um grupo de pacientes humanos com síndrome linfoproliferativa autoimune rara, uma síndrome similar à observada no camundongo MRL/*lpr*, identificaram e clonaram o gene mutante responsável pela maioria dos casos, o que também acabou sendo ligado a *FAS* (ver Fig. 15.32).

As doenças autoimunes causadas por genes únicos não são comuns. Elas são, no entanto, de grande interesse, já que as mutações que as causam identificam algumas vias importantes que normalmente previnem o desenvolvimento de respostas autoimunes.

15.22   Os genes do MHC têm importante papel no controle da suscetibilidade à doença autoimune

Entre todos os *loci* genéticos que poderiam contribuir para a autoimunidade, a suscetibilidade à doença autoimune tem sido, de forma mais consistente, associada ao genótipo de MHC. As doenças autoimunes humanas que demonstram associações a doenças ligadas ao HLA (MHC) podem ser verificadas na Figura 15.33. Para a maioria dessas doenças, a suscetibilidade está mais intimamente ligada a alelos do MHC de classe II, e assim, a células T CD4, embora, em alguns casos, haja fortes associações com determinados alelos do MHC de classe I, envolvendo células T CD8. Em alguns casos, alelos de classe III como os do TNF-α ou de proteínas do complemento têm sido associados à doença. O desenvolvimento de diabetes experimental ou artrite reumatoide em camundongos transgênicos que expressam HLAs específicos sugere que alelos do MHC particulares podem conferir suscetibilidade à doença.

A associação entre o genótipo do MHC e a doença é inicialmente determinada pela comparação da frequência dos diferentes alelos em pacientes com a frequência destes na população geral. Para o diabetes tipo 1, essa metodologia originalmente

Associações do sorotipo de HLA com suscetibilidade à doença autoimune			
Doença	Alelo HLA	Risco relativo	Relação entre os sexos (♀:♂)
Espondilite anquilosante	B27	87,4	0,3
Uveíte anterior aguda	B27	10	<0,5
Síndrome de Goodpasture	DR2	15,9	~1
Esclerose múltipla	DR2	4,8	10
Doença de Graves	DR3	3,7	4–5
Miastenia grave	DR3	2,5	~1
Lúpus eritematoso sistêmico	DR3	5,8	10–20
Diabetes melito tipo 1 (insulinodependente)	Heterozigoto DR3/DR4	~25	~1
Artrite reumatoide	DR4	4,2	3
Pênfigo vulgar	DR4	14,4	~1
Tireoidite de Hashimoto	DR5	3,2	4–5

Figura 15.33 Associações do sorotipo HLA e do sexo com a suscetibilidade à doença autoimune. O "risco relativo" para um alelo HLA em uma doença autoimune é calculado por meio da comparação do número de pacientes observados com o alelo HLA e o número de pacientes que deveria ser esperado, dada a prevalência do alelo HLA na população em geral. Para o diabetes melito insulinodependente tipo 1, a associação é, de fato, ao gene *HLA-DQ*, que é fortemente ligado aos genes *DR*, mas não é detectável por sorotipagem. Algumas doenças mostram viés significativo na proporção sexual; isso implica que hormônios sexuais estão envolvidos na patogênese. Consistente com isso, a diferença na proporção sexual nessas doenças é muito maior na menarca e na menopausa, quando os níveis de tais hormônios estão mais elevados. HLA, antígeno leucocitário humano.

demonstrou associação aos alelos HLA-DR3 e HLA-DR4, identificados por meio de sorotipagem (Fig. 15.34). Esses estudos também demonstraram que o alelo do MHC de classe II HLA-DR2, mesmo em associação a um dos alelos de suscetibilidade, tem efeito protetor dominante: indivíduos portadores de HLA-DR2 raramente desenvolvem diabetes. Outro modo de determinar se os genes do MHC são importantes na doença autoimune é estudar as famílias de pacientes afetados; demonstrou-se que dois irmãos afetados pela mesma doença autoimune têm muito mais probabilidade do que o esperado de compartilhar os mesmos haplótipos do MHC (Fig. 15.35). À medida que a genotipagem do HLA se tornou mais exata devido ao sequenciamento de alelos de HLA, as associações à doença que foram inicialmente descobertas por sorotipagem foram definidas de maneira mais precisa. Por exemplo, a associação entre diabetes tipo 1 e os alelos DR3 e DR4 deve-se ao seu desequilíbrio de ligação aos alelos de DQβ, os quais conferem suscetibilidade à doença. Na verdade, a suscetibilidade está intimamente associada a polimorfismos em certa posição na sequência de aminoácidos de DQβ. A sequência de aminoácidos normal da proteína DQβ, mais comumente verificada, possui um resíduo de ácido aspártico na posição 57 que é capaz de formar uma ponte salina no final do sulco de ligação do peptídeo na molécula DQβ. No entanto, pacientes com diabetes em populações de indivíduos brancos apresentam, em sua maioria, valina, serina ou alanina nessa posição,

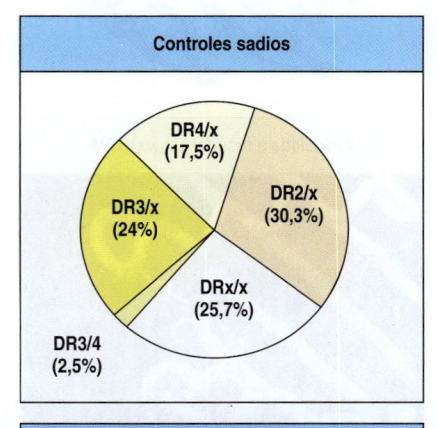

Controles sadios

DR4/x (17,5%)
DR2/x (30,3%)
DR3/x (24%)
DRx/x (25,7%)
DR3/4 (2,5%)

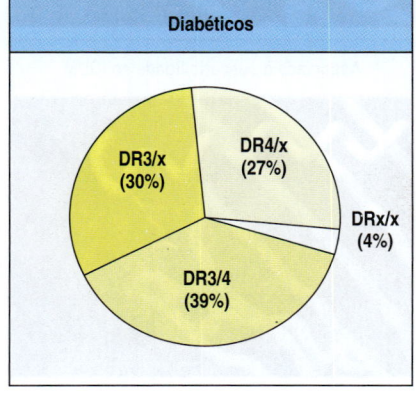

Diabéticos

DR3/x (30%)
DR4/x (27%)
DRx/x (4%)
DR3/4 (39%)

Figura 15.34 Estudos populacionais demonstram associação da suscetibilidade ao diabetes tipo 1 com o genótipo do HLA. Os genótipos do HLA (determinados por sorotipagem) de pacientes com diabetes (figura inferior) não são representativos dos genótipos encontrados na população geral (figura superior). Quase todos os pacientes com diabetes expressam HLA-DR3 e/ou HLA-DR4, e a heterozigosidade HLA-DR3/DR4 é bastante representada nos diabéticos em comparação aos controles. Esses alelos estão fortemente ligados aos alelos HLA-DQ, que conferem suscetibilidade ao diabetes tipo 1. Em contrapartida, o HLA-DR2 protege contra o desenvolvimento do diabetes tipo 1 e é raramente encontrado em pacientes com diabetes. A letra minúscula x representa qualquer outro alelo além de DR2, DR3 ou DR4. HLA, antígeno leucocitário humano.

Figura 15.35   Estudos familiares mostram forte ligação da suscetibilidade ao diabetes tipo 1 com o genótipo do HLA. Em famílias nas quais dois ou mais irmãos têm diabetes tipo 1, é possível comparar o genótipo do HLA dos irmãos afetados. Irmãos afetados compartilham dois haplótipos do HLA com frequência muito maior do que a esperada se o genótipo do HLA não influenciasse na suscetibilidade à doença. HLA, antígeno leucocitário humano.

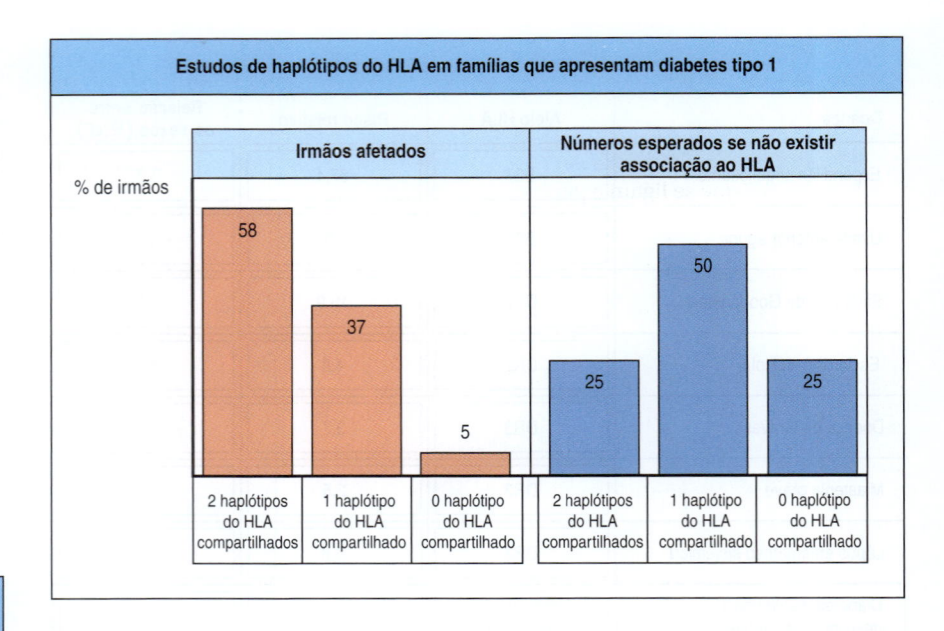

Estudos de haplótipos do HLA em famílias que apresentam diabetes tipo 1

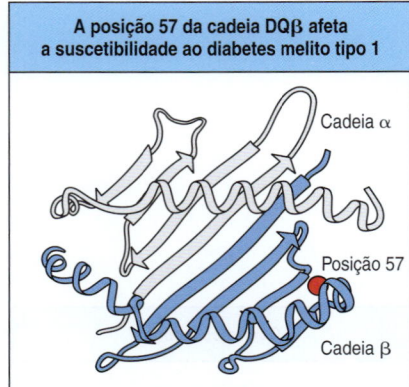

A posição 57 da cadeia DQβ afeta a suscetibilidade ao diabetes melito tipo 1

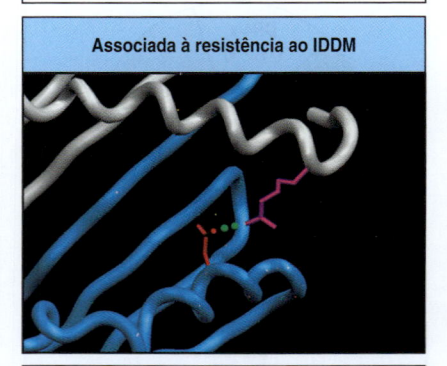

Associada à resistência ao IDDM

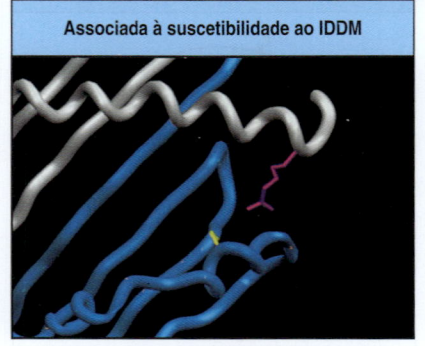

Associada à suscetibilidade ao IDDM

eliminando a possibilidade de moléculas DQ formarem essa ponte (Fig. 15.36). A linhagem NOD de camundongos, que desenvolvem diabetes espontâneo, também possui um resíduo de serina nessa posição na molécula do MHC de classe II homóloga de camundongo, conhecida como I-A^{g7}.

A associação do genótipo do MHC à doença autoimune não surpreende, pois as respostas autoimunes envolvem as células T, e a capacidade destas em responder a um determinado antígeno depende do genótipo do MHC. Assim, as associações podem ser explicadas por um modelo simples em que a suscetibilidade a uma doença autoimune é determinada por diferenças na capacidade de diferentes variantes alélicas de moléculas do MHC apresentarem peptídeos autoantigênicos às células T autorreativas. Isso seria consistente com o que se conhece a respeito do envolvimento das células T em doenças específicas. No diabetes, por exemplo, existem associações aos alelos do MHC de classes I e II, sendo isso consistente com a descoberta de que células T CD8 e CD4, que respondem aos antígenos apresentados pelas moléculas do MHC de classes I e II, respectivamente, controlam a resposta autoimune.

Uma hipótese alternativa para a associação entre o genótipo do MHC e a suscetibilidade a doenças autoimunes enfatiza a função dos alelos na formatação do repertório do receptor de células T (TCR, do inglês *T-cell receptor*) (ver Cap. 8). Essa hipótese propõe que peptídeos próprios associados a certas moléculas do MHC podem direcionar a seleção positiva de timócitos em desenvolvimento que são específicos para determinados autoantígenos. Tais peptídeos autoantigênicos podem ser expressos em nível muito baixo ou ligar-se fracamente a moléculas do MHC próprias

Figura 15.36   Mudanças de aminoácidos na sequência de uma proteína do complexo principal de histocompatibilidade (MHC) de classe II estão correlacionadas à suscetibilidade e à proteção contra o diabetes. A cadeia HLA-DQβ$_1$ contém um resíduo de ácido aspártico (Asp) na posição 57 na maioria das pessoas; em populações de caucasoides, pacientes com diabetes tipo 1 muitas vezes apresentam valina, serina ou alanina nessa posição, bem como outras diferenças. O Asp 57, mostrado em vermelho na estrutura da cadeia DQβ, forma uma ponte salina (em verde na figura central) com um resíduo de arginina (em rosa) na cadeia α adjacente (cinza). A mudança para um resíduo não carregado (p. ex., alanina, mostrada em amarelo na figura inferior) rompe essa ponte salina, alterando a estabilidade da molécula DQ. A linhagem de camundongos diabéticos não obesos (NOD), a qual desenvolve diabetes espontâneo, mostra substituição similar de serina por ácido aspártico na posição 57 da cadeia I-Aβ homóloga, e camundongos NOD transgênicos para as cadeias β com Asp 57 apresentam acentuada redução na incidência de diabetes. IDDM, diabetes melito insulinodependente. (Cortesia de C. Thorpe.)

para direcionar a seleção negativa no timo, mas podem estar presentes em nível suficientemente alto e/ou apresentar ligação forte o bastante para direcionar a seleção positiva. Essa hipótese é apoiada por observações de que I-A^{g7}, a molécula do MHC de classe II associada à doença nos camundongos NOD, liga-se de maneira fraca a vários peptídeos e pode, portanto, ser menos eficiente ao direcionar a seleção negativa de células T que se ligam a peptídeos próprios no timo.

15.23 Variantes genéticas que prejudicam as respostas imunes inatas podem predispor à doença inflamatória crônica mediada por células T

Como mostrado anteriormente neste capítulo, uma doença inflamatória crônica comum é a **doença de Crohn**, uma desordem intestinal do tipo conhecido geralmente como doença intestinal inflamatória, ou DII. A outra principal forma de DII é a colite ulcerativa. A doença de Crohn resulta de uma hiper-resposta anormal de células T CD4 a antígenos da microbiota comensal intestinal normal, ao contrário de auto-antígenos verdadeiros. A hiperatividade anormal de células T$_H$1 e T$_H$17 parece ser patogênica nessa doença. Isso resulta de uma falha dos mecanismos imunes inatos da mucosa no sequestro de bactérias luminais do sistema imune adaptativo, ou é causada por defeitos intrínsecos nas células do sistema imune adaptativo que resultam em elevadas respostas de células T CD4 ou falha da atividade homeostática de células T$_{reg}$ para suprimir seu desenvolvimento (Fig. 15.37). Pacientes com a doença de Crohn passam por episódios graves de inflamação que afetam, comumente, o íleo terminal, com ou sem envolvimento do colo – por isso o nome alternativo de ile-íte regional para essa doença –, porém, qualquer parte do trato gastrintestinal pode estar envolvida. A doença é caracterizada por inflamação crônica da mucosa e da submucosa do intestino que inclui o desenvolvimento proeminente de lesões granulomatosas (Fig. 15.38) similares às lesões vistas nas respostas de hipersensibilidade tipo IV discutidas na Seção 14.17. A análise genética de pacientes com doença de Crohn e seus familiares identificou uma lista crescente de genes suscetíveis à doença. Um dos primeiros a ser identificado foi o *NOD2* (também conhecido como *CARD15*), que é expresso predominantemente por monócitos, células dendríticas e células de Paneth do intestino delgado, e que está envolvido no reconhecimento de antígenos microbianos como parte da resposta imune inata (ver Seção 3.8). Mu-

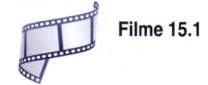
Filme 15.1

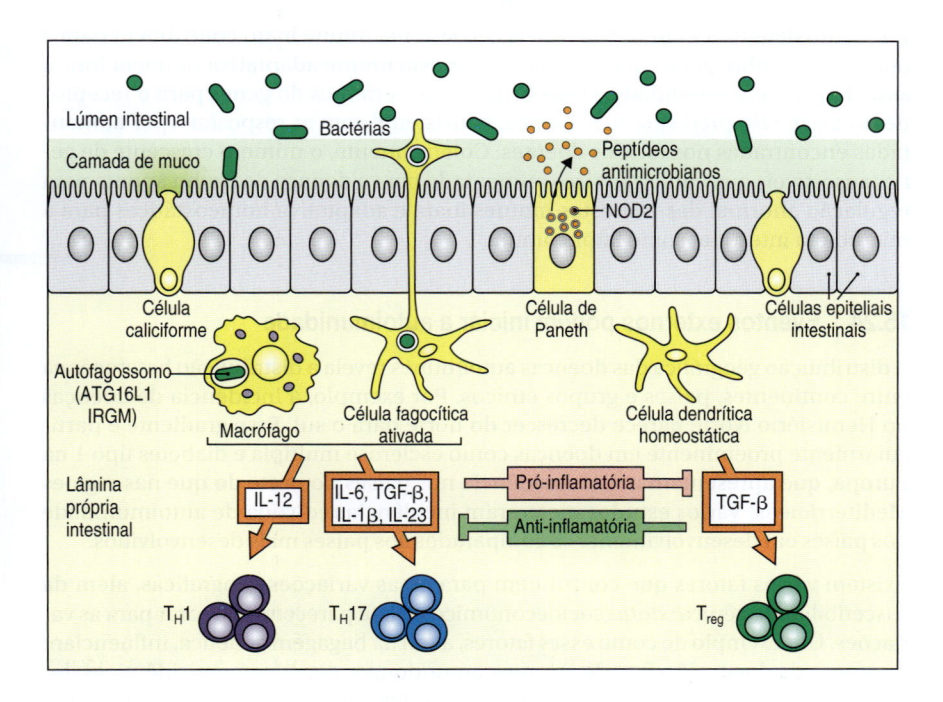

Figura 15.37 A doença de Crohn resulta de desarranjo dos mecanismos homeostáticos normais que limitam as respostas inflamatórias para a microbiota intestinal. Os sistemas imunes inato e adaptativo normalmente cooperam para limitar as respostas inflamatórias para bactérias intestinais por meio de uma combinação de mecanismos: camada de muco produzida pelas células caliciformes, junções tensas entre as células epiteliais intestinais, peptídeos antimicrobianos liberados de células epiteliais e células de Paneth, e indução de células T reguladoras (T$_{reg}$) que inibem o desenvolvimento de células T CD4 efetoras e promovem a produção de anticorpos IgA que são transportados para dentro do lúmen intestinal, onde eles inibem a translocação de bactéria intestinal (não mostrado). Respostas de células T$_H$1 e T$_H$17 desreguladas para a microbiota intestinal podem surgir em indivíduos com desarranjos nos mecanismos homeostáticos, gerando uma doença causada por inflamação crônica. Os genes da imunidade inata suscetíveis para a doença de Crohn incluem *NOD2* e os genes de autofagia *ATG16L1* e *IRGM*. O principal gene de suscetibilidade que afeta as células imunes adaptativas é o *IL23R*, que é expresso por células T$_H$17.

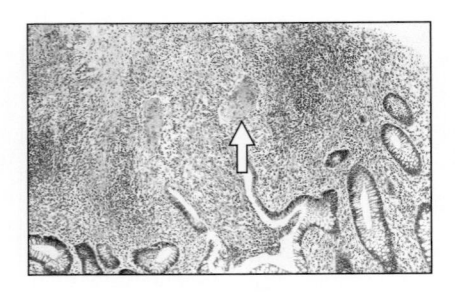

Figura 15.38 Inflamação granulomatosa na doença de Crohn. Secção da parede intestinal de um paciente com doença de Crohn. A seta mostra um granuloma celular gigante. Existe um denso infiltrado de linfócitos ao longo da submucosa intestinal. (Fotografia cortesia de H.T. Cook.)

tações e variantes polimórficas incomuns da proteína NOD2 estão altamente associadas à presença de doença de Crohn, com 30% dos pacientes carregando mutação de perda de função em *NOD2*. Mutações no mesmo gene são também a causa de uma doença granulomatosa dominantemente hereditária denominada **síndrome de Blau,** na qual granulomas geralmente se desenvolvem na pele, nos olhos e nas articulações. Enquanto a doença de Crohn resulta de perda de função de NOD2, acredita-se que a síndrome de Blau resulte de ganho de função.

NOD2 é um receptor intracelular para o dipeptídeo muramil derivado de peptideoglicanos bacterianos, e sua estimulação leva à ativação do fator de transcrição NFκB e à indução de genes que codificam citocinas e quimiocinas pró-inflamatórias (ver Seção 3.8 e Fig. 12.19). Nas células de Paneth, que são células do epitélio intestinal especializadas na base das criptas do intestino delgado, a ativação de NOD2 estimula a liberação de grânulos que contêm proteínas e peptídeos antimicrobianos que contribuem para a limitação de bactérias comensais para o lúmen intestinal para longe de células do sistema imune adaptativo. Formas mutadas de NOD2 que perderam essa função limitam a resposta inata antibacteriana, predispondo, assim, ao aumento das respostas de células T CD4 efetoras à microbiota comensal que produzem a inflamação intestinal crônica (ver Seção 12.13).

Em adição a NOD2, outras deficiências na imunidade inata foram identificadas em pacientes com a doença de Crohn, incluindo produção defeituosa de CXCL8 e acumulação defeituosa de neutrófilos que podem combinar com defeitos em NOD2 para promover a inflamação intestinal anormal. Assim, os defeitos conjuntos na imunidade inata e a regulação da inflamação podem atuar de forma sinérgica para promover a imunopatologia da doença de Crohn. Estudos de associação genética identificaram outros genes suscetíveis para a doença de Crohn que podem estar ligados às funções imunes inatas comprometidas. Dois genes (*ATG161* e *IRGM*) que contribuem para o processo de autofagia foram ligados à doença de Crohn, sugerindo que outros mecanismos que prejudicam a eliminação de bactérias comensais podem predispor à inflamação intestinal crônica. A autofagia, ou digestão de um citoplasma celular por seu próprio lisossoma, é importante no desdobramento de organelas e proteínas celulares danificadas, e possui função no processamento e na apresentação de antígenos (ver Seção 6.9), mas acredita-se, ainda, que ela contribua na eliminação de algumas bactérias fagocitadas.

Enquanto defeitos em importantes vias do sistema imune inato contribuem para a doença de Crohn, genes que regulam a resposta imune adaptativa também foram associados à suscetibilidade. Descobriu-se que variantes do genes para o receptor de IL-23 (*IL23R*) predispõem à doença, consistente com as respostas T_H17 aumentadas encontradas nos tecidos doentes. Coletivamente, o número crescente de genes suscetíveis que conferem risco aumentado para a doença de Crohn aponta para regulação anormal das respostas imunes inata e adaptativa homeostáticas para a microbiota intestinal como fator comum.

15.24 Eventos externos podem iniciar a autoimunidade

A distribuição geográfica das doenças autoimunes revela a distribuição heterogênea entre continentes, países e grupos étnicos. Por exemplo, a incidência de doenças no Hemisfério Norte parece decrescer do norte para o sul. Esse gradiente é particularmente proeminente em doenças como esclerose múltipla e diabetes tipo 1 na Europa, que apresentam maior incidência nos países do norte do que nas regiões Mediterrâneas. Vários estudos mostraram incidência reduzida de autoimunidade nos países em desenvolvimento se comparados aos países mais desenvolvidos.

Existem vários fatores que contribuem para essas variações geográficas, além da suscetibilidade gênica: *status* socioeconômico e dieta parecem colaborar para as variações. Um exemplo de como esses fatores, além da bagagem genética, influenciam o começo da doença é o fato de mesmo camundongos geneticamente idênticos desenvolverem a doença em tempo e gravidade diferentes (ver Fig. 15.29). Em humanos, a exposição a infecções e toxinas ambientais podem ser fatores que ajudam a desencadear a autoimunidade. Entretanto, deve-se notar que estudos epidemiológicos e clínicos do século passado também demonstraram correlação negativa entre a exposição a certos tipos de infecções no começo da vida e o desenvolvimento de doenças autoimunes. A "hipótese da higiene" é discutida em detalhes na Seção 14.4; ela propõe que a ausência de infecções durante a infância pode afetar a regulação do sistema imune posteriormente, levando a uma maior chance de ocorrerem respostas alérgicas e autoimunes.

15.25 A infecção pode levar à doença autoimune, propiciando um ambiente que promove a ativação dos linfócitos

Como os patógenos podem iniciar ou modular a autoimunidade? Durante uma infecção e a consequente resposta imune, a combinação de mediadores inflamatórios liberados por APCs e linfócitos e a aumentada expressão de moléculas coestimuladoras podem ter efeitos nas chamadas células espectadoras (vizinhas) – linfócitos que não são específicos para os antígenos do agente infeccioso. Os linfócitos autorreativos podem tornar-se ativados nessas circunstâncias, sobretudo se a destruição tecidual pela infecção levar ao aumento na disponibilidade do antígeno próprio (Fig. 15.39, primeira figura). Além disso, citocinas pró-inflamatórias, como IL-1 e IL-6, prejudicam a atividade supressora das células T_{reg}, permitindo que células T virgens autorreativas se tornem ativadas para se diferenciar em células T efetoras que podem iniciar uma resposta autoimune.

Em geral, qualquer inflamação levará a uma resposta inflamatória e ao recrutamento de células inflamatórias ao sítio da infecção. A perpetuação, e até exacerbação, da doença autoimune por infecções virais e bacterianas têm sido demonstrada em modelos animais experimentais. Por exemplo, a gravidade do diabetes tipo 1 em camundongos NOD é exacerbada pela infecção com o vírus Coxsackie B4, que leva à inflamação, ao dano tecidual e à liberação de ilhotas de antígenos sequestrados, e à geração de células T autorreativas.

Discutiu-se previamente a habilidade de ligantes próprios como sequências de DNA CpG não metiladas e RNA ativarem diretamente células B autorreativas por meio de seus TLRs e, dessa forma, romperem a tolerância (ver Seção 15.4). Ligantes microbianos para TLRs também podem promover autoimunidade pelo estímulo para que células dendríticas e macrófagos produzam grandes quantidades de citocinas que causam inflamação local e ajudam a estimular e manter células T e B autorreativas ativas. Esse mecanismo pode ser relevante no aumento da inflamação que ocorre após a infecção em pacientes com vasculite autoimune associada a anticorpos anticitoplasmáticos em neutrófilos.

Um exemplo de como a exposição a ligantes de TLRs pode induzir inflamação local deriva de um modelo animal de artrite no qual a injeção do DNA bacteriano CpG nas articulações de camundongos sadios induz artrite asséptica caraterizada pela infiltração de macrófagos. Esses macrófagos expressam receptores para as quimiocinas na sua superfície e produzem grandes quantidades de quimiocinas CC, as quais promovem o recrutamento de leucócitos para o local da injeção.

15.26 A reatividade cruzada entre moléculas próprias e moléculas estranhas em patógenos pode levar a respostas contra o que é próprio e, assim, à doença autoimune

A infecção causada por determinados patógenos está associada à sequela autoimune. Alguns patógenos expressam proteínas ou antígenos carboidratados que se assemelham a moléculas do hospedeiro, fenômeno chamado de **mimetismo molecular**. Em tais casos, anticorpos produzidos contra um epítopo de um patógeno podem reagir de forma cruzada com uma proteína própria (ver Fig. 15.39, segunda

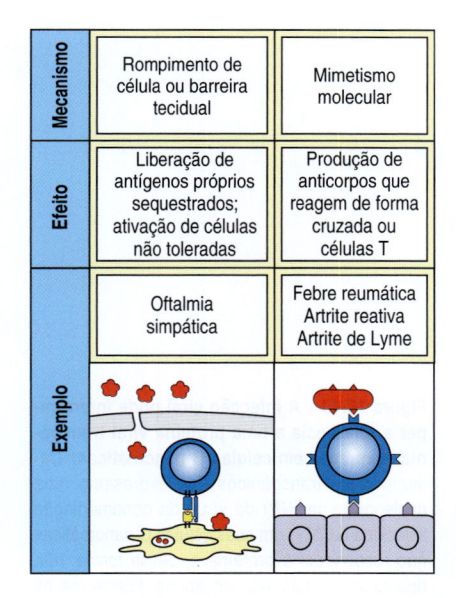

Figura 15.39 Agentes infecciosos podem interromper a autotolerância de diversas maneiras. Figura à esquerda: já que alguns antígenos são sequestrados da circulação, atrás de uma barreira tecidual ou dentro da célula, uma infecção que cause ruptura das células e barreiras teciduais poderia expor antígenos escondidos. Figura à direita: o mimetismo molecular pode resultar em agentes infecciosos que induzem respostas de células B ou T que podem reagir de forma cruzada com antígenos próprios.

figura). Essas estruturas não têm que, necessariamente, ser idênticas: é suficiente que sejam similares o bastante para que sejam reconhecidas por um mesmo anticorpo. O mimetismo molecular também pode ativar células T autorreativas virgens ou efetoras se um peptídeo processado de um antígeno patogênico for idêntico ou similar a um peptídeo do hospedeiro, resultando em um ataque contra tecidos próprios. Um sistema-modelo para demonstrar o mimetismo molecular foi obtido com o uso de camundongos transgênicos que expressam um antígeno viral no pâncreas. Normalmente, não há resposta a esse antígeno "próprio" derivado do vírus. Entretanto, se os camundongos forem infectados com o vírus que foi a fonte do antígeno transgênico, eles desenvolverão diabetes, pois o vírus ativa células T que têm reatividade cruzada com o antígeno viral próprio e que atacam o pâncreas (Fig. 15.40).

Pode-se perguntar por que esses linfócitos autorreativos não foram eliminados ou inativados pelos mecanismos comuns de autotolerância. Uma razão, como discutido previamente neste capítulo, é que células B e T autorreativas de baixa afinidade não são, de maneira eficiente, removidas e estão presentes no repertório de linfócitos virgens como linfócitos ignorantes (ver Seção 15.4). Segundo, o forte estímulo pró-inflamatório que acompanha uma infecção poderia ser suficiente para ativar mesmo células T e B anérgicas na periferia, resultando em células responsivas que geralmente estariam em repouso. Terceiro, os patógenos podem fornecer doses locais substancialmente altas de antígenos estimuladores em forma imunogênica, enquanto, normalmente, estes estariam indisponíveis aos linfócitos. Entre alguns exemplos de síndromes autoimunes que envolvem o mimetismo molecular estão a febre reumática, que algumas vezes é seguida de infecção por estreptococo, e a artrite reumática, que pode ocorrer após uma infecção entérica.

Após a ativação de linfócitos autorreativos por tal mecanismo, suas funções efetoras podem destruir tecidos próprios. A autoimunidade desse tipo é, algumas vezes, transitória, e cessa quando o patógeno causador é eliminado. Esse é o caso da anemia hemolítica após a infecção por micoplasma, em que anticorpos contra o patógeno reagem de forma cruzada com antígeno nas hemácias, levando à hemólise (ver Seção 15.13). Os autoanticorpos desaparecem quando o paciente se recupera da infecção. Entretanto, algumas vezes, a autoimunidade continua após a infecção inicial. Isso é verdadeiro em alguns casos de **febre reumática**, que ocasionalmente segue a dor de garganta ou a febre escarlatina causada por *Streptococcus pyogenes*. A similaridade entre epítopos em antígenos estreptocócicos e epítopos em alguns tecidos leva ao dano mediado por anticorpos e possivelmente mediado por células T em uma variedade de tecidos, incluindo válvulas cardíacas. Apesar de, na maioria dos casos, a febre reumática apresentar-se transitória, especialmente com o tratamento utilizando antibióticos, ela pode tornar-se crônica. De maneira similar, a doença de Lyme, uma infecção causada pela espiroqueta *Borrelia burgdorferi*, é se-

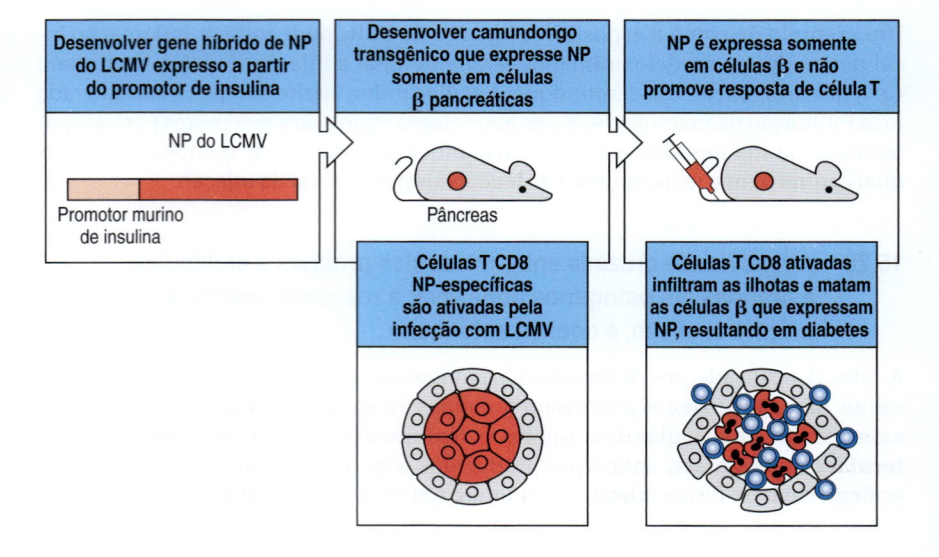

Figura 15.40 A infecção viral pode interromper a tolerância a uma proteína viral transgênica expressa em células β pancreáticas. Camundongos transgênicos que expressam uma nucleoproteína (NP) do vírus da coriomeningite linfocítica (LCMV) em suas células β pancreáticas não respondem à proteína e, dessa forma, não desenvolvem diabetes autoimune. Porém, se os camundongos transgênicos forem infectados com LCMV, uma potente resposta antiviral das células T citotóxicas será desencadeada, matando as células β e levando ao diabetes. Acredita-se que os agentes infecciosos possam, algumas vezes, desencadear respostas de células T que fazem reação cruzada com peptídeos próprios (processo conhecido como mimetismo molecular), e que isso poderia causar doença autoimune de modo similar.

guida pelo desenvolvimento tardio de autoimunidade, causando a chamada artrite de Lyme. Nesse caso, o mecanismo não está totalmente esclarecido, mas parece envolver a reatividade cruzada de componentes do patógeno e do hospedeiro, levando a uma reação autoimune automantenedora.

15.27 Fármacos e toxinas podem causar síndromes autoimunes

Talvez uma das evidências mais claras de agentes causadores de autoimunidade humana seja proveniente dos efeitos de certos fármacos, os quais estimulam reações autoimunes como efeitos colaterais em uma pequena proporção de pacientes. A procainamida, fármaco utilizado para tratar arritmias cardíacas, é particularmente notável em induzir autoanticorpos como os do LES, porém raramente patogênicos. Diversos fármacos estão associados ao desenvolvimento de anemia hemolítica autoimune, na qual autoanticorpos contra componentes da superfície de hemácias atacam e destroem essas células (ver Seção 15.13). Toxinas no ambiente também podem causar autoimunidade. Quando metais pesados, como ouro ou mercúrio, são administrados a linhagens de camundongos geneticamente suscetíveis, uma síndrome autoimune previsível, incluindo a produção de autoanticorpos, inicia-se. A definição de quais metais pesados promovem autoimunidade em humanos ainda é incerta, mas os modelos animais demonstram claramente que fatores ambientais, como toxinas, podem exercer papéis importantes em determinadas síndromes.

Os mecanismos pelos quais fármacos e toxinas causam autoimunidade não estão bem determinados. Entretanto, para certos fármacos, considera-se que reajam quimicamente com proteínas próprias e formem derivativos que o sistema imune reconhece como estranhos. A resposta imune a essas proteínas próprias haptenadas pode levar à inflamação, à deposição do complemento, à destruição tecidual e, finalmente, a respostas imunes contra proteínas próprias originais.

15.28 Eventos randômicos podem ser necessários para o início da autoimunidade

Apesar de cientistas e médicos gostarem de atribuir o começo de doenças "espontâneas" a alguma causa específica, isso nem sempre é possível. Pode não existir um vírus ou bactéria, ou até mesmo algum padrão compreensível de eventos, que preceda o início de uma doença autoimune. As chances de encontro ao acaso, nos tecidos linfoides periféricos, de algumas células B e T autorreativas que possam interagir entre si no momento exato em que a infecção fornece sinais pró-inflamatórios pode ser o suficiente. Isso poderia ser um evento raro e, em indivíduos geneticamente resistentes, poderia até mesmo ser controlado. Porém, em indivíduos suscetíveis, tais eventos poderiam ser mais frequentes e/ou mais difíceis de controlar.

Assim, o início ou a incidência da autoimunidade pode ser randômica. A predisposição genética, em parte, representa chance maior de ocorrer esse evento randômico. Sob esse ponto de vista, pode-se explicar por que muitas doenças autoimunes aparecem no início da vida adulta ou mesmo depois, após tempo suficiente para permitir que um evento randômico de baixa frequência ocorra. Isso também pode explicar por que após certos tipos de terapias experimentais agressivas dessas doenças, como transplante de medula óssea ou depleção de células B, a doença autoimune eventualmente reaparece após longo intervalo de remissão.

Resumo

As causas específicas da maioria das doenças autoimunes não são conhecidas na maioria dos casos. Fatores de risco genéticos, incluindo alelos de MHC de classe II em particular e outros genes, têm sido identificados, porém, muitos indivíduos com variantes gênicas que os predispõem para a doença não a apresentam. Estudos epidemiológicos de populações de animais geneticamente idênticos têm salientado o papel de fatores ambientais no início da autoimunidade; entretanto, embora os fatores ambientais tenham influência tão forte quanto fatores genéticos, eles são ainda pouco entendidos. Sabe-se que algumas toxinas e fármacos causam síndromes autoimunes, porém, o seu papel nas variedades comuns de doença autoimune não está claro. De maneira similar, algumas síndromes autoimunes podem ocorrer após infecções virais ou bacterianas. Patógenos podem promover autoimunidade, causando inflamação inespecífica e dano tecidual. Eles também podem, algumas vezes, estimular respostas a proteínas próprias, caso expressem moléculas que se assemelham ao que é próprio, fenômeno conhecido como mimetismo molecular. É necessário um progresso muito maior para definir os fatores ambientais. Pode ser que não haja um fator ambiental único, ou mesmo identificável, que contribua para a maioria das doenças, e o acaso pode exercer importante papel na determinação do início de uma síndrome.

Respostas a aloantígenos e rejeição de transplante

O transplante de tecidos para substituir órgãos doentes é, atualmente, uma importante terapia médica. Na maioria dos casos, as respostas imunes adaptativas aos tecidos enxertados constituem o principal impedimento ao transplante bem-sucedido. A rejeição é causada por respostas imunes a aloantígenos do enxerto, que são proteínas que variam de indivíduo para indivíduo dentro da espécie e são, portanto, percebidos como estranhos pelo receptor. Quando tecidos que contêm células nucleadas são transplantados, as respostas das células T às moléculas do MHC altamente polimórficas quase sempre disparam uma resposta contra o órgão enxertado. A compatibilidade entre o tipo de MHC do doador e do receptor aumenta o índice de sucesso dos enxertos; porém, a identidade perfeita só é possível quando o doador e o receptor são parentes, e, nesses casos, diferenças genéticas em outros *loci* podem ainda desencadear a rejeição, apesar de menos grave. No entanto, avanços na medicina da imunossupressão e de transplantes atualmente dão indícios de que a compatibilidade precisa dos tecidos para transplante não é mais o fator determinante para a sobrevivência do tecido transplantado. Na transfusão sanguínea, o qual foi o primeiro e é ainda o mais comum dos transplantes de tecidos, a combinação de MHC não é necessária para transfusões sanguíneas de rotina, já que hemácias e plaquetas expressam poucas moléculas do MHC de classe I e não expressam MHC de classe II; assim, essas células geralmente não são alvos para as células T do receptor. Anticorpos produzidos contra plaquetas do MHC de classe I podem, contudo, ser um problema quando transfusões repetidas de plaquetas são necessárias. O sangue deve ser combinado de acordo com os antígenos dos grupos sanguíneos ABO e Rh, para evitar a rápida destruição das hemácias incompatíveis por anticorpos do receptor (ver Apêndice I, Seção A.11). Isso é relativamente fácil, pois existem apenas quatro tipos sanguíneos ABO principais e dois tipos Rh. Nesta parte do capítulo, será examinada a resposta imune aos enxertos de tecido, questionando-se por que tais respostas não rejeitam outro enxerto de tecido estranho tolerado rotineiramente – o feto nos mamíferos.

15.29 A rejeição dos enxertos é uma resposta imune mediada principalmente por células T

As regras básicas do enxerto de tecidos foram elucidadas, pela primeira vez, pela utilização de transplantes de pele entre linhagens endocruzadas de camundongo. A pele pode ser enxertada com 100% de sucesso entre diferentes locais de um mesmo animal ou pessoa (**autoenxerto**) ou entre animais ou pessoas geneticamente idênticos (**enxerto singênico**). Entretanto, quando a pele é enxertada entre dois indivíduos que não têm parentesco ou **alogênicos** (**aloenxerto**), o enxerto é inicialmente aceito, porém, após 10 a 13 dias, é rejeitado (Fig. 15.41). Essa resposta é chamada de **rejeição de primeira instância** e é bastante consistente. Ela depende de uma resposta das células T do receptor, pois a pele enxertada nos camundongos *nude,*

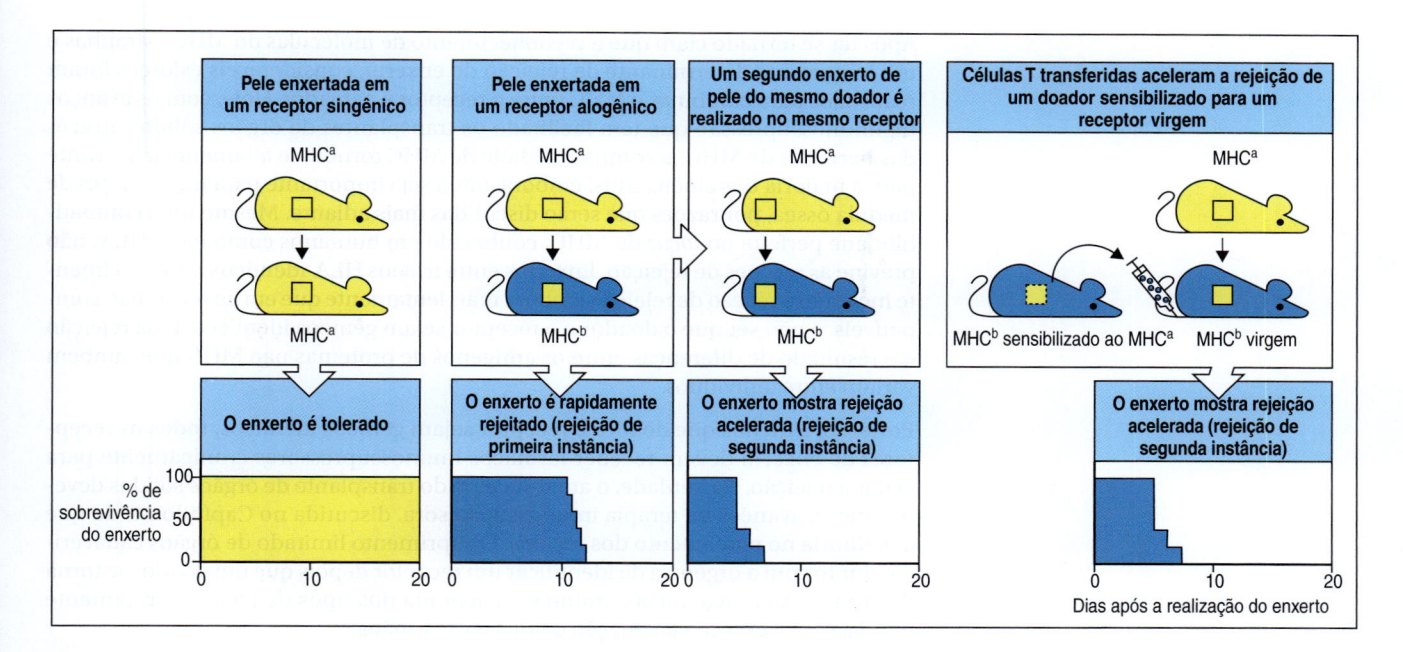

Figura 15.41   A rejeição do enxerto de pele é o resultado de uma resposta antienxerto mediada por células T. Os enxertos singênicos são permanentemente aceitos (primeiras figuras), mas enxertos que diferem no complexo principal de histocompatibilidade (MHC) são rejeitados após 10 a 13 dias (rejeição de primeira instância, segundas figuras). Quando um camundongo é enxertado pela segunda vez com pele do mesmo doador, ele rejeita o segundo enxerto de forma mais rápida (terceiras figuras). Isso é chamado de rejeição de segunda instância, e a resposta acelerada é MHC--específica; a pele de um segundo doador do mesmo tipo de MHC é rejeitada de maneira igualmente rápida, enquanto a pele de um doador com MHC diferente é rejeitada em um padrão de primeira instância (não mostrado). O camundongo virgem que recebe células T de um doador sensibilizado comporta-se como se já tivesse sido enxertado (últimas figuras).

que não possuem células T, não é rejeitada. Pode-se restaurar a capacidade de rejeição da pele nos camundongos *nude* por meio da transferência adotiva de células T normais.

Quando um receptor que já rejeitou um enxerto sofre novo enxerto com pele do mesmo doador, o segundo enxerto é rejeitado mais rapidamente (seis a oito dias) por uma **rejeição de segunda instância** (ver Fig. 15.41). A pele de um terceiro doador enxertada ao mesmo tempo no mesmo receptor não mostra essa resposta mais rápida, mas obedece à evolução da rejeição de primeira instância. O curso rápido da rejeição de segunda instância pode ser transferido para receptores normais ou irradiados por meio da transferência de células T do receptor inicial, demonstrando que a rejeição de segunda instância do enxerto é provocada por reação imunológica específica similar à memória (ver Cap. 11) a partir de células T específicas clonalmente expandidas e iniciadas para a pele do doador.

As respostas imunes são as barreiras mais importantes contra a eficácia dos transplantes de tecidos, destruindo-os por meio de resposta imune adaptativa às suas proteínas estranhas. Essas respostas podem ser mediadas por células T CD8, por células T CD4, ou por ambas. Os anticorpos também podem contribuir para a rejeição de segunda instância dos enxertos de tecido.

15.30   A rejeição do transplante é causada principalmente pela forte resposta imune às moléculas do MHC não próprias

Antígenos que diferem entre membros da mesma espécie são chamados de **aloantígenos**, e a resposta imune direcionada contra tais antígenos é denominada resposta **alorreativa**. Quando o doador e o receptor diferem quanto ao MHC, a resposta imune alorreativa é dirigida contra a molécula ou moléculas do MHC não próprias alogênicas presentes no enxerto. Na maioria dos tecidos, estas serão predominantemente antígenos do MHC de classe I. Uma vez que um receptor tenha rejeitado um enxerto de determinado tipo de MHC, qualquer enxerto subsequente que contenha a mesma molécula do MHC estranha será rapidamente rejeitado por uma resposta de segunda instância. A frequência de células T específicas para qualquer molécula do MHC estranha é relativamente elevada, fazendo as diferenças em *loci* do MHC serem o desencadeador mais potente da rejeição dos enxertos iniciais (ver Seção 6.14); de fato, o complexo principal de histocompatibilidade (MHC) foi assim denominado devido ao seu papel central na rejeição de enxertos.

Após ter se tornado claro que o reconhecimento de moléculas do MHC estranhas é um importante determinante da rejeição do enxerto, consideráveis esforços foram realizados para combinar o MHC entre o receptor e o doador. Hoje, com os avanços na imunossupressão que têm facilitado os transplantes de órgãos sólidos através das barreiras de MHC, a compatibilidade de MHC tornou-se altamente irrelevante para a maioria dos aloenxertos, embora ainda seja importante para transplantes de medula óssea, por razões que serão discutidas mais adiante. Mesmo uma compatibilidade perfeita no *locus* do MHC, conhecido em humanos como *locus* HLA, não previne as reações de rejeição. Enxertos entre irmãos HLA-idênticos invariavelmente incitarão a reação de rejeição embora mais lentamente que em enxertos não compatíveis, a não ser que o doador e o receptor sejam gêmeos idênticos. Essa rejeição é o resultado de diferenças entre os antígenos de proteínas não MHC que também variam entre indivíduos.

Portanto, a menos que doador e receptor sejam gêmeos idênticos, todos os receptores de enxerto devem receber fármacos imunossupressores cronicamente para evitar a rejeição. Na verdade, o atual sucesso do transplante de órgãos sólidos deve-se mais a avanços na terapia imunossupressora, discutida no Capítulo 16, do que à melhoria no pareamento dos tecidos. O suprimento limitado de órgãos cadavéricos, junto com a urgência de identificar um receptor depois que um doador se torna disponível, significa que a combinação acurada dos tipos de tecidos é raramente obtida, com a exceção da doação de rins entre irmãos.

15.31   Em enxertos com MHC idênticos, a rejeição é causada por peptídeos de outros aloantígenos ligados a moléculas do MHC do enxerto

Quando o doador e o receptor são idênticos para o MHC, mas diferem em outros *loci* genéticos, a rejeição do enxerto não é tão rápida, porém, a não compatibilidade continuará destruindo o enxerto (Fig. 15.42). Isso é, por exemplo, a razão pela qual enxertos entre irmãos HLA-idênticos seriam rejeitados sem tratamento imunossupressor. Moléculas do MHC de classes I e II ligam e apresentam grande seleção de peptídeos derivados de autoproteínas produzidas pela célula, e se essas proteínas forem polimórficas, diferentes peptídeos serão produzidos a partir delas em diferentes membros de uma espécie. Tais proteínas podem ser reconhecidas como **antígenos de histocompatibilidade menores** (Fig. 15.43). Uma série de proteínas que induzem respostas de histocompatibilidade menor é codificada no cromossomo Y.

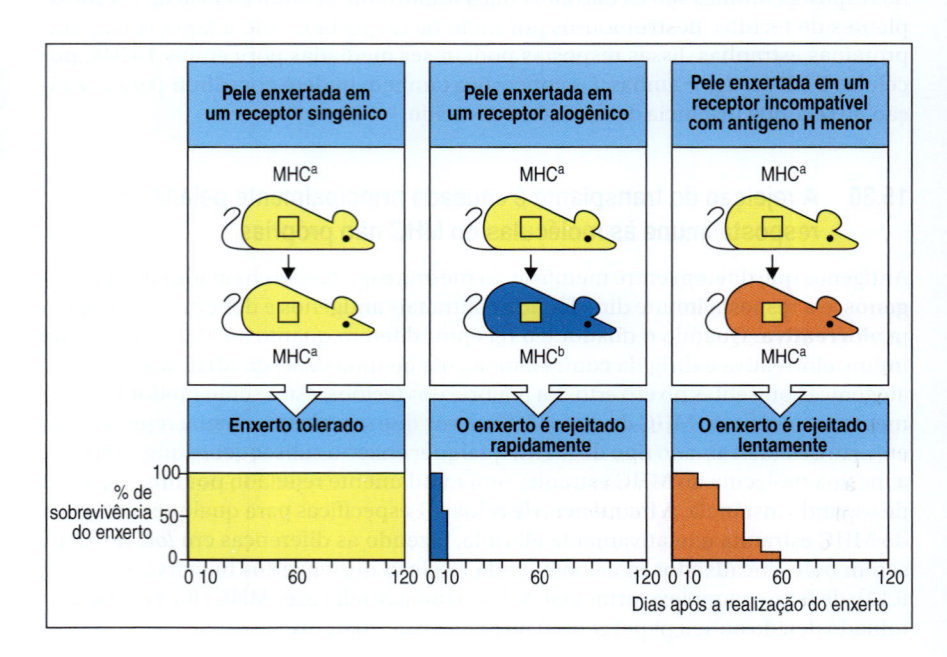

Figura 15.42   O pareamento completo do complexo principal de histocompatibilidade (MHC) não assegura a sobrevida do enxerto. Apesar de enxertos singênicos não serem rejeitados (figuras à esquerda), enxertos de doadores com MHC idêntico que diferem em outros *loci* (*loci* de antígeno H menor) são rejeitados (figuras à direita), embora mais lentamente do que enxertos com diferenças no MHC (figuras centrais).

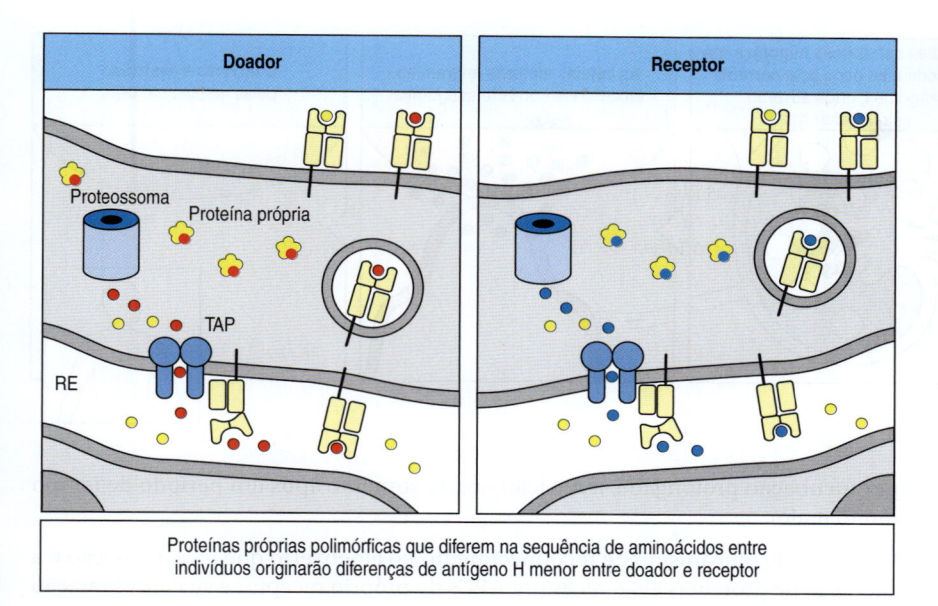

Proteínas próprias polimórficas que diferem na sequência de aminoácidos entre indivíduos originarão diferenças de antígeno H menor entre doador e receptor

Figura 15.43   Os antígenos H menores são peptídeos derivados de proteínas celulares polimórficas ligados a moléculas do complexo principal de histocompatibilidade (MHC) de classe I. Proteínas próprias são rotineiramente digeridas por proteossomas dentro do citosol celular, e os peptídeos derivados são enviados ao retículo endoplasmático (RE), onde irão ligar-se a moléculas do MHC de classe I e, então, serão encaminhados à superfície celular. Se uma proteína polimórfica diferir entre o doador do enxerto (mostrado em vermelho, à esquerda) e o receptor (mostrado em azul, à direita), ela pode originar um peptídeo antigênico (vermelho na célula do doador) que pode ser reconhecido pelas células T do receptor como estranho, estimulando uma resposta imune. Tais antígenos são os antígenos H menores.

As respostas induzidas por essas proteínas são conhecidas como H-Y. Como esses genes específicos de cromossomo Y não são expressos em fêmeas, ocorrem respostas de histocompatibilidade menor antimacho; entretanto, as respostas de machos antifêmea não são verificadas, pois ambos, fêmeas e machos, expressam genes do cromossomo X. Um antígeno H-Y foi identificado em camundongos e em seres humanos como peptídeos de uma proteína codificada pelo gene do cromossomo Y *Smcy*. Um homólogo de *Smcy* no cromossomo X, denominado *Smcx*, não contém essas sequências de peptídeos, as quais são expressas somente em machos. A maioria dos antígenos de histocompatibilidade menores, codificados por genes autossômicos, é desconhecida, apesar de recentemente terem sido identificados números crescentes em nível genético.

A resposta aos antígenos de histocompatibilidade menores é, de várias formas, análoga à resposta à infecção viral. Porém, ao passo que uma resposta antiviral elimina somente células infectadas, uma grande fração de células no enxerto expressa antígenos de histocompatibilidade menor e, portanto, o enxerto é destruído em resposta a esses antígenos. Dada a quase certeza de não pareamentos de antígenos de histocompatibilidade menores entre dois indivíduos quaisquer e a potência de reações que estimulam, pode-se entender que o sucesso de transplantes requer o uso de poderosos fármacos imunossupressores.

15.32   Existem dois modos de apresentar aloantígenos no órgão doado transplantado para os linfócitos T do receptor

Antes que as células T virgens alorreativas possam se desenvolver em células T efetoras que causam rejeição, elas devem ser ativadas por APCs que portem moléculas do MHC alogênicas e coestimuladoras. Os enxertos de órgãos possuem APCs originárias do doador, conhecidas como leucócitos passageiros, e elas constituem importante estímulo à alorreatividade. Essa via de sensibilização do receptor a um enxerto parece envolver as APCs do doador que deixam o enxerto e migram para os tecidos linfoides secundários do receptor, incluindo o baço e os linfonodos, onde elas podem ativar as células T do hospedeiro que possuem TCRs específicos. Devido à drenagem linfática de aloenxertos de órgãos sólidos ser interrompida pelo transplante, a migração de APCs do doador ocorre pelo sangue, e não pelos linfáticos. As células T alorreativas efetoras ativadas podem, então, circular ao enxerto, o qual elas atacam diretamente (Fig. 15.44). Essa via de reconhecimento é conhecida como **alorreconhecimento direto** (Fig. 15.45, figura à esquerda). De fato, se o tecido enxertado estiver depletado de APCs por um tratamento com anticorpos ou

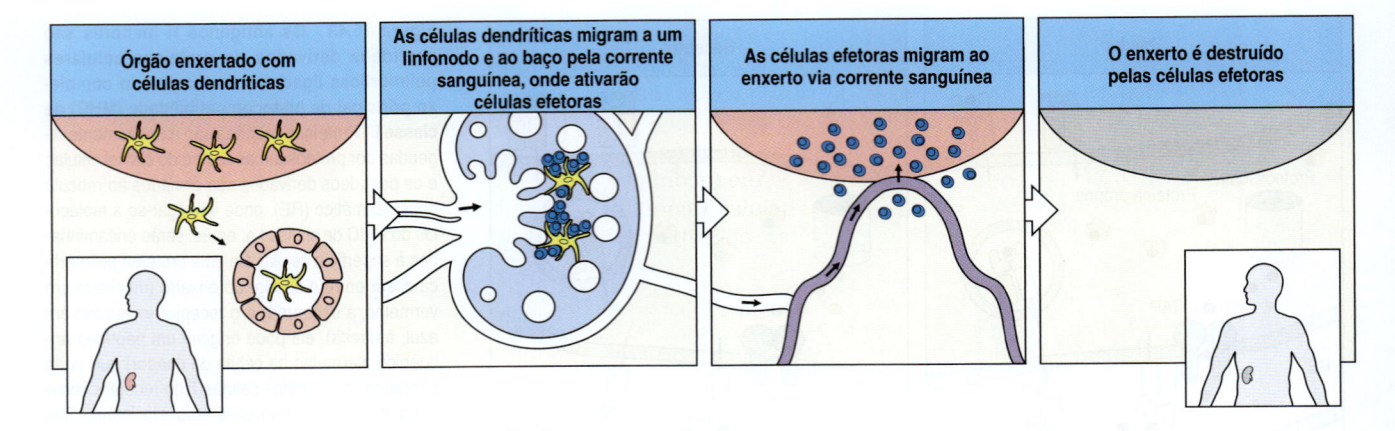

| Órgão enxertado com células dendríticas | As células dendríticas migram a um linfonodo e ao baço pela corrente sanguínea, onde ativarão células efetoras | As células efetoras migram ao enxerto via corrente sanguínea | O enxerto é destruído pelas células efetoras |

Figura 15.44 O início da rejeição do enxerto normalmente envolve a migração, a partir do enxerto, de células apresentadoras de antígeno (APCs) do doador para linfonodos locais. O exemplo de um órgão enxertado é ilustrado aqui, no qual as células dendríticas são as APCs. Elas exibem peptídeos do enxerto em sua superfície. Após a migração até o baço ou um linfonodo, essas APCs encontram células T virgens recirculantes específicas para antígenos do enxerto e estimulam essas células T a se dividirem. As células T efetoras ativadas resultantes migram, via ducto torácico, até o sangue, dirigindo-se ao tecido enxertado, o qual elas destroem rapidamente. A destruição é altamente específica para células derivadas do doador, sugerindo ser mediada por citotoxicidade direta e não por processos inflamatórios inespecíficos.

por incubação prolongada, a rejeição ocorre somente após um período de tempo muito maior.

Um segundo mecanismo de reconhecimento do aloenxerto que leva à rejeição é a captação de proteínas alogênicas por APCs do próprio receptor e sua apresentação às células T por moléculas do MHC próprias. Esse mecanismo é conhecido como **alorreconhecimento indireto** (Fig. 15.45, figura à direita). Peptídeos das moléculas do MHC estranhas em si e de antígenos de histocompatibilidade menor podem ser apresentados por alorreconhecimento indireto.

Figura 15.45 Os aloantígenos em órgãos enxertados podem ser reconhecidos de duas maneiras diferentes. O reconhecimento direto de um órgão enxertado (em vermelho, na figura superior) é mediado por células T cujos receptores têm especificidade para a molécula alogênica do complexo principal de histocompatibilidade (MHC) de classes I e II em combinação com o peptídeo. Essas células T alorreativas são estimuladas por células apresentadoras de antígeno (APCs) do doador, que expressam a molécula do MHC alogênica e atividade coestimuladora (figura inferior, à esquerda). O reconhecimento indireto do enxerto (figura inferior, à direita) é mediado por células T, cujos receptores são específicos para peptídeos alogênicos derivados do órgão enxertado. Proteínas do enxerto (vermelho) são processadas por APCs do receptor e são, então, apresentadas por moléculas do MHC de classes I ou II próprias (receptor).

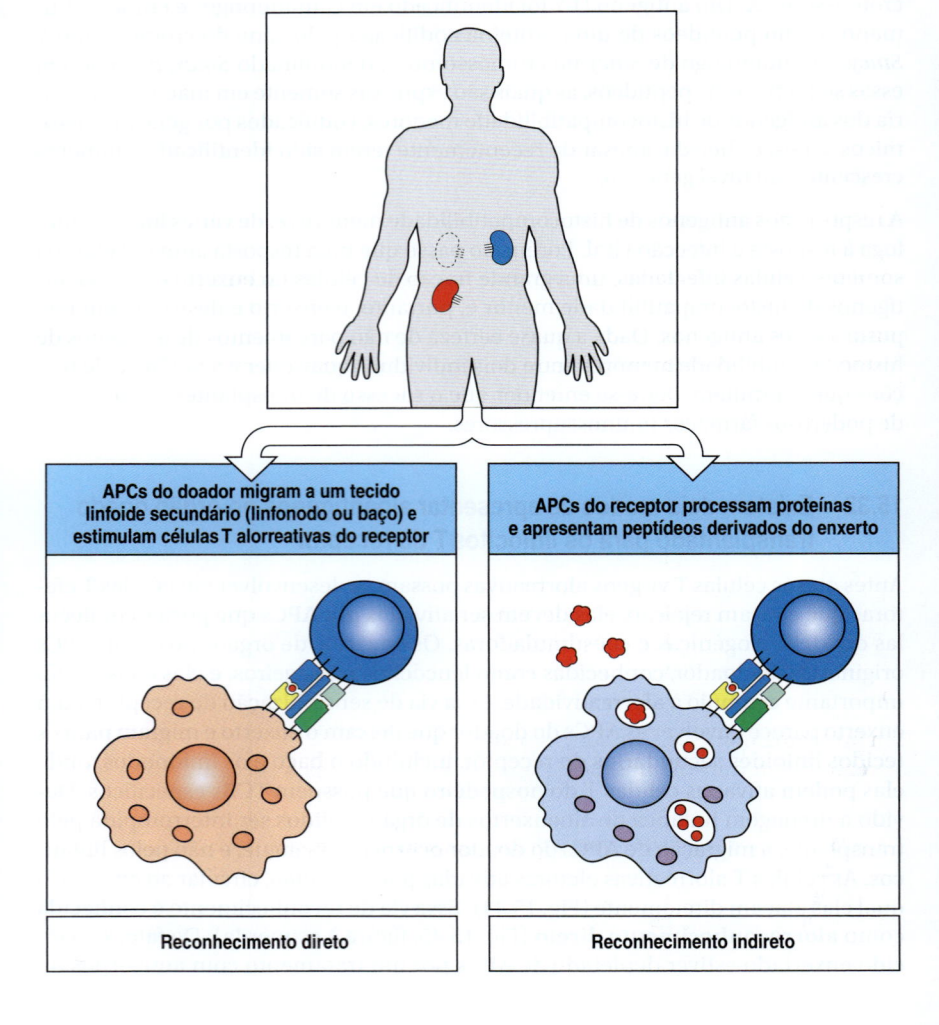

| APCs do doador migram a um tecido linfoide secundário (linfonodo ou baço) e estimulam células T alorreativas do receptor | APCs do receptor processam proteínas e apresentam peptídeos derivados do enxerto |

| Reconhecimento direto | Reconhecimento indireto |

As contribuições relativas do alorreconhecimento direto e indireto na rejeição do enxerto não são conhecidas. Acredita-se que o alorreconhecimento direto seja, em grande parte, responsável pela rejeição aguda, sobretudo quando o MHC diferente significa que a frequência de células T diretamente alorreativas do receptor é elevada. Além disso, um ataque direto de células T citotóxicas sobre as células do enxerto somente pode ser realizado por células T que reconhecem as moléculas do MHC do enxerto diretamente. Contudo, as células T com especificidade para aloantígenos apresentados no próprio MHC podem contribuir para a rejeição do enxerto pela ativação dos macrófagos, o que causa lesão tecidual e fibrose. As células T com aloespecificidade indireta também parecem ser importantes no desenvolvimento de resposta de anticorpos a um enxerto. Os anticorpos produzidos contra antígenos estranhos de outro membro da mesma espécie são conhecidos como **aloanticorpos**.

15.33 Os anticorpos que reagem com o endotélio causam rejeição hiperaguda do enxerto

As respostas de anticorpos também são uma importante causa potencial de rejeição do enxerto. Os aloanticorpos preexistentes contra antígenos do grupo sanguíneo e antígenos do MHC polimórficos podem causar a rápida rejeição de órgãos transplantados em uma reação dependente de complemento que pode ocorrer dentro de alguns minutos após o transplante. Esse tipo de reação é conhecida como **rejeição hiperaguda do enxerto**. A maioria dos enxertos que são transplantados rotineiramente na medicina clínica é composta por enxertos de órgãos vascularizados, ligados diretamente à circulação do receptor. Em alguns casos, o receptor pode já possuir anticorpos circulantes contra antígenos do enxerto do doador. Anticorpos do tipo ABO podem ligar-se a todos os tecidos, não somente a hemácias. Eles são pré-formados e relevantes em todos os indivíduos ABO-diferentes. Além disso, anticorpos contra outros antígenos podem ser produzidos em resposta a um transplante anterior ou a uma transfusão sanguínea. Todos os anticorpos preexistentes podem causar rejeição muito rápida de enxertos vascularizados, pois reagem contra antígenos das células endoteliais vasculares do enxerto e iniciam as cascatas do complemento e da coagulação sanguínea. Os vasos do enxerto tornam-se bloqueados, ou trombosados, causando sua morte imediata. Tais enxertos tornam-se ingurgitados e de cor púrpura devido ao sangue da hemorragia, que se torna desoxigenado (Fig. 15.46). Esse problema pode ser evitado pela combinação dos grupos ABO, bem como por uma **prova cruzada** entre o doador e o receptor. A prova cruzada procura determinar se o receptor tem anticorpos que reagem contra os leucócitos do doador. Caso anticorpos desse tipo sejam encontrados, haverá uma séria contraindicação ao transplante da maioria dos órgãos sólidos, já que na ausência de qualquer tratamento haverá, quase certamente, rejeição hiperaguda.

Por razões que não são completamente entendidas, alguns órgãos transplantados, sobretudo o fígado, são menos suscetíveis a esse tipo de lesão e pode ser transplantado apesar das incompatibilidades ABO. Além disso, a presença de aloanticorpos contra o MHC doador-específico e de prova cruzada positiva não são atualmente consideradas contraindicações absolutas para o transplante, pois a dessensibilização pelo tratamento com imunoglobulina intravenosa tem sido bem sucedida em uma proporção de pacientes nos quais estavam presentes anticorpos contra o tecido do doador.

Um problema muito semelhante impede o uso de rotina de órgãos animais – **xenoenxertos** – em transplantes. Se os xenoenxertos pudessem ser utilizados, supera-

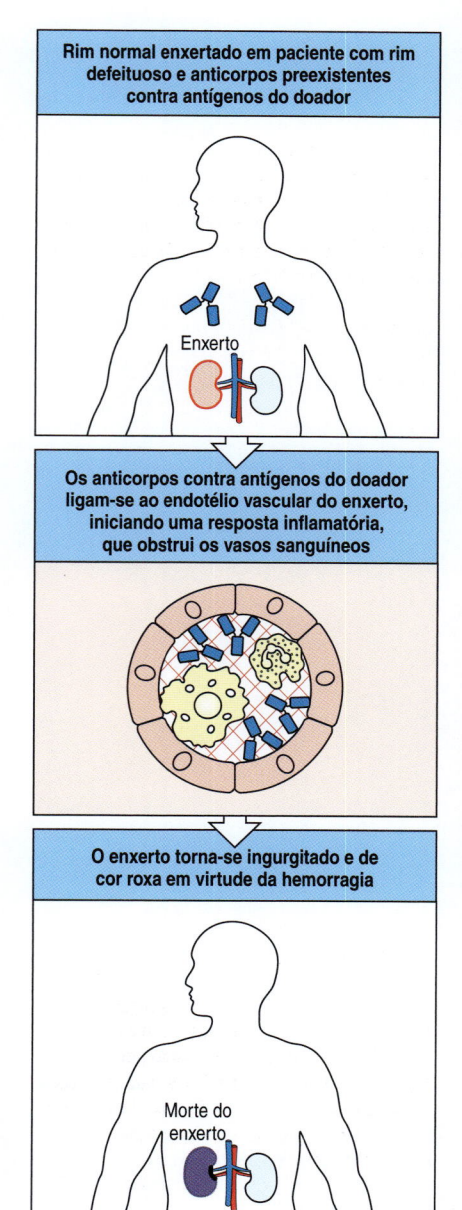

Rim normal enxertado em paciente com rim defeituoso e anticorpos preexistentes contra antígenos do doador

Enxerto

Os anticorpos contra antígenos do doador ligam-se ao endotélio vascular do enxerto, iniciando uma resposta inflamatória, que obstrui os vasos sanguíneos

O enxerto torna-se ingurgitado e de cor roxa em virtude da hemorragia

Morte do enxerto

Figura 15.46 Anticorpos preexistentes contra antígenos do doador do enxerto podem causar rejeição hiperaguda do enxerto. Em alguns casos, os receptores já têm anticorpos contra antígenos do doador, que são, frequentemente, antígenos de grupos sanguíneos. Quando o órgão do doador é enxertado em tais receptores, esses anticorpos ligam-se ao endotélio vascular no enxerto, iniciando as cascatas do complemento e da coagulação. Os vasos sanguíneos no enxerto tornam-se obstruídos por coágulos e vazam, causando hemorragia dentro do enxerto. Este torna-se ingurgitado e de cor roxa pela presença de sangue desoxigenado.

riam a maior limitação na terapia de transplante de órgãos, que é a grande falta de doadores. Os porcos têm sido considerados fonte potencial de xenoenxertos, pois têm tamanho similar aos seres humanos e são facilmente reproduzidos. A maioria dos seres humanos e de outros primatas possui anticorpos que reagem com os antígenos ubíquos carboidratados da superfície celular (α-Gal) de outras espécies de mamíferos, incluindo os porcos. Quando são realizados xenoenxertos de porco em seres humanos, esses anticorpos desencadeiam rejeição hiperaguda pela ligação às células endoteliais do enxerto e pelo início das cascatas do complemento e da coagulação. O problema da rejeição hiperaguda é exacerbado em xenoenxertos, pois as proteínas reguladoras do complemento, como CD59, DAF (CD55) e MCP (CD46) (ver Seção 2.16), atuam de forma menos eficiente na barreira entre as espécies, e, assim, as proteínas reguladoras do porco, por exemplo, não podem proteger o enxerto do ataque pelo complemento humano.

Um recente passo em direção ao xenotransplante tem sido o desenvolvimento de porcos transgênicos que expressam fator de aceleração do decaimento (DAF, do inglês *decay-accelerating factor*) humano, bem como porcos que não possuem α-Gal. Essas abordagens podem, um dia, reduzir ou eliminar a rejeição hiperaguda em xenotransplantes. Entretanto, a rejeição hiperaguda é somente a primeira barreira enfrentada por um órgão xenotransplantado. Os mecanismos de rejeição do enxerto mediados por linfócitos T podem ser extremamente difíceis de solucionar com os regimes imunossupressores atualmente disponíveis.

15.34 A falha tardia dos órgãos transplantados é causada por lesão crônica ao enxerto

O sucesso da imunossupressão moderna significa que aproximadamente 90% dos enxertos de rim cadavérico ainda funcionam um ano após o transplante. Porém, houve poucas melhorias nas taxas de sobrevida do enxerto em longo prazo: a meia-vida de sobrevida funcional dos aloenxertos renais permanece em cerca de oito anos. Embora, tradicionalmente, a falha tardia do órgão transplantado tenha sido denominada rejeição crônica, é geralmente difícil determinar se a causa da lesão do aloenxerto envolve alorreatividade imune específica, lesão não imune, ou ambas.

O padrão dominante da lesão crônica dos órgãos transplantados é variável, dependendo do tecido. Um componente principal da falha tardia de órgãos vascularizados transplantados é a reação denominada **vasculopatia do aloenxerto crônica**, que é a causa proeminente de lesão nos aloenxertos de coração e rins. Essa lesão é caracterizada por arteriosclerose concêntrica dos vasos sanguíneos do enxerto, o que leva à hipoperfusão do enxerto e, por fim, à fibrose e à atrofia. Mecanismos múltiplos podem contribuir para essa forma de lesão vascular, incluindo eventos de rejeição aguda recorrente, anticorpos aloespecíficos reativos ao endotélio vascular do enxerto ou algumas formas de terapia imunossupressora (p. ex., inibidores de calcineurina, como a ciclosporina). Em fígados transplantados, a rejeição crônica é associada à perda dos ductos biliares, denominada "síndrome dos ductos biliares banidos", enquanto, nos pulmões transplantados, a principal causa de lesão tardia do órgão é a acumulação de tecidos cicatrizados nas vias aéreas de menor calibre, ou bronquíolos, que é denominada de bronquiolite obliterante. Respostas alorreativas podem ocorrer meses ou anos após o transplante e podem estar associadas à perda gradual da função do órgão transplantado, que é clinicamente difícil de detectar.

Outras importantes causas de disfunção crônica a enxertos incluem a lesão por isquemia (dano por reperfusão), que ocorre no momento do enxerto, mas pode causar efeitos adversos posteriores no órgão, infecções virais que surgem como resultado da imunossupressão e recorrência da mesma patologia que destruiu o órgão original no aloenxerto. Apesar da etiologia, a lesão crônica do aloenxerto é, em geral, irreversível e progressiva, levando à completa falha da função do aloenxerto.

15.35   Diversos órgãos são rotineiramente transplantados em medicina clínica

Embora a resposta imune dificulte o transplante, existem poucas terapias alternativas para a falência de órgãos. Três importantes avanços tornaram possível o uso de transplantes de órgãos rotineiramente na clínica. Primeiro, as técnicas cirúrgicas para o transplante de órgãos evoluíram ao ponto de serem consideradas relativamente de rotina na maioria dos principais centros médicos. Segundo, organizaram-se redes de centros de transplante para proporcionar a disponibilidade dos poucos órgãos saudáveis de doadores cadavéricos. Terceiro, o uso de potentes fármacos imunossupressores, sobretudo a ciclosporina A e o tacrolimo (FK506), para inibir a ativação das células T (ver Cap. 16), ou o bloqueio do receptor da IL-2 pela rapamicina (sirolimo), que provoca a apoptose aloespecífica de linfócitos T CD4 ativados, tem aumentado consideravelmente as taxas de sobrevida dos enxertos. Os diferentes órgãos transplantados na clínica são listados na Figura 15.47. O órgão transplantado com mais frequência é o rim, o primeiro órgão transplantado com sucesso entre gêmeos idênticos na década de 1950. O transplante de córnea é ainda mais frequente; esse tecido constitui um caso especial, pois não é vascularizado, e os enxertos de córnea entre pessoas não aparentadas geralmente são bem-sucedidos, mesmo sem a imunossupressão.

Existem, entretanto, muitos outros problemas associados ao transplante de órgãos além da rejeição do enxerto. Em primeiro lugar, é difícil obter doadores de órgãos, e isso é um problema principalmente quando o órgão envolvido é vital, como o coração ou o fígado. Em segundo lugar, a doença que destruiu o órgão do paciente também pode destruir o enxerto, como na destruição de células β pancreáticas no diabetes autoimune. Em terceiro lugar, a imunossupressão necessária para evitar a rejeição do enxerto aumenta o risco de câncer e infecção. Todos esses problemas precisam ser resolvidos antes que o transplante clínico se torne comum. Os problemas mais passíveis de solução científica são o desenvolvimento de meios mais efetivos de imunossupressão que previnam a rejeição com prejuízo mínimo da imunidade mais generalizada, a indução de tolerância específica ao enxerto e o desenvolvimento de xenoenxertos como solução prática para a disponibilidade de órgãos.

15.36   O resultado da rejeição de enxertos é a doença do enxerto *versus* hospedeiro

O transplante de células-tronco hematopoiéticas (HSCs, do inglês *hematopoietic stem cells*) enriquecidas a partir de sangue periférico, medula óssea ou sangue do cordão umbilical fetal é uma terapia bem-sucedida para alguns tumores derivados de precursores da medula óssea, como determinadas leucemias e linfomas. Pela substituição genética de células-tronco defeituosas por células de doadores normais, o transplante de HSC pode, ainda, ser utilizado para a cura de algumas doenças de imunodeficiência primária (ver Cap. 13) e outras doenças hereditárias causadas por células sanguíneas defeituosas, como as formas graves de talassemia. Na terapia de leucemia, a medula óssea do receptor, a fonte da leucemia, deve ser primeiramente destruída por uma combinação de irradiação e quimioterapia citotóxica agressiva. Uma das principais complicações do transplante alogênico de HSC é a **doença do enxerto *versus* hospedeiro** (**GVHD**, do inglês *graft-versus-host disease*), na qual células T maduras do doador que contaminam os preparados de HSCs reconhecem os tecidos do receptor como estranhos, causando uma grave doença inflamatória caracterizada por exantemas, diarreia e doença hepática. A GVHD é particularmente virulenta quando há diferença nos antígenos do MHC de classes I ou II. A maioria dos transplantes só é realizada quando o doador e o receptor são irmãos com HLAs combinantes, ou, de forma menos frequente, quando há combinação com o HLA de um doador não aparentado. Entretanto, assim como no transplante de órgãos, a GVHD também ocorre em contexto de diferenças entre antígenos de histocompatibilidade menores; por esse motivo, a imunossupressão deve ser utilizada em todos os transplantes de HSC.

Tecido transplantado	Nº de transplantes nos EUA (2009)*	Sobrevivência de enxerto de 5 anos
Rim	17.683	81,4%[#]
Fígado	6.320	68,3%
Coração	2.241	74,0%
Pâncreas e pâncreas/rim	1.233	53,4%[†]
Pulmão	1.690	50,6%
Intestino	180	~48,4%
Córnea	~40.000	~70%
Transplante de HSCs	15.000[‡]	40%/60%[‡]

Figura 15.47   Tecidos comumente transplantados em medicina clínica. Os números de transplante de órgãos realizados nos Estados Unidos (EUA) em 2009 estão aqui ilustrados. HSCs, células-tronco hematopoiéticas (inclui medula óssea, HSCs de sangue periférico e transplante de sangue de cordão). *Número de transplantes inclui o transplante de múltiplos órgãos (p. ex., rim e pâncreas, ou coração e pulmão). Para órgãos sólidos, a sobrevivência de cinco anos é baseada em transplantes realizados entre 2002 e 2007. Dados de United Network for Organ Sharing. [#]Sobrevida para rim listada (81,4%) é para rim de doador *in vivo*; a sobrevida de cinco anos para transplante de doador cadavérico é de 69,1%. [†]Sobrevida listada para pâncreas (53,4%) é para o transplante de pâncreas apenas; a sobrevida em cinco anos para o transplante de pâncreas juntamente com rim é de 73,5%. [‡]Dados mais recentes disponíveis. Eles referem-se somente a transplantes alogênicos; a sobrevida depende da doença e é de 40% para pacientes agudos, e 60% para pacientes crônicos com leucemia mielogênica. Todos os enxertos, exceto os da córnea, necessitam de imunossupressão por um longo período.

A presença de células T alorreativas do doador pode ser facilmente demonstrada, experimentalmente pela **reação de linfócitos mistos** (**MLR**, do inglês *mixed lymphocyte reaction*), na qual os linfócitos de um doador potencial são misturados a linfócitos irradiados do receptor potencial. Se os linfócitos do doador contêm células T virgens alorreativas que reconhecem aloantígenos nos linfócitos do receptor, eles responderão por divisão celular (Fig. 15.48). A MLR é, algumas vezes, utilizada na seleção de doadores para transplantes de HSC, quando é essencial a menor resposta alorreativa possível. Entretanto, a limitação da MLR na seleção dos doadores de HSC é que o teste não quantifica acuradamente as células T alorreativas. Um teste mais preciso é uma versão do ensaio de diluição limitante (ver Apêndice I, Seção A.25), que conta precisamente a frequência de células T alorreativas.

Embora a GVHD seja nociva ao receptor de um transplante de HSC, pode haver alguns efeitos benéficos que são cruciais para o sucesso da terapia. Muito do efeito terapêutico do transplante de HSC na leucemia pode ser devido a um **efeito enxerto *versus* leucemia**, em que os preparados de HSCs alogênicos contêm células T do doador que reconhecem os antígenos de histocompatibilidade menores ou antígenos tumor-específicos expressos pelas células leucêmicas do hospedeiro, levando as células do doador a matar as células leucêmicas. Uma das opções de tratamento para suprimir o desenvolvimento da GVHD é a eliminação *in vitro* de células T maduras do preparado de HSCs do doador antes do transplante, removendo, assim, as células T alorreativas. As células T da medula do doador que subsequentemente amadurecem *in vivo* no receptor são tolerantes aos antígenos deste. Embora a eliminação da GVHD traga benefícios para o paciente, existe aumento no risco de recidiva leucêmica, o que fornece fortes evidências em apoio ao efeito enxerto *versus* leucemia.

A imunodeficiência é outra complicação da depleção de células T do doador. Em virtude de a maioria das células T do receptor ser destruída pela combinação de altas doses de quimioterapia e irradiação utilizadas no tratamento do paciente antes do transplante, as células T do doador são a principal fonte de células T maduras reconstituintes após o transplante. Isso é particularmente observado em adultos,

Figura 15.48 A reação de linfócitos mistos (MRL) pode ser utilizada para detectar a histocompatibilidade. Linfócitos de dois indivíduos, que estão para ser testados para compatibilidade, são isolados do sangue periférico. As células de um indivíduo (amarelo), que também incluirão células apresentadoras de antígeno (APCs), são irradiadas ou tratadas com mitomicina C; elas atuarão como células estimuladoras, mas não podem responder com síntese de DNA e divisão celular a um estímulo antigênico das células do outro indivíduo. As células de ambos os indivíduos são, então, misturadas (figura superior). Caso os linfócitos não irradiados (os responsivos, em azul) contenham células T alorreativas, estas serão estimuladas a proliferar e se diferenciar em células efetoras. Dentro de três a sete dias após a mistura, a cultura é avaliada para a proliferação de células T (figura inferior, à esquerda), que é basicamente o resultado das células T CD4 reconhecendo diferenças em moléculas do complexo principal de histocompatibilidade (MHC) de classe II, e para a geração de células T citotóxicas ativadas (figura inferior, à direita), que respondem a diferenças nas moléculas do MHC de classe I.

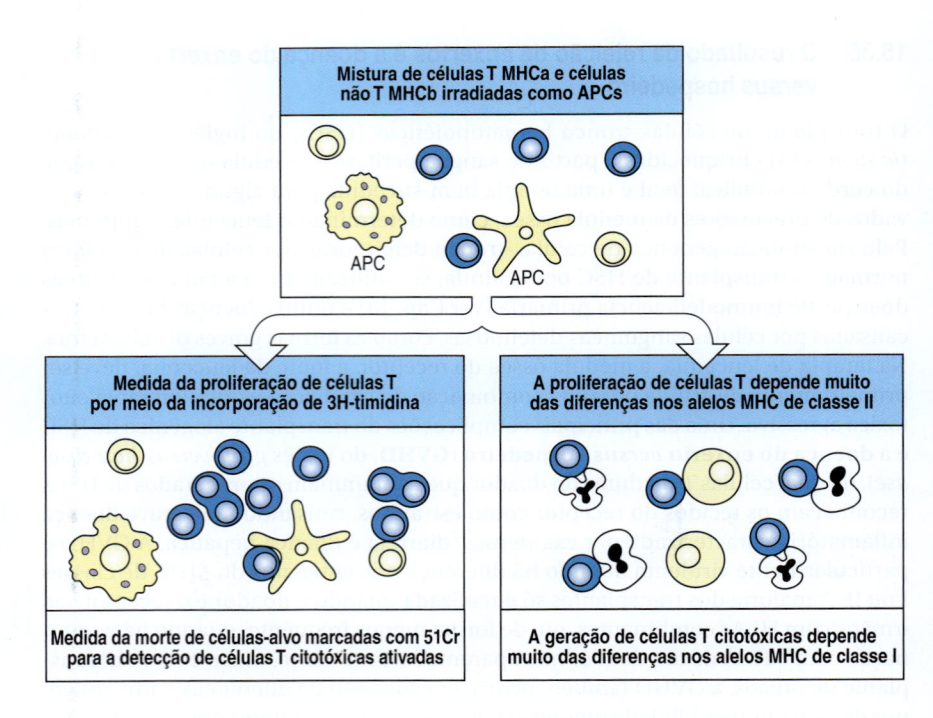

que possuem baixa função residual do timo. Se muitas células T forem depletadas do enxerto, consequentemente, os receptores transplantados experienciam e, em diversos casos, morrem em razão de inúmeras infecções oportunistas. A necessidade de equilibrar os benefícios do efeito enxerto *versus* leucemia e da imunocompetência com os efeitos adversos da GVHD causados por células T do doador tem gerado muitas pesquisas. Uma abordagem particularmente promissora é evitar que células T reajam com antígenos do receptor que elas poderiam encontrar logo após o transplante. Isso é alcançado por meio da depleção de APCs do receptor, as células dendríticas essenciais (Fig. 15.49). Evidentemente, nessa situação, as células T do doador não são ativadas durante a inflamação inicial que acompanha o transplante e não promovem GVHD. Entretanto, não está claro se haveria efeito enxerto *versus* leucemia nesse contexto.

15.37 Células T$_{reg}$ estão envolvidas nas respostas imunes alorreativas

Como em todas as respostas imunes, acredita-se agora que as células T$_{reg}$ tenham papel imunorregulador importante nas respostas imunes alorreativas envolvidas com a rejeição de enxertos. Os experimentos em transplante de HSCs alogênicas em camundongos têm esclarecido algumas questões. Assim, a depleção das células T$_{reg}$ CD4 CD25 no receptor ou da mesma classe de células T$_{reg}$ no enxerto de HSC antes do transplante aceleraram o início da GVHD e a morte subsequente. Em contrapartida, o suprimento ao enxerto com células T$_{reg}$ CD4 CD25 novas ou com células que foram ativadas e expandidas *ex vivo* retardou, ou até preveniu, a morte por GVHD. Observações similares têm sido feitas em modelos experimentais de transplante de órgãos sólidos de camundongos, em que a transferência de células T$_{reg}$ CD4 CD25 ocorridas naturalmente ou induzidas atrasa, de maneira significativa, a rejeição do aloenxerto. Esses experimentos sugerem que o enriquecimento ou a geração de células T$_{reg}$ em preparações de HSCs do doador pode proporcionar uma possível terapia para a GVHD no futuro.

Outra classe de células T$_{reg}$ – as células T$_{reg}$ CD8$^+$ CD28$^-$ – possui fenótipo anérgico e acredita-se que mantenha a tolerância de células T indiretamente, inibindo a capacidade das APCs de ativar as células T auxiliares. Células desse tipo foram isoladas de pacientes transplantados. Elas podem ser diferenciadas das células T CD8 citotóxicas alorreativas porque não apresentam atividade citotóxica contra as células do doador e expressam altos níveis do receptor do inibidor de morte CD94 (ver Seção 3.21). Essas descobertas sugerem a possibilidade de as células T$_{reg}$ CD8$^+$ CD28$^-$ interferirem na ativação das APCs e na manutenção da tolerância ao transplante.

Figura 15.49 Tipos de células apresentadoras de antígeno (APCs) do receptor são necessários para o início eficiente da doença do enxerto *versus* hospedeiro (GVHD). Células T que acompanham as células-tronco hematopoiéticas (HSCs) do doador (figura à esquerda) podem reconhecer antígenos de histocompatibilidade menores do receptor e iniciar uma resposta imune contra seus tecidos. No transplante de células-tronco, os antígenos de histocompatibilidade menores poderiam ser apresentados por APCs do receptor ou do doador, as últimas derivando do enxerto de células-tronco e de células precursoras que se diferenciam após o transplante. A figura ilustra APCs como células dendríticas em um linfonodo (figura central). Em camundongos, tem sido possível inativar as APCs do hospedeiro utilizando o nocaute de genes. Tais receptores são totalmente resistentes à GVHD mediada por células T CD8 do doador (figura à direita). Assim, a apresentação cruzada de antígenos de histocompatibilidade menores do receptor em células dendríticas do doador não é suficiente para estimular a GVHD; os antígenos sintetizados endogenamente e apresentados por APCs do receptor são necessários para estimular as células T do doador. Para que seja possível utilizar essa estratégia para prevenir a GVHD em pacientes humanos, serão necessárias maneiras de depletar as APCs do receptor. Esses são os objetos de pesquisa em vários laboratórios.

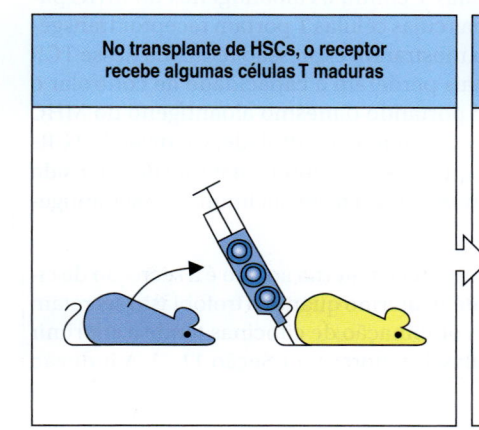

No transplante de HSCs, o receptor recebe algumas células T maduras

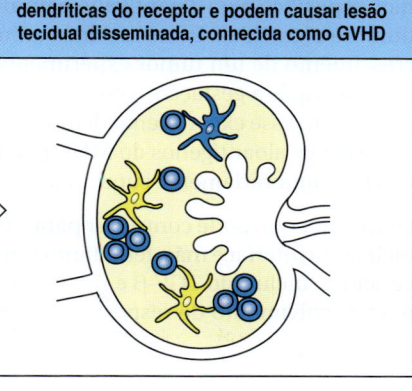

Células T alorreativas são ativadas por células dendríticas do receptor e podem causar lesão tecidual disseminada, conhecida como GVHD

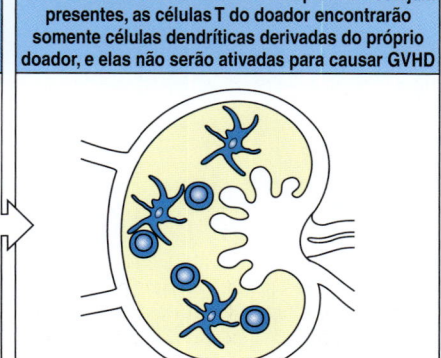

Caso as células dendríticas do receptor não estejam presentes, as células T do doador encontrarão somente células dendríticas derivadas do próprio doador, e elas não serão ativadas para causar GVHD

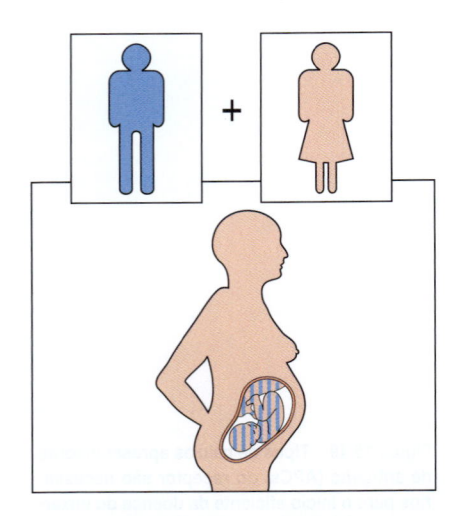

Figura 15.50   O feto é um aloenxerto que não é rejeitado. Apesar de o feto portar moléculas do MHC paternas e outros antígenos estranhos, ele não é rejeitado. Mesmo na mãe que teve vários filhos do mesmo pai, não se observa qualquer sinal de rejeição imune.

15.38   O feto é um aloenxerto repetidamente tolerado

Todos os transplantes discutidos até agora são artefatos da tecnologia médica moderna. Contudo, um tecido "estranho" que é repetidamente enxertado e tolerado é o feto nos mamíferos. O feto é portador de MHC paterno e antígenos de histocompatibilidade menores diferentes dos da mãe (Fig. 15.50), e, ainda assim, uma mãe pode gerar, de modo bem-sucedido, vários filhos que expressam as mesmas proteínas do MHC estranhas originárias do pai. A misteriosa falta de rejeição ao feto tem desafiado gerações de imunologistas, e ainda não surgiu uma explicação adequada. Um dos problemas é que a aceitação do aloenxerto fetal é tão normal que é difícil estudar o mecanismo que evita a rejeição; se o mecanismo de rejeição ao feto é raramente ativado, como analisar os mecanismos que o controlam?

Várias hipóteses têm sido sugeridas para explicar a tolerância demonstrada ao feto. Foi proposto que o feto simplesmente não é reconhecido como estranho. Há evidências contra essa hipótese, pois mulheres que geraram vários filhos geralmente produzem anticorpos contra as proteínas do MHC paternas e antígenos de hemácias; de fato, essa é a melhor fonte de anticorpos para a tipagem humana do MHC. Entretanto, a placenta, que é um tecido derivado do feto, parece sequestrá-lo das células T maternas. A camada externa da placenta, a interface entre os tecidos fetais e maternos, é o trofoblasto. Este não expressa as proteínas clássicas do MHC de classes I e II, tornando-se resistente ao reconhecimento e ao ataque pelas células T maternas. Os tecidos que não possuem a expressão do MHC de classe I são, entretanto, vulneráveis ao ataque por células NK (ver Seção 3.21). O trofoblasto pode ser protegido do ataque pelas células NK por meio da expressão de uma molécula do HLA de classe I – HLA-G. Essa proteína demonstrou ligar-se aos dois principais inibidores dos receptores NK, KIR1 e KIR2, e inibir a morte pelas células NK.

A placenta também pode sequestrar o feto das células T da mãe por um mecanismo ativo de retirada de nutrientes. A enzima indoleamina 2,3-dioxigenase (IDO) é expressa em altos níveis por células na interface mãe-feto. Essa enzima cataboliza e, portanto, elimina o aminoácido essencial triptofano nesse local, e células T que não têm acesso ao triptofano mostram resposta reduzida. A inibição da IDO em fêmeas de camundongo grávidas, usando o inibidor 1-metiltriptofano, causa rápida rejeição de fetos alogênicos, mas não de fetos singênicos. Isso apoia a hipótese de que células T maternas, alorreativas às proteínas do MHC paternas, podem ser mantidas sob controle na placenta por meio da privação do triptofano.

É provável que a tolerância ao feto seja um processo multifatorial. O trofoblasto não atua como barreira absoluta entre a mãe e o feto, e as células sanguíneas fetais podem cruzar a placenta e ser detectadas na circulação materna, embora em número muito pequeno. Existem evidências diretas, a partir de experimentos em camundongos, da tolerância específica das células T contra os aloantígenos do MHC paternos. As fêmeas de camundongo grávidas cujas células T portam receptor transgênico específico para aloantígeno paterno mostraram expressão reduzida desse TCR durante a gravidez. Esses mesmos animais perderam a capacidade de controlar o crescimento de um tumor experimental portando o mesmo aloantígeno do MHC paterno. Após a gestação, o crescimento do tumor foi controlado, e o nível de TCRs aumentou. Esse experimento demonstra que o sistema imune materno deve ter sido exposto aos aloantígenos do MHC paternos, e que a resposta imune a esses antígenos foi temporariamente suprimida.

Outro fator que pode contribuir para a tolerância materna ao feto é a secreção de citocinas na interface mãe-feto. Tanto o epitélio uterino quanto o trofoblasto secretam citocinas, incluindo TGF-β e IL-10. Essa combinação de citocinas tende a suprimir o desenvolvimento de respostas de células T efetoras (ver Seção 11.5). A indução ou a injeção de citocinas, como IFN-γ e IL-12, os quais promovem respostas T_H1 em animais experimentais, promove a reabsorção fetal, o equivalente do aborto espontâneo em seres humanos. Finalmente, é possível que células T_{reg} possam exercer papel na supressão de respostas ao feto.

Assim, o feto é tolerado por duas razões principais: ele ocupa um local protegido por barreira tecidual não imunogênica e promove resposta imunossupressora local na mãe. Diversos locais do organismo, como o olho, têm essas características e permitem a aceitação prolongada de enxertos de tecidos estranhos. Eles geralmente são chamados de sítios imunologicamente privilegiados (ver Seção 15.5).

Resumo

O transplante clínico é uma realidade do dia a dia, e seu sucesso está sendo construído por meio do pareamento do MHC, dos fármacos imunossupressores e da habilidade técnica. Contudo, mesmo uma perfeita combinação do MHC não evita a rejeição do enxerto; outras diferenças genéticas entre o hospedeiro e o doador podem resultar em proteínas alogênicas cujos peptídeos são apresentados aos antígenos de histocompatibilidade menores pelas moléculas do MHC no tecido enxertado, e respostas a eles podem levar à rejeição. Como não se pode suprimir especificamente a resposta ao enxerto sem comprometer as defesas do hospedeiro, a maioria dos transplantes requer imunossupressão generalizada do receptor. Isso pode ser tóxico e aumentar o risco de câncer e infecção. O feto é um aloenxerto natural que deve ser aceito – quase sempre é – para que a espécie sobreviva. A tolerância ao feto pode ser a chave para a tolerância específica induzida aos tecidos enxertados, ou pode ser um caso especial não aplicável à terapia de transplante de órgãos.

Resumo do Capítulo 15

Idealmente, as funções efetoras do sistema imune seriam direcionadas somente a patógenos e nunca a tecidos próprios. Na prática, em virtude de proteínas estranhas e próprias serem quimicamente similares, a discriminação estrita entre "próprio" e "estranho" é impossível. Ainda assim, o sistema imune mantém tolerância a tecidos próprios. Isso é acompanhado por etapas de regulação, as quais utilizam marcadores substitutos para distinguir entre próprio e estranho, direcionando, de maneira apropriada, a resposta imune. Quando esses mecanismos reguladores deixam de funcionar, pode ocorrer doença autoimune. Pequenas falhas nas barreiras reguladoras provavelmente ocorrem todos os dias, porém, são suprimidas por efeitos de outras etapas reguladoras: então, a tolerância opera no nível global do sistema imune. Para que ocorra a doença, múltiplas etapas de tolerância têm de ser superadas e o efeito precisa ser crônico. Essas etapas iniciam com a tolerância central na medula óssea e no timo, e incluem mecanismos periféricos, como anergia, desvio de citocinas e células T_{reg}. Algumas vezes, a resposta imune não ocorre simplesmente porque os antígenos não estão disponíveis, como no sequestro imune.

A repressão das respostas imunes para promover a autotolerância é limitada e propensa a falhas, talvez devido à pressão seletiva para gerar respostas imunes contra os patógenos. A predisposição genética tem importante papel na determinação de quais indivíduos desenvolverão doença autoimune. A região do MHC tem efeito dominante em muitas doenças. Existem diversos genes adicionais que contribuem para a regulação imune e que, quando são defeituosos, podem causar ou predispor à doença autoimune. Forças ambientais também possuem papel significativo, pois, mesmo no caso de gêmeos idênticos, nem sempre ambos são afetados pela mesma doença autoimune. Influências do ambiente podem incluir infecções, toxinas e eventos aleatórios.

Quando a autotolerância é quebrada e a doença autoimune se instala, os mecanismos efetores são similares aos utilizados nas respostas a patógenos. Apesar de os detalhes variarem de doença para doença, tanto anticorpos quanto células T podem estar envolvidos. Muito se tem aprendido sobre as respostas imunes a antígenos teciduais pela análise da resposta a órgãos estranhos transplantados e tecidos; o que foi aprendido no estudo da rejeição de enxertos aplica-se à autoimunidade e vice-versa. Os transplantes de órgãos sólidos e de HSCs têm ocasionado síndromes de rejeição que são, de muitas formas, similares às doenças autoimunes, porém, os alvos são antígenos de histocompatibilidade maiores ou menores. Os últimos provêm de genes polimórficos. As células T são as principais efetoras na rejeição do enxerto e na GVHD.

Para cada uma das indesejáveis categorias de resposta discutidas aqui (em conjunto com a alergia, discutida no Cap. 14), a questão é como controlar a resposta sem afetar a imunidade protetora contra a infecção. A resposta pode estar em uma compreensão mais completa da regulação da resposta imune, sobretudo dos mecanismos supressores que parecem ser importantes na tolerância. O controle deliberativo da resposta imune é discutido no Capítulo 16.

Questões

15.1   *Qual é a evidência de que a predisposição genética tem papel importante na doença autoimune? Dê dois exemplos e, para cada um, explique por que o exemplo envolve genética.*

15.2   *(a) Discuta uma evidência de que o ambiente tem papel no desenvolvimento da autoimunidade. (b) Cite dois potenciais fatores ambientais e, para um deles, descreva como ele pode atuar para estimular a autoimunidade.*

15.3   *Há diversos mecanismos que iniciam a autoimunidade. Forneça e discuta brevemente um exemplo de cada para quatro deles. Inclua os mecanismos dependentes de anticorpos e dependentes de células T.*

15.4   *Discuta potenciais mecanismos e diferenças entre rejeição hiperaguda, aguda e crônica.*

15.5   *(a) Descreva como o feto é protegido de um ataque imune pela mãe. (b) Recém-nascidos de mães com algum tipo de autoimunidade demonstram sintomas da mesma doença autoimune. Como isso ocorre e o que pode ser feito para amenizá-la? Nem todas as doenças autoimunes afetarão o bebê dessa forma. Explique o porquê.*

15.6   *Qual é o papel do TNF-a na artrite reumatoide? De quais células provém?*

15.7   *Discuta os mecanismos que levam à produção de anticorpo antígeno-reativo do doador em um receptor de aloenxerto e como tal anticorpo pode levar à lesão do enxerto.*

15.8   *Quais seriam as consequências da depleção de células T de um transplante alogênico de medula óssea de um paciente com leucemia? Qual explicação você pode dar para esse efeito?*

Referências por seção

15.1   Uma função essencial do sistema imune é discriminar o que é próprio do que não é próprio

Ehrlich, P., and Morgenroth, J.: **On haemolysins**, in Himmelweit, F. (ed): *The Collected Papers of Paul Ehrlich.* London, Pergamon, 1957: 246–255.

Janeway, C.A., Jr: **The immune system evolved to discriminate infectious non-self from noninfectious self.** *Immunol. Today* 1992, **13**:11–16.

Matzinger, P.: **The danger model: a renewed sense of self.** *Science* 2002, **296**:301–305.

15.2   Múltiplos mecanismos de tolerância normalmente previnem a autoimunidade

Goodnow, C.C., Sprent, J., Fazekas de St Groth, B., and Vinuesa, C.G.: **Cellular and genetic mechanisms of self tolerance and autoimmunity.** *Nature* 2005, **435**:590–597.

Shlomchik, M.J.: **Sites and stages of autoreactive B cell activation and regulation.** *Immunity* 2008, **28**:18–28.

15.3   Deleção central ou inativação de linfócitos recém-formados é o primeiro ponto de checagem da autotolerância

Hogquist, K.A., Baldwin, T.A., and Jameson, S.C.: **Central tolerance: learning self-control in the thymus.** *Nat. Rev. Immunol.* 2005, **5**:772–782.

Kappler, J.W., Roehm, N., and Marrack, P.: **T cell tolerance by clonal elimination in the thymus.** *Cell* 1987, **49**:273–280.

Kyewski, B., and Klein, L.: **A central role for central tolerance.** *Annu. Rev. Immunol.* 2006, **24**:571–606.

Nemazee, D.A., and Burki, K.: **Clonal deletion of B lymphocytes in a transgenic mouse bearing anti-MHC class-I antibody genes.** *Nature* 1989, **337**:562–566.

Schwartz, R.H.: **T cell anergy.** *Annu. Rev. Immunol.* 2003, **21**:305–334.

Steinman, R.M., Hawiger, D., and Nussenzweig, M.C.: **Tolerogenic dendritic cells.** *Annu. Rev. Immunol.* 2003, **21**:685–711.

15.4   Linfócitos que se ligam a antígenos próprios com afinidade relativamente baixa em geral os ignoram, mas, em alguns casos, tornam-se ativados

Billingham, R.E., Brent, L., and Medawar, P.B.: **Actively acquired tolerance of foreign cells.** *Nature* 1953, **172**:603–606.

Hannum, L.G., Ni, D., Haberman, A.M., Weigert, M.G., and Shlomchik, M.J.: **A disease-related RF autoantibody is not tolerized in a normal mouse: implications for the origins of autoantibodies in autoimmune disease.** *J. Exp. Med.* 1996, **184**:1269–1278.

Kurts, C., Sutherland, R.M., Davey, G., Li, M., Lew, A.M., Blanas, E., Carbone, F.R., Miller, J.F., and Heath, W.R.: **CD8 T cell ignorance or tolerance to islet antigens depends on antigen dose.** *Proc. Natl Acad. Sci. USA* 1999, **96**:12703–12707.

Marshak-Rothstein, A.: **Toll-like receptors in systemic autoimmune disease.** *Nat. Rev. Immunol.* 2006, **6**:823–835.

Martin, D.A., and Elkon, K.B.: **Autoantibodies make a U-turn: the toll hypothesis for autoantibody specificity.** *J. Exp. Med.* 2005, **202**:1465–1469.

15.5   Antígenos em sítios imunologicamente privilegiados não induzem ataque imune, mas podem servir como alvos

Forrester, J.V., Xu, H., Lambe, T., and Cornall, R.: **Immune privilege or privileged immunity?** *Mucosal Immunol.* 2008, **1**:372–381.

Green, D.R., and Ware, C.F.: **Fas-ligand: privilege and peril.** *Proc. Natl Acad. Sci. USA* 1997, **94**:5986–5990.

Mellor, A.L., and Munn, D.H.: **Creating immune privilege: active local suppression that benefits friends, but protects foes.** *Nat. Rev. Immunol.* 2008, **8**:74–80.

Simpson, E.: **A historical perspective on immunological privilege.** *Immunol. Rev.* 2006, **213**:12–22.

15.6   Células T autorreativas que expressam citocinas particulares podem ser não patogênicas ou podem suprimir linfócitos patogênicos

von Herrath, M.G., and Harrison, L.C.: **Antigen-induced regulatory T cells in autoimmunity.** *Nat. Rev. Immunol.* 2003, **3**:223–232.

15.7   As respostas autoimunes podem ser controladas em várias etapas por células T reguladoras

Asano, M., Toda, M., Sakaguchi, N., and Sakaguchi, S.: **Autoimmune disease as a consequence of developmental abnormality of a T cell subpopulation.** *J. Exp. Med.* 1996, **184**:387–396.

Fillatreau, S., Sweenie, C.H., McGeachy, M.J., Gray, D., and Anderton, S.M.: **B cells regulate autoimmunity by provision of IL-10.** *Nat. Immunol.* 2002, **3**:944–950.

Fontenot, J.D., and Rudensky, A.Y.: **A well adapted regulatory contrivance: regulatory T cell development and the forkhead family transcription factor Foxp3.** *Nat. Immunol.* 2005, **6**:331–337.

Izcue, A., Coombes, J.L., and Powrie, F.: **Regulatory lymphocytes and intestinal inflammation.** *Annu. Rev. Immunol.* 2009, **27**:313–338.

Mayer, L., and Shao, L.: **Therapeutic potential of oral tolerance.** *Nat. Rev. Immunol.* 2004, **4**:407–419.

Maynard, C.L., and Weaver, C.T.: **Diversity in the contribution of interleukin-10 to T-cell-mediated immune regulation.** *Immunol. Rev.* 2008, **226**:219–233.

Sakaguchi, S.: **Naturally arising CD4$^+$ regulatory T cells for immunologic self-tolerance and negative control of immune responses.** *Annu. Rev. Immunol.* 2004, **22**:531–562.

Wildin, R.S., Ramsdell, F., Peake, J., Faravelli, F., Casanova, J.L., Buist, N., Levy-Lahad, E., Mazzella, M., Goulet, O., Perroni, L., *et al.*: **X-linked neonatal diabetes mellitus, enteropathy and endocrinopathy syndrome is the human equivalent of mouse scurfy.** *Nat. Genet.* 2001, **27**:18–20.

Yamanouchi, J., Rainbow, D., Serra, P., Howlett, S., Hunter, K., Garner, V.E.S., Gonzalez-Munoz, A., Clark, J., Veijola, R., Cubbon, R., *et al.*: **Interleukin-2 gene variation impairs regulatory T cell function and causes autoimmunity.** *Nat. Genet.* 2007, **39**:329–337.

15.8   Respostas imunes adaptativas específicas a antígenos próprios podem causar doença autoimune

Lotz, P.H.: **The autoantibody repertoire: searching for order.** *Nat. Rev. Immunol.* 2003, **3**:73–78.

Santamaria, P.: **The long and winding road to understanding and conquering type 1 diabetes.** *Immunity* 2010, **32**:437–445.

Steinman, L.: **Multiple sclerosis: a coordinated immunological attack against myelin in the central nervous system.** *Cell* 1996, **85**:299–302.

15.9   As doenças autoimunes podem ser classificadas em grupos que, em geral, são órgão-específicos ou sistêmicos

Davidson, A., and Diamond, B.: **Autoimmune diseases.** *N. Engl. J. Med.* 2001, **345**:340–350.

D'Cruz, D.P., Khamashta, M.A., and Hughes, G.R.V.: **Systemic lupus erythematosus.** *Lancet* 2007, **369**:587–596.

Marrack, P., Kappler, J., and Kotzin, B.L.: **Autoimmune disease: why and where it occurs.** *Nat. Med.* 2001, **7**:899–905.

15.10 Múltiplos componentes do sistema imune são geralmente recrutados na doença autoimune

Drachman, D.B.: **Myasthenia gravis.** N. Engl. J. Med. 1994, **330**:1797–1810.

Firestein, G.S.: **Evolving concepts of rheumatoid arthritis.** Nature 2003, **423**:356–361.

Lehuen, A., Diana, J., Zaccone, P., and Cooke, A.: **Immune cell crosstalk in type 1 diabetes.** Nat. Rev. Immunol. 2010, **10**:501–513.

Shlomchik, M.J., and Madaio, M.P.: **The role of antibodies and B cells in the pathogenesis of lupus nephritis.** Springer Semin. Immunopathol. 2003, **24**:363–375.

15.11 A doença autoimune crônica pode desenvolver-se devido à retroalimentação positiva da inflamação, à incapacidade de eliminar os antígenos próprios e ao aumento da resposta autoimune

Marshak-Rothstein, A.: **Toll-like receptors in systemic autoimmune disease.** Nat. Rev. Immunol. 2006, **6**:823–835.

Nagata, S., Hanayama, R., and Kawane, K.: **Autoimmunity and the clearance of dead cells.** Cell 2010, **140**:619–630.

Salato, V.K., Hacker-Foegen, M.K., Lazarova, Z., Fairley, J.A., and Lin, M.S.: **Role of intramolecular epitope spreading in pemphigus vulgaris.** Clin. Immunol. 2005, **116**:54–64.

Steinman, L.: **A few autoreactive cells in an autoimmune infiltrate control a vast population of nonspecific cells: a tale of smart bombs and the infantry.** Proc. Natl Acad. Sci. USA 1996, **93**:2253–2256.

Vanderlugt, C.L., and Miller, S.D.: **Epitope spreading in immune-mediated diseases: implications for immunotherapy.** Nat. Rev. Immunol. 2002, **2**:85–95.

15.12 Anticorpos e células T efetoras podem causar dano tecidual na doença autoimune

Naparstek, Y., and Plotz, P.H.: **The role of autoantibodies in autoimmune disease.** Annu. Rev. Immunol. 1993, **11**:79–104.

Vlahakos, D., Foster, M.H., Ucci, A.A., Barrett, K.J., Datta, S.K., and Madaio, M.P.: **Murine monoclonal anti-DNA antibodies penetrate cells, bind to nuclei, and induce glomerular proliferation and proteinuria in vivo.** J. Am. Soc. Nephrol. 1992, **2**:1345–1354.

15.13 Autoanticorpos contra células sanguíneas promovem a sua destruição

Beardsley, D.S., and Ertem, M.: **Platelet autoantibodies in immune thrombocytopenic purpura.** Transfus. Sci. 1998, **19**:237–244.

Clynes, R., and Ravetch, J.V.: **Cytotoxic antibodies trigger inflammation through Fc receptors.** Immunity 1995, **3**:21–26.

Domen, R.E.: **An overview of immune hemolytic anemias.** Cleveland Clin. J. Med. 1998, **65**:89–99.

15.14 A fixação de doses sublíticas do complemento às células dos tecidos estimula uma poderosa resposta inflamatória

Brandt, J., Pippin, J., Schulze, M., Hansch, G.M., Alpers, C.E., Johnson, R.J., Gordon, K., and Couser, W.G.: **Role of the complement membrane attack complex (C5b-9) in mediating experimental mesangioproliferative glomerulonephritis.** Kidney Int. 1996, **49**:335–343.

Hansch, G.M.: **The complement attack phase: control of lysis and non-lethal effects of C5b-9.** Immunopharmacology 1992, **24**:107–117.

15.15 Autoanticorpos contra receptores causam doença, estimulando ou bloqueando a função dos receptores

Bahn, R.S., and Heufelder, A.E.: **Pathogenesis of Graves' ophthalmopathy.** N. Engl. J. Med. 1993, **329**:1468–1475.

Drachman, D.B.: **Myasthenia gravis.** N. Engl. J. Med. 1994, **330**:1797–1810.

Vincent, A., Lily, O., and Palace, J.: **Pathogenic autoantibodies to neuronal proteins in neurological disorders.** J. Neuroimmunol. 1999, **100**:169–180.

15.16 Autoanticorpos contra antígenos extracelulares causam lesão inflamatória por mecanismos semelhantes às reações de hipersensibilidade tipos II e III

Casciola-Rosen, L.A., Anhalt, G., and Rosen, A.: **Autoantigens targeted in systemic lupus erythematosus are clustered in two populations of surface structures on apoptotic keratinocytes.** J. Exp. Med. 1994, **179**:1317–1330.

Clynes, R., Dumitru, C., and Ravetch, J.V.: **Uncoupling of immune complex formation and kidney damage in autoimmune glomerulonephritis.** Science 1998, **279**:1052–1054.

Kotzin, B.L.: **Systemic lupus erythematosus.** Cell 1996, **85**:303–306.

Lee, R.W., and D'Cruz, D.P.: **Pulmonary renal vasculitis syndromes.** Autoimmun. Rev. 2010, **9**:657–660.

Mackay, M., Stanevsky, A., Wang, T., Aranow, C., Li, M., Koenig, S., Ravetch, J.V., and Diamond, B.: **Selective dysregulation of the FcgIIB receptor on memory B cells in SLE.** J. Exp. Med. 2006, **203**:2157–2164.

Xiang, Z., Cutler, A.J., Brownlie, R.J., Fairfax, K., Lawlor, K.E., Severinson, E., Walker, E.U., Manz, R.A., Tarlinton, D.M., and Smith, K.G.: **FcgRIIb controls bone marrow plasma cell persistence and apoptosis.** Nat. Immunol. 2007, **8**:419–429.

15.17 Células T específicas para antígenos próprios podem causar dano tecidual direto e exercer função na resposta contínua a autoanticorpos

Feldmann, M., and Steinman, L.: **Design of effective immunotherapy for human autoimmunity.** Nature 2005, **435**:612–619.

Firestein, G.S.: **Evolving concepts of rheumatoid arthritis.** Nature 2003, **423**:356–361.

Frohman, E.M., Racke, M.K., and Raine, C.S.: **Multiple sclerosis—the plaque and its pathogenesis.** N. Engl. J. Med. 2006, **354**:942–955.

Zamvil, S., Nelson, P., Trotter, J., Mitchell, D., Knobler, R., Fritz, R., and Steinman, L.: **T-cell clones specific for myelin basic protein induce chronic relapsing paralysis and demyelination.** Nature 1985, **317**:355–358.

15.18 As doenças autoimunes têm importantes componentes genéticos e ambientais

Fernando, M.M.A., Stevens, C.R., Walsh, E.C., De Jager, P.L., Goyette, P., Plenge, R.M., Vyse, T.J., and Rioux, J.D.: **Defining the role of the MHC in autoimmunity: a review and pooled analysis.** PLoS Genet. 2008, **4**:e1000024.

Melanitou, E., Fain, P., and Eisenbarth, G.S.: **Genetics of type 1A (immune mediated) diabetes.** J. Autoimmun. 2003, **21**:93–98.

Rioux, J.D., and Abbas, A.K.: **Paths to understanding the genetic basis of autoimmune disease.** Nature 2005, **435**:584–589.

Wakeland, E.K., Liu, K., Graham, R.R., and Behrens, T.W.: **Delineating the genetic basis of systemic lupus erythematosus.** Immunity 2001, **15**:397–408.

15.19 Diversas abordagens têm fornecido conhecimento sobre as bases genéticas da autoimunidade

Botto, M., Kirschfink, M., Macor, P., Pickering, M.C., Wurzner, R., and Tedesco, F.: **Complement in human diseases: lessons from complement deficiencies.** Mol. Immunol. 2009, **46**: 2774–2783.

Gregersen, P.K.: **Pathways to gene identification in rheumatoid arthritis: PTPN22 and beyond.** Immunol. Rev. 2005, **204**:74–86.

Kumar, K.R., Li, L., Yan, M., Bhaskarabhatla, M., Mobley, A.B., Nguyen, C., Mooney, J.M., Schatzle, J.D., Wakeland, E.K., and Mohan, C.: **Regulation of B cell tolerance by the lupus susceptibility gene Ly108.** Science 2006, **312**:1665–1669.

Nishimura, H., Nose, M., Hiai, H., Minato, N., and Honjo, T.: **Development of lupus-like autoimmune diseases by disruption of the PD-1 gene encoding an ITIM motif-carrying immunoreceptor.** Immunity 1999, **11**:141–151.

Xavier, R.J., and Rioux, J.D.: **Genome-wide association studies: a new window into immune-mediated diseases.** Nat. Rev. Immunol. 2008, **8**:631–643.

15.20   Muitos genes que predispõem à autoimunidade estão em categorias que afetam um ou mais mecanismos de tolerância

Goodnow, C.C.: **Polygenic autoimmune traits: Lyn, CD22, and SHP-1 are limiting elements of a biochemical pathway regulating BCR signaling and selection.** *Immunity* 1998, **8**:497–508.

Tivol, E.A., Borriello, F., Schweitzer, A.N., Lynch, W.P., Bluestone, J.A., and Sharpe, A.H.: **Loss of CTLA-4 leads to massive lymphoproliferation and fatal multiorgan tissue destruction, revealing a critical negative regulatory role of CTLA-4.** *Immunity* 1995, **3**:541–547.

Wakeland, E.K., Liu, K., Graham, R.R., and Behrens, T.W.: **Delineating the genetic basis of systemic lupus erythematosus.** *Immunity* 2001, **15**:397–408.

Walport, M.J.: **Lupus, DNase and defective disposal of cellular debris.** *Nat. Genet.* 2000, **25**:135–136.

15.21   Um defeito em um único gene pode causar doença autoimune

Anderson, M.S., Venanzi, E.S., Chen, Z., Berzins, S.P., Benoist, C., and Mathis, D.: **The cellular mechanism of Aire control of T cell tolerance.** *Immunity* 2005, **23**:227–239.

Bacchetta, R., Passerini, L., Gambineri, E., Dai, M., Allan, S.E., Perroni, L., Dagna-Bricarelli, F., Sartirana, C., Matthes-Martin, S., Lawitschka, A., *et al.*: **Defective regulatory and effector T cell functions in patients with FOXP3 mutations.** *J. Clin. Invest.* 2006, **116**:1713–1722.

Ueda, H., Howson, J.M., Esposito, L., Heward, J., Snook, H., Chamberlain, G., Rainbow, D.B., Hunter, K.M., Smith, A.N., DiGenova, G., *et al.*: **Association of the T-cell regulatory gene CTLA4 with susceptibility to autoimmune disease.** *Nature* 2003, **423**: 506–511.

Wildin, R.S., Ramsdell, F., Peake, J., Faravelli, F., Casanova, J.L., Buist, N., Levy-Lahad, E., Mazzella, M., Goulet, O., Perroni, L., *et al.*: **X-linked neonatal diabetes mellitus, enteropathy and endocrinopathy syndrome is the human equivalent of mouse scurfy.** *Nat. Genet.* 2001, **27**:18–20.

15.22   Os genes do MHC têm importante papel no controle da suscetibilidade à doença autoimune

Fernando, M.M.A., Stevens, C.R., Walsh, E.C., De Jager, P.L., Goyette, P., Plenge, R.M., Vyse, T.J., and Rioux, J.D.: **Defining the role of the MHC in autoimmunity: a review and pooled analysis.** *PLoS Genet.* 2008, **4**:e1000024.

McDevitt, H.O.: **Discovering the role of the major histocompatibility complex in the immune response.** *Annu. Rev. Immunol.* 2000, **18**:1–17.

15.23   Variantes genéticas que prejudicam as respostas imunes inatas podem predispor à doença inflamatória crônica mediada por células T

Cadwell, K., Liu, J.Y., Brown, S.L., Miyoshi, H., Loh, J., Lennerz, J.K., Kishi, C., Kc, W., Carrero, J.A., Hunt, S., *et al.*: **A key role for autophagy and the autophagy gene Atg16l1 in mouse and human intestinal Paneth cells.** *Nature* 2008, **456**:259–263.

Duerr, R.H., Taylor, K.D., Brant, S.R., Rioux, J.D., Silverberg, M.S., Daly, M.J., Steinhart, A.H., Abraham, C., Regueiro, M., Griffiths, A., *et al.*: **A genome-wide association study identifies IL23R as an inflammatory bowel disease gene.** *Science* 2006, **314**:1461–1463.

Eckmann, L., and Karin, M.: **NOD2 and Crohn's disease: loss or gain of function?** *Immunity* 2005, **22**:661–667.

Xavier, R.J., and Podolsky, D.K.: **Unravelling the pathogenesis of inflammatory bowel disease.** *Nature* 2007, **448**:427–434.

15.24   Eventos externos podem iniciar a autoimunidade

Klareskog, L., Padyukov, L., Ronnelid, J., and Alfredsson, L.: **Genes, environment and immunity in the development of rheumatoid arthritis.** *Curr. Opin. Immunol.* 2006 **18**:650–655.

Munger, K.L., Levin, L.I., Hollis, B.W., Howard, N.S., and Ascherio, A.: **Serum 25-hydroxyvitamin D levels and risk of multiple sclerosis.** *J. Am. Med. Assoc.* 2006, **296**:2832–2838.

15.25   A infecção pode levar à doença autoimune, propiciando um ambiente que promove a ativação dos linfócitos

Bach, J.F.: **Infections and autoimmune diseases.** *J. Autoimmunity* 2005, **25**:74–80.

Moens, U., Seternes, O.M., Hey, A.W., Silsand, Y., Traavik, T., Johansen, B., and Hober, D., and Sauter, P.: **Pathogenesis of type 1 diabetes mellitus: interplay between enterovirus and host.** *Nat. Rev. Endocrinol.* 2010, **6**:279–289.

Sfriso, P., Ghirardello, A., Botsios, C., Tonon, M., Zen, M., Bassi, N., Bassetto, F., and Doria, A.: **Infections and autoimmunity: the multifaceted relationship.** *J. Leukocyte Biol.* 2010, **87**:385–395.

Takeuchi, O., and Akira, S.: **Pattern recognition receptors and inflammation.** *Cell* 2010, **140**:805–820.

15.26   A reatividade cruzada entre moléculas próprias e moléculas estranhas em patógenos pode levar a respostas contra o que é próprio e, assim, à doença autoimune

Barnaba, V., and Sinigaglia, F.: **Molecular mimicry and T cell-mediated autoimmune disease.** *J. Exp. Med.* 1997, **185**:1529–1531.

Rose, N.R.: **Infection, mimics, and autoimmune disease.** *J. Clin. Invest.* 2001, **107**:943–944.

Rose, N.R., Herskowitz, A., Neumann, D.A., and Neu, N.: **Autoimmune myocarditis: a paradigm of post-infection autoimmune disease.** *Immunol. Today* 1988, **9**:117–120.

15.27   Fármacos e toxinas podem causar síndromes autoimunes
e
15.28   Eventos randômicos podem ser necessários para o início da autoimunidade

Bagenstose, L.M., Salgame, P., and Monestier, M.: **Murine mercury-induced autoimmunity: a model of chemically related autoimmunity in humans.** *Immunol. Res.* 1999, **20**:67–78.

Eisenberg, R.A., Craven, S.Y., Warren, R.W., and Cohen, P.L.: **Stochastic control of anti-Sm autoantibodies in MRL/Mp-lpr/lpr mice.** *J. Clin. Invest.* 1987, **80**:691–697.

Yoshida, S., and Gershwin, M.E.: **Autoimmunity and selected environmental factors of disease induction.** *Semin. Arthritis Rheum.* 1993, **22**:399–419.

15.29   A rejeição dos enxertos é uma resposta imune mediada principalmente por células T

Cornell, L.D., Smith, R.N., and Colvin, R.B.: **Kidney transplantation: mechanisms of rejection and acceptance.** *Annu. Rev. Pathol.* 2008, **3**:189–220.

Zelenika, D., Adams, E., Humm, S., Lin, C.Y., Waldmann, H., and Cobbold, S.P.: **The role of CD4$^+$ T-cell subsets in determining transplantation rejection or tolerance.** *Immunol. Rev.* 2001, **182**:164–179.

15.30   A rejeição do transplante é causada principalmente pela forte resposta imune às moléculas do MHC não próprias

Opelz, G.: **Factors influencing long-term graft loss. The Collaborative Transplant Study.** *Transplant. Proc.* 2000, **32**:647–649.

Opelz, G., and Wujciak, T.: **The influence of HLA compatibility on graft survival after heart transplantation. The Collaborative Transplant Study.** *N. Engl. J. Med.* 1994, **330**:816–819.

15.31   Em enxertos com MHC idênticos, a rejeição é causada por peptídeos de outros aloantígenos ligados a moléculas do MHC do enxerto

den Haan, J.M., Meadows, L.M., Wang, W., Pool, J., Blokland, E., Bishop, T.L., Reinhardus, C., Shabanowitz, J., Offringa, R., Hunt, D.F., *et al.*: **The minor histocompatibility antigen HA-1: a diallelic gene with a single amino acid polymorphism.** *Science* 1998, **279**:1054–1057.

Mutis, T., Gillespie, G., Schrama, E., Falkenburg, J.H., Moss, P., and Goulmy, E.: **Tetrameric HLA class I-minor histocompatibility antigen peptide complexes demonstrate minor histocompatibility antigen-specific cytotoxic T lymphocytes in patients with graft-versus-host disease.** *Nat. Med.* 1999, **5**:839–842.

15.32 Existem dois modos de apresentar aloantígenos no órgão doado transplantado para os linfócitos T do receptor

Carbone, F.R., Kurts, C., Bennett, S.R., Miller, J.F., and Heath, W.R.: **Cross-presentation: a general mechanism for CTL immunity and tolerance.** *Immunol. Today* 1998, **19**:368–373.

Jiang, S., Herrera, O., and Lechler, R.I.: **New spectrum of allorecognition pathways: implications for graft rejection and transplantation tolerance.** *Curr. Opin. Immunol.* 2004, **16**:550–557.

Lakkis, F.G., Arakelov, A., Konieczny, B.T., and Inoue, Y.: **Immunologic ignorance of vascularized organ transplants in the absence of secondary lymphoid tissue.** *Nat. Med.* 2000, **6**:686–688.

15.33 Os anticorpos que reagem com o endotélio causam rejeição hiperaguda do enxerto

Colvin, R.B., and Smith, R.N.: **Antibody-mediated organ-allograft rejection.** *Nat. Rev. Immunol.* 2005, **5**:807–817.

Kissmeyer Nielsen, F., Olsen, S., Petersen, V.P., and Fjeldborg, O.: **Hyperacute rejection of kidney allografts, associated with pre-existing humoral antibodies against donor cells.** *Lancet* 1966, **ii**:662–665.

Williams, G.M., Hume, D.M., Hudson, R.P., Jr, Morris, P.J., Kano, K., and Milgrom, F.: **'Hyperacute' renal-homograft rejection in man.** *N. Engl. J. Med.* 1968, **279**:611–618.

15.34 A falha tardia dos órgãos transplantados é causada por lesão crônica ao enxerto

Colvin, R.B., and Smith, R.N.: **Antibody-mediated organ-allograft rejection.** *Nat. Rev. Immunol.* 2005, **5**:807–817.

Womer, K.L., Vella, J.P., and Sayegh, M.H.: **Chronic allograft dysfunction: mechanisms and new approaches to therapy.** *Semin. Nephrol.* 2000, **20**:126–147.

15.35 Diversos órgãos são rotineiramente transplantados em medicina clínica

Lechler, R.I., Sykes, M., Thomson, A.W., and Turka, L.A.: **Organ transplantation—how much of the promise has been realized?** *Nat. Med.* 2005, **11**:605–613.

Ricordi, C., and Strom, T.B.: **Clinical islet transplantation: advances and immunological challenges.** *Nat. Rev. Immunol.* 2004, **4**:259–268.

Yang, Y.-G., and Sykes, M.: **Xenotransplantation: current status and a perspective on the future.** *Nat. Rev. Immunol.* 2007, **7**:519–531.

15.36 O resultado da rejeição de enxertos é a doença do enxerto *versus* hospedeiro

Dazzi, F., and Goldman, J.: **Donor lymphocyte infusions.** *Curr. Opin. Hematol.* 1999, **6**:394–399.

Kappel, L.W., Goldberg, G.L., King, C.G., Suh, D.Y., Smith, O.M., Ligh, C., Holland, A.M., Grubin, J., Mark, N.M., Liu, C., *et al.*: **IL-17 contributes to CD4-mediated graft-versus-host disease.** *Blood* 2009, **113**:945–952.

Porter, D.L., and Antin, J.H.: **The graft-versus-leukemia effects of allogeneic cell therapy.** *Annu. Rev. Med.* 1999, **50**:369–386.

Ratajczak, P., Janin, A., Peffault de Latour, R., Leboeuf, C., Desveaux, A., Keyvanfar, K., Robin, M., Clave, E., Douay, C., Quinquenel, A., *et al.*: **Th17/Treg ratio in human graft-versus-host disease.** *Blood* 2010, **116**:1165–1171.

Shlomchik, W.D.: **Graft-versus-host disease.** *Nat. Rev. Immunol.* 2007, **7**:340–352.

15.37 Células T$_{reg}$ estão envolvidas nas respostas imunes alorreativas

Joffre, O., and van Meerwijk, J.P.: **CD4$^+$CD25$^+$ regulatory T lymphocytes in bone marrow transplantation.** *Semin. Immunol.* 2006, **18**:128–135.

Lu, L.F., Lind, E.F., Gondek, D.C., Bennett, K.A., Gleeson, M.W., Pino-Lagos, K., Scott, Z.A., Coyle, A.J., Reed, J.L., Van Snick, J., *et al.*: **Mast cells are essential intermediaries in regulatory T-cell tolerance.** *Nature* 2006, **31**:997–1002.

Wood, K.J., and Sakaguchi, S.: **Regulatory T cells in transplantation tolerance.** *Nat. Rev. Immunol.* 2003, **3**:199–210.

15.38 O feto é um aloenxerto repetidamente tolerado

Carosella, E.D., Rouas-Freiss, N., Paul, P., and Dausset, J.: **HLA-G: a tolerance molecule from the major histocompatibility complex.** *Immunol. Today* 1999, **20**:60–62.

Mellor, A.L., and Munn, D.H.: **Immunology at the maternal–fetal interface: lessons for T cell tolerance and suppression.** *Annu. Rev. Immunol.* 2000, **18**:367–391.

Trowsdale, J., and Betz, A.G.: **Mother's little helpers: mechanisms of maternal–fetal tolerance.** *Nat. Immunol.* 2006, **7**:241–246.

Manipulação da Resposta Imune

16

Neste capítulo, serão considerados os meios pelos quais o sistema imune pode ser manipulado ou controlado para suprimir as respostas imunes indesejadas em autoimunidade, alergia e rejeição a enxerto e para estimular respostas imunes protetoras. Há muito tempo, acredita-se que é possível utilizar os mecanismos poderosos e específicos da imunidade adaptativa para destruir tumores, e será discutido o atual estágio de progresso para que esse objetivo seja atingido. Na seção final deste capítulo, serão discutidas as atuais estratégias de vacinação e como uma abordagem mais racional no planejamento e no desenvolvimento de vacinas promete aumentar sua eficácia e ampliar sua utilidade e aplicação.

Tratamento das respostas imunes indesejadas

As respostas imunes indesejadas ocorrem de várias maneiras, como na doença autoimune, na rejeição de transplantes e na alergia, que apresentam desafios terapêuticos diferentes. O objetivo do tratamento, em todos os casos, é evitar lesões aos tecidos e prevenir a interrupção da função dos tecidos. Algumas respostas imunes indesejadas podem ser antecipadas de modo que medidas preventivas possam ser tomadas, como no caso da rejeição de aloenxertos. Outras respostas indesejadas podem não ser detectadas antes que tenham se estabelecido, como no caso das reações autoimunes ou alérgicas. A dificuldade relativa de suprimir as respostas imunes estabelecidas é vista em modelos animais de autoimunidade, nos quais métodos capazes de prevenir a indução da doença autoimune geralmente falham em interromper a doença estabelecida.

Fármacos imunossupressores convencionais – tanto compostos naturais quanto sintéticos de pequenas moléculas – podem ser divididos em várias categorias diferentes (Fig. 16.1). Existem os poderosos anti-inflamatórios da família dos corticosteroides, como a prednisona, os fármacos citotóxicos, como a azatioprina e a ciclofosfamida, e os derivados fúngicos e bacterianos não citotóxicos, como a ciclosporina A, o tacrolimo (FK506 ou fujimicina) e a rapamicina (sirolimo), que inibem os eventos sinalizadores nos linfócitos T. Finalmente, um fármaco recém-introduzido, o fingolimode, interfere na sinalização pelo receptor esfingosina-1-fosfato que controla o egresso das células T a partir de órgãos linfoides, prevenindo que os linfócitos efetores alcancem a periferia. A maioria desses fármacos exerce inibição ampla do sistema imune e suprime tanto as respostas úteis quanto as respostas nocivas. Portanto, a infecção oportunista é uma complicação comum da terapia com fármacos imunossupressores.

Tratamentos mais recentes têm como alvo os aspectos da resposta imune que causam dano aos tecidos, como a ação das citocinas, enquanto previnem a imunossupressão indiscriminada, mas mesmo esses agentes terapêuticos podem afetar componentes importantes da resposta à doença infecciosa. A maneira mais imediata de inibir uma determinada parte da resposta imune é via anticorpos muito específicos, normalmente direcionados contra proteínas específicas expressas e/ou secretadas pelas células do sistema imune. Abordagens desse tipo que eram

Figura 16.1   Fármacos imunossupressores convencionais em uso clínico. IL, interleucina; mTOR, alvo da rapamicina em mamíferos; NFAT, fator nuclear de células T ativadas.

Fármacos imunossupressores convencionais em uso clínico	
Fármaco imunossupressor	**Mecanismo de ação**
Corticosteroides	Inibem a inflamação; inibem vários alvos, incluindo a produção de citocinas pelos macrófagos
Azatioprina, ciclofosfamida, micofenolato	Inibem a proliferação de linfócitos, interferindo na síntese de DNA
Ciclosporina A, tacrolimo (FK506)	Inibem a ativação de NFAT dependente de calcineurina; bloqueiam a produção de IL-2 e a proliferação pelas células T
Rapamicina (sirolimo)	Inibe a proliferação das células T efetoras pelo bloqueio da ativação de mTOR dependente de Rictor
Fingolimode (FTY270)	Bloqueia o tráfego de linfócitos para fora dos tecidos linfoides por meio da interferência na sinalização pelo receptor esfingosina-1-fosfato

experimentais na época das edições anteriores deste livro fazem parte agora de práticas médicas estabelecidas. Os anticorpos monoclonais anticitocinas, como infliximabe (anti-TNF-α), neutralizam o excesso local de citocinas ou quimiocinas, ou têm como alvo os mecanismos reguladores celulares naturais para inibir as respostas imunes.

Terapia com corticosteroides	
Efeito sobre	**Efeitos fisiológicos**
↓ IL-1, TNF-α, GM-CSF ↓ IL-3, IL-4, IL-5, CXCL8	↓ Inflamação ↓ causada por citocinas
↓ NOS	↓ NO
↓ Fosfolipase A$_2$ ↓ Ciclo-oxigenase tipo 2 ↑ Anexina-1	↓ Prostaglandinas ↓ Leucotrienos
↓ Moléculas de adesão	Emigração reduzida de leucócitos dos vasos
↑ Endonucleases	Indução de apoptose em linfócitos e eosinófilos

Figura 16.2   Efeitos anti-inflamatórios da terapia com corticosteroides. Os corticosteroides regulam a expressão de muitos genes, com efeito total anti-inflamatório. Primeiro, eles reduzem a produção de mediadores inflamatórios, incluindo as citocinas, as prostaglandinas e o óxido nítrico (NO). Segundo, eles inibem a migração de células inflamatórias aos locais de inflamação, inibindo a expressão das moléculas de adesão. Terceiro, os corticosteroides promovem a morte por apoptose de leucócitos e linfócitos. As camadas de complexidade são ilustradas pelas ações da anexina-1 (originalmente identificada com fator induzido por corticosteroides e chamada de lipocortina), que tem participado em todos os efeitos de corticosteroides listados na coluna da direita. GM-CSF, fator estimulante de colônias granulocíticas e macrofágicas; IL, interleucina; NOS, NO sintase; TNF, fator de necrose tumoral.

16.1   Os corticosteroides são poderosos fármacos anti-inflamatórios que alteram a transcrição de muitos genes

Os corticosteroides são potentes agentes anti-inflamatórios e imunossupressores utilizados amplamente para suprimir os efeitos nocivos das respostas imunes de origem autoimune ou alérgica (ver Caps. 14 e 15), bem como as respostas induzidas por transplantes de órgãos. Os **corticosteroides** são derivados da família de glicocorticoides dos hormônios esteroides; um dos mais utilizados é a **prednisona**, um análogo sintético do hormônio cortisol. Os corticosteroides cruzam a membrana plasmática da célula e ligam-se a receptores intracelulares da família dos receptores nucleares. Os receptores ativados de glicocorticoides são transportados para o núcleo, onde se ligam diretamente ao DNA e interagem com outros fatores de transcrição para regular cerca de 20% dos genes expressos nos leucócitos. A resposta à terapia com esteroides é complexa, dado o grande número de genes regulados nos leucócitos e em outros tecidos. Em relação à imunossupressão, os corticosteroides exercem múltiplos efeitos anti-inflamatórios que estão resumidos na Figura 16.2.

Os corticosteroides têm como alvo as funções pró-inflamatórias dos monócitos e dos macrófagos e reduzem o número de células T CD4. Os corticosteroides podem induzir a expressão de certos genes anti-inflamatórios, como *anexina-1*, que codifica uma proteína inibidora da fosfolipase A$_2$, uma enzima necessária para a produção de prostaglandinas e leucotrienos pró-inflamatórios (ver Seções 3.3 e 14.7). Reciprocamente, os corticosteroides também suprimem a expressão de alguns genes pró-inflamatórios, incluindo os que codificam as citocinas IL-1β e fator de necrose tumoral (TNF, do inglês *tumor necrosis factor*)-α. Finalmente, os corticosteroides regulam diretamente a atividade de algumas proteínas, como o fosfatidil inositol 3-quinase (PI 3-quinase) (ver Seção 7.4), que produz efeito anti-inflamatório de ação mais rápida do que poderia ser explicado somente pela indução da transcrição de um novo gene. Os efeitos terapêuticos dos corticosteroides são devidos à sua presença em concentrações muito mais altas do que ocorrem naturalmente, causando respostas exageradas com efeitos tanto tóxicos quanto benéficos; os fármacos também podem perder sua eficácia com o tempo. Os efeitos adversos incluem retenção de líquidos, ganho de peso, diabetes, perda de minerais dos ossos e afinamento da pele, exigindo equilíbrio cuidadoso a ser mantido entre seus efeitos benéficos e danosos. Entretanto, os corticosteroides inalatórios têm mostrado ser muito benéficos no tratamento da asma crônica (ver Seção 14.14). No tratamento de autoimunidade ou rejeição de aloenxertos, em que doses elevadas de corticosteroides orais são necessárias para serem eficazes, eles são, na maioria das vezes, administrados em combinação com outros fármacos imunossupressores para manter a dose de corticosteroide e seus efeitos colaterais em um nível mínimo. Esses fármacos incluem agentes citotóxicos que atuam como imunossupressores por matarem linfócitos em divisão de forma rápida, e fármacos que têm como alvo, mais especificamente, as vias de sinalização por linfócitos.

16.2 Os fármacos citotóxicos causam imunossupressão, matando as células em divisão, e provocam efeitos colaterais graves

Os três fármacos citotóxicos mais comumente utilizados como imunossupressores são a **azatioprina**, a **ciclofosfamida** e o **micofenolato**. Eles interferem na síntese do DNA, e sua principal ação farmacológica ocorre sobre os tecidos nos quais as células estão em contínua divisão. Desenvolvidos originalmente para tratar câncer, descobriu-se que esses fármacos eram imunossupressores depois de ter sido observado que eram citotóxicos para os linfócitos em divisão. A azatioprina também interfere na coestimulação de CD28 e bloqueia a ativação da pequena GTPase Rac1, que promove a apoptose nas células T (ver Seção 9.21). No entanto, o uso desses compostos é limitado por seus efeitos tóxicos sobre todos os tecidos nos quais as células estão em divisão, como a pele, a parede intestinal e a medula óssea. Esses efeitos incluem função imune reduzida, bem como anemia, leucopenia, trombocitopenia, lesão ao epitélio intestinal, perda de cabelos e morte fetal ou lesão ao feto. Como resultado desses efeitos tóxicos, esses fármacos são utilizados em altas doses somente quando o objetivo é eliminar todos os linfócitos em divisão, como no tratamento de linfomas e leucemia; nesses casos, os pacientes tratados necessitam de transplante de medula óssea subsequente para restaurar a sua função hematopoiética. Quando são utilizados para tratar respostas imunes indesejadas como condições autoimunes, eles são utilizados em doses menores e em combinação com outros fármacos, como os corticosteroides.

A azatioprina é convertida *in vivo* ao análogo de purina 6-tioguanina (6-TG), que é metabolizado a ácido 6-tioinosínico. Este compete com o monofosfato de inosina, bloqueando a síntese *de novo* do monofosfato de adenosina e do monofosfato de guanosina, inibindo, assim, a síntese do DNA. A 6-TG também é incorporada no DNA em lugar da guanina, e o acúmulo de 6-TG aumenta a sensibilidade do DNA a mutações induzidas pela radiação ultravioleta da luz solar. Portanto, pacientes tratados com azatioprina têm efeito colateral em longo prazo de risco aumentado para câncer de pele. O mofetil micofenolato, o mais novo componente da família dos fármacos imunossupressores citotóxicos, atua de maneira similar à azatioprina. Esse composto é metabolizado a ácido micofenólico, o qual inibe a enzima inosina monofosfato desidrogenase, bloqueando, assim, a síntese *de novo* de monofosfato de guanosina.

A azatioprina e o micofenolato são menos tóxicos do que a ciclofosfamida, que é metabolizada à mostarda de fosforamida, a qual alquila o DNA. A ciclofosfamida é um membro da família de compostos das mostardas nitrogenadas, que foram originalmente desenvolvidas como armas químicas. Ela tem uma série de efeitos tóxicos, incluindo inflamação e hemorragia da bexiga, conhecida como cistite hemorrágica, e indução de neoplasia vesical.

16.3 A ciclosporina A, o tacrolimo (FK506) e a rapamicina (sirolimo) são poderosos agentes imunossupressores que interferem na sinalização das células T

Três alternativas não citotóxicas aos fármacos citotóxicos estão disponíveis como imunossupressores e são amplamente utilizadas para tratar pacientes transplantados. São elas a **ciclosporina A**, o **tacrolimo** (previamente conhecido como **FK506**) e a **rapamicina** (também conhecida como **sirolimo**). A ciclosporina A é um decapeptídeo cíclico derivado de um fungo do solo da Noruega, o *Tolypocladium inflatum*. O tacrolimo é um composto macrolídeo da bactéria filamentosa *Streptomyces tsukabaensis*, encontrada no Japão; os macrolídeos são compostos que contêm um anel de lactona com muitos membros, ao qual estão fixados um ou mais desoxiaçúcares. A rapamicina, outro macrolídeo de *Streptomyces*, tornou-se importante na prevenção da rejeição de transplantes; a rapamicina é derivada do *Streptomyces hygroscopicus*, encontrado na Ilha de Páscoa (*Rapa Nui* na língua polinésia, daí o nome do fármaco). Os três compostos exercem seus efeitos farmacológicos ligando-se a membros de uma família de proteínas intracelulares conhecidas como **imunofilinas**, formando complexos que interferem em rotas de sinalização importantes para a expansão clonal dos linfócitos.

Como explicado na Seção 7.12, a ciclosporina A e o tacrolimo bloqueiam a proliferação de células T por meio da inibição da atividade fosfatase da proteína fosfatase ativada por Ca^{2+} chamada **calcineurina**, que é necessária para a ativação do fator de transcrição NFAT (do inglês *nuclear factor of activated T cells* [fator nuclear de células T ativadas]). Ambos os fármacos reduzem a expressão de vários genes de citocinas que normalmente são induzidos na ativação das células T (Fig. 16.3), incluindo a interleucina (IL)-2, que é um importante fator de crescimento de células T (ver Seção 9.13). A ciclosporina A e o tacrolimo inibem a proliferação das células T em resposta a antígenos específicos ou a células alogênicas, e são extensamente utilizados na prática médica para prevenir a rejeição de aloenxertos. Embora os principais efeitos imunossupressores de ambos os fármacos provavelmente sejam o resultado da inibição da proliferação das células T, eles também atuam em outras células e têm uma grande variedade de outros efeitos imunológicos (ver Fig. 16.3).

Filme 16.1

Esses dois fármacos inibem a calcineurina ligando-se, primeiramente, a uma molécula de imunofilina; a ciclosporina A liga-se às ciclofilinas, e o tacrolimo liga-se às proteínas ligadoras de FK (FKBP, do inglês *FK-binding proteins*). As imunofilinas são peptidilprolil *cis-trans* isomerases, mas sua atividade de isomerase não é relevante para a atividade imunossupressora dos fármacos que se ligam a elas. Em vez disso, os complexos imunofilina:fármaco ligam-se e inibem a serina/treonina fosfatase calcineurina ativada por Ca^{2+}. Em uma resposta imune normal, o aumento nos íons cálcio intracelulares em resposta à sinalização dos receptores de células T (TCRs, do inglês *T-cell receptors*) ativa a proteína de ligação ao cálcio calmodulina; então, a calmodulina ativa a calcineurina (ver Fig. 7.16). A ligação do complexo imunofilina:fármaco à calcineurina previne sua ativação pela calmodulina; a calcineurina ligada é incapaz de desfosforilar e ativar NFAT (Fig. 16.4). A calcineurina é encontrada em outras células junto às células T, mas seus níveis nas células T são

Figura 16.3   A ciclosporina A e o tacrolimo inibem as respostas dos linfócitos e algumas respostas dos granulócitos. GM-CSF, fator estimulante de colônias granulocíticas e macrofágicas; IL, interleucina; TNF, fator de necrose tumoral.

Efeitos imunológicos da ciclosporina A e do tacrolimo	
Tipo de célula	**Efeitos**
Linfócito T	Expressão reduzida de IL-2, IL-3, IL-4, GM-CSF, TNF-α Proliferação reduzida após a queda da produção de IL-2 Redução da exocitose dependente de Ca^{2+} das serinas esterases associadas aos grânulos Inibição da apoptose por antígenos
Linfócito B	Inibição da proliferação secundária à queda na produção de citocinas pelos linfócitos T Inibição da proliferação após a ligação de imunoglobulinas de superfície Indução de apoptose após a ativação de células B
Granulócito	Redução da exocitose dependente de Ca^{2+} das serinas esterases associadas aos grânulos

Figura 16.4 A ciclosporina A e o tacrolimo inibem a ativação da célula T, interferindo na calcineurina fosfatase-específica serina/treonina. Como mostrado na figura superior, a sinalização por meio de tirosinas quinases associadas ao receptor das células T (TCR) leva à abertura dos canais CRAC na membrana plasmática. Isso aumenta a concentração de Ca^{2+} no citoplasma e promove a ligação de cálcio à proteína reguladora calmodulina (ver Fig. 7.16). A calmodulina é ativada pela ligação de Ca^{2+} e pode ter como alvo várias proteínas efetoras a jusante como a calcineurina fosfatase. A ligação pela calmodulina ativa a calcineurina para desfosforilar o fator de transcrição NFAT (fator nuclear de células T ativadas) (ver Seção 7.12), o qual entra no núcleo, onde ativa genes necessários para o progresso da ativação da célula T. Como mostrado na figura inferior, quando a ciclosporina A ou o tacrolimo estão presentes, formam complexos com suas imunofilinas-alvo, a ciclofilina e a proteína ligadora de FK (FKBP), respectivamente. Esses complexos ligam-se à calcineurina, prevenindo que ela seja ativada pela calmodulina e que ocorra a desfosforilação de NFAT. IL, interleucina.

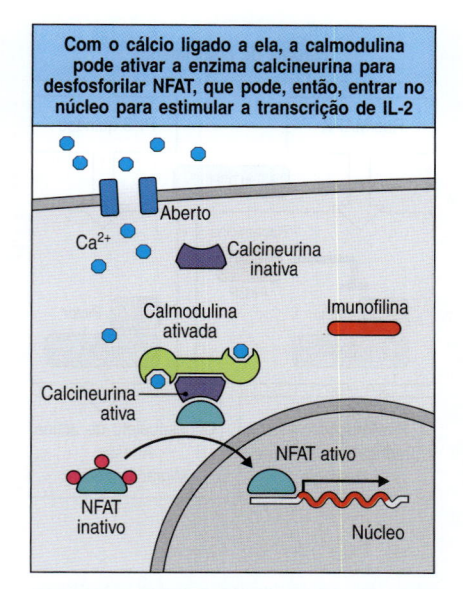

Com o cálcio ligado a ela, a calmodulina pode ativar a enzima calcineurina para desfosforilar NFAT, que pode, então, entrar no núcleo para estimular a transcrição de IL-2

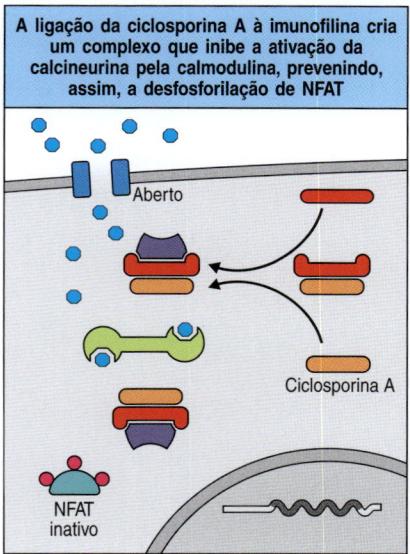

A ligação da ciclosporina A à imunofilina cria um complexo que inibe a ativação da calcineurina pela calmodulina, prevenindo, assim, a desfosforilação de NFAT

muito mais baixos do que em outros tecidos. Portanto, as células T são particularmente suscetíveis aos efeitos inibidores desses fármacos.

A ciclosporina A e o tacrolimo são imunossupressores efetivos, mas não estão livres de problemas. Assim como os agentes citotóxicos, eles afetam todas as respostas imunes indiscriminadamente. Sua ação imunossupressora é controlada pela variação da dose; no momento do transplante, são necessárias altas doses, mas, depois que o enxerto estiver estabelecido, a dose poderá ser reduzida para permitir respostas imunes protetoras úteis enquanto mantém a supressão adequada da resposta residual ao tecido enxertado. Esse é um equilíbrio difícil, que nem sempre é alcançado. Além disso, esses fármacos têm efeitos sobre vários tecidos diferentes, sendo tóxicos às células epiteliais dos túbulos renais, por exemplo. Finalmente, o tratamento com esses fármacos é caro, pois eles são produtos naturais complexos que devem ser ingeridos por períodos prolongados. Atualmente, contudo, eles são os imunossupressores de escolha no transplante clínico e também estão sendo testados em uma série de doenças autoimunes, sobretudo em doenças que, assim como a rejeição de enxertos, são mediadas pelas células T.

A rapamicina tem um modo de ação diferente da ciclosporina A ou do tacrolimo. Assim como o tacrolimo, ela liga-se à família FKBP de imunofilinas, mas o complexo rapamicina:imunofilina não inibe a atividade da calcineurina. Em vez disso, o complexo inibe a serina/treonina quinase conhecida como mTOR (do inglês *mammalian target of rapamycin* [alvo da rapamicina em mamíferos]), que está envolvida na regulação do crescimento e da proliferação celular e pode ativar a via de sinalização da PI 3-quinase/Akt (proteína quinase B), que está envolvida na prevenção da apoptose e na estimulação do uso de glicose pelas células (ver Seção 7.15). O mTOR pode formar dois complexos distintos, mTORC1 ou mTORC2, cuja ativação é controlada por proteínas reguladoras chamadas Raptor e Rictor, respectivamente. A rapamicina parece inibir apenas a ativação de mTOR por meio da via dependente de Raptor, inibindo, assim, mTORC1 (Fig. 16.5). O bloqueio dessa via reduz, de forma acentuada, a proliferação das células T, causando a permanência das células na fase G_1 do ciclo celular e a promoção da apoptose. O fármaco, similarmente, inibe a proliferação de linfócitos efetuada por fatores de crescimento, como IL-2, IL-4 e IL-6. De maneira intrigante, a rapamicina aumenta o número de células T reguladoras (T_{reg}), talvez em virtude de essas células utilizarem vias de sinalização diferentes das vias das células T efetoras. Do mesmo modo, a rapamicina influencia diferentemente o desenvolvimento das células efetoras *versus* células T de memória, reduzindo de forma seletiva a função efetora enquanto aparentemente estimula a formação de células T de memória. Por isso, está sendo considerado o uso da rapamicina para aumentar a memória das células T induzida por vacinas.

O fármaco de molécula pequena mais recentemente introduzido com o potencial de amenizar as respostas imunes é um que previne a migração das células efetoras imunes para o local do enxerto ou da doença autoimune. Na Seção 9.3, descreveu-se como a emigração dos linfócitos para fora dos tecidos linfoides requer o reconhecimento da molécula lipídica esfingosina 1-fosfato (S1P) pelo receptor acoplado à proteína G $S1P_1$. O **fingolimode** (FTY270), um análogo de esfingosina 1-fosfato, é um novo fármaco que causa a retenção de linfócitos efetores nos órgãos linfoides periféricos e inibe a migração de células dendríticas, prevenindo, assim, que

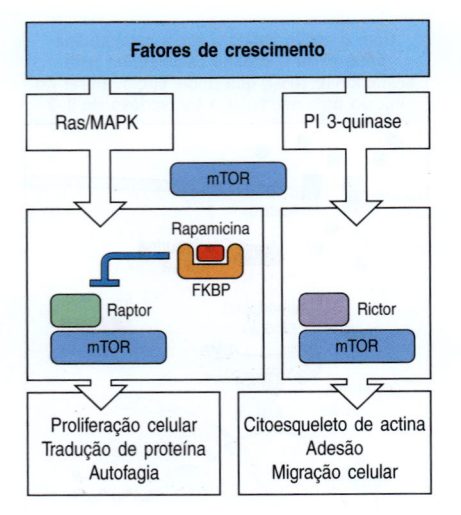

Figura 16.5   A rapamicina inibe o crescimento celular e a proliferação pelo bloqueio seletivo da ativação da quinase mTOR por Raptor. A rapamicina liga-se à proteína ligadora de FK (FKBP), a mesma proteína imunofilina que se liga ao tacrolimo (FK506). O complexo rapamicina:FKBP não inibe calcineurina, mas, em vez disso, bloqueia uma das duas vias que ativam o alvo da rapamicina em mamíferos (mTOR), uma grande quinase que regula várias vias metabólicas. O mTOR pode ser ativado pela associação com duas proteínas: Raptor (proteína reguladora associada a mTOR) e Rictor (companheira de mTOR insensível à rapamicina). Raptor, que é ativada pela via Ras/MAPK, promove a proliferação celular, a tradução de proteínas e a autofagia. Rictor, que é ativado a jusante da PI 3-quinase, influencia a adesão e migração celular pelo controle do citoesqueleto de actina. O complexo rapamicina:FKBP atua para inibir apenas a ativação de mTOR mediado por Raptor, e, assim, reduz seletivamente o crescimento e a proliferação celular.

essas células realizem a mediação de suas atividades efetoras nos tecidos-alvo. O fingolimode foi aprovado, em 2010, para tratamento da doença autoimune esclerose múltipla, e tem mostrado ser promissor no tratamento de rejeição em transplantes renais e asma.

16.4   Anticorpos contra moléculas de superfície celular podem ser utilizados para eliminar subpopulações de linfócitos ou inibir a função do linfócito

Todos os fármacos discutidos até agora exercem inibição geral das respostas imunes e podem ter efeitos colaterais graves, mas os anticorpos podem atuar de modo mais específico e com toxicidade menos direta. O potencial dos anticorpos para eliminar linfócitos indesejados é demonstrado pela **globulina antilinfócito**, uma preparação de imunoglobulina policlonal a partir de coelhos (anteriormente, era produzida em cavalos) imunizados com linfócitos humanos, a qual tem sido utilizada há muitos anos para tratar episódios agudos de rejeição de enxertos. Contudo, a globulina antilinfócito não discrimina entre os linfócitos úteis e os responsáveis pelas respostas indesejadas. As imunoglobulinas estranhas também são altamente antigênicas em seres humanos, e as altas doses de globulina antilinfócito utilizadas na terapia frequentemente causam uma condição chamada doença do soro, resultante da formação de complexos imunes de imunoglobulina animal e anticorpos humanos contra ela (ver Seção 14.16).

Porém, a globulina antilinfócito ainda está em uso para tratar a rejeição aguda, e isso tem estimulado a procura por anticorpos monoclonais (ver Apêndice I, Seção A.12) que alcançariam efeitos desejados de maneira mais específica. Um desses anticorpos é o alentuzumabe (comercializado como Campath-1H), o qual é direcionado para a proteína de superfície celular CD52 expressa pela maioria dos linfócitos. Ele tem ações similares à globulina antilinfócito, causando leucopenia de longa permanência, e é utilizado para eliminar células no tratamento da leucemia linfocítica crônica e para depletar linfócitos nos transplantes.

Os anticorpos monoclonais imunossupressores atuam por meio de um de dois mecanismos gerais. Alguns, como o alentuzumabe, desencadeiam a destruição dos linfócitos *in vivo*, e são denominados **anticorpos depletores**, enquanto outros são **anticorpos não depletores** e atuam bloqueando a função de suas proteínas-alvo sem matar as células que as portam. Anticorpos depletores monoclonais IgG marcam os linfócitos e os direcionam para macrófagos e células *natural killer* (NK), que têm receptores Fc e matam os linfócitos por fagocitose e citotoxicidade mediada por célula dependente de anticorpo (ADCC, do inglês *antibody-dependent cell-mediated cytotoxicity*), respectivamente. A lise mediada pelo complemento também pode exercer um papel na destruição linfocitária.

16.5   Os anticorpos podem ser engenheiradas para reduzir sua imunogenicidade no homem

O principal impedimento à terapia com anticorpos monoclonais em seres humanos é o fato de esses anticorpos serem feitos mais facilmente pela utilização de células de camundongos (ver Apêndice I, Seção A.12), e os seres humanos desenvolvem rapidamente respostas de anticorpos contra os anticorpos de camundongos. Isso não somente bloqueia as ações dos anticorpos de camundongos, como também conduz a reações alérgicas, e pode resultar em anafilaxia se o tratamento for continuado (ver Seção 14.10). Depois que um paciente formar uma resposta contra um anticorpo, esse anticorpo não pode mais ser usado para um tratamento futuro. Esse problema, em princípio, pode ser evitado pela produção de anticorpos que não sejam reconhecidos como estranhos pelo sistema imune humano, processo chamado **humanização**.

Várias abordagens têm sido testadas para humanizar anticorpos. As regiões variáveis que codificam os determinantes de reconhecimento do antígeno de um anticorpo murino podem ser cortadas em regiões constantes e regiões Fc da IgG humana por manipulação genética. Anticorpos desse tipo são chamados anticorpos **quiméricos**. Entretanto, essa abordagem deixa regiões dentro das regiões variáveis murinas que poderiam potencialmente induzir respostas imunes (Fig. 16.6). Outra abordagem é clonar regiões V humanas em uma biblioteca de expressão em fagos e selecionar para ligação as células humanas, como descrito no Apêndice I (ver Seção A.13). Desse modo, podem ser obtidos anticorpos monoclonais de origem inteiramente humana. Métodos mais novos têm como objetivo gerar anticorpos monoclonais completamente humanos diretamente a partir de células humanas pelo uso da transformação viral de linhagens de células B primárias humanas ou plasmoblastos secretores de anticorpos, ou por meio da geração de hibridomas de células B humanas.

Anticorpos monoclonais pertencem a uma nova classe de compostos terapêuticos chamados **biológicos**, que incluem outras proteínas naturais como globulina anti-linfócito, citocinas e fragmentos de proteínas, e também o uso de células inteiras, como na transferência adotiva de células T na imunoterapia do câncer. Muitos anticorpos monoclonais já foram, ou estão em processo de serem, aprovados para uso clínico pela Food and Drug Administration (FDA) dos Estados Unidos (Fig. 16.7), e um processo de nomenclatura sistemático identifica o tipo de anticorpo. Monoclonais murinos são designados pelo sufixo –**omabe**, como muromomabe (originalmente chamado OKT3), um anticorpo murino contra CD3. Anticorpos quiméricos nos quais a região variável inteira é cortada em regiões constantes humanas têm sufixo –**ximabe**, como basiliximabe, um anticorpo anti-CD25 aprovado para o tratamento da rejeição de transplantes. Anticorpos humanizados nos quais as regiões hipervariáveis murinas foram cortadas em um anticorpo humano têm o sufixo –**zumabe**, como alentuzumabe e natalizumabe (Tysabri). O último é direcionado contra a subunidade da integrina α_4 e é utilizado para tratar esclerose múltipla e doença de Crohn. Anticorpos derivados inteiramente a partir de sequências humanas têm o sufixo –**mumabe**, como adalimumabe, um anticorpo derivado de expressão em fagos que se liga ao TNF-α; é usado para tratar diversas doenças autoimunes.

16.6 Os anticorpos monoclonais podem ser utilizados para inibir a rejeição de aloenxertos

Anticorpos específicos para vários alvos fisiológicos têm sido utilizados, ou estão sob investigação, para prevenir a rejeição de órgãos transplantados por meio da inibição do desenvolvimento de respostas nocivas inflamatórias e citotóxicas. Por

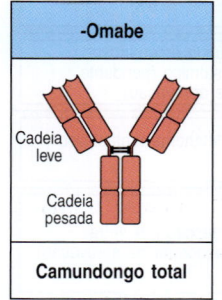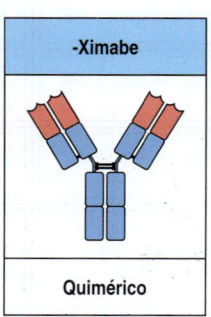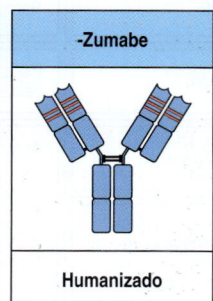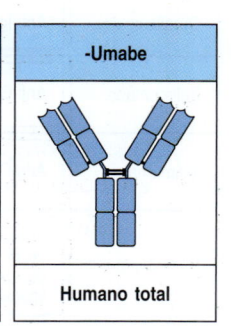

-Omabe	-Ximabe	-Zumabe	-Umabe
Cadeia leve / Cadeia pesada			
Camundongo total	Quimérico	Humanizado	Humano total

Figura 16.6 Anticorpos monoclonais utilizados para tratar doenças humanas podem ser modificados para diminuir sua imunogenicidade, mas mantêm sua especificidade ao antígeno. Os anticorpos denominados com o sufixo –omabe, que são derivados totalmente de camundongos, são imunogênicos nos humanos. Isso faz os pacientes produzirem anticorpos contra eles, limitando sua utilidade com o passar do tempo. Essa imunogenicidade pode ser reduzida pela produção de anticorpos quiméricos nos quais as regiões V do camundongo são colocadas nas regiões constantes dos anticorpos humanos, e são denominados com o sufixo –ximabe. A humanização é o processo de colocar apenas as regiões de determinação de complementaridade a partir do anticorpo de camundongos, reduzindo, assim, a imunogenicidade; estes são denominados com o sufixo –zumabe. Atualmente, novas técnicas estão permitindo que anticorpos monoclonais totalmente humanos (-umabe) sejam direcionados, os quais têm nível mínimo de imunogenicidade.

exemplo, o alentuzumabe (ver Seção 16.4) é licenciado para o tratamento de certas leucemias, mas também é utilizado no transplante de órgãos sólidos e de medula óssea.

No transplante de órgãos sólidos, o alentuzumabe pode ser administrado ao receptor antes do transplante para remover os linfócitos T maduros da circulação. Em contrapartida, no transplante da medula óssea o alentuzumabe é utilizado *in vitro*

Figura 16.7 Anticorpos monoclonais, aprovados para uso em humanos, utilizados para induzir a imunossupressão. IL, interleucina; TNF, fator de necrose tumoral.

Anticorpos monoclonais desenvolvidos para imunoterapia			
Nome genérico	Especificidade	Mecanismo de ação	Indicação aprovada
Rituximabe	Anti-CD20	Elimina células B	Linfoma não Hodgkin
Alentuzumabe (Campath-1H)	Anti-CD52	Elimina linfócitos	Leucemia mieloide crônica
Muronomabe (OKT3)	Anti-CD3	Inibe a ativação das células T	Transplante de rim
Daclizumabe	Anti-IL2R	Reduz a ativação das células T	
Basiliximabe	Anti-IL2R	Reduz a ativação das células T	
Infliximabe	Anti-TNF-α	Inibem a inflamação induzida pelo TNF-α	Doença de Crohn
Certolizumabe	Anti-TNF-α		Artrite reumatoide
Adalimumabe	Anti-TNF-α		
Golimumabe	Anti-TNF-α		
Tocilizumabe	Anti-IL6R	Bloqueia a inflamação induzida pela sinalização por IL-6	
Canaquinumabe	Anti-IL1β	Bloqueia a inflamação causada por IL-1	Síndrome de Muckle-Wells
Denosumabe	Anti-RANK-L	Inibe a ativação dos osteoclastos por RANK-L	Perda óssea
Ustequinumabe	Anti-IL12/23	Inibe a inflamação causada por IL-12 e IL-23	Psoríase
Efalizumabe	Anti-CD11a (subunidade da integrina α_L)	Bloqueiam o tráfego de linfócitos	Psoríase (retirado de uso nos Estados Unidos e na União Europeia)
Natalizumabe	Anti-integrina α_4		Esclerose múltipla
Omalizumabe	Anti-IgE	Remove o anticorpo IgE	Asma crônica
Belimumabe	Anti-BLyS	Reduz as respostas das células B	Lúpus eritematoso sistêmico (pendente de aprovação)
Ipilimumabe	Anti-CTLA-4	Aumenta as respostas das células T CD4	Melanoma metastático
Raxibacumabe	Antiantígeno protetor de *B. anthracis* (porção da toxina antraz de ligação à célula)	Previne a ação das toxinas do antraz	Infecção por antraz (pendente de aprovação)

para depletar a medula óssea do doador de células T maduras antes da sua infusão no receptor. A eliminação das células T maduras da medula óssea do doador é muito eficiente para reduzir a incidência da doença do enxerto *versus* hospedeiro (ver Seção 15.36). Nessa doença, os linfócitos T na medula óssea do doador reconhecem o receptor como estranho e montam uma resposta danosa, causando exantemas, diarreia e hepatite, o que, ocasionalmente, pode ser fatal. Acreditava-se que a eliminação de células T maduras do doador poderia não ser tão vantajosa quando o enxerto de medula óssea era transplantado como tratamento para leucemia, pois a ação antileucêmica das células T do doador poderia ser perdida. Porém, esse não parece ser o caso quando o alentuzumabe é utilizado como agente depletor.

Anticorpos específicos direcionados contra células T têm sido utilizados para tratar episódios de rejeição de enxertos que ocorrem após o transplante. O anticorpo murino muromomabe (OKT3) tem como alvo o complexo CD3 e conduz à imunossupressão de células T por meio da inibição de sinalização por meio do TCR. Ele tem sido utilizado clinicamente em transplantes de órgãos sólidos, porém, está, com frequência, associado ao estímulo indesejado de liberação de citocinas, e seu uso está diminuindo. A liberação de citocinas está relacionada a uma região Fc intacta, que, quando mutada (como no anticorpo chamado OKT3γ1 [Ala-Ala]), não produz esse efeito colateral potencialmente perigoso. Esse anticorpo mantém a região de ligação ao antígeno de OKT3, porém, os aminoácidos 234 e 235 da região Fc da IgG1 humana são modificados para alaninas, prevenindo as interações que levam à liberação de citocinas. Dois outros anticorpos, daclizumabe e basiliximabe, aprovados para o tratamento de rejeições de transplante de rim, são direcionados contra CD25 (subunidade do receptor IL-2) e reduzem a ativação das células T, presumivelmente pelo bloqueio dos sinais de promotores do crescimento encaminhados por IL-2.

Um modelo de rejeição ao transplante renal de primatas mostrou efeitos promissores para um anticorpo monoclonal humanizado contra o ligante CD40 (CD40L) expresso por células T (ver Seção 9.7). Um mecanismo possível de proteção por esse anticorpo é o bloqueio da ativação de células dendríticas pelas células T auxiliares que reconhecem os antígenos do doador. Apenas estudos preliminares dos anticorpos anti-CD40L foram realizados em humanos. Um anticorpo foi associado a complicações tromboembólicas e foi descartado; um anticorpo anti-CD40L diferente foi administrado a pacientes com a doença autoimune lúpus eritematoso sistêmico (LES) sem complicações significativas, porém também com poucas evidências de efetividade.

Em modelos experimentais, anticorpos monoclonais contra outros alvos também alcançaram algum sucesso na prevenção de rejeição de enxertos, incluindo anticorpos não depletores que se ligam ao correceptor CD4 ou ao receptor coestimulador CD28 nos linfócitos. Similarmente, uma proteína recombinante solúvel CTLA-4-Ig (abatacepte), que se liga às moléculas B7 coestimuladoras nas células apresentadoras de antígeno (APCs, do inglês *antigen-presenting cells*) e previne sua interação com CD28 nas células T, permitiu a sobrevivência, por longos períodos, de certos tecidos enxertados experimentalmente.

16.7 A depleção de linfócitos autorreativos pode tratar doenças autoimunes

Além de seus usos na prevenção da rejeição de transplantes, os anticorpos monoclonais podem ser usados para tratar certas doenças autoimunes, e os diferentes mecanismos imunes alvo serão discutidos nas próximas seções. Primeiramente, será discutido o uso de anticorpos depletores e não depletores para remover os linfócitos sem especificidade. O anticorpo monoclonal anti-CD20 rituximabe foi originalmente desenvolvido para o tratamento de linfomas de células B, mas também foi testado em certas doenças autoimunes. Por meio da ligação de CD20, o rituximabe (Rituxan, MabThera) transduz um sinal que induz a apoptose dos linfócitos e depleta as células B por vários meses. Acredita-se que certas doenças autoimunes envolvam a patogenicidade mediada por autoanticorpos. Existem evidências sobre a eficácia desse anticorpo em alguns pacientes com anemia hemolítica autoimune, LES, artrite reumatoide ou crioglobulinemia mista tipo II, em que os autoanticorpos estão presentes. Apesar de o CD20 não ser expresso em células plasmáticas produtoras de anticorpos, os precursores dessas células B são selecionados pelo anti-CD20, resultando em redução substancial na população de células plasmáticas de vida curta, mas não na população de células plasmáticas de vida longa.

O alentuzumabe, usado no tratamento da leucemia e na rejeição de transplantes (ver Seção 16.5), mostrou alguns efeitos benéficos em estudos com um pequeno número de pacientes com esclerose múltipla. No entanto, imediatamente após a sua infusão, a maioria dos pacientes com esclerose múltipla sofreram uma intensa, embora breve, recidiva de sua enfermidade, o que ilustra outra potencial complicação da terapia com anticorpos. Enquanto o alentuzumabe se ligava e matava células por meio de mecanismos dependentes do complemento e de Fc, citocinas eram liberadas, incluindo TNF-α, interferon (IFN)-γ e IL-6. Um dos efeitos disso foi o bloqueio transiente da condução nervosa nas fibras previamente afetadas pela desmielinização, o que causou a drástica exacerbação dos sintomas. Além disso, o alentuzumabe poderia ser utilizado nos estágios iniciais da doença, quando a resposta inflamatória é máxima. Isso, porém, ainda precisa ser determinado.

O tratamento de pacientes com artrite reumatoide e esclerose múltipla usando anticorpos anti-CD4 foi testado, mas mostrou resultados desapontadores. Em estudos controlados, os anticorpos mostraram apenas pequenos efeitos terapêuticos, mas causaram a depleção de linfócitos T a partir do sangue periférico por mais de seis anos após o tratamento. A provável explicação para a falha parece ser a de que esses anticorpos falharam ao deletar células T_H1 CD4 secretoras da citocina pró-inflamatória IFN-γ e, por isso, podem ter perdido seu alvo. Essa narrativa cautelosa mostra que é possível depletar grandes quantidades de linfócitos e ainda falhar completamente em matar as células que interessam.

16.8 Agentes biológicos que bloqueiam TNF-α ou IL-1 podem aliviar as doenças autoimunes

A terapia anti-inflamatória pode tentar eliminar uma resposta imune, como com fármacos imunossupressores ou anticorpos depletores, ou pode tentar reduzir os danos teciduais causados pela resposta imune. Esta segunda categoria de tratamento é chamada **terapia imunomoduladora**, e está ilustrada pelo uso de agentes anti-inflamatórios convencionais como ácido acetilsalicílico, fármacos anti-inflamatórios não esteroides ou corticosteroides de baixa dosagem. Um caminho mais novo para a terapia imunomoduladora pela utilização de biológicos é ilustrado por vários anticorpos aprovados pelo FDA que têm como alvo a atividade das poderosas citocinas pró-inflamatórias, como TNF-α, IL-1 e IL-6.

A terapia anti-TNF foi a primeira terapia biológica específica a entrar na prática clínica. Observou-se que os anticorpos anti-TNF-α induzem notáveis remissões na artrite reumatoide (Fig. 16.8) e reduzem a inflamação tecidual na doença de Crohn, uma doença inflamatória intestinal (ver Seção 15.23). Dois tipos de biológicos estabelecidos são utilizados para antagonizar o TNF-α na prática clínica. O primeiro tipo inclui os anticorpos anti-TNF-, como infliximabe e o adalimumabe, os quais se ligam ao TNF-α e bloqueiam sua atividade. O segundo tipo é uma proteína de fusão Fc-subunidade p75 do receptor do TNF (TNFR) humano recombinante, conhecido como etanercepte, que se liga ao TNF-α e bloqueia sua atividade. Esses são agentes anti-inflamatórios extremamente potentes, e o número de doenças em que eles têm se mostrado efetivos aumenta cada vez mais nos ensaios clínicos desenvolvidos. Além da artrite reumatoide, as doenças reumáticas espondilite anquilosante, artropatia psoríaca e artrite idiopática juvenil (diferentes do subgrupo sistêmico de início) respondem bem ao bloqueio do TNF-α, e agora esse tratamento é considerado tratamento de rotina em vários casos.

Uma ilustração da importância do TNF-α na defesa contra infecção é a observação de que o bloqueio de TNF-α carrega um pequeno, porém, aumentado, risco de os pacientes desenvolverem infecções graves, inclusive tuberculose (ver Seção 3.17). A

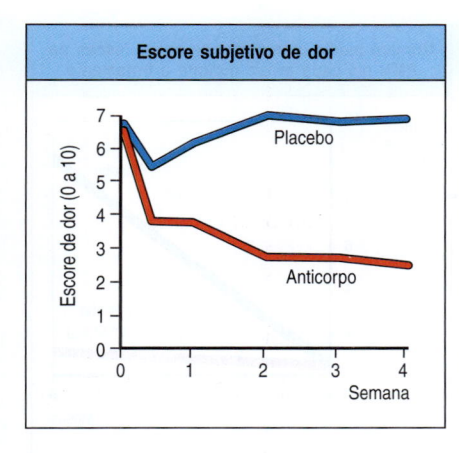
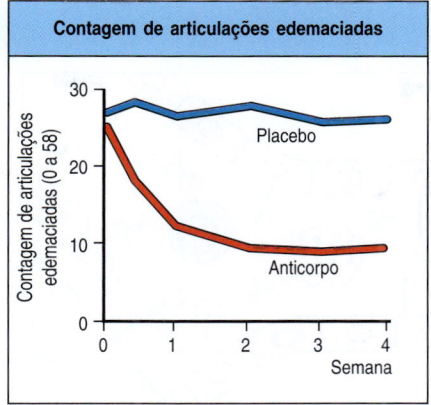
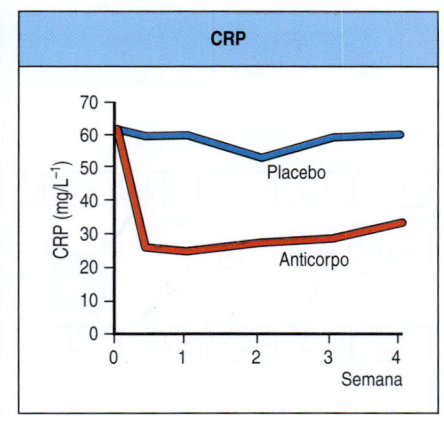

terapia anti-TNF-α não foi bem sucedida em todas as doenças. O bloqueio de TNF-α na encefalomielite autoimune experimental (EAE, um modelo murino de esclerose múltipla) levou à melhora da doença, mas em pacientes com esclerose múltipla tratados com anti-TNF-α, a recidiva tornou-se mais frequente, possivelmente em virtude de um aumento na ativação de células T. Isso ilustra a grande armadilha do uso de modelos animais no delineamento de terapias de doenças humanas.

Anticorpos e proteínas recombinantes contra a citocina pró-inflamatória IL-1 e seu receptor não têm provado ser tão eficientes quanto o bloqueio de TNF-α para o tratamento da artrite reumatoide em humanos, mesmo sendo igualmente poderosa em modelos animais de artrite. Um anticorpo contra a citocina IL-1 foi licenciado para uso clínico na doença autoinflamatória hereditária síndrome de Muckle-Wells (ver Seção 13.18), e o bloqueio do receptor para IL-1β pela proteína recombinante anaquinra (Kineret) também provou ser útil no controle dos sintomas das síndromes autoinflamatórias.

Outra citocina antagonista em uso clínico é o anticorpo humanizado tocilizumabe, direcionado contra o receptor IL-6, que bloqueia os efeitos da citocina pró-inflamatória IL-6. Ele parece ser tão efetivo quanto o anti-TNF-α em pacientes com artrite reumatoide e também poderá ser eficaz no tratamento da artrite idiopática juvenil sistêmica, uma condição autoinflamatória.

O IFN-β (Avonex) é utilizado para tratar doenças de origem viral com base na sua habilidade em estimular a imunidade, mas também é eficaz no tratamento da esclerose múltipla, atenuando seu curso e gravidade e reduzindo a ocorrência de recidivas. Até recentemente, não era claro como o IFN-β podia reduzir, em vez de estimular, a imunidade. Na Seção 3.8, descreveu-se o inflamassomo, no qual sensores inatos da família NLR ativam caspase 1 para clivar a pró-proteína IL-1 na forma ativa da citocina (ver Fig. 3.16). Agora se sabe como o IFN-β atua em dois níveis para reduzir a produção de IL-1. Ele inibe a atividade dos inflamassomos NALP3 (NLRP3) e NLRP1. Além disso, ele reduz a expressão da pró-proteína IL-1, reduzindo o substrato disponível para caspase 1 ativada. Portanto, IFN-β limita a produção de uma citocina pró-inflamatória poderosa, o que pode explicar seus efeitos observados sobre os sintomas da esclerose múltipla.

16.9 Agentes biológicos podem bloquear a migração celular para sítios de inflamação e reduzir respostas imunes

Linfócitos efetores que expressam a integrina $\alpha_4{:}\beta_1$ (VLA-4) ligam-se a VCAM-1 no endotélio do sistema nervoso central, ao passo que os que expressam $\alpha_4{:}\beta_7$ (molécula 1 associada à lâmina própria) se ligam a MAdCAM-1 no endotélio intestinal. O anticorpo monoclonal humanizado natalizumabe é específico para a subunidade da integrina α_4 e liga tanto VLA-4 quanto $\alpha_4{:}\beta_7$, prevenindo sua interação com seus ligantes (Fig. 16.9). Esse anticorpo apresentou eficácia terapêutica em ensaios controlados por placebo em pacientes com doença de Crohn ou esclerose múltipla. Os

Figura 16.8 Efeitos anti-inflamatórios da terapia anti-TNF-α na artrite reumatoide. O curso clínico de 24 pacientes foi acompanhado por quatro semanas após o tratamento com placebo ou anticorpo monoclonal contra o fator de necrose tumoral (TNF)-α, em uma dose de 10 mg/kg⁻¹. A terapia com anticorpo foi associada à redução em ambos os parâmetros, subjetivos e objetivos, de atividade da doença (medidos pelo escore da dor e pela contagem das articulações edemaciadas, respectivamente) e na resposta inflamatória sistêmica de fase aguda, medida como uma queda na concentração do reagente de fase aguda, a proteína C-reativa (CRP). (Dados cortesias de R.N. Maini.)

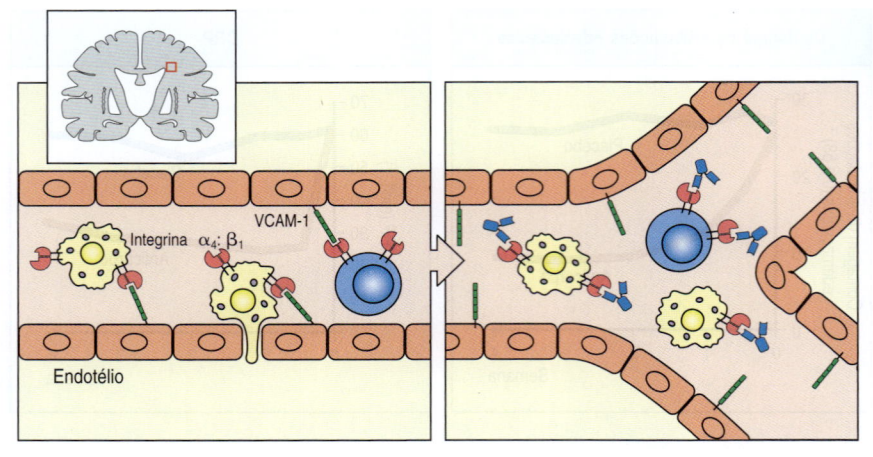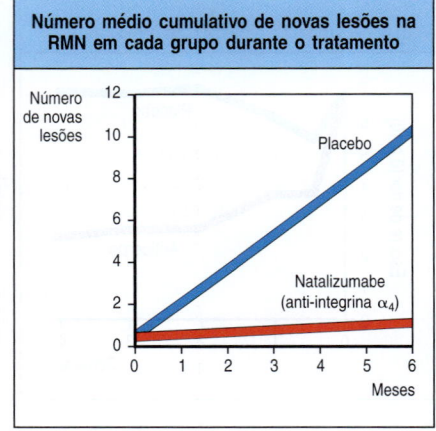

Número médio cumulativo de novas lesões na RMN em cada grupo durante o tratamento

Figura 16.9 O tratamento com o anticorpo monoclonal humanizado anti-integrina α_4 reduz a recidiva de esclerose múltipla. Figura à esquerda: interação entre integrina $\alpha_4{:}\beta_1$ (VLA-4) em linfócitos e macrófagos e VCAM-1 expressos em células endoteliais permitem a adesão dessas células ao endotélio cerebral. Isso facilita a migração dessas células para as placas de inflamação da esclerose múltipla. Figura central: o anticorpo monoclonal natalizumabe (azul) liga-se à cadeia α_4 da integrina e bloqueia as interações adesivas entre linfócitos e monócitos e VCAM-1 nas células endoteliais, evitando, assim, a entrada de células no tecido e a inflamação exagerada. O futuro desse tratamento é incerto em virtude do desenvolvimento de uma rara infecção como um efeito colateral (ver texto). Figura à direita: a quantidade de pequenas lesões detectadas na ressonância magnética nuclear (RMN) do cérebro é muito reduzida em pacientes tratados com natalizumabe se comparada aos pacientes tratados com placebo. (Dados de Miller, D.H. et al.: *N. Engl. J. Med.* 2003, 348:15-23.)

primeiros sinais que indicam a chance de sucesso desse tratamento ilustram o fato de a doença depender da contínua emigração de linfócitos, monócitos e macrófagos da circulação para os tecidos do cérebro na esclerose múltipla, e para a parede do intestino na doença de Crohn. Entretanto, o bloqueio da integrina $\alpha_4{:}\beta_1$ não é específico e, assim como a terapia anti-TNF, poderia levar à redução de defesa contra a infecção. Raros pacientes tratados com natalizumabe desenvolveram leucoencefalopatia multifocal progressiva, uma infecção oportunista causada pelo vírus JC. Isso levou à retirada temporária do natalizumabe do mercado em 2005, porém, em junho de 2006, foi novamente permitida a sua prescrição para esclerose múltipla e para doença de Crohn.

Um problema similar ao da leucoencefalopatia multifocal levou à retirada do mercado nos Estados Unidos e na Europa, em 2009, de outro anticorpo anti-integrina, o efalizumabe (que tem como alvo a subunidade α_L CD11a), que tinha mostrado ser promissor no tratamento da psoríase.

16.10 O bloqueio das vias coestimuladoras que ativam os linfócitos pode ser usado para tratar doenças autoimunes

O bloqueio das vias coestimuladoras, citado anteriormente em conexão com a prevenção da rejeição de transplantes (ver Seção 16.6), também tem sido aplicado para doenças autoimunes. Por exemplo, CTLA-4-Ig (abatacepte) bloqueia a interação de B7, expresso pelas APCs, com CD28 expresso pelas células T. Esse fármaco é aprovado para o tratamento da artrite reumatoide, e também parece ser benéfico no tratamento da psoríase. A psoríase é uma doença inflamatória de pele coordenada principalmente por células T, levando à produção de citocinas pró-inflamatórias. Quando o CTLA-4-Ig foi administrado a pacientes com psoríase, ocorreu melhora nas erupções cutâneas e nas evidências histológicas de perda de ativação de queratinócitos, células T e células dendríticas na pele lesada.

Outra via coestimuladora que tem sido investigada na psoríase é a interação entre as moléculas de adesão CD2 em células T e CD58 (LFA-3) nas APCs. Uma proteína recombinante fusionada CD58-IgG1, conhecida como alefacepte (Amevive), inibe a interação entre CD2 e CD58, e é agora um tratamento eficaz e de rotina para psoríase. Embora as células T de memória sejam o alvo dessa terapia, respostas à vacinação, como no caso da antitetânica, permanecem intactas.

16.11 Alguns fármacos comumente utilizados apresentam propriedades imunomoduladoras

Certos medicamentos existentes, como as estatinas e os bloqueadores de angiotensina, muito utilizados na prevenção e no tratamento de doenças cardiovasculares, também podem modular a resposta imune em animais experimentais. As estatinas são fármacos amplamente prescritos que bloqueiam a enzima 3-hidroxi-3-metilglutaril-coenzima A (HMG-CoA) redutase, reduzindo, desse modo, os níveis de colesterol. Elas também reduzem o nível aumentado da expressão de moléculas do complexo principal de histocompatibilidade (MHC, do inglês *major histocompatibility complex*) de classe II em algumas doenças autoimunes. Esses efeitos podem ocorrer devido a uma alteração no conteúdo de colesterol de membranas, influenciando, dessa forma, a sinalização de linfócitos. Em modelos animais, esses fármacos também parecem fazer as células T desviarem de uma resposta T_H1 mais patogênica para a uma resposta T_H2 mais protetora, apesar de essa ocorrência em humanos não estar esclarecida.

A vitamina D_3, um hormônio essencial para a homeostase óssea e mineral, também exerce efeitos imunomoduladores. Ela diminui a produção de IL-12 pelas células dendríticas e leva à diminuição de IL-2 e IFN-γ pelas células T CD4, e efeitos protetores têm sido demonstrados em uma variedade de modelos animais de autoimunidade, como EAE e diabetes, e em transplantes. O principal problema da vitamina D_3 é que seus efeitos imunomoduladores são verificados somente em doses que levariam à hipercalcemia e à reabsorção óssea em humanos. Existe uma grande procura por análogos estruturais de vitamina D_3 que mantenham os efeitos imunomoduladores, mas que não causem hipercalcemia.

16.12   A administração controlada de antígenos pode ser utilizada para manipular a natureza de uma resposta antígeno-específica

Em algumas doenças, o antígeno-alvo de uma resposta imune indesejável pode ser identificado. Pode ser possível utilizar o próprio antígeno, em vez de fármacos ou anticorpos para tratar a doença, pois a maneira pela qual o antígeno é apresentado pode alterar a resposta imune e reduzir ou eliminar suas características patogênicas. Como discutido na Seção 14.14, esse princípio tem sido aplicado com sucesso no tratamento de alergias causadas por resposta IgE devido a baixas doses do antígeno. O tratamento repetido em indivíduos alérgicos com altas doses do alérgeno parece desviar a resposta alérgica para uma resposta dominada por células T que favorece a produção de anticorpos IgG e IgA. Acredita-se que esses anticorpos dessensibilizem o paciente por meio da ligação de pequenas quantidades de alérgeno normalmente encontrado e do fato de o alérgeno ser impedido de se ligar à IgE.

Existe um considerável interesse no uso de antígenos peptídicos para suprimir respostas patogênicas em doenças autoimunes mediadas por células T. O tipo de resposta de célula T CD4 induzida por um peptídeo depende da maneira pela qual este é apresentado ao sistema imune (ver Seção 9.18). Por exemplo, peptídeos administrados por via oral tendem a sensibilizar as células T_{reg} que predominantemente produzem o fator de transformação do crescimento (TGF, do inglês *transforming growth factor*)-β, sem ativar células T_H1 ou induzir um grande conjunto de anticorpos sistêmicos (ver Seção 12.14). Além disso, experimentos em animais indicam que antígenos orais podem proteger contra a doença autoimune induzida. Doenças semelhantes à esclerose múltipla ou à artrite reumatoide podem ser induzidas em camundongos pela injeção da proteína básica mielínica (MBP) ou do colágeno tipo II, respectivamente, com adjuvante completo de Freund. A administração oral de MBP ou colágeno tipo II inibe o desenvolvimento dessas doenças em animais, e tem alguns efeitos benéficos na redução da atividade da doença já estabelecida. Entretanto, em pessoas com esclerose múltipla ou artrite reumatoide, a administração oral da proteína inteira tem apresentado efeitos terapêuticos limitados. De modo semelhante, nenhum efeito protetor foi observado em um amplo estudo feito para avaliar se pequenas doses parenterais de insulina poderiam retardar o início dessa doença em pessoas com alto risco para desenvolver diabetes.

Outras abordagens que utilizam antígenos para trocar a resposta de célula T autoimunes por uma resposta T_H2 menos danosa têm sido mais eficientes em humanos. O fármaco peptídico acetato de glatirâmer (Copaxone) é um fármaco aprovado para esclerose múltipla, que reduz as taxas de recidiva para 30%. Ele assemelha-se à composição de aminoácidos de MBP e induz resposta protetora tipo T_H2.

Outra estratégia utiliza **ligantes de peptídeos alterados** (**APLs**, do inglês *altered peptide ligands*), nos quais foram realizadas substituições de aminoácidos nas posições de contato do TCR no peptídeo antigênico. Os APLs podem ser delineados para atuar como agonistas parciais ou antagonistas, ou mesmo para induzir a diferenciação de células T_{reg}. Apesar de seu sucesso no melhoramento de EAE em camundongos, os testes desses peptídeos para esclerose múltipla em alguns pacientes levaram à exacerbação da doença ou a reações alérgicas associadas a uma vigorosa resposta T_H2. Ainda não há evidências de que tais abordagens possam ser eficientes na manipulação de respostas imunes estabelecidas que levem a doenças autoimunes humanas.

Resumo

Os tratamentos para as respostas imunes indesejadas, como rejeição de enxertos, autoimunidade ou reações alérgicas, incluem fármacos convencionais – anti-inflamatórios, citotóxicos e imunossupressores –, bem como agentes biológicos como anticorpos monoclonais e proteínas imunomoduladoras. Fármacos anti-inflamatórios, dentre os quais os mais potentes são os corticosteroides, têm amplo espectro de ação e grande variação de efeitos colaterais tóxicos; sua dose deve ser controlada cuidadosamente. Eles são normalmente utilizados em combinação com fármacos imunossupressores ou citotóxicos. Os fármacos citotóxicos matam todas as células em divisão e, desse modo, previnem a proliferação dos linfócitos, porém, suprimem todas as respostas imunes indiscriminadamente e matam outros tipos de células em divisão. Os fármacos imunossupressores, como a ciclosporina A, atuam interferindo nas vias de sinalização intracelular de células T. Em geral, eles são menos tóxicos e mais caros do que os fármacos citotóxicos, mas ainda inibem a resposta imune de maneira indiscriminada.

A imunossupressão é utilizada para inibir a resposta imune ao enxerto antes que a resposta se torne estabelecida. Em contrapartida, as respostas autoimunes já estão bem estabelecidas no momento do diagnóstico e, em consequência disso, são mais difíceis de serem inibidas. Elas são, portanto, menos responsivas a fármacos imunossupressores, e, por essa razão, as respostas autoimunes são, em geral, controladas pela utilização da combinação de corticosteroides e fármacos citotóxicos.

Vários tipos de agentes biológicos estão atualmente estabelecidos na prática clínica para tratar a rejeição de transplantes e as doenças autoimunes (Fig. 16.10). Vários anticorpos monoclonais, que depletam os linfócitos de forma geral ou seletiva, inibem a ativação dos linfócitos por bloqueio do receptor ou previnem a migração dos linfócitos para os tecidos, têm sido aprovados para uso humano. Os agentes imunomoduladores também incluem os anticorpos monoclonais ou proteínas de fusão que inibem as ações inflamatórias do TNF-α, um triunfo da imunoterapia.

Utilizando a resposta imune para atacar tumores

O câncer é uma das três principais causas de morte nas nações industrializadas, junto com as doenças infecciosas e cardiovasculares. Visto que o tratamento das doenças infecciosas e a prevenção da doença cardiovascular continuam a melhorar, e a expectativa média de vida aumenta, o câncer provavelmente se tornará a doença fatal mais comum nesses países. Os cânceres são causados pelo crescimento progressivo da progênie de uma única célula transformada. Portanto, para curá-los, é preciso remover ou destruir todas as células malignas sem matar o paciente. Uma forma atraente de fazer isso seria induzir uma resposta imune contra o tumor, a qual seria capaz de discriminar as células tumorais de suas contrapartes celulares normais, da mesma forma que a vacinação contra um patógeno viral ou bacteriano induz uma resposta imune específica que fornece proteção somente contra o patógeno. Abordagens imune ao tratamento do câncer vêm sendo testadas por mais de um século, porém, somente na década passada a imunoterapia ao câncer se mostrou realmente

Agentes terapêuticos utilizados no tratamento de doenças autoimunes humanas				
Alvo	**Agente terapêutico**	**Doença**	**Reversão da doença**	**Desvantagens**
Integrinas	mAb específico para integrina $\alpha_4{:}\beta_1$	EM reincidente AR Doença intestinal inflamatória	Redução na taxa de reincidência; retardo na progressão da doença	Risco aumentado de infecção; encefalopatia multifocal progressiva
Células B	mAb específico para CD20	AR LES EM	Melhora na artrite, possivelmente no LES	Risco aumentado de infecção
HMG-CoA redutase	Estatinas	EM	Redução na atividade da doença	Hepatotoxicidade; rabdomiólise
Células T	mAb específico para CD3	Diabetes melito tipo I	Uso reduzido de insulina	Risco aumentado de infecção
	Proteína de fusão CTLA-4-Ig	AR Psoríase EM	Melhora na artrite	
Citocinas	mAb específico para TNF-α e proteína de fusão TNFR solúvel	AR Doença de Crohn Artrite psorítica Espondilite anquilosante	Melhora na incapacidade; reparo das articulações na artrite	Risco aumentado de tuberculose e outras infecções; aumento sutil no risco de linfoma
	Antagonista do receptor IL-1	AR	Melhora na incapacidade	Baixa eficiência
	mAb específico para IL-15	AR	Pode melhorar a incapacidade	Risco aumentado de infecção oportunista
	mAb específico para receptor de IL-6	AR	Atividade reduzida da doença	Risco aumentado de infecção oportunista
	IFNs tipo I	EM reincidente	Redução na taxa de reincidência	Toxicidade no fígado; síndrome semelhante à *influenza* é comum

Figura 16.10 Novos agentes terapêuticos para a autoimunidade humana. Os agentes imunossupressores listados nas Figuras 16.1 e 16.7 podem atuar em uma das três vias gerais. Primeiro (vermelho), eles podem atuar pela depleção de células dos sítios de inflamação, ou causar depleção célula-específica global, ou bloquear interações das integrinas, inibindo, assim, o tráfego de linfócitos. Segundo (azul), os agentes podem bloquear interações celulares específicas ou inibir várias vias coestimuladoras. Terceiro (verde), os agentes podem ter como alvo os mecanismos efetores terminais, como a neutralização de várias citocinas pró-inflamatórias. AR, artrite reumatoide; EM, esclerose múltipla; HMG-CoA, 3-hidroxi-3-metilglutaril-coenzima A; IFN, interferon; IL, interleucina; LES, lúpus eritematoso sistêmico; mAb, anticorpo monoclonal; TNF, fator de necrose tumoral.

promissora. Um importante avanço conceitual tem sido a integração de abordagens convencionais como cirurgia ou quimioterapia, as quais reduzem substancialmente o tumor, com imunoterapia.

16.13 O desenvolvimento de tumores transplantáveis em camundongos levou à descoberta de respostas imunes protetoras contra os tumores

A descoberta de que os tumores poderiam ser induzidos em camundongos após o tratamento com carcinógenos químicos ou irradiação, acoplado com o desenvolvimento de linhagens endocruzadas de camundongos, tornou possível realizar os experimentos-chave que levaram à descoberta das respostas imunes para os tumores. Esses tumores poderiam ser transplantados entre os camundongos, e o estudo experimental da rejeição tumoral geralmente tem como base o uso desses tumores.

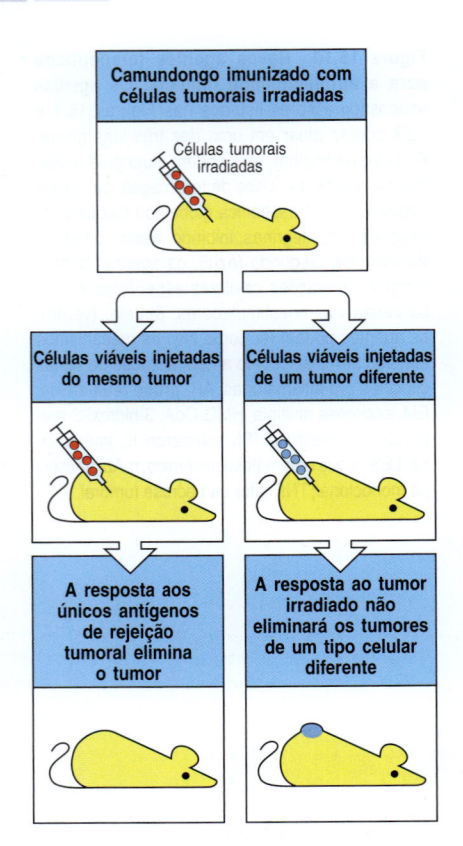

Figura 16.11 Os antígenos de rejeição tumoral são específicos para tumores individuais. Camundongos imunizados com células tumorais irradiadas e desafiados com células viáveis do mesmo tumor podem, em alguns casos, rejeitar uma dose letal do tumor (figuras à esquerda). Isso é o resultado de uma resposta imune aos antígenos de rejeição tumoral. Se os camundongos imunizados forem desafiados com células viáveis de um tumor diferente, não existirá proteção e o camundongo morrerá (figuras à direita).

Se os tumores portam moléculas do MHC estranhas ao camundongo para o qual foram transplantados, as células tumorais são facilmente reconhecidas e destruídas pelo sistema imune, fato que foi explorado para desenvolver as primeiras linhagens congênicas de camundongos em relação ao MHC. Assim, a imunidade específica aos tumores deve ser estudada dentro de linhagens endocruzadas, de modo que o hospedeiro e o tumor possam ser pareados para o tipo de MHC.

Em camundongos, os tumores transplantáveis exibem um padrão variável de crescimento quando injetados em receptores singênicos. A maioria dos tumores cresce de forma progressiva e, por fim, mata o hospedeiro. Contudo, se os camundongos forem injetados com células tumorais irradiadas que não podem crescer, com frequência eles serão protegidos contra a injeção subsequente de uma dose normalmente letal de células viáveis do mesmo tumor (Fig. 16.11). Entre os tumores transplantáveis, parece haver um espectro de imunogenicidade: as injeções de células tumorais irradiadas parecem induzir vários graus de imunidade protetora contra uma injeção de células tumorais viáveis em um local distante. Esses efeitos protetores não são observados em camundongos com deficiência de células T, mas podem ser conferidos pela transferência adotiva de células T de camundongos imunes, mostrando a necessidade de células T para a mediação de todos esses efeitos.

Essas observações indicam que os tumores expressam peptídeos antigênicos que podem se tornar alvos para uma resposta de células T específica às células tumorais que rejeitam o tumor. Esses **antígenos de rejeição tumoral** são expressos por tumores murinos induzidos experimentalmente (nos quais eles muitas vezes são chamados antígenos de transplante específicos para tumor), e em geral são específicos para um determinado tumor. Assim, a imunização com células tumorais irradiadas protege um camundongo singênico da injeção de células vivas do mesmo tumor, mas não de um tumor singênico diferente (ver Fig. 16.11).

16.14 Os tumores são "editados" pelo sistema imune à medida que evoluem e podem evitar a rejeição de muitas formas

Na década de 1950, Frank MacFarlane Burnet e Lewis Thomas formularam a hipótese da "**vigilância imune**", na qual as células do sistema imune detectariam e destruiriam células tumorais. Desde então, ficou claro que a relação entre o sistema imune e o câncer é consideravelmente mais complexa, e essa hipótese foi modificada para considerar as três fases do crescimento tumoral. A primeira delas é a "fase de eliminação", na qual o sistema imune reconhece e destrói células tumorais potenciais – fenômeno previamente chamado vigilância imune (Fig. 16.12). Se a eliminação não for realizada com sucesso, segue uma "fase de equilíbrio", na qual as células tumorais sofrem modificações ou mutações que objetivam a sua sobrevivência como resultado da pressão seletiva imposta pelo sistema imune. Durante a fase de equilíbrio, um processo conhecido como **imunoedição do câncer** compõe continuamente as propriedades das células tumorais que sobrevivem. Na "fase de escape" final, as células tumorais que acumularam mutações suficientes enganam as atenções do sistema imune e crescem desimpedidas para tornar-se clinicamente detectáveis.

Camundongos com deleções de genes-alvo ou tratados com anticorpos para remover componentes específicos das imunidades inata e adaptativa têm fornecido as melhores evidências de que a vigilância imune influencia o desenvolvimento de certos tipos de tumores. Por exemplo, camundongos que não têm perforina, parte do mecanismo de morte das células NK e das células T CD8 citotóxicas (ver Seção 9.26) mostraram aumento na frequência de linfomas – tumores do sistema linfoide. Linhagens de camundongo sem proteínas RAG e STAT1, sendo assim deficientes tanto em mecanismos da imunidade adaptativa quanto em alguns mecanismos da imunidade inata, desenvolvem tumores epiteliais de intestino e mama. Camundongos sem linfócitos T que expressam receptores γ:δ apresentam suscetibilidade aumentada aos tumores de pele induzidos pela aplicação tópica de carcinógenos, ilustrando um papel das células T γ:δ intraepiteliais (ver Seção 12.13) na sobrevivência e na morte de células epiteliais anormais. Tanto o IFN-γ como o IFN-α são importantes

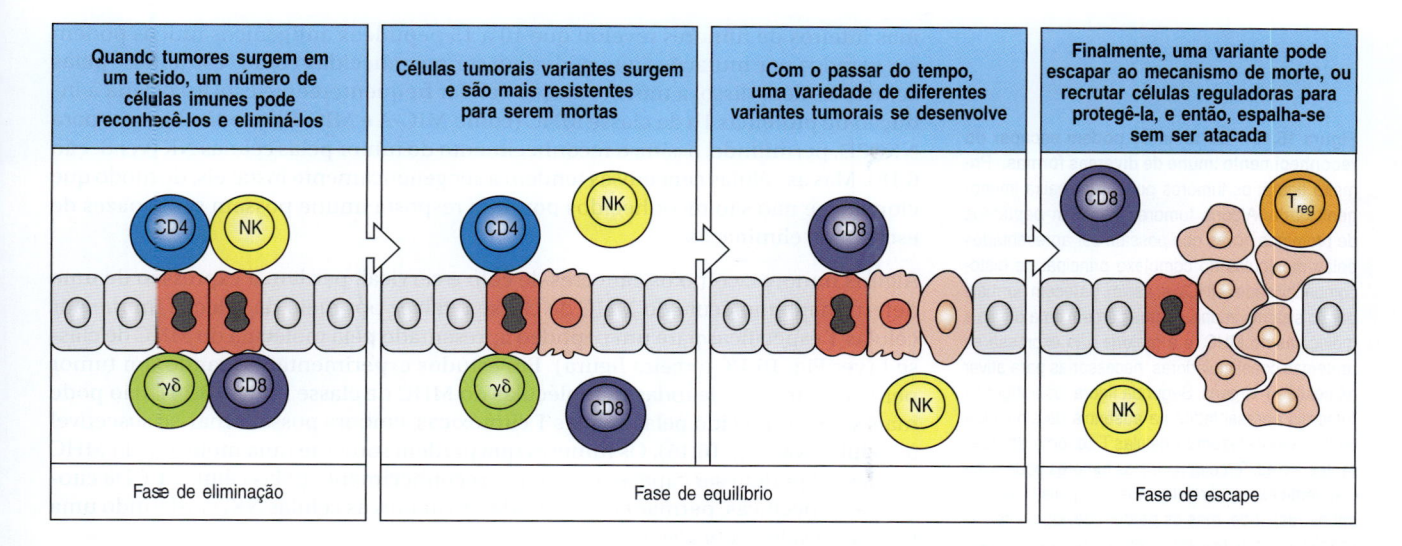

| Quando tumores surgem em um tecido, um número de células imunes pode reconhecê-los e eliminá-los | Células tumorais variantes surgem e são mais resistentes para serem mortas | Com o passar do tempo, uma variedade de diferentes variantes tumorais se desenvolve | Finalmente, uma variante pode escapar ao mecanismo de morte, ou recrutar células reguladoras para protegê-la, e então, espalha-se sem ser atacada |

Fase de eliminação | Fase de equilíbrio | Fase de escape

na eliminação de células tumorais, direta ou indiretamente, por meio de suas ações em outras células. Estudos das várias células efetoras do sistema imune mostram que as células T γ:δ são a principal fonte de IFN-γ, o que pode explicar sua importância na remoção de células cancerosas.

De acordo com a hipótese da imunoedição, as células tumorais que sobrevivem à fase de equilíbrio adquiriram mutações adicionais que previnem sua eliminação pelo sistema imune. Em um indivíduo imunocompetente, o resposta imune de equilíbrio remove continuamente as células tumorais, retardando o crescimento do tumor; se o sistema imune estiver comprometido, a fase de equilíbrio rapidamente transfere-se para a fase de escape e, assim, nenhuma das células tumorais é removida. Um excelente exemplo clínico para embasar a presença da fase de equilíbrio é a ocorrência de câncer em receptores de órgãos transplantados. Um estudo relatou o desenvolvimento de melanoma entre um e dois anos após transplante em dois pacientes que tinham recebido rins do mesmo doador, uma paciente que teve melanoma maligno, tratada com sucesso, 16 anos antes de sua morte. Presumivelmente, as células do melanoma, que são conhecidas por se espalharem facilmente para outros órgãos, estavam presentes nos rins do doador no momento do transplante, porém, estavam em fase de equilíbrio com o sistema imune. Se sim, isso indicaria que as células do melanoma não foram completamente eliminadas pelo sistema imune, mas são mantidas em verificação por um sistema imune imunocompetente. Em virtude de os sistemas imunes dos receptores estarem imunossuprimidos, as células do melanoma foram liberadas do equilíbrio e começaram a se dividir rapidamente e espalhar-se para outras partes do corpo.

Outra situação na qual a quebra da vigilância imune pode levar ao desenvolvimento de tumores é na **distúrbio linfoproliferativa pós-transplante**, que pode ocorrer quando pacientes estão imunossuprimidos após, por exemplo, um transplante de órgão sólido. Isso normalmente toma a forma de uma expansão de células B dirigida pelo vírus de Epstein-Barr (EBV, do inglês *Epstein-Barr virus*) na qual as células B podem sofrer mutações e tornar-se malignas. Portanto, a vigilância imune parece ser essencial para o controle dos tumores associados a vírus.

Os tumores podem evitar o estímulo da resposta imune, ou podem escapar dela quando ela ocorre, por meio de diversos mecanismos, os quais estão resumidos na Figura 16.13. Tumores espontâneos podem, inicialmente, não ter mutações que produzam novos antígenos específicos de tumores que desencadeiem respostas das células T (ver Fig. 16.13, primeira figura). Mesmo quando um antígeno específico de tumor é expresso, captado e apresentado por APCs, se sinais coestimuladores estiverem ausentes, ele tenderá a tolerar qualquer célula T virgem antígeno-específica em vez de ativá-la (ver Fig. 16.13, segunda figura). Não está claro há quanto tempo esses tumores são tratados como "próprios". O sequenciamento recente de geno-

Figura 16.12 As células malignas podem ser controladas por vigilância imune. Alguns tipos de células tumorais são reconhecidos por uma variedade de células do sistema imune, as quais podem eliminá-los (figura à esquerda). Se as células tumorais não forem completamente eliminadas, surgem variantes que finalmente escapam do sistema imune e proliferam para formar um tumor. NK, *natural killer*; T_reg, T reguladoras.

mas inteiros de tumores revelou que 10 a 15 peptídeos antigênicos únicos podem ser gerados por mutações que poderiam ser reconhecidas como "estranhas" pelas células T. Além disso, a transformação celular frequentemente está associada à indução de proteínas 1b da classe MHC (como MIC-A e MIC-B) que são ligantes para NKG2D, permitindo, assim, o reconhecimento do tumor pelas células NK (ver Seção 6.18). Mas as células cancerosas tendem a ser geneticamente instáveis, de modo que clones que não são reconhecidos por uma resposta imune possam ser capazes de escapar da eliminação.

Alguns tumores, como os cânceres de colo e cervical, perdem a expressão de uma determinada molécula do MHC de classe I, talvez por meio da seleção imune por células T específicas para um peptídeo apresentado pela molécula do MHC de classe I (ver Fig. 16.13, terceira figura). Em estudos experimentais, quando um tumor perde a expressão de todas as moléculas do MHC de classe I (Fig. 16.14), não pode mais ser reconhecido pelas células T citotóxicas, embora possa tornar-se suscetível às células NK (Fig. 16.15). Os tumores que perdem somente uma molécula do MHC de classe I podem ser capazes de evitar o reconhecimento pelas células T CD8 citotóxicas específicas, permanecendo ainda resistentes às células NK, conferindo uma vantagem seletiva *in vivo*.

Os tumores também parecem ser capazes de escapar do ataque imune por meio da criação de um ambiente que geralmente é imunossupressor (ver Fig. 16.13, quarta figura). Vários tumores produzem citocinas imunossupressoras. O TGF-β foi identificado pela primeira vez no sobrenadante de culturas de um tumor (daí seu nome) e, como foi visto, tende a suprimir as respostas das células T inflamatórias e a imunidade mediada por células, as quais são necessárias para controlar o crescimento tumoral. Deve-se lembrar de que o TGF-β induz o desenvolvimento das células T_{reg} induzíveis (ver Seção 9.18), as quais foram encontradas em uma variedade de cânceres e podem expandir especificamente em resposta a antígenos tumorais. Em modelos murinos, a remoção de células T_{reg} aumenta a resistência ao câncer, ao passo que sua transferência para um receptor T_{reg}-negativo permite que o câncer se desenvolva. A expansão de células T_{reg} induzida por IL-2 também pode explicar a relativa baixa eficiência de IL-2 no aumento da resposta imune em melanomas. Apesar de aprovada para uso clínico, a IL-2 leva a uma resposta benéfica em longo prazo em relativamente poucos pacientes. Além disso, uma possível terapia adicional teria de depletar ou inativar as células T_{reg} com a administração de IL-2.

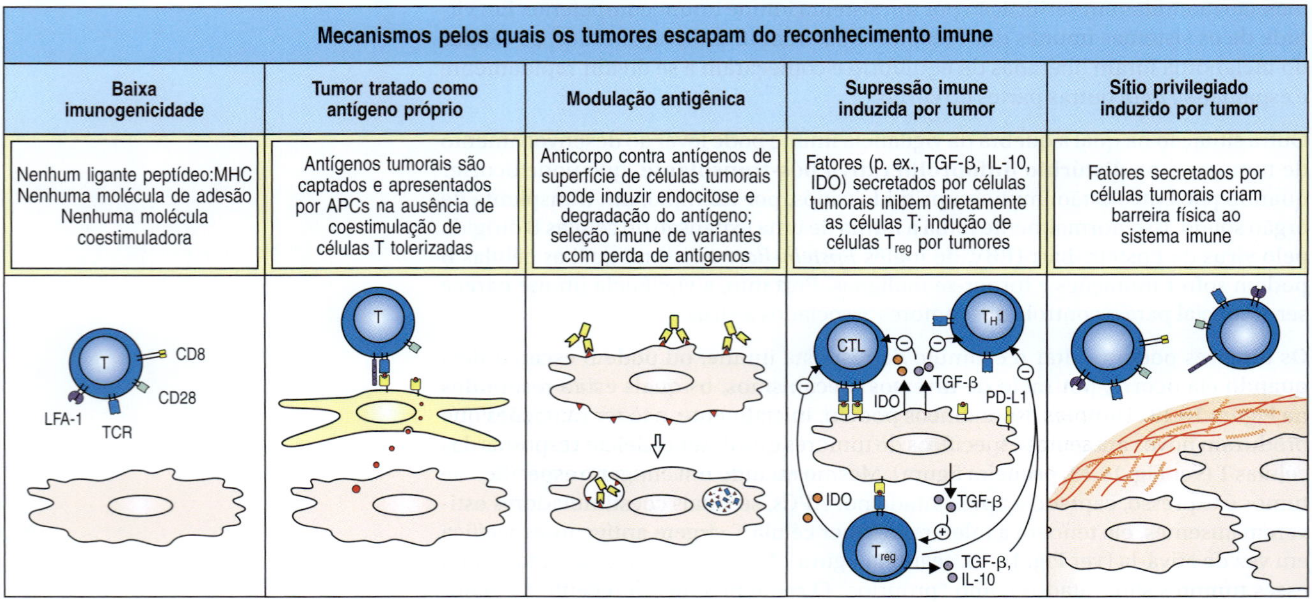

Mecanismos pelos quais os tumores escapam do reconhecimento imune				
Baixa imunogenicidade	**Tumor tratado como antígeno próprio**	**Modulação antigênica**	**Supressão imune induzida por tumor**	**Sítio privilegiado induzido por tumor**
Nenhum ligante peptídeo:MHC Nenhuma molécula de adesão Nenhuma molécula coestimuladora	Antígenos tumorais são captados e apresentados por APCs na ausência de coestimulação de células T tolerizadas	Anticorpo contra antígenos de superfície de células tumorais pode induzir endocitose e degradação do antígeno; seleção imune de variantes com perda de antígenos	Fatores (p. ex., TGF-β, IL-10, IDO) secretados por células tumorais inibem diretamente as células T; indução de células T_{reg} por tumores	Fatores secretados por células tumorais criam barreira física ao sistema imune

Muitos tumores parecem conter **células supressoras derivadas de mieloide**, uma população heterogênea composta tanto de células monocíticas como polimorfonucleares que podem inibir a ativação das células T dentro do tumor, mas ainda não estão totalmente caracterizadas no momento. Vários tumores de diferentes tecidos, como o melanoma, o carcinoma de ovário e o linfoma de células B, também demonstraram produzir a citocina imunossupressora IL-10, que pode reduzir a atividade das células dendríticas e inibir a ativação das células T.

Alguns tumores expressam proteínas de superfície celular que inibem diretamente as respostas imunes (ver Fig. 16.13, quarta figura). Por exemplo, vários tipos de câncer expressam o ligante de morte programada-1 (PD-L1, do inglês *programmed death ligand-1*), membro da família B7 e o ligante do receptor inibidor PD-1 expresso por células T ativadas (ver Seção 7.18). Além disso, os tumores podem produzir enzimas que agem para suprimir respostas imunes locais. A enzima **indoleamina 2,3-dioxigenase** (IDO) cataboliza o triptofano, um aminoácido essencial, produzindo o metabólito imunossupressor quinurenina. A IDO parece funcionar normalmente na manutenção do equilíbrio entre respostas imunes e tolerância durante as infeções, mas pode ser induzida durante a fase de equilíbrio do desenvolvimento tumoral. Finalmente, as células tumorais podem produzir materiais, como o colágeno, que criam uma barreira física para a interação com as células do sistema imune (ver Fig. 16.13, última figura).

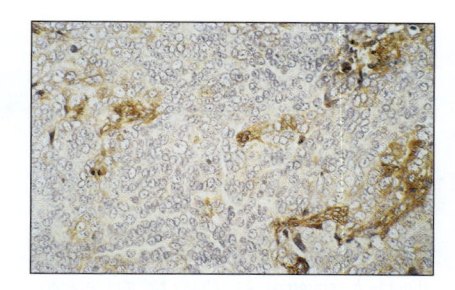

Figura 16.14 Perda da expressão do complexo principal de histocompatibilidade (MHC) de classe I em um carcinoma prostático. Alguns tumores podem escapar da vigilância imune por meio da perda de expressão de moléculas do MHC de classe I, evitando seu reconhecimento pelas células T CD8. É mostrada uma secção de câncer de próstata humano que foi corada com anticorpo conjugado à peroxidase contra moléculas de antígeno leucocitário humano (HLA) de classe I. A coloração marrom, que representa a expressão do HLA de classe I, é restrita aos linfócitos infiltrantes e a células do estroma tecidual. As células tumorais que ocupam a maioria dessa secção não mostram coloração. (Fotografia cortesia de G. Stamp.)

16.15 Antígenos específicos de tumores podem ser reconhecidos por células T e formam a base das imunoterapias

Os antígenos de rejeição tumoral reconhecidos pelo sistema imune são peptídeos das proteínas de células tumorais que são apresentados às células T pelas moléculas do MHC. Esses peptídeos podem tornar-se alvos de uma resposta de células T específica para o tumor, mesmo que possam estar presentes em tecidos normais. Por exemplo, estratégias para induzir imunidade aos antígenos relevantes em pacientes com melanoma podem induzir vitiligo, uma destruição autoimune de células pigmentadas na pele saudável. Diversas categorias de antígenos de rejeição tumoral podem ser distinguidas (Fig. 16.16). Uma delas consiste em antígenos que são estritamente específicos do tumor que resultam de mutações pontuais ou rearranjos gênicos que ocorrem durante a oncogênese. As mutações pontuais podem despertar uma resposta de células T tanto por meio da ligação *de novo* do peptídeo mutante às moléculas do MHC de classe I como pela criação de um novo epítopo para as células T pela modificação de um peptídeo que já se liga às moléculas de classe I (Fig. 16.17). Nos tumores de células B e T, que são derivados de clones únicos de linfócitos, uma classe especial de antígenos específicos de tumores inclui os idiotipos (ver Apêndice I, Seção A.10) únicos ao receptor de antígeno expresso pelo clone. Entretanto, nem todos os peptídeos mutados podem ser processados corretamente ou ser capazes de se associar a moléculas do MHC e, dessa forma, assegurar que estimulem uma resposta efetiva.

A segunda categoria de antígenos de rejeição de tumoral compreende os **antígenos de câncer de testículos**. Eles são proteínas codificadas por genes que são normalmente expressos apenas nas células germinativas masculinas nos testículos. As células germinativas masculinas não expressam moléculas do MHC e, dessa forma, os peptídeos dessas moléculas não são apresentados normalmente para os linfócitos T. As células tumorais apresentam várias anormalidades na expressão gênica, incluindo a ativação de genes que codificam para antígenos de câncer de testículos, como os antígenos MAGE em melanomas (ver Fig. 16.16). Quando expressos por células tumorais, os peptídeos derivados dessas proteínas das "células germinativas" podem ser apresentados às células T por moléculas do MHC de classe I; essas proteínas são, portanto, específicas de tumor na sua expressão como antígenos. Talvez o antígeno de câncer de testículo melhor caracterizado imunologicamente seja o NY-ESO-1 (do inglês *New York, Esophageal Squamous Cell Carcinoma-1* [carcinoma de células escamosas do esôfago]), que é altamente imunogênico e é expresso por uma variedade de tumores humanos, inclusive melanoma.

Figura 16.15 Os tumores que perdem a expressão de todas as moléculas do complexo principal de histocompatibilidade (MHC) de classe I como mecanismo de escape da vigilância imune são mais suscetíveis à morte pelas células *natural killer* (NK). A regressão dos tumores transplantados é devida, em grande parte, à ação dos linfócitos T citotóxicos (CTLs), que reconhecem os peptídeos novos ligados aos antígenos do MHC de classe I na superfície da célula (figuras à esquerda). As células NK têm receptores inibidores que se ligam às moléculas do MHC de classe I, de modo que variantes do tumor com baixos níveis de MHC de classe I, embora menos sensíveis às células T CD8 citotóxicas, tornam-se suscetíveis às células NK (figuras centrais). Embora os camundongos *nude* não tenham células T, eles apresentam níveis de células NK acima do normal, e, assim, os tumores sensíveis às células NK não crescem tão bem nesses animais quanto nos animais normais. A transfecção com genes do MHC de classe I pode restaurar tanto a resistência às células NK quanto a suscetibilidade às células T CD8 citotóxicas (figuras à direita). As figuras inferiores mostram micrografias eletrônicas de células NK atacando células leucêmicas. Figura à esquerda: logo após ligar-se à célula-alvo, a célula NK lança numerosas extensões de microvilosidades e estabelece uma ampla zona de contato com a célula leucêmica. Nas duas fotografias, a célula NK é a célula menor, à esquerda. Figura à direita: 60 minutos após a mistura, podem ser observados longos processos microvilosos que se estendem da célula NK (embaixo, à esquerda) até a célula leucêmica, e há dano significativo na célula leucêmica; a membrana plasmática está enrolada e fragmentada. (Fotografias reimpressas a partir de Herberman, R., e Callewaert, D.: *Mechanisms of Cytotoxicity by Natural Killer Cells*, 1985, com permissão de Elsevier.)

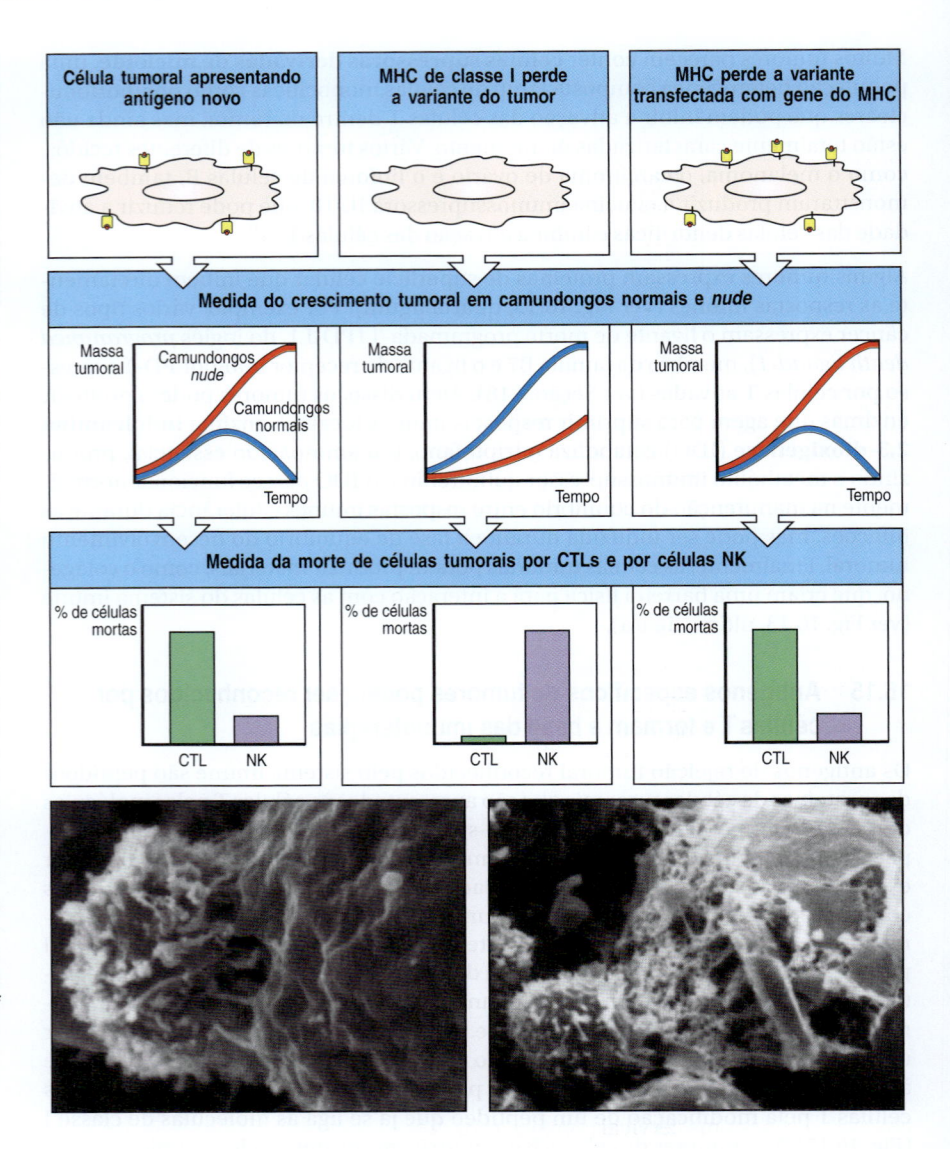

A terceira categoria consiste em "antígenos de diferenciação" codificados por genes expressos apenas em certos tipos de tecidos. Os melhores exemplos são os antígenos de diferenciação expressos em melanócitos e células de melanoma; vários desses antígenos são proteínas envolvidas nas vias de produção do pigmento preto, a melanina. A quarta categoria inclui antígenos fortemente expressos nas células tumorais em comparação às suas contrapartes normais. Um exemplo é o antígeno HER-2/neu (também conhecido por c-Erb-2), que é um receptor de tirosina quinase homólogo ao receptor do fator de crescimento epidérmico. O HER-2/neu é superexpresso em muitos adenocarcinomas, incluindo os cânceres de ovário e de mama, em que ele está associado a um prognóstico ruim. Os linfócitos T citotóxicos CD8 restritos ao MHC de classe I têm sido encontrados infiltrando tumores sólidos que superexpressam HER-2/neu, mas não são capazes de destruir tais tumores *in vivo*. A quinta categoria de antígenos de rejeição tumoral inclui as moléculas que apresentam modificações pós-traducionais anormais. Um exemplo é a mucina fracamente glicosilada, MUC-1, que é expressa por diversos tumores, incluindo os cânceres de mama e pancreático. A sexta categoria consiste em proteínas novas que são geradas quando um ou mais íntrons são retidos no mRNA, o que ocorre no melanoma. As proteínas codificadas por oncogenes virais compreendem a sétima categoria de antígenos de rejeição tumoral. Essas proteínas oncovirais podem ter papel crucial no processo oncogênico, e, em virtude de serem estranhas, elas podem induzir uma

Antígenos de rejeição tumoral em potencial têm uma variedade de origens			
Classe de antígeno	Antígeno	Natureza do antígeno	Tipo de tumor
Oncogene tumor-específico mutado ou supressor de tumor	Quinase 4 dependente de ciclina	Regulador do ciclo celular	Melanoma
	β-Catenina	Transmissão em via de transdução de sinal	Melanoma
	Caspase 8	Regulador de apoptose	Carcinoma de célula escamosa
	sIg/idiótipo	Anticorpo específico após rearranjos gênicos em clones de célula B	Linfoma
Antígenos de câncer de testículo	MAGE-1 MAGE-3 NY-ESO-1	Proteínas testiculares normais	Melanoma Mama Glioma
Diferenciação	Tirosinase	Enzima na via de síntese da melanina	Melanoma
Expressão gênica anormal	HER-2/neu	Receptor de tirosina quinase	Mama Ovário
	Tumor de Wilms	Fator de transcrição	Leucemia
Modificação pós-traducional anormal	MUC-1	Mucina subglicosilada	Mama Pâncreas
Modificação pós-transcricional anormal	GP100 TRP2	Retenção de íntrons no mRNA	Melanoma
Proteína oncoviral	Proteínas do HPV tipo 16: E6 e E7	Produtos gênicos de transformação viral	Carcinoma cervical

Figura 16.16   Proteínas seletivamente expressas em tumores humanos são candidatas a antígenos de rejeição tumoral. As moléculas listadas aqui têm sido reconhecidas por linfócitos T citotóxicos de pacientes com o tipo de tumor listado. HPV, papilomavírus humano; sIg, imunoglobulina de superfície.

resposta de células T. Exemplos de tais proteínas são as proteínas do papilomavírus humano (HPV, do inglês *human papilloma virus*) tipo 16, E6 e E7, as quais são expressas no carcinoma cervical (ver Seção 16.17).

Embora todos os tipos de antígenos de rejeição tumoral possam induzir uma resposta antitumoral *in vitro* e *in vivo*, raramente essa resposta poderá eliminar por si só um tumor estabelecido. São objetivos da imunoterapia tumoral aproveitar e aumentar tais respostas para tratar o câncer de maneira mais efetiva. A remissão espontânea, ocasionalmente observada nos casos de melanoma maligno e carcinoma renal, mesmo na doença avançada, oferece esperança de que esse objetivo possa ser alcançado.

No melanoma, foram descobertos antígenos tumorais específicos por meio do cultivo de células tumorais irradiadas com linfócitos autólogos, uma reação conhecida como cultura mista de células tumorais e linfócitos. Nessas culturas, puderam ser identificadas células T citotóxicas que foram reativas contra peptídeos de melanoma e matariam as células tumorais que portam o antígeno relevante específico do tumor. Tais estudos revelaram que os melanomas portam, no mínimo, cinco antígenos diferentes que podem ser reconhecidos pelos linfócitos T citotóxicos. Entretanto, os linfócitos T citotóxicos reativos contra os antígenos do melanoma não são expandidos *in vivo*, sugerindo que esses antígenos não são normalmente imunogênicos. No entanto, os tumores podem ser selecionados *in vitro* – e possivelmente *in vivo* –, por meio da perda desses antígenos pela presença de células T citotóxicas específicas, oferecendo a esperança de que eles podem ser alvos adequados para a imunoterapia tumoral.

Figura 16.17 Antígenos de rejeição tumoral podem surgir por meio de mutações pontuais em proteínas próprias, que ocorrem durante o processo de oncogênese. Em alguns casos, uma mutação pontual em uma proteína própria pode permitir que um novo peptídeo se associe a moléculas do complexo principal de histocompatibilidade (MHC) de classe I (figura inferior à esquerda). Em outros casos, uma mutação pontual que ocorre dentro de um peptídeo próprio que pode, por si, ligar-se a proteínas MHC causa a expressão de um novo epítopo para a ligação de célula T (figura inferior à direita). Em ambos os casos, esses peptídeos mutados não terão induzido tolerância por deleção clonal de células T em desenvolvimento e podem ser reconhecidos por células T maduras.

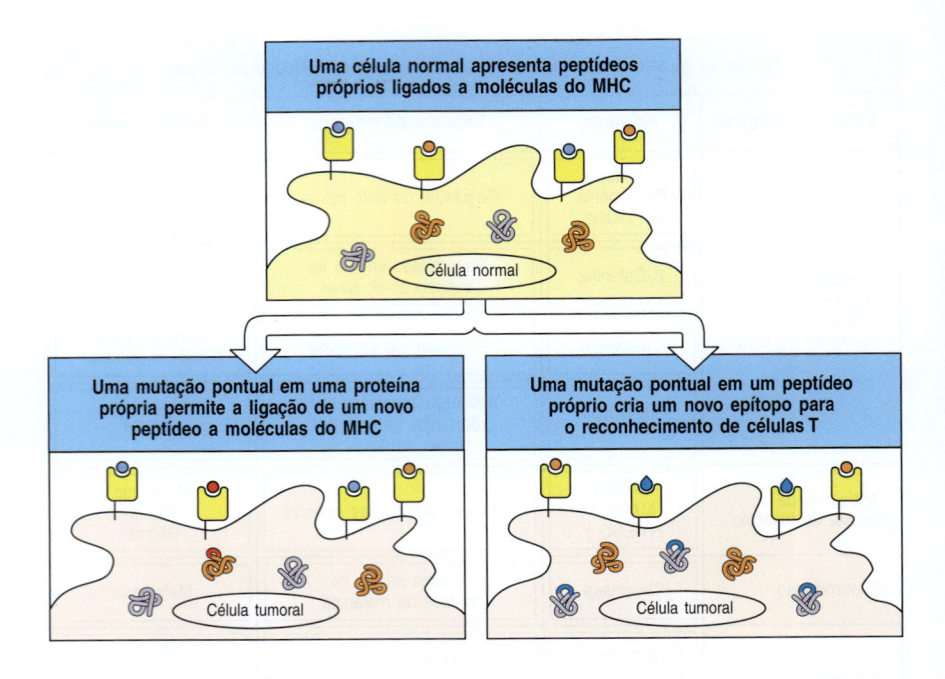

Células T específicas de melanoma podem ser propagadas a partir de linfócitos do sangue periférico, de linfócitos infiltrados no tumor ou da drenagem de linfonodos de pacientes nos quais o melanoma está crescendo. Essas células T não reconhecem proteínas codificadas por proto-oncogenes mutantes ou genes supressores tumorais que causaram a transformação cancerosa da célula. Em vez disso, as células T reconhecem os antígenos derivados a partir de outros genes mutantes ou de proteínas normais que agora são mostradas sobre as células tumorais em níveis detectáveis pelas células T em um primeiro momento. Os antígenos de câncer de testículo como os antígenos MAGE dos melanomas discutidos anteriormente provavelmente representam antígenos que surgem precocemente no desenvolvimento, reexpressos no processo de tumorigênese. Somente uma minoria de pacientes com melanoma tem células T reativas contra os antígenos MAGE, indicando que esses antígenos não são expressos ou não são imunogênicos na maioria dos casos.

Os antígenos de melanoma mais comuns são peptídeos da enzima tirosinase ou de três outras proteínas – gp100, MART1 e gp75. Eles são antígenos de diferenciação específicos para a linhagem de melanócitos. É provável que a superexpressão desses antígenos nas células tumorais leve a uma densidade anormalmente elevada de complexos peptídeo específico:MHC, e é isso que os torna imunogênicos. Embora, na maioria dos casos, os antígenos de rejeição tumoral sejam apresentados como peptídeos complexados com moléculas do MHC de classe I, a enzima tirosinase demonstrou estimular respostas de células T CD4 em alguns pacientes com melanoma, por meio de sua ingestão e apresentação por células que expressam moléculas do MHC de classe II. Tanto células T CD4 quanto CD8 são provavelmente importantes no controle imunológico dos tumores. As células T CD8 podem matar as células tumorais diretamente, ao passo que as células T CD4 desempenham papel na ativação das células T CD8 citotóxicas e no estabelecimento de memória. As células T CD4 também podem matar as células tumorais por meio de citocinas que elas secretam, como o TNF-α.

Outros antígenos de rejeição tumoral em potencial incluem os produtos dos oncogenes celulares mutados ou supressores tumorais, como Ras e p53, e também as proteínas de fusão, como Bcr-Abl tirosina quinase, que resulta da translocação cromossômica (t9;22) encontrada na leucemia mieloide crônica (CML, do inglês *chronic myeloid leukemia*). Entretanto, em cada um desses casos, nenhuma resposta de células T citotóxicas específica foi identificada quando os linfócitos dos pacientes foram cultivados com células tumorais que portam esses antígenos mutados.

Quando presente em células de CML, a molécula de antígeno leucocitário humano (HLA, do inglês *human leukocyte antigen*) de classe I, HLA-A*0301, pode apresentar um peptídeo derivado do sítio de fusão entre Bcr e Abl. Esse peptídeo foi detectado com o uso de uma potente técnica conhecida como "imunogenética reversa", na qual peptídeos endógenos são eluídos de fendas de ligação do MHC e sua sequência foi determinada por espectrometria de massa altamente sensível. Essa técnica identificou peptídeos ligados ao HLA de outros antígenos tumorais, como os antígenos tumorais de melanomas MART1 e gp100, bem como sequências de peptídeos candidatos à vacinação contra doenças infecciosas.

No caso do peptídeo de fusão Bcr-Abl, as células T específicas podem ser identificadas no sangue periférico de pacientes com CML por meio do emprego de ligantes específicos, tetrâmeros de HLA-A*0301, portadores do peptídeo de fusão (ver Apêndice I, Seção A.28). Os linfócitos T citotóxicos específicos para esse e outros antígenos tumorais podem ser selecionados *in vitro* pela utilização de peptídeos derivados tanto de sequências mutadas quanto da fusão de sequências dessas proteínas oncogênicas; essas células T citotóxicas são capazes de reconhecer e matar células tumorais.

Após o transplante de medula óssea para tratar a CML, os linfócitos maduros da medula óssea do doador administrados no paciente podem ajudar a eliminar qualquer tumor residual. Essa técnica é conhecida como infusão de linfócitos doadores (DLI, do inglês *donor lymphocyte infusion*). Até o momento, ainda não está claro se a extensão da resposta clínica deve-se ao efeito enxerto *versus* hospedeiro, no qual o linfócito do doador responde a aloantígenos expressos nas células leucêmicas (ver Seção 15.36), ou se uma resposta antileucêmica específica é importante. É encorajador que se possa separar linfócitos T *in vitro* que medeiam tanto a resposta enxerto *versus* hospedeiro quanto o efeito enxerto *versus* leucemia. A capacidade de instruir as células do doador contra peptídeos específicos da leucemia oferece a perspectiva de aumentar o efeito antileucêmico enquanto se minimiza o risco de doença do enxerto *versus* hospedeiro.

Existe uma boa razão para se acreditar que a imunoterapia de células T contra antígenos tumorais é uma abordagem clínica possível. A terapia adotiva de células T envolve a expansão *ex vivo* de células T específicas do tumor a números grandes e a infusão destas nos pacientes. As células são expandidas *in vitro* por meio da cultura com IL-2, anticorpos anti-CD3 e APCs alogênicas, que fornecem um sinal coestimulador. A terapia adotiva de células T torna-se mais eficiente quando o paciente é imunossuprimido antes do tratamento e pela administração sistêmica de IL-2. As células T direcionadas em malignidades que expressam antígenos do EBV também podem ser expandidas de uma maneira antígeno-específica por meio da utilização de linhagens de células B linfoblastoides do paciente, transformadas com EBV. Outra abordagem que tem despertado muito interesse é o uso de vetores retrovirais para transferir genes de TCRs específicos de tumor nas células T de pacientes antes da reinfusão. Isso pode causar efeitos em longo prazo, como o resultado da capacidade de as células T se tornarem células de memória, e não há qualquer requerimento para histocompatibilidade, pois as células transfundidas são derivadas do paciente.

16.16 Anticorpos monoclonais contra antígenos tumorais, isolados ou ligados a toxinas, podem controlar o crescimento do tumor

O uso de anticorpos monoclonais para destruir tumores requer que um antígeno tumoral específico seja expresso na superfície da célula tumoral, de modo que o anticorpo possa direcionar a atividade de uma célula citotóxica, uma toxina ou, inclusive, um nucleotídeo radioativo especificamente para o tumor (Fig. 16.18). Algumas moléculas de superfície celular utilizadas em ensaios clínicos são mostradas na Figura 16.19, e alguns desses tratamentos têm sido licenciados. Melhorias preliminares na sobrevivência foram relatadas para pacientes com câncer de mama tratados com o anticorpo monoclonal trastuzumabe (Herceptin), que tem como alvo o receptor HER-2/neu. Esse receptor está superexpresso em cerca de um

Figura 16.18 Anticorpos monoclonais que reconhecem antígenos tumorais específicos podem ser utilizados para ajudar a eliminar tumores. Anticorpos tumorais específicos dos isotipos corretos podem lisar as células tumorais por meio do recrutamento de células efetoras, como as células *natural killer* (NK), ativando as células NK via seus receptores Fc (figuras à esquerda). Outra estratégia envolve a união de um anticorpo a uma toxina potente (figuras centrais). Quando um anticorpo se liga à célula tumoral e é endocitado, a toxina é liberada do anticorpo e pode matar a célula tumoral. Se o anticorpo for acoplado a um radioisótopo (figuras à direita), a ligação do anticorpo à célula tumoral liberará radiação suficiente para matar a célula tumoral. Além disso, as células tumorais vizinhas podem receber uma dose letal de radiação, mesmo que não estejam ligadas ao anticorpo. Fragmentos de anticorpos têm sido utilizados para substituir anticorpos inteiros na combinação com toxinas ou radioisótopos.

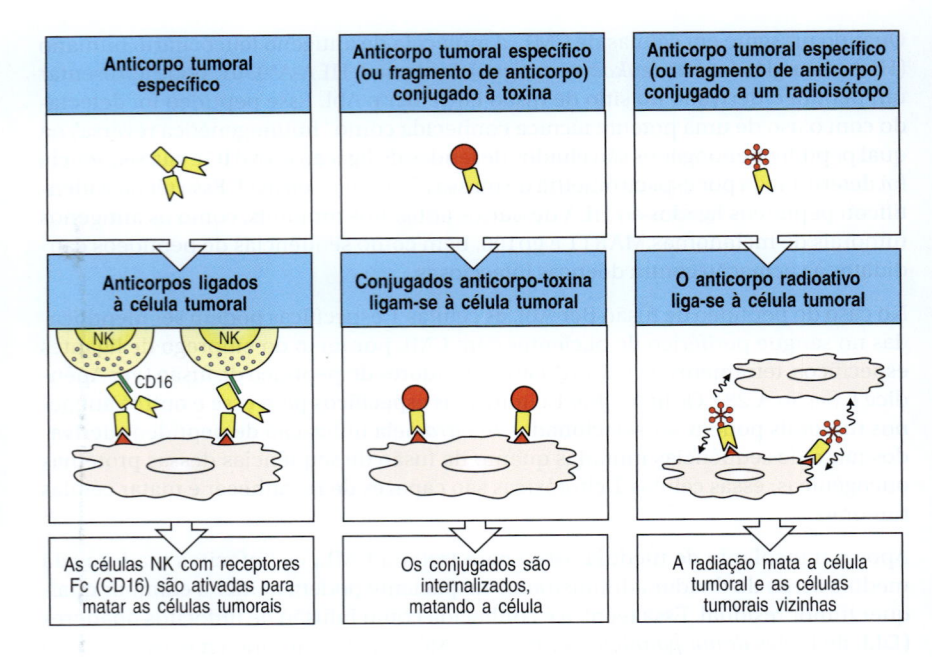

quarto das pacientes com câncer de mama e está associado a um péssimo prognóstico. Acredita-se que a herceptina atue bloqueando a ligação do ligante natural (não identificado até hoje) ao seu receptor e pela regulação negativa do nível de expressão do receptor. Os efeitos desse anticorpo podem ser amplificados quando combinados com quimioterapia convencional. Além de bloquear um sinal de crescimento para células tumorais, experimentos em camundongos sugerem que alguns dos efeitos antitumorais do trastuzumabe também envolvem respostas imunes inatas e adaptativas, como direcionar ADCC ou induzir respostas antitumorais de células T. Um anticorpo monoclonal que tem mostrado excelentes resultados no tratamento de linfoma de célula B não Hodgkin é o anticorpo anti-CD20 rituximabe, que desencadeia a apoptose das células B quando se liga a CD20 na sua superfície (ver Seção 16.7).

Figura 16.19 Exemplos de antígenos tumorais que têm sido alvos para anticorpos monoclonais em triagens terapêuticas. CEA, antígeno carcinoembriônico; IL, interleucina; VEGF, fator de crescimento endotelial vascular.

Origem do tecido tumoral	Tipo de antígeno	Antígeno	Tipo de tumor
Linfoma/leucemia	Antígeno de diferenciação	CD5 Idiótipo CD52 (Campath-1)	Linfoma de célula T Linfoma de célula B Linfoma de células T e B/leucemia
	Receptor de sinalização de célula B	CD20	Linfoma não Hodgkin de célula B
Tumores sólidos	Antígenos de superfície celular Glicoproteína Carboidrato	CEA, mucina-1 Lewis^y CA-125	Tumores epiteliais (mama, colo, pulmão) Tumores epiteliais Carcinoma de ovário
	Receptores do fator de crescimento	Receptor do fator de crescimento epidérmico HER-2/neu Receptor IL-2 VEGF	Tumores de pulmão, mama, cabeça e pescoço Tumores de mama e ovário Tumores de células T e B Câncer de colo Pulmão, próstata, mama
	Antígeno extracelular estromal	FAP-α Tenascina Metaloproteinases	Tumores epiteliais Glioblastoma multiforme Tumores epiteliais

Problemas técnicos com anticorpos monoclonais como agentes terapêuticos incluem a morte ineficiente das células após a ligação ao anticorpo monoclonal, a ineficiente penetração do anticorpo na massa tumoral (que pode ser atenuada com o uso de pequenos fragmentos de anticorpos) e antígenos-alvo solúveis que lavam o anticorpo. A eficiência da morte pode ser estimulada pela ligação do anticorpo a uma toxina, produzindo um reagente denominado **imunotoxina** (ver Fig. 16.18): as duas toxinas mais usadas são a cadeia A da ricina e a toxina de *Pseudomonas*. Ambas as abordagens requerem que o anticorpo seja internalizado para permitir a clivagem da sua toxina no compartimento endocítico, permitindo a penetração da cadeia tóxica na célula, matando-a. Toxinas acopladas a anticorpos nativos têm apresentado sucesso limitado na terapia contra o câncer, mas fragmentos de anticorpos, como as moléculas Fv de cadeia única (ver Seção 4.3), mostraram-se mais promissores. Um exemplo de uma imunotoxina bem-sucedida é o anticorpo recombinante Fv anti-CD22 fusionado ao fragmento da toxina de *Pseudomonas*. Ele induziu a remissão completa de dois terços de um grupo de pacientes com um tipo de leucemia de células B conhecida como leucemia da célula pilosa, na qual a doença é resistente à quimioterapia convencional.

Anticorpos monoclonais também podem ser conjugados a fármacos quimioterápicos, como a adriamicina, ou a radioisótopos. No caso de um anticorpo ligado a um fármaco, a ligação do anticorpo a um antígeno da superfície celular concentra o fármaco no local do tumor. Após a internalização, o fármaco é liberado nos endossomas e exerce seu efeito citostático ou citotóxico. Uma variação dessa abordagem é a ligação de um anticorpo a uma enzima que metaboliza um profármaco não tóxico a um fármaco citotóxico ativo, técnica conhecida como **terapia de profármaco/enzima direcionada por anticorpo** (**ADEPT**, do inglês *antibody-directed enzyme/pro--drug therapy*). Com essa técnica, uma pequena quantidade de enzima localizada pelo anticorpo pode produzir maiores quantidades do fármaco citotóxico ativo na vizinhança das células tumorais, que podem ser unidas diretamente ao anticorpo. Os anticorpos monoclonais ligados a radioisótopos (ver Fig. 16.18) têm sido utilizados com sucesso para tratar linfoma de célula B refratário, pela utilização de anticorpos anti-CD20 ligados ao ítrio-90 (ibritumomabe tiuxetano).

Essas abordagens têm a vantagem de matar as células tumorais vizinhas, pois o fármaco ou as emissões radioativas liberadas podem afetar as células adjacentes às que se ligam ao anticorpo. Anticorpos monoclonais ligados a radioisótopos que emitem γ também têm sido usados com sucesso para formar imagens dos tumores com o propósito de diagnóstico e monitoramento do espalhamento do tumor.

16.17 A intensificação da resposta imune aos tumores pela vacinação é promissora para a prevenção e a terapia do câncer

O principal resultado obtido em vacinas contra o câncer ocorreu em 2005 com o final de um ensaio clínico envolvendo 12.167 mulheres que testaram uma vacina contra o HPV. Esse ensaio mostrou que uma vacina recombinante contra o HPV foi 100% efetiva na prevenção do câncer cervical causado por duas cepas-chave, HPV-16 e HPV-18, que estão associadas a 70% dos cânceres cervicais.

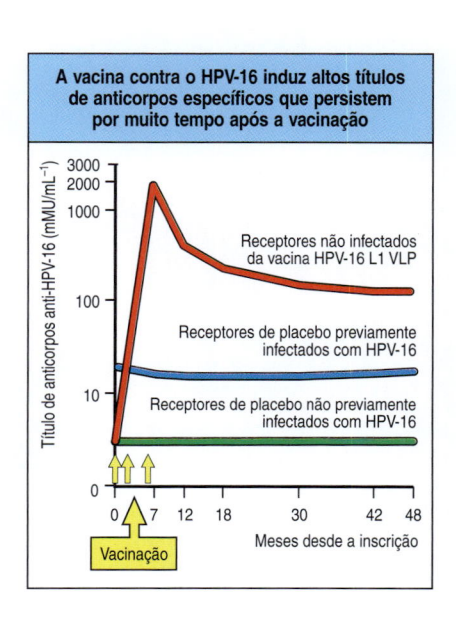

Figura 16.20 Uma vacina eficaz contra o papilomavírus humano (HPV) induz anticorpos que protegem contra a infecção por HPV. O sorotipo 16 do HPV (HPV-16) está bastante associado ao desenvolvimento do câncer de colo do útero. Em um ensaio clínico, 755 mulheres saudáveis não infectadas foram imunizadas com vacina gerada a partir de "partículas semelhantes a vírus" (VLPs) não infecciosas altamente purificadas que consistem na proteína do capsídeo L1 do HPV-16 formulada com adjuvante alum (nesse caso, sulfato hidroxifosfato de alumínio). Em comparação com os títulos muito baixos de anticorpos em mulheres não infectadas tratadas com placebo (linha verde) ou mulheres previamente infectadas com HPV que receberam placebo (linha azul), a mulher tratada com a vacina de VPLs (linha vermelha) desenvolveram altos títulos de anticorpos contra a proteína do capsídeo L1. Nenhuma dessas mulheres imunizadas infectou-se subsequentemente com HPV-16. Atualmente, uma vacina anti-HPV comercializada como Gardasil está disponível e é recomendada para uso em meninas e mulheres jovens como proteção contra o câncer do colo do útero causado pelos sorotipos 6, 11, 16 e 18.

É provável que o efeito da vacina seja devido a anticorpos anti-HPV induzidos pela vacina qe previnem a infecção viral do epitélio cervical (Fig. 16.20). Embora esses ensaios tenham mostrado o potencial das vacinas em prevenir câncer, tentativas de utilizar vacinas para o tratamento de tumores existentes têm sido ineficazes. No caso do HPV, certos tipos de vacina que têm imunogenicidade aumentada para obter respostas das células T estão começando a mostrar eficácia no tratamento de neoplasias intraepiteliais existentes causadas pelo vírus.

Vacinas com base em antígenos tumorais são, em princípio, a estratégia ideal para a imunoterapia do câncer mediada por células T, mas elas são difíceis de desenvolver. Para o HPV, os antígenos relevantes são conhecidos. Entretanto, para os tumores mais espontâneos, os peptídeos relevantes dos antígenos de rejeição tumoral podem não ser compartilhados entre os tumores de diferentes pacientes e podem ser apresentados apenas por determinados alelos do MHC. Isso requer que uma vacina tumoral efetiva inclua uma variedade de antígenos tumorais. Os antígenos MAGE-1, por exemplo, são reconhecidos somente por células T de pacientes com melanoma expressando o haplótipo HLA-A1, porém, uma variedade de proteínas do tipo MAGE que está sendo caracterizada compreende epítopos de peptídeos apresentados por muitas moléculas HLA de classes I e II diferentes. Está claro que as vacinas contra câncer para terapia deveriam ser utilizadas somente em casos em que a carga do tumor é baixa, como após uma cirurgia adequada ou quimioterapia.

Vacinas contra câncer com base em células utilizavam o tumor do paciente, removido cirurgicamente, como fonte de antígenos para vacinas. Elas eram preparadas por uma mistura de células tumorais irradiadas ou extratos tumorais com bactérias mortas, como bacilo Calmette-Guérin (BCG) ou *Corynebacterium parvum*, que atuam como adjuvantes para estimular sua imunogenicidade (ver Apêndice I, Seção A.4). Apesar da vacinação utilizando BCG como adjuvante ter apresentado resultados variáveis no passado, existe um interesse renovado como resultado da melhor compreensão de sua interação com receptores semelhantes ao Toll (TLRs, do inglês *Toll-like receptors*). O estímulo de TLR-4 por BCG e outros ligantes tem sido testado no melanoma e em outros tumores sólidos. O DNA CpG, que se liga ao TLR-9, também tem sido utilizado para aumentar a imunogenicidade de vacinas contra o câncer.

Em casos nos quais os candidatos a antígenos de rejeição tumoral foram identificados, por exemplo, no melanoma, as estratégias de vacinação experimental incluem o uso de proteínas integrais, vacinas peptídicas com base em sequências reconhecidas pelos linfócitos T citotóxicos e linfócitos T auxiliares (administradas isoladamente ou apresentadas pelas células dendríticas do paciente) e vírus recombinantes que codificam esses epítopos peptídicos.

Uma abordagem experimental da vacinação tumoral é baseada no isolamento de proteínas de choque térmico a partir de células tumorais, pois essas proteínas atuam como chaperonas intracelulares para peptídeos antigênicos. Existem evidências de que as células dendríticas expressem receptores que medeiam a captação de certas proteínas de choque térmico e possam encaminhar os peptídeos ligados para as vias de processamento de antígenos para a apresentação de moléculas de MHC de classe I. Embora essa abordagem não exija conhecimento sobre os antígenos de rejeição tumoral relevantes, as proteínas de choque térmico ligam-se a vários peptídeos celulares, e peptídeos a partir de antígenos de rejeição tumoral representariam apenas uma pequena fração, limitando a eficiência da vacinação.

16.18   O bloqueio do ponto de verificação pode aumentar as respostas imunes para tumores existentes

Outras abordagens para vacinação tumoral têm como objetivo reforçar a resposta imune natural contra um tumor por uma das duas maneiras: tornando o próprio tumor mais imunogênico, ou aliviando os mecanismos inibidores normais que regulam essas respostas. Um exemplo da primeira abordagem que se mostrou efetiva em camundongos foi a introdução de genes que codificam moléculas coestimula-

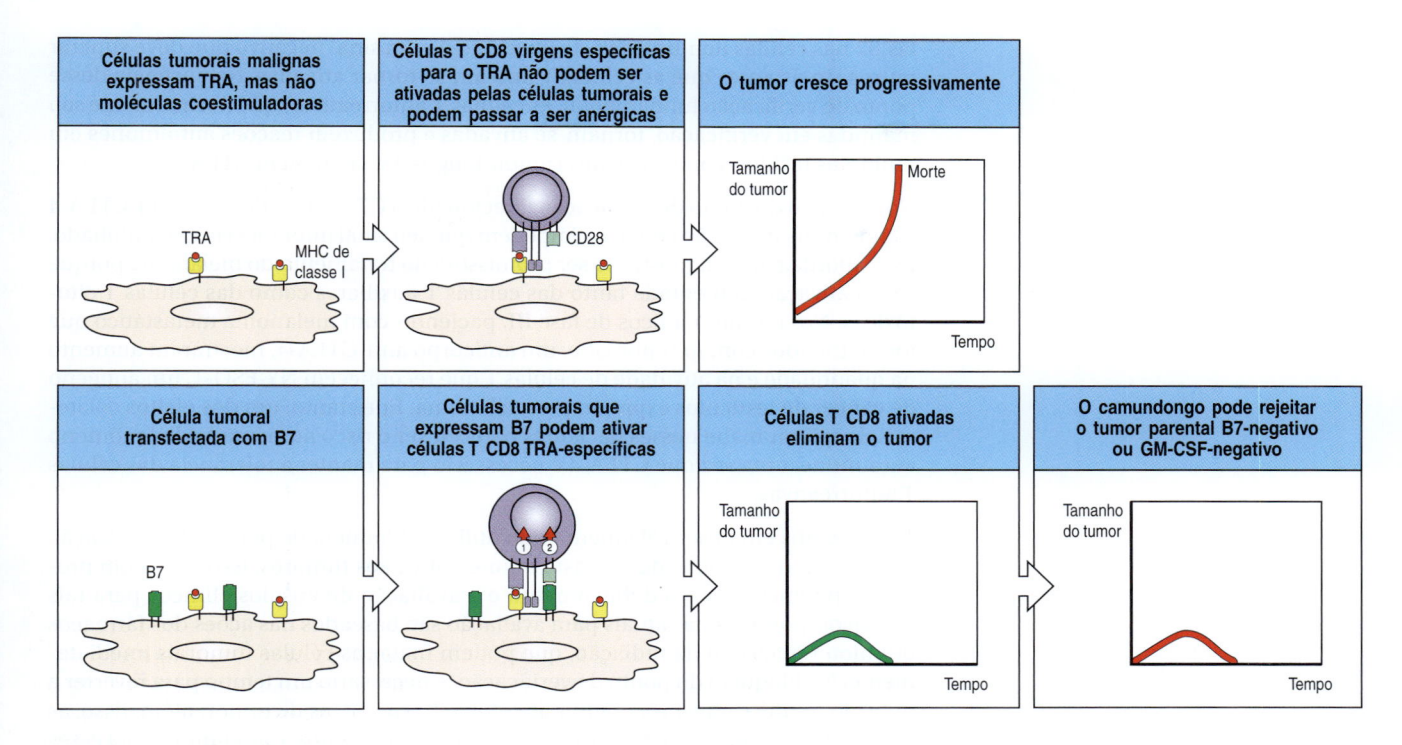

Células tumorais malignas expressam TRA, mas não moléculas coestimuladoras	Células T CD8 virgens específicas para o TRA não podem ser ativadas pelas células tumorais e podem passar a ser anérgicas	O tumor cresce progressivamente

Célula tumoral transfectada com B7	Células tumorais que expressam B7 podem ativar células T CD8 TRA-específicas	Células T CD8 ativadas eliminam o tumor	O camundongo pode rejeitar o tumor parental B7-negativo ou GM-CSF-negativo

doras ou citocinas diretamente dentro das células tumorais (Fig. 16.21). Uma célula tumoral transfectada com o gene que codifica a molécula coestimuladora B7 é implantada em um animal singênico. Essas células B7-positivas são capazes de ativar as células T virgens específicas para o tumor, para se tornarem células T efetoras capazes de rejeitar as células tumorais. Essas células também são capazes de estimular a proliferação adicional das células efetoras que alcançam o sítio de implantação. Essas células T efetoras podem, então, reconhecer as células tumorais, expressando ou não a molécula B7. Isso pode ser demonstrado reimplantando células tumorais não transfectadas, as quais também são rejeitadas.

O mesmo efeito antitumoral pode ser obtido pela transfecção de células tumorais com o gene que codifica o fator estimulante de colônias granulocíticas e macrofágicas (GM-CSF, do inglês *granulocyte-macrophage colony-stimulating factor*), Essa citocina atrai e estimula a diferenciação de precursores de células dendríticas e funciona como adjuvante para ativá-las. Acredita-se que essas células dendríticas processem os antígenos tumorais e migrem para os linfonodos locais, onde induzem potentes respostas antitumorais. Em camundongos, as células transfectadas com B7 parecem ser menos potentes do que as células dendríticas recrutadas pelo GM-CSF na indução de respostas antitumorais. Talvez isso aconteça porque as células dendríticas expressam mais moléculas do que a quantidade necessária para a ativação das células T virgens do que as células tumorais transfectadas com B7 e são capazes de migrar para as áreas de células T dos linfonodos, onde elas são adequadamente posicionadas para interagir com as células T virgens recirculantes (ver Seção 9.4). O tratamento com GM-CSF por si só tem apresentado sucesso limitado em pacientes devido à natureza transiente da resposta imune que ele estimula.

Outra abordagem para imunoterapia do câncer é chamada **bloqueio do ponto de verificação**, que tem como objetivo interferir nos sinais inibidores normais que regulam os linfócitos. As respostas imunes são controladas por vários pontos de verificação imunológicos positivos e negativos. Um ponto de verificação positivo para células T é controlado por receptores coestimuladores B7 expressos por APCs profissionais, como as células dendríticas, como discutido anteriormente. Os pontos de verificação imunológicos negativos são fornecidos por receptores inibidores como CTLA-4 e PD-1 (ver Seção 16.14). CTLA-4 impõe um ponto de verificação fundamental para células T potencialmente autorreativas por meio da ligação a molécu-

Figura 16.21 A transfecção de tumores com o gene para B7 aumenta a imunogenicidade tumoral. Um tumor que não expressa moléculas coestimuladoras não induzirá uma resposta imune, mesmo que expresse antígenos de rejeição tumoral (TRAs), porque as células T CD8 virgens específicas para o TRA não podem ser ativadas pelo tumor. Assim, o tumor cresce progressivamente em camundongos normais e, por fim, mata o hospedeiro (figuras superiores). Se essas células tumorais forem transfectadas com uma molécula coestimuladora, como B7 (figuras inferiores), as células T CD8 TRA-específicas passam a receber os sinais 1 e 2 da mesma célula e podem ser ativadas. O mesmo efeito pode ser obtido transfectando o tumor com o gene que codifica o GM-CSF, que atrai e estimula a diferenciação dos precursores das células dendríticas (não mostrado). Ambas as estratégias foram testadas em camundongos e demonstraram estimular as células T de memória, embora os resultados com o GM-CSF tenham sido mais impressionantes. Uma vez que as células T CD8 TRA-específicas tenham sido ativadas, até as células tumorais originais B7-negativas ou GM-CSF-negativas podem ser rejeitadas. MHC, complexo principal de histocompatibilidade.

las B7 nas células dendríticas e da liberação de um sinal negativo que deve superar outros sinais antes que as células T possam se tornar ativadas. Na ausência desse ponto de verificação fundamental, as células T autorreativas, que normalmente são mantidas em verificação, tornam-se ativadas e produzem reações autoimunes em múltiplos tecidos, como visto nos camundongos deficientes em CTLA-4.

No bloqueio do ponto de verificação direcionado a CTLA-4, anticorpos anti-CTLA-4 rompem sua interação com B7 e impedem que seu sinal inibidor seja encaminhado. Essa abordagem tem mostrado ser promissora no tratamento do melanoma porque causa ativação aumentada tanto das células T auxiliares como das células T citotóxicas. Nos ensaios clínicos de fase III, pacientes com melanoma metastático que foram tratados com ipilimumabe, um anticorpo anti-CTLA-4, mostraram aumento na quantidade e na atividade de células T que reconhecem NY-ESO-1, um antígeno de câncer de testículos expresso por melanoma. Entretanto, um dos efeitos colaterais do ipilimumabe nesses pacientes pareceu ser o risco aumentado do fenômeno autoimune, uma vez que CTLA-4 é necessário para manter a tolerância das células T autorreativas.

Tratamentos em desenvolvimento que utilizam bloqueio de pontos de verificação se baseiam na ativação da resposta imune nativa aos tumores. Isso causa um problema potencial para o delineamento e a avaliação de ensaios clínicos para tais fármacos, pois os guias atuais para avaliação são baseados nas ações dos fármacos quimioterápicos ou da radiação, que podem matar as células tumorais imediatamente. No bloqueio do ponto de verificação, é necessário um tempo para reverter a inibição imune e ativar e expandir as células T específicas de tumor; além disso, as células devem migrar para o tumor para exercer seus efeitos. Entretanto, agora esses pontos estão sendo considerados nos ensaios clínicos que estão sendo conduzidos para examinar o bloqueio do ponto de verificação utilizado em combinação com terapias contra o câncer.

Outros receptores inibidores nos linfócitos são candidatos a serem considerados no bloqueio do ponto de verificação, incluindo PD-1 e seus ligantes PD-L1 e PD-L2. PD-L1 é expresso em uma ampla variedade de tumores humanos; no carcinoma celular renal, a expressão de PD-L1 está associada a um mau prognóstico. Em camundongos, a transfecção do gene que codifica para PD-L1 para dentro de células tumorais aumentou seus crescimento *in vivo* e reduziu sua suscetibilidade à lise por células T citotóxicas. Esses efeitos foram revertidos por um anticorpo contra PD-L1.

A potência das células dendríticas na ativação das respostas das células T fornece a análise racional para outra estratégia de vacinação antitumor.

O uso de células dendríticas autólogas carregadas com antígeno para estimular as respostas de células T citotóxicas terapeuticamente úteis foi desenvolvido em modelos animais, e ensaios clínicos em pacientes com câncer encontram-se em andamento. Outros métodos que estão sob testes envolvem carregar as células dendríticas *ex vivo* com o DNA codificante para o antígeno tumoral ou com o mRNA derivado das células tumorais, além do uso de células apoptóticas ou necróticas tumorais como fonte de antígenos. A vacinação com células dendríticas contra tumores é uma área de intensa pesquisa, e muitas variáveis estão sendo exploradas nos estudos de fase inicial em pacientes.

Resumo

Alguns tumores estimulam respostas imunes específicas que suprimem ou modificam seu crescimento. Um sistema imune parcialmente funcional pode levar ao crescimento de tumores, sugerindo que o sistema imune tem importante papel na supressão do desenvolvimento de tumor. Os tumores escapam ou suprimem o sistema imune de diversas formas, e as células T_{reg} têm recebido muita atenção nessa área. Anticorpos monoclonais têm sido desenvolvidos com sucesso para a imunoterapia tumoral em vários casos, como anti-CD20 para linfoma de células B. Tentativas têm sido feitas para o desenvolvimento de vacinas que incorporem peptídeos desenvolvidos para gerar respostas efetivas de células T citotóxicas e auxiliares. Estratégias de bloqueio do ponto de verificação que utilizam anticorpos ou outros agentes biológicos estão sendo desenvolvidas para estimular uma resposta imune específicas de tumor ou interferir em mecanismos inibidores que tendem a suprimir respostas imunes contra tumores. A eficiência de células dendríticas na apresentação de antígenos tumorais tem sido aperfeiçoada por meio da junção de células dendríticas individuais *in vitro* com células tumorais modificadas ou antígenos tumorais e, então, elas são recolocadas no corpo. Essa abordagem tem sido estendida a modelos animais para a transfecção de células tumorais com genes que codificam moléculas coestimuladoras ou citocinas que atraem e ativam células dendríticas. As tendências atuais têm o objetivo de incorporar a imunoterapia com outros tratamentos tradicionais anticâncer para tomar vantagem da especificidade e da força do sistema imune. A possibilidade de uma erradicação do câncer cervical está a um passo de ocorrer por meio do desenvolvimento de uma eficiente vacina contra linhagens mutantes do HPV causador da doença.

Combatendo doenças infecciosas com vacinação

As duas contribuições mais importantes para a saúde pública nos últimos 100 anos – saneamento básico e vacinação – diminuíram drasticamente as mortes por doenças infecciosas, e doenças infecciosas ainda continuam sendo a principal causa de morte no mundo todo. A própria imunologia moderna originou-se a partir do sucesso das vacinas de Jenner e de Pasteur contra a varíola e a cólera aviária, respectivamente, e seu maior triunfo foi a erradicação global da varíola, anunciada pela Organização Mundial da Saúde em 1979. Uma campanha global para erradicar a poliomielite está em andamento. Com o avanço enorme na imunologia básica na década passada, sobretudo na compreensão da imunidade inata, agora existe grande esperança de que as vacinas para outras doenças infecciosas, incluindo malária, tuberculose e vírus da imunodeficiência humana (HIV, do inglês *human immunodeficiency virus*), estejam ao alcance. A visão da geração atual dos cientistas de vacinas é elevar sua arte ao nível do desenho moderno de fármacos; para movê-las de uma prática empírica para um "sistema imune farmacológico" verdadeiro.

O objetivo da vacinação é a geração de imunidade de longa duração e protetora. Ao longo deste livro, ilustrou-se como os sistemas imunes inato e adaptativo colaboram durante a infecção para eliminar patógenos e gerar imunidade protetora com memória imune. De fato, uma infecção simples é muitas vezes (mas nem sempre) suficiente para gerar imunidade protetora contra um patógeno. Essa importante relação foi reconhecida há muito tempo, e foi registrada há mais de 2.000 anos em relatos da Guerra do Peloponeso, durante a qual dois surtos de praga sucessivos atingiram Atenas. O historiador grego Thucydides observou que as pessoas que sobreviveram à infecção durante o primeiro surto não eram suscetíveis à infecção durante o segundo surto.

O reconhecimento desse tipo de relação talvez tenha requisitado a prática da **variolação** contra varíola, na qual uma inoculação de uma pequena quantidade de material seco de uma pústula de varíola foi usada para produzir uma infecção leve que, então, foi seguida por uma proteção duradoura contra a reinfecção. A varíola por si só tem sido reconhecida na literatura médica há mais de 1.000 anos; a variolação parecia ser praticada na Índia e na China muitos séculos antes da sua introdução no mundo ocidental (em algum momento entre os anos 1.400 e 1.500) e era familiar a Jenner. Contudo, a infecção após a variolação nem sempre era leve: casos fatais de varíola ocorriam em cerca de 3% dos casos, o que não atenderia aos critérios modernos de segurança. Parece ter havido algum reconhecimento de que mulheres que ordenhavam o leite expostas a um vírus bovino similar ao da varíola (varíola bovina) eram protegidas contra varíola, e até existe um relato histórico de que a inoculação com varíola bovina foi tentada antes de Jenner. Entretanto, a conquista de Jenner não foi apenas descobrir que a infecção com varíola bovina fornecia imunidade protetora contra a varíola humana sem o risco de doença significativa, mas a prova experimental pela variolação intencional de pessoas que ele tinha vacinado anteriormente. Ele denominou o processo como **vacinação** (*do latim vacca* [vaca]), e Pasteur, em sua homenagem, ampliou o termo ao estímulo da proteção a outros agentes infecciosos. As pessoas não são hospedeiros naturais da varíola bovina, que estabelece somente uma infecção subcutânea breve e limitada. Entretanto, o vírus da varíola bovina tem antígenos que estimulam uma resposta imune que produz reação cruzada com os antígenos da varíola, conferindo, assim, proteção contra a doença humana. Desde o início do século XX, o vírus utilizado para vacinar contra varíola tem sido o vírus vaccínia, que está relacionado tanto à varíola bovina quando à varíola, mas cuja origem é obscura.

Como será visto, várias vacinas atuais oferecem proteção pela indução da formação de anticorpos neutralizantes. Entretanto, essa afirmação é redundante; os patógenos para os quais as vacinas atuais são eficazes, também podem ser os patógenos para os quais os anticorpos são suficientes para proteção. Vários dos principais patógenos não são tão cooperativos – malária, tuberculose e HIV –, e para esses até mesmo uma resposta robusta de anticorpos não é protetora. A eliminação desses patógenos requer atividades efetoras adicionais, como a produção de uma imunidade durável e forte mediada por células, que não é produzida de forma eficiente pelas tecnologias atuais de vacinas. Essas são as questões que confrontam a ciência moderna das vacinas.

16.19   As vacinas podem ser baseadas em patógenos atenuados ou em material a partir de organismos mortos

O desenvolvimento de vacinas no início do século XX seguiu duas abordagens empíricas. A primeira foi a procura por organismos **atenuados** com patogenicidade reduzida, que estimulariam a imunidade protetora e não causariam a doença. Essa abordagem continua no presente com o desenho de patógenos atenuados geneticamente nos quais mutações desejáveis são introduzidas no organismo por tecnologias de DNA recombinante. Essa ideia tem sido aplicada a importantes patógenos, como malária, para os quais as vacinas estão indisponíveis atualmente, e pode ser importante no futuro para o desenho de vacinas contra *influenza* e HIV/ síndrome da imunodeficiência adquirida (Aids, do inglês *acquired immunodeficiency syndrome*).

A segunda abordagem foi o desenvolvimento de vacinas com base em organismos mortos e, subsequentemente, em componentes purificados de organismos que seriam tão efetivos quanto os organismos vivos inteiros. Vacinas mortas eram desejáveis, pois qualquer vacina viva, incluindo a vaccínia, pode causar infecção sistêmica letal em indivíduos imunossuprimidos. A evolução dessas abordagens seriam as vacinas baseadas na conjugação de antígenos purificados como descrito para *Haemophilus influenzae* (ver Seção 10.3). Essa abordagem continua com a adição da "imunogenética reversa" (ver Seção 16.15) para identificar antígenos peptídicos candidatos para células T e com estratégias para usar ligantes que ativam TLRs ou outros sensores inatos como adjuvantes para estimular as respostas a antígenos simples.

Atualmente, a imunização é considerada tão segura e importante que a maioria dos estados norte-americanos requer que todas as crianças sejam imunizadas contra os vírus do sarampo, da caxumba e da poliomielite com vacinas de vírus vivos atenuados, bem como contra o tétano (causado pelo *Clostridium tetani*), a difteria (causada pelo *Corynebacterium diphteriae*) e a coqueluche (causada pela *Bordetella pertussis*), com toxinas inativadas ou toxoides preparados a partir dessas bactérias. Mais recentemente, tornou-se disponível uma vacina contra o *H. influenzae* tipo b (HiB), um dos agentes causadores da meningite, bem como duas vacinas contra diarreia infantil causadas por rotavírus e, como descrito na Seção 16.17, uma vacina para prevenção da infeção por HPV para proteção contra o câncer do colo do útero. A maioria das vacinas é administrada às crianças no primeiro ano de vida. As vacinas contra sarampo, caxumba e rubéola (MMR, do inglês *measles, mumps, and*

Algumas doenças para as quais ainda não estão disponíveis vacinas efetivas

Doença	Mortalidade anual estimada
Malária	889.000
Esquistossomose	41.000
Verminose	6.000
Tuberculose	1,5 milhão
Diarreia	2,2 milhões
Doenças respiratórias	4 milhões
HIV/Aids	2 milhões
Sarampo[†]	400.000

Figura 16.22   Doenças para as quais ainda não há vacinas efetivas. [†]As vacinas de sarampo atuais são eficientes, mas termolábeis, o que dificulta o seu uso em países tropicais; a estabilidade no calor está sendo melhorada. Os dados de mortalidade estimados são os mais recentemente estimados disponíveis (2004) (*The Global Burden of Disease: 2004 Update*. World Health Organization; 2008). Aids, síndrome da imunodeficiência adquirida; HIV, vírus da imunodeficiência humana.

rubella), contra varicela e contra *influenza*, quando recomendadas, normalmente são dadas entre 1 e 2 anos de idade.

Por mais notáveis que essas conquistas possam parecer, ainda há muitas doenças para as quais não há vacinas efetivas (Fig. 16.22). Para muitos patógenos, a infecção natural não parece gerar imunidade protetora, e as infecções tornam-se crônicas ou recorrentes. Em várias infecções desse tipo, os anticorpos são insuficientes para prevenir a reinfecção e eliminar o patógeno, e a imunidade mediada por células parece ser mais importante na limitação do patógeno, mas é insuficiente para fornecer imunidade total, como na presença de malária, tuberculose e HIV. O problema não está na ausência de uma resposta imune ao patógeno, mas sim, na resposta que não elimina o patógeno, não elimina a patogênese ou não previne a reinfecção.

Mesmo quando uma vacina como a do sarampo pode ser utilizada de maneira efetiva em países desenvolvidos, problemas econômicos e técnicos podem impedir seu uso disseminado nos países em desenvolvimento, nos quais a mortalidade por essas doenças ainda é elevada. Portanto, o desenvolvimento de vacinas continua sendo um objetivo importante da imunologia, e, no final do século XX, observou-se uma mudança em direção a uma abordagem mais racional, com base em compreensão molecular detalhada da patogenicidade microbiana, análise da resposta protetora do hospedeiro aos organismos patogênicos e compreensão da regulação do sistema imune para gerar respostas efetivas dos linfócitos T e B.

16.20 A maioria das vacinas efetivas gera anticorpos que previnem o dano causado pelas toxinas ou que neutralizam o patógeno e interrompem a infecção

Embora os requerimentos para gerar imunidade protetora variem com a natureza do organismo infectante, muitas vacinas eficazes atualmente funcionam pela indução de anticorpos contra o patógeno. Para muitos patógenos, incluindo organismos extracelulares e vírus, os anticorpos podem prover imunidade protetora. Infelizmente, esse não se aplica a todos os patógenos, que podem necessitar de respostas imunes mediadas por células adicionais, como as células T CD8.

A imunidade protetora efetiva contra alguns organismos requer a presença de anticorpos preexistentes no momento da infecção, para prevenir o dano causado pelo patógeno ou para prevenir a reinfecção pelo patógeno. O primeiro caso é ilustrado por vacinas contra tétano e difteria, no qual as manifestações clínicas da infecção são devidas aos efeitos de exotoxinas extremamente poderosas (ver Fig. 10.25). Anticorpo preexistente contra a exotoxina bacteriana é necessário para fornecer uma defesa contra essas doenças. Além disso, a exotoxina do tétano é tão poderosa que a pouca quantidade que pode causar a doença pode ser insuficiente para levar a uma resposta imune protetora, de modo que mesmo os sobreviventes do tétano necessitam de vacinação para estarem protegidos contra o risco de um ataque subsequente.

A segunda forma pela qual os anticorpos podem proteger é pela prevenção da infecção secundária, como no caso de certas infecções virais. Isso é chamado de **neutralização**. A capacidade de um anticorpo neutralizar um patógeno pode depender da sua afinidade, sua subclasse de isotipo, complemento e atividade das células fagocíticas. Por exemplo, anticorpos preexistentes são necessários para proteger contra o poliovírus, que infecta células hospedeiras essenciais dentro de um curto período após entrar no corpo e não é facilmente controlado pelos linfócitos T uma vez que a infecção intracelular tenha se estabelecido. Vacinas contra *influenza* sazonal fornecem proteção da mesma forma, pela indução de anticorpos que limitam a reinfecção. No caso de vários vírus, os anticorpos produzidos por infecção ou vacinação são capazes de neutralizar o vírus, prevenindo o espalhamento da infecção, mas esse nem sempre é o caso. Na infecção por HIV, apesar da geração de anticorpos que podem se ligar aos epítopos da superfície viral, a maioria desses anticorpos falha em neutralizar o vírus. Além disso, as vacinas baseadas nas proteínas HIV falham na indução de anticorpos que são neutralizantes.

Características de vacinas efetivas	
Segurança	A vacina não deve causar doença ou morte
Proteção	A vacina deve proteger contra a doença resultante da exposição ao patógeno vivo
Fornecimento de proteção prolongada	A proteção contra a doença deve durar muitos anos
Indução de anticorpos neutralizantes	Alguns patógenos (como o poliovírus) infectam células que não podem ser substituídas (p. ex., neurônios); o anticorpo neutralizante é essencial para prevenir a infecção de tais células
Indução de células T protetoras	Alguns patógenos, sobretudo os intracelulares, são mais efetivamente atacados por meio de respostas mediadas por células
Considerações práticas	Baixo custo por dose Estabilidade biológica Fácil administração Poucos efeitos colaterais

Figura 16.23 Existem diversos critérios para uma vacina efetiva.

As respostas imunes a agentes infecciosos geralmente envolvem anticorpos dirigidos contra múltiplos epítopos, e apenas alguns desses anticorpos (se houver algum) conferem proteção. Os epítopos particulares de células T reconhecidos também podem afetar a natureza da resposta. Na Seção 10.3, foi descrito o reconhecimento ligado, no qual células B antígeno-específicas e células T fornecem sinais de ativação mutuamente, levando à maturação da afinidade e troca de isotipo que pode ser necessária para neutralização. Esse processo requer que um epítopo peptídico apropriado para células T seja apresentado pelas células B, e que, em geral, o epítopo da célula T esteja contido dentro da região do epítopo da proteína reconhecida pela célula B, fato que deve ser considerado no desenvolvimento moderno de vacinas. De fato, como discutiu-se na Seção 13.5, o epítopo predominante reconhecido pelas células T após a vacinação com o vírus sincicial respiratório induz uma vigorosa resposta inflamatória, mas falha em induzir anticorpos neutralizantes e, assim, causa patologia sem proteção.

16.21 Vacinas eficazes devem induzir proteção de longa duração e ser seguras e econômicas

Uma vacina bem-sucedida deve ter várias características além da sua habilidade em provocar uma resposta imune protetora (Fig. 16.23). Primeiro, ela deve ser segura. As vacinas devem ser administradas a um grande número de pessoas, das quais relativamente poucas morreriam da doença, ou a contrairiam. Isso significa que mesmo um nível baixo de toxicidade é inaceitável. Segundo, a vacina deve ser capaz de produzir imunidade protetora em uma proporção muito alta das pessoas que a recebem. Terceiro, sobretudo em países mais pobres, nos quais é impraticável administrar doses de reforço a populações rurais dispersas, uma vacina bem-sucedida deve gerar memória imune prolongada. Isso significa que os linfócitos B e T devem ser instruídos pela vacina. Quarto, as vacinas devem ser de baixo custo para que possam ser administradas a grandes populações. As vacinas consistem em uma das medidas mais efetivas em relação ao custo em cuidados de saúde, mas esse benefício é reduzido à medida que o custo por unidade se eleva.

Outro benefício de um programa de vacinação efetivo é a "imunidade grupal" que ele confere à população em geral. Pela redução do número de membros suscetíveis de uma população, a vacinação diminui o reservatório natural de indivíduos infectados na população e, assim, reduz a probabilidade de transmissão da infecção. Desse modo, inclusive os membros não vacinados estarão protegidos, pois sua chance individual em encontrar o patógeno está reduzida. Entretanto, o efeito de imunidade grupal é verificado somente em níveis relativamente altos de vacinação de uma população; para caxumba, estima-se que seja em torno de 80%, e que, abaixo desse nível, epidemias esporádicas possam ocorrer. Isso é ilustrado por um visível aumento dos casos de caxumba no Reino Unido entre os anos de 2004 e 2005 em adultos jovens, como resultado do uso variável da vacina de sarampo/rubéola na metade dos anos 1990 em preferência à vacina MMR combinada, que estava com baixo suprimento na época.

16.22 As vacinas de vírus vivos atenuados normalmente são mais potentes do que as vacinas "mortas" e podem ser mais seguras com o emprego da tecnologia do DNA recombinante

A maioria das vacinas antivirais atualmente em uso consiste em vírus inativados ou vírus vivos atenuados. As vacinas virais inativadas, ou "mortas", consistem em vírus tratados para serem incapazes de se replicar. As vacinas com vírus vivo atenuado geralmente são muito mais potentes: elas induzem um número maior de mecanismos efetores, incluindo a ativação de células T CD4 e células T CD8 citotóxicas. As células T CD4 ajudam na formatação da resposta de anticorpos, o que é importante para o efeito protetor subsequente da vacina. As células T CD8 citotóxicas forneceriam proteção durante a infecção pelo próprio vírus, e, se mantida, podem contribuir para memória protetora. Os vírus inativados não podem produzir proteínas no citosol; desse modo, os peptídeos dos antígenos virais não são apresentados pelas moléculas do MHC de classe I. Assim, as células T CD8 não são geradas e tampouco

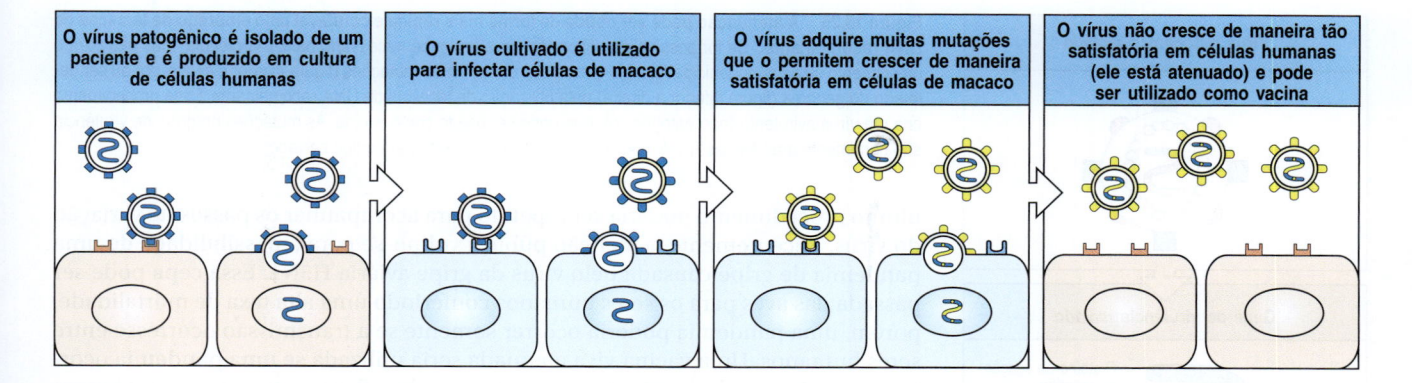

| O vírus patogênico é isolado de um paciente e é produzido em cultura de células humanas | O vírus cultivado é utilizado para infectar células de macaco | O vírus adquire muitas mutações que o permitem crescer de maneira satisfatória em células de macaco | O vírus não cresce de maneira tão satisfatória em células humanas (ele está atenuado) e pode ser utilizado como vacina |

necessárias com as vacinas virais mortas. As vacinas virais atenuadas estão em uso para poliomielite, sarampo, caxumba, rubéola e varicela.

Tradicionalmente, a atenuação é obtida pelo cultivo do vírus em cultura de células. Em geral, os vírus são selecionados para o crescimento preferencial em células não humanas e, durante essa seleção, tornam-se menos aptos a crescer em células humanas (Fig. 16.24). Como essas linhagens atenuadas replicam-se de maneira insatisfatória em hospedeiros humanos, elas induzem imunidade, mas não doença, quando administradas a pessoas. Embora as linhagens de vírus atenuados contenham múltiplas mutações em genes que codificam várias de suas proteínas, é possível que uma cepa de vírus patogênico reapareça por meio de novas séries de mutações. Por exemplo, a cepa da vacina da poliomielite Sabin tipo 3 difere de uma cepa progenitora selvagem em apenas 10 dos 7.429 nucleotídeos. Em ocasiões extremamente raras, a reversão da vacina a uma cepa neurovirulenta pode ocorrer, causando doença paralítica no receptor.

As vacinas virais atenuadas também podem apresentar riscos particulares a receptores imunodeficientes, nos quais elas frequentemente se comportam como infecções oportunistas virulentas. Os lactentes imunodeficientes que são vacinados com poliovírus vivo atenuado antes que suas imunodeficiências nas imunoglobulinas hereditárias sejam diagnosticadas estão sob risco, pois não podem eliminar o vírus de seu intestino, e, assim, existe uma chance aumentada de a mutação do vírus, associada à sua contínua replicação descontrolada no intestino, conduzir à doença paralisante fatal.

Uma abordagem empírica para a atenuação ainda está em uso, mas pode ser superada por duas novas estratégias que utilizam a tecnologia do DNA recombinante. Uma delas consiste no isolamento e na mutagênese *in vitro* de genes virais específicos. Os genes mutados são utilizados para substituir o gene selvagem em um genoma viral reconstituído, e esse vírus deliberadamente atenuado pode ser usado como vacina (Fig. 16.25). A vantagem dessa abordagem é que as mutações podem ser desenvolvidas de modo que a reversão ao tipo selvagem seja praticamente impossível.

Essa abordagem poderia ser útil para desenvolver vacinas de vírus vivo da *influenza*. Como foi descrito no Capítulo 13, o influenzavírus pode reinfectar o mesmo hospedeiro várias vezes, pois sofre desvio antigênico e escapa da resposta imune original. Uma proteção fraca conferida por infecções anteriores com diferente subtipo de *influenza* é observada em adultos, porém, não em crianças, sendo chamada de imunidade heterossubtípica. A abordagem atual à vacinação contra a *influenza* é utilizar uma vacina de vírus morto que é reformulada anualmente com base nas cepas prevalentes do vírus. A vacina é moderadamente efetiva, reduzindo a mortalidade em populações idosas e a morbidade em adultos saudáveis. A vacina ideal contra a *influenza* seria um organismo vivo atenuado combinado a uma cepa de vírus prevalente. Isso poderia ser criado por meio da inserção de uma série de mutações atenuadas dentro do gene que codifica a proteína polimerase viral, PB2. O segmento genético mutado do vírus atenuado poderia, então, ser substituído pelo gene selvagem em um vírus transportando variantes antigênicas da hemaglutinina e da neuraminidase da atual cepa epidêmica ou pandêmica. Se necessário, este

Figura 16.24   Os vírus são tradicionalmente atenuados pelo crescimento seletivo em células não humanas. Para produzir um vírus atenuado, primeiramente ele deve ser isolado por meio de crescimento em culturas de células humanas. A adaptação ao crescimento em culturas de células humanas produz alguma atenuação em si; a vacina da rubéola, por exemplo, foi feita dessa forma. Em geral, porém, o vírus é adaptado ao crescimento em células de espécies diferentes, até que cresça pouco em células humanas. A adaptação resulta de mutação, geralmente uma combinação de várias mutações de ponto. Na maioria dos casos, é difícil dizer quais mutações no genoma de uma linhagem viral atenuada são essenciais para a atenuação. Um vírus atenuado crescerá de maneira insatisfatória no hospedeiro humano, e produzirá imunidade, mas não doença.

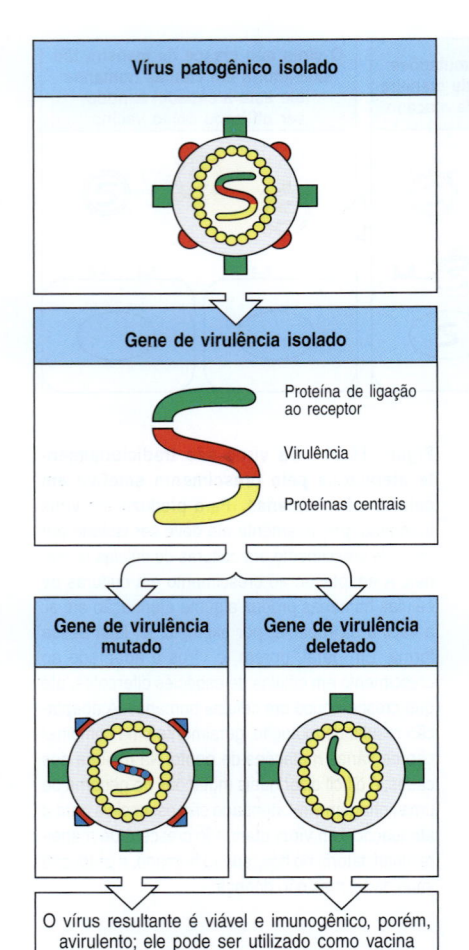

Vírus patogênico isolado

Gene de virulência isolado

Proteína de ligação ao receptor

Virulência

Proteínas centrais

Gene de virulência mutado

Gene de virulência deletado

O vírus resultante é viável e imunogênico, porém, avirulento; ele pode ser utilizado como vacina

Figura 16.25 A atenuação pode ser obtida de forma mais rápida e confiável pelo emprego de técnicas de DNA recombinante. Se for possível identificar no vírus um gene necessário para a virulência, mas não para o crescimento ou a imunogenicidade, esse gene pode sofrer várias mutações (figura inferior à esquerda) ou ser deletado do genoma (figura inferior à direita) pela utilização de técnicas de DNA recombinante. Esse procedimento cria um vírus avirulento (não patogênico), que pode ser usado como vacina. As mutações no gene de virulência são geralmente grandes, assim, é muito difícil que o vírus reverta para o tipo selvagem.

último procedimento poderia ser repetido para acompanhar os passos de variação do vírus. Recentemente, a atenção pública voltou-se para a possibilidade de uma pandemia de gripe causada pelo vírus da gripe aviária H5N1. Essa cepa pode ser passada das aves para os seres humanos conferindo uma alta taxa de mortalidade, porém, uma pandemia poderia ocorrer somente se a transmissão ocorresse entre seres humanos. Uma vacina viva atenuada seria utilizada se uma pandemia ocorresse, pois isso poderia introduzir novos genes de influenzavírus da que poderiam recombinar com os influenzavírus já existentes.

16.23 As vacinas vivas atenuadas podem ser desenvolvidas pela seleção de bactérias incapacitadas ou não patogênicas ou pela criação de parasitos atenuados geneticamente

Estratégias similares estão sendo utilizadas no desenvolvimento de vacinas bacterianas. O exemplo mais importante de uma vacina atenuada é a BCG, que apresenta eficiência na proteção contra a tuberculose grave disseminada em crianças, porém, não protege contra a doença pulmonar em adultos. A atual vacina BCG, que permanece sendo a vacina mais amplamente utilizada no mundo, foi obtida a partir de um isolado patogênico de *Mycobacterium bovis* e transferida ao laboratório no início do século XX. Desde então, várias cepas geneticamente diversas de BCG têm surgido. O nível de proteção alcançado pela BCG é extremamente variável, oscilando de nenhuma proteção em alguns países, como Malawi, até 50 a 80% no Reino Unido. Considerando que a tuberculose permanece um dos principais agentes de morte do mundo, existe necessidade urgente de uma nova vacina. Duas vacinas BCG recombinantes (rBCG) com o objetivo de prevenir a infecção de indivíduos não expostos recentemente passaram por testes clínicos de Fase I. Uma foi produzida por engenharia genética para superexpressar um antígeno imunodominante de *M. tuberculosis*, para gerar maior especificidade para o patógeno humano. A segunda expressa a proteína de formação de poros listeriolisina de *L. monocytogenes* para induzir a passagem dos antígenos BCG do fagossomo para dentro do citoplasma e permitir a apresentação cruzada (ver Seção 6.9) no MHC de classe I, estimulando, assim, as células T citotóxicas específicas para BCG.

Uma abordagem similar está sendo utilizada para produzir novas vacinas contra malária. A análise dos diferentes estágios do *Plasmodium falciparum*, a principal causa da malária fatal, identificou genes que são expressos seletivamente nos esporozoítos dentro da glândula salivar dos mosquitos, onde eles se tornam infectantes para os hepatócitos humanos. A deleção de dois desses genes do genoma de *P. falciparum* tornou os esporozoítos incapazes de estabelecer uma infecção sanguínea em camundongos, e, no entanto, capaz de induzir uma resposta imune que protegesse os camundongos de uma infecção subsequente pelo *P. falciparum* do tipo selvagem. Essa proteção era dependente de células T CD8, e em parte de IFN-γ, indicou que a imunidade mediada por células é importante para proteção contra esse parasito (Fig. 16.26). Isso destaca novamente a importância da produção de vacinas que sejam capazes de induzir uma imunidade forte mediada por células.

16.24 A via de vacinação é um importante determinante de sucesso

A vacinação ideal induz defesa no hospedeiro no ponto de entrada do agente infeccioso. A estimulação da imunidade mucosa é, portanto, um objetivo importante da vacinação contra os organismos que entram pelas superfícies mucosas. Contudo, a maioria das vacinas é administrada por injeção. Essa via tem várias desvantagens. As injeções são dolorosas e pouco populares, reduzindo sua aceitação, e são caras, requerendo

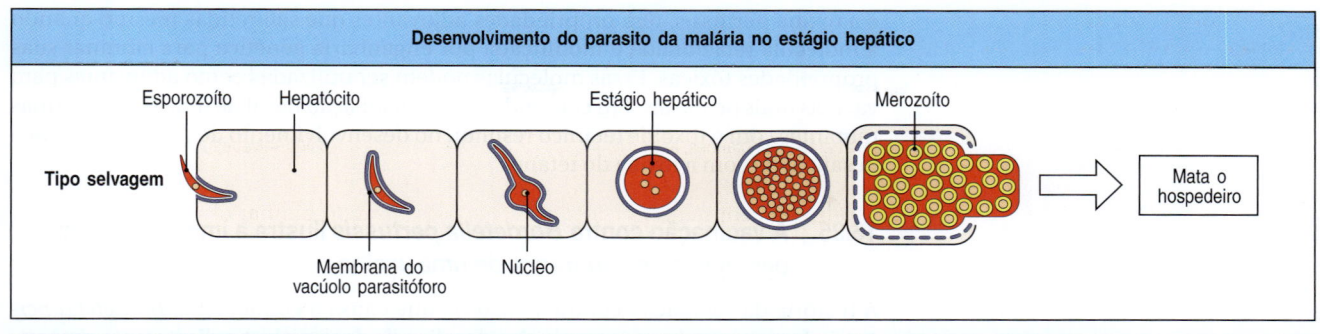

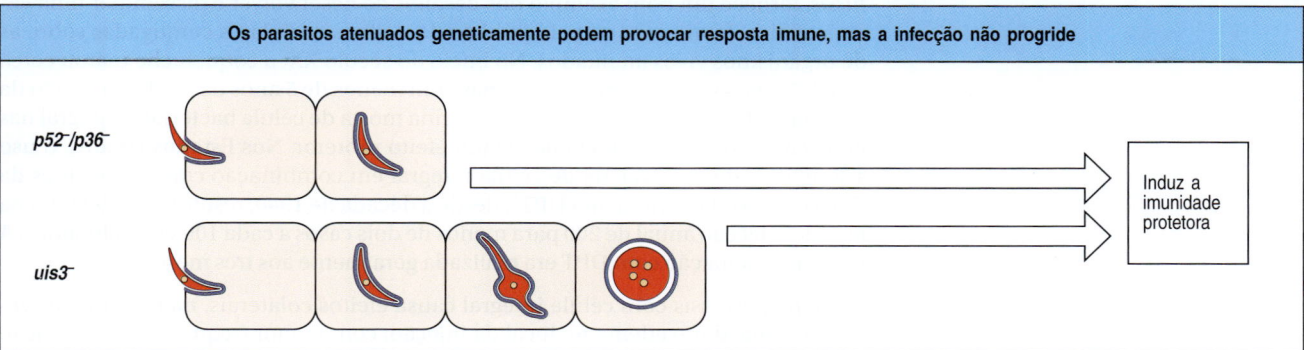

agulhas, seringas e um aplicador treinado. A vacinação em massa por injeção é trabalhosa. Também existe o problema imunológico de que a injeção não é a via mais eficaz na estimulação de uma resposta imune apropriada, já que não imita a via normal de entrada da maioria dos patógenos contra os quais a vacinação é dirigida.

Muitos patógenos importantes infectam as superfícies mucosas ou penetram no corpo por elas. Os exemplos incluem os microrganismos respiratórios, como *Bordetella pertussis*, rinovírus e influenzavírus, e os microrganismos entéricos, como *Vibrio cholerae*, *Salmonella typhi*, *Escherichia coli* enteropatogênica e *Shigella*. Vacinas vivas atenuadas administradas por via intranasal contra o influenzavírus induzem anticorpos de mucosa, que são mais eficientes do que anticorpos sistêmicos no controle de infecção do trato respiratório superior. Entretanto, os anticorpos sistêmicos induzidos por injeção são efetivos no controle da doença do trato respiratório inferior, a qual é responsável por morbidade e mortalidade graves. Assim, um objetivo mais realista para qualquer vacina da gripe pandêmica é prevenir a doença do trato respiratório inferior, além de aceitar o fato de que a enfermidade moderada não será prevenida.

A potência dessa abordagem de mucosas é ilustrada pela efetividade das vacinas de poliovírus vivo atenuado. A vacina oral contra a poliomielite Sabin consiste em três cepas atenuadas de poliovírus e é altamente imunogênica. Além disso, assim como a doença da poliomielite em si pode ser transmitida pela contaminação fecal de piscinas públicas e outras falhas de higiene, a vacina pode ser transmitida de um indivíduo para outro pela via fecal-oral. A infecção com *Salmonella*, da mesma forma, estimula uma poderosa resposta imune mucosa e sistêmica.

As regras da imunidade da mucosa ainda são pouco compreendidas. A apresentação de antígenos proteicos solúveis por via oral frequentemente resulta em tolerância, que é importante devido à enorme carga de antígenos alimentares e veiculados pelo ar que são apresentados ao intestino e ao trato respiratório (ver Cap. 11). No entanto, o sistema imune de mucosa responde às infecções mucosas e as elimina (p. ex., coqueluche, cólera e poliomielite, as quais penetram por via oral). Assim, as proteínas desses microrganismos que estimulam as respostas imunes são de especial interesse. Um grupo de proteínas fortemente imunogênicas nas superfícies mucosas é uma série de toxinas bacterianas que têm a propriedade de se ligar a células eucarióticas e são resistentes a proteases. Um achado recente de importância prática potencial é que algumas dessas moléculas, como a toxina termolábil de *E. coli*

Figura 16.26 Parasitos geneticamente atenuados podem ser modificados como vacinas vivas para fornecer imunidade protetora. Figura superior: os esporozoítos de *Plasmodium* do tipo selvagem transmitidos pela picada de um mosquito infectado entram na corrente sanguínea e são carregados para o fígado, onde infectam os hepatócitos. Cada esporozoíto multiplica-se no fígado, matando a célula infectada e liberando milhares de merozoítos, o próximo estágio da infecção. Figuras inferiores: nos camundongos imunizados com esporozoítos contendo genes-chave com rompimentos direcionados (p. ex., *p52* e *p36* [*p52⁻/p36⁻*] ou *uis3* [*uis3⁻*]), os esporozoítos circulam na corrente sanguínea e mimetizam uma infecção inicial, mas não podem estabelecer uma infecção produtiva no fígado. Entretanto, os camundongos produzem resposta imune contra os esporozoítos e são protegidos contra uma infecção subsequente por esporozoítos do tipo selvagem.

e a toxina pertússis, têm propriedades adjuvantes que são retidas mesmo quando a molécula relacionada é modificada por engenharia genética para eliminar suas propriedades tóxicas. Essas moléculas podem ser utilizadas como adjuvantes para vacinas orais ou nasais. Em camundongos, a insuflação nasal de uma dessas toxinas mutantes com o toxoide tetânico resultou no desenvolvimento de proteção contra o desafio letal com a toxina do tétano.

16.25   A vacinação contra *Bordetella pertussis* ilustra a importância da percepção de segurança de uma vacina

A história da vacinação contra a bactéria que causa a coqueluche, *Bordetella pertussis*, fornece um bom exemplo dos desafios de desenvolver e disseminar uma vacina efetiva, bem como o apelo público de vacinas acelulares conjugadas sobre as de organismos vivos atenuados. No início do século XX, a coqueluche matou cerca de 0,5% das crianças norte-americanas com menos de 5 anos de idade. No início da década de 1930, um estudo com uma vacina morta de célula bacteriana integral nas ilhas Faroe forneceu evidências de um efeito protetor. Nos Estados Unidos, o uso sistemático de uma vacina de célula integral em combinação com os toxoides da difteria e do tétano (a vacina DPT), desde a década de 1940, resultou em declínio na taxa de infecção anual de 200 para menos de dois casos a cada 100.000 habitantes. A primeira vacinação com DPT era realizada geralmente aos três meses.

A vacina pertússis com célula integral causa efeitos colaterais, na maioria das vezes, eritema, dor e edema no local da injeção; com menor frequência, a vacinação é seguida por febre alta e choro persistente. Muito raramente, ocorrem convulsões e sonolência breve, ou estado de flacidez irresponsiva. Durante a década de 1970, houve uma preocupação disseminada após vários relatos de que casos de encefalite levando à lesão cerebral irreversível poderiam ocorrer, muito raramente, após a vacinação com pertússis. No Japão, em 1972, cerca de 85% das crianças receberam a vacina pertússis, e menos de 300 casos de coqueluche e nenhum óbito foram relatados. Como resultado de duas mortes após a vacinação no Japão, em 1975, a DPT foi temporariamente suspensa e, então, reintroduzida com a primeira vacinação aos 2 anos de idade, em vez de aos 3 meses. Em 1979, houve cerca de 13.000 casos de coqueluche e 41 mortes. A possibilidade de a vacina pertússis causar, muito raramente, lesão cerebral grave foi extensamente estudada, e o consenso dos especialistas é de que a vacina pertússis não é uma causa primária de lesão cerebral. Não há dúvida de que existe maior morbidade pela coqueluche do que pela vacina.

A percepção pública e médica de que a vacinação pertússis com célula integral pode ser insegura forneceu um poderoso incentivo para desenvolver vacinas pertússis mais seguras. O estudo da resposta imune natural à *B. pertussis* mostrou que a infecção induzia anticorpos contra quatro componentes da bactéria – a toxina pertússis, a hemaglutinina filamentosa, a pertactina e os antígenos fimbriais. A imunização de camundongos com esses antígenos em forma purificada os protegeu do desafio com pertússis. Isso levou ao desenvolvimento de vacinas pertússis acelulares, todas contendo toxoide pertússis purificado – isto é, a toxina inativada por tratamento químico, por exemplo, com peróxido de hidrogênio ou formaldeído –, ou, mais recentemente, pela engenharia genética da toxina. Algumas vacinas pertússis também contêm uma ou mais hemaglutininas filamentosas, pertactinas e antígenos fimbriais. As evidências atuais mostram que estas são, provavelmente, tão efetivas quanto a vacina de célula integral e estão livres dos efeitos colaterais leves comuns a ela. Entretanto, a vacina acelular é mais cara, o que restringe seu uso em países mais pobres.

A história da vacinação pertússis mostra que, em primeiro lugar, as vacinas devem ser extremamente seguras e livres de efeitos colaterais; segundo, que o público e a classe médica devem perceber a vacina como segura; e, terceiro, que o estudo cuidadoso da natureza da resposta imune protetora pode levar a vacinas acelulares mais seguras e tão efetivas quanto as vacinas de célula total. Todavia, a preocupação pública em relação à vacinação permanece alta. Medos infundados de uma ligação entre a vacina MMR combinada viva atenuada e o autismo fizeram o percentual de crianças que receberam a vacina MMR na Inglaterra cair de um pico de 92% entre

1995 e 1996 para 84% em 2001 e 2002. Pequenos surtos de sarampo durante 2002 em Londres ilustram a importância da alta manutenção da administração da vacina para manter a imunidade grupal.

16.26   As vacinas conjugadas foram desenvolvidas como resultado da compreensão de como as células T e B colaboram em uma resposta imune

Embora as vacinas acelulares sejam inevitavelmente mais seguras que as vacinas à base de organismos integrais, uma vacina completamente efetiva normalmente não pode ser feita a partir de um único constituinte isolado de um microrganismo, e, agora, está claro que isso se deve à necessidade de ativar mais de um tipo celular para iniciar uma resposta imune. Uma consequência desse discernimento foi o desenvolvimento de vacinas conjugadas. Já foi descrito brevemente um dos casos mais importantes, para *Haemophilus influenzae*, na Seção 10.3.

Muitas bactérias, incluindo *Neisseria meningitidis* (meningococo), *Streptococcus pneumoniae* (pneumococo) e *H. influenzae*, têm uma cápsula externa composta de polissacarídeos que são específicos à espécie e ao tipo de determinadas cepas das bactérias. A defesa mais efetiva contra esses microrganismos é a opsonização da capa polissacarídica pelo anticorpo. Assim, o objetivo da vacinação é estimular anticorpos contra as cápsulas polissacarídicas das bactérias.

Os polissacarídeos capsulares podem ser coletados no meio de crescimento bacteriano e, por serem antígenos independentes das células T, podem ser utilizados diretamente como vacinas. Entretanto, as crianças menores de 2 anos podem não produzir boas respostas de anticorpos independentes de células T e não podem ser vacinadas efetivamente com as vacinas polissacarídicas. Um modo eficiente de superar esse problema (ver Fig. 10.5) é conjugar quimicamente os polissacarídeos bacterianos às proteínas carreadoras, que fornecem peptídeos que podem ser reconhecidos pelas células T antígeno-específicas, convertendo uma resposta independente de células T em uma resposta de anticorpo antipolissacarídico dependente de células T. Utilizando essa abordagem, várias **vacinas conjugadas** foram desenvolvidas contra *H. influenzae* tipo b, uma importante causa de graves infecções respiratórias infantis e meningite, e contra *N. meningitidis* do sorogrupo C, uma importante causa de meningite, as quais têm sido amplamente aplicadas. O sucesso desta última no Reino Unido é ilustrado na Figura 16.27, que mostra que a incidência de meningite C tem sido bastante reduzida em comparação à meningite B, contra a qual ainda não existe uma vacina.

16.27   Vacinas baseadas em peptídeos podem desencadear imunidade protetora, mas requerem adjuvantes e devem ser direcionadas a células e compartimentos celulares apropriados para serem efetivas

Outra estratégia para o desenvolvimento de vacinas que não requer o organismo integral, morto ou atenuado, identifica epítopos peptídicos de células T que estimulam a imunidade protetora. Os peptídeos candidatos podem ser identificados de duas formas: uma possibilidade é sintetizar sistematicamente peptídeos sobrepostos de proteínas imunogênicas e testar um de cada vez para sua capacidade de estimular a imunidade protetora; alternativamente, uma abordagem imunogenética reversa (ver Seção 16.15) pode ser utilizada para prever epítopos peptídicos potenciais a partir de uma sequência genômica. Esta última abordagem tem sido aplicada para malária pelo uso da sequência completa do genoma do *Plasmodium falciparum*. O ponto inicial foi a associação entre a molécula do MHC de classe I humana, HLA-B53, e a resistência à malária cerebral – uma complicação relativamente rara da infecção, mas que, em geral, é fatal. Acreditava-se que HLA-B53 pudesse proteger da malária cerebral, pois poderia apresentar peptídeos que são particularmente bons na ativação dos linfócitos T citotóxicos virgens. Os peptídeos eluídos de HLA-B53 frequentemente contêm uma prolina no segundo de seus nove aminoácidos. Com base nessa informação, a análise genética reversa identificou candidatos a

Figura 16.27 Efeito da vacinação contra _Neisseria meningitidis_ do grupo C (meningococo) no número de casos de doença meningocócica dos grupos B e C na Inglaterra e no País de Gales. A infecção meningocócica afeta cerca de 5 a cada 100.000 pessoas por ano no Reino Unido, sendo que os grupos meningocócicos B e C contribuem para quase todos os casos. Antes da introdução da vacina de meningite C, a doença do grupo C era a segunda causa mais comum de doença meningocócica, contribuindo para cerca de 40% dos casos. Atualmente, a doença do grupo C contribui para menos de 10% dos casos, com a doença do grupo B contribuindo para mais de 80% dos casos. Após a introdução da vacina, ocorreu uma significativa queda no número de casos confirmados em laboratório da doença do grupo C em todas as faixas etárias. O impacto foi ainda maior nos grupos imunizados, com redução de mais de 90% em todas as idades. Um grande impacto também tem sido verificado em grupos etários não imunizados, com redução de cerca de 70%, o que sugere que essa vacina apresenta um efeito de imunidade comunitária.

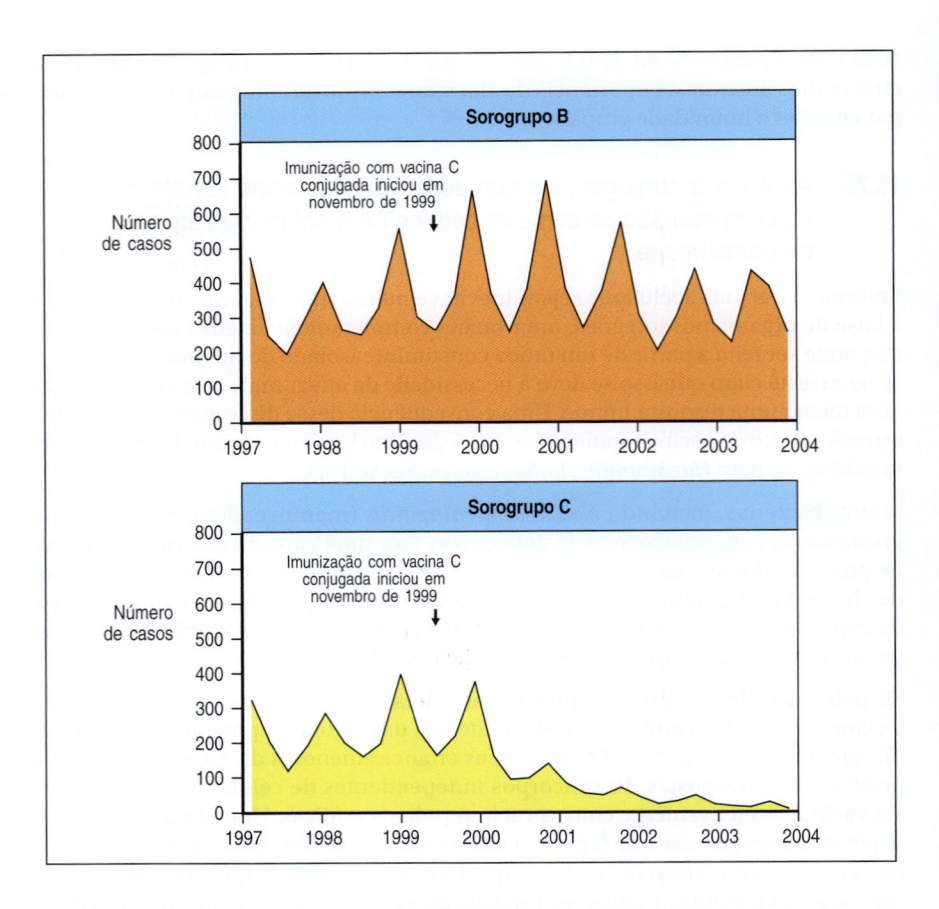

peptídeos protetores de quatro proteínas do _P. falciparum_ expressas na fase inicial da infecção dos hepatócitos, uma importante fase da infecção a ser visada em uma resposta imune efetiva. Um dos peptídeos candidatos, do antígeno-1 do estágio hepático, é reconhecido pelas células T citotóxicas quando ligado ao HLA-B53.

Entretanto, as vacinas baseadas em peptídeos, embora promissoras, têm várias desvantagens. Primeiro, um determinado peptídeo pode não se ligar a todas as moléculas do MHC presentes na população. Devido ao polimorfismo muito elevado das moléculas do MHC em seres humanos (ver Seção 6.12), um grande painel de peptídeos protetores deveria ser identificado, o que permitiria a cobertura protetora da maioria dos indivíduos. Segundo, algumas trocas diretas de peptídeos curtos nas moléculas do MHC podem ocorrer sem o processamento fisiológico do antígeno. Se os peptídeos antigênicos necessários carregarem diretamente sobre as moléculas do MHC nas células diferentes das células dendríticas pode haver a indução da tolerância nas células T em vez da estimulação da imunidade (ver Seção 8.26). Terceiro, as proteínas exógenas e os peptídeos encaminhados por uma vacina sintética são processados de forma eficiente para apresentação por moléculas do MHC de classe II, mas não entram na via de processamento do MHC de classe I, e a falha na apresentação dos peptídeos nas moléculas do MHC de classe I restringiria severamente a ativação de células T CD8 citotóxicas. Entretanto, em certas células dendríticas a "apresentação cruzada" eficiente pode ocorrer, na qual peptídeos derivados exogenamente são carregados nas moléculas do MHC de classe I (ver Seção 6.9), e o direcionamento de vacinas baseadas em peptídeos para tais células pode estimular a eficácia da vacina.

Uma descoberta recente na estratégia de vacinas baseadas em peptídeos parece superar vários desses problemas e já se mostrou promissora em humanos. Em ensaios clínicos, pacientes com neoplasia intraepitelial do pudendo feminino estabelecida, uma forma inicial do câncer do pudendo feminino causado pelo HPV, foram tratados com uma vacina que consiste em peptídeos longos que abrangem todo o comprimento das duas oncoproteínas do HPV-16, E6 e E7, e administradas em emulsão de óleo em água como adjuvante. Com o uso de peptídeos muito longos, em torno de 100 aminoácidos de comprimento, múltiplos epítopos peptídicos candidatos, que também podem ser apresentados por diferentes alelos do MHC, podem ser encaminhados. Esses peptídeos parecem ser muito longos para troca direta com peptídeos nas superfícies das células e, portanto, devem ser processados por APCs profissionais, como as células dendríticas. Essa vacina induziu a remissão clínica completa em um quarto dos pacientes, e cerca de metade dos pacientes tratados mostraram respostas clínicas significativas que tiveram correlação com as evidências *in vitro* da imunidade aumentada mediada por células.

16.28 Os adjuvantes são importantes para aumentar a imunogenicidade das vacinas, mas poucos são aprovados para uso em humanos

Outro problema nas vacinas baseadas em peptídeos discutidas anteriormente, bem como das vacinas baseadas em componentes proteicos altamente purificados, é que elas não ativam o sistema imune inato da mesma forma que na infecção natural. Tais vacinas requerem componentes adicionais para mimetizar como as infecções normalmente ativam a imunidade inata, a qual induz células dendríticas a se tornarem estimuladoras para as células T (ver Seção 9.6). Tais componentes de uma vacina são conhecidos como **adjuvantes**, que são definidos como substâncias que aumentam a imunogenicidade dos antígenos (ver Apêndice I, Seção A.4). Por exemplo, o toxoide tetânico não é imunogênico na ausência de adjuvantes, e as vacinas de toxoide tetânico contêm sais de alumínio inorgânico (**alum**) na forma de géis não cristalinos, que se ligam polivalentemente ao toxoide por interações iônicas. A toxina pertússis tem propriedades adjuvantes por si só e, quando administrada com os toxoides do tétano e da difteria, não protege apenas contra a coqueluche, mas também atua como adjuvante adicional para os outros dois toxoides. Essa mistura compreende a vacina tríplice DPT, administrada aos lactentes no primeiro ano de vida.

Os componentes antigênicos e adjuvantes em uma vacina não são aprovados para uso isolado; eles são aprovados apenas no contexto da vacina específica na qual são formulados. Atualmente, o alum é o único adjuvante aprovado pela FDA nos Estados Unidos para uso em vacinas humanas comercializadas, embora outras combinações adjuvante-vacina estejam passando por ensaios clínicos. Alum é o nome comum para certos sais inorgânicos de alumínio, dos quais hidróxido de alumínio e fosfato de alumínio são os mais frequentemente utilizados como adjuvantes. Na Europa, assim como os adjuvantes alum, uma emulsão óleo (esqualeno) em água é utilizada como adjuvante na formulação da vacina contra *influenza*.

Como descrito na Seção 3.8, o alum parece atuar como adjuvante pelo estímulo de um dos mecanismos sensores de bactéria do sistema imune inato, NLRP3, ativando, assim, o inflamassomo e as reações inflamatórias que são pré-requisito para uma resposta imune adaptadora eficaz. Vários outros adjuvantes são amplamente utilizados de maneira experimental em animais, mas não são aprovados para uso em humanos. Muitos deles são constituintes estéreis das bactérias, sobretudo de suas paredes celulares. O adjuvante completo de Freund é uma emulsão de óleo em água que contém micobactérias mortas. Um complexo glicolipídeo, muramil dipeptídeo, que pode ser extraído da parede celular micobacteriana ou sintetizado, contém muito da atividade adjuvante da micobactéria integral morta. Outros adjuvantes bacterianos incluem a *B. pertussis* morta, os polissacarídeos bacterianos, as proteínas bacterianas de choque térmico e o DNA bacteriano. Muitos desses adjuvantes causam inflamação pronunciada e não são adequados para uso de vacinas em humanos.

Vários adjuvantes parecem atuar acionando as vias inatas sensoras de vírus e bactérias, via TLRs e proteínas da família de receptores similares a NOD, como NLRP3 (ver Cap. 3). O lipopolissacarídeo (LPS), um agonista de TLR-4, tem efeitos adjuvantes, mas estes são limitados por sua toxicidade. A injeção de uma pequena quantidade de LPS pode induzir estado de choque e inflamação sistêmica que mimetiza a sepse gram-negativa, levantando a questão: seu efeito adjuvante pode ser separado dos efeitos tóxicos? Um derivado do LPS e ligante de TLR-4, monofosforil lipídeo A, atinge parcialmente esse requisito, retendo os efeitos adjuvantes, mas estando associado a uma toxicidade muito mais baixa do que o LPS. O DNA CpG não metilado, que se liga ao TLR-9 e o ativa, e o imiquimode, um fármaco de molécula pequena que atua como agonista de TLR-7, podem fornecer atividade adjuvante experimentalmente, mas nenhum deles é aprovado como adjuvante em vacinas para humanos. Em infecções naturais, algumas proteínas bacterianas, por exemplo, a toxina do cólera, a enterotoxina termolábil de *E. coli* e a toxina pertússis, atuam como adjuvantes para estimular as respostas imunes das mucosas, que são particularmente defesas importantes contra os organismos que entram pelos tratos digestório e respiratório.

16.29 A imunidade protetora pode ser induzida pela vacinação baseada em DNA

O mais recente desenvolvimento na vacinação iniciou com tentativas de utilizar plasmídeos bacterianos não replicantes que codificam proteínas para terapia gênica. Surpreendentemente, as proteínas expressas por esses plasmídeos *in vivo* estimulavam uma resposta imune. Quando o DNA que codifica um imunógeno viral é injetado via intramuscular em camundongos, ele leva ao desenvolvimento de respostas de anticorpos e de células T citotóxicas que permitem ao camundongo rejeitar um desafio posterior com o vírus integral. Essa resposta não parece lesar o tecido muscular, é segura e eficaz e, como utiliza apenas um único gene microbiano ou pedaço de DNA codificante para um conjunto de peptídeos antigênicos, não apresenta risco de infecção ativa.

Esse procedimento é denominado **vacinação de DNA**. O DNA recobrindo partículas metálicas diminutas pode ser aplicado por uma pistola "biolística", de modo que as partículas penetram na pele e, potencialmente, em alguns músculos subjacentes. Essa técnica mostrou ser efetiva em animais e pode ser aceitável para imunização em massa. Entretanto, um problema com as vacinas de DNA é que elas são comparativamente fracas. Uma mistura com plasmídeos que codificam citocinas como IL-12, IL-23 ou GM-CSF torna a imunização com genes que codificam antígenos protetores muito mais efetiva. Outra maneira de melhorar as vacinas de DNA é incluir genes que expressarão moléculas coestimuladoras.

Os antígenos que estimulam a imunidade parecem ser produzidos nas células que são transfectadas diretamente, como pele ou músculo, mas são transferidos para as células dendríticas para apresentação às células T. Isso significa que para que os adjuvantes expressos pela vacina de DNA sejam capazes de estimular as respostas imunes, suas ações também deverão ser transferidas junto com o antígeno para as células dendríticas. Vacinas de DNA estão sendo testadas em ensaios clínicos em humanos para a prevenção da malária, de *influenza* e do HIV.

16.30 A eficácia de uma vacina pode ser aumentada dirigindo-a para os locais de apresentação de antígenos

Para ser efetiva, os antígenos de uma vacina devem ser apresentados de maneira eficiente ao sistema imune pelas APCs. Uma apresentação mais eficiente pode ser obtida se a proteólise do antígeno, quando este está se dirigindo para as APCs, for prevenida, preservando, assim, a estrutura do antígeno. Esse é o motivo pelo qual tantas vacinas são administradas por injeção em vez de por via oral, o que expõe a vacina à digestão no intestino. Outras abordagens podem ser tomadas para dirigir a vacina seletivamente para as APCs uma vez que ela esteja dentro do organismo, e para desenvolver métodos de engenharia genética para a captação seletiva dos antígenos da vacina nas vias de processamento de antígeno dentro da célula. Uma delas é revestir o antígeno vacinal com manose para aumentar a captura pelos receptores de manose das células. Alternativamente, o antígeno pode ser direcionado na forma de um complexo imune, que tem a vantagem da ligação do anticorpo e do complemento pelos receptores Fc e do complemento.

Uma estratégia mais complicada é direcionar os antígenos da vacina seletivamente para as vias de apresentação de antígeno dentro da célula. O antígeno pode ser acoplado a anticorpos específicos que se ligam a proteínas da superfície das células dendríticas, de modo que a internalização do complexo antígeno:anticorpo mediada por receptores encaminhe o antígeno para a via de processamento do MHC de classe II e assegure que ele será apresentado às células T. A apresentação nas moléculas do MHC de classe I por essa rota pode ser auxiliada pelo direcionamento das células dendríticas que realizam a apresentação cruzada de forma eficiente. Por exemplo, o receptor DEC205 é expresso por um subgrupo de células dendríticas eficazes na apresentação cruzada, e mostrou-se que a ligação de um antígeno a um anticorpo contra DEC205 aumenta a força das respostas imunes contra o antígeno.

O antígeno também pode ser direcionado diretamente para vias de processamento do antígeno por outros meios. O antígeno E7 do HPV foi acoplado ao peptídeo-sinal que tem como alvo proteínas de membrana associada aos lisossomas a endossomas e lisossomas. Portanto, o peptídeo-sinal direciona o antígeno E7 diretamente aos compartimentos intracelulares nos quais os antígenos são clivados em peptídeos antes de sua ligação a moléculas do MHC de classe II (ver Seção 6.7). Em camundongos, um vírus de vaccínia que incorpora esse antígeno quimérico induziu uma resposta maior ao antígeno E7 do que o vírus vaccínia que incorpora o antígeno E7 selvagem isolado.

16.31   O fato de a vacinação poder ser, ou não, utilizada terapeuticamente para controlar infecções crônicas existentes é uma questão importante

Existem muitas doenças crônicas nas quais a infecção persiste devido a uma falha do sistema imune em eliminar a doença. Tais infecções podem ser divididas em dois grupos: as infecções nas quais há uma resposta imune óbvia que fracassa em eliminar o organismo e as infecções que parecem ser invisíveis ao sistema imune e evocam uma resposta imune fracamente detectável.

Na primeira categoria, a resposta imune com frequência é parcialmente responsável pelos efeitos patogênicos. A infecção pelo helminto *Schistosoma mansoni* está associada a uma poderosa resposta do tipo T_H2, caracterizada por altos níveis de IgE circulantes e eosinofilia tecidual, com resposta fibrótica nociva aos ovos de esquistossoma no fígado, levando à fibrose hepática. Outros parasitos conhecidos, como as espécies de *Plasmodium* e *Leishmania*, também causam lesão em vários pacientes, pois não são eliminados efetivamente pela resposta imune. Os agentes micobacterianos da tuberculose e da hanseníase produzem uma infecção intracelular persistente; uma resposta T_H1 ajuda a conter essas infecções, mas também causa formação de granuloma e necrose tecidual (ver Fig. 9.43).

Entre os vírus, as infecções de hepatites B e C são, em geral, seguidas por estado de portador viral persistente e lesão hepática, resultando em eventual morte por hepatite ou por carcinoma hepatocelular. A infecção pelo HIV, como foi visto no Capítulo 13, também persiste apesar de uma resposta imune subsequente. Em uma triagem preliminar que envolve pacientes infectados pelo HIV, as células dendríticas derivadas da medula óssea dos próprios pacientes foram carregadas com HIV quimicamente inativado. Após a imunização com essas células, uma robusta resposta de células T ao HIV foi observada em alguns pacientes e estava associada à produção de IL-2 e IFN-γ (Fig. 16.28). A carga viral nesses pacientes foi reduzida em 80%, e em quase metade desses pacientes a supressão da viremia permaneceu por mais de um ano. No entanto, essas respostas não foram suficientes para eliminar a infecção por HIV.

Na segunda categoria de infecção crônica, que é predominantemente viral, a resposta imune falha em eliminar a infecção devido à invisibilidade relativa do agente infeccioso ao sistema imune. Um bom exemplo é o herpes simples tipo 2, que é transmitido por via venérea e se torna latente no tecido nervoso, causando herpes genital, a qual é recorrente com frequência. Essa invisibilidade parece ser causada por uma proteína viral, ICP-47, que se liga ao complexo TAP (ver Seção 6.2) e inibe o transporte de peptídeos ao retículo endoplasmático nas células infectadas. Assim, os peptídeos virais não são apresentados ao sistema imune pelas moléculas do MHC de classe I. As verrugas genitais são um exemplo similar nessa categoria de infecção crônica. Elas são causadas por certos papilomavírus, contra os quais pouquíssima resposta imune é estimulada, particularmente uma resposta mediada por células. Como foi discuti-

Figura 16.28 Vacinação com células dendríticas carregadas com vírus da imunodeficiência humana (HIV) reduz substancialmente a carga viral e gera imunidade de célula T. Figura à esquerda: a carga viral é mostrada para uma resposta fraca e transitória ao tratamento (rosa); a barra em vermelho representa indivíduos que tiveram resposta forte e duradoura. Figura à direita: produção de interleucina (IL)-2 e interferon (IFN)-γ por células T CD4 para indivíduos que tiveram resposta fraca ou forte. A produção dessas citocinas, indicando atividade de célula T, está correlacionada à resposta ao tratamento.

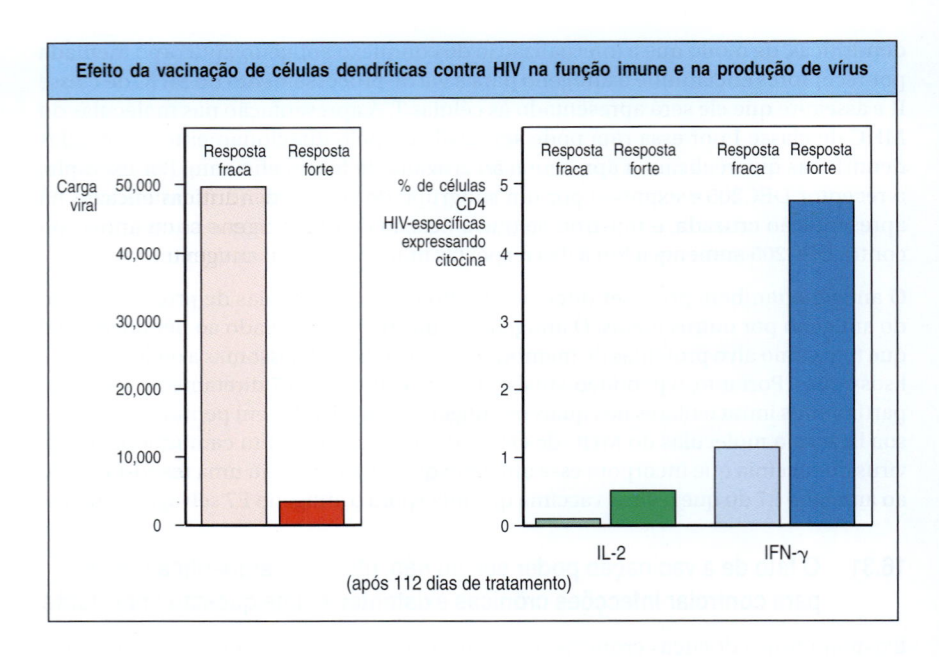

do anteriormente, um ensaio clínico recente utilizando vacinas de peptídeos longos contra HPV-16 mostrou eficácia em aumentar a força das respostas imunes mediadas por células contra os antígenos virais, e na redução ou na eliminação de lesões pré-cancerosas associadas à infecção por HPV (ver Seção 16.27). Esse ensaio ofereceu indicações positivas de que as vacinas direcionadas para o aumento das respostas mediadas por células a outros patógenos podem ser similarmente eficazes.

Resumo

Os maiores triunfos da imunologia moderna vieram da vacinação, a qual erradicou ou praticamente eliminou várias doenças humanas. Até agora, a manipulação isolada é a mais bem sucedida do sistema imune, pois tira proveito da sua especificidade e indutibilidade naturais. Contudo, existem doenças infecciosas humanas importantes para as quais ainda não há vacinas eficazes. As vacinas mais efetivas baseiam-se em microrganismos vivos atenuados, mas apresentam algum risco e são potencialmente letais aos indivíduos imunossuprimidos ou imunodeficientes. Novas técnicas estão sendo desenvolvidas para gerar patógenos atenuados geneticamente para uso como vacinas, em particular contra malária e tuberculose. A maioria das vacinas virais atuais baseia-se em vírus vivos atenuados, mas muitas vacinas bacterianas consistem em componentes do microrganismo, incluindo os componentes da toxina que ele produz. As respostas protetoras a antígenos carboidratos, que em crianças muito novas não provocam imunidade duradoura, podem ser aumentadas pela conjugação a uma proteína. As vacinas com base em peptídeos, sobretudo peptídeos muito longos, estão surgindo do estágio experimental e estão começando a ser testadas em humanos. A imunogenicidade de uma vacina depende frequentemente de adjuvantes que podem auxiliar, direta ou indiretamente, a ativar as APCs que são necessárias ao início das respostas imunes. Os adjuvantes ativam essas células por meio da ligação do sistema imune inato e provêm ligantes para TLRs e outros receptores nas APCs. O desenvolvimento de vacinas orais é particularmente importante para estimular a imunidade aos muitos patógenos que penetram na mucosa.

Resumo do capítulo 16

Um dos grandes desafios futuros da imunologia é ser capaz de controlar a resposta imune, de modo que as respostas imunes indesejadas possam ser suprimidas, e as desejadas, estimuladas. Os métodos atuais para suprimir as respostas indesejadas baseiam-se, em grande extensão, em fármacos que suprimem a imunidade adaptativa de maneira indiscriminada, sendo, portanto, inerentemente falhos. Viu-se, neste livro, que o sistema imune pode suprimir suas próprias respostas de modo antígeno-específico, e, por meio do estudo desses eventos reguladores endógenos, tem sido possível planejar estratégias para manipular respostas específicas, enquanto a competência imunológica geral é poupada. Novos tratamentos, incluindo vários anticorpos monoclonais, emergiram como terapias clinicamente importantes para suprimir, de maneira seletiva, as respostas que levam à alergia, à autoimunidade ou à rejeição de órgãos transplantados. Da mesma forma, à medida que se compreende mais sobre tumores e agentes infecciosos, melhores estratégias devem tornar-se disponíveis para mobilizar o sistema imune contra o câncer e a infecção. Para tanto, é necessário aprender mais sobre a indução da imunidade e a biologia do sistema imune, e aplicar esse conhecimento à doença humana.

Questões

16.1 *Explique como o fármaco ciclosporina A, que se liga a uma imunofilina que é ubíqua, ainda pode exercer inibição seletiva nas células T.*

16.2 *Se o fármaco rapamicina é imunossupressor, porque ele também poderia ser útil para aumentar a ação das vacinas?*

16.3 *Explique o risco principal, e seu embasamento imunológico, dos anticorpos anti-TNF-α utilizados no tratamento da artrite reumatoide.*

16.4 *Como os tumores escapam da resposta imune?*

16.5 *Quais tipos de questões complicam a interpretação de ensaios clínicos que utilizam a imunoterapia para tratar o câncer comparado com ensaios baseados em fármacos citotóxicos isolados?*

16.6 *Se a vacina do HPV pode prevenir infecções que podem causar câncer, ela deveria ser administrada a todas as mulheres, ou isso simplesmente promoverá comportamentos promíscuos? Ela deveria ser obrigatória para indivíduos do sexo masculino também?*

16.7 *Discuta a importância da imunidade grupal. O que você acha que deveria ser feito sobre as pessoas que se recusam a tomar vacinas contra patógenos importantes como a poliomielite?*

16.8 *Discuta os benefícios das imunoterapias que podem eliminar cânceres e seus riscos de induzir autoimunidade.*

Referências gerais

Curtiss, R., III: **Bacterial infectious disease control by vaccine development.** *J. Clin. Invest.* 2002, **110**:1061–1066.

Feldmann, M.: **Translating molecular insights in autoimmunity into effective therapy.** *Annu. Rev. Immunol.* 2009, **27**:1–27.

Kappe, S.H., Vaughan, A.M., Boddey, J.A., and Cowman, A.F.: **That was then but this is now: malaria research in the time of an eradication agenda.** *Science* 2010, **328**:862–866.

Kaufmann, S.H.: **Future vaccination strategies against tuberculosis: thinking outside the box.** *Immunity* 2010, **33**:567–577.

Korman, A.J., Peggs, K.S., and Allison, J.P.: **Checkpoint blockade in cancer immunotherapy.** *Adv. Immunol.* 2006, **90**:297–339.

Plett, P.C.: **Peter Plett and other discoverers of cowpox vaccination before Edward Jenner.** *Sudhoffs Arch.* 2006, **90**:219–232. [in German]

Ulmer, J.B., and Liu, M.A.: **Ethical issues for vaccines and immunization.** *Nat. Rev. Immunol.* 2002, **2**:291–296.

Virgin, H.W., and Walker, B.D.: **Immunology and the elusive Aids vaccine.** *Nature* 2010, **464**:224–231.

Referências por seção

16.1 Os corticosteroides são poderosos fármacos anti-inflamatórios que alteram a transcrição de muitos genes

Galon, J., Franchimont, D., Hiroi, N., Frey, G., Boettner, A., Ehrhart-Bornstein, M., O'Shea, J.J., Chrousos, G.P., and Bornstein, S.R.: **Gene profiling reveals unknown enhancing and suppressive actions of glucocorticoids on immune cells.** *FASEB J.* 2002, **16**:61–71.

Kampa, M., and Castanas, E.: **Membrane steroid receptor signaling in normal and neoplastic cells.** *Mol. Cell. Endocrinol.* 2006, **246**:76–82.

Löwenberg, M., Verhaar, A.P., van den Brink, G.R., and Hommes, D.W.: **Glucocorticoid signaling: a nongenomic mechanism for T-cell immunosuppression.** *Trends Mol. Med.* 2007, **13**:158–163.

Rhen, T., and Cidlowski, J.A.: **Antiinflammatory action of glucocorticoids—new mechanisms for old drugs.** N. Engl. J. Med. 2005, **353**:1711–1723.

16.2 Os fármacos citotóxicos causam imunossupressão, matando as células em divisão, e provocam efeitos colaterais graves

Aarbakke, J., Janka-Schaub, G., and Elion, G.B.: **Thiopurine biology and pharmacology.** Trends Pharmacol. Sci. 1997, **18**:3–7.

Allison, A.C., and Eugui, E.M.: **Mechanisms of action of mycophenolate mofetil in preventing acute and chronic allograft rejection.** Transplantation 2005, **80** Suppl. S181–S190.

O'Donovan, P., Perrett, C.M., Zhang, X., Montaner, B., Xu, Y.Z., Harwood, C.A., McGregor, J.M., Walker, S.L., Hanaoka, F., and Karran, P.: **Azathioprine and UVA light generate mutagenic oxidative DNA damage.** Science 2005, **309**:1871–1874.

Taylor, A.L., Watson, C.J., and Bradley, J.A.: **Immunosuppressive agents in solid organ transplantation: mechanisms of action and therapeutic efficacy.** Crit. Rev. Oncol. Hematol. 2005, **56**:23–46.

Zhu, L.P., Cupps, T.R., Whalen, G., and Fauci, A.S.: **Selective effects of cyclophosphamide therapy on activation, proliferation, and differentiation of human B cells.** J. Clin. Invest. 1987, **79**:1082–1090.

16.3 A ciclosporina A, o tacrolimo (FK506) e a rapamicina (sirolimo) são poderosos agentes imunossupressores que interferem na sinalização das células T

Araki, K., Turner, A.P., Shaffer, V.O., Gangappa, S., Keller, S.A., Bachmann, M.F., Larsen, C.P., and Ahmed, R.: **mTOR regulates memory CD8 T-cell differentiation.** Nature 2009, **460**:108–112.

Battaglia, M., Stabilini, A., and Roncarolo, M.G.: **Rapamycin selectively expands CD4⁺CD25⁺FoxP3⁺ regulatory T cells.** Blood 2005, **105**:4743–4748.

Bierer, B.E., Mattila, P.S., Standaert, R.F., Herzenberg, L.A., Burakoff, S.J., Crabtree, G., and Schreiber, S.L.: **Two distinct signal transmission pathways in T lymphocytes are inhibited by complexes formed between an immunophilin and either FK506 or rapamycin.** Proc. Natl Acad. Sci. USA 1990, **87**:9231–9235.

Crabtree, G.R.: **Generic signals and specific outcomes: signaling through Ca²⁺, calcineurin, and NF-AT.** Cell 1999, **96**:611–614.

Crespo, J.L., and Hall, M.N.: **Elucidating TOR signaling and rapamycin action: lessons from Saccharomyces cerevisiae.** Microbiol. Mol. Biol. Rev. 2002, **66**:579–591.

16.4 Anticorpos contra moléculas de superfície celular podem ser utilizados para eliminar subpopulações de linfócitos ou inibir a função do linfócito

Graca, L., Le Moine, A., Cobbold, S.P., and Waldmann, H.: **Antibody-induced transplantation tolerance: the role of dominant regulation.** Immunol. Res. 2003, **28**:181–191.

Waldmann, H., and Hale, G.: **CAMPATH: from concept to clinic.** Phil. Trans. R. Soc. Lond. B 2005, **360**:1707–1711.

16.5 Os anticorpos podem ser desenvolvidos para reduzir sua imunogenicidade em seres humanos

Kim, S.J., Park, Y., and Hong, H.J.: **Antibody engineering for the development of therapeutic antibodies.** Mol. Cell 2005, **20**:17–29.

Liu, X.Y., Pop, L.M., and Vitetta, E.S.: **Engineering therapeutic monoclonal antibodies.** Immunol. Rev. 2008, **222**:9–27.

Smith, K., Garman, L., Wrammert, J., Zheng, N.Y., Capra, J.D., Ahmed, R., and Wilson, P.C.: **Rapid generation of fully human monoclonal antibodies specific to a vaccinating antigen.** Nat. Protocols 2009, **4**:372–384.

Traggiai, E., Becker, S., Subbarao, K., Kolesnikova, L., Uematsu, Y., Gismondo, M.R., Murphy, B.R., Rappuoli, R., and Lanzavecchia, A.: **An efficient method to make human monoclonal antibodies from memory B cells: potent neutralization of SARS coronavirus.** Nat. Med. 2004, **10**:871–875.

Winter, G., Griffiths, A.D., Hawkins, R.E., and Hoogenboom, H.R.: **Making antibodies by phage display technology.** Annu. Rev. Immunol. 1994, **12**:433–455.

16.6 Os anticorpos monoclonais podem ser utilizados para inibir a rejeição de aloenxertos

Kirk, A.D., Burkly, L.C., Batty, D.S., Baumgartner, R.E., Berning, J.D., Buchanan, K., Fechner, J.H., Jr, Germond, R.L., Kampen, R.L., Patterson, N.B., et al.: **Treatment with humanized monoclonal antibody against CD154 prevents acute renal allograft rejection in nonhuman primates.** Nat. Med. 1999, **5**:686–693.

Li, X.C., Strom, T.B., Turka, L.A., and Wells, A.D.: **T-cell death and transplantation tolerance.** Immunity 2001, **14**:407–416.

Londrigan, S.L., Sutherland, R.M., Brady, J.L., Carrington, E.M., Cowan, P.J., d'Apice, A.J., O'Connell, P.J., Zhan, Y., and Lew, A.M.: **In situ protection against islet allograft rejection by CTLA4Ig transduction.** Transplantation 2010, **90**:951–957.

Pham, P.T., Lipshutz, G.S., Pham, P.T., Kawahji, J., Singer, J.S., and Pham, P.C.: **The evolving role of alemtuzumab (Campath-1H) in renal transplantation.** Drug Des. Dev. Ther. 2009, **3**:41–49.

Sageshima, J., Ciancio, G., Chen, L., and Burke, G.W.: **Anti-interleukin-2 receptor antibodies—basiliximab and daclizumab—for the prevention of acute rejection in renal transplantation.** Biologics 2009, **3**:319–336.

Waldmann, H.: **Therapeutic approaches for transplantation.** Curr. Opin. Immunol. 2001, **13**:606–610.

16.7 A depleção de linfócitos autorreativos pode tratar doenças autoimunes

Coles, A., Deans, J., and Compston, A.: **Campath-1H treatment of multiple sclerosis: lessons from the bedside for the bench.** Clin. Neurol. Neurosurg. 2004, **106**:270–274.

Edwards, J.C., Leandro, M.J., and Cambridge, G.: **B lymphocyte depletion in rheumatoid arthritis: targeting of CD20.** Curr. Dir. Autoimmun. 2005, **8**:175–192.

Rep, M.H., van Oosten, B.W., Roos, M.T., Ader, H.J., Polman, C.H., and van Lier, R.A.: **Treatment with depleting CD4 monoclonal antibody results in a preferential loss of circulating naive T cells but does not affect IFN-γ-secreting T$_H$1 cells in humans.** J. Clin. Invest. 1997, **99**:2225–2231.

Singh, R., Robinson, D.B., and El-Gabalawy, H.S.: **Emerging biologic therapies in rheumatoid arthritis: cell targets and cytokines.** Curr. Opin. Rheumatol. 2005, **17**:274–279.

Willis, F., Marsh, J.C., Bevan, D.H., Killick, S.B., Lucas, G., Griffiths, R., Ouwehand, W., Hale, G., Waldmann, H., and Gordon-Smith, E.C.: **The effect of treatment with Campath-1H in patients with autoimmune cytopenias.** Br. J. Haematol. 2001, **114**:891–898.

Yazawa, N., Hamaguchi, Y., Poe, J.C., and Tedder, T.F.: **Immunotherapy using unconjugated CD19 monoclonal antibodies in animal models for B lymphocyte malignancies and autoimmune disease.** Proc. Natl Acad. Sci. USA 2005, **102**:15178–15783.

Zaja, F., De Vita, S., Mazzaro, C., Sacco, S., Damiani, D., De Marchi, G., Michelutti, A., Baccarani, M., Fanin, R., and Ferraccioli, G.: **Efficacy and safety of rituximab in type II mixed cryoglobulinemia.** Blood 2003, **101**:3827–3834.

16.8 Agentes biológicos que bloqueiam TNF-α ou IL-1 podem aliviar as doenças autoimunes

Guarda, G., Braun, M., Staehli, F., Tardivel, A., Mattmann, C., Förster, I., Farlik, M., Decker, T., Du Pasquier, R.A., Romero, P., et al.: **Type I interferon inhibits interleukin-1 production and inflammasome activation.** Immunity 2011, **34**:213–223.

Feldmann, M., and Maini, R.N.: **Lasker Clinical Medical Research Award. TNF defined as a therapeutic target for rheumatoid arthritis and other autoimmune diseases.** Nat. Med. 2003, **9**:1245–1250.

Hallegua, D.S., and Weisman, M.H.: **Potential therapeutic uses of interleukin 1 receptor antagonists in human diseases.** *Ann. Rheum. Dis.* 2002, **61**:960–967.

Mackay, C.R.: **New avenues for anti-inflammatory therapy.** *Nat. Med.* 2002, **8**:117–118.

Sandborn, W.J., and Targan, S.R.: **Biologic therapy of inflammatory bowel disease.** *Gastroenterology* 2002, **122**:1592–1608.

16.9 Agentes biológicos podem bloquear a migração celular para sítios de inflamação e reduzir respostas imunes

Cyster, J.G.: **Chemokines, sphingosine-1-phosphate, and cell migration in secondary lymphoid organs.** *Annu. Rev. Immunol.* 2005, **23**:127–159.

Idzko, M., Hammad, H., van Nimwegen, M., Kool, M., Muller, T., Soullie, T., Willart, M.A., Hijdra, D., Hoogsteden, H.C., and Lambrecht, B.N.: **Local application of FTY720 to the lung abrogates experimental asthma by altering dendritic cell function.** *J. Clin. Invest.* 2006, **116**:2935–2944.

Kappos, L., Radue, E.W., O'Connor, P., Polman, C., Hohlfeld, R., Calabresi, P., Selmaj, K., Agoropoulou, C., Leyk, M., Zhang-Auberson, L., *et al.*: **A placebo-controlled trial of oral fingolimod in relapsing multiple sclerosis.** *N. Engl. J. Med.* 2010, **362**:387–401.

Miller, D.H., Khan, O.A., Sheremata, W.A., Blumhardt, L.D., Rice, G.P., Libonati, M.A., Willmer-Hulme, A.J., Dalton, C.M., Miszkiel, K.A., and O'Connor, P.W.: **A controlled trial of natalizumab for relapsing multiple sclerosis.** *N. Engl. J. Med.* 2003, **348**:15–23.

Podolsky, D.K.: **Selective adhesion-molecule therapy and inflammatory bowel disease—a tale of Janus?** *N. Engl. J. Med.* 2005, **353**:1965–1968.

16.10 O bloqueio das vias coestimuladoras que ativam os linfócitos pode ser usado para tratar doenças autoimunes

Abrams, J.R., Kelley, S.L., Hayes, E., Kikuchi, T., Brown, M.J., Kang, S., Lebwohl, M.G., Guzzo, C.A., Jegasothy, B.V., Linsley, P.S., *et al.*: **Blockade of T lymphocyte costimulation with cytotoxic T lymphocyte-associated antigen 4-immunoglobulin (CTLA4Ig) reverses the cellular pathology of psoriatic plaques, including the activation of keratinocytes, dendritic cells, and endothelial cells.** *J. Exp. Med.* 2000, **192**:681–694.

Ellis, C.N., and Krueger, G.G.: **Treatment of chronic plaque psoriasis by selective targeting of memory effector T lymphocytes.** *N. Engl. J. Med.* 2001, **345**:248–255.

Kraan, M.C., van Kuijk, A.W., Dinant, H.J., Goedkoop, A.Y., Smeets, T.J., de Rie, M.A., Dijkmans, B.A., Vaishnaw, A.K., Bos, J.D., and Tak, P.P.: **Alefacept treatment in psoriatic arthritis: reduction of the effector T cell population in peripheral blood and synovial tissue is associated with improvement of clinical signs of arthritis.** *Arthritis Rheum.* 2002, **46**:2776–2784.

Lowes, M.A., Chamian, F., Abello, M.V., Fuentes-Duculan, J., Lin, S.L., Nussbaum, R., Novitskaya, I., Carbonaro, H., Cardinale, I., Kikuchi, T., *et al.*: **Increase in TNF-α and inducible nitric oxide synthase-expressing dendritic cells in psoriasis and reduction with efalizumab (anti-CD11a).** *Proc. Natl Acad. Sci. USA* 2005, **102**:19057–19062.

Masharani, U.B., and Becker, J.: **Teplizumab therapy for type 1 diabetes.** *Expert Opin. Biol. Ther.* 2010, **10**:459–465.

16.11 Alguns fármacos comumente utilizados apresentam propriedades imunomoduladoras

Baeke, F., Takiishi, T., Korf, H., Gysemans, C., and Mathieu, C.: **Vitamin D: modulator of the immune system.** *Curr. Opin. Pharmacol.* 2010, **10**:482–496.

Youssef, S., Stuve, O., Patarroyo, J.C., Ruiz, P.J., Radosevich, J.L., Hur, E.M., Bravo, M., Mitchell, D.J., Sobel, R.A., Steinman, L., *et al.*: **The HMG-CoA reductase inhibitor, atorvastatin, promotes a Th2 bias and reverses paralysis in central nervous system autoimmune disease.** *Nature* 2002, **420**:78–84.

16.12 A administração controlada de antígenos pode ser utilizada para manipular a natureza de uma resposta antígeno-específica

Diabetes Prevention Trial: Type 1 Diabetes Study Group: **Effects of insulin in relatives of patients with type 1 diabetes mellitus.** *N. Engl. J. Med.* 2002, **346**:1685–1691.

Magee, C.C., and Sayegh, M.H.: **Peptide-mediated immunosuppression.** *Curr. Opin. Immunol.* 1997, **9**:669–675.

Mowat, A.M., Parker, L.A., Beacock-Sharp, H., Millington, O.R., and Chirdo, F.: **Oral tolerance: overview and historical perspectives.** *Ann. N.Y. Acad. Sci.* 2004, **1029**:1–8.

Steinman, L., Utz, P.J., and Robinson, W.H.: **Suppression of autoimmunity via microbial mimics of altered peptide ligands.** *Curr. Top. Microbiol. Immunol.* 2005, **296**:55–63.

Weiner, H.L.: **Oral tolerance for the treatment of autoimmune diseases.** *Annu. Rev. Med.* 1997, **48**:341–351.

16.13 O desenvolvimento de tumores transplantáveis em camundongos levou à descoberta de respostas imunes protetoras contra os tumores

Jaffee, E.M., and Pardoll, D.M.: **Murine tumor antigens: is it worth the search?** *Curr. Opin. Immunol.* 1996, **8**:622–627.

Klein, G.: **The strange road to the tumor-specific transplantation antigens (TS-TAs).** *Cancer Immun.* 2001, **1**:6.

16.14 Os tumores são "editados" pelo sistema imune à medida que evoluem e podem evitar a rejeição de muitas formas

Ahmadzadeh, M., and Rosenberg, S.A.: **IL-2 administration increases CD4$^+$CD25^{hi}Foxp3$^+$ regulatory T cells in cancer patients.** *Blood* 2006, **107**:2409–2414.

Belladonna, M.L., Puccetti, P., Orabona, C., Fallarino, F., Vacca, C., Volpi, C., Gizzi, S., Pallotta, M.T., Fioretti, M.C., and Grohmann, U.: **Immunosuppression via tryptophan catabolism: the role of kynurenine pathway enzymes.** *Transplantation* 2007, **84** Suppl. **1**:S17–S20.

Bodmer, W.F., Browning, M.J., Krausa, P., Rowan, A., Bicknell, D.C., and Bodmer, J.G.: **Tumor escape from immune response by variation in HLA expression and other mechanisms.** *Ann. N.Y. Acad. Sci.* 1993, **690**:42–49.

Dunn, G.P., Old, L.J., and Schreiber, R.D.: **The immunobiology of cancer immunosurveillance and immunoediting.** *Immunity* 2004, **21**:137–148.

Gajewski, T.F., Meng, Y., Blank, C., Brown, I., Kacha, A., Kline, J., and Harlin, H.: **Immune resistance orchestrated by the tumor microenvironment.** *Immunol. Rev.* 2006, **213**:131–145.

Girardi, M., Oppenheim, D.E., Steele, C.R., Lewis, J.M., Glusac, E., Filler, R., Hobby, P., Sutton, B., Tigelaar, R.E., and Hayday, A.C.: **Regulation of cutaneous malignancy by γδ T cells.** *Science* 2001, **294**:605–609.

Ikeda, H., Lethe, B., Lehmann, F., van Baren, N., Baurain, J.F., de Smet, C., Chambost, H., Vitale, M., Moretta, A., Boon, T., *et al.*: **Characterization of an antigen that is recognized on a melanoma showing partial HLA loss by CTL expressing an NK inhibitory receptor.** *Immunity* 1997, **6**:199–208.

Koebel, C.M., Vermi, W., Swann, J.B., Zerafa, N., Rodig, S.J., Old, L.J., Smyth, M.J., and Schreiber, R.D.: **Adaptive immunity maintains occult cancer in an equilibrium state.** *Nature* 2007, **450**:903–907.

Koopman, L.A., Corver, W.E., van der Slik, A.R., Giphart, M.J., and Fleuren, G.J.: **Multiple genetic alterations cause frequent and heterogeneous human histocompatibility leukocyte antigen class I loss in cervical cancer.** *J. Exp. Med.* 2000, **191**:961–976.

Munn, D.H., and Mellor, A.L.: **Indoleamine 2,3-dioxygenase and tumor-induced tolerance.** *J. Clin. Invest.* 2007, **117**:1147–1154.

Ochsenbein, A.F., Sierro, S., Odermatt, B., Pericin, M., Karrer, U., Hermans, J., Hemmi, S., Hengartner, H., and Zinkernagel, R.M.: **Roles of tumour localization, second signals and cross priming in cytotoxic T-cell induction.** *Nature* 2001, **411**:1058–1064.

Peggs, K.S., Quezada, S.A., and Allison, J.P.: **Cell intrinsic mechanisms of T-cell inhibition and application to cancer therapy.** *Immunol. Rev.* 2008, **224**:141–165.

Peranzoni, E., Zilio, S., Marigo, I., Dolcetti, L., Zanovello, P., Mandruzzato, S., and Bronte, V.: **Myeloid-derived suppressor cell heterogeneity and subset definition.** *Curr. Opin. Immunol.* 2010, **22**:238–244.

Shroff, R., and Rees, L.: **The post-transplant lymphoproliferative disorder—a literature review.** *Pediatr. Nephrol.* 2004, **19**:369–377.

Tada, T., Ohzeki, S., Utsumi, K., Takiuchi, H., Muramatsu, M., Li, X.F., Shimizu, J., Fujiwara, H., and Hamaoka, T.: **Transforming growth factor-β-induced inhibition of T cell function. Susceptibility difference in T cells of various phenotypes and functions and its relevance to immunosuppression in the tumor-bearing state.** *J. Immunol.* 1991, **146**:1077–1082.

Wang, H.Y., Lee, D.A., Peng, G., Guo, Z., Li, Y., Kiniwa, Y., Shevach, E.M., and Wang, R.F.: **Tumor-specific human CD4+ regulatory T cells and their ligands: implications for immunotherapy.** *Immunity* 2004, **20**:107–118.

16.15 Antígenos específicos de tumores podem ser reconhecidos por células T e formam a base das imunoterapias

Chaux, P., Vantomme, V., Stroobant, V., Thielemans, K., Corthals, J., Luiten, R., Eggermont, A.M., Boon, T., and van der Bruggen, P.: **Identification of MAGE-3 epitopes presented by HLA-DR molecules to CD4+ T lymphocytes.** *J. Exp. Med.* 1999, **189**:767–778.

Clark, R.E., Dodi, I.A., Hill, S.C., Lill, J.R., Aubert, G., Macintyre, A.R., Rojas, J., Bourdon, A., Bonner, P.L., Wang, L., et al.: **Direct evidence that leukemic cells present HLA-associated immunogenic peptides derived from the BCR-ABL b3a2 fusion protein.** *Blood* 2001, **98**:2887–2893.

Comoli, P., Pedrazzoli, P., Maccario, R., Basso, S., Carminati, O., Labirio, M., Schiavo, R., Secondino, S., Frasson, C., Perotti, C., et al.: **Cell therapy of Stage IV nasopharyngeal carcinoma with autologous Epstein–Barr virus-targeted cytotoxic T lymphocytes.** *J. Clin. Oncol.* 2005, **23**:8942–8949.

Disis, M.L., and Cheever, M.A.: **HER-2/neu oncogenic protein: issues in vaccine development.** *Crit. Rev. Immunol.* 1998, **18**:37–45.

Dudley, M.E., Wunderlich, J.R., Yang, J.C., Sherry, R.M., Topalian, S.L., Restifo, N.P., Royal, R.E., Kammula, U., White, D.E., Mavroukakis, S.A., et al.: **Adoptive cell transfer therapy following non-myeloablative but lymphodepleting chemotherapy for the treatment of patients with refractory metastatic melanoma.** *J. Clin. Oncol.* 2005, **23**:2346–2357.

Michalek, J., Collins, R.H., Durrani, H.P., Vaclavkova, P., Ruff, L.E., Douek, D.C., and Vitetta, E.S.: **Definitive separation of graft-versus-leukemia- and graft-versus-host-specific CD4+ T cells by virtue of their receptor β loci sequences.** *Proc. Natl Acad. Sci. USA* 2003, **100**:1180–1184.

Morris, E.C., Tsallios, A., Bendle, G.M., Xue, S.A., and Stauss, H.J.: **A critical role of T cell antigen receptor-transduced MHC class I-restricted helper T cells in tumor protection.** *Proc. Natl Acad. Sci. USA* 2005, **102**:7934–7939.

Van Der Bruggen, P., Zhang, Y., Chaux, P., Stroobant, V., Panichelli, C., Schultz, E.S., Chapiro, J., Van Den Eynde, B.J., Brasseur, F., and Boon, T.: **Tumor-specific shared antigenic peptides recognized by human T cells.** *Immunol. Rev.* 2002, **188**:51–64.

16.16 Anticorpos monoclonais contra antígenos tumorais, isolados ou ligados a toxinas, podem controlar o crescimento do tumor

Bagshawe, K.D., Sharma, S.K., Burke, P.J., Melton, R.G., and Knox, R.J.: **Developments with targeted enzymes in cancer therapy.** *Curr. Opin. Immunol.* 1999, **11**:579–583.

Cragg, M.S., French, R.R., and Glennie, M.J.: **Signaling antibodies in cancer therapy.** *Curr. Opin. Immunol.* 1999, **11**:541–547.

Fan, Z., and Mendelsohn, J.: **Therapeutic application of anti-growth factor receptor antibodies.** *Curr. Opin. Oncol.* 1998, **10**:67–73.

Hortobagyi, G.N.: **Trastuzumab in the treatment of breast cancer.** *N. Engl. J. Med.* 2005, **353**:1734–1736.

Houghton, A.N., and Scheinberg, D.A.: **Monoclonal antibody therapies 'constant' threat to cancer.** *Nat. Med.* 2000, **6**:373–374.

Kreitman, R.J., Wilson, W.H., Bergeron, K., Raggio, M., Stetler-Stevenson, M., FitzGerald, D.J., and Pastan, I.: **Efficacy of the anti-CD22 recombinant immunotoxin BL22 in chemotherapy-resistant hairy-cell leukemia.** *N. Engl. J. Med.* 2001, **345**:241–247.

Park, S., Jiang, Z., Mortenson, E.D., Deng, L., Radkevich-Brown, O., Yang, X., Sattar, H., Wang, Y., Brown, N.K., Greene, M., et al.: **The therapeutic effect of anti-HER2/neu antibody depends on both innate and adaptive immunity.** *Cancer Cell* 2010, **18**:160–170.

Tol, J., and Punt, C.J.: **Monoclonal antibodies in the treatment of metastatic colorectal cancer: a review.** *Clin. Ther.* 2010, **32**:437–453.

White, C.A., Weaver, R.L., and Grillo-Lopez, A.J.: **Antibody-targeted immunotherapy for treatment of malignancy.** *Annu. Rev. Med.* 2001, **52**:125–145.

16.17 A intensificação da resposta imune aos tumores pela vacinação é promissora para a prevenção e a terapia do câncer

Kenter, G.G., Welters, M.J., Valentijn, A.R., Lowik, M.J., Berends-van der Meer, D.M., Vloon, A.P., Essahsah, F., Fathers, L.M., Offringa, R., Drijfhout, J.W., et al.: **Vaccination against HPV-16 oncoproteins for vulvar intraepithelial neoplasia.** *N. Engl. J. Med.* 2009, **361**:1838–1847.

Kugler, A., Stuhler, G., Walden, P., Zoller, G., Zobywalski, A., Brossart, P., Trefzer, U., Ullrich, S., Muller, C.A., Becker, V., et al.: **Regression of human metastatic renal cell carcinoma after vaccination with tumor cell-dendritic cell hybrids.** *Nat. Med.* 2000, **6**:332–336.

Mao, C., Koutsky, L.A., Ault, K.A., Wheeler, C.M., Brown, D.R., Wiley, D.J., Alvarez, F.B., Bautista, O.M., Jansen, K.U., and Barr, E.: **Efficacy of human papillomavirus-16 vaccine to prevent cervical intraepithelial neoplasia: a randomized controlled trial.** *Obstet. Gynecol.* 2006, **107**:18–27.

Murphy, A., Westwood, J.A., Teng, M.W., Moeller, M., Darcy, P.K., and Kershaw, M.H.: **Gene modification strategies to induce tumor immunity.** *Immunity* 2005, **22**:403–414.

Palucka, K., Ueno, H., Fay, J., and Banchereau, J.: **Dendritic cells and immunity against cancer.** *J. Intern. Med.* 2011, **269**:64–73.

Pardoll, D.M.: **Paracrine cytokine adjuvants in cancer immunotherapy.** *Annu. Rev. Immunol.* 1995, **13**:399–415.

Przepiorka, D., and Srivastava, P.K.: **Heat shock protein–peptide complexes as immunotherapy for human cancer.** *Mol. Med. Today* 1998, **4**:478–484.

Vambutas, A., DeVoti, J., Nouri, M., Drijfhout, J.W., Lipford, G.B., Bonagura, V.R., van der Burg, S.H., and Melief, C.J.: **Therapeutic vaccination with papillomavirus E6 and E7 long peptides results in the control of both established virus-induced lesions and latently infected sites in a pre-clinical cottontail rabbit papillomavirus model.** *Vaccine* 2005, **23**:5271–5280.

16.18 O bloqueio do ponto de verificação pode aumentar as respostas imunes para tumores existentes

Bendandi, M., Gocke, C.D., Kobrin, C.B., Benko, F.A., Sternas, L.A., Pennington, R., Watson, T.M., Reynolds, C.W., Gause, B.L., Duffey, P.L., et al.: **Complete molecular remissions induced by patient-specific vaccination plus granulocyte-monocyte colony-stimulating factor against lymphoma.** *Nat. Med.* 1999, **5**:1171–1177.

Egen, J.G., Kuhns, M.S., and Allison, J.P.: **CTLA-4: new insights into its biological function and use in tumor immunotherapy.** *Nat. Immunol.* 2002, **3**:611–618.

Li, Y., Hellstrom, K.E., Newby, S.A., and Chen, L.: **Costimulation by CD48 and B7-1 induces immunity against poorly immunogenic tumors.** *J. Exp. Med.* 1996, **183**:639–644.

Phan, G.Q., Yang, J.C., Sherry, R.M., Hwu, P., Topalian, S.L., Schwartzentruber, D.J., Restifo, N.P., Haworth, L.R., Seipp, C.A., Freezer, L.J., *et al.*: **Cancer regression and autoimmunity induced by cytotoxic T lymphocyte-associated antigen 4 blockade in patients with metastatic melanoma**. *Proc. Natl Acad. Sci. USA* 2003, **100**:8372–8377.

Yuan, J., Gnjatic, S., Li, H., Powel, S., Gallardo, H.F., Ritter, E., Ku, G.Y., Jungbluth, A.A., Segal, N.H., Rasalan, T.S., *et al.*: **CTLA-4 blockade enhances polyfunctional NY-ESO-1 specific T cell responses in metastatic melanoma patients with clinical benefit**. *Proc. Natl Acad. Sci. USA* 2008, **105**:20410–20415.

16.19   As vacinas podem ser baseadas em patógenos atenuados ou em material a partir de organismos mortos

Anderson, R.M., Donnelly, C.A., and Gupta, S.: **Vaccine design, evaluation, and community-based use for antigenically variable infectious agents**. *Lancet* 1997, **350**:1466–1470.

Rabinovich, N.R., McInnes, P., Klein, D.L., and Hall, B.F.: **Vaccine technologies: view to the future**. *Science* 1994, **265**:1401–1404.

16.20   A maioria das vacinas efetivas gera anticorpos que previnem o dano causado pelas toxinas ou que neutralizam o patógeno e interrompem a infecção

Levine, M.M., and Levine, O.S.: **Influence of disease burden, public perception, and other factors on new vaccine development, implementation, and continued use**. *Lancet* 1997, **350**:1386–1392.

Mouque, H., Scheid, J.F., Z **of anti-HIV antibodies by heteroligation**. *Nature* 2010, **467**:591–595.

Nichol, K.L., Lind, A., Margolis, K.L., Murdoch, M., McFadden, R., Hauge, M., Palese, P., and Garcia-Sastre, A.: **Influenza vaccines: present and future**. *J. Clin. Invest.* 2002, **110**:9–13.

16.21   Vacinas eficazes devem induzir proteção de longa duração e ser seguras e econômicas

Gupta, R.K., Best, J., and MacMahon, E.: **Mumps and the UK epidemic 2005**. *BMJ* 2005, **330**:1132–1135.

Magnan, S., and Drake, M.: **The effectiveness of vaccination against influenza in healthy, working adults**. *N. Engl. J. Med.* 1995, **333**:889–893.

16.22   As vacinas de vírus vivos atenuados normalmente são mais potentes do que as vacinas "mortas" e podem ser mais seguras com o emprego da tecnologia do DNA recombinante

Brochier, B., Kieny, M.P., Costy, F., Coppens, P., Bauduin, B., Lecocq, J.P., Languet, B., Chappuis, G., Desmettre, P., Afiademanyo, K., *et al.*: **Large-scale eradication of rabies using recombinant vaccinia–rabies vaccine**. *Nature* 1991, **354**:520–522.

Mueller, S.N., Langley, W.A., Carnero, E., García-Sastre, A., and Ahmed, R.: **Immunization with live attenuated influenza viruses that express altered NS1 proteins results in potent and protective memory CD8⁺ T-cell responses**. *J. Virol.* 2010, **84**:1847–1855.

Murphy, B.R., and Collins, P.L.: **Live-attenuated virus vaccines for respiratory syncytial and parainfluenza viruses: applications of reverse genetics**. *J. Clin. Invest.* 2002, **110**:21–27.

Parkin, N.T., Chiu, P., and Coelingh, K.: **Genetically engineered live attenuated influenza A virus vaccine candidates**. *J. Virol.* 1997, **71**:2772–2778.

Pena, L., Vincent, A.L., Ye, J., Ciacci-Zanella, J.R., Angel, M., Lorusso, A., Gauger, P.C., Janke, B.H., Loving, C.L., and Perez, D.R.: **Modifications in the polymerase genes of a swine-like triple-reassortant influenza virus to generate live attenuated vaccines against 2009 pandemic H1N1 viruses**. *J. Virol.* 2011, **85**:456–469.

Subbarao, K., Murphy, B.R., and Fauci, A.S.: **Development of effective vaccines against pandemic influenza**. *Immunity* 2006, **24**:5–9.

16.23   As vacinas vivas atenuadas podem ser desenvolvidas pela seleção de bactérias incapacitadas ou não patogênicas ou pela criação de parasitos atenuados geneticamente

Grode, L., Seiler, P., Baumann, S., Hess, J., Brinkmann, V., Nasser Eddine, A., Mann, P., Goosmann, C., Bandermann, S., Smith, D., *et al.*: **Increased vaccine efficacy against tuberculosis of recombinant *Mycobacterium bovis* bacille Calmette–Guérin mutants that secrete listeriolysin**. *J. Clin. Invest.* 2005, **115**:2472–2479.

Guleria, I., Teitelbaum, R., McAdam, R.A., Kalpana, G., Jacobs, W.R., Jr, and Bloom, B.R.: **Auxotrophic vaccines for tuberculosis**. *Nat. Med.* 1996, **2**:334–337.

Labaied, M., Harupa, A., Dumpit, R.F., Coppens, I., Mikolajczak, S.A., and Kappe, S.H.: ***Plasmodium yoelii* sporozoites with simultaneous deletion of P52 and P36 are completely attenuated and confer sterile immunity against infection**. *Infect. Immun.* 2007, **75**:3758–3768.

Martin, C.: **The dream of a vaccine against tuberculosis; new vaccines improving or replacing BCG?** *Eur. Respir. J.* 2005, **26**:162–167.

Thaiss, C.A., and Kaufmann, S.H.: **Toward novel vaccines against tuberculosis: current hopes and obstacles**. *Yale J. Biol. Med.* 2010, **83**:209–215.

Vaughan, A.M., Wang, R., and Kappe, S.H.: **Genetically engineered, attenuated whole-cell vaccine approaches for malaria**. *Hum. Vaccines* 2010, **6**:1–8.

16.24   A via de vacinação é um importante determinante de sucesso

Amorij, J.P., Hinrichs, W.Lj., Frijlink, H.W., Wilschut, J.C., and Huckriede, A.: **Needle-free influenza vaccination**. *Lancet Infect. Dis.* 2010, **10**:699–711.

Belyakov, I.M., and Ahlers, J.D.: **What role does the route of immunization play in the generation of protective immunity against mucosal pathogens?** *J. Immunol.* 2009, **183**:6883–6892.

Douce, G., Fontana, M., Pizza, M., Rappuoli, R., and Dougan, G.: **Intranasal immunogenicity and adjuvanticity of site-directed mutant derivatives of cholera toxin**. *Infect. Immun.* 1997, **65**:2821–2828.

Dougan, G., Ghaem-Maghami, M., Pickard, D., Frankel, G., Douce, G., Clare, S., Dunstan, S., and Simmons, C.: **The immune responses to bacterial antigens encountered in vivo at mucosal surfaces**. *Phil. Trans. R. Soc. Lond. B* 2000, **355**:705–712.

Eriksson, K., and Holmgren, J.: **Recent advances in mucosal vaccines and adjuvants**. *Curr. Opin. Immunol.* 2002, **14**:666–672.

16.25   A vacinação contra *Bordetella pertussis* ilustra a importância da percepção de segurança de uma vacina

Decker, M.D., and Edwards, K.M.: **Acellular pertussis vaccines**. *Pediatr. Clin. North Am.* 2000, **47**:309–335.

Madsen, K.M., Hviid, A., Vestergaard, M., Schendel, D., Wohlfahrt, J., Thorsen, P., Olsen, J., and Melbye, M.: **A population-based study of measles, mumps, and rubella vaccination and autism**. *N. Engl. J. Med.* 2002, **347**:1477–1482.

Mortimer, E.A.: **Pertussis vaccines**, in Plotkin, S.A., and Mortimer, E.A. (eds): *Vaccines*, 2nd ed. Philadelphia, W.B. Saunders Co., 1994.

Poland, G.A.: **Acellular pertussis vaccines: new vaccines for an old disease**. *Lancet* 1996, **347**:209–210.

16.26   As vacinas conjugadas foram desenvolvidas como resultado da compreensão de como as células T e B colaboram em uma resposta imune

Bröker, M., Dull, P.M., Rappuoli, R., and Costantino, P.: **Chemistry of a new investigational quadrivalent meningococcal conjugate vaccine that is immunogenic at all ages**. *Vaccine* 2009, **27**:5574–5580.

Levine, O.S., Knoll, M.D., Jones, A., Walker, D.G., Risko, N., and Gilani, Z.: **Global status of *Haemophilus influenzae* type b and pneumococcal conjugate vaccines: evidence, policies, and introductions**. *Curr. Opin. Infect. Dis.* 2010, **23**:236–241.

Peltola, H., Kilpi, T., and Anttila, M.: **Rapid disappearance of *Haemophilus influenzae* type b meningitis after routine childhood immunisation with conjugate vaccines**. *Lancet* 1992, **340**:592–594.

Rappuoli, R.: **Conjugates and reverse vaccinology to eliminate bacterial meningitis.** *Vaccine* 2001, **19**:2319–2322.

16.27 Vacinas baseadas em peptídeos podem desencadear imunidade protetora, mas requerem adjuvantes e devem ser direcionadas a células e compartimentos celulares apropriados para serem efetivas

Alonso, P.L., Sacarlal, J., Aponte, J.J., Leach, A., Macete, E., Aide, P., Sigauque, B., Milman, J., Mandomando, I., Bassat, Q., *et al.*: **Duration of protection with RTS,S/AS02A malaria vaccine in prevention of** *Plasmodium falciparum* **disease in Mozambican children: single-blind extended follow-up of a randomised controlled trial.** *Lancet* 2005, **366**:2012–2018.

Berzofsky, J.A.: **Epitope selection and design of synthetic vaccines. Molecular approaches to enhancing immunogenicity and cross-reactivity of engineered vaccines.** *Ann. N.Y. Acad. Sci.* 1993, **690**:256–264.

Davenport, M.P., and Hill, A.V.: **Reverse immunogenetics: from HLA-disease associations to vaccine candidates.** *Mol. Med. Today* 1996, **2**:38–45.

Hill, A.V.: **Pre-erythrocytic malaria vaccines: towards greater efficacy.** *Nat. Rev. Immunol.* 2006, **6**:21–32.

Hoffman, S.L., Rogers, W.O., Carucci, D.J., and Venter, J.C.: **From genomics to vaccines: malaria as a model system.** *Nat. Med.* 1998, **4**:1351–1353.

Ottenhoff, T.H., Doherty, T.M., Dissel, J.T., Bang, P., Lingnau, K., Kromann, I., and Andersen, P.: **First in humans: a new molecularly defined vaccine shows excellent safety and strong induction of long-lived** *Mycobacterium tuberculosis*-specific **Th1-cell like responses.** *Hum. Vaccin.* 2010, **6**:1007–1015.

Zwaveling, S., Ferreira Mota, S.C., Nouta, J., Johnson, M., Lipford, G.B., Offringa, R., van der Burg, S.H., and Melief, C.J.: **Established human papillomavirus type 16-expressing tumors are effectively eradicated following vaccination with long peptides.** *J. Immunol.* 2002, **169**:350–358.

16.28 Os adjuvantes são importantes para aumentar a imunogenicidade das vacinas, mas poucos são aprovados para uso em humanos

Coffman, R.L., Sher, A., and Seder, R.A.: **Vaccine adjuvants: putting innate immunity to work.** *Immunity* 2010, **33**:492–503.

Hartmann, G., Weiner, G.J., and Krieg, A.M.: **CpG DNA: a potent signal for growth, activation, and maturation of human dendritic cells.** *Proc. Natl Acad. Sci. USA* 1999, **96**:9305–9310.

Palucka, K., Banchereau, J., and Mellman, I.: **Designing vaccines based on biology of human dendritic cell subsets.** *Immunity* 2010, **33**:464–478.

Persing, D.H., Coler, R.N., Lacy, M.J., Johnson, D.A., Baldridge, J.R., Hershberg, R.M., and Reed, S.G.: **Taking toll: lipid A mimetics as adjuvants and immunomodulators.** *Trends Microbiol.* 2002, **10**:S32–S37.

Pulendran, B.: **Modulating vaccine responses with dendritic cells and Toll-like receptors.** *Immunol. Rev.* 2004, **199**:227–250.

Takeda, K., Kaisho, T., and Akira, S.: **Toll-like receptors.** *Annu. Rev. Immunol.* 2003, **21**:335–376.

16.29 A imunidade protetora pode ser induzida pela vacinação baseada em DNA

Donnelly, J.J., Ulmer, J.B., Shiver, J.W., and Liu, M.A.: **DNA vaccines.** *Annu. Rev. Immunol.* 1997, **15**:617–648.

Gurunathan, S., Klinman, D.M., and Seder, R.A.: **DNA vaccines: immunology, application, and optimization.** *Annu. Rev. Immunol.* 2000, **18**:927–974.

Nchinda, G., Kuroiwa, J., Oks, M., Trumpfheller, C., Park, C.G., Huang, Y., Hannaman, D., Schlesinger, S.J., Mizenina, O., Nussenzweig, M.C., *et al.*: **The efficacy of DNA vaccination is enhanced in mice by targeting the encoded protein to dendritic cells.** *J. Clin. Invest.* 2008, **118**:1427–1436.

Wolff, J.A., and Budker, V.: **The mechanism of naked DNA uptake and expression.** *Adv. Genet.* 2005, **54**:3–20.

16.30 A eficácia de uma vacina pode ser aumentada dirigindo-a para os locais de apresentação de antígenos

Bonifaz, L.C., Bonnyay, D.P., Charalambous, A., Darguste, D.I., Fujii, S., Soares, H., Brimnes, M.K., Moltedo, B., Moran, T.M., and Steinman, R.M.: *In vivo* **targeting of antigens to maturing dendritic cells via the DEC-205 receptor improves T cell vaccination.** *J. Exp. Med.* 2004, **199**:815–824.

Cheong, C., Choi, J.H., Vitale, L., He, L.Z., Trumpfheller, C., Bozzacco, L., Do, Y., Nchinda, G., Park, S.H., Dandamudi, D.B., *et al.*: **Improved cellular and humoral immune responses in vivo following targeting of HIV Gag to dendritic cells within human anti-human DEC205 monoclonal antibody.** *Blood* 2010, **116**:3828–3838.

Deliyannis, G., Boyle, J.S., Brady, J.L., Brown, L.E., and Lew, A.M.: **A fusion DNA vaccine that targets antigen-presenting cells increases protection from viral challenge.** *Proc. Natl Acad. Sci. USA* 2000, **97**:6676–6680.

Tan, M.C., Mommaas, A.M., Drijfhout, J.W., Jordens, R., Onderwater, J.J., Verwoerd, D., Mulder, A.A., van der Heiden, A.N., Scheidegger, D., Oomen, L.C., *et al.*: **Mannose receptor-mediated uptake of antigens strongly enhances HLA class II-restricted antigen presentation by cultured dendritic cells.** *Eur. J. Immunol.* 1997, **27**:2426–2435.

Thomson, S.A., Burrows, S.R., Misko, I.S., Moss, D.J., Coupar, B.E., and Khanna, R.: **Targeting a polyepitope protein incorporating multiple class II-restricted viral epitopes to the secretory/endocytic pathway facilitates immune recognition by CD4+ cytotoxic T lymphocytes: a novel approach to vaccine design.** *J. Virol.* 1998, **72**:2246–2252.

16.31 O fato de a vacinação poder ser, ou não, utilizada terapeuticamente para controlar infecções crônicas existentes é uma questão importante

Burke, R.L.: **Contemporary approaches to vaccination against herpes simplex virus.** *Curr. Top. Microbiol. Immunol.* 1992, **179**:137–158.

Grange, J.M., and Stanford, J.L.: **Therapeutic vaccines.** *J. Med. Microbiol.* 1996, **45**:81–83.

Hill, A., Jugovic, P., York, I., Russ, G., Bennink, J., Yewdell, J., Ploegh, H., and Johnson, D.: **Herpes simplex virus turns off the TAP to evade host immunity.** *Nature* 1995, **375**:411–415.

Lu, W., Arraes, L.C., Ferreira, W.T., and Andrieu, J.M.: **Therapeutic dendritic-cell vaccine for chronic HIV-1 infection.** *Nat. Med.* 2004, **10**:1359–1365.

Modlin, R.L.: **Th1–Th2 paradigm: insights from leprosy.** *J. Invest. Dermatol.* 1994, **102**:828–832.

Plebanski, M., Proudfoot, O., Pouniotis, D., Coppel, R.L., Apostolopoulos, V., and Flannery, G.: **Immunogenetics and the design of** *Plasmodium falciparum* **vaccines for use in malaria-endemic populations.** *J. Clin. Invest.* 2002, **110**:295–301.

Reiner, S.L., and Locksley, R.M.: **The regulation of immunity to** *Leishmania major.* *Annu. Rev. Immunol.* 1995, **13**:151–177.

Stanford, J.L.: **The history and future of vaccination and immunotherapy for leprosy.** *Trop. Geogr. Med.* 1994, **46**:93–107.

Ferramentas dos Imunologistas

Imunização

As respostas imunes adaptativas são normalmente dirigidas contra antígenos derivados de microrganismos patogênicos. O sistema imune também pode ser induzido a responder a antígenos simples, não vivos, e os imunologistas experimentais têm-se dedicado ao estudo das respostas contra esses antígenos simples para entender a resposta imune. A indução deliberada de uma resposta imune é conhecida como **imunização**. Imunizações experimentais são rotineiramente provocadas pela injeção do antígeno em questão, no animal ou no ser humano. A via, a dose e a forma pela qual o antígeno é administrado podem afetar a própria ocorrência da resposta e o tipo de resposta que é produzido, como será descrito nas Seções A.1 a A.4. A indução de respostas imunes protetoras contra patógenos microbianos comuns em humanos é frequentemente chamada de vacinação, embora esse termo esteja correto apenas quando aplicado à indução de respostas imunes contra a varíola pela imunização com o vírus da varíola bovina, a vaccínia.

Para determinar se a resposta realmente ocorreu e para seguir sua evolução, o indivíduo imunizado é monitorado para detectar o aparecimento de reagentes imunes dirigidos àquele antígeno específico. As respostas imunes à maioria dos antígenos induzem a produção tanto de anticorpos específicos como de células T efetoras específicas. A monitoração da resposta de anticorpos em geral envolve a análise de preparações relativamente "cruas" de **antissoro**. O **soro** é a fase fluida do sangue coagulado, que, ao ser retirado de um indivíduo imunizado é chamada de antissoro pois contém anticorpos específicos contra o antígeno imunizante, bem como outras proteínas séricas solúveis. Para estudar as respostas imunes mediadas por células T, são testados linfócitos do sangue ou células de órgãos linfoides, como o baço. As respostas de células T são mais frequentemente estudadas em animais experimentais do que em humanos.

Qualquer substância que possa desencadear uma resposta imune é considerada **imunogênica** e é chamada de **imunógeno**. Existe uma clara distinção operacional entre um imunógeno e um antígeno. Um antígeno é definido como qualquer substância que possa se ligar a um determinado anticorpo. Portanto, todos os antígenos têm o potencial de induzir anticorpos específicos, mas alguns precisam estar ligados a um imunógeno para poder fazer isso. Isso quer dizer que, embora todos os imunógenos sejam antígenos, nem todos os antígenos são imunógenos. Os antígenos utilizados com mais frequência na imunologia experimental são as proteínas, e anticorpos contra proteínas são de grande utilidade na imunologia experimental e na medicina. No entanto, proteínas purificadas nem sempre são altamente imunogênicas e, para provocarem uma resposta imune, devem ser administradas com adjuvante (ver Seção A.4). Carboidratos, ácidos nucleicos e outros tipos de moléculas são antígenos potenciais, mas irão, com frequência, induzir resposta imune apenas quando ligados a uma proteína carreadora. Assim, a imunogenicidade dos antígenos proteicos determinará o resultado de quase todas as respostas imunes.

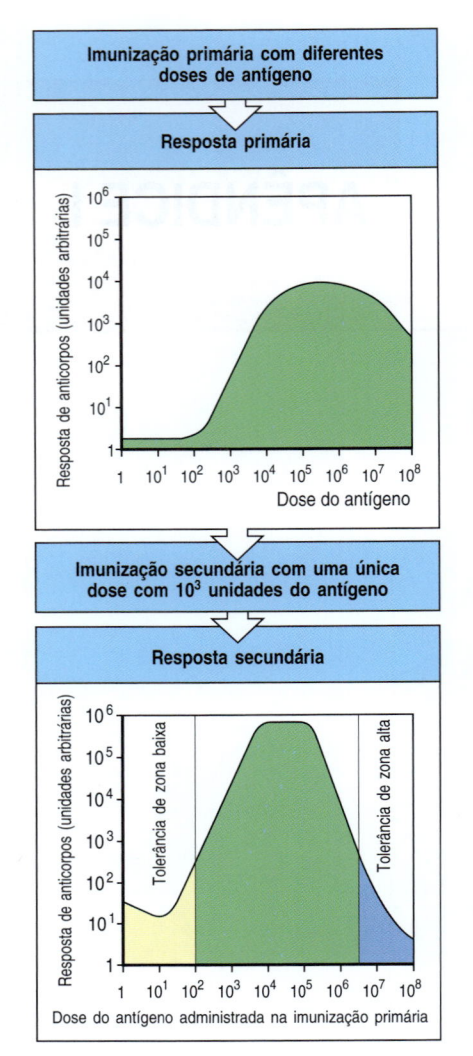

Figura A.1 A dose do antígeno utilizada na imunização inicial afeta as respostas de anticorpo primária e secundária. A curva característica de dose-resposta antigênica aqui ilustrada mostra a influência da dose na resposta primária (a quantidade produzida de anticorpo expressa em unidades arbitrárias) e no efeito da dose utilizada para a instrução sobre uma resposta secundária de anticorpo induzida por uma dose antigênica de 10^3 unidades arbitrárias de massa. Doses muito baixas de antígeno não causam resposta imune. Doses ligeiramente maiores parecem inibir a produção de anticorpo específico, efeito conhecido como tolerância de zona baixa. Acima dessas doses, há um aumento progressivo na resposta até atingir um platô. Doses muito elevadas do antígeno também inibem a responsividade imune a uma exposição subsequente, fenômeno conhecido como tolerância de zona alta.

O antissoro produzido por imunização, mesmo com antígenos mais simples, contém muitas moléculas de anticorpos diferentes, que se ligam ao imunógeno de formas discretamente diferentes. Alguns anticorpos em um antissoro podem sofrer reação cruzada. Uma **reação cruzada** é definida como a ligação de um anticorpo a outro antígeno que não o imunógeno; a maioria dos anticorpos pode reagir com moléculas semelhantes, mas, ocasionalmente, alguns se ligarão a antígenos sem relação clara com o imunógeno. Esses anticorpos que sofrem reação cruzada podem criar problemas quando o antissoro é utilizado para detectar um antígeno específico. Eles podem ser removidos do antissoro por **absorção** com o antígeno de reação cruzada, deixando para trás os anticorpos que se ligam apenas ao imunógeno. A absorção pode ser realizada por cromatografia de afinidade pela utilização de um antígeno imobilizado – uma técnica que também é utilizada para a purificação de anticorpos ou antígenos (ver Seção A.5). Entretanto, a maioria dos problemas de reação cruzada pode ser evitada com a produção de anticorpos monoclonais (ver Seção A.12).

Embora quase todas as estruturas possam ser reconhecidas pelos anticorpos como um antígeno, apenas as proteínas costumam induzir respostas imunes adaptativas inteiramente desenvolvidas. Isso ocorre porque as proteínas têm a capacidade de se ligar às células T, que contribuem para a indução da maioria das respostas de anticorpos e são necessárias para a memória imune. As proteínas ligam-se às células T porque estas reconhecem os antígenos como fragmentos peptídicos de proteínas ligados às moléculas do complexo principal de histocompatibilidade (MHC, do inglês *major histocompatibility complex*). Uma resposta imune adaptativa que inclua a memória imune pode ser induzida por antígenos não peptídicos apenas quando eles estão ligados a uma proteína carreadora que pode se ligar às células T indispensáveis (ver Seção 10.3 e Fig. 10.5).

A memória imune é produzida como resultado da **imunização primária** ou inicial, que provoca a **resposta imune primária**. Isso também é conhecido como **instrução** (*priming*), pois o animal ou a pessoa estará, então, "instruído" (*primed*), como uma bomba, a desencadear uma resposta mais potente nos próximos encontros com o mesmo antígeno. A resposta é mais intensa a cada imunização, de modo que as respostas **secundárias**, **terciárias** e subsequentes serão de magnitude crescente (Fig. A.1). A exposição repetida ao antígeno para que seja obtido um estado de imunidade exacerbado é conhecida como **hiperimunização**.

Certas propriedades de uma proteína que favorecem a ativação de uma resposta imune adaptativa foram definidas pelo estudo das respostas de anticorpos contra proteínas simples, como a lisozima da clara de ovo de galinha, e contra antígenos polipeptídicos sintéticos (Fig. A.2). Quanto maior e mais complexa a proteína e maior sua diferença das proteínas do indivíduo, maior a chance de ela desencadear uma resposta. Isso ocorre porque essas respostas dependem da degradação da proteína em peptídeos que possam se ligar às moléculas do MHC e do subsequente reconhecimento desses complexos peptídeo:MHC pelas células T (ver Cap. 6). Quanto maior e mais distinto for um antígeno proteico, maior a chance de conter tais peptídeos. Antígenos particulados ou agregados são mais imunogênicos porque são captados com maior eficiência pelas células apresentadoras de antígeno (APCs, do inglês *antigen-presenting cells*) especializadas responsáveis pelo início da resposta. De fato, pequenas proteínas solúveis são incapazes de desencadear uma resposta, a menos que sofram agregação de alguma forma. Muitas vacinas, por exemplo, usam antígenos proteicos agregados para potencializar a resposta imune.

A.1 Haptenos

Pequenas moléculas orgânicas de estrutura simples, como fenil arsenatos e nitrofenilas, não provocam a formação de anticorpos quando injetadas isoladamente. Entretanto, anticorpos podem ser produzidos contra essas moléculas se elas estiverem ligadas covalentemente, por uma simples reação química, a uma proteína carreadora. Tais moléculas pequenas foram denominadas **haptenos** (do grego *haptein* [ligar-se, unir-se]) pelo imunologista Karl Landsteiner, o primeiro a estudá-las

Fatores que influenciam a imunogenicidade das proteínas		
Parâmetro	Imunogenicidade aumentada	Imunogenicidade reduzida
Tamanho	Grande	Pequeno (PM < 2.500)
Dose	Intermediária	Alta ou baixa
Via de administração	Subcutânea > intraperitoneal > intravenosa ou intragástrica	
Composição	Complexa	Simples
Forma	Particulada	Solúvel
Forma	Desnaturada	Original
Semelhança com proteínas próprias	Muitas diferenças	Poucas diferenças
Adjuvantes	Liberação lenta	Liberação rápida
Adjuvantes	Bactérias	Sem bactérias
Interação com o MHC do indivíduo	Eficaz	Ineficaz

Figura A.2   Propriedades intrínsecas e fatores extrínsecos que afetam a imunogenicidade das proteínas. MHC, complexo principal de histocompatibilidade; PM, peso molecular em dáltons.

no início do século XX. Ele observou que animais imunizados contra um complexo hapteno-carreador produziram três conjuntos distintos de anticorpos (Fig. A.3). Um conjunto incluiu anticorpos hapteno-específicos, que reagiram contra o mesmo hapteno ligado a qualquer carreador, bem como contra o hapteno livre. O segundo conjunto de anticorpos foi específico contra a proteína carreadora, conforme demonstrado pela sua habilidade de ligar-se tanto à proteína modificada pelo hapteno como à proteína carreadora não modificada. Finalmente, alguns anticorpos reagiram apenas contra o conjugado hapteno-carreador específico utilizado para a imunização. Landsteiner estudou principalmente a resposta de anticorpos contra o hapteno, pois essas pequenas moléculas podiam ser sintetizadas em diversas formas muito semelhantes. Ele observou que os anticorpos gerados contra um dado hapteno se ligavam a ele, mas, em geral, não se ligavam a outros muito semelhantes em suas estruturas químicas. A ligação de haptenos por anticorpos anti-hapteno desempenhou papel importante na definição da precisão da ligação dos anticorpos aos antígenos. Anticorpos anti-haptenos também são importantes do ponto de vista médico, pois são os mediadores das reações alérgicas à penicilina e a outros compostos que induzem uma resposta de anticorpos quando se ligam a proteínas próprias (ver Seção 14.10).

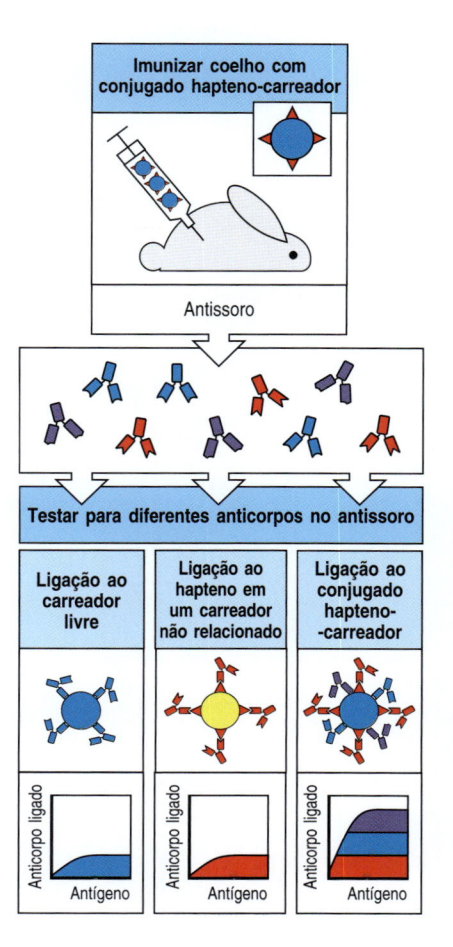

Figura A.3   Anticorpos podem ser induzidos por pequenos grupos químicos chamados haptenos apenas quando estes estão conjugados a uma proteína carreadora imunogênica. Três tipos de anticorpos são produzidos. Um grupo (azul) reage com a proteína carreadora isolada, sendo chamado carreador-específico. Outro grupo (vermelho) liga-se ao hapteno em qualquer carreador ou ao hapteno livre em solução e é chamado de hapteno-específico. O terceiro grupo (roxo) liga-se apenas ao conjugado específico de hapteno e carreador utilizado para imunização, ligando-se aparentemente aos sítios nos quais o hapteno se une ao carreador, sendo chamado de conjugado-específico. A quantidade de cada tipo de anticorpo nesse soro é exibida esquematicamente nos gráficos inferiores; pode-se notar que o antígeno original liga-se a mais anticorpos do que a soma anti-hapteno e anticarreador, o que se deve à ligação adicional de anticorpo conjugado-específico.

A.2 Vias de imunização

A via pela qual o antígeno é administrado afeta tanto a magnitude quanto o tipo de resposta obtida. As vias mais comuns pelas quais os antígenos são introduzidos no organismo experimentalmente ou como vacinas são por meio de injeções **subcutâneas** (**s.c.**) nos tecidos, injeções na camada de gordura localizada logo abaixo da derme conhecidas como **intradérmicas** (**i.d.**), injeções **intramusculares** (**i.m.**), por injeções **intravenosas** (**i.v.**) ou transfusão diretamente na circulação sanguínea, no trato gastrintestinal por administração oral, e no trato respiratório por administração **intranasal** (**i.n.**) ou inalação.

Antígenos injetados por via SC em geral provocam respostas mais fortes, provavelmente porque são capturados pelas células de Langerhans na pele e apresentados de maneira eficiente aos linfonodos locais; portanto, esse método é o mais utilizado quando o objetivo do experimento é produzir anticorpos específicos ou células T contra um determinado antígeno. Antígenos injetados ou transfundidos diretamente na circulação sanguínea tendem a induzir falta de resposta imune ou tolerância, a menos que se liguem às células do hospedeiro ou estejam na forma de agregados que são facilmente capturados pelas APCs.

A administração do antígeno via trato gastrintestinal é utilizada principalmente no estudo de alergia. Ela tem efeitos distintos, e com frequência provoca resposta local de anticorpos na lâmina própria do intestino, produzindo um estado de tolerância sistêmica que se manifesta como uma resposta diminuída ao mesmo antígeno se for administrado subsequentemente, na forma imunogênica, em algum outro local do organismo (ver Cap. 12). Essa "tolerância dividida" pode ser importante para evitar alergia a antígenos dos alimentos, porque a resposta local impede que antígenos alimentares penetrem no organismo, e a inibição da imunidade sistêmica auxilia a prevenir a formação de anticorpos IgE, que são os causadores da alergia (ver Cap. 14).

A introdução do antígeno no trato respiratório é também empregada principalmente no estudo de alergia. Antígenos proteicos que entram no organismo por meio do epitélio respiratório tendem a provocar uma resposta alérgica por razões ainda não esclarecidas.

A.3 Efeitos da dose do antígeno

A magnitude da resposta imune depende da dose do imunógeno administrada. Abaixo de uma dose limítrofe, a maioria das proteínas não desencadeia qualquer resposta imune. Acima dessa dose limítrofe, existe um aumento gradual da resposta conforme a dose do antígeno é aumentada, até que um amplo platô seja alcançado, seguido de um declínio com doses muito altas do antígeno (ver Fig. A.1). Como a maioria dos agentes infecciosos entra no organismo em pequena quantidade, as respostas imunes são desencadeadas apenas por patógenos que conseguem se multiplicar até um nível suficiente para exceder a dose limítrofe do antígeno. A ampla resposta ótima permite que o sistema responda aos agentes infecciosos em uma grande variação de doses. Em doses muito altas do antígeno, a resposta imune é inibida, o que pode ser importante para a manutenção da tolerância às proteínas abundantes do próprio organismo, como as proteínas plasmáticas. Em geral, a resposta imune secundária e as respostas subsequentes ocorrem com doses de antígeno mais baixas e atinge valores de platô muito altos, o que é um sinal de memória imune. Entretanto, sob algumas condições, doses muito baixas ou muito altas de antígeno podem induzir estados não responsivos, conhecidos respectivamente como tolerância de zona baixa ou tolerância de zona alta.

A.4 Adjuvantes

A maioria das proteínas é pouco ou nada imunogênica quando administrada isoladamente. Respostas imunes adaptativas fortes contra antígenos proteicos quase sempre requerem que o antígeno seja injetado em uma mistura conhecida como

adjuvante. Um adjuvante é qualquer substância que aumente a imunogenicidade de outras substâncias injetadas misturadas com o adjuvante. Os adjuvantes diferem das proteínas carreadoras por não formarem ligações estáveis com o imunógeno. Além disso, os adjuvantes são, em geral, necessários às imunizações iniciais, ao passo que os carreadores são necessários para desencadear não apenas a resposta primária aos haptenos, mas também as respostas subsequentes. Os adjuvantes de uso mais comum estão listados na Figura A.4.

Os adjuvantes podem aumentar a imunogenicidade de duas formas distintas. Primeiro, eles convertem antígenos proteicos solúveis em material particulado, o qual é facilmente ingerido por APCs, como os macrófagos. Por exemplo, o antígeno pode ser absorvido em partículas do adjuvante (como o alume), particulado por emulsificação em óleos minerais ou incorporado em partículas coloidais de complexos estimuladores imunes (ISCOMs, do inglês *immune stimulatory complexes*). Isso aumenta um pouco a imunogenicidade, mas esses adjuvantes são relativamente fracos, a menos que estejam associados a bactérias ou componentes de bactérias. Esses componentes bacterianos constituem a segunda maneira pela qual os adjuvantes podem aumentar a imunogenicidade, e, embora sua exata contribuição nesse aumento seja desconhecida, eles certamente são o componente mais importante de um adjuvante. Os produtos microbianos podem sinalizar para que os macrófagos ou as células dendríticas se tornem APCs efetivas (ver Seção 3.10). Um dos seus efeitos é induzir a produção de citocinas inflamatórias e potentes respostas inflamatórias locais; tal efeito provavelmente é intrínseco à sua ação de aumentar as respostas, mas impossibilita seu uso em seres humanos.

Entretanto, algumas vacinas humanas contêm antígenos microbianos que também podem atuar como adjuvantes eficazes. Por exemplo, constituintes purificados da bactéria *Bordetella pertussis* – o agente causador da coqueluche – são utilizados tanto como antígeno quanto como adjuvante na vacina tríplice DPT (difteria, pertússis, tétano) contra essas doenças.

As células B contribuem para a resposta imune adaptativa com a secreção de anticorpos, e a resposta dessas células a um imunógeno injetado é, em geral, medida

Adjuvantes que melhoram as respostas imunes		
Nome do adjuvante	**Composição**	**Mecanismo de ação**
Adjuvante incompleto de Freund	Emulsão óleo em água	Liberação lenta do antígeno; ingestão macrofágica aumentada
Adjuvante completo de Freund	Emulsão óleo em água com micobactérias mortas	Liberação lenta do antígeno; ingestão macrofágica aumentada; indução de coestimuladores nos macrófagos
Adjuvante de Freund com MDP	Emulsão óleo em água com MDP, um constituinte de micobactérias	Semelhante ao do adjuvante completo de Freund
Alúmen (hidróxido de alumínio)	Gel de hidróxido de alumínio	Liberação lenta do antígeno; ingestão macrofágica aumentada
Alúmen mais *Bordetella pertussis*	Gel de hidróxido de alumínio com *B. pertussis* morta	Liberação lenta do antígeno; ingestão macrofágica aumentada; indução de coestimuladores
ISCOMs	Matriz de Quil A contendo proteínas de vírus	Liberam antígeno no citosol; permitem indução de células T citotóxicas

Figura A.4 Adjuvantes comuns e seu uso. Os adjuvantes são misturados ao antígeno e, em geral, tornam-no particulado, o que ajuda a reter o antígeno no corpo e promove a captação pelos macrófagos. A maior parte dos adjuvantes inclui bactérias ou componentes bacterianos que estimulam os macrófagos, auxiliando na indução da resposta imune. Os complexos estimuladores imunes (IS-COMs) são pequenas micelas do detergente Quil A; quando proteínas virais são colocadas nessas micelas, elas aparentemente se fundem à célula apresentadora de antígeno (APC), possibilitando que o antígeno penetre no citosol. Assim, a APC pode estimular a resposta contra a proteína, de maneira semelhante ao estímulo de resposta antiviral de um vírus que infectasse essas células. MDP, muramildipeptídeo.

pela análise do anticorpo específico produzido na **resposta imune humoral**. Isso é realizado por um ensaio para o anticorpo que se acumula na fase líquida do sangue ou **plasma**; esses anticorpos são chamados de anticorpos circulantes. O anticorpo circulante é, em geral, medido após a coleta de sangue, deixando que este coagule e separando o soro do coágulo de sangue. A quantidade e as características de anticorpo no antissoro obtido são, então, determinadas pelo uso dos ensaios descritos nas Seções A.5 a A.11.

As características mais importantes de uma resposta de anticorpos são a especificidade, a quantidade, o isotipo (ou classe) e a afinidade dos anticorpos produzidos. A **especificidade** determina a habilidade de o anticorpo distinguir seu imunógeno de outros antígenos. A **quantidade** de anticorpo pode ser determinada de várias maneiras e é uma função do número de células B envolvidas na resposta, de sua taxa de síntese do anticorpo e da persistência do anticorpo após sua produção. A persistência de um anticorpo no plasma e no líquido extracelular que banha os tecidos é determinada principalmente pelo seu **isotipo** (ou **classe**) (ver Seções 5.12 e 10.14); cada isotipo tem uma meia-vida *in vivo* diferente. A composição dos isotipos de uma resposta de anticorpos também determina as funções biológicas que esses anticorpos podem exercer e os locais onde podem ser encontrados. Finalmente, a força de ligação de um anticorpo ao seu antígeno em termos de um único sítio de ligação ao antígeno ligado a um antígeno monovalente é denominada **afinidade**; a força total de ligação de uma molécula com mais de um sítio de ligação é chamada de **avidez**. A força de ligação é importante, pois quanto maior a afinidade de um anticorpo com o seu antígeno, menos anticorpo será necessário para eliminar esse antígeno, já que anticorpos com maior afinidade poderão responder e ligar-se em concentrações mais baixas do antígeno. Todos esses parâmetros da resposta imune humoral ajudam a determinar a capacidade dessa resposta proteger o hospedeiro contra infecções.

As moléculas de anticorpos são altamente específicas para o seu antígeno correspondente, sendo capazes de detectar uma molécula de um antígeno proteico entre mais de 10^8 moléculas similares. Isso torna os anticorpos fáceis de isolar e estudar, e podem ser utilizados como inestimáveis sondas de processos biológicos. Enquanto a química convencional teria grande dificuldade em distinguir entre duas moléculas proteicas tão similares quanto a insulina humana e a insulina suína, ou duas estruturas tão semelhantes como *orto* e *para*nitrofenil, anticorpos podem ser desenvolvidos para serem capazes de discriminá-las de forma precisa. O valor dos anticorpos como sondas moleculares tem estimulado o desenvolvimento de várias técnicas sensíveis e altamente específicas para a avaliação de sua presença, para determinar sua especificidade e afinidade para uma gama de antígenos e para determinar suas capacidades funcionais. Muitas técnicas-padrão utilizadas na biologia exploram a especificidade e a estabilidade da ligação do antígeno aos anticorpos. Protocolos abrangentes para a realização desses ensaios de anticorpos estão disponíveis em muitos livros sobre métodos em imunologia. Serão ilustradas aqui apenas as técnicas mais importantes, sobretudo as utilizadas para o estudo da própria resposta imune.

Alguns ensaios para anticorpos medem a ligação direta do anticorpo ao seu antígeno. Esses ensaios baseiam-se em **interações primárias**. Outros determinam a quantidade de anticorpo presente pelas mudanças que eles induzem no estado físico do antígeno, como a precipitação de um antígeno solúvel ou o grupamento de partículas antigênicas. Estas são chamadas de **interações secundárias**. Os dois tipos de ensaio podem ser utilizados para medir a quantidade e a especificidade dos anticorpos produzidos após a imunização, e ambos podem ser aplicados em uma ampla gama de problemas biológicos.

Como os ensaios para anticorpos eram originalmente realizados com o antissoro de indivíduos imunes, eles são, em geral, chamados de **ensaios sorológicos**, e o uso de anticorpos é frequentemente chamado de **sorologia**. A quantidade de anticorpo é, em geral, determinada por ensaios de ligação de antígenos, após a titulação do antissoro por diluições seriadas. O ponto no qual a ligação cai para 50% do máximo é chamado de **título** de um antissoro.

Detecção, quantificação e caracterização dos anticorpos e seu uso como ferramentas para pesquisa e diagnóstico

A.5   Cromatografia de afinidade

Um anticorpo específico pode ser isolado de um antissoro pelo emprego da **cromatografia de afinidade**, que utiliza a ligação específica do anticorpo ao antígeno fixado em uma matriz sólida (Fig. A.5). O antígeno é ligado de forma covalente a pequenas esferas quimicamente reativas que são colocadas em uma coluna; o antissoro passará, então, pelas esferas. O anticorpo específico irá ligar-se ao antígeno fixado, enquanto todas as outras proteínas do soro, incluindo anticorpos contra outras substâncias, são lavadas da coluna. Os anticorpos específicos são, então, eluídos, em geral pela redução do pH para 2,5 ou pelo aumento do pH para valores acima de 11. Isso demonstra que os anticorpos se ligam, de forma estável, sob condições fisiológicas de concentração de sais, temperatura e pH, mas as ligações são reversíveis pois as pontes são não covalentes. A cromatografia de afinidade também pode ser utilizada para purificar antígenos de misturas complexas, por meio da ligação de anticorpo específico às esferas. A técnica é conhecida como cromatografia de afinidade porque separa as moléculas com base na afinidade de uma pela outra.

A.6   Radioimunensaio, ensaio imunoenzimático e ensaio de inibição competitiva

O **radioimunensaio** (**RIA**, do inglês *radioimmunoassay*) e o **ensaio imunoenzimático** (**ELISA**, do inglês *enzyme-linked immunosorbent assay*) são ensaios de ligação direta a anticorpos (ou a antígenos); ambos usam o mesmo princípio, mas o meio de detectar a ligação específica é diferente. O RIA é normalmente utilizado para medir os níveis de hormônio no sangue e em líquidos teciduais, ao passo que o ELISA é frequentemente utilizado no diagnóstico viral, por exemplo, para detectar casos de infecção com o vírus da imunodeficiência humana (HIV, do inglês *human immunodeficiency virus*), agente causador da síndrome da imunodeficiência adquirida (Aids, do inglês *acquired immunodeficiency syndrome*). Para ambos, é necessária uma preparação pura de um antígeno ou de um anticorpo conhecido, ou ambos, para padronizar o ensaio. O ensaio será descrito com uma amostra de anticorpo puro, que é o caso mais comum, mas, se for utilizado antígeno puro, o princípio é o mesmo. No RIA para um antígeno, um anticorpo puro contra o antígeno é marcado radioativamente, em geral com ^{125}I. Para o ELISA, uma enzima é quimicamente ligada ao anticorpo. O componente não marcado, que nesse caso é o antígeno, é ligado a um suporte sólido, como um poço de uma microplaca, que adsorverá uma determinada quantidade de qualquer proteína.

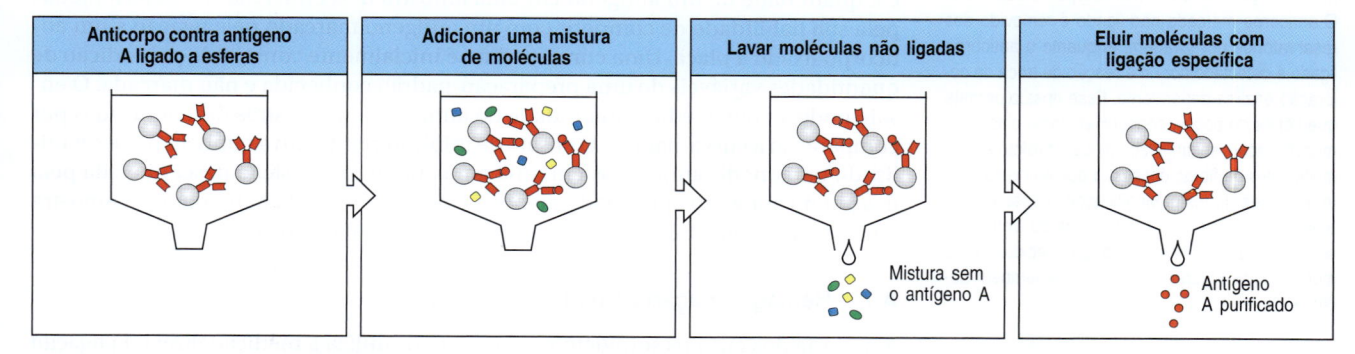

| Anticorpo contra antígeno A ligado a esferas | Adicionar uma mistura de moléculas | Lavar moléculas não ligadas | Eluir moléculas com ligação específica |

Mistura sem o antígeno A

Antígeno A purificado

Figura A.5   A cromatografia de afinidade usa a ligação antígeno-anticorpo para purificar antígenos ou anticorpos. Para purificar um determinado antígeno dentro de uma mistura complexa de moléculas, usa-se um anticorpo monoclonal ligado a uma matriz insolúvel, como as esferas de cromatografia. A mistura será, então, passada pela matriz, para que o antígeno de interesse se ligue ao anticorpo específico; as outras moléculas são lavadas. O antígeno de interesse será, então, eluído por alteração do pH, que, em geral, rompe as ligações anticorpo-antígeno. Os anticorpos podem ser purificados da mesma forma, com antígenos ligados a esferas (não mostrado).

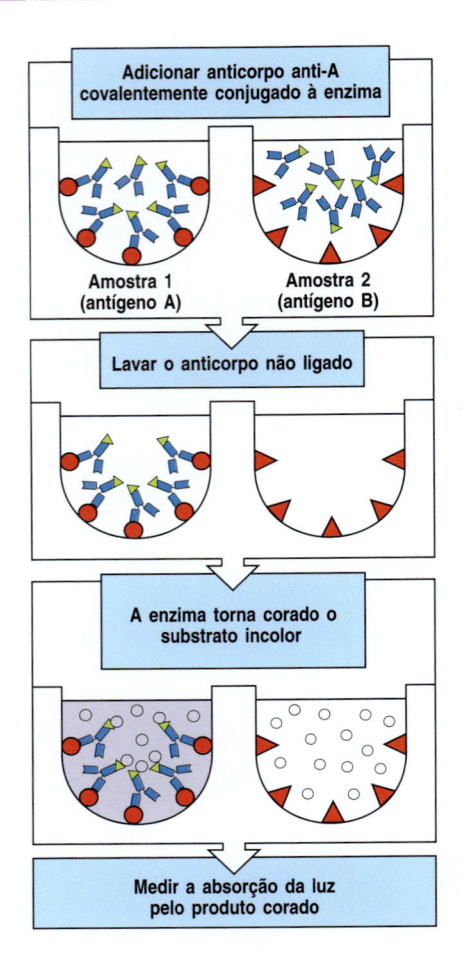

Figura A.6 Princípio do ensaio imunoenzimático (ELISA). Para identificar o antígeno A, o anticorpo específico purificado para o antígeno A é ligado quimicamente a uma enzima. As amostras a serem testadas são colocadas sobre a superfície de poços plásticos, aos quais se ligam inespecificamente; locais de adesividade residual são bloqueados pela adição de proteínas irrelevantes (não mostrado). O anticorpo marcado é, então, adicionado aos reservatórios sob condições nas quais se evita a ligação inespecífica, de modo que apenas o antígeno A retém o anticorpo na superfície. O anticorpo marcado não ligado é removido dos reservatórios por lavagem, enquanto o anticorpo ligado é detectado por uma reação de troca de coloração enzima-dependente. Esse ensaio permite que séries de poços, conhecidas como placas de microtitulação, sejam lidas em espectrofotômetros multicanais de fibras ópticas, o que aumenta muito a rapidez do teste. Modificações desse ensaio básico possibilitam que anticorpos ou antígenos sejam medidos em amostras desconhecidas, como mostrado nas Figuras A.7 e A.30 (ver também Seção A.10).

O anticorpo marcado pode ligar-se ao antígeno não marcado, sob condições nas quais a adsorção inespecífica é bloqueada; todos os anticorpos não ligados e outras proteínas são retirados por lavagens. A ligação do anticorpo, no RIA, é medida diretamente pela quantidade de radioatividade retida nos poços, ao passo que no ELISA a ligação é medida por uma reação que converte um substrato incolor em um produto colorido (Fig. A.6). A mudança de cor pode ser lida diretamente na placa na qual ocorreu, facilitando a coleta de dados. O ELISA também evita os perigos do uso da radiação, o que o torna o método preferido da maioria dos ensaios de ligação direta. A marcação de anticorpos anti-imunoglobulinas (ver Seção A.10) pode também ser utilizada no RIA ou no ELISA para detectar a ligação de um anticorpo não marcado a antígenos não marcados ligados a placas. Nesse caso, o anticorpo anti-imunoglobulina marcado é utilizado em uma "segunda camada". O uso dessa segunda camada amplifica o sinal, pois pelo menos duas moléculas de anticorpo anti-imunoglobulina são capazes de se ligarem a cada anticorpo não marcado. O RIA e o ELISA também podem ser desenvolvidos com anticorpos não marcados ligados à placa, e o antígeno marcado é adicionado.

Uma modificação do ELISA conhecida como técnica de **ELISA sanduíche** ou de **captura** (ou, geralmente, **ensaio de captura do antígeno**) pode ser empregada para detectar produtos secretados, como citocinas. Em vez de ligar o antígeno diretamente à placa, são ligados anticorpos específicos para o antígeno. Eles são capazes de ligar o antígeno com alta afinidade, e de concentrá-lo na superfície da placa, mesmo com antígenos que se encontram em baixíssimas concentrações na mistura inicial. Um anticorpo distinto marcado que reconhece um epítopo diferente do anteriormente mobilizado na placa é utilizado para detectar o antígeno ligado.

Esses ensaios ilustram dois aspectos cruciais de todos os ensaios sorológicos. Primeiro, pelo menos um dos reagentes deve estar disponível em forma pura e detectável, permitindo a obtenção de informações quantitativas. Segundo, deve haver uma maneira de separar a fração ligada do reagente marcado da fração não ligada (livre), de forma que a porcentagem de ligação específica possa ser determinada. Normalmente essa separação é obtida pela fixação do componente não marcado ligado ao suporte sólido. As moléculas marcadas que não se ligam podem ser, então, lavadas, deixando apenas o componente marcado que se ligou. Na Figura A.6, o antígeno não marcado é fixado ao poço, e o anticorpo marcado é capturado ao ligar-se a ele. A separação do componente ligado do componente livre é uma etapa essencial de todos os ensaios que usam anticorpos.

O RIA e o ELISA não permitem que a quantidade de antígeno ou anticorpo em uma amostra de composição desconhecida seja medida diretamente, pois ambos dependem da ligação de um antígeno ou anticorpo puro e marcado. Existem diversas maneiras de contornar esse problema, e uma delas é o uso de um **ensaio de inibição competitiva**, conforme mostrado na Figura A.7. Nesse tipo de ensaio, a presença e a quantidade de um antígeno em uma amostra desconhecida são determinadas pela sua habilidade de competir com um antígeno marcado pela ligação a um anticorpo fixado à placa. Uma curva-padrão é inicialmente construída pela adição de quantidades variáveis de uma preparação-padrão conhecida e não marcada. O ensaio pode, então, medir a quantidade do antígeno em amostras desconhecidas por comparação à curva-padrão. O ensaio de inibição competitiva também pode ser utilizado para medir anticorpos em uma amostra de composição desconhecida pela fixação do antígeno apropriado ao poço e pela medição da habilidade da amostra em teste de inibir a ligação de um anticorpo específico marcado.

A.7 Hemaglutinação e tipagem sanguínea

A maioria dos ensaios sorológicos quantitativos utiliza a medição direta da ligação do anticorpo ao antígeno. Entretanto, alguns ensaios importantes baseiam-se na capacidade de a ligação do anticorpo alterar o estado físico do antígeno ao qual se liga. Essas interações secundárias podem ser detectadas de diversas formas. Por exemplo, quando um antígeno é exposto na superfície de uma grande partícula, como

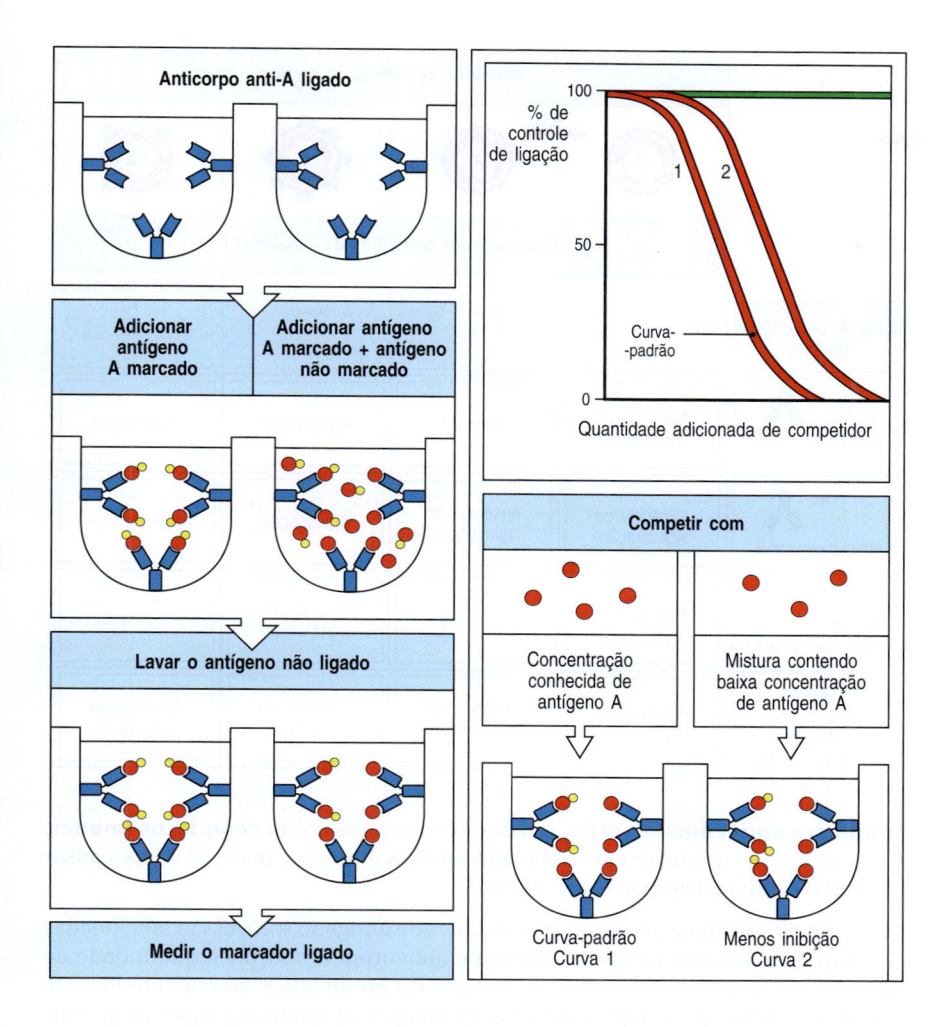

Figura A.7   Ensaio de inibição competitiva para antígenos em amostras desconhecidas. Uma quantidade determinada de anticorpo não marcado é ligada a um conjunto de poços, e uma preparação-padrão de referência de um antígeno marcado é ligada a ele. Adiciona-se o padrão não marcado ou as amostras-teste em quantidades variáveis, sendo medido o deslocamento do antígeno marcado, o que origina curvas de inibição características. Obtém-se uma curva-padrão mediante o emprego de quantidades conhecidas de antígeno não marcado, idêntico ao que é utilizado como espécie marcada; a comparação com essa curva permite que seja calculada a quantidade do antígeno em amostras desconhecidas. A linha verde do gráfico representa uma amostra destituída de qualquer substância com reação cruzada com anticorpos anti-A.

uma bactéria, os anticorpos podem fazer as bactérias **aglutinarem**. O mesmo princípio aplica-se às reações utilizadas na tipagem sanguínea, mas aqui os antígenos visados são os da superfície das hemácias. A reação de aglutinação causada pelos anticorpos contra esses antígenos é chamada **hemaglutinação** (do grego *haima* [sangue]).

A hemaglutinação é utilizada para determinar o **grupo sanguíneo ABO** entre doadores e receptores de sangue. A aglutinação é induzida por anticorpos ou aglutininas chamadas anti-A ou anti-B que se ligam ao grupo sanguíneo A ou B, respectivamente (Fig. A.8). Esses antígenos de grupo sanguíneo estão arranjados em múltiplas cópias na superfície da hemácia, fazendo as células se aglutinarem quando sofrem reação cruzada com os anticorpos. Visto que a hemaglutinação envolve a reação cruzada de hemácias pela ligação simultânea de anticorpo a antígenos idênticos em células diferentes, essa reação também demonstra que cada molécula de anticorpo deve ter pelo menos dois sítios idênticos de ligação ao antígeno.

A.8   Reação de precipitação

Quando quantidades suficientes de anticorpo são misturadas com antígenos macromoleculares solúveis, pode-se formar um precipitado visível, constituído de grandes agregados antígeno-anticorpo. A quantidade de precipitado depende das quantidades de antígeno e anticorpo e da proporção entre eles (Fig. A.9). Essa **reação de precipitação** proporcionou o primeiro ensaio quantitativo para anticorpos, mas raramente é utilizada na imunologia. Entretanto, é importante entender a interação do antígeno com o anticorpo que leva a essa reação, pois a produção de

Figura A.8 A hemaglutinação é utilizada para identificar os grupos sanguíneos e parear doadores e receptores compatíveis para transfusão de sangue. As bactérias da flora intestinal têm antígenos similares ou idênticos aos antígenos do grupo sanguíneo. Essas bactérias estimulam a formação de anticorpos contra esses antígenos nos indivíduos que não têm o antígeno correspondente em suas próprias hemácias (coluna à esquerda); assim, indivíduos do tipo O, que não têm A e B, têm anticorpos anti-A e anti-B, ao passo que os indivíduos do tipo AB são destituídos de ambos os anticorpos. O padrão de aglutinação das hemácias de um doador ou receptor de anticorpos anti-A e anti-B revela o grupo sanguíneo ABO do indivíduo. Antes da transfusão, o soro do receptor também é testado quanto aos anticorpos que aglutinam as hemácias do doador, e vice-versa, procedimento conhecido como pareamento cruzado, que pode detectar anticorpos potencialmente prejudiciais contra outros grupos sanguíneos que não fazem parte do sistema ABO.

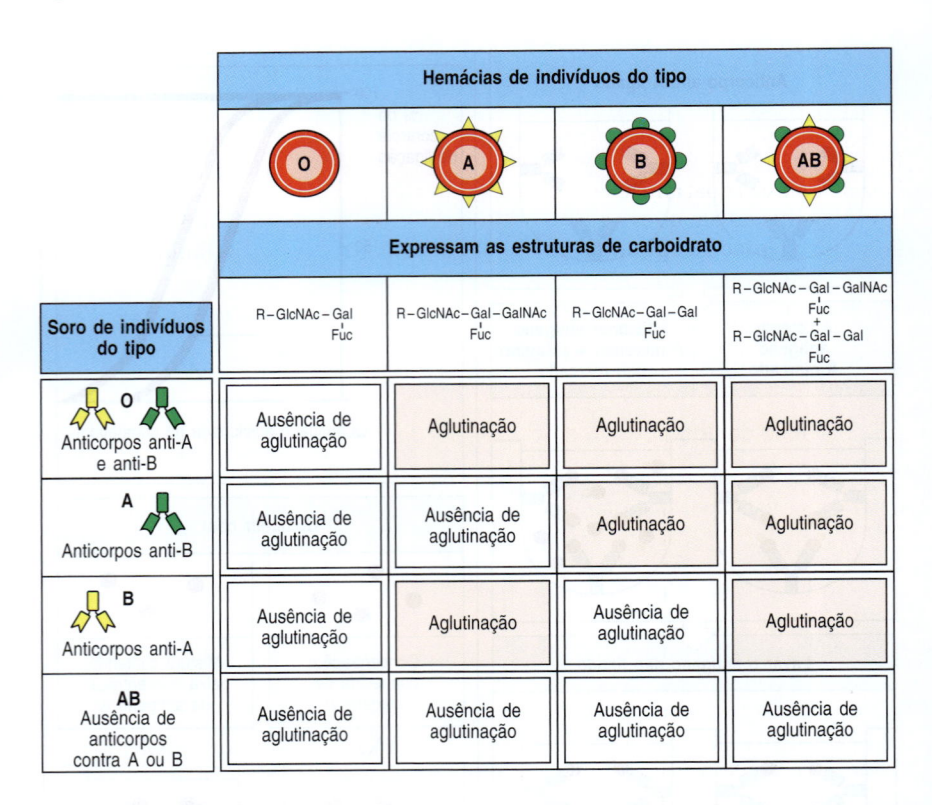

Soro de indivíduos do tipo	Hemácias de indivíduos do tipo			
	O Expressam as estruturas de carboidrato R–GlcNAc–Gal Fuc	**A** R–GlcNAc–Gal–GalNAc Fuc	**B** R–GlcNAc–Gal–Gal Fuc	**AB** R–GlcNAc–Gal–GalNAc Fuc + R–GlcNAc–Gal–Gal Fuc
O Anticorpos anti-A e anti-B	Ausência de aglutinação	Aglutinação	Aglutinação	Aglutinação
A Anticorpos anti-B	Ausência de aglutinação	Ausência de aglutinação	Aglutinação	Aglutinação
B Anticorpos anti-A	Ausência de aglutinação	Aglutinação	Ausência de aglutinação	Aglutinação
AB Ausência de anticorpos contra A ou B	Ausência de aglutinação	Ausência de aglutinação	Ausência de aglutinação	Ausência de aglutinação

complexos antígeno:anticorpo, também conhecidos como **complexos imunes**, ocorre *in vivo* em praticamente todas as respostas imunes, e pode, às vezes, causar patologias significativas (ver Caps. 14 e 15).

Na reação de precipitação, várias quantidades de antígeno solúvel são adicionadas a uma quantidade fixa de soro contendo o anticorpo. Conforme a quantidade de antígeno aumenta, a quantidade de precipitado produzida também aumenta até um valor máximo, para depois diminuir (ver Fig. A.9). Quando pequenas quantidades de antígeno são adicionadas, os complexos antígeno:anticorpo são formados sob condições de excesso de anticorpo, de forma que cada molécula de antígeno está amplamente ligada por anticorpos e com ligação cruzada a outras moléculas de antígeno. Quando grandes quantidades de antígeno são adicionadas, formam-se apenas pequenos complexos antígeno:anticorpo, muitas vezes solúveis nessa zona de excesso de antígeno. Entre essas duas zonas, todo o antígeno e o anticorpo será precipitado, gerando uma zona de equivalência. Na zona de equivalência, grandes mosaicos de antígeno e anticorpo são formados por ligação cruzada. Embora todos os complexos antígeno:anticorpo possam potencialmente causar doença, os pequenos complexos imunes solúveis formados na zona de excesso de antígeno podem persistir e causar doenças *in vivo*.

A reação de precipitação pode ser afetada pelo número de sítios de ligação que cada anticorpo tem para seu antígeno e pelo número máximo de anticorpos que podem ser ligados por uma molécula de antígeno ou partícula em determinado momento. Essas quantidades são definidas como a **valência** do anticorpo e do antígeno: a valência, tanto de anticorpo como de antígeno, deve ser maior do que dois antes que

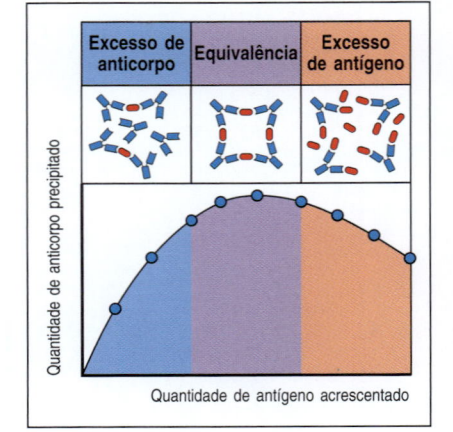

Figura A.9 O anticorpo pode precipitar antígenos solúveis. A análise do precipitado pode ser utilizada para criar uma curva de precipitação. Diferentes quantidades de antígeno são adicionadas a uma quantidade fixa de anticorpo, formando precipitados devido à interação das moléculas dos dois reagentes. O precipitado é recuperado e quantitativamente avaliado quanto ao anticorpo, e o sobrenadante é testado para antígenos ou anticorpos residuais. Isso define zonas de excesso de anticorpo, de equivalência e de excesso de antígeno. Na zona de equivalência, formam-se os maiores complexos antígeno:anticorpo. Na zona de excesso de antígeno, alguns dos complexos formados são muito pequenos para precipitarem. Esses complexos imunes solúveis podem causar danos aos pequenos vasos sanguíneos quando se formam *in vivo* (ver Cap. 15).

ocorra qualquer precipitação. A valência de um anticorpo depende de sua classe estrutural (ver Seção 5.12).

O antígeno sofrerá precipitação apenas se tiver vários sítios de ligação ao anticorpo. Essa condição está satisfeita em antígenos macromoleculares, pois têm uma superfície complexa à qual anticorpos de diferentes especificidades podem se ligar. O sítio em um antígeno em que cada molécula de anticorpo se liga é chamado **determinante antigênico** ou **epítopo**. Entretanto, considerações estéricas limitam o número de moléculas de anticorpos diferentes que podem se ligar a um único antígeno em um dado momento, pois anticorpos que se ligam a epítopos que se sobrepõem parcialmente competirão pela ligação. Por essa razão, a valência de um antígeno é quase sempre menor que o seu número de epítopos (Fig. A.10).

A.9   Diálise de equilíbrio: medida da afinidade e da avidez do anticorpo

A afinidade de um anticorpo é a força de ligação de um ligante monovalente a um único sítio de ligação ao antígeno no anticorpo. A afinidade de um anticorpo que se liga a pequenos antígenos, como os haptenos, que podem se difundir livremente através de uma membrana de diálise pode ser determinada diretamente pelo método de **diálise de equilíbrio**. Coloca-se uma quantidade conhecida de anticorpos, cujas moléculas são muito grandes para cruzar a membrana de diálise, em um saco de diálise junto com diferentes quantidades de antígeno. As moléculas do antígeno que se ligam ao anticorpo não podem mais cruzar a membrana, de forma que apenas as moléculas de antígeno livre podem equilibrar-se dos dois lados. Por meio da medição da concentração de antígeno dentro e fora do saco de diálise, pode-se determinar a quantidade de antígeno que está ligada, bem como a quantidade de antígeno livre após o equilíbrio ter sido atingido. Visto que a quantidade de anticorpo presente é conhecida, a afinidade do anticorpo e o número de sítios de ligação específica para o antígeno por molécula de anticorpo podem ser determinados com essas informações. Os resultados são, em geral, avaliados por **análise de Scatchard** (Fig. A.11). Essas análises foram utilizadas para demonstrar que uma molécula de anticorpo IgG tem dois sítios idênticos de ligação ao antígeno.

Como a afinidade mede a força de ligação de um determinante antigênico a um único sítio de ligação ao antígeno, um anticorpo reagindo com um antígeno que tenha múltiplos epítopos idênticos ou com a superfície de um agente patogênico frequentemente irá ligar-se a essa molécula ou partícula com seus dois sítios de ligação ao antígeno. Isso causa um aparente aumento da força de ligação, pois ambos os sítios de ligação devem ser liberados ao mesmo tempo para que as duas moléculas se dissociem. Esse fenômeno é chamado, com frequência, de **cooperatividade** na ligação, mas não deve ser confundido com a ligação cooperativa encontrada em proteínas como a hemoglobina, na qual a ligação de um ligante em um sítio de ligação aumenta a afinidade de um segundo sítio por seu ligante. A força total de ligação de um anticorpo com um antígeno ou uma partícula é chamada de avidez (Fig. A.12). Para anticorpos IgG, a ligação bivalente pode aumentar a avidez de forma significativa. Em anticorpos IgM, que têm 10 sítios de ligação ao antígeno, a afinidade de cada sítio por um antígeno monovalente é, em geral, bastante baixa, mas a avidez de ligação de todo o anticorpo com a superfície de uma bactéria que apresenta múltiplos epítopos idênticos pode ser muito alta.

A.10   Anticorpos anti-imunoglobulinas

Uma estratégia mais geral, que evita a necessidade de marcar cada preparação de moléculas de anticorpos, é detectar anticorpos ligados e não marcados com um anticorpo marcado específico contra as próprias imunoglobulinas. As imunoglobulinas, como outras proteínas, são imunogênicas quando utilizadas para imunizar indivíduos de outras espécies. A maioria dos **anticorpos anti-imunoglobulinas** desenvolvidos dessa forma reconhece características conservadas comuns a todas as moléculas de imunoglobulinas. Outros podem ser específicos para cadeias de imunoglobulinas, com as cadeias leves ou pesadas, ou para isotipos específicos.

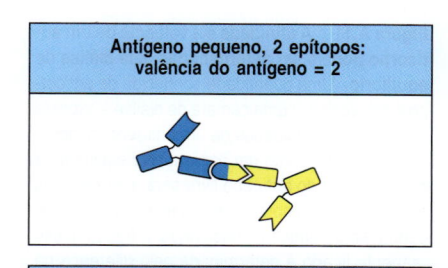

Antígeno pequeno, 2 epítopos: valência do antígeno = 2

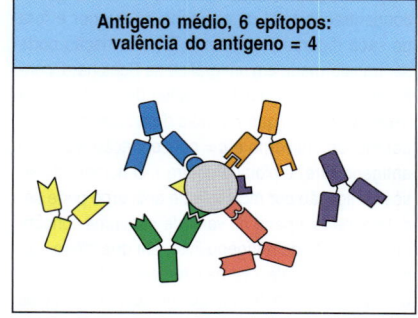

Antígeno médio, 6 epítopos: valência do antígeno = 4

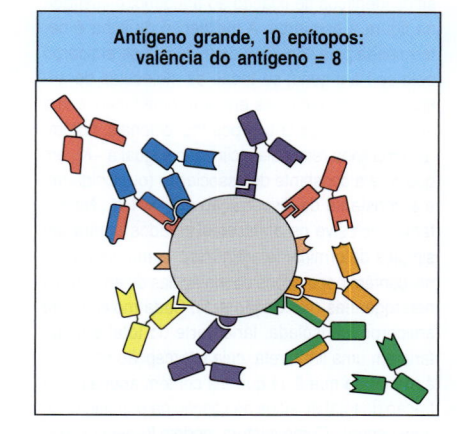

Antígeno grande, 10 epítopos: valência do antígeno = 8

Figura A.10   Diferentes anticorpos ligam-se a distintos epítopos de uma molécula antigênica. A superfície de um antígeno tem muitos determinantes antigênicos potenciais ou epítopos, sítios aos quais pode se unir um anticorpo. O número de moléculas de anticorpo que podem se ligar simultaneamente a uma molécula de antígeno define a valência antigênica. Considerações estéricas podem limitar o número de anticorpos diferentes que se unem à superfície de um antígeno em um dado momento (figuras central e inferior), de modo que o número de epítopos de um antígeno é sempre maior ou igual à sua valência.

Figura A.11 A afinidade e a valência de um anticorpo podem ser determinadas pela diálise de equilíbrio. Uma quantidade conhecida de anticorpo é colocada em uma câmara de diálise e exposta a diferentes quantidades de um antígeno monovalente difusível, como um hapteno. No equilíbrio, a concentração do antígeno livre será a mesma nos dois lados da membrana, de modo que a cada concentração de antígeno adicionado, a fração desse reagente ligado é determinada pela diferença na concentração total do antígeno no interior e fora do saco (figuras superiores). Tal informação pode ser transformada em um gráfico de Scatchard, conforme mostrado aqui. Na análise de Scatchard, a razão de r/c (em que r = mols de antígeno ligados por mol de anticorpo e c = concentração molar do antígeno livre) é plotada contra r. O número de sítios de ligação por molécula de anticorpo pode ser determinado a partir do valor de r em uma concentração infinita de antígeno livre, em que r/livre = 0, ou, em outras palavras, na intercepção no eixo x. A análise de uma molécula IgG, na qual existem dois sítios idênticos de ligação ao antígeno, é ilustrada na figura à esquerda. A inclinação da linha é determinada pela afinidade da molécula de anticorpo pelo seu antígeno; se todas as moléculas de anticorpo forem idênticas em uma população, como acontece com os anticorpos monoclonais, obtém-se uma linha reta, cuja inclinação é igual a $-K_a$, em que K_a é a constante de associação (ou afinidade), e a constante de dissociação é $K_d = 1/K_a$. No entanto, inclusive os antissoros gerados contra um simples determinante antigênico, como um hapteno, contêm populações de moléculas de anticorpos heterogêneas (ver Seção A.1). Cada molécula de anticorpo, se isolada, faria parte do total e resultaria em uma linha reta, cuja intercepção no eixo x é menor do que 2, já que ela contém apenas uma fração do total de sítios de ligação na população (figura central). Como mistura, podem fornecer linhas curvas com intercepção no eixo x de 2, das quais é possível determinar afinidade média ($\overline{K}_a$) a partir da inclinação dessa linha em uma concentração antigênica na qual 50% dos sítios estão ligados, ou em $x = 1$ (figura à direita). A constante de associação indica o estado de equilíbrio da reação Ag + Ab = Ag:Ab (Ag, antígeno; Ab, anticorpo) e K_a = [Ag:Ab]/[Ag][Ab]. Essa constante reflete as taxas *on* e *off* da ligação do antígeno com o anticorpo; com antígenos pequenos como os haptenos, a ligação é em geral tão rápida quanto permite a difusão, enquanto as diferenças nas taxas *off* indicam a constante de afinidade. Com antígenos maiores, porém, a taxa *on* também pode variar à medida que a interação se torna mais complexa.

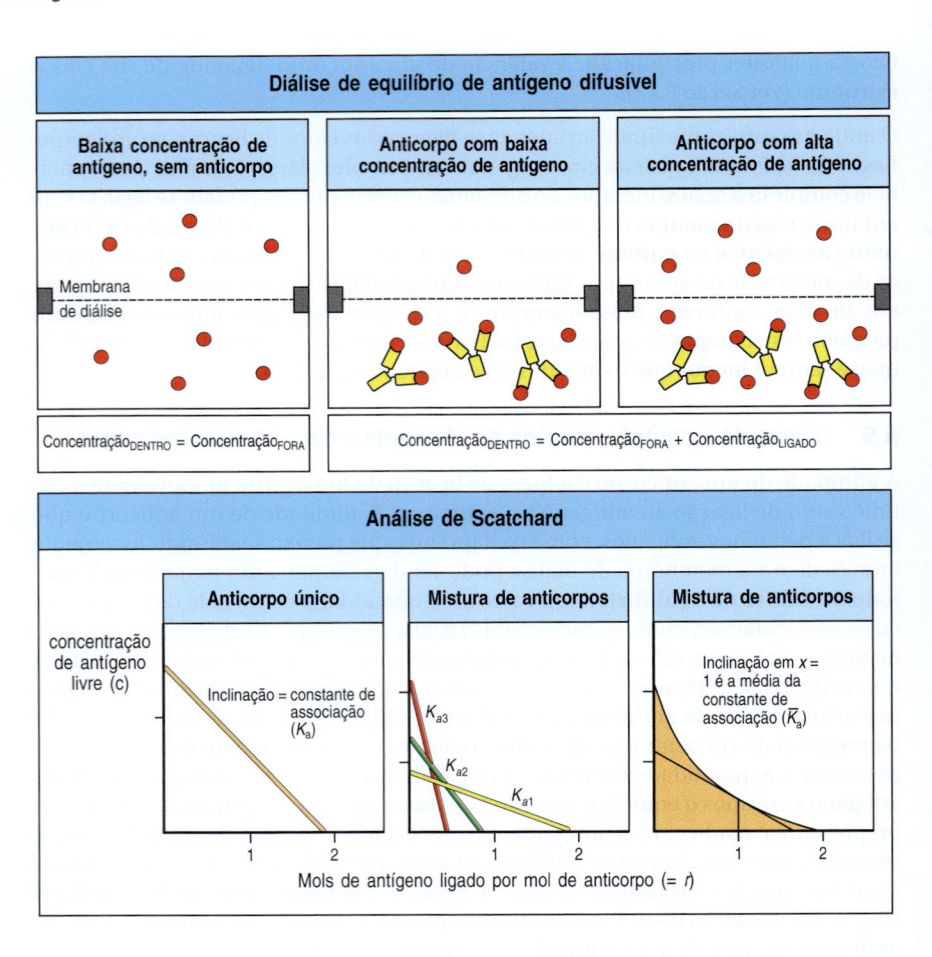

Anticorpos produzidos por meio da imunização de cabras com IgG de camundongos são frequentemente utilizados na imunologia experimental. Tais anticorpos de cabra anti-IgG de camundongo podem ser purificados pela utilização da cromatografia de afinidade, marcados e utilizados como uma sonda para anticorpos IgG ligados. O antissoro anti-imunoglobulina tem sido muito utilizado na prática clínica e na pesquisa desde sua introdução. Anticorpos anti-imunoglobulinas fluorescentes são amplamente utilizados tanto na área da imunologia quanto em outras áreas da biologia como reagentes secundários para a detecção de anticorpos específicos ligados, por exemplo, a estruturas celulares (ver Seções A.14 e A.16). Anticorpos anti-imunoglobulinas marcados também podem ser utilizados no RIA ou no ELISA (ver Seção A.6) para detectar a ligação de um anticorpo não marcado às placas cobertas por antígeno.

Quando uma imunoglobulina é utilizada como antígeno para imunizar um animal de espécie diferente, ela será tratada como qualquer outra proteína estranha e provocará uma resposta de anticorpos. Anticorpos anti-imunoglobulinas podem ser produzidos para reconhecer os aminoácidos que caracterizam o isotipo do anticorpo injetado. Esses **anticorpos anti-isotípicos** reconhecem todas as imunoglobulinas do mesmo isotipo em todos os membros da espécie que deu origem ao anticorpo injetado.

É também possível produzir anticorpos que reconhecem diferenças nas imunoglobulinas de animais de uma mesma espécie devido à presença de múltiplos alelos de genes C específicos na população (polimorfismo genético). Essas variantes alélicas são denominadas **alótipos**. Diferentemente dos anticorpos anti-isotípicos, os anticorpos antialotípicos reconhecerão uma determinada imunoglobulina de um determinado isotipo apenas em alguns indivíduos da espécie. Finalmente, como os anticorpos diferem em suas regiões variáveis, é possível produzir anticorpos contra características específicas para os sítios de ligação ao antígeno, os quais são denominados **idiótipos**.

Um diagrama esquemático que mostra as diferenças entre idiótipo, alótipo e isotipo é apresentado na Figura A.13. Historicamente, as principais características de uma imunoglobulina foram definidas por meio do uso de marcadores genéticos isotípicos e alotípicos identificados por antissoros produzidos em diferentes espécies ou em indivíduos de uma mesma espécie, mas geneticamente distintos. A segregação independente dos marcadores alotípicos e isotípicos revelou a existência de genes separados de cadeias pesadas, κ e λ. Tais anticorpos anti-idiotípicos, antialotípicos e anti-isotípicos ainda são muito utilizados na detecção de anticorpos e de células B em estudos experimentais ou no diagnóstico clínico.

Anticorpos específicos para cada isotipo de imunoglobulina podem ser produzidos pela imunização de um animal de espécies diferentes com uma preparação pura de um isotipo e, então, são removidos os anticorpos que reagem de forma cruzada com imunoglobulinas de outros isotipos pelo uso de cromatografia de afinidade (ver Seção A.5). Anticorpos **anti-isotipo** podem ser utilizados para medir qual a quantidade de anticorpos de um isotipo em particular, em um determinado antissoro, reage com um dado antígeno. Essa reação é de especial importância para detectar pequenas quantidades de anticorpos específicos do isotipo IgE, que são responsáveis pela maioria das alergias. A presença no soro de uma pessoa de IgE ligando-se a um antígeno se correlaciona com reações alérgicas a esse antígeno.

Uma maneira alternativa de detectar anticorpos ligados utiliza proteínas bacterianas para ligar-se às imunoglobulinas com alta afinidade e especificidade. Uma dessas proteínas, a **proteína A** da bactéria *Staphylococcus aureus,* tem sido utilizada amplamente na imunologia para a purificação por afinidade de imunoglobulina e para a detecção de anticorpos ligados. O uso de reagentes secundários padrões, como anticorpos anti-imunoglobulina marcada ou proteína A, para detectar anticorpos ligados especificamente ao seu antígeno permite uma grande economia nos custos da marcação dos reagentes, além da criação de um sistema de detecção-padrão para que os resultados de ensaios diferentes possam ser comparados diretamente.

A.11 Teste de Coombs e detecção de incompatibilidade Rhesus

Esses testes utilizam anticorpos anti-imunoglobulinas (ver Seção A.10) para detectar anticorpos que causam a **doença hemolítica do recém-nascido**, ou **eritroblastose fetal**. Anticorpos anti-imunoglobulinas foram inicialmente desenvolvidos por Robin Coombs, e o teste para essa doença ainda é chamado de teste de Coombs. A doença hemolítica do recém-nascido ocorre quando uma mãe produz anticorpos IgG específicos para o **antígeno Rhesus** ou **antígeno do grupo sanguíneo Rh**, expresso nas hemácias do seu feto. Mães Rh-negativas produzem esses anticorpos quando expostas a hemácias fetais Rh-positivas, portadoras do antígeno Rh herdado do pai. Anticorpos IgG maternos são normalmente transportados através da placenta para o feto, e protegerão o recém-nascido contra infecções. Entretanto, os anticorpos IgG anti-Rh cobrem as hemácias fetais que serão destruídas por células fagocíticas no fígado, causando uma anemia hemolítica no feto e no recém-nascido.

Os antígenos Rh estão bastante espaçados na superfície das hemácias e, assim, os anticorpos IgG anti-Rh não podem se ligar na conformação correta para fixar o complemento e causar a lise das hemácias *in vitro*. Além disso, por razões ainda não entendidas totalmente, os anticorpos contra antígenos Rh não aglutinam as hemácias, diferentemente dos anticorpos contra os antígenos do grupo sanguíneo ABO. Dessa maneira, detectar anticorpos anti-Rh era bastante difícil até o desenvolvimento de anticorpos anti-imunoglobulina humana. Com eles, anticorpos IgG maternos ligados às hemácias fetais podem ser detectados após as células serem lavadas para remover imunoglobulinas não ligadas presentes no soro fetal. Adicionar anticorpos anti-imunoglobulina humana contra hemácias fetais lavadas causa a aglutinação de quaisquer células às quais estejam ligados anticorpos maternos. Esse é o **teste de Coombs direto** (Fig. A.14), assim chamado por detectar diretamente os anticorpos

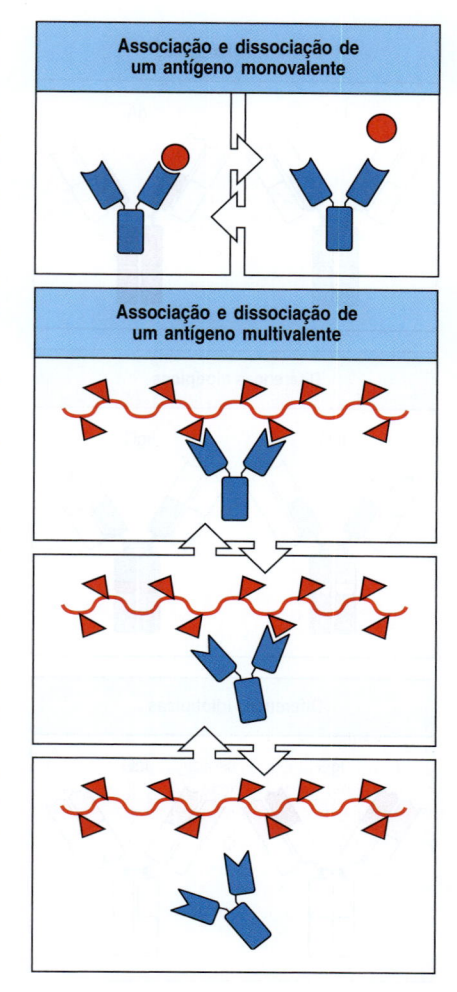

Figura A.12 A avidez de um anticorpo é sua força de ligação ao antígeno intacto. Quando um anticorpo IgG reage com um ligante dotado de múltiplos epítopos idênticos, os dois sítios de ligação podem ligar a mesma molécula ou partícula. A força global de ligação, chamada de avidez, é maior do que a afinidade, a força de ligação de um único sítio, uma vez que os dois sítios devem dissociar-se ao mesmo tempo para que o anticorpo libere o antígeno. Essa propriedade é muito importante na união do anticorpo a bactérias, que geralmente têm múltiplos epítopos idênticos em suas superfícies.

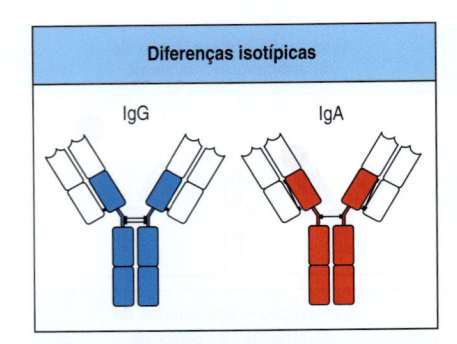

Diferenças isotípicas

IgG   IgA

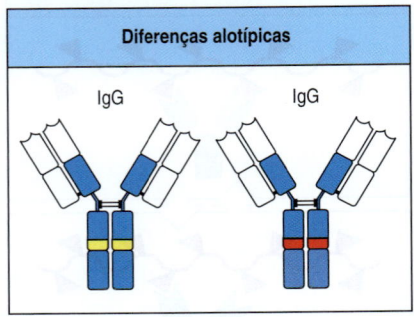

Diferenças alotípicas

IgG   IgG

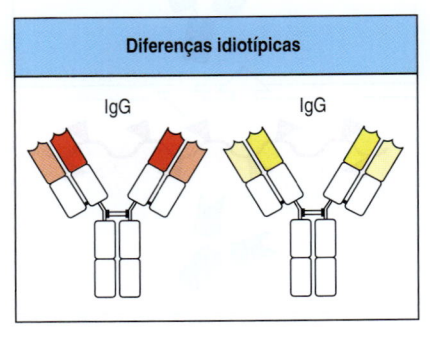

Diferenças idiotípicas

IgG   IgG

Figura A.13 Diferentes tipos de variações entre as imunoglobulinas. As diferenças entre as regiões constantes devidas ao uso de genes distintos de região C são denominadas isotipos. As diferenças devidas a distintos alelos de um mesmo gene C são denominadas alótipos. As diferenças devidas a um determinado rearranjo dos genes V_H e V_L são denominadas idiótipos.

ligados à superfície das hemácias fetais. O **teste de Coombs indireto** é utilizado para detectar anticorpos anti-Rh não aglutinantes no soro materno. O soro é inicialmente incubado com hemácias Rh-positivas, que se ligam ao anticorpo anti-Rh; depois, as células cobertas de anticorpos são lavadas para remover as imunoglobulinas não ligadas; as hemácias, então, são aglutinadas com anticorpo anti-imunoglobulina (ver Fig. A.14). O teste de Coombs indireto permite que sejam detectadas incompatibilidades Rh que podem levar à doença hemolítica do recém-nascido, permitindo que a doença seja prevenida (ver Seção 11.19). O teste de Coombs também é empregado para detectar anticorpos contra fármacos que se ligam às hemácias e causam anemia hemolítica.

A.12 Anticorpos monoclonais

Os anticorpos gerados em uma resposta imune natural ou após imunização em laboratório consistem em uma mistura de moléculas de diferentes especificidades e afinidades. Parte dessa heterogeneidade resulta da produção de anticorpos que se ligam a diferentes epítopos do antígeno imunizante. Porém, mesmo os anticorpos direcionados contra um único determinante antigênico, como o hapteno, podem ser muito heterogêneos, como demonstrado por **focalização isoelétrica**. Nessa técnica, as proteínas são separadas com base no seu ponto isoelétrico, o pH no qual sua carga total é zero. Ao fazer uma eletroforese dessas proteínas em um gradiente de pH por tempo suficiente, cada molécula migrará ao longo do gradiente até alcançar o pH no qual é neutra e, dessa forma, se concentrará (focalizará) nesse ponto. Quando um antissoro contendo anticorpos anti-hapteno é tratado dessa forma, e depois transferido para um suporte sólido, como uma membrana de nitrocelulose, os anticorpos anti-hapteno podem ser identificados por sua habilidade de fixar o hapteno marcado. A ligação de anticorpos de vários pontos isoelétricos ao hapteno mostra que mesmo os anticorpos que se ligam ao mesmo determinante antigênico podem ser heterogêneos.

Os antissoros são úteis para diversas finalidades biológicas, mas têm certas desvantagens intrínsecas relacionadas à heterogenicidade dos anticorpos que contêm. Primeiro, cada antissoro é diferente de todos os outros antissoros, mesmo quando desenvolvidos em um animal geneticamente idêntico com o uso da mesma preparação de antígeno e o mesmo protocolo de imunização. Segundo, os antissoros podem ser produzidos somente em volumes limitados; assim, é impossível utilizar reagente sorológico idêntico em séries de experimentos e testes clínicos longos ou complexos. Finalmente, mesmo os anticorpos purificados por cromatografia de afinidade (ver Seção A.5) podem incluir subpopulações de anticorpos que proporcionam reações cruzadas inesperadas, o que dificulta a análise dos experimentos. Para evitar esses problemas e obter o pleno potencial dos anticorpos, foi necessário desenvolver uma maneira de produzir um estoque ilimitado de moléculas de anticorpos com estrutura homogênea e especificidade conhecida. Isso foi obtido por meio da produção de anticorpos monoclonais por cultura de células produtoras de anticorpos híbridas ou, mais recentemente, por engenharia genética.

Os bioquímicos buscavam uma preparação homogênea de anticorpos que pudesse ser submetida a uma análise química detalhada. Para isso, voltaram-se inicialmente a proteínas produzidas por pacientes com mieloma múltiplo – um tumor comum de células plasmáticas. Já se sabia que os anticorpos eram normalmente produzidos por células plasmáticas e, como essa doença está associada à presença de grandes quantidades de uma gamaglobulina homogênea chamada **proteína do mieloma** no soro dos pacientes, parecia provável que as proteínas do mieloma pudessem servir como modelo para moléculas normais de anticorpos. Dessa forma, grande parte do conhecimento inicial sobre a estrutura dos anticorpos surgiu de estudos em proteínas de mieloma. Esses estudos demonstraram que os anticorpos monoclonais poderiam ser obtidos de células plasmáticas imortalizadas. Entretanto, a especificidade antigênica da maioria das proteínas do mieloma era desconhecida, o que limitava sua utilidade como objeto de estudo ou como ferramenta imune.

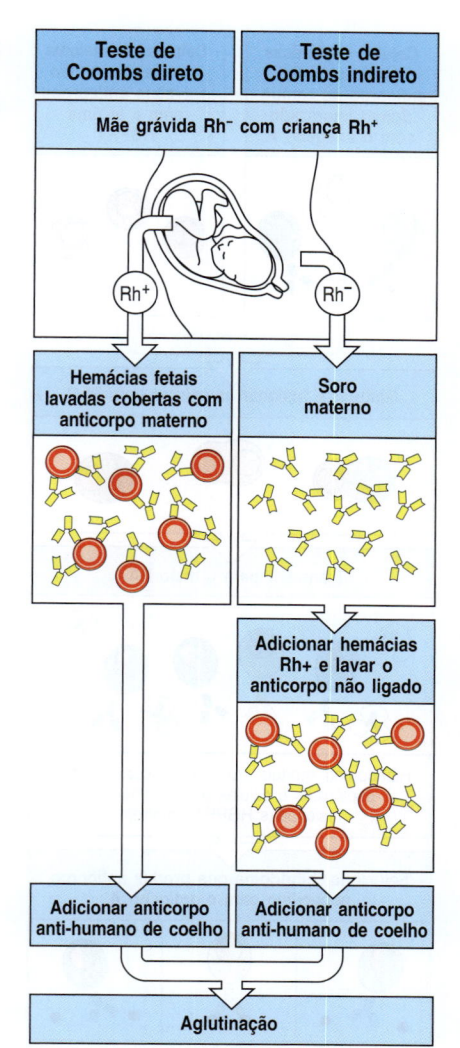

Figura A.14 Testes de Coombs, direto e indireto, para anticorpos contra antígenos de hemácias. Uma mãe Rh⁻ de um feto Rh⁺ pode se tornar imunizada contra as hemácias fetais que entram na circulação materna, por ocasião do parto. Em uma gravidez subsequente com um feto Rh⁺, anticorpos IgG anti-Rh podem cruzar a placenta, danificando as hemácias fetais. Em contrapartida com os anticorpos anti-Rh, os anticorpos maternos anti-ABO são do isotipo IgM e não podem cruzar a placenta e, assim, não causam dano. Os anticorpos anti-Rh não aglutinam as hemácias, mas sua presença na superfície das hemácias fetais pode ser demonstrada pela remoção das imunoglobulinas não ligadas e, então, pela adição de anticorpo contra imunoglobulina humana, que aglutinará as células cobertas de anticorpos. A lavagem remove as imunoglobulinas não relacionadas, que, de outro modo, poderiam reagir com o anticorpo anti-imunoglobulina humana. Os anticorpos anti-Rh podem ser identificados no soro materno por meio de um teste de Coombs indireto; o soro é incubado com hemácias Rh⁺, e, depois que ocorre a ligação do anticorpo, as hemácias são tratadas como no teste de Coombs direto.

Esse problema foi resolvido por Georges Köhler e César Milstein, que desenvolveram uma técnica para produzir uma população homogênea de anticorpos com especificidade antigênica conhecida. Isso foi possível com a fusão de células esplênicas de um camundongo imunizado com células de um mieloma de camundongo, resultando em células híbridas que tanto proliferam indefinidamente como secretam anticorpos específicos contra o antígeno utilizado para imunizar o doador das células esplênicas. As células esplênicas proporcionam a capacidade de produzir anticorpos específicos, e as células de mieloma têm a capacidade de se reproduzir indefinidamente em cultura e secretar imunoglobulinas de maneira contínua. Pela utilização de uma célula de mieloma como parceira, que não produz nenhum anticorpo por si só, o anticorpo produzido pelas células híbridas é originado apenas da célula parceira esplênica imune. Após a fusão, as células híbridas são selecionadas com fármacos que matam a célula de mieloma parental, ao passo que as células esplênicas parentais têm tempo de vida limitado e logo morrem; como consequência, apenas as linhagens de células híbridas de mieloma, ou **hibridomas**, sobrevivem. Os hibridomas que produzem os anticorpos com a especificidade desejada são, então, identificados e clonados por novas culturas a partir de células isoladas (Fig. A.15). Como cada hibridoma é um **clone** originado da fusão com uma única célula B, todas as moléculas de anticorpos produzidas são idênticas em estrutura, inclusive seus sítios de ligação a antígenos e isotipos. Esses anticorpos são, portanto, chamados de **anticorpos monoclonais**. Essa tecnologia revolucionou o uso de anticorpos ao permitir uma produção ilimitada de anticorpos com especificidade única e bem conhecida. Os anticorpos monoclonais são atualmente empregados na maioria dos ensaios sorológicos, como sondas diagnósticas, e como agentes terapêuticos. Entretanto, até hoje, apenas os anticorpos monoclonais de camundongos têm sido rotineiramente produzidos dessa maneira, e as tentativas de usar a mesma estratégia para produzir anticorpos monoclonais humanos tiveram sucesso limitado. Anticorpos monoclonais terapêuticos "completamente humanos" são normalmente produzidos por meio da tecnologia de expressão em fagos (*phage display*) descrita na Seção A.13, ou em camundongos transgênicos portadores de genes de anticorpos humanos.

A.13 Bibliotecas de expressão em fagos para produção de anticorpos com a região V

Essa é uma técnica para produzir moléculas semelhantes a anticorpos. Os segmentos gênicos que codificam o domínio variável de ligação aos antígenos, ou domínio V dos anticorpos, são fusionados com genes que codificam a proteína do capsídeo de um bacteriófago. Os bacteriófagos que contêm esses genes clonados são utilizados para infectar bactérias, e as partículas de fagos resultantes têm capsídeos que expressam a proteína de fusão semelhante ao anticorpo, com o domínio de ligação ao antígeno exposto ao redor do bacteriófago. Uma coleção de fagos recombinantes, cada um exibindo um domínio de ligação de antígeno diferente em sua superfície, é conhecida como **biblioteca de expressão em fagos** (*phage display library*). De maneira muito similar à que se isola um anticorpo específico para um antígeno em particular, a partir de uma mistura complexa por cromatografia de afinidade (ver Seção A.5), fagos expressando domínios de ligação de antígeno específico para um antígeno em particular podem ser isolados

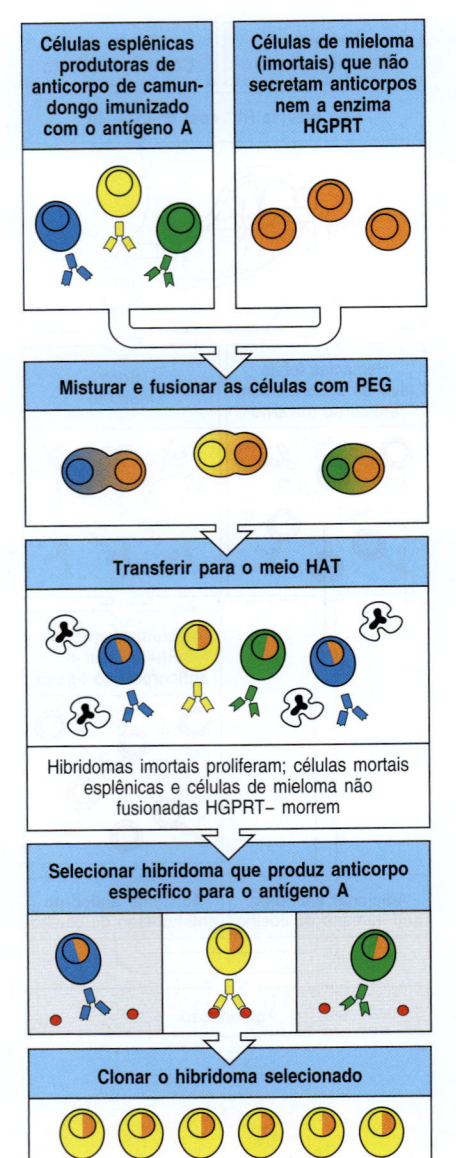

Células esplênicas produtoras de anticorpo de camundongo imunizado com o antígeno A

Células de mieloma (imortais) que não secretam anticorpos nem a enzima HGPRT

Misturar e fusionar as células com PEG

Transferir para o meio HAT

Hibridomas imortais proliferam; células mortais esplênicas e células de mieloma não fusionadas HGPRT– morrem

Selecionar hibridoma que produz anticorpo específico para o antígeno A

Clonar o hibridoma selecionado

Figura A.15 Produção de anticorpos monoclonais. Camundongos são imunizados com antígeno A e dose de reforço intravenosa três dias antes de serem sacrificados, para produzir uma grande população de células esplênicas secretoras de anticorpo específico. As células do baço morrem depois de poucos dias em cultura. A fim de se produzir uma fonte contínua de anticorpo, as células esplênicas são fusionadas a células imortais de mieloma por meio da utilização de polietileno glicol (PEG) para gerar uma linhagem celular híbrida chamada hibridoma. As células de mieloma são selecionadas previamente para garantir que elas próprias não estejam secretando anticorpos e que sejam sensíveis ao meio de hipoxantina-aminopterina-timidina (HAT) utilizado para selecionar as células híbridas, visto que elas não têm a enzima hipoxantina:guanina fosforribosil transferase (HGPRT). O gene da HGPRT fornecido pela célula esplênica permite que as células híbridas sobrevivam no meio HAT, e somente as células híbridas podem crescer continuadamente em cultura, em razão do potencial de malignidade fornecido pelas células do mieloma. Assim, as células de mieloma não fusionadas e as células esplênicas também não fusionadas morrem no meio HAT, como ilustrado aqui pelas células com núcleos escuros e irregulares. Os hibridomas individuais são, então, selecionados quanto à produção de anticorpo, e as células que sintetizam o anticorpo da especificidade desejada são clonadas a partir de uma única célula produtora de anticorpo. As células de hibridoma clonadas crescem em culturas volumosas para que sejam produzidas grandes quantidades de anticorpo. Como cada hibridoma descende de uma única célula, todas as células de uma linhagem celular de hibridoma produzem a mesma molécula de anticorpo, chamado anticorpo monoclonal.

pela seleção dos fagos da biblioteca que se ligam ao antígeno. As partículas de fago que se ligam são recuperadas e utilizadas para infectar novas bactérias. Cada fago isolado dessa forma produzirá uma partícula monoclonal de ligação ao antígeno, análoga a um anticorpo monoclonal (Fig. A.16). Os genes que codificam o sítio de ligação ao antígeno, os quais são únicos para cada fago, podem, então, ser recuperados do DNA do fago e utilizados para construir genes para uma molécula de anticorpo completa pela união com segmentos de genes de imunoglobulinas que codificam a porção invariável (constante) de um anticorpo. Quando esses genes de anticorpos reconstruídos são introduzidos em uma linhagem celular hospedeira adequada, como as células de mieloma não produtoras de anticorpos utilizadas para produzir hibridomas, as células transfectadas podem secretar anticorpos com todas as características desejadas dos anticorpos monoclonais produzidos a partir de hibridomas.

Assim como uma coleção de fagos pode produzir uma ampla variedade de sítios potenciais de ligação ao antígeno, os fagos também podem ser desenvolvidos para produzir uma ampla variedade de antígenos, biblioteca conhecida como **biblioteca de expressão de antígenos**. Em tais casos, os antígenos apresentados são frequentemente peptídeos curtos codificados por sequências de DNA sintetizadas quimicamente, portadoras da mistura dos quatro nucleotídeos em determinadas posições, de modo que todos os possíveis aminoácidos sejam incorporados. Não é comum que se permita uma variação dessa forma para cada posição de um peptídeo, pois o número de diferentes sequências peptídicas aumenta drasticamente com o número de posições variáveis. Há mais de 2×10^{10} sequências possíveis de oito aminoácidos.

A.14 Microscopia e imagem

Por se ligarem de forma estável e específica ao antígeno, os anticorpos constituem-se em sondas valiosas para identificar uma determinada molécula em células, tecidos ou líquidos biológicos. As moléculas de anticorpos podem ser utilizadas para localizar suas moléculas-alvo de forma acurada em células isoladas ou cortes de tecidos por uma variedade de técnicas de marcação. Quando o próprio anticorpo ou o anticorpo anti-imunoglobulina utilizado é marcado com um corante fluorescente (um fluorocromo ou fluoróforo), a técnica é conhecida como **microscopia de imunofluorescência**. Como em todas as técnicas sorológicas, o anticorpo liga-se de forma estável ao seu antígeno, permitindo que os anticorpos não ligados sejam removidos por lavagens exaustivas. Como os anticorpos contra proteínas reconhecem as características de superfície da proteína nativa dobrada (sua disposição tridimensional), em geral, a estrutura original da proteína em questão precisa ser mantida. Isso pode ser obtido pelo uso de técnicas de fixação química menos agressivas ou pelo uso de secções de tecidos congelados que são fixadas após a reação com o anticorpo. Entretanto, alguns anticorpos ligam-se às proteínas mesmo quando desna-

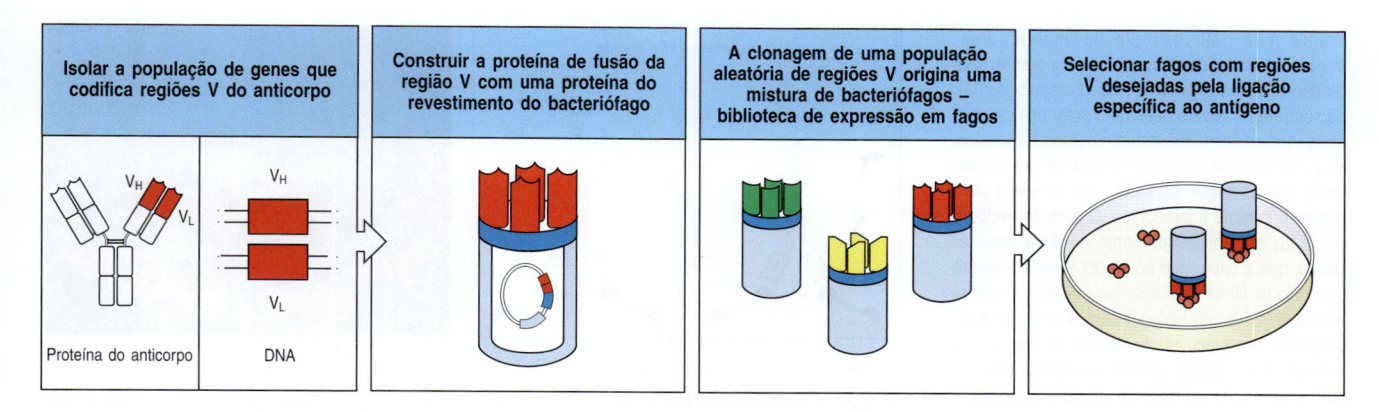

| Isolar a população de genes que codifica regiões V do anticorpo | Construir a proteína de fusão da região V com uma proteína do revestimento do bacteriófago | A clonagem de uma população aleatória de regiões V origina uma mistura de bacteriófagos – biblioteca de expressão em fagos | Selecionar fagos com regiões V desejadas pela ligação específica ao antígeno |

turadas, e esses anticorpos se ligam de maneira específica inclusive às proteínas em secções de tecidos fixados.

Um corante fluorescente pode ser ligado de forma covalente diretamente ao anticorpo específico; entretanto, o anticorpo ligado em geral é detectado por um anticorpo anti-imunoglobulina marcado com corante fluorescente, técnica conhecida como **imunofluorescência indireta**. Os corantes escolhidos para imunofluorescência são excitados por luz de um comprimento de onda, em geral, verde ou azul, e emitem luz de diferente comprimento de onda no espectro visível. Os corantes fluorocromos mais comuns são fluoresceína (que emite luz verde), Texas Red e proteína clorofílica peridinina (PerCP, do inglês *Peridinin chlorophyll protein*) (que emitem luz vermelha), e rodamina e ficoeritrina (PE, do inglês *phycoerythrin*), que emitem luz laranja/vermelha (Fig. A.17). Com o uso de filtros seletivos, apenas a luz proveniente do fluorocromo utilizado é detectada no microscópio de fluorescência (Fig. A.18). Embora Albert Coons tenha inicialmente criado essa técnica para identificar as células plasmáticas como fonte de anticorpos, ela pode ser utilizada para detectar a distribuição de qualquer proteína. Por meio da ligação de corantes diferentes a diferentes anticorpos, pode-se determinar a distribuição de duas ou mais moléculas na mesma célula ou corte de tecido (ver Fig. A.18).

O desenvolvimento do **microscópio fluorescente confocal**, que utiliza técnicas com auxílio de computador para produzir secções ópticas ultrafinas de uma célula ou tecido, permite a microscopia de fluorescência de altíssima resolução (submicrométrica) sem a necessidade de preparações complexas das amostras. A fonte de luz para excitação (um *laser*) focaliza um determinado plano na amostra e a luz emitida é refocalizada em um pequeno orifício, de modo que apenas a luz do plano desejado atinja o detector, removendo as emissões fora de foco acima e abaixo do plano. Isso fornece uma imagem mais definida que a microscopia de fluorescência convencional, e pode-se obter uma fotografia tridimensional a partir de sucessivas

Figura A.16 Produção de anticorpos pela engenharia genética. Pequenos oligonucleotídeos iniciadores (*primers*) para sequências-consenso das regiões variáveis (V) de cadeia leve e de cadeia pesada dos genes de imunoglobulinas são utilizadas para produzir uma coleção de DNAs de região V de cadeias leve e pesada pela reação em cadeia da polimerase (PCR), a partir do DNA do baço. Esses genes da região V de cadeias leve e pesada são clonados ao acaso em um fago filamentoso, de modo que cada fago expresse uma região V de cadeia leve e uma região V de cadeia pesada como proteína de fusão de superfície com propriedades semelhantes às de um anticorpo. A biblioteca de expressão em fagos resultante é expandida em bactérias, e os fagos são, então, ligados a uma superfície recoberta com antígeno. Os fagos não ligados são lavados, enquanto os fagos ligados são recuperados, multiplicados em bactérias e, outra vez, unidos ao antígeno. Depois de alguns ciclos, somente os fagos que se ligam com alta afinidade ao antígeno são mantidos. Esses fagos podem ser utilizados como moléculas de anticorpo, ou seus genes V podem ser recuperados e engenheiradas em genes de anticorpos para produzir moléculas de anticorpo criado por engenharia genética (não mostrado). Essa tecnologia pode substituir a tecnologia do hibridoma para a produção de anticorpos monoclonais e tem a vantagem de o DNA humano poder ser utilizado como fonte.

Comprimentos de onda de excitação e emissão de alguns fluorocromos frequentemente utilizados		
Sonda	Excitação (nm)	Emissão (nm)
Ficoeritrina-R (PE)	480; 565	578
Fluoresceína	495	519
PerCP	490	675
Texas Red	589	615
Rodamina	550	573

Figura A.17 Comprimentos de onda de excitação e emissão para alguns fluorocromos. PerCP, proteína clorofílica peridinina.

Figura A.18 Microscopia de imunofluorescência. Anticorpos marcados com corante fluorescente, como a fluoresceína (triângulo verde), são empregados para detectar a presença de seus antígenos correspondentes em células ou tecidos. As células coradas são examinadas em um microscópio que as expõe às luzes azul ou verde para excitar o corante fluorescente. O corante excitado emite luz em um comprimento de onda característico, que é capturado ao se observar a amostra por meio de filtros seletivos. Essa técnica é amplamente aplicada em biologia para determinar a localização de moléculas nas células ou nos tecidos. Diferentes antígenos podem ser detectados em cortes de tecidos por meio de anticorpos marcados com corantes de cores diferentes. A figura mostra anticorpos contra a proteína descarboxilase do ácido glutâmico (GAD) conjugados com um corante verde, corando as células β das ilhotas pancreáticas de Langerhans. As células α não produzem a enzima e são marcadas com anticorpos contra o hormônio glucagon ligado a um corante fluorescente laranja. A GAD é um importante antígeno no diabetes, doença na qual as células β secretoras de insulina das ilhotas de Langerhans são destruídas por ataque imune contra os próprios tecidos (ver Cap. 15). (Fotografia cortesia de M. Solimena e P. De Camilli.)

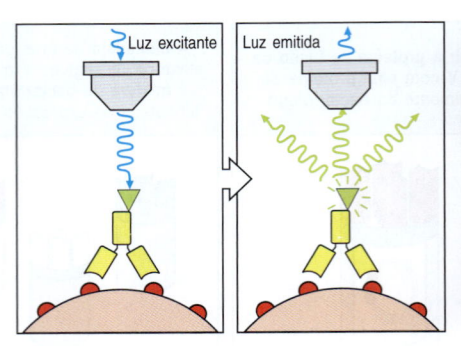 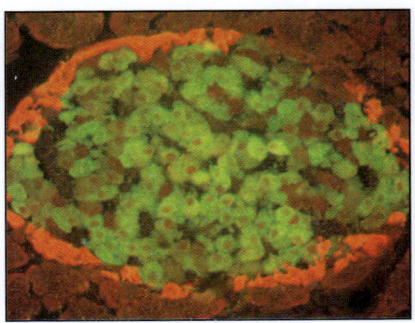

secções ópticas obtidas ao longo de um eixo "vertical". A microscopia confocal pode ser utilizada em células fixadas coradas com anticorpos marcados com corantes fluorescentes ou em células vivas que expressam proteínas marcadas com proteínas naturalmente fluorescentes. A primeira dessas proteínas fluorescentes a se tornar amplamente utilizada foi a proteína fluorescente verde (GFP, do inglês *green fluorescent protein*), isolada da água-viva *Aequorea victoria*. A lista das proteínas fluorescentes utilizadas na rotina inclui as que emitem fluorescência vermelha, azul, ciano ou amarela. Por meio da utilização de células transfectadas com genes que codificam diferentes proteínas de fusão, tem sido possível visualizar a redistribuição de receptores de células T (TCRs, do inglês *T-cell receptors*), correceptores, moléculas de adesão e outras moléculas de sinalização, como o CD45, que atua quando uma célula T faz contato com uma célula-alvo (ver Fig. 9.31).

Entretanto, a microscopia confocal pode penetrar somente até cerca de 80 μm no tecido, e, nos comprimentos de onda utilizados para excitação, a fonte de luz logo desbotará a marcação fluorescente e danificará a amostra. Isso significa que a técnica não é adequada para avaliar amostras vivas por períodos de tempo suficientes para, por exemplo, seguir os movimentos das células nos tecidos. Uma técnica desenvolvida mais recentemente, a da **microscopia com fluorescência de varredura de dois fótons**, superou essas limitações. Como a microscopia confocal, a microscopia de dois fótons produz finas secções ópticas, fornecendo uma imagem tridimensional. Entretanto, nesse caso, pulsos muito curtos de luz *laser* de comprimentos de onda muito longos (e, portanto, com fótons de baixa energia) são utilizados para excitação, e dois desses fótons de baixa energia emitidos quase simultaneamente são necessários para excitar o fluoróforo. Portanto, a excitação somente ocorrerá em uma pequena região no foco do microscópio, onde o feixe de luz é mais intenso e, assim, a emissão da fluorescência ficará restrita ao plano do foco, produzindo uma imagem precisa e de alto contraste. Quanto mais longo o comprimento de onda (geralmente próximo ao infravermelho), menos dano será produzido no tecido vivo, diferentemente dos comprimentos de onda comumente utilizados na microscopia confocal, o azul e o ultravioleta, permitindo que a imagem seja obtida por períodos mais longos. Imagens de maior profundidade (centenas de micrômetros) podem ser obtidas porque se pode coletar mais luz emitida do que na microscopia confocal e os fótons únicos que varrem o tecido não podem causar fluorescência e a consequente perda de definição da imagem.

Para avaliar o movimento de moléculas ou células durante um período, a microscopia confocal ou de dois fótons é combinada com a **videomicroscopia com intervalo de tempo** que utiliza câmeras de vídeo digitais sensíveis. Na imunologia, a videomicroscopia com intervalo de tempo é particularmente valiosa para seguir o movimento de células T e B individuais que expressam proteínas fluorescentes e órgãos linfoides intactos e para observar onde elas interagem (ver Cap. 10).

A.15 Imunoeletromicroscopia

Anticorpos podem ser utilizados para detectar a localização intracelular de estruturas ou proteínas particulares em alta resolução por microscopia eletrônica, uma técnica conhecida como **imunoeletromicroscopia**. Anticorpos contra o antígeno de interesse são marcados com partículas de ouro e aplicados sobre secções ultrafinas para exame no microscópio eletrônico de transmissão. Anticorpos marcados com partículas de ouro de diferentes diâmetros permitem que duas ou mais proteínas sejam estudadas simultaneamente (ver Fig. 6.11). A dificuldade com essa técnica está na coloração adequada da secção ultrafina, pois poucas moléculas do antígeno estão presentes em cada corte.

A.16   Imuno-histoquímica

Uma alternativa à imunofluorescência (ver Seção A.14) para detectar uma proteína em um corte de tecido é a **imuno-histoquímica**, na qual o anticorpo específico é quimicamente ligado a uma enzima que converte um substrato incolor em um produto colorido, *in situ*, cuja deposição pode ser observada diretamente ao microscópio óptico. O anticorpo liga-se estavelmente ao seu antígeno, permitindo que o anticorpo não ligado seja removido por lavagens. Essa técnica de detecção é análoga ao ELISA (ver Seção A.6) e, com frequência, utiliza as mesmas enzimas ligadas; a diferença na detecção é que, na imuno-histoquímica, os produtos corados são insolúveis e precipitam no local em que são formados. A peroxidase de raiz forte (*horseradish*) e a fosfatase alcalina são as duas enzimas mais utilizadas. A peroxidase de raiz forte oxida o substrato diaminobenzidina para produzir um precipitado marrom, enquanto a fosfatase alcalina pode produzir um precipitado vermelho ou azul, dependendo do substrato utilizado. Um substrato comum é o 5-bromo-4-cloro-3-indolil fosfato mais nitroazul de tetrazólio (BCIP/NBT, do inglês *5-bromo-4-chloro-3-indolyl phosphate plus nitroblue tetrazolium*), que fornece uma coloração azul-escura ou roxa. Como na imunofluorescência, a estrutura original da proteína de interesse necessita ser preservada para que possa ser reconhecida pelo anticorpo. Os tecidos são fixados por meio de técnicas de fixação química suaves, ou as secções de tecidos congelados são fixadas somente após a finalização da reação com o anticorpo.

A.17   Imunoprecipitação e coimunoprecipitação

Para produzir anticorpos contra proteínas de membrana e outras estruturas celulares de difícil purificação, utiliza-se a imunização de camundongos com células inteiras ou extratos celulares. Anticorpos contra moléculas individuais são, então, obtidos pelo uso desses camundongos imunizados para produzir hibridomas produtores de anticorpos monoclonais (ver Seção A.12) que se ligam às células utilizadas para imunização. Para caracterizar as moléculas identificadas por esses anticorpos, marcam-se células do mesmo tipo com radioisótopos para depois dissolvê-las em detergentes não iônicos que rompem as membranas celulares, mas não interferem nas interações antígeno-anticorpo. Isso permite a marcação da proteína a ser isolada pela ligação com o anticorpo em uma reação conhecida como **imunoprecipitação**. O anticorpo é, em geral, fixado a um suporte sólido, como as esferas utilizadas em cromatografia de afinidade (ver Seção A.5), ou à proteína A. As células podem ser marcadas de duas maneiras para análise de imunoprecipitação. Todas as proteínas de uma célula podem ser marcadas metabolicamente pelo acréscimo de aminoácidos radioativos no meio de cultura, que serão incorporados às proteínas celulares (Fig. A.19). Outra opção consiste na marcação apenas de proteínas de superfície celular por radioiodinação sob condições que impedem o iodo de cruzar a membrana plasmática e marcar proteínas intracelulares. Outra forma seria por uma reação que marca apenas as proteínas da membrana com biotina, pequena molécula facilmente detectada por avidina marcada, proteína encontrada na clara de ovo e que se liga à biotina com altíssima afinidade.

Uma vez que as proteínas marcadas tenham sido isoladas pelo anticorpo, elas podem ser caracterizadas de diversas maneiras. A mais comum é a eletroforese em gel de poliacrilamida (PAGE, do inglês *polyacrylamide gel electrophoresis*) das proteínas após sua dissociação do anticorpo pelo forte detergente iônico dodecil sulfato de

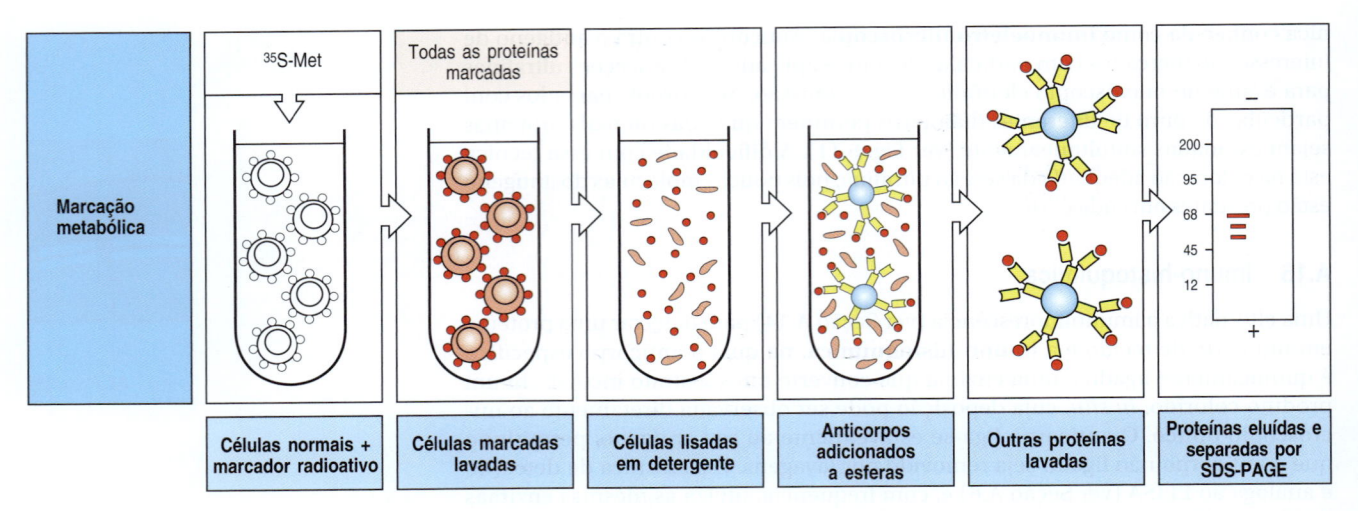

Figura A.19   Proteínas celulares que reagem com um anticorpo podem ser caracterizadas pela imunoprecipitação de lisados de células marcadas. Todas as proteínas celulares ativamente sintetizadas podem ser metabolicamente marcadas incubando-se as células com aminoácidos radioativos (aqui ilustrados pela metionina; 35S-Met). Alternativamente, é possível marcar apenas proteínas de superfície celular pela utilização de iodo radioativo em uma forma que seja incapaz de cruzar a membrana citoplasmática ou ainda por reação com as pequenas moléculas de biotina, detectada por sua reação com avidina marcada (não mostrado). As células são lisadas com detergente, e as proteínas marcadas podem ser precipitadas mediante o uso de um anticorpo monoclonal ligado a esferas de vidro. Após a lavagem das proteínas não ligadas, as proteínas ligadas são diluídas com o detergente dodecil sulfato de sódio (SDS), o qual a dissocia do anticorpo e a recobre com forte carga negativa, permitindo sua migração, por eletroforese em gel de poliacrilamida (PAGE), de acordo com seu tamanho. As posições das proteínas marcadas são determinadas por autorradiografia em filmes de raio X. Essa técnica de SDS-PAGE pode ser utilizada para a determinação do peso molecular e das subunidades que compõem determinada proteína. Os padrões das bandas proteicas observados pela marcação metabólica são mais complexos do que os observados pela radioiodinação devido à presença de formas precursoras de proteína (figura à direita). A forma madura das proteínas de superfície pode ser identificada como de mesmo tamanho da detectada por iodinação ou biotinilação (não mostrado).

sódio (SDS, do inglês *sodium dodecyl sulfate*), técnica mais conhecida como **SDS-PAGE**. O SDS liga-se de forma relativamente homogênea às proteínas, conferindo uma carga que permite que o campo eletroforético dirija a migração da proteína por meio do gel. A taxa de migração é controlada principalmente pelo tamanho da proteína (ver Fig. A.19). Proteínas de cargas diferentes podem ser separadas por focalização isoelétrica (ver Seção A.12). Essa técnica pode ser combinada com SDS-PAGE em um procedimento conhecido como **eletroforese em gel bidimensional**. Para isso, a proteína imunoprecipitada é eluída em ureia, um agente solubilizante não iônico, e colocada em um gel de focalização isoelétrica em um tubo estreito de poliacrilamida. Esse gel de focalização isoelétrica de primeira dimensão é colocado sobre um gel SDS-PAGE, que será, então, corrido verticalmente para separar as proteínas por peso molecular (Fig. A.20). A eletroforese em gel bidimensional é uma técnica muito poderosa que permite que centenas de proteínas em uma mistura complexa possam ser distinguidas umas das outras.

A imunoprecipitação e a técnica relacionada de *immunoblotting* (ver Seção A.18) são úteis para determinar o peso molecular e o ponto isoelétrico de uma proteína, bem como sua abundância, distribuição e se, por exemplo, ela sofre mudanças no peso molecular e no ponto isoelétrico como resultado do processamento intracelular.

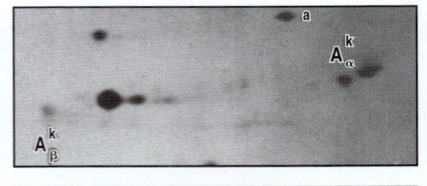
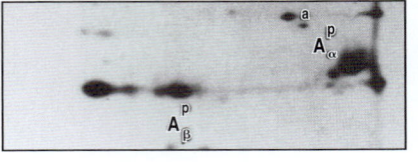

Figura A.20   Eletroforese em gel bidimensional para moléculas do complexo principal de histocompatibilidade (MHC) de classe II. As proteínas em células esplênicas de camundongo foram marcadas metabolicamente (ver Fig. A.19), precipitadas com anticorpo monoclonal contra a molécula H2-A do MHC de classe II de camundongo e separadas por focalização isoelétrica em uma direção e SDS-PAGE em outra direção, em ângulo reto em relação à primeira (daí o termo eletroforese em gel bidimensional). Isso permite que sejam detectadas moléculas de igual peso molecular pela diferença de suas cargas elétricas. As proteínas separadas são detectadas por autorradiografia. As moléculas do MHC de classe II são compostas de duas cadeias, α e β, e, nas diferentes moléculas do MHC de classe II, elas terão pontos isoelétricos diferentes (comparar as figuras superior e inferior). O genótipo MHC de camundongo é indicado pelas letras minúsculas (k, p). A actina, um contaminante frequente, está marcada como "a". (Fotografias cortesias de J.F. Babich.)

A.18 Immunoblotting (Western blotting)

Como a imunoprecipitação (ver Seção A.17), o *immunoblotting* é utilizado para identificar a presença de uma determinada proteína em um lisado celular, mas evita o problema de marcar grandes quantidades de células com radioisótopos. As células não marcadas são colocadas em detergente para solubilizar todas as proteínas celulares, e o lisado é submetido a SDS-PAGE para separar as proteínas (ver Seção A.17). As proteínas separadas por tamanho são, então, transferidas do gel para um suporte estável, como o papel ou a membrana de nitrocelulose. Proteínas específicas podem ser detectadas por anticorpos capazes de reagir com proteínas solubilizadas por SDS (sobretudo os que reagem com sequências desnaturadas), e os anticorpos ligados são revelados com anticorpos anti-imunoglobulina marcados com radioisótopos ou enzima. Esse processo é conhecido como *immunoblotting* ou *Western blotting*. O último termo surgiu por analogia com a técnica para detectar sequências específicas de DNA, conhecida como *Southern blotting* (criada por Ed Southern). Esta, por sua vez, gerou o termo *Northern blotting,* referindo-se à técnica para separação de RNA por tamanho, e *Western blotting,* para separação de proteínas por tamanho. O *Western blotting* tem diversas aplicações em pesquisa básica e diagnóstico clínico. Ele é utilizado com frequência para testar soro para a presença de anticorpos contra proteínas específicas, por exemplo, para detectar anticorpos contra os diferentes constituintes do HIV (Fig. A.21).

A **coimunoprecipitação** é uma extensão da imunoprecipitação utilizada para determinar se uma dada proteína interage fisicamente com outra proteína. Extratos celulares contendo complexos de interação são primeiramente imunoprecipitados com um anticorpo contra uma dessas proteínas. O material identificado dessa forma é testado para a presença da outra proteína por *immunoblotting* com anticorpo específico.

A.19 Uso de anticorpos para isolar e identificar genes e seus produtos

O primeiro passo para o isolamento de genes que codificam proteínas particulares baseia-se no uso de anticorpos específicos à proteína para isolar a proteína purificada de células por cromatografia de afinidade (ver Seção A.5). Pequenas quantidades de sequências de aminoácidos podem, então, ser obtidas da extremidade aminoterminal ou de fragmentos peptídicos gerados por proteólise. A informação nessa sequência de aminoácidos é utilizada para construir uma série de oligonucleotídeos sintéticos que correspondem às sequências de DNA, que são, então, utilizados como sondas para isolar o gene que codifica a proteína de uma biblioteca de sequências de DNA complementar ao mRNA (uma biblioteca de cDNA) ou de uma biblioteca genômica (biblioteca de fragmentos de DNA cromossômico).

Um método alternativo para a identificação de genes emprega um anticorpo específico para identificar a proteína produzida por um gene que foi introduzido em uma célula que normalmente não o expressa. Essa técnica é mais utilizada para a identificação de genes que codificam proteínas de superfície celular. Uma série de vetores de expressão que contêm cDNA é construída a partir de uma biblioteca de cDNA preparada do mRNA total isolado de um tipo celular que expressa a proteína de interesse. Os vetores são utilizados para transfectar um tipo celular que, normalmente, não expressa a proteína de interesse, e os vetores dirigem a expressão do

Figura A.21 O *Western blotting* é utilizado para identificação de anticorpos contra o vírus da imunodeficiência humana (HIV) no soro de indivíduos infectados. O vírus é dissociado em suas proteínas constituintes mediante o tratamento com o detergente dodecil sulfato de sódio (SDS), e essas proteínas são separadas por SDS-PAGE. As proteínas separadas são transferidas para uma membrana de nitrocelulose e expostas ao soroteste. Os anticorpos anti-HIV no soro ligam-se às diversas proteínas e são detectados pela utilização de antiimunoglobulina humana conjugada com enzimas, que deposita material corado a partir de substrato incolor. Essa metodologia geral detectará qualquer combinação de anticorpo e antígeno e é utilizada amplamente, embora o efeito desnaturante do SDS signifique que a técnica é mais confiável quando utilizada para a detecção de anticorpos que reconhecem o antígeno quando este estiver desnaturado.

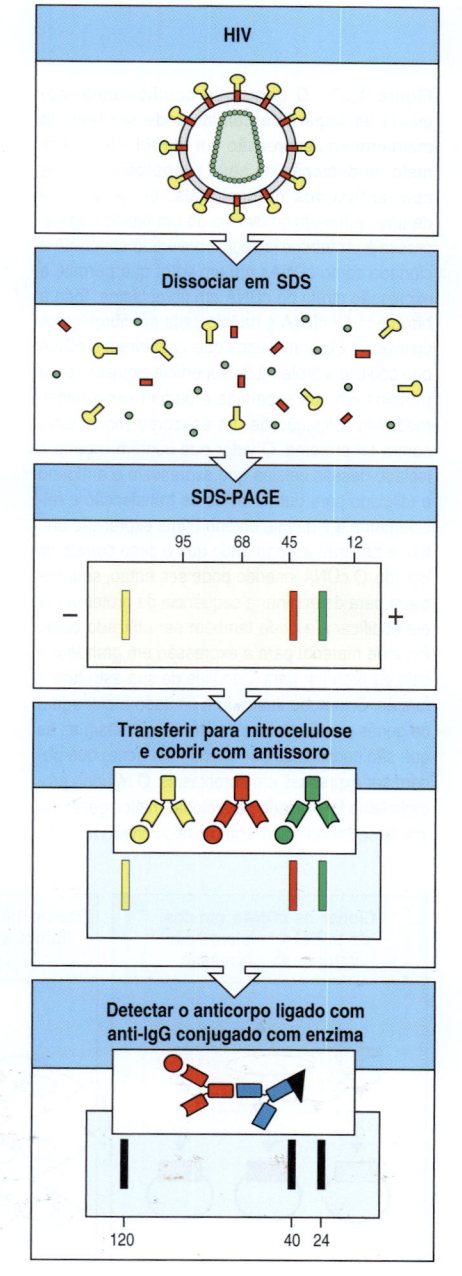

cDNA sem integrarem no DNA da célula hospedeira. As células que expressam a proteína de interesse após transfecção são, então, isoladas pela ligação a anticorpos que detectam a presença da proteína na superfície celular. O vetor que contém o gene desejado pode ser recuperado das células (Fig. A.22).

Os vetores recuperados são, então, introduzidos em células bacterianas, onde sofrem replicação rapidamente; esses vetores amplificados são utilizados em uma segunda série de transfecção em células de mamíferos. Após vários ciclos de transfecção, isolamento e amplificação em bactérias, colônias bacterianas isoladas são coletadas, e os vetores preparados das culturas de cada colônia são utilizados em uma última transfecção para identificar um vetor clonado portador do cDNA de interesse, que será, então, isolado e caracterizado. Essa metodologia tem sido utilizada para isolar muitos genes que codificam moléculas de superfície celular.

A sequência completa dos aminoácidos da proteína pode ser deduzida a partir da sequência de nucleotídeos do seu cDNA, o que frequentemente fornece informações sobre a natureza da proteína e suas propriedades biológicas. A sequência de nucleotídeos do gene e suas regiões reguladoras podem ser determinadas a partir de clones do DNA genômico. O gene pode ser manipulado e introduzido em células por transfecção para produção em grande escala e estudos funcionais. Essa estratégia tem sido utilizada para caracterizar muitas proteínas importantes do ponto de vista imunológico, como as glicoproteínas do MHC.

Uma metodologia inversa é adotada para identificar um produto proteico desconhecido de um gene clonado. A sequência do gene é utilizada para sintetizar peptídeos de 10 a 20 aminoácidos que são idênticos a uma porção da sequência deduzida da proteína, e anticorpos são produzidos contra esses peptídeos por acoplamento a proteínas carreadoras; os peptídeos comportam-se como haptenos. Esses anticorpos antipeptídicos ligam-se com frequência à proteína nativa e, assim, podem ser utilizados para identificar sua distribuição em células e tecidos e para tentar descobrir sua função (Fig. A.23). Esse método para identificar a função de um gene costuma ser chamado de "genética reversa", pois parte do gene para chegar ao fenótipo, em vez de partir do fenótipo para o gene, que constitui o método genético clássico. A grande vantagem da genética reversa sobre o método clássico é que não requer um traço fenotípico genético reconhecível para identificar um gene.

Anticorpos também podem ser utilizados na determinação da função de produtos de genes. Alguns anticorpos são capazes de atuar como agonistas, quando a ligação do anticorpo à molécula mimetiza a ligação do ligante natural e ativa a função do produto gênico. Por exemplo, anticorpos contra a molécula CD3 têm sido utilizados para estimular células T, substituindo a interação do TCR com os antígenos peptídeo:MHC em casos nos quais o antígeno peptídico específico não é conhecido. Os anticorpos, por sua vez, podem funcionar como antagonistas, inibindo a ligação do ligante natural e bloqueando sua função.

Figura A.22   O gene que codifica uma molécula de superfície celular pode ser isolado mediante sua expressão em fibroblastos e por meio da detecção de seus produtos proteicos com anticorpos monoclonais. O mRNA total de uma linhagem celular ou de um tecido que expressa a proteína é isolado, convertido em cDNA e clonado como cDNAs em um vetor que permite a expressão direta do cDNA em fibroblastos. Toda a biblioteca de cDNA é transfectada em fibroblastos cultivados. Os fibroblastos que adquiriram o cDNA que codifica a proteína de superfície expressa essa proteína em sua superfície e podem ser isolados mediante a ligação de um anticorpo monoclonal contra tal proteína. O vetor que contém o gene é isolado dessas células que expressam o antígeno e utilizado para outros ciclos de transfecção e reisolamento até que se obtenha uma expressão uniforme positiva, assegurando que o gene correto foi isolado. O cDNA inserido pode ser, então, sequenciado para determinar a sequência da proteína por ele codificada e pode também ser utilizado como fonte de material para a expressão em grande escala da proteína para a análise de sua estrutura e função. O método ilustrado é limitado à clonagem de genes para proteínas de cadeias únicas (i.e., as que são codificadas por apenas um gene) que podem ser expressas em fibroblastos. O referido procedimento foi utilizado para clonar muitos genes de interesse imunológico, como o relacionado ao CD4.

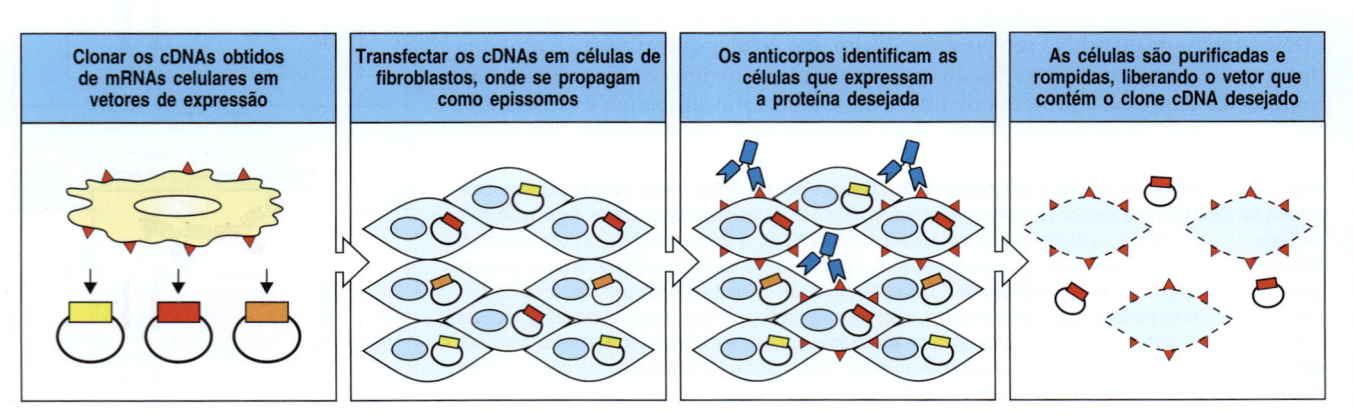

| Clonar os cDNAs obtidos de mRNAs celulares em vetores de expressão | Transfectar os cDNAs em células de fibroblastos, onde se propagam como epissomos | Os anticorpos identificam as células que expressam a proteína desejada | As células são purificadas e rompidas, liberando o vetor que contém o clone cDNA desejado |

Figura A.23   O uso de anticorpos na identificação do produto proteico desconhecido de um gene conhecido é chamado de genética reversa. Quando se isola o gene responsável por um distúrbio genético, como a distrofia muscular de Duchenne, a sequência em aminoácidos do produto proteico desconhecido do gene pode ser deduzida a partir da sequência nucleotídica do referido gene, e peptídeos sintéticos que representam partes dessa sequência podem ser produzidos. Anticorpos são gerados contra esses peptídeos e purificados do antissoro em cromatografia de afinidade em uma coluna de peptídeo (ver Fig. A.5). Usa-se anticorpo marcado para corar tecido de indivíduos portadores da doença e de pessoas não afetadas, a fim de determinar diferenças quanto à presença, à quantidade e à distribuição do produto genético normal. O produto do gene da distrofia está presente nas células de músculos esqueléticos de camundongo normal, conforme mostrado na figura inferior (fluorescência vermelha), mas está ausente nas células de camundongos portadores da mutação *mdx*, o equivalente, nesses animais, da distrofia muscular de Duchenne (não mostrado). (Fotografia [×15] cortesia de H.G.W. Lidov e L. Kunkel.)

Isolamento de linfócitos

A.20   Isolamento de linfócitos de sangue periférico em gradiente de Ficoll-Hypaque™

O primeiro passo para estudar os linfócitos é isolá-los de maneira que seu comportamento possa ser analisado *in vitro*. Os linfócitos humanos podem ser isolados mais facilmente do sangue periférico por centrifugação de densidade sobre um gradiente de etapas, consistindo em uma mistura do polímero de carboidratos Ficoll-Hypaque™ e do denso composto iodado metrizamida. Isso fornece uma população de células mononucleares na interface que está isenta de hemácias e da maioria dos leucócitos polimorfonucleares ou granulócitos (Fig. A.24). A população resultante, chamada **células mononucleares de sangue periférico** (**PBMCs**, do inglês *peripheral blood mononuclear cells*), consiste basicamente em linfócitos e monócitos. Embora essa população seja de fácil acesso, não é necessariamente representativa do sistema linfoide, pois apenas os linfócitos recirculantes podem ser isolados do sangue.

Uma população celular particular pode ser isolada de uma amostra ou cultura pela ligação a superfícies plásticas recobertas por anticorpo – técnica conhecida como *panning* –, ou pela remoção das células indesejadas pelo tratamento com anticorpos específicos e morte pelo complemento. As células também podem passar por uma coluna de lã de náilon recoberta por anticorpo e por distintas populações celulares diferencialmente eluídas. Essa técnica estende a aplicação da cromatografia de afinidade para as células e, atualmente, é uma técnica muito utilizada para separação de células. Todas essas técnicas também podem ser utilizadas como passo de pré-purificação antes da seleção de populações altamente purificadas por FACS (ver Seção A.22).

A variação "normal" do número de diferentes tipos de leucócitos e a variação normal das concentrações das várias classes de anticorpos são apresentadas na Figura A.42.

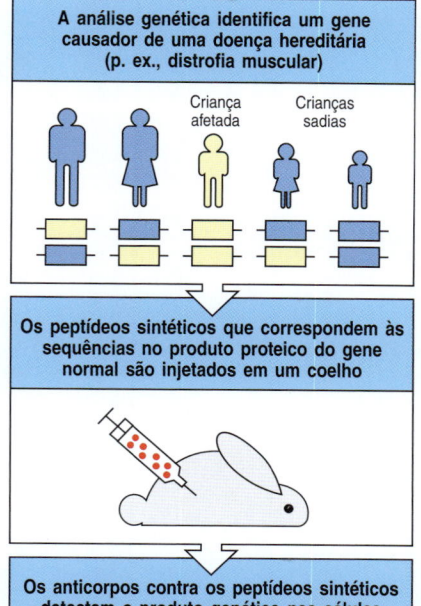

A análise genética identifica um gene causador de uma doença hereditária (p. ex., distrofia muscular)

Os peptídeos sintéticos que correspondem às sequências no produto proteico do gene normal são injetados em um coelho

Os anticorpos contra os peptídeos sintéticos detectam o produto genético nas células normais, mas não nas células afetadas

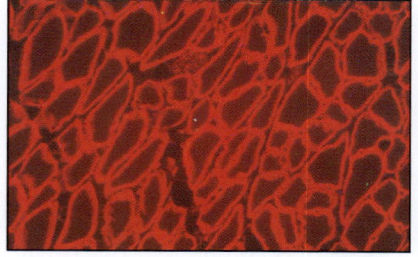

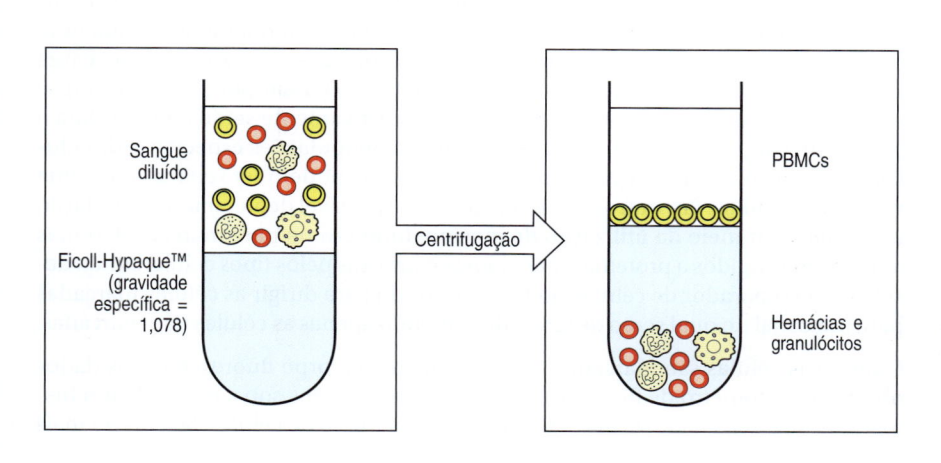

Figura A.24   Células mononucleares do sangue periférico (PBMCs) podem ser isoladas por centrifugação em Ficoll-Hypaque™. O sangue anticoagulado e diluído (figura à esquerda) é colocado sobre uma camada de Ficoll-Hypaque™ e centrifugado. As hemácias e os leucócitos polimorfonucleares ou granulócitos são mais densos e passam pelo Ficoll-Hypaque™, enquanto as células mononucleares, que consistem em linfócitos e em alguns monócitos, depositam-se sobre essa camada e podem ser recuperadas na interface (figura à direita).

A.21   Isolamento dos linfócitos de outros tecidos além do sangue

Em animais experimentais, e ocasionalmente em humanos, os linfócitos podem ser isolados de órgãos linfoides, como baço, timo, matriz óssea, linfonodos ou tecidos linfoides associados a mucosas, geralmente as tonsilas palatinas em humanos (ver Fig. 12.6). Uma população especializada de linfócitos habita os epitélios de superfície. Essas células são isoladas por fracionamento da camada epitelial após ser descolada de sua membrana basal. Finalmente, em situações nas quais as respostas imunes locais são proeminentes, os linfócitos podem ser isolados do próprio local da resposta. Por exemplo, para poder estudar a reação autoimune que se acredita ser responsável pela artrite reumatoide – uma resposta inflamatória nas articulações –, os linfócitos são isolados do líquido aspirado do espaço articular inflamado.

A.22   Citometria de fluxo e análise por FACS

Os linfócitos em repouso são células pequenas, redondas, com núcleo denso e pouco citoplasma (ver Fig. 1.7). Entretanto, essas células incluem muitas subpopulações funcionais, que são, em geral, identificadas e diferenciadas umas das outras com base nas diferenças na expressão de proteínas de superfície celular, que podem ser detectadas com anticorpos específicos (Fig. A.25). Os linfócitos B e T, por exemplo, são identificados claramente e separados uns dos outros por anticorpos contra as regiões constantes dos receptores de antígenos das células T e B. As células T são, ainda, subdivididas com base na expressão das proteínas de correceptores CD4 e CD8.

Uma ferramenta extremamente poderosa para definir e contar os linfócitos é o citômetro de fluxo, que detecta e conta células individuais passando em uma corrente por um feixe de *laser*. Um citômetro de fluxo preparado para separar as células identificadas é chamado de **separador de células por fluorescência ativada** (**FACS**, do inglês *fluorescence-activated cell sorter*). Esses instrumentos são utilizados para estudar as propriedades de subgrupos de células identificados por anticorpos monoclonais contra proteínas de superfície celular. Células individuais dentro de uma população mista são inicialmente marcadas por tratamento com anticorpos monoclonais específicos marcados com corantes fluorescentes ou por anticorpos específicos seguidos de anti-imunoglobulinas marcadas. A mistura de células marcadas diluídas em solução salina é, então, forçada contra um bico, criando uma fina corrente de líquido que contém células individuais. Ao passar por um feixe de *laser*, cada célula dispersa a luz, e cada molécula de corante ligada à célula será excitada e fluorescerá. Tubos fotomultiplicadores sensíveis detectam a luz dispersada – a qual fornece informações sobre o tamanho e a granulosidade da célula – e a emissão de fluorescência – que fornece informações sobre a ligação dos anticorpos monoclonais marcados e sobre a expressão de proteínas de superfície por célula individual (Fig. A.26).

No separador de células, os sinais enviados de volta ao computador são utilizados para gerar uma carga elétrica, que é passada pelo bico por meio da corrente líquida no exato momento em que essa corrente se separa em microgotas, cada uma contendo não mais que uma célula isolada. As gotículas que contêm uma carga podem, então, ser desviadas da corrente principal ao passar por placas de cargas opostas, de forma que as gotículas carregadas positivamente serão atraídas para a placa com carga negativa, e vice-versa. Assim, subpopulações específicas de células, diferenciadas pela ligação ao anticorpo marcado, podem ser separadas de uma mistura de células. Por outros motivos, também é possível depletar uma população de células, por meio da utilização do mesmo fluorocromo para marcar diferentes anticorpos dirigidos a proteínas marcadoras expressas pelos tipos celulares não desejados. O separador de células pode ser utilizado para dirigir as células marcadas para um canal no qual serão desprezadas, retendo apenas as células não marcadas.

Quando as células são marcadas com um único anticorpo fluorescente, os dados obtidos do citômetro de fluxo são, em geral, apresentados sob a forma de um histograma de intensidade de fluorescência *versus* número de células. Se dois ou mais

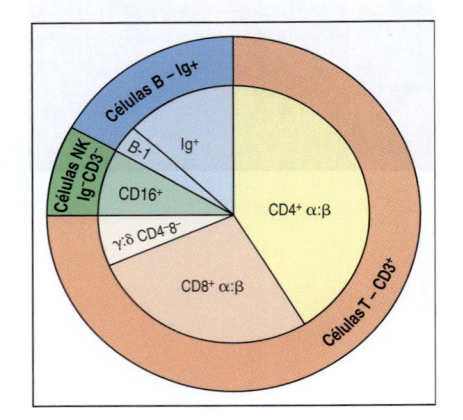

Figura A.25   Distribuição das subpopulações de linfócitos no sangue periférico humano. Como está apresentado no anel externo, os linfócitos podem ser divididos em células T portadoras de receptores de células T (TCRs) (detectados por anticorpos anti-CD3), células B portadoras de receptores de imunoglobulinas (detectadas por anticorpos anti-imunoglobulinas) e células nulas, incluindo as células *natural killer* (NK), não marcadas pelos anticorpos anteriormente mencionados. Divisões adicionais das populações de células T e B são apresentadas na parte interna. Usando anticorpos anti-CD4 e anti-CD8, as células T α:β podem ser subdivididas em duas populações, ao passo que as células T γ:δ são identificadas com anticorpos contra o TCR γ:δ, principalmente sem CD4 e CD8. Uma minoria da população de células B, as chamadas células B-1, tem características distintas da maioria da população (células B-2) (ver Seção 3.24).

anticorpos forem utilizados, cada um conjugado a um corante fluorescente diferente, então os dados serão apresentados na forma de um diagrama de dispersão (*scatter*) bidimensional ou na forma de um diagrama de contornos, no qual a fluorescência de um anticorpo marcado é plotada contra a fluorescência do segundo. Isso permite que uma população de células marcada com um anticorpo possa ser subdividida pela sua marcação, ou não, com o segundo anticorpo (ver Fig. A.26). Por meio do exame de grandes quantidades de células, a citometria de fluxo permite

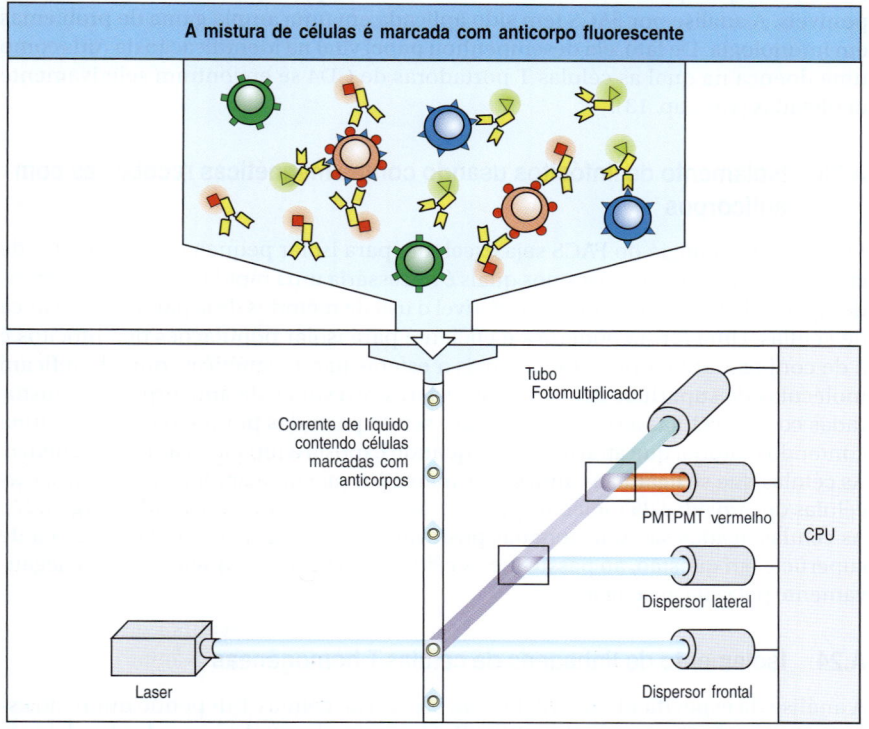

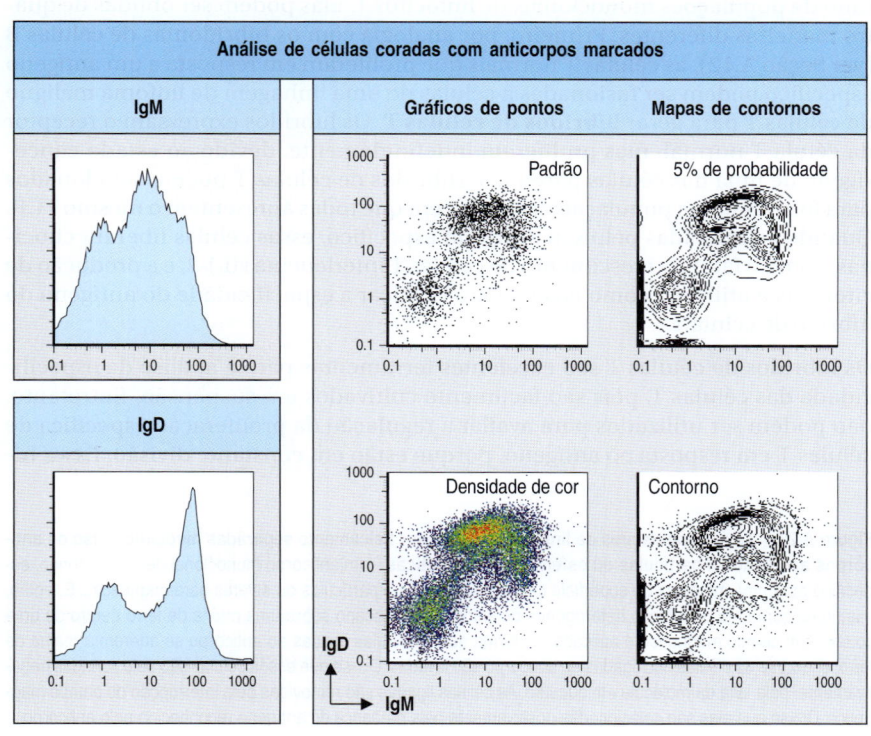

Figura A.26 O FACS™ permite que células individuais sejam identificadas pelos seus antígenos de superfície e que sejam separadas. As células para análise por citometria de fluxo são primeiramente marcadas com corantes fluorescentes (figura superior). A marcação direta utiliza anticorpos específicos para os antígenos de superfície celular acoplados a corantes (como mostrado aqui), enquanto a marcação indireta utiliza uma imunoglobulina acoplada ao corante para detectar anticorpos não marcados ligados às células. As células são forçadas a passar por um bico em uma corrente unicelular que passa por um feixe de *laser* (segunda figura). Tubos fotomultiplicadores (PMTs) detectam a dispersão de luz, o que é um sinal de tamanho celular e granulosidade, e emissões de diferentes corantes fluorescentes. Essa informação é analisada pelo computador (CPU). Examinando muitas células dessa maneira, pode-se contar o número de células com determinadas características e medir os níveis de expressão das diversas moléculas nessas células. A parte inferior da figura mostra como essa informação pode ser representada, usando a expressão de duas imunoglobulinas de superfície, IgM e IgD, em uma amostra de células B do baço de um camundongo. As duas imunoglobulinas foram marcadas com corantes de cores diferentes. Quando a expressão de apenas um tipo de molécula está para ser analisada (IgM ou IgD), a informação é, em geral, apresentada na forma de um histograma, como nas figuras à esquerda. Os histogramas apresentam a distribuição de células que expressam um único parâmetro medido (p. ex., tamanho, granulosidade, intensidade de fluorescência). Quando dois ou mais parâmetros são analisados para cada célula (IgM e IgD), podem ser utilizados vários tipos de gráficos de duas cores para apresentar os dados, como demonstrado na figura à direita. Os quatro gráficos apresentam os mesmos dados. O eixo horizontal representa a intensidade da fluorescência de IgM, e o eixo vertical, a intensidade da fluorescência de IgD. Gráficos de duas cores fornecem mais informações que os histogramas; eles permitem o reconhecimento, por exemplo, de células que "brilham" para as duas cores, "brilham pouco" para uma e brilham para a outra, brilham pouco para as duas, não brilham para nenhuma, e assim por diante. Por exemplo, o grupamento de pontos nas porções inferiores à esquerda dos gráficos representa células que não expressam nenhuma das imunoglobulinas, as quais são principalmente células T. O gráfico de pontos-padrão (gráfico superior à esquerda) coloca um ponto para cada molécula cuja fluorescência é medida. Ele é útil para escolher células que ficam por fora dos grupos principais, mas tende a saturar nas áreas com muitas células do mesmo tipo. Uma segunda maneira de apresentar esses dados é o gráfico de pontos coloridos (gráfico inferior à esquerda), que utiliza densidade de cor para indicar áreas de alta densidade. Um mapa de contornos (gráfico superior à direita) define contornos de 5% de "probabilidade", com 5% das células incluídas em cada contorno, permitindo a melhor visão monocromática das regiões de alta e baixa densidade. O gráfico inferior à direita é um mapa de contornos de 5% de probabilidade, que também inclui as células fora do contorno como pontos.

a obtenção de dados quantitativos sobre a porcentagem de células portadoras de diferentes proteínas, como uma imunoglobulina de superfície, a qual caracteriza as células B, ou sobre as moléculas associadas aos TCRs conhecidas como CD3, bem como as proteínas correceptoras CD4 e CD8 que distinguem os principais subgrupos de células T. Da mesma maneira, a análise por FACS tem sido fundamental para a definição dos estágios iniciais do desenvolvimento de células B e T. À medida que o poder da tecnologia do FACS cresce, mais anticorpos marcados com diferentes corantes fluorescentes podem ser utilizados ao mesmo tempo. Três, quatro e até cinco colorações podem atualmente ser analisadas pelas poderosas máquinas disponíveis. A análise por FACS tem sido aplicada em uma ampla gama de problemas em imunologia. De fato, ela desempenhou papel vital na identificação da Aids como uma doença na qual as células T portadoras de CD4 se encontram seletivamente depletadas (ver Cap. 13).

A.23 Isolamento de linfócitos usando contas magnéticas recobertas com anticorpos

Embora a tecnologia do FACS seja excelente para isolar pequenas quantidades de células purificadas, em casos nos quais é necessária uma rápida separação de grandes quantidades de linfócitos, é preferível o uso de métodos de separação mecânica de células. Uma forma poderosa e eficiente para isolar populações de linfócitos é a de conjugar anticorpos monoclonais a esferas paramagnéticas, que identificam moléculas de superfície celular. Essas esferas revestidas de anticorpos são misturadas com as células a serem separadas, sendo passadas por meio de uma coluna contendo material que atrai as esferas quando exposta a um forte campo magnético. As células que se ligam aos anticorpos marcados magneticamente são retidas; e as células desprovidas da molécula de superfície desejada são descartadas (Fig. A.27). As células ligadas são selecionadas positivamente pela expressão da molécula de superfície em questão, ao passo que as células não ligadas são selecionadas negativamente pela sua ausência.

A.24 Isolamento de linhagens de células T homogêneas

A análise da especificidade e da função efetora de células T depende muito do estudo de populações monoclonais de linfócitos T. Elas podem ser obtidas de quatro maneiras diferentes. Primeiro, por analogia com os hibridomas de células B (ver Seção A.12), as células T normais que proliferam em resposta a um antígeno específico podem ser fusionadas a células de uma linhagem de linfoma maligno de células T para gerar **híbridos de células T**. Os híbridos expressam o receptor da célula T normal, mas proliferam indefinidamente, devido ao estado cancerígeno de uma das células parentais. Híbridos de células T podem ser clonados para fornecer uma população de células em que todas apresentem o mesmo TCR. Quando estimuladas pelo seu antígeno específico, essas células liberam citocinas, como o fator de crescimento de células T interleucina (IL)-2, e a produção de citocinas é utilizada como ensaio para verificar a especificidade do antígeno do híbrido de célula T.

Os híbridos de células T são excelentes ferramentas para a análise da especificidade das células T, pois são facilmente cultivados em suspensão. Entretanto, não podem ser utilizados para avaliar a regulação da proliferação específica de células T em resposta ao antígeno, porque estão em constante divisão. Esses hí-

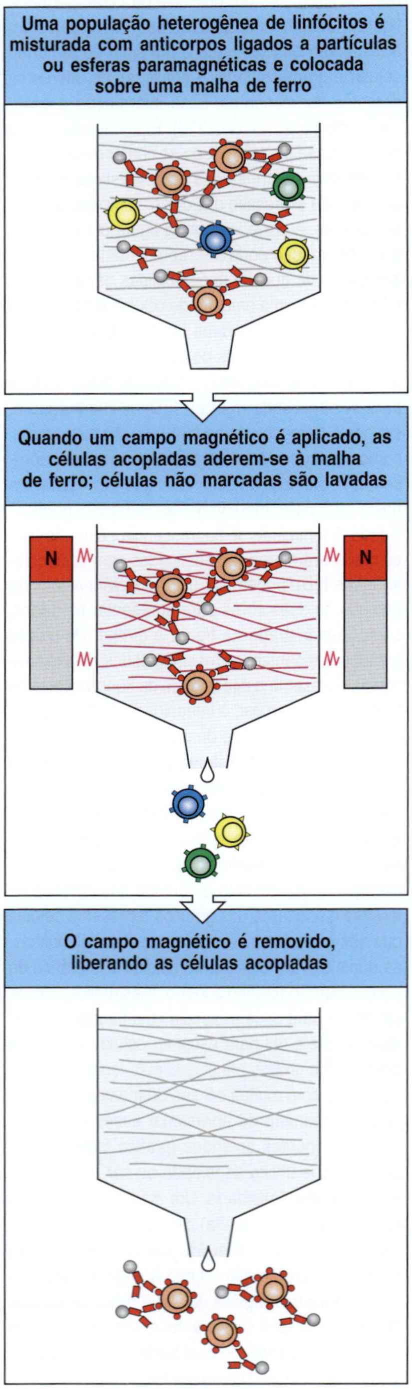

Uma população heterogênea de linfócitos é misturada com anticorpos ligados a partículas ou esferas paramagnéticas e colocada sobre uma malha de ferro

Quando um campo magnético é aplicado, as células acopladas aderem-se à malha de ferro; células não marcadas são lavadas

O campo magnético é removido, liberando as células acopladas

Figura A.27 As subpopulações de linfócitos podem ser fisicamente separadas mediante o uso de anticorpos acoplados a partículas ou esferas paramagnéticas. Um anticorpo monoclonal de camundongo, específico para uma molécula de superfície celular, é acoplado a partículas ou esferas paramagnéticas. É, então, misturado com uma população heterogênea de linfócitos e colocado sobre uma malha de ferro dentro de uma coluna. Um campo magnético é aplicado, de forma que as células ligadas ao anticorpo se aderem à malha de ferro, enquanto as células não ligadas ao anticorpo são lavadas. Diz-se que essas células são selecionadas negativamente, pela falta da molécula em questão. As células ligadas são removidas pela interrupção do campo magnético. Diz-se que elas são selecionadas positivamente pela presença do antígeno reconhecido pelo anticorpo.

bridos também não podem ser transferidos para um animal para testes de função *in vivo,* pois dariam origem a tumores. A análise funcional desses híbridos também é complicada pelo fato de a porção maligna dessas células afetar seu comportamento nos ensaios funcionais. Portanto, a regulação do crescimento e das funções efetoras das células T deve ser necessariamente estudada com o uso de **clones de células T**. Eles são linhagens celulares clonadas a partir de um único tipo e especificidade de célula T, derivadas de culturas heterogêneas de células T e chamadas de **linhagens de células T**, cujo crescimento é dependente do reestímulo periódico com o antígeno específico e, frequentemente, da adição de fatores de crescimento de células T (Fig. A.28). Os clones de células T também necessitam de reestimulação periódica com o antígeno e são mais difíceis de cultivar do que os híbridos de células T. Contudo, como seu crescimento depende do reconhecimento do antígeno específico, eles mantêm a especificidade antigênica, que frequentemente é perdida nos híbridos de células T. As linhagens de células T clonadas podem ser utilizadas para estudos da função efetora, tanto *in vitro* como *in vivo.* Além disso, a proliferação das células T, um aspecto essencial na seleção dos clones, pode ser caracterizada apenas em linhagens de células T clonadas, nas quais tal crescimento é dependente do reconhecimento do antígeno. Dessa forma, os dois tipos de linhagens de células T monoclonais têm aplicações valiosas nos estudos experimentais.

Os estudos de células T humanas basearam-se principalmente em clones de células T, em função da dificuldade na identificação de um parceiro adequado para a produção de híbridos de células T. Entretanto, uma linhagem de linfoma de células T humanas, chamada de Jurkat, foi detalhadamente caracterizada porque secreta IL-2 quando seu receptor é interligado com anticorpos monoclonais antirreceptores. Esse sistema de ensaio simples forneceu muitas informações sobre a transdução de sinais em células T. Uma das características mais interessantes da linhagem celular Jurkat, comum aos híbridos de células T, é que elas param de crescer quando seu receptor de antígenos é interligado. Isso permitiu a seleção de mutantes deficientes do receptor ou com defeitos nas vias de transdução de sinais simplesmente pelo cultivo das células com anticorpo antirreceptor e pela seleção apenas das que continuassem crescendo. Assim, os tumores de células T, os híbridos de células T e as linhagens de células T clonadas têm inúmeras e valiosas aplicações na imunologia experimental.

Por fim, células T primárias de qualquer fonte podem ser isoladas pela diluição limitante das células antígeno-específicas, em vez de serem isoladas, primeiramente, pelo estabelecimento de uma população mista de células T em cultura como uma linhagem de células T e, então, pela derivação de subpopulações clonais. Durante o crescimento das linhagens de células T, determinados clones de células T podem dominar a cultura, fornecendo uma ideia errônea do número de especificidades da amostra original. A clonagem direta das células T primárias evita esse artefato.

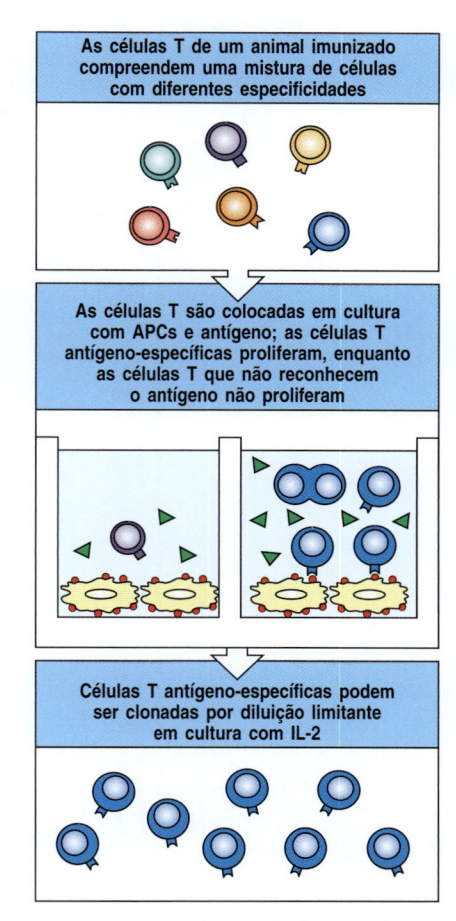

Figura A.28   Produção de linhagens clonadas de células T. As células T de um doador imune, incluindo uma mistura de células com diferentes especificidades, são ativadas pelo antígeno e por células apresentadoras de antígeno (APCs). As células responsivas isoladas são cultivadas por diluição limitante no fator de crescimento de célula T interleucina (IL)-2, que estimula seletivamente a proliferação dessas células. A partir dessas células únicas, são identificadas linhagens clonadas específicas para o antígeno, que podem ser propagadas por cultura com antígeno, APCs e IL-2.

Caracterização da especificidade, da frequência e da função dos linfócitos

As células B são relativamente fáceis de caracterizar, pois elas têm somente uma função: a produção de anticorpos. As células T são mais difíceis de caracterizar, pois existem diferentes classes com diferentes funções. O estudo dos TCRs ligados à membrana é também mais difícil tecnicamente do que o dos anticorpos secretados em grandes quantidades pelas células B. Todos os métodos desta parte do apêndice podem ser utilizados para células T, e alguns são também utilizados para detectar e contar células B.

Em várias ocasiões, é importante saber a frequência de linfócitos antígeno-específicos, sobretudo células T, para avaliar a eficiência com a qual um indivíduo responde a um determinado antígeno, por exemplo, ou qual grau de memória imune específica foi desenvolvido. Há vários métodos para fazer essa avaliação, podendo esta ocorrer pela detecção direta das células por meio de receptores específicos ou pela detecção da ativação das células que desempenham funções particulares, como a secreção de citocinas ou a citotoxicidade.

A primeira técnica desse tipo a ser estabelecida foi a cultura em diluição limitante (ver Seção A.25), na qual a frequência de células B ou T específicas que respondem a um antígeno particular pode ser estimada pelo cultivo das células em placas de 96 poços em diluições crescentes e pela medida do número de poços nos quais não houve resposta. Entretanto, nesse tipo de ensaio, tornou-se trabalhoso responder a questões detalhadas sobre o fenótipo da célula respondedora e comparar a resposta com diferentes subpopulações celulares.

Um ensaio simples para medir as respostas das populações de células T foi desenvolvido por uma variação do método ELISA por captura de antígeno (ver Seção A.6), chamado de ensaio ELISPOT (ver Seção A.26). Esse ensaio investiga as células T produtoras de citocinas. No ensaio ELISPOT, a citocina secretada por determinadas células T ativadas é imobilizada como pontos discretos em um suporte plástico (placa), que são contados para fornecer o número de células T ativadas. O ensaio ELISPOT apresenta os mesmos problemas do ensaio em diluição limitante com relação à informação acerca da natureza das células ativadas, e pode ser difícil determinar se células específicas são capazes de secretar misturas de citocinas. Assim, foi importante o desenvolvimento de ensaios que permitissem avaliar células individuais. Avaliações com base em citometria de fluxo (ver Seção A.22) provaram consistir em uma resposta, com o desenvolvimento de métodos para detectar citocinas marcadas com corante fluorescente dentro de células T ativadas. A desvantagem da coloração de citocinas intracelulares (ver Seção A.27) é que as células T têm de ser mortas e permeabilizadas por detergentes para permitir que as citocinas sejam detectadas. Isso levou a uma técnica mais sofisticada de captura de citocinas secretadas marcadas na superfície de células T viáveis (ver Seção A.27).

Finalmente, métodos para detecção direta de células T com base na especificidade de seus receptores, usando tetrâmeros marcados com fluorescência de complexos peptídeo específico:MHC (ver Seção A.28), revolucionaram o estudo das respostas de células T de forma similar ao uso de anticorpos monoclonais.

A.25 Cultura em diluição limitante

A resposta de uma população de linfócitos é uma medida da resposta geral, mas a frequência de linfócitos capazes de responder a um determinado antígeno pode somente ser determinada por **cultura em diluição limitante**. Esse ensaio utiliza o princípio da distribuição de Poisson, uma função estatística que descreve como as amostras são distribuídas ao acaso. Por exemplo, quando uma população heterogênea de células T é distribuída igualmente em uma série de poços de cultura, alguns poços não receberão células T específicas para um determinado antígeno, outros receberão uma célula T específica, alguns receberão duas, e assim por diante. As células T nos poços são ativadas com antígeno específico, APCs e fatores de crescimento. Após vários dias de crescimento e diferenciação, as células de cada poço são testadas para uma resposta a um antígeno, como a liberação de citocinas ou a habilidade de matar determinado tipo de célula-alvo (Fig. A.29). O ensaio é repetido com diferentes números de células T nas amostras. O logaritmo da proporção de poços nos quais não houve resposta é plotado contra o número de células inicialmente adicionado a cada poço. Se as células de um tipo, em geral células T antígeno-específicas pela sua raridade, forem o único fator limitante para a obtenção de uma resposta, uma linha reta é obtida. A partir da distribuição de Poisson, sabe-se que será obtida, em média, uma célula antígeno-específica por poço quando a proporção de poços negativos for de 37%. Assim, a frequência de células antígeno-específicas na população é igual à recíproca do número de células adicionadas a cada poço quando 37% dos poços são negativos. Após a preparação, a frequência de células específicas cresce substancialmente, refletindo a proliferação de células antígeno-específicas induzidas pelo próprio antígeno. O ensaio em diluição limitante também pode ser

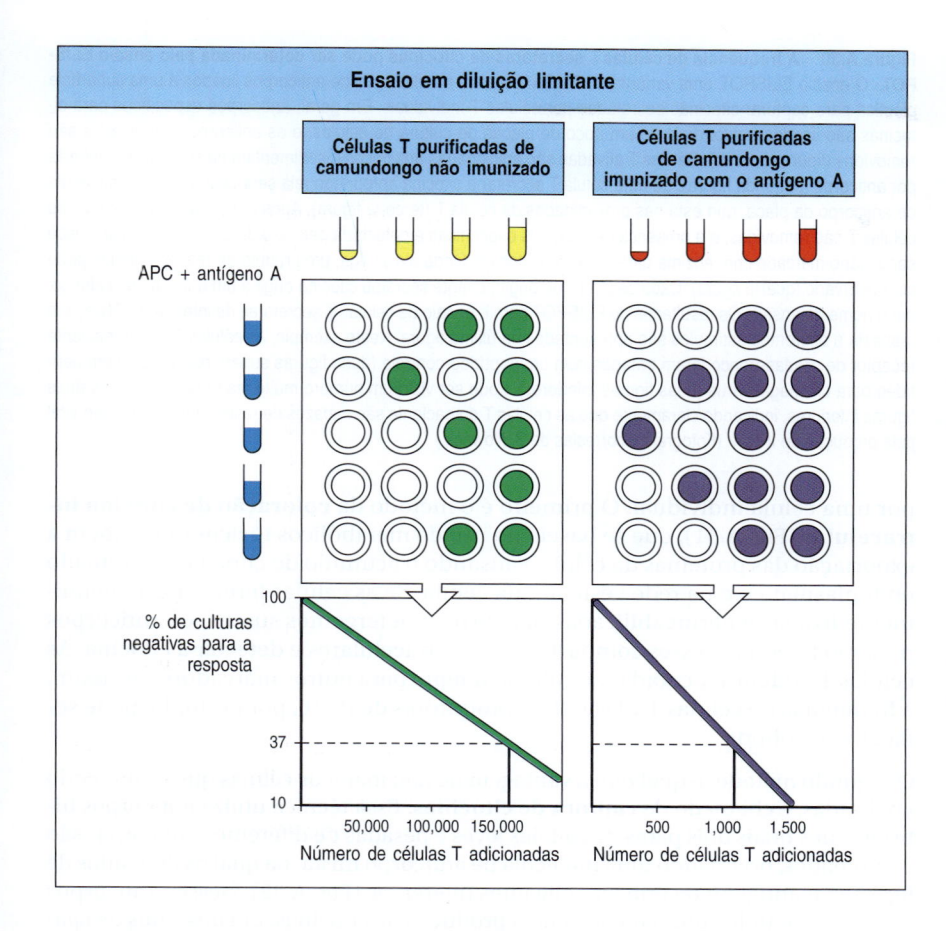

Ensaio em diluição limitante

Células T purificadas de camundongo não imunizado

Células T purificadas de camundongo imunizado com o antígeno A

APC + antígeno A

% de culturas negativas para a resposta

100

37

10

50,000 100,000 150,000
Número de células T adicionadas

500 1,000 1,500
Número de células T adicionadas

Figura A.29 A frequência de linfócitos específicos pode ser determinada pela utilização do ensaio em diluição limitante. Um número variável de células linfoides de camundongos normais ou imunizados é adicionado a poços de cultura individuais e estimulado com antígeno e células apresentadoras de antígeno (APCs) ou com mitógeno policlonal seguido da adição de fatores de crescimento. Após vários dias, os poços são testados para uma resposta específica a um antígeno, como a morte citotóxica de células-alvo. Cada poço que inicialmente continha uma célula T específica responderá ao seu alvo, e pela distribuição de Poisson pode-se determinar que, quando 37% dos poços são negativos, cada poço conteve, em média, uma célula T específica no início da cultura. No exemplo mostrado, para o camundongo não imunizado, 37% dos poços são negativos quando 160.000 células T forem adicionadas a cada poço. Assim, a frequência de células T antígeno-específicas é de 1:160.000. Quando o camundongo é imunizado, 37% dos poços são negativos quando somente 1.100 células T forem adicionadas. Dessa forma, a frequência de células T específicas após a imunização é de 1:1.100, um aumento de 150 vezes na resposta.

utilizado para medir o número de células B que podem produzir anticorpos contra um determinado antígeno.

A.26 Ensaios ELISPOT

Uma modificação do ensaio de captura por ELISA (ver Seção A.6), conhecido como **ensaio ELISPOT** (spot = ponto), proporcionou uma poderosa ferramenta para quantificar a frequência das respostas de células T. Populações de células T são estimuladas com antígeno de interesse e são colocadas em uma placa recoberta com um anticorpo específico para que a citocina seja analisada (Fig. A.30). Se uma célula T ativada estiver secretando essa citocina, ela é capturada pelo anticorpo que recobre a placa. Após uma breve incubação, as células são removidas, e um segundo anticorpo para a citocina é adicionado à placa para revelar um círculo de citocinas ligadas na posição da célula T ativada. Contar cada ponto e conhecer o número de células T que foram inicialmente adicionadas à placa permite calcular a frequência das células T que estão secretando a citocina particular, o que deu o nome ao ensaio ELISPOT. O ELISPOT também pode ser utilizado para detectar a secreção de anticorpos específicos por células B – nesse caso, pelo uso de uma superfície coberta de antígeno para capturar anticorpo específico e de anti-imunoglobulina marcada para detectar o anticorpo ligado.

A.27 Identificação de subpopulações funcionais de células T pela coloração para citocinas

Um problema com a detecção da produção de citocinas em nível de células individuais consiste em as citocinas serem secretadas pelas células T no meio, e em qualquer associação à célula original ser perdida. Dois métodos foram desenvolvidos, os quais permitem determinar o padrão de citocinas produzidos

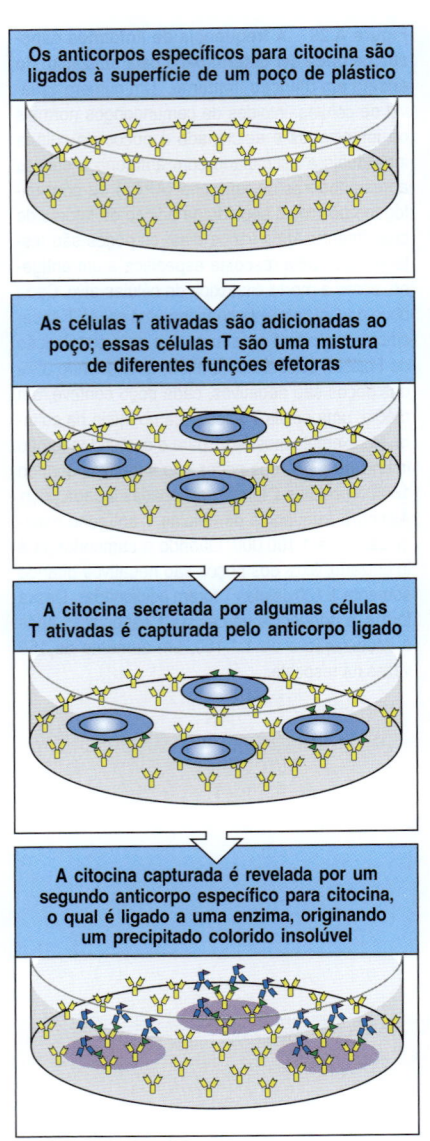

Os anticorpos específicos para citocina são ligados à superfície de um poço de plástico

As células T ativadas são adicionadas ao poço; essas células T são uma mistura de diferentes funções efetoras

A citocina secretada por algumas células T ativadas é capturada pelo anticorpo ligado

A citocina capturada é revelada por um segundo anticorpo específico para citocina, o qual é ligado a uma enzima, originando um precipitado colorido insolúvel

Figura A.30   A frequência de células T secretoras de citocinas pode ser determinada pelo ensaio ELIS-POT. O ensaio ELISPOT, uma variante do ELISA, consiste na utilização de anticorpos ligados a uma superfície plástica para capturar citocinas secretadas por células T individuais. Em geral, anticorpos específicos para citocinas são ligados à superfície de um poço de placas de cultura de células, e os anticorpos não ligados são removidos (figura superior). Células T ativadas são adicionadas aos poços e sedimentam na superfície recoberta por anticorpo (segunda figura). Se uma célula T secretar a citocina apropriada, ela será capturada pela molécula de anticorpo da placa, que está nas proximidades da célula T (terceira figura). Após um determinado tempo, as células T são removidas, e a presença de citocinas específicas é detectada pelo uso de um anticorpo específico secundário marcado com enzima para a mesma citocina. Onde ele se liga, um produto de reação colorido pode ser observado (quarta figura). Cada célula T que originalmente secretou citocina origina um único ponto colorido, daí o nome do ensaio. Os resultados do ELISPOT para o ensaio de células T secretoras de interferon (IFN)-γ em resposta a diferentes estímulos são apresentados na última figura. Neste exemplo, as células T de um paciente receptor de células-tronco foram tratadas com um peptídeo-controle (duas figuras superiores) ou com um peptídeo para citomegalovírus (duas figuras inferiores). Pode ser visto um número muito maior de pontos nas duas figuras inferiores, indicando claramente que as células T do paciente são capazes de responder ao peptídeo viral pela produção de IFN-γ. (Fotografias cortesias de S. Nowack.)

por uma célula individual. O primeiro é o método da **coloração de citocina intracelular** (Fig. A.31), que se baseia no uso de metabólicos tóxicos que inibem a exportação das proteínas da célula, causando o acúmulo de citocinas no retículo endoplasmático e na rede vesicular da célula. Se as células forem subsequentemente fixadas e permeabilizadas pelo uso de detergentes suaves, os anticorpos poderão penetrar nesses compartimentos intracelulares e detectar a citocina. As células T podem ser coradas simultaneamente para outros marcadores, e, assim, a frequência de células T CD4 CD25$^+$ produtoras de IL-10, por exemplo, pode ser facilmente obtida.

O segundo método, o qual tem a vantagem de não matar as células que estão sendo analisadas, é chamado de **captura de citocinas**. Essa técnica utiliza anticorpos híbridos, nos quais dois pares de cadeias leves e pesadas de diferentes anticorpos são combinados, originando uma molécula de anticorpo mista, na qual os dois sítios de ligação ao antígeno reconhecem ligantes diferentes (Fig. A.32). Nesses anticorpos biespecíficos utilizados para detectar a produção de citocinas, um dos sítios de ligação ao antígeno é específico para um marcador de superfície de células T, e o outro é específico para a citocina em questão. O anticorpo biespecífico liga-se às células T por meio do sítio de ligação do marcador de superfície, deixando livre o sítio de ligação de citocina. Se a célula T estiver secretando uma determinada citocina, ela é capturada pelo anticorpo ligado antes que se afaste da superfície da célula. Ela pode, então, ser detectada pela adição de um anticorpo secundário específico marcado com um fluorocromo para a citocina.

A.28   Identificação da especificidade do TCR usando tetrâmeros peptídeo:MHC

Durante muitos anos, a capacidade de identificar células T antígeno-específicas diretamente por meio da especificidade de seu receptor iludiu os imunologistas. Antígenos estranhos não podiam ser utilizados diretamente para identificar as células T pois, diferentemente das células B, elas não reconhecem os antígenos de maneira isolada, mas como complexos de fragmentos peptídicos do antígeno ligados a moléculas do próprio MHC. Além disso, a afinidade da interação entre o TCR e o complexo peptídeo:MHC foi, na prática, tão baixa que as tentativas de marcar células T com seus complexos peptídeo específico:MHC falharam. O avanço na marcação de células T antígeno-específicas veio da ideia de fazer multímeros do complexo peptídeo:MHC para aumentar a avidez da interação.

Peptídeos podem ser biotinilados pelo uso da enzima bacteriana BirA, que reconhece uma sequência específica de aminoácidos. Moléculas do MHC recombinantes que contêm essa sequência-alvo são utilizadas para produzir complexos peptídeo:MHC, que são, então, biotinilados. A avidina, ou seu complementar bacteriano estreptavidina, contém quatro sítios de ligação de alta afinidade para

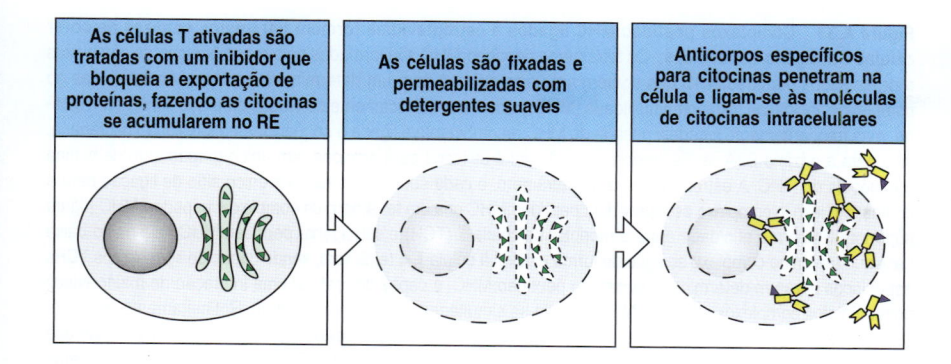

| As células T ativadas são tratadas com um inibidor que bloqueia a exportação de proteínas, fazendo as citocinas se acumularem no RE | As células são fixadas e permeabilizadas com detergentes suaves | Anticorpos específicos para citocinas penetram na célula e ligam-se às moléculas de citocinas intracelulares |

Figura A.31 Células secretoras de citocinas podem ser identificadas pela coloração das citocinas intracelulares. As citocinas secretadas pelas células T ativadas podem ser determinadas pelo uso de anticorpos marcados com fluorocromos para detectar as moléculas de citocinas que foram acumuladas no interior das células. As células T ativadas são tratadas com inibidores da exportação de proteínas, a fim de que as moléculas de citocinas sejam acumuladas em grandes quantidades no interior da célula para que possam ser detectadas. Em tais células tratadas, as proteínas que seriam secretadas são acumuladas no retículo endoplasmático (RE) (figura à esquerda). Essas células tratadas são, então, fixadas para que as proteínas do interior da célula façam a ligação cruzada com as proteínas da membrana, de modo que não sejam perdidas no momento da permeabilização pela dissolução da membrana celular com detergente suave (figura central). Os anticorpos marcados com fluorocromos podem agora penetrar no interior da célula permeabilizada e ligar-se às citocinas de seu interior (figura à direita). As células marcadas dessa forma também podem ser marcadas com anticorpos contra proteínas de superfície celular para determinar quais subpopulações de linfócitos estão secretando determinadas citocinas.

biotina. A mistura do complexo biotinilado peptídeo:MHC com avidina ou estreptavidina resulta na formação de um **tetrâmero peptídeo:MHC** – isto é, quatro complexos peptídeo específico:MHC ligados a uma única molécula de estreptavidina (Fig. A.33). Rotineiramente, a porção estreptavidina é marcada com fluorocromo para permitir a detecção das células T capazes de ligar o tetrâmero peptídeo:MHC.

Os tetrâmeros peptídeo:MHC têm sido utilizados para identificar populações de células T específicas para antígenos em, por exemplo, pacientes com infecções agudas pelo vírus de Epstein-Barr (mononucleose infecciosa), mostrando que até cerca de 80% das células T periféricas dos indivíduos infectados podem ser específicas para um único complexo peptídeo:MHC. Eles também têm sido utilizados para seguir as respostas por um longo tempo em indivíduos com HIV ou, no exemplo mostrado, com infecção por citomegalovírus (CMV). Esses reagentes também têm sido importantes na identificação de células que respondem, por exemplo, a moléculas não clássicas de classe I, como antígeno leucocitário humano (HLA, do inglês *human leukocyte antigen*)-E ou HLA-G, mostrando, em ambos os casos, que essas moléculas são reconhecidas por subpopulações de receptores NK.

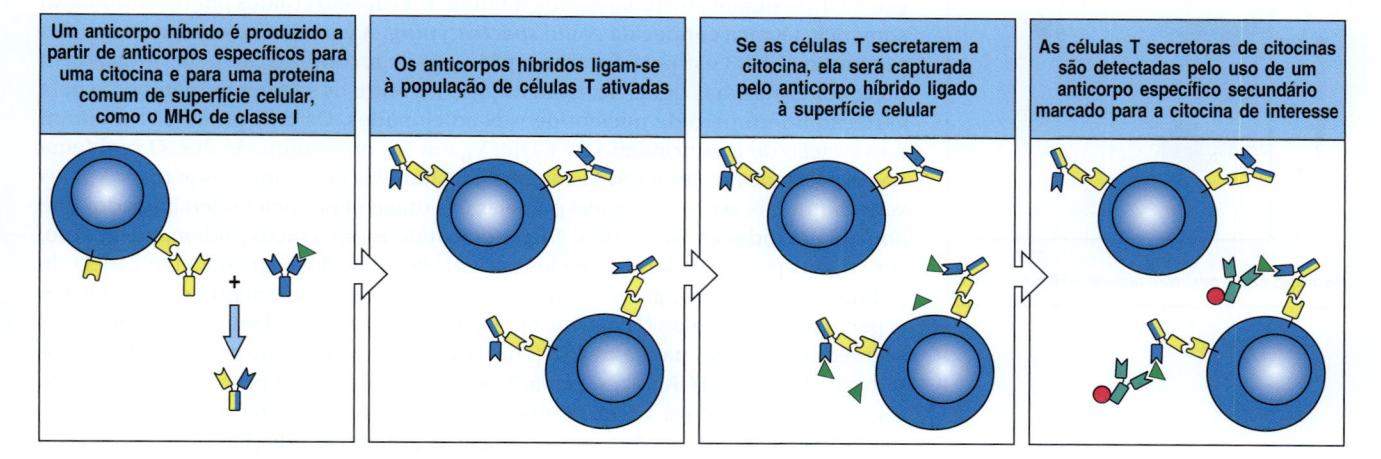

| Um anticorpo híbrido é produzido a partir de anticorpos específicos para uma citocina e para uma proteína comum de superfície celular, como o MHC de classe I | Os anticorpos híbridos ligam-se à população de células T ativadas | Se as células T secretarem a citocina, ela será capturada pelo anticorpo híbrido ligado à superfície celular | As células T secretoras de citocinas são detectadas pelo uso de um anticorpo específico secundário marcado para a citocina de interesse |

Figura A.32 Anticorpos híbridos que contêm sítios de ligação específicos para determinadas células e para determinadas citocinas podem ser utilizados para avaliar a secreção de citocinas em células viáveis e para purificar células secretoras de citocinas específicas. Os anticorpos híbridos podem ser produzidos pela junção de pares de cadeias leves e pesadas de anticorpos de diferentes especificidades, por exemplo, um anticorpo contra uma molécula do complexo principal de histocompatibilidade (MHC) de classe I e um anticorpo específico para uma citocina, como interleucina (IL)-4 (primeira figura). Os anticorpos híbridos são, então, adicionados a uma população de células T ativadas, e se ligam a cada célula pelo braço que reconhece a molécula do MHC de classe I (se-

gunda figura). Se algumas células da população estiverem secretando a citocina apropriada, IL-4, esta será capturada pelo braço do anticorpo híbrido, específico para a citocina (terceira figura). Então, a presença da citocina pode ser revelada, por exemplo, pela utilização de um anticorpo específico secundário marcado com fluorocromo para a mesma citocina, mas pela ligação a um sítio diferente do reconhecido pelo anticorpo híbrido (última figura). As células marcadas podem ser analisadas por citometria de fluxo ou podem ser isoladas pelo uso de separador celular ativado por fluorescência (FACS). Alternativamente, um anticorpo secundário específico para a citocina pode ser ligado a contas magnéticas, e as células produtoras de citocinas podem ser isoladas magneticamente.

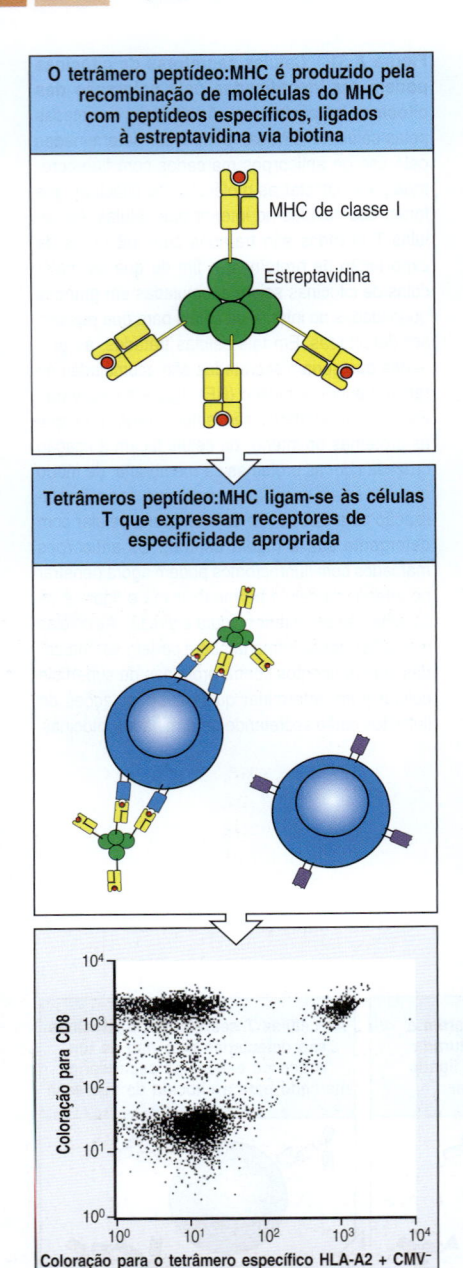

O tetrâmero peptídeo:MHC é produzido pela recombinação de moléculas do MHC com peptídeos específicos, ligados à estreptavidina via biotina

MHC de classe I

Estreptavidina

Tetrâmeros peptídeo:MHC ligam-se às células T que expressam receptores de especificidade apropriada

Coloração para CD8

Coloração para o tetrâmero específico HLA-A2 + CMV⁻

Figura A.33   Complexos peptídeo:MHC ligados à estreptavidina formam tetrâmeros capazes de corar células T antígeno-específicas. Os tetrâmeros peptídeo:MHC são formados pela recombinação de complexos reorganizados peptídeo:MHC que contêm um único epítopo para um determinado peptídeo. As moléculas do complexo principal de histocompatibilidade (MHC) podem ser quimicamente derivadas para que contenham biotina, mas frequentemente a cadeia pesada do MHC recombinante é ligada à sequência de biotinilação bacteriana, alvo para a enzima BirA de *Escherichia coli*, a qual é utilizada para adicionar um único grupamento de biotina à molécula do MHC. A estreptavidina é um tetrâmero, e cada subunidade tem um único sítio de ligação para a biotina; por isso, o complexo estreptavidina:peptídeo:MHC cria um tetrâmero de complexos peptídeo:MHC (figura superior). Embora a afinidade entre o receptor de célula T (TCR) e seu ligante peptídeo:MHC seja muito baixa para que um único complexo se ligue de forma estável à célula T, o tetrâmero, sendo capaz de ligar-se aos TCRs específicos para um determinado complexo peptídeo:MHC, é capaz de realizar uma interação de maior avidez com múltiplos complexos peptídeo:MHC ligando-se simultaneamente (figura central). Rotineiramente, as moléculas de estreptavidina são ligadas a um fluorocromo, de modo que a ligação às células T possa ser monitorada por citometria de fluxo. No exemplo apresentado na figura inferior, as células T foram coradas simultaneamente com anticorpos específicos para CD3 e CD8, e com um tetrâmero de moléculas antígeno leucocitário humano (HLA)-A2 que contém peptídeo do citomegalovírus (CMV). Somente as células CD3$^+$ são mostradas, com a coloração para o CD8 apresentada no eixo vertical, e o tetrâmero, no eixo horizontal. As células CD8$^-$ (maioria CD4$^+$) na região inferior à esquerda do diagrama não apresentam coloração específica para o tetrâmero, enquanto a maioria das células CD8$^+$, na região superior à esquerda, também não apresentam coloração para o tetrâmero. Entretanto, uma discreta população de células CD8$^+$ positivas para o tetrâmero, localizada na região superior à direita, pode ser claramente identificada e compreende 5% da população total de células CD8$^+$. (Dados cortesias de G. Aubert.)

A.29   Avaliação da diversidade do repertório de células T por *spectratyping*

A extensão da diversidade do repertório de células T, em geral ou durante respostas imunes específicas, é, com frequência, importante, sobretudo porque, como as células T não sofrem hipermutação somática nem maturação da afinidade como as células B, a relação entre o repertório de células T que efetuam uma resposta primária ao antígeno e o repertório de células T envolvidas nas respostas secundária e subsequentes ao antígeno tem sido difícil de determinar. Essa informação tem sido obtida por meio de um processo trabalhoso de clonagem de células T envolvidas em respostas específicas (ver Seção A.24), com a clonagem e o sequenciamento de seus receptores.

Entretanto, é possível estimar a diversidade da resposta de células T pela utilização da diversidade juncional gerada quando os TCRs são criados por recombinação somática, técnica conhecida como *spectratyping*. A variação no comprimento dos segmentos CDR3 é criada durante o processo de recombinação pela variação em posições exatas, nas quais ocorrem as junções entre os segmentos gênicos, e pela variação no número de nucleotídeos N adicionados. Os dois processos resultam na variação do comprimento do CDR3 V_β em até nove aminoácidos. O problema na detecção dessa variabilidade é que há 24 famílias de segmentos gênicos V_β nos seres humanos, e não é possível planejar um único oligonucleotídeo iniciador que anelará em todas essas famílias. Oligonucleotídeos específicos podem, no entanto, ser criados para cada família, e eles podem ser utilizados na reação em cadeia da polimerase (PCR, do inglês *polymerase chain reaction*), juntamente com um *primer* específico para a região C_β, para amplificar, a partir de cada família individual, um segmento do mRNA para a cadeia β do TCR que se estende na região CDR3. A população dos genes TCR V_β apresentará, portanto, uma distribuição, ou "espectro", de segmentos CD3, e dará origem a produtos de PCR de diferentes tamanhos que podem ser analisados por eletroforese em gel de poliacrilamida (Fig. A.34). A deleção e a adição de nucleotídeos durante a formação dos TCRs por rearranjos ocorre ao acaso, e, em um indivíduo normal, os tamanhos do CDR3 seguem uma distribuição gaussiana. Desvios dessa distribuição gaussiana, como excesso de um determinado comprimento de CDR3, indicam a presença de expansões clonais de células T, como ocorre durante uma resposta de células T.

A.30   Ensaios com biossensores para medir as taxas de associação e dissociação dos receptores de antígeno de seus ligantes

Duas questões importantes que sempre são feitas a respeito das interações ligante:receptor são as seguintes: qual é a força de ligação, ou de afinidade, da inte-

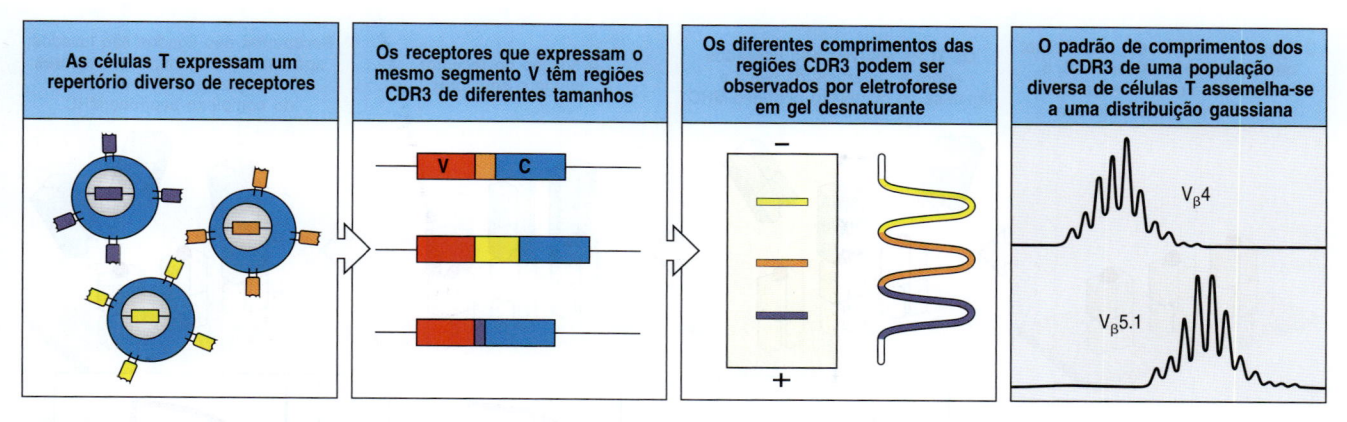

| As células T expressam um repertório diverso de receptores | Os receptores que expressam o mesmo segmento V têm regiões CDR3 de diferentes tamanhos | Os diferentes comprimentos das regiões CDR3 podem ser observados por eletroforese em gel desnaturante | O padrão de comprimentos dos CDR3 de uma população diversa de células T assemelha-se a uma distribuição gaussiana |

Figura A.34 A diversidade do repertório dos receptores de células T (TCRs) pode ser demonstrada pelo método *spectratyping*, uma técnica com base na reação em cadeia da polimerase (PCR) que separa diferentes receptores com base no tamanho de seus comprimentos de CDR3. O processo de geração de TCRs é estocástico e origina uma população de células T maduras cujos receptores estão clonalmente distribuídos (primeira figura). Em cada célula que expressa um segmento gênico particular V_β, todas as diferenças entre os receptores específicos são restritas à região CDR3, onde haverá diferenças no tamanho, bem como na sequência, como consequência da imprecisão do processo de rearranjo (segunda figura). Usando uma série de oligonucleotídeos iniciadores para a PCR que são específicos para segmentos gênicos V_β individuais em uma extremidade e para uma região conservada C na outra extremidade, é possível produzir uma série de fragmentos de DNA que se estende pela região CDR3. Se esses fragmentos forem separados por eletroforese em gel de poliacrilamida desnaturante, uma série de bandas será formada ou, como esses fragmentos podem ser marcados com fluorocromos e analisados por leitoras automáticas de géis, uma série de picos correspondentes aos diferentes tamanhos de fragmentos são detectados (terceira figura). O padrão de picos obtido dessa forma é conhecido como *spectratype*. A distribuição dos tamanhos dos fragmentos, em uma população de células diversas, é gaussiana, como pode ser visto na última figura, na qual são mostrados os *spectratypes* de duas diferentes regiões V_β de um mesmo indivíduo. Nesse caso, os dois padrões assemelham-se a distribuições gaussianas. Desvios nessa distribuição gaussiana podem ser indicativos da expansão de um determinado clone de células T, talvez em resposta a um desafio antigênico. (Dados cortesias de L. McGreavey.)

ração, e quais são as taxas de associação e dissociação? Tradicionalmente, as medidas de afinidade eram realizadas por meio das medidas do equilíbrio de ligação (ver Seção A.9), e as medidas das taxas de ligação eram difíceis de se obter. Além disso, os ensaios de equilíbrio de ligação também não podem ser realizados em TCRs, os quais têm grandes ligantes macromoleculares e não podem ser isolados e purificados em grande quantidade.

Agora é possível medir as taxas de ligação diretamente, por meio da ligação de ligantes aos seus receptores imobilizados em lâminas recobertas com ouro, utilizando um fenômeno conhecido como **ressonância de plasma de superfície** (**SPR**, do inglês *surface plasmon resonance*) para detectar a ligação (Fig. A.35). Uma explicação detalhada sobre a SPR foge aos objetivos deste livro, pois se baseia em princípios de mecânica quântica e física avançada. Resumidamente, ele se baseia na reflexão interna total de um feixe de luz da superfície da lâmina coberta com ouro. À medida que a luz é refletida, um pouco de sua energia excita os elétrons da camada de ouro, e esses elétrons excitados são afetados pelo campo elétrico das moléculas ligadas à superfície da lâmina. Quanto mais moléculas se ligarem à superfície, maior é o efeito nos elétrons excitados, e isso afeta o feixe de luz refletido. A luz refletida torna-se uma medida sensível do número de átomos ligados à cobertura de ouro da lâmina.

Se um receptor purificado for imobilizado na superfície da lâmina coberta com ouro, para fazer um *chip* biossensor, e uma solução contendo o ligante passar sobre essa superfície, a ligação do ligante ao receptor poderá ser avaliada até que atinja o equilíbrio (ver Fig. A.35). Se o ligante for lavado, a dissociação do ligante de seu receptor poderá ser facilmente medida, e a taxa de dissociação, calculada. Uma nova solução do ligante, de diferente concentração, poderá ser passada pelo *chip*, e a ligação poderá ser novamente medida. Nesse tipo de ensaio, a afinidade de ligação pode ser calculada de várias formas. A média das taxas de associação e dissociação fornecerão uma estimativa da afinidade, mas estimativas mais acuradas poderão ser obtidas a partir das medidas de ligação em diferentes concentrações de ligante. A partir das medidas de ligação no equilíbrio, um gráfico de Scatchard (ver Fig. A.11) fornecerá a medida da afinidade da interação receptor--ligante.

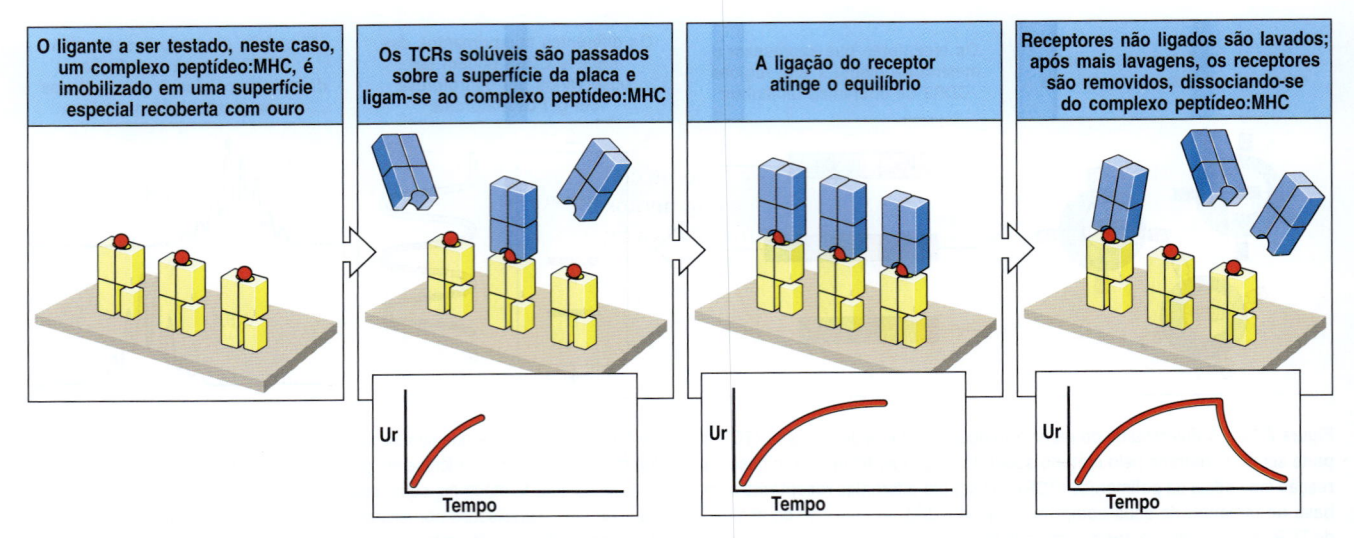

| O ligante a ser testado, neste caso, um complexo peptídeo:MHC, é imobilizado em uma superfície especial recoberta com ouro | Os TCRs solúveis são passados sobre a superfície da placa e ligam-se ao complexo peptídeo:MHC | A ligação do receptor atinge o equilíbrio | Receptores não ligados são lavados; após mais lavagens, os receptores são removidos, dissociando-se do complexo peptídeo:MHC |

Figura A.35 A medida das interações receptor-ligante pode ser realizada em tempo real por meio de um biossensor. Os biossensores são capazes de medir a ligação de moléculas à superfície de *chips* de vidro recobertos com ouro por meio dos efeitos indiretos da ligação na reflexão interna total de um feixe de luz polarizada na superfície do *chip*. Mudanças no ângulo e na intensidade do feixe refletido são medidas como "unidades de ressonância" (UR) e traçadas contra o tempo em um gráfico chamado "sensograma". Dependendo da natureza exata do par receptor-ligante a ser analisado, o receptor ou o ligante pode ser imobilizado na superfície do *chip*. No exemplo aqui mostrado, complexos peptídeo:MHC são imobilizados na superfície (primeira figura). Os receptores de células T (TCRs) em solução são passados sobre a superfície e ligam-se aos complexos peptídeo:MHC imobilizados (segunda figura). Quando os TCRs se ligam ao complexo, o sensograma (figuras abaixo das figuras principais) reflete a quantidade aumentada de proteína ligada. Quando a ligação atinge a saturação ou o equilíbrio (terceira figura), o sensograma mostra um platô, pois não há mais ligação de novas proteínas. Nesse ponto, receptores não ligados podem ser lavados. Com a continuidade da lavagem, os receptores ligados começam a dissociar-se e são removidos pelo fluxo da solução de lavagem (última figura). O sensograma agora mostra uma curva em declínio, refletindo a taxa na qual ocorre a dissociação do receptor de seu ligante. MHC, complexo principal de histocompatibilidade.

A.31 Estimulação da proliferação de linfócitos pelo tratamento com mitógenos policlonais ou antígenos específicos

Para atuarem na imunidade adaptativa, linfócitos específicos para antígenos raros devem proliferar abundantemente antes que possam diferenciar-se em células efetoras funcionais, a fim de se obter número suficiente de células efetoras de determinada especificidade. Assim, a análise da proliferação induzida de linfócitos é um tema central no estudo. Entretanto, é difícil detectar a proliferação de linfócitos normais em resposta a um antígeno específico, porque apenas uma proporção mínima de células será estimulada a dividir-se. Um enorme impulso à cultura de linfócitos foi obtido desde o achado de que certas substâncias induzem a proliferação de muitos ou de todos os linfócitos de determinado tipo. Essas substâncias são denominadas coletivamente como **mitógenos policlonais** por induzirem mitose em linfócitos de várias especificidades diferentes ou de diferentes origens clonais. Linfócitos T e B são estimulados por diferentes mitógenos policlonais (Fig. A.36). Os mitógenos policlonais parecem desencadear essencialmente os mesmos mecanismos de crescimento desencadeados pelos antígenos. Os linfócitos, em geral, existem como células em repouso na fase G_0 do ciclo celular. Ao serem estimulados por mitógenos policlonais, entram rapidamente na fase G_1 e progridem ao longo do ciclo celular. Na maioria dos estudos, a proliferação de linfócitos é simplesmente avaliada pela incorporação de ^{3}H-timidina ao DNA. Esse ensaio é utilizado clinicamente para verificar a habilidade dos linfócitos de pacientes com suspeita de imunodeficiências de proliferarem em resposta a um estímulo inespecífico.

Depois que a cultura de linfócitos foi otimizada pelo uso da resposta proliferativa aos mitógenos policlonais em um ensaio, tornou-se possível detectar a proliferação antígeno-específica de células T em cultura medindo-se a incorporação de ^{3}H-timidina em resposta a um antígeno contra o qual a célula T doadora tenha sido previamente imunizada (Fig. A.37). Esse é o ensaio utilizado com mais frequênciapara avaliar as respostas de células T após a imunização, mas ele oferece poucas informações sobre as capacidades funcionais de resposta das células T. As capaci-

Mitógeno	Células responsivas
PHA (feijão vermelho)	Células T
ConA (feijão-de-porco)	Células T
PWM (erva do cancro)	Células T e B
LPS (*Escherichia coli*)	Células B (camundongo)

Figura A.36 Mitógenos policlonais, muitos de origem vegetal, estimulam a proliferação de linfócitos em cultura de tecidos. Muitos desses mitógenos são utilizados para testar a capacidade proliferativa dos linfócitos do sangue periférico humano. ConA, concanavalina; LPS, lipopolissacarídeo; PHA, fito-hemaglutinina; PWM, mitógeno da erva do cancro.

dades devem ser verificadas por meio de ensaios funcionais, conforme descrito nas Seções A.33 e A.34.

A.32 Medidas da apoptose pelo ensaio TUNEL

Células apoptóticas podem ser detectadas por um procedimento conhecido como **coloração TUNEL**. Nessa técnica, as extremidades 3' dos fragmentos de DNA produzidos nas células apoptóticas são marcados com uridina ligada à biotina pela utilização da enzima desoxinucleotidil transferase terminal (TdT). A biotina marcada é, então, detectada com a enzima marcadora estreptavidina, a qual se liga à biotina. Quando o substrato incolor da enzima é adicionado ao corte do tecido ou à cultura de células, ele reage, produzindo um precipitado colorido apenas nas células que sofreram apoptose (Fig. A.38). Essa técnica revolucionou a detecção de células apoptóticas.

A.33 Ensaios de citotoxicidade de células T

Células T CD8 ativadas geralmente matam qualquer célula que apresente o complexo peptídeo específico:MHC de classe I que elas reconhecem. Entretanto, a função das células T CD8 pode ser determinada pelo uso do bioensaio mais simples e rápido de células T – a morte de uma célula-alvo por uma célula T citotóxica. Isso é, em geral, detectado em um ensaio de liberação de ^{51}Cr. As células vivas captarão, mas não liberarão espontaneamente, o cromato de sódio marcado radioativamente, $Na_2^{51}CrO_4$. Quando essas células marcadas são mortas, o cromato radioativo é liberado, e sua presença no sobrenadante de uma mistura de células-alvo e células T citotóxicas pode ser medida (Fig. A.39). Em um ensaio semelhante, células-alvo que proliferam, como células tumorais, podem ser marcadas com ^{3}H-timidina, que é incorporada no DNA em replicação. Durante o ataque por uma célula T citotóxica, o DNA das células-alvo é rapidamente fragmentado e liberado no sobrenadante, enquanto o DNA não fragmentado e grande pode ser coletado em um filtro, e se pode medir tanto a liberação desses fragmentos como a retenção da ^{3}H-timidina no DNA cromossômico. Esses ensaios proporcionam uma maneira rápida, sensível e específica para avaliar a atividade das células T citotóxicas.

A.34 Ensaios para células T CD4

As funções de células T CD4, em geral, envolvem a ativação, em vez da morte, de células portadoras de um antígeno específico. Os efeitos ativadores das células T CD4 sobre células B ou macrófagos são mediados, em grande parte, por proteínas mediadoras inespecíficas chamadas citocinas, as quais são liberadas pelas células T quando estas reconhecem o antígeno. Assim, a função de células T CD4 é geralmente estudada pela avaliação do tipo e da quantidade dessas proteínas liberadas. Como diferentes células T efetoras liberam diferentes quantidades e tipos de citocinas, pode-se aprender sobre o potencial efetor de uma célula T medindo-se as proteínas que ela produz.

As citocinas podem ser detectadas por sua atividade em ensaios biológicos do crescimento celular, nos quais elas podem atuar como fatores de crescimento ou inibidores de crescimento. Um ensaio mais específico é a modificação do ELISA, conhecido como técnica de ELISA sanduíche ou de captura (ver Seção A.6). Nesse ensaio, a citocina é caracterizada por sua capacidade de atuar como uma ponte entre dois anticorpos monoclonais, reagindo com diferentes epítopos na molécula de citocina. As células secretoras de citocinas também podem ser detectadas por ELISPOT (ver Seção A.26).

A técnica de ELISA sanduíche e o ensaio ELISPOT evitam um grande problema dos bioensaios de citocinas, que é a capacidade de diferentes citocinas estimularem a mesma resposta em um bioensaio. Os bioensaios sempre devem ser confirmados pela inibição da resposta com anticorpos específicos monoclonais neutralizantes para a citocina. Outra maneira de identificar as células que estão ativamente produ-

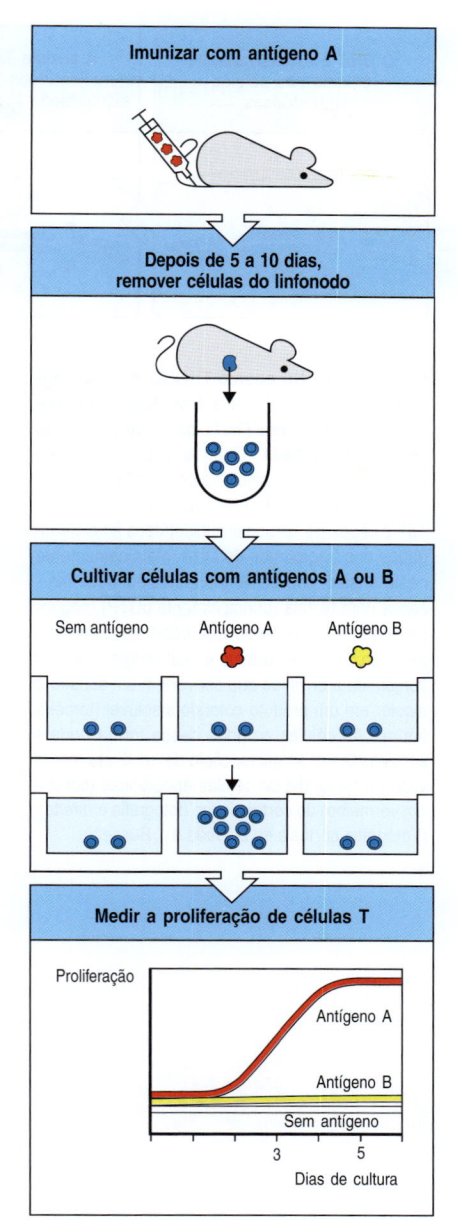

Figura A.37   A proliferação de células T antígeno-específicas é utilizada com frequência como teste para respostas de células T. Células T de camundongos ou de seres humanos que foram imunizadas com um antígeno (A) proliferam quando expostas ao antígeno A e a células apresentadoras de antígeno, mas não aos antígenos contra os quais não houve imunização (antígeno B). A proliferação pode ser medida pela incorporação de ^{3}H-timidina ao DNA de células em divisão ativa. A proliferação antígeno-específica é uma característica da imunidade específica por células T CD4.

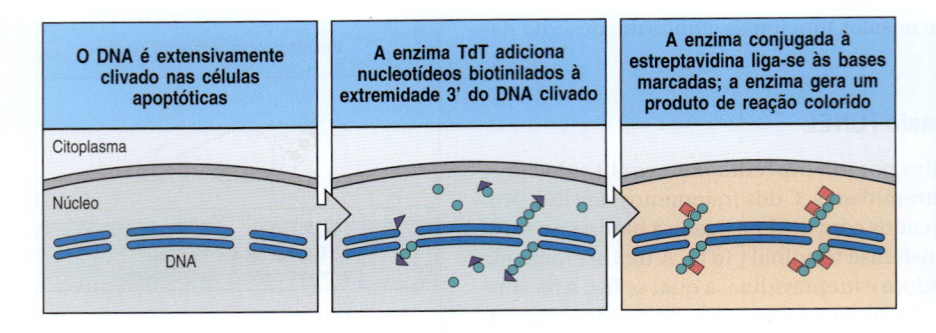
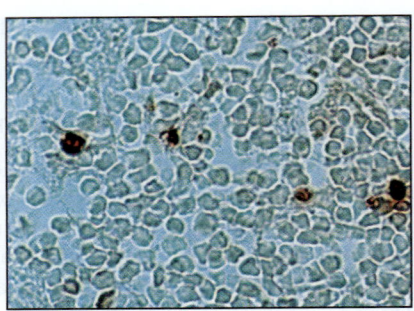

| O DNA é extensivamente clivado nas células apoptóticas | A enzima TdT adiciona nucleotídeos biotinilados à extremidade 3' do DNA clivado | A enzima conjugada à estreptavidina liga-se às bases marcadas; a enzima gera um produto de reação colorido |

Figura A.38 No ensaio TUNEL, o DNA fragmentado é marcado pela transferase desoxinucleotidil terminal (TdT) para identificar as células apoptóticas. Quando as células sofrem apoptose, ou morte celular programada, seu DNA torna-se fragmentado (primeira figura). A enzima TdT é capaz de adicionar nucleotídeos às extremidades dos fragmentos de DNA. Mais comumente neste ensaio, são adicionados nucleotídeos marcados com biotina (principalmente dUTP) (segunda figura). O DNA biotinilado pode ser detectado pelo uso da estreptavidina, a qual se liga à biotina, conjugada a enzimas que convertem um substrato incolor em um produto colorido insolúvel (terceira figura). As células coradas dessa forma podem ser detectadas ao microscópio de luz direta, como visto na fotografia de células apoptóticas (corado em vermelho) do córtex tímico (fotografia à direita). (Fotografia cortesia de R. Budd e J. Russell.)

zindo determinada citocina é com o uso de anticorpos monoclonais anticitocinas conjugados a um fluorocromo e identificá-las pelo FACS (ver Seção A.22).

Uma estratégia distinta para a detecção da produção de citocinas é determinar a presença e a quantidade de mRNA da citocina relevante em células T estimuladas. Isso pode ser feito em células individuais por hibridização *in situ* e em populações celulares pelo método de **transcrição reversa seguida de reação em cadeia da polimerase** (**RT-PCR**, do inglês *reverse transcriptase-polymerase chain reaction*). A transcriptase reversa é uma enzima utilizada por certos vírus de RNA, como o HIV, para converter o genoma de RNA em uma cópia de DNA, ou cDNA. Na RT-PCR, o mRNA é isolado das células e cópias de cDNA são produzidas, *in vitro*, pela transcriptase reversa. O cDNA-alvo é, então, seletivamente amplificado pela PCR usando oligonucleotídeos iniciadores (*primers*) específicos para uma determinada sequência. Quando os produtos da reação são submetidos à eletroforese em gel de agarose, o DNA amplificado pode ser visualizado como uma banda de tamanho específico. A quantidade de sequências de cDNA amplificadas será proporcional à quantidade de mRNA. Células T ativamente estimuladas que geram determinada citocina produzirão grandes quantidades de determinado mRNA e, consequentemente, fornecerão grandes quantidades de cDNA selecionado pelo método da RT-PCR. Os níveis de mRNA de citocina no tecido original são normalmente determinados por comparação com o produto da RT-PCR do mRNA produzido pelo chamado gene consultivo expresso por todas as células.

Detecção da imunidade *in vivo*

A.35 Avaliação da imunidade protetora

Em geral, uma resposta imune adaptativa contra um patógeno confere imunidade duradoura contra infecções por esse patógeno. A vacinação eficaz atinge o mesmo objetivo. O primeiro experimento em imunologia – a vacinação de Jenner contra a varíola – ainda é o modelo para verificar a presença dessa imunidade protetora, cuja verificação conferida pela vacinação inclui três etapas essenciais. Primeiro, uma resposta imune é induzida pela imunização com a vacina em estudo. Segundo, os indivíduos imunizados, juntamente com indivíduos-controle não imunizados, são expostos ao agente infeccioso (Fig. A.40). Finalmente, a pre-

Figura A.39 A atividade citotóxica de células T é, com frequência, avaliada pela liberação de cromo por células-alvo marcadas. As células-alvo são marcadas com cromo radioativo, como o $Na_2{}^{51}CrO_4$, lavadas para remover o excesso de radioatividade, e expostas a células T citotóxicas. A destruição celular é medida pela liberação de cromo radioativo no meio, detectável dentro de quatro horas após a mistura das células-alvo com as células T.

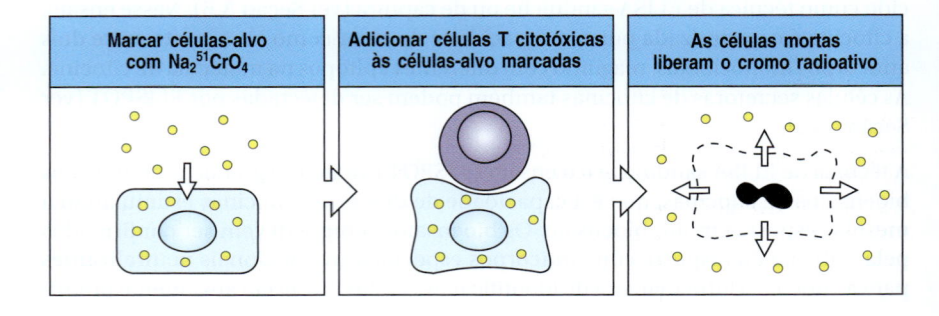

| Marcar células-alvo com $Na_2{}^{51}CrO_4$ | Adicionar células T citotóxicas às células-alvo marcadas | As células mortas liberam o cromo radioativo |

valência e a gravidade da infecção nos indivíduos imunizados são comparadas à evolução da doença nos controles não imunizados. Por razões óbvias, esses experimentos são, em geral, conduzidos primeiramente em animais, desde que haja um modelo animal adequado para a infecção. Entretanto, eventualmente, é necessário conduzir experimentos em humanos. Nesse caso, a exposição ao patógeno em geral é obtida naturalmente, por meio da realização do experimento em uma região na qual a infecção seja prevalente. A eficácia da vacina é determinada pela verificação da prevalência e da gravidade das novas infecções na população imunizada e na população-controle. Tais estudos fornecem resultados menos precisos do que um experimento direto; no entanto, para muitas doenças, é a única forma de verificar a capacidade de a vacina induzir imunidade protetora em humanos.

A.36 Transferência da imunidade protetora

Os testes descritos na Seção A.35 mostram que a imunidade protetora foi estabelecida, mas não mostram se ela envolve a imunidade humoral, a imunidade mediada por células, ou ambas. Quando esses estudos são conduzidos em camundongos endocruzados, a natureza da imunidade protetora pode ser determinada pela transferência de soro ou células linfoides de um animal doador imunizado para um animal receptor não imunizado singênico (i.e., um animal geneticamente idêntico da mesma linhagem endocruzada) (Fig. A.41). Se proteção contra a infecção puder ser obtida pela transferência de soro, a imunidade é fornecida pelos anticorpos circulantes e é chamada de **imunidade humoral**. A transferência de imunidade por antissoro ou anticorpos purificados fornece proteção imediata contra muitos patógenos e contra toxinas, como a do tétano e a do veneno de cobra. Entretanto, embora a proteção seja imediata, ela é temporária, durando apenas o tempo no qual os anticorpos transferidos permanecerem ativos no corpo do receptor. Esse tipo de transferência de imunidade é conhecido como **imunização passiva**. Apenas a **imunização ativa** com antígeno pode fornecer imunidade de longa duração. Além disso, o receptor pode ficar imune ao antissoro utilizado para transferir a imunidade. Os soros de cavalo ou ovelha são as fontes usuais de antídotos para o veneno de cobras em humanos, e a administração repetida pode levar à doença do soro (ver Seção 14.16) ou, se o receptor apresentar reação alérgica ao soro estranho, à anafilaxia (ver Seção 14.10).

A proteção contra muitas doenças não pode ser transferida com soro, mas pode ser obtida pela transferência de células linfoides de doadores imunizados. Essa transferência para um receptor normal singênico é chamada de **imunização adotiva** ou **transferência adotiva**, e a imunidade transferida é chamada de **imunidade adotiva**. A imunidade que pode apenas ser transferida por células linfoides é chamada de **imunidade mediada por células**. Tais transferências de células devem ser feitas entre doadores e receptores geneticamente idênticos, como os membros da mesma linhagem endocruzada de camundongos. Dessa forma, os linfócitos do doador não são rejeitados pelo receptor e não atacam os seus tecidos. A transferência adotiva de imunidade é utilizada clinicamente em humanos nos experimentos terapêuticos do câncer ou como adjuvante no transplante de medula óssea. Nesses casos, as células T do próprio paciente ou as células T do doador da medula óssea são inoculadas.

A.37 Teste da tuberculina

As respostas locais aos antígenos podem indicar a presença de imunidade ativa. A imunidade ativa em geral é estudada *in vivo,* sobretudo em humanos, pela injeção local de antígenos na pele. Uma reação indica a presença de anticorpos ou linfócitos imunes específicos para o antígeno; o **teste da tuberculina** é um exemplo disso. As pessoas que tiveram tuberculose desenvolvem imunidade mediada por células que pode ser detectada como resposta local à injeção cutânea de uma pequena quantidade de tuberculina, um extrato do *Mycobacterium tuberculosis,* o patógeno causador da tuberculose. A resposta em geral aparece um ou dois dias após a injeção e

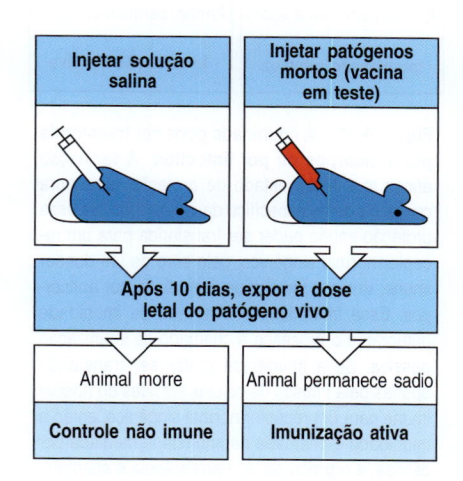

Figura A.40 Ensaio *in vivo* **para a presença de imunidade protetora após a vacinação em animais.** Injeta-se a vacina em teste ou controle, como solução salina, em camundongos. Os dois grupos são, então, expostos a doses letais ou patogênicas do patógeno em teste ou de um patógeno não relacionado como controle de especificidade (não mostrado). Animais não imunizados morrem ou ficam gravemente infectados. A vacinação eficaz é vista como a proteção específica de camundongos imunizados contra a infecção do patógeno em teste. Isso é chamado de imunidade ativa, e o processo é chamado de imunização ativa.

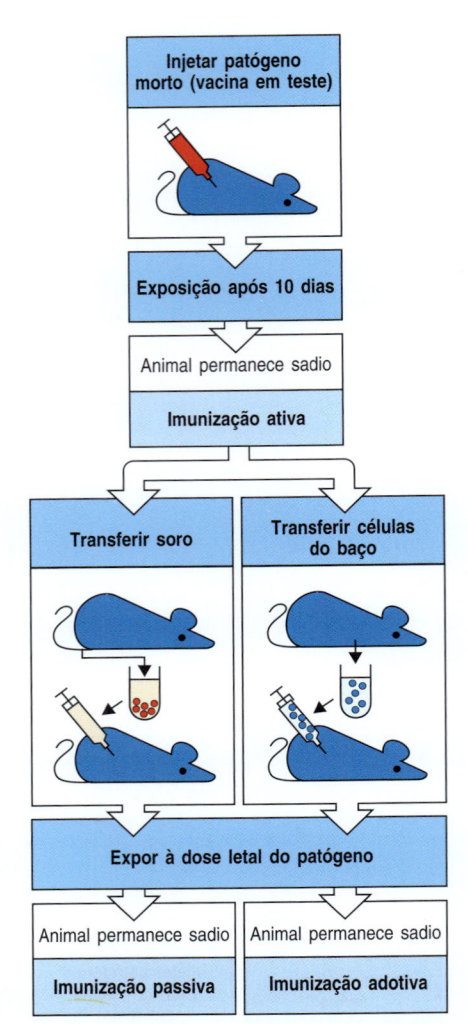

Injetar patógeno morto (vacina em teste)

Exposição após 10 dias

Animal permanece sadio

Imunização ativa

Transferir soro

Transferir células do baço

Expor à dose letal do patógeno

Animal permanece sadio

Animal permanece sadio

Imunização passiva

Imunização adotiva

Figura A.41 A imunidade pode ser transferida por anticorpos ou por linfócitos. A vacinação eficaz leva a um estado de proteção duradoura contra o agente específico da imunização. Se essa proteção imune puder ser transferida para um receptor normal singênico, pelo soro de um doador imune, então a imunidade é mediada por anticorpos. Essa imunidade é chamada de imunidade humoral, e o processo é chamado de imunização passiva. Se a imunidade puder ser transferida apenas pela infusão de células linfoides do doador imune para um receptor normal singênico, então a imunidade é chamada de imunidade mediada por células, e o processo de transferência é chamado de transferência adotiva ou imunização adotiva. A imunidade passiva é de curta duração, pois os anticorpos são, por fim, catabolizados, mas a imunidade por transferência adotiva é mediada por células imunes, que podem sobreviver e permitir imunidade de longa duração.

consiste em uma área vermelha, elevada e dura na pele, que desaparece quando o antígeno é degradado.

A.38 Teste para respostas alérgicas

Injeções intradérmicas locais de doses mínimas dos antígenos que causam alergias podem ser utilizadas para determinar qual antígeno desencadeia a reação alérgica do paciente. Respostas locais que surgem nos primeiros minutos após a injeção dos antígenos em receptores imunes são chamadas de **reações de hipersensibilidade imediata**; elas podem ser de diversas formas, e uma delas é a formação de pápula e rubor (ver Fig. 14.13). Reações de hipersensibilidade imediata são mediadas por anticorpos específicos da classe IgE, formados como resultado de exposições anteriores ao antígeno. As respostas que demoram algumas horas ou dias para se desenvolver, como o teste de tuberculina, são denominadas **respostas de hipersensibilidade tardia** e são causadas por células T imunes preexistentes. Este último tipo de resposta foi observado por Jenner quando ele testava indivíduos vacinados com uma injeção local do vírus da vaccínia.

Esses testes funcionam porque o depósito local de um antígeno permanece concentrado no sítio inicial da injeção, induzindo as respostas nos tecidos adjacentes. Se forem utilizadas doses suficientemente pequenas do antígeno, eles não causam reações generalizadas. Entretanto, testes locais têm algum risco de desencadear reações alérgicas sistêmicas, e devem ser realizados com precaução em pessoas com história de hipersensibilidade.

A.39 Avaliação das respostas imunes e da competência imunológica em humanos

Os métodos utilizados para testar a função imune em humanos são mais limitados que os utilizados em animais experimentais, porém, muitos testes diferentes estão disponíveis. Eles são classificados em diferentes grupos, dependendo do motivo pelo qual o paciente está sendo avaliado.

A verificação da imunidade protetora em humanos, em geral, baseia-se nos testes realizados *in vitro*. Para avaliar a imunidade humoral, os níveis de anticorpos específicos no soro do paciente são medidos por RIA ou, mais comumente, por ELISA (ver Seção A.6), usando-se o agente patogênico ou um produto microbiano purificado como antígeno. Para avaliar a imunidade humoral contra vírus, a produção de anticorpos é, em geral, medida pela capacidade de o soro neutralizar o potencial infeccioso do vírus vivo em células em cultura. Além de fornecer informações sobre a imunidade protetora, a presença do anticorpo contra um patógeno em particular indica que o paciente foi exposto a ele, fazendo esses testes apresentarem importância fundamental na epidemiologia. Atualmente, o teste para anticorpos contra o HIV constitui o principal teste para a infecção por esse vírus, tanto para o paciente como para os bancos de sangue, que devem excluir do estoque o sangue doado por pessoas infectadas. Testes muito semelhantes são utilizados na investigação da alergia, em que os alérgenos são utilizados como antígenos em testes para anticorpos IgE específicos por ELISA ou RIA (ver Seção A.6), os quais podem ser utilizados para confirmar os resultados de testes cutâneos.

A imunidade mediada por células – isto é, a imunidade mediada por células T – é tecnicamente mais difícil de avaliar do que a imunidade humoral. Isso ocorre, principalmente, porque as células T não secretam um produto que se liga a antígenos, e não há um ensaio de ligação simples para suas respostas antígeno-específicas. A atividade das células T pode ser dividida em fase de indução, na qual as células T são ativadas para dividir e diferenciar, e em fase efetora, na qual sua função é expressa. As duas fases requerem que a célula T interaja com outras células e que ela reconheça um antígeno específico apresentado na forma de complexos peptídeo:MHC na superfície da célula com a qual ela está interagindo. Na fase de indução, a interação deve ser com uma APC capaz de liberar sinais coestimuladores, enquanto, na fase efetora, a natureza da célula-alvo depende do tipo de célula efetora que foi ativada.

Frequentemente, a presença de células T que responderam a um antígeno específico é detectada por sua subsequente proliferação *in vitro* quando reexposta ao mesmo antígeno (ver Seção A.31).

A proliferação de células T apenas indica que as células capazes de reconhecer o antígeno foram ativadas previamente; mas isso não revela sua função efetora. A função efetora da célula T é avaliada pelo seu efeito em células-alvo apropriadas. Ensaios para células T CD8 citotóxicas (ver Seção A.33) e para células T CD4 produtoras de citocinas (ver Seções A.26, A.27 e A.34) são utilizados para caracterizar a resposta imune. A imunidade mediada por células aos agentes infecciosos pode também ser testada por testes cutâneos com extratos do patógeno, como no teste da tuberculina (ver Seção A.37). Esses testes fornecem informações sobre a exposição do paciente à doença e também sobre a capacidade do paciente organizar uma resposta imune adaptativa contra ela.

Pacientes com imunodeficiência (ver Cap. 13) são, em geral, diagnosticados clinicamente por história de infecções recorrentes. Para determinar a competência do sistema imune desses pacientes, é realizada uma bateria de testes, os quais indicarão, com grande precisão, a natureza do defeito até a identificação do elemento isolado. A presença de vários tipos celulares no sangue é determinada por hemograma de rotina, frequentemente seguido de uma análise por FACS das subpopulações de linfócitos (ver Seção A.22), e pela avaliação das imunoglobulinas no soro. A Figura A.42 apresenta os principais testes realizados e a variação "normal" do número de leucócitos e as concentrações de cada classe de anticorpos no sangue periférico. Deve-se testar a competência fagocítica de leucócitos polimorfonucleares recentemente isolados e monócitos. A eficiência do sistema do complemento (ver Caps. 2 e 9) é determinada pela verificação da diluição de soro necessário para a lise de 50% das hemácias cobertas de anticorpos (isso é denominado CH_{50}).

Em geral, se esses testes revelarem defeito em um dos compartimentos da função imune, serão necessários testes mais especializados para determinar a exata natureza do defeito. Testes de função dos linfócitos são quase sempre úteis, iniciando pela capacidade de mitógenos policlonais induzirem proliferação de células T e secreção de imunoglobulinas por células B em cultura de tecidos (ver Seção A.31). Esses testes podem eventualmente acusar o defeito celular na imunodeficiência.

Em pacientes com doenças autoimunes (ver Cap. 15), os mesmos parâmetros são analisados para determinar se existe alguma anormalidade grave no sistema imune. Entretanto, a maioria dos pacientes com essas doenças apresenta poucas anormalidades na função imune geral. Para determinar se um paciente está produzindo anticorpos contra seus próprios antígenos celulares, o teste mais informativo é reagir seu soro com secções de tecido, que serão, então, examinadas por imunofluorescência direta usando anti-imunoglobulina humana marcada com corantes fluorescentes (ver Seção A.14). A maioria das doenças autoimunes está associada à produção de padrões característicos de autoanticorpos dirigidos contra os próprios tecidos. Esses padrões auxiliam no diagnóstico da doença e ajudam a distinguir a autoimunidade da inflamação de tecidos pela ação de agentes infecciosos.

É também possível investigar alergias pela administração de possíveis alérgenos por vias diferentes da via intradérmica. Alérgenos podem ser administrados por inalação para testar a resposta alérgica asmática (ver Fig. 14.13), o que é feito principalmente com propósitos experimentais em estudos de mecanismo e tratamento da asma. Igualmente, alérgenos alimentares podem ser ingeridos. A administração de alérgenos é potencialmente perigosa devido ao risco de anafilaxia e deve ser realizada somente por investigadores experientes e bem-treinados, com todos os equipamentos disponíveis para ressuscitação.

A.40   Reação de Arthus

Essa reação cutânea inflamatória (ver Seção 14.16) pode ser induzida em modelos animais para o estudo da formação de complexos imunes nos tecidos e de como eles causam inflamação. A reação original descrita por Maurice Arthus foi induzida

Figura A.42 Avaliação da função imune.

	Análise dos componentes celulares do sistema imune humano		
	Células B	**Células T**	**Fagócitos**
Número normal ($\times 10^9$/L de sangue)	Aproximadamente 0,3	Total 1,0-2,5 CD4 0,5-1,6 CD8 0,3-0,9	Monócitos 0,15-0,6 Leucócitos polimorfonucleados Neutrófilos 3,00-5,5 Eosinófilos 0,05-0,25 Basófilos 0,02
Medida das funções *in vivo*	Níveis séricos de Ig Níveis de anticorpos específicos	Teste cutâneo	—
Medida das funções *in vivo*	Indução da produção de anticorpos em resposta ao mitógeno da erva do cancro	Proliferação de células T em resposta à fito-hemaglutinina ou ao toxoide tetânico	Fagocitose Captura de nitroazul de tetrazólio Morte bacteriana intracelular

	Análise dos componentes humorais do sistema imune humano				
	Imunoglobulinas				**Complemento**
Componente	IgG	IgM	IgA	IgE	
Níveis normais	600-1.400 mg/dL^{-1}	40-345 mg/dL^{-1}	60-380 mg/dL^{-1}	0-200 UI/mL^{-1}	CH50 de 125-300 UI/mL^{-1}

por injeções repetidas de soro equino em coelhos. Inicialmente, a injeção subcutânea do soro equino em coelhos não induziu reação, mas nas injeções seguintes, após a produção de anticorpos contra as proteínas do soro equino, ocorreu reação inflamatória no local da injeção após algumas horas, caracterizada pela presença de edema, hemorragia e infiltração neutrofílica, que, com frequência, progride para necrose do tecido. A maioria dos investigadores atualmente utiliza os modelos passivos da reação de Arthus, nos quais o anticorpo é infundido sistemicamente e o antígeno é administrado localmente (reação de Arthus passiva), ou o antígeno é administrado sistemicamente e o anticorpo é injetado localmente (reação de Arthus passiva reversa).

A.41 Transferência adotiva de linfócitos

A radiação ionizante de raios X ou raios gama (γ) mata as células linfoides em doses que preservam os outros tecidos do organismo. Isso permite que a função imune no animal receptor seja eliminada antes de se tentar restaurar a função imune pela transferência adotiva. Ela permite também que os efeitos das células transferidas adotivas sejam estudados na ausência de outras células linfoides. James Gowans originalmente usou essa técnica para comprovar o papel dos linfócitos na resposta imune. Ele mostrou que toda a resposta imune ativa poderia ser transferida para receptores irradiados pelos pequenos linfócitos dos doadores imunizados. Essa técnica pode ser refinada pela transferência de algumas subpopulações de linfócitos, como células B ou células T CD4. Mesmo as linhagens de células T clonadas foram testadas em sua capacidade de transferir a função imune e se mostraram capazes de conferir imunidade adotiva aos seus antígenos específicos. Tais estudos de transferência adotiva são fundamentais na investigação do sistema imune intacto pois podem ser realizados de forma rápida, simples e em qualquer linhagem de camundongos.

A.42 Transferência de células-tronco hematopoiéticas

Altas doses de raios X podem eliminar todas as células da linhagem hematopoiética, permitindo a troca de todo o sistema hematopoiético, incluindo os linfócitos, pela transfusão de células de medula óssea do doador ou de células-tronco hematopoiéticas (HSCs, do inglês *hematopoietic stem cells*) purificadas de outro animal. Os animais resultantes são chamados **quimeras por irradiação de medula óssea**, da palavra grega *chimera,* um animal da mitologia que tinha cabeça de leão, rabo de serpente e corpo de cabra. Essa técnica é utilizada experimentalmente para examinar o desenvolvimento dos linfócitos, em vez de suas funções efetoras, e tem sido particularmente importante no estudo do desenvolvimento de células T. Essencialmente a mesma técnica é utilizada em humanos para repor o sistema hematopoiético quando esta falha, como na anemia aplástica ou após acidentes nucleares, ou ainda para erradicar a medula óssea e substituí-la por outra normal, como no tratamento de alguns tipos de câncer. Nos seres humanos, a medula óssea é a principal fonte de HSCs, mas elas têm sido cada vez mais obtidas a partir do sangue periférico após o doador ter sido tratado com fatores de crescimento hematopoiético, como o fator estimulante de colônias granulocíticas e macrofágicas (GM-CSF, do inglês *granulocyte-macrophage colony-stimulating factor*), ou a partir do cordão umbilical, que é rico em células-tronco (ver Cap. 15).

A.43   Depleção de células T *in vivo*

A importância da função das células T *in vivo* pode ser verificada em camundongos que não têm células T próprias. Nessas condições, o efeito da falta de células T pode ser estudado, e pode-se repor seletivamente subpopulações de células T para analisar suas funções específicas. Os linfócitos T são originados no timo. A **timectomia** neonatal – remoção cirúrgica do timo de camundongos ao nascimento – impede que ocorra o desenvolvimento de células T, pois a exportação da maioria das células T maduras em camundongos ocorre apenas após o nascimento. Outra forma de proceder é remover o timo em camundongos adultos, irradiá-los e reconstituí-los com medula óssea. Esses animais desenvolverão todos os tipos celulares da linhagem hematopoiética, exceto células T maduras.

A mutação recessiva *nude* em camundongos é causada por uma mutação no gene para o fator de transcrição Wnt e, em animais homozigotos, causa ausência de pelos e do timo. Consequentemente, esses animais não desenvolvem células T a partir dos progenitores da medula óssea. Enxertar camundongos timectomizados ou *nude/ nude* com elementos epiteliais do timo, depletados de linfócitos, permite que os receptores dos enxertos desenvolvam células T maduras normais. Esse procedimento permite que a função do estroma tímico não linfoide seja estudado; isso tem sido fundamental para determinar o papel das células estromais do timo no desenvolvimento das células T (ver Cap. 8).

A.44   Depleção de células B *in vivo*

Não existe um local único para o desenvolvimento de células B em camundongos, de forma que técnicas como a timectomia não podem ser aplicadas no estudo das funções e do desenvolvimento das células B em roedores. Entretanto, a **bursectomia** – remoção cirúrgica da bolsa (bursa) de Fabricius em aves – inibe o desenvolvimento de células B nessas espécies. Na verdade, foi o efeito da timectomia *versus* o da bursectomia que levou ao nome de células T para linfócitos derivados do timo e de células B para linfócitos derivados da bursa. Não existe nenhuma mutação espontânea conhecida (análoga à mutação *nude*) em camundongos que produza animais com células T, mas sem células B. Entretanto, tais mutações existem em humanos, levando à falha em produzir respostas imunes humorais ou anticorpos. As doenças produzidas por essas mutações são chamadas de agamaglobulinemias, por terem sido originariamente detectadas pela ausência de gamaglobulinas. As bases genéticas para várias formas dessa doença em humanos foi recentemente estabelecida (ver Seção 13.14), e algumas de suas características podem ser reproduzidas em camundongos por inativações dirigidas ao gene correspondente (ver Seção A.45). Várias mutações diferentes em regiões essenciais dos genes das imunoglobulinas têm sido produzidas por inativações dirigidas, originando camundongos desprovidos de células B.

A.45 Camundongos transgênicos

A função dos genes tem sido tradicionalmente estudada pela observação dos efeitos de mutações espontâneas em organismos completos e, mais recentemente, pela análise dos efeitos de mutações dirigidas em células em cultura. As técnicas de clonagem gênica e mutagênese *in vitro* tornaram possível a produção de mutações específicas em animais como um todo. Camundongos com cópias extras ou cópias alteradas de um gene no seu genoma podem ser criados por **transgênese**, hoje um procedimento bem-estabelecido. Para produzir **camundongos transgênicos**, um gene clonado é introduzido no genoma do camundongo por microinjeção no pronúcleo masculino de um óvulo fertilizado, que será, então, implantado no útero de uma fêmea de camundongo pseudográvida. Em alguns embriões, o DNA injetado agrega-se aleatoriamente ao genoma, originando um camundongo que tem um elemento genético extra com estrutura conhecida, o transgene (Fig. A.43).

O transgene, a ser estudado em detalhes, precisa ser introduzido em um genoma estável e bem-caracterizado. Entretanto, é difícil preparar embriões transgênicos em linhagens endocruzadas de camundongos, e os camundongos transgênicos são, rotineiramente, preparados em embriões F_2 (i.e., o embrião formado após o cruzamento de dois animais F_1). O transgene deve, então, ser cruzado com um genoma bem-caracterizado. Isso requer 10 gerações de retrocruzamento com uma linhagem endocruzada para assegurar que o transgene integrado seja, em grande parte (mais de 99%), livre dos genes heterogêneos da matriz da linhagem de camundongo transgênico (Fig. A.44).

Essa técnica permite estudar o impacto de genes recém-descobertos no desenvolvimento, identificar regiões reguladoras indispensáveis para que um gene tenha sua expressão tecido-específica normal, determinando os efeitos de sua superexpressão ou expressão em tecidos não apropriados, e descobrir o impacto de mutações na função do gene. Os camundongos transgênicos têm sido especialmente úteis no estudo da função de TCRs e receptores de células B (BCRs, do inglês *B-cell receptors*) no desenvolvimento dos linfócitos, como descrito no Capítulo 8.

A.46 Nocaute gênico por rompimento direcionado

Em muitos casos, as funções de um gene em particular só podem ser completamente estudadas se for possível obter um animal mutante que não expresse o gene de interesse. Embora os genes tenham sido descobertos pela identificação de fenótipos mutantes, atualmente é muito mais comum que se descubra e isole o gene normal e depois se determine sua função substituindo-o, *in vivo,* por uma cópia inativa. Esse procedimento é conhecido como **nocaute gênico** e se tornou possível devido a dois recentes desenvolvimentos: uma estratégia poderosa de seleção por mutação dirigida e recombinação homóloga e o desenvolvimento de linhagens de crescimento contínuo de **células-tronco embrionárias** ou **células ES** (do inglês *embryonic stem cells*). Elas são células embrionárias que, ao serem implantadas em um blastocisto, podem originar todas as linhagens celulares em um camundongo quimérico.

A técnica de **direcionamento ao gene-alvo** fundamenta-se no fenômeno conhecido como **recombinação homóloga** (Fig. A.45). Cópias clonadas do gene-alvo são modificadas para se tornarem não funcionais e, então, serem introduzidas nas células ES, onde se recombinarão com o gene homólogo no genoma da célula, substituindo o gene normal por uma cópia inativa. A recombinação homóloga é um fe-

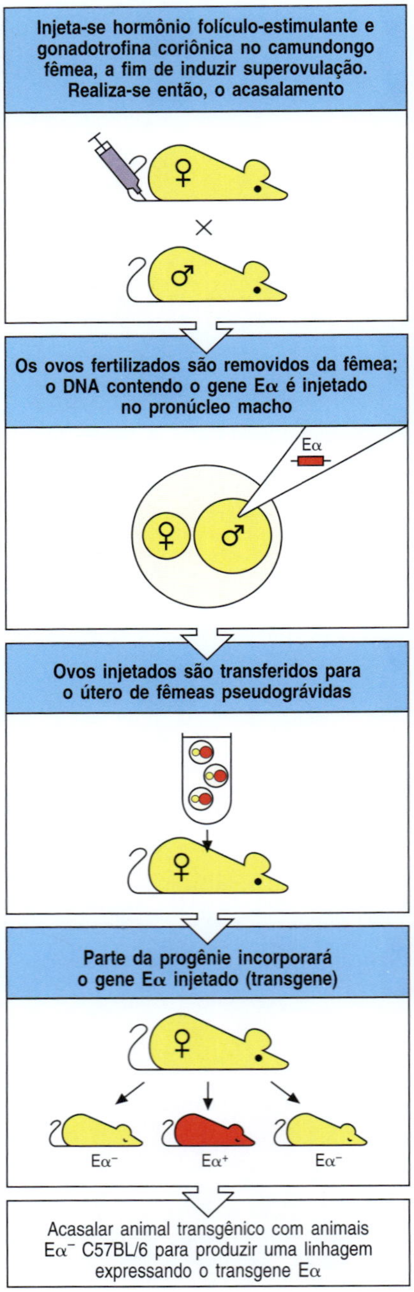

Injeta-se hormônio folículo-estimulante e gonadotrofina coriônica no camundongo fêmea, a fim de induzir superovulação. Realiza-se então, o acasalamento

Os ovos fertilizados são removidos da fêmea; o DNA contendo o gene Eα é injetado no pronúcleo macho

Eα

Ovos injetados são transferidos para o útero de fêmeas pseudográvidas

Parte da progênie incorporará o gene Eα injetado (transgene)

Eα⁻   Eα⁺   Eα⁻

Acasalar animal transgênico com animais Eα⁻ C57BL/6 para produzir uma linhagem expressando o transgene Eα

Figura A.43 A função e a expressão dos genes podem ser estudadas *in vivo* pela utilização de camundongos transgênicos. Purifica-se o DNA que codifica um gene de interesse, no caso a proteína Eα do complexo principal de histocompatibilidade (MHC) de classe II de camundongos, que é microinjetado nos pronúcleos machos de ovos fertilizados. Os ovos são implantados em fêmeas de camundongos pseudográvidas. A progênie resultante é testada quanto à presença do transgene em suas células, e os animais positivos são utilizados como matrizes que transmitem o transgene para seus descendentes, estabelecendo uma linhagem de camundongos transgênicos, portadores de um ou mais genes extras. A função do gene Eα aqui utilizado é testada pelo cruzamento do transgene em camundongos C57BL/6 que carregam uma mutação inativante do gene Eα endógeno.

Figura A.44   Criação de linhagens de camundongos transgênicos coisogênicos ou congênicos. Linhagens de camundongos transgênicos são rotineiramente produzidas em camundongos F_2. Para produzir camundongos em uma origem consanguínea, o transgene é retrocruzado progressivamente em uma linhagem-padrão, em geral C57BL/6 (B6). A presença do transgene é rastreada por reação em cadeia da polimerase (PCR) em DNA genômico extraído da cauda de camundongos jovens. Após 10 gerações de retrocruzamento, os camundongos são > 99% geneticamente idênticos, de modo que qualquer diferença observada entre os animais é provavelmente relacionada ao próprio transgene. A mesma técnica pode ser utilizada para a criação de um gene nocaute em uma linhagem-padrão de camundongos, sendo que a maioria dos genes nocautes é feita na linhagem 129 de camundongos (ver Fig. A.46). Os camundongos são, então, intercruzados, e os camundongos nocaute homozigóticos são detectados pela ausência de uma cópia intacta do gene de interesse (conforme verificado por PCR).

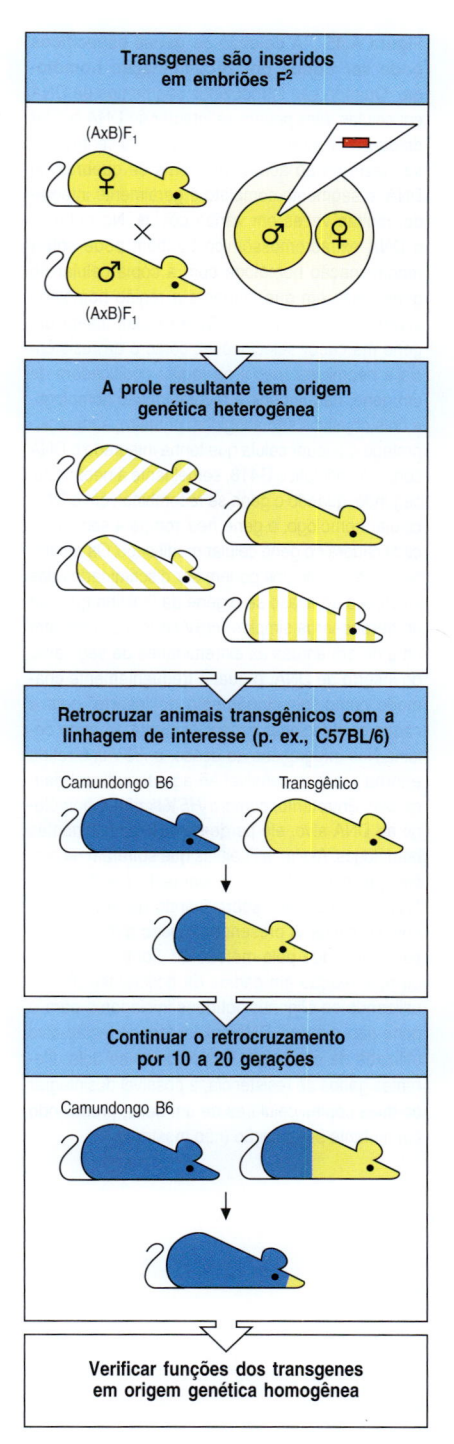

nômeno raro em células de mamíferos, sendo necessária uma poderosa estratégia de seleção para detectar as células nas quais ocorreu a recombinação. Na maioria das vezes, o gene ou o segmento de DNA introduzido tem sua sequência rompida pela inserção de um gene de resistência a antibióticos, como o da resistência à neomicina (neo^r). Se esse novo gene sofrer recombinação homóloga com a cópia endógena do gene, o gene endógeno será rompido, mas o gene com resistência ao antibiótico continuará funcional. Isso permite que as células que incorporaram o gene possam ser selecionadas em cultura para resistência a um fármaco similar à neomicina, chamado de G418. Entretanto, a resistência ao antibiótico, por si só, demonstra apenas que a célula captou e incorporou o gene de resistência à neomicina. Para poder selecionar as células nas quais a recombinação homóloga ocorreu, coloca-se na extremidade do segmento de DNA o gene da timidina quinase do herpes-vírus simples (*HSV-tk*). Células que incorporam DNA aleatoriamente, em geral, retêm o fragmento de DNA inteiro, incluindo o *HSV-tk*, ao passo que a recombinação homóloga entre o inserto de DNA e o DNA celular (o resultado desejado) envolve a troca de sequências de DNA homólogas, de forma que os genes *HSV-tk* não homólogos na extremidade do inserto de DNA são eliminados. As células portadoras do *HSV-tk* são mortas pelo fármaco antiviral ganciclovir; dessa maneira, as células com a recombinação homóloga têm a característica especial de serem resistentes tanto à neomicina como ao ganciclovir e, assim, poderem ser selecionadas de forma eficaz quando esses fármacos são adicionados ao meio de cultura (ver Fig. A.45).

Essa técnica pode ser utilizada para produzir células mutantes homozigotas nas quais os efeitos do nocaute de um gene específico possam ser analisados. Células diploides nas quais ambas as cópias de um gene tenham sido mutadas por recombinação homóloga podem ser selecionadas após transfecção com mistura de construções nas quais os genes-alvo tenham sido rompidos por um dos genes de resistência a antibióticos diferentes. Tendo-se obtido uma célula mutante com defeito funcional, o defeito pode ser definitivamente atribuído ao gene mutado se o fenótipo mutante puder ser revertido com uma cópia do gene normal transfectado para a célula mutante. A restauração da função significa que o defeito no gene mutante foi complementado pelo gene normal funcional. Essa técnica é muito poderosa, pois permite que o gene que está sendo transferido seja mutado de forma muito precisa para poder determinar quais partes da proteína codificada são necessárias para sua função.

Para fazer o nocaute de um gene *in vivo,* é necessário romper apenas uma cópia do gene celular de uma célula ES. As células ES portadoras do gene mutante são produzidas por mutação dirigida (ver Fig. A.45) e injetadas em um blastocisto, que será reimplantado no útero. As células portadoras do gene modificado são incorporadas no embrião em desenvolvimento e contribuem para a formação de todos os tecidos do animal quimérico resultante, incluindo as células da linhagem germinal. O gene mutado pode, então, ser transmitido a alguns animais da prole da quimera original, e o cruzamento do gene mutante até a homozigose produz camundongos totalmente desprovidos da expressão do produto gênico particular (Fig. A.46). Assim, é possível estudar os efeitos da ausência da função do gene. Além disso, as porções do gene essenciais para sua função podem ser identificadas ao se determinar se a função pode ser restaurada pela reintrodução de diferentes cópias mutadas do gene de volta ao genoma por transgênese. A manipulação do genoma de camundongo

Figura A.44 (continuação)

Figura A.45 A deleção de genes específicos pode ser obtida por recombinação homóloga. Quando são introduzidos segmentos de DNA em células, eles podem se integrar no DNA celular de duas maneiras diferentes. Se esses segmentos se inserirem ao acaso em locais de quebras do DNA, o segmento completo é geralmente integrado, muitas vezes em várias cópias. No entanto, o DNA extracromossômico também pode sofrer recombinação homóloga com a cópia celular do gene, caso em que somente a região homóloga central é incorporada no DNA celular. Inserir um gene marcador selecionável, como o da resistência à neomicina (*neo*ʳ), na região codificadora de um gene, não impede a recombinação homóloga, e dois objetivos são atingidos: primeiro, a inserção protege qualquer célula que tenha integrado o DNA contra o antibiótico G418, semelhante à neomicina; segundo, quando o gene se recombina com o DNA celular homólogo, o gene *neo*ʳ rompe a sequência codificadora do gene celular modificado. Os recombinantes homólogos podem ser discriminados das inserções ao acaso se o gene da timidina quinase do herpes-vírus simples (*HSV-tk*) for colocado em uma ou em ambas as extremidades do segmento do inserto de DNA, o qual é frequentemente chamado como "direcionamento do inserto" pois é capaz de direcionar especificamente ao gene celular. Nas integrações ao acaso, o *HSV-tk* é retido e torna a célula sensível ao agente antiviral ganciclovir. Entretanto, como o *HSV-tk* não é homólogo ao DNA-alvo, ele perde-se dos recombinantes homólogos. Assim, as células que sofreram recombinação homóloga são unicamente resistentes a G418 e ganciclovir, sobrevivendo na mistura dos dois fármacos. A presença do gene rompido deve ser confirmada pelo método de *Southern blotting* ou pela reação em cadeia da polimerase (PCR), utilizando-se oligonucleotídeos iniciadores para o gene *neo*ʳ e para o DNA celular fora da região-alvo utilizada de clonagem. Empregando-se dois diferentes genes de resistência, é possível desintegrar as duas cópias celulares de um gene, produzindo um mutante por deleção (não mostrado).

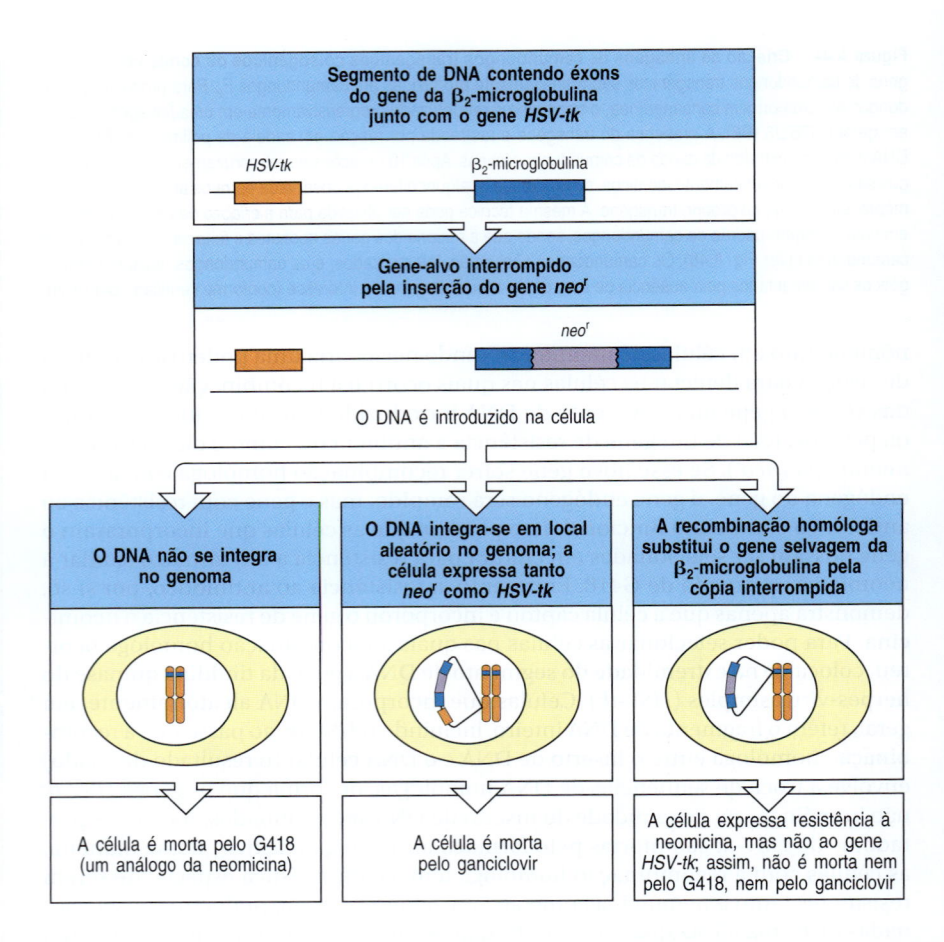

por nocaute gênico e transgênese está revolucionando o entendimento da função de genes individuais no desenvolvimento e nas funções dos linfócitos.

Como as células ES utilizadas com mais frequência são originadas de uma linhagem de camundongos pouco caracterizada, conhecida como linhagem 129, a análise da função de um nocaute gênico, em geral, requer retrocruzamentos exaustivos com outra linhagem, como nos camundongos transgênicos (ver Fig. A.44). É possível acompanhar a presença de uma cópia do gene mutante pela presença do gene *neo*ʳ. Após quantidade suficiente de retrocruzamentos, os camundongos são intercruzados para produzir mutantes com mesma constituição genética estável.

Um problema com a técnica de nocaute gênico surge quando a função do gene é essencial à sobrevivência do animal. Nesses casos, o gene é chamado de **gene recessivo letal**, e não é possível obter animais homozigotos. Entretanto, é possível analisar a função de um gene recessivo letal em células linfoides pela construção de quimeras com camundongos que são deficientes em células B e T. Para que isso seja feito, células ES com mutações de perda de função homozigotas letais são injetadas em blastocistos de camundongos desprovidos da capacidade de rearranjar seus genes de receptores de antígenos devido a uma mutação nos genes de ativação da recombinase (camundongos nocaute *RAG*). Quando esses embriões quiméricos se desenvolvem, as células deficientes de *RAG* podem compensar qualquer falha no desenvolvimento resultante do nocaute gênico nas células ES em todas as células, com exceção das células da linhagem linfoide. Contanto que as células ES mutadas possam diferenciar-se em progenitoras hematopoiéticas na medula óssea, os embriões sobreviverão, e todos os linfócitos no camundongo quimérico resultante terão sido originados dessas células ES mutantes (Fig. A.47).

Figura A.46 O nocaute gênico em células-tronco embrionárias (células ES) possibilita a produção de camundongos mutantes. Genes específicos podem ser deletados pela utilização de recombinação homóloga em cultura de células ES. A técnica de recombinação homóloga é desenvolvida da maneira descrita na Figura A.45. Neste exemplo, o gene para β_2-microglobulina nas células ES é rompido por recombinação homóloga com direcionamento do inserto. É necessário romper apenas uma única cópia do gene. As células ES mutantes nas quais ocorreu a recombinação homóloga são injetadas em blastocistos de camundongo. Se as células ES mutantes originarem células germinativas nos camundongos quiméricos resultantes (ilustrado na figura como camundongos listrados), então o gene mutante pode ser transferido para sua progênie. Pela reprodução do gene mutante em homozigose, gera-se um fenótipo mutante. Na maioria das vezes, esses camundongos mutantes são da linhagem 129, pois normalmente os nocautes gênicos são produzidos em células ES derivadas dessa linhagem. Nesse caso, os camundongos mutantes homozigotos não têm moléculas do complexo principal de histocompatibilidade (MHC) de classe I em suas células, considerando-se que essas moléculas devem ligar-se às β_2-microglobulinas para sua expressão de superfície. Os animais deficientes de β_2-microglobulina podem ser, então, acasalados com camundongos transgênicos, em busca de mutantes mais refinados do gene deletado, o que permite testar o efeito *in vivo* desses mutantes.

Uma segunda técnica bastante poderosa obtém a deleção de genes tecido-específicos ou de genes que regulam o desenvolvimento pelo emprego de sequências de DNA e enzimas utilizadas pelo bacteriófago P1 para se autoexcisar do genoma da célula hospedeira. O DNA integrado do bacteriófago P1 é flanqueado por sequências de sinal de recombinação chamadas de sítios *loxP*. Uma recombinase, Cre, reconhece esses sítios, corta o DNA e junta as duas extremidades, excluindo o DNA sob a forma de um círculo. Esse mecanismo pode ser adaptado para permitir a deleção de genes específicos em um animal transgênico apenas em certos tecidos ou em determinadas fases do desenvolvimento. Primeiramente, sítios *loxP* flanqueando um gene, ou mesmo um único éxon, são introduzidos por recombinação homóloga (Fig. A.48). Em geral, a introdução dessas sequências no DNA flanqueador ou intrônico não prejudica a função normal do gene. Pode-se, então, cruzar camundongos que contêm esses genes mutantes *loxP* com camundongos transgênicos para a recombinase Cre, sob o controle de um promotor tecido-específico ou induzível.

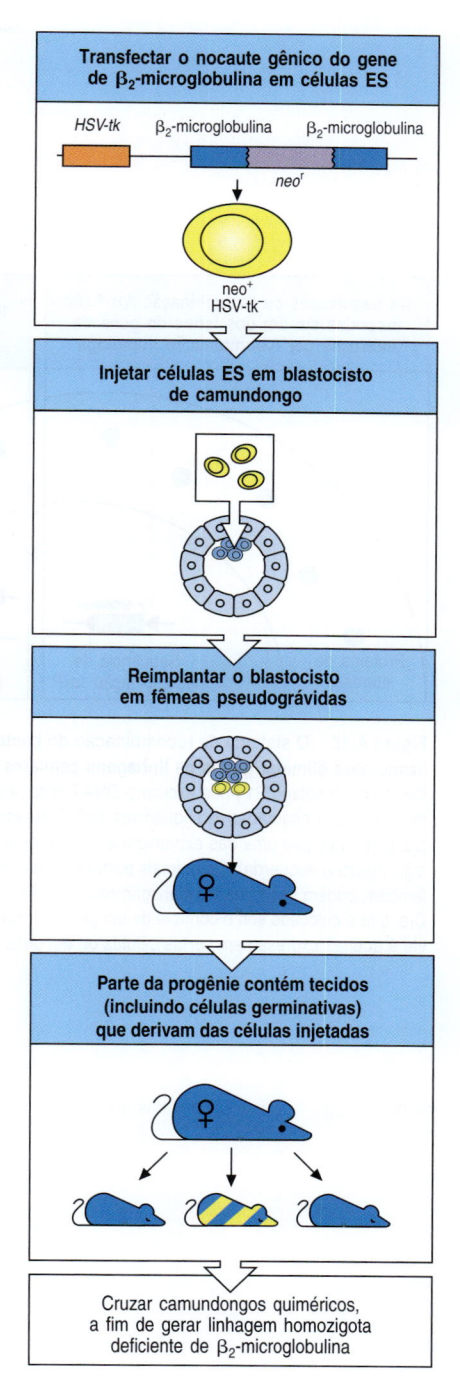

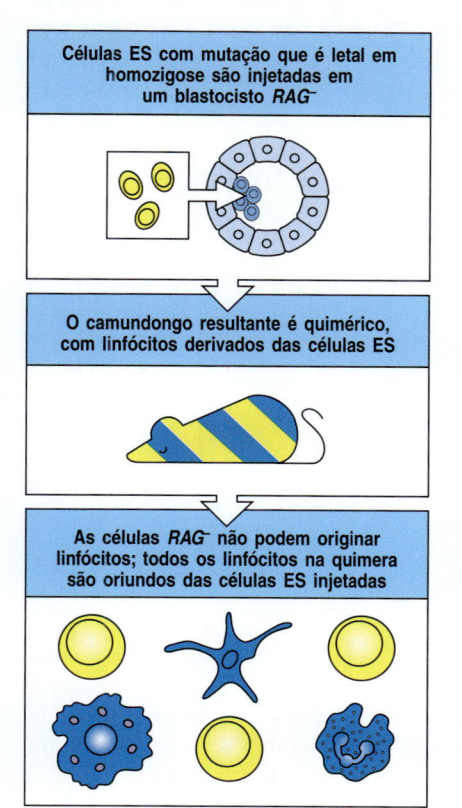

Figura A.47 A função dos genes letais recessivos na função linfocitária pode ser estudada pelo uso de camundongos quiméricos deficientes de *RAG*. Células-tronco embrionárias (células ES) homozigotas para a mutação letal são inoculadas em um blastocisto deficiente de *RAG* (figura superior). As células deficientes de *RAG* podem dar origem a todos os tecidos de um camundongo normal, com exceção dos linfócitos, podendo, assim, compensar qualquer deficiência no potencial desenvolvimento das células ES mutantes (figura central). Se as células ES mutantes forem capazes de se diferenciar em células-tronco hematopoiéticas – isto é, se a função genética deletada não for essencial para essa via de desenvolvimento –, todos os linfócitos do animal quimérico serão derivados das células ES (figura inferior), pois os camundongos deficientes de *RAG* não podem produzir seus próprios linfócitos.

Quando a recombinase Cre está ativa, no tecido apropriado ou quando induzida, ela excisa o DNA entre os sítios *loxP* inseridos, inativando o gene ou o éxon. Dessa forma, por exemplo, com o uso de um promotor específico de célula T para orientar a expressão da recombinase Cre específica para células T, um gene pode ser deletado apenas nas células T, enquanto permanece funcional em todas as outras células do animal. Essa técnica genética extremamente poderosa foi utilizada para demonstrar a importância dos BCRs na sobrevivência das células B.

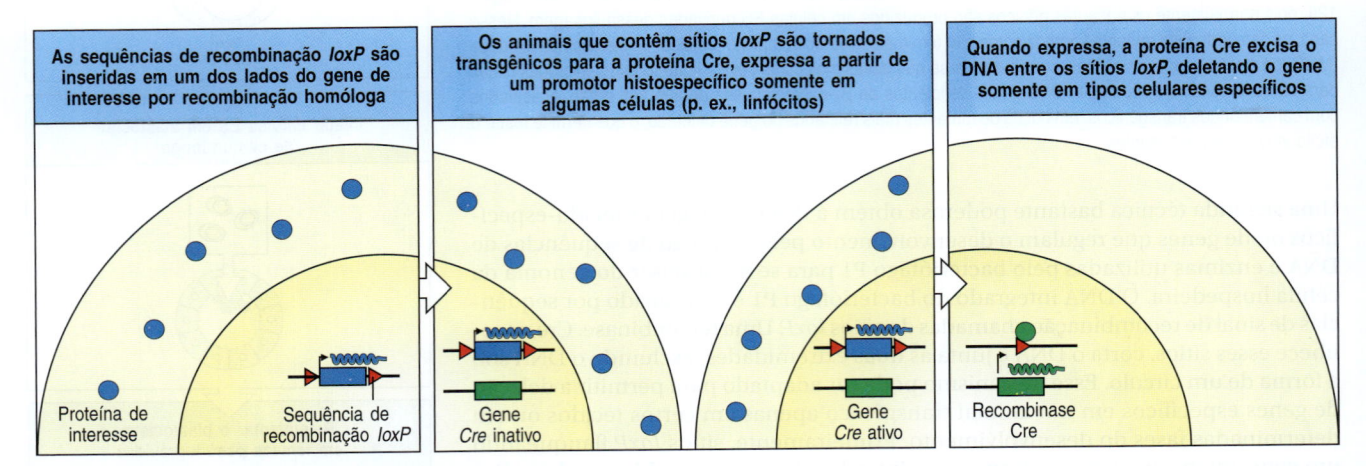

Figura A.48   O sistema de recombinação do bacteriófago P1 pode ser utilizado para eliminar genes de linhagens celulares particulares. A proteína Cre do bacteriófago P1 pode excisar o DNA ligado pelas sequências do sinal de recombinação, chamadas de sequências *loxP*. Tais sequências podem ser introduzidas em qualquer uma das extremidades de um gene por recombinação homóloga (figura à esquerda). Os animais portadores de genes flanqueados por *loxP* também podem ser tornados transgênicos para o gene que codifica a proteína Cre, que é colocado sob o controle de um promotor histoespecífico, de modo que ele é apenas expresso em certas células ou em determinados períodos durante

o desenvolvimento (figura central). Nas células nas quais se expressa a proteína Cre, ela reconhece as sequências *loxP* e excisa o DNA entre elas (figura à direita). Assim, genes individuais podem ser deletados apenas em alguns tipos celulares ou somente em determinados períodos. Dessa maneira, genes essenciais ao desenvolvimento normal de um camundongo podem ser analisados quanto à sua função no animal desenvolvido e/ou em tipos celulares específicos. Os genes são mostrados como retângulos, o RNA, como zigue-zagues, e as proteínas, como círculos coloridos.

APÊNDICE II-IV

Apêndice II. Antígenos CD					
Antígeno CD	**Expressão celular**	**Peso molecular (kDa)**	**Funções**	**Outros nomes**	**Família relacionada**
CD1a,b,c,d	Timócitos corticais, células de Langerhans, células dendríticas, células B (CD1c), epitélio intestinal, músculo liso, vasos sanguíneos (CD1d)	43-49	Molécula semelhante à MHC de classe I associada à β_2-microglobulina; tem papel especializado na apresentação de antígenos lipídicos		Imunoglobulina
CD2	Células T, timócitos, células NK	45-58	Molécula de adesão, ligando CD58 (LFA-3); liga-se ao Lck intracelular e ativa células T	T11, LFA-2	Imunoglobulina
CD3	Timócitos, células T	γ: 25-28 δ: 20 ε: 20	Associado ao TCR de antígeno; exigido para expressão na superfície celular e para transdução de sinal pelo TCR	T3	Imunoglobulina
CD4	Subgrupos de timócitos, células T T_H1 e T_H2 (cerca de dois terços das células T periféricas), monócitos, macrófagos	55	Correceptor para moléculas do MHC de classe II; liga Lck na face citoplasmática da membrana; receptor para gp 120 de HIV-1 e HIV-2	T4, L3T4	Imunoglobulina
CD5	Timócitos, células T, subgrupo de células B	67		T1, Ly1	Receptor de varredura
CD6	Timócitos, células T, células B de leucemia linfática crônica	100-130	Liga-se ao CD166	T12	Receptor de varredura
CD7	Células hematopoiéticas pluripotenciais, timócitos, células T	40	Desconhecidas; marcador para leucemia linfática aguda de célula T e de leucemia de célula-tronco pluripotencial; o domínio citoplasmático liga-se à PI 3-quinase		Imunoglobulina
CD8	Subgrupos de timócitos, células T citotóxicas (cerca de um terço de células T periféricas)	α: 32-34 β: 32-34	Correceptor para moléculas do MHC de classe I; liga-se ao Lck na face citoplasmática da membrana	T8, Lyt2,3	Imunoglobulina
CD9	Células pré-B, monócitos, eosinófilos, basófilos, plaquetas, células T ativadas, células nervosas periféricas e cerebrais, músculo vascular liso	24	Medeia agregação de plaquetas e ativação via FcγRIIa e pode ter função na migração celular		Proteína de quatro domínios, também chamada TM4
CD10	Precursores de células T e B, células estromais da medula óssea	100	Zinco metaloproteinase, marcador para ALL de células pré-B	Endopeptidase neutra, CALLA	
CD11a	Linfócitos, granulócitos, monócitos e macrófagos	180	Subunidade αL da integrina LFA-1 (associada a CD18); liga-se a CD54 (ICAM-1), CD102 (ICAM-2) e CD50 (ICAM-3)	LFA-1	Integrina α
CD11b	Células mieloides e NK	170	Subunidade αM da integrina CR3 (associada a CD18); liga CD54, componente iC3b do complemento e proteínas de matriz extracelular	Mac-1	Integrina α
CD11c	Células mieloides	150	Subunidade αX da integrina CR4 (associada a CD18); liga fibrinogênio	CR4, p150, 95	Integrina α

Antígeno CD	Expressão celular	Peso molecular (kDa)	Funções	Outros nomes	Família relacionada
CD11d	Leucócitos	125	Subunidade αD da integrina (associada a CD18); liga-se a CD50		Integrina α
CDw12	Monócitos, granulócitos, plaquetas	90-120	Desconhecidas		
CD13	Células mielomonocíticas	150-170	Zinco metaloproteinase	Aminopeptidase N	
CD14	Células mielomonocíticas	53-55	Receptor para complexo de LPS e LBP		
CD15	Neutrófilos, eosinófilos, monócitos		Trissacarídeo terminal, expresso em glicolipídeos e muitas glicoproteínas de superfície	Lewis^x (Le^x)	
CD15s	Leucócitos, endotélio		Ligante para CD62E, P	Sialil-Lewis^x (sLe^x)	Poli-N-acetil-lactosamina
CD15u			CD15 sulfatado		Estruturas de carboidratos
CD16	Neutrófilos, células NK, macrófagos	50-80	Componente de baixa afinidade do receptor Fc, FcγRIII, medeia a fagocitose e a citotoxicidade celular dependente de anticorpo	FcγRIII	Imunoglobulina
CDw17	Neutrófilos, monócitos, plaquetas		Lactosil ceramida, um glicoesfingolipídeo de superfície celular		
CD18	Leucócitos	95	Subunidade β2 da integrina, associa-se a CD11a, b, c e d		Integrina β
CD19	Células B	95	Forma complexo com CD21 (CR2) e CD81 (TAPA-1); correceptor para células B; o domínio citoplasmático liga-se às tirosinas quinases citoplasmáticas e à PI 3-quinase		Imunoglobulina
CD20	Células B	33-37	Oligômeros de CD20 podem formar canais de Ca^{2+}; possível função na regulação da ativação de células B		Contém quatro segmentos transmembrana
CD21	Células B maduras, células dendríticas foliculares	145	Receptor para o componente C3d do complemento, EBV; com CD19 e CD81, CD21 forma correceptor para células B	CR2	CCP
CD22	Células B maduras	α: 130 β: 140	Liga-se a sialoconjugados	BL-CAM	Imunoglobulina
CD23	Células B maduras, macrófagos ativados, eosinófilos, células dendríticas foliculares, plaquetas	45	Receptor de baixa afinidade para IgE, regula a síntese de IgE; ligante para o correceptor CD19:CD21:CD81	FcεRII	Lectina tipo C
CD24	Células B, granulócitos	35-45	Desconhecidas	Possível homólogo humano do HSA de camundongo	
CD25	Células T ativadas, células B e monócitos	55	Cadeia α do receptor de IL-2	Tac	CCP
CD26	Células T e B ativadas, macrófagos	110	Exopeptidase, cliva a porção N-terminal dos dipeptídeos X-Pro ou X-Ala dos polipeptídeos	Dipeptidil peptidase IV	Glicoproteína de membrana do tipo II
CD27	Timócitos medulares, células T, células NK, algumas células B	55	Liga-se ao CD70 e pode atuar como coestimulador para células B e T		Receptor do TNF
CD28	Subgrupos de células T, células B ativadas	44	Ativação de células T virgens, receptor para sinal coestimulador (sinal 2), liga CD80 (B7.1) e CD86 (B7.2)	Tp44	Imunoglobulina e CD86 (B7.2)
CD29	Leucócitos	130	Subunidade da integrina β1, associa-se à integrina CD49a na integrina VLA-1		Integrina β
CD30	Células T, B e NK ativadas, monócitos	120	Liga CD30L (CD153); a ligação cruzada do CD30 aumenta a proliferação de células B e T	Ki-1	Receptor do TNF

Antígeno CD	Expressão celular	Peso molecular (kDa)	Funções	Outros nomes	Família relacionada
CD31	Monócitos, plaquetas, granulócitos, subpopulação de células T, células endoteliais	130-140	Molécula de adesão, mediando as interações leucócito-endotélio e as interações endotélio-endotélio	PECAM-1	Imunoglobulina
CD32	Monócitos, granulócitos, células B, eosinófilos	40	Receptor Fc de baixa afinidade para imunoglobulinas agregadas: complexos imunes	Fc-γRII	Imunoglobulina
CD33	Células mieloides progenitoras, monócitos	67	Liga-se aos sialoconjugados		Imunoglobulina
CD34	Precursores hematopoiéticos, endotélio capilar	105-120	Ligante para CD62L (selectina-L)		Mucina
CD35	Eritrócitos, células B, monócitos, neutrófilos, eosinófilos, células dendríticas foliculares	250	Receptor 1 de complemento, liga C3b e C4b, mediador de fagocitose	CR1	CCP
CD36	Plaquetas, monócitos, células endoteliais	88	Molécula de adesão de plaquetas; envolvido no reconhecimento e na fagocitose de células apoptóticas	Plaqueta GPIV, GPIIIb	
CD37	Células B e T maduras, células mieloides	40-52	Desconhecidas; pode estar envolvida na transdução de sinal; forma complexos com CD53, CD81, CD82 e MHC de classe II		TM4
CD38	Células T e B precoces, células T ativadas, células B do centro germinativo, plasmócitos	45	Glico-hidrolase NAD, aumenta a proliferação de células B	T10	
CD39	Células B ativadas, células NK ativadas, macrófagos, células dendríticas	78	Desconhecidas; pode mediar adesão de células B		
CD40	Células B, macrófagos, células dendríticas, células epiteliais basais	48	Liga-se ao CD154 (CD40L); receptor para o sinal coestimulador das células B; promove o crescimento, a diferenciação e a mudança de classe nas células B e a produção de citocinas por macrófagos e células dendríticas		Receptor do TNF
CD41	Plaquetas, megacariócitos	Dímero GPIIba: 125 GPIIbb: 22	Integrina αIIb, associa-se a CD61 para formar GPIIb, liga-se a fibrinogênio, fibronectina, fator de von Willebrand e trombospondina	GPIIb	Integrina α
CD42a,b,c,d	Plaquetas, megacariócitos	a: 23 b: 135, 23 c: 22 d: 85	Liga-se a fator de von Willebrand, trombina; essencial para adesão de plaquetas em locais de lesão	a: GPIX b: GPIbα c: GPIbβ d: GPV	Repetições ricas em leucina
CD43	Leucócitos, exceto células B em repouso	Neutrófilos: 115-135 Células T: 95-115	Sua estrutura estendida tem aproximadamente 45 μm de comprimento e pode ser antiadesiva	Leucossialina, sialoporina	Mucina
CD44	Leucócitos, eritrócitos	80-95	Liga ácido hialurônico, medeia a adesão de leucócitos	Antígeno Hermes, Pgp-1	Proteína de ligação
CD45	Todas as células hematopoiéticas	180-240 (isoformas múltiplas)	Tirosina fosfatase, aumenta sinalização pelo receptor de antígeno de células T e B, múltiplas isoformas resultam de processamentos alternativos (ver a seguir)	Antígeno leucocitário comum, T200, B220	Fibronectina do tipo III
CD45RO	Subgrupos de células T e de células B, monócitos, macrófagos	180	Isoforma de CD45, não contendo nenhum dos éxons A, B ou C		Fibronectina do tipo II
CD45RA	Células B, subgrupos de células T (células T virgens), monócitos	205-220	Isoformas de CD45, contendo o éxon A		Fibronectina do tipo II
CD45RB	Subgrupos de células T, células B, monócitos, macrófagos, granulócitos	190-220	Isoformas de CD45, contendo o éxon B	T200	Fibronectina do tipo II
CD46	Células nucleadas hematopoiéticas e não hematopoiéticas	56/66 (variantes de processamento)	Proteína cofator de membrana; liga-se a C3b e C4b para permitir sua degradação pelo Fator I	MCP	CCP

Antígeno CD	Expressão celular	Peso molecular (kDa)	Funções	Outros nomes	Família relacionada
CD47	Todas as células	47-52	Molécula de adesão, receptor de trombospondina	IAP, MER6, OA3	Superfamília das imunoglobulinas
CD48	Leucócitos	40-47	Possível ligante para CD244	Blast-1	Imunoglobulina
CD49a	Células T ativadas, monócitos, células neuronais, músculo liso	200	Integrina α1, associa-se a CD29, liga colágeno, laminina-1	VLA-1	Integrina α
CD49b	Células B, monócitos, plaquetas, megacariócitos, neurônios, células epiteliais e endoteliais, osteoclastos	160	Integrina α2, associa-se a CD29, liga colágeno, laminina	VLA-2, GPIa plaquetária	Integrina α
CD49c	Células B, muitas células aderentes	125, 30	Integrina α3, associa-se a CD29, liga laminina-5, fibronectina, colágeno, entactina, invasina	VLA-3	Integrina α
CD49d	Ampla distribuição, incluindo células B, timócitos, monócitos, granulócitos, células dendríticas	150	Integrina α4, associa-se a CD29, liga fibronectina, MAdCAM-1, VCAM-1	VLA-4	Integrina α
CD49e	Ampla distribuição, incluindo células T de memória, monócitos, plaquetas	135, 25	Integrina α5, associa-se a CD29, liga fibronectina, invasina	VLA-5	Integrina α
CD49f	Linfócitos T, monócitos, plaquetas, megacariócitos, trofoblastos	125, 25	Integrina α6, associa-se a CD29, liga laminina, invasina, merosina	VLA-6	Integrina α
CD50	Timócitos, células T e B, monócitos, granulócitos	130	Liga-se à integrina CD11a/CD18	ICAM-3	Imunoglobulina
CD51	Plaquetas, megacariócitos	125, 24	Integrina αV, associa-se a CD61, liga vitronectina, fator de von Willebrand, fibrinogênio e trombospondina; pode ser receptor para células apoptóticas	Receptor vitronectina	Integrina α
CD52	Timócitos, células T e B (menos plasmócitos), monócitos, granulócitos, espermatozoides	25	Desconhecidas, alvo para anticorpos utilizados terapeuticamente para depletar células T da medula óssea	CAMPATH-1, HE5	
CD53	Leucócitos	35-42	Desconhecidas	MRC OX44	TM4
CD54	Células hematopoiéticas e não hematopoiéticas	75-115	ICAM-1 liga-se com integrina CD11a/CD18(LFA-1) e integrina CD11b/CD18 (Mac-1), receptor para rinovírus	ICAM-1	Imunoglobulina
CD55	Células hematopoiéticas e não hematopoiéticas	60-70	DAF, liga C3b, desarticula convertase C3/C5	DAF	CCP
CD56	Células NK	135-220	Isoforma da NCAM, molécula de adesão	NKH-1	Imunoglobulina
CD57	Células NK, subgrupos de células T, células B e monócitos		Oligossacarídeo, encontrado em muitas glicoproteínas de superfície celular	HNK-1, Leu-7	
CD58	Células hematopoiéticas e não hematopoiéticas	55-70	Antígeno 3 associado à função de leucócitos (LFA-3), liga CD2, molécula de adesão	LFA-3	Imunoglobulina
CD59	Células hematopoiéticas e não hematopoiéticas	19	Liga os componentes do complemento C8 e C9, bloqueia a montagem do complexo de ataque à membrana	Protectina, inibidor Mac	Ly-6
CD60a			GD3 disialil		Estruturas de carboidratos
CD60b			9-O-acetil-GD3		Estruturas de carboidratos
CD60c			7-O-acetil-GD3		Estruturas de carboidratos
CD61	Plaquetas, megacariócitos, macrófagos	110	Subunidade β3 de integrina, associa a CD41 (GPIIb/IIIa) ou CD51 (receptor de vitronectina)		Integrina β
CD62E	Endotélio	140	ELAM, liga sialil-Lewis^x, participa da interação de rolamento de neutrófilos sobre o endotélio	ELAM-1, selectina-E	Lectina tipo C, EGF e CCP
CD62L	Células B e T, monócitos, células NK	150	LAM, liga CD34, GlyCAM, participa das interações de rolamento com o endotélio	LAM-1, selectina-L, LECAM-1	Lectina tipo C, EGF e CCP

Antígeno CD	Expressão celular	Peso molecular (kDa)	Funções	Outros nomes	Família relacionada
CD62P	Plaquetas, megacariócitos, endotélio	140	Molécula de adesão, liga CD162 (PSGL-1), participa da interação de plaquetas com células endoteliais, monócitos e rolamento de leucócitos no endotélio	Selectina-P, PADGEM	Lectina tipo C, EGF e CCP
CD63	Plaquetas ativadas, monócitos, macrófagos	53	Desconhecidas; é uma proteína de membrana lisossômica translocada para a superfície celular após ativação	Antígeno de ativação plaquetária	TM4
CD64	Monócitos, macrófagos	72	Receptor de alta afinidade para IgG; liga IgG3>IgG1>IgG4>>>IgG2, medeia a fagocitose, a captura do antígeno e a ADCC	FcγRI	Imunoglobulina
CD65	Células mieloides		Componente oligossacarídico de ceramida dodecassacarídica		
CD66a	Neutrófilos	160-180	Desconhecidas, membro da família CEA (ver a seguir)	BGP-1	Imunoglobulina
CD66b	Granulócitos	95-100	Desconhecidas, membro da família CEA	Previamente CD67	Imunoglobulina
CD66c	Neutrófilos, carcinoma de colo	90	Desconhecidas, membro da família CEA	NCA	Imunoglobulina
CD66d	Neutrófilos	30	Desconhecidas, membro da família CEA		Imunoglobulina
CD66e	Epitélio de colo adulto, carcinoma de colo	180-200	Desconhecidas, membro da família CEA	CEA	Imunoglobulina
CD66f	Desconhecida		Desconhecidas, membro da família CEA	Glicoproteína específica da gravidez	Imunoglobulina
CD68	Monócitos, macrófagos, neutrófilos, basófilos, grandes linfócitos	110	Desconhecidas	Macrossialina	Mucina
CD69	Células T e B ativadas, macrófagos ativados e células NK	28, 32 homodímero	Desconhecidas, ativação inicial do antígeno	AIM	Lectina tipo C
CD70	Células T e B ativadas e macrófagos	75, 95, 170	Ligante para CD27; pode atuar como coestimulador de células B e T	Ki-24	TNF
CD71	Todas as células em proliferação e, consequentemente, leucócitos ativados	95 homodímero	Receptor de transferrina	T9	
CD72	Células B (exceto células plasmáticas)	42 homodímero	Desconhecidas	Lyb-2	Lectina tipo C
CD73	Subgrupos de células B e T	69	Ecto-5′-nucleotidase, desfosforila nucleotídeos para permitir sua captura		
CD74	Células B, macrófagos, monócitos, células MHC de classe II positivas	33, 35, 41, 43 (iniciação e processamento alternativos)	Cadeia invariável associada ao MHC de classe II	Ii, Iγ	
CD75	Células B maduras, subgrupos de células T		Lactosaminas, ligante para CD22, medeia adesão célula B-célula B		
CD75s			Lactosaminas α-2,6-sialiladas		Estruturas de carboidrato
CD77	Células B do centro germinativo		Glicoesfingolipídeo neutro (Galα1 → 4Galβ1 → 4Glcβ1 → ceramida), liga-se à toxina Shiga, ligação cruzada induz apoptose	Globotriacilceramida (Gb3), grupo sanguíneo Pk	
CD79α,β	Células B	α: 40-45 β: 37	Componentes do receptor de antígeno de célula B análogo ao CD3, necessário para a expressão na superfície celular e a transdução de sinal	Igα, Igβ	Imunoglobulina
CD80	Subgrupo de células B	60	Coestimulador, ligante para CD28 e CTLA-4	B7 (agora B7.1), BB1	Imunoglobulina

Antígeno CD	Expressão celular	Peso molecular (kDa)	Funções	Outros nomes	Família relacionada
CD81	Linfócitos	26	Associa-se a CD19, CD21 para formar correceptor de célula B	TAPA-1	TM4
CD82	Leucócitos	50-53	Desconhecidas	R2	TM4
CD83	Células B, células dendríticas, células de Langerhans	43	Desconhecidas	HB15	Imunoglobulina
CDw84	Monócitos, plaquetas, células B circulantes	73	Desconhecidas	GR6	Imunoglobulina
CD85	Células dendríticas		Família ILT/LIR	GR4	Superfamília das imunoglobulinas
CD86	Monócitos, células B ativadas, células dendríticas	80	Ligante para CD28 e CTLA-4	B7.2	Imunoglobulina
CD87	Granulócitos, monócitos, macrófagos, células T, células NK e vários tipos de células não hematopoiéticas	35-59	Receptor do ativador uroquinase de plasminogênio	uPAR	Ly-6
CD88	Leucócitos polimorfonucleares, macrófagos, mastócitos	43	Receptor do componente C5a do sistema do complemento	C5aR	Receptor ligado à proteína G
CD89	Monócitos, macrófagos, granulócitos, neutrófilos, subgrupos de células B e T	50-70	Receptor de IgA	$Fc\alpha R$	Imunoglobulina
CD90	Protimócitos $CD34^+$ (humanos), timócitos, células T (camundongos)	18	Desconhecidas	Thy-1	Imunoglobulina
CD91	Monócitos e várias células não hematopoiéticas	515, 85	Receptor de $\alpha 2$-macroglobulina		EGF, receptor LDL
CD92	Neutrófilos, monócitos, plaquetas, endotélio	70	Desconhecidas	GR9	
CD93	Neutrófilos, monócitos, endotélio	120	Desconhecidas	GR11	
CD94	Subgrupos de células T, células NK	43	Desconhecidas	KP43	Lectina tipo C
CD95	Grande variedade de linhagens celulares, distribuição *in vivo* incerta	45	Une-se ao ligante Fas similar ao TNF, induz apoptose	Apo-1, Fas	Receptor do TNF
CD96	Células T ativadas, células NK	160	Desconhecidas	TACTILE	Imunoglobulina
CD97	Células B e T ativadas, monócitos e granulócitos	75-85	Liga CD55	GR1	EGF, receptor ligado à proteína G
CD98	Células T e B, células NK, granulócitos, todas as linhagens de células humanas	80, 45 heterodímero	Pode ser transportador de aminoácidos	4F2, FRP-1	
CD99	Linfócitos sanguíneos periféricos, timócitos	32	Desconhecidas	MIC2, E2	
CD100	Células hematopoiéticas	150 homodímero	Desconhecidas	GR3	Semaforina
CD101	Granulócitos, monócitos, células dendríticas, células T ativadas	120 homodímero	Desconhecidas	BPC#4	Imunoglobulina
CD102	Linfócitos em repouso, monócitos, células endoteliais vasculares (mais forte)	55-65	Une-se a CD11a/CD18 (LFA-1), mas não a CD11b/CD18 (Mac-1)	ICAM-2	Imunoglobulina
CD103	Linfócitos intraepiteliais, 2-6% linfócitos sanguíneos periféricos	150, 25	Integrina α_E	HML-1, $\alpha 6$, integrina α_E	Integrina α
CD104	Epitélios, células de Schwann, algumas células endoteliais, neurônios e timócitos $CD4^- CD8^-$, trofoblastos	220	Integrina $\beta 4$ associa-se a CD49f, liga lamininas	Integrina $\beta 4$	Integrina β
CD105	Células endoteliais, subgrupos de células da medula óssea, macrófagos e monócitos ativados	90 homodímero	Liga TGF-β	Endoglina	
CD106	Células endoteliais	100-110	Molécula de adesão, ligante para VLA-4 (integrina $\alpha_4\beta_1$)	VCAM-1	Imunoglobulina
CD107a	Plaquetas ativadas, células T ativadas, neutrófilos ativados e endotélio ativado	110	Desconhecidas, é uma proteína de membrana lisossômica translocada para a superfície celular após ativação	LAMP-1	

Antígeno CD	Expressão celular	Peso molecular (kDa)	Funções	Outros nomes	Família relacionada
CD107b	Plaquetas ativadas, células T ativadas, neutrófilos ativados e endotélio ativado	120	Desconhecidas, é uma proteína de membrana lisossômica translocada para a superfície celular após ativação	LAMP-2	
CD108	Eritrócitos, linfócitos circulantes, linfoblastos	80	Desconhecidas	GR2, antígeno do grupo sanguíneo John Milton Hagen	
CD109	Células T ativadas, plaquetas ativadas, endotélio vascular	170	Desconhecidas	Fator de ativação de plaquetas, GR56	
CD110	Plaquetas			MPL, TPO R	
CD111	Células mieloides			PRR1/nectina1	
CD112	Células mieloides			PRR2	
CD114	Granulócitos, monócitos	150	Receptor do G-CSF		Imunoglobulina, fibronectina tipo III
CD115	Monócitos, macrófagos	150	Receptor do M-CSF	M-CSFR, c-fms	Imunoglobulina, tirosina quinase
CD116	Monócitos, neutrófilos, eosinófilos, endotélio	70-85	Receptor de cadeia α do GM-CSF	GM-CSFRα	Receptor de citocina, fibronectina tipo III
CD117	Progenitores hematopoiéticos	145	Receptor do SCF	c-Kit	Imunoglobulina, tirosina quinase
CD118	Ampla expressão celular		Receptor β interferon-α	IFN-α, βR	
CD119	Macrófagos, monócitos, células B, endotélio	90-100	Receptor de interferon-γ	IFN-γR	Fibronectina tipo III
CD120a	Células hematopoiéticas e não hematopoiéticas, mais abundante em células epiteliais	50-60	Receptor de TNF, liga tanto TNF-α como LT	TNFR-I	Receptor do TNF
CD120b	Células hematopoiéticas e não hematopoiéticas, mais abundante em células mieloides	75-85	Receptor de TNF, liga tanto TNF-α quanto LT	TNFR-II	Receptor do TNF
CD121a	Timócitos, células T	80	Receptor de IL-1 tipo I, liga IL-1α e IL-1β	IL-1R tipo I	Imunoglobulina
CDw121b	Células B, macrófagos, monócitos	60-70	Receptor de IL-1 tipo II, liga IL-1α e IL-1β	IL-1R tipo II	Imunoglobulina
CD122	Células NK, subgrupos de célula T em repouso, algumas linhagens de células B	75	Cadeia β do receptor IL-2	IL-2Rβ	Receptor de citocina, fibronectina tipo III
CD123	Células-tronco de medula óssea, granulócitos, monócitos, megacariócitos	70	Cadeia α do receptor IL-3	IL-3Rα	Receptor de citocina, fibronectina tipo III
CD124	Células T e B maduras, células hematopoiéticas precursoras	130-150	Receptor IL-4	IL-4R	Receptor de citocina, fibronectina tipo III
CD125	Eosinófilos, basófilos e células B ativadas	55-60	Receptor IL-5	IL-5R	Receptor de citocina, fibronectina tipo III
CD126	Células B ativadas e plasmócitos (forte), a maioria dos leucócitos (fraca)	80	Subunidade α do receptor IL-6	IL-6Rα	Imunoglobulina, receptor de citocina, fibronectina tipo III
CD127	Precursores linfoides da medula óssea, células pró-B, células T maduras, monócitos	68-79 possivelmente forma homodímeros	Receptor IL-7	IL-7R	Fibronectina tipo III
CDw128	Neutrófilos, basófilos, subgrupos de célula T	58-67	Receptor IL-8	IL-8R	Receptor ligado à proteína G
CD129	Ainda não identificado				
CD130	Células B ativadas e plasmócitos (forte), maioria dos tipos celulares	130	Subunidade comum de receptores de IL-6, IL-11, receptores de OSM e receptor do LIF	IL-6Rβ, IL-11Rβ< OSMRβ, LIFRβ, IFRβ	Imunoglobulina, receptor de citocina, fibronectina tipo III
CDw131	Progenitores mieloides, granulócitos	140	Subunidade β comum dos receptores de IL-3, IL-5 e GM-CSF	IL-3Rβ, IL-5Rβ, GM-CSFRβ	Receptor de citocina, fibronectina tipo III

Antígeno CD	Expressão celular	Peso molecular (kDa)	Funções	Outros nomes	Família relacionada
CD132	Células B, células T, células NK, mastócitos, neutrófilos	64	Cadeia γ do receptor de IL-2, subunidade comum dos receptores de IL-2, IL-4, IL-7, IL-9 e IL-15		Receptor de citocina
CD133	Células-tronco progenitoras		AC133		
CD134	Células T ativadas	50	Pode atuar como coestimulador de molécula de adesão	OX40	Receptor de TNF
CD135	Precursores multipotentes, progenitores de células B e mielomonocíticos	130, 155	Receptor de fator de crescimento	FLK2, STK-1	Imunoglobulina, tirosina quinase
CDw136	Monócitos, células epiteliais, SNC e sistema nervoso periférico	180	Quimiotaxia, fagocitose, crescimento celular e diferenciação	MSP-R, RON	Tirosina quinase
CDw137	Monócitos, algumas células epiteliais, linfócitos B e T		Coestimulador da proliferação de célula T	ILA (induzido pela ativação de linfócitos), 4-1BB	Receptor de TNF
CD138	Células B		Proteoglicano de sulfato de heparina, liga colágeno do tipo I	Syndecan-1	
CD139	Células B	209, 228	Desconhecidas		
CD140a,b	Células do estroma, algumas células endoteliais	a:180 b:180	PDGF cadeias α e β dos receptores		
CD141	Células endoteliais vasculares	105	Anticoagulante, liga-se à trombina, o complexo ativa a proteína C	Trombomodulina fetomodulina	Lectina tipo C, EGF
CD142	Queratinócitos epidérmicos, várias células epiteliais, astrócitos, células de Schwann; ausente nas células em contato direto com o plasma, a não ser as induzidas por mediadores inflamatórios	45-47	Principal fator iniciador da coagulação; liga Fator VIIa; esse complexo ativa os Fatores VII, IX e X	Fator de tecido, tromboplastina	Fibronectina tipo III
CD143	Células endoteliais, exceto dos grandes vasos sanguíneos e rins, células epiteliais das bordas em escova dos rins e do intestino delgado, células neuronais, macrófagos ativados e algumas células T; forma solúvel no plasma	170-180	Metalopeptidase dipeptidil peptidase Zn^{2+}, cliva a angiotensina I e a bradicinina de suas formas precursoras	ACE	
CD144	Células endoteliais	130	Organiza as junções aderentes nas células endoteliais	Caderina-5, caderina VE	Caderina
CD145	Células endoteliais, algumas células do estroma	25, 90, 110	Desconhecidas		
CD146	Endotélio	130	Potencial molécula de adesão, localizada nas junções célula-célula	MCAM, MUC18, S-ENDO	Imunoglobulina
CD147	Leucócitos, hemácias, plaquetas, células endoteliais	55-65	Potencial molécula de adesão	M6, neurotelina, EMMPRIN, basigina, OX-47	Imunoglobulina
CD148	Granulócitos, monócitos, células dendríticas, células T, fibroblastos, células nervosas	240-260	Inibição do crescimento celular por contato	HPTPη	Fibronectina tipo III, proteína tirosina fosfatase
CD150	Timócitos, linfócitos ativados	75-95	Desconhecidas	SLAM	Imunoglobulina
CD151	Plaquetas, megacariócitos, células epiteliais, células endoteliais	32	Associadas à integrina β1	PETA-3, SFA-1	TM4
CD152	Células T ativadas	33	Receptor para B7.1 (CD80), B7.2 (CD86); regulador negativo da ativação de células T	CTLA-4	Imunoglobulina
CD153	Células T ativadas, macrófagos ativados, neutrófilos, células B	38-40	Ligante para CD30, pode coestimular células T	CD30L	TNF
CD154	Células T CD4 ativadas	30 trímero	Ligante para CD40, indutor da proliferação e da ativação de células B	CD40L, TRAP, T-BAM, gp39	Receptor do TNF
CD155	Monócitos, macrófagos, timócitos, neurônios do SNC	80-90	Função normal desconhecida; receptor para poliovírus	Receptor para poliovírus	Imunoglobulina

Antígeno CD	Expressão celular	Peso molecular (kDa)	Funções	Outros nomes	Família relacionada
CD156a	Neutrófilos, monócitos	69	Desconhecidas; pode estar envolvido com o extravasamento das integrinas dos leucócitos	MS2, ADAM 8 (desintegrina A e metaloproteinase)	
CD156b			TACE/ADAM17; estruturas de adesão		
CD157	Granulócitos, monócitos, células estromais de medula óssea, células endoteliais vasculares, células dendríticas foliculares	42-45 (50 nos monócitos)	ADP-ribosil ciclase, hidrolase de ADP-ribose cíclica	BST-1	
CD158	Células NK		Família KIR		
CD158a	Subgrupos de células NK	50 ou 58	Inibe a citoxicidade de células NK na ligação de moléculas do MHC de classe I	p50.1, p58.1	Imunoglobulina
CD158b	Subgrupos de células NK	50 ou 58	Inibe a citotoxicidade de células NK na ligação do HLA-Cw3 e alelos relacionados	p50.2, p58.2	Imunoglobulina
CD159a	Células NK		Liga-se ao CD94 para formar o receptor de células NK; inibe a citotoxicidade das células NK quando moléculas do MHC de classe I são ligadas	NKG2A	
CD160	Células T			BY55	
CD161	Células NK, células T	44	Regula a citotoxicidade de células NK	NKRP1	Lectina tipo C
CD162	Neutrófilos, linfócitos, monócitos	120 homodímero	Ligante para CD62P	PSGL-1	Mucina
CD162R	Células NK			PEN5	
CD163	Monócitos, macrófagos	130	Desconhecidas	M130	
CD164	Células epiteliais, monócitos, células estromais da medula óssea	80	Desconhecidas	MUC-24	Mucina
CD165	Timócitos, células tímicas epiteliais, neurônios do SNC, ilhotas pancreáticas, cápsula de Bowman	37	Adesão entre timócitos e epitélio tímico	Gp37, AD2	
CD166	Células T ativadas, epitélio tímico, fibroblastos, neurônios	100-105	Ligante para CD6, integrina envolvida com a extensão dos neuritos	ALCAM, BEN, DM-GRASP, SC-1	Imunoglobulina
CD167a	Células epiteliais transformadas e normais	63, 64 dímero	Liga colágeno	DDR1, trkE, cak, eddr1	Receptor tirosina quinase, relacionado à discoidina
CD168	Células de câncer de mama	Cinco isoformas: 58, 60, 64, 70, 84	Molécula de adesão; receptor para motilidade mediada pelo ácido hialurônico para migração celular	RHAMM	
CD169	Subgrupos de macrófagos	185	Molécula de adesão; liga carboidratos sialilados; pode mediar a ligação dos macrófagos aos granulócitos e linfócitos	Sialoadesina	Superfamília das imunoglobulinas, família das sialoadesinas
CD170	Neutrófilos	67 homodímero	Molécula de adesão; Siglec; a cauda citoplasmática contém ITIM	Siglec-5, OBBP2, CD33L2	Superfamília das imunoglobulinas, família das sialoadesinas
CD171	Neurônios, células de Schwann, células mielomonocíticas e linfoides, células B, células T CD4 (não CD8)	200-220, o PM exato varia conforme o tipo celular	Molécula de adesão, liga CD9, CD24, CD56, também estabelece ligação homofílica	L1, NCAM-L1	Superfamília das imunoglobulinas
CD172a		115-120	Molécula de adesão; a proteína transmembrana é substrato dos receptores tirosinas quinases (RTKs) ativados e liga-se aos domínios SH2	SIRP, SHPS1, MYD-1, SIRP-α-1, PTPNS1	Superfamília das imunoglobulinas
CD173	Todas as células		Grupo sanguíneo H tipo 2; porção carboidrato		
CD174	Todas as células		Grupo sanguíneo Lewis y; porção carboidrato		
CD175	Todas as células		Grupo sanguíneo Tn; porção carboidrato		

Antígeno CD	Expressão celular	Peso molecular (kDa)	Funções	Outros nomes	Família relacionada
CD175s	Todas as células		Grupo sanguíneo Sialil-Tn; porção carboidrato		
CD176	Todas as células		Grupo sanguíneo TF; porção carboidrato		
CD177	Células mieloides	56-64	NB-1 é um antígeno específico de neutrófilo ligado ao GPI, encontrado somente em uma subpopulação de neutrófilos presentes em adultos positivos para NB-1 (97% dos doadores saudáveis); o NB-1 é primeiramente expresso no estágio de mielócito durante a diferenciação mieloide	NB-1	
CD178	Células T ativadas	38-42	Ligante Fas; liga-se ao Fas para induzir apoptose	FasL	Superfamília do TNF
CD179a	Células B precoces	16-18	Cadeia iota de imunoglobulina, associa-se não covalentemente ao CD179b para formar a cadeia leve substituta, a qual é um componente do BCR precoce que desempenha função essencial na diferenciação das células B precoces	Vpré-B, IGVPB, IGι	Superfamília das imunoglobulinas
CD179b	Células B	22	Imunoglobulina polipeptídeo 1 semelhante a λ, associa-se não covalentemente a CD179a para formar a cadeia leve substituta, que é seletivamente expressa nos estágios iniciais do desenvolvimento das células B; mutações no gene *CD179b* resultam na incapacidade do desenvolvimento de células B e em agamaglobulinemia em humanos	IGLL1, λ5 (IGL5), IGVPB, 14	Superfamília das imunoglobulinas
CD180	Células B	95-105	Proteína de membrana tipo 1 que consiste em LRRs extracelulares; está associada a uma molécula chamada MD-1 e forma o complexo receptor de superfície celular, RP105/MD-1, o qual atua em conjunto com o TLR4, controlando o reconhecimento e a sinalização dos LPSs pelas células B	LY64, RP105	TLRs
CD183	Principalmente em células B malignas dos distúrbios linfoproliferativos crônicos	46-52	Receptor de quimiocina CXC envolvida na quimiotaxia de linfócitos B malignos; liga INP10 e MIG[3]	CXCR3, GPR 9	Receptor de quimiocina, superfamília do receptor ligado à proteína G
CD184	Preferencialmente expresso em células-tronco hematopoiéticas CD34+ mais imaturas	46-52	Liga-se ao SDF-1 (LESTR/fusina); atua como cofator para a fusão e a entrada da linhagem de células T; linhagens tróficas do HIV-1	CXCR4, NPY3R, LESTR, fusina, HM89	Receptor de quimiocina, superfamília do receptor ligado à proteína G
CD195	Células pró-mielocíticas	40	Receptor para quimiocinas tipo CC; liga-se ao MIP-1α, MIP-1β e RANTES; pode atuar no controle da proliferação e diferenciação da linhagem granulocítica; atua como correceptor com o CD4 para isolados de macrófagos tróficos primários de HIV-1	CMKBR5, CCR5, CKR-5, CC-CKR-5, CKR5	Receptor de quimiocina, superfamília do receptor ligado à proteína G
CDw197	Linfócitos B e T ativados, fortemente regulados positivamente em células B infectadas com EBV e células T infectadas com HHV6 ou 7	46-52	Receptor para a quimiocina MIP-3β∀ provável mediador do efeito do EBV nos linfócitos B ou das funções dos linfócitos normais	CCR7, EBI1 (gene 1 induzido pelo EBV), CMKBR7, BLR2	Receptor de quimiocina, superfamília do receptor ligado à proteína G
CD200	Células cerebrais normais e linhagens de células B	41 (timócitos de rato) 47 (cérebro do rato)	Antígeno identificado pelo MoAb MRCOX-2; moléculas de linhagem independente; função desconhecida	MOX-2, MOX-1	Superfamília de imunoglobulina

Antígeno CD	Expressão celular	Peso molecular (kDa)	Funções	Outros nomes	Família relacionada
CD201	Células endoteliais	49	EPCR que é capaz de ligar-se com alta afinidade à proteína C e à proteína C ativada; é regulado negativamente pela exposição do endotélio ao TNF	EPCR	Família CD1 do MHC
CD202b	Células endoteliais	140	Receptor tirosina quinase, liga angiopoietina-1; importante na angiogênese, principalmente para a formação da rede vascular nas células endoteliais; defeitos na TEK estão associados à herança de malformações venosas; a via de sinalização do TEK parece ser crucial para a comunicação das células do músculo liso e células endoteliais na morfogênese venosa	VMCM, TEK (tirosina quinase endotelial), TIE2 (tirosina quinase com domínios de homologia Ig e EGF), VMCM1	Superfamília de imunoglobulinas, tirosina quinase
CD203c	Células mieloides (útero, basófilos e mastócitos)	101	Pertence a uma série de ectoenzimas que estão envolvidas na hidrólise de nucleotídeos extracelulares; catalisam a clivagem de ligações fosfodiéster e fosfossulfatadas de uma variedade de moléculas, incluindo desoxinucleotídeos, NAD e açúcares nucleotídeos	NPP3, B10, PDNP3, PD-Iβ, gp130RB13-6	Proteínas transmembrana tipo II, família E-NPP
CD204	Células mieloides	220	Medeiam a ligação, internalização e processamento de uma ampla variedade de macromoléculas negativamente carregadas; estão implicadas na deposição patológica de colesterol na parede das artérias durante a aterogênese	MSR1	Família de receptores de varredura, semelhante ao colágeno
CD205	Células dendríticas	205	Antígeno de linfócito 75; possível receptor para tomada de antígeno nas células dendríticas	LY75, DEC-205, GP200-MR6	Proteína transmembrana tipo I
CD206	Macrófagos, células endoteliais	175-190	Glicoproteína de membrana tipo I; único exemplo de lectina tipo C conhecido que contém múltiplos CDRs tipo C; liga estruturas de manose na superfície de vírus, bactérias e fungos potencialmente patogênicos	MMR, MRC1	Superfamília das lectinas tipo C
CD207	Células de Langerhans	40	Proteína transmembrana tipo II; lectina tipo C específica das células de Langerhans; potente indutor do superimpositor e zíper de membrana que leva à formação de grânulos de Birbeck	Langerina	Superfamília das lectinas tipo C
CD208	Células dendríticas interdigitantes dos órgãos linfoides	70-90	Homólogo a CD68, DC-LAMP é uma proteína lisossômica envolvida na remodelação de compartimentos especializados no processamento de antígenos e na apresentação de antígeno restrito ao MHC de classe II; regulado positivamente nas células dendríticas maduras induzidas por CD40L, TNF-α e LPS	Proteína de membrana associada ao lisossoma D, DC-LAMP	Família do MHC
CD209	Células dendríticas	44	Lectina tipo C; liga ICAM-3 e a glicoproteína de envelope gp120 do HIV-1, permitindo o comprometimento do TCR pela estabilização na zona de contato de células T/DC, promove a infecção eficiente em células *trans* que expressam CD4 e receptores de quimiocinas; proteína transmembrana tipo II	DC-SIGN (não integrina ligadora de ICAM-3 específica de células dendríticas)	Superfamília das lectinas tipo C

Antígeno CD	Expressão celular	Peso molecular (kDa)	Funções	Outros nomes	Família relacionada
CDw210	Células B, células T auxiliares e células da linhagem dos macrófagos e monócitos	90-110	Receptor α e β de IL-10	IL-10Rα, IL-10RA, HIL-10R, IL-10Rβ, IL-10RB, CRF2-4, CRFB4	Família dos receptores de citocinas de classe II
CD212	Células CD4 ativadas, CD8 e NK	130	Cadeia β do receptor de IL-12; proteína transmembrana tipo I envolvida na transdução de sinal da IL-12	IL-12R, IL-12RB	Superfamília do receptor de citocinas hematopoiéticas
CD213a1	Células B, monócitos, fibroblastos, células endoteliais	60-70	Receptor que liga IL-13 com baixa afinidade; juntamente com IL-4Rα, pode formar um receptor funcional para IL-13; também atua como proteína acessória alternativa para a cadeia γ do receptor de citocina comum para a sinalização da IL-4	IL-13Rα 1, NR4, IL-13Ra	Superfamília do receptor de citocinas hematopoiéticas
CD213a2	Células B, monócitos, fibroblastos, células endoteliais		Receptor de IL-13 que se liga como monômero com alta afinidade a IL-13, mas não IL-4; células humanas expressando IL-13RA2 apresentam ligação específica a IL-13 com alta afinidade	IL-13Rα 2, IL-13BP	Superfamília do receptor de citocinas hematopoiéticas
CDw217	Células T de memória ativadas	120	Receptor de IL-17 homodímero	IL-17R, CTLA-8	Receptores de citocina/quimiocina
CD220	Moléculas de linhagem independente	α: 130 β: 95	Receptor de insulina; glicoproteína integral de membrana composta por duas subunidades α e duas subunidades $\beta\forall$ esse receptor liga insulina e possui atividade proteína tirosina quinase de autofosforilação que ativa a atividade quinase	Receptor de insulina	Receptor de insulina da família das proteínas tirosinas quinases, família EGFR
CD221	Moléculas de linhagem independente	α: 135 β: 90	O receptor do fator de crescimento semelhante à insulina I liga-se ao fator de crescimento semelhante à insulina com alta afinidade. Possui atividade tirosina quinase e desempenha um papel crucial nos eventos de transformação; a clivagem do precursor gera as subunidades α e β	IGF1R, JTK13	Receptor de insulina da família das proteínas tirosinas quinases, família EGFR
CD222	Moléculas de linhagem independente	250	Proteína de transmembrana tipo I expressa unicamente de forma multifuncional; sua principal função inclui a internalização do IGF-II, internalização ou seleção de enzimas lisossômicas e outras proteínas contendo M6P	IGF2R, CIMPR, CI-MPR, IGF2R, M6P-R	Lectinas de mamíferos
CD223	Células T ativadas e NK	70	Envolvida na ativação de linfócitos; liga antígenos HLA de classe II; atua na regulação negativa da resposta específica ao antígeno; muito relacionada ao LAG3 e CD4	LAG-3	Superfamília das imunoglobulinas
CD224	Moléculas de linhagem independente	62 (precursor não processado)	Predominantemente uma enzima ligada à membrana; tem papel-chave no ciclo da γ-glutamil, uma via para a síntese e degradação da glutationa; essa enzima consiste em duas cadeias polipeptídicas, as quais são sintetizadas em forma precursora de uma única cadeia polipeptídica	γ-glutamil transferase, GGT1, D22S672, D22S732	Família de proteínas da γ-glutamil transferase
CD225	Leucócitos e células endoteliais	16-17	Proteína transmembrana 1 induzida pelo IFN, implicada no controle do crescimento celular; é um componente de um complexo multimérico envolvido na transdução de sinais de adesão antiproliferativos e homotípicos	Leu 13, IFITM1, IFI17	Proteína transmembrana induzida pelo IFN

Antígeno CD	Expressão celular	Peso molecular (kDa)	Funções	Outros nomes	Família relacionada
CD226	Células NK, plaquetas, monócitos e subpopulação de células T	65	Glicoproteína de adesão; medeia a adesão celular a outras células portadoras de um ligante ainda não identificado e faz a ligação cruzada de CD226 com anticorpos causando ativação celular	DNAM-1 (PTA1), DNAX, TLiSA1	Superfamília das imunoglobulinas
CD227	Tumores epiteliais humanos, como câncer de mama	122 (não glicosilada)	Mucina epitelial contendo um número variável de repetições com 20 aminoácidos de extensão, resultando em diferentes alelos; interação direta ou indireta com a actina do citoesqueleto	PUM (mucina urinária reativa com amendoim), MUC.1, mucina 1	Mucina
CD228	Predominantemente em melanomas humanos	97	Antígeno associado a tumores (melanoma) identificado por anticorpos monoclonais 133.2 e 96.5, envolvido na tomada de ferro celular	Melanotransferrina, P97	Superfamília das transferrinas
CD229	Linfócitos	90-120	Pode participar nas reações de adesão entre os linfócitos T e as células acessórias por interações homofílicas	Ly9	Superfamília das imunoglobulinas (subfamília CD2)
CD230	Expressa em células infectadas e normais	27-30	A função da PRP não é conhecida; é codificada no genoma do hospedeiro, encontrada em grandes quantidades no cérebro de humanos e animais infectados com doenças neurodegenerativas conhecidas como encefalites espongiformes transmissíveis ou doenças dos príons (doença de Creutzfeldt-Jacob, síndrome de Gerstmann-Sträussler-Scheinker, insônia familiar fatal)	CJD, PRIP, proteína príon (p27-30)	Família dos príons
CD231	Leucemia linfoblástica aguda de células T, células de neuroblastoma e neurônios cerebrais normais	150	A função do CD231 é desconhecida; é uma glicoproteína de superfície celular que é um marcador específico para a leucemia linfoblástica aguda de células T; também encontrada em células de neuroblastomas	TALLA-1, TM4SF2, A15, MXS1, CCG-B7	Superfamília TM4 (TM4SF também conhecida como tetraespanina)
CD232	Moléculas de linhagem independente	200	Receptor para uma semaforina imunologicamente ativa (proteína receptora de semaforina codificada por vírus)	VESPR, PLXN, PLXN-C1	Família das plexinas
CD233	Células eritroides	93	Banda 3 é a principal glicoproteína integral da membrana de eritrócitos; possui dois domínios funcionais; seu domínio integral medeia troca 1:1 de ânions inorgânicos através da membrana, ao passo que seu domínio citoplasmático fornece o sítio de ligação para proteínas do citoesqueleto, enzimas glicolíticas e hemoglobina; proteína de transporte multifuncional	SLC4A1, grupo sanguíneo Diego, D1, AE1, EPB3	Família de trocas aniônicas
CD234	Células eritroides e não eritroides	35	Fy-glicoproteína; antígeno do grupo sanguíneo Duffy; receptor não específico para muitas quimiocinas como IL-8, GRO, RANTES, MCP-1 e TARC; é também o receptor para os parasitos da malária humana *Plasmodium vivax* e *Plasmodium knowlesi*, apresentando função na inflamação e na infecção por malária	GPD, CCBP1, DARC (receptor de antígeno Duffy para quimiocinas)	Receptores ligados à família 1 da proteína G, superfamília dos receptores de quimiocinas

Antígeno CD	Expressão celular	Peso molecular (kDa)	Funções	Outros nomes	Família relacionada
CD235a	Células eritroides	31	Principal sialoglicoproteína rica em carboidratos da membrana dos eritrócitos humanos que apresentam os determinantes antigênicos para os grupos sanguíneos MN e Ss; segmento N-terminal glicosilado, que se localiza fora da membrana dos eritrócitos, possui receptores para o grupo sanguíneo MN e liga o influenzavírus	Glicoforina A, GPA, MNS	Família da glicoforina A
CD235b	Células eritroides	GYPD é menor que GYPC (24 kDa vs. 32 kDa)	Esta proteína é a menor sialoglicoproteína das membranas dos eritrócitos humanos; juntamente com GYPA, GYPB é responsável pelo sistema do grupo sanguíneo MNS; os antígenos do grupo sanguíneo Ss estão localizados na glicoforina B	Glicoforina B, GPB, MNS	Família da glicoforina A
CD236	Células eritroides	24	Glicoforina C (GPC) e glicoforina D (GPD) estão muito relacionadas às sialoglicoproteínas da membrana das hemácias humanas; GPD é uma isoforma unicamente encurtada de GPC, produzida pelo processamento alternativo do mesmo gene; os antígenos Webb e Duch, também conhecidos como glicoforinas D, resultam de uma única mutação de ponto do gene da glicoforina C	Glicoforina D, GPD, GYPD	Proteínas de membrana tipo III
CD236R	Células eritroides	32	Glicoforina C (GPC) está associada à deficiência do grupo sanguíneo Gerbich (Ge); é um componente de membrana das hemácias secundário, representando cerca de 4% das sialoglicoproteínas de membrana, mas apresenta pouca homologia com as glicoforinas de membrana de hemácias A e B; tem papel importante na regulação da estabilidade mecânica das hemácias e é um provável receptor para os merozoítos de *Plasmodium falciparum*	Glicoforina C, GYPC, GPC	Proteínas de membrana tipo III
CD238	Células eritroides	93	Antígeno do grupo sanguíneo KELL; homologia com a família das metaloglicoproteínas de zinco com atividade endopeptidase neutra, glicoproteína transmembrana tipo II	KELL	Pertence à família das peptidases m13 (metaloproteinases de zinco); também conhecida como a subfamília das neprilisinas
CD239	Células eritroides	78	Uma proteína de membrana tipo I; o antígeno humano F8/G253, B-CAM, é uma glicoproteína de superfície celular expressa com padrão de distribuição restrito em tecidos adultos e fetais e é regulada positivamente após a transformação maligna em alguns tipos celulares; sua estrutura geral é similar às estruturas do marcador de tumor humano MUC 18 e da molécula de adesão SC1 de neurônios de galinha	B-CAM (molécula de adesão de célula B), LU, grupo sanguíneo Lutheran	Superfamília das imunoglobulinas
CD240CE	Células eritroides	45,5	Grupo sanguíneo Rhesus, antígenos CcEe; pode ser parte de um complexo oligomérico que provavelmente possui a função de canal ou de transporte na membrana de eritrócitos; é altamente hidrofóbico e profundamente imerso na bicamada fosfolipídica	RHCE, RH30A, RHPI, Rh4	Família Rh

Antígeno CD	Expressão celular	Peso molecular (kDa)	Funções	Outros nomes	Família relacionada
CD240D	Células eritroides	45,5 (produto-30)	Grupo sanguíneo Rhesus, antígeno D; pode ser parte de um complexo oligomérico que provavelmente possui a função de canal ou de transporte na membrana de eritrócitos; está ausente em brancos com fenótipo RDH negativo	RhD, Rh4, RhPI, RhII, Rh30D	Família Rh
CD241	Células eritroides	50	Glicoproteína RH50 associada ao grupo sanguíneo Rhesus, componente do complexo de multissubunidades do antígeno RH; necessário para a união e o transporte do complexo Rh para a membrana das hemácias; altamente homóloga aos componentes 30 kDa RH; defeitos na RhAg são causa de uma forma de anemia hemolítica associada a estomatocitose e esferocitose, fragilidade osmótica reduzida e aumento na permeabilidade de cátions	RhAg, RH50A	Família Rh
CD242	Células eritroides	42	Molécula de adesão intercelular 4, grupo sanguíneo Landsteiner-Wiener (LW); moléculas LW podem contribuir para os eventos vaso-oclusivos associados a episódios de dor aguda na anemia falciforme	ICAM-4, LW	Superfamília das imunoglobulinas, ICAMs
CD243	Células-tronco progenitoras	170	Proteína multirresistente a fármacos 1 (glicoproteína P); P-gp utiliza ATP para bombear fármacos hidrofóbicos para fora das células, aumentando sua concentração intracelular e sua toxicidade; o gene *MDR 1* é amplificado nas linhagens celulares multirresistentes a fármacos	MDR-1, p-170	Superfamília ABC de proteínas de transporte ligadoras de ATP
CD244	Células NK	66	2B4 é uma glicoproteína de superfície celular relacionada ao CD2 e implicada na regulação da função de células NK e linfócitos T; a função primária da 2B4 parece modular outras interações receptor-ligante para aumentar a ativação dos leucócitos	2B4, ligante indutor da ativação das células NK (NAIL)	Superfamília das imunoglobulinas
CD245	Células T	220-240	Proteína p220 que interage com a ciclina E/Cdk2; NPAT está envolvida em um evento-chave da fase S e liga a atividade quinase da ciclina cíclica E/Cdk2 com a transcrição do gene de histonas dependente da replicação; o gene *NPAT* pode ser essencial à manutenção das células e pode ser membro dos genes constitutivos	NPAT	
CD246	Expresso no intestino delgado, nos testículos e no cérebro, mas não em células linfoides normais	177 kDa; após glicosilação, produz uma glicoproteína madura de 220 kDa	Quinase de linfoma anaplásico (células grandes CD30[+]); desempenha função importante no desenvolvimento cerebral, relacionado ao nódulo anaplásico do linfoma de não Hodgkin ou doença de Hodgkin com translocação t(2;5)(p23;q35) ou inv2(23;q35); a oncogênese via função da quinase é ativada pela oligomerização de NPM1-ALK mediada pela porção NPM1	ALK	Receptor de insulina da família das proteínas tirosinas quinases

Antígeno CD	Expressão celular	Peso molecular (kDa)	Funções	Outros nomes	Família relacionada
CD247	Células T e NK	16	TCR ζ; tem provável papel na montagem e na expressão do complexo do TCR, bem como na transdução de sinais sob desafio antigênico; o TCRζ, juntamente com o TCRα:β e heterodímeros γ:δ e CD3-γ, −δ e −ε formam o complexo TCR-CD3; a cadeia ζ tem papel importante na ligação do reconhecimento do antígeno para diversas vias de transdução de sinais intracelulares; a baixa expressão do antígeno resulta na resposta imune defeituosa	Cadeia ζ, CD3Z	Superfamília das imunoglobulinas

Organizado por Laura Herbert, Royal Free Hospital, Londres. Dados baseados nas designações do CD propostas no 7th Workshop on Human Leucocyte Differentiation Antigens, fornecidos por Protein Reviews no portal www.ncbi.nlm.nih.gov/prow/.

ECA, enzima conversora de angiotensina; ADCC, citotoxicidade mediada por célula dependente de anticorpo; AIM, molécula indutora de ativação; ALL; leucemia linfática aguda; ATP, trifosfato de adenosina; BCR, receptor de célula B; BGP, glicoproteína biliar; CALLA, antígeno de leucemia linfocítica aguda comum; CCP, proteína de controle do complemento; CD30L, ligante CD30; CDRs, domínios de reconhecimento de carboidratos; CEA, antígeno carcinoembrionário; DAF, fator de aceleração do decaimento; DC, células dendríticas; E-NPP, fosfodiesterases/pirofosfatases ectonucleotídeo; EBV, vírus de Epstein-Barr; EGF, fator de crescimento endotelial; ELAM, molécula de adesão leucocitária ao endotélio; EPCR, receptor de superfície de células endoteliais; G-CSF, fator estimulante de colônias granulocíticas; GD3, gangliosídeo D3; GM-CSF, fator estimulante de colônias granulocíticas e macrofágicas; GPI, glicofosfatidil inositol; GPR 9, receptor 9 ligado à proteína G; HIV; vírus da imunodeficiência humana; HLA, antígeno leucocitário humano; HSA, antígeno termoestável; ICAM, molécula de adesão intercelular; IFN, interferon; IL, interleucina; ITIM, motivo inibidor do imunorreceptor baseado em tirosina; LAG-3, gene 3 de ativação de linfócitos; LAM, molécula de adesão de leucócitos; LAMP, proteína associada à membrana lisossômica; LBP, proteína ligadora de lipopolissacarídeo; LFA, antígeno associado à função de leucócitos; LIF, fator inibidor de leucemia; LPS, lipopolissacarídeo; LRRs, repetições ricas em leucina; LT, linfotoxina; M6P-R, receptor da manose-6--fosfato; M-CSF, fator estimulante de colônias macrofágicas; MCP, cofator de proteólise da membrana; MHC, complexo principal de histocompatibilidade; MMR, receptor de manose de macrófagos; MSR, macrófago de varredura R; MUC, proteína multiglicosilada; NCA, antígeno de reação cruzada não específico; NCAM, molécula de adesão de células nervosas; NK, *natural killer*; OSM, oncostatina-M; PDGF, fator de crescimento derivado de plaquetas; PI 3-quinase; fosfatidil inositol 3-quinase; PM, peso molecular; PRP, proteína prion; PTPNS1, proteína tirosina fosfatase não receptor substrato tipo 1; SCF, fator de célula-tronco; Siglec, lectina semelhante à imunoglobulina ligadora de ácido siálico; SNC, sistema nervoso central; TACTILE, ativação de células T aumenta expressão tardia; TAPA, alvo do anticorpo antiproliferativo; TCR, receptor de célula T; TGF, fator de transformação do crescimento; TLR, receptor semelhante ao Toll; TM4, transmembrana 4; TNF, fator de necrose tumoral.

Apêndice III. Citocinas e seus receptores						
Família	Citocina (nomes alternativos)	Tamanho (nº de aminoácidos e forma)	Receptores (c significa uma subunidade comum)	Células produtoras	Ações	Efeito da citocina ou do receptor nocauteado (quando conhecido)
Fatores estimulantes de colônias	G-CSF	174, monômero*	G-CSFR	Fibroblastos e monócitos	Estimula o desenvolvimento e a diferenciação de neutrófilos	G-CSF, G-CSFR: produção e mobilização de neutrófilos defeituosos
	GM-CSF	127, monômero*	CD116, βc	Macrófagos, células T	Estimula o crescimento e a diferenciação de células da linhagem dos mielócitos, principalmente células dendríticas	GM-CSF, GM-CSFR: proteinose alveolar pulmonar
	M-CSF (CSF-1)	α: 224 β: 492 γ: 406 Formas ativas são homo ou heteroméricas	CSF-1R (c-fms)	Células T, células estromais da medula óssea, osteoblastos	Estimula o crescimento de células da linhagem de monócitos	Osteopetrose
Interferons	IFN-α (pelo menos 12 proteínas distintas)	166, monômero	CD118, IFNAR2	Leucócitos, células dendríticas, células dendríticas plasmacitoides, células dendríticas convencionais	Antiviral, aumento da expressão do MHC de classe I	CD118: defesa antiviral prejudicada
	IFN-β	166, monômero	CD118, IFNAR2	Fibroblastos	Antiviral, aumento da expressão do MHC de classe I	IFN-β: aumento da suscetibilidade a alguns vírus
	IFN-γ	143, homodímero	CD119, IFNGR2	Células T, células NK	Ativação de macrófagos, aumento da expressão de moléculas do MHC e dos componentes do processamento de antígenos, troca de classe de Ig, supressão de T_H2	IFN-γ, CD119: diminuição da resistência a infecções bacterianas e tumores
Interleucinas	IL-1α	159, monômero	CD121a (IL-1RI) e CD121b (IL-1RII)	Macrófagos, células epiteliais	Febre, ativação de células T, ativação de macrófagos	IL-1RI: redução da produção de IL-6
	IL-1β	153, monômero	CD121a (IL-1RI) e CD121b (IL-1RII)	Macrófagos, células epiteliais	Febre, ativação de células T, ativação de macrófagos	IL-1β: resposta de fase aguda G21 prejudicada
	IL-1 RA	152, monômero	CD121a	Monócitos, macrófagos, neutrófilos, hepatócitos	Liga-se, mas não ativa o receptor da IL-1, atua como antagonista natural da função da IL-1	IL-1RA: redução da massa corporal, aumento da sensibilidade a endotoxinas (choque séptico)
	IL-2 (fator de crescimento de células T)	133, monômero	CD25α< CD122β< CD132 (γc)	Células T	Proliferação de células T	IL-2: desregulação da proliferação de células T, colite IL-2Rα: desenvolvimento incompleto das células T, autoimunidade IL-2Rβ: aumento da autoimunidade das células T IL-2Rγc: imunodeficiência combinada severa
	IL-3 (CSF multicolônias)	133, monômero	CD123, βc	Células T, células epiteliais tímicas e células estromais	Ação sinérgica na hematopoiese precoce	IL-3: desenvolvimento alterado dos eosinófilos; a medula óssea não responde a IL-5, GM-CSF
	IL-4 (BCGF-1, BSF-1)	129, monômero	CD124, CD132 (γc)	Células T, mastócitos	Ativação de células B, mudança para IgE, indução de diferenciação em células T_H2	IL-4: redução da síntese de IgE
	IL-5 (BCGF-2)	115, homodímero	CD125, βc	Células T, mastócitos	Crescimento de eosinófilos, diferenciação	IL-5: redução da IgE, síntese de IgG1 (em camundongos); redução dos níveis de IL-9, IL-10 e eosinófilos
	IL-6 (IFN-B502, BSF-2, BCDF)	184, monômero	CD126, CD130	Células T, macrófagos, células endoteliais	Crescimento e diferenciação de células B e T, produção de proteínas de fase aguda, febre	IL-6: redução da reação de fase aguda, redução da produção de IgA
	IL-7	152, monômero*	CD127, CD132 (γc)	Células não T, células estromais	Crescimento de células pré-B e pré-T	IL-7: expansão tímica e de linfócitos precoce gravemente prejudicada
	IL-9	125, monômero*	IL-9R, CD132 (γc)	Células T	Atividade aumentada dos mastócitos, estimula T_H2	Defeitos na expansão de mastócitos
	IL-10 (fator inibidor da síntese de citocina)	160, homodímero	IL-10Rα< IL-10Rβc (CRF2-4, IL-10R2)	Monócitos	Potente supressor das funções dos macrófagos	IL-10 e IL-10Rβc-: crescimento reduzido, anemia, enterocolite crônica
	IL-11	178, monômero	IL-11R, CD130	Fibroblastos do estroma	Ação sinergística com IL-3 e IL-4 na hematopoiese	IL-11R: decidualização prejudicada

Família	Citocina (nomes alternativos)	Tamanho (nº de aminoácidos e forma)	Receptores (c significa uma subunidade comum)	Células produtoras	Ações	Efeito da citocina ou do receptor nocauteado (quando conhecido)
	IL-12 (fator estimulante de células NK)	197 (p35) e 306 (p40c), heterodímero	IL-12Rβ1c + IL-12Rβ2	Macrófagos, células dendríticas	Ativação de células NK, indução da diferenciação de células T CD4 em células semelhantes a T_H1	IL-12: defeito na produção de IFN-γ e nas respostas de células T_H1
	IL-13 (p600)	132, monômero	IL-13R, CD132 (γc) (também pode incluir CD24)	Células T	Crescimento e diferenciação das células B, inibição da produção de citocinas inflamatórias pelos macrófagos e pelas células T_H1, indução de alergia e asma	IL-13: regulação defeituosa da resposta específica de isotipos
	IL-15 (fator de crescimento de células T)	114, monômero	IL-15Rα, CD122 (IL-2Rβ), CD132 (γc)	Muitas células não T	Semelhante a IL-2, estímulo do crescimento do epitélio intestinal e de células T e NK, aumento da sobrevivência de células T CD8 de memória	IL-15: número reduzido de células NK e células T CD8⁺ de memória / IL-15Rα: linfopenia
	IL-16	130, homotetrâmero	CD4	Células T, mastócitos, eosinófilos	Quimioatraentes para células T CD4, monócitos e eosinófilos, antiapoptótico para células T estimuladas por IL-2	
	IL-17A (mCTLA-8)	150, homodímero	IL-17AR (CD217)	T_H17, células T CD8, células NK, células T γ:δ, neutrófilos	Indução da produção de citocinas pelas células epiteliais, endotélio e fibroblastos, pró-inflamatória	IL-17R: redução da migração de neutrófilos ao local da infecção
	IL-17F (ML-1)	134, homodímero	IL-17AR (CD217)	T_H17, células T CD8, células NK, células T γ:δ, neutrófilos	Indução da produção de citocinas pelas células epiteliais, pelo endotélio e por fibroblastos, pró-inflamatória	
	IL-18 (IGIF, fator indutor de IFN-α)	157, monômero	IL-1Rrp (proteína relacionada a IL-1R)	Macrófagos ativados e células de Kupffer	Indução da produção de IFN-γ por células T e células NK, promove indução de T_H1	Defeito nas atividades das células NK e respostas de células T_H1
	IL-19	153, monômero	IL-20Rα + IL-10Rβc	Monócitos	Indução da expressão de IL-6 e TNFα pelos monócitos	
	IL-20	152	IL-20Rα + IL-10Rβc; IL-22Rαc + IL-10Rβc	Células T_H1, monócitos, células epiteliais	Promoção de células T_H2, estímulo da proliferação dos queratinócitos e da produção de TNF-α	
	IL-21	133	IL-21R + CD132 (γc)	Células T_H2	Indução da proliferação de células B, T e NK	Aumento da produção de IgE
	IL-22 (IL-TIF)	146	IL-22Rαc + IL-10Rβc	Células NK, células T_H17 e células T_H22	Indução de proteínas de fase aguda no fígado, agentes pró-inflamatórios; barreira epitelial	
	IL-23	170 (p19) e 306 (p40c), heterodímero	IL-12Rβ1 + IL-23R	Células dendríticas, macrófagos	Indução da proliferação de células T_H17, células T de memória, aumento da produção de IFN-γ	Inflamação defeituosa
	IL-24 (MDA-7)	157	IL-22Rαc + IL-10Rβc; IL-20Rα + IL-10Rβc	Monócitos, células T	Inibição do crescimento de tumores, cicatrização	
	IL-25 (IL-17E)	145	IL-17BR (IL-17Rh1)	Células T_H2, mastócitos, células epiteliais	Promoção da produção de citocinas T_H2	Defeitos na resposta T_H2
	IL-26 (AK155)	150	IL-20Rα + IL-10Rβc	Células T (T_H17), células NK	Pró-inflamatória, estímulo do epitélio	
	IL-27	142 (p28) e 229 (EBI3), heterodímero	WSX-1 + CD130c	Monócitos, macrófagos, células dendríticas	Indução de IL-12R nas células T por meio da indução T-bet, indução de IL-10	EBI3: redução de células T NK / WSX-1: super-reação à infecção por *Toxoplasma gondii* e morte por inflamação
	IL-28A,B (IFN-B502,3)	175	IL-28Rαc + IL-10Rβc	Células dendríticas	Antiviral	
	IL-29 (IFN-λ1)	181	IL-28Rαc + IL-10Rβc	Células dendríticas	Antiviral	
	IL-30 (p28, IL27A, IL27p28)	243	Ver IL-27			
	IL-31	164	IL-31A + OSMR	T_H2	Pró-inflamatória, lesões cutâneas	IL-31A: resposta elevada à OSM
	IL-32 (NK4, TAIF)	188	Desconhecido	Células NK, células T, células epiteliais, monócitos	Indução de TNF-α	
	IL-33 (NF-HEV)	270 heterodímero	ST2 (IL1RL1) + IL-1RAP	Vênulas endoteliais altas, músculo liso	Indução das citocinas T_H2 (IL-4, IL-5, IL-13)	IL-33: redução da colite induzida por dextrano, redução da resposta inflamatória sistêmica induzida por LPS

Família	Citocina (nomes alternativos)	Tamanho (n° de aminoácidos e forma)	Receptores (c significa uma subunidade comum)	Células produtoras	Ações	Efeito da citocina ou do receptor nocauteado (quando conhecido)
	IL-34 (C16orf77)	242 homodímero	CSF-1R	Muitos tipos celulares	Promoção do crescimento e do desenvolvimento de células mieloides e osteoclastos	
	IL-35	197 (IL-12α [p35]) + 229 (EB13) heterodímero	Desconhecido	Células T$_{reg}$	Imunossupressora	
	IL-36α, β, λ	(20 kDa) 155-169	IL-1Rrp2, Acp	Queratinócitos, monócitos	Estimulante pró-inflamatório de macrófagos e células dendríticas	
	IL-36 Ra		IL-1Rp2, Acp		Antagonista da IL-36	
	IL-37	(17-24 kDa) homodímero	Il-18Rα?	Monócitos, células dendríticas, células epiteliais, células de tumor de mama	Inibição da produção das citocinas IL-1, IL-6, IL-12, etc. pelas células dendríticas e monócitos, sinergia com TGFs	Inibido por siRNA: aumento de citocinas pró-inflamatórias
	TSLP	140 monômero	IL-7Rα, TSLPR	Células epiteliais, principalmente dos pulmões e da pele	Estímulo de células hematopoiéticas e células dendríticas para indução de respostas T$_H$2	TSLP: resistência à indução de reações alérgicas e asmáticas
	LIF (fator inibidor de leucemia)	179, monômero	LIFR, CD130	Estroma da medula óssea, fibroblastos	Manutenção de células-tronco embrionárias, semelhante a IL-6, IL-11, OSM	LIFR: morte durante ou logo após o nascimento; redução das células-tronco hematopoiéticas
	OSM (OM, oncostatina-M)	196, monômero	OSMR ou LIFR, CD130	Células T, macrófagos	Estímulo de células do sarcoma de Kaposi, inibição do crescimento de melanoma	OSMR: regeneração defeituosa do fígado
Família do TNF	TNF-α (caquectina)	157, trímeros	p55, (CD120a), p75 (CD120b)	Macrófagos, células NK, células T	Promoção da inflamação, ativação endotelial	p55: resistência ao choque séptico, suscetibilidade a *Listeria* STNFαR: ataques febris periódicos
	LT-α (linfotoxina-α)	171, trímeros	p55, (CD120a), p75 (CD120b)	Células T, células B	Morte, ativação endotelial	LT-α: linfonodos ausentes, redução de anticorpos, aumento de IgM
	LT-β	Transmembrana, trimerização com LT-	LTβR ou HVEM	Células T, células B	Desenvolvimento de linfonodos	Desenvolvimento prejudicado de linfonodos periféricos, placas de Peyer e baço
	Ligante CD40 (CD40L)	Trímeros	CD40	Células T, mastócitos	Ativação de células B, troca de classe	CD40L: fraca resposta de anticorpo, ausência de troca de classe, redução da ativação de células T (síndrome de hiper-IgM)
	Ligante Fas (FasL)	Trímeros	CD95 (Fas)	Células T, estroma (?)	Apoptose, citotoxicidade independente de Ca^{2+}	Fas, FasL: formas mutantes levam à linfoproliferação e à autoimunidade
	Ligante CD27 (CD27L)	Trímeros (?)	CD27	Células T	Estímulo da proliferação de células T	
	Ligante CD30 (CD30L)	Trímeros (?)	CD30	Células T	Estímulo da proliferação de células T e B	CD30: aumento do tamanho do timo, alorreatividade
	4-1BBL	Trímeros (?)	4-1BB	Células T	Coestímulo de células T e B	
	Trail (APO-2L)	281, trímeros	DR4, DR5, DCR1, DCR2 e OPG	Células T, monócitos	Apoptose de células T ativadas e células tumorais	Fenótipo de suscetibilidade a tumor
	OPG-L (RANK-L)	316, trímeros	RANK/OPG	Osteoblastos, células T	Estímulo de osteoclastos e reabsorção óssea	OPG-L: osteopedrótica raquítica e sem dentes OPG: osteoporose
	APRIL	86	TAC1 ou BCMA	Células T ativadas	Proliferação de células B	Defeito na troca de classe de IgA
	LIGHT	240	HVEM, LTβR	Células T	Ativação de células dendríticas	Expansão de células T CD8$^+$ prejudicada
	TWEAK	102	TWEAKR (Fn14)	Macrófagos, células transformadas com EBV	Angiogênese	
	BAFF (CD257, BlyS)	153	TAC1 ou BCMA ou BR3	Células B	Proliferação de células B	BAFF: disfunção de células B
Indeterminado	TGF-β1	112, homotrímero e heterotrímero	TGF-βR	Condrócitos, monócitos, células T	Inibição do crescimento celular, anti-inflamatório, indução da mudança para a produção de IgA	TGF-β: inflamação letal
	MIF	115, monômero	MIF-R	Células T, células hipofisárias	Inibição da migração de macrófagos, estímulo da ativação de macrófagos, indução da resistência a esteroides	MIF: resistência ao choque séptico, hiporresponsiva a bactérias gram-negativas

* Podem atuar como dímeros.

Organizado por Robert Schreiber, Washington University School of Medicine, St. Louis.

CD40L, ligante CD40; células T$_{reg}$, células T reguladoras; FasL, ligante Fas; G-CSF, fator estimulante de colônias granulocíticas; GM-CSF, fator estimulante de colônias granulocíticas e macrofágicas; IFN, interferon; IL, interleucina; LPS, lipopolissacarídeo; LT, linfotoxina; MHC, complexo principal de histocompatibilidade; NK, *natural killer*; OSM, oncostatina-M; TGF, fator de transformação do crescimento; TNF, fator de necrose tumoral.

Apêndice IV. Quimiocinas e seus receptores

Nomes sistemáticos das quimiocinas	Nomes comuns	Cromossomo	Célula-alvo	Receptor específico
CXCL ([†]ELR⇄)				
1	GROα	4	Neutrófilo, fibroblasto, célula de melanoma	CXCR2
2	GROβ	4	Neutrófilo, fibroblasto, célula de melanoma	CXCR2
3	GROγ	4	Neutrófilo, fibroblasto, célula de melanoma	CXCR2
5	ENA-78	4	Neutrófilo, célula endotelial	CXCR2>>1
6	GCP-2	4	Neutrófilo, célula endotelial	CXCR2>1
7	NAP-2 (PBP/CTAP-III/β-B44TG)	4	Fibroblasto, neutrófilo, célula endotelial	CXCR2
8	IL-8	4	Neutrófilo, basófilo, subpopulação de célula CD8, célula endotelial	CXCR1, E482
14	BRAK/bolekine	5	Célula T, monócito, célula B	Desconhecido
15	Lungkine/WECHE	5	Neutrófilo, célula epitelial, célula endotelial	Desconhecido
([†]ELR−)				
4	PF4	4	Fibroblasto, célula endotelial	CXCR3B (processamento alternativo)
9	Mig	4	Célula T ativada ($T_H1 > T_H2$), célula NK, célula B, célula endotelial, célula dendrítica plasmocitoide	CXCR3A e B
10	IP-10	4	Célula T ativada ($T_H1 > T_H2$), célula NK, célula B, célula endotelial	CXCR3A e B
11	I-TAC	4	Célula T ativada ($T_H1 > T_H2$), célula NK, célula B, célula endotelial	CXCR3A e B, CXCR7
12	SDF-1α/β	10	Célula de medula óssea $CD34^+$, timócito, monócito/macrófago, célula T virgem ativada, célula B, célula plasmática, neutrófilo, célula dendrítica imatura, célula dendrítica madura, célula dendrítica plasmocitoide	CXCR4, CXCR7
13	BLC/BCA-1	4	Célula B virgem, célula T CD4 ativada, célula dendrítica imatura, célula dendrítica madura	CXCR5>>CXCR3
16	sexckine	17	Célula T ativada, célula T NK, célula endotelial	CXCR6
CCL				
1	I-309	17	Neutrófilo (somente TCA-3), célula T ($T_H2 > T_H1$), monócito	CCR8
2	MCP-1	17	Célula T ($T_H2 > T_H1$), monócito, basófilo, célula dendrítica imatura, célula NK	CCR2
3	MIP-1α/ΛΔ∓°	17	Monócito/macrófago, célula T ($T_H1 > T_H2$), célula NK, basófilo, célula dendrítica imatura, eosinófilo, neutrófilo, astrócito, fibroblasto, osteoclasto	CCR1, 5
4	MIP-1β	17	Monócito/macrófago, célula T ($T_H1 > T_H2$), célula NK, basófilo, célula dendrítica imatura, eosinófilo, célula B	CCR5>>1
5	RANTES	17	Monócito/macrófago, célula T (célula T de memória > célula T; $T_H1 > T_H2$), célula NK, basófilo, eosinófilo, célula dendrítica imatura	CCR1, 3, 5
6	C10/MRP-1	11 (somente camundongo)	Monócito, célula B, célula T CD4, célula NK	CCR1
7	MCP-3	17	Célula $T_H2 > T_H1$, monócito, eosinófilo, basófilo, célula dendrítica imatura, célula NK	CCR1, 2, 3, 5,10
8	MCP-2	17	Célula $T_H2 > T_H1$, monócito, eosinófilo, basófilo, célula dendrítica imatura, célula NK	CCR2, 3, 5>1
9	MRP-2/MIP-1γ	11 (somente camundongo)	Célula T, monócito, adipócito	CCR1
11	Eotaxina	17	Eosinófilo, basófilo, mastócito, célula T_H2	CCR3>>CCR5
12	MCP-5	11 (somente camundongo)	Eosinófilo, monócito, célula T, célula B	CCR2
13	MCP-4	17	Célula $T_H2 > T_H1$, monócito, eosinófilo, basófilo, célula dendrítica	CCR1, 2, 3>5
14a	HCC-1	17	Monócito	CCR1, 5
14b	HCC-3	17	Monócito	Desconhecido
15	MIP-5/HCC-2	17	Célula T, monócito, eosinófilo, célula dendrítica	CCR1, 3
16	HCC-4/LEC	17	Monócito, célula T, célula NK, célula dendrítica imatura	CCR1, 2, 5
17	TARC	16	Célula T ($T_H2 > T_H1$), célula dendrítica imatura, timócito, célula T_{reg}	CCR4>>8
18	DC-CK1/PARC	17	Célula T virgem > célula T ativada, célula dendrítica imatura, célula B da zona do manto	Desconhecido
19	MIP-3β/ELC	9	Célula T virgem, célula dendrítica madura, célula B	CCR7
20	MIP-3α/LARC	2	Célula T (célula T de memória, célula T_H17), célula mononuclear de sangue periférico, célula dendrítica imatura, célula B ativada, célula T NK, desenvolvimento de GALT	CCR6

Nomes sistemáticos das quimiocinas	Nomes comuns	Cromossomo	Célula-alvo	Receptor específico
21	6Ckine/SLC	9	Célula T virgem, célula B, timócito, célula NK, célula dendrítica madura	CCR7
22	MDC	16	Célula dendrítica imatura, célula NK, célula T ($T_H2 > T_H1$), timócito, célula endotelial, monócito, célula T_{reg}	CCR4
23	MPIF-1/CK-β/8	17	Monócito, célula T, neutrófilo em repouso	CCR1, 5
24	Eotaxina-2/MPIF-2	7	Eosinófilo, basófilo, célula T	CCR3
25	TECK	19	Macrófago, timócito, célula dendrítica, linfócito intraepitelial, célula plasmática IgA, célula T de memória de mucosa	CCR9
26	Eotaxina-3	7	Eosinófilo, basófilo, fibroblasto	CCR3
27	CTACK	9	Alojamento na pele de célula T de memória, célula B	CCR10
28	MEC	5	Célula T, eosinófilo, célula IgA$^+$ B	CCR10>3
C e CX3C				
XCL 1	Linfotactina	1 (1)	Célula T, célula NK, célula dendrítica + CD8α	XCR1
XCL 2	SCM-1β	1	Célula T, célula NK, célula dendrítica + CD8α	XCR1
CX3CL 1	Fractalquina	16	Célula T ativada, monócito, neutrófilo, célula NK, célula dendrítica imatura, mastócito, astrócito, neurônio, micróglia	CX3CR1

Receptores de quimiocinas atípicos

Ligante da quimiocina	Célula-alvo	Receptor específico
Quimerina e resolvina E1	Macrófago, célula dendrítica imatura, mastócito, célula dendrítica plasmacitoide, adipócito, fibroblasto, célula endotelial, célula do epitélio oral	CMKLR1/chem23
CCL5, CCL19 e quimerina	Todas as células hematopoiéticas, micróglia, astrócitos, células epiteliais pulmonares	CCRL2/CRAM
Quimiocina CC inflamatória	Células endoteliais linfáticas	D6
Várias quimiocinas CXC e CC	Hemácias, células de Purkinje, células endoteliais sanguíneas, células epiteliais renais	Duffy/DARC
CCL19, CCL21, CCL25	Células epiteliais tímicas, células estromais dos linfonodos, queratinócitos	CCXCKR

As localizações cromossômicas referem-se a seres humanos. As quimiocinas para as quais não há homólogo nos seres humanos estão descritas com as localizações cromossômicas em camundongos.

† ELR refere-se aos três aminoácidos que precedem o primeiro resíduo de cisteína do motivo CXC. Se esses aminoácidos forem Glu-Leu-Arg (i.e., ELR+), então a quimiocina é quimiotáxica para neutrófilos. Se forem outros aminoácidos (ELR–), então a quimiocina é quimiotáxica para linfócitos.

Organizado por Joost Oppenheim, National Cancer Institute, NIH.

célula T_{reg}, célula T reguladora; GALT, tecido linfoide associado ao intestino; IL, interleucina, NK, *natural killer*.

Biografias

Emil von Behring (1854-1917) descobriu o anticorpo antitoxina com Shibasaburo Kitasato.

Baruj Benacerraf (1920-2011) descobriu os genes da resposta imune e colaborou na primeira demonstração da restrição ao complexo principal de histocompatibilidade (MHC).

Jules Bordet (1870-1961) descobriu o complemento como um componente do soro normal, sensível à temperatura, que aumenta o potencial antimicrobiano de anticorpos específicos.

Frank MacFarlane Burnet (1899-1985) propôs a primeira hipótese geralmente aceita da seleção clonal da resposta imune adaptativa.

Jean Dausset (1916-2009) foi o pioneiro no estudo do MHC humano ou antígeno leucocitário humano (HLA).

Peter Doherty (1940-) e **Rolf Zinkernagel** (1944-) mostraram que o reconhecimento do antígeno pelas células T é restrito ao MHC e, assim, estabeleceram o papel biológico das proteínas codificadas pelo MHC, levando ao entendimento do processamento do antígeno e sua importância no reconhecimento do antígeno pelas células T.

Gerald Edelman (1929-) realizou descobertas decisivas sobre a estrutura das imunoglobulinas, incluindo a primeira sequência completa de uma molécula de anticorpo.

Paul Ehrlich (1854-1915) foi o primeiro a formular a teoria da imunidade e propôs a famosa teoria da cadeia lateral da formação do anticorpo que apresenta semelhanças surpreendentes com a atual proposta sobre os receptores de superfície.

James Gowans (1924-) descobriu que a imunidade adaptativa é mediada pelos linfócitos, dirigindo a atenção dos imunologistas a essas pequenas células.

Michael Heidelberger (1888-1991) desenvolveu o ensaio quantitativo da precipitina, prenunciando a era da imunoquímica quantitativa.

Charles A. Janeway Jr. (1943-2003) reconheceu a importância da coestimulação para o início da resposta imune adaptativa. Ele previu a existência de receptores do sistema imune inato que reconhecem padrões moleculares associados a patógenos e iniciam a ativação do sistema imune adaptativo. Em seu laboratório, foi descoberto o primeiro receptor semelhante ao Toll (TLR) de mamíferos que apresentava essa função. Ele também foi o principal autor original deste livro.

Edward Jenner (1749-1823) descobriu a proteção dos seres humanos contra a infecção da varíola pela vacinação com a varíola bovina ou o vírus da vaccínia, criando a área da imunologia.

Niels Jerne (1911-1994) desenvolveu o ensaio de placa hemolítica e várias teorias imunológicas importantes, incluindo uma antiga versão da seleção clonal, a qual previa que os receptores dos linfócitos seriam inerentemente polarizados ao reconhecimento do MHC, e a rede de idiótipos.

Shibasaburo Kitasato (1852-1931) descobriu os anticorpos, em colaboração com Emil Von Behring.

Robert Koch (1843-1910) definiu os critérios necessários para caracterizar uma doença infecciosa, conhecidos como postulados de Koch.

Georges Köhler (1946-1995) foi pioneiro na produção de anticorpos monoclonais a partir de células híbridas produtoras de anticorpos, juntamente com César Milstein.

Karl Landsteiner (1868-1943) descobriu os antígenos do grupo sanguíneo ABO. Ele também desenvolveu estudos detalhados sobre a especificidade da ligação de anticorpos usando haptenos como modelo de antígenos.

Peter Medawar (1915-1987) utilizou enxertos de pele para mostrar que a tolerância é uma característica adquirida das células linfoides, um ponto importante na teoria da seleção clonal.

Elie Metchnikoff (1845-1916) foi o primeiro defensor da imunologia celular, focando seus estudos no papel central da fagocitose na defesa do hospedeiro.

César Milstein (1927-2002) foi pioneiro na produção de anticorpos monoclonais com Georges Köhler.

Louis Pasteur (1822-1895) foi um microbiologista e imunologista francês que validou o conceito de imunização primeiramente estudado por Jenner. Ele preparou vacinas contra raiva e cólera de galinhas.

Rodney Porter (1917-1985) determinou a estrutura peptídica das moléculas de anticorpos, fornecendo a base para análise por sequenciamento de proteínas.

Ignác Semmelweis (1818-1865) foi um físico germano-húngaro pioneiro na determinação de uma conexão entre a higiene hospitalar e uma doença infecciosa, a febre puerperal, e, consequentemente, introduziu a assepsia na prática da medicina.

George Snell (1903-1996) determinou a genética do MHC murino e produziu as linhagens congênitas necessárias para suas análises biológicas, fornecendo a base para o atual conhecimento sobre o papel do MHC na biologia da célula T.

Tomio Tada (1934-2010) formulou o primeiro conceito de regulação da resposta imune pelas "células T supressoras" nos anos 1970, a partir de evidências diretas. Naquela época, a existência de tais células não foi confirmada e o conceito caiu em descrédito. Entretanto, nos anos 1980, observou-se que Tada estava certo quando os pesquisadores identificaram as células, agora denominadas "células T reguladoras".

Susumu Tonegawa (1939-) descobriu a recombinação somática dos genes dos receptores imunes na qual se baseia a geração da diversidade de anticorpos e receptores de células T (TCRs) de humanos e camundongos.

Jürg Tschopp (1951-2011) contribuiu para a descrição dos mecanismos do sistema do complemento e dos mecanismos citolíticos das células T. Contribuiu com estudos originais sobre a apoptose e a imunidade inata, principalmente ao descobrir o inflamassoma.

Don C. Wiley (1944-2001) resolveu a primeira estrutura cristalina de uma proteína do MHC de classe I, proporcionando uma extraordinária compreensão sobre como as células T reconhecem seus antígenos no contexto das moléculas do MHC.

Agradecimentos pelas Fotografias

Capítulo 1

Figura 1.1: reproduzida por cortesia da Yale University, Harvey Cushing/John Hay Whitney Medical Library. Figura 1.20: fotografias de Mowat, A., Viney, J.: **The anatomical basis of intestinal immunity.** *Immunol. Rev.* 1997, **156**:145–166. Figura 1.27: fotografias de Kaplan, G., et al.: **Efficacy of a cell-mediated reaction to the purified protein derivative of tuberculin in the disposal of** *Mycobacterium leprae* **from human skin.** *PNAS* 1988, **85**:5210–5214.

Capítulo 2

Figura 2.31: fotografias reproduzidas com permissão de Bhakdi, S., et al.: **Functions and relevance of the terminal complement sequence.** *Blut* 1990, **60**:309–318. © 1990 Springer-Verlag.

Capítulo 3

Figura 3.11: estrutura reproduzida com permissão de Jin, M.S., et al.: **Crystal structure of the TLR1-TLR2 heterodimer induced by binding of a tri-acylated lipopeptide.** *Cell* 2007, **130**:1071–1082. © 2007 com permissão de Elsevier. Figura 3.12: estrutura reproduzida com permissão de Macmillan Publishers Ltd. Park, B.S., et al.: **The structural basis of lipopolysaccharide recognition by the TLR4-MD-2 complex.** *Nature* 2009, **458**:1191–1195. Figura 3.28: modelo da estrutura reproduzido com permissão de Macmillan Publishers Ltd. Emsley, J., et al.: **Structure of pentameric human serum amyloid P component.** *Nature* 1994, **367**:338–345.

Capítulo 4

Figura 4.4: fotografia de Green, N.M.: **Electron microscopy of the immunoglobulins.** *Adv. Immunol.* 1969, **11**:1–30. © 1969 com permissão de Elsevier. Figura 4.13 e Figura 4.22: modelo das estruturas de Garcia, K.C., et al.: **An $\alpha\beta$ T cell receptor structure at 2.5 Å and its orientation in the TCR-MHC complex.** *Science* 1996, **274**:209–219. Reproduzidas com permissão de AAAS. Figura 4.23: de Reinherz, E.L., et al.: **The crystal structure of a T cell receptor in complex with peptide and MHC Class II.** *Science* 1999, **286**:1913–1921. Reproduzida com permissão de AAAS. Figura 4.26: reproduzida com permissão de Macmillan Publishers Ltd. Gao, G.F., et al.: **Crystal structure of the complex between human CD8$\alpha\alpha$ and HLA-A2.** *Nature* 1997, **387**:630–634.

Capítulo 6

Figura 6.3: figura inferior de Velarde, G., et al.: **Three-dimensional structure of transporter associated with antigen processing (TAP) obtained by single particle image analysis.** *J. Biol. Chem.* 2001, **276**:46054–46063. © 2001 ASBMB. Figura 6.4: reproduzida com permissão de Macmillan Publishers Ltd. Whitby, F.G., et al.: **Structural basis for the activation of 20S proteasomes by 11S regulators.** *Nature* 2000, **408**:115–120. Figura 6.20: estruturas de Mitaksov, V.E., Fremont, D.: **Structural definition of the H 2Kd peptide-binding motif.** *J. Biol. Chem.* 2006, **281**:10618–10625. © 2006 American Society of Biochemistry and Molecular Biology. Figura 6.23: modelo molecular reproduzido com permissão de Macmillan Publishers Ltd. Fields, B.A., et al.: **Crystal structure of a T-cell receptor β-chain complexed with a superantigen.** *Nature* 1996, **384**:188–192.

Capítulo 8

Figura 8.18: fotografias reproduzidas com permissão de Macmillan Publishers Ltd. Surh, C.D., Sprent, J.: **T-cell apoptosis detected in situ during positive and negative selection in the thymus.** *Nature* 1994, **372**:100–103. Figura 8.33: fotografias de Wack, A., Kioussis, D.: **Direct visualization of thymocyte apoptosis in neglect, acute and steady-state negative selection.** *Int. Immunol.* 1996, **8**:1537–1548. © 1996 Oxford University Press.

Capítulo 9

Figura 9.9: reprodução das micrografias de fluorescência com permissão de Macmillan Publishers Ltd. Pierre, P., Turley, S.J., et al.: **Development regulation of MHC class II transport in mouse dendritic cells.** *Nature* 1997, **388**:787–792. Figura 9.32: Figura **c** de Henkart, P.A., Martz, E. (eds): *Second International Workshop on Cell Mediated Cytotoxicity.* © 1985 Kluwer/Plenum Publishers. Com permissão de Springer Science and Business Media.

Capítulo 10

Figura 10.17: figura à esquerda de Szakal, A.K., et al.: **Isolated follicular dendritic cells: cytochemical antigen localization, Nomarski, SEM, and TEM morphology.** *J. Immunol.* 1985, **134**:1349–1359. © 1985 The American Association of Immunologists. Figura 10.17: figura central e figura à direita de Szakal, A.K., et al.: **Microanatomy of lymphoid tissue during humoral immune responses: structure function relationships.** *Ann. Rev. Immunol.* 1989, **7**:91–109. © 1989 Annual Reviews www.annualreviews.org.

Capítulo 12

Figura 12.3: adaptada com permissão de Macmillan Publishers Ltd. Dethlefsen, L., McFall-Ngai, M., Relman, D.A.: **An ecological and evolutionary perspective on human-microbe mutualism and disease.** *Nature* 2007, **449**:811–818. © 2007. Figura 12.7: fotografias de Mowat, A., Viney, J.: **The anatomical basis of intestinal immunity.** *Immunol. Rev.* 1997, **156**:145–166. Figura 12.9: fotografia de Brandtzaeg, P., et al.: **Regional specialization in the mucosal immune system: what happens in the microcompartments?** *Immunol. Today* 1999, **20**:131–151. © 1999 com permissão de Elsevier. Figura 12.13: micrografia de Niess, J.H., et al.: **CX3CR1-mediated dendritic cell access to the intestinal lumen and bacterial clearance.** *Science* 2005, **307**:254–258. Reproduzida com permissão de AAAS.

Capítulo 13

Figura 13.6: fotografia superior à esquerda de Kaplan, G., Cohn, Z.A.: **The immunobiology of leprosy.** *Int. Rev. Exp. Pathol.* 1986, **28**:45–78. © 1986 com permissão de Elsevier. Figura 13.29: com base nos dados de Palella, F.J., et al.: **Declining morbidity and mortality among patients with advanced human immunodeficiency virus infection. HIV Outpatient Study Investigators.** *N. Engl. J. Med.* 1998, **338**:853–860. Figura 13.32: adaptada com permissão de Macmillan Publishers Ltd. Wei, X., et al.: **Viral dynamics in human immunodeficiency virus type 1 infection.** *Nature* 1995, **373**:117–122.

Capítulo 14

Figura 14.6: fotografia superior de Sprecher, E., et al.: **Deleterious mutations in SPINK5 in a patient with congenital ichthyosiform erythroderma: molecular testing as a helpful diagnostic tool for Netherton syndrome.** *Clin. Exp. Dermatol.* 2004, **29**:513–517. Figura 14.7: adaptada com permissão de Macmillan Publishers Ltd. Cookson, W.: **The immunogenetics of asthma and eczema: a new focus on the epithelium.** *Nat. Rev. Immunol.* 2004, **4**:978–988. Figura 14.17: fotografias de Finotto, S., et al: **Development of spontaneous airway changes consistent with human asthma in mice lacking T-bet.** *Science* 2002, **295**:336–338. Reproduzida com permissão de AAAS. Figura 14.27: fotografia à esquerda de Mowat, A.M., Viney, J.L.: **The anatomical basis of intestinal immunity.** *Immunol. Rev.* 1997, **156**:145–166.

Capítulo 16

Figura 16.15: fotografias reproduzidas de Herberman, R., Callewaert, D. (eds.): *Mechanisms of Cytotoxicity by Natural Killer Cells,* © 1985 com permissão de Elsevier.

GLOSSÁRIO

4-1BB, ligante 4-1BB

Par de receptor-ligante coestimulador. 4-1BB está presente nas células T, e o ligante 4-1BB, nas células dendríticas.

α

Nome dado a uma ampla variedade de subunidades em diferentes proteínas. Na imunologia, normalmente se refere a (1) tipo de cadeia pesada da classe de imunoglobulinas IgA, ou (2) um dos dois tipos de cadeia no receptor de células T $\alpha{:}\beta$, ou (3) cadeia pesada nas moléculas do MHC.

α-defensinas

Classe de peptídeos antimicrobianos. São produzidas por neutrófilos e células epiteliais, em particular as células de Paneth do intestino.

Absorção

Remoção dos anticorpos específicos para um dado antígeno presente em soro; indicada para tornar o soro específico para outro antígeno ou antígenos.

Ácido retinoico

Molécula sinalizadora derivada da vitamina A com diversos papéis no organismo. Acredita-se que esteja envolvida na indução de tolerância imunológica no intestino.

Ácidos lipoteicoicos

Componentes das paredes celulares bacterianas que são reconhecidos pelos receptores semelhantes ao Toll.

Adaptadores

Proteínas não enzimáticas que formam ligações físicas entre os membros de uma via de sinalização, principalmente entre um receptor e outras proteínas sinalizadoras. Recrutam membros da via de sinalização para os complexos proteicos funcionais.

ADCC

Ver **Citotoxicidade mediada por célula dependente de anticorpo**.

Adenoides

Par de tecidos linfoides associados a mucosas localizado na cavidade nasal.

Adesinas

Proteínas da superfície celular de bactérias que permitem que se liguem à superfície de células hospedeiras.

Adjuvante

Qualquer substância que incrementa a resposta imune para um antígeno com o qual é misturada.

Adressinas vasculares

Moléculas de células endoteliais às quais se ligam moléculas de adesão leucocitária; têm papel-chave no alojamento seletivo de leucócitos a determinados sítios do corpo.

Afinidade

Força de ligação de uma molécula a outra em um único sítio, como a união de um fragmento Fab monovalente do anticorpo a um antígeno monovalente. Ver também **Avidez**.

Agamaglobulinemia

Ausência de anticorpos no sangue. Ver **Agamaglobulinemia ligada ao X (XLA)**.

Agamaglobulinemia de Bruton ligada ao X

Ver **Agamaglobulinemia ligada ao X**.

Agamaglobulinemia ligada ao X (XLA)

Um distúrbio genético no qual o desenvolvimento dos linfócitos B cessa na fase de pré-célula B, não sendo formados linfócitos B ou anticorpos. A doença deve-se a um defeito no gene que codifica a tirosina quinase BTK.

Aglutinação

Grupamento de partículas, geralmente por moléculas de anticorpo que ligam-se a antígenos presentes na superfície de partículas adjacentes.

AID

Ver **Citidina desaminase induzida por ativação**.

Aids

Ver **Síndrome da imunodeficiência adquirida**.

AIRE

Gene que codifica uma proteína (regulador autoimune) que está envolvido na expressão de vários genes no timo, permitindo que células T em desenvolvimento sejam expostas a proteínas próprias características de outros tecidos, permitindo que a tolerância às proteínas se desenvolva. A deficiência em *AIRE* leva a uma doença autoimune, APECED.

Alça-R

Estrutura em formato de bolha formada quando o RNA transcrito desloca a fita não molde da dupla-hélice de DNA em regiões de troca no grupamento gênico da região constante da imunoglobulina. Acredita-se que as alças-R promovam recombinação de troca de classe.

Alelo

Forma variável de um gene; vários genes ocorrem em algumas (ou mais) formas diferentes dentro da população geral. Ver também **Polimorfismo**.

Alérgeno

Qualquer antígeno que produza reações alérgicas.

Alergia

Estado no qual é produzida reação imune sintomática a um antígeno ambiental normalmente inócuo. Envolve a interação entre o antígeno e o anticorpo ou células T instruídas produzidas pela exposição prévia ao mesmo antígeno.

Alergia ocupacional

Reação alérgica induzida por alérgeno ao qual alguém é exposto de forma habitual em seu trabalho.

Alergia tipo inata

Produção ou exacerbação de uma resposta semelhante à hipersensibilidade a um antígeno em decorrência de a resposta imune inata devida dever-se à ativação dos receptores semelhantes ao Toll.

Aloanticorpos

Anticorpos produzidos contra antígenos a partir de um membro geneticamente não idêntico de uma mesma espécie.

Aloantígenos

Antígenos a partir de membro geneticamente não idêntico de uma mesma espécie.

Aloenxerto

Transplante de tecido a partir de um doador alogênico (geneticamente não idêntico) da mesma espécie. Tais enxertos são invariavelmente rejeitados, a menos que o receptor seja imunossuprimido.

Alogênicos

Descreve dois indivíduos ou duas linhagens de camundongos que diferem em seus genes do MHC. O termo também pode ser utilizado para as diferenças alélicas em outros *loci*.

Alojamento

Direcionamento do linfócito para um determinado tecido.

Alorreação

Ver **Alorreatividade**.

Alorreatividade (*adj.* alorreativo)

Reconhecimento pelas células T das moléculas do MHC estranhas. Essas respostas são também chamadas de alorreações ou respostas alorreativas.

Alorreconhecimento direto

Reconhecimento, pelo hospedeiro, de um tecido enxertado que envolve as células apresentadoras de antígeno do doador que deixam o enxerto, migram pela linfa até os linfonodos regionais e ativam as células T do hospedeiro com os receptores de células T correspondentes.

Alorreconhecimento indireto

Reconhecimento de um tecido enxertado que envolve a captação de proteínas alogênicas pelas células apresentadoras de antígeno do receptor e sua apresentação às células T pelas moléculas do MHC próprias.

Alótipos

Polimorfismos alélicos que podem ser detectados por anticorpos específicos para os produtos dos genes polimórficos. Na imunologia, as diferenças **alotípicas** nas regiões constantes das moléculas de imunoglobulinas foram importantes para que se decifrasse a genética dos anticorpos.

ALPS

Ver **Síndrome linfoproliferativa autoimune**.

Alum

Sais de alumínio inorgânico (p. ex., fosfato de alumínio e hidróxido de alumínio); atua como adjuvante quando misturado com antígenos e é um dos poucos adjuvantes permitidos para uso em humanos.

Aminopeptidase associada ao processamento antigênico no retículo endoplasmático (ERAAP)

Enzima do retículo endoplasmático que corta polipeptídeos em tamanhos que possam ser ligados às moléculas do MHC de classe I.

Anafilatoxinas

Fragmentos C5a, C3a e C4a pró-inflamatórios do complemento, liberados pela clivagem durante a ativação do complemento. São reconhecidos por receptores específicos e recrutam líquidos e células inflamatórias para o local da sua liberação.

Anafilaxia

Reação alérgica de início rápido contra o antígeno que ocorre por todo o corpo, por exemplo, ao veneno de insetos injetados diretamente na corrente sanguínea, ou a alimentos como amendoim. Nos casos mais graves, a reação sistêmica leva a um choque anafilático potencialmente fatal como resultado de colapso circulatório e sufocamento devido ao inchaço da traqueia. Em geral, a anafilaxia resulta da ligação do antígeno ao anticorpo IgE nos mastócitos do tecido conectivo pelo corpo, levando à liberação disseminada dos mediadores da inflamação.

Anafilaxia sistêmica

Ver **Anafilaxia**.

Análise de Scatchard

Análise matemática do equilíbrio de ligação que possibilita que a afinidade e a valência de uma interação receptor-ligante sejam determinadas.

Anemia hemolítica autoimune

Condição patológica com níveis baixos de hemácias (anemia), os quais se devem aos autoanticorpos que se ligam aos antígenos de superfície de hemácias e marcam a hemácia para a destruição.

Anergia (*adj.* anérgico)

Estado de não responsividade ao antígeno. Indivíduos são ditos anérgicos quando não conseguem produzir reações de hipersensibilidade tardia a um antígeno-teste, enquanto as células T e B são chamadas anérgicas quando não podem responder ao seu antígeno específico sob condições ideais de estímulo.

Anfipático

Descreve moléculas que possuem região carregada positivamente (ou hidrofílica) separada da região hidrofóbica.

Angiedema hereditário (HAE)

Designação clínica para uma deficiência genética do inibidor de C1 do sistema do complemento. Na ausência desse inibidor, a ativação espontânea sistema do complemento pode causar vazamento difuso de líquido dos vasos sanguíneos, cuja mais grave consequência pode ser o edema de glote, levando à asfixia.

Anticorpo

Proteína que se liga especificamente a uma determinada substância, chamada de seu antígeno. Cada molécula de anticorpo possui estrutura única que permite que se ligue especificamente ao seu antígeno correspondente, mas todos os anticorpos apresentam a mesma estrutura geral e são conhecidos coletivamente como imunoglobulinas. Os anticorpos são produzidos por células B diferenciadas (células plasmáticas) em resposta a uma infecção ou imunização, e ligam-se e neutralizam patógenos ou os preparam para serem fagocitados ou destruídos pelos fagócitos.

Anticorpo anti-idiótipo

Anticorpos produzidos contra determinantes antigênicos únicos para as regiões variáveis de um único anticorpo.

Anticorpo anti-imunoglobulina

Ver **Anticorpo anti-isotípico**.

Anticorpo anti-isotípico

Anticorpo específico para características universais de um dado isotipo de região constante de imunoglobulina (como γ ou μ) de uma espécie. Os anticorpos anti-isotípicos são produzidos pela imunização de um membro de outra espécie com o isotipo.

Anticorpos de depleção

Anticorpos monoclonais imunossupressores que ativam a destruição dos linfócitos *in vivo*. Utilizados para o tratamento dos episódios de rejeição aguda de enxertos.

Anticorpos monoclonais

Anticorpos produzidos por um único clone de linfócitos B, de modo que sejam todos idênticos.

Anticorpos não depletores

Anticorpos imunossupressores que bloqueiam a imunossupressão da função de proteínas-alvo nas células sem causar destruição celular.

Anticorpos naturais

Anticorpos produzidos pelo sistema imune na falta de uma infecção aparente. Eles têm especificidade ampla para autoantígenos e antígenos microbianos; podem reagir com muitos patógenos e podem ativar o complemento.

Anticorpos neutralizantes

Anticorpos capazes de inibir a infectividade de um vírus ou a toxicidade de uma toxina.

Antígeno

Qualquer molécula que pode se ligar especificamente a um anticorpo ou gerar fragmentos de peptídeos que são reconhecidos por um receptor de células T.

Antígeno do grupo sanguíneo Rhesus (Rh)

Antígeno de membrana de hemácias, também identificado em células de macacos *rhesus*. Os anticorpos anti-Rh não aglutinam hemácias humanas, de modo que anticorpos contra antígeno Rh devem ser detectados pelo teste de Coombs.

Antígeno leucocitário humano

Ver **HLA**.

Antígeno linfocitário cutâneo (CLA)

Molécula da superfície celular que está envolvida no direcionamento dos linfócitos para a pele em humanos.

Antígenos CD

Ver **Grupamentos de diferenciação**, e ver Apêndice II para antígenos CD individuais.

Antígenos de ativação muito tardios (VLAs)

Membros da família β_1 de integrinas envolvidas nas interações célula-célula e célula-matriz. Alguns VLAs são importantes na migração de leucócitos e linfócitos.

Antígenos de câncer de testículos

Proteínas expressas por células cancerosas que são normalmente expressas somente nas células germinativas masculinas, nos testículos.

Antígenos de grupo sanguíneo

Moléculas da superfície de hemácias, detectáveis por anticorpos de outros indivíduos. Os principais sistemas de antígenos de grupo sanguíneo em humanos são conhecidos como ABO e Rh (Rhesus), sendo rotineiramente empregados na tipagem em bancos de sangue. Existem muitos outros antígenos de grupo sanguíneo.

Antígenos de histocompatibilidade (antígenos H)

Qualquer antígeno de tecido que provoca resposta imune em um membro não idêntico da mesma espécie. Os principais antígenos de histocompatibilidade, também conhecidos como moléculas do MHC, são codificados no MHC, e também são as moléculas que apresentam peptídeos estranhos às células T. Mínimos antígenos de histocompatibilidade compreendem outras proteínas polimórficas que podem ser reconhecidas como estranhas por um indivíduo não relacionado. Ver também **MHC**; **Moléculas do MHC**.

Antígenos de histocompatibilidade menores (antígenos H menores)

Peptídeos de proteínas celulares polimórficas ligadas a moléculas do MHC que podem levar à rejeição do emxerto quando são reconhecidos pelas células T.

Antígenos de rejeição tumoral (TRAs)

Antígenos na superfície de células tumorais que podem ser reconhecidos por células T, levando a um ataque nas células tumorais. Os TRAs são peptídeos de proteínas celulares mutantes ou superexpressas, ligadas a moléculas do MHC de classe I na superfície celular do tumor.

Antígenos funcionais de leucócitos (LFAs)

Moléculas de adesão celular nos leucócitos que inicialmente foram definidas pelo uso de anticorpos monoclonais. O LFA-1 é uma β_2-integrina; o LFA-2 (agora também conhecido como CD2) é um membro da superfamília de imunoglobulinas, como o LFA-3 (agora chamado CD58). O LFA-1 é particularmente importante na adesão dos linfócitos T às células endoteliais e às células apresentadoras de antígeno.

Antígenos H

Ver **Histocompatibilidade**.

Antígenos próprios

Antígenos potenciais nos tecidos de um indivíduo, contra os quais uma resposta imune não é geralmente gerada, com exceção dos casos de autoimunidade.

Antígenos TD

Ver **Antígenos timo-dependentes (antígenos TD)**.

Antígenos TI, TI-1, TI-2

Ver **Antígenos timo-independentes**.

Antígenos timo-dependentes (antígenos TD)

Antígenos que evocam respostas apenas em indivíduos que possuem células T.

Antígenos timo-independentes

Antígenos que podem evocar a produção de anticorpos sem o envolvimento de células T. Existem dois tipos de antígenos TI: os antígenos TI-1, que possuem atividade intrínseca de ativação de células B, e os antígenos TI-2, que ativam os linfócitos B por terem múltiplos epítopos idênticos que interligam com o receptor de células B.

Antissoro

Componente líquido do sangue coagulado de um indivíduo imune que contém anticorpos contra o antígeno utilizado para imunização. Um antissoro contém uma mistura de anticorpos diferentes que se ligam ao antígeno, mas cada um tem uma estrutura diferente, seu próprio epítopo no antígeno e seu próprio conjunto de reações cruzadas. Essa heterogeneidade torna cada antissoro único.

Antivenina

Anticorpo produzido contra o veneno de uma cobra venenosa que pode ser usado como tratamento imediato de picadas de cobra para neutralizar o veneno.

AP-1

Fator de transcrição formado como um dos resultados da sinalização intracelular via receptores de antígenos de linfócitos e receptores semelhantes ao Toll (TLRs) de células da imunidade inata. AP-1 ativa principalmente a expressão de genes para citocinas e quimiocinas.

APECED

Ver **Poliendocrinopatia autoimune, candidíase, distrofia ectodérmica**.

Apêndice

Tecido linfoide associado ao intestino, localizado na porção inicial do colo.

Apoptose

Forma de morte celular comum no sistema imune, na qual a célula ativa um programa interno de morte. Caracteriza-se pela degradação do DNA nuclear, sua degeneração e condensação, além da rápida fagocitose dos resíduos celulares. Os linfócitos em proliferação sofrem elevadas taxas de apoptose durante seu desenvolvimento e durante as respostas imunes.

Apresentação cruzada

Processo pelo qual as proteínas extracelulares capturadas pelas células dendríticas podem dar origem a peptídeos apresentados pelas moléculas do MHC de classe I. Isso permite que o antígeno, de fontes extracelulares, seja apresentado por moléculas do MHC de classe I e ative células T CD8.

Apresentação do antígeno

Exibição do antígeno na superfície de uma célula na forma de fragmentos peptídicos ligados a moléculas do MHC. As células T reconhecem o antígeno quando ele é apresentado dessa maneira.

Arcabouço

Proteínas tipo adaptadores com múltiplos sítios de ligação, que aproximam proteínas específicas para o complexo de sinalização funcional.

Área paracortical

Area de células T dos linfonodos.

Áreas de células T

Regiões dos órgãos linfoides periféricos que são enriquecidas por células T virgens e são distintas dos folículos. São os locais nos quais as respostas imunes adaptativas são iniciadas.

Artemis

Endonuclease envolvida em rearranjos gênicos que produz genes funcionais de imunoglobulinas e de receptores de células T.

Artrite piogênica, piodermia gangrenosa e acne (PAPA)

Síndrome autoinflamatória que é causada por mutações em uma proteína que interage com a proteína pirina.

Artrite reumatoide

Doença articular inflamatória comum que é causada provavelmente por uma resposta autoimune.

Asma alérgica

Reação alérgica a um antígeno inalado, a qual causa a constrição dos brônquios e dificuldade para respirar.

Ataxia telangiectasia

Doença caracterizada por andar cambaleante e múltiplos vasos sanguíneos desorganizados. É, muitas vezes, acompanhada por imunodeficiência clínica. É causada por defeitos na proteína ATM, a qual está envolvida nas vias de reparo de DNA que também são usadas na recombinação V(D)J e na recombinação de troca de classe.

Atenuação

Processo pelo qual patógenos humanos ou animais são modificados pelo crescimento em cultura de modo que possam crescer no seu hospedeiro e induzir imunidade sem produzir doença clínica grave.

Atenuador de linfócitos B e T (BTLA)

Receptor inibidor relacionado ao CD28 expresso pelos linfócitos B e T que interage com a molécula de entrada do herpes-vírus (HVEM), membro da família de receptores do TNF.

Ativação de macrófagos

Aumento da capacidade de macrófagos matarem patógenos engolfados e produzirem citocinas após sua interação antígeno-específica com uma célula T efetora.

Ativação do complemento

Ativação de proteínas normalmente inativas do sistema do complemento que ocorre na infecção. Ver **Via clássica**; **Via alternativa**; **Via da lectina**.

Ativação endotelial

Mudanças que ocorrem na parede endotelial dos pequenos vasos sanguíneos como resultado da inflamação, como aumento da permeabilidade e da produção de moléculas de adesão celular e citocinas.

Ativação policlonal

Ativação de linfócitos por um mitógeno independentemente da especificidade para o antígeno, levando à ativação de clones de linfócitos de múltiplas especificidades para antígenos.

Atopia (*adj.* atópico)

Tendência aumentada, com base genética, em produzir reações alérgicas mediadas por IgE contra substâncias inócuas.

Autoanticorpo

Anticorpo específico para antígenos próprios.

Autoantígeno

Antígeno próprio contra o qual o sistema imune produz resposta.

Autócrina

Descreve uma citocina ou outra molécula ativa biologicamente que atua sobre a célula que a produz.

Autoenxerto

Enxerto de tecido de um local para outro no mesmo indivíduo.

Autofagia

Digestão e degradação, pela célula, das próprias organelas e proteínas celulares nos lisossomas. Pode ser uma via pela qual as proteínas citosólicas podem ser processadas para a apresentação nas moléculas do MHC de classe II.

Autoimunidade

Imunidade adaptativa específica para antígenos próprios.

Autorreatividade

Geração de respostas imunes direcionadas aos antígenos próprios.

Autotolerância

Falha na realização de uma resposta imune contra os antígenos do próprio corpo.

Avidez

Soma total da força de ligação de duas moléculas ou células em múltiplos sítios. Diferencia-se da afinidade, a qual é a força de ligação de um sítio molecular ao seu ligante.

Azatioprina

Poderoso fármaco citotóxico que é convertido em sua forma ativa *in vivo*, matando rapidamente, então, as células em proliferação, inclusive os linfócitos em proliferação; usada como imunossupressora para tratar doença autoimune e em transplantes.

β

Nome dado a uma ampla variedade de subunidades em diferentes proteínas. Na imunologia, provavelmente se refere a (1) um dos dois tipos de cadeia no receptor de célula T α:β, ou (2) a cadeia leve de uma molécula do MHC de classe II.

β-Defensinas

Peptídeos antimicrobianos produzidos por praticamente todos os organismos multicelulares. Em mamíferos, são produzidas pelas células epiteliais dos tratos respiratório e urogenital, da pele e da língua.

β$_2$-Microglobulina

Cadeia leve das proteínas do MHC de classe I, codificada fora do MHC. Liga-se não covalentemente à cadeia pesada ou cadeia α.

Baço

Órgão localizado na porção superior à esquerda da cavidade peritoneal que contém uma polpa vermelha, envolvida na remoção de células sanguíneas envelhecidas, e uma polpa branca de células linfoides que respondem aos antígenos trazidos pelo sangue.

Bactérias

Vasto reino de microrganismos procarióticos unicelulares, do qual algumas espécies causam doenças infecciosas em humanos e animais, enquanto outras compõem a maioria da microbiota comensal do corpo. As bactérias causadoras de doenças podem viver nos espaços extracelulares, ou dentro das células em vesículas ou no citosol.

Bactérias formadoras de pus

Bactérias encapsuladas que resultam na formação de pus no local da infecção. Também denominadas bactérias piogênicas (formadoras de pus).

Bactérias piogênicas

Ver **Bactérias formadoras de pus**.

BAFF

Fator ativador de célula B que pertence à família do TNF. É um dos sinais de sobrevivência fornecido às células B pelas células dendríticas foliculares.

Bainha linfoide periarteriolar (PALS)

Parte da região mais interna da polpa branca do baço; contém, principalmente, células T.

BALT

Ver **Tecido linfoide associado aos brônquios**.

Basófilo

Tipo de leucócitos que contêm grânulos coráveis por corantes básicos. Acredita-se que tenham função similar à dos mastócitos.

Bb

Ver **Fator B**.

Biblioteca de expressão de antígenos

Coleção de clones de cDNA em vetores de expressão ou coleções de bacteriófagos que codificam sequências peptídicas aleatórias que podem ser expressas como parte da cobertura do fago. Elas são utilizadas para identificar os alvos de anticorpos específicos e, em alguns casos, os alvos de células T.

Biblioteca de expressão em fagos

Biblioteca de anticorpos produzidos pela clonagem de genes de região V de imunoglobulinas em fagos filamentosos, que, então, expressam domínios ligadores do antígeno em suas superfícies.

Blk

Tirosina quinase da família Src que envia sinais a partir do receptor de células B.

BLNK

Proteína adaptadora de célula B. Proteína de arcabouço de células B que recruta proteínas envolvidas na via de sinalização intracelular do receptor de antígeno.

Bloqueio do ponto de verificação

Abordagem à terapia tumoral que tem como objetivo interferir nos sinais inibidores normais que regulam os linfócitos.

Bolsa de Fabricius

Órgão linfoide associado ao intestino que é o local de desenvolvimento das células B em galinhas.

Bolsa tímica

O tecido onde o estroma tímico se desenvolve durante a embriogênese.

Bradicinina

Peptídeo vasoativo produzido como resultado de danos nos tecidos; atua como mediador inflamatório.

Bronquiectasia

Lesão e dilatação das vias aéreas (brônquios).

BTLA

Ver **Atenuador de linfócitos B e T**.

c-SMAC

Ver **Complexo de ativação supramolecular**.

C1q, C1r, C1s

Proteínas do complemento que formam o complexo C1 na primeira etapa da via clássica de ativação do complemento.

C2

Proteína do complemento da via clássica de ativação que é clivada pelo complexo C1 para gerar C2b e C2a. C2a é uma protease ativa que forma parte da convertase C3 clássica, C4bC2a.

C3

Proteína do complemento para a qual todas as vias de ativação do complemento convergem. C3 é clivada para formar C3b, a principal molécula efetora do sistema do complemento, que se liga covalentemente à superfície na qual ele foi gerado. Uma vez ligado, ele atua como opsonina para promover a destruição dos patógenos pelos fagócitos e a remoção dos complexos imunes.

C3(H₂O)Bb

Ver **Fase fluida da convertase C3**.

C3b

Produto de clivagem de C3 que se liga covalentemente à superfície de um patógeno ou a moléculas solúveis de antígeno. Todas as vias de ativação do complemento convergem para a produção de C3b.

C3dg

Produto da quebra do iC3b que permanece ligado à superfície do microrganismo, onde pode ligar-se ao receptor do complemento CR2.

C4

Proteína do complemento da via clássica de ativação; é clivada em C4b, que forma parte da convertase C3 clássica.

C5

Proteína do complemento clivada para liberar o peptídeo pró-inflamatório C5a e um fragmento maior, o C5b, que inicia a formação de um complexo de ataque à membrana para os componentes terminais do complemento.

C6, C7, C8, C9

Proteínas do complemento que formam um complexo com C5b para iniciar os eventos finais da ativação do complemento que induzem a lise celular. Esse complexo insere-se na membrana e induz a polimerização da proteína do complemento C9 para formar um poro conhecido como complexo de ataque à membrana.

Cadeia γ comum (γc)

Cadeia polipeptídica transmembrana (CD132) comum a um subgrupo de receptores de citocinas.

Cadeia invariável (Ii)

Polipeptídeo que se liga na fenda de ligação ao peptídeo de uma proteína do MHC de classe II recém-sintetizada no retículo endoplasmático e impede a ligação de peptídeos no local da molécula do MHC. Quando a molécula do MHC alcança o endossoma, a Ii é degradada, deixando a molécula do MHC de classe II apta para se ligar a peptídeos antigênicos.

Cadeia J

Cadeia polipetídica pequena sintetizada nas células secretoras de imunoglobulinas e ligada por pontes dissulfeto a imunoglobulinas poliméricas IgM e IgA. Sua presença é essencial para a formação do sítio de ligação para o receptor de imunoglobulina polimérica.

Cadeia L

Ver **Cadeia leve**.

Cadeia leve (cadeia L)

A menor dos dois tipos de cadeias polipeptídicas que compõem uma molécula de imunoglobulina. Consiste em um domínio C e um domínio V e é ligada por uma ponte dissulfídrica à cadeia pesada. Existem duas classes, ou isotipos, de cadeia leve, conhecidas como κ e λ, as quais são produzidas por diferentes *loci* gênicos.

Cadeia leve substituta

Proteína em células pré-B, constituída por duas subunidades, Vpré-B e λ5, que podem parear com uma cadeia pesada, mover-se para a superfície celular e sinalizar para o crescimento de células pré-B.

Cadeia pesada (cadeia H)

Um dos dois tipos de cadeia proteica em uma molécula de imunoglobulina, sendo a outra chamada de cadeia leve. Existem várias classes diferentes, ou isotipos, de cadeia pesada (α, δ, ε, γ e μ), e cada uma confere uma atividade funcional distinta para a molécula de anticorpo. Cada molécula de imunoglobulina contém duas cadeias pesadas idênticas.

Cadeia ζ

Uma das cadeias de sinalização associadas aos receptores de células T.

Calcineurina

Fosfatase serina/treonina citosólica com papel crucial na sinalização via receptor de células T. Os fármacos imunossupressores ciclosporina A e tacrolimo inativam a calcineurina, suprimindo respostas de células T.

Calmodulina

Proteína de ligação ao cálcio ativada pela ligação ao Ca²⁺; então, é capaz de se ligar e regular a atividade de uma ampla variedade de enzimas.

Calnexina

Proteína chaperona no retículo endoplasmático (RE) que se liga a membros parcialmente dobrados de proteínas da superfamília de imunoglobulinas, retendo-as no RE até que se complete o processo de dobramento.

Calreticulina

Proteína chaperona no retículo endoplasmático que, junto com ERp57 e tapasina, forma o complexo de carregamento de peptídeos que carrega peptídeos nas moléculas do MHC de classe I recém-sintetizadas.

Camundongos gnotobióticos

Ver **Camundongos livres de germes**.

Camundongos livres de germes

Camundongos que são criados na ausência completa de microrganismos intestinais e outros. Tais camundongos possuem sistema imune muito depletado, mas podem responder normalmente a qualquer antígeno específico, desde que este antígeno esteja misturado a um forte adjuvante.

Camundongos transgênicos

Camundongos que contêm genes novos ou mutantes introduzidos em seu genoma por técnicas de DNA recombinante. São utilizados para estudar a função de genes inseridos, ou transgenes, e a regulação de suas expressões.

Canais CRAC

Canais de cálcio ativados pela liberação de cálcio na membrana plasmática dos linfócitos, que se abrem para permitir o fluxo de cálcio para o interior da célula durante a resposta da célula contra um antígeno.

Captura de citocinas

Ensaio para antígenos e outras moléculas como citocinas, no qual o antígeno se liga a um anticorpo específico via epítopo, e sua presença é detectada por um segundo anticorpo marcado direcionado a um epítopo diferente.

CARD

Ver **Domínio de recrutamento de caspases**.

Carreadores

Proteínas estranhas às quais pequenos antígenos não imunogênicos, ou haptenos, podem ser ligados para tornar o hapteno imunogênico. *In vivo*, proteínas próprias podem também servir como carreadoras se forem corretamente modificadas pelo hapteno. Isso é importante na alergia a fármacos.

Caspases

Família de cisteínas proteases que clivam resíduos de ácido aspártico das proteínas. Têm importante papel na apoptose e no processamento dos pró-polipeptídeos de citocinas.

Caspases efetoras

Proteases intracelulares ativadas como resultado de um sinal apoptótico e que iniciam as mudanças celulares associadas à apoptose.

Caspases iniciadoras

Proteases que promovem a apoptose por meio de clivagem e ativação de outras caspases.

Catelicidinas

Família de peptídeos antimicrobianos que nos humanos possui um membro.

CD1

Pequena família de proteínas semelhantes ao MHC de classe I que não estão codificadas no MHC e podem apresentar antígenos glicolipídicos às células T CD4.

CD103

Integrina αE:β7, marcador da superfície celular em um subgrupo de células dendríticas no trato gastrintestinal que estão envolvidas na indução de tolerância a antígenos a partir de alimentos e da microbiota comensal.

CD19

Ver **Complexo correceptor de células B**.

CD21

Outro nome para o receptor do complemento 2 (CR2). Ver também **Complexo correceptor de células B**.

CD23

Receptor Fc de baixa afinidade para IgE.

CD27

Proteína da família do receptor de TNF constitutivamente expressa nas células T virgens que liga o CD70 das células dendríticas e emite um potente sinal coestimulador para as células T logo no início do processo de ativação.

CD28

Receptor de ativação nas células T para as moléculas coestimuladoras B7 presentes nas células apresentadoras de antígeno especializadas, como as células dendríticas.

CD30, ligante CD30

O CD30 nas células B e o ligante CD30 (CD30L) nas células T auxiliares são moléculas coestimuladoras envolvidas na estimulação da proliferação das células B virgens ativadas pelo antígeno.

CD31

CD31 é uma molécula de adesão celular encontrada tanto nos linfócitos como nas junções das células endoteliais. Acredita-se que as interações CD31--CD31 permitam que os leucócitos deixem os vasos sanguíneos e entrem nos tecidos.

CD4

Correceptor para receptores de células T que reconhecem antígenos peptídicos ligados a moléculas do MHC de classe II. Liga-se à porção lateral da molécula do MHC.

CD40, ligante CD40

O CD40 nas células B e o ligante CD40 (CD40L, CD154) nas células T auxiliares ativadas são moléculas coestimuladoras cuja interação é necessária para a proliferação e a troca de classe nas células B virgens ativadas por antígeno. O CD40 também é expresso por células dendríticas, e nesses locais a interação CD40-CD40 fornece sinais coestimuladores para as células T virgens.

CD45

Fosfatase de tirosina transmembrana encontrada em todos os leucócitos. É expressa em diferentes isoformas em diferentes tipos de células, incluindo os diferentes subtipos de células T. Também é chamada de antígeno comum dos leucócitos.

CD59

Ver **Protectina**.

CD8

Correceptor para receptores de células T que reconhecem antígenos peptídicos ligados a moléculas do MHC de classe I. Liga-se à porção lateral da molécula do MHC.

CD80, CD86

Ver **Moléculas B7, B7.1 e B7.2**.

CD81

Ver **Complexo correceptor de células B**.

CD94

Lectina do tipo C que é uma subunidade dos receptores do tipo KLR das células NK.

cDCs

Ver **Células dendríticas convencionais**.

CDRs

Ver **Regiões determinantes de complementaridade**.

Célula B madura

Célula B que expressa IgM e IgD na sua superfície e tornou-se capaz de responder ao antígeno.

Célula B, linfócito B

Um dos dois tipos de linfócitos antígeno-específicos responsáveis pelas respostas imunes adaptativas, o outro tipo são as células T. A função das células B é produzir anticorpos. As células B são divididas em duas classes. As células B convencionais possuem receptores de antígeno bastante diversos e são produzidas na medula óssea durante a vida, emergindo para povoar o sangue e os tecidos linfoides. As células B-1 possuem uma variedade muito menor de receptores de antígenos e formam uma população de células B autorrenováveis nas cavidades peritoneal e pleural.

Célula dendrítica folicular (FDC)

Tipo de célula de origem desconhecida encontrada nos folículos dos órgãos linfoides periféricos. É caracterizada por longas ramificações que fazem contato íntimo com várias células B diferentes, e possui receptores Fc que não são internalizados por endocitose mediada por receptor e, portanto, mantêm o complexo antígeno-anticorpo na sua superfície por longos períodos. Essas células são essenciais na seleção de células B ligadoras de antígeno durante a resposta humoral.

Célula endotelial

Tipo de célula que forma o endotélio, o epitélio da parede de um vaso sanguíneo.

Célula M (célula micropregueada)

Tipo de célula epitelial especializada no epitélio intestinal sobre as placas de Peyer, pelas quais os antígenos e os patógenos entram a partir do intestino.

Célula micropregueada

Ver **Célula M (célula microvilosa)**.

Célula plasmática

Linfócito B ativado terminalmente diferenciado. As células plasmáticas são as principais células secretoras de anticorpos do organismo. São encontradas na medula dos linfonodos, na polpa vermelha esplênica, na medula óssea e em tecidos de mucosas.

Célula pré-B grande

Estágio no desenvolvimento das células B imediatamente após a célula pré-B tardia, no qual a célula para de expressar o receptor da célula pré-B e para de se dividir. Inicia o rearranjo gênico para cadeia leve.

Célula pré-B pequena

Estágio de desenvolvimento de células B imediatamente após a célula pré-B grande, e no qual a expressão da cadeia pesada e a proliferação celular cessam. O rearranjo gênico das cadeias leves inicia esse estágio.

Célula pró-B precoce

Ver **Células pró-B**.

Célula pró-B tardia

Estágio no desenvolvimento da célula B no qual ocorre a união de V_H a DJ_H.

Célula T auxiliar folicular (célula T_{FH})

Tipo de célula T CD4 efetora que reside nos folículos linfoides e fornece ajuda para células B para produção de anticorpos.

Célula T auxiliar folicular (T_{FH})

Célula T efetora encontrada em folículos linfoides que geram auxílio para as células B para a produção e a troca de classe de anticorpos.

Célula T, linfócito T

Um dos dois tipos de linfócitos antígeno-específicos responsáveis pelas respostas imunes adaptativas, o outro tipo são as células B. As células T são responsáveis pelas reações imunes adaptativas mediadas por células. Elas originam-se na medula óssea, mas têm a maior parte do seu desenvolvimento no timo. O receptor de antígeno altamente variável nas células T é chamado de receptor de célula T e reconhece um complexo de antígenos de peptídeos ligados a moléculas de MHC na superfície celular. Existem duas linhagens principais de células T: as que carregam receptores $\alpha{:}\beta$ e as que carregam receptores $\gamma{:}\delta$. Células T efetoras realizam uma gama de funções na resposta imune, sempre agindo por meio da interação com outra célula em um modo antígeno-específico. Algumas células T ativam macrófagos, algumas auxiliam células B a produzirem anticorpos e outras matam células infectadas com vírus e outros patógenos intracelulares.

Célula-tronco hematopoiética

Tipo de célula pluripotente na medula óssea que pode originar todos os diferentes tipos de células sanguíneas.

Células apresentadoras de antígeno (APCs)

Células altamente especializadas que podem processar os antígenos e exibir seus fragmentos peptídicos na superfície celular, juntamente com outras moléculas coestimuladoras, as proteínas necessárias à ativação das células T virgens. As principais células apresentadoras de antígeno para as células T virgens são as células dendríticas, os macrófagos e as células B.

Células B da zona marginal

População única de células B encontrada nas zonas marginais do baço; elas não circulam e distinguem-se das células B convencionais por um grupo distinto de proteínas de superfície.

Células B de memória

Ver **Células de memória**.

Células B imaturas

Células B que rearranjaram os genes de região V das cadeias pesada e leve e expressam IgM de superfície, embora não tenham amadurecido o suficiente para expressar, também, IgD de superfície.

Células B-1

Classe de células B autorrenovadoras atípicas (também conhecidas como células B CD5) encontradas principalmente nas cavidades peritoneal e pleural nos adultos. Elas possuem repertório antígeno-receptor muito menos diverso do que as células B convencionais.

Células B-2

Nome por vezes dado aos linfócitos B convencionais com receptores antigênicos altamente variáveis. Ver também **Células B-1**.

Células de Kupffer

Fagócitos que revestem os sinusoides hepáticos; elas removem detritos e células mortas presentes no sangue, mas suas funções evocadoras de respostas imunes não são conhecidas.

Células de Langerhans

Células dendríticas fagocíticas imaturas encontradas na epiderme, que na presença de infecção migram para os linfonodos regionais via linfáticos aferentes. No linfonodo, diferenciam-se em células dendríticas maduras apresentadoras de antígeno.

Células de memória

Linfócitos B e T que fazem a mediação da memória imune. Existem mais linfócitos sensíveis ao antígeno do que linfócitos virgens ao antígeno e respondem rapidamente quando expostos novamente ao antígeno que originalmente os induziu.

Células de memória central

Classe de células de memória com propriedades de ativação características; acredita-se que se localizem nas áreas de células T nos tecidos linfoides periféricos.

Células de memória efetoras

Linfócitos de memória; acredita-se serem especializadas para a rápida maturação em células T efetoras após a reestimulação com antígeno.

Células de Paneth

Células epiteliais especializadas na base das criptas no intestino delgado que secretam peptídeos antimicrobianos.

Células dendríticas

Células derivadas da medula óssea encontradas na maioria dos tecidos, incluindo os tecidos linfoides. Existem duas subpopulações funcionais principais. As células dendríticas convencionais, que capturam o antígeno nos tecidos periféricos, são ativadas pelo contato com os patógenos e dirigem-se para os órgãos linfoides periféricos, onde são as mais potentes estimuladoras das respostas das células T. As células dendríticas plasmocitoides também podem capturar e apresentar antígenos, mas sua principal função em uma infecção é a de produzir grandes quantidades de interferons antivirais como resultado do reconhecimento do patógeno por receptores como TLRs. Esses dois tipos de células dendríticas são distintos das células dendríticas foliculares, as quais apresentam os antígenos das células B nos folículos linfoides.

Células dendríticas convencionais (cDCs)

Linhagem de células dendríticas que participam principalmente na apresentação do antígeno às células T virgens e sua ativação. Ver também **Células dendríticas plasmocitoides (pDCs)**.

Células dendríticas imaturas

Células fagocíticas presentes nos tecidos do corpo, que captam o antígeno no local da infecção ou inflamação, deixam os tecidos e amadurecem em células dendríticas apresentadoras de antígenos. Ver também **Células dendríticas**.

Células dendríticas interdigitantes

Ver **Células dendríticas**.

Células dendríticas plasmocitoides (pDCs)

Linhagem distinta de células dendríticas que secretam grandes quantidades de interferon na ativação por patógenos e seus produtos via receptores, como os receptores semelhantes ao Toll. Ver também **Células dendríticas convencionais**.

Células dentríticas intratímicas

Ver **Células dendríticas**.

Células efetoras acessórias

Células que auxiliam em uma resposta imune adaptativa, mas não estão envolvidas no reconhecimento de antígenos específicos. Elas incluem os fagócitos, os mastócitos e as células NK.

Células endoteliais altas, vênulas endoteliais altas (HEVs)

Pequenos vasos sanguíneos venosos especializados nos tecidos linfoides. Os linfócitos migram do sangue para os tecidos linfoides, ligando-se às células endoteliais altas nas paredes das vênulas e espremendo-se entre estas.

Células estromais

Células não linfoides nos órgãos linfoides centrais e periféricos que fornece sinais solúveis e ligados à célula requeridos para o desenvolvimento dos linfócitos, sobrevivência e migração.

Células indutoras do tecido linfoide (células LTi)

Células da linhagem sanguínea, que surgem no fígado fetal e são carregadas no sangue até locais onde formarão linfonodos e outros órgãos linfoides periféricos.

Células inflamatórias

Células como macrófagos, neutrófilos e linfócitos T_H1 efetores que invadem os tecidos inflamados e contribuem para a inflamação.

Células iNKT

Ver **Células NKT invariáveis**.

Células mononucleares do sangue periférico (PBMCs)

Linfócitos e monócitos isolados do sangue periférico, geralmente por centrifugação por Ficoll-Hypaque™.

Células *natural killer* (células NK)

Linfócitos não T e não B, grandes e granulares, que matam certas células tumorais e células infectadas por vírus. As células NK possuem grande variedade de receptores inibidores e ativadores invariáveis, porém não fazem o rearranjo de imunoglobulinas ou genes receptores de células T. As células NK são importantes na imunidade inata aos vírus e outros patógenos intracelulares e na citotoxicidade mediada por célula dependente de anticorpo (ADCC).

Células NK

Ver **Células *natural killer***.

Células NKT

Ver **Células NKT invariáveis**.

Células NKT invariáveis (células iNKT)

Tipo de linfócito semelhante ao inato que carrega um receptor de células T com uma cadeia α invariável e uma cadeia β de diversidade limitada que reconhece antígenos glicolipídicos apresentados por moléculas semelhantes ao MHC CD1. Esse tipo de célula também carrega o marcador de superfície NK1.1, que normalmente está associado a células NK.

Células pré-B

Linfócitos B em desenvolvimento que rearranjaram seus genes de cadeia pesada mas não os genes de cadeia leve.

Células pró-B

Estágio do desenvolvimento de linfócitos B no qual as células apresentam proteínas marcadoras em sua superfície, mas ainda não completaram o rearranjo dos genes de cadeia pesada.

Células produtoras de interferon (IPCs)

Subgrupo de células dendríticas, também chamadas de células dendríticas plasmocitoides, especializadas na produção de grandes quantidades de interferon em resposta a infecções virais.

Células produtoras de interferon natural

Ver **Células dendríticas plasmocitoides**.

Células progenitoras multipotentes (MPPs)

Células da medula óssea que podem originar células linfoides e mieloides, mas que deixam de ser células-tronco de autorrenovação.

Células supressoras derivadas da mieloide

Células em tumores que podem inibir a ativação de células T dentro do tumor.

Células T CD4

Células T que carregam a proteína correceptora CD4 e reconhecem peptídeos derivados de fontes intravesiculares (incluindo antígenos extracelulares endocitados), que estão ligados a moléculas do MHC de classe II. Elas diferenciam-se em uma variedade de diferentes subgrupos de células efetoras CD4 (como T_H1 e T_H2) que secretam determinadas citocinas, ativam macrófagos e auxiliam a induzir a produção de anticorpos pelas células B.

Células T CD4 auxiliares, células T auxiliares

Células T CD4 efetoras que podem estimular ou "auxiliar" as células B a fazerem anticorpos como resposta ao desafio antigênico. Os subgrupos T_H2, T_H1 e T_{FH} das células T CD4 efetoras podem desempenhar essa função.

Células T CD4 efetoras

Subgrupo de células T efetoras diferenciadas que carregam a molécula correceptora CD4, que inclui T_H1, T_H2, T_H17 e células T reguladoras.

Células T CD4 reguladoras, células T reguladoras (células T_{reg})

Células T CD4 efetoras que inibem respostas de células T e estão envolvidas no controle de reações imunes e na prevenção de autoimunidade. Vários subtipos diferentes têm sido determinados, especialmente a linhagem natural de células T reguladoras que são produzidas no timo, e as células T reguladoras induzidas que diferem das células T CD4 virgens na periferia de certos ambientes de citocinas.

Células T CD8 citotóxicas

Células T que carregam o correceptor CD8 e reconhecem antígenos, por exemplo, antígenos virais, que são sintetizados no citoplasma de uma célula e ligam-se a moléculas do MHC de classe I. As células T CD8 diferenciam-se em células T CD8 citotóxicas.

Células T citotóxicas

Tipo de células T que podem matar outras células. A maioria das células T citotóxicas é composta por células T CD8 restritas ao MHC de classe I, mas as células T CD4 também podem matar em alguns casos. As células T citotóxicas são importantes na defesa do hospedeiro contra os patógenos intracelulares que vivem ou se reproduzem no citosol das células.

Células T de memória

Ver **Células de memória**.

Células T de mucosa invariáveis (MAITs)

Pequeno subgrupo de células T encontradas no sistema imune de mucosa que expressam receptores de antígenos de diversidade limitada e respondem a antígenos apresentados pelas moléculas do MHC de classe I não clássicas.

Células T efetoras

Células T que realizam as funções de uma resposta imune, como na morte e na ativação celular, que eliminam o agente infeccioso do organismo. Há várias subpopulações diferentes, cada uma com papel específico na resposta imune.

Células T epidérmicas dendríticas (dETCs)

Classe especializada de células T $\gamma{:}\delta$ encontradas na pele de camundongos e de algumas outras espécies, mas não em humanos. Todas as dETCs possuem o mesmo receptor de célula T $\gamma{:}\delta$; sua função é desconhecida.

Células T $\gamma{:}\delta$

Subgrupo de linfócitos T que carregam um receptor de células T composto por cadeias de reconhecimento do antígeno, γ e δ, formados em um heterodímero $\gamma{:}\delta$.

Células T reguladoras induzidas (células T_{reg} induzidas)

Células T CD4 reguladoras que se diferenciam das células T CD4 virgens na periferia sob a influência de determinadas condições ambientais. Vários subtipos têm sido distinguidos. Ver também **Células T reguladoras naturais**.

Células T reguladoras naturais (células T_{reg} naturais)

Células T CD4 reguladoras que são especificadas no timo. Elas expressam FoxP3 e portam os marcadores CD25 e CD4 em sua superfície. Ver também **Células T reguladoras induzidas**.

Células T supressoras

Ver **Células T CD4 reguladoras**.

Células T_{reg}

Ver **Células T reguladoras induzidas**; **Células T reguladoras naturais**; **Células T CD4 reguladoras**.

Células-alvo

Células de suporte ao antígeno que são alvos de células T efetoras. Essas células podem ser células B, as quais são ativadas para produzir anticorpos, macrófagos, os quais são ativados para matar bactérias ou células infectadas por vírus que são mortas por células T citotóxicas.

Células-tronco embrionárias (células ES)

Células embrionárias precoces de contínuo crescimento em cultura que retêm a habilidade de contribuir para todas as linhagens celulares. Em camundongos, as células ES podem ser geneticamente manipuladas em cultura de tecidos e, depois, inseridas em blastocistos de camundongo, a fim de gerar linhagens mutantes de camundongos.

Células-tronco pluripotentes induzidas (células iPS)

Células-tronco pluripotentes derivadas de células somáticas adultas pela introdução de um coquetel de fatores de transcrição.

Centroblastos

Células B ativadas grandes, de rápida divisão, encontradas na zona escura dos centros germinativos nos folículos dos órgãos linfoides periféricos.

Centrócitos

Células B pequenas que derivam dos centroblastos nos centros germinativos dos folículos nos órgãos linfoides periféricos; povoam a zona clara do centro germinativo.

Centros germinativos

Locais de intensa proliferação e diferenciação de células B que se desenvolvem nos folículos linfoides durante resposta imune adaptativa. A hipermutação somática e a troca de classe ocorrem nos centros germinativos.

CGD

Ver **Doença granulomatosa crônica**.

Choque

Colapso circulatório potencialmente fatal causado por ações sistêmicas de citocinas como TNF-α.

Choque anafilático

Ver **Anafilaxia**.

Choque endotóxico

Ver **Choque tóxico, síndrome do choque tóxico**.

Choque séptico

Reação sistêmica que pode ser decorrente da infecção sanguínea com a produção de endotoxinas por bactérias gram-negativas. É causada por liberação sistêmica de TNF-α e outras citocinas. Também denominado choque endotóxico.

Choque tóxico, síndrome do choque tóxico

Uma reação tóxica sistêmica causada pela produção massiva de citocinas pelas células T CD4 ativadas pelo superantígeno bacteriano toxina-1 da síndrome do choque tóxico (TSST-1), secretada por *Staphylococcus aureus*.

Ciclofosfamida

Agente alquilante do DNA, utilizado como fármaco imunossupressor. Sua ação baseia-se na morte rápida de células em divisão, incluindo os linfócitos proliferantes em resposta ao antígeno.

Ciclosporina A

Potente fármaco imunossupressor não citotóxico que inibe a sinalização do receptor de célula T, prevenindo a ativação de célula T e sua atividade efetora. O fármaco une-se à ciclofilina, e o complexo formado liga-se com e inativa a fosfatase calcineurina.

Cilindro β

Elemento da estrutura secundária de uma proteína composto por uma ou mais folhas β curvadas para formar uma estrutura em forma de cilindro. Domínios de imunoglobulinas contêm essa estrutura.

Citidina desaminase induzida por ativação (AID)

Enzima que contribui para a hipermutação somática das regiões variáveis dos genes das imunoglobulinas pela desaminação do DNA diretamente nas citosinas. Dependendo de como essa lesão no DNA é reparada, ela pode levar à troca permanente na base no sítio de desaminação. A enzima também está envolvida na mudança de isotipo e conversão gênica.

Citocina

No sentido mais geral, qualquer pequena proteína sintetizada por células que afeta o comportamento de outras células. As citocinas elaboradas pelos linfócitos são chamadas interleucinas (ILs). As citocinas atuam via receptores de citocinas específicos nas células que elas afetam. As citocinas e seus receptores estão listados no Apêndice III. Ver também **Quimiocina**.

Citotoxicidade mediada por célula dependente de anticorpo (ADCC)

Morte de células-alvo, cobertas por anticorpo, por células com receptores Fc capazes de reconhecer a região constante do anticorpo ligado. A maioria das ADCCs é mediada por células NK que possuem o receptor de Fc, FcγRIII, em sua superfície.

Citotoxinas

Proteínas elaboradas por células T citotóxicas e células NK que participam na destruição de células-alvo. As perforinas, as granzimas e as granulisinas são as principais citotoxinas definidas.

CLA

Ver **Antígeno linfocitário cutâneo**.

Classe

A classe de um anticorpo é definida pelo tipo de cadeia pesada que ele contém. Existem cinco classes principais de anticorpos: IgA, IgD, IgM, IgG e IgE, contendo as cadeias pesadas α, δ, μ, γ e ε, respectivamente. A classe IgG possui várias subclasses. Ver também **Isotipo**.

CLIP

Ver **Peptídeo de cadeia invariável associado ao MHC de classe II**.

Clone

População de células derivadas de uma mesma célula progenitora.

Clone de células T

Células derivadas de uma única célula T progenitora.

Clonotípico

Descreve uma característica única de membros de um clone. Por exemplo, a distribuição de receptores de antígeno na população de linfócitos é considerada clonotípica, já que todas as células de um determinado clone possuem receptores de antígeno idênticos.

CLP

Ver **Progenitor linfoide comum**.

Coagulação intravascular disseminada (DIC)

Coagulação sanguínea que ocorre simultaneamente nos pequenos vasos pelo corpo em resposta ao TNF-α disseminado, que leva ao consumo massivo de proteínas de coagulação, de modo que o sangue dos pacientes não pode coagular de forma apropriada. Visto no choque séptico.

Cobreiro

Doença causada pela ativação posterior do vírus do herpes-zóster (vírus que causa varicela) em uma pessoa que já teve varicela.

Codominante

Descreve a situação na qual os dois alelos de um gene são expressos em quantidades mais ou menos equivalentes no heterozigoto. A maioria dos genes apresenta essa propriedade, incluindo os genes altamente polimórficos do MHC.

Coestimulação

Sinais adicionais necessários para a ativação de linfócitos virgens além dos sinais gerados pela ligação do antígeno aos receptores do antígeno. Ver **Sinal coestimulador**.

Cofator de proteólise da membrana (MCP)

Proteína reguladora do complemento, uma proteína de membrana das células do hospedeiro que atua em conjunto com o fator I para clivar C3b no seu derivado ativo iC3b, prevenindo a formação de convertase.

Cognata

Descreve as interações entre uma célula B e uma célula T, específica para o mesmo antígeno.

Coimunoprecipitação

Técnica usada para isolar uma determinada proteína a partir de um extrato celular juntamente com outras proteínas que se ligam a ela, por meio da utilização de um anticorpo marcado contra a primeira proteína para precipitar um complexo proteico a partir do extrato celular.

Colectinas

Família de proteínas açúcar-ligantes (lectinas) cálcio-dependentes contendo sequências semelhantes ao colágeno. Um exemplo é a lectina ligadora de manose (MBL).

Coloração intracelular de citocinas

As citocinas podem ser coradas dentro das células que as produzem, por meio da permeabilização da célula e da reação com um anticorpo anticitocina marcado por fluorescência.

Compartimento MHC de classe II (MIIC)

Vesículas celulares nas quais as moléculas do MHC de classe II se acumulam, encontram com as moléculas HLA-DM e ligam-se a peptídeos antigênicos antes de migrarem para a superfície celular.

Compatibilidade cruzada

Teste usado na tipagem sanguínea e na tipagem de histocompatibilidade para determinar se o doador e o receptor possuem anticorpos contra suas células que possam interferir no sucesso da transfusão ou do transplante.

Complemento, sistema do complemento

Conjunto de proteínas plasmáticas que atuam juntas como defesa contra patógenos nos espaços extracelulares. O patógeno fica recoberto pelas proteínas do complemento, o que facilita sua remoção pelos fagócitos que podem também matar determinados patógenos diretamente. A ativação do complemento pode ser iniciada de diferentes formas. Ver **Via clássica**; **Via alternativa**; **Via da lectina**.

Complexo C1

Complexo proteico ativado como primeira etapa na via clássica de ativação do complemento. Compreende uma molécula da proteína C1q ligada a duas moléculas de cada protease (C1r e C1s). A C1q inicia a via clássica da ativação do complemento pela ligação à superfície do patógeno ou ao anticorpo ligado. Essa ligação ativa a C1r associada a, a qual, por sua vez, cliva e ativa C1s. A forma ativa da C1s cliva os próximos dois componentes da via, C4 e C2.

Complexo CD3

Proteínas invariáveis CD3γ, δ e ε, e as cadeias diméricas ζ, que formam o complexo de sinalização do receptor de células T.

Complexo correceptor de células B

Receptor de sinalização transmembrana na superfície das células B composto pelas proteínas CD19, CD81 e CD21 (receptor de complemento 2), que liga fragmentos do complemento nos antígenos bacterianos também ligados pelo receptor de células B. A coligação desse complexo com o receptor de células B aumenta a resposta ao antígeno em cerca de 100 vezes.

Complexo de ataque à membrana

Complexo proteico composto por proteínas do complemento terminais, que se formam na superfície dos patógenos para gerar um poro hidrofílico transmembrana, lesando a membrana e causando a lise da célula.

Complexo de ativação supramolecular (SMAC)

Estrutura organizada formada no local de contato entre a célula T e sua célula-alvo, na qual os receptores de antígeno ligados são colocalizados com outras superfícies celulares de sinalização e moléculas de adesão.

Complexo de carregamento de peptídeos

Complexo proteico no retículo endoplasmático que carrega peptídeos em direção às moléculas do MHC de classe I.

Complexo de receptores NK (NKC)

Conjunto de genes que codifica uma família de receptores de células NK.

Complexo imune

Complexo formado pela ligação do anticorpo ao seu antígeno. O complemento (C3b) também está muitas vezes ligado aos complexos imunes. Complexos imunes grandes formam-se quando anticorpos suficientes estão disponíveis para realizar reação cruzada com o antígeno; eles são eliminados pelo sistema reticuloendotelial das células que possuem os receptores Fc e receptores de complemento. Os complexos imunes pequenos e solúveis formam-se quando o antígeno está em excesso; eles podem ser depositados nos pequenos vasos sanguíneos e danificá-los.

Complexo principal de histocompatibilidade (MHC)

Conjunto de genes do cromossomo humano 6 que codifica um conjunto de glicoproteínas de membrana chamadas moléculas do MHC. Os MHCs também codificam proteínas envolvidas no processamento de antígenos e em outros aspectos da defesa do hospedeiro. Os genes para as moléculas do MHC são os mais polimórficos no genoma humano, possuindo grande número de alelos em vários *loci*.

Complexo receptor de leucócitos (LRC)

Grande grupo de genes receptores semelhantes a imunoglobulinas que inclui os genes receptores semelhantes às imunoglobulinas de células NK (KIRs).

Complexos "pseudodimérico" peptídeo:MHC

Complexos hipotéticos que contêm uma molécula de peptídeo antigênico:MHC e uma molécula de peptídeo próprio:MHC na superfície da célula apresentadora de antígeno, os quais têm sido propostos para iniciar a ativação de células T.

Complexos antígeno:anticorpo

Grupos não covalentemente associados de moléculas de anticorpos, ligadas a seu antígeno específico.

Componente secretor (SC)

Fragmento do receptor polimérico de imunoglobulina unido à IgA secretada após seu transporte através das células epiteliais.

Componentes terminais do complemento

Proteínas complementares C6-C9, as quais podem reunir-se para formar o complexo de ataque à membrana em células cobertas com complemento.

Configuração germinativa

Loci do receptor de células T e de imunoglobulinas do modo como existem no DNA das células germinativas e de todas as células somáticas nas quais a recombinação somática ainda não ocorreu.

Conjuntivite alérgica

Reação alérgica que envolve a conjuntiva dos olhos, que ocorre em indivíduos sensibilizados expostos a alérgenos presentes no ar. Normalmente se manifesta como rinoconjuntivite alérgica ou febre do feno.

Conversão gênica

Processo pelo qual a maioria dos receptores de imunoglobulinas é gerada em aves e coelhos, no qual segmentos gênicos V homólogos inativos trocam curtas sequências com uma sequência de região variável ativa rearranjada.

Convertase

Protease que converte uma proteína do complemento na sua forma reativa por meio de sua clivagem.

Convertase C3

Complexo de enzimas que cliva C3 em C3b e C3a na superfície de um patógeno. A convertase C3 das vias clássica e da lectina é formada por C4b ligada à membrana, complexada com a protease C2a. A via alternativa convertase C3 é formada pela C3b ligada à membrana, complexada com a protease Bb.

Convertase C3 clássica

Complexo de componentes do complemento ativados C4b2a, que cliva C3 em C3b na superfície do patógeno na via clássica de ativação do complemento.

Convertase C5

Complexo de enzimas que cliva C5 em C5a e C5b.

Cooperatividade

Interação muitas vezes observada entre dois sítios de ligação na mesma proteína, onde a ligação do ligante a um sítio aumenta a ligação do ligante ao segundo sítio.

Coroa de células B

Zona da polpa branca no baço que é constituída principalmente por células B.

Corpos de Weiber-Palade

Grânulos em células endoteliais que contêm selectinas-P.

Corpos lamelares

Organelas secretoras ricas em lipídeos em queratinócitos e pneumócitos que liberam β-defensinas para dentro do espaço extracelular.

Correceptor

Proteína de superfície celular que aumenta a sensibilidade de um receptor ao seu ligante por se ligar a ligantes associados e participar na sinalização. Os receptores de antígenos em células T e B atuam com os correceptores, que são CD4 ou CD8 nas células T, e um complexo correceptor de três proteínas, sendo um deles o receptor de complemento CR2, nas células B.

Córtex

Parte externa de um tecido ou órgão; nos linfonodos, refere-se aos folículos, os quais são principalmente povoados pelas células B.

Córtex tímico

A região mais externa de cada lóbulo tímico, onde as células tímicas progenitoras (timócitos) proliferam, rearranjam seus receptores de suas células T e sofrem seleção tímica, especialmente a seleção positiva nas células epiteliais do córtex tímico.

Corticosteroides

Família de fármacos relacionada a esteroides naturais, como a cortisona. Os corticosteroides podem matar os linfócitos, sobretudo os timócitos em desenvolvimento, levando à morte celular apoptótica. São agentes anti-inflamatórios e imunossupressores úteis na medicina.

CR1 (CD35)

Receptor para a proteína do complemento C3b ligada às superfícies do patógeno. Está presente nas células fagocíticas, onde estimula a fagocitose por sua ligação ao ligante. Também tem papel como proteína reguladora do complemento, inibindo a formação da convertase C3 nas superfícies da célula hospedeira.

CR2 (CD21)

Receptor do complemento que é parte do complexo correceptor de células B. Liga antígenos cobertos com produtos da quebra do C3b, principalmente C3dg e, pela ligação cruzada do receptor de células B, aumenta a sensibilidade ao antígeno em pelo menos 100 vezes. É também o receptor usado pelo vírus de Epstein-Barr para infectar células B.

CR3 (CD11b:CD18)

Receptor do complemento 3. Integrina β_2 que atua tanto como molécula de adesão como receptor do complemento. CR3 nos fagócitos liga iC3b, um produto da quebra de C3b nas superfícies do patógeno, e estimula a fagocitose.

CR4 (CD11c:CD18)

Integrina β_2 que atua tanto como molécula de adesão como receptor do complemento. CR4 nos fagócitos liga iC3b, um produto da quebra de C3b nas superfícies do patógeno, e estimula a fagocitose.

CRIg

Receptor de complemento que se liga às formas inativadas de C3b.

Crioglobulinemia essencial mistos

Doença devida à produção de crioglobulinas (imunoglobulinas precipitáveis ao frio), às vezes em resposta a infecções crônicas como hepatite C, o que pode levar ao depósito de complexos imunes nas articulações e nos tecidos.

Criptidinas

α-Defensinas (peptídeos antimicrobianos) produzidas pelas células de Paneth no intestino delgado.

Cromatografia de afinidade

Purificação de uma substância por meio de sua ligação específica a outra substância imobilizada em um suporte sólido. Por exemplo, um antígeno pode ser purificado por meio de sua passagem por uma coluna de matriz inerte à qual suas moléculas de anticorpo específicas são ligadas covalentemente.

CTLA-4

Receptor inibidor de alta afinidade nas células T para as moléculas B7; sua ligação bloqueia a ativação das células T.

Cultura de diluição limitante

Ensaio que utiliza a distribuição de Poisson para estimar a frequência dos linfócitos capazes de responder a um determinado antígeno.

CVID

Ver **Imunodeficiência variável comum**.

δ

(1) Tipo de cadeia pesada na classe das imunoglobulinas IgD. (2) Uma das cadeias (a cadeia δ) do receptor de antígeno de um subgrupo de células T chamadas células T γ:δ.

DAG

Ver **Diacilglicerol**.

DAP10, DAP12

Cadeias de sinalização que contêm ITAMs que estão associados com as caudas de alguns receptores de ativação das células NK.

DC-SIGN

Lectina na superfície da célula dendrítica que se liga à ICAM-3 com alta afinidade.

Dectina-1

Receptor fagocítico nos neutrófilos e nos macrófagos que reconhece os glicanos ligados β-1,3, que são componentes comuns das paredes celulares de fungos.

Defensinas

Ver α-defensinas, β-defensinas.

Deficiência de adenosina desaminase (deficiência ADA)

Defeito herdado caracterizado pela não produção da enzima adenosina desaminase, o que leva ao acúmulo de nucleosídeos e nucleotídeos purina tóxicos nas células, resultando na morte da maioria dos linfócitos em desenvolvimento no timo. É uma causa de imunodeficiência combinada severa.

Deficiência de citidina desaminase induzida por ativação

Deficiência hereditária da enzima citidina desaminase induzida por ativação (AID) que bloqueia tanto a hipermutação somática quanto a mudança de isotipo, levando a um tipo de síndrome da imunodeficiência de hiper-IgM.

Deficiência de fator I

Ausência do fator I determinada geneticamente da proteína reguladora do complemento. Isso resulta na ativação descontrolada do complemento, de modo que as proteínas do complemento rapidamente se tornam ausentes. Indivíduos com a deficiência sofrem infecções bacterianas recorrentes, principalmente por bactérias piogênicas ubíquas.

Deficiência de IgA

Ausência de anticorpos da classe IgA. É a forma herdada mais comum de deficiência de imunoglobulinas nas populações de origem europeia. Na maioria das pessoas com essa deficiência não existe suscetibilidade óbvia para doenças.

Deficiência de IRAK4

Imunodeficiência caracterizada por infecções bacterianas recorrentes, causadas por mutações inativadoras no gene *IRAK4* que resultam em bloqueio na sinalização do TLR.

Deficiência de NEMO

Ver **Displasia ectodérmica hipo-hidrótica ligada ao X com imunodeficiência**.

Deficiência de purina nucleotídeo fosforilase (PNP)

Defeito enzimático que resulta em imunodeficiência combinada severa. A deficiência de PNP causa acúmulo intracelular de nucleosídeos de purina, que são tóxicos para o desenvolvimento de células T.

Deficiência do ligante CD40

Doença de imunodeficiência na qual pouco ou nenhum anticorpo IgG, IgE ou IgA é produzido, e mesmo as respostas em IgM são deficientes, embora os níveis de IgM sérico sejam normais a elevados. A patologia deve-se a um defeito no gene codificador do ligante CD40 (CD154), que previne que a troca de classes ocorra.

Deficiência do MHC de classe I

Doença de imunodeficiência na qual as moléculas do MHC de classe I não estão presentes na superfície celular, geralmente como resultado de uma deficiência hereditária de TAP-1 ou TAP-2.

Deficiência do MHC de classe II

Doença de imunodeficiência rara na qual as moléculas do MHC de classe II não estão presentes nas células como resultado de vários defeitos hereditários. Os pacientes são gravemente imunodeficientes e têm poucas células T CD4.

Deficiências de adesão de leucócitos (LADs)

Classe de doenças de imunodeficiência na qual a habilidade de leucócitos penetrarem nos sítios infectados por patógenos extracelulares é afetada, de modo que esse tipo de infecção não pode ser efetivamente erradicado. Existem várias causas diferentes, incluindo deficiência da cadeia β comum das integrinas dos leucócitos.

Degeneração macular relacionada à idade

Uma das principais causas de cegueira na velhice, para a qual alguns polimorfismos de nucleotídeos únicos (SNPs) nos genes para o fator H conferem risco aumentado.

Deleção clonal

Eliminação de linfócitos imaturos após sua ligação com antígenos próprios, que produz tolerância ao próprio como exigido pela teoria da seleção clonal da imunidade adaptativa. A deleção clonal é o principal mecanismo da tolerância central e também pode ocorrer na tolerância periférica.

Deriva antigênica

Processo pelo qual o influenzavírus varia geneticamente de maneira sutil de ano para ano. Mutações pontuais nos genes virais causam pequenas diferenças na estrutura dos antígenos de superfície viral.

Dermatite alérgica de contato

Tipo IV de reação de hipersensibilidade imunológica, observada contra, por exemplo, compostos do veneno de uma hera, que envolve as reações imunes mediadas pelas células T, e que produz erupções cutâneas nos pontos de contato com o antígeno.

Dermatite atópica, eczema atópico

Condição alérgica da pele observada principalmente em crianças e caracterizada por pontos de coceira e vermelhidão intensa e pela escamosa.

Dermatite de contato alérgica sistêmica

Reação alérgica mediada por células T por um antígeno fagocitado que se manifesta como uma lesão na pele.

Desdobramento do epítopo

Aumento na diversidade das respostas a autoantígenos enquanto a resposta persistir, como resultado de respostas sendo produzidas a epítopos diferentes dos originais.

Desfosforilação

Remoção de um grupamento fosfato a partir de uma molécula, normalmente uma proteína.

Desfosforilação proteica

Remoção de um grupamento fosfato de uma proteína, por uma proteína fosfatase. Como a fosforilação, esse é um meio de regular a atividade proteica.

Deslocamento

Em referência aos mecanismos de defesa viral, é a degradação de moléculas do MHC de classe I, recém-sintetizadas, por proteínas virais.

Desoxinucleotidil transferase terminal (TdT)

Enzima que insere N-nucleotídeos sem moldes nas junções entre os segmentos gênicos dos receptores de célula T e os genes de regiões V de imunoglobulinas durante sua união.

Dessensibilização aguda

Técnica imunoterapêutica de alto risco para induzir rapidamente a tolerância temporária a, por exemplo, um fármaco essencial como a insulina ou a penicilina em uma pessoa que é alérgica a ele. Também chamada de dessensibilização rápida.

Determinante antigênico

Porção da molécula antigênica que está ligada ao sítio de ligação ao antígeno de determinado anticorpo ou receptor de antígeno; é também conhecido como epítopo.

Diabetes

Ver **Diabetes melito tipo 1**.

Diabetes melito insulinodependente (IDDM)

Ver **Diabetes melito tipo 1**.

Diabetes melito tipo 1

Doença em que as células β das ilhotas pancreáticas de Langerhans são destruídas; dessa forma, a insulina não é produzida. Acredita-se que essa doença seja resultado de um ataque autoimune nas células β. É também conhecida como diabetes melito insulinodependente (IDDM), porque os sintomas podem ser amenizados por injeções de insulina.

Diacilglicerol (DAG)

Molécula de sinalização intracelular formada a partir de fosfolipídeos de inositol pela ação da fosfolipase C-γ, como resultado da ativação de muitos receptores diferentes. O diacilglicerol localiza-se na membrana e ativa a proteína quinase C, que depois propaga o sinal.

Diálise de equilíbrio

Técnica para determinar a afinidade de um anticorpo por seu antígeno.

Diapedese

Movimento das células sanguíneas, particularmente leucócitos, a partir do sangue para os tecidos, através dos vasos sanguíneos.

Direcionamento de gene

Ver **Nocaute gênico**.

Displasia ectodérmica hipo-hidrótica ligada ao X com imunodeficiência

Síndrome com algumas características semelhantes à síndrome de hiper-IgM. É gerada por mutações na proteína NEMO, um componente da via de sinalização NFκB. Também chamada de deficiência de NEMO.

Distúrbio linfoproliferativa pós-transplante

Expansão de células B conduzida pelo vírus de Epstein-Barr (EBV) na qual as células B podem sofrer mutações e tornar-se malignas. Isso pode ocorrer quando os pacientes estão imunossuprimidos após, por exemplo, um transplante de órgão sólido.

Diversidade combinatória

Diversidade entre os receptores de antígenos que é gerada pela combinação de unidades separadas de informação genética. Dois tipos de diversidade combinatória atuam na formação do receptor de antígeno. Primeiro, os segmentos gênicos do receptor são unidos em diferentes combinações, gerando cadeias de receptores diversas; segundo, duas cadeias de receptor diferentes (pesadas e leves nas imunoglobulinas; α e β, ou γ e δ nos receptores de células T) são combinadas para constituir o sítio de reconhecimento do antígeno.

Diversidade germinativa

Diversidade entre os receptores de antígenos devida à herança de grupos de múltiplos segmentos gênicos que codificam para os domínios variáveis. Esse tipo de diversidade é distinto da diversidade gerada durante o rearranjo gênico ou após a expressão de um gene receptor de antígeno, que é gerada somaticamente.

Diversidade juncional

Variabilidade na sequência presente nos receptores antígeno-específicos que é criada durante o processo de junção dos segmentos gênicos V, D e J e que é devida à união e à inserção imprecisas de nucleotídeos que não estão no molde nas junções entre os segmentos gênicos.

DN1, DN2, DN3, DN4

Subestágios do desenvolvimento das células T duplo-positivas no timo. O rearranjo no *locus* da cadeia do TCR inicia no estágio DN2 e é finalizado no estágio DN4.

DNA-ligase IV

Enzima que une as extremidades de DNA de fita dupla quebradas durante os rearranjos gênicos que produzem os genes funcionais para as imunoglobulinas ou os receptores de células T.

Dobra de imunoglobulina

Estrutura terciária de um domínio de imunoglobulina, compreendendo um sanduíche de duas folhas β unidas por uma ponte dissulfeto.

Doença autoimune

Doença na qual a patologia é causada por respostas imunes adaptativas aos antígenos próprios.

Doença autoinflamatória

Doença devida à inflamação desregulada na ausência de infecção; pode ter várias causas, incluindo defeitos genéticos herdados.

Doença celíaca

Condição crônica da porção superior do intestino delgado causada por resposta imune contra o glúten, um complexo de proteínas presente no trigo, na aveia e na cevada. A parede do intestino torna-se cronicametne inflamada, as vilosidades são destruídas e a capacidade de o intestino absorver nutrientes fica comprometida.

Doença da imunodeficiência

Qualquer doença herdada ou adquirida na qual algum aspecto ou aspectos da defesa do hospedeiro estão ausentes ou funcionalmente defectivos.

Doença de Crohn

Doença intestinal inflamatória crônica resultante de intensa resposta anormal contra a microbiota comensal do intestino.

Doença de Graves

Doença autoimune na qual anticorpos antirreceptores do hormônio estimulante da tireoide causam superprodução do hormônio da tireoide e, portanto, hipertireoidismo.

Doença do enxerto *versus* hospedeiro (GVHD)

Ataque nos tecidos do receptor por células T maduras em um transplante de medula óssea a partir de um doador não idêntico, que pode causar uma variedade de sintomas, muitas vezes, graves.

Doença do hospedeiro *versus* enxerto (HVGD)

Outro nome para a reação de rejeição de aloenxerto. O termo é utilizado principalmente em relação ao transplante de medula óssea.

Doença do soro

Reação de hipersensibilidade imunológica autolimitante vista originalmente em resposta a uma injeção terapêutica com grandes quantidades de soro estranho (agora normalmente gerada por injeções de fármacos como a penicilina). É causada pela formação de complexos imunes de antígeno e anticorpos formados contra ela, os quais se depositam nos tecidos, especialmente nos rins.

Doença granulomatosa crônica (CGD)

Imunodeficiência na qual se formam múltiplos granulomas como resultado da eliminação defeituosa de bactérias pelas células fagocíticas. Deve-se a um defeito no sistema NADPH oxidase de enzimas que geram o radical superóxido, envolvido na morte bacteriana.

Doença hemolítica do recém-nascido

Forma grave de doença hemolítica Rh na qual o anticorpo anti-Rh materno entra no feto e produz anemia hemolítica tão grave que o feto possui principalmente eritroblastos imaturos no sangue periférico.

Doenças inflamatórias intestinais

Nome geral para um grupo de condições inflamatórias no intestino, como doença de Crohn e colite, que possuem componente imunológico.

Domínio C

Ver **Domínio constante**.

Domínio constante (domínio C)

Tipo de domínio proteico que compõe as regiões constantes de cada cadeia de uma molécula de imunoglobulina.

Domínio de imunoglobulinas

Domínio proteico estrutural presente em várias proteínas diferentes que foi descrito pela primeira vez em moléculas de anticorpos. As cadeias leve e pesada nas imunoglobulinas são compostas por múltiplos domínios de imunoglobulinas.

Domínio de morte

Domínio de interação de proteínas originalmente descoberto em proteínas envolvidas na morte celular programada ou apoptose. Como parte dos domínios intracelulares de algumas proteínas adaptadoras, os domínios de morte estão envolvidos na transmissão de sinais pró-inflamatórios e/ou pró-apoptóticos.

Domínio de recrutamento de caspases (CARD)

Domínio proteico presente em algumas caudas de receptores que podem dimerizar com outras proteínas que contêm CARD, incluindo as caspases, recrutando-as, assim, para as vias de sinalização.

Domínio semelhantes à imunoglobulina (domínio semelhante à Ig)

Domínio proteico estruturalmente relacionado ao domínio de imunoglobulina.

Domínio SH2

Ver **Tirosinas quinases da família Src**.

Domínio TIR

Domínio nas caudas citoplasmáticas dos TLRs e do receptor de IL-1, o qual interage com domínios similares de proteínas de sinalização intracelular.

Domínio V

Ver **Domínio variável**.

Domínio variável (domínio V)

O domínio proteico aminoterminal de uma cadeia de polipeptídeos de imunoglobulinas ou de um receptor de célula T, o qual é a porção mais variável da cadeia.

Domínios de interação de proteína

Domínios de proteína, geralmente sem atividade enzimática, que interagem, especificamente, com locais específicos (como tirosinas fosforiladas, regiões ricas em prolina ou fosfolipídeos das membranas) em outras proteínas ou estruturas celulares.

Dscam

Membro da superfamília das imunoglobulinas. Acredita-se que, nos insetos, elas opsonizem bactérias invasoras e auxiliem em sua captura pelos fagócitos. Pode ser produzida de diversas formas como resultado do processamento alternativo.

Ducto torácico

Um grande vaso linfático que corre em paralelo com a aorta pelo tórax e desemboca na veia subclávia esquerda. O ducto torácico retorna o líquido linfático e os linfócitos para a circulação sanguínea periférica.

ε

Cadeia pesada na classe IgE das imunoglobulinas.

EAE

Ver **Encefalomielite autoimune experimental**.

Eczema

Condição de pele caracterizada por áreas de coceira, com escamações e avermelhadas. Pode ser devida a uma reação alérgica, mas pode ter muitas outras causas, nem todas conhecidas. Um eczema iniciado por reação alérgica mediada por IgE é chamado eczema atópico ou dermatite atópica.

Edema

Intumescimento causado pela entrada de líquido e células do sangue para os tecidos; é uma das características mais importantes da inflamação.

Editoração de peptídeos

No contexto de processamento e apresentação do antígeno, é a remoção de ligações peptídicas instáveis de moléculas do MHC de classe II por HLA-DM.

Editoração do receptor

Substituição de uma cadeia leve ou pesada de um receptor de antígeno autorreativo em células B imaturas por uma cadeia que não confere autorreatividade.

Efeito enxerto *versus* leucemia

Efeito colateral benéfico dos enxertos de medula óssea nos tratamentos de leucemia, no qual as células T maduras no enxerto reconhecem mínimos antígenos de histocompatibilidade ou antígenos específicos de tumor nas células leucêmicas do hospedeiro e as atacam.

Elastase neutrofílica

Enzima proteolítica estocada nos grânulos de neutrófilos que está envolvida no processamento de peptídeos antimicrobianos.

Eletroforese em gel bidimensional

Técnica para separação de diferentes proteínas em uma mistura. Elas são primeiramente separadas pela focalização isoelétrica em uma dimensão, seguida pela SDS-PAGE em uma lâmina de gel, formando ângulos retos com a primeira dimensão.

ELISA

Ver **Ensaio imunoabsorvente ligado à enzima**.

ELISA de captura

Ensaio que quantifica anticorpos ou antígenos. Os antígenos são capturados por anticorpos ligados ao plástico (ou vice-versa). A ligação do anticorpo ao antígeno ligado à placa pode ser quantificada pela utilização de antígenos ou anti-imunoglobulinas marcados. A ligação do antígeno ao anticorpo ligado à placa pode ser quantificada pela utilização de um anticorpo que se liga a um epítopo diferente no antígeno.

ELISA sanduíche

Técnica baseada em anticorpo para detecção de antígenos de proteínas na qual o anticorpo ligado a uma superfície liga-se ao antígeno por um de seus epítopos. O antígeno capturado é detectado por um anticorpo conjugado a uma enzima e específico para um epítopo diferente do antígeno.

Encefalite por herpes simples recorrente

Manifestação de uma deficiência no TLR-3.

Encefalomielite autoimune experimental (EAE)

Doença inflamatória do sistema nervoso central que se desenvolve após terem sido imunizados camundongos com antígenos do sistema nervoso associados a um adjuvante forte.

Endocitose mediada por receptor

Internalização endossômica de moléculas ligadas a receptores de superfície celular.

Endócrino

Descreve a ação de uma molécula biologicamente ativa, como hormônio ou citocina, que é secretada por um tecido para dentro do sangue e atua em um tecido distante. Ver também **Autócrina**; **Parácrina**.

Endonuclease apurínica/apirimidínica 1

Endonuclease de reparo do DNA envolvida na recombinação de troca de classe.

Endossomas

Vesículas intracelulares ligadas à membrana nas quais material é carregado do e para o exterior da célula. Os antígenos capturados por fagocitose geralmente entram para os endossomas.

Endósteo

Região na medula óssea adjacente à superfície interna do osso. É o local no qual as células-tronco hematopoiéticas situam-se inicialmente.

Endotélio

Epitélio que forma as paredes dos capilares sanguíneos e o revestimento dos vasos sanguíneos maiores.

Endotoxinas

Toxinas que constituem a parte estrutural de uma célula bacteriana liberadas somente quando há dano na célula. A endotoxina mais importante é o lipopolissacarídeo (LPS) da membrana celular externa de bactérias gram-negativas, que é um potente indutor da síntese de citocinas. Quando presentes em grandes quantidades no sangue, podem causar a reação do choque sistêmico denominada choque séptico ou choque endotóxico.

Ensaio de inibição competitiva

Ensaio sorológico no qual anticorpos ou antígenos conhecidos são utilizados como inibidores competitivos de interações antígeno-anticorpo, a fim de detectar e quantificar um antígeno ou anticorpo desconhecido, respectivamente.

Ensaio ELISPOT

Adaptação do ELISA, no qual as células são colocadas sobre anticorpos ou antígenos unidos à superfície plástica. O antígeno ou anticorpo capta os produtos secretados pelas células, que podem ser detectados pela utilização de um anticorpo acoplado à enzima que cliva um substrato incolor, produzindo uma mancha corada localizada.

Ensaio imunoabsorvente ligado à enzima (ELISA)

Teste sorológico no qual o antígeno ou o anticorpo ligado é detectado por uma enzima conjugada que converte substrato incolor em produto corado. O ELISA é muito utilizado, tanto na biologia e na medicina quanto na imunologia.

Enterotoxinas estafilocócicas (SEs)

Toxinas secretadas produzidas por alguns estafilococos, os quais causam intoxicação alimentar e estimulam muitas células T pela ligação com moléculas do MHC de classe II e domínio V_β de certos receptores de células T, agindo como superantígenos.

Enxerto singênico

Enxerto entre dois indivíduos geneticamente idênticos. É aceito como próprio.

Enzimas antimicrobianas

Enzimas que matam microrganismos por suas ações. Um exemplo é a lisozima, que digere paredes celulares bacterianas.

Eosinofilia

Número anormalmente grande de eosinófilos no sangue.

Eosinófilo

Tipo de leucócito que contém grânulos que se coram com eosina. Acredita-se ser importante especialmente na defesa contra infecções parasitárias, mas também é importante na medicina como célula efetora nas reações alérgicas.

Eotaxina-1 (CCL11), eotaxina-2 (CCL24), eotaxina-3 (CCL26)

Quimiocinas CC que atuam predominantemente em eosinófilos.

Epitélio associado ao folículo

Epitélio especializado que separa os tecidos linfoides da parede do intestino do lúmen intestinal. Assim como os enterócitos, contém células com microvilosidades pelas quais os antígenos entram nos órgãos linfoides do intestino.

Epitélio de mucosa

Epitélio coberto de muco que reveste as cavidades internas do corpo que se conectam com o exterior (como intestino, vias aéreas e trato vaginal).

Epítopo

Local em um antígeno reconhecido por um receptor de anticorpo ou antígeno. Um epítopo de células T é um peptídeo curto derivado de um antígeno proteico. Ele liga-se a uma molécula do MHC e é reconhecido por uma determinada célula T. Os epítopos de células B são determinantes antigênicos reconhecidos por células B e normalmente são motivos estruturais na superfície do antígeno. Também chamado de determinante antigênico.

Epítopo contínuo

Estrutura antigênica (epítopo) em uma proteína que é formada por uma pequena região única de sequência de aminoácidos. Os anticorpos que se ligam a epítopos contínuos podem se ligar à proteína desnaturada. Os epítopos detectados pelas células T são contínuos. Também chamado de epítopo linear.

Epítopo críptico

Qualquer epítopo que não possa ser reconhecido por um receptor de linfócito até que o antígeno seja quebrado e processado.

Epítopo linear

Ver **Epítopo contínuo**.

Epítopos conformacionais

Estruturas antigênicas (epítopos) em um antígeno proteico formadas a partir de várias regiões separadas na sequência da proteína pelo dobramento proteico. Anticorpos que se ligam aos epítopos conformacionais ligam somente as proteínas nativas dobradas. Também chamadas de epítopos descontínuos.

Epítopos descontínuos

Ver **Epítopos conformacionais**.

ERAAP

Ver **Aminopeptidase associada ao processamento antigênico no retículo endoplasmático**.

Eritroblastose fetal

Ver **Doença hemolítica do recém-nascido**.

Erk

Quinase relacionada ao sinal extracelular, uma proteína quinase que é a MAPK em algumas vias de sinalização intracelular a partir do receptor de célula T (e em outros receptores em outros tipos de células).

Erp57

Proteína chaperona envolvida no carregamento do peptídeo para a molécula do MHC de classe I no retículo endoplasmático.

Esclerose múltipla

Doença autoimune neurológica caracterizada pela desmielinização focal no sistema nervoso central, pela infiltração linfocitária no cérebro e por sua evolução crônica.

Esfingosina 1-fosfato (S1P)

Lipídeo com atividade quimiotáxica que controla a saída das células T dos linfonodos.

Espaçador

Ver **Regra 12/23**.

Espécies reativas de oxigênio (ROSs)

O ânion superóxido (O_2^-) e o peróxido de hidrogênio (H_2O_2), produzidos por células fagocíticas como os neutrófilos e os macrófagos após a ingestão de micróbios, e que ajudam a matar os micróbios ingeridos.

Especificidade

Habilidade de um anticorpo distinguir um antígeno particular de outros antígenos.

Estágios transitórios

Estágios definidos no desenvolvimento futuro de células B maduras no baço, após as células B expressarem o componente CD21 do correceptor de células B.

Estroma tímico

Células epiteliais e de tecido conectivo do timo que formam o microambiente essencial para o desenvolvimento de células T.

Estudos de associação gênica (GWASs)

Estudos de associação genética na população geral que procuram uma correlação entre a frequência da doença e os alelos variáveis por meio da varredura dos genomas de várias pessoas em busca da presença de polimorfismos de nucleotídeos únicos (SNPs) informativos.

Exclusão alélica

Em um indivíduo heterozigoto, a expressão de somente um dos dois alelos alternativos de um determinado gene. Na imunologia, o termo descreve a restrição da expressão das cadeias individuais dos genes receptores de antígenos, de modo que cada um dos linfócitos produza imunoglobulina ou receptores de células T de especificidade única por antígeno.

Exclusão isotípica

Descreve o uso de um ou outro isotipo de cadeia leve, κ ou λ, por uma determinada célula B ou anticorpo.

Exotoxina

Toxina proteica produzida e secretada por uma bactéria.

Expansão clonal

Proliferação de linfócitos antígeno-específicos em resposta ao estímulo antigênico que precede sua diferenciação em células efetoras. Trata-se de uma etapa essencial na imunidade adaptativa, permitindo que as raras células antígeno-específicas aumentem em número, de modo a poder combater efetivamente o patógeno que levou à resposta.

Explosão respiratória

Mudança metabólica que requer oxigênio em neutrófilos e macrófagos que fagocitam partículas opsonizadas, como bactérias revestidas por complemento ou bactérias revestidas por anticorpo. Isso leva à produção de metabólitos tóxicos que estão envolvidos na morte de microrganismos engolfados.

Extravasamento

Movimento de células ou de líquido do interior de vasos sanguíneos para os tecidos vizinhos.

FACS®

Ver **Separador de células por fluorescência ativada**.

Fagócito

Tipo de célula especializada em realizar fagocitose; exemplos são macrófagos e neutrófilos.

Fagócitos mononucleares

Macrófagos e células dendríticas.

Fagocitose

Internalização de um material particulado por células, por meio de um processo de engolfamento, no qual a membrana celular envolve o material, formando uma vesícula intracelular (fagossomo) contendo o material ingerido.

Fagolisossoma

Vesícula intracelular formada pela fusão do fagossomo (contendo o material ingerido) e do lisossoma; local no qual o material ingerido é degradado.

Fagossomo

Vesícula intracelular formada quando o material particulado é ingerido por um fagócito.

Família Bcl-2

Família de proteínas intracelulares que inclui membros que promovem a apoptose (Bax, Bak e Bok) e membros que inibem a apoptose (Bcl-2, Bcl-W e Bcl-X$_L$).

Família TNF

Família de citocinas, cujo protótipo é o fator de necrose tumoral-α (TNF ou TNF-α). Essa família de citocinas inclui tanto membros secretados (p. ex., TNF-α e linfotoxina) quanto membros ligados à membrana (p. ex., ligante CD40).

Fas

Membro da família dos receptores de TNF que torna as células nas quais é expresso suscetíveis à morte pelas células que carregam o ligante Fas, um membro da família TNF de citocinas de superfície celular. A ligação do ligante Fas ao Fas ativa a apoptose nas células portadoras do Fas.

Fase aguda

Estágio da infecção pelo HIV que ocorre logo após a pessoa ser infectada. É caracterizada por uma doença semelhante à *influenza*, abundância do vírus na corrente sanguínea e redução no número de células T CD4 circulantes.

Fase assintomática

Fase da infecção pelo HIV na qual a infecção é mantida sob controle sem a ocorrência de sintomas; pode durar vários anos.

Fase fluida da convertase C3

Via alternativa de vida curta da convertase C3 que é continuamente produzida em baixos níveis no plasma e que pode iniciar a via alternativa da ativação do complemento após a infecção.

Fator ativador de plaquetas (PAF)

Mediador lipídico que ativa a cascata de coagulação sanguínea e vários outros componentes do sistema imune inato.

Fator B

Proteína componente da via alternativa de ativação do complemento, no qual o fator B é clivado em Ba e em uma protease ativa Bb. Bb liga-se a C3b para formar a via alternativa convertase C3, C3bBb.

Fator D

Serina protease da via alternativa de ativação do complemento que cliva fator B em Ba e Bb.

Fator de aceleração do decaimento (DAF, CD55)

Proteína de superfície celular que protege as células da lise pelo complemento. Sua ausência causa a doença hemoglobinúria paroxística noturna.

Fator de necrose tumoral-α

Ver **TNF-α**.

Fator estimulante de colônias granulocíticas e macrofágicas (GM-CSF)

Citocina envolvida no crescimento e na diferenciação de células das linhagens mieloide, incluindo células dendríticas, monócitos, macrófagos teciduais e granulócitos.

Fator H

Proteína reguladora do complemento no plasma que se liga a C3b e compete com o fator B para deslocar Bb da convertase.

Fator I

Protease reguladora do complemento no plasma que cliva C3b na iC3b derivativa inativa, prevenindo, assim, a formação de uma convertase C3.

Fator nuclear de células T ativadas (NFAT)

Fator de transcrição composto por NFATc e dímero Fos/Jun AP-1. É ativado em resposta à sinalização do receptor do antígeno nos linfócitos.

Fator P

Ver **Properdina**.

Fator reumatoide

Anticorpo anti-IgG da classe IgM identificado primeiramente em pacientes com artrite reumatoide, mas também é encontrado em indivíduos saudáveis.

Fator transformador de crescimento-β

Ver **TGF-β**.

Fatores de troca de nucleotídeo guanina (GEFs)

Proteínas que podem remover o GDP ligado das proteínas G, permitindo que o GTP ligue-se e ative a proteína G.

Fatores reguladores de interferons (IRFs)

Fatores de transcrição como IRF3 e IRF7 que são ativados como resultado da sinalização a partir de alguns TLRs. Os IRFs promovem a expressão de genes para os interferons tipo I.

FcεRI

Receptor na superfície de mastócitos e basófilos que liga a região Fc da IgE livre com alta afinidade. Quando o antígeno se liga a IgE e faz uma ligação cruzada com FcεRI, ocorre a ativação do mastócito.

FCAS

Ver **Síndrome autoinflamatória familiar fria**.

FcγRI, FcγRII, FcγRIII

Receptores da superfície celular que se ligam à porção Fc das moléculas de IgG. A maioria dos receptores Fcγ liga-se apenas a IgG agregada, permitindo a diferenciação entre anticorpo ligado e IgG livre. Com expressão variada em fagócitos, linfócitos B, células NK e células dendríticas foliculares, os receptores Fcγ possuem papel-chave na imunidade humoral, associando a ligação do anticorpo com as funções das células efetoras.

FcγRIIB-1

Receptor inibidor nas células B que reconhece a porção Fc dos anticorpos IgG.

FcRn

Receptor Fc neonatal, um receptor que transporta IgG da mãe para o feto pela placenta e por outros epitélios, como o epitélio do intestino.

FDC

Ver **Célula dendrítica folicular**.

Febre glandular

Ver **Mononucleose infecciosa**.

Febre mediterrânea familiar (FMF)

Doença hereditária autossômica recessiva autoinflamatória grave. É causada por uma mutação no gene que codifica a proteína pirina, mas ainda não se sabe como isso causa a doença.

Febre reumática

Doença causada por anticorpos produzidos por uma infecção com alguma espécie de *Streptococcus*. Esses anticorpos fazem reação cruzada com antígenos do coração, do rim e das articulações.

Fenda de ligação ao peptídeo

Fenda longitudinal na superfície de uma molécula do MHC à qual o peptídeo antigênico está ligado. Algumas vezes chamado de sulco de ligação ao peptídeo.

FHL

Ver **Linfo-histiocitose hemofagocítica familiar**.

Ficolinas

Proteínas ligadoras de carboidratos que podem iniciar a via da lectina de ativação do complemento. São membros da família de colectinas e ligam-se à *N*-acetilglicosamina presente na superfície de alguns patógenos.

Filagrina

Proteína da pele, na qual os defeitos têm sido relacionados ao risco aumentado no desenvolvimento do eczema atópico.

Fingolimode

Pequena molécula de fármaco imunossupressor que interfere nas ações da esfingosina, levando à retenção de células T efetoras nos órgãos linfoides.

FK506

Ver **Tacrolimo**.

FMF

Ver **Febre mediterrânea familiar**.

Focalização isoelétrica

Técnica eletroforética na qual proteínas migram em um gradiente de pH até alcançarem um local em que sua carga líquida é neutra, ou seja, seu ponto isoelétrico. Proteínas sem carga não migram mais; dessa maneira, cada proteína é focalizada em seu ponto isoelétrico.

Foco primário

Área inicial de células B em diferenciação que forma a parte externa dos folículos nos tecidos linfoides periféricos após a ativação do antígeno.

Folhas β

Um dos elementos fundamentais da estrutura secundária nas proteínas, consistindo em fitas de aminoácidos estendidas adjacentes (fitas β), unidas não covalentemente por interações entre os grupamentos amida e carbonila do arcabouço. Nas folhas β "paralelas", as fitas adjacentes correm na mesma direção; nas folhas β "antiparalelas", as fitas adjacentes seguem em direções opostas. Os domínios de imunoglobulinas são compostos por duas folhas β antiparalelas arranjadas em forma de cilindro β.

Folículo

Área predominantemente de células B em um órgão linfoide periférico, como um linfonodo, que também contém células dendríticas foliculares.

Folículo linfoide secundário

Folículo que contém centro germinal de proliferação de células B ativadas durante o curso da resposta imune adaptativa.

Folículos linfoides

Áreas dos tecidos linfoides periféricos que são compostas principalmente por linfócitos B e células dendríticas foliculares.

Folículos linfoides isolados

Tipo de tecido linfoide organizado na parede intestinal que é composto principalmente por células B.

Folículos linfoides primários

Agregados de linfócitos B remanescentes em órgãos linfoides periféricos.

Fosfatidil inositol 3-quinase (PI 3-quinase)

Enzima envolvida nas vias de sinalização intracelular. Fosforila o lipídeo de membrana fosfatidil inositol 3,4-bifosfato (PIP_2) para formar fosfatidil inositol 3,4,5-trifosfato (PIP_3), o qual pode recrutar proteínas de sinalização para a membrana.

Fosfatidil inositol quinase

Enzima que fosforila o grupamento inositol na membrana lipídica para produzir derivados fosforilados que têm uma gama de funções na sinalização intracelular.

Fosfolipase A₂ secretora

Enzima antimicrobiana presente em lágrimas e saliva e também secretada pelas células de Paneth do intestino.

Fosfolipase C-γ (PLC-γ)

Enzima-chave nas principais vias de sinalização intracelular de muitos receptores diferentes. É indiretamente ativada pela ligação ao receptor e cliva o fosfolipídeo inositol em trifosfato de inositol e diacilglicerol.

Fosforilação

Adição de um grupo fosfato em uma molécula, geralmente uma proteína, catalisada por enzimas denominadas quinases.

Fosforilação proteica

Adição covalente de um grupo fosfato a um local específico em uma proteína. A fosforilação pode alterar a atividade da proteína e, também, promover novos sítios de ligação para que outras proteínas possam interagir com ela.

FoxP3

Fator de transcrição cuja expressão é característica de vários tipos de células T reguladoras.

Fragmento F(ab')₂

Fragmento proteico que compreende dois braços de ligação ao antígeno unidos (fragmentos Fab) de uma molécula de anticorpo, sem o fragmento Fc. Produzido pela clivagem da IgG com a enzima pepsina.

Fragmento Fab

Fragmento proteico que compreende um único braço ligador de antígeno de anticorpo sem a região Fc. É composto por toda a cadeia leve e a região variável aminoterminal e por uma região constante de uma cadeia pesada, mantidas juntas por uma ponte dissulfeto intercadeia. Produzida pela clivagem de IgG pela enzima papaína.

Fragmento Fc, região Fc

As metades carboxiterminais das duas cadeias pesadas de uma molécula IgG unidas por pontes dissulfídricas na região da dobradiça. É produzido pela clivagem da IgG pela papaína. No anticorpo completo, essa porção é muitas vezes chamada de região Fc.

Funções efetoras imunes

Todas os componentes e as funções do sistema imune que restringem uma infecção e a eliminam (p. ex., complemento, macrófagos, neutrófilos e outros leucócitos, anticorpos e células T efetoras).

Fungos

Reino dos organismos eucarióticos unicelulares e multicelulares, incluindo leveduras e bolores, que podem causar diversas doenças. A imunidade aos fungos é complexa e envolve tanto respostas humorais como celulares.

Fv

Ver **Fv de cadeia única**.

Fv de cadeia única

Fragmento proteico que compreende uma região V de uma cadeia pesada ligada por um segmento de peptídeo sintético a uma região V de uma cadeia leve; pode ser produzido por engenharia genética.

Fyn

Tirosina quinase da família Src que libera sinais a partir dos receptores de células B.

γ

(1) Cadeia pesada da classe IgG de imunoglobulinas. (2) Uma das cadeias (cadeia γ) do receptor de antígeno de um subgrupo de células T chamadas células T γ:δ.

γ-globulinas, gamaglobulinas

Fração das proteínas plasmáticas (conforme separado pela mobilidade eletroforética) que contém a maioria dos anticorpos. Pacientes que não possuem anticorpos têm agamaglobulinemia.

GALTs

Ver **Tecidos linfoides associados ao intestino**.

GAPs

Ver **Proteínas ativadoras de GTPase**.

GEFs

Ver **Fatores de troca de nucleotídeo guanina**.

Gene letal recessivo

Gene que codifica uma proteína necessária para o indivíduo desenvolver-se até o estágio adulto; quando as duas cópias do gene são defeituosas, o indivíduo morre no útero ou logo após o nascimento.

Genes ativadores de recombinação

Ver **RAG-1, RAG-2**.

Genes de resposta imune (Ir)

Termo usado no passado para descrever um polimorfismo gênico que controla a intensidade da resposta imune a um antígeno em particular. Praticamente todos os fenótipos Ir são agora conhecidos devido às diferenças entre alelos dos genes para as moléculas do MHC, sobretudo as moléculas do MHC de classe II, que causam diferenças na capacidade de se ligarem a determinados antígenos peptídicos.

Globulina antilinfócito

Antissoro produzido em outras espécies contra células T humanas. É utilizada na supressão temporária das respostas imunes nos transplantes.

GlyCAM-1

Molécula semelhante à mucina, presente nas vênulas endoteliais altas dos tecidos linfoides periféricos. É um importante ligante para a molécula de adesão celular selectina-L, expressa em linfócitos virgens, orientando tais células a deixarem o sangue e penetrarem nos tecidos linfoides.

Gota

Doença causada pelo depósito de cristais de urato monossódico nos tecidos cartilaginosos das articulações, causando inflamação. Os cristais de urato ativam o inflamassomo NLRP3, que induz as citocinas inflamatórias.

GPCR

Ver **Receptor acoplado à proteína G**.

Granulisina

Proteína citotóxica presente nos grânulos de células T CD8 citotóxicas e células NK.

Granulócitos

Leucócitos do sangue com núcleo multilobulado e grânulos citoplasmáticos. Compreendem os neutrófilos, os eosinófilos e os basófilos. Também conhecidos como leucócitos polimorfonucleares.

Granuloma

Local de inflamação crônica, geralmente iniciado por agentes infecciosos persistentes, como as micobactérias, ou por corpo estranho não degradável. Os granulomas têm área central de macrófagos, com frequência fundidos em células gigantes multinucleadas, circundadas por linfócitos T.

Grânulos citotóxicos

Grânulos envoltos por membrana que contêm as proteínas citotóxicas perforina, granzimas e granulisina, as quais são características de células T CD8 citotóxicas efetoras e células NK.

Grânulos primários

Grânulos em neutrófilos que correspondem a lisossomas e contêm peptídeos antimicrobianos como as defensinas e outros agentes.

Grânulos secundários

Tipo de grânulos em neutrófilos que estocam certos peptídeos antimicrobianos.

Granzimas

Serinas proteases que estão presentes em células T CD8 citotóxicas e células NK e estão envolvidas na indução de apoptose nas células-alvo.

Grupamentos de diferenciação (CDs)

Grupos de anticorpos monoclonais que identificam a mesma molécula de superfície celular. A molécula de superfície celular é então designada pela sigla CD (do inglês *cluster of differentiation*), seguida por um número (CD1, CD2, etc.). Ver Apêndice II, que apresenta a lista atualizada dos CDs.

GVHD

Ver **Doença do enxerto *versus* hospedeiro**.

H-2

Complexo principal de histocompatibilidade (MHC) de camundongos. Os háplótipos são descritos em letras minúsculas e sobrescritos, como em H-2^b.

HAART

Ver **Terapia antirretroviral altamente ativa**.

Hanseníase

Doença causada pela *Mycobacterium leprae* que ocorre em várias formas. Há duas formas polares: a hanseníase lepromatosa, a qual é caracterizada por replicação abundante do bacilo da hanseníase e abundante produção de anticorpos sem o desenvolvimento de imunidade mediada por células, e a hanseníase tuberculoide, na qual poucos organismos são vistos nos tecidos, há muito poucos ou ausência de anticorpos, mas a imunidade mediada por células é muito ativa. As outras formas de hanseníase são intermediárias entre as formas polares.

Hanseníase lepromatosa

Ver **Hanseníase**.

Hanseníase tuberculoide

Ver **Hanseníase**.

Haploinsuficiente

Descreve a situação na qual a presença de apenas um alelo normal de um gene não é suficiente para função normal.

Haplótipo

Conjunto de genes em um cromossomo que são normalmente herdados sem sofrer recombinação. O termo é usado principalmente em conexão com os genes do complexo principal de histocompatibilidade (MHC), geralmente herdado como um haplótipo de cada progenitor.

Haplótipo MHC

Conjunto de alelos no MHC que é herdado sem alteração (i.e., sem recombinação) de um dos pais.

Hapteno

Qualquer molécula pequena que pode ser reconhecida por um anticorpo específico, mas não é capaz de, por si própria, induzir resposta imune. Um hapteno deve ser quimicamente unido a uma molécula proteica para poder evocar respostas em anticorpos e em células T.

Helicases semelhantes a RIG-I

Família de proteínas intracelulares (da qual RIG-I é o protótipo) que detectam a presença de RNAs virais, iniciando a via de sinalização que leva à produção de interferon.

Hemaglutinação

A união (aglutinação) de hemácias, que pode ser causada por anticorpos contra antígenos na superfície das hemácias e por algumas outras substâncias.

Hemaglutinina

Qualquer substância que pode causar hemaglutinação. As hemaglutininas no sangue humano são anticorpos que reconhecem os antígenos de grupo sanguíneo ABO nas hemácias.

Hematopoiese

Formação das células sanguíneas, que, em humanos, ocorre na medula óssea.

Hemoglobinúria paroxística noturna (PNH)

Doença na qual as proteínas reguladoras do complemento estão defeituosas, de modo que a ativação do complemento ligado às hemácias causa episódios de hemólise espontânea.

Heptâmero

Sequência de DNA de sete nucleotídeos conservados nos segmentos gênicos que flanqueiam as sequências-sinais de recombinação (RSSs) nos *loci* dos receptores de células T e das imunoglobulinas.

Heterodímero α:β

O dímero de uma cadeia α e uma cadeia β que compõe a porção de reconhecimento do antígeno de um receptor de células T α:β.

Heterozigoto

Descreve indivíduos que possuem dois alelos diferentes de um dado gene, um herdado da mãe e um herdado do pai.

Hibridomas

Linhagens de células híbridas formadas pela fusão de um linfócito B produtor de anticorpo específico com uma célula mielomatosa, selecionada por sua capacidade de crescer em cultura de tecido e pela ausência de síntese de cadeia de imunoglobulinas. Os anticorpos produzidos são todos de uma única especificidade e são chamados de anticorpos monoclonais.

Híbridos de células T

Células formadas pela fusão de um antígeno específico, célula T ativada com uma célula T linfomatosa. As células híbridas são portadoras do receptor da célula T parental e crescem em cultura como as células de um linfoma.

HIH/PAP (proteína associada ao hepatocarcinoma de intestino-pâncreas/pancreatite)

Lectina antimicrobiana tipo C secretada pelas células intestinais em humanos. Também conhecida como RegIII-γ em camundongos.

Hiper-reatividade, hiper-responsividade

Super-reatividade geral das vias aéreas a estímulos não imunológicos, como frio e fumaça, que se desenvolve em asma crônica.

Hiperimunização

Imunização repetitiva destinada a obter estado aumentado de imunidade.

Hipermutação somática

Mutação extensiva que ocorre na sequência de DNA da região V de genes rearranjados de imunoglobulinas em células B ativadas, resultando na produção de várias imunoglobulinas, e algumas destas se ligam com maior afinidade. Essas mutações afetam apenas células somáticas e não são herdadas pela transmissão por linha germinativa.

Hipersensibilidade

Reação anormal ou exagerada frente à ingestão, à inalação ou ao contato com uma substância que não provoca tal resposta na maioria das pessoas. Nem todos os tipos de hipersensibilidade têm base imunológica. A hipersensibilidade com base imunológica a um antígeno normalmente inócuo é conhecida como alergia.

Hipomórficas

Aplica-se a mutações que resultam em função gênica reduzida.

Hipótese da afinidade

Hipótese que propõe como ocorre a escolha entre a seleção negativa e a seleção positiva das células T no timo, de acordo com a força de ligação do peptídeo próprio:MHC pelo receptor de células T. As interações de baixa afinidade resgatam a célula da morte por negligência, levando à seleção positiva; interações de alta afinidade induzem a apoptose e, portanto, a seleção negativa.

Hipótese da higiene

Hipótese que surgiu pela primeira vez em 1989, a qual propôs que uma alteração na exposição a microrganismos ubíquos era a possível causa do aumento de alergia. Ver também **Hipótese da regulação contrária**.

Hipótese da regulação contrária

Propõe que todos os tipos de infecção precoce na infância possam proteger contra o desenvolvimento de atopia pelo direcionamento da produção de citocinas como IL-10 e o fator de transformação do crescimento-β, que promovem a produção de células T reguladoras.

Histamina

Amina vasoativa armazenada nos grânulos de mastócitos. A histamina liberada pela reação do antígeno com moléculas de IgE ligadas a mastócitos causa dilatação dos vasos sanguíneos locais e contração de fibras musculares lisas, produzindo alguns dos sintomas das reações alérgicas mediadas por IgE. Os anti-histamínicos são fármacos que podem neutralizar a ação da histamina.

Histatinas

Peptídeos antimicrobianos produzidos de forma constitutiva pelas glândulas parótida, sublingual e submandibular na cavidade oral. Ativas contra fungos patogênicos como *Cryptococcus neoformans* e *Candida albicans*.

Histocompatibilidade

Habilidade de os tecidos de um indivíduo serem aceitos (tecidos histocompatíveis) ou rejeitados (tecidos histoincompatíveis) quando transplantados para outro indivíduo.

Histocompatibilidade-2

Ver **H-2**.

HIV

Ver **Vírus da imunodeficiência humana**.

HLA

Acrônimo para antígeno leucocitário humano. Designação genética para o MHC humano. Os *loci* individuais são designados por letras maiúsculas, como em *HLA-A*, e os alelos são referidos por números, como em *HLA-A*0201*.

HLA-DM

Proteína do MHC invariável em humanos que está envolvida no carregamento de peptídeos em moléculas do MHC de classe II. É codificada no MHC por um conjunto de genes semelhantes aos genes do MHC de classe II. Em camundongos, existe uma proteína homóloga chamada H-2M.

HLA-DO

Molécula do MHC de classe II atípica que age como regulador negativo de HLA-DM, combinando-se a ele e inibindo a liberação de CLIP das moléculas do MHC de classe II nas vesículas intracelulares.

Homeostase

Estado fisiológico normal. No caso do sistema imune, a homeostase refere-se ao estado (p. ex., número e proporção de linfócitos) de um indivíduo não infectado.

Humanização

Engenharia genética das alças hipervariáveis de camundongos para especificidade desejada de anticorpos humanos para uso como agentes terapêuticos. É menos provável que tais anticorpos causem resposta imune em indivíduos tratados do que com os anticorpos naturais dos camundongos.

i.d.

Ver **Intradérmica**.

i.n.

Ver **Intranasal**.

i.v.

Ver **Intravenosa**.

iC3b

Fragmento inativo do complemento produzido pela clivagem de C3b.

ICAMs

ICAM-1, ICAM-2, ICAM-3. Moléculas de adesão celular da superfamília das imunoglobulinas que se ligam à integrina CD11a:CD18 (LFA-1) do leucócito. São essenciais na ligação de linfócitos e outros leucócitos a células apresentadoras de antígenos e células endoteliais.

ICOS

Receptor coestimulador relacionado a CD28 que é induzido nas células T ativadas e pode aumentar as respostas das células T. Liga-se a um ligante coestimulador conhecido como ICOSL (ligante ICOS), que é diferente das moléculas B7.

ICOSL

Ver **ICOS**.

Icossomas

Pequenos pedaços de membrana cobertos com complexos imunes que fragmentam as extensões das células dendríticas foliculares nos folículos linfoides nas fases iniciais de uma resposta humoral secundária ou subsequente.

Idiótipo

Conjunto de epítopos únicos para cada molécula de imunoglobulina.

IELs

Ver **Linfócitos intraepiteliais**.

IFN-α, IFN-β, IFN-γ

Ver **Interferon-α, Interferon-β; Interferon-γ**.

Ig

Abreviação padrão para imunoglobulina.

IgA

Classe de imunoglobulina caracterizada pela cadeia pesada α. Pode ocorrer nas formas monomérica e polimérica (principalmente dimérica). A IgA polimérica é o principal anticorpo secretado pelos tecidos linfoides das mucosas.

IgA secretora (SIgA)

Anticorpo IgA polimérico (principalmente dimérico) que contém a cadeia J e o componente secretor ligados. É a forma predominante de imunoglobulina na maioria das secreções humanas.

Igα, Igβ

Ver **Receptor de células B (BCR)**.

IgD

Classe de imunoglobulina caracterizada pela cadeia pesada δ. Aparece como imunoglobulina de superfície nas células B maduras, mas sua função é desconhecida.

IgE

Classe de imunoglobulina caracterizada pela cadeia pesada ε. Está envolvida na defesa contra infecções parasitárias e nas reações alérgicas.

IgG

Classe de imunoglobulina caracterizada pela cadeia pesada γ. É a classe mais abundante das imunoglobulinas encontradas no plasma.

IgM

Classe de imunoglobulina caracterizada pela cadeia pesada μ. É a primeira imunoglobulina a aparecer na superfície das células B e a primeira a ser secretada.

IgM secretora (SIgM)

Anticorpo IgM polimérico que contém a cadeia J e o componente secretor ligados. É secretada pela mucosa epitelial e fornece proteção mediada por anticorpos para as mucosas quando a IgA secretora está ausente.

Ignorância imunológica

Forma de autotolerância, na qual linfócitos reativos e seu antígeno-alvo são detectáveis em um indivíduo, ainda que não ocorra qualquer ataque autoimune.

Ii

Ver **Cadeia invariável**.

IL

Ver **Interleucina**.

IL-10

Interleucina-10, citocina caracteristicamente produzida por células T reguladoras e que tende a suprimir as respostas dos linfócitos.

IL-12

Interleucina-12, citocina produzida por macrófagos ativados e que, entre outros efeitos, ativa as células NK e induz a diferenciação das células T CD4 em células T efetoras T_H1.

IL-17

Interleucina-17, citocina caracteristicamente produzida por células T efetoras T_H17 e que promove a inflamação.

IL-1β

Interleucina-1β, citocina produzida por macrófagos ativos que possui vários efeitos na resposta imune, incluindo ativação do endotélio vascular, ativação de linfócitos e indução da febre.

IL-2

Interleucina-2, citocina produzida por células T virgens ativadas, essencial para a proliferação e a diferenciação destas. É uma das citocinas-chave no desenvolvimento da resposta imune adaptativa.

IL-4

Interleucina-4, citocina característica das células T efetoras CD4 T_H2.

IL-5

Interleucina-5, citocina característica das células T efetoras CD4 T_H2, que, entre outras funções, promove o crescimento e a diferenciação dos eosinófilos.

IL-6

Interleucina-6, citocina produzida por macrófagos ativados e que possui vários efeitos, incluindo ativação de linfócitos, estimulação da produção de anticorpos e indução da febre.

ILLs

Ver **Linfócitos semelhantes aos inatos**.

IM

Ver **Intramuscular**.

Imagem por vídeo com intervalo de tempo

Técnica por imagem que captura imagens de um objeto em intervalos de tempo fixo e, após, mostra todas juntas em uma versão de apresentação de todo o processo.

Immunoblotting

Técnica comum na qual as proteínas são separadas por eletroforese em gel, transferidas para uma membrana de nitrocelulose e reveladas por anticorpos específicos marcados.

Imunidade

Habilidade de resistir à infecção a um patógeno em particular. Ver também **Imunidade protetora**.

Imunidade adaptativa

Imunidade à infecção conferida por uma resposta imune adaptativa.

Imunidade adotiva, imunização adotiva, transferência adotiva

Imunidade conferida a um receptor virgem ou irradiado pela transferência de células linfoides a partir de um doador ativamente imunizado.

Imunidade humoral, resposta imune humoral

Imunidade devida a proteínas em circulação no sangue, como anticorpos (na imunidade adaptativa) ou complemento (na imunidade inata). A imunidade humoral adaptativa pode ser transferida para receptores não imunizados por meio do soro que contém anticorpos específicos.

Imunidade inata

Os vários mecanismos de resistência inata que são encontrados primeiro por um patógeno, antes que a imunidade adaptativa seja induzida, como as barreiras anatômicas, peptídeos antimicrobianos, sistema do complemento e macrófagos e neutrófilos que carregam receptores de reconhecimento de patógeno não específicos. A imunidade inata está presente em todos os indivíduos a qualquer momento, não aumenta com a repetida exposição a um dado patógeno e diferencia grupos de patógenos similares, em vez de responder a um determinado patógeno. Ver também **Imunidade adaptativa**.

Imunidade mediada por células

Imunidade à infecção na qual as células T antígeno-específicas têm papel principal. É operacionalmente definida como qualquer imunidade adaptativa que não pode ser transferida a um receptor virgem por meio de anticorpos séricos. Ver também **Imunidade humoral**.

Imunidade protetora

Resistência anti-infecciosa específica que se segue à doença ou à vacinação. Está ligada à resposta imune adaptativa, que constrói uma memória imune do patógeno.

Imunização

Indução deliberada de uma resposta imune adaptativa por meio da introdução de antígenos no corpo. Ver também **Imunização ativa**; **Imunização passiva**.

Imunização ativa

Imunização com antígeno para provocar a imunidade adaptativa.

Imunização de reforço (*booster*)

Imunização adicional normalmente aplicada após a imunização primária, para aumentar a quantidade, ou os títulos, de anticorpos.

Imunização passiva

Injeção de anticorpos ou de soro imune em um receptor virgem para fornecer proteção imunológica específica. Ver também **Imunização ativa**.

Imunização primária

Ver *Priming*.

Imunização secundária

Segunda injeção ou reforço de um antígeno, dada algum tempo após a imunização inicial. Ela estimula uma resposta imune secundária.

Imunização terciária

A terceira injeção de um mesmo antígeno.

Imuno-histoquímica

Identificação de antígenos nos tecidos, feita por meio de produtos visíveis produzidos pela degradação de um substrato incolor por enzimas conjugadas a anticorpos.

Imunobiologia

Estudo das bases biológicas da defesa do hospedeiro contra as infecções.

Imunodeficiência combinada grave (SCID)

Tipo de deficiência imune (por várias causas), na qual não são produzidas respostas tanto de células T como de anticorpos; é fatal se não for tratada.

Imunodeficiência combinada severa ligada ao X (SCID ligada ao X)

Imunodeficiência na qual o desenvolvimento dos linfócitos T falha em uma etapa intratímica precoce e não há produção de células T maduras ou produção de anticorpos dependentes de célula T. Deve-se a um defeito em um gene que codifica a cadeia γ_c compartilhada por receptores de várias citocinas distintas.

Imunodeficiência variável comum (CVID)

Deficiência relativamente comum na síntese de anticorpo, na qual apenas um ou poucos isotipos são afetados. Pode ser devida a uma variedade de defeitos genéticos.

Imunodeficiências primárias

Perda de função imune gerada por uma deficiência genética.

Imunodeficiências secundárias

Deficiências na função imune que constituem consequência de outras doenças, má nutrição, etc.

Imunodesregulação, poliendocrinopatia, enteropatia, doença ligada ao X

Ver **IPEX**.

Imunodominante

Descreve os epítopos em um antígeno que é, preferencialmente, reconhecido pelas células T, de modo que as células T específicas para esses epítopos dominam a resposta imune.

Imunoedição

Fase da vigilância imunológica; acredita-se que ocorra em células tumorais que não são completamente eliminadas como resultado de seu reconhecimento inicial pelo sistema imune. Durante essa fase, ocorre a maturação posterior de células tumorais, e células que escaparam da eliminação pelo sistema imune são selecionadas para sobrevivência.

Imunoedição do câncer

Processo que ocorre durante o desenvolvimento de um câncer quando está adquirindo mutações que favoreçam sua sobrevivência e escape das respostas imunes. Células cancerosas como essa com essas mutações são selecionadas para sobreviver e crescer.

Imunoevasinas

Proteínas virais que impedem o surgimento de complexos peptídeo:MHC de classe I nas células infectadas, prevenindo, dessa forma, o reconhecimento das células infectadas por vírus pelas células T citotóxicas.

Imunofilinas

Proteínas das células T que são ligadas pelos fármacos imunossupressores ciclosporina A, tacrolimo e rapamicina. Os complexos formados dessa maneira interferem nas vias de sinalização intracelular e previnem a expansão clonal dos linfócitos que normalmente segue a ativação do antígeno.

Imunofluorescência indireta

Ver **Microscopia de imunofluorescência**.

Imunógeno (*adj.* imunogênico)

Qualquer molécula capaz de evocar, por si só, uma resposta imune adaptativa após sua introdução em um ser humano ou em um animal.

Imunoglobulina (Ig)

Família das proteínas à qual pertencem os anticorpos e os receptores de células B.

Imunoglobulina A

Ver **IgA**.

Imunoglobulina D

Ver **IgD**.

Imunoglobulina de membrana (mIg)

Imunoglobulina transmembrana presente nas células B; é o receptor de célula B para o antígeno.

Imunoglobulina de superfície (sIg)

Imunoglobulina ligada à membrana que atua como receptor de antígeno em células B.

Imunoglobulina E

Ver **IgE**.

Imunoglobulina G

Ver **IgG**.

Imunoglobulina M

Ver **IgM**.

Imunologia

Estudo de todos os aspectos da defesa do hospedeiro contra a infecção e também das consequências adversas das respostas imunes.

Imunologia celular

Estudo da base celular da imunidade.

Imunopatologia

Dano causado ao tecido como resultado de resposta imune.

Imunoprecipitação

Técnica para detectar a presença de uma proteína em particular em uma célula, pelo uso de anticorpos específicos marcados para precipitar a proteína a partir de um extrato celular.

Imunoproteossoma

Forma de proteossoma encontrada nas células expostas aos interferons. Contém três subunidades que são diferentes do proteossoma normal.

Imunoterapia de dessensibilização

Procedimento no qual um indivíduo alérgico é exposto a doses cada vez maiores de alérgeno com o objetivo de inibir suas reações alérgicas. O sucesso nesse tratamento provavelmente envolve desviar a resposta de células T_H2 CD4.

Imunoterapia específica a alérgenos

Ver **Imunoterapia de dessensibilização**.

Imunotoxinas

Anticorpos que estão quimicamente conjugados com proteínas tóxicas, em geral derivadas de toxinas vegetais ou microbianas. O anticorpo dirige a porção tóxica para células específicas. As imunotoxinas estão sendo testadas como agentes antitumorais e como fármacos imunossupressores.

Indoleamina 2,3-dioxigenase

Enzima que cataboliza o triptofano, um aminoácido essencial, produzindo o metabólito imunossupressor quinurenina.

Inflamação

Termo geral usado para descrever o acúmulo local de líquido, de proteínas plasmáticas e de leucócitos, iniciado por dano físico, infecção ou resposta imune local.

Inflamação alérgica crônica

Inflamação crônica das vias aéreas presente na asma crônica, levando ao dano permanente das vias aéreas.

Inflamação fisiológica

Estado do intestino saudável normal, cujas paredes contêm grandes quantidades de linfócitos efetores e outras células. Acredita-se que seja o resultado da estimulação contínua por organismos comensais e antígenos alimentares.

Inflamassomo

Complexo proteico pró-inflamatório formado após a estimulação dos receptores intracelulares semelhantes a NOD. Contém a enzima caspase, que é ativada no complexo e pode então processar as proteínas citocinas em citocinas ativas.

Inibidor de C1 (C1INH)

Proteína que inibe a atividade do complexo C1, reagindo com e inativando a atividade enzimática de C1r:C1s. A deficiência desse inibidor é a causa da doença hereditária angiedema, na qual a produção de peptídeos vasoativos leva a edema subcutâneo e da laringe.

Inibidores de entrada viral

Fármacos que inibem a entrada do HIV nas células do hospedeiro.

Inibidores de fusão

Fármacos que inibem a fusão do HIV com suas células hospedeiras.

Inibidores de integrase viral

Fármacos que inibem a ação da integrase do HIV, assim, o vírus não pode integrar-se no genoma do hospedeiro.

Inositol 1,4,5-trifosfato (IP₃)

Segundo mensageiro solúvel produzido pela clivagem dos fosfolipídeos inositol de membrana pela fosfolipase C-γ. Atua em receptores na membrana do retículo endoplasmático, resultando na liberação de Ca^{2+} para dentro do citosol.

Instrução

O primeiro contato com um dado antígeno, o qual gera a resposta imune adaptativa primária.

Integrase

Enzima do vírus da imunodeficiência humana (HIV) e de outros retrovírus que medeia a integração da cópia de DNA do genoma viral no genoma da célula hospedeira.

Integrinas

Proteínas heterodiméricas de superfície celular envolvidas nas interações célula-célula e célula-matriz. São importantes nas interações adesivas entre linfócitos e células apresentadoras de antígeno e na aderência de linfócitos e leucócitos nas paredes de vasos sanguíneos e na migração ao tecido.

Integrinas leucocitárias

Integrinas geralmente encontradas em leucócitos. Elas têm cadeia β_2 comum com cadeias α distintas, e incluem LFA-1 e antígenos de ativação muito tardia (VLAs).

Interação primária

Ligação de moléculas do anticorpo ao antígeno, opondo-se às interações secundárias, nas quais a união é detectada por alguma modificação correlata, como a precipitação de antígeno solúvel ou a aglutinação de antígeno particulado.

Interações secundárias

Ver **Interação primária**.

Interferon-α (IFN-α), interferon-β (IFN-β)

Citocinas antivirais produzidas por uma grande variedade de células em resposta à infecção viral, e que também auxiliam as células saudáveis a resistirem à infecção viral. Atuam por meio do mesmo receptor, o qual sinaliza por uma tirosina quinase da família Janus. Também conhecidos como interferons tipo I.

Interferon-γ (IFN-γ)

Citocina da família estrutural interferon produzida por células T_H1 CD4 efetoras, células T CD8 e células NK. Sua função primária é a ativação de macrófagos e atua por meio de um receptor diferente do receptor dos interferons tipo I.

Interferons

Citocinas (família interferon-α, família interferon-β e interferon-γ) que são induzidas em resposta à infecção. IFN-α e IFN-β têm efeito antiviral; IFN-γ possui outros papéis no sistema imune.

Interferons tipo I

Interferons antivirais IFN-α e IFN-β.

Interleucina (IL)

Nome genérico para citocinas produzidas por leucócitos. Neste texto, utiliza-se citocina como o termo mais geral, mas o termo interleucina é usado na designação de citocinas específicas, como IL-2. Algumas interleucinas-chave estão listadas no glossário com seus nomes abreviados, por exemplo, IL-1β e IL-2. As citocinas estão listadas no Apêndice III.

Intradérmica (i.d.)

Descreve uma injeção que encaminha o antígeno para dentro da derme da pele.

Intramuscular (IM)

Descreve uma injeção que encaminha o antígeno para o tecido muscular.

Intranasal (i.n.)

Descreve a administração do antígeno diretamente no nariz, geralmente em forma de aerossol.

Intravenosa (IV)

Descreve uma injeção que encaminha o antígeno diretamente para uma veia.

IPCs

Ver **Células produtoras de interferon**.

IPEX

Imunodesregulação, poliendocrinopatia, enteropatia, doença ligada ao cromossomo X. Condição hereditária muito rara em que as células T reguladoras CD4 CD25 estão ausentes, como resultado de uma mutação no gene de transcrição do fator FoxP3, levando ao desenvolvimento de autoimunidade.

IRAK1, IRAK4

Proteínas quinases que são parte das vias de sinalização intracelular a partir de TLRs.

IRFs

Ver **Fatores reguladores de interferons**.

ISCOM

Complexo imunoestimulador. Complexo de antígeno mantido no interior de uma matriz lipídica que age como adjuvante e possibilita que o antígeno seja internalizado no citoplasma após a fusão do lipídeo com a membrana citoplasmática.

Isoformas

Diferentes formas da mesma proteína, por exemplo, as diferentes formas codificadas por diferentes alelos do mesmo gene.

Isotipo

Designação de uma cadeia de imunoglobulinas considerando o tipo de região constante que esta possui. As cadeias leves podem ser do isotipo κ ou λ. As cadeias pesadas podem ser dos isotipos μ, δ, γ, α ou ε. Os diferentes isotipos de cadeias pesadas têm funções efetoras diferentes e determinam a classe e as propriedades funcionais dos anticorpos (IgM, IgD, IgG, IgA e IgE, respectivamente).

Itk

Quinase da família Tec que ativa a fosfolipase C-γ nas células T, envolvida na ativação das células T.

JNK

Ver **Quinase Jun**.

Junção codificadora

Junção formada no DNA pela união imprecisa de um segmento gênico V a um segmento gênico (D)J durante a recombinação somática de imunoglobulina ou genes receptores de células T. É a junção mantida no rearranjo gênico. Ver também **Junção sinalizadora**.

Junção sinalizadora

Ligação não codificada formada no DNA pela recombinação de sequências-sinais de reconhecimento durante a montagem de um segmento V com um segmento (D)J em receptores de células T e genes de rearranjo de imunoglobulinas. A porção do cromossomo que contém a junção sinalizadora é retirada do cromossomo como um pequeno círculo de DNA. Ver também **Junção codificadora**.

κ

Uma das duas classes ou isotipos de cadeias leves das imunoglobulinas.

Ku

Proteína de reparo de DNA necessária para o rearranjo gênico dos receptores de células T e de imunoglobulinas.

λ

Uma das duas classes ou isotipos de cadeias leves de imunoglobulina.

λ5

Ver **Cadeia leve substituta**.

LADs

Ver **Deficiências de adesão de leucócitos**.

Lâmina própria

Camada de tecido conectivo subjacente ao epitélio da mucosa. Contém linfócitos e outras células do sistema imune.

Langerina

Receptor de manose do tipo lectina presente nas células de Langerhans.

LAT

Ver **Ligador de células T ativadas**.

Latência

Estado no qual um vírus infecta uma célula, mas não pode se replicar.

Lck

Tirosina quinase da família Src que se associa às caudas citoplasmáticas de CD4 e CD8 e fosforila as caudas citoplasmáticas das cadeias sinalizadoras do receptor de células T, auxiliando, assim, a ativar a sinalização do complexo de receptores de células T após a ligação do antígeno.

Lectina

Proteína de ligação ao carboidrato.

Lectina ligadora de manose (MBL)

Proteína ligadora de manose presente no sangue. Pode opsonizar patógenos que possuem manose em sua superfície e pode ativar o sistema do complemento pela via da lectina ligadora de manose, uma importante parte da imunidade inata.

Lectinas tipo C

Grande classe de proteínas ligadoras de carboidratos que requerem Ca^{2+} para sua ligação. Os domínios lectina tipo C estão presentes nas proteínas de imunidade inata que reconhecem os carboidratos bacterianos, como as colectinas, vários receptores e o peptídeo antimicrobiano RegIII-γ.

Lentivírus

Grupo dos retrovírus, incluindo o vírus da imunodeficiência humana (HIV-1). Causam doença após um longo período de incubação.

LES

Ver **Lúpus eritematoso sistêmico**.

Leucócito

Célula sanguínea branca. Os leucócitos incluem linfócitos, leucócitos polimorfonucleares e monócitos.

Leucócitos polimorfonucleares (PMNs)

Ver **Granulócitos**.

Leucocitose

Presença de números aumentados de leucócitos no sangue. Comumente observada nas infecções agudas.

Leucotrienos

Mediadores lipídicos da inflamação derivados do ácido araquidônico. São produzidos por macrófagos e outras células.

LFA-1, LFA-2, LFA-3

Ver **Antígenos funcionais de leucócitos**.

Licenciamento

Ativação de uma célula dendrítica, tornando-a apta a apresentar o antígeno às células T virgens e ativá-las.

LICOS

Ligante para ICOS, uma proteína relacionada ao CD28 que é induzida nas células T ativadas e pode aumentar as respostas das células T.

Ligação cruzada

Descreve a ligação de receptores em uma célula (especialmente os receptores de antígeno nos linfócitos) por ligantes extracelulares multivalentes.

Ligador de células T ativadas (LAT)

Proteína citoplasmática adaptadora com várias tirosinas que se tornam fosforiladas pela tirosina quinase ZAP-70. Ajuda a coordenar os eventos de sinalização a jusante na ativação das células T.

Ligante Fas (FasL)

Ver **Fas**.

Ligante-1 da glicoproteína selectina-P (PSGL-1)

Proteína expressa por células T efetoras ativadas que é um ligante para a selectina-P nas células endoteliais, e pode capacitar as células T ativadas a entrarem em todos os tecidos em pequena quantidade.

Ligantes peptídicos alterados

Peptídeos nos quais as substituições de aminoácidos foram feitas em posições de contato com o receptor das células T que afetam sua ligação ao receptor.

Linfa

Líquido extracelular que se acumula nos tecidos e é drenado pelos vasos linfáticos que o carregam pelo sistema linfático para o ducto torácico, que o leva de volta para o sangue.

Linfo-histiocitose hemofagocítica familiar (FHL)

Doença inflamatória progressiva e potencialmente letal causada por deficiência hereditária de perforina. Ocorre o acúmulo de um grande número de células T CD8 positivas policlonais nos órgãos linfoides e em outros tecidos. Está associada à ativação dos macrófagos que fagocitam células sanguíneas, incluindo hemácias e leucócitos.

Linfoblasto

Linfócito que se tornou maior após a ativação e aumentou sua taxa de RNA e de síntese proteica, mas que ainda não está totalmente diferenciado.

Linfocinas

Citocinas produzidas pelos linfócitos.

Linfócito B

Ver **Célula B**.

Linfócitos

Classe de leucócitos que carregam receptores variáveis de superfície celular para o antígeno e são responsáveis pelas respostas imunes adaptativas. Existem duas classes principais de linfócitos – os linfócitos B (células B) e os linfócitos T (células T) – que medeiam, respectivamente, a imunidade humoral e a imunidade celular. Após o reconhecimento do antígeno, o linfócito aumenta de tamanho para formar um linfoblasto e então prolifera e se diferencia em uma célula efetora antígeno-específica.

Linfócitos citotóxicos

Ver **Células T citotóxicas**; **Células** *natural killer*.

Linfócitos efetores

Células que se diferenciam a partir dos linfócitos virgens após o contato inicial com o antígeno e podem mediar a remoção de patógenos do organismo sem diferenciação adicional. São diferentes dos linfócitos de memória, que devem sofrer diferenciação para se tornar linfócitos efetores.

Linfócitos intraepiteliais (IELs)

Linfócitos presentes nas superfícies da mucosa epitelial, como no intestino. Eles são, predominantemente, células T, e no intestino são, em geral, células T CD8.

Linfócitos semelhantes aos inatos (ILLs)

Vários tipos de linfócitos que são ativados no início de uma infecção, mas possuem imunoglobulinas e receptores de células T de diversidade muito limitada.

Linfócitos T

Ver **Células T**.

Linfócitos virgens, células T virgens, células B virgens

Linfócitos que nunca encontraram seu antígeno específico e, assim, nunca responderam a ele, distinguindo-os dos linfócitos efetores e de memória.

Linfoides

Descreve tecidos compostos principalmente por linfócitos.

Linfonodo

Tipo de órgão linfoide periférico presente em muitos locais do corpo para onde os vasos linfáticos convergem.

Linfonodo drenante

Linfonodo que se localiza logo após o local da infecção e recebe os antígenos microbianos via sistema linfático. O linfonodo drenante frequentemente aumenta de tamanho durante a resposta imune e torna-se palpável; originalmente, os linfonodos drenantes eram chamados de glândulas inchadas.

Linfonodos mesentéricos

Linfonodos localizados no tecido conectivo (mesentério) que prende o intestino à parede posterior do abdome; drenam o GALT.

Linfopoiese

Diferenciação das células linfoides a partir de um progenitor linfoide comum.

Linfotoxina (LT)

Citocina da família do fator de necrose tumoral (TNF) que é diretamente citotóxica para algumas células. Ocorre como trímero das cadeias LT-α (LT-α_3) e heterotrímeros das cadeias LT-α e LT-β (LT-α_2:β_1).

Linhagens de células T

Culturas de células T desenvolvidas por meio de repetidos ciclos de estímulo, normalmente proporcionados pelo antígeno ou por células apresentadoras de antígeno.

Lipopolissacarídeo (LPS)

Lipopolissacarídeo da superfície das bactérias gram-negativas, que estimula o receptor semelhante ao Toll em células dendríticas e macrófagos.

Lipopolissacarídeo bacteriano

Ver **Lipopolissacarídeo**.

Lipoproteínas diacil

Ligantes para os receptores semelhantes ao Toll, TLR-1:TLR-2 e TLR-2:TLR-6.

Lipoproteínas triacil

Lipoproteínas bacterianas reconhecidas por certos tipos de receptores semelhantes ao Toll.

Lisossomas

Organelas acidificadas que contêm muitas enzimas hidrolíticas de degradação. O material captado pelos endossomas por fagocitose ou endocitose mediada por receptores é finalmente encaminhado para os lisossomas.

Lisozima

Enzima antimicrobiana que degrada a parede celular bacteriana.

Locus

Ver ***Locus* genético**.

***Locus* genético (plural: *loci* genéticos)**

Local do gene no cromossomo. No caso dos genes para imunoglobulinas e cadeias de receptores de células T, o termo *locus* refere-se à completa coleção de segmentos gênicos e genes das regiões C para as dadas cadeias.

LPS

Ver **Lipopolissacarídeo**.

LRRs

Ver **Repetições ricas em leucina**.

LT, LT-α_2:β_1 (LT-β), LT-α_3

Ver **Linfotoxina**.

Lúpus eritematoso sistêmico (LES)

Doença autoimune em que os anticorpos contra DNA, RNA e proteínas associadas a ácidos nucleicos formam complexos imunes que danificam pequenos vasos sanguíneos, especialmente nos rins.

Lyn

Tirosina quinase da família Src que depende de sinais a partir do receptor de célula B.

μ

Tipo (isotipo) de cadeia pesada nas imunoglobulinas IgM.

Macroautofagia

Engolfamento por uma célula de grandes quantidades de seu próprio citoplasma, que é, então, encaminhado para os lisossomas para a degradação.

Macrófago

Tipo de grandes células fagocíticas mononucleares importantes como células de limpeza, células de reconhecimento de patógenos, fonte de citocinas pró-inflamatórias da imunidade inata, células apresentadoras de antígeno, e como células fagocíticas efetoras nas imunidades humoral e mediada por células. Os macrófagos são derivados de precursores da medula óssea, sendo encontrados na maioria dos tecidos.

Macrófagos ativados alternativamente

Macrófagos que se diferenciam sob a influência das citocinas das células T$_H$2, IL-4 e IL-13. Eles produzem a enzima arginase, que ajuda a aumentar a contratilidade do músculo liso intestinal em resposta a infecções parasitárias e promove o remodelamento e o reparo tecidual. Também conhecidos como macrófagos do tipo M2.

Macrófagos de corpo corável

Células fagocíticas capazes de engolfar células B apoptóticas, produzidas em grande número em centros germinativos em um pico de resposta imune adaptativa.

Macrófagos tipo M1

Ver **Macrófagos ativados alternativamente**.

Macrófagos tipo M2

Nome dado, algumas vezes, aos macrófagos pró-inflamatórios "convencionais". Ver **Macrófago**.

Macropinocitose

Processo no qual grandes quantidades de líquido extracelular são armazenadas em uma vesícula intracelular. É uma das maneiras pelas quais as células dendríticas podem captar ampla variedade de antígenos a partir do meio.

MAdCAM-1

Molécula de adesão celular da mucosa 1. Adressina mucosa que é reconhecida pelas proteínas linfocitárias superficiais selectina-L e VLA-4, permitindo o alojamento específico dos linfócitos nos tecidos mucosos.

MAITs

Ver **Células T de mucosa invariáveis**.

MALT

Ver **Tecido linfoide associado às mucosas**.

Marcação TUNEL

Marcação da extremidade livre com dUTP-biotina dependente de TdT. Um ensaio que identifica células apoptóticas *in situ*, pela fragmentação característica de seu DNA.

MASP-1, MASP-2

Serinas proteases da via da lectina de ativação do complemento que se ligam à lectina ligadora de manose e clivam C4.

Mastócitos

Células grandes ricas em grânulos encontradas nos tecidos conectivos em todo o corpo, mais abundantemente nos tecidos submucosos e na derme. Os grânulos armazenam moléculas bioativas, incluindo as histaminas aminas vasoativas, que são liberadas na ativação dos mastócitos. Acredita-se que os mastócitos estejam envolvidos nas defesas contra parasitos; exercem papel essencial nas reações alérgicas.

Mastócitos de mucosa

Mastócitos especializados presentes na mucosa. Produzem pouca histamina e grandes quantidades de prostaglandinas e leucotrienos.

Mastocitose

Superprodução de mastócitos.

Maturação da afinidade

Aumento da afinidade pelo antígeno específico dos anticorpos produzidos como progressos da resposta imune adaptativa. Esse fenômeno é especialmente proeminente nas imunizações secundária e subsequentes.

MBL

Ver **Lectina ligadora de manose**.

MD-2

Proteína acessória para a atividade de TLR-4.

Mecanismos efetores

Processos pelos quais os patógenos são destruídos e eliminados do organismo. As respostas inata e adaptativa usam, em sua maior parte, os mesmos mecanismos efetores, visando à eliminação dos agentes patogênicos.

Medula

Ponto central ou convergente de um órgão. A medula tímica é a área central de cada lobo tímico, rica em células apresentadoras de antígeno derivadas da medula óssea e células de um epitélio medular distintivo. A medula do linfonodo é um local de concentração de macrófagos e plasmócitos, pelo qual a linfa flui em seu caminho para os linfáticos eferentes.

Medula óssea

Tecido no qual ocorre a geração de todos os elementos celulares do sangue – hemácias, leucócitos e plaquetas –, a partir de células-tronco hematopoiéticas. A medula óssea também é, nos mamíferos, o sítio de desenvolvimento adicional das células B e a fonte de células-tronco que originam células T na migração para o timo. Assim, o transplante de medula óssea pode restaurar todos os elementos celulares do sangue, incluindo as células necessárias para respostas imunes adaptativas.

MEK1

MAPK no módulo de sinalização Raf-MEK1-Erk, que é parte de uma via de sinalização nos linfócitos que leva à ativação do fator de transcrição NFAT.

Memória imune

Habilidade de o sistema imune responder de maneira mais rápida e eficiente em um segundo encontro com o antígeno. A memória imune é específica para um antígeno particular e dura toda a vida.

MHC

Ver **Complexo principal de histocompatibilidade**.

MHC de classe I

Ver **Moléculas do MHC de classe I**.

MHC de classe Ib

Classe de proteínas codificadas no MHC que estão relacionadas às moléculas do MHC de classe I, mas que não são muito polimórficas e apresentam um conjunto restrito de antígenos.

MHC de classe II

Ver **Moléculas do MHC de classe II**.

Miastenia gravis

Doença autoimune na qual autoanticorpos antirreceptores de acetilcolina nas células de músculos esqueléticos causam bloqueio nas junções neuromusculares, levando à fraqueza progressiva e, por fim, à morte.

MIC

Família de moléculas semelhantes ao MHC de classe I expressas nos intestinos sob condições de estresse, sendo codificadas na região do MHC de classe I humano. Não são encontradas em camundongos.

Micofenolato

Inibidor da síntese de guanosina monofosfato que atua como fármaco citotóxico imunossupressor. Age matando rapidamente as células em divisão, incluindo os linfócitos que estão se proliferando em resposta ao antígeno.

Microautofagia

Internalização contínua de citosol no sistema vesicular.

Microbiota

Microrganismos normalmente presentes em qualquer meio, como o intestino humano.

Microbiota comensal, microrganismos comensais

Microrganismos (predominantemente bactérias) que normalmente vivem de forma inofensiva em simbiose com seu hospedeiro (p. ex., bactérias do intestino em humanos e outros animais). Vários comensais conferem, de alguma forma, um benefício positivo para seu hospedeiro.

Microgrupamentos

Formações de pequenos números de receptores de células T que possam estar envolvidas na iniciação da ativação do receptor de células T pelo antígeno nas células T virgens.

Microrganismos

Organismos microscópicos, unicelulares (com exceção de alguns fungos), que incluem bactérias, leveduras e outros fungos e protozoários. Todos esses grupos contêm alguns microrganismos que podem causar doenças humanas.

Microscopia de imunofluorescência

Técnica para detectar moléculas pela utilização de anticorpos marcados com corantes fluorescentes.

Microscopia fluorescente confocal

Tecnologia de microscopia óptica que produz imagens de altíssima resolução, pois possui duas fontes de luz fluorescente que chegam juntas em um plano no espécime.

Microscopia fluorescente de varredura de dois fótons

Técnica microscópica aliada com a microscopia confocal que pode gerar uma imagem de alta resolução de tecidos vivos com menos danos do que a microscopia confocal convencional.

Microscopia imunoeletrônica

Técnica de microscopia eletrônica para revelar estruturas celulares ultramicroscópicas pela utilização de anticorpos ligados a pequenas partículas de ouro, que aparecem ao microscópio eletrônico.

Mieloide

Refere-se à linhagem de células sanguíneas que inclui todos os leucócitos, exceto linfócitos.

mIg

Ver **Imunoglobulina de membrana**.

MIIC

Ver **Compartimento MHC de classe II**.

Mimetismo molecular

Similaridade entre alguns antígenos patogênicos e antígenos do hospedeiro, de forma que anticorpos e células T produzidas contra o primeiro também reagem contra os tecidos do hospedeiro. Essa similaridade pode ser a causa de algumas autoimunidades.

Mitógeno de células B

Qualquer substância que causa a proliferação não específica das células B.

Mitógenos policlonais

Agentes que ativam linfócitos independentemente da especificidade para o antígeno e os estimulam a proliferar, resultando na presença de clones de linfócitos ativados de múltiplas especificidades para antígenos.

Modelo de reentrada cíclica

Explicação para o comportamento das células B nos folículos linfoides, propondo que as células B ativadas nos centros germinativos perdem e ganham expressão do receptor de quimiocina CXCR4 e, assim, movem-se da zona clara para a zona escura e de volta novamente sob influência da quimiocina CXCL12.

Modulação imune

Tentativa deliberada de mudar o curso de uma resposta imune, por exemplo, alterando o viés em direção a um domínio T_H1 ou T_H2.

Molécula de adesão celular da síndrome de Down

Ver **Dscam**.

Molécula de entrada do herpes-vírus (HVEM)

Ver **Atenuador de linfócitos B e T**.

Moléculas B7, B7.1 e B7.2

Proteínas da superfície celular de células apresentadoras de antígenos especializadas, como as células dendríticas, que são as principais moléculas coestimuladoras de células T. B7.1 (CD80) e B7.2 (CD86) são membros muito relacionados da superfamília das imunoglobulinas e ambas ligam a proteína CD28 nas células T.

Moléculas coestimuladoras

Proteínas da superfície celular nas células apresentadoras de antígenos que enviam sinais coestimuladores às células T virgens. Exemplos são as moléculas B7 nas células dendríticas, que são ligantes para CD28 nas células T virgens.

Moléculas de adesão

Ver **Moléculas de adesão celular**.

Moléculas de adesão celular

Proteínas da superfície celular de vários tipos diferentes que medeiam a ligação de uma célula a outras células ou às proteínas da matriz extracelular. Integrinas, selectinas e membros da superfamília do gene das imunoglobulinas (como ICAM-1) estão entre as moléculas de adesão celular importantes que atuam no sistema imune.

Moléculas de adesão intercelular

Ver **ICAMs**.

Moléculas do MHC

As glicoproteínas altamente polimórficas codificadas pelos genes do MHC de classe I e MHC de classe II, que estão envolvidas na apresentação de peptídeos de antígenos às células T. Elas também são conhecidas como antígenos da histocompatibilidade.

Moléculas do MHC de classe I

Proteínas polimórficas codificadas no MHC e expressas na maioria das células do corpo. Elas são proteínas da superfície celular que apresentam peptídeos antigênicos gerados no citosol de células T CD8; interagem com o correceptor de célula T CD8.

Moléculas do MHC de classe II

Proteínas polimórficas codificadas no MHC e expressas em algumas células do sistema imune, células apresentadoras de antígeno especializadas. Elas são proteínas da superfície celular que apresentam peptídeos antigênicos derivados de patógenos extracelulares internalizados para células T CD4; interagem com o correceptor de célula T CD4.

Monócito

Tipo de leucócito com núcleo em forma de grão de feijão; é um precursor de macrófagos teciduais.

Monomórfico

Descreve um gene que ocorre em apenas uma forma. Ver também **Polimórfico**.

Mononucleose infecciosa

Forma comum da infecção pelo vírus de Epstein-Barr. Consiste em febre, mal-estar geral e linfadenopatias. Também chamada de febre glandular.

Morte celular induzida por ativação

Processo normal pelo qual todas as respostas imunes terminam na morte da maioria das células respondedoras, deixando apenas um pequeno número de células de memória em repouso.

Morte celular programada

Ver **Apoptose**.

Motivo de sequência

Padrão de nucleotídeos ou de aminoácidos compartilhado por diferentes genes ou proteínas, que, muitas vezes, possuem funções correlatas.

Motivo de troca do imunorreceptor baseado em tirosina (ITSM)

Motivo de sequência presente nas caudas citoplasmáticas de alguns receptores de inibidores.

Motivos de ativação do imunorreceptor baseado em tirosina (ITAMs)

Motivos de sequências presentes nas cadeias de sinalização dos receptores, incluindo as associadas aos receptores de antígenos nos linfócitos, que são sítios de fosforilação da tirosina após a ativação do receptor pela ligação do ligante. As tirosinas fosforiladas então recrutam outras proteínas de sinalização.

Motivos inibidores do imunorreceptor baseado em tirosina (ITIMs)

Motivos de sequências presentes nas caudas citoplasmáticas de alguns receptores inibidores. As tirosinas fosforiladas nesses motivos recrutam fosfatases para a via de sinalização, que removem grupamentos fosfato adicionados pela tirosina quinase.

Mucinas

Proteínas de superfície celular altamente glicosiladas. Moléculas semelhantes à mucina são ligadas pela selectina-L no alojamento linfocitário.

Muco

Solução pegajosa de proteínas (mucinas) secretadas pelas células caliciformes do epitélio interno, formando uma camada protetora na superfície epitelial.

Mutantes de escape

Mutantes de patógenos que são alterados de modo que possam evadir a resposta imune contra o patógeno original.

Mutualismo

Relação simbiótica entre dois organismos na qual ambos se beneficiam, como a relação entre o ser humano e os microrganismos que normalmente residem no intestino (comensais) .

NADPH oxidase

Complexo enzimático de múltiplos componentes que é formado e ativado na membrana da fagolisossoma nos fagócitos estimulados. Gera superóxido em uma reação que requer oxigênio chamada oxidação.

NEMO

IKK-γ, componente do complexo da quinase IκB (IKK) que atua na via de sinalização intracelular NFκB.

Neutralização

Inibição da infectividade de um vírus ou da toxicidade de uma molécula de toxina por meio da ligação de anticorpos.

Neutrófilo

O tipo mais numeroso de leucócitos no sangue periférico humano. Os neutrófilos são células fagocíticas com núcleo multilobulado e grânulos que coram com corantes neutros. Eles entram em tecidos infectados e engolfam e matam patógenos extracelulares.

Neutropenia

Níveis anormalmente baixos de neutrófilos no sangue.

Neutropenia cíclica

Doença hereditária de caráter dominante na qual o número de neutrófilos flutua entre próximo ao normal até muito baixo ou inexistente, com ciclo aproximado de 21 dias.

Neutropenia congênita severa

Condição hereditária na qual a contagem de neutrófilos persiste extremamente baixa. Também conhecida como doença de Kostmann.

NFAT

Ver **Fator nuclear de células T ativadas**.

NFκB

Um dos fatores de transcrição ativados pela estimulação dos receptores semelhantes ao Toll e também pela sinalização antígeno-receptor.

NKG2

Família de lectinas tipo C que fornecem uma das subunidades dos receptores da família KLR em células NK.

NKG2D

Ativação de receptores de lectina tipo C em células NK, células T citotóxicas e células T γ:δ que reconhecem proteínas de resposta a estresse MIC-A e MIC-B.

NLRP3

Membro da família de receptores de proteínas intracelulares semelhantes ao NOD que têm domínios pirina. Age como sensor de dano celular e é parte do inflamossoma. Às vezes, é chamado de NALP3.

Nocaute gênico

Inativação de um gene específico no genoma, que pode ser conseguido por várias técnicas. Camundongos portadores de nocautes gênicos são de grande valor na pesquisa imunológica.

NOD1, NOD2

Proteínas intracelulares com domínio de oligomerização de nucleotídeo (NOD) e domínio de repetição rica em leucinas que ligam componentes das paredes celulares bacterianas e ativam a via NFκB, iniciando respostas inflamatórias.

Nonâmero

Sequência conservada de nove nucleotídeos de DNA nas sequências-sinais de recombinação (RSSs) que ladeiam segmentos gênicos em imunoglobulinas e *loci* de receptores de células T.

Nucleotídeos N, regiões N

Nucleotídeos inseridos pela enzima desoxinucleotidil transferase terminal nas junções entre os segmentos gênicos do receptor de células T e da região V da cadeia pesada das imunoglobulinas, durante a união dos segmentos gênicos, que não atuam como molde. Os segmentos de nucleotídeos N (regiões N) são traduzidos e aumentam de maneira significativa a diversidade das cadeias desses receptores.

Nucleotídeos P

Nucleotídeos encontrados nas junções entre segmentos da região V rearranjados dos receptores de antígenos dos genes. Eles constituem uma repetição invertida da sequência na extremidade do segmento gênico adjacente, produzido na formação de um grampo intermediário durante a recombinação e, portanto, chamados de nucleotídeos P ou palindrômicos.

nude

Uma mutação em camundongos que resulta na perda de pelos e formação defeituosa do estroma tímico, de modo que os camundongos homozigotos para essa mutação não possuem células T maduras.

Oftalmia simpática

Resposta autoimune que ocorre no outro olho, após o primeiro olho ter sido danificado.

Oligoadenilato sintetase

Enzima produzida em resposta à estimulação das células por interferon. Sintetiza polímeros nucleotídeos não usuais que, em resposta, ativam uma ribonuclease que degrada o RNA viral.

Opsonização

Cobertura da superfície de um patógeno por anticorpo e/ou complemento a fim de serem mais facilmente ingeridos por fagócitos.

Órgão linfoide secundário

Ver **Órgãos linfoides periféricos**.

Órgãos linfoides

Tecidos organizados caracterizados por grande número de linfócitos que interagem com um estroma não linfoide. Os órgãos linfoides centrais, ou primários, onde são gerados os linfócitos, são o timo e a medula óssea. Os principais órgãos linfoides periféricos, ou secundários, nos quais começam as respostas imunes adaptativas, são os linfonodos, o baço e os órgãos linfoides associados à mucosa, como as tonsilas e as placas de Peyer.

Órgãos linfoides centrais, tecidos linfoides centrais

Locais de desenvolvimento dos linfócitos; em humanos, esses locais são a medula óssea e o timo. Os linfócitos B desenvolvem-se na medula óssea, enquanto os linfócitos T desenvolvem-se no timo a partir de progenitores derivados da medula. São também conhecidos como órgãos linfoides primários.

Órgãos linfoides periféricos, tecidos linfoides periféricos

Os linfonodos, o baço e os tecidos linfoides associados às mucosas, onde são induzidas as respostas imunes, opondo-se aos órgãos linfoides centrais, nos quais se desenvolvem os linfócitos. Também são chamados de órgãos e tecidos linfoides secundários.

Órgãos linfoides primários

Ver **Órgãos linfoides centrais**.

OX40, OX40L

Par receptor-ligante que proporciona sinais de coestimulação às células T.

Oxidase de fagócitos

Ver **NADPH oxidase**.

p-SMAC

Ver **Complexo de ativação supramolecular**.

Padrões moleculares associados aos patógenos (PAMPs)

Moléculas especificamente associadas a grupos de patógenos que são reconhecidos por células do sistema imune inato.

PAMPs

Ver **Padrões moleculares associados aos patógenos**.

Panning

Técnica pela qual subpopulações de linfócitos podem ser isoladas em placas de Petri recobertas por anticorpos monoclonais contra marcadores de superfície, aos quais os linfócitos ligam-se.

PAPA

Ver **Artrite piogênica, piodermia gangrenosa e acne**.

Parácrina

Descreve uma citocina ou outra molécula ativa biologicamente que atua em células próximas às que a produziram.

Parasitos

Organismos que obtêm seu sustento de um hospedeiro vivo. Na imunologia, restringem-se aos vermes e aos protozoários, assuntos principais da parasitologia.

Patogênese

Origem ou causa da patologia de uma doença.

Patógeno oportunista

Microrganismo que normalmente não causa doença em indivíduos saudáveis, mas que pode causá-la em indivíduos com mecanismos de defesa comprometidos.

Patógeno, microrganismo patogênico

Microrganismo que geralmente causa doença quando infecta um hospedeiro.

Patologia

(1) Estudo científico da doença. (2) Dano detectável a tecidos que ocorre em uma doença.

PCR

Ver **Reação em cadeia da polimerase**.

PD-1

Morte programada-1, receptor de células T que, quando é ligado por seus ligantes PD-L1 e PD-L2, inibe a sinalização do receptor do antígeno.

pDCs

Ver **Células dendríticas plasmocitoides**.

Pecado original antigênico

Tendência humana de elaborar respostas humorais contra os epítopos compartilhados pela amostra original de um vírus e subsequentes vírus correlatos, ao mesmo tempo em que se ignoram outros epítopos altamente imunogênicos nos vírus subsequentes.

PECAM

Ver **CD31**.

Pênfigo vulgar

Doença autoimune caracterizada por intensa formação de bolhas na pele e na membrana das mucosas.

Pentraxinas

Família de proteínas de fase aguda formadas por cinco subunidades idênticas, à qual pertencem a proteína C-reativa e a proteína sérica amiloide.

Peptídeo de cadeia invariável associado ao MHC de classe II (CLIP)

Peptídeo de tamanhos variáveis clivado da cadeia invariável de classe II por proteases. Ele permanece associado à molécula do MHC de classe II de forma instável até que seja removido por uma proteína chamada HLA-DM.

Peptideoglicano

Componente da parede celular bacteriana que é reconhecido por certos receptores do sistema imune inato.

Peptídeos antimicrobianos

Peptídeos anfipáticos secretados por células epiteliais e fagócitos que matam uma variedade de micróbios de maneira inespecífica, sobretudo pelo rompimento das membranas celulares. Peptídeos antimicrobianos em humanos incluem as defensinas, as catelicidinas e as histatinas.

Perforina

Proteína estocada em grânulos líticos de células T citotóxicas e células NK, cuja versão polimerizada forma poros na membrana celular através da qual outras proteínas citotóxicas entram na célula-alvo.

PIP₂

Fosfatidil inositol 3,4-bifosfato, um fosfolipídeo associado à membrana que é clivado pela fosfolipase C-γ para gerar as moléculas sinalizadoras diacilglicerol e trifcsfato de inositol.

PIP₃

Fosfatidil inositol 3,4,5-trifosfato, um fosfolipídeo associado à membrana que pode recrutar moléculas de sinalização intracelular para a membrana.

Pirina

Proteína codificada pelo gene *MEFV* em humanos, e mutada na doença autoinflamatória hereditária febre mediterrânea familiar.

Pirógeno exógeno

Qualquer substância originária de fora do organismo que pode induzir febre, como o lipopolissacarídeo (LPS) bacteriano. Ver também **Pirógenos endógenos**.

Pirógenos endógenos

Citocinas que podem induzir elevação da temperatura corporal.

PKR (proteína quinase ativada por RNA)

Quinase serina/treonina ativada por IFN-α e IFN-β. Fosforila o fator de iniciação eIF-2 da síntese proteica eucariótica, inibindo a tradução e, dessa forma, contribuindo para a inibição da replicação viral.

Placas das criptas

Agregados de tecido linfoide na parede do intestino; acredita-se que as criptoplacas sejam responsáveis por originar folículos linfoides isolados.

Placas de Peyer

Órgãos linfoides periféricos organizados abaixo do epitélio do intestino delgado, especialmente o íleo, e nos quais uma resposta imune adaptativa pode ser iniciada. Eles contêm folículos linfoides e áreas de células T; são parte dos tecidos linfoides associados ao intestino (GALTs).

Plaquetas

Pequenos fragmentos celulares encontrados no sangue, decisivos para o processo de coagulação sanguínea. São formados a partir dos megacariócitos.

Plasma

O componente líquido do sangue, composto por água, eletrólitos e proteínas plasmáticas.

Plasmoblasto

Célula B que, em um linfonodo, já demonstra algumas características de células plasmáticas.

pIgR

Ver **Receptor de imunoglobulina polimérica**.

PMN

Ver **Granulócitos**.

Poliendocrinopatia autoimune, candidíase, distrofia ectodérmica (APECED)

Doença caracterizada pela perda da tolerância aos antígenos próprios, causada por colapso na seleção negativa no timo. Isso se deve a defeitos no gene *AIRE*, o qual codifica uma proteína reguladora de transcrição que permite que muitos antígenos próprios sejam expressos pelas células epiteliais tímicas. Também denominada síndrome poliglandular autoimune do tipo I.

Poliespecificidade

A habilidade de um anticorpo se ligar a muitos antígenos diferentes. Também conhecida como polirreatividade.

Poligênico

Que contém vários *loci* separados codificadores de proteínas de função idêntica; aplica-se ao MHC. Ver também **Polimórfico**.

Polimórfico

Que existe em uma variedade de diferentes formas; aplica-se a genes, ocorrendo em uma variedade de diferentes alelos.

Polimorfismo

Aplica-se a genes, variabilidade em um *locus* gênico no qual ocorrem todas as variantes em uma frequência maior do que 1%.

Polimorfismos de nucleotídeos únicos (SNPs)

Posições no genoma que diferem por uma única base entre os indivíduos.

Polpa branca

Discretas áreas de tecido linfoide no baço.

Polpa vermelha

A área não linfoide do baço, na qual as hemácias são degradadas.

Ponto de ajuste viral

Nível de vírus de HIV persistentes no sangue após a fase aguda da infecção ter passado.

Prednisona

Esteroide sintético com potente ação anti-inflamatória e imunossupressora utilizado no tratamento de rejeições de enxerto agudas, doenças autoimunes e tumores linfoides.

Pró-inflamatório

Que tende a induzir inflamação.

Pró-peptídeo

Precursor inativo formado por um polipeptídeo ou um peptídeo, o qual requer processamento proteolítico para produzir o peptídeo ativo.

Pró-vírus

A forma do DNA de um retrovírus quando se integra ao genoma da célula hospedeira, onde ele pode permanecer transcricionalmente inativo por longos períodos.

Processamento do antígeno

Degradação intracelular de proteínas estranhas em peptídeos que podem se ligar às moléculas do MHC, a fim de serem apresentadas às células T. Todos os antígenos proteicos devem ser processados em peptídeos antes de poderem ser apresentados pelas moléculas do MHC.

Produtos ribossomais defeituosos (DRiPs)

Peptídeos traduzidos a partir de íntrons em mRNAs inadequadamente processados, traduzidos ou com erro na pauta de leitura e proteínas inadequadamente dobradas, que são reconhecidos e marcados por ubiquitina para a rápida degradação nos proteossomas.

Progenitor linfoide comum (CLP)

Célula-tronco que origina todos os tipos de linfócitos.

Progenitor mieloide comum

Células-tronco que originam células mieloides do sistema imune – macrófagos, granulócitos, mastócitos e células dendríticas do sistema imune inato. Essa célula-tronco também origina megacariócitos e hemácias.

Properdina

Proteína secretada por neutrófilos ativados que se ligam à e estabilizam a rota alternativa de convertases C3. Também denominado de fator P.

Próprio alterado

Hipótese que explica a capacidade de as células NK atacarem células infectadas enquanto poupam células não infectadas, o que depende de alterações nas moléculas do MHC nas células infectadas.

Prostaglandinas

Produtos lipídicos do metabolismo do ácido araquidônico que possuem uma variedade de efeitos em tecidos, incluindo atividades como mediadores inflamatórios.

Protease viral

Enzima codificada pelo vírus da imunodeficiência humana que cliva os produtos da longa poliproteína dos genes virais em proteínas individuais.

Protectina (CD59)

Proteína de superfície celular que protege as células do hospedeiro de serem danificadas pelo complemento. Inibe a formação do complexo de ataque à membrana, impedindo a ligação de C8 e C9 ao complexo C5b67.

Proteína A

Componente da membrana do *Staphylococcus aureus* que reage com a região Fc da IgG e que, assim, protegeria a bactéria contra os anticorpos IgG, inibindo suas interações com o complemento e os receptores Fc. Essa proteína é útil na purificação de anticorpos IgG.

Proteína básica principal

Proteína produzida por eosinófilos que atuam nos mastócitos, causando sua degranulação.

Proteína C-reativa

Proteína de fase aguda que se liga à fosfatidilcolina, um constituinte do polissacarídeo C da superfície da bactéria *Streptococcus pneumoniae* e de várias outras bactérias, opsonizando-as para a ingestão fagocitária.

Proteína coestimuladora induzível

Ver **ICOS**.

Proteína ligadora de C4b (C4BP)

Proteína reguladora do complemento que inativa a via clássica convertase C3 formada nas células do hospedeiro pelo deslocamento do C2a a partir do complexo C4b C2a. C4BP liga-se ao C4b ligado às células do hospedeiro, mas não pode ligar-se ao C4b ligado aos patógenos.

Proteína ligadora de LPS (LBP)

Proteína no sangue e no líquido extracelular que se liga à camada de lipopolissacarídeo (LPS) da bactéria.

Proteína quinase C-θ (PKC-θ)

Quinase serina/treonina que é ativada por diacilglicerol e cálcio como parte das vias de sinalização do receptor de antígenos em linfócitos.

Proteína quinase dependente de DNA

Proteína quinase na via de reparo do DNA envolvida no rearranjo dos genes da imunoglobulina e dos receptores de células T.

Proteínas ativadoras de GTPase (GAPs)

Proteínas reguladoras que aceleram a atividade intrínseca de GTPase das proteínas G, facilitando a conversão do estado ativo (ligado a GTP) para o estado inativo (ligado a GDP).

Proteínas contendo tioésteres (TEPs)

Homólogas ao componente C3 do complemento que são encontradas em insetos; acredita-se que tenham alguma função na imunidade inata de insetos.

Proteínas de fase aguda

Proteínas com função imune inata cuja produção é aumentada na presença de uma infecção (resposta de fase aguda). Elas circulam no sangue e participam nas fases iniciais da defesa do hospedeiro contra a infecção. Um exemplo é a lectina ligadora de manose.

Proteínas de ligação gram-negativas

Proteínas que atuam como proteínas de reconhecimento do patógeno na via Toll de defesa imune na *Drosophila*.

Proteínas do complemento

Ver **C1**, **C2**, **C3**, etc.

Proteínas fosfatases

Enzimas que removem grupos fosfato dos resíduos de tirosina, teronina e serina de proteínas fosforiladas por proteínas quinases.

Proteínas G

GTPases intracelulares que atuam como interruptores moleculares nas vias de sinalização. Elas ligam GTP, hidrolisando-o em GDP, que causa a alteração cromossômica na proteína e a ativação da sua função. Existem dois tipos de proteínas G: as proteínas G associadas ao receptor heterotriméricas (subgrupos α, β, γ) e as proteínas G pequenas, como Ras e Raf, que agem a jusante de muitos eventos de sinalização transmembrana.

Proteínas G heterotriméricas

Ver **Proteínas G**.

Proteínas G pequenas

Proteínas G monoméricas, como Ras, que atuam como molécula de sinalização intracelular após vários eventos de sinalização transmembrana. Também denominadas GTPases pequenas.

Proteínas Mx

Proteínas induzíveis por interferon necessárias para resistência celular à replicação do influenzavírus.

Proteínas quinases

Enzimas que adicionam grupos fosfato a proteínas em resíduos de aminoácidos específicos: tirosina, treonina ou serina.

Proteínas quinases ativadas por mitógeno (MAPKs)

Série de proteínas quinases que se tornam fosforiladas e ativadas com a estimulação celular por uma variedade de ligantes, e levam à nova expressão gênica por meio da fosforilação de fatores de transcrição essenciais. As MAPKs fazem parte de várias vias de sinalização, especialmente as que levam à proliferação celular, e possuem diferentes nomes em diferentes organismos.

Proteínas quinases serina/treonina

Enzimas que fosforilam proteínas nos resíduos de serina ou treonina.

Proteínas reguladoras do complemento

Proteínas que controlam a atividade do complemento e previnem que o complemento seja ativado nas superfícies das células hospedeiras.

Proteínas relacionadas ao fibrinogênio (FREPs)

Membros da superfamília de imunoglobulinas; acredita-se que tenham função na imunidade inata dos caramujos de água doce *Biomphalaria glabrata*.

Proteínas semelhantes às imunoglobulinas

Proteínas que contêm um ou mais domínios semelhantes às imunoglobulinas, que são domínios proteicos estruturalmente similares aos das imunoglobulinas.

Proteínas surfactantes A e D (SP-A e SP-D)

Proteínas de fase aguda que ajudam a proteger as superfícies epiteliais do pulmão contra infecções.

Proteínas tirosinas quinases

Enzimas que adicionam grupos fosfato a resíduos específicos de tirosina em proteínas.

Proteínas tirosinas quinases

Enzimas que fosforilam de forma específica resíduos de tirosina em proteínas. Elas são fundamentais nas vias de sinalização que levam à ativação de células T e células B.

Proteossoma

Uma ampla protease intracelular de subunidades múltiplas que degrada proteínas, produzindo peptídeos. Os peptídeos que são apresentados por moléculas do MHC de classe I são gerados por proteossomas.

pTα

Ver **Receptor de células pré-T**.

Pulmão de fazendeiro

Doença de hipersensibilidade causada pela interação de anticorpos IgG com grandes quantidades de alérgeno inalado na parede alveolar do pulmão, o que determina a inflamação da parede alveolar e comprometimento das trocas gasosas.

Púrpura trombocitopênica autoimune

Doença autoimune na qual são produzidos anticorpos contra suas próprias plaquetas. Os anticorpos ligam-se às plaquetas e estas se ligam aos receptores Fc e do complemento, resultando em diminuição na contagem de plaquetas, levando à púrpura (sangramento).

Pus

Líquido espesso branco-amarelado encontrado geralmente em locais de infecção com alguns tipos de bactérias extracelulares, o qual é composto por restos de neutrófilos mortos e de outras células.

Quase espécies

As diferentes formas genéticas de certos RNA virais que são formadas por mutação durante o curso de uma infecção.

Quimera de medula óssea

Camundongo cuja própria medula óssea foi destruída por irradiação e reconstituída com a medula óssea de outro camundongo, de modo que todos os linfócitos e as células sanguíneas são de origem genética do doador. As quimeras de medula óssea têm sido fundamentais na elucidação do desenvolvimento de linfócitos e de outras células do sangue.

Quimeras de radiação da medula óssea

Camundongos que foram altamente irradiados e, após, reconstituídos com as células da medula óssea de um camundongo diferente; assim, os linfócitos diferem geneticamente do ambiente no qual eles se desenvolvem.

Quimérica

Quando aplicado a moléculas, são moléculas com partes derivadas de espécies diferentes – por exemplo, anticorpos que possuem regiões variáveis de camundongos e constantes de humanos e sequências estruturais. Ver também **Quimera de medula óssea**.

Quimiocina

Pequena proteína quimioatraente que estimula a migração e a ativação das células, sobretudo de células fagocíticas e linfócitos. Desempenha papel central nas respostas inflamatórias. As quimiocinas individuais e seus receptores estão listados no Apêndice IV.

Quimiocinas CC

Um das duas principais classes de quimiocinas, distinguida por duas cisteínas (C) adjacentes próximas ao terminal amina. São nomeadas como CCL1, CCL2, etc. Ver Apêndice IV para uma lista de quimiocinas individuais.

Quimiocinas CXC

Uma das duas principais classes de quimiocinas, distinguidas por um motivo Cys-X-Cys (CXC) próximo ao terminal amina. Os nomes das quimiocinas CXC são CXCL1, CXCL2, etc. Ver Apêndice IV para uma lista de quimiocinas individuais.

Quinase IκB (IKK)

Complexo proteico na via de sinalização NFκB acionado pelos TLRs e outros receptores. Fosforila IκB, que então libera o fator de transcrição NFκB, permitindo que entre no núcleo.

Quinase Jun (JNK)

Proteína quinase que fosforila o fator de transcrição c-Jun, permitindo que ele se ligue a c-Fos para formar o fator de transcrição AP-1.

Quinase Src C-terminal (Csk)

Quinase que fosforila a tirosina C-terminal das quinases da família Src nos linfócitos, inativando-as.

Quinase Tec

Tirosina quinase semelhante a Src que une a ativação de receptores de antígeno de linfócitos à ativação de PLC-γ.

Quinases MAP (MAPKs)

Ver **Proteínas quinases ativadas por mitógeno**.

Quinases não receptoras

Proteínas quinases citoplasmáticas que se associam às caudas intracelulares de receptores de sinalização e ajudam a gerar o sinal, porém não constituem uma parte intrínseca do receptor.

Radioimunensaio (RIA)

Ensaio para antígeno ou anticorpo no qual um antígeno não marcado ou um anticorpo é ligado a um suporte sólido, como uma superfície plástica, e a fração do anticorpo de teste radioativamente marcado ou do antígeno retido na superfície é determinada em ordem ao grau de ligação.

RAG-1, RAG-2

Proteínas recombinases codificadas pelos genes ativadores de recombinação *RAG1* e *RAG2*, os quais são essenciais para o rearranjo gênico de imunoglobulinas e receptores de célula T. Elas formam um complexo com outras proteínas que iniciam a recombinação V(D)J.

Rapamicina

Fármaco imunossupressor que bloqueia as vias de sinalização intracelular envolvendo a quinase serina/treonina alvo da rapamicina em mamíferos (mTOR) necessário para a inibição da apoptose e a expansão de células T. Também denominado sirolimo.

Ras

GTPase pequena com importantes funções nas vias de sinalização intracelular, incluindo as vias dos receptores de antígenos dos linfócitos.

Reação alérgica

Resposta específica a um antígeno ambiental inócuo, ou alérgeno, causada por anticorpos preexistentes ou células T instruídas. As reações alérgicas podem ser causadas por vários mecanismos, mas o mais comum é a ligação do alérgeno ao anticorpo IgE que está ligado aos mastócitos, o que causa a liberação de histamina e outras moléculas biologicamente ativas, ocasionando sintomas de asma, febre do feno e de outras reações alérgicas comuns.

Reação cruzada

Ligação do anticorpo ou de uma célula T a um antígeno que não é usado para produzir o anticorpo.

Reação de Arthus

Reação cutânea local que pode ser induzida para mostrar a presença de anticorpos IgG contra um determinado alérgeno. Antígeno injetado na derme reage com anticorpos IgG nos espaços extracelulares, ativando o complemento e as células fagocíticas para que produzam resposta inflamatória local.

Reação de fase tardia

Em uma resposta alérgica induzida experimentalmente, a reação que ocorre algumas horas após o encontro inicial com o antígeno.

Reação de hipersensibilidade tardia

Forma de imunidade mediada por células, induzida pelo antígeno na pele que é mediada pelas células T. Recebe a denominação de hipersensibilidade tardia porque a reação aparece horas ou dias após a injeção do antígeno. Também chamada de hipersensibilidade tipo IV.

Reação de linfócitos mistos

Teste para histocompatibilidade no qual os linfócitos oriundos de doadores e receptores são cultivados juntos. Se os dois indivíduos forem histoincompatíveis, as células T do receptor reconhecerão as moléculas do MHC alogênicas nas células do outro doador como "estranhas" e proliferarão.

Reação de pápula e erupção

Uma reação de pele observada em um indivíduo alérgico quando um alérgeno ao qual ele é sensível é injetado na derme. Isso consiste em uma área cutânea elevada contendo líquido e uma reação espalhada, vermelha, pruriginosa e com reação inflamatória ao redor.

Reação de precipitação

A primeira técnica quantitativa proposta para medir a produção de anticorpos. A quantidade de anticorpos em uma amostra foi determinada a partir da quantidade de precipitado obtida com uma quantidade fixa de antígeno.

Reação em cadeia da polimerase (PCR)

Técnica para a replicação de sequências específicas de DNA *in vitro*, produzindo milhares de cópias da sequência replicada.

Reação imediata

Na resposta alérgica induzida experimentalmente, reação que ocorre em segundos após o encontro com o antígeno. Ver também **Reação de fase tardia**.

Reações de hipersensibilidade tipo I

Reações de hipersensibilidade imunológica envolvendo anticorpos IgE estimulando mastócitos.

Reações de hipersensibilidade tipo II

Reações de hipersensibilidade imunológica envolvendo anticorpos IgG contra antígenos de superfície celular ou de matriz.

Reações de hipersensibilidade tipo III

Reações de hipersensibilidade imunológica envolvendo dano causado pela formação de complexos antígeno:anticorpo.

Reações de hipersensibilidade tipo IV

Reações de hipersensibilidade imunológica mediadas por células T.

Rearranjo gênico

Processo de recombinação somática dos segmentos gênicos na imunoglobulina e em *loci* genéticos de receptores de células T para produzir um gene funcional. Esse processo gera a diversidade encontrada nas regiões variáveis dos receptores de imunoglobulinas e de células T.

Rearranjos não produtivos

Rearranjos de segmentos gênicos de receptores de células T ou imunoglobulinas que não podem codificar uma proteína, pois as sequências de codificação não estão na fase de leitura correta.

Rearranjos produtivos

Rearranjos de receptores de células T ou de segmentos gênicos de imunoglobulinas que codificam uma proteína funcional.

Receptor

Indivíduo que recebe células ou tecidos transplantados.

Receptor acoplado à proteína G (GPCR)

Qualquer receptor de uma ampla classe de receptores de superfície celular que se associa a proteínas G heterotriméricas intracelulares após a ligação do ligante, e gera sinal intracelular pela ativação da proteína G. Todas são proteínas transmembrana de sete passagens. Exemplos imunologicamente importantes são os receptores de quimiocinas.

Receptor C5a

Receptor da superfície celular para o fragmento C5a pró-inflamatório do complemento, presente em macrófagos e neutrófilos.

Receptor de alojamento

Receptores nos linfócitos para quimiocinas, citocinas e moléculas de adesão específicas para determinados tecidos, e que permitem que os linfócitos entrem no tecido.

Receptor de antígeno

Receptor da superfície celular pelo qual os linfócitos reconhecem o antígeno. Cada linfócito individual carrega receptores de uma única especificidade de antígeno.

Receptor de antígeno de células T

Ver **Receptor de células T**.

Receptor de ativação

Nas células NK, um receptor cuja estimulação resulta na ativação da atividade citotóxica das células.

Receptor de células B (BCR)

Receptor da superfície celular nas células B para antígenos específicos. É composto por uma molécula de imunoglobulina transmembrana (que reconhece o antígeno) associada às cadeias Igα e Igβ invariáveis (que possuem função de sinalização). Na ativação pelo antígeno, as células B diferenciam-se em células plasmáticas produtoras de moléculas de anticorpos da mesma especificidade de antígeno do seu receptor.

Receptor de células pré-B

Receptor produzido por células pré-B que incluem uma cadeia pesada de imunoglobulina, bem como outras proteínas, e que induzem a célula pré-B a entrar no ciclo celular, desativar os genes *RAG*, degradar proteínas RAG e expandir por várias divisões celulares.

Receptor de células pré-T

Receptor proteico produzido por linfócitos T desenvolvimento no estágio de célula pré-T. É composto por cadeias TCRβ que pareiam com a cadeia α substituta chamada pTα (célula pré-T α), e é associado a cadeias de sinalização CD3.

Receptor de células T (TCR)

Receptor de superfície celular para antígenos em linfócitos T. Consiste em um heterodímero de cadeias α e β ligadas por pontes dissulfídricas altamente variáveis em um complexo com CD3 invariável e proteínas ζ, as quais possuem função sinalizadora. As células T portadoras desse tipo de receptor são chamadas, com frequência, de células T α:β. Um receptor alternativo feito de cadeias variáveis γ e δ é expresso com CD3 e ζ em um subconjunto de células T.

Receptor de células T α:β

Ver **Receptor de células T**.

Receptor de células T γ:δ

Receptor de antígeno carregado por um subgrupo de linfócitos T que é distinto do receptor de células T α:β. É composto por uma cadeia γ e uma cadeia δ, que são produzidas a partir de genes que sofrem rearranjo gênico.

Receptor de imunoglobulina polimérica (pIgR)

O receptor de imunoglobulinas poliméricas IgA e IgM, o qual está presente na superfície basolateral da mucosa e de células epiteliais glandulares, e é responsável pelo transporte de IgA (ou IgM) para secreções para formar IgA secretora (ou IgM secretora). O pIgR é o precursor ligado à membrana de componentes secretores.

Receptor de manose

Receptor nos macrófagos específico para carboidratos que contêm manose que ocorrem na superfície dos patógenos, mas não nas células hospedeiras.

Receptor Fc

Tipo de receptor de superfície celular em macrófagos e outras células no sistema imune que se liga às porções Fc das imunoglobulinas. Existem diferentes receptores Fc para diferentes isotipos: receptores Fcγ ligam-se a IgG, por exemplo, e receptores Fcε ligam-se a IgE.

Receptor Fc neonatal (FcRn)

Ver **FcRn**.

Receptor fMet-Leu-Phe (Receptor fMLP)

Receptor de reconhecimento de padrão para o peptídeo fMet-Leu-Phe, o qual é específico para bactérias, em neutrófilos e macrófagos. fMet-Leu-Phe atua como quimioatrativo.

Receptor fMLP

Ver **Receptor fMet-Leu-Phe**.

Receptor quinase serina/treonina

Receptores que têm atividade intrínseca de quinase serina/treonina em suas caudas citoplasmáticas.

Receptor tirosina quinase

Receptores que têm atividade intrínseca de tirosina quinase em suas caudas citoplasmáticas.

Receptores coestimuladores

Receptores da superfície celular nos linfócitos virgens pelos quais as células recebem sinais adicionais aos recebidos pelo receptor do antígeno, e que são necessários para a ativação total do linfócito. Exemplos são CD30 e CD40 nas células B, e CD27 e CD28 nas células T.

Receptores de citocinas

Receptores da superfície celular para citocinas. A união da citocina ao seu receptor induz novas atividades na célula, como crescimento, diferenciação ou morte. As citocinas e seus receptores estão listados no Apêndice III.

Receptores de citotoxicidade natural (NCRs)

Receptores ativadores nas células NK que reconhecem células infectadas e estimulam a morte destas células pelas células NK.

Receptores de interferons

Classe de receptores que se ligam aos interferons tipo I, IFN-α e IFN-β.

Receptores de linfócitos variáveis (VLRs)

Receptores variáveis não imunoglobulínicos contendo LRR e proteínas secretadas expressas pelas células semelhantes aos linfócitos nas lampreias. Eles são gerados a partir de um processo de rearranjo gênico somático.

Receptores de morte

Receptores de superfície celular cujo comprometimento por ligantes extracelulares estimula a apoptose nas células portadoras desse receptor.

Receptores de reconhecimento de padrões (PRRs)

Receptores do sistema imune inato que reconhecem padrões moleculares comuns nas superfícies patogênicas.

Receptores de TNF (TNFRs)

Família de receptores de citocina que inclui alguns que levam à apoptose da célula na qual estão sendo expressos (p. ex., Fas e TNFR-I), enquanto outros levam à ativação (p. ex., CD40, 4-1BB e TNFR-II). Todos eles sinalizam como proteínas triméricas.

Receptores de varredura

Receptores de macrófagos e outras células que ligam diversos ligantes, removendo-os da circulação. As células de Kupffer do fígado são particularmente ricas em receptores de varredura.

Receptores do complemento (CRs)

Proteínas de superfície celular de vários tipos que reconhecem e ligam-se às proteínas do complemento que se ligaram a um antígeno, como um patógeno. Os receptores do complemento nos fagócitos possibilitam a identificação e a ligação de patógenos cobertos com proteínas do complemento, a fim de serem ingeridos e destruídos. Ver **CR1**, **CR2**, **CR3**, **CR4**, **CRIg** e **C1q**.

Receptores inibidores

Receptores, nas células NK, cuja estimulação resulta na supressão da atividade citotóxica da célula.

Receptores matadores semelhantes à lectina (KLRs)

Grande família de receptores presentes nas células NK pela qual a atividade de citotoxicidade celular é controlada. A família contém receptores de ativação e receptores inibidores.

Receptores semelhantes ao NOD (NLRs)

Grande família de proteínas contendo um domínio de oligomerização de nucleotídeo (NOD) associado a vários outros domínios, cuja função geral é a detecção de micróbios e de estresse celular.

Receptores semelhantes ao Toll (TLRs)

Receptores inatos de macrófagos, células dendríticas e de algumas outras células, que reconhecem os patógenos e seus produtos, como lipopolissacarídeo bacteriano. O reconhecimento desse receptor estimula as células portadoras a produzir citocinas que auxiliam a iniciar respostas imunes.

Receptores semelhantes às imunoglobulinas de células NK (KIRs)

Grande família de receptores presentes nas células NK, pela qual a atividade de citotoxicidade celular é controlada. A família contém receptores de ativação e receptores inibidores.

Recombinação homóloga

Interrupção da função de um gene pela inserção específica de um DNA não funcional no gene por meio de recombinação específica da sequência.

Recombinação para troca de classe

Ver **Troca de classe**.

Recombinação somática

Recombinação do DNA que acontece em células somáticas (para diferenciá-la da recombinação que ocorre durante a meiose e a formação do gameta).

Recombinação V(D)J

O processo, exclusivo para o desenvolvimento de linfócitos em vertebrados, que recombina diferentes segmentos gênicos em sequências codificantes completas de cadeias de proteínas de imunoglobulinas e receptores de células T.

Recombinase V(D)J

A enzima responsável pela recombinação homóloga que faz a ligação dos segmentos gênicos dos genes de receptores de células B e T durante o rearranjo gênico. Ela é um complexo multiproteico contendo as recombinases RAG-1 e RAG-2, que são linfócito-específicas, assim como outras proteínas envolvidas no reparo ao DNA celular.

Reconhecimento imunológico

Termo geral para a habilidade de as células dos sistemas imunes inato e adaptativo reconhecerem a presença de uma infecção.

Reconhecimento ligado

Regra para que uma célula T auxiliar seja capaz de ativar uma célula B; os epítopos reconhecidos pela célula B e pela célula T auxiliar devem ser derivados do mesmo antígeno (i.e., eles devem ter sido originalmente ligados fisicamente).

Região C

Ver **Região constante**.

Região constante (região C)

Parte de uma imunoglobulina ou de um receptor de célula T que é relativamente constante em sua sequência de aminoácidos entre diferentes moléculas. Também conhecida como região Fc nos anticorpos. A região constante de um anticorpo determina sua função efetora específica. Ver também **Região variável**.

Região da dobradiça

Domínio flexível que reúne os braços Fab com a peça Fc em uma imunoglobulina. A flexibilidade da região da dobradiça nas moléculas de IgG e IgA permite que os braços Fab se adaptem a uma ampla faixa de ângulos, com ligação a epítopos diferentemente afastados.

Região de troca de classe

Sequência pequena de DNA entre o final da região J_H e os genes C_μ de cadeia pesada e em posições equivalentes em outros genes de região C, em que a recombinação para troca de classe ocorre.

Região variável (região V)

A região de uma imunoglobulina ou de um receptor de célula T que é formada por domínios aminoterminais de suas cadeias polipeptídicas. São as porções mais variáveis da molécula e contêm os sítios de ligação ao antígeno.

RegIIIγ

Proteína antimicrobiana da família das lectinas tipo C, produzida por células de Paneth no intestino de camundongos.

Regiões determinantes de complementaridade (CDRs)

Partes dos domínios V de imunoglobulinas e receptores de células T que determinam sua especificidade ao antígeno e fazem contato com o ligante específico. As CDRs são a porção mais variável do receptor de antígeno e contribuem para a diversidade dessas proteínas. Existem três CDRs (CDR1, CDR2 e CDR3) em cada domínio V.

Regiões estruturais

Regiões relativamente invariáveis que fornecem moldura proteica para as regiões hipervariáveis nos domínios V de imunoglobulinas e receptores de células T.

Regiões hipervariáveis (regiões HV)

Ver **Regiões determinantes de complementaridade**.

Regiões N

Ver **Nucleotídeos N**.

Regra 12/23

Regra que diz que os segmentos gênicos de imunoglobulinas ou os receptores de células T podem unir-se somente se um deles possuir uma sequência de sinais de reconhecimento com um espaçador de 12 pares de bases e o outro possuir um espaçador de 23 pares de bases.

Regulação imune

Capacidade de autorregulação do sistema imune em circunstâncias normais, de modo que uma resposta imune não seja descontrolada e cause dano ao tecido, reações autoimunes ou reações alérgicas.

Rejeição acelerada

A rejeição mais rápida de um segundo enxerto após a rejeição do primeiro enxerto. Essa constitui uma das evidências que mostraram que a rejeição de enxertos devia-se à resposta imune adaptativa.

Rejeição aguda

Rejeição de tecido ou órgão enxertado de um doador não relacionado geneticamente que ocorre dentro de um período de 10 a 13 dias após o transplante, a menos que seja prevenido por tratamento imunossupressor.

Rejeição crônica

Falha tardia de um órgão transplantado, que pode ser devida a causas não imunológicas.

Rejeição de aloenxerto

Rejeição mediada imunologicamente de tecidos ou órgãos enxertados de um doador geneticamente não idêntico. É devida principalmente ao reconhecimento de moléculas do MHC não próprias no enxerto.

Rejeição de enxerto

Ver **Rejeição de aloenxerto**.

Rejeição de enxerto hiperaguda

Reação de rejeição imediata causada por anticorpos naturalmente pré-formados que reagem contra antígenos do órgão transplantado. Os anticorpos ligam-se ao endotélio e levam à cascata da coagulação sanguínea, provocando inchaço, isquemia e a rápida perda do órgão.

Rejeição primária

Rejeição de enxerto de um tecido ou órgão colocado em receptores virgens, por uma resposta imune pelo hospedeiro contra antígenos estranhos no enxerto. Ver também **Rejeição secundária**.

Rejeição secundária

Rejeição rápida e vigorosa de tecidos transplantados que ocorre se o receptor já tiver rejeitado o primeiro tecido transplantado a partir do mesmo doador.

Remodelamento do tecido das vias aéreas

Espessamento das paredes das vias aéreas devido à hiperplasia ou à hipertrofia da camada de músculo liso ou glândulas da mucosa, com desenvolvimento de fibrose, que ocorre na asma crônica.

Reparo de nucleotídeos errados

Tipo de reparo do DNA que causa mutações e está envolvido na hipermutação somática e na troca de classe em células B.

Reparo por excisão de base

Tipo de reparo de DNA que pode levar à mutação e que está envolvido na hipermutação somática e na troca de classe nas células B.

Repertório de anticorpos

Variedade total de anticorpos no corpo de um indivíduo.

Repertório de imunoglobulinas

Variedade de imunoglobulinas específicas ao antígeno (anticorpos e receptores de células B) presente em um indivíduo. Também conhecido como repertório de anticorpos.

Repertório de receptores de linfócitos

Todos os receptores de antígenos altamente variáveis carregados pelos linfócitos B e T.

Repetições ricas em leucina (LRRs)

Motivos proteicos que estão repetidos em série para formar, por exemplo, as porções extracelulares dos receptores semelhantes ao Toll.

Resíduos de ancoramento

Resíduos de aminoácidos específicos nos fragmentos de peptídeos de antígenos que determinam a ligação do peptídeo às moléculas do MHC de classe I. Cada molécula do MHC de classe I liga-se a diferentes padrões de resíduos de ancoramento, chamados motivos de ancoramento, conferindo alguma especificidade à ligação do peptídeo. Os resíduos de ancoramento são menos óbvios para os peptídeos que se ligam às moléculas do MHC de classe II.

Resposta de fase aguda

Modificação nas proteínas presentes no sangue que ocorre durante as fases iniciais de uma infecção. Inclui a produção das proteínas de fase aguda, muitas destas produzidas no fígado.

Resposta imune

Qualquer resposta elaborada por um organismo a fim de se defender contra um agente patogênico.

Resposta imune adaptativa

Resposta de linfócitos antígeno-específicos ao antígeno, incluindo o desenvolvimento da memória imune. As respostas imunes adaptativas são distintas das fases inata e não adaptativa da imunidade, que não são mediadas por seleção clonal de linfócitos antígeno-específicos.

Resposta imune adquirida

Ver **Resposta imune adaptativa**.

Resposta imune inata

Parte de uma resposta a uma infecção devida à presença e ativação imediata, de mecanismos de defesa relativamente não específicos e inatos do corpo, em contrapartida a uma resposta imune adaptativa que se desenvolve mais tarde e envolve linfócitos antígeno-específicos.

Resposta imune mediada por células

Resposta imune adaptativa na qual as células T efetoras antígeno-específicas desempenham o papel principal. A imunidade à infecção conferida por tal resposta é chamada de imunidade mediada por células. A resposta imune mediada por células primariamente é a resposta de células T que ocorre no primeiro encontro com um determinado antígeno.

Resposta imune mediada por células primárias

Ver **Resposta imune mediada por células; Imunidade mediada por células**.

Resposta imune primária

Resposta imune adaptativa após a primeira exposição a um antígeno particular.

Resposta imune secundária

Resposta imune que ocorre em resposta a uma segunda exposição a um antígeno. Em comparação com a resposta primária, ela começa logo após a exposição, produzindo níveis elevados de anticorpos e anticorpos de diferentes classes. Essa resposta é gerada pela reativação dos linfócitos de memória.

Resposta imune terciária

Resposta imune adaptativa gerada por uma terceira injeção do mesmo antígeno. É mais rápida e mais forte no início do que a resposta primária.

Resposta inflamatória

Ver **Inflamação**.

Respostas induzidas

No contexto das respostas imunes inatas, as respostas celulares que são induzidas, por exemplo, por sinalização TLR, após infecção. São distintas das defesas inatas preexistentes como as barreiras anatômicas, enzimas antimicrobianas e complemento, e são distintas da imunidade adaptativa, já que não operam por seleção clonal de linfócitos antígeno-específicos raros.

Ressonância de plasma de superfície (SPR)

Técnica sensível para a quantificação das taxas de ligação de umas moléculas às outras.

Restrição ao MHC

Fato de um determinado peptídeo de antígeno poder apenas ser reconhecido por uma determinada célula T se esta estiver ligada a uma determinada molécula do MHC próprio. A restrição ao MHC é uma consequência dos eventos que ocorrem durante o desenvolvimento da célula T.

RIA

Ver **Radioimunensaio**.

Rinite alérgica

Reação alérgica na mucosa nasal, que causa excesso de produção de muco e espirros.

Rinoconjuntivite alérgica sazonal

Reação alérgica mediada por IgE para antígenos que ocorrem em estações específicas, como pólen de gramíneas, a qual envolve rinite e conjuntivite. Denominada normalmente de febre do feno.

ROSs

Ver **Espécies reativas de oxigênio**.

RSSs

Ver **Sequências-sinais de recombinação**.

RSV

Ver **Vírus sincicial respiratório**.

RT-PCR

Ver **Transcrição reversa da reação em cadeia da polimerase**.

SC

Abreviação para subcutâneo; refere-se a injeções em tecidos abaixo da pele (epiderme e derme).

SCID

Ver **Imunodeficiência combinada severa**.

scid

Mutação em camundongos que causa imunodeficiência combinada severa. Acabou sendo encontrada devido a mutações da proteína reparadora de DNA DNA-PK.

SCID sensível à irradiação

Tipo de imunodeficiência combinada severa na qual também existe sensibilidade anormal à radiação ionizante. Esse tipo de SCID é devido a mutações nas vias de reparo do DNA que normalmente reparam o DNA danificado por radiação e que também são usadas na recombinação V(D)J.

SCID sensível à radiação

Imunodeficiência combinada severa devida a um defeito nas vias de reparo ao DNA, a qual torna as células incapazes de realizar a recombinação V(D)J e incapazes de reparar as quebras nas fitas duplas induzidas por radiação.

SDS-PAGE

Abreviação para eletroforese em gel de poliacrilamida (PAGE) de proteínas dissolvidas no detergente dodecil sulfato de sódio (SDS). A referida técnica é amplamente utilizada na caracterização de proteínas, especialmente após marcação e imunoprecipitação.

Segmentos gênicos

Grupos de sequências curtas de DNA nos *loci* de receptores de células T e imunoglobulinas que codificam para diferentes regiões dos domínios variáveis dos receptores de antígenos. Os segmentos gênicos de cada tipo são unidos por recombinação somática a fim de formar um éxon completo, codificando a região variável. Existem três tipos de segmentos gênicos: os segmentos gênicos V, que codificam os primeiros 95 aminoácidos, os segmentos gênicos D (presentes apenas em cadeias pesadas e em cadeias de *loci* de TCRα), que codificam cerca de 5 aminoácidos, e os segmentos gênicos J, que codificam os últimos 10 a 15 aminoácidos da região variável. No DNA germinal, há múltiplas cópias de cada tipo de segmento gênico, mas apenas uma de cada tipo unida para formar o domínio variável.

Segmentos gênicos D

Segmentos gênicos de diversidade. Curtas sequências de DNA que formam uma união entre os segmentos gênicos V e J nos genes de cadeia pesada de imunoglobulinas e nos genes de cadeia β e δ do receptor de célula T. Ver **Segmentos gênicos**.

Segmentos gênicos de diversidade

Ver **Segmentos gênicos D**.

Segmentos gênicos de junção

Ver **Segmentos gênicos J**.

Segmentos gênicos J

Segmentos gênicos de junção. Sequências curtas de DNA que codificam as regiões J dos domínios variáveis de imunoglobulinas e receptores de células T. Em *locus* de cadeia leve rearranjado, *locus* TCRα ou *locus* TCRγ, um segmento gênico J é unido a um segmento gênico V. Em *locus* de cadeia pesada rearranjado, *locus* TCRβ ou *locus* TCRδ, um segmento gênico J é unido a um segmento gênico D.

Segmentos gênicos V

Segmentos gênicos em imunoglobulinas e *loci* de receptores de células T que codificam os primeiros 95 aminoácidos ou apenas a cadeia proteica. Há múltiplos segmentos gênicos V diferentes no genoma. Para produzir um éxon de domínio V intacto, um segmento gênico V deve ser rearranjado para se juntar com um segmento gênico J ou DJ rearranjado.

Segmentos gênicos variáveis

Ver **Segmentos gênicos V**.

Segundos mensageiros

Pequenas moléculas ou íons (como Ca^{2+}) que são produzidos em resposta a um sinal; atuam na amplificação do sinal, carregando-o ao próximo estágio dentro da célula.

Seio marginal

Rede vascular repleta de sangue que se ramifica a partir da arteríola central e demarca cada área da polpa branca do baço.

Seleção agonista

Processo pelo qual as células T são selecionadas positivamente no timo por sua interação com ligantes de relativa alta afinidade.

Seleção negativa

Processo pelo qual os timócitos autorreativos são deletados do repertório durante o desenvolvimento das células T no timo. As células B autorreativas sofrem ação semelhante na medula óssea.

Seleção positiva

Processo que ocorre no timo no qual apenas as células T em desenvolvimento cujos receptores podem reconhecer os antígenos apresentados pelas moléculas do MHC próprias podem amadurecer.

Selectina-E

Ver **Selectinas**.

Selectina-L

Molécula de adesão da família das selectinas encontrada nos linfócitos. A selectina-L liga-se a CD34 e GlyCAM-1 em vênulas endoteliais altas para iniciar a migração de linfócitos virgens para o tecido linfoide.

Selectina-P

Ver **Selectinas**.

Selectinas

Família de células de adesão a leucócitos e células endoteliais que reagem com moléculas de açúcar em glicoproteínas específicas com características semelhantes à mucina.

Sensibilização

Resposta imune adaptativa aguda gerada por indivíduos suscetíveis na primeira exposição a um alérgeno. Em alguns desses indivíduos, a exposição subsequente ao alérgeno poderá provocar reação alérgica.

Sensibilizado

Na alergia, descreve um indivíduo que tenha gerado uma resposta IgE em um encontro inicial com um antígeno ambiental, o qual pode induzir reação alérgica na exposição subsequente.

Separador de células por fluorescência ativada (FACS®)

Equipamento para separação e caracterização de células individuais com base em anticorpos fluorescentes específicos para determinadas proteínas de superfície, distribuindo-as em diferentes populações.

Sepse

Infecção bacteriana na corrente sanguínea. É uma condição muito grave e, frequentemente, fatal.

Sequências-sinais de recombinação (RSSs)

Pequenos trechos de DNA flanqueando os segmentos gênicos rearranjados, a fim de gerar um éxon de região V em *loci* gênicos do receptor de antígeno e os quais são reconhecidos pela recombinase RAG-1:RAG-2. Consistem em um heptâmero e um nonâmero conservados separados por 12 ou 23 pares de bases.

Serinas proteases associadas à MBL

Ver **MASP-1, MASP-2**.

SEs

Ver **Enterotoxinas estafilocócicas**.

SHIP

Inositol fosfatase que contém SH2 que remove o fosfato do PIP_3 para produzir PIP_2.

SHP

Proteína fosfatase que contém SH2.

Sinal coestimulador

Sinal necessário além do sinal do receptor de antígeno para induzir a ativação e a proliferação dos linfócitos virgens quando eles encontram o antígeno pela primeira vez. Tais sinais normalmente são enviados para as células T por proteínas na superfície da célula apresentadora de antígeno como as moléculas B7. As células B podem receber sinais coestimuladores de componentes de patógenos, como os lipopolissacarídeos, dos fragmentos do complemento, ou via ligante CD40 na superfície das células T auxiliares antígeno-específicas ativadas. Ver também **Moléculas coestimuladoras**.

Sinapse imunológica

Interface altamente organizada que se desenvolve entre a célula T e a célula-alvo com a qual ela está em contato, formada pela ligação dos receptores de células T ao antígeno e pela ligação de moléculas de adesão celular às suas contrapartidas nas duas células. Também conhecida como complexo de adesão supramolecular.

Síndrome articular e cutânea neurológica infantil crônica (CINCA)

Doença autoinflamatória devida a defeitos no gene *NLRP3*, um dos componentes do inflamassoma.

Síndrome autoinflamatória familiar fria (FCAS)

Doença autoinflamatória episódica causada por mutações no gene *NLRP3*, que codifica para NLRP3, um membro da família dos receptores semelhantes a NOD e um componente do inflamassoma. Os sintomas são induzidos pela exposição ao frio.

Síndrome da imunodeficiência adquirida (Aids)

Doença causada pelo vírus da imunodeficiência humana (HIV-1). A Aids ocorre quando um paciente infectado já tiver perdido a maioria de suas células T CD4, possibilitando a incidência de infecções por agentes oportunistas.

Síndrome de Blau

Doença granulomatosa hereditária causada por mutações de ganho de função no gene *NOD2*.

Síndrome de Bloom

Doença caracterizada por baixo número de células T, níveis reduzidos de anticorpos e aumento na suscetibilidade a infecções respiratórias, câncer e danos por radiação. É causada por mutações na DNA helicase.

Síndrome de Chediak-Higashi

Defeito na função da célula fagocítica causado por defeito em uma proteína envolvida na fusão intracelular de vesículas. Os lisossomas não se fundem adequadamente com os fagossomos, havendo ação lítica prejudicada sobre as bactérias ingeridas.

Síndrome de DiGeorge

Doença de imunodeficiência genética recessiva, na qual ocorre uma falha no desenvolvimento do epitélio tímico. As glândulas paratireoides estão ausentes e existem anomalias nos grandes vasos sanguíneos.

Síndrome de Goodpasture

Doença autoimune na qual são produzidos anticorpos contra colágeno tipo IV (encontrado na membrana basal), causando extensa inflamação nos rins e nos pulmões.

Síndrome de Griscelli

Doença de imunodeficiência hereditária que afeta a via de secreção dos lisossomas. É causada por uma mutação na GTPase pequena Rab27a, que controla o movimento das vesículas dentro das células.

Síndrome de hiper-IgD (HIDS)

Doença autoinflamatória devida a mutações que levam à deficiência parcial da quinase mevalonato.

Síndrome de hiper-IgE (HIES)

Também chamada de síndrome de Job. Doença caracterizada por infecções recorrentes de pele e pulmões e altas concentrações sorológicas de IgE.

Síndrome de Job

Ver **Síndrome de hiper-IgE**.

Síndrome de Muckle-Wells

Doença hereditária autoinflamatória episódica causada por mutações no gene que codifica NLRP3, um componente do inflamossoma.

Síndrome de Omenn

Doença autoimune grave caracterizada por defeitos nos dois genes *RAG*. Indivíduos afetados produzem pequenas quantidades de proteínas RAG funcionais, permitindo que ocorram pouquíssimas recombinações V(D)J.

Síndrome de Shwachman-Diamond

Condição genética rara na qual alguns pacientes apresentam deficiência de neutrófilos.

Síndrome de Wiskott-Aldrich (WAS)

Uma doença de imunodeficiência caracterizada por defeitos no citoesqueleto da célula devido à mutação na proteína WASP, que está envolvida nas interações com o citoesqueleto de actina. Os pacientes portadores dessa síndrome são suscetíveis a infecções por bactérias piogênicas.

Síndrome do choque tóxico da toxina-1

Ver **Choque tóxico, síndrome do choque tóxico**.

Síndrome do linfócito nu

Ver **Deficiência do MHC de classe I**; **Deficiência do MHC de classe II**.

Síndrome hemofagocítica

Expansão desregulada dos linfócitos CD8-positivos associada à ativação dos macrófagos. Os macrófagos ativados fagocitam as células sanguíneas, incluindo hemácias e leucócitos.

Síndrome hemolítica urêmica atípica

Condição caracterizada por dano a plaquetas e hemácias e inflamação dos rins que é causada pela ativação descontrolada do complemento em indivíduos com deficiências herdadas nas proteínas reguladoras do complemento.

Síndrome hipereosinofílica

Doença causada por superprodução de eosinófilos.

Síndrome linfoproliferativa autoimune (ALPS)

Síndrome hereditária na qual um defeito no gene *Fas* leva a uma falha na apoptose normal, causando respostas imunes desreguladas, incluindo respostas autoimunes.

Síndrome linfoproliferativa ligada ao X (XLP)

Imunodeficiência rara que resulta de mutações no gene *SH2D1A*. Meninos com essa síndrome sofrem de infecções frequentes pelo vírus de Epstein-Barr durante a infância e, algumas vezes, linfomas.

Síndrome periódica associada ao receptor TNF (TRAPS)

Ver **Febre mediterrânea familiar**.

Síndromes de hiper-IgM

Grupo de doenças genéticas nas quais existe a superprodução do anticorpo IgM, entre outros sintomas. Ocorrem devido a defeitos em vários genes para proteínas envolvidas na troca de classe como o ligante CD40 e a enzima AID. Ver **Deficiência de citidina desaminase induzida por ativação**; **Deficiência do ligante CD40**.

Sirolimo

Ver **Rapamicina**.

Sistema de coagulação

Conjunto de proteases e outras proteínas do sangue que desencadeiam a coagulação sanguínea quando os vasos sanguíneos estão danificados.

Sistema de grupo sanguíneo ABO

Conjunto de antígenos expressos nas hemácias usado para tipar o sangue humano destinado a transfusões. A compatibilidade é necessária porque os indivíduos que não expressam antígenos A ou B nas hemácias formam anticorpos anti-A e anti-B que interagem com elas e destroem as hemácias portadoras dos antígenos A ou B se forem transfundidas na corrente sanguínea.

Sistema imune

Tecidos, células e moléculas envolvidas na imunidade inata e na imunidade adaptativa.

Sistema imune de mucosa

Sistema imune que protege as superfícies de mucosas internas (como o revestimento do intestino, o trato respiratório e o trato urogenital), as quais são os locais de entrada de quase todos os patógenos e outros antígenos. Ver também Tecido linfoide associado às mucosas.

Sistema imune de mucosa comum

Sistema imune de mucosa como um todo, o nome reflete o fato de os linfócitos que foram ativados em um local do sistema imune de mucosa poderem recircular como células efetoras para outros locais do sistema imune de mucosa.

Sistema imune sistêmico

Denominação dada aos linfonodos e ao baço para diferenciá-los do sistema imune de mucosa.

Sistema linfático

Sistema de vasos que carregam linfa e de tecidos linfoides periféricos pelos quais o líquido extracelular dos tecidos passam antes de serem levados de volta ao sangue via ducto torácico.

Sistema quinina

Cascata enzimática de proteínas plasmáticas, ativada por dano aos tecidos para produzir diversos mediadores inflamatórios, incluindo o peptídeo vasoativo bradicinina.

Sítio de combinação do anticorpo

Ver **Sítio de ligação ao antígeno**.

Sítio de ligação ao antígeno

Sítio na extremidade de cada braço de um anticorpo que faz contato físico com o antígeno e se liga de forma não covalente. A especificidade do sítio ao antígeno é determinada pelo seu formato e por aminoácidos presentes.

Sítios imunologicamente privilegiados

Certos sítios no corpo, como o cérebro, que não montam resposta imune contra o aloenxertos de tecido. O privilégio imunológico pode ser devido a barreiras físicas à migração de células e do antígeno e à presença de citocinas imunossupressoras.

SLP-76

Proteína de sustentação envolvida na via de sinalização do receptor de antígeno nos linfócitos.

SMAC

Ver **Complexo de ativação supramolecular**.

Soro

O componente líquido do sangue coagulado; contém proteínas sanguíneas, como imunoglobulinas, mas não contém células.

Soroconversão

A fase de uma infecção na qual os anticorpos contra o agente infectante são observados pela primeira vez no sangue.

Sorologia, ensaios sorológicos

Uso de anticorpos para identificar e quantificar antígenos. São assim chamados por terem sido desenvolvidos, originalmente, com o soro – ou seja, o componente líquido do sangue coagulado – de indivíduos imunizados.

Sorotipo

Denominação dada a diferentes cepas de bactérias ou outro patógeno que podem ser distinguidos de outras cepas da mesma espécie por meio de anticorpos específicos.

Spectratyping

Técnica de detecção de certos tipos de segmentos gênicos de DNA que apresentam um espaçamento repetitivo de três nucleotídeos, ou um códon.

STATs

Transdutores de sinais e ativadores de transcrição. Ver **Tirosinas quinases da família Janus**.

Superantígenos

Moléculas (incluindo algumas toxinas bacterianas) que podem estimular um grande número de células T pela ligação simultânea a moléculas do MHC de classe II e a certos domínios V_β de receptores de células T.

Superfamília da hematopoietina

Grande família de citocinas estruturalmente relacionadas que incluem fatores de crescimento e muitas interleucinas com papéis na imunidade inata e adaptativa.

Superfamília de imunoglobulinas (superfamília Ig)

Ampla família de proteínas que compreende várias proteínas envolvidas no reconhecimento do antígeno e em interações célula-célula no sistema imune ou em outros sistemas biológicos. Todos os membros da superfamília têm ao menos um domínio de imunoglobulina ou domínio semelhante à imunoglobulina.

Syk

Tirosina quinase citoplasmática encontrada em células B que age na via de sinalização do receptor de antígeno de células B.

Tacrolimo

Fármaco polipeptídico imunossupressor que inativa as células T por inibição da calcineurina, bloqueando, assim, a ativação do fator de transcrição NFAT. Também denominada FK506.

TAP-1, TAP-2

Transportadores associados ao processamento antigênico. Proteínas cassete ligadoras de ATP que formam um complexo heterodimérico TAP-1:TAP-2 na membrana do retículo endoplasmático, pelos quais pequenos peptídeos são transportados do citosol para dentro do lúmen do retículo endoplasmático, onde se associam a moléculas do MHC de classe I.

Tapasina

Proteína associada ao TAP. Molécula-chave na montagem das moléculas do MHC de classe I; uma célula com deficiência dessa proteína possui apenas moléculas do MHC de classe I instáveis na sua superfície.

TCRα, TCRβ

As duas cadeias dos receptores de células T α:β.

TdT

Ver **Desoxinucleotidil transferase terminal**.

Tecido linfoide

Tecido composto por grandes números de linfócitos.

Tecido linfoide associado aos brônquios (BALT)

Tecido linfoide organizado encontrado nos brônquios em alguns animais. Humanos adultos normalmente não possuem tal tecido linfoide organizado no trato respiratório, mas pode estar presente em alguns bebês e crianças.

Tecido linfoide associado às mucosas (MALT)

Termo genérico para qualquer tecido linfoide organizado encontrado nas superfícies mucosas, no qual uma resposta imune adaptativa pode ser iniciada. Compreende GALT, NALT e BALT (quando presentes).

Tecidos linfoides associados à região nasal (NALTs)

Tecidos linfoides organizados encontrados no trato respiratório superior. Nos humanos, o NALT consiste no anel de Waldeyer, que inclui as tonsilas faríngeas, as tonsilas palatinas e as tonsilas linguais, mais outros tecidos linfoides similarmente organizados localizados em torno da faringe. Faz parte do sistema imune de mucosa.

Tecidos linfoides associados ao intestino (GALTs)

Tecidos linfoides organizados intimamente associados ao trato gastrintestinal, compreendendo as placas de Peyer, o apêndice e os folículos linfoides isolados encontrados na parede intestinal. Possuem uma estrutura típica anatomicamente compartimentalizada dos órgãos linfoides periféricos e são locais nos quais as respostas imunes adaptativas são iniciadas. Os tecidos são conectados aos linfonodos mesentéricos pelos vasos linfáticos.

Teoria da diversificação somática

Hipótese antiga que propunha que o repertório de imunoglobulina era formado a partir de um pequeno número de genes V que diversificavam em células somáticas. Revelou-se que a hipótese era verdadeira, embora, até o presente momento, o mecanismo de rearranjo gênico não tenha sido elucidado.

Teoria da seleção clonal

Paradigma central da imunidade adaptativa. Estabelece que as respostas imunes adaptativas derivam de linfócitos individuais antígeno-específicos que são autotolerantes. Esses linfócitos específicos proliferam em resposta ao antígeno e diferenciam-se em células efetoras antígeno-específicas que eliminam o agente patogênico, e em células de memória destinadas à manutenção da imunidade. A teoria foi formulada por Macfarlane Burnet e, nas formas mais iniciais, por Niels Jerne e David Talmage.

Teoria germinativa

Hipótese sobre a diversidade de anticorpos que propunha que cada anticorpo era codificado por um gene separado nas células germinativas. Atualmente, sabe-se que isso não é verdadeiro para humanos, camundongos e para a grande maioria dos vertebrados, mas peixes cartilaginosos possuem algumas regiões V rearranjadas na linhagem germinativa.

TEPs

Ver **Proteínas contendo tioésteres**.

Terapia antirretroviral altamente ativa (HAART)

Combinação de fármacos utilizada para controle de infecção por HIV. Consiste em análogos de nucleosídeos que inibem a transcrição reversa, e fármacos que inibem a protease viral.

Terapia biológica

Tratamento médico que compreende proteínas naturais como anticorpos e citocinas, e antissoro ou células inteiras.

Terapia de profármaco/enzima direcionada por anticorpo (ADEPT)

Tratamento no qual um anticorpo é ligado a uma enzima que metaboliza um profármaco não tóxico a um fármaco citotóxico ativo.

Terapia gênica somática

Introdução de genes funcionais em células somáticas para tratar a doença.

Terapia imunomoduladora

Tratamentos que visam a modificar uma resposta imune de maneira benéfica; por exemplo, para reduzir ou prevenir resposta autoimune ou alérgica.

Teste de Coombs

Ver **Teste de Coombs direto**, **Teste de Coombs indireto**.

Teste de Coombs direto

Teste utilizado para detectar anticorpos contra o grupo sanguíneo anti-Rh potencialmente danosos produzidos durante a gestação como resultado de incompatibilidade Rh entre a mãe e seu feto. O teste de Coombs direto usa anti-imunoglobulinas para aglutinar as hemácias, a fim de detectar se elas estão recobertas por anticorpo *in vivo* como resultado de autoimunidade ou resposta imune materna antifetal (ver também **Teste de Coombs indireto**).

Teste de Coombs indireto

Variação do teste de Coombs direto na qual um soro desconhecido é testado para a presença de anticorpos contra hemácias normais, primeiramente misturando os dois componentes e, posteriormente, pela lavagem das hemácias e reação com anticorpos anti-imunoglobulinas. Se o anticorpo no soro a ser testado se ligar às hemácias, ocorrerá a aglutinação pelo anticorpo anti-imunoglobulina.

Teste tuberculínico

Teste clínico no qual a proteína purificada derivada (PPD) da *Mycobacterium tuberculosis*, o agente causador da tuberculose, é injetada subcutaneamente. A PPD induz uma reação de hipersensibilidade tardia em indivíduos que tiveram tuberculose ou que foram imunizados contra ela.

Tetrâmeros peptídeo:MHC

Quatro complexos específicos peptídeo:MHC ligados a uma única molécula de estreptavidina marcada com fluorescência, os quais são utilizados para identificar populações de células T antígeno-específicas.

TGF-β

Fator transformador de crescimento-β, uma citocina que tende a promover a diferenciação de células T reguladoras, entre outros efeitos.

T_H1

Subgrupo de células T CD4 efetoras caracterizadas pelas citocinas que produzem. Estão envolvidas, principalmente, na ativação de macrófagos, mas podem auxiliar também a estimular células B na produção de anticorpos.

T_H17

Subgrupo de células T CD4 que são caracterizadas pela produção da citocina IL-17. Elas ajudam no recrutamento de neutrófilos para os locais de infecção.

T_H2

Subgrupo de células T CD4 efetoras caracterizadas pelas citocinas que produzem. Elas estão envolvidas no estímulo da produção de anticorpos pelas células B, e são chamadas, muitas vezes, de células T CD4 auxiliares.

T_H3

Subgrupo de células T CD4 reguladoras produzidas pela resposta imune da mucosa a antígenos apresentados por via oral. Elas produzem TGF-β.

Tickover

Um baixo nível de geração de C3b que ocorre continuamente no sangue na ausência de infecção.

Timectomia

Remoção cirúrgica do timo.

Timo

Um órgão linfoide central, no qual células T se desenvolvem, situado na porção superior no meio do peito, logo abaixo do esterno.

Timócito de positividade única

Célula T madura que expressa o correceptor CD4 ou o CD8, mas não ambos.

Timócitos

Células T em desenvolvimento quando estão no timo.

Timócitos duplo-negativos

Células T imaturas do timo nas quais não há expressão dos dois correceptores CD4 e CD8. No timo normal, elas representam cerca de 5% dos timócitos.

Timócitos duplo-positivos

Células T imaturas do timo caracterizadas pela expressão das proteínas correceptoras CD4 e CD8. Elas representam a maioria dos timócitos (cerca de 80%).

Tipagem sanguínea

Procedimento utilizado para determinar se o doador e o receptor possuem os mesmos antígenos de grupo sanguíneo ABO e Rh antes da transfusão sanguínea. A compatibilidade do sangue do doador é testada nas células do receptor, e vice-versa, para descartar incompatibilidades. A transfusão de sangue incompatível causa reação na qual as hemácias são destruídas, causando a liberação de hemoglobina e levando à toxicidade.

Tireoidite de Hashimoto

Doença autoimune caracterizada pela persistência de altos níveis de anticorpos contra antígenos específicos da tireoide. Esses anticorpos recrutam células NK à tireoide, danificando-os e causando inflamação.

Tirosina quinase de Bruton (Btk)

Quinase da família Tec que está mutada na doença da imunodeficiência humana agamaglobulinemia ligada ao X.

Tirosinas fosfatases

Enzimas que removem grupamentos fosfato de resíduos de tirosina fosforilados de proteínas. Ver também **CD45**.

Tirosinas quinases da família Janus (JAKs)

Enzimas das vias de sinalização intracelular JAK-STAT que ligam vários receptores de citocinas com a transcrição gênica no núcleo. As quinases fosforilam as proteínas STAT no citosol, que então se dirigem para o núcleo e ativam uma variedade de genes.

Tirosinas quinases da família Src

Proteínas tirosinas quinases associadas aos receptores caracterizadas por domínios proteicos Src homólogos (SH1, SH2 e SH3). O domínio SH1 contém a quinase, o domínio SH2 pode ligar resíduos de fosfotirosinas e o domínio SH3 pode interagir com regiões ricas em prolina das outras proteínas. Nas células T e B, elas estão envolvidas em retransmitir sinais dos receptores de antígenos.

Título

A quantificação de uma concentração de um anticorpo específico no soro, baseado na diluição seriada até um determinado nível-padrão de coloração em um ensaio ELISA. É expresso como a diluição requerida para atingir esse ponto.

TLR

Ver **Receptores semelhantes ao Toll** e registros individuais de **TLR-1, TLR-2**, etc.

TLR-1

Receptor de superfície celular semelhante ao Toll que age como heterodímero com o TLR-2 para reconhecer o ácido lipoteicoico e as lipoproteínas bacterianas.

TLR-11

Receptor de camundongo semelhante ao Toll que reconhece profilina e proteínas semelhantes à profilina.

TLR-2

Receptor de superfície celular semelhante ao Toll que age como heterodímero com TLR-1 ou TLR-6 para reconhecer o ácido lipoteicoico e as lipoproteínas bacterianas.

TLR-3

Receptor endossômico semelhante ao Toll que reconhece o RNA viral de fita dupla.

TLR-4

Receptor de superfície celular semelhante ao Toll que, em conjunto com as proteínas acessórias MD-2 e CD14, reconhece lipopolissacarídeos bacterianos e ácido lipoteicoico.

TLR-5

Receptor de superfície celular semelhante ao Toll que reconhece a proteína flagelina do flagelo bacteriano.

TLR-6

Receptor de superfície celular semelhante ao Toll que age como heterodímero com TLR-2 para reconhecer o ácido lipoteicoico e as lipoproteínas bacterianas.

TLR-7

Receptor endossômico semelhante ao Toll que reconhece o RNA viral de fita simples.

TLR-8

Receptor endossômico semelhante ao Toll que reconhece o RNA viral de fita simples.

TLR-9

Receptor endossômico semelhante ao Toll que reconhece o DNA contendo CpG não metilado.

TNF-α

Fator de necrose tumoral-α. Citocina produzida por macrófagos e células T que tem diversas funções na resposta imune que auxilia a prevenir a disseminação da infecção pelo corpo. É definida como um membro da família de citocinas TNF e denominadas, às vezes, de TNF.

Tolerância

Falha à resposta ao antígeno. A tolerância aos antígenos próprios é uma característica importante do sistema imune; quando ela é perdida, o sistema imune pode destruir os próprios tecidos, como ocorre nas doenças autoimunes.

Tolerância central

Tolerância imunológica aos antígenos próprios estabelecida enquanto os linfócitos estão se desenvolvendo nos órgãos linfoides centrais. Ver também **Tolerância periférica**.

Tolerância da mucosa

Supressão de respostas imunes sistêmicas específicas para um antígeno pela administração prévia do mesmo antígeno por uma via mucosa.

Tolerância imunológica

Ver **Tolerância**.

Tolerância infecciosa

Ver **Tolerância reguladora**.

Tolerância oral

Supressão de uma resposta imune sistêmica específica a um antígeno pela administração do mesmo antígeno por via oral (entérica).

Tolerância periférica

Tolerância adquirida pelos linfócitos maduros nos tecidos periféricos, opondo-se à tolerância central, a qual é adquirida pelos linfócitos imaturos durante o desenvolvimento.

Tolerância reguladora

Tolerância devida às ações de células T reguladoras.

Tolerante

Descreve o estado de tolerância imunológica, no qual os indivíduos não respondem a um antígeno particular.

Tolerogênico

Descreve um antígeno que induz tolerância.

Toll

Receptor proteico em *Drosophila* que ativa o fator de transcrição NFκB, gerando a produção de peptídeos antimicrobianos.

Tonsilas

Ver **Tonsilas linguais**; **Tonsilas palatinas**.

Tonsilas linguais

Massas pareadas de tecidos linfáticos periféricos organizados situados na base da língua, nas quais as respostas imunes adaptativas podem ser iniciadas. Fazem parte do sistema imune da mucosa. Ver também **Tonsilas palatinas**.

Tonsilas palatinas

Massas pareadas de tecidos linfoides periféricos organizados localizados em ambos os lados da garganta, e nas quais uma resposta imune adaptativa pode ser gerada. Elas são parte do sistema imune de mucosa.

Tornado tolerante

Descreve a indução do estado de tolerância.

Toxoides

Toxinas inativadas que não são mais tóxicas, mas retêm sua imunogenicidade podendo ser utilizadas para imunização.

T_R1

Um tipo de célula T reguladora.

TRAFs

Fatores associados ao receptor TNF. Eles compartilham um domínio conhecido como TRAF e têm papel crucial na transdução de sinal entre os membros da família TNFR e fatores de transcrição a jusante.

Transativador do MHC de classe II (CIITA)

Proteína que ativa a transcrição de genes do MHC de classe II. Os defeitos no gene *CIITA* são uma causa da deficiência do MHC de classe II.

Transcitose

Transporte ativo de moléculas, como IgA secretada, por células epiteliais de uma face para outra.

Transcrição reversa da reação em cadeia da polimerase (RT-PCR)

Técnica *in vitro* utilizada para estudar a expressão gênica. Sequências de RNA (como mRNA celular total) são convertidas em DNA pela utilização da transcriptase reversa, e os DNAs são amplificados pela reação em cadeia da polimerase.

Transcriptase reversa

DNA-polimerase dependente de RNA viral que transcreve o genoma de RNA viral em DNA durante o ciclo de vida do retrovírus (como HIV).

Transdução de sinal

Processo pelo qual as células transformam um tipo de sinal, por exemplo, a ligação de um antígeno a um receptor de antígeno em linfócitos, em um evento intracelular que sinaliza para a célula realizar um tipo de resposta específica.

Transdutores de sinais e ativadores de transcrição (STATs)

Ver **Tirosinas quinases da família Janus**.

Transfecção

A inserção de pequenos fragmentos de DNA externo nas células.

Transgênese

A introdução de genes novos no genoma de organismos utilizando técnicas de DNA recombinante.

Translocação retrógrada, retrotranslocação

Retorno de proteínas do retículo endoplasmático ao citosol.

Transplante

O enxerto de tecidos ou órgãos de um indivíduo para outro. Os órgãos transplantados e os enxertos podem ser rejeitados pelo sistema imune, a não ser que o hospedeiro seja tolerante aos antígenos do enxerto ou que sejam administrados fármacos imunossupressores para a prevenção da rejeição.

Transportadores associados ao processamento antigênico-1 e -2

Ver **TAP-1, TAP-2**.

Troca antigênica

Alteração radical nos antígenos de superfície do influenzavírus, causada pelo rearranjo do seu genoma segmentado com o de outro influenzavírus, muitas vezes a partir de um animal.

Troca de classe, recombinação para troca de classe

Processo de recombinação somática que ocorre em células B ativadas em que uma região constante da cadeia pesada é substituída por outra de um isotipo diferente, resultando em mudança na produção de anticorpos de classe IgM para a produção de anticorpos de classes IgG, IgA ou IgE. A troca de classe afeta as funções efetoras dos anticorpos produzidos, mas não sua especificidade pelo antígeno. Também conhecida como troca de isotipo. Ver também **Hipermutação somática**.

Troca de isotipo

Ver **Troca de classe**.

Tropismo

A característica de um patógeno que mostra qual tipo de célula ele infectará.

TSLP

Linfopoietina derivada do estroma tímico. Uma citocina envolvida na promoção do desenvolvimento de células B no fígado embrionário.

TSST-1

Ver **Choque tóxico, síndrome do choque tóxico**.

Ubiquitina

Uma pequena proteína que pode se ligar a outras proteínas para marcá-las para a degradação nos proteossomas.

Ubiquitina ligase

Enzima que liga a ubiquitina à superfície de outras proteínas de forma covalente.

Uracila DNA-glicosilase (UNG)

Enzima que remove a base uracil do DNA na via de reparo ao DNA que pode levar a hipermutação somática, recombinação de troca de classe ou conversão gênica.

Urticária

Termo técnico para vermelhidão e coceira com irritação da pele, provocada, normalmente, por uma reação alérgica.

Vacina

Uma preparação imunogênica de patógenos mortos ou atenuados (não patogênicos), ou de seus antígenos, juntamente com um adjuvante, que é injetado para gerar imunidade ao patógeno.

Vacinação

A indução deliberada de uma resposta imune adaptativa a um patógeno pela injeção de uma forma viva de patógeno morto ou atenuado (não patogênico) ou seus antígenos (vacina).

Vacinação de DNA

Vacinação por meio da introdução, na pele e no músculo, de DNA que codifica para o antígeno de interesse; a proteína expressada pode produzir anticorpos e respostas de células T.

Vacinas conjugadas

Vacinas antibacterianas feitas de polissacarídeos capsulares bacterianos ligados a proteínas de imunogenicidade conhecida, como a toxina tetânica.

Valência

O número de moléculas diferentes que um antígeno ou anticorpo podem combinar em um mesmo momento.

Variabilidade

A medida das diferenças entre as sequências de aminoácidos das diferentes formas de uma dada proteína. As proteínas mais variáveis conhecidas são os anticorpos e os receptores de células T.

Variação antigênica

Alterações nos antígenos de superfície que ocorrem em alguns patógenos (como nos tripanossomas africanos) de uma geração para outra, que os deixam imunes a anticorpos preexistentes.

Varíola bovina

Nome comum para a doença produzida pelo vírus da vaccínia, que foi usado por Edward Jenner na vacinação bem-sucedida contra a varíola, a qual é causada pelo vírus relacionado ao vírus da varíola.

Vasculopatia crônica do aloenxerto

Dano crônico que leva à falha tardia dos órgãos transplantados. A arteriosclerose de vasos sanguíneos enxertados leva à hipoperfusão do enxerto e à sua fibrose e atrofia.

Vasos linfáticos aferentes

Vasos do sistema linfático que drenam os líquidos extracelulares dos tecidos e levam antígenos, macrófagos e células dendríticas a partir dos locais de infecção para os linfonodos ou outros órgãos linfoides periféricos.

Vasos linfáticos eferentes

Rota pela qual os linfócitos circulantes deixam o linfonodo e alguns outros tipos de órgãos linfoides periféricos. Ver também **Vasos linfáticos aferentes**.

Vasos linfáticos, linfáticos

Vasos de paredes finas que levam a linfa.

VCAM-1

Uma molécula de adesão expressa pelo endotélio vascular nos locais de inflamação; combina integrina VLA-4, que permite que as células T efetoras entrem nos locais de infecção.

Vesículas

Pequenos compartimentos ligados à membrana (p. ex., endossomas), encontrados no citoplasma.

Via alternativa

Via de ativação do complemento acionada pela presença de patógeno na ausência de anticorpos específicos, e que, portanto, faz parte do sistema imune inato. Leva à produção da proteína C3b do complemento e à sua ligação à superfície do patógeno, e, após essa etapa, a via é a mesma da via clássica e da via da lectina de ativação do complemento.

Via alternativa da convertase C3

C3bBb, um complexo de enzimas proteolíticas composto por C3b e pela forma ativada (Bb) da via alternativa do complemento, o complemento do fator B. Ela converte C3 a C3b ligado à superfície de um patógeno e à anafilatoxina C3a.

Via clássica

Via de ativação do complemento que é iniciada pela ligação de C1 diretamente à superfície bacteriana ou ao anticorpo ligado à bactéria, marcando, assim, a bactéria como estranha. Ver também **Via alternativa**; **Via da lectina**.

Via da lectina

Via de ativação do complemento ativada por lectinas ligadoras de manose (MBLs) ou ficolinas ligadas às bactérias.

Via de sinalização intracelular

Conjunto de proteínas que interagem entre si para levar um sinal de um receptor ativado até o local da célula onde a resposta a esse sinal será produzida.

Via extrínseca da apoptose

Via ativada pela ligação de um ligante extracelular a um receptor de superfície celular específico (receptores de morte) que sinaliza a célula para a morte celular programada (apoptose).

Via hepatobiliar

Uma das vias pela qual a IgA dimérica produzida na mucosa alcança o intestino. Os anticorpos são captados para dentro das veias portais na lâmina própria, transportados ao fígado e de lá alcançam o ducto biliar por transcitose. Essa via não tem grande importância para humanos.

Via Imd

Defesa dos insetos contra as bactérias gram-negativas que resultam na produção de peptídeos antimicrobianos, como diptericina, atacina e cecropina.

Via intrínseca da apoptose

Via de sinalização que medeia a apoptose em resposta a um estímulo nocivo incluindo a radiação UV, fármacos quimioterápicos, privação de nutrientes ou ausência de fatores de crescimento necessários para a sobrevivência. Inicia-se por um dano mitocondrial.

Via mitocondrial da apoptose

Ver **Via intrínseca da apoptose**.

Vigilância imunológica

Reconhecimento e, em alguns casos, eliminação das células tumorais pelo sistema imune antes de elas se tornarem clinicamente detectáveis.

Vírus

Patógenos compostos por um genoma de ácidos nucleicos envolvidos por uma camada proteica. Eles somente replicam em células vivas, pois não possuem a maquinaria metabólica para uma vida independente.

Vírus da imunodeficiência humana (HIV)

Agente causador da síndrome da imunodeficiência adquirida (Aids). O HIV é um retrovírus da família dos lentivírus que infecta seletivamente macrófagos e células T CD4, levando a uma lenta diminuição dessas células que finalmente resulta na imunodeficiência. Existem duas cepas principais do vírus, HIV-1 e HIV-2, das quais HIV-1 causa a maior parte da doença no mundo. HIV-2 é endêmica na África Ocidental, mas está se espalhando.

Vírus sincicial respiratório (RSV)

Patógeno humano que é causa comum das infecções brônquicas graves em crianças, frequentemente associadas à respiração ofegante, e também em pacientes imunocomprometidos.

VLAs

Ver **Antígenos de ativação muito tardios**.

VLRs

Ver **Receptores de linfócitos variáveis**.

Vpré-B

Ver **Cadeia leve substituta**.

WAS

Ver **Síndrome de Wiskott-Aldrich**.

WASP

Ver **Síndrome de Wiskott-Aldrich**.

Western blotting

Método para detecção de proteínas específicas em uma mistura por meio de separação de eletroforese seguida pela marcação de locais da proteína para uma membrana e sondando com anticorpos marcados.

Xenoenxerto

Enxerto de órgãos tirados de espécies diferentes do receptor.

ZAP-70

Uma tirosina quinase citoplasmática encontrada em células T que se liga a cadeias ζ fosforiladas de receptores de células T. O substrato principal da ZAP-70 é uma grande proteína adaptadora chamada LAT.

Zimógeno

Uma forma inativa de uma enzima, normalmente uma protease, que deve ser modificada de alguma forma, por exemplo, por clivagem seletiva da cadeia proteica, antes de se tornar ativa.

Zona clara

Ver **Centros germinativos**.

Zona do manto

Camada de linfócitos B que circunda os folículos linfoides. A origem e a função precisas dos linfócitos na zona do manto ainda não foram determinadas.

Zona escura

Ver **Centros germinativos**.

Zona marginal

Área de tecidos linfoides localizada na borda da polpa branca do baço.

Zonas de células T

Ver **Áreas de células T**.

Zoonótico

Descreve uma doença de animais que podem ser transmitida para humanos.

ÍNDICE